本书共分为6篇72章，第一篇脊柱外科学基础、第二篇椎间盘退变性脊柱疾患、第三篇脊柱创伤、第四篇脊柱与脊髓畸形、第五篇脊柱肿瘤、第六篇脊柱感染与其他炎性疾病。

　　本书全面系统地介绍脊柱外科学的基本理论、基本知识、诊疗方法与治疗技术，对于成熟的理论知识、少见疾病、少用方法技术扼要介绍，重点介绍新理论、新技术。此外，结合北京大学第三医院在颈与腰椎间盘病、寰枢椎病变、脊柱肿瘤、脊柱后凸畸形矫治、胸椎管狭窄症等方面的临床经验与教训深入介绍。在清晰概述脊柱各种疾病的诊疗原则和方法的同时，又通过典型病例进行分析，以便更好理解。

　　本书文字简练，重点突出，注重实用；在反映各个领域近年来研究发展趋势的基础上，同时展示北京大学第三医院多年来的临床经验及科研成果。

　　本书既适用于指导中青年骨科医师临床工作，也有益于同行之间的交流参考。既是临床参考书，又可作为教科书使用。

Spine Surgery
脊柱外科学

主编 陈仲强 刘忠军 党耕町

编者（以姓氏汉语拼音字母为序）

陈仲强　党耕町　刁垠泽　樊东升　范东伟　郭昭庆　姬洪全

姜　亮　冷慧杰　李危石　刘　宁　刘晓光　刘忠军　娄思权

马　越　潘胜发　齐　强　宋纯理　孙　宇　孙垂国　田　耘

王　超　王少波　王圣林　韦　峰　徐迎胜　闫　明　杨邵敏

殷晓雪　于　淼　袁慧书　曾　岩　张　立　张凤山　张燕燕

张志山　郑　杰　周　方　周非非　周谋望

秘书（以姓氏汉语拼音字母为序）

范东伟　冷慧杰　刘香君　吴云霞　殷晓雪

人民卫生出版社

图书在版编目（CIP）数据

脊柱外科学 / 陈仲强，刘忠军，党耕町主编 . —北京：人民卫生出版社，2013.10
ISBN 978-7-117-17231-8

I. ①脊⋯　II. ①陈⋯②刘⋯③党⋯　III. ①脊椎病 – 外科学　IV. ①R681.5

中国版本图书馆 CIP 数据核字（2013）第 112502 号

| 人卫社官网　www.pmph.com | 出版物查询，在线购书 |
| 人卫医学网　www.ipmph.com | 医学考试辅导，医学数据库服务，医学教育资源，大众健康资讯 |

ISBN 978-7-117-17231-8

9 787117 172318 >

脊 柱 外 科 学

主　　编：陈仲强　刘忠军　党耕町
出版发行：人民卫生出版社（中继线 010-59780011）
地　　址：北京市朝阳区潘家园南里 19 号
邮　　编：100021
E - mail：pmph @ pmph.com
购书热线：010-59787592　010-59787584　010-65264830
印　　刷：三河市宏达印刷有限公司（胜利）
经　　销：新华书店
开　　本：889 × 1194　1/16　印张：54
字　　数：1673 千字
版　　次：2013 年 10 月第 1 版　2023 年 2 月第 1 版第 10 次印刷
标准书号：ISBN 978-7-117-17231-8/R · 17232
定　　价：298.00 元

打击盗版举报电话：010-59787491　E-mail: WQ @ pmph.com
（凡属印装质量问题请与本社市场营销中心联系退换）

主编简介

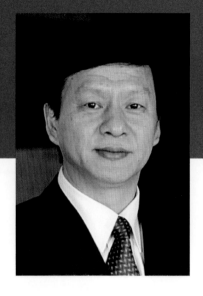

陈仲强

　　北京大学第三医院原院长。大外科主任，骨科副主任。骨科教授、主任医师、博士生导师。中华医学会骨科分会副主任委员，脊柱外科学组副组长；中华医学会北京分会骨科专业委员会副主任委员；海峡两岸医药卫生交流学会副会长，海峡两岸医药卫生交流协会骨科专家委员会主任委员；AO 国际基金会全球理事；《中国微创外科杂志》主编；《中华外科杂志》副主编；《中华骨科杂志》副主编，国务院学位委员会学科评议组成员；中央保健会诊专家等。卫生部"有突出贡献中青年专家"；中国医院院长"医院管理突出贡献奖"；中国医师协会医师"中国医师奖"；全国卫生系统先进工作者；享受国务院颁发的政府特殊津贴。全国政协委员；中国致公党中央委员。

　　国际知名、国内著名脊柱外科专家。在颈椎病与胸腰椎椎间盘疾病、脊柱畸形与创伤及脊椎滑脱的治疗等方面具有丰富的经验。采用自行改良设计的脊柱截骨技术治疗各种复杂脊柱后凸畸形，达到国际领先水平；在胸椎管狭窄症的诊断治疗关键技术研究上取得显著成就，整体水平达到国际领先；在重度椎体滑脱以及脊柱复杂疾病的治疗上得到同行高度认可。获得的奖项有国家科技进步二等奖 1 项，教育部提名国家科学技术进步一等奖 1 项，北京市科技进步二等奖 1 项，卫生部"有突出贡献中青年专家"，中国医师协会"中国医师奖"。近 10 年来，发表论文百余篇，参与著书 6 部、译著 4 部。先后承担卫生部基金 1 项、教育部博士点基金 2 项、教育部 985 二期（子课题）2 项、国家自然科学基金 3 项。领衔北京市十大疾病之一"脊柱与骨关节病"防治研究首席专家。已培养硕士 6 名，博士 18 名，博士后 1 名。

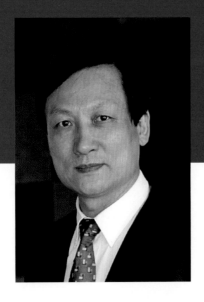

主编简介

刘忠军

　　主任医师、教授、博导。现任北京大学第三医院骨科主任。卫生部有突出贡献的中青年专家、享受国务院特殊津贴。AO 国际脊柱研究学会中国理事会主席、中华医学会骨科分会委员、中国康复医学会脊柱脊髓损伤专业委员会副主任委员(候任主委)、中国医师协会骨科协会副会长、《中国脊柱脊髓杂志》副主编、《中国微创外科杂志》副主编、《中华骨科杂志》编委、《中华外科杂志》编委。中华海外联谊会理事、第十一届及第十二届全国人民代表大会代表。2003 年获国家科学技术进步奖(国务院)二等奖,2004 年获教育部科技进步一等奖,2011 年获教育部科技进步奖二等奖,发表论文 182 篇,其中 SCI 29 篇,主编、参与编写及翻译专业著作 10 部。

　　从事脊柱外科临床诊治及相关基础研究 30 余年,在颈、胸、腰椎肿瘤、退变、畸形及创伤的手术治疗见长。先后完成科研课题十几项,培养博士研究生20 余人,硕士研究生 10 余人。

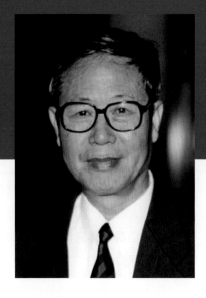

主编简介

党耕町

  主任医师、教授、博导。曾任北京大学第三医院院长、大外科主任、骨科主任，北医大三院脊柱外科研究所所长、两届中华医学会骨科学会主任委员、中国医师协会骨科医师分会第一届会长。曾兼任《中华骨科杂志》主编、《中华外科杂志》副主编、国务院学位委员会学科评议组委员。兼任《中华医学杂志》编委、《中华骨质疏松杂志》编委、《北京医科大学学报》编委。被英国爱丁堡皇家外科医师学院聘为名誉院士及该学院学报顾问、享受国务院政府特殊津贴。中国老年学学会老年骨关节病委员会会长。

  先后获北京市科技进步二等奖、获卫生部三等奖、北京医科技成果奖、北京市科技进步二等奖、国家科技进步二等奖、教育部科技进步一等奖。

  30多年来，在国内杂志发表论文300余篇，参与编写并出版骨科专著16部，副主编《临床骨科学》，主持翻译专业著作：《颈肩臂痛》、《脊柱外科学》、《AO,ASIF 脊柱内固定》等十余部。先后培养硕士生6名，博士生30余名，博士后3名。

序

在过去三四十年中，有关脊柱疾患的理论、知识、诊疗方法与技术有了长足进步和巨大拓展。脊柱外科学已经形成了范畴明确、相对独立的临床分支学科，它具备了自身的理论体系、专业知识、诊断方法与技术。其涵盖临床疾病类型之繁多、患病人群之广大，已经成为重要的临床学科之一。

几十年来，有关脊柱外科学的专著已有多种不同的版本大量出版。它们各自体现着学者的写作意图和内容设计，从不同视角入手，以不同的侧重点向读者介绍有关脊柱外科学的相关问题。

纵览本书内容之涵盖、章节之编排、疾病介绍方面的侧重、笔者之选邀，体现了本书主编者的写作意图和目的。

本书关注了脊柱外科学的完整性。将它的基本理论、诊疗方法与技术作为基础，列为一篇，作简要而系统的介绍；在常见疾病的介绍中，较大篇幅地描写疾病的发病状况，讨论其病因及病理机制。所有这些意在强调脊柱外科学具有系统理论、专门知识与其独特技术，是一门独立而完整的学科。任何从事这一专业的专科医师都应系统地掌握它的基本理论、基本知识和基本技术。脊柱外科的临床实践与创新离不开它的理论指导。对脊柱疾病的认识和理解、诊疗方法与技术的选用都不能脱离相关理论依据。单纯技术观点是不可行的，也是有害的。任何先进的诊疗技术都有针对性和局限性。只有在理性认识疾病的基础上合理选用，才能发挥技术的作用。这些道理，似乎人人皆知。然而，本书中对这一众所周知的道理似乎有意地大声宣扬。这正是本书的特点之一。

在系统与完整地介绍脊柱外科学的框架内，将学者们长期实践中形成的经验与认识融入其中。体现了北医三院骨科几十年临床工作与研究中所积累的经验，以及对脊柱疾病的认识与理解。这是本书的另一特点。

北医三院骨科自 20 世纪 50 年代初，开始进行颈椎、腰椎间盘病的外科治疗工作。20 世纪 70 年代初又开始了脊髓型颈椎病外科治疗。满意的治疗效果引起了医师们的浓厚兴趣，也吸引了越来越多的患者来院就诊。此后，脊柱骨折脱位、脊柱结核、脊柱畸形、脊柱肿瘤、寰枢椎疾病、脱位等各类患者日益增多，常常占据骨科病床的大多数。医疗任务繁重、诊疗工作中的难题很多。医师队伍不断扩大，床位数量增加。20 世纪 90 年代初，出于学科发展和人才培养的考虑，利于组织力量进行疑难重症的攻关研究，将骨科划分为：普通脊柱外科专业组(包括创伤、畸形、肿瘤、感染等)、颈椎间盘病专业组、腰椎间盘病专业组、颅椎区专业组、关节外科专业组及创伤专业组。在骨科的统筹和管理下,将高年主治以上的医师,依照上述各专业区分为不同的专业医师,指派各专业组的学科带头人负责该专业的临床、教学与研究工作。这样使医师们各有自己的专业发展方向,充分发挥其聪明才智。二十多年来北医三院骨科诊治了数以万计的颈、腰椎病的患者;脊柱损伤、原发性脊柱肿瘤、寰枢椎疾患、各种原因造成的脊柱畸形、各种椎管内韧带骨化症分别都在数千例以上。结合临床实践中的疑难问题,完成了多项攻关性课题研究。在诊疗方法与技术方面,以及治疗概念上取得了多项创新性成果,在诸多疑难复杂疾病诊疗的关键技术上取得了重要突破,对国内脊柱外科事业的发展产生了重要的影响。同时培养、成就了一批专业水平较高、学术造诣很深的专门人才和学科带头人。他们主持和参与本书的编写,把他们几十年中积累的临床经验、研究成果和对各种脊柱疾病的理解融入本书,形成了本书的特点。

"人无完人,金无足赤",本书也有其局限性,甚至一些值得商榷之处。然而,仍不失为一本较好的专著。感谢诸位作者的辛劳和贡献。

党耕町

2012 年 11 月 17 日

前　言

　　脊柱疾患是影响人们正常生活与工作的最常见原因之一，脊柱疾病的病因复杂、诊断困难，争议焦点多，手术风险大。伴随着科学技术的发展，各种新的辅助影像诊断技术和新的治疗理念及方法不断出现，有力地推动了脊柱外科的进步，提高了治疗水平。

　　我国的脊柱外科近三十年有了快速的发展，各种诊疗技术得到广泛推广应用。但是，对于脊柱各种疾病的自然转归的了解、脊柱疾病诊断与治疗系统的把握、手术治疗指征的确立和手术技术的合理应用等诸多方面的认识仍然存在较大差异，特别是面对不断涌现的各种新的诊疗技术的合理应用与评价经常令人困惑，成为争论焦点，这些都需要深入的临床研究和较长时间的临床实践予以证明。北京大学第三医院(北医三院)于 20 世纪 50 年代开展了脊柱外科，在国内较早应用椎板间开窗术治疗腰椎间盘突出症，20 世纪 60 年代率先开展了颈椎病系统的研究与外科治疗，随后在脊柱肿瘤、胸椎管狭窄症、脊柱后凸畸形等其他领域也做了大量富有成效的工作，形成了具有北医三院风格特点、临床上安全有效、较为全面系统的实践经验，并为同行所关注。为此，笔者在北医三院骨科多年来的脊柱外科实践经验的基础上编写此书，供大家分享。

　　本书的编写力求简练，突出重点，注重实用；在反映各个领域近年来研究发展趋势的基础上，同时体现北医三院多年来的研究成果；在清晰概述脊柱各种疾病的诊疗原则和方法的同时，又通过典型病例讨论方式以便于更好理解。本书既适用于指导中青年骨科医师临床工作，也有益于同行之间的交流参考。

　　由于编写水平有限，即或对于临床若干问题看法的差异，还仰仗各位同仁的批评指正。

　　最后要感谢参与本书编写的各位专家，还要感谢为本书撰写做了大量辅助性工作的骨科实验室工作人员和骨科秘书组的同志们。

陈仲强　刘忠军　党耕町

2012 年 10 月 12 日于北京

目 录

| 第一篇　脊柱外科学基础 |

第二篇　椎间盘退变性脊柱疾患

第三篇　脊柱创伤

第四篇　脊柱与脊髓畸形

第五篇　脊　柱　肿　瘤

第六篇　脊柱感染与其他炎性疾病

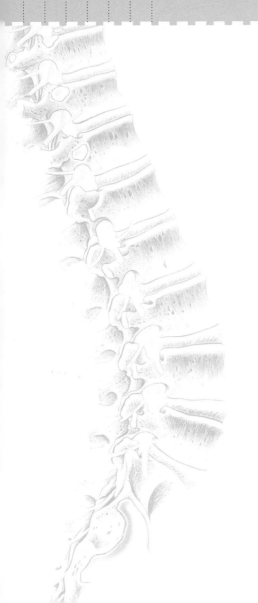

第一篇

脊柱外科学基础

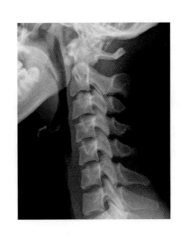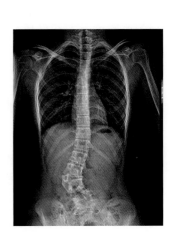

第一章

脊柱的发生与形成

人体骨骼系统来自中胚层,还可来源于原位间充质。间充质细胞具有多分化潜能,在一定区域微环境下可以分化为成纤维细胞、成软骨细胞或成骨细胞。继而经过软骨内成骨的方式骨化成骨;另有部分骨骼则通过膜内成骨方式直接发生于间充质。不论哪一种方式,在它们的发生和生成过程中都包括了骨组织的形成和骨组织的吸收两种基本过程。

脊柱作为骨骼的一部分,其发生和发育经历了一个极其复杂的过程。从胚胎第 10 天到出生后的 20 多年间,经过胚胎期、胎儿期、儿童期等不同的阶段才逐渐完成脊柱的发生和发育。骨骼系统的发生在胚胎早期(第 4~5 周)就已开始,但要到出生后 20~25 岁才最后完成,并且在此后还要不断地更新和改建。

第一节 脊柱的发生

脊柱主要由来源于中胚层的生骨节发育形成,间充质和脊索亦参与其中。了解脊柱的发生、形成与发育,对理解脊柱的形态、结构和相关疾病的发生发展规律和治疗原则的制定具有一定的指导意义。

一、原条与三胚层的形成

卵裂(cleavage)呈几何级数增殖,并伴随着细胞分化,依次形成桑葚胚和囊胚。自受精后第 2 周开始进入胚胎期,首先形成外、内胚层,3 周胚体发育进入最为关键的阶段——原肠胚形成。内胚层的上胚层形成一条长的增厚带,称为原条,出现于胚盘背侧中央并逐渐向头端伸长,其头端增厚形成原结。原条中央凹陷形成原沟,原结细胞向头端移动,在正中线形成一条索,称脊索突,以后发育成脊索,它即是胚胎的原始体轴。脊索发生时,位于它背侧

的胚胎外胚层增厚形成神经板。神经板沿中轴凹陷形成一条神经沟,两侧有神经褶。与此同时,许多上胚层细胞从中间的原条脱离向内迁移形成一层疏松的网状组织,形成中胚层,进而形成三胚层胚胎(图1-1-1)。

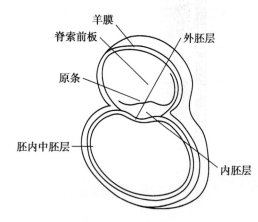

图 1-1-1 三胚层胚盘

三个胚层继而分化为不同的组织和器官:外胚层将发育为表皮、中枢神经系统、周围神经系统和视网膜等结构;内胚层发育为呼吸道和消化道腔面上皮,还分化为开口于消化道的腺体及其附属器官(如肝、脾)小的腺细胞;中胚层发育为组织和器官中的平滑肌、结缔组织和血管,并形成心血管系统的主要部分,同时也是血细胞、骨髓、骨骼、横纹肌以及生殖和外分泌器官的来源。

原条、三胚层和脊索的形成是原肠胚的重要过程,此阶段的胚胎称为原肠胚。三胚层形成及体轴建立的过程,是人体基本形态发育的开始。

原条出现后不久,其深面的细胞迁出,松散悬浮于胶状基质中,形成间充质(mesenchyme)。间充质为胚体提供结构支撑,可分化为机体大部分的结缔组织和各种腺体的结缔组织框架。一些间充质先

形成中胚层，再进一步形成胚内中胚层，上胚层来源的细胞经原条迁移并替代下胚层，从而在卵黄囊顶部形成胚内内胚层，上胚层内残余的细胞构成外胚层。原条通常于胚第 4 周末退化、消失。

二、脊索突和脊索的形成

脊索（notochord）是早期胚胎发育的主要诱导者，它的出现标志着胚体原始体轴的建立并赋予胚胎一定的刚性，为中轴骨骼（颅骨和脊柱）的发育奠定了基础，并决定了未来椎体的发生部位。位于内、外胚层之间的脊索在中胚层的中轴线上，是由脊索突演化而来的细胞索，间叶组织沿脊索分为成对的节状块，各节之间前后为节间动脉分开（图 1-1-2）。

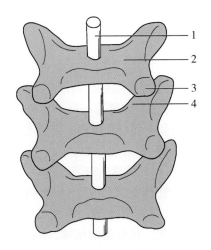

图 1-1-3 胚长 12mm 椎骨与周围关系
1. 脊索；2. 椎体；3. 肋骨；4. 椎弓

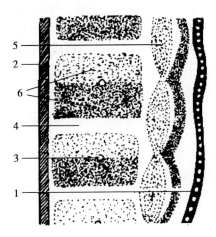

图 1-1-2 胚长 5mm 经左体节冠状切面
1. 外胚层；2. 脊索；3. 节间动脉；4. 椎间裂；5. 肌节；6. 脊椎骨原基

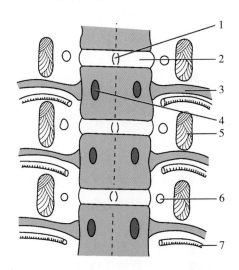

图 1-1-4 胚长 7mm 间叶性椎骨腹面观
1. 髓核；2. 椎间盘；3. 肋骨；4. 椎弓（已切断）；5. 肌节；6. 节间神经；7. 节间动脉

每个生骨节分化为尾侧半的致密部分及头侧半的较疏松部分，以后尾侧半与相邻下一个头侧半形成脊椎。两部分均围绕脊索形成椎体（图 1-1-3），从脊椎的头侧半向背侧伸展，围绕神经管形成椎弓，而成对的前外侧支形成肋突或肋骨的前身，在椎间裂的间叶组织形成椎间盘，髓核即为脊索的残余（图 1-1-4）。生骨节两部分联合起来包围节间动脉，后者走行于椎体中心。

胚第 16 天左右，外胚层细胞向原凹迁移，之后向头端延伸，形成一条从原结至脊索前板的细胞索，称脊索突，即头突，原凹的腔隙延伸进入脊索突，使脊索突逐渐变成一条中空的细管，称为脊索管。

胚第 18 天左右，脊索管的底壁与其下方的内胚层融合并出现若干裂孔，使得脊索管向下与卵黄囊顶，即未来的原肠相通，上方则经原凹与羊膜腔底，即未来的神经管相通，又称神经 - 肠管。内胚层细胞继续增生，使得裂口融合，管的顶壁和侧壁保留，形成脊索板。胚胎第 7 周出现软骨中心，两个软骨中心各发育成软骨性脊椎的一半，经各自逐渐增大，愈合形成一个完全的软骨性脊椎。胚胎第 10 周，每个软骨性脊椎产生 3 个初级骨化中心，其中之一发育成椎体，其他两个各形成椎弓的一半。

随着胚体的发育，脊索逐渐增长，并向尾端延伸，纵贯胚体中轴。脊索纵贯口咽膜和原结，其周围组织分化形成脊柱。椎体形成时脊索退化、消失，其残存部分发育为椎间盘的髓核。

三、体节的形成

中胚层的细胞起初在脊索两侧各形成一薄层疏松组织，胚第 17 天，靠近脊索侧的细胞增生，形成增厚板样组织，称轴旁中胚层。外侧部称为侧板中胚层。随着侧板中胚层细胞间腔隙的出现和融合，该层被一分为二：与羊膜囊表面的胚外中胚层相延续的称为体壁中胚层，而与卵黄囊表面的胚外中胚层相延续的称为脏壁中胚层，两层之间围成一腔隙，即胚内体腔，并在胚体两边与胚外体腔连通。间介中胚层位于轴旁中胚层和侧板中胚层之间。

胚第3周初，脊索两旁的轴旁中胚层细胞继续增殖，并开始出现对称性的分节，即体小节。第1对体小节出现于胚体头端，之后由头侧向尾端相继出现多对体小节。头端体小节的形成与神经板分节形成神经小节有关。从枕部向尾端，体小节进一步形成体节（somite）。第1对体节约于胚第20天出现于枕部，之后向尾端方向以每天3对体节的速度增加。

每个体节都分为腹内侧的生骨节和背外侧的皮肌节。每个生骨节都由位于头侧的疏松细胞群和位于尾侧的致密细胞群构成。第4周时体节的生骨节向三个方向迁移：①向腹内侧迁移，包绕脊索。生骨节的间充质细胞沿脊索和神经管周围密集分布，形成间充质椎管。其中每个骨节的一部分致密细胞向头侧移动形成椎间盘，另一部分致密细胞和相邻生骨节疏松细胞群合并形成间充质椎体，故而每个椎体均有相邻的生骨节头侧半和尾侧半共同形成。被椎体包绕的脊索将退化消失，也可不退化而长期残留于椎体或软骨板中心，形成Schmorl结节。位于椎体之间的那部分脊索膨大，形成椎间盘的胶冻状核心及髓核。②向背侧迁移，包绕神经管形成椎弓。③向腹外侧迁移，进入体壁，形成肋突，在胸区肋突发育成肋骨，在腰椎肋突不发育，而形成横突。

至第5周末，共出现42~44对体节：包括4对枕节、8对颈节、12对胸节、5对腰节、5对骶节以及8~10对尾节。第1对枕节和最后5~7对尾节很快消失，其余体节形成中轴的骨骼（颅骨、脊柱、肋骨和胸骨）、肌组织和真皮。

第二节　脊椎的形成

椎骨的发育始于生骨节的形成，以脊索为纵轴并围绕这一中轴线发育。历经间充质期（又称软骨前期）、软骨期和骨化期三个阶段。

一、椎骨发育的间充质期

胚第4周初，体节腹侧和中部的细胞之间连接松散，形态多样，迁移并包绕脊索和神经管。这些被称为生骨节的细胞形成疏松的网织状组织，即间充

质。在4周龄胚体切面，生骨节为成对出现于脊索周围的密集间充质区域。生骨节分为头、尾两半，头端细胞稀疏，尾端细胞迁移并跨越相邻生骨节间组织，连接相邻生骨节的头端，形成软骨前椎体或间充质椎体，即椎体的原基。原始体节头、尾端之间的间充质细胞并不增殖，充填于两个相邻的间充质椎体之间，形成椎间盘（图1-2-1）。

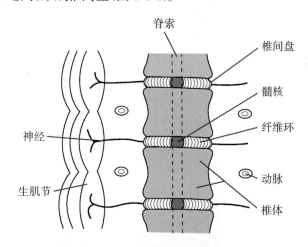

图1-2-1　5周龄胚体冠状切面

胚第5周，生骨节细胞可向2~3个方向迁移：向腹内侧迁移，包绕生骨节，形成椎体；向背侧迁移覆盖神经管，形成椎弓（神经弓）；在生骨节之间向腹外侧迁移形成肋突，即肋骨的原基。除尾椎外，所有的椎体都有肋突，并有可能转变成肋骨。在颈椎，肋突形成横突孔的前面部分；在胸椎，肋突结构分化成肋骨；在腰椎分化为横突。生骨节细胞的位置变化源于其周围组织的生长速率的差异，而非这些细胞的主动迁移。

位于生骨节头端非致密区形成局限的膜状结构，即背间膜与腹间膜。膜状结构与腹侧的神经突或肋骨突相连，生骨节致密区的尾端及下一生骨节致密区的头端呈中空状态，间充质进入其中。间隔的间充质随着生骨节的非致密区一起形成真正意义上的椎体原基，即膜性脊椎。节间隙为此原基的分隔线。节间动脉位于两个椎体原基的中央部分。

至第5周末，进入椎骨发育的软骨期。到第6周，每个间充质椎骨中可出现几个软骨成骨中心，其中包括椎体两个和椎弓两个。在胚胎第8周时，每一个椎体的左右两个软骨化中心也相互结合，形成软骨性椎心。椎弓的两个软骨化中心也相互结合并与椎心的软骨中心相合并。椎弓的软骨形成中心还可以向背侧和外侧延伸形成软骨性棘突和横突。而两侧的椎弓在棘突部相连要到第4个月发生，进而

形成棘突。位于软骨化中心周围的细胞将发育成各种韧带。

普通椎骨来源于生骨节的中胚层细胞迁移并集聚在脊索周围形成中央椎体，在神经管周围形成椎弓，在椎体壁形成肋突。中央椎体形成椎体；椎弓形成椎弓根、椎弓板、棘突、关节突和横突；肋突形成肋骨。

寰枢椎是变形的椎骨：寰椎无椎体；枢椎有一个齿突，它代表枢椎的椎体；骶骨由 5 个骶椎融合而成，呈一个较大的三角形，它构成骨盆的后壁和上壁。尾骨由 4 个退化的尾椎融合而成，呈一个较小的三角形。

椎骨的节间位置：当来自生骨节的中胚层细胞向脊索和神经管迁移时，分裂为头侧部和尾侧部，每个生骨节的尾侧部与生骨节的头侧部融合，形成椎骨的节间位置。生骨节的分裂是重要的，因为它可以使发生中的脊神经由此通向肌节，使肌节得到必要的神经支配。

二、椎骨发育的软骨期

从胚第 6 周开始椎骨的软骨化过程，自颈胸段开始向头、尾端延伸。间充质椎骨中出现两个软骨化中心，分别位于尚未完全成形的椎弓的两部分。每一椎体中的两个软骨化中心于胚期末融合，形成软骨性椎体，同时椎弓中的软骨化中心相互融合，并继而与椎体融合。两侧椎弓中的软骨化中心向腹外侧和背侧延伸，形成软骨性的肋突、棘突和横突。软骨化进程终于软骨性脊柱的形成。椎体发育时，两个软骨化中心当中，如果一个软骨化中心未能正常发育，就会形成半椎体（hemivertebrae）。

三、椎骨发育的骨化期

从胚胎阶段的间充质椎骨到软骨性椎骨，进而骨化形成骨性椎骨，是一个缓慢的连续过程。椎骨

的骨化都是靠软骨内成骨来完成的。第 8 周末在软骨化椎骨中出现了三个初级骨化中心。一个在椎心，另两个在左右椎弓。开始时初级骨化中心内的软骨细胞增大，基质钙化，细胞死亡，进而大量间充质细胞侵入，分化成造血细胞和成骨细胞。成骨细胞附着于钙化的软骨小梁中，与破骨细胞相互协调不断进行成骨与重建。至出生时每个椎骨都由三个骨性部分构成，三者之间靠软骨相连。

典型的椎骨骨化过程始于胚期，至出生后 25 岁时方结束。椎体腹侧和背侧的两个初级骨化中心很快融合为一个中心，至胚期末可见 3 个初级骨化中心（图 1-2-2），分别位于椎体和左、右椎弓内。

第 9 周，软骨性椎体由于骨膜血管进入而产生前后切迹。血管进入软骨后并在腹侧和背侧形成血池，与椎体的前部和后部形成骨化中心，为软骨间隔所分开，后者很快消失。最早的骨化中心出现在下部胸椎与上部腰椎，并很快向头侧延伸，向尾侧伸展则较慢。位于中央的椎体核发出星状的毛细血管将周围软骨吸收。

胚第 7 周，寰椎内出现 3 个骨化中心。出生时，约有 20% 的正常婴儿在颈部侧位 X 线片上可以看出前弓骨化中心，此即第 3 个骨化中心，位于与两侧块相连接的软骨弓内。其余 80% 的前弓骨化约在生后 1 年内完成。后弓的连接亦同时发生。

枢椎椎体由一单独的骨化中心于第 4~5 个月形成，椎弓两侧骨化中心约在胚第 2 个月形成。先后有 5 个原发骨化中心及 2 个继发骨化中心形成。齿状突起源于第 1 颈椎体，表现为由第 2 颈椎体向上直立的软骨性突起。约在胚胎第 6 个月出现 2 个位于两侧的骨化中心，出生时即连接成一圆柱形结构，其顶端仍留一裂隙，此处约在出生后 2 岁时出现另一骨化中心。枢椎椎体与齿状突的基底部由一软骨板分开，并逐渐骨化，故骨性连接在青春期或略早时完成，此时，齿状突的顶端骨化中心亦已连接。骨

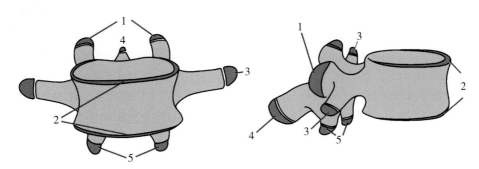

图 1-2-2 椎骨的次级骨化中心前面与侧面观
1. 上关节突；2. 椎体上下；3. 横突；4. 棘突；5. 下关节突

化仅在齿状突的周围进行,故年龄较大时在其中央仍可有软骨存在。

胸椎在胚第7~8周内出现3个初级骨化中心:1个在椎体,2个在横突根部。这些骨化中心分别发育为椎体及附件各部。椎体两侧后外侧部原先存在神经弓-椎体软骨联合,之后由椎弓骨化延展而愈合。儿童期,椎体前缘常呈阶梯状,其中部有营养孔,即血管沟。6~9岁间,椎体上下缘周围出现环形骨骺,骨化区逐渐向后扩大。

腰椎可出现2个附加的骨化中心,相当于乳状突处,即在上关节突后外侧的一个细小突起。第1腰椎横突有时可由单独骨化中心发生,若它们最后未与椎体融合,即形成腰肋(lumbar rib)。

骶椎系由一原发性骨化中心及上、下两骺板骨化而成。骶椎的每一椎弓是由2个骨化中心骨化而成。在上面的3个骶椎,每一骶前孔的外侧均有2个附加的骨化中心。上两个骶椎椎体中部的骨化约在第9周时出现,第4、第5骶椎则在胚胎第6~8个月中出现,大约与此同时可看到椎弓的骨化。在婴儿期,每一骶椎均为椎间纤维软骨所分隔,最下面的两节骶椎于17~18岁开始渐进性融合,直至整个骶椎坚固融合为止。X线前、后位投照时,常在第1、第2骶节之间看到水平的梭形透明区域,有时并有细小的钙质沉着。较小的椎间纤维软骨偶见于第2、第3骶节之间。下部骶椎椎弓约在2岁时与椎体融合,上部骶椎则在6岁时融合。椎体之上、下骨骺板约在16岁时出现,而骶椎两侧的骨骺则在18~20岁时出现。

所有尾椎均各自在一单独的骨化中心内分别进行骨化。第1尾椎在1~4岁出现,第2尾椎在5~10岁出现,第3尾椎在10~15岁出现,第4尾椎则在14~20岁时出现。

在第5~6个月时,骨化中心将软骨体分为两个厚的软骨板,邻近椎间盘的一侧进行软骨内骨化。沿椎体前方及后缘,出现马蹄状软骨板,即骨突环,为青年时期骨性骨突环的原基。骨突环的异常骨化可引起椎体骨骺炎(Scheuermann病)。此软骨环是纤维环的前面及侧方部分纤维的基础,这些纤维以后在骨化时即合并为穿通纤维(Sharpey纤维)。

第三节　脊柱的发育

出生时,每个椎骨由3个骨性部分组成,即一个中心部(椎体)和左右两个神经弓,彼此之间借透明软骨相连,中心部和神经弓相连接处称为神经弓中心软骨联合,两侧神经弓的软骨联合较前者骨化为早,并以软骨相连。左右椎弓的骨性部分通常于出生后3~5年内融合。其中,在腰段最先融合;随后融合向上扩展。椎弓与椎体构成软骨性髓椎体关节(cartilaginous neurocentral joint),后者可使椎弓随脊髓的扩张而不断生长。

神经弓中心软骨联合至3~6岁时开始骨化。两侧的椎弓于1岁时开始在后部愈合,从颈部开始,顺序向下,至10岁时骶骨的椎弓亦全部愈合。青春期后,椎体中可出现5个次级骨化中心,分别位于棘突和横突的尖端及椎体上、下缘的骺环(anular epiphyses)处。25岁左右,所有的次级骨化中心与椎骨的其余部分融合。寰椎、枢椎、腰椎、骶骨和尾骨的骨化过程与上述的典型过程不尽相同。

在椎体和椎弓的骨化过程中,椎体内形成水平和垂直的骨小梁代替椎体中央呈放射状的骨小梁,椎弓内(主要在下部)出现放射状排列的骨小梁。椎弓的松质骨与椎体松质骨愈合,并且放射状骨小梁部分延伸到椎体内,构成最大负荷状态的生物力学线。

在青春期,脊椎骨的压力和牵引骨骺出现,至25岁时愈合。一般哺乳动物,虽然压力骨骺呈骨板状,但在人类则呈环状,它的中心为透明软骨,周围为骨性环,位于中心部的上下关节面,抑制伸延至神经弓。这些骨骺形成椎体上下的软骨板,实际上,椎体包括原来中心部、神经弓的一部分及肋骨小头相接的关节面。椎体借上、下骺板的软骨内骨化继续纵向生长,在上、下面的边缘,有一条突出的软骨环,前方有前纵韧带的纤维附着。以后在青春期出现7个次级骨化中心,分布在棘突、横突和上下关节突的尖部,17岁时次级骨化中心与椎体愈合。中央动脉一直到6岁还能看到,以后闭塞但可有残留。

在椎弓外面突起部位的发生上,每个横突分为一个肋骨部和一个横突部。在所有脊椎骨中,横突部由上、下关节突发生;肋骨部一般由椎体的侧面发生,只是在腰椎由椎弓和椎板会合处发生,骶骨翼后的沟即代表两部之愈合部分。颈椎和腰椎以后虽不发生肋骨,但颈椎横突的前结节和腰椎横突的前部,在发生上即代表当初的肋骨部分。

脊柱的初级弯曲是胸曲,形成于胎儿期;脊柱的次级弯曲是颈曲和腰曲,形成于出生后,分别由于头部抬起和行走的原因所形成。儿童期通常指出生后1~12岁这一时期。这也是人体生理结构生长发育最快的时期。出生前已形成的腰骶结构将进一步骨化成熟,同时这一时期脊柱发育的可塑性大,从爬行到行走,从卧位、坐位到直立位,随着应力负荷的增加,脊柱各部发育发生各自变化。特发性脊柱侧弯也多在这一时期开始并发展加重。

椎管的形成在形态上差异很大,腰椎的椎管开始均为三角形,以后随站立行走的姿势变化,上腰椎椎管逐渐接近圆形,而下腰椎椎管则接近三叶草状。在此期间,可因多重因素的影响,引起两侧椎弓骨化异常,导致椎板增厚,椎弓根变短,或两侧椎弓骨性连接过早,椎管矢径减少,形成先天性椎管狭窄。也有人认为先天性椎管狭窄是由于胚胎期两侧椎弓的软骨中心发育异常或软骨发育不全导致两侧椎体及椎弓及椎心之间早闭所引起。

8~13岁时,出现二次骨化中心和愈合。椎体的上下面的圆形骺板——体骺,首先开始出现次级骨化中心,这就加强了椎体的发育,进而媒介椎骨的左右横突以及腰椎的两侧乳突,又分别出现了次级骨化中心,并逐渐骨化,向最后方向塑性。一般到18~25岁,每节椎骨完成了所有次级骨化中心的骨化,并与椎体相连,而获得最后形态,这标志着骨性椎体结构的发育成熟。

12岁开始,每节骶椎椎体的上下面的骺板,外侧部耳状面和外侧缘的骺板,均相继出现次级骨化中心。到17~20岁,各骨化中心彼此融合,5个骶椎形成一块骶骨,尾椎也形成尾骨。

第四节　椎间盘的发生和发育

椎间盘由髓核和包绕其外围的纤维环构成。纤维环包括数层纤维软骨,坚韧的环状纤维包绕髓核,可将压力均匀分散于整个椎间盘。髓核则可在一定程度上吸收躯体活动产生的冲击力并始终保持相邻椎体的独立状态。

一、椎间盘的发生

胚胎发育第10周,在生骨节距离节间动脉血供最远的部分,仍保持着未分化状态。生骨节致密部分向头端发展,形成软骨盘和纤维环的原基。椎间盘的中心区域由脊索细胞组成。随着椎体内脊索的闭合,脊索细胞从椎体迁移到椎间隙。此时椎间的脊索细胞逐渐增多。以后脊索组织黏液退变,至出生时遗留成为髓核的主要来源。原始椎间盘为膜性结构,称椎间盘膜(interdiscal membrane),围绕椎体

原基。在后期这些膜性结构形成脊柱的前、后纵韧带等。前、后纵韧带发育后,前纵韧带牢固地固定于软骨椎上,而后纵韧带不附于椎体的后面,固定于椎间盘纤维环上。

当软骨化进行时,脊索细胞在椎体内不断移行至椎间盘组织内。此时,脊索组织由未软骨化的细胞致密部包绕,并由此而形成真正的纤维环,这些细胞在第10周时分化为梭形的成纤维细胞,排列在发育中的髓核周围,其中间部分连于上、下软骨性椎体间。由于髓核向外扩张,纤维环向四周膨出。

第18周,髓核继续增大,生长速度较纤维环快。由于脊索细胞的增殖,纤维环分化明显,并初步显示出分层结构。6月龄胎,椎间盘的脊索细胞开始退化,聚集成一黏液样核心,被纤维组织和透明软骨所包绕。

纤维环的内层向中心生长,构成髓核的纤维性部分。出生后,这些纤维成分是髓核生长的主要来源。由此可见,髓核有两个起源:一是脊索组织,二是纤维环的内层。前者是出生前髓核增加的主要来源,后者是出生后髓核生长的主要来源。这种髓核的双重来源,说明为何在成人的髓核和纤维环之间缺乏清晰的界限。纤维环最外层与椎体或纵行韧带相连,出生时已完成椎间盘形态的发生。

二、椎间盘的形成

髓核在胎儿后期及婴儿时期生长很快,在髓核内有大量黏液间质,内有成簇、成束的脊索细胞。髓核的形态和在椎间盘中的位置因年龄而不同。在新生儿时第4、第5腰椎髓核呈楔形,尖端向前,底端向后,2岁时髓核位于椎间盘中央偏前,4~8岁时髓核又移位于中心,呈球形或椭圆形,此时脊索细胞消失,髓核逐渐呈软而细胞较少的胶冻状。在较大的儿童,髓核被局限于椎间盘内而不易变形。髓核发育过程中,当脊索细胞消失后,髓核的生长主要靠纤维成分的增殖。在4岁时髓核的纤维成分明显并有软骨发育。纤维环在前方及两侧最强,而后方则较软弱。

在胎儿发育的早期,血管即深入椎间盘,血管行径与脊索平行。其他来自骨膜的血管也进入软骨,但不进入椎体骨化中央带。这些血管沿着椎体缘进入椎间盘,每隔一定距离朝向髓核方向发出细支。但出生后不久这些血管即开始减少和变细,至18~25岁时,大部血管均已消失。在血管穿入处的软骨性终板上可留下一些空隙。当血管完全退化时,

这些软骨空隙可被软组织代替,有的发生钙化,其结果对逐渐胀大的髓核形成抵抗力薄弱区。经由这些抵抗减低之处即可发生髓核脱垂,形成 Schmorl 结节。椎间盘并无血管直接供应,其营养的唯一来源是经椎体软骨板弥散而来。由于椎间盘的血管逐渐退化,至 20~30 岁时,髓核亦逐渐被纤维组织所代替,失去其原有的胶状性质。

软骨完全形成要到第 3 个月。脊椎软骨形成时,椎体延长,最后愈合或者接近愈合,在第 8 周形成几乎坚强的软骨性脊柱。正常此种软骨之间的融合只是暂时的,以后如椎间盘不发生或发生软骨化,则与椎体融合。

第五节   脊柱的先天性畸形

学习脊椎骨的发生学,掌握脊柱发生、成长、成熟的规律,有利于临床的诊断和治疗。脊柱发生畸形改变后,其生物力学性能将会受到不同程度的影响。如多裂肌对稳定腰椎甚为重要,由于该肌附着于棘突,有脊柱裂或游离棘突等存在,此肌作用必然减弱。因此在整个脊柱运动系统中,临床疾病的诊断、分析预后及治疗选择中,应考虑先天性的畸形因素。如椎体在出生时的 3 个骨化中心,青春期出现在棘突、横突和上下关节突尖部的 7 个次级骨化中心,18 岁前椎体骺板及椎环的正常存在及成人椎环未愈合等情况,不应认为异常或骨折。

一、脊柱的先天性畸形

引起脊柱先天性畸形原因很多,过去认为与遗传有关,是由不正常染色体或生殖细胞原生质突变而引起。除此之外,因为脊柱在胚胎时期由中胚层间叶组织发生,故认为凡能影响该发生过程正常进行者,均可招致脊柱畸形,如中胚叶分节不全,骨、软骨及结缔组织发育障碍,先天性代谢疾病,母体子宫内病理改变,不同物质对胎儿所致损伤(如病毒、激素、维生素过多或过少),孕妇多次受 X 线照射,怀孕后服用某些药物等,均易造成脊柱畸形。

1. 侏儒   是常见的畸形。由于长骨骨骺板内的软骨内成骨过程受阻,致使上肢和下肢短小,而头颅相对较大,胸部往往脊柱后弯和腹部突出,颜面的中央区少有发育不良。这是孟德尔显性遗传性疾病。

2. 短颈   又名 Klippel-Feil 综合征,较少见。其主要体征是:短颈、低发髻和颈椎活动障碍等。颈椎数目较少,形态异常,且往往相互融合在一起。这种畸形可与其他畸形相伴随。属常染色体显性遗传,女性占多数。

3. 隐性脊柱裂   由于左右两半椎弓未能愈合所致,易发生于腰椎和骶椎。颈椎亦可发生,易发生于第 1 颈椎(寰椎)。一般只累及一个椎骨,其表面的皮肤完整,故只有影像学检查才能确定。有的患者,脊柱裂的表面皮肤上有一撮毛发,并有一凹窝。

4. 副肋   由于颈椎或腰椎的肋突没有退化并继续发育所致,可能发育完好,也可能发育不全。腰肋比颈肋多见,有单侧副肋也有双侧副肋。当颈部副肋发生于第 7 颈椎时,有可能压迫臂丛神经或锁骨下血管而产生相应的症状。

5. 半椎骨畸形   在正常的情况下,发育中的椎体有两个骨化中心,以后融合在一起形成一个完整的骨性椎体。如果其中有一个骨化中心未发生,就造成半椎体畸形,它可引起脊柱侧弯。

6. 脊柱裂及脊膜膨出   先天性颅裂、脊柱裂及脑脊膜膨出发生率约为新生儿的 1/1000,其中脊柱裂发生率为 1/1000~1/3000,颅裂的发生率为 1/4000~1/5000。先天性脊柱裂伴有脊膜膨出者,根据内容物不同分为脊髓膨出、脊髓囊肿和脊膜膨出 3 种类型。如只累及骨结构,称为隐性脊柱裂,一般无临床症状,覆盖于隐性脊柱裂的皮肤,外观如同血管瘤或有色素沉着及毛发丛生。根据 Ingnokam 报道,脊柱裂约有 1/14 的患者并有脂肪瘤。因此,在脊柱部位近中线的脂肪瘤诊断上应考虑到隐性脊椎裂的可能。

多发生在腰骶部,多为复合缺损,包括神经管和椎弓均为闭合,涉及范围大小不一。由于胚胎早期发育时神经褶缺乏其下方脊索和周围间充质的诱导作用或由于致畸因子的作用,软骨化中心或骨化中心缺乏,或两侧椎弓在后部不愈合,即形成脊柱裂,多位于腰 5 以下。如脊柱裂只累及骨结构,称为脊柱裂。有时在裂隙处有一游离棘突。

脊柱裂并伴有脊髓膜膨出者,常有下肢瘫痪、营养性溃疡、内翻足及大小便失禁等临床症状。这是因为脊髓的生长不如脊柱迅速,随着年龄的增加,神经根可因慢性炎症与周围组织发生粘连、脊髓上移后即产生症状。在手术时,对囊内有神经根或脊髓与囊壁粘连或融合着必须仔细分离,以达到全部松解,否则以后因神经组织的粘连而加重神经症状的可能。

7. Chiari 畸形   由于颅后凹发育太小,脑向下移位,使脑脊液不能通过第4脑室孔;小脑及延髓细长而扁平,并经枕骨大孔呈舌状突入脊髓管。常伴有脊柱裂、脊膜脊髓膨出及脑积水。

8. 椎弓崩裂与脊椎滑脱　脊椎骨滑脱的致病原因主要有先天性畸形与外伤两种学说。目前多数学者综合文献资料研究,认为椎弓峡部缺损可能是由于重复慢性损伤及应力所造成的疲劳骨折,从连续X线片观察可以证实,骨折可以愈合,还有的脊椎滑脱病理,峡部并未发现不连,但峡部伸长,可能是由于重复裂隙及愈合过程所致。

脊椎骨滑脱的病因:关节突尖部发生病理改变,如发生缺血性坏死或其他异常,缺损部有纤细的纤维带、假关节、厚的纤维组织或骨桥;腰椎极度前凸;支持组织较软;应力骨折所致的不连接;关节突间部分先天性发育较弱;直立姿势引起(婴儿及其他灵长类骨骼标本从未发现椎弓峡部缺损)。

峡部不连的椎弓由于肌肉收缩及身体活动,有以不连处为轴心的旋转活动,在手术植骨时如对此因素不加控制,可引起植骨不连。也有些人认为,活动的椎弓对脊柱的稳定性影响不大,而在椎弓裂处的纤维软骨样增生组织对神经根产生的压迫常引起腰疼及下肢放射痛。椎弓可以防止滑脱并对脊柱起到一定的支持作用,切除椎弓后,将引起患椎不稳,建议椎弓去除,应同时做融合术。

二、椎体畸形

1. 脊椎骨的畸形　脊椎骨畸形比较常见,尤其在腰骶部最多,均是由发生过程障碍所致。无论是数目、形态、大小等变化都可能会引起畸形。其主要变化在以下几个方面:①节段性脊柱的脊椎骨数目的增减,如胸椎12块变成11块或13块,或腰椎骶化或骶椎腰化;②脊椎骨形态的改变,如楔形椎、蝴蝶椎、齿状突畸形、脊椎骨分节不全等;③椎骨体大小的变化,如横突肥大等;④椎骨附件形状、大小改变及方向不对称或缺如等,如关节突发育不对称、棘突发育异常、骶椎隐裂等;⑤脊椎骨彼此融合,即融椎;⑥半椎体,可分为单纯多余半椎体、单纯楔形半椎体、多数半椎体合并为骨条、平衡半椎体和后侧半椎体等5种类型。

2. 移行椎　脊柱各段在其交界处,脊椎骨可以部分或全部具有其邻近椎骨的解剖形态,称这类脊椎为移行椎或过渡脊椎。尽管椎骨总数不变,但各段脊椎骨的数目可互有增减。且往往朝一方向发展,如有腰椎骶化,也可能数显胸椎腰化。移行椎多发生于腰骶部,常见的有腰椎骶化和骶椎腰化。

3. 半椎体　在胚胎时期,椎体发育不全或软骨中心发育不对称,未愈合而产生半椎体。半椎体在椎体畸形中是较常见的。在先天性脊柱侧弯中,大部分是由半椎体引起的(图1-5-1)。

4. 蝶形椎　椎体两侧宽,中间窄,多由于残存椎体纵裂引起,或偶尔同时伴有残存椎体冠状裂。尽管这种患者有明显椎体畸形或楔形椎,但角形后凸不明显。这可能是邻近椎体前缘代偿延长所致。

5. 水平骶椎　在正常情况下,S_1上缘平面和水平线所形成的角度,不应超过40°~50°,而达到60°~70°者称为水平骶椎。由水平骶椎,腰椎生理前凸增加腰椎负重线后移,使椎间盘、周围韧带、关节突关节发生劳损,引起腰腿痛。

6. 椎体骨软骨病　系椎体初级骨化中心的缺血性坏死,又称Calve病或扁平椎,多见于儿童,好发于下段胸椎,多数只累及一个椎体,可能是由于需要大量血液供应的儿童椎体后外血供发生障碍或阻断所致。患儿可有局限性驼背,X线表现为椎体密度增高、致密并变扁平,早期可呈双凹形,或形似一个平直的铜板,椎体的矢径及横径均增大超出相邻椎体的边缘,椎间隙正常或增宽。由于儿童骨

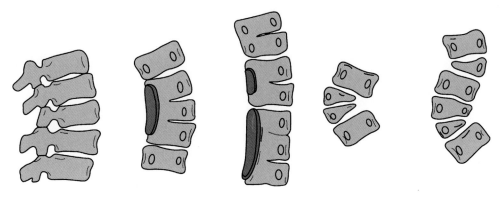

图1-5-1　脊椎骨分节不全及半椎体畸形

化中心生长旺盛,经过相当时间,椎体可恢复到正常厚度的 2/3 或接近正常,脊柱后突畸形也随之纠正或消失。

椎体骺板骨软骨病,又称 Scheuermann 病,或称青年性驼背。多发生在生理后突明显而负重较大的下部胸椎,特别是 $T_{8\sim11}$,并常同时几个脊椎受累。许多学者认为本病病变系因椎间盘软骨终板损伤,髓核穿过软骨终板薄弱处而进入椎体松质骨中形成"软骨疝",称之为 Schmorl 结节,由于胸段髓核偏前,患椎椎体多发生楔形变,而椎体骺板的改变则是继发的,最后骺板与椎体发生骨性融合。患者胸椎生理后突加大,X 线表现椎体前部上、下缘变薄,呈局限性凹陷或阶梯状变形,椎间隙正常或前部加宽。

（宋纯理　娄思权）

━━━━━━━━━ 参 考 文 献 ━━━━━━━━━

1. 丁自海,杜心如.脊柱外科临床解剖学.济南:山东科学技术出版社,2008:12-19
2. 韦以宗.脊柱功能解剖学研究.中国中医骨伤科杂志,2003,11（1）:1-9
3. 胡有谷.腰椎间盘突出症.第 3 版.北京:人民卫生出版社,2004:5-12
4. 陈守良.人类生物学.北京:北京大学出版社,2001:315

第 二 章

脊柱外科应用解剖

脊柱的解剖在不同的教科书中论述的角度不同,本章主要介绍与脊柱外科相关疾病发病机制和治疗相关的解剖知识,限于篇幅,一些在一般专著中很容易查阅到的基础知识也不再赘述。

第一节　脊柱骨与关节

一、脊柱矢状面形态

成年脊柱颈椎前凸约 $14°$,胸椎后凸 $30°~40°$,腰椎前凸 $55°~65°$ 。骶尾椎后凸。生理弯曲保证了脊柱在矢状面上的平衡。脊柱的承重轴为: C_1-C_7-T_{10}-S_2 。

二、三关节复合体

1. 椎骨之间的关节　椎体间关节和关节突关节组成了三关节复合体。椎体间关节属于微动关节,由椎间盘连接。关节突关节属于半球窝关节,表面有软骨,关节腔内有滑膜,是真正的关节。在一个脊柱运动单位内,三关节复合体中三个关节的运动是相耦合的,其中一个关节的运动异常必然导致另外两个关节的异常运动。

2. 椎间盘　作为一个独特的结构,具有非常重要的功能。一方面,它保证了椎间的相对稳定性,保持神经管的完整;另一方面,每一个椎间盘的有限运动综合起来,使脊柱作为一个整体具有独特的多向运动性。椎间盘的特性使它能缓冲震荡,它的形态特征是构成脊柱的生理曲度的要素。椎间盘的退变是很多脊柱退行性疾病的最初原因。椎间盘由纤维环、髓核、上下软骨终板组成。髓核的主要功能是抵抗和重新分配脊柱内部的压力,而纤维环的主要功能是承受张力。这种张力可能来自压缩髓核的水平

扩张,也可能是脊柱的扭转应力,或者来自脊柱侧屈凸侧的张力。髓核位于椎间盘的中央偏后,为黏弹性半液体的胶体,是胚胎时期脊索组织的残留。成年以后,椎间盘内水分占 80%,细胞数量很少。髓核的主要化学成分为蛋白多糖和Ⅱ型胶原。蛋白多糖是椎间盘液压特性的主要物质基础,因为它能吸收和保留大量水分。各种原因所致的蛋白多糖减少使得该种能力下降则会减弱髓核对纤维环的这种支持作用,如果这种功能丧失,椎间盘就不再能抵抗压力负荷,在日常负荷作用下逐渐压缩,椎间隙狭窄。在胶体基质中,有疏松的胶原纤维条索。在髓核的中央,纤维的排列无规律,而靠近软骨板的纤维走向比较恒定,它们以一定角度附着在软骨上,从而使髓核附着其上。在胶原纤维网络中悬浮着相当多的细胞,类似于典型的网质细胞,也有散在的软骨细胞。髓核内无血管成分,但这些细胞的存在说明髓核是一个活的组织。纤维环位于椎间盘的外层,由胶原纤维和纤维软骨组成。包括Ⅰ型和Ⅱ型胶原。在纤维环的外周,Ⅰ型胶原浓度较大,而靠近间盘的中部Ⅱ型胶原浓度较高。它是一个由同心圆纤维板层组成的结构,固定在椎体和软骨板上。在横断面上,各纤维板层呈同心圆排列,组成每一板层的纤维走向相对于脊柱的纵轴线是斜行的,成角约 $65°$;相邻板层之间纤维走向交叉。这种交叉的排列方式对于椎间盘的生物力学性能是非常重要的。纤维环周边部的纤维起止于椎体边缘,这部分纤维称为 Sharpey 纤维。纤维环最外层的纤维与椎体骨膜、前后纵韧带相融合。纤维环一般由 10~20 层胶原板层组成,由于椎间盘呈肾形或心形,髓核又靠后部,在髓核的背侧,纤维板层薄,板层间距小。在间盘的前 1/3,纤维束最强。因此,受暴力时容易在较薄弱的后方破裂,尤其是侧后方,因正后方有后纵韧带的中央束加

强。在矢状面上,纤维板层的排列不总是垂直的,在纤维环靠近髓核的区域,板层凸向髓核方向,最外层的板层凸向间盘的外周。中间层方向垂直。纤维环破裂是椎间盘突出的主要原因。纤维环的发育对其强度有重要的影响。相邻椎体的上下面呈凹形,边缘为隆起的密质骨骨环,有人认为该骨环是椎体骺环的位置。软骨板为纤维软骨,散在筛状小孔。与其他关节软骨不同的是,该软骨下无密质骨,为海绵状的松质骨。成年人椎间盘的营养来源于两个系统:纤维环周围的血管丛和邻近椎体骨和间盘面的透明软骨的血管。支持主要来源于经终板的营养交换,因此有人认为终板硬化影响间盘的营养是间盘退变的主要原因。没有血管直接供应髓核,但纤维环有血管分布提供营养支持。这两个系统的血管均不能分支到间盘的内部,间盘的营养物质是靠弥散作用转运的。经软骨板的弥散能力自间盘的中央向外周逐渐递减。动物实验显示,外层纤维环由外向内氧浓度逐渐降低,内层纤维环与软骨终板越近,氧浓度越高(图 2-1-1,图 2-1-2)。

三、重要的椎管内韧带

后纵韧带和黄韧带属于椎管内的韧带,其厚度和病变影响椎管的容积。

后纵韧带起于枢椎椎体的后面,向下到脊柱全长,是重要的椎间稳定结构。其分浅深两层,浅层(椎管侧)连续,位于椎体的中部,坚强;深层(椎体侧)称为扩张部,呈节段性齿状外形,较宽,起到增强纤维环强度的作用。但在椎体的两侧只有扩张部,因而比较薄弱,容易发生椎间盘突出。在颈椎厚,在腰椎最薄。颈椎后纵韧带的厚度约 2mm。

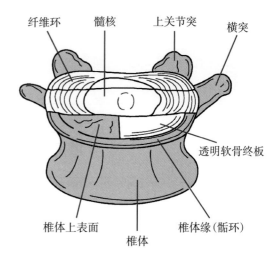

图 2-1-1　椎间盘各结构和椎体关系示意图(前上观)

黄韧带位于椎板间,起于下位椎板的后缘,止于上位椎板的前下缘。颈椎最薄,向下逐渐增厚。颈椎黄韧带厚度约 2mm(图 2-1-3,图 2-1-4)。

交叉韧带复合体:横部即寰椎横韧带,起自寰椎前弓内面两侧的小结节,横过齿状突的后方,是防止寰椎前脱位的最重要结构(图 2-1-5)。

四、椎骨的形态

每一段椎骨有其共同特点,但从上到下形态是逐渐变化的,在交界处的椎骨兼具上下两段的特征。

(一)颈椎

1. 颈椎的分区　可分为三部分:上颈椎($C_{1\sim2}$)、下颈椎($C_{3\sim6}$)、颈胸交界处(C_7)。C_7 的形态介于颈椎和胸椎之间,侧块前后径变小,而椎弓根直径变大。少有横突孔,即使有,两侧也不对称,也一般不通过椎动脉。棘突最大,称为隆椎,是项韧带的止点。

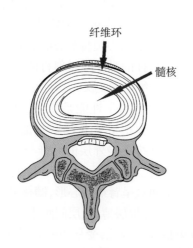

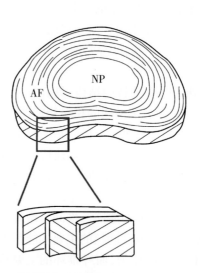

图 2-1-2　椎间盘横断面及纤维板层的交织结构

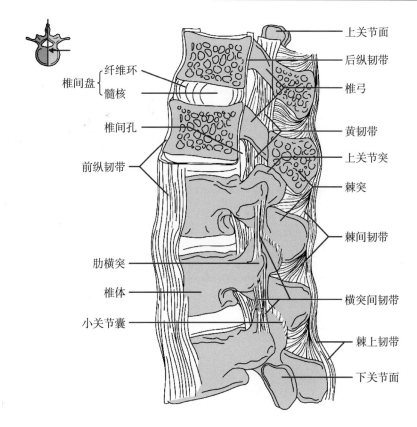

图 2-1-3 椎体间的韧带连接

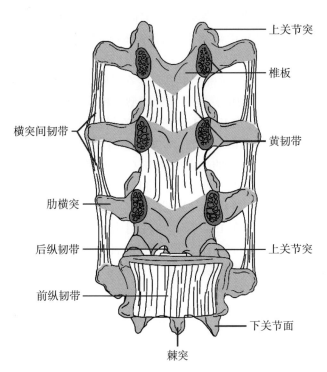

图 2-1-4 腰椎黄韧带和横突间韧带

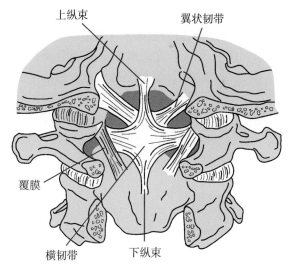

图 2-1-5 交叉韧带复合体(后面观)

2. 钩椎关节 下颈椎在椎体上部的两侧有钩突,它与上位椎体侧下方的凹陷形成钩椎关节(图 2-1-6),钩椎关节增生是颈椎退变的常见表现,严重钩椎关节增生可导致椎间孔狭窄,压迫神经根。

3. 下颈椎椎管 由于颈椎管的形态与脊髓型颈椎病的发病密切相关,因此颈椎管的测量备受重视。为了临床应用方便,研究者主要应用颈椎 X 线片进行测量。其中椎管的矢状径是表示椎管大小的主要参数,但椎管矢状径绝对值受 X 线片放大率的影响,对于一张未知放大率的片子,则无法得出数据。

党耕町等在国内率先研究应用椎管中矢状径

表 2-1-1　下颈椎矢状径线正常值（mm）

测量值	C_3	C_4	C_5	C_6	C_7
颈椎管矢状径（$\bar{x}\pm s$,mm）	14.1±1.28	13.6±1.26	13.9±1.23	14.2±1.18	14.0±1.14
颈椎体矢状径（$\bar{x}\pm s$,mm）	15.4±1.46	15.3±1.52	15.1±1.61	15.6±1.55	16.3±1.53
矢状径比值（$\bar{x}$,mm）	0.92	0.90	0.94	0.92	0.87

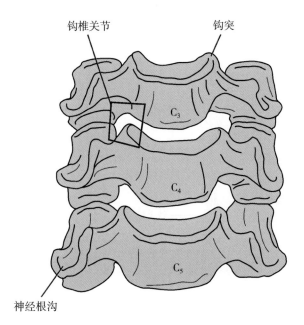

图 2-1-6　$C_{3\sim5}$ 椎前面观

和椎体中矢状径比值的方法来评价颈椎管发育径线的大小。该法消除了放大率和退变对测量数值的影响，临床应用方便。文献上最大样本量的下颈椎椎管发育径线测量是由党耕町等在 1992 年报道的。学者测量了 411 例无脊髓型颈椎病临床表现的"正常人"的侧位颈椎 X 线片，测量方法见图 2-1-7。主要的测量结果见表 2-1-1、表 2-1-2。

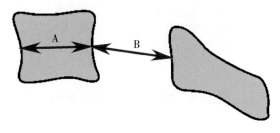

图 2-1-7　颈椎管测量示意图
A. 椎体矢状中径；B. 椎管矢状中径

从中矢状径比值与颈椎椎管中矢状径的相关分析结果看，两者有非常显著的相关性，说明比值法可以比较可靠地表示椎管矢状径的大小。从比值与矢状径的回归分析得出 5 个节段的回归方程，利用方程计算出的椎管矢状径与实测值误差不超

表 2-1-2　下颈椎椎管、椎体矢状径比值的正常值范围

下颈椎	90% 下限	95% 下限
C_3	0.76	0.71
C_4	0.73	0.68
C_5	0.76	0.72
C_6	0.77	0.72
C_7	0.73	0.69

过 1mm。但笔者也注意到，虽然颈椎管中矢状径测量显示 C_4 的值最小，但比值法的统计学结果显示，C_7 最小，C_4 次之。分析认为，这种不一致是由 C_7 椎体矢状径过大造成的，也就是说，用比值法来代表 C_7 椎管的矢状径得出的结果会比绝对值的测量结果相对偏小，这个测量结果再次用数据证明处于颈胸交界区的 C_7 椎在形态上不同于 $C_{3\sim6}$，而兼具颈椎和胸椎的特征。学者测量了同期手术治疗的 121 例脊髓型颈椎病患者的颈椎椎管，比值平均值在 0.71~0.79 之间。两组比较，在统计学上有显著差异，这说明脊髓型颈椎病容易发生在椎管发育比较狭窄的人群中，颈椎管狭窄是脊髓型颈椎病的一个促发因素。通过分析 121 例患者的资料发现，如以正常值的 90% 下限为标准，69% 的患者属于狭窄之列，而剩余的 31% 的患者中 76% 存在明确的其他导致脊髓病的原因，因此认为，将比值正常值的 90% 的下限（约 0.75）作为判别椎管狭窄的标准比较合理。而 Pavlov 等在 1987 年通过使用比值法对一组正常人和患者进行的比较研究后提出，比值低于 0.82，可以判断为颈椎管狭窄。但该研究样本数量不够多，影响了其可靠性。

4. 颈椎神经根脊神经通道　横突的前后方分别是横突前后结节，两者之间的横突上面是一个浅沟，走行脊神经。颈椎的椎间孔构成比脊柱的其他部位要复杂，上界为上位椎椎弓根下部，下界为下位椎椎弓根上部，前界为下位椎的钩突和上位椎的椎体后外侧，后界为下位椎的上关节突，容易导致椎间孔变小的因素主要为后界的关节突增生、前界的钩突增生，这两个因素都导致椎间孔的横径变小；其次是椎间隙变窄导致的椎间孔上下径变小。因为椎间孔的上下径平均约有9mm，而横径只有4mm，所以引起神经根病的横突孔狭窄多数是由横径变小导致的，也就是说由于椎间隙狭窄导致的椎间孔上下径变小不是颈椎神经根病的常见原因，故临床上企图通过过度撑开椎间隙使得椎间孔扩大来治疗神经根型颈椎病的方法多数情况下缺乏依据。颈椎的椎间孔是神经根离开椎管的入口，从椎间孔出来之后，脊神经行走并紧贴在横突上面的神经沟内。换言之，神经根是贴着某一椎的椎弓根上部离开椎间孔进入神经沟，因此在进行椎弓根螺钉植入时，螺钉一定不能穿透椎弓根的上部，这一点和腰椎正好相反（图2-1-8）。

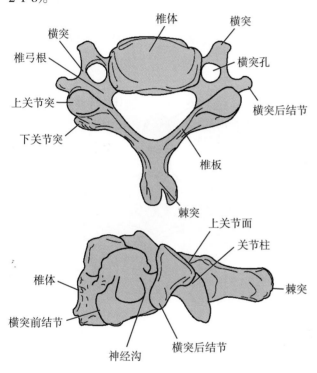

图 2-1-8　下颈椎椎体上面及侧面观

5. 下颈椎椎体　椎体的下表面左右径大于前后径。$C_{3~6}$椎体渐增大，椎体的矢状径14~20mm，横径（钩突之间的距离）15~18mm，上下径20mm左右。

6. 下颈椎椎弓根　颈椎的椎弓根短小，其内径约4mm，从侧块表面经椎弓根到达椎体前皮质的长度为20~24mm，椎弓根与正中矢状面的夹角约为45°，其在侧块上的投影位于上关节突中线稍偏外接近关节面下方。颈椎横突孔内从$C_6~C_1$走行椎动脉，在矢状面上横突孔位于侧块的前方，恰位于椎弓根的前外侧。

国内王东来等的研究显示颈椎椎弓根的截面和松质骨的宽度均小于高度，$C_{3~6}$的宽度至少能容纳3mm直径的螺钉，C_7至少能容纳4.5mm直径的螺钉。从椎弓根轴线在关节突上的投影点到椎体前皮质的距离从$C_{3~7}$为27.53~32.92mm，呈逐渐增加趋势。如果按螺钉植入长度达到该距离的80%来计算，25mm长的螺钉应该是安全和有足够抗拔出力的。$C_{3~6}$椎弓根轴线与矢状面的夹角为40°~45°，C_7为30°~40°。朱学娥等通过CT测量40例上海地区正常人的椎弓根的宽度和高度，结果见表2-1-3。国外的数据显示，$C_{3~7}$椎弓根平均高度7mm，宽度5~6mm，$C_{3~7}$椎弓根与矢状面的成角渐减（40°~29°）。

孙宇等在正常成人干燥骨上的测量结果为：沿椎弓根轴线椎弓根的长度为2.420~3.510cm，$C_{2~7}$椎弓根宽度最小值为0.251cm。宽度值与文献上的多数报道存在差异，是否存在测量偏倚，需要进一步研究。

7. 寰枢椎的形态　C_1称为寰椎，上方与枕骨髁形成关节，无椎体、椎弓根、椎板和棘突，由2个侧块和前后弓组成。前弓中央突起称为前结节，是颈长肌的附着点。前弓的后方是卵圆形的关节面，与枢椎齿状突形成关节。后弓的后正中突起是后结节，相当于其他椎的棘突。侧块较大，上下各有一个关节面，上关节面为长椭圆形，为凹面，与枕骨髁关节面对应。下关节面为圆形凹面，面向下方，轻轻向内倾斜，与枢椎侧块的上关节面形成关节。位于上关节突后方的浅沟是椎动脉沟，1%~15%的人群形成骨环，从C_1横突上行的椎动脉经此和第1脊神经一起入颅（图2-1-9）。

C_2的椎体较下颈椎稍小，自椎体垂直向上的突起是齿状突，齿状突的大小变异很大。其基底部稍细也被称为颈部，可见一很浅的沟，是寰椎横韧带的附着部。齿状突的前方是椭圆形的关节面，与寰椎

表 2-1-3　颈椎椎弓根 40 例测量结果 ($\bar{x}\pm s$,mm)

椎弓根径线	C_2	C_3	C_4	C_5	C_6	C_7
左侧椎弓根左右径	5.41±0.34	4.22±0.78	4.55±0.94	5.02±0.86	5.46±0.91	6.35±1.22
右侧椎弓根左右径	5.20±0.40	4.47±0.64	4.39±0.76	4.88±0.89	5.34±0.95	6.03±0.92
左侧椎弓根上下径	8.23±0.88	5.47±0.74	6.30±0.86	6.09±0.92	6.24±0.78	7.03±0.69
右侧椎弓根上下径	8.24±0.78	5.83±0.86	6.41±0.86	6.07±0.81	6.23±0.91	6.87±0.83

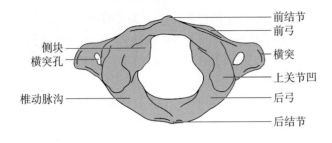

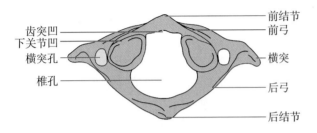

图 2-1-9　寰椎上、下面观

形成关节。侧块位于侧方，上关节面朝向上方，轻度向外，与寰椎侧块的下关节面形成关节。下关节面比上关节面小，向下轻度向外，与 C_3 侧块的上关节面形成关节。棘突宽大分叉，在颈椎中是最大的，可作为体表定位标志，C_2 的椎板在颈椎中也是最厚的，可以植入螺钉进行内固定。C_2 的椎弓根短粗，侧块体积大，均是强有力的内固定骨结构（图 2-1-10）。

寰枢椎相关测量示意图，见图 2-1-11～图 2-1-13。

曹正霖等对 150 例国人的寰枢椎干燥骨进行测量，数据见表 2-1-4～表 2-1-6。

陈前芬等测量 60 例 120 侧寰椎和枢椎防腐湿骨标本。结果：寰椎侧块宽度为 (12.72 ± 1.56) mm，侧块长度为 (23.60 ± 1.66) mm，侧块高度为 (12.46 ± 1.62)

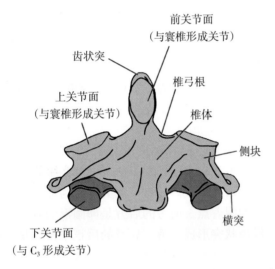

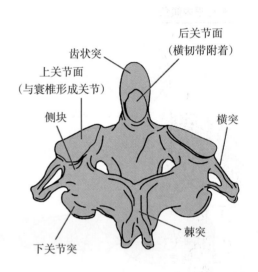

图 2-1-10　枢椎前、后面观

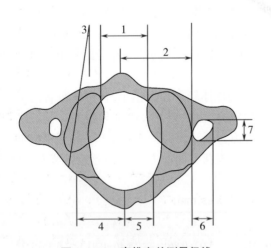

图 2-1-11　寰椎有关测量径线

1. 寰椎前弓长度；2. 前结节横突孔间距；3. 侧块内倾角；4. 后弓外侧半距；5. 后弓内侧半距；6. 横突孔左右径；7. 横突孔前后径

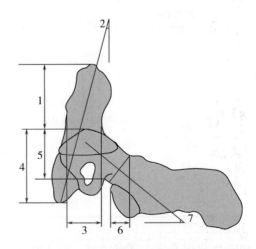

图 2-1-12　枢椎测量示意图

1. 齿突高度；2. 齿突后倾角；3. 齿突前后径；4. 枢椎体前高；5. 枢椎体后高；6. 椎弓根高度；7. 椎弓根上倾角

表 2-1-4 寰椎的测量结果 $\bar{x}\pm s$(最小值～最大值)

项目	左侧	右侧
前结节横突孔间距(mm)	25.8±3.4(19.6–30.2)	27.2±3.2(21.1–31.1)
侧块内倾角(°)	11.5±3.8(3.5–19.0)	12.5±3.9(2.5–21.5)
后弓厚度(mm)	6.3±1.9(2.7–10.4)	6.5±1.8(2.9–9.6)
后弓内侧半距(mm)	11.4±3.0(8.0–14.8)	11.5±2.7(8.6–14.5)

表 2-1-5 枢椎的测量结果 $\bar{x}\pm s$(最小值～最大值)

项目	左侧	右侧
上关节面横径(mm)	17.9±0.8(13.7–20.5)	17.8±0.8(15.0–20.3)
上关节面矢径(mm)	19.1±1.2(14,4–27.8)	19.2±1.3(14.2–28.6)
椎弓根高度(mm)	8.5±0.7(7.4–11.1)	8.5±0.7(7.0–11.0)
椎弓根宽度(mm)	7.3±1.3(2.0–11.0)	7.5±1.2(3.0–10.9)
椎弓根上倾角(°)	42.4±5.3(35.0–51.5)	42.3±5.4(36.0–55.0)
椎弓根内倾角(°)	9.0±6.5(−3.5–21.5)	9.0±6.5(−3.0–22.0)

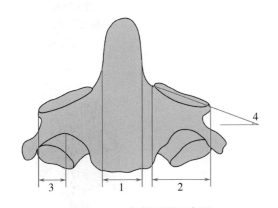

图 2-1-13 枢椎测量示意图
1.齿突横径;2.上关节面横径;3.上关节面下椎动脉压迹;
4.上关节面外倾角

表 2-1-6 枢椎的测量结果

项目	$\bar{x}\pm s$(最小值－最大值)
齿状突高度(mm)	14.7±1.9(10.9–21.7)
齿状突前后径(mm)	10.5±1.1(8.6–12.9)
齿状突横径(mm)	8.0±0.6(7.7–12.0)
齿状突后倾角(°)	10.3±3.5(0–22.0)
枢椎椎体前高(mm)	22.8±1.1(17.5–26.2)
枢椎椎体后高(mm)	19.5±0.9(14.2–21.9)
枢椎椎体前唇高(mm)	3.3±0.6(0.8–5.5)

mm,中线至寰椎椎管外缘的距离为(13.81±1.06)mm,中线至寰椎椎弓根中点的距离为(18.02±1.74)mm,中线至寰椎横突孔内壁的距离为(22.06±1.96)mm。侧块上关节面纵轴与矢状面的夹角为24.6°±1.1°。枢椎侧块宽度为(7.60±1.20)mm,侧块高度为(7.82±1.22)mm,侧块的长度为(28.33±2.14)mm,内斜角为

14.2°±2.0°,上倾角为40.1°±2.1°。

(二)胸腰椎椎弓根

大体解剖研究测量的径线与CT断面和重建影像测量的结果无统计学差异。正常成人 $C_3\sim S_1$ 的椎弓根的解剖特征与身高有关,其径线随身高增加而增加。椎弓根的上下径大于左右径。

Zendrick 采用CT扫描和X线片的方法测量了2905个椎弓根(胸腰椎),CT与X线片所测数据无明显差异。在横断面上,L_5椎弓根最宽,为18.0(9.1~29.0)mm,T_5最窄,为4.5(3.0~7.0)mm;在腰椎中以L_1最窄,为8.7(4.5~13.0)mm。在矢状面上,椎弓根最宽为T_{11},为17.4(12.5~24.1)mm,最窄为T_1,为9.9(7.0~14.5)mm;在腰椎中,椎弓根最窄处为L_5,为14.0(9.5~19.0)mm,最宽为L_1,为15.4(11.0~21.0)mm。在横断面上,L_5椎弓根e角最大,为29.8°(19°~44.0°),T_{12}的e角最小,为−4.2°(−17.0°~14.5°)。在腰椎中,L_1的e角最小,为10.9°(6.5°~14.5°)。在胸椎中,T_1的e角最大,为26.6°(16.0°~33.5°),沿椎弓根轴线至椎体前皮质的长度,T_1最短,为36.9(26~52.0)mm,最长为L_2,为51.9(45~58)mm。

杜良杰等在国人成年男性胸腰椎椎弓根径线和偏角与脊椎节段序数的相关性研究中,采用46具国人成年男性尸体骨标本,通过X线片和CT测量$T_1\sim L_5$椎弓根,结果见表2-1-7。关于e角不同学者的研究结果虽不尽相同,但大体相符合。

比较上述国内外对胸腰椎椎弓根解剖的研究结果可以看出,在径线长度上,Zendrick的数据均大于杜良杰的国人数据,但规律基本相似,e角的数值

表 2-1-7　T₁~L₅ 尸体标本椎弓根相关径线和偏角测量结果($\bar{x}\pm s$, n=46)

椎体	椎弓根钉道长度（mm）	椎弓根宽度（mm）	椎弓根间距（mm）	椎弓根在矢状面上偏角（°）	椎弓根在横断面上偏角（°）
T₁	30.33±4.55	7.67±1.75	27.17±1.86	9.68±3.02	25.33±3.53
T₂	32.82±2.79	7.67±1.17	24.30±1.76	21.24±3.26	17.92±4.42
T₃	33.17±2.14	3.67±1.03	22.55±1.19	23.85±2.18	11.63±2.85
T₄	33.83±3.31	3.50±1.38	20.67±0.82	24.61±1.06	7.83±1.83
T₅	36.33±1.75	3.33±1.03	21.45±1.46	24.38±1.16	7.00±2.84
T₆	37.67±2.58	3.83±0.75	21.83±0.83	24.66±2.19	5.29±1.95
T₇	39.50±3.39	3.67±0.82	22.98±1.97	23.66±1.88	4.58±2.27
T₈	40.50±2.95	3.33±1.51	23.23±2.01	23.37±1.52	4.75±3.59
T₉	40.83±3.06	4.17±1.17	24.22±1.45	22.92±1.17	2.04±2.14
T₁₀	41.33±3.33	5.17±1.72	25.52±1.94	20.99±1.18	5.38±2.71
T₁₁	41.67±2.94	5.67±1.75	26.87±2.13	19.97±1.37	3.00±1.04
T₁₂	42.50±2.88	6.33±2.07	27.97±2.55	16.76±1.73	4.58±2.90
L₁	43.17±2.14	6.17±1.47	29.42±2.56	13.09±1.63	5.25±1.98
L₂	44.83±1.94	7.00±1.79	29.63±2.48	10.30±1.60	8.97±3.66
L₃	45.17±2.93	8.50±1.38	31.98±2.92	9.73±1.51	10.58±3.44
L₄	45.67±3.67	10.33±2.34	34.97±3.90	6.64±1.26	18.67±7.32
L₅	44.17±4.07	12.83±1.83	38.83±5.28	4.69±0.77	23.54±3.48

则非常相似。

（三）脊椎关节突

需要特别描述的是上下关节突之间的部分。在以往的教科书中，腰椎的这部分结构被称为峡部，而在 C₂ 被称为椎弓根或者峡部。郭世绂称之为关节突间部。它构成椎间孔的后壁。该部主要承受来自关节突间的剪力。相邻节段的位移倾向使该部承受最大的应力，尤其在 C₂ 和下腰椎。这种剪应力足够大时，该部首先发生骨折，骨折后上关节突、椎弓根和椎体作为一个整体向前移位，而下关节突与下位椎的上关节突保持正常的对应关系。枢椎上下关节突的前后距离最长，即关节突间部最长，长 10mm，宽 8mm，走行向上向内。这使得该部在颅椎区和相对固定的下颈椎之间承受剪力的力臂最长，因而在同样的剪力下，该部首先发生衰竭。

下颈椎的关节突称为侧块，在冠状面上呈平行四边形，向下宽度逐渐增加，与关节面平行的侧块中平面上前后径 14~22mm，左右径约 15mm。

了解关节突关节的角度对于理解节段运动、病理性位移和关节突螺钉的植钉很有帮助（图 2-1-14）。颈椎的小关节面接近平面，与水平面的夹角接近 45°。因此，在 6 个自由度上均有明显的活动范围。术中可以轻易探查到颈椎侧块关节面的方向。胸椎小关节面也接近平面，上关节面略呈凸面，与冠

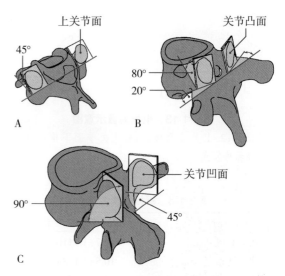

图 2-1-14　关节突关节平面的方向
A.颈椎；B.胸椎；C.腰椎

状面的夹角约 20°，朝向外侧。与水平面的夹角为 60°~80°。虽然该关节的形态使得其活动范围可以很大，但胸廓和棘突限制其伸和旋转运动。腰椎的上关节面呈凹形，与水平面呈 90°，与矢状面呈 45°。

（四）滑膜关节

在脊柱的众多关节中，以下关节是滑膜关节：寰枕关节、寰齿关节、寰枢侧块关节、C₂~S₁ 的关节突关节。

（五）脊椎的变异

脊椎的正常变异主要发生在各段交界处的移行。常见的变异包括第 7 颈椎形成颈肋,发生率约 0.6%;第 1 腰椎形成肋骨(腰椎胸化);腰骶椎之间的移行(骶椎腰化或者腰椎骶化)。

第二节　脊髓

一、脊髓的大体解剖

椎管内的重要结构是脊髓和马尾神经,经脊柱向外经椎间孔走行的是神经根。脊髓上接延髓,下接马尾神经。由于上下肢的功能发达,形成了颈膨大和腰膨大;颈膨大位于 $C_3 \sim T_2$,腰膨大位于 $T_{9 \sim 12}$。从 T_{12} 向下脊髓逐渐变细,成为脊髓圆锥,脊髓下端一般终止于 L_1 椎体下缘。但存在低位脊髓变异。脊髓圆锥向下移行为终丝,终丝先在硬膜内走行,称为内终丝,向下到达硬脊膜下界(S_2),另一部分进入终丝鞘内,在骶管中呈扇形,称为外终丝,外终丝向下将脊髓固定于尾椎上(图 2-2-1~图 2-2-3)。

在胚胎期,脊髓充满整个椎管长度,每对脊神经水平向外走行。在脊柱生长的过程中,脊髓下端逐渐上移。到成人时,脊髓下端一般终止于 L_1 椎体

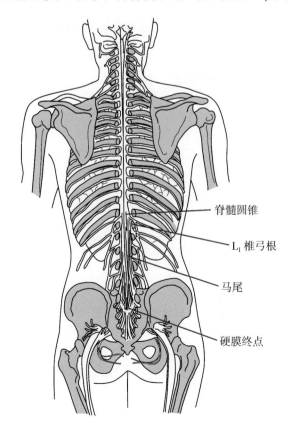

图 2-2-1　脊髓大体背面观

(图中标注：脊髓圆锥、L_1 椎弓根、马尾、硬膜终点)

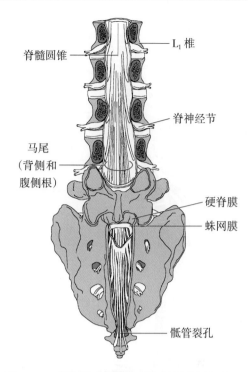

(图中标注：脊髓圆锥、L_1 椎、脊神经节、马尾(背侧和腹侧根)、硬脊膜、蛛网膜、骶管裂孔)

图 2-2-2　腰骶椎内脊髓下端与马尾神经(后面观)

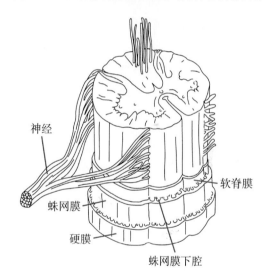

(图中标注：神经、蛛网膜、硬膜、软脊膜、蛛网膜下腔)

图 2-2-3　脊髓被膜和神经根

下缘。因此,脊髓的节段和脊柱的节段不是完全对应的。脊柱节段和脊髓节段的对应关系见表 2-2-1,这种对应关系是渐进的(图 2-2-4)。

表 2-2-1　脊椎和脊髓节段的对应关系

脊髓节段	脊椎节段
$C_{1 \sim 4}$	$C_{1 \sim 4}$
$C_5 \sim T_4$	$C_4 \sim T_3$(髓节 -1)
$T_{5 \sim 8}$	$T_{3 \sim 6}$(髓节 -2)
$T_{9 \sim 12}$	$T_{6 \sim 9}$(髓节 -3)
$L_{1 \sim 5}$	$T_{10 \sim 12}$
SC	L_1

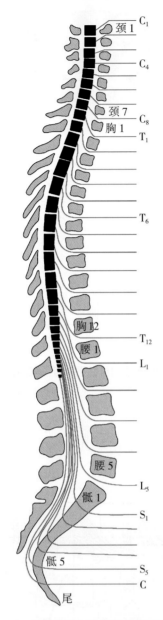

图 2-2-4　脊髓节段与椎骨节段的对应关系

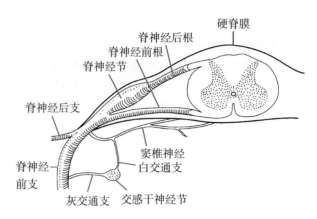

图 2-2-5　脊神经的分支,脊神经与交感神经的联系

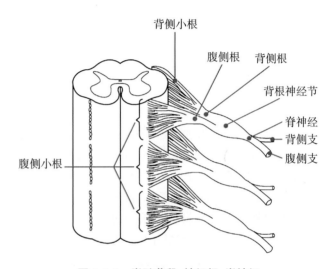

图 2-2-6　脊髓节段、神经根、脊神经

脊神经从脊髓成对分出(图 2-2-5,图 2-2-6)。颈段 8 对,胸段 12 对,腰段 5 对,骶段 5 对,尾神经 1 对,共 31 对。每支脊神经由前根和后根组成,后根呈卵圆形增大,为神经节。C_1 神经根从 C_1 椎上缘向外走行,向下依此类推。脊神经出椎间孔后,立即分成 4 支:较细的分支为脊膜支和交通支;两个较为粗大的分支为前支和后支。脊膜支将在脊柱的神经支配中详细描述。前支和后支均为躯体混合神经。前支汇合形成神经丛,从此开始为外周神经。

二、脊髓的内部结构

脊髓的横径略大于前后径,脊髓由灰质和白质组成。中央是细小的中央管,上与第四脑室相通。

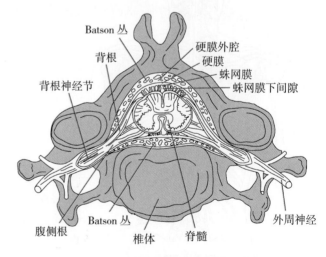

图 2-2-7　脊髓横断面示意图(颈椎)

围绕中央管的是外形接近 H 形的颜色发暗的灰质,围绕灰质的是颜色较浅的白质(图 2-2-7)。

(一)灰质

脊髓灰质由神经元胞体、突起、神经胶质和血管等组成。脊髓灰质内神经元按照大小、形态和功能的不同成群分布,在横断面上,灰质呈角状,每群特定的细胞称为神经核或者板层。灰质前面部分称为前角,较大;后面部分叫后角,较细小;前后角之间的移行部分称为中间带。T_1~L_3中间带向外的突起称为侧角。从纵向看,神经核纵贯呈柱状分布。从立体的角度看,分别称为前柱、后柱和侧柱。中央管前后的灰质分别称为灰质前连合和灰质后连合。后角基部外侧一些灰质向外侧突入白质内,与白质相互交错形成网状结构(颈部最为明显)。

　　脊髓灰质细胞的构筑分层:板层构筑说于1952年在猫脊髓上发现,后来的研究表明也适用于其他动物(包括人)。脊髓灰质从后到前分成10个板层,用Ⅰ~Ⅹ来表示(图2-2-8)。这种板层分区更能反映脊髓的联系和功能,已被普遍采用。

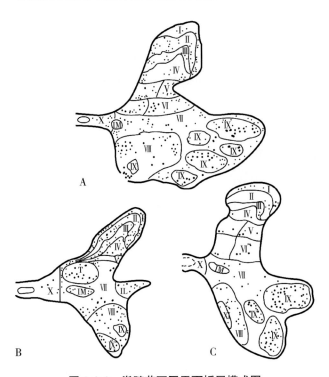

图2-2-8　脊髓节不同平面板层模式图
A. 颈6节;B. 胸10节;C. 腰5节
IM 为中间内侧核;IL 为中间外侧核;T 为背核

　　从功能分析来看,Ⅰ~Ⅳ层是皮肤的外感受性初级传入纤维终末和侧支的接受区。此区参与许多复杂的多突触反射通路,有同侧的,也有对侧的;有节段内的,也有节段间的;也有许多长的上行传导通路的起始区。Ⅴ~Ⅵ区主要接受躯干、四肢本体感受性的初级传入纤维,并接受大量的皮质脊髓束的投射。这两层对运动的精细调节起重要作用。Ⅶ层(外侧部)与中脑和小脑有上行和下行的联系(脊髓小脑束、脊髓顶盖束、脊髓网状束、顶盖脊髓束、网状

脊髓束及红核脊髓束)。因而,它可能是调节姿势和运动的反射中枢;Ⅶ层内侧含有脊髓固有的联合神经元群,此层接受两侧板层Ⅷ的连合纤维终末,还接受来自网状脊髓束、前庭脊髓束及内侧纵束等下行传导束纤维。它们的轴突影响两侧前角运动神经元,特别是兴奋γ运动神经元的活动。Ⅸ层包括α和γ运动神经元和许多中间神经元(联合神经元)。大的α运动神经元供给梭外肌纤维的运动终板,γ运动神经元的轴突供给肌梭内的梭内肌纤维。中央管周围的灰质为Ⅹ层,包括灰质前后连合。

(二)白质

　　由神经纤维、神经胶质细胞和血管组成。在脊髓横切面上,以前后外侧沟为界,将每侧的脊髓白质分为三个索,后正中沟与后外侧沟之间称为后索,前后外侧沟之间称为外侧索,前外侧索和前正中沟之间为前索。

　　脊髓的传导束:脊髓白质内的上下行纤维,是脑和脊髓以及脊髓节段之间的联络纤维。一般来说,脑和脊髓之间的长纤维位于白质的表层,脊髓节段间的短纤维位于深层(图2-2-9~ 图2-2-11)。按传导冲动方向来划分,有上行传导束和下行传导束。

　　(1)上行传导束:

　　① 薄束和楔束:位于脊髓后索内,传导深感觉(位置觉、运动觉、振动觉)和皮肤的精细触觉。脊神经节细胞的周围突起自肌、腱、滑膜关节和皮下结缔组织的各种感觉神经末梢,中枢突是后根厚髓鞘纤维的大部,经后根内侧束至后角的内侧进入后索,然后分出长的升支和短的降支,其中后根纤维的侧支,有的终止于前角细胞,组成牵张反射;有的终于胸核。后根纤维的升支在后索内组成薄束和楔束。其中薄束源自第5胸节以下的脊神经节细胞的中枢突,楔束源自第4胸节以上的脊神经节细胞的中枢突。上行至延髓分别止于薄束核和楔束核。薄束和楔束在后索中定位规律明确,薄束位于内侧,见于脊髓后索的全长(T_5以下占据整个后索),楔束位于外侧(仅见于T_4以上)。在T_4以上的后索,由内向外依次由来自骶、腰、胸、颈段的纤维排列而成。脊髓后索病变,造成同侧精细触觉及深感觉减退或者消失(图2-2-12)。

　　② 脊髓小脑后束和脊髓小脑前束:分别位于脊髓外侧索周边部的后部和前部。脊髓小脑后束主要起自脊髓C_8~L_3的背核(Ⅶ层),主要在同侧上行经小脑下脚止于旧小脑皮质。脊髓小脑前束主要起自脊髓L_2~S_3的脊髓边缘细胞(Ⅶ层外侧部),主要

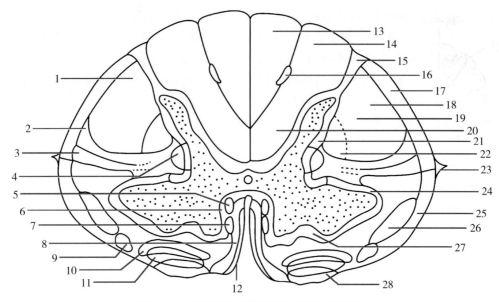

图 2-2-9　脊髓传导束横切面示意图(中颈节)

1. 皮质脊髓侧束;2. 红核脊髓束;3. 外侧顶盖脊髓束;4. 网状脊髓外侧束;5. 内侧纵束;6. 网状脊髓内侧束;7. 内侧顶盖脊髓束;8. 皮质脊髓前束;9. 橄榄脊髓束及脊髓橄榄束;10. 前庭脊髓束;11. 网状脊髓前束;12. 沟缘束及小脑脊髓束;13. 薄束;14. 楔束;15. 后外侧束;16. 束间束;17. 脊髓小脑后束;18. 皮质脊髓侧束(支配下肢纤维);19. 皮质脊髓侧束(支配躯干纤维);20. 后固有束;21. 外侧固有束;22. 皮质脊髓侧束(支配上肢纤维);23. 齿状韧带;24. 二级上行内脏束;25. 脊髓小脑前束;26. 脊髓丘脑侧束及脊髓顶盖束;27. 前固有束;28. 脊髓丘脑前束

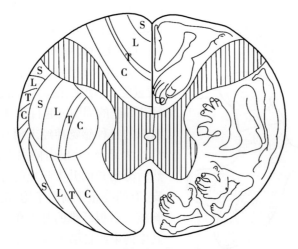

图 2-2-10　脊髓重要传导束的排列

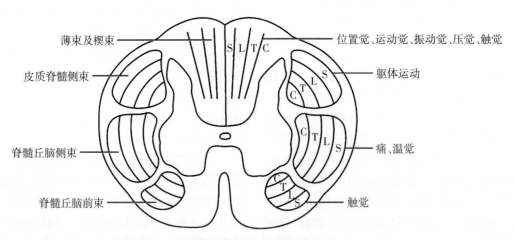

图 2-2-11　脊髓内重要传导束的神经排列

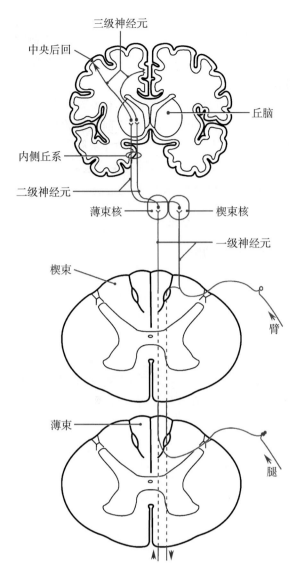

图 2-2-12 后索的传导束以及与脑的连接

交叉至对侧上行并经小脑上脚止于旧小脑皮质。这两束均传导下肢的本体感觉,其中脊髓小脑后束调节下肢个别肌肉的运动和姿势,脊髓小脑前束协调下肢整体的运动和姿势。这两束损伤可引起下肢运动性共济失调、跟膝胫试验阳性。

③ 脊髓丘脑侧束和脊髓丘脑前束:分别位于脊髓外侧索前半部和前索,并分别传递由后根内侧部传入的痛温觉和外侧部传入的粗触觉、压觉。主要起自脊髓边缘核(Ⅰ层)和后角固有核(Ⅳ层),少部分也起自Ⅴ~Ⅷ层,发出纤维经白质前连合斜越上升1~2个脊髓节段,交叉到对侧的外侧索和前索上行(脊髓丘脑前束含有小部分不交叉的纤维)。进入脑干后两束合并走行,又称脊髓丘系。脊髓丘脑束在脊髓有明确的定位关系,由外向内依次由来自骶、腰、胸和颈段的纤维组成。若一侧脊髓丘脑束的损

伤,可出现对侧损伤面1~2节以下分布区域的痛、温觉的减退或消失。因传导触、压觉的脊髓丘脑前束

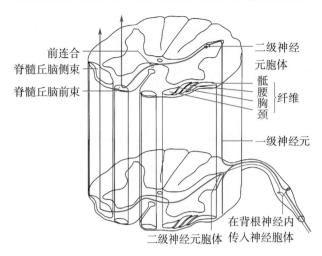

图 2-2-13 脊髓丘脑侧束和前束在脊髓内部的走行

为双侧投射,故不出现明显症状(图 2-2-13)。

(2) 下行传导束:

① 皮质脊髓束:与皮质核束组成锥体束,是最大而最重要的下行束。皮质脊髓束纤维起于大脑皮质。在锥体下端,约90%的下行纤维交叉到对侧形成锥体交叉,交叉后的纤维相遇对侧脊髓外侧索的后部形成皮质脊髓侧束,约10%的不交叉纤维行于前索的最内侧形成皮质脊髓前束,该束仅在中胸部以上(图 2-2-14)。

皮质脊髓侧束占锥体束纤维的75%~90%。位于侧索的后部,脊髓小脑后束和固有束之间。在腰骶部由于脊髓小脑后束尚未出现,此束则位于脊髓侧索的边缘。由于此束沿路有纤维终于灰质,所以向下逐渐缩小。传导束由外向内依次为骶、腰、胸、颈。皮质脊髓侧束在下行过程中逐节止于Ⅳ~Ⅸ层,支配四肢肌和躯干。皮质脊髓前束在下行过程中,大部分纤维经白质前连合逐节交叉到对侧止于Ⅳ~Ⅸ层,一小部分不交叉纤维止于同侧。这些纤维主要支配躯干肌。因此,四肢肌受对侧大脑半球支配,而躯干肌受双侧大脑半球的支配。皮质脊髓束的少部分纤维终止于前角运动细胞(Ⅸ层),绝大部分终止于Ⅳ~Ⅶ层并通过中间神经元再与前角运动神经元联系。

② 红核脊髓束:起于中脑红核,发出纤维交叉后,行于脊髓外侧索(皮质脊髓束前),止于灰质板层Ⅴ~Ⅶ层的中间神经元。主要调控屈肌的肌张力,与皮质脊髓束一起对肢体远端肌肉运动调控起重要作用。

③ 前庭脊髓束:起源于前庭神经外侧核,发出纤维在同侧前索下行,止于灰质板层Ⅶ和Ⅷ层的中

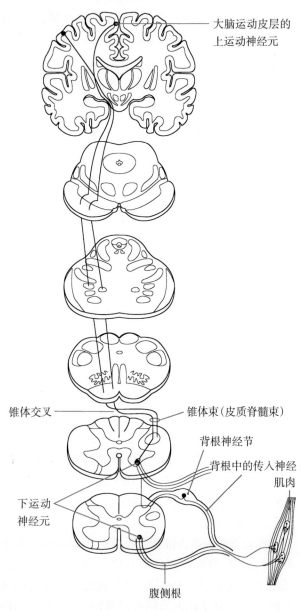

图 2-2-14　运动支配示意图

⑥ 内侧纵束:主要来自前庭神经核群,发出纤维行于前正中裂底的两侧(仅达颈髓),止于脊髓板层Ⅶ和Ⅷ层的中间神经元,完成头颈姿势的反射性调节。

(3) 脊髓固有束:脊髓内有很多短纤维,主要起自灰质内的中间神经元,终止于前角内的神经元,可以上下行,可以交叉。主要集中在灰质周边部,少数分散在白质各索内。通过固有束完成同一节段或者节段间细胞之间的联系。

三、脊髓的功能

(一) 传导功能

通过脊髓白质的上行传导束,将感觉冲动传到脑;通过下行传导束将脑的冲动传到脊髓,再传到效应器,从而完成各种感觉和运动功能(图 2-2-15)。

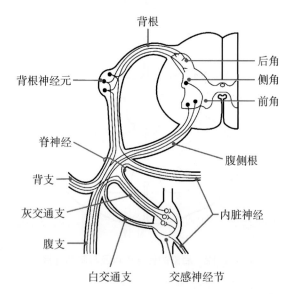

图 2-2-15　脊髓的功能(感觉、运动和反射传导)示意图

间神经元。主要调控伸肌肌张力,在身体平衡的调控方面起重要作用。如突然要摔倒时,迅速调控伸肌以维持身体的直立。

④ 顶盖脊髓束:起于中脑上丘,发出纤维交叉并下行,在脊髓行于前索(仅达颈髓),止于上颈髓灰质板层Ⅶ和Ⅷ层的中间神经元,主要调控颈肌的活动以完成视听反射,如突然的光或声音刺激而引起的转颈。

⑤ 网状脊髓束:起始于延髓和脑桥的网状结构,发出纤维组成延髓网状脊髓束,主要行于同侧外侧索(外侧索前部的深方)和脑桥网状脊髓束(主要行于同侧前索),止于脊髓板层Ⅶ和Ⅷ层的中间神经元。主要调控肌张力。

1. 感觉传导通路

(1) 本体感觉传导通路:

① 躯干、肢体意识性本体感觉传导通路:传向大脑皮质产生意识性感觉,该通路还传导皮肤的精细触觉。由三级神经元组成,与脊髓有关的是第一级神经元,胞体位于脊神经节内,周围突分布在躯干和四肢的肌、腱和关节等处的本体感受器和皮肤的精细触觉感受器,中枢突经脊神经后根内侧部(粗纤维)进入脊髓后索,分为长的升支和短的降支。在脊髓内的走行见前述。第二级神经元位于延髓薄束核和楔束核,三级中枢位于丘脑腹后外侧核,其发出的纤维投射至中央后回和中央前回。

② 躯干、肢体非意识性本体感觉传导通路:传

入小脑,不产生意识性感觉,反射性地调节肌张力和协调肌肉运动以维持身体平衡和姿势。由两级神经元组成。第一级神经元的胞体位于脊神经节内,其周围突经脊神经分布于肌、腱和关节等处的本体感受器,中枢突经脊神经后根内侧部进入脊髓。第二级神经元的胞体即脊髓小脑后束和脊髓小脑前束的起始部(见前述)。

(2)痛温觉和粗触觉传导通路:与脊髓相关的是躯干和四肢的浅感觉传导通路,由三级神经元组成。第一级神经元的胞体位于脊神经节内,其周围突经脊神经分布在躯干、四肢皮肤内的感受器,中枢突经脊神经后根外侧部(细纤维,传导痛温觉)和内侧部(传导粗触觉和压觉)进入脊髓。二级神经元位于脊髓灰质后角(I、IV、V层),在脊髓内传导见前述(脊髓丘脑束)。第三级神经元胞体位于丘脑腹后外侧核,发出纤维投射到中央后回。

2. 运动传导通路 这里介绍躯体运动传导通路。

(1)锥体系:指皮质脊髓束传导通路。调控骨骼肌的随意运动,由二级神经元组成:上运动神经元和下运动神经元。上运动神经元位于中央前回和中央前小叶的前部。支配颈部以下的骨骼肌的二级神经元位于脊髓前角。

(2)锥体外系:指锥体系以外影响和控制躯体运动的传导通路。锥体外系在大脑皮质的起源非常广泛,几乎遍布整个大脑皮质,但主要来自躯体运动区和躯体感觉区。锥体外系的主要下行传导径路包括:皮质网状脊髓束、皮质红核脊髓束、皮质顶盖脊髓束、前庭脊髓束、橄榄脊髓束、内侧纵束和到达脑内的下行纤维束。此外,锥体外系还有一些回路,但与脊髓无关。中央前回之外的锥体外系皮质区,可以发动一些粗大的运动。但是高等动物的纹状体,一般不能发动独立于皮质之外的性质明确的运动。因此,锥体外系的主要功能是协调锥体系的功能。

(二)反射功能

脊髓反射是通过脊髓,使机体对内外环境的各种刺激产生的不随意反应。参与完成反射活动的全部结构组成的神经环路即反射弧,包括内脏反射和躯体反射。内脏反射包括排尿反射、排便反射等,躯体反射可分为节段内反射和节段间反射。节段内反射为单突触反射,一般只局限于一个或相邻脊髓节段内,是最简单的反射弧,只包括一个传入神经元和一个传出神经元,如膝跟腱反射。多数反射是由两个以上的神经元组成的多突触反射,即在传入神经

元和传出神经元之间有中间神经元,其轴突在固有束内上行或下行数个脊髓节才终止于前角细胞,此即节段间反射。

节段间反射弧由五部分组成:①外周感受器,即位于皮肤、黏膜、运动器和内脏的感觉神经末梢器官,它们接受刺激并将刺激转化为神经冲动;②感觉神经元,脊神经节细胞将外周感受器接受的刺激经后根传入脊髓内;③中间神经元,分兴奋性和抑制性两种,是脊髓反射节段中枢,起联络和调节作用;④运动神经元,前角运动细胞、中间外侧核、骶副交感核发出轴突,经前根外周神经到达效应器;⑤效应器,运动神经元末梢支配的器官,对传来的神经冲动产生相应的反应。屈曲反射(浅反射)属于节段间反射(多突触反射),反射路径为:皮肤感受器受刺激产生神经冲动,经脊神经后根进入脊髓后角,经中间神经元的中继传递给前角的α运动神经元,兴奋引起骨骼肌收缩。由于肢体收缩涉及成群的肌肉,故兴奋的α运动神经元常常是节段间的反射。Babinski反射和Chadock反射均为浅反射,只不过在正常情况下受到大脑皮质运动区通过锥体束的抑制而未表现出来,当皮质或者锥体束发生病变时,出现阳性。

节段内反射(单突触反射)典型的例子是牵张反射,也称为深反射。反射路径为:肌肉感受器(肌梭)受到刺激而产生冲动,经脊神经和后根进入脊髓,进入脊髓的纤维通过侧支直接与前角运动神经元发生突触联系,兴奋α运动神经元引起被牵拉肌肉的收缩。由于是节段内反射,定位意义最大。牵张反射另一个非常重要的生理意义是维持躯体的姿势和随意运动的准确完成。人体在静止时,骨骼肌不是松弛的,而是保持在一定的持续收缩状态(肌张力),该反射的完成是受γ运动神经元反射祥的影响,即一些下行纤维束(如网状脊髓束、前庭脊髓束)可兴奋γ运动神经元,引起梭内肌纤维收缩,从而兴奋肌梭感受器,肌梭兴奋可以通过牵张反射通路兴奋α运动神经元,使相应骨骼肌收缩。生理状态下,大脑皮质运动区(通过锥体束)对深反射有抑制作用,当这些结构损伤时,就出现肌张力增高,腱反射亢进。

四、腰骶神经变异

腰骶神经根的解剖变异相当常见。最常见的类型是起源不典型或者神经根走行不典型,脊髓造影研究显示该种变异约占4%,而解剖学研究的发生率为14%。L_5S_1水平发生的变异最多。归纳起来,变异包括:不同水平的神经根之间在硬脊膜内的相

互连接、神经根起点异常、神经根之间在硬膜外连接、神经根在硬膜外分叉。最后一种情况的典型的例子是 L_4 神经根的分叉,同时加入腰丛(股神经和闭孔神经)和骶丛(腰骶干)。但是也有人研究发现,它们从同一个椎间孔分出,在脊髓圆锥处有不同的根起源。因此,当临床表现提示 2 个神经根受累时,应考虑到多种原因:同一病变压迫 2 个根;存在 2 个病变;同一椎间孔出现 2 个根;神经根分叉畸形。更复杂的变异还包括,在某个脊髓节段发出的神经纤维没有全部加入到相应的神经根,而是一小部分加入到比它起始节段水平低 1 或数个节段的神经根中。有时候还会出现从前角运动细胞发出的轴索纤维加入到背侧神经根的情况。此外,背根神经节在椎间孔内的位置也不是恒定的,有时靠内,有时靠外,越靠内侧越容易受到椎间盘、侧隐窝狭窄的影响而导致根性痛。

五、脊柱的神经支配

1. 脊膜支 也称为窦椎神经、返神经或者 Luschka 神经(图 2-2-16),是一支很小的分支,一般认为,在脊神经分为前支与后支之前分出,经椎间孔返回椎管。然后,分成较大的升支和较小的降支,各脊膜支的上下支互相吻合,形成脊膜前丛和脊膜后丛,遍布脊膜全长,还延伸入颅内。脊膜支含有来自脊神经节的感觉纤维,并有细支与最邻近的交感干神经节连接,或连于灰交通支,通过这种连接血管运动纤维进入脊膜支内。脊膜支分布于椎间盘的纤维

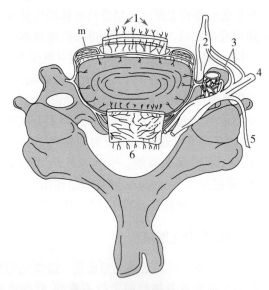

图 2-2-16 窦椎神经的分布

1. 前纵韧带上分布的窦椎神经末梢;2. 交感神经干;3. 灰白交通支;4. 脊神经前支;5. 脊神经后支;6. 后纵韧带上分布的窦椎神经末梢;m. 颈长肌

环、后纵韧带、硬脊膜外结缔组织、脊髓被膜及脊髓的血管。此支缺如时,由前根分出的脊膜纤维代替。

过去 60 年,进行了大量的研究来描述窦椎神经的起源、分支和神经末梢的类型,而临床医师特别关注它们与椎间盘和后纵韧带的关系,但结果存在分歧。其起源可能如前所述在背根神经节的远极、脊神经的起始部或交通支的背侧部分。而且多种起源是相当常见的,尤其在腰段,有时小的自发分支独立地循着不同的路径进入椎间孔。

Groen 等在胎儿人类标本的大透明切片上应用高度特异的乙酰胆碱酯酶染色方法发现,人的窦椎神经几乎无例外由交通支发出,接近交通支与脊神经连接处,在胸腰交感干部几乎是一致的,在颈椎也可起源于椎动脉血管周围丛;典型的情况是由一支较粗的神经(大体解剖可见)和几个细支组成,但在骶段和上颈椎优势窦椎神经有缺如的情况,也见到有 5 支窦椎神经进入一个椎间孔的情况。大的窦椎神经在脊神经腹侧进入椎间孔并发出细的分支,这些分支基本沿着节段动脉的后中央支分布,发出长的升支和短的降支。从这些分支出发,一或三支卷曲的分支到腹侧硬脊膜。同样应用这种技术可以观察窦椎神经在后纵韧带的分布。通过这种方法,可以观察到单根节段窦椎神经的终末面积。结果显示:后纵韧带是由不规则的丝状分布的神经纤维支配的,在韧带的扩张部、间盘的背侧密度较大。在纵向上,窦椎神经上升或者下降 1 个节段为常见类型,但也有上升或者下降 2 个节段的。因此,一个受累的间盘引起的疼痛有时不好定位。通过分析横断面上的成分还可以推断窦椎神经的功能:靠近神经起始部的切片染色标本显示很多小的有髓神经纤维,这可能是胸腰内脏神经节节后传出纤维,介导椎管内多种血管平滑肌的控制。也有大量的大的纤维与本体感觉的功能有关。甚至有研究认为大的有髓纤维的节后轴突进入脊髓,介导姿势反射。小的无髓的神经纤维是传入纤维,一般被看作是完成伤害感受的。比如传导疼痛刺激(这也被很多临床和实验室研究所证实)。

关于纤维环是否存在神经支配存在争论。经典的工作指出:神经末梢可能仅存在于纤维环的最浅层的背侧部。而 Groen 等的高度特异的 AChE 方法证实纤维环的外板层存在神经纤维。

窦椎神经在硬脊膜的分布同样对临床非常有意义。多数研究认为,窦椎神经的脊膜支分布在腹侧面。背侧中部无神经纤维,非常有利于无痛硬脊

膜外穿刺。Cyriax 认为,椎间盘突出时对腹侧硬脊膜的激惹可能是椎间盘源性疼痛的原因,但如果考虑到硬脊膜是可移动的,再加上神经纤维是非常扭曲盘绕的,这种致痛机制似乎又不怎么合理。但是,Parke 等的研究观察到下腰椎硬脊膜的腹侧通过大量的结缔组织纤维固定在腹侧椎管,而且在下腰椎间盘的边缘固定牢固。以上观察已被 Blikra 的系列解剖研究所证实,他的结果显示:某些个体硬脊膜与腹侧椎管相当固定,特别是在 $L_{4,5}$ 水平,这可以解释髓核向硬膜内突出的情况。看来这些观察的结果还比较一致,那么突出的椎间盘的张力作用顶起硬脊膜可能是间盘源性腰痛的原因之一。

2. 脊神经后支的内侧支　脊神经后支进一步分出内侧支和外侧支终止于肌肉和皮肤。内侧支支配外骨膜、神经弓的韧带和关节突关节。在沿途首先发出细小的关节支支配关节突关节的下外部,然后再发出细小的关节支,支配该关节的内上部。一个椎间关节要接受相邻的两个脊神经后支的内侧支的支配。脊神经后支之间有复杂的吻合关系,因此,通过脊神经后支的阻滞治疗背痛可能需要阻滞邻近 2~3 根神经才能有效。

六、内脏神经系统

主要分布于内脏、心血管平滑肌和腺体。中枢部在脑和脊髓,自中枢部发出的内脏神经为周围部,也分感觉和运动神经。由于不受意识控制,故也称为自主神经系统。

(一)内脏运动神经

有交感和副交感神经两种,多数器官同时接受这两种神经的双重支配。自低级中枢发出后,首先在周围部的内脏运动神经节交换神经元,神经节内神经元胞体发出纤维到达效应器。即内脏运动神经自低级中枢至所支配的效应器需要两个神经元(肾上腺髓质只需一个)。第一个神经元称为节前神经元,胞体位于脑或者脊髓,其轴突称为节前纤维(薄髓纤维)。第二个神经元胞体位于周围部的内脏神经节内,称节后神经元,其轴突称为节后纤维(无髓纤维)。节后神经元的数目较多,一个节前神经元可以和多个节后神经元形成突触。内脏运动神经的节后纤维围绕脏器和血管形成神经丛,再由神经丛分支到效应器(图 2-2-17)。

1. 交感神经　低级中枢位于 T_1~L_3 脊髓灰质侧角的中间外侧核,发出节前纤维。其周围部包括交感干、交感神经节以及由节发出的分支和交感

神经丛。

(1)交感神经节:

① 椎旁神经节:又称交感干神经节。位于脊柱两侧,每一侧的椎旁节节间支连成交感干。交感干上端附于颅底外面,下端在第 3 尾椎前面,左右干连于奇神经节。椎旁神经节在成人每一侧的数量:颈部 3~4 个,胸部 11~12 个,腰部 2~3 个,骶部 2~3 个,尾部只有 1 个(奇神经节)。

② 椎前神经节:位于脊柱前方,为不规则的结节状团块,包括腹腔神经节、主动脉肾神经节、肠系膜上神经节、肠系膜下神经节等,各节均位于同名动脉根部附近。

(2)交感干与交通支:交通支是椎旁神经节和脊髓之间的联络神经,白交通支主要由脊髓灰质中间外侧核细胞发出的具有髓鞘的节前纤维组成,因髓鞘反光发白,故称之。节前神经元的胞体只存在于 T_1~L_3 节段的灰质侧角,故白交通支只见于相应节段脊神经前支与对应的交感干神经节之间。灰交通支由椎旁神经节细胞发出的节后纤维组成,因多无髓鞘,色灰暗而称为灰交通支。它们分别从各个椎旁神经节细胞连于 31 对脊神经前支与交感干之间。

交感神经的节前纤维由脊髓灰质中间外侧核发出,经脊神经前根、脊神经、白交通支进入交感干后,有 3 个去向:①终止于相应的椎旁节,在此处交换神经元;②在交感干内上升或下降,终止于上方或下方椎旁节。一般来自上胸段($T_{1~6}$)中间外侧核的节前纤维,在交感干内上升至颈部,在颈部椎旁节内交换神经元;中胸椎($T_{6~10}$)在交感干内上升或下降,至其他胸部交感神经节交换神经元;下胸椎和腰段(T_{11}~L_3)则在交感干内下降,至腰骶部交感神经节交换神经元;③穿过椎旁节,至椎前节交换神经元。

交感神经的节后纤维分布也有 3 种去向:①经灰交通支返回脊神经,随脊神经分支分布至头颈部、躯干和四肢的血管、汗腺、竖毛肌;②攀附动脉走行,在动脉外膜处形成神经丛(如颈内外动脉丛、腹腔丛、肠系膜上丛等),并随动脉分支分布到所支配的器官;③由交感神经节直接发出分支分布到所支配的脏器。

(3)交感神经的分布:

1)颈部:颈部的椎旁神经节一般为每侧 3 个:颈上、颈中、颈下神经节,位于椎前筋膜深层,颈血管鞘后方,横突前方。

① 颈上神经节:位于第 2、第 3 或者第 4 颈椎横

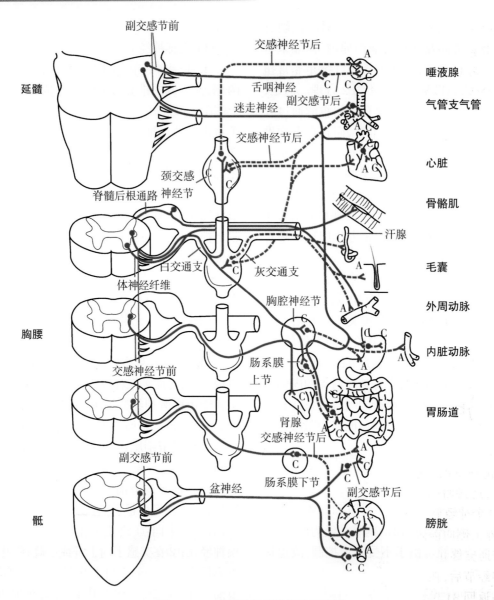

图 2-2-17　内脏神经系统通路示意图

突的前方。其后方为颈长肌及其筋膜。节前纤维绝
大多数经最上胸神经及其白交通支，于交感干内上
升到此节。然后，大多数在节内换元，很小部分节前
纤维到颈内动脉丛的细小神经节换元。自颈上神经
节发出的神经和神经丛包括：颈内动脉神经、颈内静
脉神经、颈外动脉神经、咽喉支、颈上心神经。与某
些脑神经、膈神经、颈神经有灰交通支，节间支向下
连于颈中神经节。也可以发出细支到脊柱上部的韧
带和骨骼。

　　② 颈中神经节：位于第 6 颈椎水平。约 18%
无此神经节。常在甲状腺下动脉的前侧或其稍上方。
它与颈下神经节的节间支，常为双支或者多支，自颈
中神经节下部发出。它的前内侧支为锁骨下袢，后
外侧支在达到颈下神经节之前，常分出小支包绕椎

动脉，在这种分散的节间支内常存有小的神经节，称
为椎动脉神经节。颈中神经节发出的分支包括：颈
总动脉丛；至第 4~6 颈神经的灰交通支；至甲状腺下
动脉的细支，是甲状腺下丛的组成部分；节间支；颈
中心神经。其中颈中心神经非常重要，为交感神经
心支中最大的一支。颈中神经节也有小支到气管和
食管。

　　③ 颈下神经节：位于第 7 颈椎横突与第 1 肋骨
颈之间，在椎动脉起点及伴行静脉之后，第 8 颈神经
前面。75%~80% 的人，颈下神经节与第 1 胸神经节
（或有第 2 胸神经节）合并而成星状神经节（颈胸神
经节）。

　　星状神经节接受一支或更多的白交通支，来自
第 1（有时是第 2）胸神经。发出的灰交通支至 C_8 或

者 T_1 神经，有时到 C_7 或者 T_2 神经，至 C_6 者较为少见。至每条脊神经的灰交通支数目 5~6 支，它们随臂丛分布于血管、汗腺、竖毛肌、骨、关节等。星状神经节还发出其他分支：较大的分支到椎动脉，在椎动脉的后侧上升，至 C_6 横突孔，参与形成椎动脉丛。椎动脉丛沿椎动脉上升达颅内，并沿基底动脉和它的分支走行，远及大脑后动脉。多数细支至锁骨下动脉，构成锁骨下动脉丛。节间支连于第 1 胸神经节。颈下心神经向下加入心深丛。

支配上肢的交感神经节前纤维，来自脊髓上胸段，可能是 $T_{2\sim6}$（或 T_7）胸髓段。这些纤维经交感干，主要至颈下神经节交换神经元。至此发出的节后纤维至臂丛，主要穿行于臂丛下干。大多数支配上肢动脉的血管收缩纤维，均来自脊髓 $T_{2,3}$ 神经的前根。故可通过切断至上肢的节前纤维，即自第 3 胸椎旁神经节切断交感干及至第 2~3 胸椎旁神经节的交通支，便可达到阻断上肢缩血管神经对上肢血管支配的目的。但要注意不要切断第 1 胸椎旁神经节的白交通支，因为至上肢的许多血管运动和汗腺分泌的纤维并不从它通过，它主要含有经交感干至颈上神经节的节前纤维，一旦损伤，可引起 Horner 征阳性。

2）胸部：胸部的交感干由椎旁神经节（胸神经节）以节间支连接而成。神经节的位置一般在肋骨头，最后 2~3 个神经节，位于胸椎体侧面。所以交感干胸部，由外上侧向前内侧略显倾斜。位于胸内筋膜中。白交通支终止于相应椎旁神经节，有的穿经相应椎旁神经节后，在交感干内上行或者下行。灰交通支有的返回 31 对脊神经，有的直达胸腔脏器，有的随动脉分支分布至动脉供应区。

3）腰部：腰部交感神经干位于腹膜后的腹膜外组织内，在脊柱的前外侧，沿腰大肌内侧缘下降，少数被此肌内侧缘覆盖。较胸交感干更接近中线。右侧腰交感干沿下腔静脉外侧下降，或部分被静脉覆盖；左侧则在腹主动脉外侧。腰神经节 2~8 个，一般为 4 个。节前纤维所形成的白交通支，只见于第 1、第 2 腰神经，有时第 3、第 4 腰神经也可存在。所有的腰神经节均有灰交通支，并且 1 支腰神经，可具有 2 个灰交通支。自腰神经节或节间支发出内脏支、血管支和分布于椎骨和韧带的分支，参与构成腹腔神经丛。

4）盆部：由骶部和尾部组成。交感干位于骶骨前面，骶前孔的内侧。下端在尾骨前端，左右交感干汇合，终于单一的尾神经节（奇神经节）。交感干骶部，3~6 个神经节，一般为 4 个。尾部只有 1 个尾神经节。骶神经节无白交通支，其节前纤维可经下 3 个胸神经和上 2 个腰神经的白交通支至交感干，在干内下降至骶神经节，交换神经元。各神经节均有灰交通支至骶神经或尾神经。骶神经节发出分支（内脏支、血管支），有的形成神经丛支配内脏及血管。

2. 副交感神经　副交感神经的低级中枢位于脑干的副交感核和脊髓 $S_{2\text{-}4}$ 节段灰质的骶副交感核。副交感核发出的节前纤维，终止于副交感神经节（气管旁节或者器官内节），再由神经节发出节后纤维。每个气管旁节除了有副交感节前纤维在节内交换神经元外，还有感觉神经纤维和交感神经纤维穿过。颅部的副交感神经不在本章讲述范围。

迷走神经的节前纤维由延髓的迷走神经背核发出，下行分支到胸腹腔脏器附近或器官壁内的副交感神经节交换神经元，节后纤维分布于胸腹腔脏器（降结肠、乙状结肠和盆腔脏器除外）。骶部副交感神经节前纤维由骶髓 2~4 节段灰质的骶副交感核发出，随骶神经出骶前孔，又从骶神经分出，组成盆内脏神经，加入盆丛，分支分布到盆腔脏器，在脏器附近或器官壁内的副交感神经节换神经元，节后纤维支配结肠左曲以下的消化管、盆腔脏器和外生殖器。

（二）内脏感觉神经

内脏感觉神经通过内脏感受器接受来自内脏的刺激，将内脏感觉性冲动传到中枢，中枢可直接通过内脏运动神经或间接通过体液，调节内脏器官的活动。

内脏感觉神经元的胞体位于脑神经节和脊神经节内，为假单极神经元。它们的周围突为不同粗细的有髓纤维及无髓纤维，穿行于交感神经及副交感神经，与其传出性的节前及节后纤维伴行，经过自主神经节时，不发生突触换元，继经内脏神经丛，到达内脏感受器。在面神经、舌咽神经、迷走神经、胸及腰上部脊神经和第 2~4 骶神经内，均有内脏传入纤维。内脏传入纤维的中枢突，经脊神经后根进入接受的胸部、腰上部及骶中部区域。在脊髓内，这些纤维也分成长的上升支及短的下降支，其终末支及侧副支终止于脊髓后角。这些内脏传入纤维中，传导内脏疼痛者，伴随着躯体疼痛传导纤维，在后根的外侧部进入后外侧束，终止于脊髓后角细胞。专门传导压觉的纤维，经后根内侧部，入脊髓后角，终止于脊髓后角细胞。自后根进入的某些内脏传入神经元的中枢突，可能在脊髓后索内（特别在薄束内）上升，终止于延髓的薄束核和楔束核。在脊髓中，内脏感觉神经可直接或者经联络神经元间接与内脏运动神经和躯体运动神经形成突触,以完成内脏 - 内脏反射或内脏 - 躯体反射,最终内脏感觉冲动经过一系列复杂的途径传导至大脑皮层,形成内脏感觉。

第三节　脊髓的血供

一、动脉系统

脊髓的动脉供应来源于椎动脉和节段血管(图2-3-1~ 图 2-3-3)。

在枕骨大孔水平,椎动脉在汇合成基底动脉之前,自两侧各发出 1 个分支向下汇合形成脊髓前动脉,向下走行于脊髓前正中沟,经过尾髓、马尾神经,

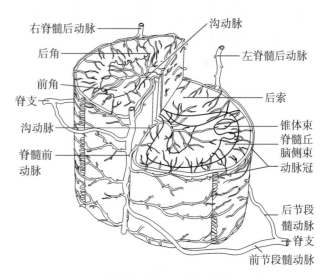

图 2-3-2　脊髓动脉供应(脊髓节段供应模式)

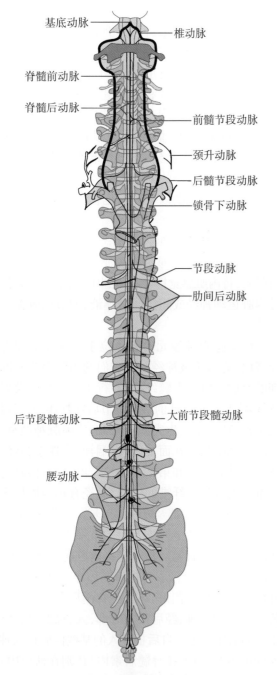

图 2-3-1　脊髓的动脉供应

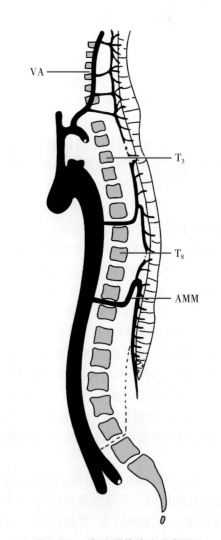

图 2-3-3　脊髓喂养动脉示意图

末端变细,伴随终丝而终止。成对的脊髓后动脉多数源于椎动脉入颅水平,少部分源于小脑下后动脉。走行在脊髓后外侧沟,纡曲下降,到达马尾神经。

根动脉是节段性血管,来自颈升动脉、颈深动脉、肋间后动脉、腰动脉和骶动脉。经椎间孔进入后分成前根动脉和后根动脉,是供应胸、腰、骶、尾髓的主要动脉。前根动脉大,沿前根并在脊髓前面经过,在脊髓前正中裂进入脊髓前动脉。后根动脉较小,沿后根前后走行,与相邻节段的分支相连,形成成对的丛状脊髓后动脉。脊髓前动脉在沿途接受5~8支前根动脉。脊髓后动脉则接受6~10条后根动脉(图2-3-1)。

在颈、腰膨大部位的根动脉供应方式,一种是以多条较细的根动脉供应;另一种是以一条较粗的大根动脉,即 Adamkiewicz 动脉或称颈膨大和腰膨大动脉供应。国人资料观察,颈膨大动脉出现于 C_5~T_3,以 C_7、C_8 最多,左侧多见。腰膨大动脉出现于 T_6~L_3,以 T_9、T_{10} 最多(图2-3-3)。

脊髓前正中动脉除发出分支分布于延髓下部外,在下降过程中发出两种分支。一种绕脊髓向后与脊髓后动脉分支吻合的动脉冠;另一种是沟动脉或称中央动脉,进入前正中裂。沟动脉以腰部最多,胸部最少。沟动脉从脊髓前正中动脉发出,在脊髓前正中裂交替地进入左右侧。脊髓前正中动脉通过沟动脉,供应脊髓的前角、侧角、中央灰质和后角的基底部。也供应脊髓前索和侧索的深部,包括皮质脊髓侧束。通过动脉冠的分支供应脊髓侧索浅部较小的范围,即供应脊髓丘脑侧束的纤维。因此,脊髓前动脉系统大约营养脊髓前面的2/3。当脊髓前动脉阻塞时,可引起两侧瘫痪和部分痛温觉丧失。脊髓后动脉供应后角和后索,即脊髓的后1/3(图2-3-2)。

脊髓灰质的血液供应比白质丰富,脊髓微血管定量已经显示灰质毛细血管密度是白质的4~5倍。颈膨大和腰膨大血供丰富。胸髓血供则最少。

一些报道显示:在纵向上,按照脊髓喂养动脉分布的范围,脊髓分为3段:颈胸段(C_1~T_3)、中胸段($T_{3~8}$)、胸腰段(T_8~尾髓),在区内根动脉向上下分支,加入脊髓前动脉,营养脊髓,但在交界区,没有吻合支,因此是脊髓血供薄弱区(图2-3-3,图2-3-4)。而 Brewer 等和 Lazorthes 等认为,人的脊髓前动脉在中胸段存在恒定的狭窄区,但狭窄是否具有重要生理意义还不确定。

脊髓的动脉供应系统中另一个广受关注的问题

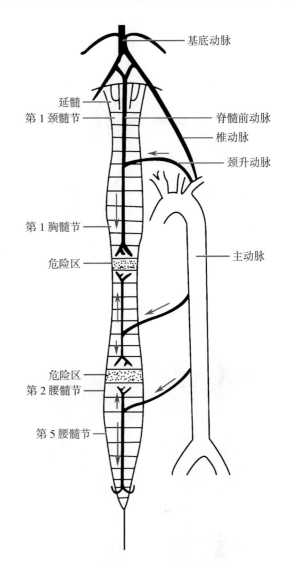

图 2-3-4　脊髓血供的薄弱区

就是系统的自身调节功能。大根动脉到脊髓前动脉的降支和升支的解剖观察发现,除了动脉中膜发育良好的环形肌外,也拥有优势非常明显的纵向内膜肌层。该肌位于内膜和内层弹性板层之间,厚度为动脉中膜厚度的1/4~1/2,到沟动脉的入口处,内膜肌突然终止,但在沟动脉口可见中膜的括约肌样增厚。此外,大根动脉和脊髓前动脉交叉处还经常存在增厚的内膜垫(图2-3-5,图2-3-6)。这些结构可能是动脉自身调节的解剖学基础,使得脊髓能够耐受相当范围的血流动力学变化而保持脊髓血供的相对恒定。

但是,也要认识到脊髓血供存在很大的个体差异。在多数情况下,术中大根动脉被阻断后,可能并不产生灾难性的脊髓缺血,这可能是充足的侧支循环对脊髓的保护作用。但是,在处理主动脉连续数个节段分支的血流需要阻断时,如血管外科主动脉横行阻断,要维持足够的脊髓血流,特别是在胸段,

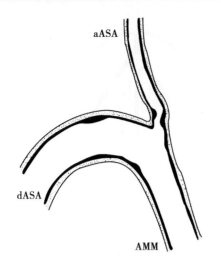

图 2-3-5　大根动脉和脊髓前动脉连接处断面示意图
显示该区域内的内膜肌的分布情况,可见内膜肉垫位于上行的脊髓前动脉(aASA)开口处,在下行的脊髓前动脉(dASA)的动脉弓也有典型的内膜肉垫

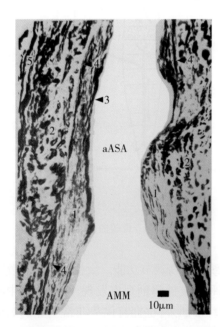

图 2-3-6　大根动脉动脉弓和上行脊髓前动脉连接处的矢状断面,显示内膜肉垫守护着上下脊髓前动脉的开口

更多依赖脊髓前动脉,而不是侧支循环的能力。主动脉钳夹没有辅助的血管支持下,脊髓损伤的发生率为 15%~25%。

二、静脉系统

脊髓静脉的属支大致与动脉相同。在脊髓后面有 5~10 条后根静脉,在脊髓前面有 6~11 条前根静脉(图 2-3-7)。后根静脉在后正中沟处,形成纵行脊髓全长的脊髓后正中静脉和一对较小的脊髓后外侧静脉。各前根静脉也形成一条脊髓前正中静脉和两

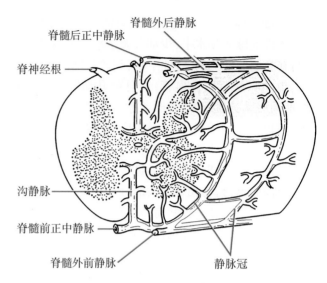

图 2-3-7　脊髓的静脉

条脊髓前外静脉。同样,由静脉冠连接各纵行静脉干,形成软脊膜静脉丛。后根静脉收集后索、后角的静脉血,脊髓前正中静脉通过沟静脉收集沟缘白质和前角内侧部的血液。前角外侧部、侧角、前索和侧索的静脉血回流入静脉冠的属支。

(张冈山　刁垠泽)

═══════════════ 参 考 文 献 ═══════════════

1. 郭世绂. 临床骨科解剖学. 天津:天津科学技术出版社,1988
2. 曹正霖,钟世镇,徐达传,等. 寰枢椎解剖学测量及其临床意义. 中国临床解剖学杂志,2000,18(4):299-301
3. 陈前芬,金大地,肖增明,等. 寰枢椎椎弓根螺钉技术的应用解剖学研究. 广西医科大学学报,2009,26(3):365-368
4. 王秋泰,杨克勤,张潭澄,等. 发育性颈椎管狭窄与脊髓型颈椎病的发病关系. 中华骨科杂志,1983,3(5):257
5. 党耕町,王超,陈仲强,等. 比值法与发育性颈椎管狭窄的诊断. 中国脊柱脊髓杂志,1992,2(4):146-150
6. Boijsen E. The cervical spinal canal in intraspinal expansive processes. Acta Radiol(Stockh),1954,42:101
7. 王东来,唐天驷,黄士中,等. 下颈椎经椎弓根内固定应用解剖学研究. 中国临床解剖学杂志,1998,16(4):289-292
8. 朱学娥,吴春根,顾一峰,等. 颈椎 2~7 椎弓根的测量对后入路椎体成形术的影响. 介入放射学杂志,2009,18(2):120-122
9. Zindrick MR,Wiltse LL,DoOrnik A. et al. Analysis of the morphometric characteristics of the thoracic and lumbar pedicles. Spine,1987,12:160-166
10. 杜良杰,李建军. 国人成年男性胸腰椎椎弓根径线和偏角与脊椎节段序数的相关性研究. 中国脊柱脊髓杂志,2009,19(7):545-550

第 三 章

脊柱生物力学与运动学

第一节 前言

脊柱位于人体背部正中,是身体的支柱,是人体承载和运动功能的主要结构。脊柱的承载能力和运动功能与其解剖结构密切相关,本篇第二章对脊柱解剖结构已作较详细阐述。脊柱承载能力和运动功能的变化,同脊柱退变和病变之间存在着互为因果的关系。生物力学有许多分支,在本书中讨论的脊柱生物力学侧重于脊柱的宏观生物力学。脊柱生物力学和运动学运用工程的方法定量研究人体脊柱的受力和运动,以及脊柱结构与功能之间的关系。本章没有涉及特别精深的力学理论知识,主要目的是介绍脊柱生物力学与运动学的基本概念、基本数据和基本研究方法,主要包括脊椎周围组织的力学性能和脊柱节段运动描述等基本知识,希望借此帮助临床医师更快捷地掌握使用力学知识研究临床的生物力学问题,更准确找到患者症状的生物力学原由,确定更适合的治疗方法。

第二节 力学的基础知识

一、力学研究的基本内容与方法概述

用力学解决问题,首先需要了解的就是力学能做什么和怎么做,即力学研究的基本内容和基本方法。力学研究的问题可以说是纷繁复杂。从研究对象的形态来看,可以是固体物质,也可以是流动物质。从研究对象的尺度来看,可以是宏观宇宙天体相互作用与运动,也可以是微观细胞、分子的力学响应。无论是固体还是流体,无论是星球还是细胞,从

力学研究的本质来看,研究内容可以概括为3个基本方面:力、变形及两者之间的关系。①首先是力相关的问题,比如说载荷大小、应力分布、最高强度,等等;②力学还关心变形相关问题,如位移大小、应变程度、速度大小、运动范围,等等;③力学理论的核心就是揭示力与变形之间内在物理联系的本构关系。通常来说,材料的本构关系非常复杂,最简单的本构关系例子就是大家熟悉的描述弹性体本构的胡克定律。

力学研究问题的过程是观察、假设、实验、理论建立的过程。具体的力学研究使用的方法可以说是多种多样,它们一般都可以归结为3个方面:实验、理论和数值模拟。①实验是力学研究的基本方法,研究者通过实验直接测量,可以收集基本的力学信息与数据,比如弹性模量、机械强度、疲劳寿命、椎间盘应力、节段活动范围,等等。对于生物力学实验,根据实际情况既可以采用活体在体实验,也可以采用离体标本实验。②理论模型在力学研究中占有举足轻重的位置,它是在观察与实验的基础上,利用数学与物理知识建立本构模型。一旦本构模型建立,人们就可以准确预测研究对象在某种受力状态下的变形响应,或者在给定变形情况下材料内部的载荷分布。③在生物固体力学中,常用的数值模拟方法为有限元分析,它是伴随着计算机技术发展而发展起来的研究手段。有限元方法是将连续的材料离散为有限的单元,对每一单元近似求解,并通过一系列求解条件总装求解。一般来说,离散单元越小,所求解越接近真实解。有限元方法在预测复杂系统的力学行为方面具有优势。实验直接测量常因为不能模拟实际加载条件,对于有些问题常束手无策。理论模型往往不能准确描述复杂材料的力学行为。

二、力学的基本术语

在生物力学的研究和讨论常涉及的力学术语包括力、力矩、应力、位移、应变、弹性模量、屈服、蠕变、松弛、疲劳等。力、力矩、位移是描述物体相互作用和相对移动的最基本的力学概念，这里就不做详述了。

应力（常用 σ 表示）和应变（常用 ε 表示）是材料力学分析中最常使用的力学量。简单地说，应力反映的是物体单位面积所受的内力，单位为帕斯卡（Pa），即 N/m^2。应变反映物体某一点处变形的程度，具体地说就是物体受力形变后几何形状参数（如长度）与其原有值之比。应变是无量纲量。在标准的材料力学实验中，常可使用简单的公式通过力和位移计算应力和应变，从而得到应力～应变曲线：

$\sigma=F/S$，其中，F 是试验机测得的力学实验中的力值，S 是承受 F 的材料面积。

$\varepsilon=u/L$，其中 u 是试验机测得的力学实验中的位移值，L 是测试材料的原始高度。

弹性模量是反映材料在弹性阶段的重要力学指标。所谓弹性就是指材料加载变形的材料在卸载之后能够回复到未加载时的状态。弹性阶段在力学实验结果中，表现为应力～应变曲线的线性部分。弹性模量 E 就是该线性部分的斜率，即：

$$E=\sigma/\varepsilon$$

大多数固体材料在经过弹性阶段后会进入非线性的塑性阶段，由弹性阶段向塑性阶段的转折点，称为屈服点。屈服点应变称为屈服应变，屈服点应力称为屈服应力或屈服强度。最高强度是指在整个加载过程中，材料受到的最大应力。

很多材料在长时间往复受力的情况下，在远低于材料最大强度的应力条件下失效，这样的力学行为称为疲劳。疲劳的过程实际上是材料内部微损伤累积为裂纹，并扩展失效的过程。

骨骼等生物体内的组织材料大多都具有黏弹性。蠕变和松弛是黏弹性材料特有的力学行为。蠕变是指在固定温度和应力下，材料的变形随时间增加而变化的现象。松弛是指在固定温度和应变下，材料的应力随时间增加而变化的现象。

第三节　脊柱生物力学

一、概述

脊柱为人体的中轴骨骼，具有支持躯干、减缓震动、保护内脏、保护脊髓和进行运动的功能。脊柱上端承托头颅，胸部与肋骨结成胸廓。上肢借助肱骨、锁骨、胸骨以及肌肉与脊柱相连，下肢借骨盆与脊柱相连。胸廓和骨盆对保护胸腔和盆腔脏器起到重要作用。上下肢的各种活动，均通过脊柱调节，保持身体平衡。脊柱的四个生理弯曲，使脊柱像弹簧一样增加缓冲震荡的能力，增强姿势的稳定。椎间盘也可吸收震荡，在剧烈运动或跳跃时，可防止颅骨、大脑受损伤。脊柱与肋骨、胸骨和髋骨分别组成胸廓和骨盆，对保护胸腔和盆腔脏器起到重要作用。

二、脊柱的负荷

人体脊柱每天都受到很大的压缩预载荷。不同的体位、不同的体重及不同的肌肉韧带承载能力造成不同的脊柱内压缩载荷。人体脊柱的负重可以用简单的杠杆原理结合数学模型进行比较研究。在一般情况下，脊柱总是受动力学或静力学载荷同时或交替作用。研究表明，人体腰椎在俯卧和平躺时承受的压力为 200~300N。放松站立并且躯干呈 30°倾角时，压力高达 1400N。静止站立手持重物时，压缩载荷会显著增加。当动态提升重物时，腰椎所受的压缩载荷则进一步增加。人体颈椎同样受到较大的压缩载荷。由于颈部肌肉需要保证头部于中轴平衡位置，所以颈椎所受的压缩预载荷将近为头重的 3 倍。当身体处于屈伸及其他日常活动时，压缩预载荷随之增加。对于正常个体来说，这些载荷不会给脊柱带来巨大损伤或引起失稳。但伴随着年龄的增加，压缩载荷会加速脊柱的损伤与退变。研究表明在老年人群中，压缩过载很容易导致椎体前部附件的坍塌从而造成"楔形骨折"。

三、椎间盘内压及测量方法

脊柱的受力最终会影响到椎间盘内压。椎间盘内压过高是腰背疼痛的诱导因素之一。一般说来，椎间盘的压力载荷相当于其上方体重的 2~3 倍，坐位休息时，腰椎间盘内的压应力为 (1~1.5)MPa，站位时减少 30%，侧卧位时减少 50%，仰卧松弛时可减少 80%~90%。人跳跃时椎间盘所受压力是静止时的 2 倍，即将近体重的 6 倍。脊柱不同姿势及不同外载情况下的受力分析和椎间盘内压的定量测量，有助于预防和治疗脊柱疾病。比如说，从地面提起重物，人们大多习惯直膝弯腰。这种姿势下，物体重心远离躯干轴线，主要靠背肌来提升重物，背部脊柱负担显著，因此是不正确的姿势。正确的姿势是弯曲膝关节和髋关节,使物体接近身体,避免背肌用力,这样可以减轻背部脊柱负担,有效预防脊柱疾病。脊柱患者在治疗过程中使用背支架、腰宽带等,可以使脊柱承受的压力大大减少。但是,另一方面由于这些器械在保护腰的同时也减少了背肌和腹肌的活动,因此,此类患者应同时注意锻炼背肌和腹肌。

椎间盘内压测量的方法是在过去的 30 年之间逐步发展起来的。最早用于测量椎间压强的传感器是聚乙烯包裹的探针,探针尖内部填充着液体,探针与电测器相连。这种早期的传感器有一系列局限性。覆盖在探针尖的聚乙烯薄膜对于动态测量精度较差。并且当弯曲超过 20° 时,针尖填充的液体也会影响测量的压强值。后来,传感器技术得到了发展,液体填充的探针被压阻半导体应变片所替代,该应变片位于直径 0.8mm 传感器探针的尖端,包埋在环氧树脂中,并覆盖了压强敏感的薄膜。这种新传感器精度和弯曲耐受度都得到较大的提高。1999年,日本的 Sato 等利用相似的装置研究椎间盘压力,但是将压阻传感器置于探针侧面。德国的 Wilke 等将传感器植入体内,利用遥感技术测量椎间盘内压,这对于获得日常活动中内压的数值无疑是有显著优势。McNally 和 Adams 提出了一项称为"应力轮廓测定法"的技术。该技术将附着于针头的应变传感器沿着矢状面或冠状面的中线慢慢径直穿过椎间盘。依靠这一技术,可以测量轴向载荷作用下髓核和纤维环的内压。同时,也可对前屈、后伸及侧弯情况进行测量。纤维环后方常会发生不正常的应力集中,这可能正是椎间盘突出易发生于该部位的原因。应力峰值还会由于松质骨结构少量损伤而加剧。通常来说,松质骨的损失是由于椎体受到了高强度的压缩。Steffen 等利用 3 个探针(总共 9 个应变校准的压强传感器)测量椎间盘内压。将这些探针置于椎间盘前部、左后侧及右后侧,令传感器位于髓核和纤维环交界的区域。这样便可以测量轴向与扭转复合加载的压强分布。后伸时的侧后方压强增加最大,集中在轴向扭转的一侧(比如说,左扭时的左后侧区域)。结果表明,轴向扭转参与的加载方式,会导致侧后方的应力峰值的增加。

四、脊椎组织的力学性能

1. 椎体骨　由于人体直立的特点,轴向载荷是脊椎承受载荷的主要类型。绝大部分轴向静载荷由椎体骨承担。体外标本实验表明,椎体骨是脊柱当中力学的"薄弱环节"。椎体骨由外层致密皮质骨和大部分中间松质骨组成。正常的椎体松质骨中,骨质体分比(简称体分比)为 15%~18%。材料受单向压缩时,屈服应力大约 5MPa,弹性模量大约为 300MPa。松质骨的强度和弹性模量等力学性能直接受到体分比的影响。粗略地估计,椎体强度的变化通常为体分比变化的两倍。例如,当体分比降低 15% 时强度下降 30%。当椎体中松质骨骨质体分比降低到一定程度时,即为骨质疏松。骨密度随骨质疏松逐渐降低时,外部皮质骨承担的载荷逐渐增加。人体椎体松质骨的骨质体分比随年龄的增加而降低。40 岁以前,皮质骨分担椎体骨所受压缩载荷的 45%,松质骨分担 55%;40 岁之后,皮质骨分担的压缩载荷增加到 65%,松质骨下降到 35%。在严重骨质疏松情况下,椎体骨骨密度会剧烈下降,甚至降到原骨密度的三分之一。所以,椎体骨在骨质疏松后,整体承载能力的迅速降低也不足为怪了。不同部位的松质骨的骨强度在初期没有太大区别。随着骨质逐渐流失,部位间的差异逐渐明显。脊椎松质骨的强度前方高,后方低;内侧高,外侧低。由于终板的骨质特点,轴向载荷比较均匀地分布于松质骨的横截面。骨质终板最坚强的部分是外围的髂环。这一结构使得该区域特别适于承受轴向载荷。

2. 椎间盘　椎间盘在脊柱运动、承载中起到非常重要的作用。椎间盘占脊柱整个高度的将近三分之一,主要由终板、纤维环与髓核组成。尸体标本的研究中,对中国男性颈椎、胸椎、腰椎椎间盘前部高度、后部左外侧高度、后部右外侧高度、上面横径、矢状径等平均几何尺寸进行了测量,比较见表 3-3-1。

终板由一层致密的松质骨和一层透明软骨组成。椎体骨中的血管沿着终板分布,成为椎间盘细胞的主要营养供给源。一部分血管在外围伸至纤维

表 3-3-1　中国男性脊柱椎间盘平均几何尺寸比较

椎间盘	前部高度	后左外侧高度	后右外侧高度	上端横径	矢状径
颈部	4.37	3.96	3.99	23.14	17.13
胸部	4.84	4.48	4.64	34.17	26.57
腰部	13.16	10.18	10.02	49.39	34.78

环,但没有穿过间盘。一个健康的椎间盘是人体中最大的无血管器官。软骨终板随着年龄增加而逐渐钙化。终板的钙化阻碍了营养的输送,从而导致间盘随着年龄而逐步退化。椎体终板起着对抗压力以及均匀分布压力的作用。一般来说,当压缩过载时,首先破坏的结构是终板。由于导致因素的不同,终板骨折的形式分为3种:中心型、边缘型及整体终板骨折型。由于一般终板中心应力较高,所以最易骨折,其破坏呈中心型。椎间盘退变时,髓核不能产生足够液压,压缩载荷由终板四周承担,终板破坏呈边缘型。当受到极大压缩载荷时,终板破坏呈整体骨折型。终板一旦破坏,会加速椎间盘其他组织功能的退化,还可能形成 Schmorl 结节。

纤维环,位于椎间盘的周缘部,由纤维软骨组成,纤维环的纤维在椎体间斜行,在横切面上排列成同心环状,相邻环的纤维具有相反的斜度,而相互交叉。对于外部纤维环,环向方向的模量大于垂直方向,环向方向为(3~4)MPa,垂直方向约为 0.5MPa。纤维环前部的模量总是大于纤维环后部。这说明纤维环后部刚度较低,椎间盘更易于突出。退变的椎间盘的模量低于正常椎间盘。退变椎间盘的拉伸破坏强度同样低于正常椎间盘。在受到环向载荷的情况下,正常椎间盘的最大应力(5~10)MPa。正常椎间盘纤维环在受到循环环向加载时,能够承受的极限是 1.5MPa。对于退变椎间盘,这个极限值会大大降低。纤维环径向是最薄弱的方向,拉伸强度不高于 0.5MPa。纤维环先天不适于承受径向拉伸载荷,其原因在于径向拉伸载荷趋向于分离纤维薄层。当纤维环弯曲一侧受到挤压时(比如前屈时脊柱的前方),中心的纤维层向内突,而外围纤维层向外突,造成纤维层分离。

髓核是一种凝胶团块,由含大量亲水性氨基酸葡萄糖聚糖的胶样凝胶组成,位于椎间盘中央部位。由于椎间盘基质中含量很高的蛋白多糖,髓核中具有(0.1~0.3)MPa 的基本膨胀压。如果将一块正常的椎间盘从中央割开,髓核会立即从切割面膨突而出。当将椎间盘置于生理盐水中时,髓核基体会继续膨胀。除了上面提到的基本膨胀压之外,髓核中心的压力还来自于外部的躯干载荷和用于平衡外载的椎旁肌肉的拉伸。步行或爬楼等中等强度活动产生的髓核内压是直立状态的两倍。负担 20kg 载荷,依据具体的测量技术,髓核内压可以增加至原来的 4 倍。髓核的位置可随脊柱运动的方向而改变。脊柱后伸,髓核前移,纤维环的前侧压力增加;脊柱前屈,髓核

后移,纤维环的后方的压力增加;脊柱侧弯,髓核往往向弯曲相反方向移动。由于椎间盘结构特点,髓核所受压力比整个椎间盘的压力大 50%。

退行性病变或机械损伤造成椎间盘力学性能的降低是许多脊柱疾病发病的诱因之一。椎间盘的总体结构决定了其利于承受压缩外力,而对张力或是扭力的耐受能力逊色许多。由于椎间盘的生物修复和再生能力较低,因此其抗疲劳能力较弱。椎间盘组织的黏性物质构成决定了其较强的黏弹性性质。黏弹性可以看作一种滞后效应,利于椎间盘吸收外载引入的能量,保持原有的形状和功能,是椎间盘对自身的保护。退变椎间盘会丧失黏弹性,导致其吸收震荡和均匀分布载荷的能力减弱。

3. 肌肉　脊柱背侧主要为肌肉,肌肉是椎体骨运动的原始动力,同时也是保持体位、保证脊柱稳定的必需条件。脊柱周围的肌肉可以发动和承受作用于躯干的外力作用。直接作用于腰背部脊柱的肌肉有背肌、腰肌。背肌分浅层和深层:浅层包括背阔肌、下后锯肌,深层包括骶棘肌、横突棘肌、横突间肌、棘突间肌;腰肌包括腰方肌和腰大肌。间接作用于腰脊部脊柱的肌肉有腰前外侧壁肌、臀大肌、臀中肌、臀小肌、股二头肌、半腱肌及半膜肌等。躯干肌肉的共同作用可能可以改变内部压缩载荷矢量的方向,从而使得压缩力沿着脊柱前凸后凸曲线穿过每个节段的瞬时旋转中心。这个理论将最小化压缩载荷导致的弯曲力矩和剪切力。因此,脊柱可以承受载荷,而不会屈曲,从而为防止失稳和组织伤害提供更大的安全空间。

不同的姿态和运动方式,对肌肉的活动性有不同的要求。放松站立时,腹肌、背肌和腰大肌有轻度、非同时的活动,用以支持脊柱在中立位置的稳定,避免躯体重心在水平面的移动。对于脊柱前屈,由腹肌和腰肌启动;随着屈曲增加,骶棘肌活动增强以控制逐渐增加的屈曲力矩;屈曲完全时,骶棘肌发挥的作用减少,脊柱后部绷紧的后韧带满足脊柱的整体平衡。脊柱后伸时,背肌除中间阶段活动较弱外,在开始和结束都活动较强;腹肌的活动随后伸逐渐增强。脊柱侧屈时,骶棘肌和腹肌都产生动力,由对侧肌肉加以控制调节。脊柱旋转活动由两侧背肌协同产生,腹肌仅有轻微活动,臀中肌和阔筋膜张肌活动强烈。

4. 韧带　脊柱韧带就像身体其他软组织一样,由胶原纤维组成,是天然的黏弹性材料,具有非线性弹性力学行为。运动节段间韧带包括:前纵韧带及

后纵韧带、黄韧带、棘间及棘上韧带、椎间横韧带、关节囊韧带。前纵韧带较坚强,能够防止脊柱过度伸展。黄韧带含弹性纤维百分比较高,因此在脊柱伸展时缩短,屈曲时伸长,保持恒定张力。另外,黄韧带的张力使椎间盘始终保持预应力,增加了脊柱的稳定。棘间和棘上韧带可以制约前屈后伸运动,但对侧弯几乎无作用。椎间横韧带在侧屈时承受最大应力。关节囊韧带在抵抗扭转和侧屈时起作用。力学实验表明,前纵韧带和关节囊韧带强度最高,棘间韧带和后纵韧带强度最小。后纵韧带刚度最大,棘上韧带可承受变形最大,前纵韧带和后纵韧带可承受变形最小。

韧带连接着相邻的脊椎。当脊柱运动节段承受外载时,与之相连的韧带会受到牵张,对运动节段起到稳定作用。脊柱韧带通常在接近失效强度的生理环境下工作,这一点与骨骼不太一样。韧带的拉伸强度为(10~20)MPa(相当于后纵韧带破坏载荷180N,前纵韧带破坏载荷340N)。弯曲破坏时,韧带轴向扭转的应变可达20%。不同的纤维个体可能拉伸到不同的程度。由于韧带只传递拉伸载荷,所以他们限制着运动不能超过一定的范围。脊柱韧带除了能够限制脊柱运动在一定生理范围之外,由于其非线性的力学特性,尤其是在高载荷、高速度加载时,还具有吸收能量、保护脊柱的功能。脊柱韧带的功能随着年龄的增加而减退。荷尔蒙浓度也可影响韧带的松弛度。譬如怀孕可以提高身体韧带的松弛度。

五、脊柱的平衡

脊柱失去平衡易产生脊柱不稳定,这既是多种脊柱疾病的共同临床表现,也是多种脊柱疾病的诱发因素。从生物力学的角度看,脊柱平衡的丧失是脊柱某个或某几个元素(如椎体、肌肉、韧带、椎间盘等)力学性能不足而导致的脊柱承载能力缺失。脊柱在失去平衡后,脊柱节段活动范围超过正常范围。这时,载荷在节段之间的传递无法顺利完成,从而导致受伤和神经缺损部位畸形的进一步发展。将脊柱看作三柱式承载结构有助于在临床和生物力学上更好地认识失稳的严重性。前部脊柱由前方纵韧带、前方纤维环和前方椎体组成。中部脊柱是由后方纵韧带、后方纤维环以及后方椎体组成。后部脊柱包括后弓、棘上棘间韧带、关节突关节及黄韧带。压缩骨折涉及前部脊柱破坏,以及中部脊柱失去接触。爆裂性骨折则同时包括前部和中部脊柱失效。因汽

车安全带造成的伤害显示为中部和后部脊柱的破坏失效。骨折错位受伤显示所有三柱式承载结构的失效。

脊柱的平衡是脊柱正常承受载荷的保证。平衡稳定的脊柱通过脊柱正常的生理曲线体现。当脊柱发生畸形,正常的脊柱曲线发生改变,可能引起功能紊乱和各种内脏疾病。力学手段常用来干预脊柱畸形并达到矫形的作用,重建脊柱平衡。从生物力学的角度看,脊柱矫形可以通过3种加力方式,分别是直接施加轴向力(拉力)的方式、施加横向力以及同时施加轴向力和横向力。由于脊柱曲度的存在,这3种方式施加的力都在脊柱上产生一定的弯矩,通过作用在脊柱的弯矩进行矫形。脊柱曲度的大小决定了不同加力方向产生弯矩的大小。因此,应根据脊柱曲度来选择合适的加力方式以取得最佳效果。

第四节　脊柱运动学

一、概述

脊柱除支持和保护功能外,有灵活的运动功能。虽然相邻两椎骨间的运动范围很小,但多个椎骨间的运动累积在一起,就可进行较大幅度的运动,其运动方式包括屈伸、侧屈、旋转等多种模式。脊柱的运动灵活度可以反映脊柱的稳定性。脊柱各节段的运动活度不同,这与椎间盘的厚度、椎间关节的方向等制约因素有关。总的来说,骶部完全不动,胸部运动较少,颈部和腰部则比较灵活。人在立正姿势时,通过身体所引的垂直重力线经过颈椎体的后方,在第7颈椎和第1胸椎处通过椎体,经胸椎之前下降,再于胸腰结合部越过椎体,经腰椎后方并穿过第4腰椎至骶骨,再经骶骨前方、骶髂关节而传至下肢。脊柱的弯曲,特别是颈曲与腰曲,重力的变化可以改变其曲度。运动学是力学的分支,专门描述物体的运动,即物体在空间中位置随时间的变化,而不涉及力和质量等造成运动的因素。脊柱运动学利用运动学原理研究人体脊柱在正常的生理载荷时运动的形态与大小。本节着重介绍脊柱运动分析中最基本的理论与方法。

二、基本概念与术语

脊柱的运动比较复杂。为了简化问题,这里提到的运动都是针对独立的运动节段。首先介绍运动学的一些基本概念以及描述时需要遵循一定的标准。

1. 坐标系 在运动描述中通常采用右手正交坐标系统(图 3-4-1)。X-Y 平面为冠状面,将躯体分成前后两部分;X-Z 平面为横断面,将躯体分成上下两部分;Y-Z 平面为矢状面,将躯体分成左右两部分。以此为基础,可以准确描述躯体的位置和运动范围。

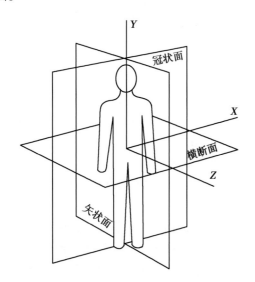

图 3-4-1 脊柱运动描述常采用的右手正交坐标系统(图中所示为 X、Y、Z 轴的正方向)

X-Y 平面为冠状面,将躯体分成前后两部分;X-Z 平面为横断面,将躯体分成上下两部分;Y-Z 平面为矢状面,将躯体分成左右两部分

2. 运动节段 是脊椎的功能性单位,含有两个相邻椎体及其间软组织(图 3-4-2)。运动一般是相对于下位椎体而言的。

3. 平动 在运动过程中同一时刻,运动物体上各点的速度和加速度相同的机械运动,称为平动。平动时,所有质点相对一固定点在同一时间内其运动方向不变。

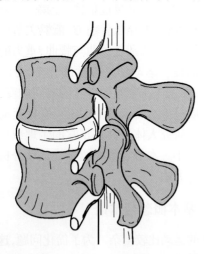

图 3-4-2 运动节段示意图,运动节段含有两个相邻椎体及其间软组织

4. 旋转 物体的各个部分围绕同一条轴线所做的圆周运动。

5. 节段运动 节段的运动具有三维特点,包括平动、前屈 / 后伸、侧弯及轴向旋转。

6. 运动范围(ROM) 指平动和转动的生理极限。以前屈 / 后伸为例,前屈零载荷与后伸零载荷之间平均位置定义中性位。前屈 ROM 定义为节段从最大载荷到中性位的运动范围。

7. 运动自由度 指物体能够运动的方向数,也就是决定物体在空间中的位置所需要的独立坐标数。椎体作为空间自由刚体,具有 6 个自由度,包括 3 个沿 3 个坐标轴平动的自由度和绕 3 个坐标轴旋转的自由度。

8. 瞬时旋转轴(IAR) 对于一个在平面上运动的刚体,任一瞬间它的内部必有一条线或这条线的假想延伸线不发生运动,瞬时旋转轴就是这条线,其确定方法见图 3-4-3。平面运动完全由瞬时旋转轴的位置及围绕它旋转的数量所决定。

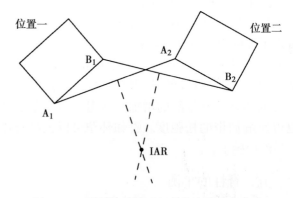

图 3-4-3 瞬时旋转轴 IAR 的定义和确定方法

物体在某一瞬时由位置一运动到位置二,物体上点 A 和 B 分别由 A_1、B_1 运动到 A_2、B_2,如图示连接 A_1、A_2 和 B_1、B_2 的两个线段。两条线段的垂直平分线的交点所在的轴线,即为 IAR

9. 运动的螺旋轴(HAM) 刚体在三维空间的瞬时运动可用一个简化的螺旋运动来解释。螺旋运动是六自由度运动的合成,总可以看作是围绕和沿着同一轴旋转和平移基础上叠加而成的。螺旋轴与围绕 X、Y、Z 轴旋转的 3 个力的合力方向一致。通常来说,螺旋轴与 X、Y、Z 轴有一定偏角。对于一个给定的空间运动刚体,这个轴的位置、平移和旋转的量可以完全精确地解释三维空间的运动。

三、脊椎运动的测量方法

脊椎运动范围(ROM)是用以定量表征脊柱运

动的主要力学指标,可通过在体测量和离体标本测量来定量分析,文献中对具体测量手段作了较详细的总结。在体测量受到测量方法的限制,准确度不高。离体测量通过对尸体标本进行有针对性生物力学实验来定量获得脊椎活动范围,准确度较高,研究的范围较广(可以包括人体材料、动物模型、内固定器械及人工假体),适用于科学研究分析。

1. 非侵入测量 脊柱运动的在体测量手段一般都是非侵入性,可大致分为简单测量、放射线测量、传感器测量、眼径计法、莫尔云纹测量,以及摄像测量。

(1) Rae 等介绍了一种测量腰椎屈伸运动的简单外测量法,即通过测量指尖与地面间的距离来计算腰椎的活动范围。Gill 等介绍了评估腰椎的活动范围的方法,即通过测量腰椎皮表标记的变化计算腰椎活动范围。这些简易测量方法操作简单,但使用具有局限性,且测量误差较大。

(2) 利用放射线法测量椎体活动范围时,多采用测量一个节段运动的终末状态,采用计算 Cobb 角或 Overlay 角来估算其二维空间活动范围。尽管脊椎运动是三维运动,但单一平面内的 X 线平片也能较好地反映脊椎的运动。放射线测量过程中,X 线片质量、手动叠加和 X 线片标定等因素是引起误差的主要原因,Panjabi 等提出了解决方法。不过,放射线测量对人体有一定危害,使得放射线测量法的应用受到了限制。

(3) 传感器测量是指将位移传感器与计算机组成测量系统,进行测量分析。这种在体测量是实时的,能对脊柱运动过程三维测量起到辅助作用,且对被检者是无损的。

(4) Mayer 介绍了使用眼径计定量测量和比较正常人与脊椎病患者脊柱活动范围。用眼径计法测量时,两眼径计分别置于不同节段,测量运动过程中的角度改变,两个眼径计之差值即为所测节段各方向活动范围。该方法优点是可以在体测量节段的相对运动,测量的可信度较高。在运用眼径计测量腰椎屈伸与侧屈运动的同时加用骨盆制动装置,以限制骨盆运动。

(5) 莫尔云纹测量法利用光学原理测量人体脊柱位置的方法。当光线通过一个均匀的光栅投射到人体背部,形成了明暗相间的条纹,即莫尔云纹,代表了背部的等高线。将人体背部的三维形态用等高线图像来描绘,可以直观地判断脊柱的状态。莫尔云纹测量对肋弓隆起和旋转形成的侧弯尤其敏感。

莫尔云纹测量的主要问题是分辨率低,精度不高。

(6) 摄像测量本质上也是利用光学成像进行测量。Robinson 等借助于置于椎体表面的反射盘,运用二维录像,自动追踪椎体表面的运动(屈伸、侧屈、旋转),运用 UP310 动作分析仪处理图像,自动分析,从而分析其在各方向上的运动范围。

2. 离体测量 离体测量往往测量对象明确,干扰因素少,可量化研究,并且精确度高。当然,离体测量常常为侵入式,测量技术较复杂,花费时间和财力较高。离体测量的方法的原理与在体测量大同小异,同样有传感器测量、X 射线和光学测量等方法。

(1) 利用位移传感器测量,常被称为接触性测量。将位移传感器安放在脊柱上,可以测量脊柱一个节段的线位移或角位移。常使用的传感器多为电类型传感器,如引伸计,其精度可达 $1\mu m$ 或者更高。但是,传感器的放置可能会影响脊柱运动;另外单一传感器一般只能测一个固定方向,不能满足脊柱自由运动的测量。为了能够较精确地测量运动节段三维空间运动,朱青安等介绍了一种测量运动的三维定位仪,该定位仪由差动式位移传感器和旋转式角度传感器构成,通过测量椎骨上不共线 3 点的坐标,确定椎骨的空间位置,计算节段间的运动参数。

(2) 离体脊柱运动也可采用脊柱功能位的 X 线片平面测量方法。在椎骨上附贴标志,以标志间的位置变动来反映脊柱的运动。从正位、侧位和上下位拍摄脊柱上标志的运动,可分别测量脊柱的侧弯、前屈/后伸和轴向旋转等运动。由于离体测量避免了 X 线片的标定、手动叠加等因素的影响,离体的脊柱运动平面测量比在体测量精度要高。卢海俊等介绍一种脊柱运动的加载装置和测量方法,认为如果不涉及计算椎体位移而仅测量节段间的角度变化,对脊柱的一些特殊运动(如前屈/后伸等)采用正位或侧位的单平面测量即可取得满意效果。

(3) 立体光学测量是脊柱运动测量中常用的方法,它由多个互成角度的平面光学测量系统构成,在脊柱运动的同时捕捉运动过程,通过计算机三维视觉和图像处理技术重建三维运动,确定物体的空间位置和运动范围。这种方法适于三维运动测量,定位精度高。

四、脊椎运动的描述

脊椎在横状面、矢状面和纵轴上均有旋转和平移运动(简称"平动")。在运动学中,通常用 6 个自由度来描述空间中一个研究对象的自由运动,即沿

X轴、Y轴、Z轴3个方向的平动,以及绕X轴、Y轴、Z轴3个方向的转动。由于平动本身的简单性以及在脊柱运动中非重要性,文献中关于脊椎平动范围的报道较少见,大多数研究都着眼于脊椎的旋转角位移。通过尸体标本体外测量或者临床影像分析可以观察脊柱运动节段的不同运动范围。脊柱不同节段屈伸、侧弯及旋转运动范围的比较,见图3-4-4。颈椎在脊椎各部位中活动最大。通过临床影像分析可以测得,枕寰关节可屈伸10°~15°。侧屈8°左右。$C_{1,2}$节段一般有47°轴向旋转,但几乎没有侧向活动。C_{3-7}作为整体旋转约为90°,屈伸约为64°(前屈40°,后伸24°)。整个颈椎节段的联合运动范围则大得多,屈伸约为180°,侧弯约为90°。从胸椎往下,屈伸幅度逐渐增加,上胸运动节段的屈伸幅度约为4°,中胸段约为6°,胸11和12节段约12°,腰骶则高达20°。下胸节段侧弯运动范围大于上胸节段。上胸节段侧弯大约为6°,下胸节段可达8°~9°。腰骶段侧弯仅有3°。

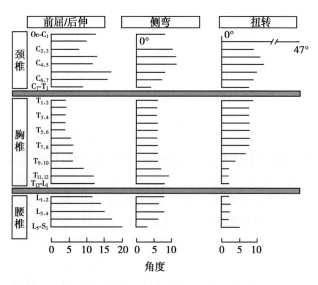

图3-4-4　脊柱不同运动节段屈伸、侧弯及旋转运动类型的运动范围

脊椎节段的实际运动通常不是单自由度运动。在受到外载情况下,脊椎运动往往为复合运动。所谓复合运动指多个自由度运动(平动和转动)的同时发生。比如从座椅上起身,同时伴随着脊柱的平移和绕图3-4-1中X轴的转动。耦合运动是脊椎运动的另一重要特点。所谓耦合运动是指脊柱在一定载荷作用下有可能产生沿着或围绕不同于加载方向轴的运动。通常将与外载荷方向相同的脊柱运动称为主运动,而其他方向衍生的运动称为耦合运动。例如,脊柱在弯曲时往往伴随着轴向扭转的运动。

Werne等研究表明$C_{1,2}$常常为侧弯与轴向旋转的耦合。下颈椎在左侧弯曲时,由于关节突连接表面的方向特点而产生轴向左旋。对于正常的腰椎,左侧弯曲在上腰椎节段产生轴向右旋,而在腰骶关节产生轴向左旋。通常来说,腰椎运动的耦合比较复杂,耦合运动的方式可能会因人而异,与节段的柔性和稳定性密切相关。

即时旋转中心是常用来描述脊柱复杂运动的运动学指标。任何平面内转动(比如前屈或后伸)总能够用绕某一中心的角位移来表达。某一时刻的这个中心点称为瞬时旋转中心。不同时刻的瞬时旋转中心连接起来就形成了瞬心轨迹和瞬心域。对于健康的运动节段,瞬心轨迹甚至主方向上的整个运动范围,都局限于很小的区域。但是,退变或失稳椎间盘的瞬心轨迹或瞬心域范围可能增加很大。由于基于X线观察来追踪脊柱运动会产生较大误差,因此尽管瞬时旋转中心和瞬心轨迹是判定运动节段是否正常的标准,临床至今还没有采纳。

瞬时旋转轴(IAR)是描述平面运动的特征量,将它与运动角度综合分析,对于理论和临床都有重要意义。脊柱颈椎、胸椎以及腰椎3个运动的IAR比较,见图3-4-5。值得注意的是,IAR的确定依赖于脊柱本身结构以及载荷的种类。两者缺一不可。当提到载荷种类时,必须足够详细。同是前屈加载,具体的加载方法不同(后方垂直加载、弯矩加载、后方水平加载、联合加载或者多节段参与等),同样会得到不同的IAR。因此,研究者在比较他人的研究结果时,要谨慎地比较研究对象和加载方法的差异。

五、小结

运动学的理论可以精确描述脊柱运动,这为人们研究脊柱生物力学、疾病诊断与预防提供了有力的工具。不过也应该认识到脊柱运动学中还有很多待研究解决的问题,比如说临床上源源不断的问题(年龄、职业、疾病等)与脊柱运动功能变化的确切关系;实验室标本研究测得的结果与在体情况差别到底有多大,有多少数据临床可借鉴;什么样的在体测量技术安全而有效;另外,前面已经谈到脊柱各解剖部分(包括前后纵韧带、黄韧带、纤维环、髓核等)的生物力学性质和在脊柱承载过程中的贡献,等等。有关各部分在脊柱运动中所起的控制与限制作用的研究,尤其是定量而系统地研究还很有限。比较去除某个部分之前和之后脊柱的运动,是研究该部分在脊柱运动中的作用的方法之一。比如,在颈椎屈

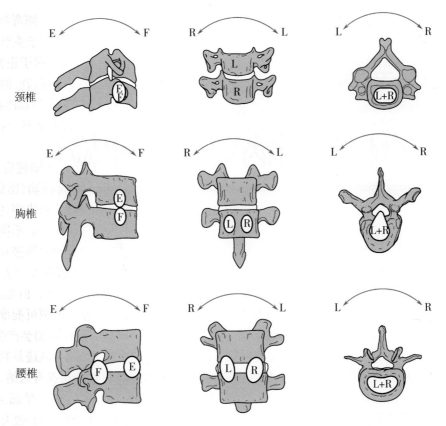

图3-4-5 脊柱颈椎、胸椎、腰椎在屈伸、侧弯、旋转时瞬时旋转轴（IAR）的大致位置
图中 E 代表 extending, F 代表 flexion, R 代表 right, L 代表 left

伸的研究中发现,在切除一系列韧带过程当中,一开始脊柱运动变化不大,但超过某一点之后,会发生剧烈变化。研究表明,胸椎运动节段的后部切除将严重影响节段屈伸和轴向扭转的运动。

(冷慧杰 娄思权)

参 考 文 献

1. Hedlund LR, Gallagher JC, Meeger C, et al. Change in vertebral shape in spinal osteoporosis. Calcified Tissue International, 1989, 44(3): 168-172

2. Sato K, Kikuchi S, Yonezawa T. In vivo intradiscal pressure measurement in healthy individuals and in patients with ongoing back problems. Spine, 1999, 24(23): 2468-2474

3. Mcnally DS, Adams MA. Internal intervertebral disc mechanics as revealed by stress profilometry. Spine, 1992, 17(1): 66-73

4. Steffen T, Baramki HG, Rubin R, et al. Lumbar intradiscal pressure measured in the anterior and posterolateral annular regions during asymmetrical loading. Clinical Biomechanics, 1998, 13(7): 495-505

5. 杨述华. 实用脊柱外科学. 北京: 人民军医出版社, 2004

6. 朱青安, 钟世镇, 徐达传. 脊柱运动测量方法研究的进展. 中国脊柱脊髓杂志, 1994, 4: 232-234

7. 郄淑燕, 岳寿伟. 腰椎运动测量方法研究进展. 中华物理医学与康复杂志, 2002, 24: 250-251

8. Rae PS, Waddell G, Venner RM. A simple technique for measuring lumbar spinal flexion: its use in orthopaedic practice. J R Coll Surg Edinb, 1984, 29: 281-284

9. Gill K, Krag MH, Johnson GB, et al. Repeatability of 4 clinical methods for assessment of lumbar spinal motion. Spine, 1988, 13(1): 50-53

10. Panjabi M, Chang D, Dvorak J. An analysis of errors in kinematic parameters associated with invivo functional radiographs. Spine, 1992, 17(2): 200-205

11. Mayer TG, Tencer AF, Kristoferson S, et al. Use of noninvasive techniques for quantification of spinal range-of-motion in normal subjects and chronic low-back dysfunction patients. Spine, 1984, 9(6): 588-595

12. Nitschke JE, Nattrass CL, Disler PB, et al. Reliability of the American Medical Association Guides' model for measuring spinal range of motion: its implication for whole-person impairment rating. Spine, 1999, 24(3): 262-268

13. 朱青安, 胡庆茂. 脊柱三维运动分析系统及其在腰椎稳定性分析中的应用. 中国脊柱脊髓杂志, 1995, 4: 153-156

14. 卢海俊, 朱青安. 一种脊柱运动的加载装置和测量方法. 中国临床解剖学杂志, 1993, 2: 147-148

第四章

脊柱外科病史与物理检查

在过去的数十年间,随着科技和现代影像学的发展,脊柱外科的实践工作发生了巨大的变化,但详细的病史采集和准确的物理检查仍然是临床评估脊柱疾病中最重要的方面。用影像学和其他检查方法代替物理检查除了增加诊疗费用之外,还可能造成诊断和治疗失误。从病史和物理检查中获得有用的信息是指导诊断和治疗的基础。

病史采集和物理检查包含的内容很多,对一个特定的患者,不可能也没有必要将所有涉及脊柱疾病的问诊或查体内容都进行一遍,往往是通过患者的主诉或者最先检查到的一些体征线索先做一个假设诊断,然后再通过进一步的问诊和查体做进一步的验证,遇到不符合的症状或体征的时候,再考虑有没有其他需要鉴别的诊断,从而提出新的假设。因此,准确的病史采集和物理检查有赖于对脊柱疾病的熟悉,而且需要一定的技巧和反复的临床实践。

第一节 病史

获得完整准确的病史资料需要技巧和耐心,谨慎地引导患者,快速地获得准确全面的病史资料是需要锻炼的。准确、全面的病史资料对于诊断和鉴别诊断有非常重要意义,因为许多其他疾病产生的症状可能与脊柱疾病十分相似,需要通过病史资料加以鉴别,根据这些需要鉴别疾病的特点进行相应的物理检查和影像学检查。

许多脊柱疾病的首要表现是疼痛。如果一个患者主诉疼痛,则应该全面了解疼痛的特点,包括疼痛的部位、性质、严重程度、慢性还是急性。缓解和加重疼痛的因素能够帮助确定患者疼痛的来源。患者经常表述"后背疼痛"或"腰痛",这些描述都非常笼统,应该让患者用手指指出疼痛的明确部位。

放射到手臂或腿足的疼痛经常提示存在神经根病,称为根性疼痛。通常是椎管内占位性病变造成的,如椎间盘突出等。真正的根性疼痛都遵循神经根的皮节分布区(图 4-1-1,图 4-1-2)。在上肢,C_5 神经根的根性疼痛分布在三角肌和上臂外侧;C_6 或 C_7 神经根的疼痛通常分布在前臂背侧或手的背侧;C_8 或 T_1 神经根的疼痛一般位于前臂或手的尺侧(图 4-1-1)。在下肢,L_4、L_5 和 S_1 神经根受累时,疼痛均放射到膝盖以下。L_4 神经根受累时,疼痛通常起于臀部,然后向大腿外侧延伸,最后放射到小腿的内侧。疼痛放射到足背和大脚趾,特别是第 1 足趾间隙,提示 L_5 神经根受累。疼痛从臀部向大腿后侧放射,进而扩散至小腿腓肠肌和足跟部,提示 S_1 神经

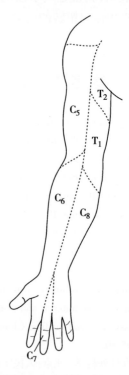

图 4-1-1 上肢的感觉分布

根受累(图 4-1-2)。根性疼痛通常伴有感觉异常或感觉迟钝的症状,这些症状也遵循神经根的皮节分布。让患者详细描述疼痛或感觉障碍的具体部位,从而判断受累的神经根。应该注意的是,上下相邻的皮节有一定的重叠,可能与相邻神经后根之间存在交通有关。

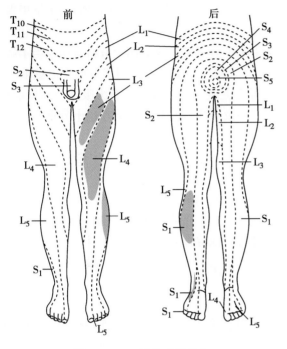

图 4-1-2　下肢的感觉分布

椎间盘外层纤维环、髓核的退变以及关节突关节退变产生的疼痛通常放射至臀部和大腿、肩带和肩胛骨周围,定位则不甚明确。而根性疼痛通常是一种深在的、触电般的、定位明确的疼痛,腹压增加,如咳嗽、打喷嚏或用力时加重。

询问患者影响疼痛的活动有助于鉴别疼痛的来源。腰椎间盘突出造成的疼痛通常在坐位或身体前屈时加重,这是因为上述姿势增加了椎间盘内的压力。与之相反,源自腰椎关节突关节的疼痛常在站立或后伸时加重。同样的问题也可以用于询问颈椎疾病的患者。

神经功能障碍是脊柱患者的另一个重要主诉,应与一些原发性神经源性疾病鉴别,如多发性硬化、肌萎缩性侧索硬化症和一些脱髓鞘性疾病。也需要与一些外周神经病和外周神经卡压性疾病鉴别。在鉴别脊髓型颈椎病和肌萎缩性侧索硬化时,应询问有无脑神经受累的症状,如饮水呛咳、构音障碍,有无感觉障碍。

脊柱中央管狭窄会造成脊髓或马尾神经的压迫,从而产生相应的神经功能障碍的症状,在询问病史时应该着力探寻造成神经压迫的节段是位于颈椎、胸椎,还是腰椎。

脊髓型颈椎病和颈椎后纵韧带骨化的患者可主诉逐渐发生的双手麻木、不灵活,穿针、系扣、持筷等精细动作困难,有时持物易脱落。下肢症状有时先于上肢症状出现,如走路不稳,双下肢麻木、僵直,脚底有踩棉感。有些患者躯干和下肢有束带感,这是一种本体感觉障碍的表现。严重的患者可有大小便功能障碍,如尿频、尿急、便秘或失禁。

胸椎病变造成的胸椎管狭窄或胸脊髓压迫的症状容易和颈椎病混淆,特别是当患者同时合并颈椎管狭窄的时候。后纵韧带骨化和黄韧带骨化是一种系统性疾病,经常同时发生于颈椎和胸椎,甚至腰椎。临床中经常见到一些患者因颈椎后纵韧带骨化症行颈椎减压术后症状缓解不明显,进一步检查时才发现胸椎有更严重的压迫。因此,在临床中如果遇到上运动神经元损害的患者下肢症状重于上肢,或上肢完全没有症状的情况,应该怀疑胸椎也存在压迫性病变。

腰椎管狭窄症的患者症状通常为腰痛、腿痛或两者兼而有之。疼痛向臀部、下肢放射,有的范围广泛、模糊不清,有的呈根性分布,定位明确。疼痛之外还经常同时伴有腿和足的麻木。严重的腰椎管狭窄可以发生大小便功能的障碍,但比较少见。如果突然发生大小便功能障碍,一定要考虑急性中央型椎间盘突出造成马尾综合征的可能。患者可表现为双下肢剧烈的疼痛、麻木、足下垂,同时伴有马鞍区的麻木,小便无力或大便失禁。

腰椎管狭窄症患者的另外一个特征性临床表现是神经源性间歇性跛行,即患者腰痛和腿痛的症状在站立或行走时出现或加重,坐下、蹲下、身体前屈或躺下时上述症状可以缓解、消失。有些患者描述他们行走不足 200 米即出现严重的腿痛,但是却可以长时间骑车。上述情况发生的原因是,当人处于直立或后伸体位时,腰椎前凸增加,后方关节突关节承受的应力增加,黄韧带皱褶进一步突向本已狭窄的椎管和椎间孔,从而产生临床症状。

神经源性间歇性跛行应该与血管源性间歇性跛行鉴别。血管源性间歇性跛行的腿痛一般只要站立不动就可以缓解,而神经源性间歇性跛行需要调整体位,如坐下或弯腰,才能缓解症状。血管源性间歇性跛行的患者上山困难,而神经源性间歇性跛行的患者下山困难,因为下山时腰椎更加直立,前凸增加。另外,神经源性间歇性跛行的患者可以做弯腰的活动,如骑车。但血管源性间歇性跛行的患者确不能耐受。疼痛的部位也能够帮助鉴别两种疾病。血管源性间歇性跛行的疼痛通常起于小腿腓肠肌,然后向近端的腘绳肌和臀部发展,而且诱发疼痛的行走距离是恒定的。相比之下,神经源性间歇性跛行的疼痛多起自近端,然后向远端发展,而且诱发疼痛的行走距离也长短不定。最后,神经源性间歇性跛行除疼痛外,还同时伴有麻木等其他神经功能障碍(表4-1-1)。

表 4-1-1   神经源性间歇性跛行和
血管源性间歇性跛行的特点

特点	神经源性间歇性跛行	血管源性间歇性跛行
缓解方法	坐,弯腰,蹲	停止行走,站立
上山或上楼	无痛	疼痛
下山或下楼	疼痛	无痛
骑自行车	无痛	疼痛
行走距离	变化	恒定

临床中还能见到一种类型的间歇性跛行。患者行走一段距离后并不主诉疼痛,而是主诉双下肢无力、沉重感,患者经常形容双腿像"灌了铅一样",也经常主诉双下肢麻木,但并不是随根性分布,而是自下肢某一平面以下感觉麻木、发紧。这些现象往往是颈或胸脊髓压迫的早期表现,建议行颈椎或胸椎的 MRI 检查。

脊柱畸形患者就诊时,应该询问发现畸形的时间、最近有无进展、有无感觉最近衣服不合适、有无体重改变、有无感觉身体不平衡。对那些畸形明显的患者,也应该询问他们对美观问题是否在意,因为一些脊柱畸形患者就诊主要是因为美观问题,这点在决定是否手术时有相当的参考作用。脊柱畸形的患者应同时了解其亲属有无畸形。

脊柱的代谢、感染和肿瘤性疾病也通常主诉轴性疼痛为主。持续性、与脊柱活动关系不明显的疼痛,特别是夜间加重的疼痛是其特点。医师应该仔细询问患者有无发热、乏力、体重下降的病史。脊柱是转移癌的好发部位,对于持续腰背疼痛的老年患者,应询问患者既往有无肿瘤病史。

一些发生在胸腰部的内脏器官疾病的牵涉性疼痛也容易和脊柱疾病混淆,如消化性溃疡、胆囊炎、胰腺炎、腹主动脉夹层动脉瘤、盆腔炎症性疾病、女性子宫内膜异位症和男性前列腺疾病等。冠心病和上肺叶的 Pancoast 肿瘤引起的疼痛容易与颈椎病

混淆。一些炎症性骨关节病也常累及脊柱,如类风湿关节炎常累及颈椎,强直性脊柱炎多累及骶髂关节和胸腰椎。炎症性脊柱疼痛有晨僵、半夜疼醒和活动后改善的特点。应该注意询问脊柱以外关节疼痛的情况。

要了解患者有无精神病史、心理障碍,特别是抑郁病史,躯体化障碍常常使症状加重;了解患者有无牵涉法律纠纷和劳动赔偿对分析患者的症状以及决策手术十分重要。收集病史资料时还应当了解患者的工作情况,如是否长时间伏案或在电脑前工作或是否为重体力劳动者等。有无吸烟史和饮酒史、既往疾病及服药情况对手术治疗也十分重要。

第二节   物理检查

物理检查由视、触、动和量四个部分组成,既包括获得一般信息的非特异性检查,也包括明确病理部位的特异性检查。

一、颈椎

(一)视诊

当患者步入诊室的时候,评估就已经开始了。观察患者的步态十分重要。痉挛步态往往提示着上运动神经元损害。让患者脚跟对脚尖地走步,如果患者难以保持身体平衡,是脊髓病的早期体征。患者坐下后,从各个方向观察头部的位置,有助于发现颈椎畸形。短颈、发髻低和颈蹼常提示 Klippel-Feil 综合征。斜颈往往是由于胸锁乳突肌外伤,如产伤或痉挛造成的肌性斜颈。肌性斜颈的患者头部往往偏向同侧并同时转向对侧。除了胸锁乳突肌痉挛或瘢痕引起的肌性斜颈外,其他疾病也可以导致斜颈,比如小脑功能异常、寰枢椎不稳定、眼科疾病等。由于颈椎骨骼畸形所致的斜颈称为骨性斜颈。要注意两侧脸颊是否对称。

(二)触诊

视诊之后应进行触诊,包括颈部和颈椎的骨性和软组织结构。舌骨位于 C_3 水平,甲状软骨位于 $C_{4,5}$ 表面。环状软骨则位于 $C_{5,6}$ 椎间隙(图 4-2-1)。有时可以触及颈肋或其他肿块,如肿大的淋巴结等。如触及颈肋,应怀疑有胸廓出口综合征的情况。后方,触诊棘突和棘间韧带有无压痛。同时也要触诊椎旁肌、斜方肌、肩胛提肌和菱形肌。椎旁肌深压痛是颈痛患者常见的表现,不具特异性。斜方肌或肩胛骨内侧缘的压痛并不常见,可能反映了潜在的颈

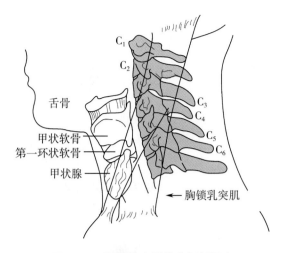

图 4-2-1　颈椎前方的体表解剖标志

舌骨

甲状软骨
第一环状软骨
甲状腺

← 胸锁乳突肌

C_1 C_2 C_3 C_4 C_5 C_6

椎间盘突出或关节突骨性关节炎。

棘上韧带和棘间韧带压痛远比椎旁肌压痛少见,能比较准确地反映病理的部位。因此,颈椎外伤的患者一定要触诊后方结构,压痛的部位能够比较准确地提示骨折和韧带损伤的部位。一般颈椎棘突都排列在正中线,棘突的偏歪提示可能存在一侧小关节突脱位或棘突骨折。C_7 和 T_1 棘突往往最高,容易触及,是常用的解剖标志。偶尔可以触及 C_2 棘突,但如果 C_2 棘突明显突出则需怀疑寰枢椎脱位。

主诉枕骨区疼痛的患者,可直接在 C_2 神经根的走行表面触诊,枕神经痛的患者可在枕大神经表面直接诱发疼痛和感觉异常。

(三) 活动范围

活动范围应包括对颈椎屈伸、轴向旋转和侧屈的客观评估。颈椎大约50%的屈伸发生在寰枕关节,大约50%的旋转发生在 $C_{1,2}$。其他的活动范围相对平均地分布在颈椎的其他节段。颈椎屈伸通常用下颏到胸骨和枕骨到棘突之间的指宽测量。大多数正常的成年人,颈椎屈曲时下颏可以触及胸骨,后伸时枕骨与后面棘突的距离多在3~4个横指之间。轴向旋转通常用头与正中面之间的角度表示,最大的旋转通常可达到90°,下颏与肩部呈一线。侧屈通常可达到45°。颈椎后伸受限一般反映的是颈椎骨质增生、僵硬。屈曲受限多因为肌肉或韧带损伤,或肌筋膜综合征。特别注意要记录下会产生或加重患者神经症状的活动。Lhermitte征表现为屈伸颈椎时出现向脊背、四肢放射的"电击样"感觉,提示存在寰枢椎或下颈椎不稳定。

(四) 神经学检查

上肢神经学检查是颈椎病患者物理检查最重要的部分。特征性的感觉、运动和反射改变能够反映颈椎神经根受压的节段。颈椎神经根从同序号椎体的椎弓根上方穿出神经孔,T_1 以下神经根才从同序号椎体椎弓根的下方穿出,这是因为颈椎有 8 对神经根而只有 7 个椎体的缘故。所以,$C_{5,6}$ 椎间盘后外侧突出压迫的是 C_6 神经根。

上肢反射包括肱二头肌反射、肱桡肌反射和肱三头肌反射。感觉检查包括颈椎和上胸椎各神经根皮节处的针刺觉和轻触觉。有时也需要检查本体感觉和振动觉。大拇指是常用的检查本体感觉的部位,而桡骨小头和尺骨头则是检查振动觉的常用部位。本体感觉和运动觉有助于诊断一些神经病和后索疾病。

用 6 级法评估肌肉力量。0 级:没有可见的肌肉收缩;1 级:有轻微的肌肉收缩,但无关节运动;2 级:在不抗重力情况下关节有完全的运动;3 级:在抗重力情况下关节有完全的运动;4 级:在抗重力情况下关节有完全的运动并能抵抗一定阻力;5 级:正常人的肌力。

特定的反射、感觉和肌力的缺陷能够帮助确定神经损害的水平。C_3 神经根受压时没有反射或肌力的障碍,疼痛一般位于颈背部并向乳突和耳廓放射。C_4 神经根受压也没有反射和肌力的改变,疼痛放射至颈背部和肩胛骨的上缘,偶尔会放射至前侧胸壁。C_5 神经根受压表现为肩外展、后伸以及肘关节屈曲无力。肱二头肌反射减弱,感觉减弱区分布在上臂外侧至肘关节附近(图 4-2-2)。C_6 神经根受压表现为伸腕无力,肱桡肌腱反射减弱,感觉减弱位于前臂桡侧、拇指、示指,有时会累及部分中指(图 4-2-3)。C_7 神经根受压表现为肱三头肌、屈腕肌和

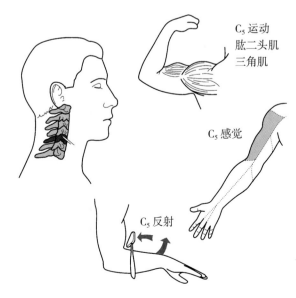

C_5 运动
肱二头肌
三角肌

C_5 感觉

C_5 反射

图 4-2-2　C_5 神经检查

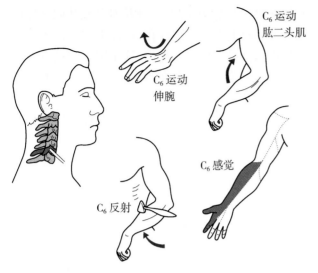

图 4-2-3 C$_6$ 神经检查

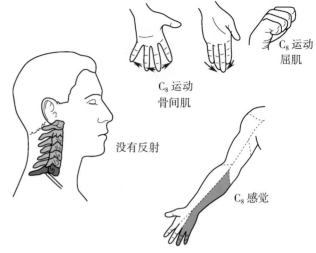

图 4-2-5 C$_8$ 神经检查

伸指肌无力,肱三头肌腱反射减弱,感觉减弱位于中指(图 4-2-4)。C$_8$ 神经根支配屈指肌和手内在肌,C$_8$ 神经根受压不会导致反射改变,感觉改变位于前臂和手的尺侧(图 4-2-5)。T$_1$ 神经根支配手内在肌,感觉减退位于前臂和中臂的尺侧(图 4-2-6)。

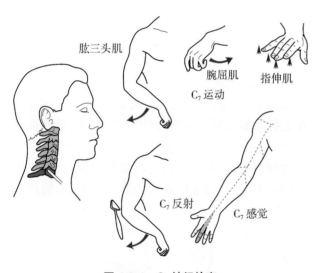

图 4-2-4 C$_7$ 神经检查

神经系统检查还应该仔细检查有无上运动神经元损害的表现。首先检查四肢的腱反射。上肢和下肢腱反射亢进提示上运动神经元损害性病变在脑部或颈脊髓。上肢腱反射正常或减弱,而下肢腱反射亢进提示病变部位可能在颈脊髓或胸脊髓。需要注意的是,病变位于颈脊髓或胸脊髓的患者如果同时合并腰椎管狭窄,下肢腱反射可以只表现为减弱。还有一些提示上运动神经元损害的物理检查,如 Hoffman 征、反向桡骨反射、踝阵挛、Babinski 征和 Oppenheimer 征、快速抓手试验等。

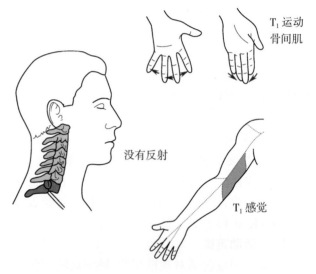

图 4-2-6 T$_1$ 神经检查

检查 Hoffman 征时,应让患者的手置于休息位,轻弹患者的中指指甲,患者拇指指间关节和示指远侧指间关节屈曲为阳性。但也有一部分正常人会出现双手 Hoffman 征阳性。

反向桡骨反射,敲击肱桡肌肌腱引起拇指和手指的屈曲。踝阵挛,反复快速背屈踝关节并最后固定于背屈位时,踝关节出现有节律的、反复的跖屈肌收缩。

Babinski 征,用叩诊锤尾端在患者足底表面从足跟向第 5 跖骨头划过再转向足底内侧,正常的反应是大脚趾不动或足趾屈曲。病理性的反应为大脚趾背伸,其余脚趾扇形张开。Oppenheim 征,用手指或其他硬物沿患者胫骨嵴划下,出现的反应与 Babinski 征相同。

快速抓手试验,让患者握紧拳头后再张开手

指,在 10 秒钟内反复、快速重复。正常人可以反复 20 次以上。不能快速重复动作提示有脊髓病或上运动神经元损害。

还有一些颈椎的专有检查。压颈试验,在患者头顶向下施加轴向压力,患者的阳性反应表现为出现放射至上肢的根性疼痛。Spurling 征,让患者的头部后伸并转向有根性疼痛手臂的对侧,然后向下按压头部。颈椎间盘突出和椎间孔狭窄的患者,压颈试验和 Spurling 试验可能表现为阳性。

有根性症状的患者还需要和一些外周神经卡压性疾病相鉴别。因此,有必要对腕管、轴管及肩胛上区进行检查。Adson 试验是诊断胸廓出口综合征的专有检查。检查时先嘱患者将手臂自然垂于身体旁,检查者触及桡动脉搏动后缓慢将患者手臂外展、后伸并外旋,同时让患者将头转向同侧,如果患者桡动脉搏动消失或诱发出神经症状则为阳性(图 4-2-7)。

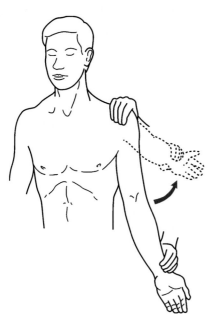

图 4-2-7 Adson 试验

二、腰椎

(一)视诊

腰椎的检查与颈椎类似,从患者进入诊室时就已经开始了。痉挛性的步态提示有上运动神经源性损害;跨域步态提示小腿前外侧肌群神经源性或肌源性损害;腰部保护性强迫低位提示腰痛等等。

腰椎的检查要充分显露腰部的皮肤。检查有无毛发、脂肪瘤、牛奶咖啡斑或其他提示有脊柱裂、脊膜膨出或神经纤维瘤病的体征。腰椎结核的患者腹股沟处、大腿内侧、后侧可见由流注脓肿形成的包块。

应检查脊柱整体外观,看有无矢状面或冠状面的畸形,肩及骨盆有无倾斜,椎旁的骨性和软组织结构是否对称。脊柱侧弯可能是脊柱结构性畸形的结果,也可能是由于畸形疼痛造成的代偿性侧弯。从侧面观察患者,评估患者的矢状面平衡。腰痛和腰部肌肉痉挛的患者腰椎正常前凸有可能消失。腰椎前凸增大、臀部后翘可见于腰椎重度滑脱患者。

以脊柱畸形来诊的患者,应进一步检查。让患者腰、颈前屈,双手伸向地面,检查者可以观察脊柱的序列,注意有无肋骨突出。脊柱侧弯患者如有肋骨突出则提示椎体有旋转畸形。左右侧屈可评估侧弯的柔韧性。嘱矢状面畸形的患者前屈和后伸,也是评估其矢状面畸形柔韧度的方法。对畸形柔韧度的评估在制订治疗方案时相当重要。

脊柱冠状面平衡的客观测量方法是使用铅垂线,即于 C_7 棘突放下铅垂线,正常应经过臀裂。有冠状面失平衡存在时,可从臀裂距铅垂线的距离客观反映失平衡的程度(图 4-2-8)。此时,应该排除由于下肢不等长造成的骨盆倾斜和脊柱侧弯。下肢真实长度的测量方法是髂前上棘到同侧内踝的距离。

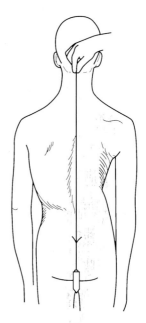

图 4-2-8 铅垂线测量

(二)触诊

腰椎的触诊应有顺序的进行。髂骨翼和髂后上棘是脊柱后方重要的解剖标志,可作为确定脊柱节段的解剖标志。两侧髂骨翼连线一般对应着 $L_{4,5}$ 椎间隙,髂后上棘连线在 S_2 水平。触诊从骶骨开始向头端进行,触及每一个棘突。创伤患者压痛和棘突间隙增宽,提示可能存在后方结构骨折或棘间韧带断裂。体形瘦的患者如触及棘突间有台阶感,应怀疑存在脊柱滑脱。腰痛的患者可根据压痛点的位置判断疼痛的来源。压痛位于棘突旁,疼痛可能来源于椎旁肌肉或关节突关节。棘突间的深压痛或叩痛提示疼痛可能来自椎间盘。如叩痛引发下肢串痛,椎间盘突出的可能性比较大。马尾综合征的患者应进行肛门指诊,判断有无肛门括约肌无力。腰椎的叩击痛还可能提示腰椎感染、肿瘤或外伤等疾病。

(三) 活动范围

活动范围包括腰椎的屈伸、侧弯和旋转。同颈椎一样,对腰椎活动范围进行定量评估有助于评价治疗效果。嘱患者伸膝弯腰手指触地,通过测量手指距离地面的距离反映腰椎前屈的范围。但由于弯腰触地的动作主要由髋关节屈曲完成,因此使用 Schober 法测量更加准确,即在 L_5 棘突上方 10cm 处做第 1 个标记,在 L_5 棘突下方 5cm 处做第 2 个标记,然后嘱患者腰椎屈曲,再次测量两标记点之间的距离,如果距离增加小于 6cm,提示屈曲范围明显受限。腰椎屈曲困难,拾物试验阳性,应注意有无腰椎结核。

腰椎活动时伴随的疼痛也为确定病变来源提供了信息。腰痛的患者常常伴有屈曲受限及疼痛,该疼痛常为非特异性的。腰椎后伸时疼痛虽然也较为常见,但如为年轻人,应怀疑是否有腰椎滑脱。老年人腰椎后伸时疼痛多为关节突骨性关节炎。如腰椎后伸时引发下肢串痛而屈曲时可缓解,则提示可能存在腰椎管狭窄。

(四) 神经学检查

检查胸椎运动功能时可嘱患者半坐卧,此时观察节段性神经支配的肌肉有无无力或不对称。腹壁的头侧部分由 T_{5-10} 神经根支配,腹壁的尾侧部分由 $T_{10} \sim L_1$ 神经根支配。如一侧肌肉无力,脐会移向对侧。胸神经根或脊髓的感觉功能可沿经乳头的垂线从头端向尾端依次检查。胸骨角水平对应 T_2 皮节、乳头水平 T_4 皮节、剑突水平对应 T_6 皮节、肋弓水平对应 T_8 皮节、脐水平对应 T_{10} 皮节、腹股沟水平对应 T_{12} 皮节。反映胸脊髓功能的检查还有浅反射和下肢上运动神经元体征。浅反射包括腹壁反射和提睾反射。腹壁反射消失反映胸脊髓功能障碍。双侧提睾反射消失提示双运动神经元损害,单侧提睾反射消失提示 $L_{1,2}$ 神经根水平下运动神经元功能障碍。

L_{1-3} 神经根的感觉分布区位于大腿前方,呈外上斜向内下的条带状。L_1 的感觉分布区位于腹股沟的下方,L_3 的感觉分布区位于髌骨上方,L_2 感觉分布区则位于两者之间。L_4 感觉分布区位于小腿内侧。髂腰肌是主要的屈髋肌,由 L_{1-3} 神经根支配,其中以 L_2、L_3 神经根为主。通过阻抗屈髋检查髂腰肌肌力(图 4-2-9)。股四头肌是主要的伸膝肌肉,由 L_{2-4} 神经根支配,并以 L_3、L_4 为主。通过伸膝阻抗检查股四头肌肌力(图 4-2-10)。

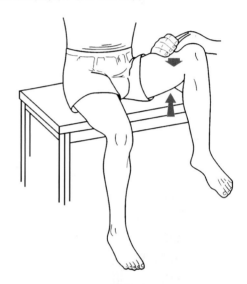

图 4-2-9　测量髂腰肌肌力

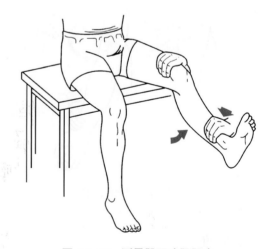

图 4-2-10　测量股四头肌肌力

L_4 神经根也参与支配胫前肌。通过检查足背伸肌力或让患者用足跟走路来评估 L_4 神经根的运动功能(图 4-2-11)。L_4 神经根的感觉分布区位于小腿内侧,内踝部分的感觉能准确反映 L_4 神经根的感觉功能。膝腱反射由 L_{2-4} 神经根介导,但主要由 L_4 神经根介导。

L_5 神经根支配踇长伸肌和臀中肌。伸踇肌力减

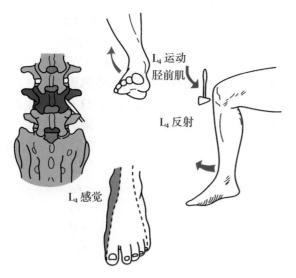

图 4-2-11 L₄ 神经检查

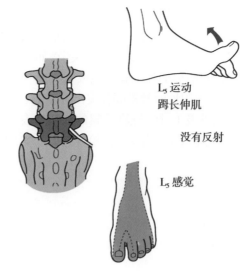

图 4-2-13 L₅ 神经检查

弱提示 L₅ 神经根病。可以通过 Trendelenburg 试验检查臀中肌（图 4-2-12）。嘱患者单足站立，检查者将双手置于其骨盆上，检查骨盆是否水平。臀中肌肌力正常时，患者能够维持骨盆的水平。如果患者不能维持骨盆水平，甚至倒向单足站立的对侧，则提示负重侧的臀中肌无力。L₅ 神经根的感觉分布区位于小腿的外侧和足背。第 1、第 2 足趾基底部皮肤感觉能够准确反映 L₅ 神经根的感觉功能（图 4-2-13）。

S₁ 神经根支配小腿三头肌。让患者跖屈足踝检查小腿三头肌肌力常常不够准确，难以敏感地反映轻微的肌力减弱。因此，可以让患者用脚尖走路或反复抬起足跟。S₁ 神经根的感觉分布区位于足的外侧、足底和小腿后方。跟腱反射主要通过 S₁ 神经根介导（图 4-2-14）。

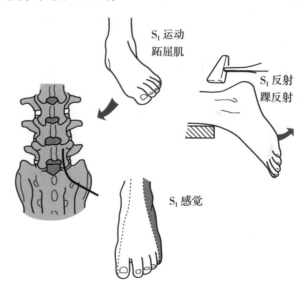

图 4-2-14 S₁ 神经检查

S₂₋₄ 神经根负责肛门周围的皮肤感觉，也负责肛门浅表反射。轻触肛门周围皮肤引起肛门外括约肌收缩为阳性。

（五）特殊检查

神经根牵拉试验包括检查坐骨神经的直腿抬高试验和检查股神经的股神经牵拉试验。检查直腿抬高试验时，患者仰卧位，膝关节伸直，检查者将该下肢被动抬高。正常情况下坐骨神经在髋关节被动屈曲 30°~35° 之前不受牵张力，在 35°~70° 范围内受到逐渐增加的牵张力。患者如果在抬高 70° 以前

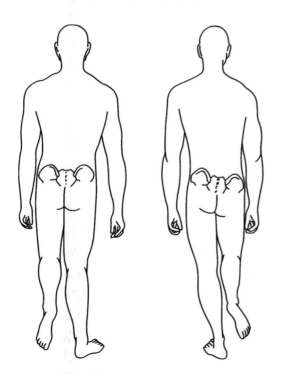

图 4-2-12 Trendelenburg 试验

出现放射至小腿的疼痛或感觉异常即为直腿抬高试验阳性。当患者出现小腿放射痛时,适当减小抬高角度,当疼痛消失时被动背屈踝关节,如再次出现小腿放射痛,则称加强试验阳性或 Laségue 征阳性。直腿抬高试验阳性时腰椎间盘突出导致 L_5、S_1 神经根(有时也涉及 L_4 神经根)受累的特征性表现。检查时一般先检查健侧下肢,再检查患肢。如果被动抬高健侧下肢时,患肢也出现放射痛,则称交叉试验阳性,提示有巨大椎间盘突出的可能。

股神经牵拉试验时,患者俯卧位或侧卧位,同时背伸髋关节并屈曲膝关节,大腿前面或前外侧面出现放射痛则为阳性,是 L_2、L_3 或 L_4 神经根受累的表现。

（韦　峰　刘忠军）

第 五 章

脊柱的影像学检查

第一节　概述

　　组成脊柱的骨结构,以及周围软组织、脊髓、血管、韧带极为复杂,要想清晰显示临床所需要观察的结构,对影像学检查方法要求很高。以往仅单纯依靠普通 X 线平片摄影,已经远远不能满足临床需要,随着检查设备的不断更新,脊柱的检查技术已经有了突飞猛进的发展,可以根据需要观察不同结构。同时,图像质量明显提高,也大大提高了病变的检出率。另外,影像医学由单纯的观察解剖结构发展到了反映功能变化,更有利于疾病的诊断、治疗方法的选择以及评估预后。影像学的不断进步,也给骨科临床医师提出了更高的要求:新的影像技术,如数字(计算机)照相、CT 及其螺旋扫描与三维成像及磁共振成像,使以前困难的诊断变得容易。然而,这些新技术也有其不利的一面,造成医疗费用的增长。如果骨科临床医师能很好地了解新影像技术的适应证,并使用合理的流程,就能更好地利用影像学技术使患者受益。这一节将探讨骨科医师如何能更好地利用影像检查来得到需要的信息,以及如何适当地选择各种影像方法。

一、骨科临床医师如何能更好地利用影像检查

　　1. 骨科临床医师在决定要进行影像检查之前必须要认真地询问病史、有针对性地进行体格检查及神经系统查体,基本确定病变的节段,确定要检查的大致范围,不能盲目的进行大范围扫描来筛查病变,因为这样一方面造成医疗费用的增加,另一方面如果过多的采用 X 线摄影检查或 CT 检查,也会使患者的辐射剂量增加。

　　2. 如果患者来诊时现有的影像学检查不能提供清楚的诊断,骨科临床医师要通过自己的经验对病变的性质有初步的估计,以便决定做哪种影像学检查能更好地提供诊断及治疗的信息。

　　3. 要以适当的次序进行各项检查。最好避免首先选择精细的影像检查技术,只要可能,应该选择简单的常规 X 线照相作为检查的出发点,这一点的重要性不仅在于节省医疗资源,而且可能减低患者的辐射量。首选常规 X 线检查与骨结构的化学和物理特性有关。与其他检查相比,钙磷灰石结晶的高密度成为一种天然的对比,使骨放射学更有优势。常规 X 线照相可获得骨的生成与破坏的信息,简单观察脊柱的外形与密度的改变,就有助于确定特异性诊断。做完 X 线平片之后,如果没有确定诊断,进一步选择何种影像方法来显示病变,决定于患者的临床表现与医院现有的设备、临床医师的专业水平、检查费用及患者自身的限度。了解从哪里开始与下一步应做什么,对在尽可能最短的检查经过内、以最小的检查费用及对患者最小的损害做出精细的诊断是极其重要的,临床医师应该避免让患者做多余的检查。

　　4. 骨科临床医师在开具影像检查申请单时,一定要有针对性的简要写清楚患者的临床资料,如患者的年龄、性别、症状、病史及实验室检查,这一点对于放射科医师正确解释影像表现、给骨科临床医师提供有价值的诊断是十分重要的。有时,疾病的临床表现比较典型,单凭这些表现就足以作为诊断的依据。比如,疼痛夜间明显并可由服用水杨酸类止痛药迅速缓解的特点强烈提示骨样骨瘤的诊断,这就使放射科医师的工作既有针对性又能给临床提供更为准确、有帮助的信息。然而,由于多种原因,比如临床工作繁忙以及对放射诊断工作流程缺乏了

解,骨科临床医师给影像科提供的临床资料往往并不充分,这就给诊断带来困难。

5. 骨科临床医师要清楚想从影像检查中获得的信息类型,再依此选择合适的检查方法。比如,开具 X 线检查申请单时,会选择合适的投照体位为诊断提供充分的依据,如果观察椎弓峡部是否断裂,那么双斜位无疑是最佳的体位;开具 CT 检查申请单时,是否选择重建及选择合适的重建方法也很重要,比如单纯观察椎间盘突出做普通平扫就能达到诊断效果,而如果还需要观察其他骨质结构往往就需要进行重建;观察脊柱椎体内部病变只需要进行二维平面重建观察骨内结构,选择三维立体重建对诊断没有任何意义。

6. 骨科临床医师要会选择合适的影像学方法对治疗过程及出现的合并症进行监测。比如,在观察腰椎内固定术后内固定钉的位置、完整性等情况时,应该选择 X 线平片或是 CT,而 MRI 由于成像原理的原因对于金属内固定物的显示就不满意,但如果想观察脊柱术后椎管内是否有血肿形成,就一定要选择 MRI,X 线平片和 CT 帮助不大。

7. 骨科临床医师要认识到无创性影像诊断的局限性,并且要了解什么时候该选择有创性检查技术。比如,骨科临床医师要了解腰椎间盘造影在对椎间盘源性腰痛的诊断和选择治疗方法等方面独特的价值,在必要的时候选择这种特殊的有创检查。有的病变,即使使用了所有的无创影像学检查方法,还是不能给出确定的诊断,而需要进行影像监视下穿刺活检术得到组织学诊断。

8. 骨科临床医师还需要了解一些病变的基本影像改变特点,做到这一点,一方面可以根据拟诊病变的特点来选择合适的影像学方法,另一方面也可以更好的理解影像医师提供的报告。

二、影像学方法的选择

骨科医师会经常思索的问题是"我应该使用哪种检查方法?"选择影像技术为骨与软组织病变做影像诊断,不仅要基于临床表现,而且还决定于现有的设备、专业人员的技术与价格,甚至个别患者的需要也可以限制技术的选择。例如,对碘对比剂过敏的患者就不能考虑 CT 增强扫描;安装起搏器的患者不能接受磁共振成像;某些生理状态(如怀孕),使电离辐射成为禁忌,最好选用如超声或 MRI 等检查方法。

在大多数情况下,选择何种影像技术取决于拟诊病变的类型。例如,如果患者以颈椎外伤来诊,怀疑骨折,那么首先应做的是 X 线平片摄影来大致观察骨质情况,如果需要则要进行 CT 检查来进一步观察骨折的情况,如果还需要观察骨髓水肿除外细微骨折或是观察脊髓的情况,就需要进行 MRI 检查了。下面笔者就结合每种检查方法的特点来谈这个问题:

1. X 线平片摄影   X 线平片摄影是脊柱影像检查最普通、最常用的方法,由于骨结构是体内 X 线衰减系数最大、密度最高的组织,并且与其他组织之间有良好的对比,且 X 线平片摄影检查方法简便易行、价格便宜,因此是脊柱影像检查的首选方法,但是 X 线平片摄影对周围软组织,包括脊髓、神经、血管、韧带等的改变观察不满意,远远不能满足目前临床的需要,这就需要进一步结合 CT、MR 以及其他特殊造影检查。

骨科临床医师需要根据临床病史、体格检查结果来确定需要投照的部位,是颈、胸、腰、骶、尾椎摄影或是全脊柱摄影。分段摄影一般用于确定病变节段、想观察病变细节的情况,而全脊柱摄影多用于观察脊柱全貌,尤其用于脊柱畸形的整体观察。同时,临床医师在开具申请单的时候还需要选择投照的体位。比如,正侧位片可以观察脊柱的结构;斜位片主要用来观察一侧的上下关节突及椎弓峡部,对峡部断裂、延长、关节突骨折、增生、肿瘤骨质破坏等均可清楚显示;而伸屈位片属于功能位片,适用于脊椎有不稳定因素的病变。如果需要观察 $C_{1,2}$ 椎体,还需要摄开口位,观察 C_1 双侧侧块以及 C_2 齿突和椎体。

2. 特殊造影(脊髓造影)   以前是诊断脊椎病变的重要检查方法,但是脊髓造影属于有创检查,有一定的副作用,在近年来磁共振广泛应用之后,脊髓造影已经很少应用于临床。间盘造影:是将造影剂注射到椎间盘内观察髓核形态的检查方法,是一种比较安全而有效的研究间盘源性腰痛的检查方法。硬膜外造影:是用水溶性碘造影剂注入到椎管内硬膜外腔的一种显示椎管内轮廓的造影方法,现在多采用 MR 来观察硬膜外病变,所以这种方法也不多用于临床了。

3. 计算机断层扫描(CT)   CT 为横断影像,克服了平片结构重叠、软组织分辨率低的缺点,具有检查方便、图像清晰、密度分辨率高、无创等优点,可以采用窗技术,有针对性的观察不同密度的组织,提高了病变的检出率和诊断的准确性,成为不可缺少的检查方法。临床医师需要根据需要选择重建的方法,比如,通常用到的二维重建主要包括矢状面、冠状面以及任意斜面的重建,也可以应用骨算法重建更好的显示骨小梁结构,有助于观察复杂结构部位的细小病灶以及肿瘤对骨组织的侵犯等情况。而三维重建方法可以很好地显示脊柱的立体形态。

由于 CT 优越的密度分辨率与其正确测量组织衰减系数的能力,在评价脊柱软组织肿瘤方面起着重要的作用。虽然单独使用 CT 有时作出特异性诊断较为困难,但它可以精细评价骨病变的范围,并且显示骨皮质的中断及周围软组织的受累情况。

在 CT 初检不清楚时,临床医师可以申请对比剂增强扫描来帮助确定可疑的软组织肿块,或评估软组织或骨肿瘤的血供情况。但是,脊柱增强扫描有一定的限度,因为肿块周围或内部有骨质干扰影响 CT 值测量,所以骨科临床医师在理解肿块增强特点时要考虑到这一点。

CT 的一些缺点包括部分容积效应,是由于扫描层厚中小容积内组成成分不均质造成的。CT 的另外一个缺点是组织特异性差,简单分析衰减值不能给出确切的组织特征。而且,有金属物体(如假体或各种骨针与螺钉)的区域也会形成严重的硬化伪影。

4. 磁共振成像(MRI)　磁共振成像对人体无 X 线损伤,软组织分辨率高于 CT,可进行多平面成像,可以很好地观察脊柱局部的软组织;它成像参数多,脉冲序列多,使各种组织形成对比。MRI 可以清晰地显示脊柱的解剖结构、椎间盘突出和变性、椎管内外占位、脊髓形态信号、椎体信号异常、神经根受压、韧带增厚等情况,如果想观察这些情况 MRI 是很好的选择。但 MRI 也存在一些缺点,有心脏起搏器是 MRI 的禁忌证,有幽闭恐惧的患者很难完成检查。体内有金属物体,可引起局部信号丢失,或伴有影像的扭曲。而且在评价骨结构时,分辨率不如 CT。与 CT 相同,MRI 也有容积效应,有时候可造成影像解释的困难,但多方位观察可以提供帮助。

总之,每种检查方法都有各自的适应证,合理的选择影像学方法能给临床诊断治疗提供很好的帮助。

(郎 宁　袁慧书)

第二节　脊柱 X 线

X 线平片检查是脊柱外科影像检查方法中最普通、最常用的方法,也是脊柱影像检查的首选方法,简便易行、价格便宜。X 线平片可以显示病变的部位、范围、性质,有利于影像科医师对疾病做出初步

诊断并根据情况选择合适的进一步检查方法。

脊柱分为颈、胸、腰、骶、尾五段,常规检查所摄 X 线片是根据临床体检要求的检查部位确定摄影中心,并包含具有定位意义的骨标志,以便确定所摄片内具体椎体骨。

通常情况下,行正、侧位片即可满足一般诊断需求,必要时加摄伸屈位或特殊体位。

正位片可显示脊柱有无侧弯,有无移行椎、脊柱裂,两侧横突大小有无异常,棘突有无偏斜,椎间隙两侧是否等宽,椎体有无变形,椎弓根、关节突关节形态是否有变化,椎弓根间距是否增宽等。侧位片可观察脊柱的曲度,椎体的形态,椎间隙的宽窄,椎间孔的大小等。正侧位片均可显示骨小梁结构及骨密度的变化。

(一)颈椎

1. 正位　正常时钩椎关节间隙为 2mm(图 5-2-1A)。当发生骨质增生时,可致钩椎关节间隙变窄,压迫神经。

2. 侧位　寰齿前间隙在成人正常宽度为 1~2mm,在儿童可宽达 4mm(图 5-2-1B)。当成人大于 2.5mm,儿童大于 4.5mm 并有临床症状者,有临床意义,应诊断半脱位。

3. 过伸及过屈位　即功能位片,可显示颈椎的伸屈活动范围和稳定性(图 5-2-1C、D)。

4. 斜位　当出现骨质增生等退行性改变或椎体滑移时,椎间孔变窄,椭圆形结构消失(图 5-2-1E、F)。

5. 颈椎开口位　正常情况下,两侧寰齿关节间隙对称或稍不对称,但寰枢两侧块的外缘在同一垂直线上,当寰枢两侧侧块的外缘参差不齐时,考虑寰枢关节半脱位(图 5-2-1G)。

(二)胸椎

1. 正位　显示结构:椎体、椎弓根断面、棘突末端断面、椎间隙(图 5-2-2A)。

2. 侧位　显示结构:胸椎曲度、序列,椎体及滋养血管、椎间隙、椎间孔、椎弓根、小关节、棘突、肋骨(图 5-2-2B)。

3. 过伸及过屈位　即功能位片,可显示胸椎的伸屈活动范围和稳定性(图 5-2-2C、D)。

(三)腰椎

1. 正位　显示结构:椎体、椎弓根及椎板、棘突、横突、关节突、椎间隙、腰大肌、椎管横径(图 5-2-3A)。

2. 侧位　显示结构:腰椎曲度及序列、椎体、椎小关节、椎间隙、棘突、椎弓、椎间孔、椎管前后径(图 5-2-3B)。

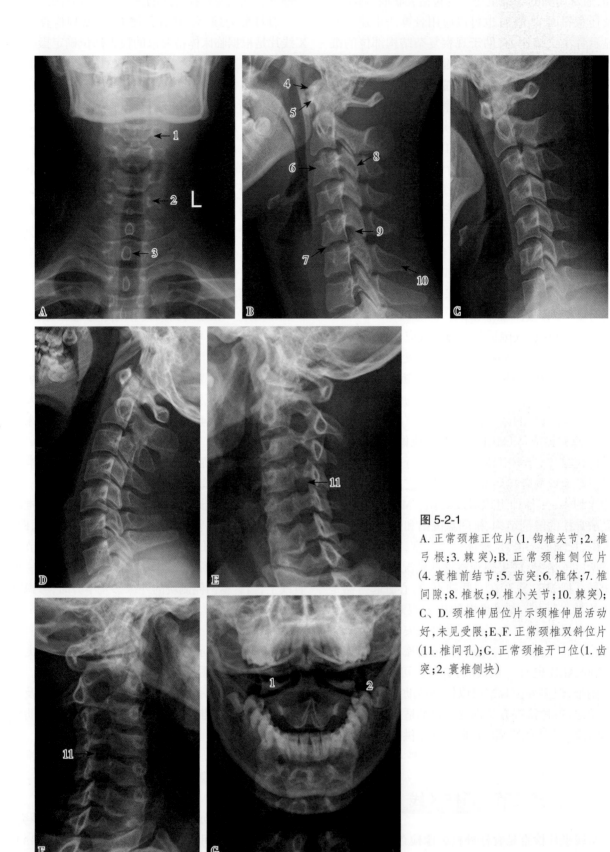

图 5-2-1

A. 正常颈椎正位片(1. 钩椎关节;2. 椎弓根;3. 棘突);B. 正常颈椎侧位片(4. 寰椎前结节;5. 齿突;6. 椎体;7. 椎间隙;8. 椎板;9. 椎小关节;10. 棘突);C、D. 颈椎伸屈位片示颈椎伸屈活动好,未见受限;E、F. 正常颈椎双斜位片(11. 椎间孔);G. 正常颈椎开口位(1. 齿突;2. 寰椎侧块)

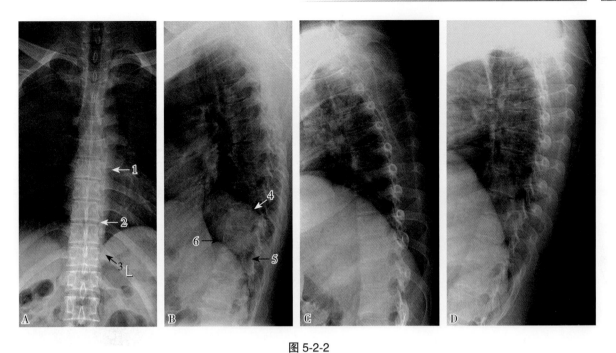

图 5-2-2

A、B. 正常胸椎正侧位片（1. 横突；2. 椎间隙；3. 肋骨头；4. 椎间孔；5. 椎小关节；6. 椎体）；C、D. 胸椎伸屈位片示胸椎伸屈活动好，未见受限

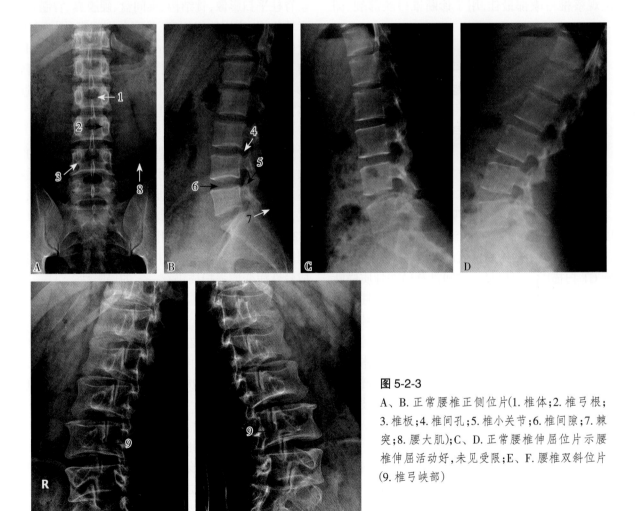

图 5-2-3

A、B. 正常腰椎正侧位片（1. 椎体；2. 椎弓根；3. 椎板；4. 椎间孔；5. 椎小关节；6. 椎间隙；7. 棘突；8. 腰大肌）；C、D. 正常腰椎伸屈位片示腰椎伸屈活动好，未见受限；E、F. 腰椎双斜位片（9. 椎弓峡部）

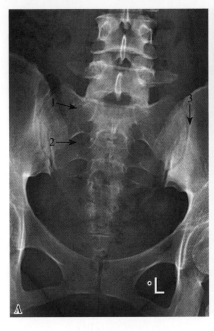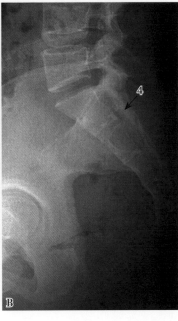

图 5-2-4

A、B. 正常骶尾骨正侧位片(1. 骶尾椎；
2. 骶孔；3. 骶髂关节；4. 骶管)

3. 过伸及过屈位　即功能位(图 5-2-3C、D)。

4. 斜位　显示结构：椎弓、椎间关节。此投照体位观察椎弓峡部最佳，用于诊断椎弓峡部裂(图 5-2-3E、F)。

(四) 骶椎、尾椎

正侧位显示情况见图 5-2-4。

(庞超楠　刘颖　袁慧书)

第三节　脊柱疾患的 CT 检查

一、概述

自 1969 年 Hounsfield 发明计算机断层成像技术以来，CT 在医学临床的各个学科得到了广泛的应用，在脊柱病变中的诊断价值越来越受到肯定。非螺旋 CT 扫描图像可以显示椎间盘及局部骨质横断位情况，但观察内容较少，不能很好地解释脊柱疾病患者的临床表现，具有一定局限性。自 1998 年以来，多层螺旋 CT 扫描技术飞速发展，其操作方便、快速，扫描后三维重建图像能有效观察椎间盘、椎体及附件骨质、椎间孔、脊柱韧带、椎管形态及其病变情况，在脊柱外科中逐渐成为一项常规的影像检查技术。

二、CT 常规检查方法

脊柱与脊髓的 CT 常规检查方法主要包括 CT 平扫、增强扫描和 CT 重建。

(一) CT 平扫

目前主要进行多层螺旋扫描，一般为横断面扫描，根据重点观察部位的需要，设定扫描层厚、扫描层次，显示骨性结构和软组织结构。为了更好地观察脊柱平扫影像，骨结构、椎间盘、硬膜囊、脊髓及椎旁软组织，应用软组织窗、骨窗分别观察(图 5-3-1)。脊椎扫描层厚一般为 3mm，骨窗窗宽 1200~1800Hu，窗位 400~600Hu，软组织窗窗宽 300~400Hu，窗位 50~80Hu。扫描后经三维图像处理可获得高质量的多方位重建图像，可以对上述结构进一步观察。

(二) 增强扫描

静脉注射水溶性碘造影剂后再进行扫描的方法。经静脉增强扫描可用于观察椎体、附件骨质破坏后病变组织增强情况、周围软组织侵犯范围及程度，对于肿瘤、炎症的诊断、鉴别诊断有一定作用(图 5-3-2A)。增强扫描还可用于观察脊柱病变、畸形与周围血管关系，为手术提供重要的术前资料，但对于成骨性病变增强扫描仍有一定的局限性。

(三) CT 重建

1. 二维重建

(1) 多平面重建(MPR)：将扫描范围内所有的轴位图像叠加起来再对某些标线标定的重组线所指定的组织进行冠状位、矢状位、任意角度重建(图 5-3-2B)。

该重建方法优点：①椎间盘：任意角度重建 MPR 图像可以很好地显示椎间盘病变，不受脊柱侧弯、生理曲度变化影响；②椎管：多方位 MPR 图像对椎管形态的观察更加直观，对椎管椎体肿瘤的观察更加全面直观；③骨质结构：矢状位、冠状位 MPR 可完整显示椎体的边缘轮廓及骨质情况，对椎体边

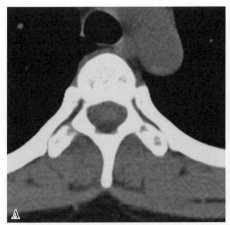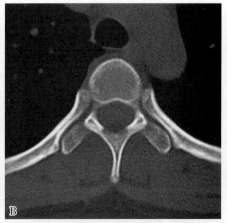

图 5-3-1

A. 胸椎 CT 软组织窗；B. 胸椎 CT 骨窗

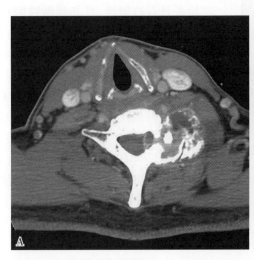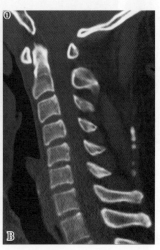

图 5-3-2

A. 骨巨细胞瘤增强扫描图；B. 颈椎矢状位重建（骨窗）

缘的骨质增生均显示清晰，对椎体及附件骨折的观察更加全面，对轻度骨裂骨折亦能较好显示；斜位 MPR 亦能很好地显示双侧椎间孔及椎弓椎板，对腰椎滑脱者可清楚显示滑脱的程度及有无椎弓断裂和小关节病变；④韧带、软组织：重建图像可以完整地显示钙化的前后纵韧带、黄韧带、项韧带。

缺点：难以表达复杂的空间结构关系。

（2）曲面重组（CPR）：是一种特殊的多平面重组方式，根据感兴趣器官、组织的走行方向描划曲线，可以在图像中得到弯曲物体的全长（图 5-3-3）。由于颈胸腰椎均有一定的曲度，常规冠状位重建图像很难在同一平面显示所有椎体，沿椎体中心、椎体后缘及椎管分别行 CPR 可以较好地显示脊柱的冠状位情况。在脊柱侧弯患者亦可以较好地显示椎管形态。

缺点：容易造成假阳性。

2. 三维重建

（1）脊柱容积重组再现（VRT）：可选择性选定多个 CT 阈值，并通过调整遮盖、透明度及颜色逼真地再现容积图像，是一种创建彩色图像的方式。能清晰显示脊柱的轮廓形态、椎体及附件，且层次分明，立体感强，犹如标本一般（图 5-3-4A）。另外，通过调整不同组织 CT 值阈值范围，用 VRT 图像可以显示周边软组织结构，为诊断提供更多信息。

（2）表面遮盖显示（SSD）：通过确定兴趣区所要显示结构的实际密度所包含的最高和最低 CT 值，设定最高和最低阈值水平，将阈值范围内的连续性像素构筑成单个的三维结构模型，因此 SSD 能较好地显示表面轮廓（图 5-3-4B）。但 SSD 对深部结构微小骨折不及 MPR 及薄层 MIP 敏感，无法在组织密度方面进行细微区分，表面只能显示单一组织密度，对脊柱疾病一般只显示骨骼成分。

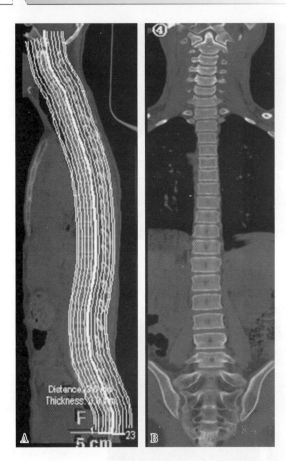

图 5-3-3
A. 曲面重建定位像；B. 全脊柱曲面重建图像

（3）最大密度投影重组（MIP）：MIP 是在三维显示图上对每条射线上的最高密度进行编码，无 CT 阈值选择。在脊柱病变中 MIP 显示效果大致同 X 线片，但可以旋转多方位观察。薄层 MIP 通过调整模块厚度、窗位、窗宽及适当的旋转也可以很好地显

示椎体、附件骨质结构，且有一定的立体感，主要用于观察脊柱术后金属钉位置及走行方向（图 5-3-4C）。

三、CT 特殊检查方法

（一）CT 脊髓造影（CTM）

CTM 是将少量非离子型水溶性造影剂注入蛛网膜下腔后进行 CT 扫描，利用 CT 高分辨率的特性，使蛛网膜下腔内的造影剂显影，对比出硬膜囊形态及其内的脊髓等结构，因此可较准确地观察椎管形态；测量椎管各径线和侧隐窝大小；椎间盘膨出及突出，特别是对椎间盘突出能做出确诊性诊断（图 5-3-5）；确定椎管狭窄的原因及程度。尽管 CTM 融合了 CT 平扫及普通脊髓造影的优点，但由于此种检查具有放射性，且必须做蛛网膜下腔穿刺及有造影剂反应的可能，随着 CT 特别是 MRI 的迅速发展，临床上 CTM 的应用已显著地受到限制。

（二）CT 引导下椎间盘造影

CT 引导下椎间盘造影是在 CT 监视下将一定剂量造影剂注入椎间盘髓核的一种微创检查方法，根据是否诱发出和平时性质、程度相同的疼痛表现，可鉴别是否有间盘源性痛。同时，还可根据注入造影剂的剂量和分布范围来判断纤维环撕裂程度，为进一步治疗提供依据。

四、正常 CT 解剖

（一）颈椎 CT 解剖

1. 横断层面　①寰枢关节层面，能清楚地显示寰椎、前弓、后弓、侧块、椎动脉沟、枢椎齿状突等结构（图 5-3-6A）；②椎弓层面，显示结构为椎体、椎弓

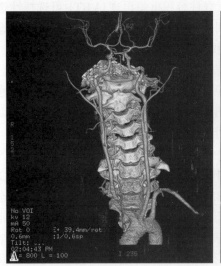
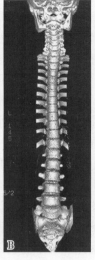
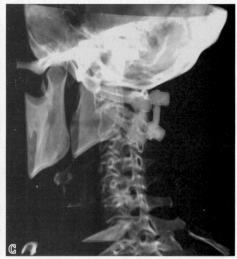

图 5-3-4
A. 颈椎及动脉 VRT 图像；B. 全脊柱 SSD 图像；C. 颈椎术后 MIP 重建图像

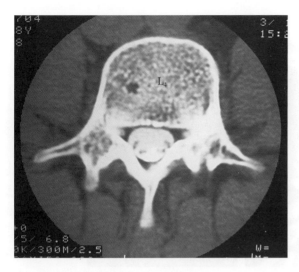

图 5-3-5 正常 CTM

L$_4$水平 CTM 可以清晰显示硬膜囊形态、两侧侧隐窝及脊神经根情况,测量椎管的直径

根、椎板、棘突、椎管、横突、椎动脉(图 5-3-6B、C);③椎间盘层面,重点观察间盘形态(图 5-3-6D)。

2. 矢状层面 显示结构为寰椎、前结节、后结节、枢椎、齿状突、棘突、椎管、硬膜囊、颈髓、椎间隙、椎间盘(图 5-3-7A、B)。

3. 冠状层面 能清楚显示如下结构:寰椎、侧块、上关节凹、枢椎、齿状突、钩突、椎间隙、椎间盘(图 5-3-7C)。

（二）胸椎 CT 解剖

1. 横断层面 可显示如下结构:椎体、椎板、椎弓根、棘突、椎管、横突、硬膜囊、胸髓、椎间盘(图 5-3-8A、B)。

2. 矢状层面 显示结构为:椎体、椎板、棘突、椎管、硬膜囊、胸髓、椎间隙、椎间盘、黄韧带、棘间韧带、棘上韧带、关节突(图 5-3-9A)。

3. 冠状层面 显示结构为:椎体、椎板、椎弓根、棘突、椎管、横突、肋凹、椎管、硬膜囊、胸髓、椎间隙、椎间盘(图 5-3-9B)。

（三）腰椎 CT 解剖

1. 横断层面 可显示结构为:椎体、椎板、椎弓根、棘突、椎管、上关节突、下关节突、横突、硬膜囊、椎间盘、腰大肌(图 5-3-10A、B)。

2. 矢状面 显示结构为:椎体、椎板、棘突、椎管、硬膜囊、胸髓、脊髓圆锥、椎间隙、椎间盘、前纵韧带、棘间韧带(图 5-3-11A、B)。

3. 冠状层面 显示结构为:椎体、椎板、棘突、

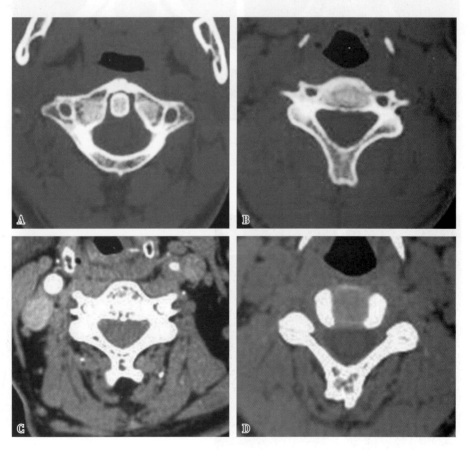

图 5-3-6

A. 寰枢关节层面骨窗;B. 椎弓层面骨窗;C. 椎弓层面软组织窗;D. 间盘层面软组织窗

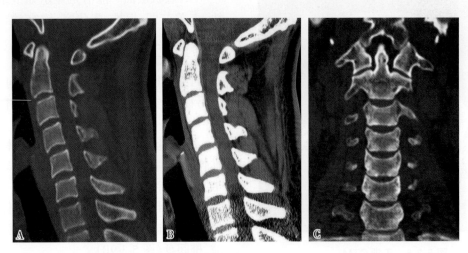

图 5-3-7

A. 颈椎矢状位骨窗；B. 颈椎矢状位软组织窗；C. 颈椎冠状位骨窗

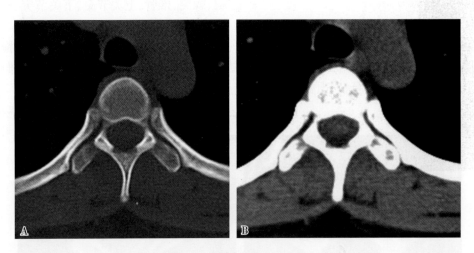

图 5-3-8

A. 胸椎横断位骨窗；B. 胸椎横断位软组织窗

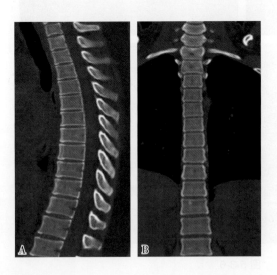

图 5-3-9

A. 胸椎矢状位骨窗；B. 胸椎冠状位骨窗

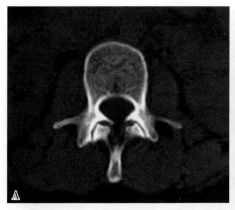
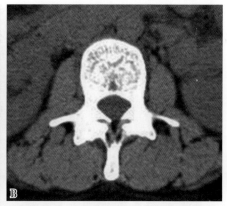

图 5-3-10

A. 腰椎横断位骨窗;B. 腰椎横断位软组织窗

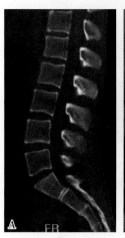
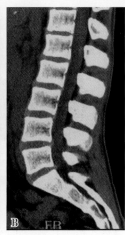
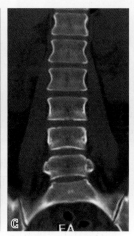
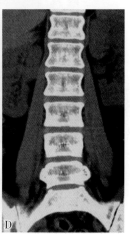

图 5-3-11

A. 腰椎矢状位骨窗;B. 腰椎矢状位软组织窗;C. 腰椎冠状位骨窗;D. 腰椎冠状位软组织窗

椎管、横突、硬膜囊、胸髓、椎间隙、椎间盘、腰大肌（图 5-3-11C、D）。

（曾祥柱　袁慧书）

第四节　脊柱疾患的 MR 检查

磁共振成像（magnetic resonance imaging,MRI）是利用生物体内的氢质子（H）在强磁场内对射频信号吸收和发射的过程进行成像的技术,对人体无 X 线损伤,软组织分辨率高于 CT,可直接多平面成像;成像参数多,脉冲序列多,对于组织结构和病变能够提供较 X 线和 CT 检查更多的信息,已广泛应用于临床脊柱脊髓疾病的诊疗过程中。

一、脊柱 MR 成像方法

1. MR 成像基本序列　主要包括两种基本的成像序列,即 T_1 加权成像和 T_2 加权成像（图 5-4-1A、B）。由于各种组织的 T_1 值和 T_2 值都不相同,因此在 MR 图像上会形成对比。图像以灰阶的形式表示,白 / 亮代表信号强度高,黑 / 暗代表信号强度低。不同组织在这两种图像中的表现是不同的,各种常见组织的信号强度见表 5-4-1。病理状态下,组织成分或分布发生改变,在 MR 图像上其信号强度或形态结构会发生相应的变化,使病变组织与正常组织之间形成良好的图像对比。这是利用磁共振成像进行疾病诊断的基础。

表 5-4-1　脊柱各部分 T_1 和 T_2 信号强度情况

信号	脑脊液	脊髓	脂肪	骨皮质	红骨髓	黄骨髓	肌腱、韧带	肌肉神经
T_1	低	等	高	低	低	高	低	等
T_2	高	等	稍高	低	低到中等	稍高	低	等

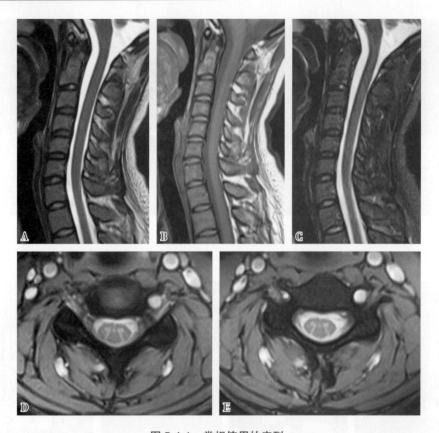

图 5-4-1 常规使用的序列

A、B、C图为正中矢状位图像，A为T_2加权，B为T_1加权，C为T_2加权脂肪抑制图像；

D、E图为横断位图像，D通过间盘层面，E通过椎体层面

MR可以多方位直接成像，如轴位、冠状位、矢状位，还可以根据病变的需要进行不同角度的调整，易于显示解剖学中各组织器官的毗邻关系，便于病变的定位并判断与周围组织结构的毗邻关系。

2. 脂肪抑制技术 在进行脊柱T_1和T_2加权成像中，常配合使用脂肪抑制技术（图5-4-1C、D、E），它的临床意义包括：①随着年龄的增长，红骨髓转化为黄骨髓，椎体骨髓内的脂肪含量增多，表现在MR图像上骨髓弥漫性或局灶性的T_2信号增高，而病变常表现为T_2高或稍高信号，脂肪信号抑制后，能够更加突出病变的信号，提高了MR成像的敏感性；②T_1加权序列脂肪呈高信号，在增强扫描时病变强化后也表现为信号增高，脂肪抑制序列同样可以突出病变强化的程度；③与非压脂序列比较可以判断病变内是否含有脂肪成分，有利于病变的定性；④硬脊膜外间隙还有一定量的脂肪成分，当观察这一区域的病变时，使用脂肪抑制技术能够更好地显示病变范围。

3. 增强扫描 观察脊柱病变有时需要进行增强扫描（图5-4-2）。临床上常用的MRI造影剂是顺磁性造影剂钆-二乙三胺五乙酸（Gd-DTPA），它具

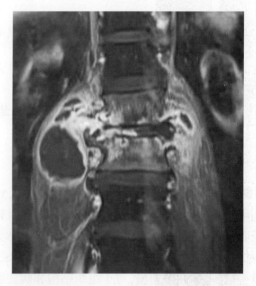

图 5-4-2 腰椎结核患者，T_1加权增强扫描图像显示椎体本身病变和椎旁脓肿

有很强的顺磁性，在较低的浓度下会引起组织T_1信号的增高，在一定范围内信号强度的变化与造影剂浓度呈线性关系，进入组织的造影剂越多，增强效果越明显，通过观察强化的程度来推测病变的血液供

应状态以及血脑屏障的破坏程度。一般情况下,病变的恶性程度越高,强化越明显,血管源性病变强化明显,囊性病变内部无强化,炎性病变也有不同程度的强化。另外,在 CT 图像上骨质呈高密度,因此,CT 增强扫描时难以精确显示增强的程度和范围。而骨皮质在 MRI 图像上为低信号,骨松质在 T_1 脂肪抑制序列上为低信号,使用 MRI 增强配合使用脂肪抑制技术,病变的强化呈高信号,这样可以突出病变的强化程度,较 CT 有很大的进步。

4. 三维成像序列　传统的 MR 扫描是二维的成像,层面较厚,对于细节的显示能力有限,三维成像序列可以进行高空间分辨力的薄层扫描,提高对解剖细节的显示能力,提供更加全面的信息。同时,通过三维重建软件可以进行任意角度和方向的重建,不需要采集各个方向的图像,简化了图像的采集过程。三维曲面重建极大地方便了椎体形态及其相对位置和脊髓形态的显示,达到在同一层面内显示全脊柱椎体和脊髓的效果。像常规序列一样,三维成像序列包括 T_1 加权序列和 T_2 加权序列(图 5-4-3)。但是扫描时间较长,扫描前应告知患者做好心理准备;摆放体位时应尽量舒适,并适当固定,以避免出现运动伪影,达到最佳的检查效果。

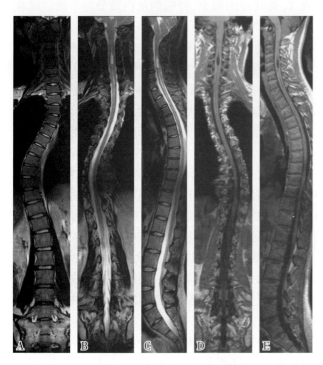

图 5-4-3　通过三维序列重建图像

A、B 为 T_2 冠状位,C 为 T_2 矢状位,D 为 T_1 冠状位,E 为 T_1 矢状位图像

胸椎以 T_9 为中心向右侧侧弯,Chiari 畸形(小脑扁桃体下疝)伴颈段脊髓空洞,寰枕融合畸形

5. 磁共振脊髓造影(MRM)　磁共振脊髓造影是利用重 T_2 加权序列结合脂肪抑制技术,使背景信号减低,脑脊液信号更加突出,获得高质量的蛛网膜下腔影像,勾画出脊髓、圆锥、马尾、神经根以及神经根袖等结构,能够从总体上进行直观的观察(图 5-4-4)。因其方便、快捷、无损伤且不需要造影剂等优点而广泛应用于临床。腰段脑脊液往复运动较其他节段轻微,因此腰段 MRM 图像质量最好。除了观察椎管内的结构外,MRM 可以显示椎管外较长的脊神经节段,对于显示臂丛神经和腰神经的细节和走行较好。

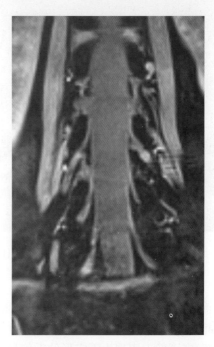

图 5-4-4　MRM 显示神经根的走行与形态

临床应用:①主要用于观察病变与神经根关系,包括椎间盘病变对神经根、脊髓、硬膜囊造成的压迫;②外伤后神经根的损伤以及神经根的先天变异等方面。

6. 磁共振类 PET 成像　是一种全身的扩散加权成像技术。它通过监测水分子的扩散运动,在抑制背景组织信号的基础上,突出显示病变部位的弥散加权对比,大大提高了病变组织(尤其是恶性病变及其转移灶)的检出率,一次检查可覆盖全身大范围,检查方便,重建后的图像效果与 PET-CT 类似。目前在脊柱中的应用主要有:①发现脊柱的转移性病变;②有助于发现原发病灶以及淋巴结转移病灶;③评估肿瘤 TNM 分期。

二、MR 检查的禁忌证

安装心脏起搏器或体内有金属异物(钛或钛合

金除外)者,不能平卧配合检查的危重患者,幽闭恐惧症患者等。人工耳蜗植入的患者,进行 MR 检查可能造成其损坏。

三、磁共振图像的常见伪影

1. 运动性伪影　主要是指由于脑脊液搏动产生的伪影,表现为硬膜囊内团片状或纤曲信号影(图5-4-5),施加流动补偿梯度或者使用合适的扫描参数可以抑制这种伪影,易与疾病鉴别。

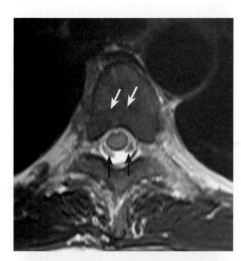

图 5-4-5　脑脊液搏动伪影,硬膜囊内条状低信号(图中直箭所示)

2. 金属伪影　是由于金属物体(如临床手术后有金属植入物等)在磁场内破坏磁场的均匀性,使信号畸变,在图像上表现为不定形的无信号区,周围组织的形态明显变形(图 5-4-6)。这一表现与病变较容易鉴别。尽管这种伪影难以避免,但是采用合适的场强、扫描序列(如 TSE 序列)和参数将有助于减少金属伪影。

四、脊柱 MR 应用解剖

MR 多参数、多方向成像实现了脊柱和脊髓解剖结构的清晰显示。矢状位可以显示脊柱的曲度和序列、椎管的狭窄程度,主要观察的结构包括椎体和附件(包括椎弓根、关节突、椎板、棘突等)、椎间盘和脊髓(图 5-4-1A~C,图 5-4-7A~D)。①骨皮质在 T₁加权和 T₂加权图像上均呈低信号,与 CT 比较 MR对于骨皮质的显示能力较差。椎体内部信号比较均一,与脑脊液信号相比,T₁加权图像上呈高信号,信号高于骨皮质而低于皮下脂肪,在 T₂加权图像上呈中等至低信号,稍高于骨皮质。脂肪抑制序列骨髓呈均匀低信号。椎体内骨小梁显示不清。②椎间盘

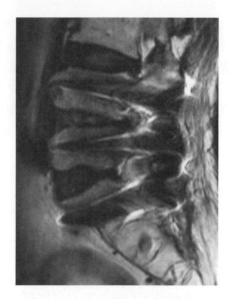

图 5-4-6　腰椎术后 T₂ 加权矢状位图像,可见金属固定物伪影

表现在 T₁ 加权图像上呈低信号,在 T₂ 加权图像上除周边 Sharpey 纤维呈低信号外,内部由于较高的含水量呈高信号。随着年龄的增长,其含水量逐渐减少,在 T₂ 加权图像上可见信号降低。椎体终板在 T₁ 和 T₂ 加权图像上通常呈低信号。③脊髓位于脊蛛网膜下腔中央,在 T₁、T₂ 加权图像上呈中等信号。在 T₂ 矢状位图像上,脊髓的灰白质分界不清。除在病理性增宽的情况下,中央管一般不能显示,表现为纵行条状长 T₁ 长 T₂ 信号影。④硬脊膜外间隙为骨性椎管与硬脊膜间的一狭窄腔隙,其间主要含有脂肪、血管、神经及结缔组织。静脉和静脉丛在多数常规序列成像上呈条状、斑点状低信号强度。神经根的信号也较低,但在其周围脂肪组织的对比下常清晰可见。

除此之外,矢状位还可观察的结构包括:观察椎间孔的形态,评价椎体骨刺和椎间盘对其内走行神经根的压迫;观察上下关节突之间的椎弓峡部是否存在不连;颈椎和胸椎关节突关节在矢状位观察也较好;观察前纵韧带和后纵韧带,在 T₁、T₂ 加权图像上均呈条状低信号,一般不能与骨皮质及其他纤维组织完全加以区分,当明显增厚或钙化时较易显示。

横轴位主要观察的内容包括(图 5-4-1D、E,图5-4-7E、F):①椎间盘病变与脊髓的位置关系、对脊髓的压迫情况和椎管的狭窄程度,以及椎间孔的狭窄程度;②也可以观察脊髓内病变,T₂加权图像上,正常脊髓中央灰质呈一 H 形高信号区,周围为稍低信号的白质束;③如果是主要累及椎体、附件等的

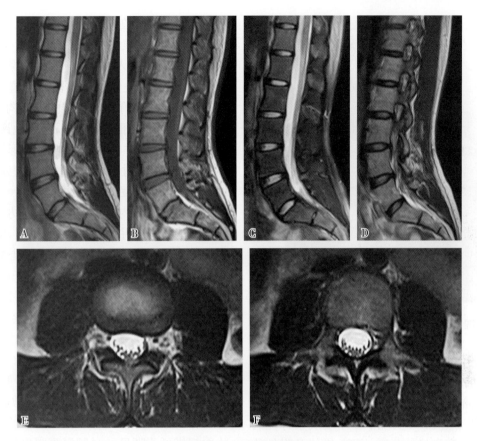

图 5-4-7　腰椎正常图像

A、B、C、D 图为正中矢状位图像，A 为 T_2 加权，B 为 T_1 加权，C 为 T_2 加权脂肪抑制图像，D 为通过椎间孔层面的矢状位图像；E、F、G 图为横断位图像，E 为通过椎间盘层面，F 为通过椎弓根层面

病变，也可进行观察；④黄韧带一般较难显示，在增厚钙化时在矢状位和横轴位均可显示，呈相对低信号；⑤ MR 图像不能将硬膜和蛛网膜加以区分，故在 MR 图像上所见到的硬膜囊内的脑脊液，实际上是位于蛛网膜下腔的。当椎体或间盘病变向后突向椎管内时，常可清晰地显示病变对硬膜囊的压迫。

（田春艳　裴新龙　袁慧书）

第五节　影像学检查在常见脊柱疾患的应用

一、脊柱先天性畸形

脊柱的先天性畸形大体上可以分为两类：骨性和椎管内先天畸形，前者主要包括椎体融合、齿突不连、椎体畸形、寰枕融合、椎弓峡部不连与脊椎滑脱、脊柱侧弯后凸等，后者包括脊髓纵裂和脊髓双干、脊髓脊膜膨出、脊髓栓系、表皮样囊肿和皮样囊肿、终丝脂肪瘤、背部皮毛窦、Chiari 畸形、神经纤维

瘤病等。

骨性畸形主要使用 X 线、CT 进行评价，MR 也可以进行一定程度的显示。X 线是诊断脊柱畸形最基本的检查方法，由于脊柱的整个椎体及附件结构均在同一张胶片中成像，因此可以评价脊柱的整体形态、畸形的严重程度以及骨骼的成熟程度，结合伸屈活动可以评价功能状态，同时可以评价手术的效果以及固定物的位置等（图 5-5-1）。X 线的不足主要体现在以下几个方面：如果患者年龄较小，尚未骨化的异常骨结构在 X 线平片上不能显示；对于重叠结构和较为复杂的畸形，常难以清晰显示具体详细的结构异常；椎管内部结构的异常不能显示，必须依靠 CT 或 MR 检查才能明确诊断。

CT 扫描及三维重建能够更加精确地显示脊柱骨性结构的先天异常，对于 X 线平片无法显示的骨性先天畸形也能清晰显示，如椎体间的部分融合、先天性椎板缺如等脊柱畸形以及椎管内的骨性畸形，判断椎管的狭窄程度，尤其对颅颈及腰骶交界区等复杂部位的畸形具有独特的诊断价值，为脊柱外科

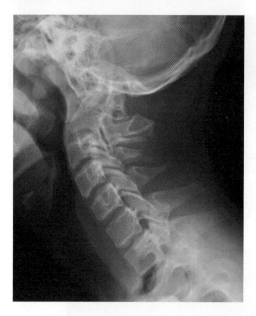

图 5-5-1　寰枕融合、颅底凹陷

医师在疾病的诊断及手术方案的制订等方面提供了全面的影像信息。三维重建方法主要包括多平面重建（MPR）、曲面重建（CPR）、三维表面遮盖显示重建（3D-SSD）等。①MPR 实现了多角度观察脊柱病变，矢状位可观察脊柱的曲度、序列、椎体及附件的异常、椎管的狭窄程度，冠状位可观察脊柱的侧凸程度，确定半椎体和融合椎，脊髓纵裂若出现骨性分隔在冠状位上也可清晰显示；②CPR 将合并脊柱侧弯

畸形患者的脊柱在一个平面内成像，能够更好地评价椎体、附件及椎管的形态异常，对于手术中椎弓根螺钉的准确植入、融合节段的选择、侧弯分型的判断、避免术后失代偿等方面非常重要；③3D-SSD 能够重建出整个脊柱的三维立体结构，去除周围组织尤其是肋骨对椎体的遮挡，直观地评价整个脊柱的形态学改变，并从多个角度对畸形进行观察（图5-5-2）。CT 检查对于椎管内的结构显示有一定的限度，不能很好地显示脊髓及神经根。

MRI 是椎管内畸形的首选检查方法，X 线、CT 检查只能显示合并的骨性椎管扩大。MR 检查包括常规二维和三维成像序列。常规二维 MR 检查可显示脊柱和脊髓畸形（图 5-5-3），但对于严重侧弯患者难以在一张图像上完整地显示全脊柱全貌，应用三维成像序列曲面重建可以全面地观察脊柱和脊髓发育异常（图 5-5-4，图 5-5-5）。采用 T_1 加权像能够显示先天性变异的解剖细节，T_2 加权像有助于鉴别畸形时并发肿瘤的性质来源，在高信号脑脊液的衬托下能更好地评价脊髓和硬膜囊的异常形态。MRI 是诊断脊膜膨出与脊髓脊膜膨出可靠的检查方法，矢状面扫描可清晰显示脊髓脊膜膨出的全貌，向后膨出的脊膜囊信号在 T_1 加权像上呈低信号，在 T_2 加权像上呈高信号，根据囊内信号的变化可对内容物做出判断。MR 能够准确地判断脊髓拴系的位置及合

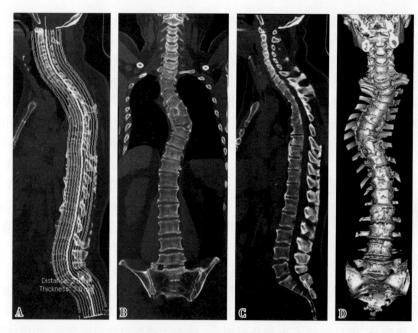

图 5-5-2　男性，45 岁，脊柱畸形

A. CT CPR 重建定位像显示沿椎管曲度冠状位重建；B. CPR 冠状位椎体正中层面示 T_8 半椎体，$T_{2\sim7}$ 椎体分隔不全，脊柱 S 形弯曲；C. CPR 矢状位正中层面清晰显示椎管的宽窄情况；D. 3D-SSD 显示脊柱侧弯整体情况

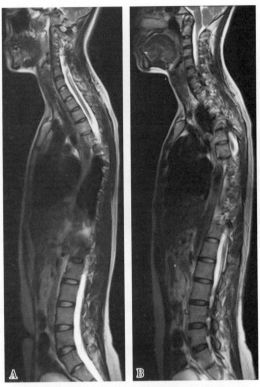

图 5-5-3 全脊柱常规矢状位 T$_2$WI

脊柱 S 形侧弯畸形,不能在同一张图像上完整显示全脊柱的全貌

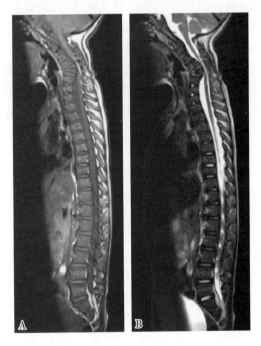

图 5-5-4 全脊柱矢状位曲面重建显示颈椎后突畸形,椎体发育不良

A. T$_1$WI;B. T$_2$WI

并的畸形,在矢状位上显示清晰(图 5-5-6)。对于脊髓纵裂 T$_1$、T$_2$ 加权像可清楚地显示,冠状位可显示脊髓纵裂全长,可充分显示脊髓纵裂的部位、范围及

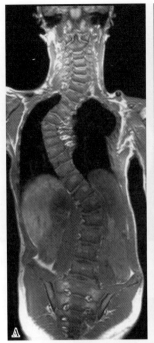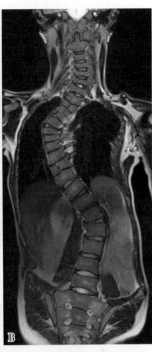

图 5-5-5 全脊柱冠状位重建显示脊柱多个椎体半椎及蝴蝶椎发育畸形,并脊柱 S 形侧弯畸形

A. T$_1$WI;B. T$_2$WI

形态;横断面显示分裂的脊髓可位于同一硬膜囊内,也可位于间隔两侧的两个硬膜囊内(图 5-5-6)。MRI可明确显示椎管中线纵行的间隔,但较难区分骨性或纤维软骨性间隔。

(裴新龙 袁慧书)

二、脊柱退变

脊柱退行性改变是中老年人常见病和多发病,年轻人的患病率也有增加的趋势。影像学表现对临床诊断非常有帮助。退变主要的病理改变是骨质增生硬化、小关节退变、韧带肥厚骨化、椎体终板退变、间盘退变、椎体不稳(滑脱),以及相应的脊髓改变。

1. 骨质增生硬化 X线片可以显示椎体缘的骨质增生硬化、骨桥形成(图 5-5-7)。CT 去除了重叠因素,可以很好地观察椎体骨质增生,表现为椎体边缘不规则的骨质增生、骨赘形成,其中椎体后缘的骨质增生引起的症状较重应予以一定的重视。而MR 对于骨质硬化不敏感,表现为低信号。

2. 小关节退变 表现为关节突关节增生、肥大并骨赘形成,小关节间隙变窄、消失。严重时,小关节腔内可见"真空现象",甚至出现小关节退变所致的脱位、半脱位。椎小关节的骨质增生及关节囊肿大可引起椎间孔的狭窄。

3. 韧带肥厚骨化 当脊柱发生退变时,一些韧

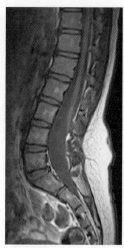
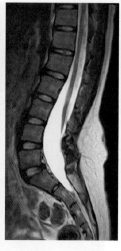
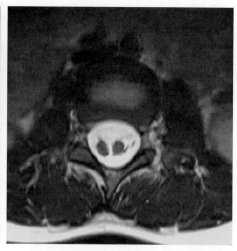

图 5-5-6   脊髓拴系;脊髓纵裂;脊髓低位达 L$_4$ 水平,脊髓纵裂位于同一硬膜囊内

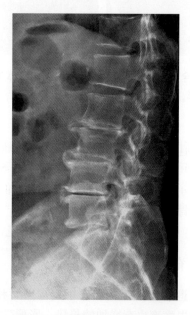

图 5-5-7   腰椎退行性骨关节病

带也会出现改变。比如前后纵韧带钙化、骨化,黄韧带的肥厚骨化。尤其是后纵韧带和黄韧带,由于它们位于椎管内,当发生骨化增厚时,可以引起椎管狭窄,造成脊髓受压。颈椎后纵韧带骨化在侧位片上易于观察,表现为椎体后方连续或间断的条形骨性密度影。黄韧带骨化由于其解剖位置的特点,重叠因素影响,X 线正侧位片常难以显示。CT 的横断面扫描和多方位重建可以很好地显示后纵韧带、黄韧带的骨化,甚至是细线形的骨化。MRI 对于韧带肥厚骨化的改变不敏感,只有当韧带出现明显增厚时才会发现。没有厚度改变的韧带钙化和正常韧带一样,都表现为条形低信号。棘突间韧带有时会因为水肿而出现 T$_2$WI 高信号,在压脂像上表现更为明显。

4. 椎体终板退变   椎体终板退变,又称 Modic 改变,多发生于腰椎。MRI 显示非常清楚。分为 3 型:Ⅰ 型(又称为炎症期或水肿期),T$_1$WI 低信号,T$_2$WI 高信号;Ⅱ 型(脂肪期或黄骨髓期),T$_1$WI 高信号,T$_2$WI 高信号,脂肪抑制像表明该变化主要由大量脂肪沉积所致;Ⅲ 型(骨质硬化期),T$_1$WI 及 T$_2$WI 均低信号。Ⅰ 型和 Ⅱ 型 CT 扫描不易发现。当椎间软骨盘破裂髓核可经裂隙突入椎体内,造成椎体内半圆形缺损阴影,周围可见硬化边,称 Schmorl 结节。Schmorl 结节可发生在 1 个或多个椎体终板。X 线片和 CT 表现为椎体上缘或下缘椎体的中心或后部、单发或多发类圆形或不规则形低密度灶,周围有骨质硬化边。MRI 也可以清晰显示椎体终板 Schmorl 结节。

5. 椎间盘退变   在 X 线上椎间盘不能直接显影椎间盘,可以通过椎间隙及椎体缘的改变间接观察,如椎间隙变窄、椎体缘骨质增生等。在 CT 上,椎间盘膨出表现为椎体边缘均匀、对称的软组织密度影,如果伴有钙化则表现为膨出的软组织密度中有弧形高密度影。椎间盘突出 CT 诊断的准确率较高,表现为椎体后缘软组织块影,即由椎间盘后缘向椎管内局限性突出所致,其密度与相应椎间盘密度一致,可使相邻的硬膜囊或神经根受压移位,这是非常典型的椎间盘突出 CT 表现(图 5-5-8)。如果椎间盘脱出时可以在椎管内看到等密度的团块状软组织密度影,有时难以和肿瘤鉴别,这就需要 MR 进一步检查来鉴别。MR 是目前显示椎间盘退变最准确、最直观的影像学方法,可以显示各个级别的退变间盘的信号及形态改变。椎间盘变性时受累椎间隙通常变窄,椎间盘高度变薄,信号减低。MR 还可以观

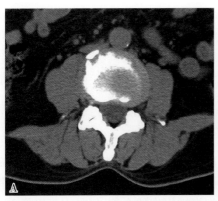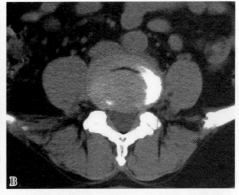

图 5-5-8　女性,60 岁,椎间盘突出 CT 表现

A. 腰椎间盘平扫示 $L_{3\sim4}$ 间盘膨出,椎体缘骨质增生;B. $L_{4\sim5}$ 间盘向后突出,间盘内可见"真空现象"

察椎间盘纤维环撕裂的形态,表现为 T_2 加权图像低信号的纤维环内出现斑点状高信号(图 5-5-9),可分为环状、放射状和横行撕裂。椎间盘膨出时纤维环完整但较为松弛,超出椎体终板的边缘或向后膨凸部分超过 4mm,轴位显示为超出椎体终板边缘的光滑对称性膨出。椎间盘突出为高信号的髓核突出于低信号的纤维环,T_1 加权像突出部分信号高于脑脊液,低于硬膜外脂肪;T_2 加权像信号低于脑脊液,高于脊髓。髓核完全突出于纤维环之外称为椎间盘脱出,横轴位图像可较好地显示突出或脱出的间盘对脊髓、硬膜囊及神经根的压迫。脱出的髓核位于椎管内硬膜囊外,可于间盘上下方水平,当髓核完全游离时,需与硬膜外肿瘤鉴别,增强检查时游离髓核表现为环形强化(图 5-5-10),而此处较常见的神经源性肿瘤多表现为均匀明显强化,可以此鉴别。突出或脱出的髓核可出现钙化,在各加权像中信号均降低。

6. 脊柱不稳(滑脱)　X 线检查可以拍摄功能位

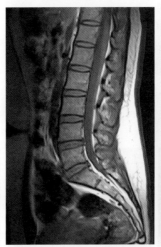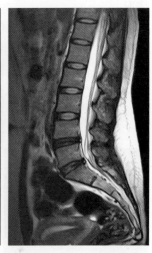

图 5-5-9　$L_4\sim S_1$ 椎间盘变性并纤维环撕裂,T_2WI 图像中 $L_4\sim S_1$ 椎间盘变性信号减低,并间盘后缘点状高信号

置,如过伸过屈位,能很好地显示脊柱不稳,这一功能优于 CT 和 MR。脊柱不稳在腰椎最常见,表现为过伸过屈位上位椎体移动度增大。腰椎双斜位摄片

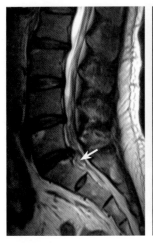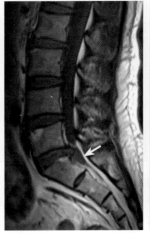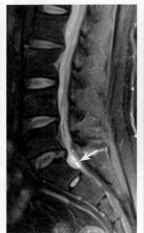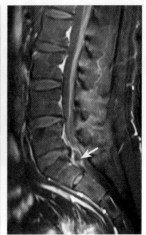

图 5-5-10　$L_5\sim S_1$ 椎间盘脱出,呈等 T_1 略长 T_2 信号,增强脱出间盘呈环状强化(箭头所示)

可以显示椎弓峡部的连续性,确定是真性滑椎或假性滑椎。所以在怀疑脊柱不稳时,可以选择拍摄屈伸位或是双斜位。在 CT 和 MR 上表现为一个或数个椎体连同椎弓向前或向后移位,本病多伴有椎间盘和椎小关节的退变。

7. 椎管狭窄　CT 不仅可以显示并准确测量先天性椎管狭窄,还可以显示因椎间盘膨出或突出、椎小关节增生以及韧带肥厚、钙化等导致脊椎中央椎管、神经根管、侧隐窝或椎间孔狭窄,从而明确上述退变是否引起硬膜囊内的神经、脊神经根受压而出现一系列症状。MRI 也可以直接进行椎管径线的测量,同时可以观察硬膜囊及脊髓、神经根受压的情况。

8. 脊髓改变　MRI 可以观察脊髓的信号异常,在退行性疾病中主要是由于间盘、小关节退变、韧带肥厚骨化引起的脊髓受压后形态、信号的改变。如脊髓形态变扁,由于水肿、变性而出现 T_2WI 信号增高。

对于脊柱退行性改变,各种影像学方法各有利弊,临床医师应该根据需要和想观察的组织结构合理选择检查方法。

(郎　宁　袁慧书)

三、脊柱外伤

脊柱外伤是临床常见病,X 线平片检查是首选的检查方法,常规正侧位投照可以明确是否有骨折、脱位及其类型、形态、程度,观察骨性椎管的情况,了解脊椎损伤的全貌,但是由于影像重叠,观察骨折细节上受到限制,对椎弓、椎板、小关节的骨折显示欠佳,不能显示伴随的韧带或其他软组织损伤及只累及骨髓的微细骨折。

螺旋 CT 空间立体感强,解剖关系清晰,可进行多平面及三维立体重建,对于脊椎附件骨折、微小骨折、骨性椎管结构的变化、骨折线的完整走行的显示明显优于常规 X 线,可清晰显示爆裂性骨折的整体改变及骨折碎片的移位情况,有利于判断骨折的稳

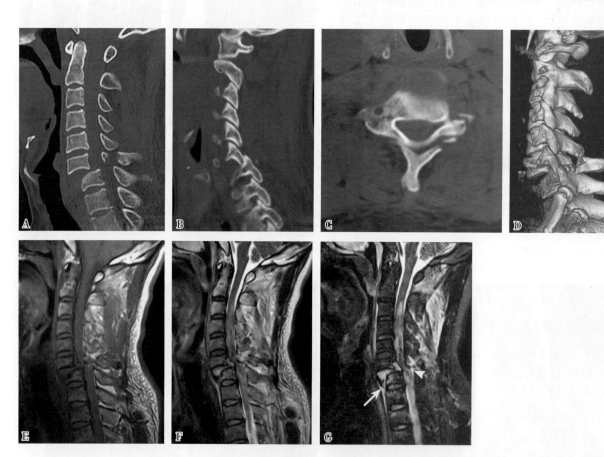

图 5-5-11　颈椎外伤,C_6 骨折,脊髓挫裂伤

A. 颈椎 CT 矢状位重建显示 C_6 棘突骨折、C_7 椎体前上缘骨折,$C_{6,7}$ 脱位;B. 显示 $C_{6,7}$ 椎小关节交锁;C. C_6 轴位图像显示左侧横突、棘突多发骨折;D. VRT 重建图像三维立体的显示病变部位的解剖改变;E~G. MR 示 C_6 椎体前移,C_7~T_3 椎体内见斑片状长 T_2 骨髓水肿信号,$C_{6,7}$ 间盘急性损伤水肿并突出,前纵韧带(箭)及黄韧带(箭头)断裂,C_6 双侧下关节突、椎板、棘突见多发骨折,$C_{6,7}$ 双侧小关节交锁,局部椎管明显狭窄,C_3~T_1 脊髓增粗,其内见条片状长 T_2 信号及线条状短 T_2 信号

定性,多角度观察骨折的全貌,为临床医师制订手术计划提供有效帮助。

　　MR 检查在急性骨折骨髓水肿、韧带损伤、脊髓神经根损伤、外伤性间盘突出或脱出等方面能提供准确的信息,韧带损伤的全面评估对于评价脊柱骨折的稳定性是至关重要的,而是否合并脊髓、神经根损伤对于临床医师制订治疗方案及评价预后是非常重要的(图 5-5-11)。

(庞超楠　袁慧书)

四、脊柱肿瘤

　　由于脊柱结构复杂,X 线检查在脊柱肿瘤诊断中的作用受到一定的限制,目前 CT 和 MRI 是脊柱肿瘤的主要检查方法,CT 可进行横断位、矢状位和冠状位重建,可更好显示肿瘤范围、骨质的破坏情况、肿瘤基质形态、周围软组织侵犯程度,同时可对椎体塌陷程度及风险进行评估。同时,脊柱肿瘤手术前需明确肿瘤周围血管受累情况,CT 血管造影(CTA)可以明确颈椎肿瘤与椎动脉、颈动脉的关系以及在胸椎肿瘤中脊髓的根髓动脉(Adamkiewicz 动脉)是否受累。

　　MRI 可评估硬膜外间隙肿瘤的范围及脊髓和神经根受压情况。MRI 常规扫描应包括轴位和矢状位,冠状位可评估肿瘤延伸范围,T_1WI 可显示正常骨髓结构、同时可显示肿瘤内部有无脂肪成分、亚急性出血等;由于肿瘤内部水含量的增加,肿瘤信号不同程度增高,T_2WI 可更好显示病变,尤其在短反转回复序列对软组织内病变及骨髓病变更敏感。T_1 FS+CE 可评估肿瘤血供,囊变及坏死区不强化,同时可帮助确定活检部分,增强扫描可确定肿瘤向硬膜外延伸范围。

　　脊柱肿瘤影像评价包括肿瘤发病部位、骨质破坏类型、肿瘤边界、骨膜反应有无、肿瘤基质类型、软组织肿块、局部蔓延情况、其他特征如液液平面、骨性分隔等。同时应结合患者年龄和肿瘤部位,对脊柱肿瘤良恶性评价有重要意义。小于 30 岁脊柱肿瘤少见且以良性为主,除尤因肉瘤和骨肉瘤外;30 岁以上者除椎体血管瘤外以恶性多见,其中转移瘤最多见。

　　1. 肿瘤部位　75% 以上位于椎体的肿瘤均为恶性,位于脊柱附件的肿瘤 1/3 为恶性。

　　2. 肿瘤边界及骨质破坏类型　与肿瘤生长速度有关,良性肿瘤生长缓慢,肿瘤边界清楚,呈地图样或膨胀性骨破坏,部分周围可见硬化边(图 5-5-12,图 5-5-13);如骨巨细胞瘤、肿瘤样病变如朗格汉

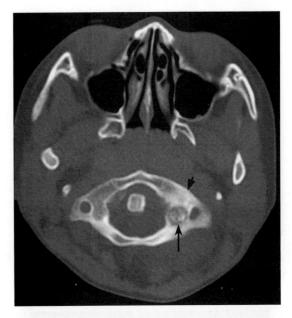

图 5-5-12　C_1 侧块骨样骨瘤,C_1 侧块可见类圆形瘤巢,内可见不均匀钙化(直箭),瘤巢周围骨质硬化(箭头)

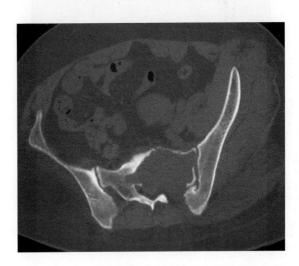

图 5-5-13　S_1 骨巨细胞瘤,骶骨偏左侧膨胀性骨破坏

斯组织细胞增生症、动脉瘤样骨囊肿;而恶性肿瘤边界不清晰,虫蚀或渗透样骨破坏,表现为多发筛孔样改变,可融合成大片,如骨髓瘤、转移瘤、淋巴瘤、软骨肉瘤、尤因肉瘤等(图 5-5-14,图 5-5-15)。肿瘤通常无硬化缘,常伴骨髓水肿。

　　3. 骨膜反应有无　脊柱肿瘤产生骨膜反应相对少见,恶性肿瘤主要见于尤因肉瘤、淋巴瘤、骨肉瘤,良性肿瘤及肿瘤样病变少有或仅有轻微骨膜反应,如朗格汉斯组织细胞增生症。

　　4. 肿瘤基质类型　肿瘤基质是异常的细胞外基质,包括肿瘤性成骨及新生骨、瘤软骨、残留骨及死骨,可对诊断提供信息。

　　(1)肿瘤性成骨及新生骨:瘤骨是由瘤细胞形

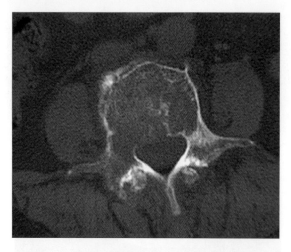

图 5-5-14　右乳癌腰椎转移,示 L_5 椎体及附件大片状骨破坏

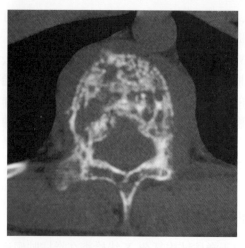

图 5-5-16　男性,56 岁,脊柱淋巴瘤,T_{11} 椎体混合性骨质破坏即多发虫蚀样溶骨性及成骨性骨破坏,椎旁见软组织肿块

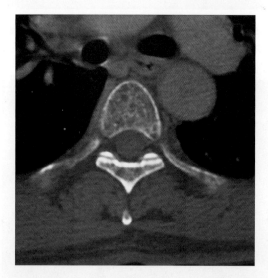

图 5-5-15　男性,61 岁,多发骨髓瘤,CT 轴位见椎体多发虫蚀样骨质破坏

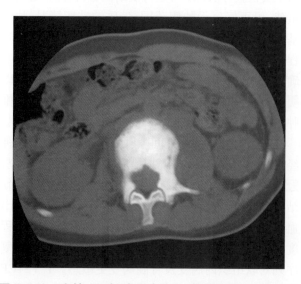

图 5-5-17　女性,14 岁,尤因肉瘤,L_3 椎体及附件呈象牙样高密度,椎旁可见软组织肿块

成的骨质,良性瘤骨与正常骨质相似,如骨瘤;而恶性肿瘤的瘤骨骨结构杂乱,呈象牙样或淡薄的片絮影。新生骨则是由肿瘤诱发反应性新骨形成,骨样骨瘤及骨母细胞瘤均可有新生骨形成;瘤骨及新生骨在 CT 上均表现为无定形的骨化或云雾样高密度影,比正常骨密度低且内部无规整的小梁结构(图5-5-16,图 5-5-17)。

(2) 瘤软骨:通常表现为环状钙化,是诊断成软骨肿瘤可靠征象,在 CT 和平片上呈点样或环样钙化,软骨小叶在 T_2 和反转回复序列呈高信号,增强扫描可见增强环样及弓样结构。钙化环形态对鉴别良恶性肿瘤有重要意义,良性者钙化环完整、密度高、边界清,主要见于骨软骨瘤、软骨母细胞瘤;恶性瘤软骨则密度淡薄、边缘模糊、形态不规则,见于软

骨肉瘤(图 5-5-18)。

5. 软组织肿块　软组织肿块形成是恶性肿瘤特征,软骨肉瘤、尤因肉瘤、转移瘤(图 5-5-19)、淋巴瘤,其中尤因肉瘤可在骨破坏不明显时形成显著的软组织肿块(图 5-5-20)。淋巴瘤常侵犯椎旁软组织进入椎管内,并沿硬膜囊外缘纵向延伸,可侵及脊髓和马尾神经(图 5-5-21)。良性肿瘤很少形成软组织肿块,但朗格汉斯组织细胞增生症(图 5-5-22)、动脉瘤样骨囊肿等可伴有软组织肿块形成。

6. 肿瘤局部蔓延情况评价　①颈椎肿瘤需CTA MRA 评估与颈部血管关系,见图 5-5-23;②胸椎肿瘤需准确评估病变与胸膜、纵隔、肋骨的关系;③腰椎肿瘤可累及腹膜后,注意有无累及;④骶骨肿瘤需明确有无向骶髂关节和盆腔延伸,骶骨脊索瘤

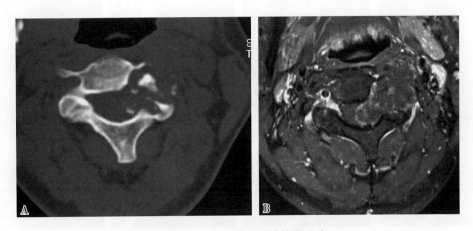

图 5-5-18　C_{2,3} 左侧附件软骨肉瘤

A. C$_{2,3}$ 左侧附件膨胀性骨质破坏,其内见多发点环样不规则钙化影;B. MRI 增强扫描肿块呈环形强化

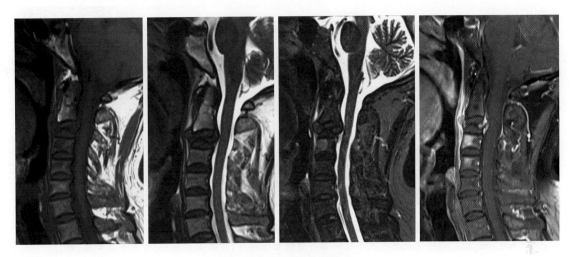

图 5-5-19　肺腺癌骨转移

C$_3$ 椎体骨质破坏,椎体明显压缩变扁,相应部位见软组织肿块,向后突入椎管压迫硬膜囊,增强扫描肿块明显强化。C$_4$、C$_5$ 椎体内见略长 T$_1$ 信号,T$_2$WI 压脂呈高信号,增强扫描明显强化

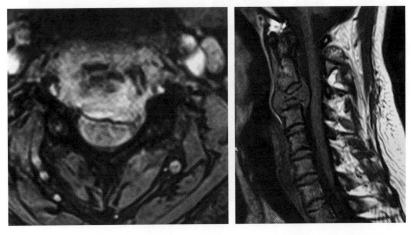

图 5-5-20　24 岁,C$_3$ 尤因肉瘤,C$_3$ 椎体压缩变扁,椎体周围可见软组织肿块突向椎体前方及椎管内

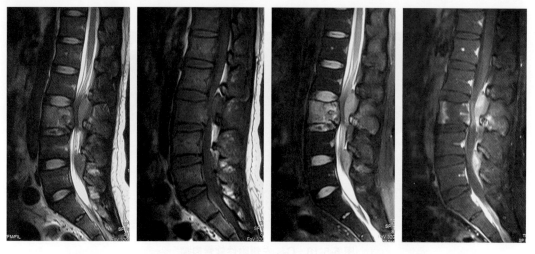

图 5-5-21　淋巴瘤,L₃ 椎体可见片状混杂等 T_1 长 T_2 信号影,L₃~L₅ 水平椎管内硬膜外可见软组织影,增强扫描病变呈明显强化

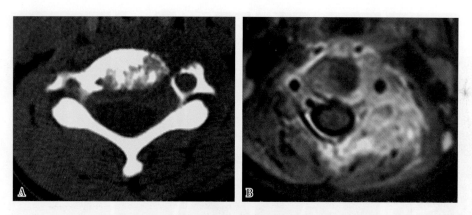

图 5-5-22　男性,6 岁,C₃ 朗格汉斯组织细胞增生症

A. C₃ 椎体、左侧横突及椎弓见不规则形溶骨性骨质破坏,边缘呈虫蚀样,骨皮质不完整,椎旁见软组织肿块形成,压迫硬膜囊;B. MR 增强扫描显示椎旁广泛软组织肿块形成明显强化

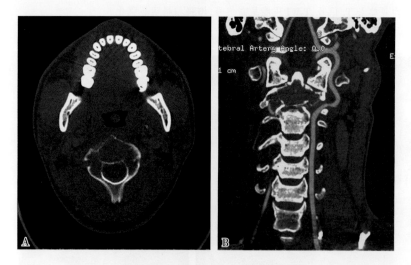

图 5-5-23　男,23 岁,C₂ 骨巨细胞瘤

A. CT 平扫清晰的病变范围(椎体及两侧附件);B. CTA 可以清晰显示左侧椎动脉与病变之间的关系

可延伸至骶骨下部和尾骨区伴软组织肿块形成（图5-5-24）。

7. 肿瘤其他特征　椎体栅栏样改变，主要见于血管瘤；液液平面主要见于动脉瘤样骨囊肿（ABC）和毛细血管扩张型骨肉瘤；骨性分隔主要见于骨巨细胞瘤、骨母细胞瘤、骨髓瘤、朗格汉斯组织细胞增生症等。

（1）椎体栅栏样改变——血管瘤：是常见的脊柱良性肿瘤，多位于胸椎，瘤血管在骨小梁间呈散在分布，在CT轴位上呈典型的"圆点花布征"，即在椎体低密度病变内可见点状高密度影，在MPR上则常呈典型的"栅栏状"改变（图5-5-25）。

脊椎血管瘤MRI具有待征性，T_1WI为高信号或混杂信号，T_2加权像为高信号，其内可见到低信号的栅栏状结构，边界清楚，T_2压脂像呈高信号（图5-5-26）。有时肿瘤内部可见到血栓或钙化的不规则低信号，较小的病变可仅在T_2加权像表现为高信号。

目前主张将血管瘤分为无症状、有局部症状和侵袭性血管瘤（呈侵袭性生长，造成椎体、椎弓根或椎板的膨胀性改变，或形成椎旁软组织肿块），见图5-5-27。

（2）液液平面——动脉瘤样骨囊肿：好发于附件，呈偏心性膨胀性生长，骨壳内缘呈大小不等弧形压迹，病灶内常可见蜂房样低密度影或液液平（图5-5-28）。

（3）骨性分隔——骨巨细胞瘤：表现为骨皮质膨胀变薄或纯溶骨性改变，内可见残存骨嵴（图5-5-29）。

（张立华　袁慧书）

五、脊柱炎性病变

脊柱炎性病变比较少见，占全身骨骼感染的2%~4%，可分为化脓性脊柱炎、脊柱结核以及布氏

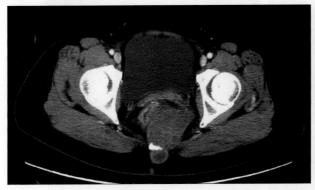
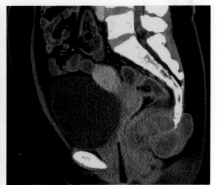

图5-5-24　女性，45岁，尾骨脊索瘤

CT轴位及矢状位MPR示囊实性肿块包绕尾骨生长，病变主要位于尾骨前方向盆腔内生长，增强后轻度不均匀强化

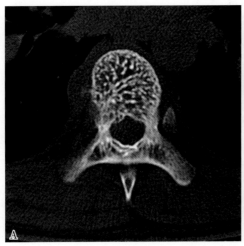
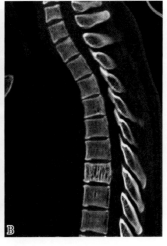

图5-5-25　T_7椎体血管瘤

A. 轴位CT示椎体内多发粗疏骨嵴，呈"圆点花布征"改变；B. MPR矢状位椎体呈"栅栏状"

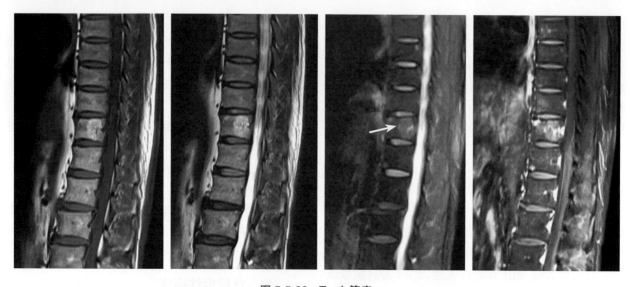

图 5-5-26   T$_{11}$ 血管瘤

T$_{11}$ 椎体内见片状短 T$_1$ 长 T$_2$ 信号,T$_2$WI 压脂序列呈高信号(直箭所示),边缘清楚,增强后病灶呈明显强化

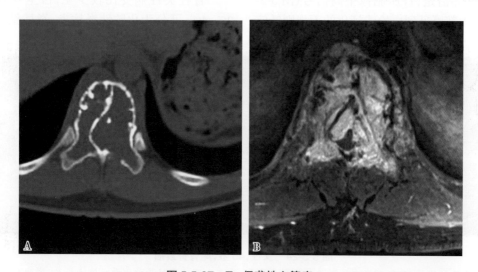

图 5-5-27   T$_{11}$ 侵袭性血管瘤

A. CT 轴位显示 T$_{11}$ 椎体及附件骨皮质膨胀变薄,椎体后缘骨皮质不完整;B. MR 增强扫描轴位显示椎体及附件明显强化,椎体后缘见软组织影侵入椎管内压迫脊髓

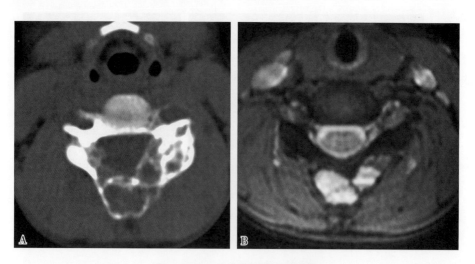

图 5-5-28   附件动脉瘤样骨囊肿

A. 椎板及棘突膨胀性骨质破坏,部分骨质边缘轻度硬化;B. T$_2$WI 显示内可见多个液液平面

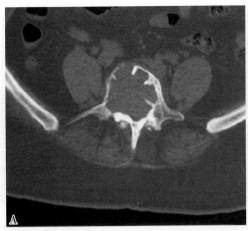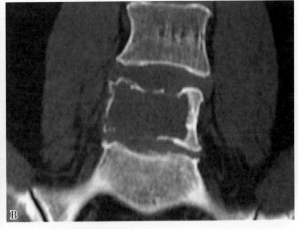

图 5-5-29　L₅ 椎体骨巨细胞瘤

A. CT 轴位示椎体膨胀性骨质破坏,其内可见骨性分隔——残留骨嵴,边缘未见明显硬化边;B. MPR 冠状位椎体骨包壳不完整

杆菌脊柱炎、脊柱真菌和寄生虫感染,其中以化脓性脊柱炎和脊柱结核最为多见,可表现为脊椎炎、椎间盘炎、硬膜外脓肿和小关节感染。

　　X 线平片影像重叠,软组织分辨率低,只能显示比较明显的骨质破坏,对于炎症的早期诊断帮助不大,对于椎旁软组织病变的显示有一定的限度,椎管内的病变亦无法显示。CT 扫描空间分辨率高,在早期可发现骨质破坏,对细小钙化及死骨的显示具有明显的优势;对于小关节的骨质破坏显示效果非常好;通过 CT 增强也可以比较清楚地显示椎旁及硬膜外脓肿的范围。CT 的诊断价值在于,能够准确地显示脊柱骨质破坏的范围,发现隐蔽的脓肿或其内的细小钙化,尤其脓肿瘘管的发现为手术的直接依据。MRI 可以进行多方位、多种对比检查,软组织分辨率高,利于显示脊柱炎症性病变范围、脓肿界限;易于显示椎管内外病变累及情况和脊髓、神经根压迫程度,其最明显的优势在于显示椎管内病变,尤其是硬膜囊、脊髓、脊膜的感染。

　　脊柱炎性病变常见椎体骨质破坏,化脓性脊柱炎、脊柱结核、布氏杆菌感染骨质改变较明显,早期可出现椎体边缘的骨质破坏,斑点状、虫蚀样骨破坏,并逐渐向椎体中心发展;化脓性感染可有比较明显的骨质硬化(图 5-5-30);结核常多发,可见小砂粒或斑片状的高密度死骨影(图 5-5-31);布氏杆菌感染椎体病变呈多发性边缘虫蚀样骨质破坏,破坏灶边缘可有硬化,一般无死骨和椎体压缩,脊柱韧带可有进行性钙化,椎间盘破坏并椎间隙狭窄较常见,而椎旁脓肿少见。脊柱炎性病变通过 MPR 重建可以清楚显示椎体终板不规则破坏、硬化以及椎间隙变

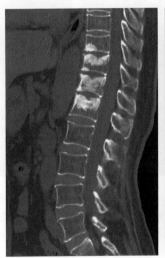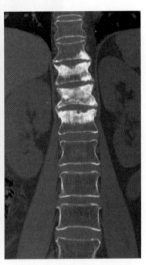

图 5-5-30　女性,40 岁,椎体及间盘感染

矢状位及冠状位 MPR 示 T₁₀~L₁ 终板破坏,椎间隙变窄,椎体近终板骨质呈不均匀骨质硬化改变

窄情况,并能发现炎性病变中的气体这种很具特征性的改变。椎体邻近的间盘受累,在 MPR 图像上表现为椎间隙变窄,间盘局限性低密度改变。椎体后部骨质破坏,病变组织可向椎管内突入压迫脊髓,引起椎管狭窄,形成硬膜下脓肿(图 5-5-32),注射造影剂后,脓肿呈周边强化,脓液无强化(图 5-5-33)。结核病变的脓肿穿破椎体骨皮质向外扩展到椎旁软组织和腰大肌,MRI 可以显示脓肿的界限和脊髓压迫程度,以及椎体和椎旁受累情况,冠状位扫描上可观察脓肿流注的范围。真菌和寄生虫感染病变常较弥漫,容易合并椎管内的感染,以硬膜下及脊髓感染常见,MR 检查硬膜下积脓积液表现为

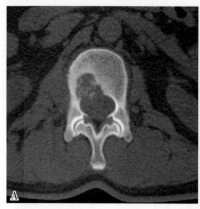
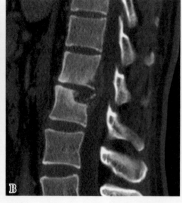
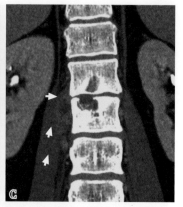

图 5-5-31　男,39 岁,腰椎结核

A. L_2 椎体后缘骨质破坏,中心见死骨,病变周围轻度骨质硬化改变;B. 正中矢状位 MPR 能完整显示病变范围(L_1、L_2 椎体缘及邻近后纵韧带)及椎管狭窄程度;C. 冠状位 MPR 显示椎旁脓肿范围(箭头)

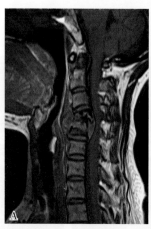
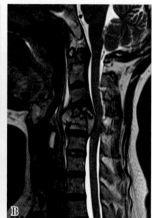
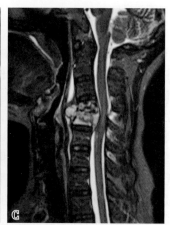

图 5-5-32　颈椎结核

A. $C_{4、5}$ 椎间隙狭窄消失,$C_{4、5}$ 椎体内可见混杂略短 T_1 长 T_2 信号,T_2 压脂像上为混杂高信号;
B. 病变累及椎间盘,并见椎旁脓肿,向后方突出,压迫同水平硬膜囊、颈髓;C. C_{2-7} 椎体前方软组织肿胀

A. T_1WI;B. T_2WI;C. T_2WI/FS

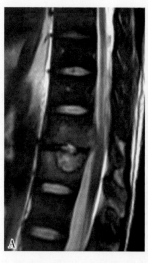
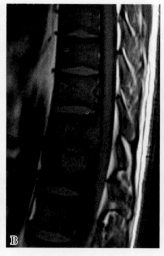
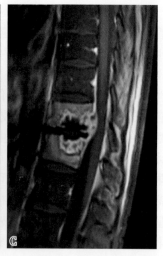

图 5-5-33　胸椎结核

$T_{11、12}$ 椎间隙狭窄,椎体内可见片状长 T_1 长 T_2 信号,增强不均匀强化,周围骨髓水肿;病变累及椎间盘,并向后方突出,压迫同水平硬膜囊及脊髓,继发椎管狭窄

A. T_1WI;B. T_2WI;C. $T_1WI/FS/CE$

T_2WI 高信号,病变常较为广泛;脊髓内出现 T_2WI 高信号可能由于脊髓受压水肿、缺血、梗死或由于直接感染所致,增强扫描脊髓内有轻中度的强化时常考虑感染性脊髓炎;而脊膜增厚、强化则通常考虑感染性脊膜炎。

(田春艳 袁慧书)

第六节 脊柱疾患的核医学影像诊断

一、概述

目前影像医学的发展,主要存在着几大趋势。其一,是分子影像的崛起(分子影像即指将人或其他生物体的细胞、分子水平上的生物变化过程显影及特征性记述并可测量);其二,是介入影像(包括介入治疗)的蓬勃发展;其三,是几大影像的相互融合,优势互补(例如 PET/SPECT,PET/CT,PET/MR,SPECT/CT 等)。人们并不停留于解剖影像与功能影像的融合,近年来多模态融合仪器的出现也促进了多模态探针的发展。能够分别被各种仪器探测到的相应显像剂——分子探针(即微量标记靶向结合物质 - 包括信号源、连接介质及靶体分子)的融合发展迅猛,其速度超过了探测它们的仪器的融合发展速度。目前已初步形成了 MRI- 光学、PET- 光学、PET-MRI、SPECT- 光学、MRI-CT- 光学等双模态及多模态探针。也许在不远的将来,患者只需单次成像,便得到了几种影像的分别的和融合的结果;使我们有可能从单次显像中既得到了病变的解剖定位、结构特征及与毗邻脏器的关系,又得到了功能优劣、代谢程度的信息。既得到了病变微循环灌注的精确图示,又得到了病理学的初步指向。如是大大提高了影像医学的敏感性、特异性和准确性。脊柱影像诊断也必将受益其中。

核医学是一门将放射性核素和核射线应用在诊治疾病、生物医学理论研究方面的学科,分成实验核医学和临床核医学两部分。

临床核医学主要是利用放射性药物的可示踪性和选择性或靶向性进行显像、功能诊断及体外放射分析;并利用放射性药物的靶向性进行核素治疗。可示踪性指的是例如将放射性药物引入体内后,在体外用核仪器连续动态地探测它随血流的运行、分布、选择性滞留、排泄的全过程。根据靶器官在特定时相放射性浓度的差别来观察脏器在血流、功能、生理、生化及代谢的改变,从而早期发现和诊断疾病;选择性指的是人们可根据诊疗的需要使放射性药物经过或达到预定的位置。

核医学在脊柱疾病中的应用主要是利用亲骨性放射性核素或其标记化合物进行骨显像和治疗。骨显像最常用的是以 ^{99m}Tc- 亚甲基二磷酸盐(^{99m}Tc-MDP)为代表的单光子发射计算机断层(single photon emission computed tomography,SPECT) 或 SPECT/CT 显像。对于脊柱肿瘤是以 ^{18}F- 氟代脱氧葡萄糖(^{18}F-FDG)为代表的正电子发射计算机断层(positron emission computed tomography,PET)或 PET/CT 显像。放射性核素 ^{89}Sr 和 ^{153}Sm 等可用于骨转移瘤的治疗, ^{99m}Tc-MDP 为骨显像剂 ^{99m}Tc-MDP 的同质异能素,故可治疗类风湿性关节炎、强直性脊柱炎、其他自家免疫性原因引起的骨关节病以及骨质疏松等。

常见骨显像的方式可分为全身骨显像和局部骨显像、三时相骨显像(包括血流相、血池相、骨显像)、平面骨显像和断层骨显像、必要时还可进行双探针(显像剂)或多双探针显像。

放射性核素骨显像在脊柱疾病中的应用主要为以下几方面。

(一)全身骨显像和局部骨显像

利用核素一次全身骨成像的优势可以对脊柱原发肿瘤是否有其他部位的骨转移以及其他肿瘤有无脊柱的骨转移进行诊断,进行脊柱等肿瘤的分期、再分期,疗效观察以及预后评估。特别是全身骨的序列、双时相显像可以尽可能早地发现脊柱肿瘤术后的复发、转移,使临床医生有机会实行最及时、有效的干预。核素全身一次骨显像还可以对外伤后是否发生了脊柱隐匿性骨折进行探查,针对较难确定的病变还可加做局部断层显像以及和 CT 等的联合显像。核素一次全身骨成像还可发现代谢性骨病,确定代谢性骨病的类型和病程。局部平面骨显像用于更清晰的展示局部病灶或配合血流、血池进行鉴别诊断等。

(二)三时相骨显像(注药后依次进行的血流相、血池相、骨显像)

三项骨显像主要用于鉴别诊断。例如,可以鉴别新近骨折和陈旧骨折、鉴别骨髓炎和蜂窝织炎、鉴别假体是否松动以及是否合并感染、发现应力性骨折和骨膜炎、骨循环障碍性疾病(如骨无菌性坏死)的病程。骨静态和延时显像还可以初步鉴别肿瘤和炎症、术后肿瘤的复发和术后瘢痕的鉴别、创伤性骨化性肌炎的早期诊断、移植骨是否存活等。

（三）平面骨显像和断层骨显像

与平面显像比较而言，断层骨显像为了提高对深部病变检测的敏感性例如观察脊柱病变特别是单发病变侵及的范围以便协助定性，骨循环障碍性疾病（骨无菌性坏死）、移植骨是否成活问题等。另外断层骨显像便于与 CT 影像进行融合。

脊柱单发病变的良恶鉴别诊断有时相当困难，可借助于 SPECT/CT 显像。CT 为明确诊断提供了重要的补充信息。当然，SPECT/CT 也不能解决所有的问题，这时需要改变有针对性的核素探针或多探针联合解决鉴别诊断问题，例如可行 ^{18}F-FDG PET 肿瘤代谢显像等。

（四）双探针（显像剂）或多双探针显像

双探针（显像剂）或多双探针显像主要是为了解决良恶病变的鉴别、急性或慢性炎症的鉴别以及炎症和肿瘤之间的鉴别诊断等。

二、^{99m}Tc-MDP SPECT 的显像原理

静脉注射骨显像剂 ^{99m}Tc-亚甲基二磷酸盐（^{99m}Tc-MDP），显像剂随血流到达骨组织。沉积在骨骼的主要机制是：

1. 通过化学吸附及离子交换与骨骼中羟基磷灰石晶体表面结合。

2. 通过与有机质结合方式，与未成熟的骨胶原结合，利用核仪器 SPECT 探测 ^{99m}Tc 发射出 140kev 的低能 γ 射线而使骨骼显影。骨骼摄取放射性的多少与其血流灌注量及骨代谢活跃的程度有关。骨无机盐代谢活跃、血流量增高、成骨活跃和新骨形成，可增加骨对显像剂的摄取；反之，血流量减少，出现溶骨病灶时，显像剂减少，出现异常放射性缺损区。

当骨骼出现病变影响到骨组织的血流供应、代谢及成骨过程时，骨显像会出现相应的异常改变，从而为疾病诊断提供依据。

三、骨显像正常所见以及正常影像变异及伪影

（一）正常所见

1. 血流相   静脉注射显像剂后 8~12 秒显像可见局部大血管显影，继之软组织轮廓逐渐出现，双侧大血管及软组织影像基本对称、出现时间基本相同。

2. 血池相   软组织显影更加清楚，放射性增浓；放射性分布均匀、对称。骨骼轻度显影。

3. 骨显像（延迟相）（注射显像剂后 3~6 小时）：

全身骨放射性分布对称。由于骨结构的不同、血液供应及代谢程度的差异，放射性分布不同。骨松质丰富者，血供丰富、代谢活跃放射性较浓。包括椎骨、肋骨、髂骨、颅骨以及长骨的骨骺端。后位可见脊柱显影清晰。由于生理弯曲，胸椎影像更为清楚。右利手者右侧肩关节及右侧胸锁关节影像略浓于左侧，反之亦然。由于显像剂从肾脏排泄，故双肾显像，且后位较浓（图 5-6-1）。

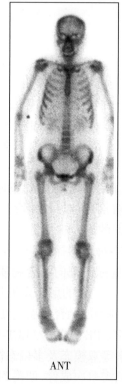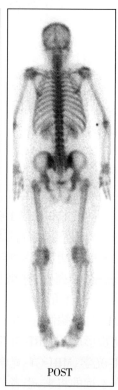

ANT   POST

图 5-6-1   正常成人全身骨显像

正常儿童四肢长骨发育期，骨骺未愈合，故该处显示出对称性的放射性浓聚。临床上绝大多数情况单独使用骨骼相，只有在需要某些鉴别诊断时，才同时行血流血池检测（图 5-6-2）。

（二）正常影像变异和伪影

1. 受检者自身原因

（1）受检者手术后有局部骨骼损伤，会出现局部骨骼放射性浓聚或缺损；近期做过胸骨或髂骨骨髓穿刺，可致穿刺局部放射性浓聚；放疗可致局部放射性稀疏。

（2）受检者排尿困难。由于膀胱充盈遮挡了骨盆部分结构如耻骨联合的观察。可导尿后显像或蹲位显像将二者错开。

（3）受检者注射显像剂后，尿液污染了衣裤造成局部伪影。换掉污染衣裤后重显像。

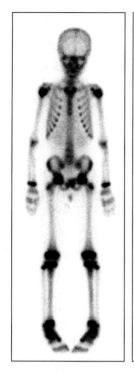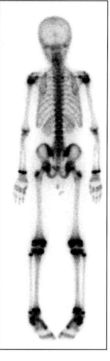

图 5-6-2　正常儿童全身骨显像

（4）体内及体外能吸收 γ 射线的物质如金属。体内如起搏器、假体等，体外如硬币、金属扣等。

（5）注射的显像剂漏至血管外。可见局部放射性浓聚。

2. 显像剂与核仪器的原因

（1）^{99m}Tc-MDP 标记率低或者放置时间过长，导致较多的游离锝（^{99m}TcO$_4^-$）存在，可使甲状腺、唾液腺及胃肠道显像，影响骨骼病变观察。

（2）当刚做过 MR（1 小时左右）并同时应用了造影剂时后立即进行核素全身骨显像，可致肝脾或骨髓显影。

（3）患者显像时，未正确摆位如探头偏斜；未正确设置仪器条件、质控未合格或仪器故障均可影响影像质量。

四、核素平面骨显像主要异常表现及临床意义

（一）显像剂异常浓聚

浓聚的原因主要是因为该部位血供增加、代谢及成骨活跃。显示"热区"改变。该种病变是核素骨显像最常见的异常改变，又可分为单发、多发、局部及全身表现。

单发病变可见于骨转移瘤、原发性骨肿瘤、良性肿瘤或其他良性病变及骨创伤等。骨转移瘤主要发生在脊柱尤其胸椎多见，其次包括肋骨等余胸廓

各部位，然后依次为骨盆、四肢及颅骨。

多发病变根据分布区域特点、总体对称情况、代谢增高的程度、病变形态及单个病变累及范围可区分恶性肿瘤骨转移、代谢性骨病及创伤性骨病等。

骨转移瘤多分布于中轴骨或中轴及四肢骨同时出现，分布呈无规律，大小各异、可点状或块状，肋骨有时可见条状，病变形态不规则、浓聚程度较高，单个病变累及跨越不同组织，表现出侵袭性。如以成骨反应为主的肿瘤前列腺癌、甲状腺髓样癌和支气管类癌等。

代谢性骨病病灶分布常有一定规律，比如病变大体对称，并根据原因不同各有其特点，详见临床应用部分。

创伤所致多发骨折可见多个病变排列成线状（见于肋骨）。骶骨 H 型异常浓聚为骶骨骨折的典型表现。

"超级骨显像"指代谢性骨病（常见于继发性甲旁亢）或恶性肿瘤全身骨广泛转移引起的全身骨骼显影异常清晰、具有比较均匀的、对称性异常浓聚、软组织分布减少及肾影缺失或明显减淡的影像表现。代谢性骨病可累及从颅骨、躯干、到四肢骨及其远端；而恶性肿瘤骨转移的显像剂浓聚常局限于中轴骨和四肢骨近端。超级骨显像的可能机制为弥漫的反应性骨形成（图 5-6-3）。

"闪烁现象"指恶性肿瘤骨转移病灶在经过治疗后的一段时间里病灶部位出现浓聚更明显、病灶增多后又逐渐消退的现象。其原因可能是治疗后成骨反应增加，不仅导致原病灶摄取骨显像剂增加，且原来未能发现的病灶也显示出来，这是骨愈合和修复的表现。

（二）显像剂异常减低或缺损

放射性减低或缺损的原因主要是局部血流减低、骨代谢减低、破骨活跃，病变局部呈"冷区"改变。

"冷区"多见于恶性骨肿瘤，多发生于扁平骨、脊柱等。

良性病变可见于缺血性坏死的早期、骨梗死、骨囊肿、以及放射治疗后、反应性交感神经营养不良等。其他因素可以是钡餐、腰带、或其他金属物的伪影等。

（三）显像剂摄取增高及减低并存

对于两种分布同时存在的病多见于溶骨和成骨同时存在的病，如多发性骨髓瘤、乳腺癌、结肠直肠癌和肺癌等。

对于单个病变呈中心放射性减低、周边浓聚的

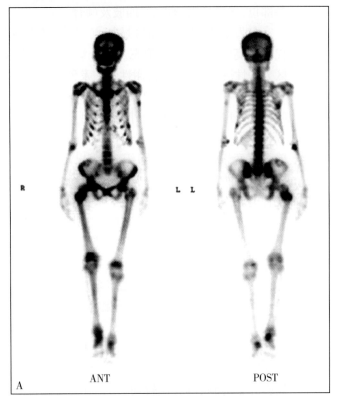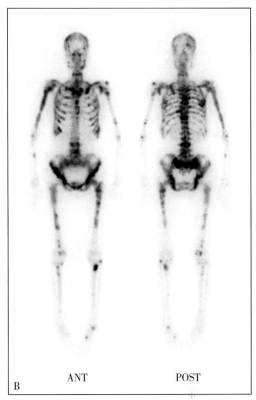

图 5-6-3 超级骨显像

A.代谢性骨病;B.肺癌全身骨转移(可见四肢远端显像剂摄取明显减少)

恶性病变,常发生于以溶骨反应为主的肿瘤如肾癌和甲状腺癌等。这是因为局部骨组织被肿瘤替代或血管闭塞,而周边有血供增加。

五、断层骨显像

有些深部病变平面骨显像显示不清时,需进行骨断层显像。与平面影像相比,它具有增加图像对比度、提高病变检出率、对病变侵及范围乃至侵袭性的观察很有用。例如脊柱的单发病变良恶难分时,局部断层显像可观察到病变是否侵犯椎弓根等部位,对诊断有重要提示。

骨断层显像常用于诊断缺血性股骨头坏死、不明原因背痛、脊柱良恶病变鉴别诊、评价急慢性关节痛等。其正常及异常所见基本同平面显像。有条件者,必要时进行 SPECT/CT 进一步检查。张一秋、石洪成等研究表明初次 SPECT 影像能明确诊断脊柱单发病变的病灶仅占 45.6%,而不能明确诊断达 54.4%。CT 不仅为病变提供了准确的解剖定位,且融合图像能够清晰显示核素骨显像浓聚病灶位置,如骨皮质、髓质、椎小关节或椎弓根,而且有时能明确某些病灶的性质,例如骨质增生、硬化、骨赘形成、许莫氏结节、椎体压缩等椎体退行性病变以及

骨折、良性骨肿瘤等病变的影像学改变。更重要的是 CT 图像还可以显示转移灶骨质破坏的影像学表现,准确显示溶骨和成骨性改变,为明确诊断提供了重要的补充信息。该项研究显示可明确诊断者高达 91.2%。揭示了 SPECT/CT 显像对脊柱单发病变的鉴别诊断价值。当然,SPECT/CT 不能解决所有的问题,这时需要改变有针对性的核素探针或多探针联合解决鉴别诊断问题,例如可行 ^{18}F-FDG PET 肿瘤代谢显像等。

六、核素骨显像的主要临床应用

骨肿瘤核医学作为功能影像,在原发肿瘤诊断方面作用有限,但在探测转移性病变及其原发灶,在疗效的随访,预后的评估方面具有较明显的优势。多种放射性药物均可用于骨肿瘤显像。例如 ^{99m}Tc-MDP 可被反应性成骨的羟基磷灰石晶体摄取、^{99m}Tc-MIBI 可优先被存活的恶性细胞摄取、^{201}TL 由于是钾类似物而被 ATP 泵所作用,以及 PET 的显像剂利用与肿瘤对天然代谢底物如葡萄糖及氨基酸的需求增加而作为其类似物被大量摄取等。

(一)转移性骨肿瘤

主要形成成骨性骨转移病变的肿瘤有:前列腺

癌、髓母细胞瘤、甲状腺髓样癌、类癌、骨肉瘤、神经母细胞瘤、鼻咽癌等。核素骨显像病变特点主要以放射性增高为主。主要形成溶骨性骨转移的病变的肿瘤有：肾癌、甲状腺癌、Ewing 肉瘤、子宫内膜癌、胃肠道肿瘤、肝癌、肾母细胞瘤、黑色素瘤、恶性嗜铬细胞瘤、皮肤鳞状细胞瘤、骨髓瘤。核素骨显像病变特点主要以放射性减低或缺损为主。主要形成成骨与溶骨混合性骨转移病变的肿瘤有：乳腺癌、肺癌、膀胱癌、胰腺癌、睾丸癌、子宫颈癌、卵巢癌。核素骨显像病变特点可有多样化表现，放射性增高与减低并存。

以上表现都不是绝对的，随着病程的变化以及对治疗过程的反应，可互相转化。

1. 肺癌骨转移　肺癌发生转移的途径有直接扩散、淋巴转移和血行转移。典型转移方式概有三种。

（1）广泛播散型：这与肺癌可通过动脉转移至全身各处有关。骨显像可出现多发散在的、形态各异的放射性浓聚区。

（2）直接播散型：肺癌可通过直接扩散转移至患侧胸壁，侵及肋骨，也可引起患侧胸腔积液。而使患侧胸腔放射性增高。这是因为患侧胸膜血液循环增加，显像剂随渗液进入胸腔所致。

（3）冷区改变：研究显示肺癌骨转移灶以肋骨和胸椎最多。分别为 27.4% 和 19.2%，其次为骨盆和腰椎，各为 13% 和 12%，肩及肩胛骨、下肢和头颅占 18%（图 5-6-4）。

大约有 10% 的患者有肥大性肺性骨关节。并有骨痛。其典型表现是延长骨的内外侧缘的平行放射性浓聚，称"平行轨征"或"双条征"，这可能是骨膜下新骨形成所致。

肺癌患者按时间先后系列骨显像可区别一些良性改变。例如手术对肋骨的损伤引起的浓聚；术侧胸壁软组织放射性增高；放疗 4~6 个月后照射野内胸椎放射性减低。

2. 乳腺癌骨转移　侵袭性乳腺癌常伴骨转移。Ⅰ期Ⅱ期发病率低于 5%（范围 0~40%）；临床Ⅲ期的发生率为 20%~45%。因此，对Ⅲ期患者应常规进行骨扫描。转移瘤的影像学表现为多发性异常放射性浓聚最常见。以肋骨、胸、腰椎、骨盆较多，下肢、颅骨转移最少见。有 6%~8% 的乳癌患者骨显像为单一病灶，其中约 50% 确诊为骨转移。单发病灶最常见的是胸骨转移。单发胸骨病变中约 76% 为骨转移。单发肋骨病变约 10%~40% 为骨转移。单发肋骨条形病变转移可能性最大。在最初 2 年内发展最

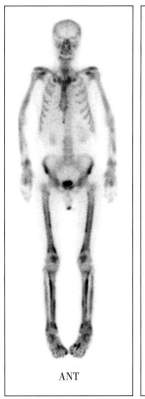
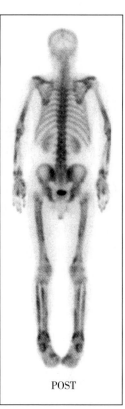

ANT　　　　　　POST

图 5-6-4　肺癌患者——肺性肥大性骨病
股骨及胫骨显示双轨征

快，故应每 6 个月进行一次骨扫描。可用来评价预后和疗效。有研究表明，骨扫描显示病情好转的患者存活期最长，其次为骨扫描与影像表现稳定者，而骨扫描显示病情进行性发展者存活时间最短。

对放疗患者，要注意鉴别由于放疗致骨坏死，引起的骨折的放射性浓聚。

3. 前列腺癌骨转移　前列腺癌被诊断时即有 8%~35% 存在骨转移。前列腺癌骨转移主要是成骨性反应。常见到"超级影像"，也可见到"闪烁"现象。转移最好发部位为骨盆和骶骨，其次最常见部位是胸椎和腰椎。

前列腺癌多发于老年人，在判断图像结果时，应与退行性骨关节病和骨质疏松引起的骨折等良性病变相鉴别。

有研究表明，前列腺特异性抗原（PSA）<20ng/ml组的骨转移发生率为 1%。而 PSA 水平在 100ng/ml以内组骨转移发生率为 58%。如骨显像阴性而 PSA升高，则提示为软组织转移可能。可作 PET/CT 进一步检查。

已有证据表明，骨显像对前列腺癌骨转移治疗反应的评价很有价值。Fizpatrick 指出核素骨显像可以比酸性磷酸酶、碱性磷酸酶、前列腺大小或临床

症状更早地显示出患者对治疗的反应情况。

对于预后评价,在确诊为前列腺癌时核素骨显像即为阳性的患者的寿命常短于那些骨显像为阴性的患者。

(二) 原发性骨肿瘤及其几种骨肿瘤的显像

1. 原发性骨肿瘤包括

(1) 成骨性肿瘤:包括骨样骨瘤、骨肉瘤和骨母细胞瘤。

(2) 成软骨性肿瘤:包括恶性的原发性软骨肉瘤和继发性软骨肉瘤,以及良性的骨软骨瘤。

(3) 纤维性肿瘤:包括纤维肉瘤。

(4) 骨髓肿瘤:包括骨髓瘤、Ewing 肉瘤、骨巨细胞瘤和脊索瘤等。

2. 几种骨肿瘤显像

(1) 骨样骨瘤:常见于儿童,尤其男性患者。好发于四肢长骨远端和骨盆,其次是脊柱。病灶的特征性部位是骨干的皮质内,偶尔见于干垢端。由特征性的瘤巢及周围反应性骨质硬化构成。瘤巢多小于 1.5cm,内含骨样组织或(和)不成熟的编织骨及富血管基质。脊柱骨样骨瘤多位于附件,腰椎最易受累。当青少年男性,出现疼痛性脊柱侧弯,夜间明显,口服阿司匹林可缓解时,可被拟诊为骨样骨瘤,此时应行全身骨显像寻找病灶的位置。骨样骨瘤骨显像呈明显、均匀放射性浓聚,或呈现"双密度征(double-density sign)"改变,即瘤巢中心的编织骨呈明显放射性浓聚,周围环绕的纤维基质呈放射性减低区,瘤巢周围的反应性骨质硬化亦呈放射性浓聚。但脊柱骨样骨瘤体积较小、位置深在,多数病变表现为均匀的放射性浓聚灶,而较难显示"双密度征"(图 5-6-5),

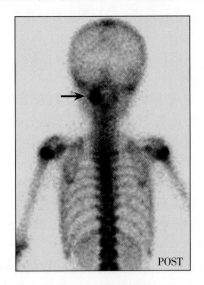

图 5-6-5　骨样骨瘤
呈局灶性较为均一的异常放射性浓聚

需进一步作断层骨显像。SPECT 骨显像不仅可术前定位,更重要的是 γ 探测器是手术中定位的有效工具。

(2) 骨母细胞瘤:肿瘤常累及脊柱和四肢长骨远端。骨显像特征是异常放射性增高,伴或不伴硬化边,通常不会有周围广泛硬化。

(3) 骨软骨瘤:骨软骨瘤可表现为带蒂或不带蒂(外生骨疣)。核素骨显像依代谢活性不同而呈不同程度的放射性增高。因病灶小或不带蒂可使有些病灶难以显示。

(4) 骨肉瘤:骨肉瘤的核素骨显像特点主要为极为显著的异常放射性增高。对于骨肉瘤来说,全身核素骨显像的主要意义在于发现有无早期转移,有可能在发现骨肉瘤的同时,第一次骨扫描就改变了治疗计划。对于疗效监测、复发的早期诊断,核素骨显像也具有重要意义。可采用 ^{201}TL、^{99m}Tc-MIBI 或双核素(^{99m}Tc-MDP 和 ^{18}F-FDG)显像以提高诊断的准确性。

(5) 骨髓瘤:核素骨显像虽然常可见到冷区表现,但异常浓聚还是最常见表现;在发现肋骨、骨盆、及脊柱病变方面较为敏感。^{99m}Tc-MDP 骨显像联合应用 ^{201}TL 显像较单独使用骨显像更为准确。

(6) Ewing 肉瘤:核素骨显像主要用于 Ewing 肉瘤有无骨转移的判断;而 ^{18}F-FDG 不仅可用于转移灶的监测,还可用于治疗效果的评价及复发的诊断,尤其是对骨髓受累有着较好的监测价值。

(7) 骨巨细胞瘤:骨巨细胞瘤好发年龄为 20~40 岁,发生于脊柱时主要累及椎体,并向后侵犯单侧椎弓根或椎板,受累椎体多无明显膨胀性改变,而附件结构可以膨胀。典型的骨显像表现为病变边缘放射性浓聚,内部放射性减低或缺损,形成所谓的"炸面圈"征。然而脊柱骨巨细胞瘤容易偏于一侧生长,骨质破坏范围较为广泛,并突破骨皮质形成椎旁软组织肿块,受累骨皮质往往出现较大范围的缺损,而边缘残存的骨质不完整,于骨显像呈半环形、竖条状或不规则放射性浓聚,形成不完整的"炸面圈(doughnut sign)"征(图 5-6-6)。

对于原发性恶性骨肿瘤来说,虽然形态影像学检查 X 线是首选和特异的方法,MRI 是局部分期的首选方法,但利用不同的几种核素显像剂进行显像,仍然有助于原发性骨肿瘤诊断、分级和对化疗反应的评价。包括 ^{99m}Tc-MDP、^{201}TL、^{99m}Tc-MIBI、^{67}Ga、^{18}F-FDG。虽然核素显像在局部分期的作用很有限,但仍然是远隔转移分期的首选方法。核素骨显像的

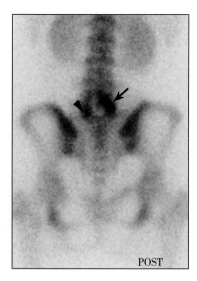

图 5-6-6　骨巨细胞瘤

病变边缘增高或浓聚,呈不完整的"炸面圈"样改变

灵敏度取决于病灶的性质、位置和大小,对恶性病变诊断的特异性相对较低。^{201}TL、$^{99m}Tc\text{-}MIBI$、$^{18}F\text{-}FDG$ PET 有助于鉴别良恶,^{201}TL、$^{18}F\text{-}FDG$ 的摄取程度与肿瘤类型有关,其表现与肿瘤的分级相关。^{201}TL(或多种核素)的序列、双时相显像有助于早期预测及评价化疗效果,并可对肿瘤的复发作出早期诊断,以利于临床医生及时有效地干预。

　　对恶性骨肿瘤的随访,骨显像对转移灶治疗后的疗效评价具有重要价值。骨扫描结果稳定的患者生存时间约为病情进展的患者的生存时间的两倍。对治疗反应良好的观察时间需 7 个月,而有病情进展仅需 4 个月即可显示。因此在治疗开始后的 3~6 个月复查骨显像较为合适。但对于放射性摄取活性增加应谨慎,要注意识别显示对治疗有效的,由于反应性成骨造成的"闪烁现象",再次间隔一定时间的复查或直接用 $^{18}F\text{-}FDG$ PET 显像(表现放射性减低、病灶缩小或消失为好转)可以解决"闪烁现象"问题。

(三)代谢性、内分泌性和先天性骨病的诊断

　　核医学在代谢性骨病的作用之所以越来越强大是因为其骨显像的高灵敏度和全身扫描的优势。

　　1. 肾性骨病　肾性骨病(肾性骨营养不良)是慢性肾衰时,由于钙、磷及维生素 D 代谢障碍,继发甲状旁腺功能亢进,酸碱平衡紊乱等因素而引起的骨病。由于钙、磷及维生素 D 代谢障碍,骨转换增加,核素骨显像有其特征性表现为:下颌骨甚至整个头颅异常放射性浓聚呈头盔征、胸骨显影明显呈领带征、肋骨呈串珠征、肾脏不显影或显影浅淡、长骨、中轴骨、关节端异常清晰(图 5-6-7)。

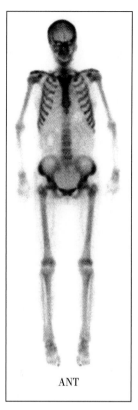
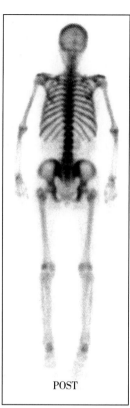

ANT　　　　POST

图 5-6-7　肾功能衰竭

双肾未显影,骨摄取显像剂增高

　　2. 骨质疏松　骨质疏松是一种骨量减少同时又增加了骨折的可能性的疾病。骨质疏松早期核素骨显像可表现为正常。骨显像的意义通常是骨痛原因的寻找和有无骨折的确定。严重的骨质疏松患者骨显像可出现弥漫的骨显像剂摄取减低,中轴骨和四肢骨似乎出现放射性缺失,有背痛的患者有时可见椎体压缩性骨折。有效治疗后,可见外周骨及骨骺区显像剂摄取增加(图 5-6-8)。

　　3. 畸形性骨炎(Paget 病)　Paget 病核素骨显像的特征是:常为多骨受累,单发少见;受累骨增大变形,放射性显著增高、分布均匀,病灶边界整齐锐利。核素骨显像的优势在于可一次全身显像观察到病变的数目及累及范围,并可追踪病情的发展。在早期的溶骨期骨显像比 X 线更敏感;在较晚的硬化期 X 线较核素骨显像敏感(图 5-6-9)。

(四)炎症性骨病的诊断

　　1. 骨髓炎及其与蜂窝织炎的鉴别　急性骨髓炎的三时相骨显像特点为:三时相均在骨病变部位有较高放射性浓聚,24 小时内病变处骨 / 软组织放射性比值随时间上升;而蜂窝织炎血流、血池相的放射性增高主要位于软组织,24 小时内病变处骨 / 软组织放射性比值随时间下降。^{111}In 标记的白细胞对

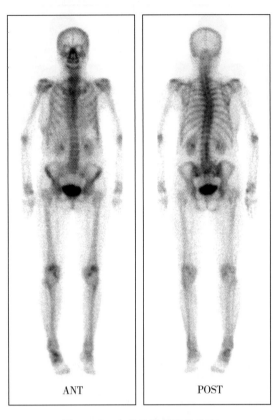

ANT　　　　　　　　POST

图 5-6-8　全身呈骨质疏松改变

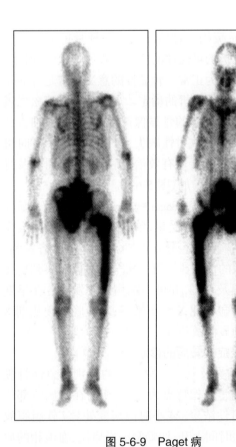

图 5-6-9　Paget 病

受累骨增大变形,放射性显著增高、分布均匀,病灶边界整齐锐利

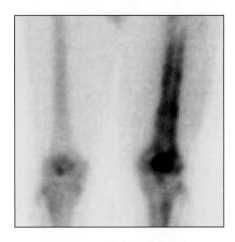

图 5-6-10　左侧股骨骨髓炎

2 周以内的急性感染最准确;^{67}Ga 对长期感染的灵敏度最高(图 5-6-10)。

2. 假体松动与其合并感染的鉴别　单纯假体松动核素骨显像表现为假体远端或两端骨组织放射性增高,合并感染时表现为假体周围放射性弥漫增高。三时相骨显像,血流血池相增高明显者合并炎症可能性较大。利用 ^{67}Ga 显像,^{111}In 标记的白细胞假体周围放射性增高更为明显,范围也有所扩大,可资鉴别。

（五）创伤性骨病的诊断

1. 三时相骨显像对新旧骨折的鉴别　X 线是骨创伤诊断的首选。但对隐匿性骨折可用核素骨显像。另外对新旧骨折病变的判断核素骨显像亦有价值。利用三时项骨显像,血流相阳性(浓聚)可至骨折后 4 周左右;血池相阳性(浓聚)可到骨折后 8 周左右;骨静态相异常到骨折后 1~3 年。急性期 3~4 周内,浓聚区广泛,扩展远离骨折线,亚急性期;8~12 周,浓聚区局限,近骨折部位;4~24 个月,放射性减淡(图 5-6-11)。

2. 应力性骨折(疲劳性骨折)　应力性骨折常发生于军事训练、运动或劳动过程。是一种超负荷引起的骨折。应力性骨折常发生在胫骨和腓骨干,股骨颈的内侧面等。累及胫骨时,常发生在上 1/3 处。三时相骨显像血流、血池相放射性增加,延时相常呈卵圆形或梭形放射性浓聚,且浓聚影与骨长轴平行。

3. 全身骨显像对外伤后的隐匿性骨折可以较全面的探查。可疑病变部位或脊柱这类重叠较大的部位可行断层显像。

4. 多时相骨显像对骨折愈合及移植骨的存活情况的评价有一定价值(图 5-6-12)。

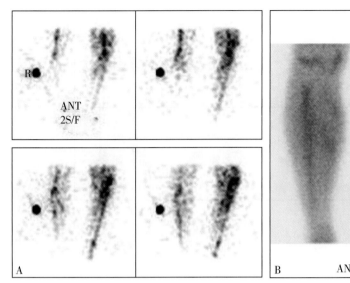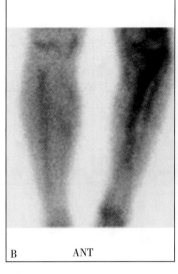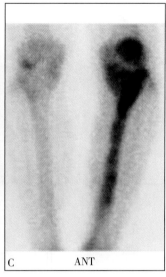

图 5-6-11　三项骨显像示

左侧胫骨上端血流、血池及延时骨显像均呈放射性增高,提示新鲜骨折

A. 血流;B. 血池;C. 骨显像

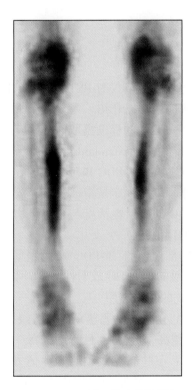

图 5-6-12　双侧胫骨疲劳性骨折

5. 循环障碍性骨病的诊断

(1) 缺血性骨坏死:在诸多原因引起的骨坏死中,应用类固醇激素引起的股骨头无菌性坏死较为常见。当血供急性中断时,在最初 48 小时(I 期),三时相骨显像显示:血流相放射性减少,延时相呈放射性减低区或缺损; II 期开始修复过程,在梗死区的边缘充血且出现弥漫性骨质疏松,在坏死与正常组织交界处放射性逐渐增高,出现周边增高、中心减低的分布,并将维持几个月; III 期血供重新分布,股骨头呈现放射性增高,但出现骨皮质塌陷。为提高诊断的正确性,延时骨显像应作断层显像(图 5-6-13)。

(2) 移植骨成活的判断:移植骨如果成活良好,则可表现整块骨浓聚,以中心明显;如成活不良则见两端与宿主骨相连接处浓聚,中间段较淡;如移植骨已死则无显像剂摄取。三项骨显像可更好地鉴别有无感染的情况等;断层骨显像可更精确地提供骨(特别是重叠及复杂部位)存活的情况。

七、^{18}F-FDG PET 显像原理及在骨肿瘤方面的临床应用

(一) PET 的显像原理

人体的主要能量底物来源于葡萄糖。Warburg 早在 1930 年就发现,肿瘤细胞具有葡萄糖代谢增高的特点。

1978—1979 年, 在 Kuhl 领导下,Ido 等将葡萄糖分子第二位碳原子上的 OH 基经脱氧,并以氟取代氢,而成为氟代脱氧葡萄糖(^{18}F-FDG),为葡萄糖代谢显像奠定了基础。

^{18}F-FDG 因结构与天然葡萄糖结构类似,故亦可通过葡萄糖转运蛋白而进入细胞,并在己糖激酶的作用下磷酸化成 6- 磷酸 -^{18}F-FDG,但由于它毕竟与天然 6- 磷酸葡萄糖不同,不能进一步进入酵解过程,也不能转变为糖原和进入葡萄糖代谢旁路。又因大部分利用葡萄糖较多的组织磷酸酶含量极低,

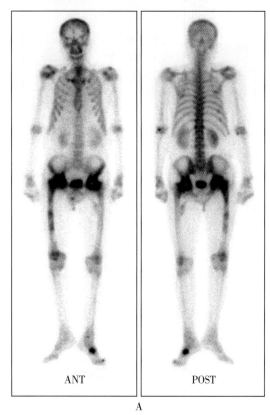

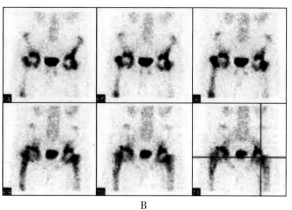

图 5-6-13　双侧股骨头坏死
A. 全身平面显像；B. 冠状面断层显像

ANT　　POST

A

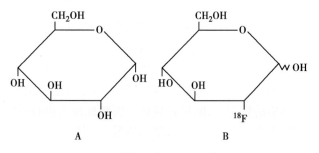

图 5-6-14　A 为葡萄糖结构式；B 为 ^{18}F-FDG 结构式

使 6- 磷酸 -^{18}F-FDG 去磷酸化反向转变成 ^{18}F-FDG，从而出细胞的速率很低，而以 6- 磷酸 -^{18}F-FDG 的形式沉积于细胞内，为人们使用核仪器在体外探测到 ^{18}F-FDG 中 ^{18}F 的放射性以致获得医学影像创造了机会。

^{18}F 为发射正电子的核素，引入人体后，β^+ 粒子在体内运行几毫米后能量耗尽和物质中的自由电子结合，两个电子的静止质量转化为两个方向相反、能量各为 511keV 的 γ 光子而自身消失。利用 PET 对 511keV 的 γ 光子（双光子）的符合探测而成像，从而将 ^{18}F-FDG 参与葡萄糖能量代谢的过程可视化。

发射正电子的放射性核素不仅有 ^{18}F，还有 ^{11}C，^{15}O，^{13}N，^{64}Cu 等，这些核素及其标记物均可被 PET 所探测。PET 及 PET/CT 正电子成像不仅可用于肿瘤显像，还可用于神经、精神系统疾病和心脏疾病的影像诊断等。本章节仅对 PET 及 PET/CT 在脊柱骨肿瘤方面的应用加以介绍。

（二）^{18}F-FDG 的标准摄取值及其应用

1. 标准摄取值（standardized uptake value，SUV）SUV 是在肿瘤的 ^{18}F-FDG PET 成像时，常用的评价葡萄糖代谢程度的半定量指标。其含义是局部组织摄取 ^{18}F-FDG 的放射性活度与全身平均 ^{18}F-FDG 放射性活度的比值是：

$$SUV = \frac{局部组织的 ^{18}F\text{-}FDG 放射性活度（Bq/g）}{注射的 ^{18}F\text{-}FDG 放射性活度 / 体重（Bq/g）}$$

2. SUV 的临床应用

（1）SUV 在肿瘤良恶鉴别以及分级分期方面的应用，SUV 越高，则肿瘤恶性程度越高。

（2）SUV 在肿瘤疗效预测和评估方面的应用：Allal 等发现 63 例头颅肿瘤中 25 例根治性放疗治疗前 SUV 较高者都出现了局部复发和远处转移；3 年局部控制率和无病生存率均明显低于 SUV 较低者。

（3）SUV 与肿瘤患者预后的关系：经研究显示，肿瘤患者的存活期与 SUV 的大小呈负相关系。

（4）最大 SUV 与平均 SUV：最大 SUV 是指在 PET 的某一断面上，肿瘤摄取 ^{18}F-FDG 最高 SUV 的单一象素；而平均 SUV 是指在 PET 的某一断面，整个肿瘤病灶摄取 ^{18}F-FDG 的 SUV 平均值。最大 SUV 受人为因素及容积效应影响较小;但由于象素太少而导致统计涨落较大,从而影响结果判断的准确性。如将二者结合起来使用,效果可好些。多数文献采用平均 SUV=2.5 作为判断良、恶肿瘤的标准。

(三) ^{18}F-FDG PET/CT 在骨转移瘤诊断中的应用

如前所述,^{99m}Tc-MDP 全身骨显像目前仍然是探测骨转移瘤的最有价值的方法,不仅仅因为其方便、快速、经济,而且对成骨性转移有着不可替代的作用。郑建国等认为:^{18}F-FDG PET 对于骨转移瘤方面的诊断优于 ^{99m}Tc-MDP 之处主要有以下几方面:一是退行性骨病不摄取 ^{18}F-FDG,但摄取 ^{99m}Tc-MDP;二是因为 PET 是断层显像,可探测到深部小病变;三是对于首先侵犯骨髓的转移瘤来说,^{18}F-FDG PET 较 ^{99m}Tc-MDP 更敏感;四是与诊断 CT 同机融合时,CT 显示溶骨性破坏处 PET 显示异常浓聚,增强了诊断的可靠性。但在以成骨性转移为主的骨转移瘤中,^{99m}Tc-MDP SPECT 优于 ^{18}F-FDG PET。

1. PET 和 CT 的互补

(1) CT 的定位作用:在脊柱病变中,精确的定位对病灶的良恶鉴别很有意义。比如病变部位在锥体的后半部、椎弓根或累及骨髓,则恶性可能性大,如病变在椎小关节、终板、锥体外等处良性病变多见。CT 的定位信息对正确的诊断非常重要。另外,CT 的定位对于制定治疗计划也至关重要。PET/CT 融合影像对生物靶和几何靶显示得十分清楚,对放疗具有指导意义。

(2) CT 可显示病变是在骨髓质还是皮质。很多肿瘤的转移规律是从骨髓质开始的,如定位清楚,可提高转移瘤诊断的正确性。

(3) CT 可显示是否有骨质破坏及其破坏类型。不管放射性是否摄取异常,只要 CT 具有骨质破坏则即可诊为骨转移瘤。另外,虽然 CT 未显示明显异常,但 ^{18}F-FDG 显示异常摄取增高,则很可能提示早期转移瘤。

2. 对 PET 阳性、CT 阴性的分析 在 PET 阳性,CT 相应部位未见骨结构异常,提示肿瘤早期转移,PET 比 CT 更灵敏。但这种现象如出现在仅有 PET,没有 CT 情况下,在无法除外骨折或急性炎症等其他良性病变时,很难确定就是转移瘤。故 PET/CT 提高了诊断的特异性。

3. 对 PET 阴性、CT 阳性的分析 这种情况可发生在成骨性骨转移的肿瘤患者。这种情况可见到 PET 阴性、CT 阳性的表现。必要时,可进行 ^{99m}Tc-

MDP 全身骨显像以资鉴别。

4. 脊柱骨转移瘤

(1) ^{18}F-FDG PET 和 CT 以及 ^{18}F-FDG PET/CT 在脊柱骨转移瘤中的作用:肺癌、乳腺癌、前列腺癌、淋巴瘤、多发性骨髓瘤是发生脊柱骨转移的最常见肿瘤。MRI 对评价骨髓或硬膜外侵犯比较敏感。虽然前已述及 ^{99m}Tc-MDP SPECT 骨显像是探查骨转移瘤的最佳方法,但它不能显示伴随骨转移所发生的软组织转移;而且对于早期已侵犯骨髓但未侵犯骨皮质的转移瘤不如 ^{18}F-FDG PET/CT 敏感。

Metser 等经对 ^{18}F-FDG PET/CT 脊柱骨转移瘤的研究,制订的诊断标准为:

1) PET 和 CT 均提示恶性病变者,PET/CT 诊断为脊柱恶性病变。

2) CT 提示良性病变,^{18}F-FDG 摄取增高者,或脊柱旁肌肉生理摄取,PET/CT 诊断为脊柱良性病变。

3) PET 和 CT 影像提示不一致者,若具备下列两种情况之一者,PET/CT 诊断为脊柱恶性病变:①PET 诊断恶性而 CT 阴性,且广泛累及其他骨骼;②若 CT 提示恶性病变,但因病灶太小而 PET 为假阴性,另外如果一种影像诊断为可疑骨转移,另一种影像提示为良性病变,则判断为不确定。

Metser 对 51 例脊柱转移瘤行 ^{18}F-FDG PET/CT 显像,由于结合 CT 去掉了退行性病变和脊柱旁生理摄取的病灶,^{18}F-FDG PET/CT 显像脊柱恶性病变的特异性显著高于 ^{18}F-FDG PET 和 CT。

(2) ^{18}F-FDG PET/CT 在脊柱转移瘤方面的临床应用价值

硬膜下和脊髓受到肿瘤侵犯,椎体病理性压缩骨折等是临床需要早期诊断、积极处理的骨转移。有研究表明,^{18}F-FDG PET 能较好地鉴别骨质疏松或恶性病变导致的压缩性骨折。源于骨质疏松的急性压缩性骨折,SUV 在 1.1~2.4 之间,而肿瘤导致的压缩骨折 SUV 在 3.8~9.8 之间。而 PET/CT 的意义在于确定转移灶是否压迫脊髓,有无软组织肿块,尤其是硬膜下腔或累及神经根的肿块。有望在神经损害发生之前,早期探查并予以治疗。

对于淋巴瘤骨转移,^{18}F-FDG PET/CT 与单纯 CT 或髂嵴穿刺活检以及这两者联合检查的效果相比,敏感性较其更高,从而能上调淋巴瘤的分期。

肝癌转移多数为溶骨性破坏,脊柱、肋骨、胸骨、骨盆为其好发部位。发生于脊柱最多,占转移总数的 60% 左右。常易侵犯附件。鉴于肝癌转移以溶骨性破坏为主,故 ^{18}F-FDG PET/CT 显像具有较高灵敏度（^{18}F-FDG PET 显像代谢活性可以升高、稍高或不高，但结合 CT 的溶骨性骨破坏，均可确诊）。

5. 骨转移灶治疗后 ^{18}F-FDG 的摄取变化　^{18}F-FDG 的摄取程度与原发肿瘤的病理类型、分化程度、病灶大小、是否为成骨性转移等有关。有研究表明：

（1）治疗后摄取 ^{18}F-FDG 增高的骨肿瘤转移病灶数明显减少。与治疗前有显著差异。

（2）治疗前后，CT 显示的病灶数量无显著变化，但成骨性病灶的数量与溶骨性病灶的数量的比值有显著变化。治疗后溶骨性病灶减少，成骨性病灶增加。

（3）PET 与 CT 影像均显示阳性的病灶数治疗后明显降低。

（4）治疗前后，PET 阴性 CT 阳性的患者比例有显著差异。治疗后显著高于治疗前。这可能是治疗较成功的表现，即原来的溶骨性病灶亦即代谢活跃的病灶转化为代谢减低的硬化性病灶所致。

对成骨性病变，致密骨，金属物质、残留造影剂要注意鉴别过度衰减矫正所致的伪影。如有怀疑时，应用非衰减矫正图进行鉴别，如原 ^{18}F-FDG 摄取增高处明显降低或仅轻度增高则为伪影所致。

（四）PET/CT 在诊断原发性骨肿瘤中的应用

骨肿瘤包括原发性肿瘤、继发性肿瘤、滑膜肿瘤及瘤样病变。起源于骨骼组织本身的肿瘤为原发性骨肿瘤。

1. PET/CT 在原发性骨肿瘤分期中的应用　Tateishi 利用 ^{11}C- 胆碱 PET/CT 对 8 例骨骼系统肉瘤在治疗前进行了分期，并与传统分期方法 ^{99m}Tc-HMDP、胸部 CT、局部 MRI 进行比较，结果 ^{11}C- 胆碱 PET/CT 分期的准确性显著高于上述传统检查。对淋巴结分期准确性可达 100%，认为原发性骨骼系统的肉瘤治疗前应用 ^{11}C- 胆碱 PET/CT 分期是可行的。而且，SUV 均增高：3.6~9.86，平均 5.75 ± 2.03。与其恶性程度相一致。

2. PET/CT 在原发性骨肿瘤复发中的应用　一个多中心前瞻性研究初步表明，对 27 例原发性骨肿瘤患者 ^{18}F-FDG PET/CT 检查复发的灵敏度为 96%，特异性为 81%，准确性 90%。有待更大规模多中心研究进一步证实。对于骨肿瘤复发问题，已如前述，^{201}TL 结合 ^{99M}Tc-MDP 序列骨显像亦有助于早期预测及评价治疗效果，并可对肿瘤的复发作出早期诊断。

3. PET/CT 在骨巨细胞瘤中的应用　骨巨细胞

瘤占原发性骨肿瘤的 5.0%~8.6%，占良性骨肿瘤的 22.7%。目前认为，骨巨细胞瘤具有局部侵袭性、潜在恶性倾向。可发生肺转移，属"交界性肿瘤"。

McKinney 等报道 1 例蝶骨的多形性骨巨细胞瘤，在术后 3 个月行 ^{18}F-FDG PET/CT 显像显示左侧蝶骨溶骨性破坏，代谢活性增高，并伴有其他骨多处及肺局部的代谢活性增高。说明 ^{18}F-FDG PET/CT 显像在判断骨巨细胞瘤复发、转移方面具可能具有一定价值。

4. PET/CT 在多发性骨髓瘤中的应用　多发性骨髓瘤好发于中老年人，60~70 岁发病率最高。^{18}F-FDG PET/CT 因可进行全身显像，并对骨髓及软组织的病灶无一放过，既有解剖精确定位、又有代谢程度的敏感显示，故和其他影像比较而言，具有一定优势。

^{18}F-FDG PET/CT 与 MRI 的比较，在 MRI 检查范围之内的有 14 例患者两种检查发现病灶数一致；有 7 例 ^{18}F-FDG PET/CT 比 MRI 检出了更多的病灶，但所有病灶均在 MRI 检查范围之外；余 7 例患者 ^{18}F-FDG PET 仅显示脊柱轻度弥漫性浸润，CT 未见异常，但 MRI 诊断为脊柱浸润（4 例为典型的弥漫浸润，3 例仅浸润部分椎体）。显示出 MRI 对骨髓病变显示较为敏感。但因不易作全身显像、有金属假体等不能进行检查、有时难以区分是活动性病灶还是治疗后纤维化病灶而受到一定影响。

^{18}F-FDG PET/CT 已经被用于多发性骨髓瘤的分期，已成为其分期系统——Durie and Salmon Plus System 的一种检查方法。它不仅能评价骨及骨髓浸润情况，而且还能区分是有活性的病灶还是放疗后的瘢痕组织。

（张燕燕　宋乐）

参 考 文 献

1. 段承祥 . 脊柱 X 线诊断学 . 上海：上海科学技术出版社，1987

2. 李联忠 . 脊椎疾病影像诊断学 . 北京：人民卫生出版社，1999

3. 李明华 . 脊柱脊髓影像学 . 上海：上海科学技术出版社，2004

4. 吴文泽，向燕萍，周文辉，等 . 颈椎不稳症的影像诊断 . 实用医学影像杂志，2007，8（4）：239-241

5. 王志纯，张德昌，艾书跃，等 . 椎体假性滑脱的 X 线研究 . 实用放射学杂志，2007，23（10）：1359-1363

6. 路春兰，彭芸，温洋，等 . 儿童寰枢关节半脱位 X 线及多层

螺旋 CT 诊断价值及对比分析.医学影像学杂志,2009,19
(9):1123-1125

7. 胡康洲,沈成华,郭贵华.椎弓完整腰椎滑脱症及其稳定
性结构的 X 线研究.实用骨科杂志,2005,11(6):500-502

8. 徐文坚,刘吉华,肖德贵.骨放射学——正常与早期病理
表现的界定.第 5 版.济南:山东科学技术出版社,2005

9. Jung HS,Jee WH,McCauley TR,et al. Discrimination of
metastatic from acute osteoporotic compression spinal fractures
with MR imaging. Radiographics,2003,23(1):179-187

10. Grenier N,Kressel HY,Schiebler ML,et al. Normal and
degenerative posterior spinal structures:MR imaging.
Radiology,1987,165(2):517-525

11. Ramachandran M,Tsirikos A,Lee J,et al. Whole-spine
magnetic resonance imaging in patients with neurofibromatosis
type 1 and spinal deformity. J Spinal Disord Tech,2004,17
(6):483-491

12. Engelhard K,Hollenbach HP,Wohlfart K,et al. Comparison
of whole-body MRI with automatic moving table technique
and bone scintigraphy for screening for bone metastases in
patients with breast cancer. Eur Radiol,2004,14(1):99-
105

13. 裴新龙,彭玉东,袁慧书.SPACE 序列 MRI 的脊柱和脊髓
成像.中国医学影像技术,2009,25(3):475-478

14. Schlemmer HP,Schafer J,Pfannenberg C,et al. Fast whole-
body assessment of metastatic disease using a novel magnetic
resonance imaging system:initial experiences. Invest Radiol,
2005,40(2):64-71

15. Matthias PL,Beate MW,John PM,et al. Magnetic resonance
imaging of the body trunk using a single-slab,3-dimensional,
T_2-weighted turbo-spin-echo sequence with high sampling
efficiency(SPACE)for high spatial resolution imaging:
initial clinical experiences. Invest Radiol,2005,40(12):
754-760

16. Emmanuelle MD,Javier B,Glyn J,et al. Fat suppression in
MR imaging:techniques and pitfalls. Radiographics,1999,
19:373-382

17. Taber KH,Herrick RC,Weathers SW,et al. Pitfalls and
artifacts encountered in clinical MR imaging of the spine.
Radiographics,1998,18:1499-1521

18. Runge VM,Carollo BR,Wolf CR,et al. Gd-DTPA:a review
of clinical indications in central nervous system magnetic
resonance imaging. Radiographics,1989,9:929-958

19. Rubin JR,Enzmann DR,Wright A.CSF-gated MR imaging
of the spine:theory and clinical implementation. Radiology,
1987,163:784-792

20. Valk J. Gadolinium-DTPA in MR of spinal lesions. AJNR,
1988,9:345-350

21. Breger RK,Williams AL,Daniels DL,et al. Contrast
enhancement in spinal MR imaging. AJNR,1989,10:633-
637

22. Hedberg MC,Drayer BP,Flour RA,et al. Gradient echo
(GRASS)MR imaging in cervical radiculopathy. AJNR,
1988,9:145-151

23. Sze G,Kawamura Y,Negishi C,et al. Fast spin echo MR
imaging of cervical spine:influence of echo train length and
echo spacing on image contrast and quality. AJNR,1993,14
(5):1203-1213

24. Sze G,Merriam M,Oshio K,et al. Fast spin echo imaging
in the evaluation of intradural disease of the spine. AJNR,
1992,13:1383-1392

25. Kneelanf JB,Hyde JR. High resolution MR imaging with
local coils. Radiology,1989,171:129

26. Donovan-Post MJ,Hinks RS,Quencer RM,et al. Cine-MR
quantification of spinal CSF flow in the healthy adult.
Presented at 28th Annual Meeting ASNR,Los Angles,
1990

27. Sze G,Baierl P,Bravo S. Evolution of the infant spinal column:
evaluation with MR imaging. AJNR,1989,10:633-637

28. Newton PO,Hahn GW,Fricha KB,et al. Utility of three-
dimensional computed tomography reconstructions with
operative findings in congenital scoliosis. Spine,2003,28:
2531-2534

29. Gaskill MF,Lukin R. Lumbar disc disease and stenosis.
Radiol Clin North Am,1991,29(4):753-764

30. Grenier N,Kressel HY,Schiebler ML,et al. Normal and
degenerative posterior spinal structures:MR imaging.
Radiology,1987,165(2):517-525

31. Emmanuelle MD,Javier B,Glyn J,et al. Fat suppression in
MR imaging:techniques and pitfalls. Radiographics,1999,
19:373-382

32. Taber KH,Herrick RC,Weathers SW,et al. Pitfalls and
artifacts encountered in clinical MR imaging of the spine.
Radiographics,1998,18:1499-1521

33. Liu PT,Chivers FS,Roberts CC,et al. Imaging of osteoid
osteoma with dynamic gadolinium-enhanced MR imaging.
Radiology,2003,227(3):691-700

34. Rodallec MH,Feydy A,Larousserie F,et al. Diagnostic
imaging of solitary tumors of the spine:what to do and say.
Radiographics,2008,28(4):1019-1041

35. 林景辉.核医学.北京:北京医科大学出版社,2002.1-4;
146-156

36. 李少林.核医学.第 6 版.北京:人民卫生出版社,2005.
124-148;233-264

37. Abbelhamid H.Elgazzar,著,彭京京,译.骨科核医学.北
京:人民卫生出版社,2010.133-167

38. 张一秋,石洪成,顾宇参,等.单光子发射计算机断层显
像/螺旋 CT 骨显像对脊柱单发病灶的鉴别诊断价值.复
旦学报(医学版)2010,37(6):692:696

39. Sumiya H,Taki J,Higuchi T,et al.Nuclear imaging of bone tumors:thallium-201 scintigraphy. Semin Musculoskel Radiol 2001,5(2):177-182

40. Frnazius C,Daldrup-Link HE,Wanger-Bohn A,et al. FDG-PET for detection of recurrences from malignant primary bone tumors:comparison with conventional imaging. Ann Oncol 2002,13(1):157-160

41. Toka T,Mayr Na,Lee HJ,et al.Factors influencing visualization of vertebral metastases on MR imaging versus bone scintigraphy. Am J Roentgenol,2001,176(6):1525-1530

42. Daldrup-Link HE,Franzius C,link TM,et al. Whole-body MR imaging for detection of bone metastases in children and young adults:comparison with skeletal scintigraphy and FDG PET.AJR 2001,177(1):229-236

43. Oyama N,Akino H,kanamaru H,et al.11C-acetate PET imaging of prostate cancer. J Nucl Med 43(2):181-186

44. Fitzpatrick JM,Constabel AR,Sherwood T,et al. Serial bone scanning:the assessment of treatment response in carcinoma of the prostate.Br J Urol.1978,50(7):555-561

45. 潘中允,屈婉莹,周诚,刘仁贤.PET/CT 诊断学.北京:人民卫生出版社,2009,764-809

46. Delbeke D,Cleman R E,Guiberteau M J,et al.Procedure guideline for tumor imaging with ^{18}F-FDG PET/CT1.0.J Nucl Med,2006,47(5):885-895

47. Cook G J,Houston S,Rubens R,et al.Detection of bone metastases in breast cancer by ^{18}F-FDG PET deffering metabolic activity in osteoblastic and osteolytic lesions.J chin Oncol,1998,16(10):3375-3379

48. MetserU,Leman H,Blank A,et al.Melignant involvement of the spine:assessment by ^{18}F-FDG PET /CT.J Nucl Med,2004,45(2):279-284.

49. Israel O,GoldgergA,Nachtigal A,et al.18F-FDG PET and CT pattens of bone metastases and their relationship to previously administered anti-cancer therapy.Eur J Nucl.med Mol Imaging,2006,33(11):1280-1284.

50. 宋吉清,张成琪,陈静,等.正电子发射型 CT 图像融合示踪剂 [11]C- 胆碱对前列腺癌诊断价值的初步探讨.山东大学学报,2006,44(2):205-208

51. Mckinney A M,Reichert P,Short J,et al.Metachronous,multicentric giant cell tumor of the sphenoid bone with histologic,CT,MR imaging,and positron-emission tomography/CT correlation.AJNR Am J Neuroradiol,2006,27(10):2199-2201

第六章

脊柱疾患的病理学检查

骨组织病变的诊断必须根据临床特点、影像学表现和病理学表现综合判断。许多疾病在缺乏患者临床资料及其影像表现时,病理医师很难单纯根据病理组织学表现做出正确诊断。患者的年龄、肿瘤确切生长部位、其他疾病病史、孤立性或多发性、影像学资料等对正确诊断至关重要。同样是小圆细胞肿瘤,发生在儿童很可能是 Ewing 肉瘤,发生在成人则可能是淋巴瘤。在很多情况下,不能仅根据病理组织学表现判断病变的良恶性,影像学上病灶主体的位置(髓腔还是皮质)、边界是否清楚、周围有无骨硬化带、生长方式(膨胀性还是浸润性)、对周围骨皮质和软组织有无侵犯等具有决定作用。

骨病变可采用穿刺活检、切开活检或术后标本的全面检查加以诊断。穿刺活检比较适用于确诊转移性病变,而对于原发性骨病变的诊断并不理想。一般可以确诊小细胞肿瘤,如骨髓瘤、淋巴瘤和 Ewing 肉瘤。穿刺活检不适合成骨性和成软骨性肿瘤的诊断,对于骨的良性和非肿瘤性病变的诊断作用更为有限。切开活检能够获得较多组织样本,更加有利于病变的观察。质地较软组织可以进行术中冰冻切片检查,但必须将质软组织和碎骨片分离,在操作过程中,难免破坏组织原有结构,因此最好进行石蜡包埋切片检查,必要时脱钙处理。

脊柱疾病种类繁多,涉及多种原发性良恶性肿瘤、转移性肿瘤及肿瘤样病变,本章节仅简述脊柱常见疾病。

第一节　骨疾患的主要基本病理学概念

一、骨样组织

骨样组织由非矿化的较幼稚的新生骨基质和成骨细胞构成。新生骨基质含胶原(Ⅰ型为主)、酸性黏多糖和非胶原蛋白,在 H&E 染色切片中为均匀红染的细胞外基质,有钙化倾向。有钙盐沉积的骨样组织逐渐转变为蓝色。根据产生骨样组织的成骨细胞特点,分为反应性骨样组织、良性肿瘤性骨样组织和恶性肿瘤性骨样组织。

二、编织骨和板层骨

编织骨是一种不成熟骨,是指骨小梁基质中的胶原纤维粗大紊乱呈编织状,并非骨小梁的排列呈编织状。编织骨改建成熟后形成板层骨,板层骨中的胶原纤维变细,排列呈规则的平行或同心圆层状。成人骨骼除牙床、颅缝和韧带附着处有少量编织骨外,其他都是成熟板层骨。因此在骨骼发育成熟的个体出现编织骨或骨样组织提示为修复性或肿瘤性改变。

三、松质骨和密质骨

都是机体原有的成熟板层骨,称为宿主骨。宿主骨被肿瘤组织浸润是恶性病变的有力证据。

四、反应性成骨和肿瘤性成骨

宿主骨因各种原因被破坏发生再生时,由正常骨母细胞(非肿瘤性骨母细胞)增生所形成的新生骨,称为反应性成骨。具有成骨功能的良性或恶性肿瘤细胞直接产生的骨,称为肿瘤性成骨。肿瘤性成骨几乎都是不成熟的骨样组织或编织骨,只有骨瘤、骨软骨瘤和极少数高分化骨肉瘤可以形成板层骨。

反应性成骨与肿瘤性成骨有如下不同:①反应性骨小梁周围有成行排列的规则一致的正常骨母细胞被覆,小梁之间是疏松结缔组织,血管位于中心部位。肿瘤性骨小梁周围没有正常骨母细胞被覆,骨小梁之间充满生长活跃的肿瘤细胞,间质血管丰富,但常不在中心部位。②反应性骨排列比较规则,有一定力学结构。肿瘤性骨排列紊乱,常在宿主骨之间浸润,不具有力学结构。

第二节 脊柱常见非肿瘤性病变和瘤样病变

一、骨髓炎

好发于青少年、体弱者和老年人。骨髓炎有特征性的炎症表现,包括疼痛、发热和红细胞沉降率加快等。几乎总是单发性病变,少数情况下表现为多灶性骨髓炎。大多数骨髓炎由化脓菌感染引起。组织学上,髓腔内有大量中性粒细胞、淋巴细胞、浆细胞和巨噬细胞浸润,伴脓肿、炎性肉芽组织和死骨形成。骨膜下有反应性新骨形成。硬化性骨髓炎是慢性骨髓炎的一种,以骨膜反应、骨皮质增厚、骨髓腔硬化闭塞为特征,髓腔内有炎性肉芽组织增生、纤维化和反应性新骨形成,但中性粒细胞数量较少,可能与机体免疫力较强、细菌毒性较低或抗菌治疗有关。慢性骨髓炎因有明显骨膜反应、宿主骨破坏和新骨形成,在影像学上有时与恶性骨肿瘤不易区分。但从病理形态角度看,死骨、良性反应性骨和炎症可与恶性肿瘤鉴别。少数骨髓炎由真菌和结核分枝杆菌引起,多表现为肉芽肿性病变。

二、脊柱结核

脊柱是骨结核最常累及的部位,常见于儿童和青少年。最好发于胸腰段,多侵犯第10胸椎至第2腰椎,常连续破坏多个相邻椎体,病变同时累及椎间盘、以及椎骨与肋骨间的小关节。病变以骨质破坏为主,坏死物质液化后可沿筋膜间隙向下流注,形成椎旁冷脓肿。脊柱结核有如下临床和影像学特征:多椎体和椎间盘破坏、无反应性骨硬化、椎间隙狭窄、形成椎旁冷脓肿和脊柱后凸畸形。脊柱结核病理形态往往缺乏结核的特征性改变,表现为椎骨坏死后死骨形成,以骨和软组织大片干酪样坏死和上皮样组织细胞增生为主,较少形成典型的结核结节和朗汉斯巨细胞(图6-2-1)。

三、骨 Paget 病

又称畸形性骨炎,是一种好发于北欧人的骨质增生和吸收异常。患者多为50岁以上男性,病变可累及中轴骨或四肢长骨,单骨或多骨受累。全身广

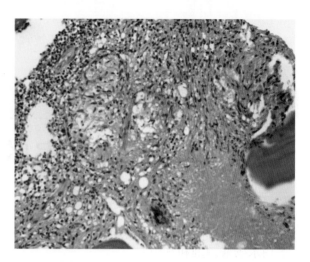

图 6-2-1 椎体结核的典型组织学表现(显示干酪样坏死和结核肉芽肿形成)

泛受累者恶变率为1%~2%。发生于脊柱者使脊柱弯曲或驼背或前凸畸形。病变骨不断吸收和重建,但重建过程超过吸收过程,因此骨小梁常增粗,但结构紊乱,呈囊状多孔状结构。影像学主要特征为:受累骨畸形,正常皮髓结构消失,骨小梁异常粗大及结构紊乱。病理特征:患骨骨小梁增生粗大,骨吸收和骨形成过程均显著增强,骨母细胞和破骨细胞同时增生,大量编织骨堆积,新旧骨质之间黏合线形成。

四、甲状旁腺功能亢进引起的骨病

由甲状旁腺增生或肿瘤所致(原发性),也可继发于慢性肾病或肠道疾病(继发性),去除病因后骨病变可逐渐恢复。实验室检查:高血钙,低血磷,高尿钙,甲状旁腺激素水平升高,伴泌尿道结石。骨病变有两种表现形式:①全身弥漫性骨骼脱钙和骨质疏松;②多发性溶骨性骨质破坏,形成棕色瘤和纤维囊性骨病。棕色瘤的组织学表现类似巨细胞修复性肉芽肿,有破骨细胞样巨细胞、成纤维细胞增生,填充被吸收的骨质,含铁血黄素沉积和组织细胞反应使病变肉眼大体观察呈棕褐色。由于骨巨细胞瘤大多为孤立性病变,如发现多发性骨巨细胞增生性病变时应首先排除棕色瘤。

第三节 脊柱常见原发性肿瘤

一、成骨性肿瘤

分类见表6-3-1。

1. 骨样骨瘤 男性好发,患者多为11~20岁。可发生在任何骨部位,以长骨干骺端和骨干多见。

表 6-3-1 成骨性肿瘤的分类

良性	恶性
骨瘤	普通型骨肉瘤
内生性骨疣(骨岛)	血管扩张型骨肉瘤
骨样骨瘤	小细胞骨肉瘤(高度恶性)
骨母细胞瘤	低级别中心性骨肉瘤(低度恶性)
	骨旁骨肉瘤(低度恶性)
	骨膜骨肉瘤(中度恶性)
	高级别表面骨肉瘤(高度恶性)
	继发性骨肉瘤

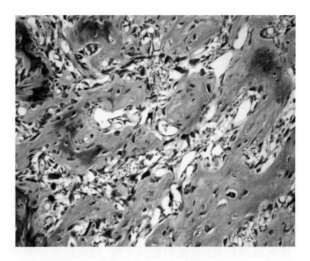

图 6-3-1 骨样骨瘤组织学表现(骨小梁网状分布,周围被覆骨母细胞,小梁间为良性的纤维结缔组织)

病变总是引起疼痛,且夜间加重。疼痛可能十分严重,服用水杨酸制剂和其他非甾体类抗炎药物可缓解。病变周围存在明显神经纤维可能是疼痛的原因。病变常累及骨皮质而不是骨髓腔。影像学特征为边缘硬化的放射透亮区,硬化区可十分广泛。因瘤体由大片反应性增生的硬化骨包绕,影像学检查、手术切除、肉眼检查和病理取材都有可能遗漏较小巢瘤,造成诊断困难。肉眼观察病变为界限清楚的红色颗粒状病灶。组织学:病变由未成熟骨样组织或编织骨构成。骨小梁被覆骨母细胞,伴有不同程度钙化。小梁间纤维血管结缔组织间质无恶性表现(图6-3-1)。病变界限清楚,不穿透周围组织。

2. 骨母细胞瘤 男性多见。好发于中轴骨,40%~55%位于脊椎骨,尤其是椎骨后部,包括椎弓、横突和棘突。疼痛不像骨样骨瘤明显,神经根受累时可引起疼痛。影像学检查病变为境界清晰的膨胀性占位,周围无明显骨硬化带,不向周围正常骨小梁侵犯。组织学表现与骨样骨瘤类似,但体积更大,倾向于进展性生长,因此又称为"巨大骨样骨瘤"。人为规定病变直径<2cm为骨样骨瘤,直径>2cm为骨母细胞瘤。有些病变的组织学表现介于骨母细胞瘤和骨肉瘤之间,增生的骨母细胞生长活跃,细胞更丰富,呈上皮样,称为"上皮样骨母细胞瘤"或"侵袭性骨母细胞瘤",此类病变具有局部侵袭性,复发率较

高,但一般不发生远处转移。如果病变侵犯原有正常骨,含有成片分布的肿瘤细胞,应诊断为骨母细胞型骨肉瘤。

3. 骨肉瘤 肿瘤细胞直接产生骨或骨样基质的恶性肿瘤。90%以上患者为25岁以下青少年。典型发病部位是长骨干骺端,多在骨髓腔内,少数发生在骨表面。骨肉瘤在40岁以后有第2个发病高峰,这一年龄段的骨肉瘤以长骨干骺端以外非典型部位和继发性骨肉瘤为主。诊断骨肉瘤的两大组织学基本要素是:间变性肉瘤细胞和由肉瘤细胞直接形成的骨样组织。普通骨肉瘤按肿瘤细胞产生基质的不同,分为成骨型(50%)、成软骨型(25%)和成纤维型(25%)三大基本类型。普通骨肉瘤其他少见的组织学亚型有:硬化性、骨母细胞瘤样、富于巨细胞性、上皮样、恶性纤维组织细胞瘤样、软骨母细胞瘤样、透明细胞型和软骨黏液样纤维瘤样骨肉瘤。

二、成软骨性肿瘤

分类见表 6-3-2。

表 6-3-2 成软骨肿瘤的分类

良性	交界性	恶性
骨软骨瘤	多发性软骨瘤病	髓内(中心型)软骨肉瘤
软骨瘤		普通型软骨肉瘤(Ⅰ、Ⅱ、Ⅲ级)
内生软骨瘤		间叶性软骨肉瘤(高度恶性)
骨膜软骨瘤		去分化软骨肉瘤
软骨母细胞瘤		黏液样软骨肉瘤
软骨黏液性纤维瘤		透明细胞软骨肉瘤(低度恶性)
		骨表面(周围型)软骨肉瘤
		骨膜软骨肉瘤(低度恶性)
		继发性软骨肉瘤

软骨性肿瘤发生在手足小骨多数为良性,而在长骨、扁骨、胸肋骨多为恶性。肿瘤体积越大,边界越不清楚,骨皮质改变和疼痛越不明显,恶性可能性越大。软骨性肿瘤良恶性的鉴别中,浸润比细胞学异型性更为重要,因此应关注有无髓内浸润、皮质浸润和软组织浸润等恶性影像学和病理学特点。

软骨肉瘤:

多见于 30~59 岁中老年人,生长缓慢,局部复发多见,转移少见。为纯软骨分化的恶性肿瘤,若同时有骨肉瘤成分应诊断为骨肉瘤。软骨肉瘤呈分叶状,常伴有基质钙化、骨化和黏液变性,因此影像学典型表现为溶骨性病灶中出现点状、绒毛状、环状或絮状钙化。肉眼观察,透明软骨分化区呈半透明分叶状,软骨基质变性区呈半流动鼻涕样,钙化区呈灰黄色石灰样。组织学表现:肿瘤呈分叶结构,软骨细胞有不同程度异型性,肿瘤按异型程度分Ⅰ~Ⅲ级。Ⅰ、Ⅱ级虽从细胞学角度看分化好,但有髓内浸润、骨皮质破坏、哈佛管内浸润、骨外软组织浸润等浸润性生长的病理学和影像学特点(图 6-3-2)。

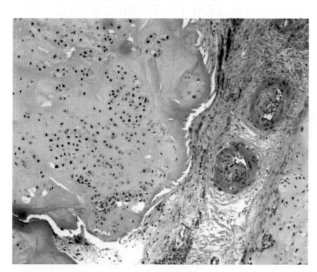

图 6-3-2　软骨肉瘤Ⅰ级(增生的软骨组织分化较好,但在周围结缔组织内浸润性生长)

三、淋巴造血系统肿瘤

1. 浆细胞骨髓瘤　骨髓瘤是最常见的骨原发性肿瘤,是骨髓单克隆性浆细胞恶性肿瘤性增生。病变多数呈多灶分布,预后较差。极少数(5%)为孤立性病变,也称为孤立性浆细胞瘤,临床预后较好,但孤立性病变最终常演变为多发性骨髓瘤。造血功能越活跃的部位发生骨髓瘤的机会越多,因此中轴骨的受累率高于四肢骨。发病率由高至低依次为:椎骨、肋骨、骨盆、股骨、锁骨、肩胛骨、颅骨。

好发于老年人,40 岁以下患者少见。主要临床表现有骨痛、病理性骨折、反复感染和系统性淀粉样变性。99% 患者血清或尿中出现单克隆性免疫球蛋白(M 蛋白),75% 患者血清或尿中有单克隆性轻链蛋白(Bence-Jones 蛋白)。X 线片典型表现为多发性穿孔状纯溶骨性骨质破坏,无硬化带,缺乏骨膜反应。仅 2% 病人呈硬化性,有反应性骨质增生。大体检查病灶呈粉红色或灰色,受累骨质地较软。组织学:正常骨髓组织被肿瘤性浆细胞取代,细胞成分单一,分化程度不等,最成熟时类似成熟浆细胞,极端未分化时细胞高度间变,类似大细胞性淋巴瘤或转移性未分化癌。肿瘤间质或血管旁常有淀粉样物质沉积伴异物巨细胞反应。免疫组织化学:瘤细胞 LCA(-),CD99(-),CD20(-),CD79a(++),Vs38c(+),CD138(+),EMA 弱(+),κ、λ 染色显示轻链限制性(图 6-3-3)。

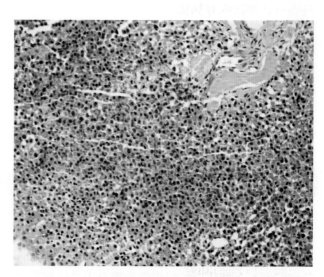

图 6-3-3　骨髓瘤组织学表现(骨小梁间弥漫性浆细胞增生,胞浆丰富,细胞核偏于一侧)

2. 淋巴瘤　骨的恶性淋巴瘤可以是原发于骨的孤立性病变,也可以是骨外淋巴瘤继发累及骨内。原发性和继发性淋巴瘤的影像学和组织学特点相似。参照 WHO 的规定,骨原发性淋巴瘤的标准为:单骨性淋巴瘤,伴有或不伴有局部淋巴结受累;多骨性淋巴瘤,无内脏或淋巴结受累。患者多为 30 岁以上成人。可发生在任何有造血性红骨髓的骨骼,原发性骨淋巴瘤累及四肢骨和中轴骨之比为 2.3∶1,而继发性淋巴瘤多见于中轴骨和颅面骨。影像学,病变早期显示广泛髓内浸润,可大范围取代正常骨髓组织,肿瘤细胞在骨小梁间浸润,原有骨结构可长期保留,因此 X 线平片较难判断病变范围。后期破坏骨皮质,但骨膜反应不明显。大体检查,肿瘤质软呈鱼肉样,肿瘤中夹杂残存的骨组织和脂肪髓。病理组织学类型以非霍奇金淋巴瘤为主,绝大多数是弥漫性大 B 细胞淋巴瘤。骨原发性霍奇金淋巴瘤非常少见,但当病变累及骨骼时,脊椎最易受累,并且通常伴有淋巴结受累,尤其是大动脉旁淋巴结。免疫组织化学对淋巴瘤的诊断和分类是必不可少的。

3. 朗格汉斯细胞组织细胞增生症 是朗格汉斯组织细胞肿瘤性增生,过去病因不清曾称为"组织细胞增生症 X"。骨的朗格汉斯细胞组织细胞增生症依照受累器官的种类和范围可分为三型:单骨受累、多骨受累(伴有或不伴有皮肤受累)和多器官受累(骨、肝、脾及其他)。

单骨型病变最为常见,传统上称为嗜酸性肉芽肿。多见于儿童和青年,全身骨骼系统均可受累,一般无明显症状或有局部疼痛。为良性局限性病变,对放疗十分敏感,有的病灶可自发消退。单骨病变大多预后良好,少数进展为多灶性,甚至累及其他脏器。多器官累及的患者预后差,诊断时一般小于 3 岁,并有内脏受累。

组织学上,肿瘤细胞为簇状增生的朗格汉斯细胞,有特征性卵圆形细胞核和纵行核沟,胞质透亮。嗜酸性粒细胞通常很多,甚至形成嗜酸性脓肿。也可见其他炎症细胞。免疫组织化学检查,肿瘤细胞表达特异性标记物 CD1α 和 Langerin,S-100 阳性。电镜下,胞质内有特征性拉链形或网球拍形 Birbeck 颗粒。

四、巨细胞肿瘤

又称破骨细胞瘤,低度恶性,易局部复发。1%~2% 远处转移,最常见的转移部位是肺。常见于 20 岁以上骨骼已成熟的个体,少数发生于儿童期,女性多见。最常发生在股骨下端、胫骨上端、桡骨下端,典型发病部位是在长骨的骺端,可侵及干骺,穿透骨皮质、侵及肌间隔或关节腔。发生于手足小骨、下颌和脊柱(不包括骶骨)者相对少见。儿童患者病变可位于干骺或骨干部位。病变可呈多中心性,尤其年轻患者和发生在手足小骨者。影像学特点为骨骺部溶骨性膨胀性病变,通常不伴有外周骨硬化和骨膜反应。组织学表现:肿瘤组织由间质细胞和巨细胞两种主要成分构成。巨细胞呈"破骨细胞样",细胞核一般 20 个以上,倾向于分布在细胞中心部位

(图 6-3-4)。对巨细胞肿瘤进行显微镜下分级无临床意义。复发及远处转移与否和原发瘤的组织学表现无明显相关性。有肉瘤样表现的病变应引起注意,单核细胞具有明显多形性,细胞核异型性明显,分裂活跃,常伴有坏死,提示为恶性骨巨细胞瘤。

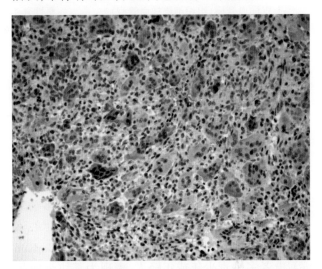

图 6-3-4 骨巨细胞瘤的组织学表现(单核及多核肿瘤细胞增生,两种细胞的细胞核相似,多核巨细胞分布均匀一致)

五、脊索瘤

原始脊索发生的低度至中度恶性肿瘤。患者高峰年龄 50~60 岁,极少发生在 20 岁以下。好发于脊柱两端,三个最常见的发病部位依次为:骶尾区、大脑底部蝶枕区(主要在斜坡)、颈椎(尤其是第 2 颈椎)。因手术难以完全切除,复发率高,远处转移率 20%~30%。肉眼观察呈分叶状、胶冻感。组织学特点:分叶结构,叶间有纤维间隔,瘤细胞呈索状、巢状或单细胞结构漂浮在黏液样基质中。典型肿瘤细胞的胞质呈空泡状(称为"空泡细胞"),也可出现梭形细胞和胞质丰富的上皮样细胞,类似于转移癌。免疫组织化学:肿瘤细胞表达 vimentin、S-100、CK 和 EMA。

六、血管肿瘤

分类见表 6-3-3。

1. 血管瘤 椎骨是骨血管瘤最常见的发病部位,大多缺乏症状,在影像学检查中偶然发现。尸检发现约 10% 成人椎骨有血管瘤。部分呈侵袭性生长,累及皮肤和软组织。脊柱血管瘤的影像学特点:在密度减低的椎体病灶区残留骨的梁状结构,并常伴有骨质反应性增生,形成特征性"圆点花布样"表现。骨的血管瘤以海绵状血管瘤多见,也可以是毛

表 6-3-3　血管肿瘤的分类

良性	交界性	恶性
血管瘤	血管内皮瘤	上皮样血管内皮瘤(低度恶性)
海绵状血管瘤	Kaposi 样血管内皮瘤	血管肉瘤
毛细血管瘤	网状血管内皮瘤	高分化血管肉瘤
上皮样血管瘤(组织细胞样血管瘤)	恶性乳头状淋巴管内血管内皮瘤	中分化血管肉瘤
硬化性血管瘤	混合性血管内皮瘤	低分化血管肉瘤
乳头状血管内皮增生(Masson 血管瘤)		上皮样血管肉瘤
血管球瘤		
淋巴管瘤		
淋巴管瘤病		

细血管瘤或动静脉血管瘤。青少年患者毛细血管瘤的内皮细胞增生活跃,并有较多核分裂象,但仍保留分叶结构。上皮样血管瘤是指血管内皮细胞呈上皮样或组织细胞样,血管腔狭窄,间质内常有较多嗜酸性粒细胞浸润。

侵袭性血管瘤病又称"大块骨溶解病"(Gorham病),患者多是青少年或年轻人,表现为某块骨或相邻一组骨的进行性溶解消失,病变可以跨关节扩散,肉眼看不到肿块,仅见暗红色出血区。组织学:受累区域骨和软组织中有弥漫性增生的良性血管,缺乏其他特异性表现。

2. 上皮样血管内皮瘤　上皮样血管内皮瘤是恶性血管肿瘤的一种独特类型,为低度恶性病变,不同于良性的上皮样血管瘤和一般为高度恶性的上皮样血管肉瘤。好发于软组织,偶尔发生于骨,包括脊柱。可呈多中心性生长。影像学改变以溶骨性破坏为主。组织学检查可见内皮细胞呈上皮样条索状结构,有胞质内空泡,间质为黏液样或有玻璃样变。因血管腔形成不明显,类似转移癌,但表达 CD31、CD34 等血管内皮标记物。

3. 血管肉瘤　指血管内皮细胞起源的恶性肿瘤,可发生于任何部位骨,呈多发性或累及同一解剖区域的多个部位。影像学以纯溶骨性骨质破坏为主,部分高分化肿瘤可有硬化性改变。病变边界不清,侵及软组织,呈恶性影像学表现。组织学上根据内皮细胞异型性及分化程度,分为高、中、低分化。部分肿瘤细胞胞质宽呈上皮样,类似转移癌,称为"上皮样血管肉瘤"。肿瘤细胞表达 CD31、CD34、F8 等血管内皮标记物。

七、动脉瘤样骨囊肿

传统认为动脉瘤样骨囊肿是一种非肿瘤性病变,近期研究显示病变中有克隆性染色体异常。病变多发生在 20 岁以前。脊柱骨是次于长骨干骺端的第二个常见发病部位,约占 15%。累及椎骨时,病变常在椎骨的脊侧部分,即椎弓、横突和棘突。并常累及多个相邻椎骨。动脉瘤样骨囊肿是略有局部侵袭性的良性骨病变,单纯刮除通常可以治愈,但椎骨病变因手术不易完全切除,复发率相对较高。影像学表现为溶骨性,边界清晰或浸润性。CT 和 MRI显示有液平面。大体标本检查:病变呈多囊性,腔隙内通常含有血液或浆液。组织学特点:囊壁及囊腔间隔由疏松排列的梭形成纤维细胞/肌纤维母细胞和良性巨细胞组成,梭形细胞分裂活跃,但没有异型性。间隔内常含薄层编织骨,部分病例骨组织为嗜碱性"蓝骨",形成彩带样分布。

八、纤维性和纤维组织细胞性肿瘤和肿瘤样病变

分类见表 6-3-4。

表 6-3-4　纤维性和纤维组织细胞性肿瘤和
肿瘤样病变的分类

良性	恶性
纤维结构不良(纤维异常增殖症)	纤维肉瘤
骨性纤维结构不良(骨化性纤维瘤)	恶性纤维组织细胞瘤
促结缔组织增生性纤维瘤(韧带样瘤)	
纤维组织细胞瘤	

1. 纤维结构不良　也称纤维异常增殖症,是发生在骨髓内的良性纤维性骨病。病因不明,近年分子遗传学研究发现有 GNAS1 基因突变和染色体异常等遗传学改变,提示为肿瘤性病变。儿童或成人均可发生,进展缓慢,预后好,很少恶变。单骨或多骨受累。多骨性病变常在 10 岁以前出现症状,多发生于下肢长骨和盆骨。单骨性病变好发于颅面骨和

下肢长骨。影像学检查显示为非侵袭性的地图样病变,正常骨小梁消失呈毛玻璃样,一般不侵袭周围软组织。病理特征:病变主要由增生的梭形成纤维细胞和不成熟编织骨构成。成纤维细胞无异型性,分裂活性低。骨小梁呈字母形、逗点状,骨小梁互不相连,表面无增生活跃的骨母细胞围绕。

2. 骨促结缔组织增生性纤维瘤　也称韧带样瘤,形态学呈良性表现,但在局部呈侵袭性生长的纤维性骨肿瘤,一般不发生远处转移。21~30 岁成年人最多见。最易累及下颌骨,有时发生在骨盆、椎骨等少见部位。影像学表现为边界清楚的溶骨性病灶。大体检查,病变常质韧,有旋涡状结构。组织学上,病变由增生的梭形成纤维细胞 / 肌纤维母细胞和大量粗大的细胞外胶原构成,细胞缺乏异型性,分裂象罕见。病变具有局部侵袭性,切除不充分易局部复发,应广泛切除确保治愈。

3. 纤维组织细胞瘤　也称纤维黄色瘤。患者大多为 20 岁以后成年人。发病部位以盆骨最常见,也可见于脊椎骨等部位。肿瘤由梭形成纤维细胞、数量不等的破骨细胞样巨细胞、泡沫细胞和慢性炎症细胞构成,常有间质出血和含铁血黄素沉积。

4. 恶性纤维组织细胞瘤　好发于中老年人。多为原发,25% 病例继发于骨巨细胞瘤、骨 Paget 病、局部放疗等。任何骨都可受累,包括脊柱骨和骨盆骨。影像学检查无特征表现,为边界不清的溶骨性破坏。组织学上多数为高级别肉瘤,少数为低级别肉瘤。肿瘤细胞成分复杂,具有多形性,含成纤维细胞、组织细胞样细胞、间变性多形细胞,以及数量不等的炎症细胞。这种多形性表现可能是骨肉瘤、淋巴瘤、转移性癌肉瘤等分化差、异型性显著的表现,因此应当充分送检、全面取材、并进行必要的免疫组织化学等检查除外特殊分化。

九、Ewing 肉瘤 / 原始神经外胚叶肿瘤（PNET）

大多数学者认为 Ewing 肉瘤和 PNET 属同一类型的小圆细胞肿瘤,但两者分化程度不同。Ewing 肉瘤在光镜、电镜及免疫组织化学等各方面缺乏神经分化的证据,是最不分化的成员。而 PNET 具有向神经外胚叶分化的表现。患者年龄大多 11~20 岁。任何部位骨骼均可受累。影像学通常表现为浸润性破坏,病变范围广,有时累及整块骨。大体标本呈鱼肉样,伴有坏死时质软似脓液。肿瘤由均匀一致的小圆细胞构成,细胞丰富,胞质少,细胞轮廓不清,

细胞核染色深,染色质细腻(图 6-3-5)。免疫组织化学 CD99 阳性,但并非特异表现。电镜下,细胞非常原始,细胞器稀少,胞质内有大量糖原颗粒。PNET 出现灶状菊形团或神经元分化,免疫组织化学染色表达至少两种神经内分泌标记,如 NSE、NF、CD56、Syn、CgA,电镜下可以出现神经内分泌颗粒、微丝、突起等神经分化。遗传学研究发现,90% Ewing 肉瘤 /PNET 有特征性 t(11,22)(q24;q12)染色体易位,约 10% 有 t(21,22)(q22;q12)易位,使 22 号染色体上的 EWS 基因和 11 号染色体上的 $FLI-1$ 基因或 21 号染色体上的 ERG 基因融合形成有潜在致癌性的融合基因。Ewing 肉瘤 /PNET 恶性度高,在现代治疗技术应用之前,5 年存活率 5%~10%。采用现代放疗和化疗手段后,5 年生存率提高到 50%~60%。

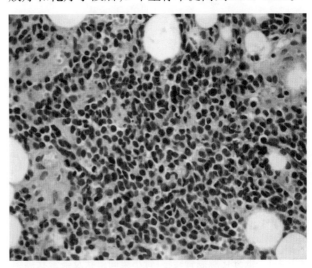

图 6-3-5　骨 Ewing 肉瘤 /PNET 组织学表现(较为一致的圆形肿瘤细胞弥漫增生)

第四节　脊柱转移性肿瘤

转移性肿瘤是最常见骨肿瘤之一。任何骨均可转移,但脊柱中轴骨和四肢长骨因含血窦丰富的红骨髓,是更容易发生转移的部位。最易发生骨转移的癌是乳腺癌、肺癌、肾癌、甲状腺癌和前列腺癌,被称为嗜骨性肿瘤。很多患者以骨转移瘤为首发症状。软组织肉瘤很少转移到骨。最常见的症状为疼痛、局部肿胀和病理性骨折。转移灶可为多发性或单发性。

常规 X 线片检查对脊柱骨转移灶不敏感,放射性核素扫描能较早期发现转移灶。骨转移癌可分为溶骨性、成骨性和混合性三类:①溶骨性转移以骨质吸收为主,约占 75%;②成骨性转移刺激骨质增生,

使局部骨密度增加,以前列腺癌转移最多见;③混合性转移最常见的是乳腺癌和肺癌。

多数情况下,骨转移瘤的病理学诊断较为容易。部分肿瘤保留原发灶的特征性结构,能判断原发灶或提示肿瘤原发于何部位,如甲状腺滤泡癌骨转移。但对于大部分原发灶不明的骨转移性肿瘤及低分化肿瘤(图6-4-1),单纯根据形态学判断肿瘤原发灶是困难的,需要详细询问病史和详尽体检,尽管如此并非均能找到原发灶。成骨性转移有明显反应性骨母细胞和骨组织增生,有时会掩盖转移性肿瘤细胞,尤其在穿刺活检的小标本中有时仅有单个或小团癌细胞,免疫组织化学上皮标记 CK、EMA 阳性有助于诊断。

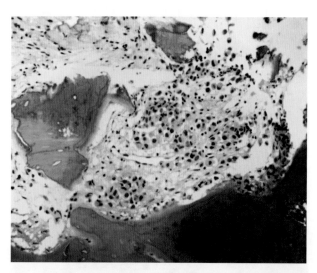

图6-4-1　低分化腺癌骨转移(骨小梁间巢状及条索状癌组织浸润,分化差,部分癌细胞呈印戒细胞样)

(郑 杰 杨邵敏)

参 考 文 献

1. Harrop JS,Schmidt MH,Boriani S,et al. Aggressive "benign" primary spine neoplasms:osteoblastoma,aneurysmal bone cyst,and giant cell tumor. Spine(Phila Pa 1976),2009,34(22 Suppl):S39-47.

2. Mateo L,Massuet A,Sola M,et al. Brown tumor of the cervical spine:a case report and review of the literature. Clin Rheumatol,2011,30(3):419-424.

3. Strike SA,McCarthy EF. Chondrosarcoma of the spine:a series of 16 cases and a review of the literature. Iowa Orthop J,2011,31:154-159.

4. Amirjamshidi A,Abbassioun K. Osteoblastoma of the third cervical vertebra in a 16-year-old boy:case report and review of the literature. Pediatr Neurosurg,2010,46(5):396-401.

5. Kan P,Schmidt MH. Osteoid osteoma and osteoblastoma of the spine. Neurosurg Clin N Am,2008,19(1):65-70.

6. Chen G,Yang H,Gan M,et al. Polyostotic fibrous dysplasia of the thoracic spine:case report and review of the literature. Spine(Phila Pa 1976),2011,36(22):E1485-1488.

7. Ropper AE,Cahill KS,Hanna JW,et al. Primary vertebral tumors:a review of epidemiologic,histological and imaging findings,part II:locally aggressive and malignant tumors. Neurosurgery,2012,70(1):211-219.

8. Ropper AE,Cahill KS,Hanna JW,et al. Primary vertebral tumors:a review of epidemiologic,histological,and imaging findings,Part I:benign tumors. Neurosurgery,2011,69(6):1171-1180.

9. Ellis JA,Rothrock RJ,Moise G,et al. Primitive neuroectodermal tumors of the spine:a comprehensive review with illustrative clinical cases. Neurosurg Focus,2011,30(1):E1.

10. Wang VY,Potts M,Chou D. Sarcoma and the spinal column. Neurosurg Clin N Am,2008,19(1):71-80.

11. Gunay C,Atalar H,Yildiz Y,et al. Spinal osteochondroma:a report on six patients and a review of the literature. Arch Orthop Trauma Surg,2010,130(12):1459-1465.

12. Howard D,Dorfman,Bogdan Czerniak. Bone tumors. St. Louis:Mosby,Inc. 1998.

13. Christopher D.M. Fletcher,K. Krishnan Unni,Fredrik Mertens. Pathology & genetics of tumors of soft tissue and bone. Lyon:IARC,2002.

14. 蒋智铭. 骨关节病理学图谱. 北京:人民军医出版社. 2008.

第七章

肌电图及神经电生理检测

第一节 概述

肌电图（electromyography，EMG）是记录肌肉安静和随意收缩状态下肌肉电生理特性的一门临床检测技术。它是神经系统体格检查的延伸，可依据神经系统解剖学原则对运动和感觉神经障碍进行定位，帮助测定临床检查中容易被忽略的病变，为临床医师提供更详细和敏感的客观诊断依据。

狭义的肌电图一般是指常规同心针电极肌电图，而广义的肌电图则包括了同心针电极肌电图、重复神经电刺激、周围神经传导测定、周围神经反射测定，以及临床诱发电位等各种与神经肌肉疾病相关的临床神经电生理测定技术。

一、肌电图的基本原理

周围神经和肌肉细胞的电性质，形成了临床肌电图学的基础。用同心针电极记录的肌肉动作电位，是通过容积导体在细胞外所记录到的一个正相起始的三相电位，这是冲动接近、到达以及离开记录电极时形成的。

对一块肌肉进行肌电图检测，一般分为4个步骤：①插入电位，是将记录针电极插入肌肉时所引起的电位变化；②静息期，观察肌肉在不收缩时是否有异常的自发电活动；③小力收缩测定运动单位电位（motor unit potential，MUP），这是在受试者轻微收缩时所测定的；④大力收缩时引出的募集电位。

常规测定显示仪可以用2~20ms/cm的扫描速度，50~500μV/cm的灵敏度，测定MUP时用100μV/cm~1mV/cm，低频滤过水平为10~20Hz，高频滤过水平为10kHz。

插入电位：当针电极插入肌肉时，正常会引

起一阵短暂的电位发放，这种电位在每次移动针电极到一个新位置时都会出现，持续时间短，一般300ms，波幅100μV。在显示屏上观察插入电位是最可靠的，而声响特征则不明显。肌肉纤维化时，肌电的量明显减少，而失神经和炎性状况下，肌电易激惹、增加，在失神经支配的肌肉中，插入电位会诱发出不断自发出现的正锐波和纤颤电位。

松弛状态肌肉除终板区外，正常情况下均应为电静息。终板活动：如在终板区针尖刺激到肌肉的神经末梢，将会出现低波幅的终板噪声及高波幅的终板棘波这两种终板活动，为局部不传播或传播很短的电位（负电位），是不规则的低电压活动，几秒钟即消失。这种终板电位是自然生理表现，但在失神经支配的肌肉中明显增强。终板噪声是一种反复出现的负性电位，波幅为10~50μV，时限1~2ms，在扩音器上如海啸样。终板棘波间歇性出现，波幅100~200μV，时限3~4ms，发放不规律。

运动单位电位：属于一个运动单位的电位，代表电极记录范围内的所有单根肌纤维同步放电的总和。其参数包括波幅、时限、多相波（图7-1-1）。运

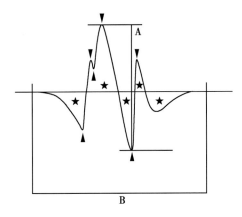

图 7-1-1 运动单位电位

A.峰峰波幅；B.时限，翻转（箭头），时相（星号）

动单位电位的时限为电位偏离基线到恢复至基线的一个时间过程，它代表许多长度、传导速度以及膜兴奋性不同的肌纤维同步化兴奋的程度，一般为5~15ms；运动单位电位的波幅则为肌纤维兴奋时产生动作电位幅度的总和，最高正相和负相间的差距，一般200μV~2mV，不会大于5mV；运动单位电位的多相波，是指波形由离开基线再回到基线的次数加一而得，正常多为两相或三相波。五波以上为多相波，是同步化不好或有肌纤维脱失的表现，下肢肌肉多于上肢肌肉。

募集类型：运动单位的兴奋依据生理准则中的"大小原则"。正常人在大力收缩时有足够的运动单位募集在一起形成干扰相，即不能分辨出基线的各MUP相互重叠的形象。神经源性损害时，没有足够的运动单位发放，就只能呈现单个MUP相，或可以大致看出基线的MUP不太完全的重叠相，称单纯相。

在临床上，肌电图检查的适应证主要为脊髓前角细胞及以下运动神经纤维的病变。其禁忌证则主要包括出血倾向，如血友病、血小板明显低下、出凝血时间不正常，以及菌血症等感染情况。乙肝表面抗原阳性者，可采用一次性同心圆针极。

二、不正常肌电图

1. 插入电位减少和插入电位延长　当出现电位活动明显减少或缺如的插入电位时，表明肌纤维数量减少，如严重的肌萎缩和肌肉纤维化。插入电位延长提示肌肉易激惹，或者是膜不稳定，往往与失神经状态、肌强直或者肌炎相关。

2. 自发电位　失神经两周后，肌纤维对乙酰胆碱的灵敏度大大增强。自发电位在非终板区找到两个以上者是肌电图学最有诊断价值的所见之一，常见于失神经肌肉。自发电位包括纤颤电位、正锐波、束颤电位、肌强直电位以及复合性重复放电等。

纤颤电位的时限范围1~5ms，波幅20~200μV，一般为两相或三相，起始为正相（图7-1-2）。在扩音器中，可以听到如破碎的声音，稀粥开锅的声音，清脆。正锐波则呈锯齿样，初始为正相，后伴有一个时相较宽、波幅较低的负相（图7-1-3），在扩音器中，呈雨打芭蕉的声音，低钝。

3. 运动单位电位　波幅和时限增大提示神经源性损害（图7-1-4），是由于运动单位范围增大所致。由于轴索的芽生，有更多以前失神经的肌纤维加入到这个运动单位来。波幅增高说明肌纤维密度增加，

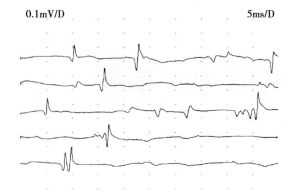

图7-1-2　纤颤电位

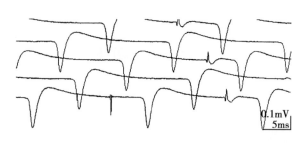

图7-1-3　正锐波

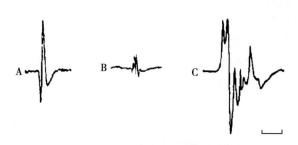

图7-1-4　运动单位电位
A. 正常；B. 肌源性；C. 神经源性（0.1mV/D，5ms/D）

增加了原来就在这个运动单位范围内的其他受损运动单位的失神经肌纤维。时限的延长不完全是解剖范围的扩大，而再生神经轴索的长度和传导偏慢可能起更大的作用。相反，波幅和时限减小是肌源性损害的表现。

4. 募集型　神经源性损害一般为单纯相或混合相，肌源性损害一般为病理干扰相（图7-1-5）。

三、神经传导测定

神经传导测定包括运动传导速度（motor conduction velocity，MCV）和感觉传导速度（sensory conduction velocity，SCV）的检测。

运动传导速度是沿神经走行刺激神经，在其支配的肌肉上记录电反应。计算传导速度需要测定运动纤维上的两个点，用两点之间的距离（mm）除以两点刺激的潜伏期差值（ms），见图7-1-6所示。它可

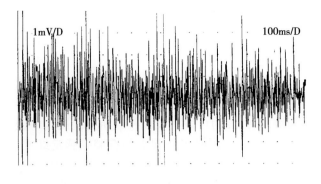

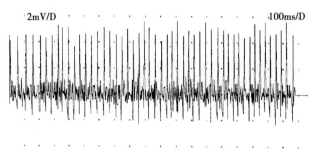

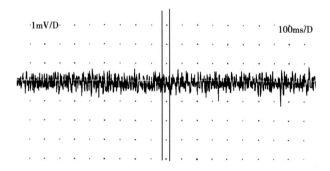

图 7-1-5　干扰相(上);单纯相(中);病理干扰项(下)

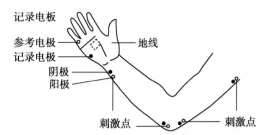

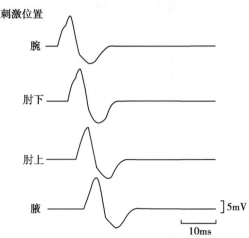

图 7-1-6　运动传导速度测定

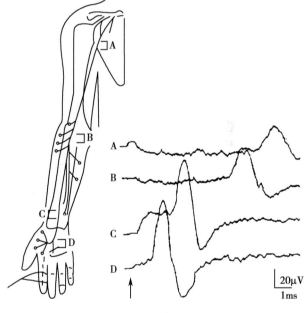

图 7-1-7　感觉传导速度测定

确定刺激点间快传导纤维的传导速度,也可将刺激产生的复合肌肉动作电位(compound muscle action potential,CMAP)潜伏期和波幅与正常对照进行比较。一般来说,CMAP潜伏期延长或者传导速度减慢提示脱髓鞘改变,CMAP波幅下降提示轴索变性。

感觉传导速度是通过刺激感觉神经的一点,在沿神经走行的另一点记录反应波来确定其传导速度和动作电位波幅(图7-1-7)。

神经传导速度的测定受温度、年龄、不同神经以及不同节段的影响。

四、F波和H反射

F波是超强电刺激神经干在M波后的晚成分,是经过运动纤维近端的传导又由前角细胞兴奋后返回的电位(图7-1-8)。其特点是需要超强刺激引出,非恒定出现。主要参数是平均出现率、潜伏期、传导速度、波幅以及比值。

F波潜伏期主要反映运动神经近端的传导功能,补充MCV的不足。

H反射在正常成人一般仅可在比目鱼肌上才容易记录到。它是通过低强度刺激胫神经引出的一个单突触反射(图7-1-9)。其特点是仅需要低强刺激即引出,恒定出现。可测定周围神经的近端功能。在老年患者或多发性神经病患者,双侧H反射常缺失;而S_1神经根病时,则可有单侧缺失。

左Ulnaris

Wrist-ADM
M: 5mV/D 5ms/D
F: 0.3mV/D 5ms/D

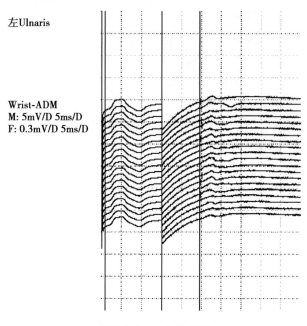

图 7-1-8   F 波的测定

左 Tibialis

Knee-Soleus
2mV/D 5ms/D

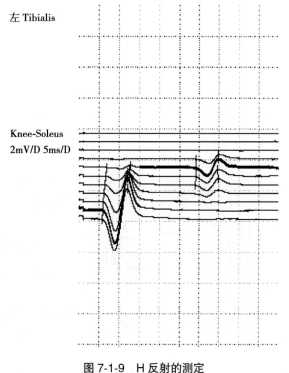

图 7-1-9   H 反射的测定

五、体感诱发电位（SEP）

体感诱发电位是由刺激躯体感觉神经引发的反应，沿着躯体感觉传导径路传向脊髓背柱，再经脑干、丘脑到达大脑感觉皮质。其主要检测指标为各波的潜伏期。

传统的感觉传导速度测定只在肢体远端进行，很少能涉及近端神经，体感诱发电位能测定传入神经的全长，因此，体感诱发电位除了可以测定中枢段传导之外，对周围神经，尤其是近端段的异常发现也是有价值的。

临床上最常用的是对上肢正中神经和下肢胫神经进行刺激，其次是尺神经和腓总神经刺激。用电刺激，其强度为可以诱发该神经所支配肌肉的轻微收缩，就可以同时兴奋起大的有髓鞘感觉纤维。记录电极依据脑电图 10~20 分系统安放，在 P_3、F_3、P_4、F_4 收集上肢刺激的 SEP，在 C_1、C_2、C_Z 收集下肢刺激的 SEP。

因为诱发电位波幅较小而不能直接从背景脑电图和各种伪差之中看到信息，需采用平均技术（或称叠加技术），该技术是在多次给予同样刺激过程中，使与刺激有固定时间连锁的电位活动相对地逐渐增大，而使与刺激无固定时间关系的背景电活动逐渐相互抵消，从而使诱发电位逐渐清楚地显现出来。一般临床测定都需要在同一条件下进行两次，以保证各个电位的重复性和可靠性。

主要参数：峰间潜伏期（中枢的传导时间）；双侧相应波的侧间潜伏期（对发现早期一侧病损较为敏感）；波幅和波形。体感诱发电位是病损早期较敏感的参量，但变异较大，临床应用受限。

影响因素：技术因素；性别、年龄、身高和肢长；温度：温度增降 1℃，传导速度相应增减 5%；睡眠；中枢神经系统原功能状态的影响；药物如苯妥英钠可明显延长中枢传导时间；脊髓病变。

临床应用：①颈椎病：由于 SEP 可同时测出周围和中枢段的病损，可通过 SEP 发现颈椎病的神经根和脊髓受损。如 N_{11} 代表脊腔入口处根电位，N_{13} 代表脊髓电位，N_9~N_{11} 延长为椎间孔受阻，N_{11}~N_{13} 延长为脊腔部分梗阻。②脊柱手术的监测：对脊髓功能进行监护，如波幅下降 >50%，潜伏期延长 >10%，应立即停止手术，必要时唤醒试验。

六、运动诱发电位（MEP）

指经颅刺激大脑皮层运动区、脊神经根，在相应的肌肉上记录获得的动作电位，可计算出中枢运动传导时间。临床上可分为电刺激运动诱发电位和磁刺激运动诱发电位两种，但前者因为痛苦较大，现已基本废弃，均采用磁刺激方式。运动诱发电位检测中的潜伏期较为恒定，而波幅有很大差异，故一般以潜伏期为主要观测指标。

运动诱发电位可直接测定锥体束功能，其在颈椎病患者的阳性率为 73%~100%，较体感诱发电位更为敏感。脊髓型颈椎病早期的典型改变是位于脊髓侧索的锥体束脱髓鞘改变,晚期可以发生轴突损害,这些是引起运动诱发电位潜伏期延长的主要原因。临床发现无明显锥体束临床表现的病例,检测时可以发现运动诱发电位的异常改变,说明该项技术较临床查体所发现的中枢运动传导功能障碍更为敏感。

第二节　肌电图在骨科疾病诊断中的应用

累及神经根、神经丛和脊髓的骨科疾病并不少见。肌电图和神经电生理测定技术可以帮助判断疾病所致组织受损的范围、节段、部位,以及受损的严重程度和预后。

一、神经根损害

在急性期,肌电图只能见到大力收缩时运动单位电位的减少,这是因为轴索有损害时,需 2~3 周后才会出现包括纤颤电位和正锐波等大量的自发电位,表明轴索的退行性变已到达末梢,引起肌肉纤维的失神经支配。在神经再生的早期,肌电图可以有低波幅、短时限和多相的不稳定运动单位动作电位,到晚期,则可出现高波幅、长时限和多相的运动单位动作电位。

传导速度测定可以出现复合肌肉动作电位波幅和(或)感觉神经动作电位波幅下降,这决定于受损处是根还是根以下,以及受损的严重性。体感诱发电位的峰间期可以异常延长、波幅减小或者波形差。运动诱发电位则可以出现周围段 C_7、Erb 点以及 T_{12}、L_4 点刺激时肌肉动作电位的异常。

1. 颈神经根损害　造成颈神经根受损的常见原因为颈椎病(骨质增生)、颈椎间盘脱出以及外伤。肌电图可以提供客观的定位诊断依据。到目前为止,肌电图诊断仍是在神经解剖的基础上做出的,如果在不同周围神经分布区有共同神经根支配的肌肉出现神经源性损害,应考虑为根性受损。在受损早期大力收缩时,有运动单位电位数量减少,以后出现纤颤电位、正锐波和由于神经修复出现的高波幅、长时限的大运动单位电位。这时感觉神经传导速度正常,因为病损在后根节的脊髓侧,不影响第一级感觉神经元以及其以远的纤维。运动神经传导速度也经常正常,除非粗大的传导速度快的纤维受损过多而速度减慢,但复合肌肉动作电位可以减小。F 波、H 反射以及 SEP 也多是正常所见,这是因为受刺激的任

何一条周围神经,都包含了多个神经根纤维的缘故,个别神经根的受损通常不至于影响到整条神经传导功能的异常。但如果用电或磁直接刺激根,有时可以发现运动传导速度减慢。

神经根损害在颈椎病是很常见的,其发生率远比脊髓受损多见。颈椎病最常累及的是 C_5 和 C_6 根,其次为 C_7 根,其他上段和下段神经根受累相对不太常见。

胸出口综合征:各种颈椎畸形可以伤及神经根和丛,如颈肋可以压迫臂丛下干,常有由压迫引起的局灶疼痛和感觉障碍,一般是在手和前臂的内侧,可表现为手部小肌肉的力弱和肌萎缩。电生理多为正中神经、尺神经感觉神经诱发电位波幅减小或消失,经 Erb 点的 F 波传导速度减慢,但正中神经和尺神经远端传导速度正常;肌电图在拇展短肌和小指展肌有神经源性损害。如果患者没有神经系统症状,往往没有电生理异常,只有在上肢背伸时出现的桡动脉搏动减弱或消失。

2. 腰、骶神经根损害　单一腰、骶神经根受损的常见损害部位在神经根刚出椎间孔处。但是,根的损害在蛛网膜下腔内由脊髓到椎间孔都可以受损。由于神经根的位置在该根出椎间孔之上,要用电生理确定腰、骶神经根的定位一般要比上肢困难。上肢的运动障碍比感觉障碍在定位上更有价值,而在下肢却恰恰相反。根性损害极少影响 L_1、L_2、L_3,它们支配大腿前部的感觉。当 L_5 根受压时,疼痛由臀部沿着大腿后外侧向下放射到小腿外侧和足背以及第 1~4 足趾。如 S_1 根受累,疼痛由大腿背部向小腿及足外侧放射。如激惹到 S_{2-5} 则疼痛在大腿内后侧、肛门周围和生殖器部位。

在下肢,如果只有一条神经根受累,临床上不一定会表现出明显的运动障碍,如无力、肌萎缩或腱反射减低。因为后者都是多根神经支配的。但是,下肢的各个动作常常是由一条根支配的:如 L_2 支配屈髋,L_3 支配伸直膝以及内收大腿,L_4 支配足内翻,L_5 支配伸足趾,S_1 支配足外翻。L_4 和 L_5 支配足趾背屈;足跖反射由 S_1 和 S_2 根支配;而 L_4 受累膝反射则减弱;S_1 受累则跟腱反射受损,还会影响到 H 反射弧的完整,因此,H 反射检测有利于对 S_1 根受累的诊断,F 波或 SEP 有时也有一定帮助。

圆锥部位的病变主要影响自 S_5 以上的骶神经根。肌电图往往可以在临床上仅表现为一侧病变者身上发现双侧多条神经根异常。主要测定会阴部、肛提肌以及肛门括约肌,后者可经指检发现张力减

弱。传导速度测定可见复合肌肉动作电位减小。因为损害的是节前纤维，所以感觉神经动作电位正常。

造成马尾损害的原因可以是一侧的脑膜瘤、神经纤维瘤或椎间盘脱出。在中国，后者是最多见的。T_{12}以下的椎管内病变都能累及一条或多条腰骶神经根。肌电图可以在腰骶神经根支配的肌肉中测出神经源性损害，其中包括肛门和尿道括约肌和棘旁肌。本病与髓内病变的表现是很相似的，但它多为一侧性，而且累及到骶段以上。如果测定双侧传导速度，出现明显的复合肌肉动作电位下降，则有利于马尾病变的诊断。

腰椎间盘脱出主要发生在$L_{4,5}$以及L_5、S_1之间，$L_{3,4}$很少见。肌电图对诊断和定位诊断有帮助。棘旁肌的纤颤电位说明是后支分出以前的损害，可以与神经和神经丛病鉴别。某根所支配的肌肉有神经源性损害，而邻近根所支配的肌肉没有，感觉神经动作电位是正常的，复合肌肉动作电位在该根支配的肌肉波幅可以下降，而传导速度不受累，这可以帮助鉴别周围神经病。如果连续追踪观察，则更有价值。但是，如果电生理测定为阴性，并不能排除根有受累，也不能对病因诊断作任何肯定的判断。如果在手术以后有以下所见，就应考虑神经根受累仍未解除：①纤颤电位和正锐波持续存在；②在受损侧同时有大小不等的纤颤电位和正锐波，而对侧只有少数纤颤电位；③在追踪研究中发现纤颤电位在有症状侧多见。

二、脊髓型颈椎病

运动诱发电位和体感诱发电位相结合，可以比较完整、全面地判断脊髓的感觉和运动功能。

体感诱发电位的临床应用最为广泛，主要刺激腕部的正中神经、尺神经和刺激踝部的胫神经、腓总神经，于同侧Erb和对侧头皮电极记录。正中神经的体感诱发电位主要以N_{13}表现显著，波幅下降或消失，常伴有N_9~N_{13}间期延长。N_{13}电位起源于颈髓后角，故能直接反映颈髓的功能状态，N_{20}改变不如N_{13}敏感，可能与中枢神经系统对上行信号有整合和放大作用有关。胫神经的体感诱发电位较正中神经对颈髓功能敏感，原因可能有二：①脊髓丘脑束排列由外向内是骶、腰、胸、颈，故颈髓损伤时最外侧的结构可能先受累；②颈髓损伤有可能在正中神经最高水平以下。胫神经的体感诱发电位异常表现为LP-P_{40}间期延长或P_{40}电位消失，有研究表明LP起源于腰髓后角，P_{40}则为经特异性丘脑-顶叶皮层投

射系统的一级体感原发反应。所以LP-P_{40}反映了以上两者之间的传导时间，当颈髓受损时上行冲动受阻滞，LP-P_{40}间期延长或P_{40}消失。

皮层体感诱发电位能较准确对脊髓功能做出功能性诊断和定量分析，判断可逆性脊髓损伤的病情演变，已成为判断脊髓功能和诊断脊髓损害的重要手段。有研究表明，在脊髓型颈椎病患者还未发现MRI显示的严重程度与临床症状前，体感诱发电位已有明显相关的异常出现，而MRI显示有异常的患者，则均伴有体感诱发电位异常。换言之，体感诱发电位异常的患者可不伴有MRI的异常。这种MRI与电生理检测的差异揭示脊髓型颈椎病患者术前应行电生理检测，进行术前评估，尤其是MRI显示颈髓受压不显著的患者。皮层体感诱发电位除与脊髓损伤程度相关性较好外，与术后症状缓解率也有一定关联，有助于治疗手段的选择。它反映病情的变化较临床要早3~4周，可根据潜伏期缩短程度来判断预后。颈椎病术后如果体感诱发电位恢复得早，预示患者的预后良好。

运动诱发电位可直接测定中枢运动传导束的功能，磁刺激运动诱发电位因无痛、无创兴奋受试者的中枢运动通路，在临床得到越来越多的应用，且有时较体感诱发电位更为敏感。磁刺激运动诱发电位于头顶予以磁刺激，四肢肢体肌肉记录信号。因潜伏期较为恒定，而波幅有很大差异，故一般多以潜伏期为主要观测指标。磁刺激皮层后多个间接波沿锥体束下传而兴奋脊髓前角细胞。脊髓型颈椎病患者早期的典型改变是侧索中的锥体束去髓鞘化，晚期可以发生轴突脱失，这些是引起潜伏期延长的主要原因。临床发现无明显锥体束临床损害的病例，如果运动诱发电位检测异常，说明运动诱发电位较临床查体所发现的中枢运动传导功能障碍更为敏感。

第三节　肌电图在骨科相关疾病鉴别诊断中的应用

一、肌萎缩侧索硬化

肌萎缩侧索硬化（amyotrophic lateral sclerosis，ALS），又称运动神经元病（motor neuron disease，MND），是一种好发于中老年人群的神经系统变性疾病，临床表现为肌肉萎缩和腱反射亢进，有时与脊髓型颈椎病鉴别诊断十分困难。ALS肌电图和临床神经电

生理上主要表现为急性和(或)慢性失神经伴有不同程度的神经再生。其急性神经源性损害表现为：一般在失神经后2~3周，肌肉在完全放松状态下可见自发电位，如纤颤电位、正锐波及束颤电位。慢性神经源性损害伴有神经再生时，EMG可表现为肌肉轻度收缩时运动单位动作电位的时限增宽、波幅明显升高及多相波百分比升高；肌肉大力收缩时，可见募集电位为混合相和(或)单纯相。

脊髓型颈椎病(cervical spondylotic myelopathy，CSM)和ALS不同点也是鉴别两者最客观的指标，是神经源性损害的分布不同。CSM患者神经源性损害的特点是：根据受损害的神经根呈节段性分布，例如，C₅根性损害时，三角肌(腋神经支配)、冈上肌(肩胛上神经支配)及大圆肌(肩胛下神经支配)等来自同一神经根水平而受不同周围神经支配的肌肉表现为神经源性损害。ALS患者的EMG则提示广泛神经源性损害，表现为在脑区、颈区、胸区、腰骶区4个区域中，3个区域以上的肌肉为神经源性损害，特别是临床无症状的部位更有意义，阳性率可达80%以上。对于临床上没有球部症状者，由于具有不易完全放松和易出血等特点，舌肌肌电图不作为常规检测肌肉，而胸锁乳突肌肌电图提示的神经源性损害更有意义。胸锁乳突肌主要受C₂水平的前角细胞支配，少部分受C₃和脑神经运动核支配。CSM最常累及的水平是C₅₋₇，因此，胸锁乳突肌EMG检查有助于ALS与CSM的诊断与鉴别诊断。胸段脊旁肌神经源性损害，由于该肌肉是ALS病变易受累的部位，而胸段脊柱退行性变累及脊髓和神经根较少见，因此，胸段脊旁肌大量纤颤电位和正锐波有助于ALS的诊断。

神经传导速度研究：目的是通过测定远端神经的传导功能排除周围神经病或同时合并嵌压性周围神经病等。SCV测定在CSM和ALS均可正常。CSM虽然可累及感觉神经根，但由于受累的部位在后根节节前，所以远端轴索的解剖和生理功能尚保存，SCV可无明显的改变；而ALS是运动系统疾病，SCV异常是排除诊断的指标，因此，SCV对于鉴别两者无明显的帮助。MCV测定结果变异较大，通常与疾病的病变程度有关。在病变早期，CSM和ALS的MCV均可正常。由于CSM病情进展缓慢，如无明显的肌肉萎缩，MCV一般常为正常；而ALS进展较快，如有大量的轴索脱失和粗大的有髓纤维受累，可表现为MCV减慢和复合肌肉动作电位的波幅降低。MCV减慢的程度一般为轻度和中度，在正常低限

的30%以内。MCV减慢的程度还与复合肌肉动作电位波幅降低的程度有关，波幅大于正常低限50%时，MCV无明显的改变。

如前所述，F波和H反射测定主要反映近端运动神经的传导功能，特别是对神经根损害的检测很有价值。CSM患者如果有神经根受累，可表现为F波潜伏期延长或传导速度减慢，部分患者还可有F波的出现率下降，如同时伴有远端MCV正常，对诊断更有意义。ALS患者F波通常正常或出现率下降。H反射并非在所有肌肉上均可记录到，腓肠肌上最易记录，因此主要用于S₁神经根病变的诊断。

体感诱发电位是测定深感觉通路全程的一种客观的电生理检测方法，与SCV不同的是，它可测定近端感觉神经及中枢段感觉神经的传导功能。SEP异常有助于CSM的诊断，其异常率为65%~72%；而ALS患者SEP通常正常，如发现明确异常应做影像学方面的检查以除外合并CSM可能。

磁刺激运动诱发电位：CSM和ALS患者均可有MEP异常。CSM患者MEP异常主要表现为中枢运动传导时间延长，部分患者可记录不到肌肉动作电位，异常率为72.7%。ALS患者MEP异常主要表现为刺激阈值升高、中枢运动传导时间轻中度延长、波幅降低和离散度增加及电位消失等。

以上各种神经电生理检查从不同的侧面为CSM和ALS的诊断和鉴别诊断提供了客观依据，其中最有价值和特征性意义的是同心针EMG检查对ALS的肯定诊断。综上所述，典型ALS的电生理特点是：①正常MCV或由于严重的轴索脱失所致的轻、中度MCV减慢及与肌肉明显萎缩相关的复合肌肉动作电位的波幅下降；②正常SCV；③异常EMG，根据其分布的范围通常为广泛神经源性损害。异常EMG的分布特点是：至少3个区域以上部位的肌肉；异常EMG的表现包括肌肉安静状态下可见自发电位(纤颤电位、正锐波和束颤电位等)；肌肉轻度自主收缩时，运动单位动作电位时限增宽、波幅升高及多相电位的百分比增加；肌肉最大力量收缩时，运动单位数量明显减少。

CSM是骨科和神经科医师经常面对的常见病，典型病例经临床和颈椎MRI或CT检查便可明确诊断，EMG等神经电生理检测并非常规确诊手段，但对于临床表现非典型的患者，特别是在临床上无明显的感觉障碍和括约肌功能障碍或者临床表现不能用影像学的改变解释者，详细的神经电生理检查是非常必要的。对于临床上疑诊的ALS患者，应首选

EMG 检查确定诊断。MRI 检查虽然对 ALS 的诊断无特征性意义，但是如果头颅 MRI 显示不能用其他神经系统病变解释的选择性的内囊和大脑脚的皮质脊髓束变性改变，则支持 ALS 的诊断。

二、周围神经疾病

多发性神经病的病因很多，包括遗传性（如腓骨肌萎缩症）、免疫相关性（如吉兰 - 巴雷综合征）以及营养与中毒性等，主要表现为肌肉无力和萎缩、感觉障碍、腱反射消失、自主神经症状等，一般无锥体束征。神经电生理可表现为神经传导速度减慢、复合肌肉动作电位波幅降低和感觉神经动作电位波幅下降，F 波和 H 反射可受累，针极肌电图可呈广泛的慢性神经源性损害。

遗传性周围神经病，如腓骨肌萎缩症，主要累及下肢，出现下肢肌萎缩和感觉障碍，可能被误诊为腰椎病，但手术后无任何改善。仔细询问家族史，详细查体可发现弓形足、锤状趾、鹤腿等，肌电图表现为胫神经、腓总神经和腓肠神经传导测定的各项参数明显异常。

单神经病，如肘管综合征、腕管综合征等，可出现上肢肌肉萎缩无力、感觉障碍，可能被误诊为颈椎病，详细的临床查体结合分段神经传导研究，能及时确定诊断，主要表现为嵌压部位的神经传导减慢，可伴有复合肌肉动作电位波幅和（或）感觉神经动作电位波幅下降。

三、神经肌肉接头疾病

以重症肌无力为代表的神经肌肉接头病，临床上可表现为肌肉无力，也可能被误诊为骨科疾病。该病临床特点为骨骼肌易疲劳和无力，呈晨轻暮重现象。电生理表现为重复神经电刺激呈低频刺激（即 2Hz、3Hz、5Hz 刺激）时，第 5 波复合肌肉动作电位波幅与第 1 波相比，下降超过 10%~15%。不恰当的手术会诱发重症肌无力危象。

四、肌肉疾病

肌肉疾病指原发于骨骼肌细胞的疾病，表现为慢性起病，进行性的对称性近端及骨盆带的肌无力和肌萎缩，感觉功能正常，有时可与骨科疾病混淆。其电生理测定显示运动和感觉传导速度、重复神经电刺激均正常，但同心圆针极肌电图表现为典型的肌源性损害改变，可见纤颤电位及正锐波等失神经支配现象，但其在肌肉轻收缩时的运动单位电位波

幅小、时限短、多相波多，大力收缩呈现明显的病理干扰相，有助于与骨科疾病的鉴别诊断。

（樊东升　徐迎胜）

第四节　神经生理的术中监测

概论

脊柱外科常常包括减压、矫形、内固定与融合等操作技术。在完成这些技术操作的过程中有可能损伤神经。怎样避免术中神经损伤一直是外科医生关注的重要课题。利用神经电生理监测技术，监测手术过程中神经功能的变化，及时发现这种"变化"，警告手术医生，改变手术操作以避免神经损伤，这就是神经电生理术中监测的基本概念。随着脊柱外科的发展，神经电生理术中监测技术的应用日益普遍。本章就当前常用的监测技术做简要介绍。

一、躯体感觉诱发电位监测技术

（一）体感诱发电位介绍

体感诱发电位，简单地说就是记录感觉传导系统对于刺激（通常是电刺激）引发的反应。刺激外周神经引发感觉冲动经脊髓上传到大脑，在传导通路的不同位置放置电极，记录的信号经过滤波、放大和叠加后形成的波形就是体感诱发电位。体感诱发电位能反映脊髓感觉神经传导通路的任何位置可能发生缺血和损伤的危险。体感诱发电位自从 60 年代中期在术中神经监护中开始使用，至今是最常用的监测手段之一。临床上常用的体感诱发电位有正中神经、尺神经、胫后神经、腓神经刺激诱发的皮层体感诱发电位和节段体感诱发电位等（图 7-4-1）。

（二）皮层体感诱发电位在脊柱手术中的应用及报警标准

皮层体感诱发电位（CSEP）监测方法：

1. 监测范围（解剖通路）　刺激外周神经并引起周围神经 I a 类神经元兴奋经监测仪放大器转化为电信号（即诱发电位信号）→后索→内侧丘索→丘脑→大脑皮层 S1 区（或 4 区）。

皮层体感诱发电位可用于脊柱矫形、创伤性骨折修复、脊柱肿瘤切除等多种脊柱外科手术的术中神经监护。它能直接反映感觉传导通路的功能，并能间接反映运动传导通路功能。一般建议上肢体感诱发电位和下肢体感诱发电位同时监测，可增加监测的敏感性。

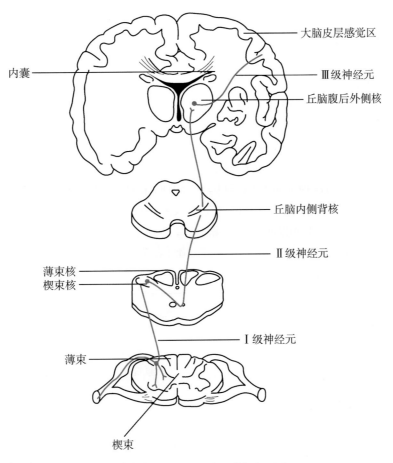

图 7-4-1 体感诱发电位的解剖通路

2. 刺激和记录参数设置 在脊柱外科手术监测中,无论是刺激电极还是记录电极,均可选用皮质下针电极。SEP 监测时的电极最好选择面积较大的表面电极。

临床上通常采用刺激外周混合神经,在传导通路上记录。常用的刺激位置为:上肢体感诱发常用正中神经、尺神经;下肢体感诱发电位常用胫后神经和腓总神经(图 7-4-2,图 7-4-3)。

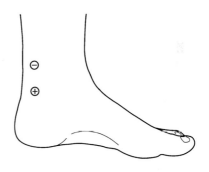

图 7-4-3 下肢胫后神经刺激点

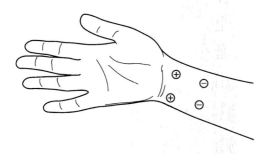

图 7-4-2 上肢正中神经、尺神经刺激点

按照国际脑电图协会制定的 10/20 系统放置记录电极。上肢体感诱发电位的记录电极放置在 Erb 点用于测量上肢外周神经的功能;放置在颈 2 水平用于记录颈部电位;皮层电位用 C3/C4 作为记录电极放置点,Fpz 作为参考电极。

下肢体感诱发电位通常需要三到四个导联,即外周神经的腘窝电位、腰部记录的皮质下电位和皮层电位。腘窝电位的记录位置在腘窝处,置于腘横纹中点,参考电极置于膝内侧或外侧;腰部的皮质下电位记录电极可在两个位置记录,分别位于胸 11 或 12 水平及腰 3 或 4 水平,参考电极置于记录电极上或下端 2cm 处;皮层电位的记录电极置于颅顶 Cz 点,参考电极位于额部 Fpz 点。

术中监护体感诱发电位一般采用电刺激,刺激方式为恒流电刺激(即恒定电流强度直流电刺激)。刺激参数一般为:刺激强度:15~30mA、刺激间期:0.1~0.2ms(100~200μs)、刺激重复频率:2.1~4.7Hz,时程:上肢50ms,下肢100ms。

记录电极采集的信号须经过处理和叠加后才能得到诱发电位,一般采取的滤波范围是:低频:10~30Hz,高频:500~1500Hz;放大器增益倍数为10~50;叠加平均200~500次。一般应该把陷波滤波关闭,因为陷波滤波开放会过滤掉大量有用信息。

术中常用体感诱发电位指标分为外周电位、皮质下电位和皮质电位,以上电位可能的神经发生源列表(表7-4-1)。

表7-4-1　神经发生源列表

	名称	起源	正常潜伏期
上肢体感诱发电位	N 9	臂丛神经干	9ms
	N11	颈神经后根	11ms
	N13	颈髓后束突触	13ms
	P14	内侧丘系皮质下	14ms
	N18	脑干丘脑皮质下	18ms
	N20	大脑皮质	20ms
	P22	大脑皮质	22ms
下肢体感诱发电位	N10	胫后神经	10ms
	N20	脊髓/腰背神经根	20ms
	P31	内侧丘系、脑干	31ms
	N34	脑干、丘脑皮质下	34ms
	P37	大脑皮质下	37ms
	N45	大脑皮质	45

笔者认为:由于个体差异和患者神经损害程度不同,进行术中判定的参照值应在手术开始后的稳定状态(通常是暴露完成时)获取基线,作为评价术中体感诱发电位指标变化的个性化标准。

3. 临床意义(警报标准)和应用　美国神经电生理协会给定的标准是体感诱发电位潜伏期相对于基线延长10%或者波幅下降50%可能会出现神经损伤。但是要根据临床实际情况进行具体分析,笔者的经验认为振幅下降30%并伴有波形发生改变或者潜伏期延长10%要引起高度重视,根据临床情况判断是否要提示术者。体感诱发电位会出现一些假阳性,要结合其他监测(如运动诱发电位、肌电图等)、麻醉状况和手术实际情况进行判断。

皮层体感诱发电位通常会在脊柱侧弯或后凸矫形、脊柱骨折、脊髓肿瘤、脊髓型颈椎病、胸腰段椎管狭窄症、脊柱融合等手术中使用。

颈段的手术使用上肢体感诱发电位,颈段以下的手术常用下肢体感诱发电位。笔者的经验是上下肢体感诱发电位同时使用。

(三)影响体感诱发电位的因素

1. 麻醉剂　通常情况下,全麻药物对皮层电位有明显的抑制作用。表现在皮层电位潜伏期延长<10%,波形形状发生轻度改变,波幅被抑制而下降。术中监护人员在术前和术中应与麻醉医生进行良好沟通,采取适当的麻醉方法,以达到最好的术中监测效果。脊柱手术麻醉原则有三点:①保证病人安全;②达到手术的要求;③保证术中监护参数有效和灵敏(表7-4-2)。

表7-4-2　吸入麻醉剂对体感诱发电位的影响

名称	潜伏期	波幅
地氟醚	延长	下降
安氟醚	延长	升高
氟烷	延长	下降
异氟醚	延长	下降
七氟醚	延长	下降
笑气	无影响	下降

表7-4-3　静脉麻醉剂对体感诱发电位的影响

名称	潜伏期	波幅
小剂量巴比妥	无影响	无影响
大剂量巴比妥	延长	下降
苯二氮	延长	升高
阿片	延长	下降
依托咪酯	延长	升高
异丙酚	延长	下降
氯胺酮	无影响	升高

除以上药物影响外,升压药物对皮层电位亦有明显的抑制作用。如麻黄素。

2. 失血及动脉血压的变化对体感诱发电位的影响　当动脉血压降低至患者自身自动调节阈值水平以下时,双侧皮层电位的波幅就会缓慢、进展性减低;而不表现为皮层电位潜伏期延长。当然,长时间失血也会导致皮层电位潜伏期的延长。在临床监测过程中,我们观察到:持续的体感诱发电位监测不仅可监测到上述表现,更有意义的是它可起到预知血压已处于低水平状态,从而提示术者和麻醉师脊髓已处于灌注不足状态,需及时给予输血、扩容等措施。在血容量不足获得纠正,血压恢复后,皮层电位变化可逆转。

3. 电干扰因素　手术室为开放的空间，放置有多种电器，如电动手术器械、麻醉设备、监护设备、加温设备等，这些设备均会产生不同程度的干扰。另外，手术室的电源如果没有进行隔离处理，就会产生50Hz的交流电干扰。监测者应适当采取协调自身仪器设置，并进行合理设置。如：配备隔离电源，连接地线等措施尽量避免干扰影响监测过程。

4. 手术操作影响　特别是在减压和矫形手术阶段。截骨、矫形等手术操作都不可避免地会引起体感诱发电位改变，使其处于不稳定状态。监测者要结合术中情况进行判定、提示，避免误报。

5. 体温　手术间较低的室温可引起患者体温的减低，并可导致皮层电位潜伏期的延长。

二、运动神经诱发电位监测技术

（一）运动诱发电位介绍

运动诱发电位（motor evoked potential）最初是用于评价皮质脊髓束的传导功能和完整性的检查方法。它在肌肉记录，通过对皮层运动区直接刺激或经颅皮层运动区刺激诱发的反应。20世纪80年代经颅刺激运动诱发电位首次应用到临床，20世纪90年代后经颅刺激运动诱发电位逐渐应用于术中监护中，现在已经作为术中监护的常规监测手段之一。

临床常用经颅运动诱发电位刺激方法有：经颅磁刺激和经颅电刺激。经颅磁刺激因刺激线圈设备庞大，固定困难，影响因素较多，主要用于门诊检查；经颅电刺激设备较小，使用方便，影响因素少，常用于术中神经监护。现将经颅电刺激运动诱发电位监测技术在脊柱外科术中的应用介绍如下：

（二）经颅（头皮）刺激运动皮质引发的运动诱发电位监测技术

1. 经颅电刺激运动诱发电位监测技术（图7-4-4）

1）电极的选择：刺激电极可选择盘状电极、皮层下针电极和螺旋电极，在脊柱手术中，根据监测方法的不同及患者情况，选择合适的电极。一般选择皮质下针电极和螺旋电极作为刺激电极，记录电极

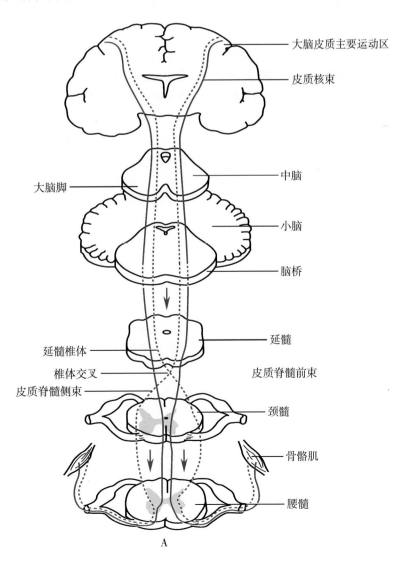

大脑皮质主要运动区
皮质核束
中脑
小脑
脑桥
延髓
皮质脊髓前束
颈髓
骨骼肌
腰髓

大脑脚
延髓椎体
椎体交叉
皮质脊髓侧束

A

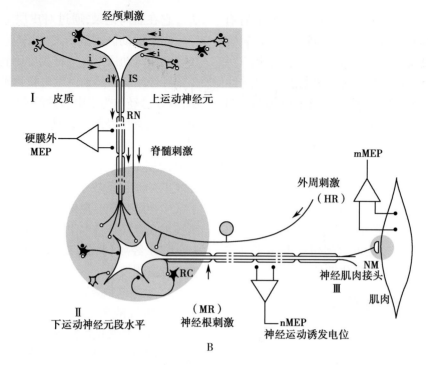

图 7-4-4　A~B.经颅刺激 MEP 的传递通路示意图

一般选择皮质下针电极。

2）刺激电极位置：一般选择 C_3 和 C_4，也可选择 C_1 和 C_2（体感诱发电位和运动诱发电位同时监测时选择），还有报道采用 Cz 和 Fz 作为刺激电极位置。

3）刺激电极的极性：以前的设备无法实现极性反转，所以需要人工更换电极位置，最新设备（例如美国 Cadwell 公司的 cascade 术中监护仪）的刺激器均能够进行极性反转，无需人工更换电极，使用方便。测量左侧肢体 MEP 阳极放在 C_4 或 C_2；测量右侧肢体 MEP 阳极放在 C_3 或 C_1。即阳极（刺激极）总是放在所要记录肢体肌肉反应的对侧。

4）记录电极位置：一般选用拇短展肌、胫前肌、腓肠肌和拇展肌等远端肌肉作为记录肌肉。使用皮层下针电极或表面电极作为记录电极。有时选择肛门括约肌和尿道括约肌作为记录肌肉，需要特殊电极记录（图 7-4-5）。

5）刺激参数：刺激强度：0~800V

间歇时间：1~10ms（一般选择 2~4ms）

刺激时间：0.05~0.5ms（不同设备采用不同刺激技术，分别为长刺激技术和短刺激技术，长刺激为 0.1~0.5ms；短刺激为 0.05~0.075ms）

串个数：2~10 个（一般选择 5~8 个），

6）记录参数：带通：30~3000Hz

信号平均次数：1 次无需平均

信号分析时间：100ms

2. 临床意义和报警标准　经颅电刺激运动诱发电位对于监测神经损伤、缺血引起的灌注不足和估计预后是非常敏感的，对皮质脊髓束和脊髓运动传导束损伤预报要比体感诱发电位敏感得多。

目前没有确切的报警标准，有文献认为以波形是否存在（全或无）为标准；但也有文献认为将振幅下降 50% 作为标准，下降 30% 应予以高度重视。对于术中出血较多的患者，笔者认为振幅下降大于 50% 应予以重视并提示术者，协调麻醉医生给予输血、扩容措施，能够有效纠正患者脊髓灌注不足状态。笔者认为脊髓损伤引起术后神经症状加重的判别以"全或无"作为警报标准更适合于脊柱外科手术。

（三）运动神经诱发电位的应用优势和影响因素

1. 运动神经诱发电位的应用优势　众所周知，脊髓主要血供来源位于腹侧正中的脊髓前动脉，而脊髓后索的血液供应位于脊髓后部的两条后外侧动脉。在脊柱侧弯矫形手术中单纯应用体感诱发电位监测，只能监测到位于脊髓后部约占脊髓三分之一的血供改变，而脊髓腹侧、外侧的支配运动传导功能的白质传导束和前角、后角的灰质血供改变则由运动诱发电位监测。由此可见，运动诱发电位监测在脊柱手术中的必要性和重要性。

2. 影响因素　经颅运动诱发电位最大影响因素是麻醉因素，吸入麻醉剂和静脉麻醉剂对运动诱发电位的影响一般都是降低振幅。肌松剂对运动诱

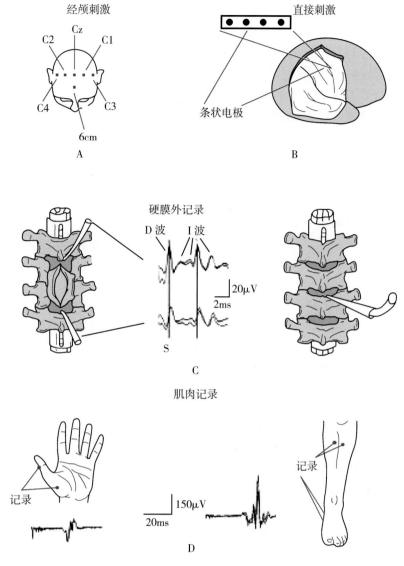

图 7-4-5 常用监护电极安放位置示意图

发电位影响最大的。因为是在肌肉上记录复合电位（CMAP），肌松剂药理作用会导致神经肌肉接头受抑制。为避免药物影响，在术前应和麻醉医生进行良好沟通，除诱导外尽量避免关键期使用肌松剂，如需使用尽量使用短效肌松剂。脊柱外科手术不可避免要使用肌松剂，有条件在进行运动诱发电位测试前做 TOF（train of four）肌松监测，有利于掌握监测时机。出现 3 个颤触基本保证能引出运动诱发电位，如颤触在 3 个以下，则不能保证引出运动诱发电位。

另外，缺血和低温都会对运动诱发电位有影响，都会导致振幅降低或者消失，所以应密切关注病人体温、血压和脊髓灌注情况（表 7-4-4、7-4-5）。

表 7-4-4　吸入麻醉剂对运动诱发电位的影响

名称	潜伏期	振幅
地氟醚	延长	下降
安氟醚	延长	下降
氟烷	延长	下降
异氟醚	延长	下降
七氟醚	延长	下降
笑气	延长	下降

表 7-4-5　静脉麻醉剂对运动诱发电位的影响

名称	潜伏期	振幅
小剂量巴比妥	延长	下降
大剂量巴比妥	延长	下降
苯二氮	延长	下降
阿片	无影响	无影响
依托咪酯	无影响	无影响
异丙酚	延长	下降
氯胺酮	无影响	无影响

需要注意的是:经颅电刺激运动诱发电位使用恒压电刺激,刺激电压较高(100~800V),务必注意用电安全,正确连接电缆、导线等,在做测试之前一定和术者、护士以及麻醉医生进行沟通,做测试时一定让器械离开创口,防止出现意外。做运动诱发时病人会产生抽动,一定注意创口和其他关节安全,还要注意保护气管插管,有报道术中做运动诱发测试时病人将气管插管咬破。

三、肌电图描记在手术中的监测技术

(一)肌肉系统的分布及手术中监测肌肉组的选择

肌肉系统的分布主要为:头颈肌、上肢肌、躯干肌、下肢肌、尿道和肛门括约肌。

肌肉的活动是受神经系统的支配,而肌肉组织在静息状态和活动状态都会显示有规律的电活动现象。当各种因素引起肌肉兴奋时就会产生生物电活动,称之为动作电位。利用计算机技术将肌肉的电反应描记成图形,可直观地观察到所描记肌肉的变化。在手术中通过描记肌肉的电活动情况可间接了解支配肌肉的神经功能状态。因此,我们可根据手术范围设定监测哪些肌肉,进一步辨别颅神经或脊髓各节段的神经功能情况。

肌电图监测会受到各种因素影响,如:术中电刀或其他监测仪器、麻醉药物、以及患者肌肉容量等。根据手术部位可能会伤及的神经根来制定监测方案。需注意的是:除手术所涉及区域重点监测外,一定要在重点区域外多监测一至两块肌肉以帮助辨别排除其他干扰因素,如:药物(肌松剂)、失血……

颈椎手术通常选用:斜方肌(副神经)、三角肌、肱二头肌、肱三头肌、尺侧腕屈肌、桡侧腕屈肌、拇短展肌、小指展肌……

腰椎手术通常选用:股收肌、股四头肌、拇收肌、胫骨前肌、腓骨长、短肌,和小腿三头肌(腓肠肌、比目鱼肌)……

对于马尾神经周围占位等需手术切除并要尽量保留功能的手术监测,我们需重点保护括约肌功能,要采用特殊电极监测(表7-4-6)。

(二)自由描记肌电图监测

自由描记肌电图又称自发肌电图(Free EMG)。通常采用针电极连续记录肌肉静息状态下的电活动。因没有任何刺激,不会引出动作电位,所记录到的肌电图为"平线"。如手术操作过程中碰到神经或神经根,就会在相应肌肉触发出动作电位,描记到

表 7-4-6　手术节段位置较高,需进行颅神经肌电监测

颅神经	记录肌肉
Ⅲ	上下内直肌、下斜肌、上睑提肌
Ⅳ	上斜肌
Ⅴ	咬肌、颞肌
Ⅵ	外直肌
Ⅶ	眼轮、口轮匝肌
Ⅸ	舌肌
Ⅹ	咽喉肌(特殊电极)
Ⅺ	胸锁乳突肌、斜方肌、肩胛提肌
Ⅻ	舌肌

以上肌肉可根据手术需要选择相应肌肉进行监测

不同表现的肌电图。

1. 爆发性肌电活动　指在短时间内(<1秒),肌肉运动单位同步发生放电活动。爆发的肌电活动几乎发生在神经受到刺激的同时。肌电图表现在平静的肌电曲线上突然出现的一个或几个动作电位。这种现象常见于手术操作中对神经或神经根的一过性刺激,如:牵拉、电烧、对肿瘤的切除、对神经根的松解。

2. 连续发生的肌电活动　指肌电图表现为由不同步肌肉放电活动组成的一组连续发生的肌电活动波形,在刺激源消失后,肌肉的放电活动仍可持续几秒钟甚至几分钟。常提示某一神经受到较严重的或持续的机械性刺激。

3. 自发性肌电活动　指某一神经或神经根在受到牵拉、电烧、液体冲洗,甚至较近的电频电极(心电图和氧饱和度监测)刺激,呈现出的持续、低波幅、低密度、有规律的持续放电。需排除其中的干扰现象所致反映,及时查找原因,减少盲目报警。此时多点监测会凸显其作用。

(三)诱发肌电图监测

诱发肌电图亦称为"激发性肌电图"。是指有目的的用电刺激外周或脊髓神经根,使该神经所支配的肌肉组收缩,在电生理仪上获得的肌肉动作电位。

在选择性神经背根切除手术中,利用低电流的电极探头直接刺激已分离暴露出的敏感区域,可帮助鉴别脊神经水平,对保护神经有着重要意义。目前,神经外科已采用这一技术进行后颅窝肿瘤手术的切除协助保护面神经功能。取得了良好的临床意义。

脊柱外科手术中植入金属内置物是最为常见

的操作,内置物植入偏差,可引起患者脊髓或神经根的医源性损伤。利用电生理电极探头间接刺激金属内置物,观察肌电图反应,可获得安全保障。

四、神经电生理监测脊柱手术的其他技术要求

(一) 脊柱手术中的影响因素

众所周知,脊柱手术的暴露范围较大,所需肌松剂的剂量和要求较高。这样必然造成矛盾:一方面要求放松肌肉从而有利于手术操作,另一方面一定剂量的神经肌肉阻断剂(简称肌松剂)会直接影响到运动诱发电位和肌电图监测。解决这一矛盾的有效而客观的办法就是在神经监测中加入和使用肌松监测——四联刺激肌肉收缩试验(Train of four Twitch test,TOF)。TOF 监测可在手术过程中的任何环节(使用电刀等刺激时除外),通过监测周围神经传导情况预知肌松剂作用于神经肌肉接头处的药物代谢情况。换句话说是指用每间隔 0.5 秒的连续 4 个 2Hz 电刺激神经所引发的肌肉收缩试验,以检测神经-肌肉接头处的乙酰胆碱耗竭水平。只用 4 个刺激即可,因其后再多刺激也不能使乙酰胆碱有更多的释放。

在脊柱手术中会涉及使用到的肌松剂包括:去极化神经肌肉阻断剂和非去极化神经肌肉阻断剂以及介于其他药物与神经肌肉阻断剂之间的其药理作用为抑制中枢神经系统、增强肌松效果的药物。手术中根据各种药物药理作用合理安排监测取值时间,避免因术中用药影响监测结果。

TOF 刺激和记录电极的放置可根据手术监测范围,兼顾其他监测项目安放。多选用上肢正中神经、尺神经;下肢胫后神经、腓神经。

(二) 团队协作(与术者、麻醉医生、护士建立良好沟通)

神经电生理监测的质量如何,不仅取决于监测技师的个人素质,更多地体现其与术者、麻醉医生、护士的整体协作水平。在监测过程中,我们建议用"团队协作"的理念来保障神经监测的顺利进行。

技师在监测菜单设计之前,需了解所需监测患者的一般情况、神经损害情况和手术所需监测范围情况。同时,还需要取得手术医生配合完成术中关键步骤的测试。例如:关键步骤时测试 MEP,需取得手术医生同意并停止操作,以避免大剂量电刺激引起神经损伤或皮肤灼伤。在监测过程中经常会遇到无诱因的电位改变,在排除自身监测因素之后,首先要与麻醉医生沟通,排除麻醉药物等麻醉因素的影响。手术室护士的工作状态是我们了解手术进程和手术外环境变化的最好窗口。及时与上述人员做好沟通是做好神经监测的关键。

(三) 设备安全维护(设备用电安全维护)

手术间的工作环境是同样关系到监测能否正常进行的关键环节。电生理仪通常使用独立电源接口,切忌与手术间内其他仪器共用同一电源系统。在监测过程中要始终保证电路通畅,保证避免化学性物质腐蚀电源线。最好将电源线进行遮盖或包裹,防止挤压、踩踏。

目前,无论是体感诱发电位、运动诱发电位、肌电图等术中监测技术都已广泛地应用于脊柱外科、神经外科、耳鼻喉科、眼科等手术中。而无论是在脊柱侧弯的矫形手术、脊髓压迫需要截骨减压的手术、还是选择性神经根切除手术的术中,都会将这些技术汇集到一起而不是单一使用。它们在监测手法上看似独立,但实际上监测者是根据手术需要采取综合互补原则进行监测,以发挥它们的真正作用——取长补短。例如:在脊柱侧弯矫形手术中,通常涉及脊髓功能监测。那就不可避免地会使用体感诱发电位和运动诱发电位监测,而其间的减压、内固定物的放置等技术操作都会引起神经的牵拉、缺血损伤,单纯的脊髓功能监测已远不能达到对脊髓和神经根功能监测的目的。此时,多块肌肉的肌电监测正好可弥补上述监测的不足。

神经功能监测技术在脊柱手术中的应用,确实对手术中脊髓、神经根功能的保护起到了一定的保驾护航作用。但随着手术治疗技术的不断更新和进步,许多在过去认为极度危险、复杂而又亟待解决的病例不断涌现。考验着我们的临床医生,也同样对我们的神经监测技术和监测技师的能力进行挑战。笔者认为:因为个体差异和麻醉、外环境干扰等因素造成报警标准不确定,从而不能准确建立数字化提示标准和准确判断术后神经损伤预期。如何排除上述干扰因素,建立完美手术监测技术方案和评价标准,是神经电生理技师为之奋斗的目标。

(马越　党耕町　曾岩)

参 考 文 献

1. 汤晓芙.临床肌电图学.北京:北京医科大学中国协和医科大学联合出版社,1995:176-184

2. Kang DX,Fan DS. The electrophysiological study of differential diagnosis between amyotrophic lateral sclerosis and cervical spondylotic myelopathy. Electromyogr Clin Neurophysiol, 1995,35:231-238

3. Li J,Petajan J,Smith G,et al. Electromyography of sternocleidomastoid muscle in ALS:a prospective study. Muscle Nerve,2002,25:725-728

4. 崔丽英. 神经电生理检查在脊髓型颈椎病与肌萎缩侧索硬化症中的应用价值. 中国脊柱脊髓杂志,2000,10:254-256

5. Xu Y,Zheng J,Zhang S,et al. Needle electromyography of the rectus abdominis in patients with amyotrophic lateral sclerosis. Muscle Nerve,2007,35:383-385

6. De Carvalho M,Pinto S,Swash M. Motor unit changes in thoracic paraspinal muscles in amyotrophic lateral sclerosis. Muscle Nerve,2009,39:83-86

7. Lo YL,Chan LL,Lim W,et al. Systematic correlation of transcranial magnetic stimulation and magnetic resonance imaging in cervical spondylotic myelopathy. Spine,2004,29:1137-1145

8. Deftereos SN,Kechagias EA,Panagopoulos G,et al. Localisation of cervical spinal cord compression by TMS and MRI. Funct Neurol,2009,24:99-105

9. Aminoff MJ. Electrophysiological evaluation of root and spinal cord disease. Semin Neurol,2002,22:197-204

10. Olafsson Y,Odergren T,Persson HE,et al. Somatosensory testing in idiopathic scoliosis.Dev Med Child Neurol,2002, 44:130-132

11. 胡有谷,党耕町,唐天驷. 脊柱外科学. 北京:人民卫生出版社,2000:68-72

12. 周琪琪,张小锋. 神经检测技术在临床手术中的应用. 北京:中国社会出版社,2005,12:33;47-55

13. 卢祖能,曾庆杏,等. 实用肌电图学. 北京:人民卫生出版社,2000,636-675

14. Aatif M,Husain. A Practical Approach to Neurophysiology Intraoperative Monitoring. New York:Demos,2008,55-65

15. Jasper R,Daube. Handbook of Clinical Neurophysiology Volume 8.Philadelphia:ELSEVIER,2008,178-764

第 八 章

脊柱外科手术解剖与手术路径

第一节 颈椎和颈胸段的显露

一、上颈段和枕颈交界区（$C_{0~3}$）

（一）经口咽入路（$C_{1~3}$）

1. 指征 枕颈交界区的疾患，齿突骨折，寰枢椎脱位、肿瘤、骨髓炎。

2. 患者体位、麻醉和切口 患者仰卧位，头颈部轻度过伸。全身麻醉通常经过气管切开插管，如果通过经鼻或经口的气管插管，术中需要一个较长的拉钩牵开气管导管（图 8-1-1）。

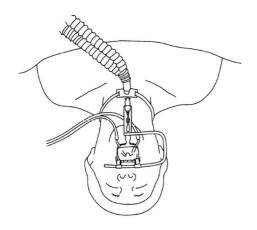

图 8-1-1 经口咽入路，气管切开后，开口器撑开

3. 椎体前缘的显露 首先安置自动牵开器，下方的拉钩拉开舌，悬吊悬雍垂。中线切开咽后壁的黏膜，上端自寰椎前弓，下端可以到 $C_{2,3}$ 椎体，5~6cm 长。牵开黏膜层后，下方位于中线的是颈长肌，自中线继续切开颈长肌并向两侧牵开。上端可以显露到前方的寰枕膜，下端可达 C_3 椎体前缘，可以清晰地看到寰椎前弓及寰枢椎的侧块关节（图 8-1-2~ 图 8-1-4）。

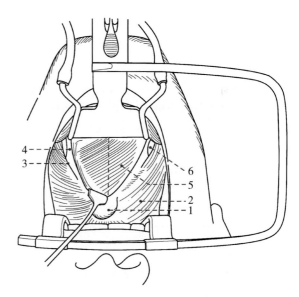

图 8-1-2 牵开软腭，切开咽喉壁

1. 悬雍垂；2. 软腭；3. 舌腭弓；4. 咽腭弓；5. 咽后壁黏膜；6. 腭扁桃体

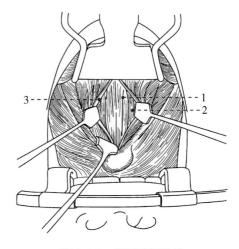

图 8-1-3 咽后壁切开后

1. 颈长肌；2. 头长肌；3. 喉上括约肌

117

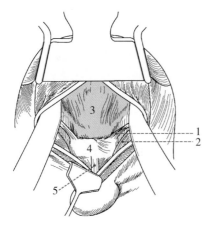

图 8-1-4   寰枢椎显露

1. 颈长肌;2. 头长肌;3. 枢椎椎体;4. 寰椎前结节;5. 前方的寰枢膜

4. 伤口关闭   可吸收线分别缝合肌层和黏膜层。

5. 可能损伤的重要结构   注意寰椎前弓可以自中线向两侧各剥离 2cm,但枢椎和 C_3 的椎体只能自中线向两侧各显露 1cm,否则容易伤及椎动脉,特别是枢椎下缘处需要特别小心。另外,拉钩向两侧牵开肌肉黏膜显露寰椎侧块关节时,可穿透后下颌窝,造成第Ⅸ、Ⅻ脑神经的损伤。

(二) 枕颈交界区后方显露(C_{0-3})

1. 指征   枕颈区不稳定、退变性疾病、创伤和肿瘤。

2. 患者体位和切口   患者俯卧位,Mayfield 头架牵引,轻度屈曲位。术中调节 Mayfield 头架,使头部屈曲或仰伸来达到手术要求。后正中切口,上端自枕外隆突上两横指,下端到手术所需要节段的下方 1~2 节棘突(图 8-1-5)。

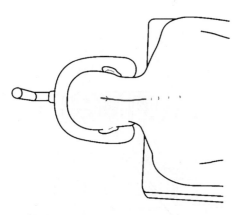

图 8-1-5   枕颈交界区后方切口及体位

3. 脊柱的后方显露   始终自后正中线进入,切开项背筋膜,向两侧牵开斜方肌,近端自中线向两侧剥离枕骨上附着的头半棘肌,远端沿 C_2 棘突向两侧关节突剥离深方的回旋肌和多裂肌,切开 C_2 棘突附着的头后大直肌和头下斜肌。触及寰椎后弓的后结节,沿后弓做骨膜下剥离,切开寰椎后弓上附着的头后小直肌向两侧骨膜下剥离显露枕骨隆突下方的枕骨鳞部(图 8-1-6,图 8-1-7),自中线向两侧剥离 1.5cm 是安全的,再向外剥离需特别小心,椎动脉沟多位于中线旁 2cm 处。寰椎后弓下方存在较多的静脉丛,此处的出血一般用明胶海绵压迫止血。颈 1~3 脊神经后支自关节突关节囊外缘穿过浅层肌肉到皮下,其中枕大神经绕行头大直肌下缘自颈半棘肌穿出,较为粗大,可以分离并加以保护。剥离深方所有肌肉后调整自动牵开器牵开,颈枕区的枕骨、寰枕膜、寰椎后弓、寰枢膜、寰枢侧块关节、枢椎椎板得到很好显露。

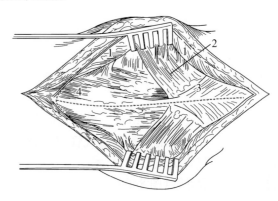

图 8-1-6   颈后正中切口深层中线显露

1. 斜方肌;2. 头夹肌;3. 小菱形肌;4. 头半棘肌

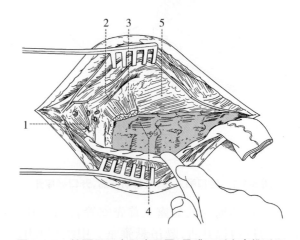

图 8-1-7   枕颈区深方肌肉显露,骨膜下剥离寰椎后弓

1. 头后小直肌;2. 头后大直肌;3. 头下斜肌;4. 棘间肌;5. 颈半棘肌

4. 伤口关闭   椎旁肌深层放置引流管,椎旁肌止点重建,特别是 C_2 棘突上附着的颈半棘肌,严密缝合项韧带。

5. 可能损伤的重要结构 过度向外剥离寰枢椎的后方结构,可以伤及椎动脉和枕下及枕大神经。

二、中下颈段和颈胸段（C_2~T_2）

（一）前外侧入路（C_2~T_2）

1. 指征 创伤、肿瘤、炎症、退变性疾病。

2. 患者体位、切口选择 患者仰卧位,肩颈下垫枕,使颈部中立位或轻度过伸,手术节段低于 C_6 或短颈肥胖患者需要做下拉双肩,可用胶布带固定在手术床上。手术可以采用左侧或右侧切口（图 8-1-8）,手术节段低于 C_6,右侧切口不易损伤喉返神经。手术 1~2 节段,可以采用平行于颈横纹的横切口:

$C_{3、4}$:下颌骨下两横指,舌骨水平;

$C_{4、5}$:甲状软骨水平;

$C_{5、6}$:环状软骨水平;

C_6~T_1:锁骨上两横指。

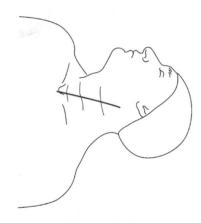

图 8-1-8 中下颈段和颈胸段皮肤切口和体位

手术节段超过 3 个,建议采用胸锁乳突肌前缘的斜切口。近端自下颌角,远端到胸骨柄。

3. 椎体前缘的显露 切开皮肤后,沿皮肤切口方向切开深方的颈阔肌,向头尾端游离颈阔肌皮瓣,显露胸锁乳突肌内缘,有时需要横断颈部浅静脉颈横神经的分支（图 8-1-9）。在胸锁乳突肌的内缘可以看到斜行走向的肩胛舌骨肌上腹,可以结扎切断肩胛舌骨肌（图 8-1-10）,也可以只游离它的肌腹,如果手术节段高于 C_5,可以从肩胛舌骨肌外缘进入达椎前,低于 C_5 从肩胛舌骨肌内缘进入。从中线纵行剪开椎前筋膜,结扎切断甲状腺中静脉（图 8-1-11）,深拉钩向内侧拉开喉、气管和食管,另一拉钩向外侧保护颈动脉鞘。颈动脉鞘内有颈动脉、颈内静脉和迷走神经。若需要从前方显露到 $T_{1、2}$ 椎前,可以切除一侧的锁骨内 1/5、胸锁关节和部分的胸骨柄。在

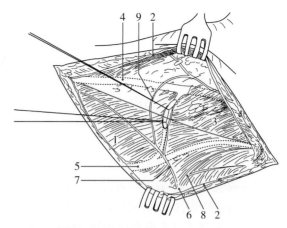

图 8-1-9 颈前浅层显露,沿胸锁乳突肌边缘切开颈阔肌和颈浅筋膜,结扎横行的静脉

1. 颈浅筋膜及深方的胸锁乳突肌;2. 切开的颈阔肌断端;3. 颈浅筋膜表层;4. 颈前静脉;5. 颈外静脉;6. 神经点;7. 颈横神经;8. 耳大神经;9. 颈浅袢

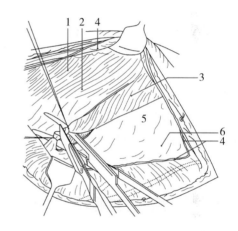

图 8-1-10 切断肩胛舌骨肌

1. 胸骨舌骨肌;2. 胸骨甲状肌;3. 肩胛舌骨肌;4. 颈浅筋膜;5. 气管前层颈筋膜;6. 颈深袢

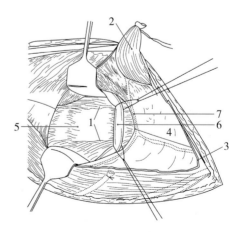

图 8-1-11 颈前深方显露

1. 颈长肌;2. 肩胛舌骨肌;3. 颈浅筋膜;4. 气管前筋膜;5. 颈6 椎体及颈深筋膜;6. 甲状腺中静脉;7. 颈深袢

两侧颈长肌内缘操作是安全的,自内向外剥离颈长肌可以显露钩椎关节和横突。

4. 伤口关闭　椎前放置引流管,重建切断的肩胛舌骨肌,缝合颈阔肌。

5. 可能损伤的重要结构　上颈段($C_{2\sim4}$)显露时注意保护甲状腺上动脉伴行的喉上神经,喉上神经起自迷走神经干,分内外两支入喉。中下颈段($C_{4\sim7}$)需注意保护伴随甲状腺下动脉的喉返神经,特别是右侧。颈胸段($C_7\sim T_2$)显露时可以看到胸膜顶,左侧还可以见到胸导管,损伤后可以造成气胸和乳糜胸。颈长肌的过度剥离可能损伤椎动脉,90% 的椎动脉自 C_6 横突孔穿入,10% 的椎动脉自 C_7 横突孔穿入。颈 6 水平颈长肌前缘走行迷走神经的星状神经节,损伤后可以造成术后 Horner 征。另外,术中过度牵拉气管和食管可以引起喉头水肿和食管瘘。

(二) 后中央入路($C_3\sim T_2$)

1. 指征　下颈椎颈胸段和创伤、肿瘤、炎症和退变性疾病。

2. 患者体位、切口选择　体位和切口同枕颈区后方显露方法,头尾端显露的范围超过手术节段 1~2 节段。

3. 脊柱的后方显露　颈后中线进入,术中节段确定可以参考术前颈椎侧位片,根据棘突的长度确定,也可术中 X 线透视定位。

第二节　胸椎和胸腰段的显露

一、胸椎($T_{3\sim10}$)

(一) 前侧方入路

1. 指征　胸椎后凸畸形、胸椎侧弯、胸椎肿瘤、椎体骨折、退变性疾病和感染性疾病。

2. 左右侧的选择　通常左右侧入路均可,一般选择右侧入路,因为胸主动脉在左侧,右侧入路可以避免牵拉主动脉。脊柱侧弯患者则选择凸侧入路。

3. 肋骨切除范围的选择　肋骨切除的节段通常高于手术节段中心两个肋间,如果切除的肋骨水平过低则很难处理头侧的病变,只能再切除高位肋骨。通常切除第 5 肋,手术范围 $T_{5\sim11}$;切除第 6 肋,手术范围 $T_{6\sim12}$;切除第 7 肋,手术范围 $T_7\sim L_1$。肋骨的倾斜角度也影响切除肋骨的选择,如果肋骨倾斜角度更陡,则需选择更高的肋间。

4. 切口及体位　患者侧卧位,肾区垫枕或通过以病变节段为中心轻度屈曲位,同侧上肢上举

(图 8-2-1)。皮肤切口 S 形,后面起自所选切除肋骨的中线旁四横指,绕过肩胛骨,前侧到肋软骨水平。

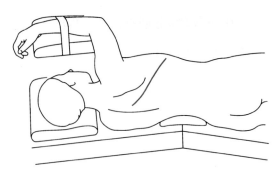

图 8-2-1　胸椎前侧方入路的体位和切口

5. 胸椎侧弯矫形的入路选择　胸椎侧弯时通常自凸侧进入胸腔,严重的侧弯使椎体旋转,甚至与肋骨只距离几厘米。而且胸部的大血管可以不沿椎体走行,多数位于凹侧。

6. 椎体前侧方的显露　后方横行切断背阔肌,尽量靠近尾侧,减少胸背神经的损伤。前方将手指探到前锯肌深方,切断此肌时也要尽量靠近尾侧,以免损伤胸长神经(图 8-2-2)。为更好地显露上胸段,需要游离肩胛胸壁关节,使上肢和肩胛骨尽量上举。此时肋骨可以充分显露,第 1 肋无法触及,最高可探及第 2 肋(图 8-2-3)。切开肋骨骨膜,沿骨膜下剥离肋骨,剥离肋骨上缘肋间肌从后到前,肋骨下缘的肋间肌从前到后,注意勿伤及肋骨下缘的肋间神经,肋骨剥离范围后缘到近肋横突关节两横指,前缘到肋软骨(图 8-2-4,图 8-2-5)。切除肋骨后,修整肋骨断

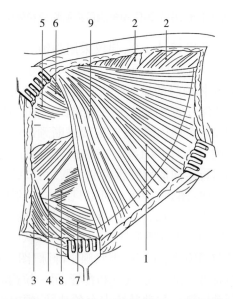

图 8-2-2　胸椎前侧方入路的浅层肌肉显露

1. 背阔肌;2. 前锯肌;3. 斜方肌;4. 大菱形肌;5. 冈下肌;6. 大圆肌;7. 胸髂肋肌;8. 肋间外肌;9. 肩胛骨下角

端不能有尖锐骨端，肋骨床就是壁层胸膜，可以用小纱块做的剥离子（"花生米"）沿壁层胸膜自前方向后方剥离，到达椎旁时切断结扎节段动静脉，节段血管位于椎体中部凹陷处，除了做全椎切除，对侧的节段血管不用处理。处理完所有手术节段的节段血管后，用骨膜剥离子在壁层胸膜下剥离到椎体对侧。经胸腔入路则切开肋骨床处的壁层胸膜，使单侧肺萎陷，牵开肺脏，在肋横突关节处切开壁层胸膜，处理节段血管，骨膜下剥离到椎体对侧（图 8-2-6~图 8-2-8）。胸段脊髓的血供主要是由根动脉（大椎动脉）提供，最少 2 对最多 16 对根动脉供血，在 T_{4-9} 水平比较薄弱，容易出现血供障碍。肋间动脉自胸主动脉发出后，在肋骨头附近分为前支和后支，

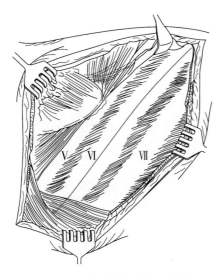

图 8-2-3　沿肋骨中央切开骨膜

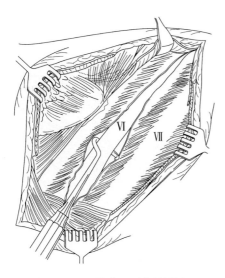

图 8-2-4　骨膜下剥离第Ⅵ肋

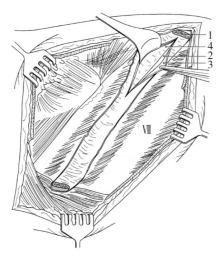

图 8-2-5　沿肋骨床切开壁层胸膜

1. 第Ⅵ肋断端；2. 肋胸膜；3. 肋骨骨膜；4. 肺

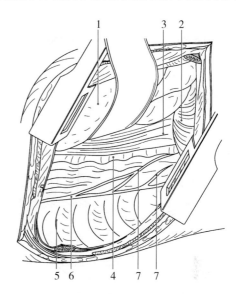

图 8-2-6　胸椎侧前方结构

1. 右肺；2. 膈肌；3. 食管；4. 奇静脉；5. 肋间血管；6. 交感干；7. 内脏大神经

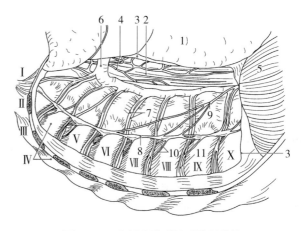

图 8-2-7　右侧胸膜后及后纵隔结构

1. 右肺；2. 食管；3. 壁层胸膜的断端；4. 食管迷走神经丛；5. 膈肌；6. 奇静脉；7. 肋间血管；8. 交感干；9. 内脏大神经；10. 交通支；11. 肋间神经

后支发出根动脉,所以处理节段血管时应尽可能靠前方,只结扎肋间动脉的前支,以免影响脊髓血供(图8-2-9)。

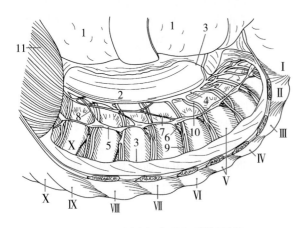

图 8-2-8　左侧胸膜后及后纵隔结构

1. 左肺;2. 胸主动脉;3. 壁层胸膜的断端;4. 副半奇静脉;5. 交感干;6. 交通支;7. 内脏大神经;8. 内脏小神经;9. 肋间神经;10. 肋间血管;11. 膈肌

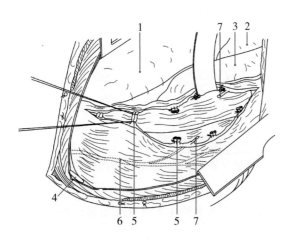

图 8-2-9　结扎节段血管

1. 右肺上叶;2. 右肺中叶;3. 右肺下叶;4. 第Ⅵ肋断端;5. 肋间血管;6. 壁层胸膜下方的交感干;7. 内脏大神经

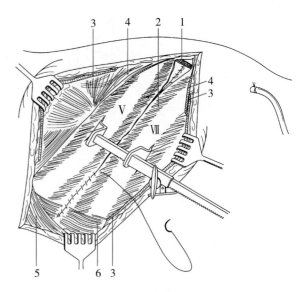

图 8-2-10　关胸器关闭肋骨床

1. 第Ⅵ肋断端;2. 肋间外肌;3. 背阔肌;4. 前锯肌;5. 斜方肌;6. 胸髂肋肌

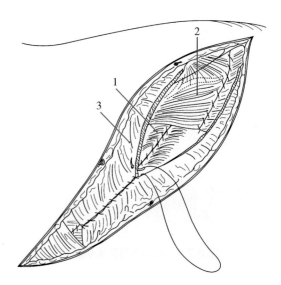

图 8-2-11　胸壁肌肉的缝合

1. 肋间外肌;2. 前锯肌;3. 背阔肌

7. 关胸步骤　经胸腔入路需要放置胸引管,应用关胸器拉近上下两端肋骨,连续缝合线缝合肋间肌,缝合前方的前锯肌和后方的背阔肌(图8-2-10,图8-2-11)。

8. 可能损伤的重要结构　除了仔细处理节段血管外,还应注意不要损伤胸导管和交感链。胸导管多于胸主动脉右侧伴行,胸导管的损伤可以导致乳糜胸。

（二）肋横突入路（$T_{3\sim10}$）

1. 指征　胸椎骨折、肿瘤、椎旁脓肿。

2. 体位和切口　患者可以采用俯卧或半侧卧位,如果只显露椎体,半侧卧位即可。如果手术节段波及上胸椎,则须上举患侧上肢,以便上举肩胛骨。皮肤切口可有两种选择:一种是棘突旁三横指处的纵形切口,一种是更大显露范围T形切口(图8-2-12,图8-2-13)。

3. 椎板和椎体的显露　切开皮肤皮下组织后,椎板骨膜下剥离一侧椎旁肌,并横形切断背部各层肌肉,骨膜下剥离肋骨,并在近肋横突关节处切断肋骨,切开肋横突关节囊,用窄的骨膜起子撬拨分离横突。“花生米”沿肋骨床做壁层胸膜的剥离到椎体前缘,结扎切断椎体的节段血管,必要时也需结扎切断肋间血管,但要注意保护肋间神经,肋间神经损伤

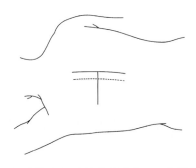

图 8-2-12　经肋横突入路的体位和切口:虚线所标中线旁三指

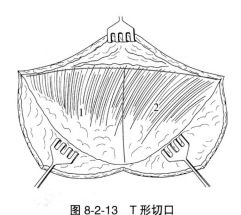

图 8-2-13　T 形切口

1. 斜方肌横部;2. 斜方肌上倾部

可以造成胸壁肌肉的萎缩。一般此入路需要切除 3 根肋骨,可以在一侧侧方很好地显露胸椎椎体(图 8-2-14~图 8-2-16)。

4. 关闭切口　关闭切口前,需要正压通气来确定是否有胸膜损伤,如果有胸膜损伤,需要放置胸引管。

肋横突入路常用于胸椎结核的治疗,对背部肌肉的损伤较大,目前已经很少用于其他疾病的治疗。

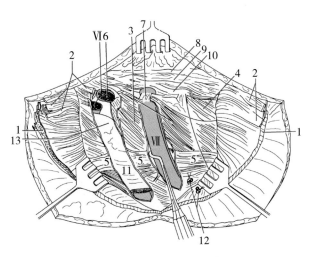

图 8-2-14　切除横突和肋骨

1. 斜方肌;2. 最长肌;3. 肋间外肌;4. 半棘肌;5. 髂肋肌;6. 胸 VI 横突;7. 肋横突韧带;8. 棘上韧带;9. 棘间韧带;10. 横突间韧带;11. 第 VI 肋骨膜;12. 肋间血管的皮支;13. 壁层胸膜

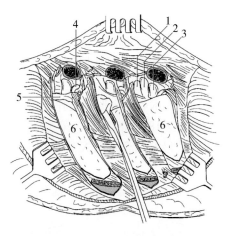

图 8-2-15　壁层胸膜的剥离

1. 肋骨下窝;2. 椎间盘;3. 肋骨上窝;4. 肋间血管和神经;5. 交感干;6. 肺

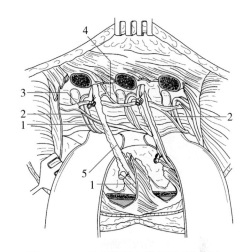

图 8-2-16　处理节段血管保护肋间神经

1. 肋间血管;2. 内脏大神经;3. 交感干;4. 交通支;5. 肋间神经

(三) 胸腰椎后正中入路 (T$_3$~S$_1$)

1. 指征　胸腰椎的侧弯、后凸畸形、肿瘤、创伤和退变性疾病。

2. 体位和切口　患者俯卧位,胸部及髂部垫枕,使腹部悬空以降低静脉压,减少术中出血。正中皮肤切口,两端范围超过 1~2 手术节段,即使侧弯患者也应采用后正中切口(图 8-2-17)。

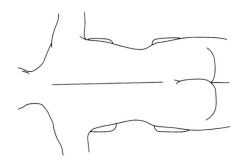

图 8-2-17　侧弯患者的后正中切口

3. 胸椎椎体显露　儿童和青少年患者可以纵行劈开棘突软骨和棘间韧带，成人则紧贴棘突骨膜下剥离椎旁肌，显露椎板时从尾侧向头侧。骨膜下剥离椎旁肌能够减少伤及椎旁肌供血血管和神经，而且术中出血少，术后很少形成血肿，向两侧可以剥离到横突（图 8-2-18，图 8-2-19）。第 12 肋可以帮助确定手术节段，最好结合术前 X 线片和术中透视确定手术节段。

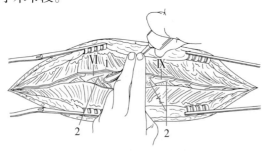

图 8-2-18　骨膜下剥离椎旁肌
1. 斜方肌；2. 多裂肌

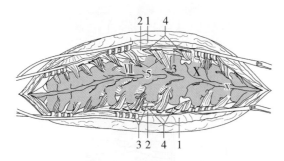

图 8-2-19　切除双侧关节突关节囊
1. 斜方肌；2. 棘肌；3. 半棘肌；4. 多裂肌；5. 回旋肌

4. 腰椎显露　椎旁肌的剥离自头端向尾端进行，肌肉较胸段发达，剥离横突肌肉时注意止血，需要更深的拉钩拉开椎旁肌。对严重骨质疏松患者或腰椎骨折患者做椎旁肌剥离时，需要避免过度用力，否则骨膜起子可能误入椎管。术中定位可以根据 L_5S_1 椎间隙定位，也可以术中透视定位。

5. 切口关闭　需严密缝合椎旁肌和胸腰背筋膜，儿童和青少年还需重建棘突软骨。

二、胸腰段（T_9~L_5）

（一）经胸腹膜后入路（Hodgson T_9~L_5）

1. 指征　椎体骨折、肿瘤、退变性疾病、脊柱侧弯、后凸畸形、脊柱炎症。

2. 左右侧的选择　左侧或右侧入路都可选择，通常选择左侧，因为左侧膈肌更低，而且右侧肝脏和脆弱的下腔静脉影响椎体的显露。当然脊柱侧弯的病例应从凸侧进入。

3. 肋骨切除的选择　切除第 9 肋，可以显露 T_9~L_5；切除第 10 肋，可以显露 T_{10}~L_5。对于青少年患者，可以显露到更高的一个节段。

4. 体位及切口　右侧卧位。切口沿第 10 肋自后正中线旁到第 10 肋软骨，向下沿肋间神经斜行到脐和耻骨联合间，如果手术节段只在胸腰段，则切口长度可适当缩短（图 8-2-20）。

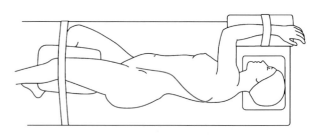

图 8-2-20　经胸腹膜后入路的体位和切口

5. 椎体前侧方的显露　切开皮肤后，沿第 10 肋表面切开胸壁外层肌肉，显露第 10 肋全长，远端切开腹内斜肌和腹横肌，沿其深方用两个"花生米"钝性分离后腹膜，后腹膜自膈肌下方剥离，从腹膜后显露上腰椎（图 8-2-21~ 图 8-2-23）。沿第 10 肋做骨

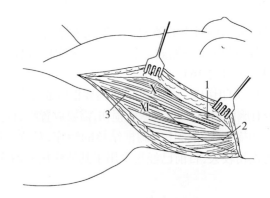

图 8-2-21　皮下的显露
1. 前锯肌；2. 背阔肌；3. 腹外斜肌

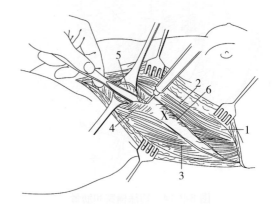

图 8-2-22　腹壁肌肉的显露，沿虚线剥离第 X 肋
1. 前锯肌；2. 腹外斜肌；3. 背阔肌；4. 腹内斜肌和腹横肌；5. 腹膜和腹膜外脂肪；6. 肋间外肌

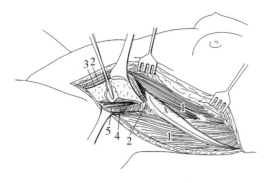

图 8-2-23 剥离后腹膜

1.腹外斜肌;2.腹内斜肌;3.腹横肌;4.腰大肌;5.髂腹股沟神经

膜下剥离,切除第 10 肋,前端自肋软骨后端达肋横突关节,应保留肋骨头,否则可以导致严重的出血。

腹膜从膈下游离后,沿肋骨走行切开膈肌,达距离膈肌弓形韧带 2cm 处,应避免在膈肌中部切开膈肌,可伤及膈上下动脉和膈神经的运动支(图 8-2-24,图 8-2-25)。放置开胸器,劈开左内侧膈

肌角,可以看到在内侧膈肌角和中间膈肌角之间穿行的内脏大神经和腰静脉,偏外侧可以看到自内侧和外侧膈肌角之间穿行的交感干。左侧肋膈角在中外侧弓形韧带的上方 1.5cm 处切开,这样内在大神经被拉向头端,交感干被拉向尾端,必要时结扎切断横向的腰静脉分支。沿椎体表面纵形分离后腹膜和壁层胸膜,椎间盘层面是高出的,表面没有血管,可以用"花生米"沿椎间盘剥离表面的疏松结缔组织,到两侧横突基底部,牵开交感干,可以在椎体表面游离两侧腰大肌到椎间孔,如果切口足够长,这一入路还可以显露到近端骶骨,此时需特别注意勿伤及髂腰静脉(图 8-2-26~ 图 8-2-29)。

6. 切口关闭 首先把腰大肌缝回止点,用可吸收线重建肋膈角,间断缝合壁层胸膜,从后内到前外方向缝合膈肌,注意线结打在胸腔外。放置胸引管,关闭肋骨床,逐层缝合肋间肌、背阔肌、前锯肌、腹横机和腹外斜肌(图 8-2-30,图 8-2-31)。

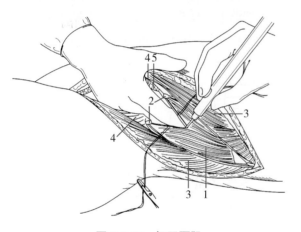

图 8-2-24 切开膈肌

1.膈肌;2.劈开的第 X 肋软骨;3.腹外斜肌;4.腹内斜肌;5.腹横肌

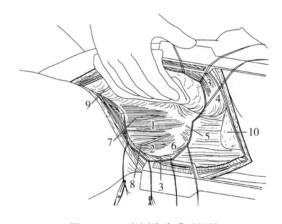

图 8-2-26 左侧胸腹膜后间隙

1.腰大肌;2.腰方肌;3.膈肌;4.膈肌腱;5.内侧弓状韧带;6.外侧弓状韧带;7.髂腹股沟神经;8.髂腹下神经;9.输尿管;10.肺

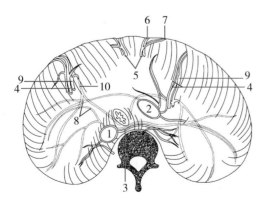

图 8-2-25 膈肌的神经血管分布(头侧观)

1.主动脉;2.下腔静脉;3.膈上动脉;4.心包膈血管;5.胸内血管;6.腹上血管;7.膈肌血管;8.膈下血管;9.膈神经

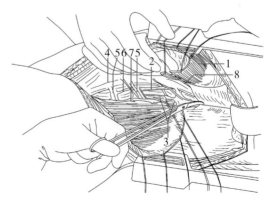

图 8-2-27 椎体侧方的显露

1.膈肌;2.右侧膈肌内角;3.左侧膈肌内角;4.腹主动脉;5.腰椎节段血管;6.腰升静脉;7.交感干;8.内脏大神经

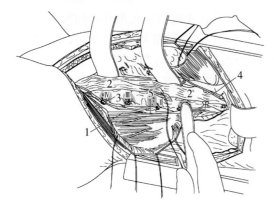

图 8-2-28　节段血管的处理

1.腰大肌(已被劈开并向侧方牵开);2.前纵韧带;3.腰节段血管;4.内脏大神经;5.交感干

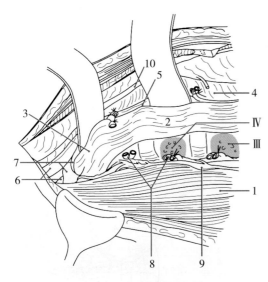

图 8-2-29　腰骶部的显露

1.腰大肌;2.前纵韧带;3.骶骨岬;4.腹主动脉;5.下腔静脉;6.髂外动静脉;7.髂内动静脉;8.腰动静脉;9.交感干;10.输尿管

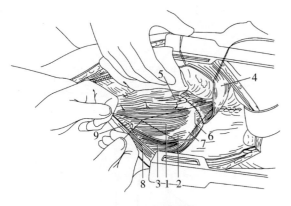

图 8-2-30　膈肌重建

1.腰大肌;2.腰方肌;3.膈肌肋部;4.膈肌中央腱;5.膈肌左内侧角;6.内侧弓状韧带;7.外侧弓状韧带;8.腹外斜肌;9.肋软骨

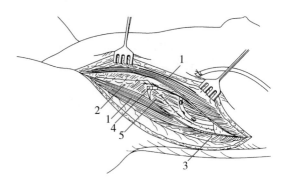

图 8-2-31　腹壁肌肉重建

1.腹外斜肌;2.腹内斜肌;3.背阔肌;4.第 X 肋软骨;5.膈肌

(二)腹膜后胸膜外入路(Mirbaha T$_{11}$~L$_5$)

1.指征　后凸畸形、肿瘤、脊柱感染。胸腰段的 1~2 节段的病变可以采用胸膜外腹膜后入路,除了切除病变的需要,一般采用左侧切口。

2.体位和切口　因为前面 Hodgson 入路从左侧为例,所以这里从右侧描述这一入路。患者左侧卧位,右上肢上举,皮肤切口自 T$_{9~11}$ 棘突到第 12 肋,向前下到髂上一横指,这一范围可以显露 T$_{11}$~L$_2$,如果病变节段较低,还可沿肋间神经走行向前下方延长切口(图 8-2-32)。

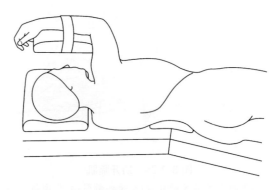

图 8-2-32　腹膜后胸膜外入路的体位和切口

3.椎体显露　沿皮肤切口方向切开浅层的背阔肌和腹外斜肌,深层切开下后锯肌和肋腰韧带,显露腰大肌和腰方肌,切开腹深层的腹内斜肌和腹横肌,剥离子推开腹膜后的疏松组织并向内侧牵开腹壁,腹膜就从膈下分离出来,此时可以在腹膜后显露上位腰椎。向上可以触及强韧的肋腰韧带,它连接 L$_1$ 的肋横突和腰方肌的头端。用一个小的"花生米"大小剥离子从腰方肌前缘小心分离壁层胸膜,第 12 肋做骨膜下剥离,自中线切开肋骨床,尾侧部分和腰方肌一起牵向尾侧,头侧用小的"花生米"小心剥离壁层胸膜。膈肌在内侧弓形韧带的头侧 1.5cm 处切开,劈开右侧内肋膈角,分离结扎横行的节段血管(图 8-2-33~ 图 8-2-37)。

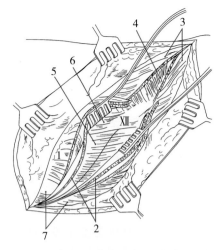

图 8-2-33　腹壁浅层肌肉显露,沿虚线切开髂肋肌

1. 背阔肌;2. 后下锯肌;3. 腹外斜肌;4. 腹内斜肌;5. 髂肋肌;
6. 肋间外肌;7. 胸腰筋膜

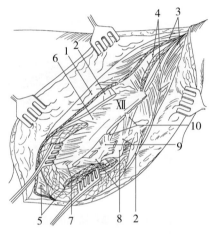

图 8-2-34　腹壁深层肌肉的显露

1. 背阔肌;2. 下后锯肌;3. 腹外斜肌;4. 腹内斜肌;5. 背部内
在肌;6. 肋间外肌;7. 胸 XII 横突;8. 腰 I、II 横突乳头;9. 腰 I、
II 横突;10. 腰肋韧带

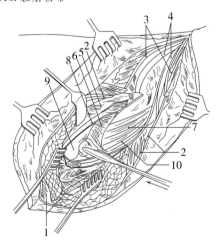

图 8-2-35　后腹膜剥离

1. 背部内在肌;2. 背阔肌和下后锯肌;3. 腹外斜肌;4. 腹内斜
肌和腹横肌;5. 肋间外肌;6. 膈肌;7. 腰大肌;8. XII 肋骨膜;
9. 肺;10. 肋间神经

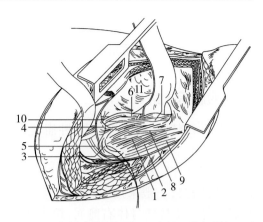

图 8-2-36　右侧腹膜后间隙,沿内侧弓状韧带切开膈肌

1. 腰大肌;2. 腰方肌;3. 内侧弓状韧带;4. 膈肌;5. 肋间血管;
6. 腰升静脉;7. 交感干;8. 生殖股神经;9. 肋间神经;10. 内脏
大神经;11. 后腹膜及腹膜外脂肪

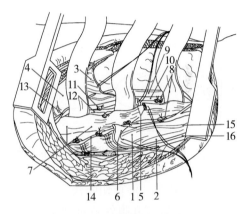

图 8-2-37　腰椎节段血管的处理

1. 腰大肌;2. 腰方肌;3. 膈肌;4. 膈肌中央腱;5. 膈肌右内角;
6. 内侧弓状韧带;7. 前纵韧带;8. 腰椎节段血管;9. 下腔静脉;
10. 腰升静脉;11. 奇静脉;12. 胸导管;13. 内脏大神经;14. 交
感干;15. 生殖股神经;16. 肋间神经

4. 切口关闭　间断缝合膈肌角,并在内侧弓形
韧带上方缝合膈肌,腰方肌缝回头端第 12 肋骨膜,
逐层缝合重建腹部和胸壁的肌肉(图 8-2-38)。

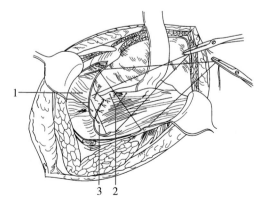

图 8-2-38　膈肌重建

1. 膈肌;2. 膈肌右内角;3. 内侧弓状韧带

第三节 腰骶椎的显露

一、腹膜后入路（L₂₋₅）

1. **指征** 腰骶部的后凸畸形、肿瘤、感染和退变性疾病。

2. **体位和切口** 左右两侧入路均可选择，除了切除病变的需要，一般采用左侧切口患者右侧卧位，腰部和肾区垫枕使身体右侧屈，拉大肋弓和髂嵴之间的距离。右侧屈髋屈膝，左下肢伸直，两腿间垫枕，并用束缚带固定身体在手术台上。皮肤切口自 T₁₁ 的棘突，沿第 12 肋斜向前下方到腹直肌鞘附近（图 8-3-1）。

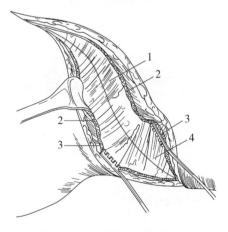

图 8-3-1 腹膜后入路腰骶椎显露的体位和切口

3. **椎体的显露** 垂直切断浅层的背阔肌并沿腹外斜肌纤维走行分开腹外斜肌，切断深层的下后锯肌、腹横肌、腹内斜肌，进入腹膜后间隙。沿第 12 肋做骨膜下剥离，避免进入胸腔，在腋中线处切断第 12 肋，近端和膈肌一起被牵向上方，注意保护此处的肋间神经。腹膜后腰椎体表面的疏松结缔组织纵行剪开，保护左侧的交感干，尽量在中线切断结扎椎体的横行血管，显露椎体和椎间盘（图 8-3-2~图 8-3-5）。

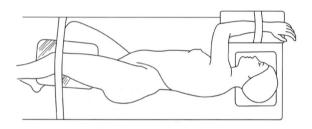

图 8-3-2 腹壁浅层肌肉的切口

1. 腹内斜肌；2. 腹外斜肌；3. 背阔肌；4. 下后锯肌

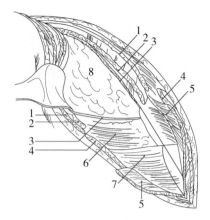

图 8-3-3 腹壁深层肌肉的显露（骨膜下剥离第Ⅻ肋）

1. 腹外斜肌；2. 腹内斜肌；3. 腹横肌；4. 背阔肌；5. 下后锯肌；6. 腰方肌；7. 髂肋肌；8. 腹膜外脂肪

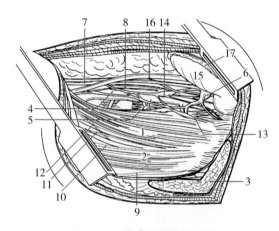

图 8-3-4 腹膜后腰椎的显露

1. 腰大肌；2. 腰方肌；3. 髂肋肌；4. 腹主动脉；5. 腰椎节段动脉和静脉；6. 肾静脉；7. 精索血管；8. 肠系膜下动脉；9. 肋间神经；10. 髂腹下神经；11. 髂腹股沟神经；12. 股外侧皮神经；13. 交感干；14. 肠系膜下神经节；15. 左肾；16. 输尿管；17. 肾脂肪囊

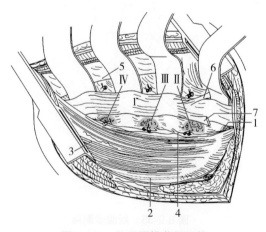

图 8-3-5 处理腰椎节段血管

1. 前纵韧带；2. 肋间神经；3. 髂腹股沟神经；4. 交感干；5. 输尿管；6. 右内侧角；7. 左内侧角

4. 关闭切口　逐层缝合与腹膜后胸膜外入路的步骤相似。

二、经腹直肌的腹膜外入路（L₃~S₂）

1. 指征　下腰椎和腰骶部畸形、肿瘤、感染和退变性疾病。

2. 体位和切口　患者俯卧位，屈髋屈膝30°。屈髋可以放松腰大肌和髂血管，使得显露时更易被牵向侧方。屈膝有利于术中下肢静脉回流。皮肤切口沿腹直肌外缘，单侧进入。上端自脐上2~3横指，下端到耻骨上2~3横指（图8-3-6）。

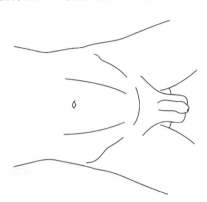

图 8-3-6　经腹直肌切口的体位和切口

分开皮下组织，在腹直肌前鞘内外侧之间的浅沟处纵行剪开，结扎斜行的腹壁浅静脉。切口下行到腹股沟环上界沿腹直肌外缘方向拐向内侧。如果腹直肌鞘在前后纤维结合处被分开，很易进入腹膜外间隙。如果切口偏内，就需要切开腹直肌后鞘，注意勿伤及腹膜。在腹直肌后鞘的深方，有斜行的腹壁下静脉，如果手术范围到腰骶，就需要结扎腹壁下静脉（图8-3-7，图8-3-8）。

用手指或"花生米"将壁层腹膜从腹壁上剥离出来，此时可以看到纵行的腰大肌和其表面的生殖股神经。牵开腹膜，可在腹膜后的脂肪组织中分离出髂动静脉。动脉走行于静脉前方。在L₄椎体下

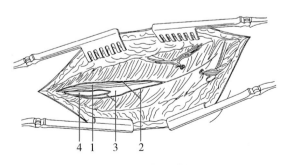

图 8-3-7　腹直肌鞘切开

1.腹直肌；2.腹直肌前鞘；3.腹直肌后鞘；4.腹壁浅血管

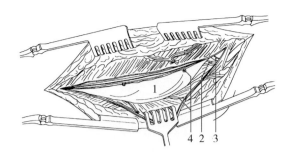

图 8-3-8　腹膜外的显露

1.壁腹膜；2.睾丸动脉及静脉；3.输精管；4.腹壁下血管

缘水平，输尿管伴行睾丸静脉自外上斜行跨越髂总动脉到内下方。腹主动脉分叉处的前方有上腹下神经丛，下行到骶骨岬处分支，其中源于L₂交感神经节的纤维支配射精，损伤后可造成男性的逆行射精，分离神经血管丛时须仔细保护（图8-3-9）。

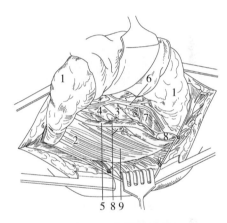

图 8-3-9　髂血管的显露

1.壁腹膜；2.腰大肌；3.右侧髂总动脉；4.右侧髂总静脉；5.输尿管和睾丸血管；6.上腹下丛；7.腰5骶1椎间盘；8.淋巴结；9.生殖股神经

3. 下腰椎正中线的显露　自腰大肌的内侧剥离并向侧方牵拉腰大肌，可以显露深方的节段血管，节段动静脉应逐一分离结扎，还应注意分离结扎此处的腰升静脉，此处不建议采用电凝止血。髂血管的游离在局部炎症较重时比较困难，髂静脉可以和前纵韧带牢固附着，侧前方仔细剥离可以将髂血管牵向侧方，可以在椎体上打斯氏针，将游离的大血管拉开。如果手术节段在L₅以上，骶前神经丛应被牵向内侧，手术节段在L₅以下，则骶前神经丛被牵向外侧（图8-3-10）。

4. 骶骨岬的显露　首先将输尿管牵向一侧，在前侧方游离髂血管，使它们可以被牵向内侧或外侧，为了彻底显露骶骨岬前方，必须从侧方游离下腹下神经丛（图8-3-11）。针对骶骨肿瘤的病例，必须首

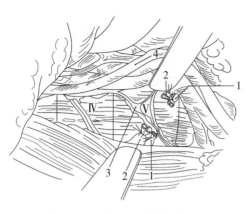

图 8-3-10   处理下腰椎节段血管

1. 已经结扎切断的腰 5 动静脉；2. 已经结扎切断的腰升静脉；
3. 交感干和交感神经节；4. 输尿管

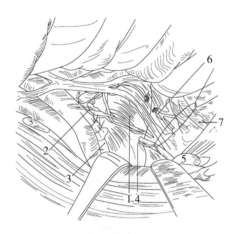

图 8-3-11   骶骨岬的显露

1. 骶骨岬；2. 交感干和交感神经节；3. 腰 4、5 脊神经前支；
4. 第 1 骶前孔和骶 1 脊神经前支；5. 淋巴结；6. 结扎的骶中
动静脉；7. 输尿管

先结扎双侧髂内动静脉起始部，减少肿瘤供血，分离骶正中动静脉并结扎切断，就可以显露 $S_{1~3}$ 椎体正前方。为了减少术后血肿形成，最好结扎骶孔出来的根动静脉。

5. 切口关闭   骶前不放置引流，探查是否有腹膜损伤并修补，腹直肌前后鞘间断缝合，特别是腹直肌前鞘需要双层缝合，以避免术后肌疝。

6. 可能损伤的重要结构   髂血管的损伤在炎症引起的血管粘连的病例中容易出现，特别是在下腰椎显露时，容易伤及髂总静脉和髂内静脉。如果大血管粘连重，应从侧方而不是前方进行游离，一旦出现大血管损伤，立即压迫止血并进行血管修补。进行骶骨切除时，应显露高位的腰椎前根并牵开保护，避免在骶骨切除时误伤。侧前方入路在腹膜外操作，术后麻痹性肠梗阻的发生率低。术中可以从

侧方游离上腹下神经丛，减少从前方游离时的神经损伤。

三、经腹腔腰骶前方入路（$L_4~S_1$）

1. 指征   下腰椎和腰骶部畸形、肿瘤、感染和退变性疾病。

2. 体位和切口   患者仰卧位，调整手术床以骶骨岬为中心使脊柱过伸。正中线切口，上端起自脐上 2~3 横指，自左侧绕过脐，下端到耻骨上 3 横指。从正中腹白线切开，用两把镊子夹起腹膜，剪开腹膜进入腹腔（图 8-3-12，图 8-3-13）。

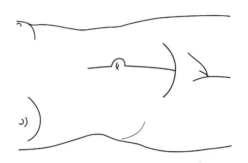

图 8-3-12   经腹腔的腰骶前方入路切口

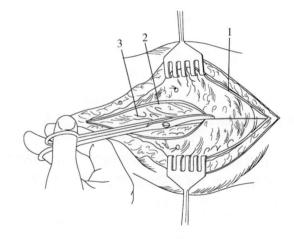

图 8-3-13   切开前方腹膜

1. 腹白线；2. 壁层腹膜；3. 大网膜

3. 椎体显露   开腹后将肠管轻轻推向伤口右侧，乙状结肠推向左侧，并用湿纱布垫保护后拉开。中线偏右侧 2cm 处纵行切开后腹膜，上端自腹主动脉分叉处上两横指，下端到骶骨岬下两横指（图 8-3-14，图 8-3-15）。

切开腹膜时应避免损伤深方的大血管和下腹下神经丛，可以在腹膜后注射生理盐水，使腹膜从大血管上浮起，便于切开分离后腹膜。此时用"花生米"做钝性分离，髂血管和神经丛在骶前的脂肪团中。右侧髂总动脉上方侧面游离骶前神经丛，显

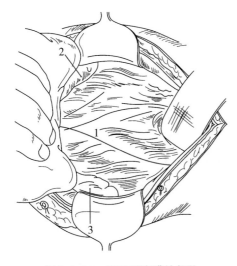

图 8-3-14　切开后腹膜的部位

1. 壁层腹膜；2. 乙状结肠；3. 盲肠

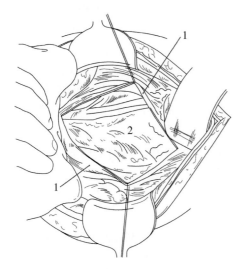

图 8-3-15　剥离后腹膜

1. 壁层腹膜；2. 上腹下丛

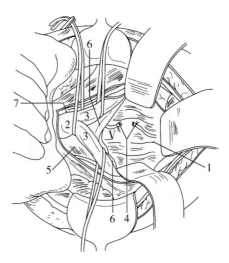

图 8-3-16　腰骶前方的显露

1. 骶骨；2. 腹主动脉；3. 髂总动脉；4. 骶中动脉；5. 下腔静脉；
6. 髂总静脉；7. 上腹下丛

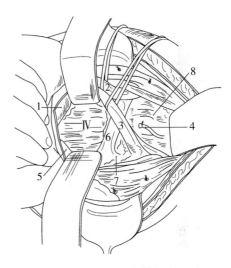

图 8-3-17　腰 4、5 椎间隙前缘的显露

1. 腹主动脉；2. 左髂总动脉；3. 右髂总动脉；4. 骶中动脉；5. 下
腔静脉；6. 左髂总静脉；7. 右髂总静脉；8. 骶骨岬

露骶骨岬后向两侧牵拉髂总动静脉，结扎骶正中动静脉，可以显露 L_5S_1 椎间盘。将腹主动脉和左侧髂总动脉向右侧牵开，结扎左侧 L_4、L_5 节段血管即可到达 $L_{4、5}$ 椎间盘。到达 $L_{3、4}$、$L_{2、3}$ 椎间盘最好的入路是在主动脉和下腔静脉之间做钝性分离，将 L_3 或 L_4 的节段血管在中线结扎切断（图 8-3-16，图 8-3-17）。

4. 切口关闭　可吸收连续缝合线缝合后腹膜，轻轻用手将肠管恢复到解剖位置，特别注意探查肠系膜根部，避免出现肠系膜根部扭转。最后将大网膜覆盖肠管，逐层缝合腹壁。

5. 可能损伤的重要结构　游离腹主动脉和左侧髂总动脉时容易损伤表面的上腹下神经丛，引起男性的逆行射精。向两侧游离椎体前方时，可能损伤输尿管。经腹腔入路显露腰骶前方比腹膜外入路快速而且组织损伤小，但是男性患者尽可能不采用此入路。

第 九 章

脊柱的植骨融合

第一节 概述

脊柱的稳定性,对于维持脊柱的正常功能非常重要。脊柱外科常采用植骨融合术来获得中远期的稳定效果。脊柱融合可定义为某两个或多个脊椎节段间经植骨术后形成骨性连接。1911 年 Pott 病的治疗中首次报道了脊柱融合,并证明融合达到的力学稳定可以避免畸形的发展和结核的扩散。脊柱融合手术,自从 Albee 和 Hibbs 在 20 世纪早期的开创性工作以来,近年有了长足的进步。目前应用特殊技术和手术方式,可对脊柱的各个部分进行内固定和融合。另外,在诊断技术、术中图像引导、术中检测、微创外科以及植骨材料方面,均有显著进展。脊柱融合手术已经扩展到治疗各种脊柱畸形和疾病的治疗中,包括脊柱侧弯、后凸、骨折、脱位、椎体滑脱和椎间盘疾病。

植骨愈合的基本过程分为 3 个阶段:炎症期,修复期和重塑期。骨移植物植入后,局部发生炎症反应,由此产生化学信号及因子趋化作用,宿主体内的免疫细胞进入植骨块,血管及基质逐渐形成并包绕植骨块,将多能干细胞输送至此,并在移植骨块内分化成熟,通过爬行替代的方式完成修复和重塑。最先发生的局部炎症反应是完成愈合的初始阶段,如果在这一时期使用抑制炎症反应的药物,将影响植骨愈合的进行。以家兔为动物模型的组织学研究表明局部植骨愈合过程存在时间和空间差异,植骨块的愈合最先发生于外围,而中心部位的愈合相对滞后。对植入骨块的不同部位应用 RT-PCR 技术进行 RNA 分析发现,各部位具有独特的成骨相关基因表达,这些蛋白质出现的时间不同,结构也有很大区别。组织学上存在的"中心滞后"现象,在合成这些

蛋白质的基因表达时也同样出现。中心区域植骨愈合过程中的各种基因表达到达峰值均较外围部分晚 1~2 周。对各种骨形成蛋白(BMP)在植骨愈合的不同时间的 mRNA 表达的研究也支持这一现象。

所有融合操作,包括融合区域骨表面的准备及对将要融合的表面之间进行某些成骨刺激。对骨愈合反应的刺激,通常指"植骨",可以是自体或同种骨(也称为同种异体骨),或日益增加的合成材料,或生物活性物质。植骨连接后,骨组织由成骨细胞生成。当新合成的骨基质与宿主局部骨组织形成力学连续,骨基质矿化、塑形并成熟,有充分力量承载生理负荷时,融合即告完成。骨形成、连接或塑形的失败将导致假关节的形成。在成人的大宗研究中,假关节的发生率为 5%~34%,而在特发性侧弯的治疗中,假关节发生率较低。

一个较理想的骨移植融合应具备以下条件:①有活跃的成骨、骨诱导和爬行替代能力而无免疫活性的骨移植材料;②一个能迅速血管化、能与成骨细胞接触(如松质骨床)及有高度成骨潜能细胞(如在红骨髓区)的植骨床;③恰当地应用内固定以维持矫形及保持局部稳定;④局部病变清除干净、彻底(如肿瘤切除及结核病灶的清除等);⑤局部无感染,全身无不利骨生长因素(如长期应用糖皮质激素、骨质疏松等)。

近 10 余年来新的脊柱内固定器械不断涌现,使脊柱外科的矫形、即刻稳定及融合率得到很大提高,术后早期康复成为可能。然而,无论多么坚强的内固定,即便是三维 6 个自由度的矫正器械,最后仍要靠骨性融合来完成良好的矫正及生理力线与稳定性的重建。内固定的矫形与固定只是暂时的,从某种意义上讲,内固定只是获得骨性融合的一种手段。因而,在重视新内固定器械应用的同时,不可忽视与

其相关的其他基本问题。

第二节　植骨材料的种类

植骨可加速、扩大或替代正常骨再生的空间。植骨块对维持植骨区的机械稳定，甚至血管生成也有作用。理想的骨移植材料应具备骨生成、骨诱导和骨传导特性。

骨生成活性是指移植材料含有成骨细胞或可分化为成骨细胞的基质干细胞。骨诱导活性是指移植材料中含有某些刺激物（通常是肽生长因子），刺激有分化潜能的干细胞，分化为有活性的可成骨的细胞。骨传导活性则是指移植材料的结构利于成骨干细胞和祖细胞，以及其他有助于骨愈合的细胞的黏附、移动、增殖和分化的能力。围绕这3种特性，人们设计了多种植骨材料，包括自体骨、异体骨以及人工合成的骨移植替代材料，并利用现代组织工程和基因工程技术对植骨进行了优化，以达到最大的骨融合率。接下来的章节中，回顾了各种植骨材料，主要讲它们的特殊功能和在当代理念中，它们在脊柱融合中的作用。

一、自体骨

自体骨，传统上被认为是评价植骨材料的"金标准"，作为最可靠和有效的植骨材料由来已久，特别是在具有挑战性的脊柱融合环境中，应用自体骨移植能够显著提高骨融合率。自体骨的主要来源是髂嵴，其他还有胫骨近端、腓骨或者肋骨。根据需要不同，自体骨可制备为松质骨、皮质骨、皮质松质骨。此外，还有带肌蒂骨移植、吻合血管骨移植等多种方法。

（一）自体松质骨

是脊柱融合最有效的移植材料。它具备促进骨愈合的所有3种功能：成骨细胞和骨髓细胞提供很强的成骨能力；胶原、矿物质和基质蛋白构成的骨传导基质，其多孔三维结构有利于受体部位纤维血管组织的快速长入；基质或细胞中含有的一系列骨诱导蛋白，特别是骨形态生成蛋白可诱导间充质细胞生长分化为成骨细胞系细胞。松质骨植入后，受体部位组织侵入松质骨内，在其骨小梁表面形成新骨，并与周围骨组织形成一个整体。最后，松质骨受局部机械应力的影响而改建，从而获得结构强度，并完全融入受体骨组织。松质骨移植可以刺激很多病理环境下的骨再生，如创伤、感染、肿瘤、先天缺陷以及

退行性疾病。

（二）自体皮质骨

皮质骨和松质骨相比，缺少生物活性。皮质骨包含的成骨干细胞和祖细胞，与松质骨相比更少。另外，与小梁骨相比，皮质骨每个单位体积骨的表面积更少，这样就减少了新骨形成的潜在表面积（即骨传导潜能），同时也减少了深埋于基质中的骨诱导因子。此外，皮质骨孔隙率显著降低，对血管生长和骨塑形均形成障碍，而这些方面对骨的愈合和获得骨理想的机械应力非常关键。

皮质骨与松质骨和其他植骨材料相比仅有的优势，是其优越的机械力量和能够提供充足的皮质块，以满足随意大小骨缺损的需要。植骨时能即时提供机械支撑力是皮质骨移植在很多情况下的重要优势，尤其是当脊柱前路椎间融合时。然而，皮质骨提供的机械力量并非持续不变。在植入后最初的12~24个月，皮质骨因为爬行替代过程导致孔隙率增加和力量的逐渐减弱，随后通过塑形和新骨形成重建移植骨的机械性能。因此，植骨后的最初24个月可能发生植骨失败和塌陷。

将完整的皮质骨和取自髂骨的小梁骨组合在一起进行植骨，比较常见也易于获得，可提供良好的机械性能和生物相容性。然而，这种植骨的机械力量随取骨部位而不同。取自髂前的骨与取自髂后的骨相比，具有更大的机械压缩力。通常认为，皮质骨移植具有固定和支持作用，而松质骨移植主要是刺激骨形成。在颈椎、胸椎、腰椎的椎间融合和重建手术中，常常使用皮质松质骨来提供结构上的支持。但是，当使用Cage等内固定器械时，首选松质骨颗粒进行填充。

（三）血管化的自体移植骨

随着显微外科的发展，血管化的移植物现在被广泛用于肌肉骨骼的重建手术。带血管皮质骨移植可维持骨的活性，尤其适用于某些特殊情况，如先前有感染的植骨区域或者被放射损害而纤维化的植骨区域。在前路脊柱融合术中，供体血管可以用来支持植骨血管化，从而促进骨愈合。带血管腓骨是最常用的带血管皮质骨，其次为肋骨和髂骨嵴。当要对长度超过12cm的缺损部位进行桥接移植时，带血管腓骨被认为要优于不带血管的移植骨。血管化的自体移植骨主要缺点是延长手术时间，技术有难度，增加并发症等。

近年来，当越来越多的有效、成活率高的移植手段被应用，自体骨移植的局限性和弱点愈加明

显。主要缺点来自于取骨。自体植骨取骨,增加了手术时间、疼痛和失血量,并且增加了感染和皮神经损伤,甚至是局部骨折的风险。这种取骨给患者留下了永久性瘢痕,并且有 20% 发生供骨区的长期疼痛。失血量增加,导致输入血制品的危险,包括伴随的费用和输血反应,以及感染肝炎或人类免疫缺陷病毒的高发风险。与髂骨取骨相关的并发症的发生率,有报道达到 5%~10%。在自体取骨上花费的时间、耗费和并发症,其明确的花费估计在 700~2200美元之间。自体取骨的另一个不利因素,是取骨量有限,特别是在儿童的多节段融合术中,其取骨量往往不充分。因此,来源充足的同种异体骨被广泛应用。

二、同种异体骨

在过去的 30 年里,异体骨移植已经被详细描述。它有 4 个主要的优点:①没有自体取骨的并发症;②自体取骨可获得的骨量有限,而异体骨骨量不受限制;③可提供植骨部位较好的机械应力,并且给予术者形状上更多的选择;④皮质和(或)松质异体骨可被预处理为各种特殊物理外形(如块状、螺纹或非螺纹钉、环形和楔形、片状、纤维状和粉状)。这些提前预制的植骨块,可提供给个体不同形状和构造(外形、大小、机械应力、表面区域和孔隙率)的多种选择的植入物。

由于这些优点,异体骨已被广泛地运用于骨重建手术中。异体骨的制作过程包括制备保存、灭菌、免疫原性处理 3 个环节。这 3 个环节对骨传导、骨诱导、机械特点和免疫原性具有显著影响。按照制备方法的不同,异体骨可分为新鲜骨、深冻骨和冻干骨。新鲜骨是将新鲜同种异体骨未经保存或在 –4℃下保存较短时间(<28 天)后即用于临床移植;深冻骨是将同种异体骨表面软组织、骨膜和骨端软骨彻底剔除,用无菌盐水或抗生素盐水加压冲洗去除骨髓组织,对带有关节面的异体骨用 10% 二甲基亚砜(DMSO)或甘油浸泡约 30 分钟,然后,进行无菌包装,先逐渐降温,再放入 –4℃的冷库中,12 小时后降至 –80℃保存,保存期可长达 5 年;冻干骨是将新制成的深冻骨放入干燥机内,使骨组织内剩余水分降低到 5% 以下,然后进行无菌包装,置于无菌真空容器内常温保存。异体骨的灭菌方法主要有环氧乙烷消毒和放射线辐照等。目前尚无彻底去除异体骨免疫原性的方法。供体细胞和细胞碎片,是异体骨中抗原性最强的位置。因此,预制自体骨需彻底刮除移植骨的骨髓、骨膜,反复洗涤,尽量去除或杀死移植骨内的细胞成分,以减弱其抗原性。例如,零下20℃冷冻尽管不能消除免疫原性,但可使之降低。干冻能更有效减低异体骨的免疫原性,但是也会减少 50% 机械力量。此外,脱钙脱脂、电离辐射等处理均可进一步减弱同种异体骨的免疫原性。

异体移植可产生较大的免疫反应,干扰植入物与宿主的结合,这在免疫失配的情况下尤为明显。组织学表明异体植骨的周围可见低度炎性反应。这一反应可能减慢很多异体骨与宿主骨的整合,并且会导致某些整合失败。正如一些犬类试验证明,这一反应可增加异体骨激发的抗原生物行为。尽管深冻可降低免疫排斥,但深冻骨移植的效果不及新鲜自体骨移植。异体骨的结合过程要比自体骨慢,这就需要有坚强的内固定在其结合过程中提供良好的支持。而且不管哪种类型的异体骨,其与宿主骨结合的能力也肯定不及自体骨,因为异体骨的骨生成性和骨诱导性均有相当程度的减弱。

单独使用异体骨进行脊柱融合的临床和实验研究得出的结果易令人混淆。某些学者认为,异体骨显著逊色于自体骨,然而,其他人认为两者很少或没有区别。异体植骨,在需要具有显著机械功能的情况下,表现得特别有价值,例如长条或环形异体植骨做前路腰椎椎间融合术,或进行上颈椎手术需要长条或骨 - 钢丝固定的结构时。在这些情况下,异体骨具有代替自体肋骨、腓骨、三面皮质髂骨和胫骨半皮质植骨的作用,这些部位取骨都会伴随显著的并发症。异体骨避免了自体取骨造成的并发症,方便贮藏且不受使用量的限制,特别适用于儿童和患有某些骨骼疾病的患者。缺点是成骨活性较低,融合过程延长;经过灭活处理后的异体骨组织仍可引起一定免疫反应;有疾病传播的可能;制备成本相对较高,使用受患者经济条件限制。

脱矿化异体骨基质(DBM)也是一种重要的异体骨移植材料,它是人皮质骨的酸提取物,保留成分是非胶原蛋白、以 BMP 为主的骨诱导生长因子和 I型胶原,这些成分极大增强了同种异体骨基质的骨诱导活性,从而促进骨愈合。脱矿化骨基质不能提供结构支撑,缺乏足够的抵御外力的机械性能,很容易从植骨处移出。因此,这类材料一般用于有坚强内固定的有限缺损区域,或者与能有效抵抗移位或压缩的自体骨或其他材料联用,也可以用作骨髓来源成骨干细胞和祖细胞选择性黏附和聚集的基质。在临床应用中,DBM 已经被证明对于促进脊柱融合、关节成形、骨折愈合等方面均有确切效果。

近来临床关心的焦点，是 DBM 材料的生物效能差异很大。即使是商业制备的产品，由于制作过程、不同批次以及供体不同，生物效能也不同。因此，需要建立统一的标准去检测每个批次和供体的 DBM 体内或体外的生物特性，以限制可能的生物学缺陷，保证临床植骨的成功。

异体骨移植最为人们担心的是其潜在的疾病传播可能性。尽管经过一系列的加工处理并去除骨髓，异体骨仍旧很容易传染逆转录病毒。要避免这种情况发生，就必须对供体进行严格的筛选。但筛选过程中发生人为错误的可能性依旧存在。因此，工程化的骨移植替代材料引起了人们极大的兴趣。

三、骨移植替代材料

理想的骨移植替代物应该具有自体骨移植的 3 种特性：成骨、骨诱导和骨传导特性，还应具备良好的生物相容性和可吸收性、性价比高、临床易于应用，并且没有传播疾病的危险。为了达到自体骨移植的效果，有时需要几种移植材料联合使用。近来出现各种合成材料与成骨诱导因子如 BMP 相结合作为移植骨的应用研究，前景光明，可以解决移植骨的质和量问题。常用的骨移植替代材料有陶瓷、胶原、高分子聚合物、非胶原基质蛋白等。

（一）陶瓷

陶瓷作为骨科植入材料设想始于 1963 年。随后科学家对大量陶瓷材料进行了力学腐蚀性试验和动物实验，多种陶瓷被测试。目前在美国通过 FDA 批准用于临床的生物陶瓷有以下几种。

（1）硫酸钙（煅石膏）：1982 年被用于填充结核性骨髓炎腔隙性骨缺损，在越南战争期间外科医师常用它来作为颅面复合伤的即时填充物，其特点是能做成油灰状而填充各种形状的缺损，但由于它不可预测的生物降解性，及在体内释放大量硫离子造成的不良反应，应用大受限制。

（2）生物玻璃：它是以 SiO_2（65%）为主，与 CaO（20%）、MgO（15%）经 1400℃高温烧结而成，能与受区进行离子交换。用于人体骨移植材料的生物玻璃陶瓷主要有 SiO_2-CaO-Na_2O-P_2O 以及 Li_2O-ZnO-SiO_2 两个系列，主要弱点在于其脆性，不能用于连接人体的主要肢体骨头的结合处，而主要用于骨头结合处的填料或者牙齿的填充、涂层材料。

（3）磷酸钙类：这类物质国内外研究较多。高温下，磷酸钙晶体颗粒边缘熔解为多晶体的陶瓷，为

其提供稳定性并减少生物可吸收性。主要产品是 HAP[$Ca_{10}(PO_4)_6(OH)_2$]，TCP[$Ca_3(PO_4)_2$]。陶瓷可制备成多孔三维植入物，致密块状植入物，或颗粒植入物（通常 0.5~3mm），或薄层外壳。几乎所有的磷酸钙陶瓷均具有高度生物相容性，并且某些在口腔科和颌面外科中广泛使用。

HAP 通常被制成致密型、高强度骨替代材料，体内极少降解，一般烧结成的羟基磷灰石多具有很高的弹性模量，非常好的生物相容性和骨传导性，能够和骨组织形成很好的化学结合，是陶瓷材料近年来研究的主要方向。目前羟基磷灰石生物陶瓷已经在胫骨骨折、颌骨缺损重建、软骨缺损等方面得到了成功的应用。而 TCP 则被制成多孔形，含有互相连通的 100~400μm 的微孔，孔隙率 40%~60%。研究表明这样的孔径和孔隙率最有利于骨组织长入。TCP 可进行生物降解，大表面的植入物降解速度更快。TCP 的降解速度一直是含糊不清的问题，有学者经过动物实验证实是 15 个月或 18 个月，有的证实为 12 个月。陶瓷机械强度在不同程度上制约着它们的临床应用，致密型 HAP 的抗压强度比骨皮质强，而 TCP 则与骨松质相比略差，因此 TCP 只能作为非持重骨囊腔性缺损的填充。

早期研究显示，陶瓷可能具有刺激成骨作用。实际上，在缺少其他刺激因子时，异位放置陶瓷常常可以发现新骨形成。这一现象只能在植入数月后发生，并且可能对早期的植骨成功没有帮助。因此，陶瓷的作用，主要是骨传导。这种后期的骨传导效应可能的机制是，植入的陶瓷选择性将对其具有亲和性的蛋白结合在它的表面，这会导致对陶瓷高亲和性的生长因子，如 BMPs、TGF-βs 和胰岛素类结合蛋白 -5（IGFBP-5）的聚集。这些低丰度蛋白积聚在一个稳定的表面，可以继发地在陶瓷表面创造出一个局部的生长因子环境，这一环境可募集局部的成骨前体细胞并诱导骨形成。随着复合合成骨移植材料的发展，陶瓷高电荷表面与多种促骨因子的亲和性可能会使陶瓷成为生长因子的良好运送系统。

骨 - 陶瓷界面的稳定以及局部骨的准备，对提高骨融合率同样重要。Cameron 和同事证明，陶瓷植入未处理的骨皮质区域未见骨生长，只是随时间吸收。然而，当放置于骨膜下，并且固定于破坏的皮质骨上，骨生长易于发生。材料对微动的敏感性使得植骨部位局部组织与坚硬的陶瓷块之间的机械应力被放大，同样的应力放大效应也发生在相邻的陶瓷颗粒，抑制骨的形成。因此，使用这些材料的最佳

环境应是在机械微动控制良好的环境。陶瓷内植物的另一个缺点，是其易碎性和不能抵抗压力和骨折。另外，高度晶体化的 HAP 陶瓷有限的溶解性和重塑能力，会延迟骨愈合的后期阶段和骨重塑，并且使骨融合区域骨的机械能力的形成被推迟。

陶瓷块在山羊前路颈椎融合的模型中得到评价，其融合率为 50%~70%。一些可在体温下晶体化的可注射陶瓷制剂也被研究，吸收率差别非常大，从数周到数月。对急性骨折，可注射陶瓷制剂可增强最初的机械固定，但其长期固定效果并不令人确信。这些可注射陶瓷制剂，也可能具有局部运送生物活性蛋白的潜在功能。

（二）胶原

骨有机基质的主要组成是 I 型胶原（90% 干重），大量非胶原基质蛋白，至少两种糖蛋白（二聚糖和核心蛋白多糖），和一些次要胶原（主要是 Ⅲ 型和 Ⅹ 型）。这些蛋白分子形成了细胞黏附和迁移的骨诱导底物，是新骨形成和矿化的必要元素。有机骨基质每个元素的准确作用，并不很清楚，更不明确基质内各种元素的结构组成，是怎样影响这些蛋白的生物功能。这样使得模仿这些蛋白之间的特殊关系从而合成基质的工程变得困难。

I 型胶原，是构建理想组织工程框架努力的焦点。它是骨细胞外基质中含量最丰富的蛋白，其结构有利于矿物质沉积、血管长入以及生长因子结合，具有极好的骨传导活性。I 型胶原还为骨的再生提供了很好的物理和化学环境，它可以结合非胶原基质蛋白，启动和控制骨的矿化。然而，胶原本身并非很好的移植材料，但和骨形态发生蛋白、成骨前体细胞或者羟基磷灰石复合应用时效果良好。胶原可能具有潜在的免疫原性，但是移植入人体的小牛胶原并未发现不利的免疫反应。

骨基质中大多数 I 型胶原被共价吡啶交联紧密连接，使得 I 型胶原不可溶，并且不易操作产生新的结构。与之对比，原纤维胶原（未交联胶原）是可溶的，并且能够从骨和皮肤内提取。原纤维胶原能够工程化而产生各种基质，如胶质、海绵和丝。使用各种化学方法可使这些物质产生继发交联来稳定结构。这些工程化胶原基质在促进骨形成中很少自身有效，但是与骨形态发生蛋白、骨髓前体细胞或者羟基磷灰石联合使用，可以提高骨融合率。总的来说，胶原基质通常是骨髓来源细胞、骨基质提取物和生长因子的良好运送系统。现在应用于临床的两种 BMP 均是以 I 型胶原作为它们的运送载体。此外，

很多以胶原为主要成分的移植材料也已经商品化。

Healos（Orquest，Mountain View，CA）是一种矿化胶原海绵，2000 年在欧洲上市，主要用于脊柱手术。每一条 I 型胶原纤维用羟基磷灰石包被，这种纤维再被交联制备成三维连续孔隙的稳定形状。材料本身具有传导性，可与抽吸的骨髓混合，使其具有成骨活性和骨诱导性，提高脊柱融合手术的成功率。临床评价证明其在椎间植骨和后外侧植骨方面，具有较高融合率。Collagraft（Zimmer，Warsaw，IN）是一种由胶原纤维和多孔磷酸钙陶瓷以 1：1 构成的复合物。多孔磷酸钙陶瓷是 65% 羟基磷灰石，35% 磷酸三钙复合微粒。胶原则是由牛皮肤高度纯化而来，95% I 型胶原，5% Ⅲ 型胶原，植入时可抽体内骨髓加入植入物，以增强效果。此材料本身不能提供结构支撑。

（三）高分子聚合物

高分子聚合物可赋予骨基质各种理化和力学特性，可塑性强，为骨传导材料。天然高分子聚合物包括 I 型胶原、纤维蛋白、甲壳素及其衍生物等；人工高分子聚合物包括聚乳酸（PLA）、聚乙酸（PGA）、聚乙醇酸（PLGA）、聚酸酐、聚磷腈、聚丙烯延胡索酸等，其中 PLA 和 PLGA 是研究最多的人工高分子聚合物，应用十分广泛。不同的高分子聚合物理化特性、力学性能、降解速率和降解方式不同。通过调节共聚物中单体比例，可制备具有高内表面张力、不同机械性能及降解速率的骨支架。

目前研究的较多并获得应用的移植材料，主要包括聚乙烯、聚丙烯酸酯以及具有生物降解性的聚乳酸等。聚乳酸（PLA）、聚乙醇酸（PLGA）已被美国 FDA 批准广泛应用于临床。超高相对分子质量的聚乙烯由于其很好的力学性能，被广泛地应用于矫形材料植入件，特别是耐磨的器件如髋关节和膝关节中。聚丙烯酸酯类中研究最多的是聚丙烯酸甲酯（PMA）以及聚甲基丙烯酸甲酯（PMMA）。PMMA 的另一个应用就是骨水泥，骨水泥的主要成分是聚甲基丙烯酸甲酯（PMMA）粉末和甲基丙烯酸酯（单体）液体以及对苯二酚等，液体和粉末混合后通过自由基的加成反应将单体聚合在一起最终形成长链的高分子聚合物，已经在颅骨修复、骨质疏松症骨折、肋骨缺损、胸骨缺损等方面得到了广泛的应用。PLGA 是一种安全有效的骨替代材料，还可代替金属内植物用于踝关节固定，避免二次手术取出内植物；注射用 PLGA 同样具有良好的成骨性能。

人工合成的聚合物可以准确地控制其相对分

子质量、降解时间以及其他性能。但人工合成材料没有天然材料所包含的许多生物信息(如某些特定的氨基酸序列),使其不能与细胞发挥理想的相互作用。目前已有研究将天然材料的某些重要氨基酸序列接在合成聚合物的表面,以克服材料的缺陷。这类材料本身的骨传导性很弱,骨的长入也不乐观,但是,可以用作细胞因子或者骨髓细胞的运送载体,随着聚合物的降解,细胞因子被释放于局部发挥作用。

这类材料的共同优点是可以对基质的各个部分进行良好控制、免除免疫反应、良好的机械性能,以及生物相容性、可降解性。弹性模量亦低于金属和陶瓷,而与骨组织更加接近。它们可以制作为结构支撑物或者椎间融合器,一方面提供较强的力量维持椎间的高度和稳定,另一方面又可以降解消除应力遮挡。但此类材料也有缺陷,主要是可引起无菌性炎症,机械强度不足,部分材料的降解产物和残留有机溶剂对机体有毒性,植入后产生纤维囊,降解速度与成骨速度欠协调等,仍需改进。

第三节　促进植骨融合的方法

随着组织工程和基因工程的发展,植骨融合技术也有了更多的选择和长足的进展。现代分子生物学和细胞生物学技术融入这一领域,大大促进了骨愈合、降低了骨不愈合及假关节形成的几率。目前,促进植骨融合的主要方法有骨髓移植、局部应用促骨生长因子、基因治疗、组织工程骨、电磁刺激等。

一、自体骨髓移植

骨髓是成骨细胞珍贵且易获取的来源。移植骨髓的成骨潜能,1869 年由 Goujon 首先记载,1889 年 Senn 也做了报道。Burwell 20 世纪 60 年代的研究,得出结论即自体植骨后的新骨形成,是骨髓内的成骨祖细胞分化为成骨细胞以及骨移植材料表面成骨细胞共同作用的结果,Burwell 认为,植骨后网织细胞由窦状壁自我释放,成为最初的可移动细胞,继而当它们暴露于骨诱导物质时分化为成骨细胞。这些骨诱导物质可能来自于植骨块坏死部分,或者骨髓本身含有或分泌某些骨诱导物质。

许多研究证明,骨髓细胞具有在肌肉内、皮下、腹膜间、眼部前室和原位成骨的能力。已经有充分证据表明,骨髓中含有两种骨祖细胞,一种是存在于包括骨髓在内的所有结缔组织中的诱导性骨祖细胞(inducible osteogenic precursor cells,IOPC),另一种是仅存于骨髓内并发展成为骨系的确定性骨祖细胞(determined osteogenic precursor cell,DOPC)。DOPC 具有定向分化为骨组织的能力,IOPC 在诱导因子(如 BMP)作用下才能分化成骨。

成骨细胞的分化分为一系列步骤,可以在概念上分为相。最初的增生相,以表达 H_4 组蛋白、c-fos 和 c-jun 为特征。基质合成相,是以增殖减少和某些基因产物的上调为特征,这些基因包括:I 型胶原、骨桥蛋白、骨连接蛋白和碱性磷酸酶。最后是基质的矿化相,成骨细胞表型达到高峰,表达骨钙素、骨涎蛋白和对 $1,25\text{-}(OH)_2$-维生素 $-D_3$ 和甲状旁腺激素作出反应。

单独使用或作为组合植骨组成元素之一,骨髓植入的价值已经被大量鼠和兔及非啮齿类较大动物的实验而证实。一些非对照临床研究同样表明,注入骨髓会促进骨形成。Connolly 报道,使用石膏或髓内钉,附加经皮骨髓注射成功治疗 20 例骨折不愈合中的 18 例。Healy 和其同事报道单独使用骨髓注射治愈 8 例骨折延迟愈合或不愈合中的 5 例。

由于认识到骨髓潜在的生物价值,现在许多医师用它作为异体骨移植的辅助剂,主要是因为自髂骨抽吸骨髓的危险性和致病率很低。关于骨髓移植的价值和局限性的前瞻性研究正在进行中。然而,关于骨髓抽吸和获得大量细胞的方法被临床大量报道,临床前试验也非常多,这些研究都支持骨髓移植的有效性。

骨髓抽吸方法对骨髓来源的成骨系细胞的浓度和数量影响显著。Muschler 和同事在对一群准备接受骨科手术的正常人的研究中发现,髂骨抽吸 2ml 的人骨髓,平均大约含有 2100 个成骨前体(成骨细胞集落形成单位,CFU-Os),有核骨髓细胞中 CFU-Os 平均出现频率大约为每 37 000 个细胞中有 1 个。其进一步证实,由于外周血的稀释,当骨髓抽吸量增加,获得的 CFU-Os 的量急剧减少。以此为基础,他们推荐每个部位抽吸骨髓应限于 2ml,以便使骨髓移植时 CFU-Os 的浓度达到最大。进一步研究证明,骨髓中的成骨干细胞和前体随年龄增加而减少,而且这些细胞,女性减少得要比男性快。然而,这些数据同时表明,骨髓中的细胞活性和成骨系细胞的数量存在显著的个体差异,与年龄和性别无关。

骨髓移植的效果决定于所取骨髓中的干细胞数量和活性,而不取决于抽取骨髓的量。因此,抽吸法获取骨髓后，对收集的骨髓细胞进行处理，使有用的细胞富集而无用细胞被清除，非常有价值。Connolly 和同事描述了使用离心技术使骨髓来源的细胞富集，富集后的单核细胞浓度是之前的 3~4 倍，植入兔子的弥散小室后可使骨形成增加。最近，有报道利用细胞的黏附特性，使用恰当设计的可植入同种异体基质作为成骨细胞的亲和柱，可快速提高术中骨髓成骨干细胞和祖细胞的浓度。在猫的后路脊柱融合模型中，这种策略被证实可促进骨形成、骨连接和骨的机械强度。当细胞植入含有血液和骨髓块的环境中，这些浓聚的骨髓来源细胞移植的效果与自体松质骨移植不相上下。Kadiyala 和同事报道了同样的方法，他们证明，这种方法修复 5cm 猫股骨缺损，其融合率和融合结果，与自体松质骨植骨相同。早期的一组临床研究也证实，使用骨髓浓聚技术进行腰椎椎体间融合，融合率达 85%，组织学表现可以同自体骨植骨相媲美。

　　骨髓移植已被用于刺激骨缺损和不连接的骨形成。这种技术的主要优点在于可经皮操作，对患者损伤小。但在临床上较大骨缺损的治疗单独用自体骨髓尚不适用，要求与各类型的骨修复材料复合，如自体骨、胶原、陶瓷、高分子聚合物等，能够显著刺激骨形成，提高骨愈合。

二、生长因子

　　骨代谢与骨愈合是一个非常复杂的过程，受多种因素的影响。目前认为主要由以下两种机制进行调节：激素对钙 - 磷代谢系统的调节作用和细胞生长因子的局部调节作用。其中骨生长因子通过自分泌和旁分泌促进骨细胞增殖与骨基质的生物合成。目前从骨基质、骨器官及骨细胞培养液中分离出多种骨生长因子，如骨形态发生蛋白（BMP）、转化生长因子（TGF-β）、胰岛素样生长因子（IGF）、成纤维细胞生长因子（FGF）、血小板衍生生长因子（PDGF）等。其中研究较为深入的是 BMP。

　　1978 年，Urist 和同事们从不溶性的骨基质明胶中分离出一种疏水、低相对分子质量的蛋白片段，这种片段具有骨诱导活性，可以应用示差沉淀法从 4mol/L 盐酸胍缓冲液中定量抽提而得到，从此开创了对这种诱导因子 BMP 的广泛研究。Wozney 和同事 1988 年从小牛骨中分离了高度纯化的 3 种蛋白，并进行了鉴别和定性，每种蛋白都可以诱导大鼠皮下骨形成。其中两种蛋白编码一致被认为是 TGF-β 超家族中的成员，而第 3 种为新的多肽（BMP-1），

BMP-1 被证明根本不是生长因子，而是原胶原 C 蛋白酶，可能具有激活 TGF-β 类的分子（包括 BMPS）的生物功能。

　　关于 BMP 的研究，近年发展迅速。当前，生长因子的 BMP 家族，包括 14 个成员。BMP-2 到 BMP-14 是同源蛋白，相对分子质量 $(12~14) \times 10^3$，通过转录后糖基化修饰被分泌为 110~140 个氨基酸的同二聚体或者异二聚体，由二硫键连接。在活体内，这些蛋白被分泌为具有自分泌和旁分泌效用的可溶性因子。BMP-7（也称为成骨蛋白 -1，OP-1）在系统循环中可以发现，对肾功能有正性激素效应。BMPs 也埋藏于骨基质内，为同二聚体或者异二聚体，浓度大约为 1mg/kg 骨，它们被认为在骨的塑形以及成骨细胞和破骨细胞的耦联中起作用。有趣的是，骨基质中多达 65% 的 BMP 是 BMP-3，它对骨形成几乎无作用，而且可能有负面影响。每种 BMP 蛋白都可以与一种或多种细胞表面受体相互作用。但每一种 BMP 与各自受体结合的方式都是独特的和多种多样的。

　　在 BMP 同型二聚体中，对体内骨诱导活性最强的是 BMP-2、BMP-4、BMP-6、BMP-7，以及 BMP-9。BMP-2 和 BMP-7 已经在临床用于骨移植和骨骼重建。BMP-13（也称为 MP53 或 GDF-5）和 BMP-14（也称为 GDF-6）也正在研究之中。在体外，不论对成骨祖细胞还是细胞系，浓度范围为 1~100ng/ml 的 BMPs 都显示了剂量依赖的调节作用。目前，只有 BMP-2 被美国 FDA 批准用于脊柱融合，但是只允许将 BMP-2 复合在胶原载体上用于金属支架介导的前路椎间融合。

　　大量的动物试验证明，在啮齿类、羊、犬类和非人类的灵长类，BMP 蛋白作为局部骨愈合反应的强刺激剂是有效并且相对安全的。可用一些不同的基质，如胶原、聚乳酸 - 乙醇酸共聚物（PLGA）作为它们的载体，剂量范围 100~10 000μg/ml。一些临床前瞻性试验评价了 BMPs 用于脊柱融合手术的效果，总体认为可以与自体松质骨相媲美，其融合率在 80%~99% 之间。这些试验强烈支持 BMPs 的临床价值，特别是迄今为止临床研究最透彻的 BMP-2。

　　为了提高 BMP 促进骨愈合的效力，可采用增加局部靶细胞、剂量修饰、改善使用方法和运送系统、改变分子结构以及优化植入环境等手段。

　　提高 BMP 活性的一个主要要求是局部靶细胞的数量，主要是能对它发生反应的成骨干细胞和祖

细胞(它们表达适当的受体)。为使BMP达到理想效果,这些靶细胞必须具有活性并保持一定数量。如果植入区这些细胞的数量不足,对BMP的生物反应将降低,导致BMP植入无效。证据表明,在植入BMP的局部添加靶细胞,比如骨髓细胞,可显著提高骨愈合率。另一可能的方法是改良BMP运送的载体和送达率。基质的化学表面可以影响蛋白的结合、结构和稳定性。某些情况下,BMP结合于基质表面甚至可以增强其生物活性。而且,载体(胶原、陶瓷、聚合物)在离子或其他降解产物释放时具有其特有生物性效应。当前,OP-1设备和InFuse设备两者均使用小牛Ⅰ型胶原作为载体。就OP-1设备而言,蛋白是在胶原表面冻干酶化。InFuse设备,蛋白是从水性溶液中被吸附到胶原表面。其他选择包括从可降解聚合物或脂肪粒等释放。

其他一些生长因子在成骨前体细胞的募集、增殖和分化方面也具有重要作用。表皮生长因子(EGF)和血小板来源生长因子(PDGF),均能在体外诱发成骨前体细胞克隆形成,并且局部骨表面注射PDGF,可以诱发新骨形成。bFGF(FGF-2)同样增强人成骨祖细胞的增殖,并可逆地抑制碱性磷酸酶的表达和基质合成,此外具有潜在血管源性效应。在临床前期研究中bFGF使用透明质酸运送系统,可以增加局部骨成形和融合率。

血管内皮生长因子(VEGFs),是具有二聚体功能的蛋白家族,结构与PDGF类似,在血管发生、破骨细胞迁移以及成骨细胞活性方面具有重要作用。VEGFs不直接诱导骨,但是,除了血管发生效应,VEGF可以使骨愈合部位和撑开牵引成骨部位的BMP活性升高。当联合使用时,会促进BMPs的作用。

TGF-β是另一个潜在的促骨因子。在5个已知的TGF-β单体中,TGF-β_1和TGF-β_2,是骨细胞合成的。实际上,成骨细胞沉积的骨基质是TGF-β最大的来源,且大多在骨塑形中以潜在的方式释放。TGF-β对骨成形和塑形具有效应。其骨形成效应,主要是通过骨小梁或骨膜细胞介导,与BMPs相比,靶细胞不同或者更加受限。

IGF-Ⅰ和IGF-Ⅱ可使培养细胞具有成熟的成骨细胞表型。在山羊模型中,TGF-β和IGF-Ⅰ两者都显示促进脊柱融合。

三、基因治疗

基因治疗(gene therapy)主要包括基因转移(gene transfer)或基因转染(gene transfection)技术,是通过核酸(如RNA、DNA)的转移来达到治疗或预防某种疾病的目的。其在骨愈合中的应用同样引起了人们的极大关注。如果能克隆有特殊编码的基因序列,如BMPs,就能通过基因技术来控制骨愈合处的细胞,使其能持续、稳定地产生一定浓度的内源性生长因子,就能保持骨愈合的高效、快速进行。目前,这项技术在骨愈合方面的应用上已获得了一定的突破,将为骨缺损的治疗提供一个崭新的途径。但骨缺损基因治疗的必要性受到临床医师的质疑,且其安全性也备受关注。例如,某些受抑制的肿瘤基因可能在引入治疗基因的同时也被随机引入,从而引起正常细胞的恶化而形成癌症;治疗用灭活病毒与体内活病毒结合时也会因具有复制力而引起主体感染。如有患者就曾因肝内注入过高剂量的腺病毒导致炎症反应过度而死亡。由此可见,基因治疗是一把双刃剑,既可治病又能致病,但随着人们对基因工程的深入了解,使基因治疗成为一种低风险甚至无风险的治疗手段也不是没有可能,其应用前景还是可预期的。

四、组织工程化骨

近年来组织工程学的发展已经大大改变了骨移植材料的发展理念,其引发的组织工程骨概念给异种骨的复合和人工复合骨移植材料带来的冲击是巨大的。应用组织工程的理念人们开始研究将一定量体外分离、培养的具有成骨活性的细胞种植到具有一定空间结构的人工骨支架材料上,并与生长因子相复合构成组织工程化人工骨,开拓了骨移植材料的新领域。

组织工程化骨最主要的3个研究方面为:种子细胞、生长因子和支架材料。种子细胞的来源有:骨膜来源的成骨细胞、骨髓来源的间充质干细胞、脂肪组织来源的多能干细胞、骨骼肌来源的多能干细胞、来源于胚胎与新生骨的成骨细胞前体细胞等。生长因子在骨组织工程中亦起到非常重要的作用,其功能是促进种子细胞在体外增殖、分化,或在体内起到募集种子细胞、促进细胞增殖、诱导细胞分化的作用。目前应用于骨组织工程的生长因子主要包括:骨形态发生蛋白(BMP)、转化生长因子-β(TGF-β)、成纤维细胞生长因子(FGF)、胰岛素样生长因子(IGF)、血小板衍化生长因子(PDGF)、肿瘤坏死因子(TNF),以及集落刺激因子(CSF)等。其中,BMP-2、BMP-7的效果明显,已有商品可供,但是价格极高,限制了它们的临床使用。支架材料目前被广泛研究，上面所叙述的各种骨移植材料都在被试验。例如，磷酸钙/胶原基骨移植材料因其良好的生物相容性、可降解性等，已被证明是一种很好的组织工程骨支架材料，磷酸钙/胶原基骨材料复合 rhBMP-2 显示出很好的骨缺损修复效果。

骨组织工程的临床应用尚处于起步阶段，目前已有许多单位开展了人 BMSCs 培养的基础研究，并率先在临床开展了实验性工作。柴岗等应用自体 BMSCs 与部分脱钙骨复合构建组织工程骨，修复 11 例颅颌面骨缺损，临床治疗效果稳定。杨志明等应用自体 BMSCs、同种异体骨膜来源的成骨细胞复合同种异体骨在人体内构建组织工程骨，并对 52 例患者多个部位的骨缺损、骨不愈合进行修复。经 10~28 个月随访，初步证实：①组织工程骨具有良好的成骨能力和修复效果；②采用同种异体来源的成骨细胞未发现明显组织排斥反应及其他并发症。Vacanti 等应用自体骨膜成骨细胞与天然珊瑚复合，对 1 例 36 岁患者左手拇指指骨进行再造，术后患者拇指恢复正常长度和力量，可完成工作和日常生活，术后 10 个月组织学检测显示有新生板状骨形成。Swieszkowski 等用组织工程骨修复 3 例长骨缺损患者也取得了成功。

骨组织工程研究虽然取得了长足进步，但无论是基础研究还是临床应用方面仍然存在诸多问题，主要体现在：①组织工程骨临床应用种子细胞的获取和诱导转化技术流程的建立；②仿生化、智能化骨组织工程生物材料的制备；③组织工程骨的临床应用许可问题；④组织工程骨临床应用安全性评价。目前研究者们已构建了多种能提供微载体大规模扩增的生物反应器系统，如模拟微重力旋转生物反应器系统、固体转动旋转生物反应器、搅动混合旋转培养瓶系统、环绕混合培养皿系统和灌注培养系统等，旨在通过模拟体内细胞生长所处微环境的动力特征，为体外骨、软骨细胞生长提供理想的环境；生物材料的复合制备和优化、纳米技术等的应用，旨在从生命科学的角度研发合适的材料支架；采用仿生化、智能化构建不同类型组织工程骨，以及构建具有活力的血管神经化组织工程骨，近年来已成为研究的热点，这些研究模拟体内正常生理环境进行组织工程骨的构建，较常规构建方法更符合临床应用和产业化研发。

组织工程产品和临床应用安全性评价与标准化是组织工程临床应用和产业化必经的重要阶段，目前从总体上看国内外对组织工程产品尚无完善的、整体的管理办法及评价方法。这就严重制约了组织工程产品的临床应用与产业化发展。组织工程的特点（细胞、材料与临床应用的紧密结合）决定了它不可能仅局限于现有的任何一个安全性评价体系内，必须建立专有的评价指标和评价流程。

五、电磁刺激

应用电场和电磁场治疗骨不连已经有近 40 年的历史。存在于移植骨愈合部位的负电荷会消耗氧气并提高 pH，这对于骨质形成非常有利。近年在分子水平的研究发现电场和电磁场对信号传导通路和生长因子的作用：Fitzsimmon 发现短时限电磁场刺激可以促进成骨细胞分泌 TGF-Ⅱ；Aron 等发现脉冲电磁场可以促进成骨细胞对 TGF-β 和 TGF-Ⅰ mRNA 的表达；其他学者还发现脉冲电磁场可促进体外培养的成骨细胞表达 BMP-2 和 BMP-4；电容耦合电场也可以促进体外培养的成骨细胞表达 TGF-β。而这些生长因子均有诱导成骨的作用。临床上应用的电场和电磁场治疗骨不连的方式有：经皮外置或骨折部位植入电极的直接电刺激，时间可变换诱导耦合电磁刺激，电极置于表皮的电容耦合电磁刺激等。电刺激治疗骨不连方便经济，国内临床上也早有成熟的脉冲电磁场治疗仪，目前还存在适应证及时机的选择等问题。

近 20 多年来，基于组织工程学、材料科学和分子生物学等多学科、多领域的交叉融合，骨移植得到快速发展。骨移植已从单纯恢复骨结构到追求仿生性骨重建，并力求移植骨快速整合，从而使骨移植趋近于生理性骨重建。如何优化设计，实现骨移植材料的快速整合，是需解决的首要问题。骨移植材料发展的方向将是大幅提高理化修饰水平，致力于实现生物仿生化、功能智能化、特性积优化、降解-再生同步化。动态三维培养技术、纳米组织工程支架构建、基因工程技术的介入将为骨移植发展提供强劲动力。复合骨诱导因子的重组合、异种骨产品成功上市及纳米人工合成技术介入复合型人工骨材料的开发，预示骨移植材料也已进入产业化的快速发展阶段。将细胞、因子与各种新型支架材料复合构建理想复合骨移植材料，实现与宿主骨全方位快速整合，达到生理性解剖和功能重建，将是骨移植未来发展的重要方向。

第四节 影响脊柱植骨融合的局部和全身因素

一、影响脊柱融合的全身因素

实验室研究证明,许多系统因子影响骨愈合。临床上,这些因子也可能起到很重要作用(表 9-4-1)。

表 9-4-1 影响骨愈合的系统因子

正性因子	负性因子
胰岛素	皮质激素
胰岛素生长因子和其他生长调节素	维生素 A 中毒
睾酮	维生素 D 缺乏
雌激素	维生素 D 中毒
生长激素	贫血:缺铁性
促甲状腺激素	负氮平衡
甲状旁腺素	钙缺乏
降钙素	非甾体抗炎药物
维生素 A	阿霉素(盐酸阿霉素)
维生素 D	甲氨蝶呤
促同化激素	类风湿关节炎
维生素 C	抗利尿激素异常分泌综合征
	去势
	吸烟
	败血症

营养状态一般对外科手术的结果有影响,特别是骨愈合。近期体重减低,皮肤试验变应力缺乏,血清白蛋白水平低于 34mg/L,淋巴细胞总数少于 1500/mm^3,是临床需要详细评价营养状态的指标,并可能需要营养支持。Lenke 和同事证明,施行多节段脊柱融合的患者,需要 6~12 周才能够从围手术营养不良中恢复,并建议对这些患者进行积极的营养状态评价。

大量证据表明,决定融合成功的关键时期为骨愈合的最初 3~7 天,因此这段时期对系统性因子应仔细调控,特别是放疗、化疗、非甾体消炎药物以及氢化可的松的应用。烟草(特别是尼古丁)可能会对临床效果产生可逆的、负面影响。

二、影响脊柱融合局部因子

许多局部因子也影响骨愈合(表 9-4-2)。某些情况下这些因子不可避免。在其他情况中,可选择合理方法限制其负面作用。骨质疏松,在骨折愈合中通常被认为是负面因素,但是缺少临床证据。内固定的质量受到骨量的显著影响,并且在脊柱融合结果方面是重要变量。此外,据报道局部骨髓质量以及局部组织成骨干细胞和祖细胞的浓度、分布和生物潜能在老年患者可能会降低。这些和年龄相关的变化,有可能直接和骨质疏松的病生理有关,但是可能对脊柱关节植骨部位的生物性有负面作用。这些效应,通过从骨髓或其他组织浓聚成骨类细胞,可能会部分逆转。

表 9-4-2 影响骨愈合的局部因子

正性因子	负性因子
增加表面区域(骨和有活力局部组织)	骨质疏松
局部干细胞来源(如骨髓、骨膜)	放射性瘢痕
骨传导支架(如纤维蛋白凝块或其他基质材料)	放射线
机械稳定	失神经
机械负重	肿瘤
促进成骨干细胞的募集、活化和增殖的因子(如血小板脱粒产物,包括血小板来源生长因子和表皮生长因子)	骨髓沉积紊乱
骨诱导因子(如骨成形蛋白)	感染
促进血管发生因子(如成纤维细胞生长因子、表皮生长因子、血管内皮生长因子)	局部骨病
电刺激	机械活动
	骨蜡(其他诱导异体反应的物质)

植骨区的机械稳定通常是由外科医师控制。良好的内固定会明显增加成功融合的机会。解剖位置、患者体重、患者活力状态和外固定使用,均是重要参数。伴有脊柱肌肉萎缩和 Duchenne 肌肉营养不良的患者,通常获得更高的融合率,可能是由于主动活动减少,并且局部应力增加。

局部肿瘤侵犯会使骨虚弱,或代替正常骨髓,或可能直接侵犯融合区域。这些问题根据各个肿瘤的不同,可以部分通过使用特殊固定技术或合适的放疗和化疗来克服。这些患者最好使用自体骨和骨髓移植,但是应该在隔离区域取骨,避免肿瘤侵犯供体区域。

骨髓生长紊乱,例如地中海贫血,正常骨髓过度生长,导致骨髓成骨潜力降低,并且改变骨髓生长因子环境,并(或)挤出成骨干细胞。同样,局部骨病,例如 Paget 病或纤维异样增殖症,会以异常细胞取代正常成骨系细胞,阻止或侵蚀融合骨。

放射不利于融合,尤其是对手术周围的放射。这可能是放射造成对增殖细胞的直接细胞毒性作用或由于放射损伤造成严重血管炎。在急性期后很长时间,放射诱发的骨坏死和血管数量减少的密布瘢痕的放射床,给融合提供了非常不利的环境。因此,在某些病例中使用放射区域外的带游离血管植骨块和供体血管具有优势,能够增强局部组织血供和成功融合的可能。Emery 和同事表明,脊柱融合手术后的放疗时间,对结果有显著影响,如果在植骨 3 周后放疗,负面作用就很小。放疗最好的时间,是在手术前或手术后晚些时候,避免在血管长入植骨区以及成骨祖细胞增殖活跃的术后早期使用。骨髓替代或局部放射继发瘢痕形成或其他原因造成的环境,最可能从局部补充或替代成骨系细胞的方法中受益。然而,其价值在临床试验中未被证实。

(殷晓雪　党耕町)

参 考 文 献

1. 阮狄克.脊柱内固定后植骨融合的重要性.中国脊柱脊髓杂志,2002,12(5):326-327

2. Boden SD. Biology of lumbar spine fusion and use of bone graft substitutes:present,future,and next generation. Tissue Eng,2000,6:383-399

3. 尹若,峰费琦,王以朋.脊柱融合生物学特性及融合材料的选择.中华外科杂志,2006,44(12):856-858

4. Gerstenfeld LC,Einhorn TA. COX inhibitors and their effects on bone healing. Expert Opin Drug Saf,2004,3:131-136

5. 柴岗,张艳,刘伟,等.组织工程骨在颅颌面骨缺损临床修复中的应用.中华医学杂志,2003,83(19):1676-1681

6. 杨志明,黄富国,秦廷武,等.生物衍生组织工程骨植骨的初步临床应用.中国修复重建外科杂志,2002,16(5):311-314

7. Vacanti CA,Bonassar LJ,Vacanti MP,et al. Replacement of an avulsed phalanx with tissue-engineered bone. N Engl J Med,2001,344(20):1511-1514

8. Swieszkowski W,Tuan BH,Kurzydlowski KJ,et al. Repair and regeneration of osteochondral defects in the articular joints. Biomol Eng,2007,24(5):489-495

9. 赵春华.骨组织工程基础研究与临床应用:回顾与展望.中国修复重建外科杂志,2008,22(2):129-133

10. 王以进.骨科生物力学实验统计与实施.中国矫形外科杂志,2005,13(1):69-70

11. 肖建德,王大平.临床骨科新理论和新技术.长沙:湖南科学技术出版社,2003:3-8

第十章
脊柱非融合技术与微创治疗技术概况

植骨融合坚强内固定术是治疗脊柱疾患的传统的经典方法。然而，传统方法也存在一些弊端：融合节段运动能力的完全丧失使邻近节段承载的应力增加，加速邻近节段退变；手术创伤较大，住院时间较长；与器械相关的并发症时有发生；随着融合技术的进展，融合率接近 100%。但临床症状的改善并没有达到相应理想的程度。针对于此，近年来脊柱非融合与动态固定的理念逐渐形成，新的设计理念和产品层出不穷。

第一节　腰椎退行性变中的非融合与动态固定技术

目前坚强内固定与融合技术仍是治疗腰椎退行性疾患的主要手段，临床实践表明内固定加植骨融合治疗腰椎退行性变的主要原理在于消除了脊柱的失稳和可能存在的异常活动，然而，腰椎退行性改变引发临床症状原因多种多样，坚强内固定及植骨融合虽然使部分患者受益，但术后症状的改善不满意及后期出现的相邻节段加速退变的现象却使得该技术受到质疑。基于此，近年来许多学者提出了非融合与动态固定的理念，所谓动态固定系统就是在不植骨融合的情况下帮助脊柱运动节段运动和改变负荷传递的内固定系统。现临床应用的主要包括两大类："后方动态稳定"和"前方动态稳定"系统，前者包括棘突间撑开装置、基于椎弓根螺钉的动态连接装置等，后者主要指人工椎间盘置换术和人工髓核置换术。

一、棘突间撑开装置系统

棘突间撑开装置系统是动态稳定装置中的一类，是可以改变脊柱运动节段的活动和应力传导但又不以融合为目的的固定系统，大致可分为静态和动态两类。静态系统的特点是用刚性材料将棘突撑开，使上下棘突间保持一定的距离；动态系统的特点则是在保持棘突间一定距离的同时，内植入物保留一定的弹性，其原理是将腰椎固定于轻度屈曲位，增加背伸时的椎管容积，从而缓解腰椎管狭窄引起的间歇性跛行。此外，还可将应力传导至棘突间，减少椎间盘和小关节上的应力负荷，从而缓解腰痛症状。因为恢复了正常的运动及负荷传递，椎间盘在动态系统的保护下可能实现自身修复。目前临床上应用较多的包括 Wallis、Coflex、X-STOP 及 DIAM 等。

1. Wallis　Wallis 由法国人 Sénégas 在 1984 年首先提出，它由 1 枚钛质的棘突间撑开器和两条涤纶的人工韧带构成（图 10-1-1）。后来 Sénégas 将撑开器的材质更改为 PEEK 材料以增加其弹性，制成了第 2 代棘突间内植入物，也就是现在所熟悉的 Wallis 系统。原理基于：棘突间撑开器传导了部分负荷应力，减少了椎间盘和小关节上的应力集中，同时限制腰椎的过度背伸，相对增加了椎管容积，相对维持了椎间孔的高度，缓解了神经根卡压的症

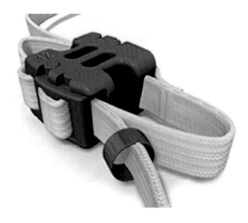

图 10-1-1　Wallis

状。Sénégas 针对 80 例复发性 L₄,₅ 椎间盘突出症患者进行了随机、分组对照的前瞻性研究,每组 40 例患者,第一组单纯行椎间盘切除术,第二组加用 Wallis 固定,平均随访 40 个月。Wallis 固定组在术后 VAS 评分及 ODI 评分的改善上均优于单纯间盘切除组。2007 年 Sénégas 又报道了 142 例 Wallis 植入患者 14 年的随访结果,在患者选择上包括单节段腰椎管狭窄合并或不合并间盘突出者(62.4%)、复发性腰椎间盘突出症者(20.3%)、初发性椎间盘突出症者(11.3%)以及少数其他患者,以二次腰椎手术和内固定取出为研究终点,10 年和 14 年翻修率分别为 17.2% 及 24.1%,在 30 例翻修患者中多数是因为持续性腰痛及复发性间盘突出(63.3%),仅 3 例为器械相关的并发症如椎板或棘突骨折等。在 26 例需要内植入物取出患者中取出过程均顺利,无手术相关并发症,学者认为第 1 代 Wallis 棘突间固定系统可以为 80% 的患者提供至少 14 年的安全有效治疗,而且不影响以后行融合术时棘突间内固定的取出。

对于 Wallis 预防脊柱融合术后邻近节段退变的问题,Korovessis 等做过一项前瞻性研究,将 50 例退变性腰椎管狭窄症患者分为两组,均采取致病节段的减压固定融合,Wallis 组加用固定节段头端一个节段棘突间的 Wallis 固定,对照组不加用 Wallis 固定,平均获得 5 年随访,影像学结果证实邻近节段退变率分别为 4.1% 和 28.6%,临床症状结果证实邻近节段退变率分别为 0% 和 14%,提示 Wallis 对预防固定融合术后邻近节段的退变有一定作用。

Wallis 的适应证包括Ⅱ、Ⅲ、Ⅳ度腰椎间盘突出以及腰椎管狭窄引发腰痛的患者,同时还可用于融合手术所致的邻近节段病变以及单纯 Modic Ⅰ型损伤所致的慢性腰痛,不适用于重度退变及腰椎滑脱患者。

2. Coflex Coflex 由 Samani 等发明,于 1995 年应用于临床,当时命名为棘突间 U 形物,后更名为 Coflex,核心是钛合金制的 U 形弹性装置,上下为钛合金钳夹(图 10-1-2)。其置入前需要一定的应力使其处于弹性屈曲状态,这样在腰椎前屈时 Coflex 会恢复到原来的形状从而起到进一步撑开上下椎体的作用。主要适用于腰椎管狭窄症患者。特别适用于椎管狭窄伴有关节突增生、侧隐窝狭窄、腰椎不稳定和Ⅰ度腰椎滑脱患者,也可用于复发性腰椎间盘突出症。

Adelt 进行过一项多中心回顾性研究,对 209 例采用 Coflex 治疗的腰椎管狭窄症的患者进行了分

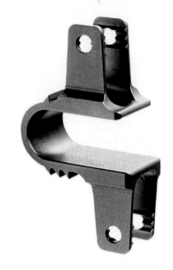

图 10-1-2 Coflex

析,平均获得随访 20 个月,腰痛及腿痛的缓解率分别为 75% 和 87%,总体患者满意率 89%。另外学者对 180 例有影像学资料的患者进行了分析,单节段 Coflex 置入术后 2 年的平均活动度为 2.3°,双节段者为平均 1.6°。证实 Coflex 对腰椎管狭窄症患者疗效尚佳且可达到动态固定的效果。另外一项针对 42 例 L₄,₅ 退变性椎管狭窄症伴轻度不稳定患者采用 Coflex 治疗与 PLIF 治疗的对照研究表明,PLIF 组术后固定节段的上位邻近节段的活动度明显增加,提示 Coflex 置入对邻近节段活动度的影响小于椎体间融合。

Coflex 适应证较 Wallis 更为宽泛,适应于腰椎管狭窄症需行减压术者,同样也可应用于腰椎长节段固定融合的相邻节段,以起到减缓邻近节段退变的作用。同其他棘突间固定物一样,Coflex 也不适用于重度腰椎退行性变及重度腰椎滑脱患者。因为 Coflex 的设计特点,它可以多枚联用,但多数学者建议置入的数量应小于 3 枚。

3. X-STOP X-STOP 由三部分构成:卵圆形的钛质撑开装置和两侧防止滑移的侧翼(图 10-1-3)。

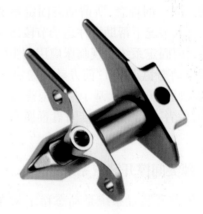

图 10-1-3 X-STOP

与其他棘突间撑开装置相比,X-STOP 的操作更加微创简便,几乎不需要切除任何组织,只需要将其置入棘突间即可。原理类似于其他棘突间固定装置,通过限制脊柱的过度后伸而相对地增加椎管容积,撑开椎间孔高度,减少神经根的压迫。其主要适应证为腰椎管狭窄引起的轻、中度间歇性跛行。因为放置 X-STOP 的手术创伤极小,甚至可以在局麻下进行,更适合基础疾病过多而无法行减压固定融合术的老年患者。

Zucherman 等报道 191 例中老年(大于 50 岁)腰椎管狭窄引发轻中度间歇性跛行(至少可行走 50 英尺)患者的治疗,91 例采取保守治疗,100 例采用 X-STOP 治疗,经过 2 年随访,X-STOP 治疗组症状改善满意率远高于保守治疗组(73.1% : 35.9%),再手术率为 6%。也有学者对 X-STOP 的效果提出质疑,Siddiqui 等对 24 例腰椎管狭窄症患者行 X-STOP 治疗,术后 1 年症状复发率达 29%,他认为 X-STOP 的撑开部位为椭圆形,长期与棘突相互作用会形成切迹,从而降低其撑开效果。同样,X-STOP 不适合重度腰椎退变及重度腰椎滑脱患者。

4. DIAM　DIAM 是相对较新推出的棘突间固定装置,外形原理类似 Wallis,由 H 形的树脂棘突间撑开器和上下两端的人工韧带构成。撑开器撑开上下棘突,人工韧带围绕上下棘突。其适应证与效果类似 Wallis。

棘突间撑开系统应用于临床的时间不算太长,临床应用结果似乎还不错,尽管有关棘突间固定的生物力学研究尚不深入,其可相对增加椎管容积,缓解腰椎管狭窄,然而,长期的节段性后凸的增加对矢状平衡的影响有待深入研究。但其手术创伤小,严格选择适应证的情况下不失为一个可行的选择。

二、基于椎弓根螺钉的动态连接装置系统

同样出于对坚强内固定及植骨融合术后相邻节段退变问题的担忧,不断有学者提出基于椎弓根螺钉的动态连接系统,也可称为动力内固定系统,寄希望于阻止产生疼痛的运动方向上的腰椎活动,而保留其他正常的腰椎活动,从而达到对相邻节段椎间盘的保护作用。目前临床上应用时间较长的有 Graf 韧带系统和 Dynesys 系统。

1. Graf 韧带系统　Graf 韧带是最早应用于临床的椎弓根螺钉动态连接系统(图 10-1-4),1992 年由 Graf 提出,称之为"韧带成形术",它由替代韧带的非弹性高分子聚乙烯带连接相邻的椎弓根钉的尾端拉紧固定,限制脊柱的过度前屈,达到稳定的目的。其原理是:脊柱失稳产生的腰痛主要源于脊柱小关节的异常旋转活动,Graf 韧带固定后可以防止小关节的异常旋转活动同时保留正常范围内的屈伸活动。主要适应证为轻度的退行性腰椎滑脱(I 度以内)及腰椎屈曲不稳所导致的下腰痛。

对 Graf 韧带系统临床疗效的观察一直存在争议。Kanayama 等报道了 56 例采用 Graf 韧带固定患者的 10 年随访的情况,末次随访平均腰椎前凸保持 10.9°,腰椎屈伸活动度平均 3.6°,32.6% 的患者实现了小关节的融合,7% 的患者因邻近节段退变接受再手术,他提出严格把握适应证即轻度退变性腰椎滑脱和腰椎屈曲不稳导致的下腰痛,Graf 韧带系统还是一项有效的治疗手段,同时提出 Graf 韧带系统不适用于脊柱侧弯及侧方滑移的患者。Choi 等报道另外一组 43 例患者应用 Graf 韧带治疗退变性腰椎管狭窄症 10 年的随访情况,邻近节段退变率高达 42%,指出 Graf 韧带固定后应力集中于后纤维环,

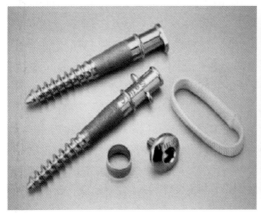
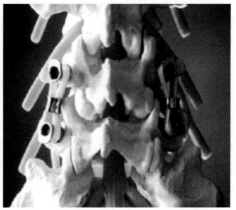

图 10-1-4　Graf 韧带系统

长期应力导致椎间高度改变和小关节退变产生了异常的应力传导而导致邻近节段退变。

2. Dynesys　Dynesys 是一个非融合的椎弓根螺钉系统(图 10-1-5),包括钛质的椎弓根螺钉以及与之相连的连接杆,连接杆分为内芯和外部的中空套杆,内芯为聚酯索条,外套杆材料为聚碳酸氨基甲酸乙酯,内芯预加张力屈曲位起张力带作用,背伸时外套杆可部分压缩、限制过伸。Schmoelz 等通过对 6 具尸体腰椎标本进行的生物力学试验表明,与坚强内固定相比,总体上该系统能够更加良好地保留固定节段的正常活动,Dynesys 固定背伸时的活动度要明显强于传统内固定,但在前屈和侧屈时,Dynesys 仍然会像传统内固定一样僵硬,Dynesys 可以提高在主要运动方向上的稳定性,但对轴向旋转控制较差,同时该试验中 Dynesys 固定与传统内固定都未对邻近节段产生明显影响。

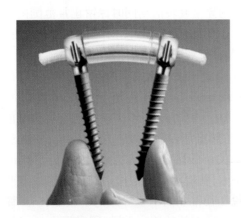

图 10-1-5　Dynesys

Stoll 等报道的一项纳入 83 例退变性腰椎不稳病例 Dynesys 治疗的多中心前瞻性研究结果显示,平均随访 38 个月,腰痛评分从术前 7.4 分降至末次随访 3.1 分,腿痛评分从术前 6.9 分降至 2.4 分,ODI 评分从术前 55.4% 降至 22.9%,8.4% 的患者因邻近节段退变接受再手术,总体结果与传统融合固定术相仿。学者总结对于退变性腰椎不稳引发的下腰痛,Dynesys 固定是一种安全有效的方法。Putzier 等报道过 84 例椎间盘脱出患者行髓核摘除,其中 35 例联合 Dynesys 固定,平均随访 34 个月,两组患者在术后 3 个月随访时临床症状、VAS 评分及 Oswestry 评分均明显改善,但在末次随访时单纯摘除组 VAS 评分及 Oswestry 评分明显回升,且椎间盘的进行性退变只出现在单纯髓核摘除组,学者指出对于已经存在间盘退变(大于 Modic I 型)椎间盘脱出患者加用 Dynesys 固定可以改善患者的长期预后以及延缓

间盘的退变。Schaeren 等报道了 26 例老年腰椎管狭窄和退变性滑椎患者接受椎板减压及 Dynesys 固定的 4 年随访,虽然最终临床满意率高达 95%,但邻近节段退变率亦达 47%,提示在临床实际中 Dynesys 动态固定能否预防邻近节段退变的发生仍然值得进一步研究。

三、前路椎体间动态稳定系统

腰椎退行性疾患手术采用的前路动态稳定系统主要指人工椎间盘置换术和人工髓核置换术,它们在去除致病因素的同时保留或模拟了节段的生理运动模式,因此也将它们归入非融合动态固定系统。

1. 人工腰椎间盘置换术　腰椎间盘退变性疾病(degenerative disc disease,DDD)是最常见的引发下腰痛的脊柱疾患,脊柱融合术是传统的最终治疗措施,但是大量的临床研究表明成功的椎间融合与良好的下腰痛缓解之间没有必然的联系,临床医师更倾向于解除症状的同时保留部分脊柱椎间的功能,防止邻近节段的退变,人工腰椎间盘置换术即代表了这一趋势。

20 世纪 50 年代以来,许多学者开始在人工椎间盘置换领域进行了不断的研究和探索并提出了一系列的设计方案,但真正应用于临床的并不多。文献报道最早在 1950 年 Fernström 尝试将一个轴承滚珠置入椎间隙,希望造成一个球状关节,并应用于大约 250 例患者,但因为造成了椎间关节的过度活动及假体沉入终板及椎体内,临床结果并不理想,这被看作是最早的人工椎间盘置换的临床尝试。截至目前较成功应用于临床的人工腰椎间盘置换假体主要包括 SB Charité 假体和 Prodisc-L 假体,下面主要讨论这两种假体在临床中的应用,对于近年新出现的部分人工腰间盘假体如 Maverick、Flexicore 等,因其应用于临床时间尚短,在此不做详细介绍。

多数学者认为人工腰间盘置换的适应证为:单/双节段腰椎间盘退变性疾病伴有或不伴有椎间盘突出而导致的下腰痛;椎间盘摘除术后出现的椎间盘源性下腰痛;腰椎融合术后相邻节段病变等。

(1) Charité 人工间盘:SB Charité 假体 20 世纪 80 年代早期由德国医师 Schellnac 及 Büttner Jans 等发明,并在 1984 年由 Zippel 首先应用于临床,是一款非限制型假体(图 10-1-6),它的第 1 代和第 2 代产品因为假体移位和金属疲劳性断裂等问题应用临床时间不长,1987 年第 3 代 Charité 假体问世,假体

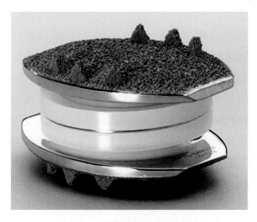

图 10-1-6　Charité 人工间盘

由三部分构成,中间为双凸的超高分子聚乙烯滑动髓核,上下为钴铬合金盖板外被钛金属和羟基磷灰石,金属终板的腹侧和背侧各有 3 个齿,可以保证骨组织与假体间的结合强度,固定后上下椎体间的活动度数可达 15°。有关该假体应用的临床效果褒贬不一。

早期的临床经验一般肯定 SB Charité Ⅲ 假体的临床疗效,但近年来一部分长期随访的文献报道了假体脱位和高翻修率的问题。Putzier 等报道过对 53 例行 SB Charité 假体置换治疗腰椎间盘退变性疾病(DDD)长达 17 年的随访,60% 的患者出现自发融合,11% 的患者接受翻修手术,并且第 1~3 代 SB Charité 假体的长期临床结局没有明显差异。McAfee 等报道过一项涉及美国 14 个医学中心的前瞻性对照研究,研究涉及 589 例接受 Charité 假体置换患者及 99 例对照患者(ALIF)接受 2~5 年的随访,Charité 人工间盘置换组翻修率 8.8%,ALIF 组翻修率 10.1%,翻修的患者中三分之一通过更换更合适的假体实现,另三分之二通过改为 ALIF 或后路融合固定来实现,但学者亦分析到因假体下沉及移位导致的翻修多是因为不标准的置入技术所引起,同时提到了前路人工间盘置换翻修的血管损伤问题,在 Charité 假体翻修组,血管损伤几率高达 16.7%。David 等报道 106 例患者单节段 Charité 人工间盘置换术平均 13 年的随访结果,满意率 82.1%,平均屈伸活动度 10.1°,侧方活动度 4.4°,90.6% 的假体仍然具有良好的活动性,因邻近节段退变接受手术处理的患者仅占 2.8%,认为严格把握适应证及置入技术,Charité 人工腰椎间盘置换术仍是一项安全有效的技术。

(2) Prodisc-L 人工间盘:Prodisc-L 人工腰椎间盘由法国医师 Marnay 设计(图 10-1-7),20 世纪 90 年代开始应用于临床,是近年来应用较多且相关研究较多的一款假体。Prodisc-L 假体是一款半限制型假体,由三部分构成,中间是一个超高分子聚乙烯内核,上下为钛合金终板,通过垂直于上下终板的两个矢状龙骨固定于上下位椎体的终板,其第 2 代产品进行了一些改进,改为上下终板各一个正中矢状龙骨固定,上下终板采用了钴铬合金,并且改进了手术植入技术。Prodisc-L 总共有 12 种型号,根据终板面积大小区分有中号及大号,根据前凸角区分有 6°和 11°两种,根据假体高度区分有 10mm、12mm 及 14mm 3 种型号,根据术前影像学测量选择合适的型号置入。

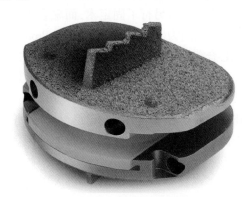

图 10-1-7　Prodisc-L 人工间盘

Tropiano 等在 2005 年报道了采用第 1 代 Prodisc-L 人工腰椎间盘置换的 55 例患者平均 8.7 年的随访结果,其入组标准包括腰间盘退变性疾病引发下腰痛并接受至少 6 个月的正规保守治疗无效,出组标准包括小关节退变性疾病、腰椎管狭窄、矢状或冠状脊柱失稳、骨质疏松症、椎间盘突出或脱出无法通过前方减压及后路减压术后方不稳定者。82% 的患者采用腹膜外入路,18% 的患者因为既往腹部手术史或过度肥胖采取的经腹腔入路。术后总体满意率为 75%(优或良),并发症发生率为 9%,包括 1 例深静脉血栓形成,1 例髂静脉撕裂,1 例逆行射精及 2 例切口疝,有 5 例患者出现术后根性放射痛,但没有影像学的根性压迫,学者将其归结为椎体间撑开时对神经根的牵拉刺激所致,经保守治疗后均好转,但没有就邻近节段退变的问题在文中讨论。Park 曾报道 32 例接受 Prodisc-L 置换至少 2 年随访患者相邻节段间盘退变及同节段小关节退变的问题,同节段小关节退变率 29.3%,相邻节段退变率 4.3%。Zigler 在 2007 年报道过一项单节段 Prodisc-L 置换与椎间融合治疗间盘退变性疾病 2 年的多中心、前瞻性对照研究,研究共纳入了 286 例患者,在 ODI 评分及 SF-36 评分方面,Prodisc-L 置换组均优于前路融合组,2 年随访时 Prodisc-L 的假体下沉及移位率为 0.7%,但均没有明显临床症状,末次随访 Prodisc-L 未发现骨质吸收、椎间高度丢失及自发融合,椎体间融合组发现 2 例不融合(3%),5 例椎体间高度丢失(7.2%),93.7% 的 Prodisc-L 置换患者置换节段腰椎活动度接近正常范围。在 Prodisc-L 置换组共有 6 例患者出现置入物问题(3.7%),有 2 例出现了因额外的外力造成聚乙烯内核脱出,1 例内核脱出因为术中没有将内核锁定在下终板上,另外 1 例因为置入假体型号过小造成了假体的整个前脱出,1 例出现操作失误假体置入反了,1 例因为不能缓解的腰痛而另行了固定术,而融合组出现置换物问题的比例为 5.4%。总体满意率 Prodisc-L 置换组与融合组分别为 63.5% 和 45.1%。在并发症方面,Prodisc-L 置换组有 2 例患者报道逆行射精(1.2%)及 2 例深静脉血栓形成,该研究总体上肯定了 Prodisc-L 置换在单节段腰间盘退行性病变(DDD)中的安全性及有效性,但有待更长时间的随访验证其远期疗效。

2. 人工髓核置换术　严格来讲人工髓核置换术属于人工间盘置换术的一种,只是它是部分间盘的置换,其设计理念为通过单纯髓核置换恢复纤维环的张力和节段稳定性而不影响椎体终板的完整性,重建椎间盘的功能(图 10-1-8)。人工髓核置换的手术操作比全椎间盘置换简单、创伤小,但因为它依赖于正常的纤维环结构,故适应证较人工全椎间盘置换要窄,适用于早中期的间盘退变导致的腰椎间盘退行性病变(DDD),PDN 人工髓核发明者 Ray 指出椎间高度小于 5mm、终板出现退变(如 Schmorl 结节)、BMI 大于 30kg/m^2 或体重大于 90kg 均不适合行人工髓核置换术。严格的适应证限制了其广泛的

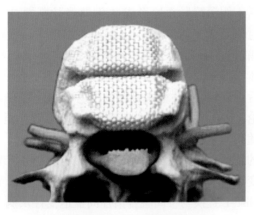

图 10-1-8　人工髓核置换术

临床应用。

目前临床应用相对较多的人工髓核假体为美国 Raymedica 公司研制的人工髓核假体 PDN。以水凝胶为核心,包被于无弹性的聚乙烯纤维外套中,植入人体后核心即开始吸收水分并膨胀维持椎间高度,最初 24 小时最明显,4~5 天达最高峰,无弹性的聚乙烯外壳会限制核心过度膨胀及防止人工髓核移位。生物力学实验证明 PDN 和人椎间盘的黏弹性相似,动物实验证明其生物相容性好。力学实验证明它可承受 5 千万次生理负荷(200~800N),最大载荷达 6000N 时也未见假体破裂。有学者报道 80 例采用 PDN 治疗的患者的 4 年随访结果,证实了其良好的临床疗效及较低的假体移位率(2.5%)。除此之外,尚有多种人工髓核产品应用于临床,因其应用时间不做详细介绍,笔者认为该项技术从目前短期随访看疗效及安全性尚佳,但有待中长期随访证实。

第二节　颈椎退行性疾患的非融合与动态固定技术

颈椎人工间盘置换

因为颈椎前路减压融合固定手术较高的融合率以及肯定的疗效,人工颈椎间盘置换术出现较腰椎人工间盘要晚,然而,同样是出于对颈椎融合术后相邻节段退变的担忧,保留颈椎活动度的人工间盘置换术迅猛发展。然而,颈椎融合术后相邻节段的退变究竟是因为融合术后异常的颈椎活动所导致还是椎间盘退行性变的自然过程,学术界尚存争议,颈椎人工间盘置换术从原理上讲可以保留手术节段及相邻节段的生理功能,有希望减少相邻椎间盘退行性疾病的发生,成为融合术之外的另一种选择。目前临床应用较为成熟的有 Prestige 人工颈椎间盘、Bryan 人工颈椎间盘,以及 Prodisc-C 人工颈椎间盘。

颈椎人工间盘置换的适应证较腰椎人工间盘置换要宽泛,这决定了它虽然应用于临床较晚但发展较为迅猛。总的来讲,其适应证为神经根型颈椎病及部分脊髓型颈椎病,与颈椎前路减压固定融合术适应证相仿,但应该明确颈椎人工间盘置换术的目的为保留手术节段及相邻节段的生理活动,希望减少相邻节段间盘退变性疾病的发生,减少术后颈部制动时间,使患者早期恢复正常的工作生活。因此,更应该明确人工颈椎间盘置换的绝对及相对禁忌证,才能更好发挥颈椎人工间盘置换的优势。综

合文献及笔者的经验提出颈椎人工间盘置换的主要禁忌证：①颈椎严重退变（定义为椎间高度丢失大于 50%、椎体后缘巨大骨赘或骨桥形成以及受累节段颈椎活动度小于 2°）；②颈椎不稳定；③严重小关节退行性病变；④致病节段大于等于 3 个；⑤颈椎融合术后导致的相邻节段退变性疾病；⑥恶性肿瘤预期寿命小于 5 年；⑦局部或全身活动性感染；⑧对可能的植入物过敏；⑨骨质疏松症或其他的代谢性骨病如 Paget 病等；⑩颈椎后凸畸形；⑪脊椎后纵韧带骨化症；⑫发育性颈椎管狭窄症；⑬其他原因难以耐受手术者；⑭年龄大于 70 岁或小于 20 岁者。然而，以上禁忌证多为人为规定，近年也有学者尝试扩大颈椎人工间盘置换的适应证，如应用于 3 个节段的置换、融合术后邻近节段病变以及颈椎轻度后凸畸形患者。颈椎人工间盘置换毕竟属于相对的新生事物，其确切疗效有待长期的临床观察证实。

1. Prestige 人工颈椎间盘　Prestige 人工颈椎间盘是最早应用于临床的人工颈椎间盘，它的前身是由英国医师 Cummins 于 1989 年研制成功并于 1991 年最早应用于临床。该人工间盘是基于单关节面球窝关节的原理制成，由上下两个不锈钢构件构成，上位假体构件中央球形突起与下位假体块的中央凹陷构成活动的球窝关节，两个假体构件借由螺钉固定于椎体前方（图 10-2-1）。1998 年 Cummins 报道了 20 例患者应用该人工颈椎间盘的初步临床结果，平均随访 3~65 个月，18 例获得随访的患者中 16 例颈椎活动度得到保留，平均屈伸活动度为 5°。此后经过数代改进，经过 Prestige Ⅰ、Prestige Ⅱ、Prestige ST，直到目前应用于临床的 Prestige STLP 产品细节上有了较大的改进，包括下终板构件的球面凹槽改为碟形凹槽，允许颈椎屈曲运动时上下位椎体有轻度的前后位移，更加符合人体生理情况、上下终板假体更加符合生理解剖有利于骨长入、有多种假体高度

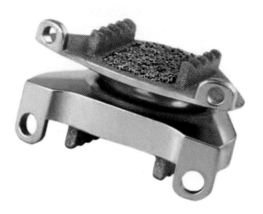

图 10-2-1　Prestige 人工颈椎间盘

和深度供选择。

Burkus 等 2010 年报道了针对 32 个中心涉及 514 例单节段退变性颈椎病患者采用 Prestige 人工颈椎间盘置换及前路减压融合固定术 5 年的前瞻性对照研究，在 NDI 评分、SF-36 评分、总满意率方面间盘置换组均要强于对照组，术后 3 年及 5 年的手术节段平均活动度分别为 7.3° 及 6.5°，且 5 年随访没有发现假体移位，但相邻节段退变再手术率两组没有明显差异。

2. Bryan 人工颈椎间盘　Bryan 人工间盘是近年来临床应用及研究广泛的一款颈椎人工间盘产品，它由 2 个钛合金终板包绕 1 个聚氨酯内核构成（图 10-2-2），钛合金终板与骨的接触面覆盖一层多孔钛合金表层以允许骨长入，一层聚氨酯外鞘包被核心并紧密结合在钛合金终板上形成一个密闭的空间，使用时需要向其中注入生理盐水，这样可以有效防止假体运动造成的磨损颗粒引发无菌性炎症，其前方上下各有一个卡子，防止假体的后移位。它是一款固定高度的半限制型双关节面假体，具有可压缩性。

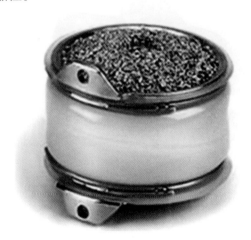

图 10-2-2　Bryan 人工颈椎间盘

Goffin 等 2002 年首先报道了应用 Bryan 人工间盘治疗单节段神经根型和（或）脊髓型颈椎病 60 例患者半年到 1 年的临床应用效果，半年及 1 年的总体临床满意率分别为 86% 及 90%，手术节段平均活动度为 9°，没有出现假体下沉及移位的情况，也没有出现置换节段骨桥形成。Goffin 等 2010 年又报道了 98 例 Bryan 人工间盘置换患者 4 年及 6 年的随访结果，单节段置换患者术后 4 年及 6 年的手术节段颈椎活动度分别为 7.3° 及 7.7°，双节段置换患者术后 4 年及 6 年的手术节段颈椎活动度分别为 5.7° 及 6.0°。出现 6 例间盘置换相关的并发症，包括

间盘移位、间盘脱出、声带麻痹以及 3 例与间盘置换相关的疼痛及神经症状。学者指出经过较长时间的随访，Bryan 人工间盘置换仍能显示优秀的临床疗效。Heller 等报道一项对比 Bryan 人工间盘置换与 ACDF 术的 RCT 研究，间盘置换组纳入 242 例患者，ACDF 对照组纳入 221 例患者，随访 2 年时间，间盘置换组在 NDI 评分及总体满意率方面要强于 ACDF 组，手术相关并发症实验组为 1.7%，对照组为 3.2%。间盘置换组较融合组要早 2 周恢复正常工作，但是学者没有提及相邻节段退变的问题。

3. Prodisc-C 人工间盘　Prodisc-C 颈椎人工间盘类似于 Prodisc-L 腰椎人工间盘，由三部分构成，上下钴铬合金终板及中间的超高分子聚乙烯核心，固定于下终板的超高分子聚乙烯核心球状凸起与上终板的凹陷构成是金属对聚乙烯的半限制型球窝关节（图 10-2-3），这样的组合方式使得有多种高度及终板面积的假体可以使用，上下终板借由矢状龙骨固定于上下位椎体。

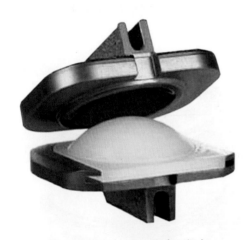

图 10-2-3　Prodisc-C 人工间盘

Bertagnoli 等最早报道了应用 Prodisc-C 人工间盘治疗 12 例退变性颈椎病患者的初步临床经验，术后 1 年置换节段的平均活动度为 4°~12°，没有出现手术或假体相关的并发症，也没有手术节段或相邻节段的再手术，初步证实了其安全性及有效性。Murrey 等报道了单节段颈椎病采用 Prodisc-C 人工间盘置换或 ACDF 术的 RCT 研究结果，纳入间盘置换组 103 例患者，ACDF 组 106 例患者，随访 2 年时间，在 VAS 评分、NDI 评分、SF-36 评分以及神经功能改善上两组术后均较术前有明显改善，术后 2 年 Prodisc-C 组颈椎平均屈伸活动度为 9.36° ± 5.95°。84.4% 的患者术后手术节段活动度大于等于 4° 或保持术前手术节段的活动度。从短期效果看，

Prodisc-C 人工间盘置换起码取得了强于或相当于 ACDF 术的临床效果且良好保持了手术节段的颈椎活动度，但长期疗效有待于进一步观察。

第三节　脊柱疾病的微创手术治疗

脊柱外科发展到今天，应用微创技术解决一部分疾患一直是该领域工作者不断研究探索的内容之一。自从 20 世纪 60 年代 Smith 采用化学溶核方法治疗椎间盘突出以来，微创方法治疗颈、腰椎间盘病变经历了化学溶核、经皮椎间盘切吸术、激光经皮椎间盘切除术及经皮内镜椎间盘切除术。由于每一种技术都存在一定的局限性，所以人们的探索仍在继续。1955 年，Mails 开始在术中应用连接在双极电凝上的双目显微镜来帮助他完成手术，术中显微镜的引入给予外科医师极大的启发，Yasargil 和 Caspar 引入了微创椎间盘切除术的概念。

一、经皮椎间盘切除术

1975 年 Hijikata 在椎间盘造影的基础上在局麻下率先实施了经皮后外侧椎间盘切除术（percutaneous discetomy，PD），伊文思蓝染色后，专门设计的装置被通过直径 5mm 的通道放入并固定纤维环，通过在纤维环上的圆形切口将蓝染的髓核物质取出，手术成功。1985 年，Onik 等报道了利用钝性吸引探针于 $L_{4,5}$ 或更高节段行经皮自动切除椎间盘的技术（PLD）。1985 年美国矫形外科学会将这一方法列为治疗非复杂腰椎间盘突出症的安全有效的治疗方法。

适应证：①坐骨神经痛症状明显，腿痛症状强于腰痛症状；②下肢感觉运动障碍；③虽有腰椎管狭窄症状，突然出现神经根症状；④非手术治疗后复发的椎间盘突出。

禁忌证：①非间盘病变所致的腰腿痛；②椎间盘突出钙化；③髓核游离移位较远的椎间盘突者；④既往有椎间盘切除手术史；⑤严重腰椎退变，造成侧隐窝狭窄、黄韧带肥厚、小关节严重蜕变者；⑥穿刺部位及周围软组织感染者。

对于此种术式，术前确定有无游离的椎间盘碎片是非常重要的，在 MRI 的 T_2 加权像上脱出的椎间盘较包裹性的椎间盘呈现的信号高，CT 造影可以显示出有无游离的椎间盘。突出椎间盘的大小是影响手术预后的重要因素，如果突出部分大于椎管矢状径的 50%，那么患者预后不佳的可能性将大于

90%。此种术式的手术器械需同时具备吸引与切割两种功能，与眼科医师行玻璃体摘除的器械类似，手术在镇静局麻下患者采取侧卧位或俯卧位，髋关节屈曲有助于减少腰椎后凸，从而扩大手术视野。术前定位至关重要，要求术者在 C 型臂 X 线机透视下将克氏针于肋部定位，影像显示穿过椎间隙中心，沿克氏针向体表划线，沿此线向患侧旁开 8~14cm 做穿刺点，经过皮肤、皮下组织、腰筋膜、竖棘肌、横突间肌、腰方肌、腰大肌，最后经腰丛与腹主动脉之间进入安全三角区。经皮椎间盘切除术治疗机制：①降低椎间盘内压；②改变椎间盘突出方向。据统计，在先后进行的 4500 例自动或是人工经皮间盘切除术（PLD）中，成功率为 75%，并发症为 1%，自动切除器切除髓核组织的量较少，手术后易复发，治疗效果受到影响。关于扩大手术适应证及防止复发的研究仍在进行。

二、后路椎板间隙内镜下腰椎间盘切除术（MED）

1996 年，美国枢法模公司推出了第 1 代经椎板间隙途径的显微内镜腰椎间盘切除系统（microendoscopy discectomy，MED），1999 年又推出了第 2 代 MED 设备（Metrx Medtronic Sofamor，Danek，Inc，Memphis，TN），它包括一根导线、一系列撑开器、一个管状拉钩系统、一个硬质内镜、一个标准外接视频系统。其中一系列撑开器不仅允许内镜进入，还足以容纳标准的显微镜，与初期的 MED 系统相比，Metrx 系统在图像质量、器械类型、操作空间上都有了明显改进。MED 椎间盘镜手术系统是目前世界上最先进的腰椎间盘摘除手术系统，它将内镜技术与传统椎间盘摘除术相结合，而传统的经椎板间隙小开窗腰椎间盘摘除术经多年临床证实为一种经典的"标准术式"。后者具有的广泛手术适应证、肯定的疗效及对脊柱中后柱结构的轻度破坏等优点，使标准开窗手术盛行并沿用至今。MED 的出现正是此术式与内镜的有机结合，是开窗手术的内镜化。

MED 技术较开窗术切口更小，平均 1.6~1.8cm，通过内镜电视监视系统，可将术野放大 16 倍，能清楚显露与分辨术野内组织，在完成开窗、神经剥离、间盘摘除等过程中创伤减至最低。此技术较其他微创术式优势在于将椎间盘镜技术的适应证扩大到对椎管内游离椎间盘组织及侧隐窝狭窄的处理，在病变间隙的椎板下缘旁开正中线旁 1~2cm 插入导针定位，经 C 型臂 X 线机透视确定后，插入扩张管达

椎板间隙后置入 18mm 通道管。此通道管可置入内镜及专用手术器械，摄像显示系统使术者和助手有同样放大的视野。用配套器械切除黄韧带少许椎板进入椎管。采用此途径能够切除部分椎板和黄韧带，甚至可以切除关节突的内侧缘，使神经根得以充分的减压，因此可适用于椎间盘突出伴有节段性椎管狭窄的病例，对经皮切吸、化学溶核等治疗无效的患者也适用。合并有广泛腰椎管狭窄，腰椎滑脱，小关节突明显内聚，巨大中央型、极外侧型、复发性腰椎间盘突出，椎管内严重粘连者应视为禁忌证。椎板间隙途径通过很小的创口，在内镜监控下完成传统开放式椎间盘摘除，同时完成椎板开窗、侧隐窝清理扩大及髓核摘除，使硬膜囊处神经根获得充分减压，将手术创伤减至最小，保持正常的脊柱生物学结构，减少传统手术后出现的脊柱失稳、椎管内瘢痕粘连等问题。

MED 之前的椎间盘镜技术远期效果并不令人满意。Kleinpter 等报道 PELD 手术早期复发率高达 62.5%。Hagg 等报道经椎间孔途径内镜摘除椎间盘的 89 例患者中，患者的满意率仅为 78%。究其原因，腰椎间盘突出症常伴有椎体小关节增生、椎体后缘增生、黄韧带肥厚钙化及侧隐窝狭窄等，单纯的髓核切除并不能充分解除神经根压迫。而 MED 椎间盘镜技术近似手术的直接减压技术，可同时处理狭窄和增生，在达到手术减压效果的同时，切除骨质病变和游离髓核，直视下确切解除神经组织受压迫效果；更重要的是，后方路径不受 L_5S_1 髂骨翼对手术路径的影响，这也是之前微创手术难以解决的问题，手术适应证选择不当是导致 MED 手术效果不佳的主要原因。由于 MED 操作技术的特殊性，笔者认为 MED 手术适应证的选择要比传统开放手术更加谨慎和严格。MED 由于对操作的要求较高，并且存在手眼分离的情况，使得它同其他内镜技术一样，学习曲线较高，学习期间并发症发生率较高，与术者的技巧及经验有关。文献报道有良好训练及学习下最少要经过 72 例手术经验才能达到大于 90% 满意度的结果，有学者认为进行此手术前术者应有不小于 100 例常规开放性手术的经验。Fontanella 报道了 30 例 MED，满意率手术 1 个月后为 94.7%，6 个月后为 96.4%，1 年后高达 97%；Antoni 报道 190 例，优良率 92.1%。北京大学第三医院骨科 1999 年采用美国枢法模公司的 Metrx 系统以及与山东龙冠公司合作研制的内镜及手术系统治疗 25 例颈椎疾病患者，在内镜下行颈椎间盘切除及植骨术，长期随访显

示本术安全、可行,疗效确实,且比常规手术具有显著微创性,适合于治疗颈椎间盘突出症及以 1~2 节段椎间盘病变为主要致病因素的颈椎病。

三、电视胸腔镜辅助下的前路脊柱手术

20 世纪 90 年代初期随着电视胸腔镜技术(video-assisted thoracic surgery,VATS)在胸外科疾病中的广泛应用,有学者开始将 VATS 技术应用于胸椎前路手术的治疗当中。Mack 等在 1995 年率先报道了 95 例接受 VATS 辅助下胸椎手术,适应证包括前路胸椎间盘突出、脊柱侧后凸的前路松解、椎体次全切除减压及椎间隙感染的前路引流等,手术范围可自 $T_{2,3}$ 到 $T_{12}L_1$,学者认为在熟练掌握 VATS 技术的基础上,内镜下的前路胸椎手术同传统的开胸手术相比,在手术时间、并发症、住院日等方面均有一定优势,特别当患者继发有慢性梗阻性肺病、梗死性心力衰竭、间质性纤维化等疾病,开胸有一定风险时,更适宜 VATS 手术,但学者指出在胸腔镜下行胸椎的前路内固定相对比较困难。随着技术和器械的进步,VATS 手术越来越广泛地用在脊柱侧弯、Scheuermann 病、胸椎肿瘤及胸椎骨折的诊断治疗中,多数学者报道了同开胸手术相近或略优的临床疗效,尤其在儿童脊柱畸形的前路矫形中 VATS 辅助技术应用价值及临床疗效俱佳。

总结起来同开胸胸椎手术相比,VATS 下胸椎手术有如下优势:①减少脊柱稳定结构(肌肉韧带等)和软组织创伤;②同时多节段暴露;③减少术后相关并发症;④对颈胸段及胸腰段的手术可避免切开肩胛骨或膈肌。同时它也有一定的劣势,对骨科医师来讲最大的劣势就是较长的学习曲线以及对内镜下解剖关系的不熟悉。

第四节　脊柱疾病的影像引导下介入治疗

对于伴有影像学明显压迫,临床上有神经根病及神经源性间歇性跛行的腰椎间盘突出/脱出或腰椎管狭窄的患者,手术减压固定融合的效果是肯定的,但是对于单纯的下腰痛,影像学上没有明显的压迫,其诊断及治疗是相当复杂和令临床医师头疼的。基于此,一些影像引导的脊柱介入诊断治疗措施提供了可能的解决方案,比如椎间盘造影、椎间盘内微创治疗(髓核溶解及椎间盘内热疗)、小关节封闭、选择性神经根阻滞等,同时对于一些难以接受手术治疗的脊柱疾患,典型的为老年骨质疏松性压缩骨折及脊柱转移癌导致的病理性压缩骨折,近年来影像引导下的椎体内骨水泥注入(椎体成形术及后凸成形术)及射频消融技术,提供了另外的解决方案。

一、椎间盘造影术

随着 MRI 技术的广泛应用,经常发现多节段的退行性变,如何定位致病节段,以及明确影像学异常与临床症状之间的关系成为一个重要的问题,在此基础上椎间盘造影术日渐成为临床应用及科研的热点。

椎间盘造影术的意义在于识别间盘源性下腰痛,识别疼痛是否来自于相应椎间盘,评估影像学上发现的异常结果的意义以及是否与症状有关。

椎间盘造影一般在局麻下进行,因为患者的感觉和反应是检测的重点,这样患者在术中可保持清醒并能进行交流。影像引导设备可选择 C 型臂 X 线机或螺旋 CT。患者俯卧并放软垫垫高胸腰段,以期减少腰椎前凸,有学者指出进针点应位于非疼痛侧,双侧疼痛患者取决于术者的习惯。笔者采用的是 CT 引导下的椎间盘造影,扫描穿刺针尖位于椎间盘中心后注入造影剂与生理盐水 1∶1 的混合液,记录注入剂量并观察患者的疼痛反应,询问疼痛部位、性质、程度以及和平时症状是否一致。如能引发患者与平时部位、性质相一致的疼痛,程度与平时相当或较重,即诊断为椎间盘造影阳性;若不能诱发患者疼痛反应或所引发的疼痛与平时部位、性质不相一致,即视为椎间盘造影阴性。纤维环退变程度分为 4 级:0 级,造影剂充填正常的髓核空间;1 级,造影剂充填纤维环面积占正常纤维环面积 10% 以下;2 级,造影剂充填纤维环面积 10%~50%;3 级,造影剂充填纤维环面积大于 50%。纤维环破裂程度分为 4 级:0 级,造影剂完全局限在髓核内;1 级,造影剂沿着裂隙流入内层纤维环;2 级,造影剂流入外层纤维环;3 级,造影剂流出维环外层或进入硬膜外腔。0 级和 1 级为正常,2 级和 3 级为纤维环破裂。多数需行 2 个节段以上的造影。

不可否认椎间盘造影对诊断间盘源性腰痛的价值,尤其是对于 MRI 上所谓的“黑间盘”怀疑间盘源性腰痛者进行造影明确责任节段,但是对于这项技术是否是诊断间盘源性腰痛的“金标准”还是一直存有争议的。Carragee 等曾报道过 8 例无下腰痛病史的患者行 24 节段椎间盘造影,所有患者均安排了行后路取髂骨的手术,在髂骨移植术后 2~4 个

月安排行椎间盘造影,有 14 个间盘是疼痛的,其中有 2 个准确地复制了疼痛,基于此学者怀疑间盘造影术从非脊柱源性疼痛中区别出脊柱源性疼痛的能力。之后许多研究报道了椎间盘造影的"假阳性"问题,多种因素包括心理社会压力、非盘源性下腰痛、慢性疼痛综合征、既往间盘手术病史等会影响其特异性。2009 年美国疼痛协会通过系统回顾 3348 篇文献制订的下腰痛的诊治指南中将"椎间盘造影应用于间盘源性腰痛的诊断"列为不推荐。但笔者认为应严格把握适应证,包括:①选择没有上述其他复杂影响因素的患者;②造影过程中采用盲法及选取足够的对照间盘;③对阳性结果的判定一定坚持与患者的主诉相一致。

二、椎间盘内热疗

椎间盘内电热治疗(IDET)是 20 世纪 90 年代以来兴起的一种针对间盘源性下腰痛的微创治疗方法,1996 年首先应用于临床,它通过置入椎间盘内的产热导管将热能注入并在纤维环内部释放,通过热能使间盘物质皱缩,促进纤维环愈合,并凝固杀灭纤维环内部的神经末梢,达到治疗间盘源性疼痛的目的。后来 Finch 等发明通过射频电极置入离子振荡产热,近年又发明了双极射频成形术(IDB)作用机制有所区别,但基本原理都是通过热能作用于椎间盘后部纤维环。

IDET 原理主要基于椎间盘源性下腰痛的机制,即:椎间盘后部纤维环破裂,位于纤维环内外的伤害感受器受到机械性和化学性刺激,并经窦椎神经传递产生疼痛感觉。

目前认为合理的适应证包括:①正规保守治疗 6 个月以上无效的慢性下腰痛;②无影像学上明显的间盘突出神经根受压表现及临床上的根性症状;③椎间盘造影阳性。也有学者提出椎间高度减少大于 50% 应列为相对禁忌证,因为担忧椎间高度过窄导致导管置入及展开困难。

经典的 IDET 术可在 X 线或 CT 引导下进行,采用局麻或基础的镇静麻醉,便于置针或热疗过程中同患者交流,防止神经根的热损伤。穿刺区域为经典的"安全三角",即内界为上关节突,下界为上终板,上外界为走行的神经根,穿刺针尽量靠近上关节突。导针针尖的位置应位于椎间盘的前半部分,影像引导下不断调整热疗导管的走行使其绕纤维环内缘走行,最后达到加热电极越过并覆盖整个纤维环后部,对于纤维环退变脱水严重者,可对侧行第 2 次治疗,使两次治疗覆盖整个纤维环后部。一般的热疗方案为逐渐加热到 90℃,持续 4~6 分钟。一旦出现根性症状立即停止热疗并调整导管的位置。

对于椎间盘内热疗近年的相关研究十分热门,但缺乏严谨的前瞻性对照研究及长期的临床观察,Appleby 等发表过一篇针对 IDET 的荟萃分析,纳入 17 篇文献,平均 VAS 评分改善 2.9 分,平均 SF-36 评分改善 21.1 分,平均 ODI 评分改善 7.0 分,并发症发生率 0.8%,包括根性疼痛、麻木、足下垂、硬膜破裂、大便失禁及椎间盘炎等。另一篇发表于 2009 年的有关椎间盘内热疗治疗间盘源性下腰痛的系统性回顾,该综述回顾了 1996 年到 2008 年间发表的相关英文文献,针对 IDET 纳入 2 篇 RCT 研究和 16 篇观察性研究,推荐度为弱推荐(2A/weak recommendation),射频纤维环成形术及双极射频成形术因应用于临床时间短,纳入文献较少,推荐度分别为弱推荐(2C/weak recommendation)和极弱推荐(2C/very weak recommendation)。2009 年美国疼痛学会下腰痛治疗临床指南将 IDET 治疗列为"现有证据不足以支持 IDET 的临床疗效"。但总的来说,椎间盘内热疗作为一种微创的治疗间盘源性下腰痛的技术,严格把握适应证,还是一项有一定临床应用价值的技术。

三、经皮射频低温等离子消融术(Coblation)

经皮射频低温等离子消融髓核成形术治疗颈腰椎间盘源性疼痛和间盘突出症的原理为运用射频能量在椎间盘髓核内部,通过低温下分子分解在椎间盘上切开多个槽道,降低间盘内的压力,从而缓解疼痛和减轻间盘组织对神经根的刺激,术毕再用热凝封闭。该术对邻近组织的损伤极小,无热损伤顾虑。Houpt 等于 1998 年报道了他们测定的射频产生的热量在椎间盘内暂时导致的温度变化的结果,当探头尖部的温度为 70℃时,超过 11mm 时组织的温度不会超过 42℃,这个温度通常是引起神经组织损伤的界值,同时他们阐述了该术的原理不是对间盘的直接热变性,而是改变了间盘内的生化状态。法国的 Troussier 等在尸体研究中发现射频髓核成形术引起的髓核的这种变化没有引起坏死,而且局限于髓核内部,终板和椎体不受影响,热量引起的温度变化不超过 3~4℃。Lee 等的研究发现在椎间盘的电热治疗前后的生物力学测定显示该术对脊柱的稳定性没有影响。

北京大学第三医院骨科是国内最早开始这方

面工作尝试的,采用 ArthroCare 的 System 2000 脊柱系统,在 CT 或 G 型臂 X 线机透视下先用 17 号穿刺针局麻下穿刺入椎间盘,然后行椎间盘造影,证实为椎间盘源性的疼痛后,将脊柱汽化探头经穿刺针导入髓核内,测量开槽深度后采用 2 挡强度,3 分钟操作时间,先用切割开槽,退出时凝固封闭。术后第 2 天患者下床恢复活动,目前术中、术后当时和早期的效果是满意的。尽管如此,Barendse 等的临床应用观察却得出了相反的结论,他们应用 70℃、90 秒的射频治疗间盘源性的背痛 28 例,8 周后发现与对照组无统计学差异,因此长期的效果有待进一步随访。

四、椎间盘内臭氧注射

椎间盘内臭氧注射治疗是近年出现的经皮椎间盘内治疗的一种。用于治疗间盘疾病的臭氧浓度为 30~40μg/ml,该浓度来源于实验结果,既可使髓核脱水又可使髓核炎症最轻。

现在对臭氧治疗间盘性疾病机制的试验研究如下:①增加病变部位氧合作用,减少炎性细胞因子的产生,抑制局部炎症减轻疼痛;②臭氧作用于糖胺多糖,使突出的间盘回缩并修复髓核;③改善微循环和静脉淤滞,使受压区域得到更好的含氧血液供应。

臭氧治疗椎间盘突出症最早由意大利医师 Muto 等在 1998 年报道,其操作技术类似与其他的经皮椎间盘内治疗类似,向椎间盘内注入 1~3ml 臭氧/氧气混合气体,同时向椎旁肌内注入 7~9ml 臭氧/氧气混合气体,多数在 30 分钟内可完成一次治疗。Steppan 等在 2010 年发表一篇针对臭氧注射治疗椎间盘突出症的荟萃分析,总共纳入 12 篇文献大约 8000 例患者,VAS 评分平均下降 3.9 分,ODI 评分平均改善 25.7 分,并发症发生率约 0.064%,且均为非致命性的以及可预防的并发症。学者指出臭氧注射治疗椎间盘突出症是一项有效且十分安全的治疗措施。但是,该治疗措施同样存在适应证不明确的问题,从已经发表的文献来看,入组标准相差巨大,在此引用臭氧疗法发明者 Muto 提出的适应证范围:①下腰痛和(或)神经根痛,经过不少于 2 个月的正规保守治疗;②根性分布的感觉异常、轻度的肌力减退及根性激惹症状;③CT 或 MRI 上轻中度的椎间盘突出并且与症状相关。马尾症状、明显的肌力减退以及重度椎间盘突出/脱出列为禁忌。

五、椎体成形术(PVP)及后凸成形术(KP)

经皮椎体成形术 1984 年由法国医师 Galibert 和 Deramond 首次应用于临床,经皮注入 PMMA 治疗 1 例 C_2 血管瘤,1989 年有学者报道采用此种技术治疗骨质疏松及肿瘤引发压缩骨折导致的疼痛。之后该项技术逐渐开展起来,发展至今成为治疗骨质疏松性压缩骨折的主要治疗手段之一,同时广泛应用于脊柱肿瘤导致的病理性压缩骨折导致的疼痛。后来有学者研究表明椎体成形术忽视了椎体变形及继发性脊柱后凸畸形的问题,胸腰段的脊柱后凸畸形会限制有效肺容积,加重限制性肺部疾病,同时还会导致腹腔压力增高,产生胃肠胀气的感觉,引起患者过早的饱食感、食欲下降及营养不良,基于此发明了后凸成形术,经由一个球囊装置经皮置入椎体内,然后膨胀该装置尽量抬起终板恢复椎体高度,理论上该方法可以减轻因椎体压缩骨折所导致的后凸畸形,但该方法减轻疼痛的作用与椎体成形术相似。

随着人口老龄化问题的严重,老年性骨质疏松性压缩骨折日益成为一个严重的社会问题,传统的保守治疗方法如止痛药物、卧床休息及支具固定等可能导致患者慢性疼痛持续 2 周到 3 个月,会引起活动限制、生活质量下降等问题。椎体成形术/后凸成形术治疗可迅速减轻疼痛,改善患者的生活质量。对于脊柱转移癌或原发性脊柱肿瘤如多发骨髓瘤及血管瘤等,椎体成形术/后凸成形术可以改善其潜在的病理性压缩骨折的风险,并可以联用活检术在减轻疼痛的同时明确病理诊断,为术后辅助化疗或放疗提供依据。

椎体成形术及后凸成形术治疗的适应证为引发明显症状的骨质疏松性压缩骨折及肿瘤性病理性骨折,但应注意临床症状与影像资料的相关性。对骨质疏松性压缩骨折必须明确疼痛与影像学骨折解剖部位的一致性,X 线是最常用的影像学检查,多数患者的疼痛部位为骨折椎体加减一个椎节的部位,对于诊断困难的多发疼痛和非局限性疼痛患者需要进一步影像学检查,MRI 是最有效的检查方法,明确的骨折多会显示在 T_1 像上受累骨髓腔低信号,新鲜骨折更有明显的骨髓水肿表现,对 MRI 检查结果有疑问者可以行放射性核素检查以补充诊断信息,但同时需要指出 MRI 检查不足以确诊急性骨折的情况很少。椎体成形术/后凸成形术禁忌证为:不引发疼痛的骨质疏松性压缩骨折或疼痛与骨折无关;椎管内侵及注入骨水泥后有引发硬膜脊髓压迫风险者;凝血功能障碍及活动性感染患者。出现根性症状列为相对禁忌证。文献表明对于新鲜骨折(3 周内)椎体成形术/后凸成形术止痛效果较好,陈旧压缩骨折(大于3个月)者椎体成形术/后凸成形术止痛效果差。

椎体成形术/后凸成形术的影像引导推荐采用G型臂X线机,可以精确实时地监测骨水泥的注入过程,对于CT引导许多学者认为其不能很好地实时观察到可能的骨水泥泄露,虽然它能很好地引导导针的精确置入。也有学者提出了CT和X线组合使用,CT用于引导进针,X线监测骨水泥注入过程。椎体成形术/后凸成形术的操作过程主要有2个重点问题:进针路径及骨水泥注入的量。经椎弓根途径是最常用的进针路径,当使用经椎弓根入路不满意时(如椎弓根直径过小)可采用椎旁入路,针尖位置在侧位片上应该位于椎体前中三分之一交界处或更前。对于缓解疼痛所需要的骨水泥量目前没有明确的标准,但一般认为疼痛的缓解和骨折稳定性的恢复有关,可以通过评估恢复椎体刚度所需的骨水泥量来评估临床缓解疼痛所需的骨水泥注入量,根据文献报道胸椎为2.5~4ml,胸腰段和腰椎为6~8ml,而对后凸成形术来讲骨水泥注入量应该和球囊扩张程度类似。

Eck等报道过一项椎体成形术与后凸成形术治疗椎体压缩骨折的荟萃分析,共纳入168篇文献,结果发现椎体成形术能使患者的疼痛VAS评分从术前的8.36分降至术后2.68分,后凸成形术能使患者的VAS评分从术前的8.06分降至术后3.46分。这两种手术均能有效缓解患者疼痛,提高患者生活质量。McGirt等对1980年~2008年发表的所有PKP和PVP治疗骨质疏松性或肿瘤等椎体压缩骨折的文献进行了循证医学分析,结果显示椎体成形术和后凸成形术在改善脊柱疾病的局部症状、提高整体健康状况、止痛等方面均比传统方法具有更好的疗效,且两者有症状的并发症发生率都非常低。虽然椎体成形术/后凸成形术获得了临床上的广泛应用,但近年针对此项技术还是出现了一些争议,主要存在于邻近节段再骨折及该技术的长期临床疗效。尤其2009年的《新英格兰医学杂志》发表了两项关于PVP治疗骨质疏松性椎体压缩骨折的多中心、随机双盲、安慰剂对照研究的结果,两个临床试验分别在澳大利亚和美国完成,其结论是对骨质疏松性椎体压缩骨折患者PVP术后疼痛和功能的改善程度与假手术(安慰对照)组相似,经统计学分析无显著性差异。该研究的发表引发了巨大的争议,有待进一步的大样本随机对照研究进一步明确其真实临床疗效。

六、影像引导下经皮射频肿瘤消融术

射频消融术(radiofrequency ablation,RFA)是近年来发展迅速的一种非血管介入技术,尤其在肿瘤的微创治疗方面应用广泛,它通过各种实时影像技术的引导将射频电极置入肿瘤组织中,射频电极头发出射频波,使电极周围肿瘤组织中的离子振荡产生摩擦热,引起电极周边一定范围肿瘤组织产生热损伤而凝固坏死,达到杀灭肿瘤细胞的作用,在肝脏肿瘤等实体肿瘤中取得广泛应用。近年来有学者探索将影像引导下射频技术应用于部分脊柱肿瘤的治疗取得良好效果,包括脊柱骨样骨瘤的治疗、脊柱溶骨性转移癌的姑息治疗、多次复发难治性原发脊柱肿瘤的治疗及脊柱肿瘤术中辅助治疗等。

脊柱骨样骨瘤临床主要表现为疼痛及日常活动受限,肿瘤为瘤核及外周包绕的反应骨构成。治疗以缓解临床症状、防止复发为主要目的。手术刮除或en bloc切除是治疗该肿瘤的主要治疗方法。近年来射频消融技术应用于脊柱骨样骨瘤,创伤小、疼痛缓解迅速以及与手术治疗类似的复发率等特点使其得到广泛应用。Osti等第1次应用RFA技术治疗1例脊柱骨样骨瘤,肿瘤位于L$_4$附件,采用Radionics RFG-6系统,设定温度85℃,消融时间4分钟,该患者随访16个月疼痛明显缓解,影像学无复发。Vanderschueren等2009年报道24例累及脊柱骨样骨瘤患者累计接受28次射频治疗,是目前报道的最大宗病例。24例患者平均获得72个月随访,16例患者肿瘤邻近脊髓神经结构(距离脊髓神经根小于1cm),采用5mm的射频电极,设定射频温度90℃,射频时间4分钟,首次射频治疗成功率79%,对射频消融术后复发或疗效欠佳者再次行消融治疗,总射频成功率96%,除1例患者复发后出现根性症状接受手术治疗外,其余患者效果均满意,无操作相关并发症。对于脊柱骨样骨瘤,RFA治疗是安全可靠的,且对于复发病例再次消融仍可取得满意效果。多数学者均认为射频消融术治疗骨样骨瘤可取得与手术治疗相同效果。Rosenthal等报道四肢骨样骨瘤68例采用开放手术治疗与33例采用射频消融治疗患者的对照研究,射频消融治疗组平均获得随访3.4年,复发率约为12%,与开放手术复发率相当。

脊柱骨转移是最常见的脊柱肿瘤,疼痛是最常见的首发症状,占90%~95%患者,转移瘤引发的疼痛往往剧烈且难以忍受,严重影响患者的日常生活质量。因此,缓解疼痛与提高远期生存期限是同等重要的目标。部分患者对传统的放疗止痛不敏感,而此类患者往往不能加大放疗剂量。大剂量阿片类镇痛药物副作用往往极大影响患者生存质量。近年来有学者将射频消融术应用于脊柱转移瘤的姑息镇痛治疗,并有学者联合应用射频消融术和椎体成形术(PVP)治疗晚期脊柱转移癌,缓解患者疼痛并改善患者生存质量。Dupuy 等 2000 年首次报道应用射频消融技术治疗 1 例恶性血管外皮瘤 L$_2$ 椎体转移患者,该例患者椎体后缘骨皮质完整,采用 Radionics 3cm Cool-Tip 射频电极,局麻联合基础麻醉下射频消融时间设定为 12 分钟,无操作相关并发症发生,患者随访 13 个月症状无复发,但出现新的骶骨转移灶。学者指出肿瘤与脊髓间完整的骨皮质及松质骨可有效防止射频过程中热能的传递,对于椎体后缘骨皮质完整者射频治疗是相对安全的。Nakatasuk 等报道 17 例患者 23 处恶性骨肿瘤病灶采用射频消融联合椎体成形术治疗,有 17 处累及脊柱病损,其中 2 例侵及椎体后壁,13 例侵及椎弓根,13 例主诉疼痛患者 VAS 评分由术前平均 8.4 分降至术后 1 周 1.1 分。原理在于:射频消融及骨水泥硬化均放热杀灭肿瘤细胞,有协同作用;射频消融后提高了肿瘤的均质性,同时热凝固肿瘤内引流静脉减少椎体成形术中骨水泥泄露的风险;骨水泥提高了脊柱的稳定性。

该技术还较新颖,临床应用时间不长,临床疗效有待长期前瞻性随机对照研究,但为脊柱肿瘤的微创治疗提供了新的选择。

(刘晓光　祝斌　刘啸)

参 考 文 献

1. Eck JC, Humphreys SC, Hodges SD. Adjacent-segment degeneration after lumbar fusion: a review of clinical, biomechanical, and radiologic studies. Am J Orthop (Belle Mead NJ), 1999, 28 (6): 336-340

2. 杜敬曾,齐强,陈仲强. 腰椎棘突间撑开系统研究进展. 中国脊柱脊髓杂志,2009,11:870-873

3. Senegas J. Mechanical supplementation by non-rigid fixation in degenerative intervertebral lumbar segments: the Wallis system. Eur Spine J, 2002, 11 Suppl 2: 164-169

4. Senegas J, Vital JM, Pointillart V, et al. Long-term actuarial survivorship analysis of an interspinous stabilization system. Eur Spine J, 2007, 16 (8): 1279-1287

5. Senegas J, Vital JM, Pointillart V, et al. Clinical evaluation of a lumbar interspinous dynamic stabilization device (the Wallis system) with a 13-year mean follow-up. Neurosurg Rev, 2009, 32 (3): 335-341

6. Adelt D. The interspinous U implant (now Coflex): long-term outcome, study overview and differential indication. Orthopade, 2010, 39 (6): 595-601

7. Kong DS, Kim ES, Eoh W. One-year outcome evaluation after interspinous implantation for degenerative spinal stenosis with segmental instability. J Korean Med Sci, 2007, 22 (2): 330-335

8. Richter A, Schutz C, Hauck M, et al. Does an interspinous device (Coflex) improve the outcome of decompressive surgery in lumbar spinal stenosis? One-year follow up of a prospective case control study of 60 patients. Eur Spine J, 2010, 19 (2): 283-289

9. Graf H. Lumbar instability: surgical treatment without fusion. Rachis, 1992, 412: 123-137

10. Choi Y, Kim K, So K. Adjacent segment instability after treatment with a Graf ligament at minimum 8 years' follow-up. Clin Orthop Relat Res, 2009, 467 (7): 1740-1746

11. Schmoelz W, Huber JF, Nydegger T, et al. Dynamic stabilization of the lumbar spine and its effects on adjacent segments: an in vitro experiment. J Spinal Disord Tech, 2003, 16 (4): 418-423

12. Stoll TM, Dubois G, Schwarzenbach O. The dynamic neutralization system for the spine: a multi-center study of a novel non-fusion system. Eur Spine J, 2002, 11 Suppl 2: 170-178

第十一章

脊柱外固定与常用支架

1. 牵引应力试验　是用来测试临床下颈椎是否稳定的方法,但是对于已经发生不稳定的患者不宜使用。此试验必须在严格监测下观察脊柱移位的方式,并且鉴别韧带损伤的类别。

使用头颅骨牵引或者应用枕颌带牵引,同时要在头下垫圈以保持颈部舒适和牵引方向水平平行。将 X 线胶片尽量贴近患者颈部,将球管放置在距胶片 72 英寸处,摄侧位片。以 10 磅起始牵引重量,每次增加 5 磅,反复摄侧位片直到牵引重量达到体重的三分之一,或者 65 磅。每次增加重量后,注意神经功能的改善情况。如果出现神经功能变化,或者出现前柱或后柱结构异常分离就要停止牵引测试。每次增加牵引重量和摄片需要间隔 5 分钟,在此期间注意神经功能评价,并且观察有无脱位颈椎的恢复。White、Southwick 和 Panjabi 建议如果出现椎间分离超过 1.7cm,或者牵引前和牵引后相比椎间成角大于 7.5°应当诊断为颈椎不稳定。

对于此类骨折脱位,治疗的原则包括恢复颈椎力线,保护神经组织,改善神经功能,维持脊柱稳定性和获得早期功能的恢复。脊柱功能的恢复,可以通过 Gardner-Wells 牵引(图 11-0-1)或 Halo 架固定。

在牵引条件下,监测神经功能是必要的,尽管牵引重量的上限还存在争议,但是多数医师认为不要超过 40~50 磅。大家的共识是头颅的单纯牵引约为 10 磅,之后每个节段的损伤增加 5 磅。如果牵引复位不能够奏效,可以通过手术进行治疗;如果牵引恢复了脊柱曲度,则牵引重量减少 50%,并且继续维持治疗。不同节段的颈椎牵引重量不同(表 11-0-1)。

表 11-0-1　不同颈椎节段外伤后的牵引重量

节段	最小牵引重量　磅(kg)	最大牵引重量　磅(kg)
C_1	5(2.3)	10(4.5)
C_2	6(2.7)	12(4.5~5.4)
C_3	8(3.6)	10~15(4.5~6.8)
C_4	10(4.5)	15~20(6.8~9.0)
C_5	12(5.4)	20~25(9.0~11.3)
C_6	15(6.8)	20~30(9.0~13.5)
C_7	18(8.1)	25~35(11.3~15.8)

2. 颈部围领固定　对于没有神经压迫的稳定颈椎外伤,通过坚硬颈围领固定 8~12 周,即可恢复脊柱稳定性而无残留脊柱畸形。坚强的围领包括传统的颈胸石膏托(但是现在基本不用了),费城围领

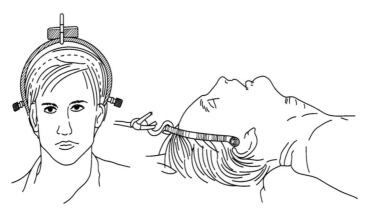

图 11-0-1　Gardner-Wells　颅骨牵引示意图

（Philadelphia 围领）等。椎体、椎板、侧块或棘突的无移位骨折，可以通过围领固定治疗。

但是，对于退变性疾病的手术，由于多数解剖结构，诸如椎间隙、关节突等没有破坏。因此，围领的固定可以选择强度略低的。退变疾病的术后颈围领固定通常 8~12 周。

3. Halo 架　Halo 固定最初是由 Perry 和 Nickels 在 1959 年提出，用来治疗脊髓灰质炎患者脊柱融合术后的固定。之后在各种脊柱疾病的治疗当中广泛应用，尤其是外伤。单侧关节突脱位，可以通过牵引复位，并且通过 Halo 架制动 8~12 周。但是，通过非手术牵引治疗，需要密切观察病情。在最初的 3 周内，需要每周通过 X 线的变化来观察治疗效果，之后在 6 周、3 个月、6 个月和 1 年的时候分别进行复查。脊柱的韧带和间盘组织的损伤，是造成亚急性损伤的主要原因，同时放射学检查不易发现，因此，伤后 3 周的检查就显得非常重要。

Halo 制动的并发症发生率大约 30%，由于复位丢失而造成畸形复发的报道也非常多。Garfin 等报道，可以通过以下方法减少或避免 Halo 的并发症：

（1）在置入前外侧钉道的时候，要求患者轻轻闭眼；如果不是这样，对于眼睑皮肤和肌肉牵拉可以造成眼睛不能闭合。

（2）钉道一般在 24~48 小时后重新拧紧。松动的针道只能重新拧紧一次。拧紧的标准是不再有阻力即可。

（3）如果更换某一固定钉，一定要保持其他固定螺钉严格固定，以保持 Halo 头环的位置和脊柱整体曲度。

（4）推荐的固定 4 枚 Halo 钉的扭力是 8 磅·英寸，而不是 4 或 6 磅·英寸。超过 10 磅·英寸的扭力增加了穿透颅骨的危险，但是却不增加钉 - 骨接触面结构稳定特性。Garfin 等指出，8 磅·英寸的扭矩和 6 磅·英寸相比，显著减少了针道松动和感染的发生率。

（5）通过准确放置 Halo 环，即在眼眶以上，在颅骨最大圆周以下，可以减少 Halo 环脱出的危险。

（6）局部麻醉的范围要到达骨膜。螺钉的置入要尽量和皮肤垂直。

（7）做好钉道护理防止感染。每天对于钉道的清理，需要使用聚维酮碘或者碘酊，或者过氧化物清理。如果钉道发生感染，则需要进行伤口的培养和药物敏感试验，选择使用敏感抗生素。

（8）最常见的神经损害是眶上和滑车上神经的损害。应该避免在眶内 1/3 部分置钉。

（9）尽量避免为了更美观的瘢痕，将前外侧钉道固定在发际后面，即在颅骨最薄弱的部位颞骨窝的地方固定螺钉。在颞骨窝的置钉，同时穿透颞骨肌肉，通常造成咀嚼疼痛。

（10）使用塑形良好的躯干支具连接 Halo 架，如果需要增加额外稳定性，支具可以一直向下延伸到髂嵴作为额外固定，是聚乙烯支具预塑形的替代产品。

近期 Kerwin 对于钉道力量应用不同 Halo 架效果进行研究，并且得出结论，在不同 Halo 架使用同样扭力，产生不同程度的 Halo 固定针道力量。其发现由于 Halo 弯曲能力不同，针 -Halo 接触面摩擦力增加，钉道力量各不相同。因此，当特定化扭转力的准确节段，考虑 Halo 大小和组成就显得十分重要。因为这些因素影响屈曲，并且产生针道力量的分散。

对于儿童颅骨厚度在 10~16 岁之间是增长最明显的，之后便和成人无二。Mubarak 等推荐对于儿童 Halo 固定时可以考虑多枚螺钉固定（图 11-0-2），以减少单枚扭力。而对于小于 2 岁的患儿，颅骨的生长是非常重要的考虑因素，小于 18 个月的患儿不建议使用 Halo 架固定。对于婴幼儿可以使用 10 枚螺钉，徒手锁紧或者扭矩 2 磅·英寸。

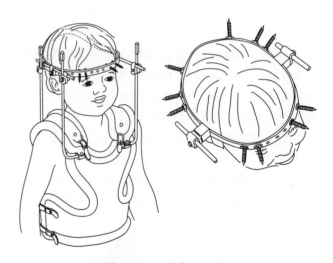

图 11-0-2　儿童 Halo 架

患者仰卧位，头部能够得到支撑。由助手保护，或者置于牵引状态，同时可以放置 Halo 环。将头部皮肤消毒，由助手持大小合适的 Halo 架，或者将其置于安装装置。将 Halo 环置于颅骨最大半径下，大约是眉毛和耳尖上 1cm 处（图 11-0-3）。在挑选的钉道周围注射局麻药物，在裸露皮肤上，而不是在发线上拧入前面两枚螺钉。由于耳前的骨质薄，因此在

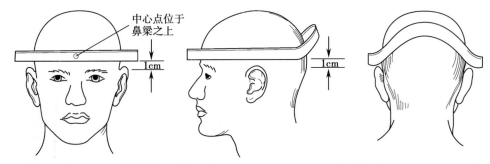

中心点位于鼻梁之上

1cm

1cm

当应用Halo钉时，钉应用于眉弓外1/3上1cm，同样在耳尖上枕区1cm

图 11-0-3　Halo 架头环固定示意图

此处拧入存在风险。避免眶上神经损伤,同时使用扭力改锥成对角线逐步拧紧前后方的螺钉。在前外侧置钉过程中注意患者始终闭眼。逐步拧紧螺钉直到钉体完全没入皮肤和骨。交替拧紧螺钉,避免Halo 架移位,而造成外固定不对称。

4. Halo vest　Halo vest 是用于颈椎、颈部术后或交通事故后制动和保护作用。Halo 架是通过颅骨外部的 4 枚螺钉和头环,以及整个身体相连接的。身体的固定,通常是内附柔软内衬,外装坚硬框架。头环和身体外架是通过外架垂直连接的。

固定位置以后,需要通过 X 线来明确头环和原有骨折(脱位)的具体位置;Halo 架的位置,还要根据身体矢状位和冠状位来进行进一步调节;颅骨的钉道可能感染,钉道每天要清洗两次。

适应证:颈椎(包括寰枢椎和下颈椎)的创伤(骨折或脱位),肿瘤所造成的不稳定,配合局部的放疗或化疗,特别是对于婴幼儿的颈椎不稳定,但其术后并发症多于成人。Halo 架常见并发症见表 11-0-2。

表 11-0-2　Halo 架使用后常见并发症和发生率

并　发　症	发生率
针松动	36%
针道松动	20%
进针位置疼痛	18%
Halo 石膏或外架下造成的压疮	11%
外表形成瘢痕	9%
神经受损	2%
瘫痪	2%
针道出血	1%
刺穿硬膜	1%

佩戴 Halo 架的同时,不宜进行全身的洗澡,以免由于肥皂的流入而引起感染;去除 Halo 架的同时,应当配合颈围领固定治疗。颅骨皮肤原有钉道可能会留下一定的开放性区域,一般 24~48 小时可以自愈。由于婴幼儿的生长问题,躯干支具通常是量身订做或者使用石膏。

使用 Halo 架在特发性脊柱侧弯中牵引的效果:Halo 架甚少单独应用于特发性脊柱侧弯的患者中。如果应用也是同时配合 Halo 轮椅牵引,Halo 床旁牵引,Halo 股骨牵引和 Halo 行走牵引。使用的指征是患者的胸弯曲度超过 90°,或者患者具有多个曲度,并且在冠状位失平衡。

Halo 牵引配合前路松解可以有效纠正胸椎曲度。但是,并不建议在前路松解术后的当天晚上就进行牵引。最好是前路松解术后 48 小时,患者彻底清醒后,能够自主回答神经功能改善问题和血流动力学稳定后进行。因为对脊柱进行分离性牵引十分危险。颅骨牵引的重量,应当从小重量开始,应当在白天患者能够交流时增加。

5. 支具治疗特发性脊柱侧弯　脊柱外固定进行畸形矫正的年代,可以追溯到公元 2 世纪,Galen(131-201),Ambroise Pare(1510-1590),NichlasAndry(1658-1742)都是这方面的先驱者。19 世纪的欧洲,对于脊柱外固定有了长足的进步。

(1)生物力学作用:White 和 Panjabi 经过研究表明,曲度小于 53°对于横向牵引力反应良好,而曲度大于 53°则对于轴向撑开力量反应良好。临床使用支具治疗畸形的目的,是希望阻止畸形的进展和使其稳定直到骨成熟。其重要的要素是:端椎的控制,曲度矫正和横向负荷。

支具治疗 AIS 的历史可以追溯到 20 世纪 40 年代,颈围领治疗原位融合的脊柱畸形。到了 1946 年,Blount 和 Schmidt 使用 Milwaukee 支具代替石膏进行手术后固定。1958 年,John Moe 提出使用 Milwaukee 支具对于 AIS 的非手术治疗直到骨成熟。

对于特发性侧弯使用支具的一类,称为 CTLSO(颈 - 胸 - 腰 - 骶支具),而 Milwaukee 支具就是标准外形。进而发展只固定胸 - 腰 - 骶,而不固定颈椎的支具称为 TLSO,其设计去除 Milwaukee 支具的颈椎过伸固定而令患者不舒服的表现,对患者的适用性更好。TLSO 同样根据对于胸椎顶椎控制曲度的能力,进行高侧位或低侧位分类。常见的 TLSO 支具,包括 Boston 支具、Wilmington 支具和 Miami 支具。尽管 Charleston 支具从技术上说也是 TLSO,其设计是只用于夜间将结构性侧弯矫正变直。理论上说,支具是对躯干使用外力,对脊柱畸形矫正。通过对于 Cobb 角度的测量,支具可以对畸形矫正,阻止其进展。矫正力量包括纵向的牵引和侧方使用垫片、带子或支具本身的力量。

(2) Milwaukee 支具:最初的 Milwaukee 支具,是由塑形的骨盆皮袖附着到金属外结构上,伴有腰椎的微前屈。之后,皮制的骨盆模型由专门定制热塑料的骨盆模型所代替,制作简便并且更便宜。垫片通常置入骨盆部分来矫正腰弯(图 11-0-4)。加压垫片(胸弯)和斜方肌垫片和腋下吊带(用于高位胸弯),使用皮带附于高位结构,并且根据曲度的位置进行调整。腋下的吊带提供从 T_5 到 T_8 的胸椎顶椎的反向力的支点。另外,这些结构避免在喉部模型增加的压力。垫片放置位置是经严格分析的,通过后外侧力量在顶椎肋骨下方。

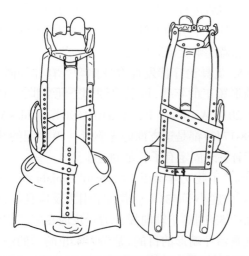

图 11-0-4　Milwaukee 支具,可见骨盆的绑带和外侧肋骨垫

外结构组成是由 3 个竖直的金属组成,减少胸椎的压力,而这种压力可能造成术后脊髓灰质炎患者肺功能问题。连接外部结构,是固定的下颌骨和枕骨连接,用以稳定头部。由于潜在的牙齿畸形,下颌骨部分后来由喉部的模具所代替,起到在胸廓和枕骨垫之上固定头部。低位侧位 Milwaukee 支具的设计,是对于低位顶椎而设计的。

通过患者主动过伸对于枕骨垫产生活动和指导锻炼,患者收到牵引力量和增加脊柱矫形。此理论还没有得到 Galante 等支持,后者证明了矫正力量持续出现,甚至在睡觉时。对于牵引的力量估计有 10~20N 的力量,是侧方垫片的两倍。陆续的生物力学研究,证明矫形在通过作用于枕骨和下颌骨,或喉部的模具的牵引力量,对于小的或中等曲度可以提供矫形。多数矫形力量,来自于直接侧方垫片的压力(特别是较大曲度),或骨盆的向后倾斜。

(3) Boston 支具系统:Boston 支具首先在 20 世纪 70 年代 Boston Children's Hospital 发展起来的。包括 6 个标准的预先制作聚乙烯骨盆和胸腰段模具,以柔软聚乙烯材料塑边(图 11-0-5)。估计目前 95% 儿童均是完全按照个人外形进行支具制作。早期,还使用 Boston-Milwaukee 支具对于 T_{10} 以上顶椎的曲度进行固定。

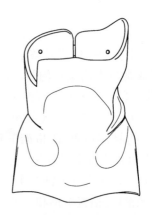

图 11-0-5　Boston 支具

根据放射影像进行矫正垫片的放置和支具塑边计划,是支具制作的蓝图。预先制作的骨盆带塑边,去旋转加压垫,均根据影像学顶椎位置进行放置。腰椎前凸通过在支具内屈曲脊柱减低,同时伴有腹部凸侧和腰椎后部外形变平,塑形线能够进一步调整,通过后上部后伸(后凸减小),或者转子后伸(对于下腰椎侧弯)控制曲度。

Boston 支具系统,根据曲度的不同制作了包括 Boston 胸椎、Boston 胸腰椎、Boston 腰椎支具。Boston 胸椎支具对于高位顶椎的胸椎侧弯(T_7 以上)使用,无需外附结构。此支具需要通过凹侧腋下支撑,从凸侧加压。Boston 胸腰椎和 Boston 腰椎支具的主要区别,是垫片的放置和设计控制每个曲度类型的边缘的修整。

Boston 支具的优势,包括减少组装时间 2~3 小时,支具内统一的最初曲度矫形大于 50%,较 Milwaukee 支具更易为患者接受。Boston 支具通过直接侧方加压和支具本身效果,以及减少腰椎前凸的方法矫正曲度。通过单纯减少腰椎前凸的,Boston 支具产生最初 Cobb 角度减少 33%~50% 的效果。20 世纪 90 年代,最初无腰椎前凸支具,经过改造后在骨盆塑形中加入了 15° 的腰椎前凸。但 Olafsson 等认为此设计和原有设计相比,对于最初 Cobb 角度的矫正(62% 和 65%)没有显著差异。然而,在后者的设计中具有良好的去旋转作用。对于小于 50° 的小或中等曲度侧弯,侧方垫片加压在肋骨或腰椎横突的附加效果有益于纠正曲度。

(4) Wilmington 支具:20 世纪 70 年代早期,作为对于 Milwaukee 支具的改进,Wilmington 支具在 Wilmington Children's Hospital 独立发展起来(图 11-0-6)。此支具首先在给患者制作模具后,在 Cotrel 或 Risser 床通过横向力量和纵向牵引进行矫形后的正常曲度所制造出来的。在支具塑形后,边缘的修整上至腋窝,下方控制骨盆,可以允许坐位时髋部的屈曲。此支具系统,与 Milwaukee 系统相比,更加易于接受,价格更便宜,效果产生更快。但是,其本身易于损害,并且对于生长空间狭小。通常患者在生长过程中需要至少两套此支具。

(5) Miami 支具:此支具是在 1975 年首先设计,根据患者需要的 TLSO 聚乙烯固定系统,同时加入塑料溶胶垫片(图 11-0-7)。支具允许凹侧向外侧方活动,同时促进髋关节屈曲但是限制后伸。此支具系统优势在于相对坚硬的特性、凹侧压力减少区域刺激了主动矫形,以及在温暖气候的辅助透气。此支具不适合顶椎高于 T_7 或出现后凸畸形的患者。

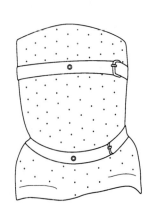
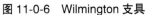
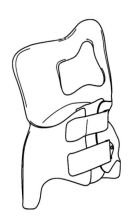

图 11-0-6 Wilmington 支具   图 11-0-7 Miami 支具

(6) Charleston 弯曲支具:根据个体定做,最初是用来全时支具佩戴的选择性工具(图 11-0-8)。支具生产过程中,在曲度上方变直的同时,在顶椎部位给予压力。此支具只能在前方打开,由于特殊的外形,

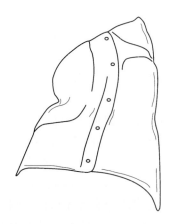

图 11-0-8 Charleston 弯曲支具

只能用于夜间矫形。

单弯是最易于通过支具进行矫形的,同时将边缘进行仔细修整,以产生主弯最大的矫治力量,而对于代偿弯没有影响。双主弯需要根据分型来进行决定,如果患者是 King Ⅰ 型,修剪边际应当低于胸椎主弯的肋骨。对于 King Ⅱ 型患者,固定的平面应当达到腋下。支具一定要和身体贴附。如果对于主弯有大于 75% 矫正,同时对于代偿弯有 20% 的矫正,就可以认为使用支具的矫形是充分的。对于各种僵硬曲度,在弯曲像上获得曲度纠正是客观的。

(7) 使用支具的指征:许多重要因素,诸如成熟度、Cobb 角度结果、曲度类型。支具只是在青少年生长高峰期间阻止曲度的进展,而对于骨成熟患者是没有作用的。成熟的患者,是指髂骨上骨骺闭合,例假持续了至少 1 年,并且至少在最近 6 个月中身高没有增长。

支具推荐使用于未成熟患者(Risser 1 或更低),初次佩戴支具时曲度最小是 25°。曲度小于 25° 的患者,只有获得证据显示 Risser 1 或更低曲度进展大于等于 5° 时推荐使用。曲度大于 40°~45° 的患者,即使给予充分的支具固定,曲度通常会进展,特别是患者相对骨不成熟(Risser 1)或更小或尚无月经。对于曲度平衡好的患者(40°~45°),可以理性地向患者和家属推荐使用支具,但是他们应该清楚地知道支具使用失败的风险增高,并且可能需要手术。而对于曲度大于 45°~50°,同时骨未成熟的患者,是手术的指征,而不应当再进行支具固定。

对于骨成熟患者(Risser 2 或已经在过去 6 个月开始出现月经),要根据每个患者具体情况来使用。曲度在 35°~40° 患者可以使用。对于这些"更加成熟"的患者连续观察,对于曲度小于 35° 的患者可以使用效果良好。但是,与骨未成熟患者相比,骨

成熟患者对于支具的适应性更差。同时对于严重胸椎前凸、过度肥胖或皮肤敏感性差的患者也不适合使用。

曲度类型同样可以影响支具使用。许多学者认为，端椎在 T$_7$ 或以上，在没有颈椎固定的情况下不适合使用支具，但可以使用类似 Milwaukee 类型具有外金属支撑的支具。由于 CTLSO 支具可以纠正远心端曲度（T$_7$ 以下），有学者质疑，是否有支具可以改变近端胸弯。通过对于 Boston 支具和 Charleston 支具的比较，人们认为前者在纠正大胸弯和双主弯更加有用。Charleston 支具系统对于中度孤立腰弯或胸腰弯更加有用。双弯对于支具矫正，与单弯比较效果差，主要是由于单弯的最大矫正必须减少邻近曲度纠正。

（8）全时佩戴支具的治疗：患者接受支具治疗以后，医师要检查支具佩戴是否合适，保证其和皮肤之间的空隙要小于 1 指，同时骨盆充分固定的同时没有压迫点。患者最初每 5~10 天进行调整，确保背带随时能加紧，并且逐渐增加佩戴支具的时间，每天达 22 小时。系紧佩戴支具 1 个月以后，患者应当摄站立位平片。此时，患者不但支具和身体贴附合适，同时主弯和代偿弯应当得到一定纠正。多数骨科患者都不对患者进行具体锻炼项目的描述，患者每天应当摘除支具锻炼、洗澡和游泳 1~2 小时。佩戴支具不限制进行社交活动，患者在学校活动时，不应该回避佩戴支具的问题。

患者每 4~6 个月应回医院复查，检查支具佩戴情况。检查是否有躯干压疮。许多学者建议复查应当摘除支具一段时间摄 X 线片。如果患者佩戴合适，并且没有曲度进展，全时佩戴支具应当一直持续到患者骨成熟。如果全时佩戴支具 9 个月后至少 50% 矫正，某些骨科医师允许患者减少佩戴时间。

结构性侧弯的减少由很多因素决定，包括曲度的柔韧性、曲度大小和不同支具纠正曲度的能力不同。现代的 TLSO 能够获得更好的纠正效果（30%~60% 以上），和 Milwaukee 支具（小于 30%~40%）形成对比。年轻的患者矫正的范围通常更大，良好的纠正同时可以避免曲度在成年期的进展。

持续佩戴支具，直到生长停止。佩戴支具成功的患者，佩戴时曲度减少应小于或等于所表现的曲度。脱离支具，应该得到影像学或临床表现。许多学者推荐使用支具直到女孩 Risser 征 4 级，男孩 Risser 征 5 级。因此，男孩应该佩戴支具直到髂骨骨骺愈合。当 Risser 征难以判断或与其他征象不一

致，可以使用其他成熟指征。推荐全时佩戴支具直到脊柱生长停止 6 个月，椎体周缘骨骺愈合，女孩至少月经初潮 1 年，或者根据 Gruelich 和 Pyle 原则，骨龄到达 15 或 16 岁。

当到达骨成熟后，患者逐渐减少白天佩戴支具的时间，变成晚上佩戴支具 8~12 个月。骨成熟或不佩戴支具，要增加随访的次数。佩戴支具后曲度的进展众说不一，通常来说佩戴支具后的进展平均每年 3°，多数报道是每年 1°~3°。当然，曲度进展明显依赖于能够随访的时间。Montgomery 等对 168 例 AIS 支具成功治疗平均 6.9 年的随访，平均进展 5.1°，同时其得出结论，随访 2 年对于发现和治疗严重进展可以达到 97% 的有效率。

（9）对于全时佩戴支具的依从性：由于没有一致的标准，对于全时佩戴支具的依从性众说不一。可以说，支具佩戴者与其说是为自己治疗，不如说为了家长和医师，尤其是在学校。对于智力不全，或者没有进行宣教可以通过支具治疗获益，并且有曲度进展的患者支具治疗具有一定风险。其他风险因素，包括家长不配合，治疗时年龄偏大，使用颈 - 胸 - 腰支具而不是胸 - 腰支具，以及长时间治疗都容易加重曲度进展。某些学者报道不适应达 10%~85%。适应性需要家人的帮助和医疗小组的宣教。定期门诊复查，和其他佩戴支具的侧弯患者进行一定的交流，可以避免患者的孤独感。

此外，可以部分时间佩戴支具。DiRaimondo 和 Green 进行了全时和部分时间佩戴支具患者（每组 38 例）的比较。经过 2 年的比较，所有的患者无论当初的计划如何，都每天只佩戴 8~9 小时支具，结果没有明显区别。

（10）佩戴支具后的姿势变化：除了能够阻止曲度的进展，支具可以改善脊柱失代偿、姿势和美观。Moe 和 Kettleson 报道对于某些双弯的侧弯患者，支具改善了肋骨凸出和身体的平衡，但是对于 Cobb 角度没有太多作用。也有报道对于躯干骨盆曲度（躯干的平移）的改善达到 14.6%。Rudicel 证实使用 Milwaukee 支具对于胸腰段或腰弯没有作用。当然，也有学者认为，Milwaukee 支具对于改善肋骨畸形没有多大作用，但是有助于改善躯干失平衡，纠正多数大于 1cm。

同时，来自于 Wilmington 支具研究表明，对于躯体侧方移位和脊柱失代偿的纠正，可以从佩戴治疗前的 1.9~2.2cm（尤其在腰椎或胸腰椎曲度），经过 2 年随访后纠正至 0.9~1.2cm。但是，对于 Cobb 角

度改善不大。也有学者认为，随着曲度的回复，其冠状位的侧移可以得到一定程度的纠正，可以从佩戴支具前的 1.9~2.5cm，改善至 1.0~1.4cm。同样，使用 Boston 支具对于肋骨畸形、椎体旋转和脊柱平衡改善不大。

总而言之，支具治疗对于姿势的长期效果还需观察。其结果需要通过肋骨畸形、脊柱平衡或躯干平移来进一步明确。

（11）佩戴支具对于曲度进展的结果：首先影响 AIS 的自然病程因素，是侧弯曲度大小和骨成熟度。Lonstein 和 Carlson 曲度 20°~30° 和 Risser 征 0 或 1 的患者中有 68% 进展大于 5°。另有报道曲度在 20°~30° 的骨不成熟患者进展达 52%~79%，同时腰椎或胸腰段曲度进展的可能性小于双胸弯。

（12）部分时间佩戴支具：是指从仅仅夜间佩戴支具（Charleston 弯曲支具），到每天少于 22 小时佩戴支具（通常在学校不得不佩戴）。也有报道佩戴支具时平均角度 31° 的患者（使用 Milwaukee 支具或 Boston 支具），每天佩戴支具 16 小时，最少 5 个月的随访显示，89% 的患者没有进展，90% 的患者对于支具的适应性很好。没有发现全时和部分时间佩戴之间有何区别。

Allington 和 Bowen 比较了全时佩戴、部分时间佩戴和使用电刺激治疗的 AIS 患者，结果显示其进展大于 5° 的患者分别是 36%、41% 和 70%。全时佩戴和部分时间佩戴没有区别。

Price 对于使用 Charleston 预弯支具治疗进行了随访，治疗前曲度 25°~49°，Risser 征小于 2 的患者，进行最少 1 年的随访，66% 的患者没有进展，在 79% 不需手术或使用其他支具的患者获得满意结果。同样，也是在单纯腰段和胸腰段侧弯的患者，较双胸段侧弯的患者获得更好的结果。因此，全时佩戴和部分时间佩戴支具，对于治疗 AIS 效果是一样的。

（13）不同类型支具全时佩戴的结果：

① Milwaukee 支具：最初 Moe 报道，佩戴 Milwaukee 支具的纠正率是 10%~23%，Milwaukee 对于纠正轻微到中等的侧弯效果良好。Bunch 报道对于胸椎、腰椎和上胸椎的总纠正分别是 2°、4° 和 −1°。Lonstein 表明使用 Milwaukee 支具对于 1020 例患者 25 年的治疗回顾，78% 的患者避免了手术，改善度数 1°~4°。Milwaukee 支具对于曲度在 20°~29° 的患者效果最好，但是对于曲度在 30°~39° 的患者，或者两种曲度的患者在停止生长时，差别不大。需

要手术的患者，或者进展严重，均是年龄偏小者。Weinstein 对于 88 例具有高危进展风险的患者进行平均 6.3 年的随访，有 48% 的患者出现了 5° 的进展。42% 的患者具有手术指征，采取手术的患者同样是年轻，或对于支具没有反应的患者。因此，Milwaukee 支具改变 AIS 自然病程的作用值得考虑。

② Wilmington 支具：Bunnell 首先于 1980 年发表对于 Wilmington 支具的最先回顾，74% 的患者在最初佩戴后得到了改善，进展大于 5° 的患者占 10%。Bassett 对于 Risser 征 1 级或 0 级，曲度 20°~39° 的患者进行了随访，结果显示最初纠正率 50%，平均随访 2.5 年，只有 28% 的患者进展大于 5°。胸弯和双主弯的患者进展明显。平均 8 年后再次随访，发现仅 12% 的患者需要手术。去除支具后 21% 的病例发生曲度进展。

③ Boston 支具：自 Boston 支具问世，报道其纠正率 40%~65% 不等。其对于胸腰段侧弯的纠正能力大于双弯、单胸弯或近侧胸弯的纠正。Boston-胸弯不但对于一般曲度纠正良好，而且对于上胸弯（顶椎位于 T$_7$ 以上）支具矫形良好。而原始 Boston 支具对于腰椎的矫形良好。Emans 对于 300 例 Boston 和 Boston-Milwaukee 支具进行比较。平均随访时间 1.4 年，仅有 11% 的患者需要手术，7% 的患者进展大于 5°。对于 13 岁以下，曲度大于 30° 的患者进展明显。T$_7$ 顶椎以下 Boston 和 Boston-Milwaukee 支具之间没有差别。另有报道对于 Boston 支具和观察患者对比，两组均是 Risser 0，评价其曲度大小、位置、年龄，支具治疗尽管有改善，但是没有统计学意义。同时，曲度进展大于 10° 或者曲度大于 45° 的患者是没有显著差异的。

（14）佩戴支具的并发症：支具治疗不同于一般的保守治疗，其具有一定的并发症，包括疼痛、肾功能和肺功能的改变、皮肤的刺激和压疮（高达 16%）、神经刺激（感觉异常性股痛）或者腋部神经受压和精神损害。

佩戴 Boston 支具证明肾功能有过一过性的改变，包括肾小球滤过率、肾血浆流量和尿分泌钠在延长支具佩戴后恢复正常。肺功能检查，显示大于 80% 的正常水平在近期佩戴 Milwaukee 支具有发生改变。这主要考虑由于腹腔内容物头侧移位，或者对胸腔的限制造成。然而，随着时间推移，多数指标恢复正常，没有显著因为佩戴支具导致肺衰退的表现。

同时，对于青少年特发性脊柱侧弯患者的心理

治疗问题,也是十分重要的。Clayson 发现侧弯患者的自信和自身外形的满意度低于正常。进行了手术的患者,其对于自身的满意度更高。

总而言之,对于支具治疗仍然存在分歧。很多医师对于支具治疗的效果不肯定,主要由于过去的报道患者存在曲度进展的风险小,同时骨成熟增加。另外,排除手术患者、青少年和少年概念的混淆、随访时间不够、缺少正常对照等。

诚然,支具对于曲度小的侧弯(20°~35°),可以在某些类型曲度中显著减少进展5°~6°。然而,对于大曲度(35°~45°)的侧弯还不太确定。回顾支具治疗特发性脊柱侧弯的过程,不得不重新分析特发性脊柱侧弯病史本身。并不是所有使用支具的患者都可以最终避免手术,而其治疗过程中的花费确实可观的。

(15)支具对于 Scheumann 后凸的治疗:对于疾病早期骨未成熟的患者,支具资料是有效的。在50°~75°的曲度,患者柔韧性良好的情况下,可以获得小于40%的纠正。患者的柔韧性,是在主动矫正系统(Milwaukee 支具)和被动矫正系统(抗重力石膏)之间进行选择的重要因素。如果椎体继续生长潜力,椎体终板的连续性重塑才有可能。

根据 Bradford 对于支具治疗 Scheuermann 的指征:总曲度小于70°,Risser 征小于3级,椎体的楔形变少于3个。

在骨成熟之前,Scheuermann 后凸对于支具治疗反应良好,理想化的是在疾病的 I 期,即早期诊断期间。在50°~75°之间,具有多于40%的被动矫正,都可以考虑此种方法。

如果前柱的高度在短期内没有恢复,一定时间内进行矫形几乎不可能。Milwaukee 支具是最广泛使用,提供了三点动力系统,促进了胸椎的后伸。骨盆带肌群稳定了腰椎,减少了腰椎前凸,同时后方的垫衬在后凸定点提供了矫形压力。此种支具的使用,主要是对于后凸顶点在 T$_{6~9}$ 之间。最初是用于全时支具(22小时佩戴),使用12~18个月。此后,基于矫形的完成和骨成熟的进展,可以进行部分时间支具的佩戴(只在夜间),直到骨成熟。支具的使用,在骨成熟后可以通过每日减少2~4小时,而逐渐减少使用时间。也有学者建议使用较低的支具,主要对于顶椎在 T$_9$ 以下水平使用。

对于腰椎型 Scheuermann 病,以不规则椎体终板为特点,使用支具矫正腰椎前凸不需要完全矫正,因此 Boston 支具就可以完成。

Montgomery 等发现对于 Milwaukee 支具矫形的患者,经过18个月全时佩戴支具,可以改善到21°,比原来改善了15°,平均楔形椎体矫形达到1.1°。Sachs 等报道,无论是全时或是半时佩戴支具,最终的矫形比例都可以达到50%,但是随访中会有一定丢失,约为20°。

椎体楔形变具有改善的趋势(无论类型通常是8°~10°),可以从平均治疗前8.4°,改善到治疗后7.6°,5年随访后为8.1°。手术的患者通常是椎体的楔形改变达到9.4°,平均曲度达60°。

6. 使用支具治疗伴有峡部不连的腰椎滑脱　使用前凸位支具治疗脊柱崩解或脊柱滑脱症,其0~1度滑脱治疗优良率可以达到80%。支具建议全时佩戴3~6个月,随着症状变化可以逐渐减少。有时,支具治疗可以促使应力骨折愈合,特别是急性骨折。

7. 支具的保守治疗作用应用于创伤　支具治疗主要机制是限制躯干活动,以避免由于轻微屈曲活动造成椎体移动。Buchalter 等发现胸腰骶支具(TLSO)能够屈伸、侧弯和轴线旋转的最大保护,而普通围腰对于躯干部主体的活动作用甚微。普通腰围只是对于腰骶关节具有一定的保护作用,而没有对于胸腰段进行有效控制。

支具固定的另一个机制,是减少椎间活动,来限制身体的整体活动。三点过伸位支具,对于限制屈伸活动较好。T 形支具对于椎间活动减少,是非线性的,并且对于不同节段作用亦不同。对于下腰椎活动限制作用较差。

支具对于非手术治疗的第三个机制,是"三点"矢状位过伸。Patwardhan 等对于单节段损伤,可以造成50%节段坚固度的丧失,支具可以在通常重力下恢复稳定和屈曲负荷;严重的双节段损伤,可以造成50%~85%坚固度的丧失,支具可以通过限制患者间隙活动而恢复稳定性。而对于大于85%的坚固程度的丧失,例如三柱损伤,单纯支具对于阻止畸形的进展无效。

8. 术后支具的作用　没有客观证据显示,支具可以减少内固定应力。术后支具可以保护手术内植物由于过度活动而失败,尤其在屈曲和旋转。例如使用 Harrington 棒造成屈曲和旋转不稳定,使用外固定可以防止其脱出。随着椎弓根脊柱内固定的普及,内固定强度得到了进一步加强,但是其本身也占据了骨容积。而外固定正是保护其在骨融合期间减少负荷。当然,术后外固定并不像支具治疗那样严格,其只是内固定的辅助工具。例如在下腰椎或者腰骶部的融合手术后,腰围可以固定 3~4 周,以保证植骨的初步融合。

颈椎大多数的屈伸动作发生在 $C_{5,6}$ 节段 $>C_{4,5}$ 节段 $>C_{6,7}$ 节段。Nachemson 将患者分为颈部支具治疗 $C_{1,2}$ 和 C_3~T_1 两组,分别改予柔软、加强和坚硬的围领治疗。泡沫围领是柔软围领,通常是采用编织线裁制做成,不能够提供支持或控制,只能屈曲位减少 39% 活动度。费城围领(Philadelphia collar)是加强围领,屈曲位减少 73%,后伸位减少 58%,侧方屈曲减少 35%,旋转减少 63%。Fidler 等认为只有对于围领不断调整,才能够使其发挥作用。另外一种加强支具是胸骨 - 枕骨 - 下颌骨支具,其对于屈伸的影响是减少 $C_{1,2}$ 的 32% C_7T_1 的 61%,多数用于 C_4 水平以上。而对于 C_4 水平以下则使用颈胸支具。坚硬的围领是 Halo 架,可以提供颈部任何方向的良好控制。对于多数颈椎病术后围领的佩戴,笔者更倾向于 3~4 周即可。

(于　森)

参 考 文 献

1. Aaro S,Burstrom R,Dahlborn M. The derotating effect of the Boston brace:a comparison between computer tomography and a conventional method. Spine,1981,6(5):477-482
2. Galante J,Schultz A,Dewald RL,et al. Forces acting in the Milwaukee brace on patients undergoing treatment for idiopathic scoliosis. J Bone Joint Surg(Am),1970,52:498-506
3. Jonasson-Rajala E,Josefsson E,Lundberg B,et al. Boston thoracic brace in the treatment of idiopathic scoliosis:initial correction.Clin Orthop,1984,183:37-41
4. LindhM. The effect of sagittal curve changes on brace correction of idiopathic scoliosis. Spine,1980,5(1):26-36
5. Uden A,Willner S. The effect of lumbar flexion and Boston thoracic brace on the curves in idiopathic scoliosis. Spine,1986,8(8):846-850
6. Olafsson Y,Saraste H,Soderlund V. Boston brace in the treatment of idiopathic scoliosis. J Pediatr Orthop,1995,15:524-527
7. McCollough NC Ⅲ,Schultz M,Javech N,et al. Miami TLSO in the management of scoliosis:preliminary results in 100 cases. J Pediatr Orthop,1981,1(2):141-152
8. Price CT,Scott DS,Reed FE Jr,et al. Nighttime bracing for adolescent idiopathic scoliosis with the Charleston bending brace:preliminary report. Spine,1990,15(12):1294-1299
9. Emans JB,Kaelin A,Bancel P,et al. The Boston bracing system for idiopathic scoliosis:follow-up results in 295 patients. Spine,1986,8(11):792-801
10. DiRaimondo CV,Green NE. Brace-wear compliance in patients with adolescent idiopathic scoliosis. J Pediatr Orthop,1988,8:143-146
11. Lonstein JE,winter RB. Adolescent idiopathic scoliosis. Orthop Clin North Am,1988,19(2):239-246
12. Noonan KJ,Weinstein SL,Jacobson WC,et al. Use of the Milwaukee brace for progressive idiopathic scoliosis. J Pediatr Orthop,1997,17:712-717
13. Bunch WH. Use of the Milwaukee brace for progressive idiopathic scoliosis. J Bone Joint Surg(Am),1997,79(6):954
14. Karol LA,Johnston CE,Browne RH,et al. Progression of the curve in boys who have idiopathic scoliosis. J Bone Joint Surg(Am),1993,75(12):1804-1810
15. DiRaimondo CV,Green NE. Brace-wear compliance in patients with adolescent idiopathic scoliosis. J Pediatr Orthop,1988,8:143-146
16. Moe JH,Kettleson DN. Idiopathic scoliosis:analysis of curve patterns and the preliminary results of Milwaukee-brace treatment in one hundred sixty-nine patients. J Bone Joint Surg(Am),1970,52:1509-1533
17. Allington NJ,Bowen JR. Adolescent idiopathic scoliosis:treatment with the Wilmington brace. J Bone Joint Surg(Am),1996,78:1056-1059
18. Price CT,Scott DS,Reed FE Jr,et al. Nighttime bracing for adolescent idiopathic scoliosis with the Charleston bending brace:long-term follow-up. J Pediatr Orthop,1997,17(6):703-707
19. Rdfsum HE,Naess-Andersen CF,Lange JE. Pulmonary function and gas exchange at rest and exercise in adolescent girls with mild idiopathic scoliosis during treatment with Boston thoracic brace. Spine,1990,15(5):421-423
20. Clayson D,Luz-Alterman S,Cataletto MM,et al. Long-term psychological sequelae of surgically versus non-surgical treated scoliosis. Spine,1987,12(10):983-986

第十二章

脊柱手术并发症及其防治

　　脊柱是人体的重要结构,其解剖关系复杂,邻近的重要器官多,极易出现手术并发症。手术并发症的出现不仅会增加患者的痛苦和经济负担,而且可能导致手术完全失败。掌握其发生原因及临床表现、如何预防及发生后应采取何种治疗措施,显得尤为重要。避免手术并发症是对脊柱外科医师最基本的要求。要求脊柱外科医师具备扎实的基础理论和专业技术知识、丰富的临床经验、熟练的技术操作。近 20 年来,脊柱外科取得了飞速的发展,许多新术式、新疗法、新器械及新材料等的应用以及脊柱手术的广泛开展,各种手术并发症时有发生。本章重点对脊柱手术后常见的并具有共性的并发症进行论述,而对于不同疾患所产生的特殊及少见并发症将在各专业章节中阐述。

一、脊柱手术后伤口感染

　　脊柱手术多为 I 类切口,脊柱术后感染的发生率一般较低。各家报道不一,一般认为在 1%~7%。Thalgot 等报道无内固定者感染发生率为 2%,有内固定者为 7%。国内北京大学第三医院田耘报道一组病例,无内固定者感染率为 0.41%,有内固定者为 1.0%。由此可见,有内固定者明显高于无内固定者。

　　脊柱术后感染分为早期感染及迟发感染。如何定义两者时间尚有争论。Wimmer 等将术后 20 周以内发生的感染称为早期感染,以后则为迟发感染。国内仉建国等报道将 3 个月以后的感染定为迟发感染,田耘报道将 30 天以内的称为早期感染。

　　1991 年 Schffeman 等报道 7 例腰椎融合术后并发迟发感染者中 6 例培养出低毒力性细菌。田耘等报道 36 例感染者中 22 例细菌培养结果阳性,其中 5 例为表皮葡萄球菌,3 例为阴沟肠杆菌,5 例为混合感染,1 例为金黄色葡萄球菌。

　　导致术后感染的可能原因:①术前全身情况差或伴有糖尿病、贫血等未予纠正,远隔感染灶未发现;②术中操作不精细,过多的组织损伤,过多应用电刀,缝合伤口时未逐层冲洗;③引流管不通畅,伤口术后积血、积液;④术后未能注意全身支持疗法,保持机体抵抗力;⑤术后未能有效应用抗生素。

　　临床表现:脊柱术后伤口感染者多数会出现全身中毒症状,如高热、畏寒、白细胞增多、中性粒细胞比例增加,核左移、红细胞沉降率增快、C- 反应蛋白阳性。局部伤口可出现疼痛加重、肿胀、渗出,甚至伤口裂开,有脓性分泌物流出。部分患者可表现为神经症状好转后再加重,如腰椎术后神经根刺激症状;颈、胸椎患者出现四肢麻木、无力加重等症状。早期伤口脓性分泌物少时可用 B 超探及伤口有液体存在。若伤口穿刺抽出脓液,即可确诊。

　　伤口浅层组织感染指局限于皮肤、皮下组织的感染。局部处理为立即拆除有感染区域的缝线敞开伤口,清除脓液,用盐水纱条局部引流换药。待其自行愈合或 II 期愈合。伤口深部感染是指深部筋膜下、椎旁组织、椎体或附件感染。一经确诊,原则上均应手术治疗。彻底清除坏死组织、脓性分泌物及脓苔,留取分泌物做细菌培养加药物敏感试验。可用稀释碘伏液及大量盐水彻底冲洗伤口。于伤口两端,一端置冲洗管,一端置引流管,留做灌洗冲洗,同时闭合创面。用生理盐水加抗生素持续灌注冲洗,早期冲洗量要大,每天可达 10 000ml。至体温、血常规恢复正常,局部引流液清亮,引流液培养无细菌生长后逐渐减少冲洗量,再行引流液细菌培养阴性后停止冲洗,但要继续保留引流管 1~2 天,无明显分泌物后拔除引流管。

　　发现伤口感染后应同时应用广谱抗生素,在最快时间内达到有效抗菌浓度。然后,再根据细菌培养及药物敏感试验结果选择有效、敏感的抗生素。

抗生素停用指征为体温正常,连续3次复查血常规、红细胞沉降率及C-反应蛋白结果为正常。

椎管感染包括硬膜外间隙及蛛网膜下腔感染,多为伤口深部感染处理不当所致,是一种严重的并发症,其可造成患者水、电解质紊乱,蛋白质大量丢失,出现严重的贫血,甚至神经功能的损害,若处理不当可危及生命。必须高度重视并予以积极治疗。应选择能透过血脑屏障的抗生素,同时要加强全身支持疗法,必要时给予静脉补充蛋白质,甚至输血等以增强机体的抵抗力,有效控制感染。

随着脊柱内固定物应用的广泛开展,内固定术后感染的病例也在增加。脊柱内固定术后发生的感染,内固定物是否取出尚存争议。多数学者认为感染伤口通过清创、伤口冲洗引流、结合全身应用抗生素,感染获得控制,大部分内固定物可以不取。只有在经过这些处理,仍然无效,感染有扩大或加重的趋势时,才需取出内固定器械。

一般来说,脊柱手术中腰椎术后伤口感染的发生率相对较高,而颈、胸椎较少。多数学者认为可能与腰椎解剖位置较低,与脊柱其他部位相比血运差有关。另外,与腰椎手术创面大,软组织剥离较多、损伤多等有关。

二、硬脊膜损伤及脑脊液漏

硬脊膜损伤是脊柱手术中相对多见的并发症。脑脊液漏的原因多为术中硬脊膜损伤未及时发现或处理不当所致。其直接后果是导致椎管内感染及影响伤口愈合,重者可致中枢神经系统感染。

脊柱手术后脑脊液漏的发生率为2.3%~9.4%,其发生的原因较多,主要有:①脊柱骨折、脱位损伤硬脊膜;②硬膜与周围组织粘连,如严重的椎管狭窄、颈椎后纵韧带骨化,脊柱二次手术硬膜与瘢痕粘连,咬除椎板与松解粘连时可能损伤硬脊膜;③医源性因素,术者经验不足,手术操作不当直接损伤硬脊膜等。

临床表现为术后伤口引流量较大且为清淡的血性液体,引流量不减或逐渐增多,最后为清亮的液体时,多疑为脑脊液漏,对引流液做生化检查可明确是否为脑脊液漏。

如术中发现有硬脊膜损伤时,原则上应立即修补。对损伤、撕裂较大裂口可直接用无创线缝合硬脊膜。对于显露有限且小的硬膜缺损缝合修补困难时可单独使用硬膜修补移植材料,如人工硬脊膜、生物蛋白胶等。原则上术后严密缝合伤口,但与手术入路有关。对于脊柱后路手术并发脑脊液漏时,因为后方肌肉多而丰富,又无重要脏器,严密缝合加压,有利于漏口闭合。但对于脊柱前方入路并发脑脊液漏者,脊柱前方部位特殊,常伴有气管、食管、腹部动静脉及腹盆腔脏器组织,且该入路各层软组织相对较少,很难做到严密缝合及加压。对于术中明确有脑脊液漏的患者,切口缝合应适当宽松,使得引流液能顺利引流。避免引流不畅导致椎前间隙肿胀压迫周围气管、食管、血管、纵隔等重要脏器。

对于术后出现脑脊液漏的处理,根据颈、胸、腰不同部位,多采用堵、压、缝、体位调节等办法。将在各相关章节中详述。

三、医源性脊髓损伤

1. 发生原因及发生率　脊髓损伤可由术中器械(如磨钻、咬骨钳等)直接损伤导致,也可能由于切除椎板或OPLL时其回弹脊髓。这种损伤的程度与致伤暴力的强度呈正比,轻则出现脊髓振荡,重则可以引起完全瘫痪;结局与损伤的部位及程度有关,中胸段脊髓可能更为敏感。手术对脊髓血供的破坏,或术中长时间的低血压造成脊髓缺血,也可能导致脊髓损害。还有一种可能,由于麻醉诱导后颈部过伸插管,或者麻醉后摆体位时(如颈部过伸以利于前路手术)导致脊髓损伤。这种患者往往合并有较重的椎管狭窄、脊髓储备间隙消失,过伸时后方黄韧带形成皱褶侵入椎管,造成脊髓损伤。

关于医源性脊髓损伤的发生率,取决于手术技术、手术入路及部位等多种因素。Graham等报道,一组由颈椎研究协会(CSRS)会员实施的5356例颈椎手术中,神经系统的损伤发生率为1.04%,其中颈椎前路手术的发生率低于颈后路手术;这其中的后路神经损伤几乎都是脊髓损伤。另一项4589例颈椎手术的报道显示,脊髓损伤的发生率在0.4%左右。

2. 预防与治疗　术者对脊髓损伤的原因应有清醒的认识。颈椎管狭窄的患者麻醉时因注意避免颈部过度伸展,可以实施清醒纤维喉镜插管,也可以进行经鼻气管插管。若实施全麻手术,麻醉后摆放体位时应注意保持颈部的中立位。尤其对于存在颈椎不稳定者,搬动时小心、避免暴力动作,摆体位过程中最好能实施轴向牵引。避免术中过度牵拉颈肩部。研究发现,对于严重的颈椎管狭窄者,颅骨牵引的重量由5.5kg增加到7kg,即可以观察到体感诱发电位的变化。因此,这种患者的牵引重量应小于7kg。

合适的体位对于安全完成手术是至关重要的。颈椎不稳和严重脊髓病的患者,术前可以确定其一个安全的活动范围,尤其是过度屈曲和伸展的范围。术中应该将体位摆放于安全范围以内。用头托时应确保头部的位置,消除所有的局部压迫点,注意避免眼部受压。用有创头架时,注意牢靠安装,有时颅骨螺钉会造成颅骨骨折、穿孔或头皮裂伤。安装头架不合适或者不牢固有时可以造成术中颈部体位意外改变,发生脊髓损伤。

术中器械的机械压迫、磨钻的嵌入和内植物的移位,或者过度的撑开椎间隙都可能导致脊髓损伤。术中应避免上述技术失误。在实施颈椎前路手术时,对严重椎管狭窄者的椎间撑开应小心,避免过度撑开。用刮匙切除椎间盘、椎体后缘或骨赘,应避免向深方的脊髓施压。可以用磨钻去除骨赘或骨化的韧带,或者将其磨薄,再用刮匙小心清除。使用磨钻时应频繁的冲洗,以减轻局部的过热效应。脊髓减压过程应避免过度的振动,尤其对胸椎黄韧带骨化者使用骨刀、骨凿等器械是非常危险的,应为禁忌。脊柱畸形的矫形和复位,应缓慢实施、避免使用过快的速度。

实施颈椎后路椎管成形手术时,注意防止门轴的折断,门轴折断往往会造成术中的脊髓损伤。一般来说,切除门轴侧的骨质过多可能会造成门轴的断裂(图12-0-1)。一旦术中发现门轴断裂,可以及时将断裂的椎板切除。

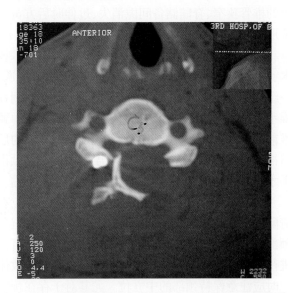

图 12-0-1　颈椎后路单开门椎管扩大成形术,C₅门轴断裂,脊髓损伤

脊髓病重或脊柱畸形严重者,术中最好使用脊髓功能监测。体感诱发电位(SSEP)潜伏期增加10%和幅度下降50%,是脊髓损害的预警信号。但是,单独使用 SSEP 监测有时并不可靠。运动诱发电位(MEP)的使用可以明显减少脊髓损伤时的假

阴性风险。也可以在术中采用唤醒实验的方式监测脊髓损伤。

术中的脊髓供血不足也可以导致脊髓损伤。术中的低血压和低体温可以引发这一情况。术中控制性降压时,应保持平均动脉压大于 60mmHg,以防止出现脊髓的低灌注。

一旦出现脊髓损伤,应尽快针对具体原因进行挽救。脊髓损伤的治疗措施参见后续章节。

四、硬膜外血肿

1. 临床表现、发生率与原因　脊柱手术后硬膜外血肿往往是在术后早期出现的。虽然其发生率仅为1%~2%,但是其对脊髓、神经功能的危害是灾难性的。其表现为术后早期,一般为拔除引流管前(术后48小时之内)出现伤口的肿胀、渗血增多、张力增加,四肢的无力麻木加重。临床检查见伤口张力增高、引流量减少,四肢活动较术前差,腱反射较术前减弱甚至消失呈现肢体软瘫。上述表现的患者应该高度怀疑术后硬膜外血肿压迫脊髓。这种情况在颈椎后路手术最为常见,但在胸椎手术、颈椎前路手术及腰椎椎板切除术后等也可见报道。北京大学第三医院王少波报道一组 11 例颈椎后路术后硬膜外血肿,手术后平均6.4小时出现急性脊髓压迫的症状体征,其中 6 例表现为脊髓半切损伤,5 例表现为四肢瘫。检查显示 5 例出现了四肢腱反射减弱或消失,肌张力低下等软瘫表现;其余 6 例表现为腱反射活跃、肌张力增高的硬瘫表现。

对于诊断可疑的患者,急诊 MRI 检查可以明确诊断(图 12-0-2)。

导致术后伤口积血增加、引流不畅的任何原因均可能导致术后的硬膜外血肿,造成脊髓受压。北京大学第三医院王少波报道的一组 11 例颈椎后路术后硬膜外血肿,其中术前功能异常、血小板低下等凝血功能异常者 6 例,术后伤口渗血较多,渗血瘀积于伤口内硬膜外出现急性脊髓受压。其余的 5 例凝血功能正常,但是由于肥胖、体位等原因导致引流管不畅,造成血肿压迫脊髓:其中 2 例患者术后采取仰卧位,且体重较重压迫引流管,1 例翻身时引流管断裂造成引流不畅,1 例引流管连接处扭曲梗阻,1 例术中硬膜外静脉破裂出血,明胶海绵填塞压迫止血后,术后再出血、引流不畅所致。

2. 预防　根据上述原因分析,应减少任何可能导致积血增多和引流不畅的因素。①术前肝功能异常、凝血机制异常者慎行手术,宜先行内科治疗;

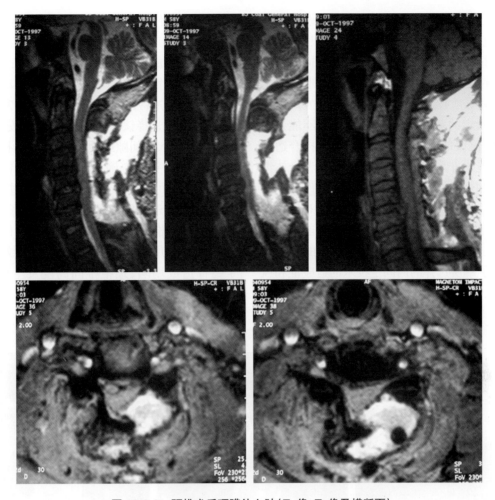

图 12-0-2　颈椎术后硬膜外血肿(T_1像，T_2像及横断面)

②术中严格止血，对于渗血较多的患者，术毕可以放置2根引流管；③缝合伤口时，特别是缝合项韧带、深筋膜层时，不宜过紧过密，以免影响积血的渗出；④术中对于硬膜外静脉丛和骨端的渗血，应尽量使用双极电凝、骨蜡等止血；⑤术后加强患者的管理，早期注意保持引流管的通畅，翻身时注意防止引流管扭曲、拔出，对于肥胖者，可以采用侧卧位，防止引流管受压；⑥术后严密观察患者神经系统的变化。

3. 治疗及预后　怀疑硬膜外血肿出现压迫脊髓时，应紧急行伤口探查、血肿清除和脊髓减压术。研究发现，神经功能的恢复取决于压迫的力量和时间，以及运动神经功能障碍出现的速度。脊髓减压时间的延迟将降低神经功能的恢复。Foo 和 Rossier 的临床研究发现，术后脊髓功能的恢复不仅取决于脊髓减压的时间，还取决于血肿对脊髓的压迫程度；即术前运动功能不全损伤的患者，术后的恢复较好。笔者所在医院的研究显示，血肿压迫脊髓后减压术的时间与疗效正相关，即越早手术，术后的脊髓功能恢复越好；术前的神经功能越差，恢复率越低。

对于怀疑术后硬膜外血肿的患者，是否应该实行 MRI 检查尚有争论。MRI 是早期诊断血肿的重要方法，有助于手术措施的制订，有利于判断神经系统的压迫程度。但是，实施 MRI 检查必将浪费和延迟急诊手术探查的施行，而这种情况下时间是非常宝贵的。多个研究报道，对于硬膜外血肿压迫脊髓的患者来说，越早手术脊髓损伤恢复的机会越大。若手术探查和减压术被延迟24小时以上，脊髓功能恢复的时间将大大延长，最终的功能也将严重受损。因此，对于有术后硬膜外血肿表现的患者，是否行 MRI 检查尚有争论。应根据患者的具体情况决定，行 MRI 和相关检查将有可能延误手术时机。

五、与脊柱内固定术有关的并发症

首先应用脊柱内固定的是 Hadra，他在 1891 年使用钢丝捆绑的方式治疗颈椎骨折脱位。此后，脊柱内固定技术得到长足的进步和发展，逐步发展出多种的内固定方式重建和稳定脊柱各种疾患，形成了目前的脊柱外科的多种器械和技术。20 世纪以来,脊柱前路和后路内固定器械的理念和设计一直在发展,其包括钩、棒、椎板下钢丝、椎弓根螺钉、侧块螺钉、椎间融合器和前路钉板技术等等,同时植入技术也得到长足发展。从传统的开放手术到内镜下、小切口手术和导航技术下植入内固定蓬勃发展。

脊柱内固定的益处众所周知,但是其不能替代骨融合技术,仅仅能够辅助脊柱稳定。选择合适的治疗方式和技术非常重要,应主要依据患者个体情况和疾病机制、脊柱外科医师的经验等制订内固定方式。尽管如此,即使有经验的医师,也能难以避免出现内固定相关的多种并发症。为使患者能从手术中获益,脊柱外科医师必须清楚了解相关的解剖知识。还应该了解所选择的内固定技术的适应证和风险,有无其他的选择?然后选择适合的患者使用。

1. 颈椎前路钛板内固定 可能的并发症有:

①钛板长度不合适或安装位置有误,螺钉植入椎间隙(图 12-0-3);②长节段钛板仅仅安装两端的螺钉,应力集中造成钛板的松动(图 12-0-4);③自锁钛板未锁定或应用非自锁钛板造成螺钉松动,甚至造成食管损伤;④螺钉过长进入椎管(图 12-0-5)。预防措施包括:①选择钛板的长度应合适,安放钛板时避免将螺钉植入椎间隙或颈长肌内;②选择自锁钛板,螺钉应拧紧,锁定应确切;③长节段的钛板固定,应牢靠安装中间节段的螺钉,防止应力过于集中到两端;④选择合适长度的螺钉,避免其过长进入椎管。

2. 颈椎椎间融合器或钛网 可能的并发症有:①减压时使用环锯等原因或使用螺纹 Cage,破坏了终板造成塌陷,颈椎椎间高度及生理曲度丢失(图 12-0-6);②Cage、钛网植入深度不足或型号选择过小造成其松动、脱出(图 12-0-7)。预防措施包

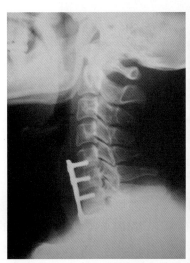
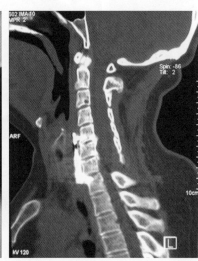
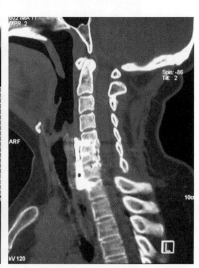

图 12-0-3 颈前路 C$_{5-7}$ 内固定术,C$_7$ 螺钉偏下、打入 C$_7$~T$_1$ 间隙

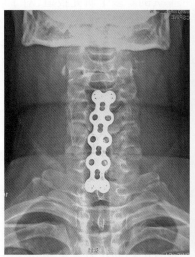
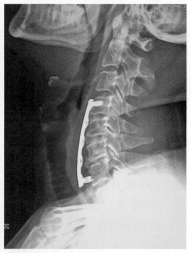

图 12-0-4 长节段钛板仅仅安装两端的螺钉,应力过于集中于两端,造成钛板的松动

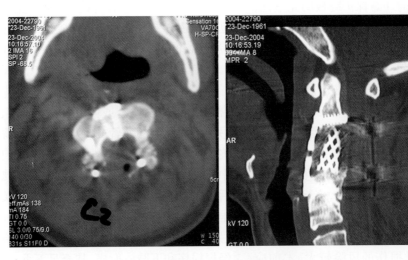

图 12-0-5　C$_2$ 节段的螺钉过长进入椎管

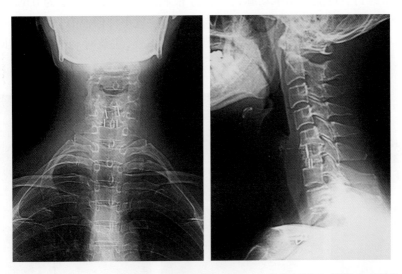

图 12-0-6　C$_{5,6}$、C$_{6,7}$ 间隙的椎间融合器植入术后,椎体终板塌陷,颈椎曲度丢失

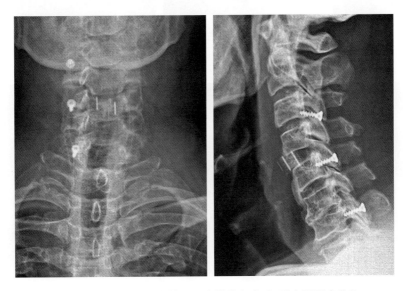

图 12-0-7　C$_{4,5}$ 间隙的椎间融合器植入术后,融合器脱出移位

括:①颈椎前路术中减压时注意保护终板的完整性,防止其塌陷、Cage 植入后下沉;②选择合适大小的 Cage 或钛网,植入深度不能过深或太浅。

3. 颈椎后路侧块螺钉 并发症包括螺钉位置不佳损伤神经根(图 12-0-8)、脊髓、椎动脉,螺钉松动、断钉或断棒等。在这些并发症中,神经根损伤不容忽视,Deen 等报道侧块螺钉固定的神经根损伤发生率约 1.4%。手术医师熟悉侧块的解剖,使用单皮质螺钉固定可以进一步减少神经根损伤和椎动脉损伤的风险。术后发现神经根损伤时,应行重建 CT 评估螺钉的位置,若螺钉错位应该进行返修。

4. 下颈椎椎弓根螺钉 并发症的种类与侧块螺钉类似。但是,椎动脉损伤的风险较大,术前应行 CT 分析椎弓根的走向及直径,并了解椎动脉的变异。$C_{3\sim6}$ 节段安装椎弓根螺钉有可能损伤椎动脉,术中发现钉道有快速搏动性出血,提示有椎动脉损伤,此时应避免安装椎弓根螺钉,以免将椎动脉压闭

造成严重后果。术后可以行 CT 及血管造影明确椎动脉情况。螺钉进入 C_5 横突孔,椎动脉损伤,术后发现患者出现了大面积脑梗死(图 12-0-9)。

5. 胸椎、腰椎椎弓根螺钉

(1) 螺钉位置不当:螺钉有可能进入椎管损伤脊髓或者马尾神经,或偏下损伤神经根,或者穿出椎弓根损伤前方的血管或者相邻脏器。穿入椎间盘则丧失固定作用。在安置腰椎椎弓根螺钉引发的问题中,最应关注的是邻近神经根的损伤,腰椎内固定术后足下垂的原因多数与椎弓根螺钉有关。解剖学上,椎弓根的内侧和下方与神经根的关系最为密切,椎弓根螺钉位置不佳或者椎弓根骨折极有可能导致神经根损伤和下肢放射痛,甚至足下垂,有时去除螺钉症状也无法彻底缓解。文献报道椎弓根螺钉手术的神经根刺激症状的发生率为 0.6%~10%,但是有相当的患者位置不佳但没有症状。若术中发现椎弓根螺钉位置不佳,应及时调整。术后出现严重的根性

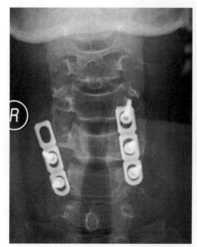
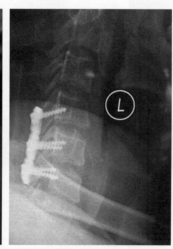
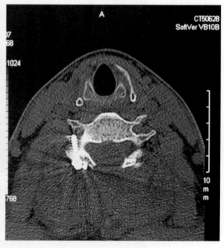

图 12-0-8 $C_{4\sim6}$ 侧块螺钉固定术,右侧的 C_5 侧块螺钉偏下偏外

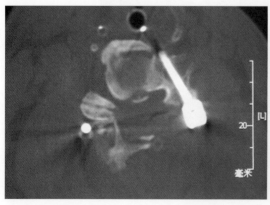
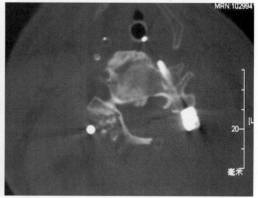

图 12-0-9 $C_{4\sim6}$ 椎弓根内固定术,C_5 左侧的椎弓根螺钉横贯横突孔,椎动脉被压闭

疼痛或足下垂,应行 CT 检查(图 12-0-10),并尽早手术探查。熟悉相关的解剖非常重要,术前仔细分析影像学资料也非常重要,若发现椎弓根等解剖结构

的异常,应制订相应的计划和对策。

(2) 螺钉疲劳松动、断裂或者钉棒连接系统失效(图 12-0-11),导致内固定失败。植骨融合是脊柱

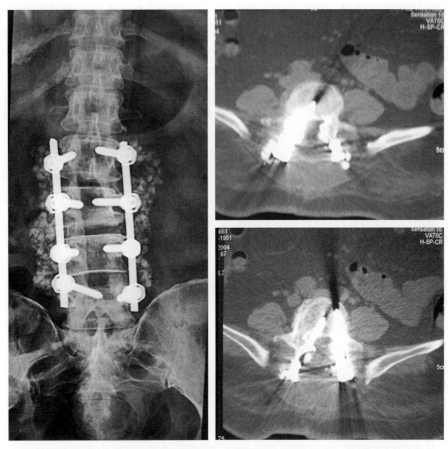

图 12-0-10　腰椎椎弓根螺钉固定,右侧 L$_5$ 螺钉偏内,损伤 L$_5$ 右侧神经根

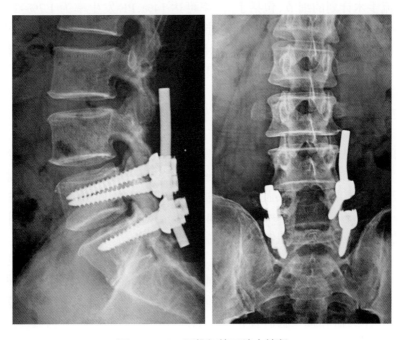

图 12-0-11　腰椎钉棒系统未锁紧

融合术中必不可少的。忽视植骨融合的内固定术往往导致失败。现代的椎弓根内固定技术都有锁定装置,术中应该注意严格按照操作规程实施手术。

(3) 假关节形成:临床特点包括持续疼痛和影像学的改变,如植入物融合吸收、节段异常运动、螺钉周围透亮区及螺钉断裂等。详细的 CT 扫描、SPECT 扫描可以辅助确诊。吸烟、骨质疏松、贫血和维生素 D 缺乏都是其高危因素。正确的手术技术,包括精心准备植骨床、足够的骨移植物,都是减少假关节发生的因素。

六、心脑血管、呼吸系统并发症

虽然脊柱手术后心脑血管并发症的发生率较低,但是卒中、心力衰竭和心肌缺血性病变是手术后患者死亡的主要原因。术前的合理用药和改善心功能有助于减少相关的并发症。术前的相关检查应该详细有针对性,尤其是在明显的相关危险因素者,比如年龄高于 55 岁、男性、肥胖、心脏疾患家族史、既往脑血管意外史、既往心脏病史、高血脂以及吸烟者。除了常规的术前检查外,还可以为这些患者进行颈部血管超声、超声心动、运动平板试验,或者根据情况进行冠状动脉 CT 或造影检查。

对于高危患者,必须对手术和非手术治疗的利弊进行全面的评估。随着现代社会的老龄化,手术前必须考虑患者的年龄因素和内科合并症,尤其是心脑血管和呼吸系统的合并疾患,这是老年患者术后死亡的最主要因素。脊柱外科医师应与内科医师和医院管理人员充分交流手术计划的细节,包括手术时间、预计失血量、手术的解剖位置及预后可能出现的问题等。制订严密的术前计划和术后并发症的处理方案。有些患者可能不适合进行择期的脊柱手术,而且老龄和心脑血管疾患者的手术指征与年轻人、健康者不同,制订手术方案必须充分考虑到患者的整体获益和风险。

心肌梗死的诊断可以依据相关的临床表现和实验室、辅助检查确认。手术中的肌肉损伤可以导致 CK-MB 的水平升高,干扰围术期的心肌缺血的诊断。肌钙蛋白是心肌损伤的标志物,一般手术后并不升高。因此,围术期的心肌梗死的诊断,肌钙蛋白是更为敏感的指标。

对于脊柱手术后的心脑血管相关并发症,预防是关键。在相关疾患的患者术中,采用控制性降压是有风险的,必须在减少手术失血和减少脑血管和冠状动脉血流之间达到最佳的平衡。补充足量的液体和血液,避免持续低灌注和缺氧可以有效降低相关风险。相反,限制液体的入量和利尿可以减低充血性心力衰竭的发生。低灌注和长时间心动过速可能导致脑缺血和心肌缺血。

相对于心脑血管疾病,肺部的并发症(肺不张、肺炎)很常见,尤其对于前后联合手术和胸椎手术患者更常见。Jules 对 59 例接受脊柱畸形矫形手术的患者评估发现 42% 患者有胸腔积液、34% 存在肺不张。另外一组病例显示,60 岁以上的脊柱畸形患者,前后路联合手术后 27% 出现肺炎。11% 的患者出现呼吸衰竭。研究发现,术前肺功能不良是术后呼吸衰竭的高危因素。

识别高危手术(比如严重的胸椎畸形矫形术)和高危患者(吸烟和潜在的呼吸系统疾病)是很重要的。针对这样的情况应请呼吸科、胸外科和麻醉科医师会诊以改善术前的呼吸功能。该症的治疗大部分是支持性的,包括鼓励排痰的措施、吸氧和必要时采用机械通气。

七、血栓栓塞性疾病

1. 发生原因与发生率 血流缓慢、血管壁损伤及血液高凝状态是深静脉血栓(DVT)形成的 3 个重要因素,而深静脉血栓是肺栓塞(PE)栓子的主要来源。由于脊柱手术后患者常卧床,肌肉缺少活动,肢体静脉的流速降低;手术创伤、出血等可以造成血液的高凝状态;这些均为脊柱术后 DVT 及 PE 形成的重要因素。欧美的报道显示,脊柱手术后 DVT 发生率可达 14%,PE 发生率为 1.7%~2.3%;低于关节置换手术后的 60% 和 7%。但是,由于其死亡率很高(深静脉血栓和肺栓塞的早期死亡率分别为 3.8% 和 38.9%),应引起医师的足够重视。

国人脊柱手术后的血栓栓塞性急病(VTE)发生率尚不清楚。北京大学第三医院回顾了 1994 年~2006 年的 10 993 例脊柱手术,其中 11 例术后发生了症状性肺栓塞(PE),发生率约为 0.1%。由于诊断方法不足、医师重视不够等因素,其发生率显然被低估了。但是,此 11 例中死亡 5 例,死亡率高达 45%,提高对此疾患认识和治疗水平,特别是预防措施是非常重要的。

2. 预防 研究表明,VTE 的发生与冠心病、高血压、糖尿病、高脂血症、下肢静脉曲张等密切相关,创伤、肥胖等也是其诱发因素。关于脊柱手术后 VTE 的研究发现,颈椎手术后较腰椎手术后更易于发生肺栓塞,高龄、手术时间长、脊柱前路手术及手术后肢体活动减少等也会增加其发生率。脊柱手术围术期针对上述因素进行预防非常重要;针对存在危险因素的患者,术后可以使用弹力袜、间歇气囊压迫装置等机械性预防,并应加强术后巡视,一旦有疑似临床表现尽早开展相关检查,争取做到早期发现、早期治疗。

对脊柱手术实施预防性药物抗凝目前是一个有争论的问题。膝、髋等关节置换手术后,皮下注射低分子肝素(LMWH)预防 DVT 及 PE 已经成为常规,大大降低了 VTE 的发生危险。而脊柱手术后是否预防性药物抗凝,由于顾虑到椎管内出血造成神经压迫,目前学术界还存在争论。反对者认为脊柱手术后 DVT 及 PE 的发生率较低,预防性抗凝药物不必要,而且会增加椎管内出血的机会。韩国的 Lee 等 2000 年在 Spine 杂志发表的报告指出,接受脊柱手术的 313 例患者中仅有 1.3%(4/313)发生了 DVT,所以不必常规进行术后的预防性药物抗凝。但是,考虑到 VTE 的高危性和高死亡率,部分研究者推荐脊柱术后常规皮下注射低分子肝素(LMWH)。美国的 Harris 等报道对 105 例脊柱损伤的患者(其中 50 例接受了脊柱重建手术)预防性使用 LMWH,降低了 DVT 的发生率,却并未提高椎管内出血的发生率。

很有趣的是,Janku 等对美国的 383 名脊柱外科医师(平均每年进行 37 例择期脊柱手术)进行了问卷调查:21% 的医师使用术后预防性抗凝,21% 的医师仅仅对 VTE 高危患者预防性抗凝,而 58% 的医师由于担心椎管内血肿从不使用预防性抗凝。在中国的脊柱外科医师中,同样存在这样的分歧,目前还没有类似于关节手术后的抗凝药物使用常规。

关于这一问题,2008 年美国胸科协会的静脉血栓栓塞症防治指南(第 8 版)给出了相对权威的建议:对于不存在 VTE 危险因素者,不需要进行特别的预防措施;存在一个危险因素的患者,可以使用预防性抗凝药物(LMWH)或单纯使用机械预防(弹力袜或间歇气囊压迫装置);存在多种危险因素者,建议结合使用抗凝药物及机械预防。但是,该指南也指出,由于缺乏前瞻性数据,该建议的可信级别较低。

3. 治疗 VTE 的治疗包括抗凝、溶栓、介入及外科治疗等,脊柱术后 VTE 的治疗并无特异性。但是,对于脊柱手术后的大块肺栓塞患者(可以先进行螺旋 CT 证实),随着经验的积累,笔者目前倾向于使用介入取栓、溶栓的方法。理由如下:①肺动脉造影是明确诊断的"金标准",造影必须应用介入的方式安放动脉导管;②脊柱手术后大块(致死性)肺栓塞的死亡率高,发病急骤,抢救时机非常宝贵,肺动脉造影后可以即刻进行碎栓、取栓治疗,这无疑为患者的获救争得了更多的机会;③介入治疗可以通过肺动脉进行局部溶栓,溶栓效率增高,且可能会降低静脉溶栓的全身并发症;④引起肺栓塞的血栓主要来自下肢深静脉血栓形成,安装下腔静脉滤器可以预防血栓脱落再发肺栓塞,介入治疗的同时即可以安放滤器。介入取栓、溶栓治疗后,常规皮下注射低分子肝素(LMWH)抗凝治疗 1 周,再改为口服抗凝。

(王少波)

参 考 文 献

1. 王少波. 颈椎椎管扩大术后硬膜外血肿. 中华骨科杂志, 1999,19(2):86-88

2. Graham JJ.Complications of cervical spine surgery. A five-year report on a survey of the membership of the ervical Spine Research Society by the Morbidity and Mortality Committee. Spine, 1989,14(10):1046-1050

3. Zeidman SM, Ducker TB, Raycroft J. Trends and complications in cervical spine surgery:1989-1993. J Spinal Disord,1997, 10(6):523-526

4. Agnelli G. Prevention of venous thromboembolism in surgical patients. Circulation,2004,110:4-12

5. 王圣林. 脊柱手术后并发肺栓塞 11 例临床分析. 中华外科杂志,2007,45(20):1397-1399

6. 王辰. 肺栓塞. 北京:人民卫生出版社,2003:125-321

7. Smith MD, Bressler EL, Lonstein JE, et al. Deep venous thrombosis and pulmonary embolism after major reconstructive operations on the spine. J Bone Joint Surg(Am),1994,76: 980-985

8. Turner JA, Ersek M, Herron L, et al. Patient outcomes after lumbar spinal fusions. JAMA,1992,268:907-911

第十三章

脊柱疾患的康复与晚期功能重建

第一节　慢性腰痛的康复

慢性腰痛是骨科及康复医学门诊的常见疾患，成年人约80%都有腰痛的历史，慢性腰痛的特点是容易复发，极大地影响了人们的生活质量及工作能力，它是工业化国家中导致劳动缺勤和劳动者残疾的首要原因，给社会造成较大的损失与负担。

一、慢性腰痛康复治疗的主要内容

（一）日常生活不良动作的纠正

1. 不良坐姿　是导致腰痛的一个比较明确的因素，姿势的纠正是改善非特异性腰痛最简单的办法。具体操作时，可以先让患者将不良坐姿夸大，探头、屈颈、抬肩、驼背、拱腰，而后在言语指导下一一进行纠正，头颈后缩，双肩回降，胸椎伸展，恢复腰椎前凸。训练时亦可借助颈枕及腰枕。这个过程需要反复多次训练，以期使患者形成新的良好的坐位习惯。

2. 正确的搬运重物方法　搬运重物时要用腿的力量，避免弯腰像起重机一样提起重物。搬东西的正确姿势：靠近重物站立，双脚分开；屈膝、髋至重物高度，不要弯腰；抱紧重物，使它尽可能地离你近一些；通过伸直膝、髋关节抬起重物；起身不要太猛；站直后，移动脚来转身，避免扭动下腰。

（二）肌力及腰椎稳定性训练

前人的研究已经证实了躯干肌力量与腰痛的平行关系，肌力及腰椎稳定性训练亦是腰痛运动治疗的重点。训练可徒手进行，采用一些传统训练动作，如"小燕飞"、"双桥"、"单桥"等；亦可借助器械，如体操球、皮筋等，更有利于控制训练强度。近年来，一些腰背部肌群及腹肌肌力训练及腰椎稳定性训练

的专用器械或传统器械的工艺改进也可偶见报道。如John等介绍的新型罗马椅（Roman chair），可以通过调整躯体与水平面之间的角度逐级增加腰背肌训练负荷。但由于此类高科技产品费用较高，是否有在临床推广应用的价值仍有待探讨。

运动训练强度、频度及治疗时间的确定，要考虑到治疗人员、设备及患者具体情况等各种因素决定，为每个患者制订个体化的运动处方，并根据疗效随时调整处方项目。

（三）特异性活动

特异性活动的训练也须纳入运动处方，以保证患者在生活、工作、娱乐休闲时能够随时为脊柱提供动力性肌肉支持。具体如短途步行、固定自行车、游泳等，均可用于腰痛患者的个体化治疗。瑜伽及气功等也被引入了腰痛的运动治疗，并显示出良好的长短期疗效。

二、康复治疗的主要形式

（一）主动训练与助动训练

在现有各种渐进性运动治疗方案中，有些会在治疗初期由治疗师对患者进行手法辅助，以期减少腰椎负荷，避免疼痛加重。Arokoski等用表面肌电图记录了13例志愿者在腰痛渐进性训练中棘旁肌群及腹肌的活动，结果显示无辅助下各肌群的肌电值明显高于手法辅助者。这提示在治疗中应强调主动运动形式。

（二）独立训练与督导下训练

以往的研究证实治疗师督导下的运动治疗比患者独立训练更为有效。这是由于运动治疗的枯燥性使得患者进行独立训练时往往在产生身体疲劳之前既已出现心理疲劳，降低了训练的主观能动性。但是，现代生活的节奏很快，很少患者愿意在疼痛不

影响工作的情况下频繁前往医院做运动治疗。那么，如何保证患者在家中自行训练的疗效呢？Friedrich等选取了93例慢性腰痛患者，在单纯标准化运动训练的基础上结合了调动主观能动性的训练，结果发现5年随访时能动性调动组在个体能力水平、疼痛强度及工作能力方面具有更好的远期疗效。

（三）个体训练与集体治疗

腰痛的高发病率使其已成为一个社会问题，因而已有研究对此类患者采取集体康复治疗。Nykanen等的研究表明慢性腰痛患者在集体康复治疗中能够更好地激发运动训练的主观能动性，至少在短期（6个月）随访时的预后要优于个体康复治疗。腰痛学校（back school）自1969年发起于瑞典以来，已广泛应用于腰痛患者的指导及治疗。局部解剖、生物力学、人体力学、运动学等方面的基础知识更有助于患者对治疗性训练目的及意义的理解，从而有效预防复发并提高整体功能水平。

第二节　椎间盘退行性疾患的康复

一、颈椎病的康复治疗

（一）日常生活活动指导

各型颈椎病及颈椎病术后的患者均应接受日常生活活动指导。日常生活、工作中不良姿势是颈椎病发病的重要原因，对患者日常生活活动的指导是预防及治疗中的不可缺少的内容。颈部屈伸体位与颈椎承受的压力关系密切，正常的颈椎姿势是颈部保持中立位，若颈部前屈下颈椎的压力会随之逐步加大。有学者测得头部每向前移动1英寸，下颈椎的压力会随之逐步加大1倍。长时间低头或仰头还可造成颈椎周围的肌肉、韧带、关节囊的松弛和劳损，影响颈椎稳定。所以工作、生活时颈部要保持正确的姿势，电脑、电视应置于平视或略低于平视位置。椎动脉型应避免诱发疾病的体位。睡眠时枕头的高度应以保持颈部的生理曲度为准，避免过高或过低造成颈椎过伸或过屈，枕头的硬度也要适中。

（二）颈部牵引

常用枕颌带牵引法，目前常用简易滑轮牵引及电脑牵引两种方法。

1. 颈部牵引的主要作用　①限制颈椎活动，解除颈部肌肉痉挛，以减轻神经根及突出物的充血水肿；②扩大椎间隙及椎间孔，减轻其对脊髓或神经根的压迫；③减少椎间盘的压力，有利于已突出的纤维组织消肿或回缩；④减轻钩椎关节骨刺对神经根及椎动脉的刺激；⑤牵开重叠的小关节或被嵌顿的关节囊。

2. 颈部牵引的注意事项　①体位：坐、卧位均可；②间歇牵引的重量为体重的10%~20%，一般5~10kg，从轻到重，持续牵引则应适当减轻，时间20~30分钟，每天1次，10~15次为1个疗程；③牵引角度：颈椎前屈角度较小时，牵引力作用于上颈椎，随颈椎前倾角度加大，作用力位置下移，因此牵引角度按病变部位而定，如病变主要在上颈段，牵引角度宜采用0°~10°，如病变主要在下颈段，牵引角度应在15°~30°之间，避免过伸位牵引；④脊髓型颈椎病患者，椎骨关节退行性变严重、椎管明显狭窄、韧带及关节囊钙化骨化严重者不宜牵引，牵引后有明显不适或症状加重，经调整牵引参数后仍无改善者亦不宜进行颈椎牵引治疗。

（三）运动治疗

主要为颈肩部肌力训练及颈部活动度训练，目的为：通过颈肩肌肉训练改善肌肉的顺应性，增强肌力，加强颈椎的稳定性；缓解肌肉的挛缩紧张，防止关节僵硬；改善颈部血液循环，促进炎症消退，减轻疼痛；巩固治疗疗效，减少复发。

1. 颈部肌力训练

（1）后伸头手较力：双手交叉置于枕后粗隆，手臂用力向前，颈部用力向后，头手较劲作颈伸肌群的等长收缩（图13-2-1）。

（2）侧方较力：手掌置于头侧面，手臂与颈部用

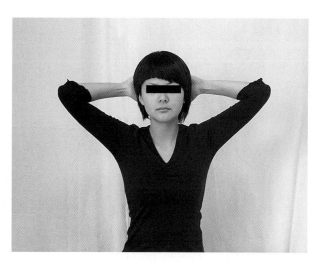

图13-2-1　后伸较力

力较劲作等长收缩(图 13-2-2)。

(3) 前屈较力:双手置于额部,手臂与颈屈肌群用力较劲作屈肌群等长收缩(图 13-2-3)。

(4) 抗重力肌力训练:分别侧卧、仰卧或俯卧于床边,作侧屈、后伸、前屈抗重力肌力训练(图 13-2-4)。

以上运动每次收缩 10~20 秒,间隔 10 秒,每组 10 次。逐步增加运动强度,以运动后肌肉有酸胀感为宜。

2. 颈部关节活动度训练 患者坐位,做前屈、后伸、侧屈、旋转等颈部活动,增加关节活动度,牵张颈部肌肉及其他软组织(图 13-2-5)。

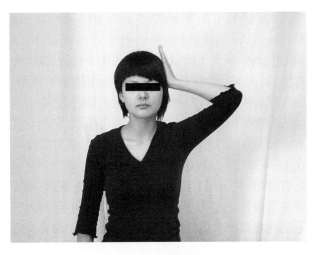

图 13-2-2　侧方较力

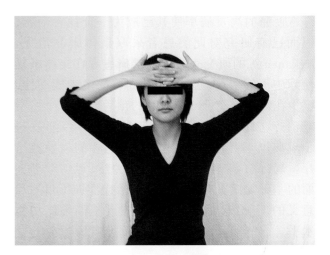

图 13-2-3　前屈较力

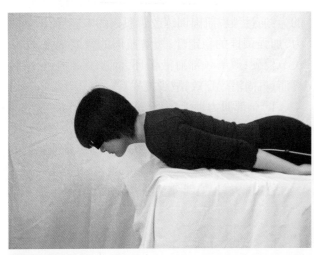

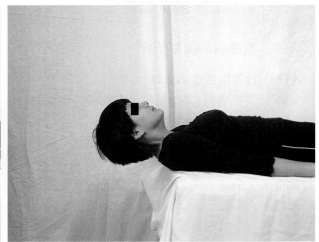

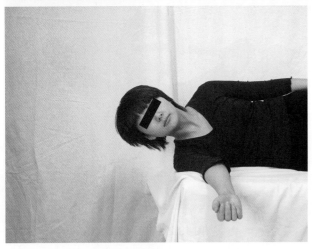

图 13-2-4　抗重力肌力训练

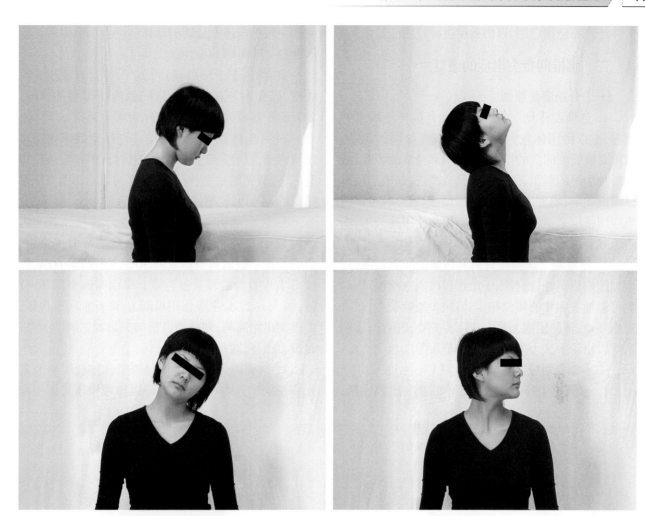

图 13-2-5　颈部关节活动度训练

注意事项：①颈椎病发作期不做；②各项训练均应缓慢渐进进行；③高危颈椎应慎重进行训练，若训练后症状加重应减少动作幅度或强度，甚至停止训练。

（四）物理因子治疗

主要包括直流电药物导入，调制中频电，短波或超短波、超声波治疗等，作用为解痉，镇痛，减轻炎性水肿、粘连，以及促进神经恢复。同时康复医师还应按照对患者的全面评估进行其他针对性的治疗。如脊髓型或神经根型患者出现较明显的无力、肌肉萎缩的表现，应给予中频电疗；脊髓型中的下肢肌张力增高可采用抗痉挛模式的肌肉电刺激，较重患者中出现的神经源性膀胱可给予下腹部的干扰电疗提高平滑肌兴奋性，并进行膀胱功能的训练。要做到既要强调主要矛盾的处理，同时全面地把握可能对患者日常功能造成影响的因素。

（五）颈椎病手术后患者的康复治疗

根据患者不同的病情，不同的手术方法与手术医师一起制订个性化的康复治疗方案。

1. 康复治疗短期目的　术后 2 周至 3 个月，加强神经功能训练，尽快恢复四肢感觉、运动觉功能，日常生活自理。

2. 康复治疗长期目标　恢复正常日常生活能力，尽快尽早重返社会。

3. 康复治疗方法　①术后 2 周至 3 个月，促进神经功能恢复是早期康复的重点，合理使用神经促通技术、运动治疗、物理治疗及药物治疗，促进神经功能尽快恢复；②手术后应尽早开展颈部抗阻等长肌力练习，以防止颈部肌肉萎缩，改善颈部血液循环，增强颈椎的稳定性；③肩部肌力及活动度练习，避免上肢肌肉萎缩和肩关节活动受限；④下肢练习，PNF 手法治疗及器械抗阻肌力训练，每日 2 次；⑤作业治疗，重点加强手部功能训练；日常生活活动能力训练；⑥颈部保护，术后植骨未愈期（一般为术后 3 个月内）应佩戴颈围制动，直至 X 线摄片证明植骨已愈合为止，这期间不能进行颈部活动度训练；

⑦神经营养药物应用,以协助促进神经功能的恢复。

二、腰椎间盘突出症的康复

(一)分期康复原则

1. 急性发作期　由于无菌性炎症神经根水肿明显,应以卧床休息为主,卧床时间 1~2 周,以减轻体重对破裂椎间盘的压力,促进局部炎症的吸收,减轻对神经根的刺激,使疼痛减轻或消失;起床活动时以腰围固定;物理因子治疗时慎用温热疗法;可以适当应用腰椎牵引治疗;手法治疗以放松手法为主;应避免腰背部的过度运动。

2. 恢复期　加强腰背肌和腹肌的肌力训练,以增加腰椎稳定性;物理因子治疗以改善血液循环;避免可能加重症状的体位和姿势;减少腰背受力,改善工作环境,预防疾病复发。可用温热物理治疗;手法治疗以松动手法为主,如推拿的旋扳手法。

(二)康复治疗方法

1. 正确的姿势与体位　在椎间盘突出急性期,应避免腰部前屈及旋转的动作。注意训练患者正确的翻身 - 转移(图 13-2-6)。

坐起时,躯干应后倾(约 20°),并且有靠垫支撑腰椎,若坐时屈髋、屈膝,椎间盘内压可增加 50%,如果躯干再前倾则椎间盘内压可增加两倍。

2. 卧床休息和适度运动　急性期卧床休息可缓解疼痛,且有利于损伤组织的愈合,但是应该经常起床,做短暂的站立、行走和适度的运动。不宜采取绝对的完全卧床方法。

3. 腰椎牵引　腰椎牵引是治疗腰椎间盘突出症的常用方法,目前多采用电脑自动牵引仪牵引。牵引重量一般取自身体重的 30% 逐渐增至 60%,以能产生疗效的最轻重量为宜。牵引时间每次 30 分钟,每天 1~2 次。主要作用机制为:降低椎间盘内压,促进突出物回缩;调整神经根与突出物之间的关系;改善血循环,缓解肌痉挛。

4. 物理因子治疗　具有镇痛、消炎、缓解肌紧张和松解粘连等作用,对减轻因神经根压迫而引起

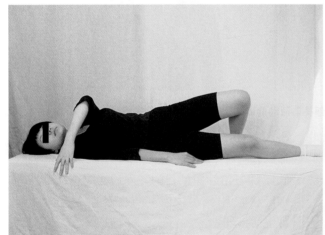
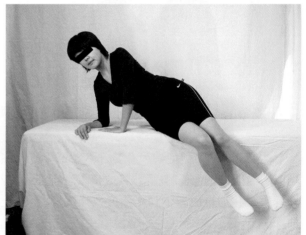
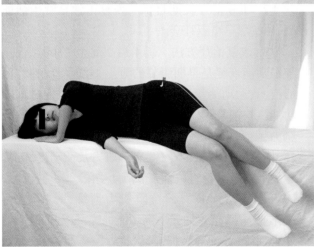
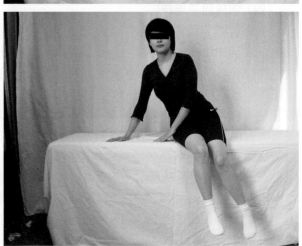

图 13-2-6　以向右翻身为例:先伸直右腿,尽量屈曲左腿,左脚蹬住床面,左手伸到身体右侧抓住床边等。左手和左腿同时向右边发力,翻身时脊柱必须保持呈一条直线,不得弯曲和旋转,完成整体翻身动作

的疼痛、改善局部微循环、消除神经根水肿、促进腰部及患肢功能的恢复有重要的作用,可以选用短波、超短波、电脑中频、蜡疗、温水浴等方法。

5. 运动疗法　腰椎间盘突出症患者应积极进行腰背肌、腹肌运动治疗,以提高腰背肌肉和腹肌张力,改变和纠正异常力线,增强韧带弹性,活动椎间关节,维持脊柱稳定性,防止复发。主要肌力训练包括:腰背肌训练的"双桥练习"(图 13-2-7)及"背飞练习"(图 13-2-8),腹肌训练(图 13-2-9)。

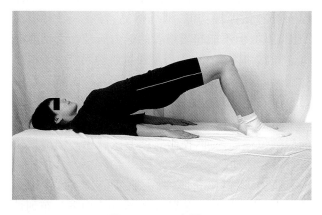

图 13-2-7　双桥练习

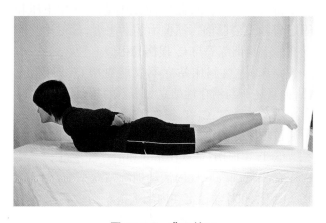

图 13-2-8　背飞练习

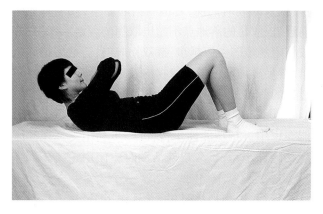

图 13-2-9　腹肌训练

其他运动治疗方法还有 Williams 体操和 McKenzie 手法。

第三节　脊柱创伤的康复

一、脊柱骨折的康复

(一)康复治疗原则

1. 单纯脊柱骨折　促进骨折愈合,运动治疗防治脊柱周围肌肉萎缩,增加脊柱的稳定性和柔韧性,防治慢性疼痛,消除长期卧床对机体的不利影响。

2. 合并脊髓损伤的脊柱骨折　在促进骨折愈合、恢复脊柱序列及稳定性的同时积极开展脊髓损伤的康复治疗,争取尽量恢复功能,重新回归社会。

(二)胸腰椎骨折脱位的康复治疗

1. 不须手术治疗的稳定性骨折,伤后 1 周内应卧床休息,局部疼痛减轻时开始腰背肌及腹肌的等长收缩训练,以防治腰背肌萎缩,同时增加前纵韧带及椎间盘前部纤维环的张力,促使压缩的椎体前缘张开以助骨折复位。辅以四肢的主动运动,以上训练强度及时间应逐渐增加,训练中要避免脊柱前屈和旋转。关于脊柱骨折患者的下地时间,目前多主张如果骨折稳定或手术后骨折固定牢靠可在支具保护下 1 周内下床活动。

2. 伤后 2~3 周疼痛基本消失,开始躯干肌的渐进性等张收缩练习和翻身练习,以防止腰背肌失用性萎缩,增加躯干肌力,改善脊柱稳定性,防治骨质疏松和慢性腰背疼痛。腰背肌的等张训练自仰卧位挺腹动作开始,逐渐增加至桥式运动,腹肌训练时脊柱前屈不能过度。

3. 伤后 4~8 周,骨折逐渐愈合,应进一步增加腰背肌及腹肌练习的强度,逐步增加腰椎柔韧性练习。保持屈、伸肌平衡,改善腰椎的稳定性。骨折愈合后开始腰椎活动度的训练,主要为屈曲、后伸、侧屈 3 个方面,在此基础上可开始适当增加旋转动作的训练。

4. 物理治疗　根据情况选用:①直流电钙、磷离子导入:于骨折部电极对置,电流量以患者能耐受的程度为宜,每日 1 次,每次 20 分钟;②磁疗:骨折局部 0.02~0.03T 低强度,每日 1 次,每次 15~20 分钟;③超声波疗法:接触移动法,0.8~1.2W/cm^2,每次 3~5 分钟,每日 1 次;④音频电疗法:中等强度,每次 15~25 分钟,每日 1 次。

二、脊髓损伤的康复

1. 脊髓损伤平面与功能恢复的关系　由于脊髓损伤后神经元的再生及支配作用的恢复仍是一个尚未解决的难题,脊髓损伤后的功能恢复与伤员是否为完全性损伤及其损伤平面有着密切的关系,表13-3-1为完全性脊髓损伤所在平面的康复目标,对于不完全性损伤的伤员要根据其残存的肌肉力量及感觉功能的恢复相应修正康复目标。

表 13-3-1　脊髓损伤的康复目标

脊髓损伤平面	康复目标	康复辅具
颈$_5$	生活基本不能自理,大部分需要帮助	电动轮椅
颈$_6$	生活部分自理,需要中等帮助	电、手动轮椅,适配多种自助具
颈$_7$	生活基本自理,移乘轮椅活动	手动轮椅,专用小车
颈$_8$~胸$_4$	生活自理,轮椅活动,支具站立	同上,骨盆长支具,双拐
胸$_{5~8}$	同上,支具治疗性步行	同上
胸$_{9~12}$	同上,长下肢支具治疗性步行	轮椅,长下肢支具,双拐
腰$_1$	同上,家庭内支具功能性步行	同上
腰$_2$	同上,社区内支具功能性步行	同上
腰$_3$	同上,肘拐社区内支具功能性步行	短下肢支具,肘拐
腰$_4$	同上,可驾驶小车,不需轮椅	同上
腰$_5$~骶$_1$	足托功能性步行,驾驶小车,无拐	足托,短下肢支具

2. 不同节段脊髓损伤的康复

(1) 脊髓损伤康复功能训练的条件:①脊柱必须稳定;②能坐直,不能做到者首先进行康复训练;③无头晕、心悸等直立性低血压的表现。

(2) 不同损伤水平的功能训练

① 颈 4 损伤:有条件的情况下,学习环境控制系统(environmental control unit,ECU)的使用,该系统是智能化的环境控制系统,患者通过口控开关可以控制电动床、电动轮椅、家用电器及辅助进食等。若手无功能,需用颏控或气控轮椅。

② C$_5$ 损伤:由于患者三角肌、肱二头肌尚有功能,可以完成一些动作。训练利用辅助工具进食;使用手控电动轮椅;在他人帮助下完成从床到椅等转移。将手伸入固定在轮椅背柱上的套环,使臀离椅坐骨区减压。通过肩、上臂的肌腱移位重建伸肘功能;可通过前臂肌腱移位及关节固定,重建拇示指侧捏功能。

③ C$_6$ 损伤:患者有伸腕的功能,但不能屈指。训练自己穿简单和改制过的衣服;利用头上方的三角框架或横木作转移活动。使用加大手轮圈摩擦力的轮椅,利用屈肘力带动手,推动轮椅。用手驱动抓捏支具补偿抓捏功能,训练持笔、写字。逐日增加ADL活动,但不能超出患者的能力所及。手功能的重建同 C$_5$ 损伤的重建,还可通过肌腱固定改善抓握功能。

④ C$_7$T$_2$ 损伤:患者能伸肘,但手指功能仍较差。

坐位或在轮椅上的减压:臀部在躯干左右倾和前后倾位撑离椅面,使坐骨结节区减压。用滑板作各种转移活动。

肌力训练:三角肌、胸大肌、肱三头肌,特别是背阔肌,此肌为 C$_{6~8}$ 支配,肌纤维一直向下分布到骨盆,因此它是将骨盆和下部脊柱的信号传向中枢的重要桥梁,故称桥肌;此外,也是撑起动作中下压和固定肩的重要肌肉。抓握力弱的患者,学习用腕驱动抓握支具训练等与 C$_6$ 损伤的相似。

斜床站立:斜床站立不仅能克服直立性低血压,而且还有与治疗性站立和步行的相似作用。

手功能重建:C$_8$~T$_1$ 损伤者,手功能绝大部保留,可通过将肌腱固定重建拇指对掌功能。

⑤ T$_{3~12}$ 损伤:重点在站立和治疗性步行。

在步行训练双杠内活动训练站立平衡:训练包括头、躯干和骨盆稳定在内的平衡。

迈步:由治疗师辅助进行,用双拐和支具在步行双杠外重复上述步行练习迈至步和迈越步。迈至步:握双拐同时向前,着地后抬起躯干,双足离地向前迈进,双足的落地点不超出双拐的着地点,是一种较稳定的步态。迈越步:握双拐向前,着地后抬起躯干,双足离地向前越过双拐的着地点,双足落地点超过拐的落点。只有 T$_{9~12}$ 损伤才可试用这种步法。

⑥ L$_{1~2}$ 损伤:患者能进行 T$_{3~12}$ 损伤的一切活动,能在家中进行功能性步行,进一步利用支具在社区内功能性步行,长久户外活动时应使用轮椅。训练步骤与 T$_{3~12}$ 基本相同。

步行:迈步训练时,长支具作迈至步、迈越步和四点步训练。四点步向前顺序依次为右拐、左足、左拐、右足。试行在不平的地面上行走。上下楼梯：利用扶手上下楼梯。

⑦ L$_{3\sim5}$损伤：步行训练步骤基本与 L$_{1\sim2}$损伤者相同，迈步训练可用 AFO 作四点步、迈至步、迈越步的训练。其他训练同 L$_{1\sim2}$损伤。肘拐社区内支具功能性步行，有条件时进行驾驶专用小车训练。

3. 脊髓损伤具体康复内容

(1) 脊髓损伤早期的康复：脊髓损伤从开始至1个月内为脊髓损伤的早期。脊髓损伤康复从早期就应开始。脊髓损伤的现场处理极为重要，错误的搬动及转移会造成脊髓损伤(无脊髓损伤时)或脊髓损伤加重，甚至造成终身残疾。正确的搬运方法为：3~4 人，平起平放，使整个脊柱保持在同一水平面，严禁脊柱扭转及屈伸。颈椎骨折脱位时应行颈围固定，使颈椎保持在中立位进行搬运。

脊髓损伤早期康复主要内容：①急诊时及手术后应按脊柱、脊髓术后常规护理，特别注意瘫痪以下躯体的护理，防止压疮等各种并发症的发生；②颈椎术后患者，注意手术内固定和颈围外固定的护理，翻身时头和躯干必须同时翻转，否则会因颈椎部位扭动造成严重后果；③注意大小便处理，急性期输液较多，应留置导尿管，尿道口要注意清洁，每周应更换一次尿管，用防反流尿袋，如果不是防反流尿袋，应注意翻身时尿袋不能高于膀胱位置。大便应定时，可口服缓泻剂，或在肛门内注入甘油，每次不少于 20ml，以扩张直肠，引起排便反射；超过 6 日无大便需通知医师及时处理，以免引起自主神经反射亢进；④鼓励患者早期床上康复训练，尤其是瘫痪肢体的被动关节活动，防止关节挛缩，尤其是双踝关节，防止造成足下垂，另外，经常活动残肢亦可防止深静脉血栓形成；⑤经常给患者叩击胸背部，鼓励患者咳嗽、咳痰，防止坠积性肺不张、肺炎；⑥心理支持：突如其来的伤残、残障会给患者带来极大的心理打击，所以对于早期患者积极的心理支持极为重要。

(2) 脊髓损伤中后期的康复：脊髓损伤受伤后2~6 个月为脊髓损伤的中后期。这个时期患者病情稳定、脊柱骨折已愈合，全面进入康复训练阶段，是为配合回归家庭和社会做好准备的关键阶段。康复是患者终生健康管理的重要组成部分，应使患者本人和家属在集中康复训练期间掌握所有康复内容，预防各种并发症的发生，保证患者顺利回归社会。所以，这一阶段的康复工作尤显重要。

① 大小便处理：中后期脊髓损伤患者的泌尿系康复重点，是膀胱功能训练及防治泌尿系感染。

在早期留置导尿管，定时开放，应定时饮水，每小时约 125ml，以训练膀胱扩张和收缩能力。

用尿流动力学和 B 超检查，帮助确定后期乃至终生排尿方式。如果患者膀胱逼尿肌和尿道括约肌协调性好，残存排尿能力尚可，残余尿量低于50ml，且从未发生过上泌尿道积水，则患者的排尿方式较为理想。若患者膀胱逼尿肌和括约肌不协调，膀胱内压力高，造成尿液反流且反复发生泌尿系感染，则应行间歇导尿。注意记录排尿时间和尿量、尿的外观，每周化验尿常规一次，有异常及时通知医师处理。

后期患者出院前要教会患者本人用清洁导尿方法自我导尿。方法：双手用肥皂清洗两遍；使用消毒过的简易导尿包，尿道口用碘伏消毒，使用一次性导尿管导尿。颈髓损伤的四肢瘫患者，应教会家属施行清洁导尿技术。

对于上胸段脊髓损伤患者，指导患者寻找排尿刺激区，如阴茎、耻骨上、下腹部、大腿内侧、阴毛等以建立膀胱排尿反射。定期检查残余尿量，若残余尿量 >100ml，应及时处理。如果尿道括约肌痉挛，可予尿道括约肌切开、尿道支撑架或耻骨上膀胱造瘘术，术后则应指导患者选用适合的集尿器并指导患者学会观察尿液变化。

大便排便康复早期，要指导患者学会坐在马桶上自己注入开塞露，便后清洁肛门，在医师指导下使用缓泻剂有利于大便排出。

骶髓以上脊髓损伤患者伤后出现高张力、高反射的痉挛性膀胱。最新治疗行 S$_{2\sim4}$前根植入刺激器及骶神经后根切断，依靠电刺激 S$_{2\sim4}$前根及膀胱顺应性的提高，85% 以上的患者可以获得自主控制性排尿，有效根除了尿失禁。术后患者的残余尿量明显减少，加之解除了膀胱的高张状态，提高了膀胱的顺应性，使尿液逆流得以根除，患者术后泌尿系感染、尿毒症发生显著降低，生活质量明显提高。

② 康复训练：卧床时进行半卧位训练，摇起上半身从 30°渐抬高至 80°左右，以利于防治直立性低血压。后进行站立斜床训练，训练时双下肢绑弹性绷带。

③ 防止压疮：轴向翻身，坐轮椅的患者嘱其每半个小时抬高臀部一次，卧床时一定要用软垫垫起骨突起部分，定时翻身。有条件者可选用防压疮床垫。

④ 呼吸训练：鼓励患者多做深呼吸运动，体位引流排痰，教会家属叩击胸背部协助排痰。高位颈

髓损伤患者应戒烟,防止上呼吸道感染。病房必须配备呼吸骤停抢救器械,床旁负压吸引器要保证处于完好状态。

⑤ 消化系统及营养:要注意患者饮食结构合理,与营养师合作,制订适合患者的食谱。保证足够营养和维生素的摄入,多吃富含纤维素的食物以利排便。需注意加强钙的摄入,防止骨质疏松。

⑥ 轮椅、拐杖及矫形支具的使用:协助患者在物理治疗师、作业治疗师指导下完成从床至轮椅、从轮椅至厕所马桶等的转移动作;佩戴矫形器,使用拐杖。

⑦ 心理康复:脊髓损伤患者心理适应是一个痛苦、复杂的过程,要成为患者的知心朋友,而不要以一种简单的同情心去对待患者,更不能居高临下以指导者身份出现。要深入地了解患者个人、事业、家庭、社会、经济等各方面情况,在心理医师指导下细心地做好心理工作,及时向医师、心理医师反映患者心理状态,患者有自杀等危险倾向时,要及时处理。

⑧ 日常生活动作和文体活动训练:按阶段在指定时间内完成各种生活动作的训练,这是回归家庭和社会的重要前提。配合文体训练师,鼓励患者多参加各种文体活动。

(3) 脊髓损伤并发症的康复:脊髓损伤并发症的康复是脊髓损伤中晚期护理的重要内容。

① 压疮的防护:脊髓损伤患者不论是卧床还是坐轮椅都应注意压疮的防护。

② 深静脉血栓形成的防治:嘱患者卧床抬高患肢,如果有深静脉血栓形成2周内减少患肢活动,以防止血栓脱落。B超检查观察血栓位置、大小和变化。患肢的被动活动要轻柔,患肢不可做静脉输液。使用溶栓或抗凝剂时,要加强巡视和护理,防止肺栓塞出现。鼓励患者适当增加饮水,防止脱水或其他原因引起血液浓缩。严密观察患肢肿胀程度和变化,并进行测量和记录。

③ 自主神经反射亢进的处理:胸6以上脊髓损伤患者易出现自主神经反射亢进,表现为面色潮红、出汗、头痛、缓脉、血压升高、烦躁不安等。发现后要及时寻找原因,常见的原因有膀胱过度充盈;尿管插入过深或有梗阻;直肠内有大量粪块未排出;残肢部分位置不当、压迫、外伤或骨折;压疮或深部感染;发现问题后应及时解决。

④ 肢体痉挛的康复:上胸段损伤及颈髓损伤的患者易出现痉挛状态,严重影响患者日常生活。要配合改变常规训练方法,避免过度关节活动,以免痉挛过度引起肌肉拉伤、撕裂伤。应用抗痉挛药物时,

观察患者有无嗜睡、乏力、腹痛等不良反应并及时通报医师。转移活动时要保护好患者,避免跌伤。

⑤ 泌尿系感染的处理:鼓励患者多饮水,多吃有营养和富含维生素食物。开放留置导尿管,注意观察体温和尿液的变化并做好护理记录。进行尿常规和尿培养检查,合理使用抗生素。

⑥ 残肢痛的处理:脊髓损伤患者的残肢痛大多由于中枢性疼痛引起,也可能存在局部原因。要观察患者疼痛发作时间、部位、性质、止痛有效的方法,按医嘱治疗后要观察疗效。还应解除心理压力,以减少疼痛发作。

⑦ 骨质疏松及异位骨化的处理:脊髓损伤患者瘫痪后长期卧床,导致骨钙丢失,出现骨质疏松。站立训练,每日应不少于2小时;指导患者在饮食和药物中适当补充钙,并多到户外活动。骨质疏松症患者在体位变化、穿脱衣裤及被动活动时都应动作轻柔,以防引起病理性骨折,更应避免坠床和跌伤。

异位骨化多发生于髋关节前、内侧,严重时可以影响关节正常活动,使髋关节屈曲困难,导致患者穿脱裤子、鞋袜、转移动作、坐轮椅等出现困难。预防异位骨化的发生,应嘱患者家属在髋关节被动运动时不要过度用力,尤其不能过度屈伸。每日在关节正常活动范围轻轻活动几次即可,康复训练也应注意这一点。

第四节　脊柱侧凸的康复

一、康复治疗机制

1. 通过肌力训练增加维持脊柱姿势肌肉的力量,主要是凸侧骶棘肌、腹肌、腰大肌和腰方肌的肌力,同时牵伸凹侧挛缩的软组织,调整肌力平衡,改善脊柱的柔韧性,矫正功能性侧凸并防止进一步发展。

2. 主动姿势训练,结合肌电生物反馈纠正不正确的姿势,养成维持正确姿势的习惯,预防及纠正姿势性等非结构性脊柱侧弯。

3. 主动肌肉训练配合支架治疗,防止长期佩戴所致躯干肌萎缩性侧凹,防止其发展。

4. 改善肺功能,增加肺活量和胸廓扩张度。

二、康复治疗方法

1. 被动牵拉和主动运动

(1) 牵拉凹侧挛缩组织:脊柱侧弯矫正体操通

过上下肢运动引起的肩带和骨盆活动,带动脊柱产生与其凹侧相反、凸侧方向相同的侧屈活动,使得凹侧挛缩的组织受到牵拉,矫正脊柱侧弯程度。

(2) 选择性增强凸侧骶棘肌、腹肌、腰大肌和腰方肌的肌肉力量,平衡脊柱两旁肌肉力量,维持脊柱姿势。

2. 增加脊柱的稳定性　胸廓的肋间隙由不同走向的肋间肌和韧带紧密连接,因而肋弓有力地阻止了胸椎的侧弯。腹部前方和侧方的肌肉对腰椎稳定性起重要作用,在脊柱侧弯凸侧进行电刺激,改善该侧肋间肌和腹壁肌群的肌力,增加脊柱的稳定性,减轻脊柱侧弯和旋转的程度。

3. "三点"矫正原理　脊柱侧弯的椎间隙不对称,椎体、椎间盘的承重两侧也不对称。在脊柱凸侧最高部位和凹侧的两端"三点"施加压力,以减轻椎体、椎间盘两端的不平衡受力,达到矫正脊柱侧弯和旋转畸形的目的。

4. 康复治疗具体方法

(1) 脊柱侧弯矫正操:以胸向左凸腰向右凸为例,分为仰卧或俯卧位两组动作,可以在床上或垫上进行,每一动作 5~10 分钟,重复 20~30 次,直至肌肉疲劳。每日练习 1~2 次,坚持至骨成熟。若为胸向右凸腰向左凸,则图中左右动作方向需要颠倒过来。

(2) 爬行练习:肩带及骨盆带的运动可以影响脊柱,如抬左上肢可使胸椎左侧弯,矫正胸椎右侧弯,提右下肢可使骨盆左倾腰椎右凸,矫正腰椎右凸。若为胸椎右侧弯,练习时左臂右腿尽力向前爬,右臂左腿跟进,但不超过左臂和右腿,前进方向向右环形,其他部位及方向的侧弯依此方法设计动作。

(3) 自身抗阻及借助重力的练习:根据力学原理,矫正侧弯可用两种方法:一是在曲线顶端施加水平方向的推压力;一是在曲线的两端加以轴向拉张力。患者可用双上肢加力,借助石膏对抗及借助重力训练矫正侧弯,每一动作 5~10 分钟,重复 20~30 次。

(4) 矫正支具:矫正支具主要用于侧弯角度在 20°~40°,畸形尚不固定的未成年患者。主要目的为防止畸形的进一步加重,而不是矫正畸形。较早流行使用 Milwaukee 支架,由于长期穿戴后其枕颌托可妨碍下颌骨的发育而致颌面部畸形,现已较少使用。而改为应用改良的高温塑料贴身支具,主要用于治疗胸椎以下的侧弯畸形。其固定范围为上起自腋下,下达臀部,在穿戴支具期间要坚持运动治疗。

(5) 电刺激疗法:Bobechko 等通过动物实验发现,电刺激能改变椎旁肌肉中肌纤维的比例,使红肌纤维增多而白肌纤维减少,从而改变脊柱的生长方向。临床使用 0~50mA、50Hz 可调脉冲电流,电极分别置于凸侧顶椎上下对称部位,每刺激 5~6 分钟,休息 5~6 分钟,每晚刺激 8 小时,至青春快速生长期为止,发现畸形角度 <30°者,83% 畸形改善 >5°;畸形角度 >30°者,29% 改善。北京协和医院报道使用国产环通道电刺激仪也取得了相似的结果。

第五节　脊髓损伤晚期功能重建

一、上肢与手的运动功能重建

脊髓损伤后利用残存肌肉或未受累的肌肉重建上肢与手的运动功能对于提高患者的生活质量有着重要意义。但是,脊髓损伤后的上肢与手的运动功能重建与周围神经损伤或小儿麻痹的功能重建有着很大区别。首先脊髓损伤四肢瘫患者的残存肌肉较少,皮肤感觉及肢体的本体感觉丧失或减退,关节稳定性差,而且重建手术后还需要一段较长时间的康复训练过程。因此,脊髓损伤上肢与手的功能重建效果较周围神经损伤或小儿麻痹的功能重建要差,要严格掌握适应证。

(一) 上肢与手的运动功能重建适应证

1. 颈髓损伤时间 >1 年,神经恢复停滞。
2. 重建关节的部位无严重肌肉痉挛。
3. 重建肢体无痛性感觉过敏。
4. 手术后能够主动配合康复训练。

(二) 常见上肢与手的运动功能重建方法

脊髓损伤后上肢与手的运动功能重建的目的是,尽量恢复患者上肢与手的日常生活能力。最主要的是伸肘功能重建及拇指侧捏力功能重建,在此基础上可进一步考虑伸腕功能重建,拇指对掌功能重建和手指握力重建。重建术主要为肌肉肌腱转位术、肌腱固定术。具体简介如下:

1. 伸肘功能重建　以三角肌后部移位重建肱三头肌功能,常见手术方法有:①Moberg 法:取伸趾肌腱桥接三角肌后部与肱三头肌肌腱;②Freehafer 法:取胫前肌腱桥接三角肌后部与肱三头肌肌腱;③Castro-Sierra 法:游离肱三头肌肌腱中央部分下端连同尺骨鹰嘴小骨片向下翻转与三角肌后部缝合。

2. 伸腕功能重建　常见手术方法为肱桡肌移位代桡侧伸腕短肌。

3. 拇指侧捏力功能重建　常见手术方法有：①Moberg 法：桡骨下端作屈拇长肌肌腱固定术；拇指指间关节克氏针固定，掌指关节环状韧带松解；掌指关节被动屈曲 >45° 时将伸拇短肌近端于第 1 掌骨作肌腱固定术；②House 法：大多角骨与第 1 掌骨于伸 20°~50°、外展 40°~45° 并轻度旋前位融合；肱三头肌肌腱固定于桡骨下端；肱桡肌移位或桡侧伸腕长肌转位至屈拇长肌。

4. 拇指对掌功能重建　常见手术方法为Freehafer 法，将环指屈指浅肌肌腱转位至外展拇短肌，以腕横韧带远侧与掌腱膜交界处为滑车；将肱桡肌或旋前圆肌转位至环指屈指浅肌肌腱。

5. 手指握力重建　常见手术方法为将肱桡肌或桡侧伸腕长肌肌腱转位至第 2~5 指屈指深肌肌腱。

二、膀胱功能重建

骶髓以上脊髓损伤患者有 85% 于伤后出现高张力、高反射的痉挛性膀胱。膀胱容量减少，残余尿量增加，反射性尿失禁，出现膀胱贮尿及排尿双重功能障碍。由于易并发尿路感染，加之膀胱内压增高引起尿液的膀胱 - 输尿管反流，最终造成肾衰竭，是脊髓损伤患者的第 1 位死因。自 20 世纪四五十年代以来，学者们一直致力于电刺激排尿的研究，1976 年英国的 Brindley 在动物研究成功的基础上成功地将 Brindley 骶神经前根刺激器应用于人体才揭开了电刺激排尿临床应用的新篇章。Brindley 技术包括 Brindley 骶神经前根刺激器 + 骶神经后根切断术。

（一）适应证

1. 完全性脊髓损伤　T_{10} 以上完全性脊髓损伤并痉挛性膀胱者有手术适应证。伴有反复或慢性尿路感染、膀胱输尿管反流的患者；有膀胱或直肠激发存在自主神经反射不良的患者；无反射性阴茎勃起的男性患者更为适合。患者手部具有握持功能，否则尚需他人帮助操作体外控制器。

患者支配膀胱的传出神经功能必须存在，临床可通过检查踝反射、球海绵体反射、肛门反射及勃起反射来确认。如果上述反射有 3 个以上存在而膀胱逼尿肌收缩期压力增加 35cm 水柱（女性），50cm 水柱（男性）以上，则说明传出神经功能存在。

2. 患者的一般情况较好可以耐受手术，无骶部褥疮。

（二）重建手术时间

男性受伤 9 个月，女性可以稍提前，因为女性缺乏合适的体外集尿装置，而且骶 $_{2~4}$ 神经后根切断后对性功能影响小。重建最晚时间不受限，有伤后 28 年、30 年手术成功的报道。

（周谋望）

参 考 文 献

1. 周天健，李建军．脊柱脊髓损伤——现代康复与治疗．北京：人民卫生出版社，2006：1154-1185
2. 周谋望，陈亚平，杨延砚，等．Brindley 技术重建脊髓损伤后膀胱功能的应用现状及其进展．中国脊柱脊髓杂志，2004，14（9）：566-568
3. Aart JK，Cuno SU，Marianne AV，et al. Home uroflowmetry biofeedback in behavioral training for dysfunctional voiding in school-age children：a randomized controlled study. J Urol，2006，175（6）：2263-2268
4. Kathryn LB，Patricia SG，Donald AU，et al. Preoperative biofeedback assisted behavioral training to decrease post-prostatectomy incontinence：a randomized，controlled trial. J Urol，2006，175（1）：196-201
5. Vignes JR，Seze M，Sesay M，et al. Anterior sacral root stimulation with dorsal rhizotomy（Brindley technique）. Neurochirurgie，2003，49（2-3 Pt 2）：383-394

第十四章

脊柱疾患治疗结果的评估

第一节 脊柱疾患治疗结果 评估方法的演变

一、治疗结果评估发展的背景

随着脊柱疾患手术治疗技术的发展，产生了一系列相应的疗效评估方法和评估体系。脊柱疾患治疗的目的主要是解除患者的临床症状并维持或恢复脊柱的生理状态和解剖学结构。因此，长期以来，脊柱疾患的疗效评价一直针对上述治疗目的采用不同的方法来实现，并在临床实践中不断地加以完善。这些方法分别从不同角度对脊柱疾患治疗后的生理功能、脊髓和神经功能、日常生活功能障碍等方面进行了评价，在疗效判断、临床研究交流等方面起到了积极的作用。近年来，随着外科治疗水平的提高和医学模式的转变，以生存质量评价在内的一些更加以患者为中心的评估方法在临床中得到了越来越多地应用，"以患者为中心"的趋势愈发明显。

最初，脊柱疾患的疗效评估多侧重于物理、生理及解剖学角度。临床上使用 X 线平片、CT 等观察椎间隙高度、脊柱曲度的变化和植骨融合情况，或通过脊柱过伸过屈位 X 线片观察稳定性。White和 Panjabi 从生物力学的角度提出了不稳定的概念，临床上常用的诊断标准是放射线检查：如相邻颈椎间的水平滑移大于 3.5mm 和（或）成角大于 11°。Bohlman 提出 X 线判断植骨融合标准：正侧位 X 线显示椎间盘间隙有骨小梁生长连接，屈伸位 X 线融合处无活动。脊柱活动度（ROM）的测量是一种常用的方法。以颈椎为例，ROM 测量包括屈伸、左右旋转、左右侧屈。最常用的方法是通过肉眼观察，嘱患者将下颌贴近胸部再昂头看天花板以评定颈椎屈

伸，用肩去碰耳朵以评定侧屈，将颈转向肩以评定旋转。由于随年龄的增长 ROM 会减小，因此确定正常 ROM 时应考虑年龄因素。除上述简单的 ROM 测量方法外，还有更客观、精确的测定方法：如已被广泛应用于临床的单、双倾角器和量角器。MRI 的应用为脊柱疾患的诊断提供了清晰的图像，术后可以直观地了解到脊髓、神经根减压的效果。以上这些评估资料长时间被认为是"硬资料"（hard data），应该客观地反映了脊柱疾患的治疗效果。但是，随着对这些"硬资料"临床实际价值研究的不断深入，发现其与患者对治疗结果主观感受的相关性并不高。Deyo 研究下腰痛患者疗效评估结果显示，术后患者腰椎前屈活动度、直腿抬高试验与患者对疗效的实际感受只有中度相关性。

为了完善治疗对患者症状改善效果的评价，出现了一系列针对临床症状及相关功能障碍（如疼痛的缓解、神经功能障碍的改善）的评估方法。例如，评价疼痛程度的视觉模拟评分法（visual analog scale，VAS）、腰椎 Oswestry 功能障碍量表（oswestry disability index，ODI），以及评价颈脊髓功能的日本骨科协会 17 分法（JOA 17 分法）等。这些方法注重了功能的改善，临床应用比较简单，用来评价治疗后的结果，提供了不同治疗彼此比较的根据。但是，它们依然存在不同程度的缺陷：一方面，指标的全面性或精确性和可重复性都存在不足（例如，JOA 17 分法没有强化上肢，尤其是手的运动功能评价，而实际生活中手的功能对患者的生活质量有直接影响）；另一方面，症状及相关功能评价结果与患者的主观感受间存在差异。

随着脊柱疾患治疗水平的不断提高，无论何种术式，在去除致病因素方面都取得了令人满意的效果。但是，在临床实际工作当中，有很多患者术后

使用常用的生理、解剖学以及脊髓功能评价都得到非常理想的结果，如术后平片提示骨性压迫解除彻底、曲度恢复正常，MRI 显示脊髓充分减压，但是随访时患者仍然对术后的生活质量不满意，即症状缓解程度与患者治疗后获得的功能状态不一致。这是为什么呢？症状是患者对"异常的躯体、情绪或认知状态"的主观体验；而功能状态是指个体能满足基本日常生存需要，履行各种社会关系及家庭角色和义务，保持幸福和健康的心情与体魄等一系列日常生活的能力。其包括了以下两方面内容：功能能力（functional capacity）和功能表现（functional performance）。功能能力表示一个人在躯体、生理、社会和精神方面完成日常活动的最大能力；而功能表现是指人们在日常生存中实际完成的活动，可通过极限运动试验来检测个体功能能力的大小，通过日常生活的自评来反映功能表现的好坏。所以，现在越来越多的脊柱外科医师意识到，患者治疗脊柱疾患的目的不再仅仅是去除病痛和改善功能障碍，也要求心理上的舒适和健全，能够更好地恢复健康生活的状态和能力。因此，以生活质量评估为代表的"患者主观性评估"在脊柱疾患疗效评估体系中的位置越来越重要。

生存质量（quality of life，QoL）的研究起源于 20 世纪 30 年代的美国，20 世纪 70 年代末开始在医学领域备受瞩目。关于生存质量的概念目前还没有一个公认的定义，1993 年世界卫生组织生存质量研究组提出的定义为：生存质量是不同文化和价值体系中的个体对于他们的目标、期望、标准以及所关心的事情有关的生存状况的体验。同时强调对自身价值和自我实现的认知以及对社会的责任和义务。该研究组还制订并通过了生存质量评价的一般准则，主要包括五大要素，即身体功能、心理状态、生活能力、社会关系和环境。生存质量评价的应用，是健康测量发生了从物质到精神，从客观到主观的转变，生存质量的评价不仅从人的生物属性出发，而且将人作为社会的人来对待，重视了人的社会性和心理状况，充分反映了健康与人的生理、心理和社会之间存在着密切的关系。

生存质量评价目前多选用量表测定，由患者和医务工作者完成。其测评具有以下特点：①多维性；②包含正向与负向指标：既从负向评价健康状况，也从正向方面反映健康；③生存质量注重主观感觉：通过对主观感觉的测量，可以获得如疼痛、情绪、满意度、健康的自我评价等信息，而这些都是用其他的基于生物医学模式检查方法所不能获得的；④在实际应用中多采用自评的方式；⑤具有时相性，它随着时间变化而变化。

生存质量评价来自于患者对治疗后各种体验的主观描述，受个体表达能力、心理因素、社会因素等多方面的影响，它的客观性、重要性、有效性常常受到质疑，相对于前文中的"硬资料"，被称为"软资料"（soft data）。随着研究的不断深入，"软资料"评定脊柱疾患治疗效果的可重复性、有效性或精确性，以及指标内容、评价方法与技术的实用性都作了很多与"硬资料"的对比研究，均得到了肯定的结论并已广泛地在临床中开始应用。SF-36 是最为常用的生存质量评价量表，它涵盖了健康相关生存质量的 8 个方面：生理功能、生理职能、躯体疼痛、总体健康、活力、社会功能、情感职能和精神健康，每项满分为 100 分，得分越高，代表相应维度的生存质量越好，并且还可以基于人群常模将上述 8 个维度归纳计算为生理、心理两个方面进行比较。King 等已经证实使用 SF-36 对脊髓型颈椎病患者进行生存质量评价具有良好的信度和效度，并且近年还有学者研究使用更加简洁的 SF-12 量表（尚没有相应的中文版本）来代替 SF-36 对脊髓型颈椎病患者进行评价，既可获得同样可信的结果，还更加节省评价时间。

鉴于不同的疗效评估方法从不同的角度、适合不同的人群，故目前临床中没有一种方法可以就某一种脊柱疾患做出全面的评估，在实际应用中都是同时选取几种方法。但是，不同评价方法中的若干条目又存在彼此交叉的现象，例如 SF-36 与颈椎相关功能障碍量表（neck disability index，NDI）中都有关于疼痛对日常生活影响程度的评价，这就降低了评估的效率，增加了实际应用中的操作成本。为此，进入 21 世纪后，很多学者都开始了相关研究，整合不同的评估方法，建立独立、可行性高、具有可信度的评价体系，不再是若干评估方法简单地累加。这样既保证了疗效评价的全面性，也提高了可操作性。

二、治疗结果评估体系的要求

（一）内容要求

脊柱疾患全面的疗效评价体系既应该从医师专业的角度客观评价术后脊柱生理学、功能学的改善；也应同时反映出从患者角度出发的，对治疗后生理、心理及社会功能状态变化的主观感受。具体如下：

1. 临床症状及相关功能障碍评估　①疼痛评

估(含疼痛对患者日常生活能力影响评估);②脊髓、神经功能障碍评估;③性功能评估。

2. 影像学评估。

3. 患者主观疗效评估 ①生活质量评估;②治疗满意度评估。

(二)性质要求

任何一种疗效评估方法的结果是否可信非常重要,在设计和提出某一种评估方法的时候就需要经过严格的统计学检验,具有良好的可行性、信度、效度、反应度的评估量表才能够在临床中应用。

1. 可行性 即量表的适用性,指测定者按要求完成量表的程度。常用接受率(>85%)、完成率(>85%)、完成时间、患者对量表的理解程度和满意程度等来评价。量表指标应尽量减少,以保证患者有较高的依从性,如果依从性太低,则结果容易存在偏倚。提高依从性是评价成功的基础。在能够达到研究目的的前提下,应该选择那些简短、有效的量表或量表的组合。量表一般设置在 30 个条目左右,测试平均时间控制在 15~20 分钟以内则比较合适。多余的量表和问题条目不仅会使依从性下降,而且将带来多重比较和数据缺失的问题。在收集的量表中,若条目缺失比例占 10% 以上时,则将该份量表作为无效量表处理;若研究对象中无效量表所占的比例超过 25%,则表明整个数据资料的质量较差。

2. 信度 指测定过程中的随机误差量,是被测定者在完成量表操作中的随机误差,为评估量表所测试结果的可靠程度或可重复的程度。信度检验主要包括:

(1)重测信度:对于相同对象用同一量表采用调查-再调查的方法,其中间隔适当的天数,然后分别就两次的结果进行一致性分析。在临床研究中,重测信度应在 0.70 以上。

(2)分半信度:测试各条目间内在的一致性程度。

(3)克朗巴赫系数 α:表示量表的内在一致性。克朗巴赫系数 α 应 >0.8,表明条目间内在的一致性较好。

3. 效度 是量表所测试的结果符合被测者的真实程度。信度是量表本身的自我比较,而效度则是量表与外部标准(包括其他已被证明有效的工具)之间关系的评价。效度可分为:

(1)内容效度:指量表的每一条目能否反映所想表达的内容,即受试者的理想是否与量表设计者的想象一致。内容效度的评估主要通过经验判断来进行。

(2)准则关联效度:又称经验效度或统计效度(测验效度)。包括同时效度和预测效度,前者实际上是间隔时间为零的预测效度。两者都以测验分数和效度标准之间的相关系数来表示。预测效度是评定中最重要的、也是要求最为严格的指标。

(3)结构效度:指量表结构与测定结果吻合的程度。

(4)表面效度:是指在采用者(主试)或被试者的主观认识上觉得工具有效的程度,不能算是真正的效度检验。

4. 反应度 是指一份量表能否检测出评估内容微小变化的能力,实际上反应度也是效度的一种。

(三)标准化要求

对于测量的基本要求是准确、可靠。为了减少误差,就要控制无关因素对测量的影响,这个控制的过程,称作标准化。具体包括以下几方面的标准化:内容、测试过程、评分、常模、使用说明。

1. 内容标准化 标准化的首要条件,是对所有受测对象采用相同的或等值的量表。测验的内容不同,所得的结果便无法比较。

2. 测试过程标准化 测试过程的条件需相同。尽管对于所有的受测者使用了相同的量表,但如果在施测时各行其是,所得的分数也不能进行比较。为了使测验条件相同,必须有统一的指导语和时间限制。

3. 评分 评分的客观性意味着在两个或两个以上的受过训练的评分者之间有一致性。只有当评分是客观的时候,才能够将分数的差异完全归诸受测者的差异。

4. 常模 在传统心理测验中,将个人所得的分数与代表一般人同类行为的分数相比较,以判别其所得分数的高低。此处所指的"代表一般人同类行为的分数",即为"常模"。因此,常模是供比较的标准常数,由标准化样本的测试结果计算而来的。

5. 使用说明 为使量表能够合理地实施与应用,在正式量表编写完成后,还要编制一份说明书,就下列问题作出详尽而明确的说明:本量表的目的和功用;编制量表的理论背景以及选择题目的根据;量表的实施方法、时间及注意事项。

三、新评估体系建立的意义

(一)医学模式发展的必然要求

当今医学模式已从单纯的生物医学模式转变

为生物 - 心理 - 社会医学模式。人们熟悉到医学研究的对象是人,除了要考虑其生物性外,还必须考虑其心理因素和社会因素。对于脊柱疾患,尤其是退行性疾患来讲,患者的临床症状多是影响了其生活能力和质量,很少危及生命。因此,治疗的目的应更加注重提高患者治疗后的生存质量,而不仅是去除疼痛与改善神经功能障碍。随着脊柱外科对脊柱疾患治疗水平的不断提高,治疗后对患者生理、心理、社会功能的综合效果日益受到重视,故疗效的评价更加重视人的自然性与社会性、疾病的生理性与社会心理性之间的统一。在这样的背景下,在原有客观疗效评估的基础上,增加体现患者治疗后对疗效的主观感受评估,科学地建立新的更加完善的评估体系,与新的医学模式相适应就显得非常有必要。

(二) 治疗方法与技术价值的全面体现

随着健康观的变化,医学模式的转变,使人们治疗脊柱疾患的目的不再仅仅是去除病痛,而是要能够完全恢复健康生活的状态和能力。正是在这种观念下,在手术治疗领域产生很多新方法或者对原有的手术方式进行了改进,如非融合技术、微创技术,还有为减少术后轴性症状而对传统颈后路手术术式的改进等等。这种突出以患者为治疗过程的核心、更加全面地评价术后患者的生活状态和社会适应能力的观点,既是这些新技术、新方法应用或研究的出发点,也应作为衡量其结果的归宿。

遗憾的是,我国在新技术、新方法的疗效评价领域的认识较之国际上仍较为滞后。笔者对比分析了国内和国际学术界关于颈椎病非融合手术治疗结果评价方法选择上的异同:检索国内外脊柱外科领域具有重要影响力的专业期刊(国内为:《中国脊柱脊髓杂志》、《中华骨科杂志》、《中华外科杂志》、《脊柱外科杂志》、《颈腰痛杂志》、《临床骨科杂志》;国外为:*Spine*、*European Spine Journal*、*Neurosurgery*、*Journal of Bone and Joint Surgery*)2003 年至 2007 年6 月关于"颈椎人工椎间盘置换"的相关文献。结果显示,9 篇国内非融合技术的研究没有 1 篇采用了反映患者主观感受的评价方法,仍然以神经功能和颈椎生理功能评价为主(图 14-1-1);而国外 18 篇研究则选择了包括症状、神经功能、颈椎生理功能及患者健康相关生活质量评价在内的综合评价体系(图 14-1-2)。由此可见,我国在全面评价脊柱疾患疗效的观念方面与国外仍有较大的差距,而包括生存

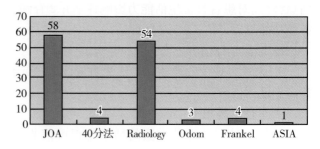

图 14-1-1　国内颈椎病外科治疗疗效评价方法选择

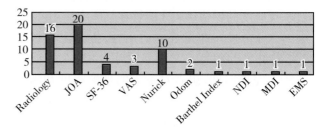

图 14-1-2　国外颈椎病外科治疗疗效评价方法选择

质量评价在内的综合评价体系应是我国脊柱疾患治疗效果评价的发展方向。

第二节　脊柱疾患常用疗效评估方法

一、临床症状及相关功能障碍评估

(一) 脊髓、神经功能障碍评估

1. JOA 17 分法及其修订版本　日本骨科学会(JOA)于 1975 年公布了第 1 版总分为 17 分的颈椎病脊髓功能评价法(JOA 17 分法),此法评价的项目比较全面,包括了上肢功能、下肢功能、感觉障碍及膀胱功能,分别进行计分,便于进行简单的统计学分析,基本上能客观地对脊髓型颈椎病的脊髓功能做出评价,便于研究和交流,是目前全球范围被广泛使用的评价方法(表 14-2-1)。在 30 余年的时间里,日本骨科协会根据评分本身和人群差异性对评分法进行了修订。1994 年提出的修订版本,旨在保证使用便捷的前提下使评估更加细致准确(表 14-2-2)。每个部分的赋分、总分、各部分所占比例及划分依据的解剖法则不变;原评分以"1"分为单位,不能体现更加精细的区别,修订版本的运动和感觉评价部分均改为以"0.5"分为评分单位;此外,修订版本将肩、肘功能单独列出评价(通过三角肌和肱二头肌肌力评价体现)。由于不能将总分改变,因此若有异常为负分。

表 14-2-1　JOA 17 分法

评 分 项 目	评 分 项 目
Ⅰ. 上肢运动功能(4分)	正常(4分)
自己不能够持筷,或者持勺进餐(0分)	Ⅲ. 感觉(6分)＝上肢、下肢、躯干各2分,分开评定
能够持勺,但是不能够持筷(1分)	明显感觉障碍(0分)
虽然手不灵活,但是能够持筷(2分)	有轻度感觉障碍(1分)
能够持筷,以及做一般家务劳动,但是手笨(3分)	正常(2分)
正常(4分)	Ⅳ. 膀胱功能(3分)
Ⅱ. 下肢运动功能(4分)	尿潴留(0分)
不能行走(0分)	高度排尿困难,排尿费力,尿失禁或者淋漓(1分)
即使在平地行走,也需要用支持物(1分)	轻度排尿困难,尿频(2分)
在平地行走,可以不用支持物,但是上楼时需要(2分)	正常(3分)
平地或者上楼行走不用支持物,但是下肢不灵活(3分)	

备注:改善率 =【(术后评分 – 术前评分)/(17– 术前评分)】×100%

表 14-2-2　JOA 评分(1994 年修订版)

评 分 项 目	评 分 项 目
A. 运动功能	＊ 只有正常感觉的60%或以下和(或)中度的疼痛及麻木感　(1分)
Ⅰ. 手指	＊ 只有轻微的麻木感(触觉正常)　(1.5分)
＊ 自己不能使用任何餐具,包括筷子、勺或叉子自己进食,和(或)不能系纽扣　(0分)	＊ 正常　(2分)
＊ 不能用筷子、写字,能勉强用勺子和刀叉　(1分)	Ⅱ. 躯干
＊ 能用筷子夹大块食物,能很勉强写字,能系大的衣扣　(2分)	＊ 触痛觉完全消失　(0分)
＊ 能用筷子,写字不利索,能系纽扣　(3分)	＊ 只有正常感觉的50%或以下和(或)严重的疼痛及麻木感　(0.5分)
＊ 正常　(4分)	＊ 只有正常感觉的60%或以下和(或)中度的疼痛及麻木感　(1分)
Ⅱ. 肩、肘关节:使用6级肌力评价法(MMT)评价三角肌和肱二头肌肌力,选择较弱的一块记录	＊ 只有轻微的麻木感(触觉正常)　(1.5分)
＊ 三角肌或肱二头肌肌力≤2级　(–2分)	＊ 正常　(2分)
＊ 三角肌或肱二头肌肌力 =3级　(–1分)	Ⅲ. 下肢
＊ 三角肌或肱二头肌肌力 =4级　(–0.5分)	＊ 触痛觉完全消失　(0分)
＊ 三角肌或肱二头肌肌力 =5级　(0分)	＊ 只有正常感觉的50%或以下和(或)严重的疼痛及麻木感　(0.5分)
Ⅲ. 下肢	＊ 只有正常感觉的60%或以下和(或)中度的疼痛及麻木感　(1分)
＊ 不能独立站立和行走　(0分)	＊ 只有轻微的麻木感(触觉正常)　(1.5分)
＊ 能站立,但不能行走　(0.5分)	＊ 正常　(2分)
＊ 走平地需要扶拐杖或其他支持物才能行走　(1分)	**C. 膀胱功能**
＊ 走平地不用扶持,但步态不稳　(1.5分)	＊ 尿潴留和(或)尿失禁　(0分)
＊ 走平地不要扶持,但上楼梯时必须用手抓栏杆　(2分)	＊ 排尿费力和(或)排尿不尽感、排尿时间延长、尿痛和(或)不全性尿失禁　(1分)
＊ 能自己上楼,只在下楼梯时必须用手抓栏杆　(2.5分)	＊ 轻度排尿困难,尿频　(2分)
＊ 能快步行走,但不利索,步态较笨　(3分)	＊ 正常　(3分)
＊ 正常　(4分)	
B. 感觉功能	
Ⅰ. 上肢	
＊ 触痛觉完全消失　(0分)	
＊ 只有正常感觉的50%或以下和(或)严重的疼痛及麻木感　(0.5分)	

备注:

(1) 当选择在两个得分之间时,应选择较低的得分;当左右两侧神经障碍不同时,应记录较低得分侧分值

(2) 术后改善率 =【(术后评分 – 术前评分)/(17– 术前评分)】×100%

(3) JOA 评分改善率 >85% 为优,60%~84% 为良,25%~59% 为可,0%~24% 或 JOA 评分低于术前的为差

2. 北京大学第三医院 40 分法　JOA 评分法存在一定的不足,如不区分左右侧;评分档次偏少,偏差 1 分即影响整体评价的 6%,误差率较高;上下肢评分相等,实际上上肢功能比下肢功能更重要;双上肢一起评分不严谨,因为患者双上肢功能可能差异很大;感觉评分所占比重大于上下肢运动评分,这与我国以社会功能障碍为主的评定原则相悖。

鉴于 JOA 17 分法的缺陷,北京大学第三医院王立舜等在 1991 年提出了基于 JOA 17 法的我国改良 40 分法(表 14-2-3),并在 1992 年第 2 次全国颈椎病专题座谈会上向全国推广。该评分将双上肢运动分别评分,而双下肢进行整体评分并且强调了上肢功能重于下肢的想法,同时该评分以 10 分为一级,将脊髓损害所造成的残疾分为 4 个等级,与中国残疾人联合会制订的肢体残疾者整体功能评价相一致,对脊髓病造成的功能残疾程度起到参考作用。

表 14-2-3　北京大学第三医院 40 分法

检 查 内 容
Ⅰ. 上肢功能(左右分查,共 16 分)
无使用功能(0 分)
勉强握食品进餐,不能系扣写字(2 分)
能够持勺子进餐,勉强系扣,写字扭曲(4 分)
能够持筷子进餐,能系扣,但不灵活(6 分)
基本正常(8 分)
左:　　　　　右:
Ⅱ. 下肢功能(左右不分,共 12 分)
不能端坐或者站立(0 分)
能端坐,但是不能站立(2 分)
能站立,但是不能行走(4 分)
扶双拐或者需要他人搀扶,勉强行走(6 分)
扶单拐或扶梯上下楼行走(8 分)
能独立行走,跛行步态(10 分)
基本正常(12 分)
Ⅲ. 括约肌功能(共 6 分)
尿潴留,或者大小便失禁(0 分)
大小便困难,或者其他障碍(3 分)
基本正常(6 分)
Ⅳ. 四肢感觉(上下肢分查,共 4 分)
麻木疼痛紧缩沉重痛觉减退蚁走感或者烧灼感(0 分)
基本正常(2 分)
上肢:　　　　　下肢:
Ⅴ. 束带感觉(躯干部,共 2 分)
有紧束感觉(0 分)
基本正常(2 分)

备注:术后改善率=｛(术后评分－术前评分)/(40－术前评分)｝×100%

3. 欧洲脊髓病评价法(EMS)　该量表通过对步态、手部功能、本体觉和协调性、膀胱及括约肌功能、感觉五部分的评价反映脊髓功能,分为功能正常、轻度障碍、显著障碍和严重障碍 4 级(表 14-2-4)。

表 14-2-4　欧洲脊髓病评价法(EMS)

功　　能	评分
上运动神经元功能(步态)	
1. 不能行走,需要轮椅	1
2. 在平地行走需要拐杖或搀扶	2
3. 在上楼时需要他人帮助	3
4. 步态异常,但不需要别人帮助	4
5. 正常行走、上楼梯	5
下运动神经元功能(手的功能)	
1. 完全不能自行写字和吃饭	1
2. 写字和吃饭有一定的困难	2
3. 写字、系鞋带或领带有些笨拙	3
4. 正常写字	4
脊髓后柱功能(本体觉和协调性)	
1. 必须在他人协助下穿衣	1
2. 自己穿衣服动作缓慢、笨拙	2
3. 正常自己穿衣服	3
上运动神经元功能(膀胱及括约肌功能)	
1. 尿潴留或大小便失禁	1
2. 尿频或排尿困难	2
3. 大小便正常	3
颈神经后根功能(麻木或感觉障碍)	
1. 由于麻木、感觉障碍等对日常生活产生很大的影响	1
2. 可以忍受的感觉异常	2
3. 感觉正常	3

备注:总分 17~18:正常功能状态;13~16:轻度功能障碍(EMS Ⅰ级);9~12:显著功能障碍(EMS Ⅱ级);5~8:严重功能障碍(EMS Ⅲ级)

4. JOA 29 分法　该量表主要用于腰椎间盘突出症、腰椎管狭窄症等腰椎疾患的疗效评价,正常总分为 29 分(表 14-2-5)。该方法较为简洁明了,临床应用比较广泛。包括 3 个主观症状(9 分)、3 个临床体征(6 分)、7 个日常活动(14 分)及膀胱功能(正常 0 分,异常为负分)。

(二)疼痛评估

大多数的疼痛评价方法将疼痛定义为仅强度改变的单纯感觉,常用的有视觉模拟疼痛评分(visual analogue scale,VAS)、数字疼痛分级量表(numerical rating scale,NRS)和文字疼痛分级量表(verbal rating scale,VRS)等,其中以 VAS 使用最为广泛。但是,尽管强度无疑是疼痛的一个重要的元

表 14-2-5　JOA 29 分法

评 分 项 目			评分
下 腰 痛			
1	无		3
2	偶尔轻度疼痛		2
3	经常轻度或偶尔严重的疼痛		1
4	经常或者持续严重的疼痛		0
腿部的疼痛和(或)麻木感			
1	无		3
2	偶尔轻度疼痛		2
3	经常轻度或偶尔严重的疼痛		1
4	经常或者持续严重的疼痛		0
步 态			
1	正常		3
2	尽管出现疼痛、麻木或者无力,仍能行走超过500 米		2
3	由于出现疼痛、麻木或者无力,不能行走超过500 米		1
4	由于出现疼痛、麻木或者无力,不能行走超过100 米		0
直腿抬高试验			
1	阴性		2
2	30°~70°		1
3	小于 30°		0
感 觉 障 碍			
1	无		2
2	轻度障碍(主观感受不到)		1
3	明显障碍		0
运 动 障 碍			
1	正常(肌力 5 级)		2
2	轻度力弱(肌力 4 级)		1
3	明显力弱(肌力 0~3 级)		0
膀 胱 功 能			
1	正常		0
2	轻度排尿困难		-3
3	严重排尿困难(尿失禁或者尿潴留)		-6
项目	严重受限	中等受限	无受限
1 卧位翻身	0	1	2
2 站立	0	1	2
3 洗澡	0	1	2
4 弯腰	0	1	2
5 坐(约 1 小时)	0	1	2
6 举或拿物	0	1	2
7 行走	0	1	2
总 分			

备注:

(1) 改善率(Hirabayashi 法)=【(随访时评分 – 术前评分)/(29-术前评分)】×100%

(2) <10 分:差;10~15 分:中度;16~24 分:良好;25~29 分:优

素,然而,"疼痛"更是具有复杂、多变性质的主观感受。每个个体对疼痛的敏感性、耐受性有很大的差异,每一种疼痛都有其独特的特点。因此,多元的疼痛评价方法能够提供更加全面的信息,但比较复杂和费时。常用的方法有:McGill 疼痛量表及其改良版本(McGill pain questionnaire,MPQ)、疼痛差别描述量表(descriptor differential scale)等。

1. 视觉模拟疼痛评分(VAS)　该评分最早是由Huskission 在 20 世纪 70 年代提出的:一条长 10cm的直线,左端为 0 分,代表没有任何疼痛;右端为 10分,代表程度最强的疼痛,患者根据自己疼痛的程度在直线上进行标记,很多研究显示其具有很好的信度和效度。国内临床上通常采用中华医学会疼痛学会监制的 VAS 卡。在卡中心刻有数字的 10cm 长线上有可滑动的游标,两端分别表示"无痛"(0)和"最剧烈的疼痛"(10)。患者面对无刻度的一面,本人将游标放在当时最能代表疼痛程度的部位;医师面对有刻度的一面,并记录疼痛程度。

无痛 |—|—|—|—|—|—|—|—|—|—| 最剧烈的痛

2. 数字疼痛分级量表(NRS)　将疼痛程度用 0到 10 这 11 个数字表示。0 表示无痛,10 表示最痛。被测者根据个人疼痛感受在其中一个数字记号。

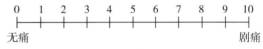

0:无痛;1~3:轻度疼痛;4~6:中度疼痛;7~10:重度疼痛

3. McGill 疼痛量表及其改良版本(MPQ)　1971年 Melzack 和 Torgerson 首先建立一种说明疼痛性质强度的评价方法。作为一种多因素疼痛调查评分方法,MPQ 的设计较为精密,重点观察疼痛及其性质、特点、强度和伴随状态以及疼痛治疗后患者所经历的各种复合因素及其相互关系。MPQ 采用的是调查表形式,表内附有 78 个用来描述各种疼痛的形容词汇,以强度递增的方式排列,分别为感觉类、情感类、评价类和非特异性类四类。MPQ 在临床使用中可测定有关疼痛的多种信息和因素,适用于临床科研工作或较为详细的疼痛调查工作,但对患者的要求较高,表中的词类比较抽象且相对复杂,有时患者难以理解,并且花费时间较多,所以临床应用中具有一定的局限性。1987 年 Melzack 在 McGill 疼痛评估原表的基础上提出一种简化的疼痛量表,成为一种简便实用的综合问卷,称为简式的 McGill疼痛问卷表(short-from of McGill pain questionnaire,SF-MPQ)。

（三）症状致日常生活能力障碍评估

1. Oswestry 功能障碍指数量表（ODI）　该量表于 1976 年由 Fairbank 等开始设计，经过多次修改后于 1980 年公开发表 ODI 1.0 版本，并在次年的巴黎国际腰椎研究协会会议上广泛推广（表 14-2-6）。ODI 量表简单易懂，通常患者能在 5 分钟内完成测试，并可在 1 分钟内计算出分数。ODI 共包括疼痛强度、个人生活自理能力、提物、步行、坐位、站立、干扰睡眠、性生活、社会生活及旅行等 10 项内容，其中每一项有 6 个备选答案（分值为 0~5 分，0 分表示无任何功能障碍，5 分表示出现明显功能障碍）。将 10 个项目的答案相应得分累加后，计算其占 10 项最高分合计（50 分）的百分比，即为 Oswestry 功能障碍指数，得分越高说明患者功能障碍越严重。

表 14-2-6　Oswestry 功能障碍指数量表（ODI）

1. 近几天疼痛的程度（腰背痛或腿痛） 　□ 无任何疼痛 　□ 有很轻微的痛 　□ 较明显的痛（中度） 　□ 明显的痛（相当严重） 　□ 严重的痛（非常严重） 　□ 痛得什么事也不能做

1. 近几天疼痛的程度（腰背痛或腿痛）
　□ 无任何疼痛
　□ 有很轻微的痛
　□ 较明显的痛（中度）
　□ 明显的痛（相当严重）
　□ 严重的痛（非常严重）
　□ 痛得什么事也不能做

2. 日常活动自理能力（洗漱、穿脱衣服等活动）
　□ 日常活动完全能自理，无任何腰背或腿痛
　□ 日常活动完全能自理，但腰背或腿疼痛较明显
　□ 日常活动虽然能自理，由于活动时腰背或腿痛加重，以致小心翼翼，动作缓慢
　□ 多数日常活动能自理，有的需要他人帮助
　□ 绝大多数的日常活动需要他人帮助
　□ 穿脱衣物、洗漱困难，只能躺在床上

3. 提物
　□ 提重物时并不导致疼痛（腰背或腿）
　□ 能提重物，但导致腰背或腿疼痛
　□ 由于腰背或腿痛，以致不能将地面上的重物拿起来，但是能拿起放在合适位置上的重物，比如桌面上的重物
　□ 由于腰背或腿痛，以致不能将地面上较重的物体拿起来，但是能拿起放在合适位置上较轻的物品，比如放在桌面上的
　□ 只能拿一点轻东西
　□ 任何东西都提不起来或拿不动

4. 行走
　□ 腰背或腿痛一点也不妨碍走多远
　□ 由于腰背或腿痛，最多只能走 1000 米
　□ 由于腰背或腿痛，最多只能走 500 米
　□ 由于腰背或腿痛，最多只能走 100 米
　□ 只能借助拐杖或手杖行走
　□ 不得不躺在床上，排便也只能用便盆

5. 坐
　□ 随便多高椅子，想坐多久，就坐多久
　□ 只要椅子高矮合适，想坐多久，就坐多久
　□ 由于疼痛加重，最多只能坐 1 个小时
　□ 由于疼痛加重，最多只能坐半小时
　□ 由于疼痛加重，最多只能坐 10 分钟
　□ 由于疼痛加重，一点也不敢坐

6. 站立
　□ 想站多久，就站多久，疼痛不会加重
　□ 想站多久，就站多久，但疼痛加重
　□ 由于疼痛加重，最多只能站 1 小时
　□ 由于疼痛加重，最多只能站半小时
　□ 由于疼痛加重，最多只能站 10 分钟
　□ 由于疼痛加重，一点也不敢站

7. 睡眠
　□ 半夜不会被痛醒
　□ 有时晚上会被痛醒
　□ 由于疼痛，最多只能睡 6 小时
　□ 由于疼痛，最多只能睡 4 小时
　□ 由于疼痛，最多只能睡 2 小时
　□ 由于疼痛，根本无法入睡

8. 社会活动
　□ 社会活动完全正常，决不会因为这些活动导致疼痛加重
　□ 社会活动完全正常，但是这些社会活动会加重疼痛
　□ 疼痛限制剧烈活动，如运动，但对参加其他社会活动没有明显影响
　□ 由于疼痛限制了正常的社会活动，以致不能经常参加社会活动
　□ 由于疼痛限制参加社会活动，只能在家从事一些社会活动
　□ 由于疼痛，根本无法从事任何社会活动

9. 旅行（郊游）
　□ 能到任何地方去旅行，腰背或腿一点也不痛
　□ 可以到任何地方去旅行，但会导致疼痛加重
　□ 由于受疼痛限制，外出郊游不超过 2 小时
　□ 由于受疼痛限制，外出郊游最多不超过 1 小时
　□ 由于受疼痛限制，外出郊游最多不超过 30 分钟
　□ 由于疼痛，除了到医院，根本就不能外出郊游

10. 性生活
　□ 正常且不会引起额外的疼痛
　□ 正常，但会引起额外疼痛
　□ 接近正常，有明显的疼痛
　□ 因为疼痛而严重受限
　□ 因为疼痛而基本没有
　□ 因为疼痛而无任何性生活

总分数：＿＿＿＿＿＿＿＿＿＿＿＿

2. Roland-Morris 下腰痛功能障碍量表（RDQ）　该量表由英国学者 Roland 和 Morris 等设计，对下腰痛患者进行评估，包括了体格健康状况等方面的内容，由 24 个受下腰痛特定影响的问题组成（表 14-2-7）。每个问题的分值为 1 分，回答"是"1 分，回答"不是"得 0 分，分数越高表明功能障碍越明显。

3. 颈椎相关功能障碍量表（NDI）　NDI 中 5 项源于 ODI，另 5 项源于医师、患者、文献综述的反馈（表 14-2-8）。NDI 评定疼痛强度、个人照料、直立、阅读、头痛、注意力、工作、驾驶、睡眠和娱乐 10 项，每项 6 个问题，分值从 0 分（无残疾）到 5 分（完全残疾），总分从 0 分（无残疾）到 50 分（完全残疾）。

表 14-2-7　Roland-Morris 下腰痛功能障碍量表

□ 由于腰背痛，整天呆在家里	□ 全天都在腰痛
□ 为了使腰背部舒服些，需频繁改换体位	□ 由于腰背痛，感到翻身困难
□ 由于腰背痛，走路比平时慢了很多	□ 由于腰背痛，食欲不佳
□ 由于腰背痛，不能像平时一样去工作	□ 由于腰背痛，穿袜子困难
□ 由于腰背痛，要扶扶手上楼	□ 由于腰背痛，只能走很短的距离
□ 由于腰背痛，卧床较平时多	□ 由于腰背痛，睡眠不佳
□ 由于腰背痛，坐起时需要扶扶手	□ 由于腰背痛，穿衣服时需要他人帮助
□ 由于腰背痛，需要他人帮助自己做事	□ 由于腰背痛，不得已要整日坐着
□ 由于腰背痛，穿衣服比平时慢了很多	□ 由于腰背痛，工作时需要避免干重活
□ 由于腰背痛，只能短时间站立	□ 由于腰背痛，感觉自己脾气越来越坏
□ 由于腰背痛，不能弯腰摸自己的脚踝	□ 由于腰背痛，上楼时比平时慢很多
□ 由于腰背痛，感到坐起困难	□ 由于腰背痛，需要整日卧床

表 14-2-8　颈椎相关功能障碍量表（NDI）

项目	0 分	1 分	2 分	3 分	4 分	5 分
1. 疼痛程度（颈肩痛或背痛）	无	轻度	中度，阵发	中等，对生活有一定影响	阵发性，严重	严重，影响生活
2. （洗漱，穿脱衣服等）日常生活时，是否伴有颈肩部或背部疼痛	无	伴有疼痛，可自理	活动疼痛加重，但尚能自理，动作缓慢	有时需他人帮助，多数可自理	多数活动需帮助	不能活动只能平卧
3. 提物是否会伴颈肩部或背部疼痛	无	提物偶尔疼痛	疼痛，尚能从桌面提物，如锅等	疼痛，勉强从桌面提轻物，如杯子等	疼痛，提物困难，仅能拿起报纸等	不能提物
4. 按某一固定姿势读书或看电视是否伴有颈肩部或背部疼痛	无	轻微	中度但能看书或电视	中度不能看书或电视，维持姿势困难	重度影响，难以维持姿势	根本无法看
5. 头痛	无	偶尔轻度	偶尔中度	经常中度	经常严重	始终疼痛
6. 注意力是否因为颈肩痛而被分散	无	轻度 ≤25%	中度 25%~50%	重度 50%~75%	非常 75%~100%	始终 100%
7. 工作是否因为颈肩痛而受影响	无	轻度 ≤25%	中度 25%~50%	重度 50%~75%	非常 75%~100%	完全 100%

续表

项目	0分	1分	2分	3分	4分	5分
8. 开车、骑车或散步是否因为颈肩痛而受影响	无	轻度疼痛，尚能行动 ≤25%	中度疼痛，尚能行动 25%~50%	中度疼痛，不能行动 50%~75%	严重疼痛，不能行动 75%~100%	完全不能行动 100%
9. 睡眠是否因为颈肩痛而受影响	无	失眠 (<1小时)	失眠 (1~2小时)	失眠 (2~3小时)	失眠 (3~5小时)	无法睡眠
10. 娱乐活动(跳舞、唱歌、打麻将、下棋等)是否因为颈肩痛而受影响	无	参加同以前，偶尔痛	疼痛，参加频率和从前比 >50%	疼痛使参加频率 <50%	疼痛，很少参加	无法参加

4. 脊髓病功能障碍量表(MDI)　该量表由斯坦福大学的"健康评估量表(health assessment questionnaire，HAQ)"发展而来，通过对患者日常生活功能的评价来体现脊髓功能恢复情况，总分 0~33 分(表 14-2-9)。开始用于评价类风湿关节炎合并脊髓病的患者，后来渐渐地应用于颈椎病患者的治疗效果评价。

表 14-2-9　脊髓病功能障碍量表(MDI)

项目	没有任何困难 0	有一些困难 1	有很大的困难 2	无法完成 3
站立 你能不能：				
1. 从一把没有扶手的椅子上站起				
2. 起身下床				
吃饭 你能不能：				
1. 切开盘中的肉				
2. 端起盛满的杯子或盘子送到嘴前				
行走 你能不能：				
1. 在平地上行走				
2. 爬五阶台阶				
清洁 你能不能：				
1. 自己洗澡并擦干身体				
2. 自己解大小便				
握力 你能不能：				
旋开已经打开的罐头的盖子				
活动 你能不能：				

续表

项目	没有任何困难	有一些困难	有很大的困难	无法完成
	0	1	2	3
正常的上下车				
穿衣 你能不能:				
自己穿衣服,包括系鞋带和纽扣				
总计				

(四)性功能评估

人类的性活动是一项非常复杂的活动,神经系统的功能完整是性功能健全的基础。性功能是影响生活质量的一个重要因素。长期以来,由于患者常常羞于启口,脊柱疾患,尤其是慢性压迫性疾病患者性功能情况未能得到足够的重视。北京大学第三医院曾对60例脊髓型颈椎病患者性功能状况进行问卷调查,结果显示23%(14例)患者存在性功能改变,认为脊髓型颈椎病可以导致性功能障碍。因此,疗效评估中不能忽视对患者性功能的评价。

二、患者主观疗效评估

(一)生存质量评估

生存质量评估应用于脊柱疾患是在进入21世纪以后,伴随新技术、新理念的不断涌现而得到快速发展的。量表分为普适性量表和特异性量表。前者较为常用表有SF-36和EuroQoL(EQ-5D);后者则以脊柱侧弯研究学会的SRS-22量表为代表。

1. SF-36　是目前国际上最为常用的评价人群生存质量的普适性量表,由美国波士顿健康研究所研制。该量表是在MOS(the medical outcomes study)健康问卷的基础上发展而来的。它涵盖了健康相关生存质量的8个方面:生理功能、生理职能、躯体疼痛、总体健康、活力、社会功能、情感职能和精神健康,每项满分为100分,得分越高,代表相应维度的生存质量越好,并且还可以基于人群常模将上述8个维度归纳计算为生理、心理两个方面进行比较。国内尚没有针对我国国民的大规模常模,但有不少学者在小范围内进行了相应调查,2000年浙江大学医学院应用中文版SF-36对1688例杭州市居民生命质量进行调查,制订了杭州市区普通人群年龄、性别各维度分数正常参考值。SF-36已经在脊柱疾患,尤其是下腰痛、颈椎病等疾病的疗效评估中使用,且经检验均具有良好的信度和效度。但是,

也有一些观点认为,SF-36中的"天花板-地板"效应会影响评价的可信度和准确度;此外,受试者年龄、性别、地域、基础健康水平均会对评估结果产生影响。

2. EuroQol(EQ-5D)　包括量表和视觉模拟评分两部分。量表内容包括:活动、生活自理、日常行为、疼痛或不适、焦虑或抑郁5个方面。每一个方面有3种不同程度的选择:"没有任何困难","有一些困难","非常困难甚至不能完成"。因此,该量表,5个方面的内容就有243种不同的组合,分别代表不同的健康状态。对这些健康状态的评价有很多种标准,目前最大的一组衡量资料来自英伦三岛(英格兰、苏格兰、威尔士)2997个成年人统计出的数据。另一种方法是使用EuroQoL的视觉模拟评分(图14-2-1),即一条20cm长的直线,从0(最佳健康状态)到100(最差健康状态),患者根据自身情况在直线上做出相应评价。EuroQoL不但评价了患者的功能状态,而且还可以为卫生决策分析和卫生产品成本-效益研究提供参考。

3. 脊柱侧弯研究学会-22量表(SRS-22)　生长发育期间不明原因的脊柱侧弯称为青少年特发性脊柱侧弯(adolescent idiopathic scoliosis,AIS)。尽管AIS的定义仅对脊柱的外形结构和病因做了描述,但其对患者多个器官系统的生理发育、日常生活能力、心理状态、社会活动等方面均具有重要影响。目前临床上评价AIS的治疗效果仅关心患者脊柱矫形的程度、平衡的恢复,显然这并不能反映治疗的综合效果,更不能准确反映患者的健康相关生存质量(health-related quality of life,HRQL)。在这样的背景下,脊柱侧弯研究学会Asher等为此编制了英文版的SRS-22量表。SRS-22量表是一种多维度量表,包括功能、疼痛、自我形象、精神健康及治疗满意度等5个维度。目前,SRS-22量表已被翻译成西班牙语、土耳其语、日语等多个语种。2007年,香港的

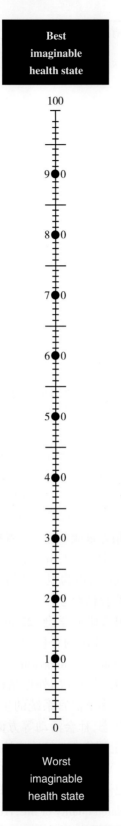

图 14-2-1　EuroQoL 视觉模拟评分

信度和效度进行评价,结果显示其拥有良好的信度及同期效度,可用于青少年特发性脊柱侧弯患者术后疗效随访评价。

(二)患者满意度评估

患者对治疗后生活质量、生活能力、工作能力改善的主观满意度是评价治疗效果的重要内容,反映了个人需求或愿望得到满足时所产生的主观认可程度,能够直接提供患者信息最为真实的反馈。评价患者满意度的方法有很多。有的针对所有对象,有的仅针对特定人群;有的限于 1~2 个问题,如比较常用的"您对本次治疗的效果满意么?(非常满意~一点都不满意)"、"如果再给您一次选择治疗手段的机会,您是否还会选择手术?";有的则包含多个问题,如"患者满意度量表(patient satisfaction scale,PSS)",包括:整体满意度、一般情况、心理护理、治疗效果等。同时,也应指出,患者主观满意度评估受到治疗过程中诸多因素的影响,很多属非医疗因素。因此,其可信度和准确性仍有待提高,目前在临床中仅作为辅助参考使用。

三、综合评价体系

随着医学模式的转变和对治疗结果观念的更新,进入 21 世纪以后,很多学者开始从多个角度对脊柱疾患外科治疗的结果进行更加全面、系统的评价。既包括对脊柱生理曲度、活动度等生理、解剖学方面的评价,也反映患者症状、痛苦解除的程度,更重要的是对患者术后生活质量、生活能力、工作能力改善的程度,以及患者和社会为治疗付出的代价同上述结果的权衡给予了足够的重视。Patrick 等认为对于腰背痛的治疗结果评价应包括:针对腰背痛的功能评价、一般健康状态评价、疼痛评价、工作障碍程度评价和患者对腰背痛治疗的满意度这 5 个方面。而目前包括颈椎病、下腰痛在内的脊柱疾患综合疗效评价体系通常是若干个不同领域评价方法的简单组合。但是,由于不同的研究者采用不同的评估工具,而且不同的评估方法之间还存在着重叠,如 NDI 中也包含对患者注意力、工作能力等一般健康状态的评价;SF-36 中也有对患者疼痛程度的评价等。因此,很难分析不同评价方法组合所得出的结果与临床相关性的意义,并且不同患者、不同研究结果之间也很难进行比较。

一个理想的综合评价体系,应该具有良好的通用性,能在多中心使用。下腰痛治疗结果评价中曾提出了"核心疗效评价"(core set of outcome

Cheung 等修订的繁体中文版面世;同年,上海长海医院李明等修订出简体中文版(表 14-2-10)。谢晶晶和刘祖德于 2009 年对简体中文版 SRS-22 量表的

表 14-2-10　脊柱侧弯研究学会 SRS-22 量表

1. 下面哪个答案最能描述在过去 6 个月里你的疼痛的程度?
   - 无痛
   - 轻度疼痛
   - 中度疼痛
   - 轻度到重度疼痛
   - 重度疼痛
2. 下面哪个答案最能描述在过去 1 个月里你的疼痛的程度?
   - 无痛
   - 轻度疼痛
   - 中度疼痛
   - 轻度到重度疼痛
   - 重度疼痛
3. 在过去的 6 个月里你感到非常焦虑吗?
   - 没有
   - 很少有
   - 有时候
   - 很多时候
   - 一直如此
4. 如果你背部的形态在以后的生活中无法改变,你会有什么感受?
   - 非常高兴
   - 有点高兴
   - 无所谓
   - 有点不高兴
   - 非常不高兴
5. 您目前的活动状况如何?
   - 不能起床或需要轮椅
   - 目前无活动
   - 轻体力劳动
   - 中度手工劳动或运动
   - 活动正常,无特别受限制
6. 你穿上衣服后看上去感觉如何?
   - 非常好
   - 好
   - 正常
   - 不好
   - 非常差
7. 在过去的 6 个月里,你感到非常的压抑以至于没有任何事情能让你开心,是吗?
   - 非常多时候
   - 经常如此
   - 有时候会
   - 很少会
   - 没有
8. 你在休息的时候感到背部疼痛吗?
   - 非常多时候
   - 经常如此
   - 有时候会
   - 很少会
   - 没有

9. 你目前在工作或学习的活动能力为多少?
   - 100% 正常
   - 75% 正常
   - 50% 正常
   - 25% 正常
   - 0% 正常
10. 下面哪项能最恰当描述你的躯干部特征(指不包含头部上下肢的部分)?
    - 非常好
    - 好
    - 正常
    - 差
    - 很差
11. 下面哪项最能恰当描述你针对背部使用药物的情况?
    - 没有
    - 无需每周使用止痛药物(如阿司匹林,泰诺,布洛芬等)
    - 无需每天使用止痛药物
    - 需每周使用止痛药物(如阿司匹林,泰诺,布洛芬等)
    - 每天使用止痛药物
    若有其他,请写出来药物名称和剂量:
12. 你的背部限制了你做家务事的能力吗?
    - 从来没有受限制
    - 很少受限制
    - 有时受限制
    - 经常受限制
    - 大多数都会受限制
13. 在过去的 6 个月中你能感到平静吗?
    - 一直会感到平静
    - 大多数时候会感到平静
    - 有时候会感到平静
    - 很少会感到平静
    - 没有感到平静
14. 你感到你背部的情况影响到你的人际关系吗?
    - 没有影响到
    - 有一点点影响
    - 轻度影响
    - 中度影响
    - 严重影响
15. 你和你的家庭会因为你的背部问题而感到有经济困难吗?
    - 严重困难
    - 中度困难
    - 轻度困难
    - 有点困难
    - 没有困难
16. 在过去的 6 个月里你感到抑郁吗?
    - 从来没有
    - 很少会有
    - 有时候会有
    - 经常会有
    - 很多时候会有

续表

| 17. 在过去的 3 个月里你有无因为背部的疼痛而不能上班或上学? 如果有的话,有几次?
● 0
● 1
● 2
● 3
● 4 或者更多

18. 你比你的朋友出去玩得多还是少?
● 很多
● 多
● 一样多
● 少
● 很少

19. 你目前的背部情况会感到引人注意吗?
● 是的,非常易被注意
● 是的,有点会被注意
● 一般
● 不是很多
● 根本不会被注意 | 20. 你过去的 6 个月里是个快乐的人吗?
● 一点也没有过
● 偶尔有一点快乐时光
● 有时候会快乐
● 很多时候很快乐
● 一直很快乐

21. 你对你背部的治疗结果满意吗?
● 非常满意
● 满意
● 一般
● 不满意
● 很不满意

22. 如果你的背部治疗后没有改善,你还愿意接受同样的治疗吗?
● 一定会
● 也许会
● 不肯定
● 也许不会
● 一定不会 |

measurement for low back pain)的概念,通过简洁的 6 个问题包含对常规临床症状和生活质量改善的评价,研究者可在此基础之上根据不同的研究方向增加更有针对性的评价内容(表 14-2-11)。

表 14-2-11　下腰痛"核心疗效评价"

1. 过去一周,你对下列症状感觉如何(圈出相应的数字)?

	完全没有问题	有一点严重	中度严重	很严重	非常严重
a. 下腰痛	1	2	3	4	5
b. 腿痛(坐骨神经痛)	1	2	3	4	5

2. 过去一周,疼痛对你的正常工作有多大影响(包括外面工作和家务劳动)?

　完全没有　　　有一点　　　中度　　　较多　　　非常大

3. 如果不得不带着目前的症状度过余生,你的感受如何?

　非常不满意　　　有些不满意　　　说不上来　　　比较满意　　　非常满意

4. 在过去四周里,有多少天由于下腰痛或腿痛(坐骨神经痛)使你不能正常工作和学习?

　_____天

5. 由于你腰的问题,现在你是否申请或得到了任何形式的残废或其他经济补偿?

　是　　　　否

6. 你对你腰腿痛(包括坐骨神经痛)治疗全过程的满意度如何?

　非常不满意　　　有些不满意　　　说不上来　　　比较满意　　　非常满意

相比于下腰痛,脊柱疾患中的很多疾病无论从病因、症状,还是分型都更加复杂。以颈椎病为例,依据致病因素和临床症状的不同分为神经根型、脊髓型、交感型和椎动脉型,有的患者还可表现为两种或两种以上的混合型颈椎病,因此,很难设计一种颈椎病治疗结果评价体系对不同类型的患者均适用。但治疗结果评估更加全面、科学的趋势是一致的,还需要脊柱外科医师以严谨的态度进一步研究、完善。

（周非非　党耕町）

参 考 文 献

1. White AA, Panjabi MM. Update on the evaluation of instability of the lower cervical spine. Instr Course Lect, 1987, 36: 513-520

2. Bohlman HH, Anderson PA. Anterior decompression and arthrodesis of the cervical spine: long-term motor improvement. Part Ⅰ. Improvement in incomplete traumatic quadriparesis. J Bone Joint Surg(Am), 1992, 74: 671-682

3. Deyo RA. Measuring the functional status of patients with low back pain. Arch Phys Med Rehabil, 1988, 69: 1044-1053

4. King JT, McGinnis KA, Roberts MS. Quality of life assessment with the medical outcomes study short form-36 among patients with cervical spondylotic myelopathy. Neurosurgery, 2003, 52:113-121

5. Singh A, Casey A, Crockard A. Quality of life assessment using the short form-12 (SF-12) questionnaire in patients with cervical spondylotic myelopathy comparison with SF-36. Spine, 2006, 31:639-643

6. 王立舜, 党耕町, 刘忠军, 等. 关于颈脊髓损害功能评定标准的讨论. 中国脊柱脊髓杂志, 1991, 2:52-54

7. Toyone T, Takahashi K, Kitahara H, et al. Visualization of symptomatic nerve roots. Prospective study contrast-enhanced MRI in patients with lumbar disc herniation. J Bone Joint Surg (Br), 1993, 75:529-533

8. Huskission EC. Measurement of pain. Lancet, 1974, 7889:1127-1131

9. Melzack R. The McGill Pain Questionnaire: major properties and scoring methods. Pain, 1975, 1(3):277-299

10. Melzack R. The short-form McGill Pain Questionnaire. Pain, 1987, 30(2):191-197

11. Roland M, Morris R. A study of the natural history of back pain. Part 1: development of a reliable and sensitive measure of disability in low back pain. Spine, 1983, 8:141-144

12. 秦茂春, 王少波, 蔡钦林, 等. 脊髓型颈椎病患者的性功能改变. 中国矫形外科杂志, 2002, 9(3):225-227

13. Patrick DL, Deyo RA, Atlas SJ, et al. Assessing health related quality of life in patients with sciatica. Spine, 1995, 20:1899-1909

14. Asher M, Min LS, Burton D, et al. The reliability and concurrent validity of the scoliosis research society-22 patient questionnaire for idiopathic scoliosis. Spine, 2003, 28(1):63-69

15. 李明, 王传峰, 贺石生, 等. 简体中文版脊柱侧弯研究学会 22 项问卷表 (SRS-22) 的信度和效度评价. 第二军医大学学报, 2008, 29(2):203-205

16. 谢晶晶, 刘祖德. 简体中文版脊柱侧弯研究会 22 项问卷量表的信度与效度评价. 中国组织工程研究与临床康复, 2009, 13(26):5153-5156

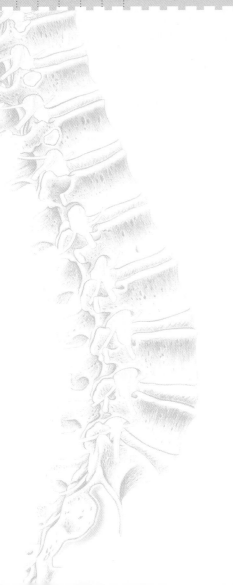

第二篇

椎间盘退变性脊柱疾患

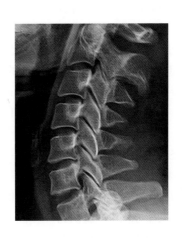

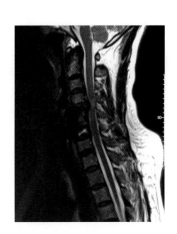

第十五章

椎间盘与椎间关节的结构和功能

椎间盘由周围部、中央部和软骨终板三部分构成。周围部是纤维环,十分坚韧,与其上下透明软骨板及脊柱的前纵韧带、后纵韧带紧密相连。中央部分是髓核,柔软而富有弹性,居纤维环内稍偏后。软骨终板在维持椎间盘的结构和功能,以及在椎间盘的病理变化等方面都有重要意义。

一、椎间盘的结构

（一）纤维环

纤维环位于髓核的周围。在横断面上,可见纤维在椎体间呈同心圆排列,相邻的纤维相互交错。纤维环周边部的纤维穿入椎体骺环的骨质中,被称为 Sharpey 纤维,每一环层的纤维与其邻层纤维的斜行方向相反、交叉成角。较深部的纤维附着于软骨终板,中心部的纤维与髓核的纤维相融合。这种排列方式有利于脊柱在各方向做较大范围的运动,但同时也限制脊柱的过度旋转。

纤维环前部较后部宽,板层间间隙较大,脊柱的运动轴通过此部;纤维环前部较厚,且有坚强宽阔的前纵韧带加强,板层密集;且髓核不在椎间盘的中央而是偏后;因此,受暴力时或退变后易致后方纤维环破裂,而后正中因有后纵韧带附着,使髓核更易于向侧后方突出。

（二）髓核

它是位于纤维环与软骨终板之间的胶冻状物质,触之有较强的弹性,由黏多糖和胶原纤维组成。多位于椎间盘的中央偏后,在切面上观察占椎间盘面积的 50%~60%。正常髓核含大量水分,一般认为髓核水分高于80%,但含水量随个体及年龄而不同,年龄越小含水量越高,体积也越大,一般 20 岁前发育成熟。

髓核被纤维环及其上、下软骨终板牢牢固定。

在儿童期髓核与纤维环界限较清楚,成年后由于纤维环的纤维与髓核的组织交织在一起,加之髓核组织也可被纤维组织所替代,故成年人髓核与纤维环间没有清楚的分界。

（三）软骨终板

软骨终板覆盖于椎体上、下面骺环中间的骨面,在软骨终板与髓核间有清楚的界限,而与纤维环之间界限不明显。软骨与椎体的骨松质相连接,构成椎间盘的上、下壁,具有支持重量和减少摩擦的作用。软骨终板新鲜状态下呈乳白色,透明略具弹性。边缘较厚中心区菲薄,平均厚度为1mm。软骨终板内无神经组织,因此损伤后无疼痛症状,修复也非常困难。软骨终板内有许多微细孔隙,是髓核的物质交换通道。在婴幼儿的软骨终板上、下面有微细血管通过,出生后 8 个月血管开始关闭,至 20~30 岁完全闭锁,在此处留下解剖上的薄弱点。软骨终板周围有纤维环的纤维穿过,与钙化区软骨的纤维相连续,质较硬,使相邻的两片软骨牢固地连接在一起,并与纤维环一起将胶状髓核密封,使髓核位置、形态相对稳定。如软骨终板不完整,或在血管闭锁的薄弱点处髓核突入椎体形成结节状膨大,称为 Schmorl 结节,更严重者可导致脊柱侧弯(图 15-0-1,图 15-0-2)。

二、椎间盘的血液供应和神经分布

胎儿椎间盘的血液供应来自椎间盘周围和邻近椎体的血管。邻近椎体的血管通过软骨终板到达椎间盘,但不到达髓核。这些血管在出生后即发生退行性改变。有学者报道,来自椎体的血管在出生后第 8 个月就开始退化,20~30 岁时完全闭塞,有学者认为,人在 25 岁时,椎间盘就无血管了。故一般认为,成年人的椎间盘是一个无血管的组织。成年

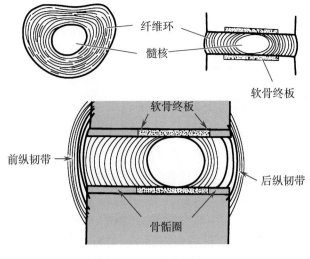

图 15-0-1 椎间盘结构

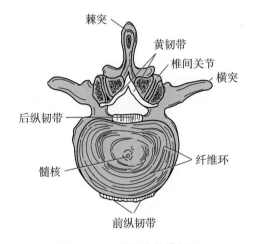

图 15-0-2 椎间盘的横断面

后椎间盘的营养代谢主要通过软骨终板弥散、纤维环弥散等途径来进行。

目前认为,纤维环的后方由窦椎神经的分支支配,它在靠近交通支处或与交通支共干自脊神经发出,含有交感纤维和感觉纤维。前方和侧方由脊神经前根及交感干发出的分支支配,整个椎间盘周边的神经支配以交感神经为主。窦椎神经经椎间孔进入椎管,走向后纵韧带时分为升支、降支,分布至椎管腹侧的硬膜、血管壁、骨膜和后纵韧带及纤维环后缘的表面,但不进入环内。尽管窦椎神经不与椎间盘直接相毗邻,椎间盘后突不能直接压迫其主干,但它的分支和末梢直接分布到椎间盘纤维环的后表面,同样可受刺激而产生疼痛,所以从形态上看,椎间盘病引起的局部疼痛,与窦椎神经是密切相关的。

目前还没有发现正常状态下,纤维环的深层和髓核内有神经末梢分布。但有研究发现,退变的腰椎间盘内不仅在纤维环的表面有神经纤维分布,在髓核内也发现了神经组织,有学者认为在退变的椎间盘,神经组织可能随同肉芽组织一起从纤维环的裂隙中长入纤维环的深层甚至到髓核内,这些神经末梢内含有感受伤害的神经递质,如P物质、钙活素、基因相关肽、血管活性肽等。神经末梢的长入可能是椎间盘造影产生疼痛的形态学基础。

病变椎间盘内神经的长入,可能只是修复过程紊乱的一种表现,对于组织修复并无益处。随着增龄和老化,腰椎间盘发生退变,退变的椎间盘产生裂隙,通过此裂隙长入血管和神经,退变椎间盘细胞和浸润的炎性细胞分泌各种炎性细胞因子和介质,这些化学因子刺激椎间盘内的神经纤维,可能是椎间盘源性下腰痛的机制之一。虽然疼痛通常由感觉神经介导,但大量的研究表明,交感神经在椎间盘源性下腰痛的病理形成机制中可能也起着非常重要的作用。

三、椎间盘的生理功能

椎间盘在脊柱众多功能中发挥着特殊的作用,它不仅是椎体间强有力的连接结构,而且起着保持脊柱高度并使椎间产生一定活动度的作用。同时也是脊柱运动和吸收震荡的主要结构,起着弹性垫的作用,能够承受躯体的重力,将施加于脊柱的力吸收并重新分布。并与椎间其他连接结构一起,保护和控制脊柱的各种活动,具有平衡、缓冲外力的作用。此外,它维持着脊柱的生理曲度,维持人体的正常姿势。

纤维环环箍于髓核周围,随着髓核的滚动及形变,将压力水平施向纤维环,纤维环中虽然弹性纤维极少,但由于胶原纤维的交叉排列,其弹力大大加强。施加于脊椎的力量最终由于髓核的变形将力分给了纤维环,因此应该认为髓核主要起缓冲压力和压力再分配的作用,而纤维环则对压力的传递起重要作用。如果椎间隙变窄,髓核水分消失或减少,椎间盘传达重量的能力即发生改变,纤维环不再承受围箍张力而直接承受压力,因此更易发生撕裂。

椎间盘即使在不负重的情况下也承受较大的压力,这是由于椎骨间的韧带和纤维环及其外面的肌肉不自主收缩所造成的。有实验证实,正常的椎间盘能承受300kg的压力而不破裂,如果破裂,也往往先是椎体破裂或压缩。因椎间盘能对抗很大的压力,它能像充气的皮球,保持椎体间的分离,并吸收大量的震荡力,以保持中枢神经系统的功能。Nachenson以腰3~4椎间盘为例,认为人体仰卧位与站立位相比,可减少椎间盘内压力 50%~60%;若无支持的坐位,椎间盘内压力比站立位的压力增大40%;这是久坐的汽车司机较易发生腰椎间盘突出症的原因,也是卧床休息可使大多数椎间盘突出症患者症状减轻的原因。

髓核位于纤维环和软骨终板之间,含有大量水分,故正常的髓核基本是不能被压缩的。当其受压时,主要是改变形状而不是真正被压缩,在压力的作用下髓核变为扁平,而纤维环向周围突出。当脊柱运动时,髓核和纤维环各部所受的挤压是不同的。脊柱屈曲时,纤维环和髓核的前部受到挤压,结果纤维环的前部纤维趋向向前膨出,而椎间盘的后部较宽,纤维环的后部纤维处于伸展拉紧状态。因此,所谓椎间盘的弹性或伸缩性,是指它所具有的被压变形和恢复原有形态的能力。垂直施加于椎体的压力使椎间盘变扁平,使压力均匀地向纤维环和软骨终板传递。脊柱相邻椎骨间的运动中,髓核起到支点作用,如同滚珠,根据受力点的不同髓核改变形状,通过上述机制传递和吸收来自上一脊椎骨的力,巧妙地保护椎体。

髓核还具有一定的渗透能力,髓核的物质代谢靠周围结构的渗透作用,营养物质的转运机制是被动扩散,其次是压力差所产生的溶液对流。浓度差是被动扩散转运的动力。与椎间盘营养扩散有关的浓度差有 2 个,一是椎间盘与周围血管、组织液之间的浓度差;二是椎间盘内部由外向内的径向浓度差。前者的大小与椎间盘周围血管分布及血流量有关,体育活动和推拿可改变椎间盘局部循环,使该浓度差增大。后一浓度与细胞代谢及营养物质的消耗有关。髓核细胞代谢旺盛时,营养物质消耗增加,在椎间盘内部形成的浓度梯度增大,随之扩散通量增大。作用于椎体的压力及方向不同,可以促进髓核内水及代谢产物的交换。在白天,直立位或劳动时,因体重的压力使髓核内含的液体经软骨终板外渗;夜间平卧时,体重和负重对髓核的压力减小,正常髓核的渗透能力可使液体由椎体松质骨经软骨终板渗入。如椎间盘发生变性,则此种渗透性也会随之发生改变。

软骨终板在椎间盘中所起的作用,一方面,它维持椎体的正常形态,保护椎体在承受压力下避免发生压迫性骨萎缩;另一方面,通过软骨终板的渗透功能能进行椎体与椎间盘之间的液体和营养物质交换。

椎间盘、椎体后面的小关节及各组韧带,将脊柱紧密连接,使脊柱有很好的弹性和稳定性。若因劳损或疾病使髓核不能保持充盈和内压力,则椎间盘失去正常的膨胀和厚度,椎间隙可变窄,这个节段就会失去稳定性。

四、椎间小关节

椎间小关节由相邻上位椎骨的下关节突与下位椎骨的上关节突的关节面构成。自第 2 颈椎至第 1 骶椎,每两个相邻椎骨间左右各有一个椎间关节。椎间小关节属于滑膜关节,关节面覆有关节软骨。关节囊附于关节软骨周缘,颈椎的关节囊较松弛,胸椎较紧张,腰椎者则颇肥厚。脊柱各部椎间小关节面的朝向不同,决定了各部脊柱具有不同的运动功能。在颈部,除第 1、第 2 颈椎间的关节呈水平位外,其余的颈椎之间的关节面都与水平面呈 45° 角,与冠状面平行,两侧椎间小关节联合活动时,可作前屈、后伸、侧屈和旋转运动。胸椎关节面与水平面呈 60° 角,与冠状面呈 20° 角,可作侧屈、旋转和少许屈伸运动。腰椎关节面则与水平面呈直角,与冠状面呈 45° 角,可作前屈、后伸和侧屈运动,几乎不能旋转。但应注意,个体之间甚至同一个人,关节面的朝向均可有差别(图 15-0-3)。

椎间小关节的功能主要是承受压缩、拉伸、剪切、扭转等不同类型的载荷,保持脊柱的稳定性,并

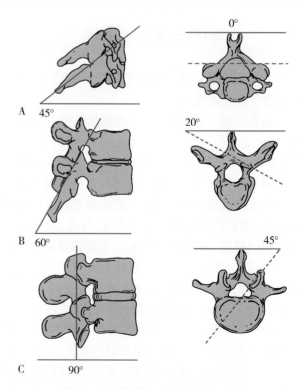

图 15-0-3   椎间关节面的朝向示意图
A. 下部颈椎;B. 胸椎;C. 腰椎

在此基础上提供一定范围的生理活动。下面以腰椎为例,叙述小关节承受载荷的功能。

1. 压缩载荷　小关节所承受的压缩载荷占腰椎总载荷的百分比,各学者报道数值差别较大,2%~25%不等。其承载比例随姿势不同也会发生变化,中立位时大约承担18%的载荷,最大后伸位时达33%,而最大前屈位时降至零。小关节承受载荷的大小不仅与运动节段的运动位置有关,也与椎间隙的宽窄密切相关,随着椎间隙的狭窄,小关节载荷也明显增加。当小关节被切除后,活动节段所承受的极限压缩载荷有明显的降低,而前方椎间盘所承受的压缩载荷则会明显增加。

2. 拉伸载荷　小关节承受拉伸载荷主要发生在前屈和侧屈时,当前屈至最大限度时,所产生的拉伸载荷约有39%由后方小关节来承担,这时上下关节突可相对移动5~7mm。一般认为,过屈暴力首先损伤棘上韧带和棘间韧带,尔后损伤小关节囊和黄韧带;而在侧屈暴力下,则首先损伤小关节囊。

3. 剪切载荷　一般认为,小关节大约承担总载荷的1/3,其余2/3则由椎间盘承担。但由于椎间盘的黏弹特性,受载后发生蠕变和松弛,所以作用于脊柱的剪切载荷几乎均由小关节来承受,而椎间盘主要是承受轴向压载。故小关节有保护椎间盘不受剪切应力损伤的作用。当双侧小关节切除后,或椎弓峡部断裂时,腰椎抵抗水平剪切应力的能力明显丧失,可出现腰椎滑脱。但也有人认为,小关节仅承受向后的剪切力,而在承受向前的剪切力时不起主要作用。

4. 扭转载荷　在脊柱的活动节段中,上位椎体的下关节突与下位椎体的上关节突互相咬合,组成功能单位,从而引导和限制了该节段的运动。多数学者认为,小关节的主要功能之一就是限制脊柱的轴向旋转运动,保持脊柱的稳定性,故其轴向旋转范围很小。此外,脊柱的旋转活动并非单纯的轴向旋转运动,而是侧弯和前屈或后伸综合在一起的组合运动。

(郭昭庆)

参 考 文 献

1. 杨克勤.脊柱疾患的临床与研究.北京:北京出版社,1993.9-16
2. 胡有谷.腰椎间盘突出症.北京:人民卫生出版社,1995.44-71
3. 鲁玉来,蔡钦林.腰椎间盘突出症.北京:人民军医出版社,2001.40-67
4. Nikolai B. Clinical anatomy of the lumbar spine and sacrum.4th ed.London:Elsevier Churchill Livingstone,2005.11-38

第十六章

椎间盘退变与病理

椎间盘具有维持脊柱稳定、吸收振动、减缓冲击以及均分外力等生物力学功能。椎间盘退变在临床上可以引起椎管狭窄、脊柱节段不稳、腰腿痛等疾病，严重影响患者的生存质量。研究椎间盘退变过程中的病理机制，将会加深人们对椎间盘退变性疾病的认识。

第一节　正常椎间盘

正常椎间盘位于脊柱椎体之间，呈圆柱状，由上下软骨终板和外层纤维环及其包围着的胶冻状髓核三部分组成，髓核由富含蛋白多糖的胶原纤维网和散布于其中的类软骨样细胞组成，含水量70%~90%，正常成人椎间盘髓核细胞和纤维环细胞数分别为：$4×10^6/cm^3$ 和 $9×10^6/cm^3$。这些细胞通过分泌基质和活性蛋白因子来调节椎间盘合成代谢和分解代谢，维持内环境的稳态。椎间盘是脊柱椎体间的连接结构，它可以帮助脊柱进行屈曲、侧弯、扭转运动，也能够承载外力或者重力引起的压应力。这是由椎间盘独特的结构决定的，这种结构最初在胚胎时期形成，在人的一生中一直不断进化。人的椎管发育始于胚胎中胚层发育的第4周。椎体成熟受到脊索和神经管的联合影响。椎间盘最初的发育环境包含了少量血管，并被最终形成脊柱纵韧带的软骨膜包绕。在椎体之间，脊索在局部扩张，在蛋白多糖基质里聚集大量的细胞，形成胶冻状椎间盘的中心——髓核。随后，髓核由环状排列的来自间充质软骨膜的纤维环包裹。在胎儿时期迅速增长的脊索髓核体积是以减少内部纤维环为代价的。在这时，髓核细胞是由一群脊索细胞和软骨样细胞共同构成的，而剩下的椎间盘组织细胞是纤维样细胞。在髓核内部，脊索鞘连接部，内层纤维环细胞形似软骨细胞。脊索细胞的确切功能以及与其他椎间盘细胞的关系还不清楚。

第二节　退变椎间盘病理生理变化

随着年龄的增长和椎间盘退变，椎间盘经历了一个逐渐破坏的变化发展过程。椎间盘的破坏程度和年龄密切相关，从最早的胚胎发育到青壮年的成熟期，再到老年时的椎间盘退变经历了一个缓慢的过程。而且和其他组织相比，具有由不同结构组织构成的椎间盘经受了更广泛的变化。胚胎时期，髓核与纤维环界限分明，髓核是由来源于内胚层的中央脊索形成，髓核富含脊索细胞和蛋白多糖，而其周围的纤维环、软骨终板是由中胚层分化而来，其体积占到整个椎间盘的50%，富含血管。出生后脊索细胞逐渐减少，6周时的细胞数为 $2000/mm^2$，到1岁时减少到 $100/mm^2$，4岁左右时髓核内脊索细胞基本上由软骨样细胞替代。与此同时，终板逐渐骨化，变薄，血管减少；至10岁时，横穿软骨终板的血管完全消失，纤维环也发生类似的变化。随着年龄增长至成年，椎间盘成熟，髓核富含蛋白多糖和Ⅱ型胶原，而终板骨化，变薄至1mm左右。随着年龄的继续增长，软骨终板继续变薄，血管数目继续减少，直至钙化。髓核是全身最大的无血管组织，其营养物质的吸收和代谢产物的排除主要依靠软骨终板的渗透、弥散作用。逐渐钙化的软骨终板阻碍营养物质的供应和代谢废物的排除，从而打破了髓核内环境的稳态，导致合成代谢减弱，分解代谢增强，蛋白多糖减少，髓核水化程度降低，皱缩、纤维环增厚，发生磨损和断裂，内层纤维环出现裂隙，延伸至髓核；至此椎间盘的完整性遭到破坏，髓核水分进一步减少，随后髓核出现裂隙甚至碎片,同时伴随血管神经长入,逐渐纤维化。

　　尽管一些研究证实椎间盘退变常见于年龄大的人群中,也有一些个人研究表明:最早的组织学退变,甚至在婴幼儿时期即可见到。因此,由于人群中的个体差异,在年轻群体中可以看到年老的椎间盘,反之亦然。由于广泛退变基本上会导致一个僵硬的运动节段,很多临床医师和研究者相信椎间盘是疼痛的主要原因。从临床的观点来看,根据变化来区分"正常"年龄相关椎间盘(比如,无症状椎间盘)和"病理性"退变的椎间盘(比如,有痛椎间盘)是有临床意义的。然而,由于缺乏有痛椎间盘退变的诊断标准,实现这个任务是相当困难的。到目前为止,最佳的区别标准是椎间盘穿刺造影诱发疼痛实验。这种诊断方法在文献报道中仍旧存在很大的争议。

第三节　椎间盘退变的病理分级

　　早期分级研究主要是基于椎间盘的大体形态,Thompson 等观察了椎间盘组成结构包括髓核(NP)、纤维环(AF)、软骨终板(CEP)及相邻椎体中矢位大体形态,把椎间盘退变分 5 级:Ⅰ级,NP 呈胶冻状,AF 排列整齐,透明软骨样 CEP 厚度均匀、椎体边缘规则;Ⅱ级,NP 边缘出现白色纤维组织,AF 纤维层之间出现黏蛋白样物质,CEP 厚度不规则,椎体边缘有凸出;Ⅲ级,NP 内出现固化纤维组织,AF 与NP 界限不清,AF 内黏蛋白样物质广泛沉积,CEP 可见灶状缺损,椎体边缘散在骨赘;Ⅳ级,NP 内出现平行于 CEP 的水平裂隙,AF 出现放射状或环状破裂,CEP 的软骨下出现灶状硬化,椎体骨赘 <2mm;Ⅴ级,裂隙贯穿 AF 和 NP,CEP 广泛硬化,椎体骨赘 >2mm。

　　椎间盘细胞外基质(extracellular matrix,ECM)主要由纤维性胶原框架和聚合性蛋白多糖组成。胶原纤维对抗张力和水化的聚合性蛋白多糖抵抗压力,两者相互交错形成网格状结构并水合大量水分(髓核内更是如此)。ECM 正常组成和结构对于维持椎间盘生物力学功能非常重要,这依赖于胶原、蛋白多糖的含量、结构以及水含量的平衡。对老化和退变椎间盘中不同 ECM 成分、含量和大分子结构分析,通过代谢标志物的变化观察椎间盘基质更新过程,以区分其是新合成的、退变的还是残留的,从而对椎间盘退变程度进行分级。Antoniou 等通过对特定大分子表面抗原决定簇(如蛋白多糖、Ⅰ、Ⅱ型胶原生物合成标记)的免疫测定,从椎间盘基质更新的角度将椎间盘退变过程分为三期:Ⅰ期(生长期,0~15 岁),以活跃的基质分子生物合成以及活跃的Ⅱ型胶原降解为特点;Ⅱ期(成熟老化期,15~40 岁),生物合成活性逐步降低,Ⅱ型胶原降解逐渐减少;Ⅲ期(退变和纤维化期,≥40 岁),蛋白多糖、Ⅱ型胶原生物合成减少、降解增加,Ⅰ型胶原合成增加。这种分期提高了对椎间盘生长、成熟、老化和退变的认识,为用特定方法控制基质更新过程或延缓、逆转椎间盘退变提供一些理论依据。

　　软骨终板在椎间盘生长、生物力学完整性以及椎间盘营养等方面具有重要作用,这些条件的丧失将导致椎间盘退变加速。1996 年,Antoniou 等用同样的方法研究了终板基质的更新特点,以此对椎间盘退变过程进行分级。使用蛋白多糖标记物和Ⅰ、Ⅱ型胶原生物合成标记物(CPⅠ、CPⅡ)含量的免疫测定对其基质更新进行分析,结果发现在新生儿和2~5 岁组其含量最高,随年龄增加含量逐渐降低,但在老年组(60 岁以上)和高度退变椎间盘 CPⅠ抗原决定簇的水平明显增加,降解的Ⅱ型胶原百分比从新生儿到 5 岁组渐增,随年龄增加逐渐减少,然而,在高度退变椎间盘的软骨终板内其含量又有显著增加。据此,学者将软骨终板的退变分为三期:Ⅰ期(生长期),以活跃的基质合成以及活跃的Ⅱ型胶原降解为特点;Ⅱ期(成熟老化期),生物合成活性逐步降低,Ⅱ型胶原的降解逐渐减少;Ⅲ期(退变期),Ⅱ型胶原生物合成减少、降解增加,Ⅰ型胶原生物合成增加。

　　临床上病理对手术切除的椎间盘只报告"突出椎间盘组织",很少描述其组织学特点。1988 年,Weidner 和 Rice 等首次描述了突出椎间盘的组织学特点,即突出髓核边缘出现新生血管,以沿着纤维软骨边缘出现毛细血管和内皮细胞增殖为特征,并将此特点作为诊断椎间盘突出的主要组织学依据,其发生率在 50% 左右。在突出椎间盘组织中发现血管内皮生长因子(VEGF)高表达,提示了新生血管的分子依据。

　　椎间盘突出还有其他组织学表现,包括组织水肿、椎间盘组织突至软骨终板、纤维环血管化、软骨化生、炎症和坏死等。Radha 等发现在所有组织学表现中,破损处原纤维形成发生率最高,纤维化、软骨细胞克隆化和颗粒样物质形成发生率也较高。以上这些表现并不是椎间盘突出病理诊断的主要组织学依据。此外,边缘血管化无一例外地发生于突出椎间盘组织,伴有或不伴有其他组织学变化。

第四节　椎间盘退变的影像学分级

影像学特别是 MRI 的迅速发展使通过影像学方法判断椎间盘退变程度成为可能,是目前研究椎间盘退变最简单、最精确的非侵入性影像学方法。Videman 等根据椎间盘含水量的变化将退变分为 4 级(图 16-4-1):Ⅰ 级,无退变征象,表现为 T₂ 加权像均匀高信号,评定为 0 分;Ⅱ 级,轻度退变,T₂ 加权像信号强度轻微降低,评定为 1 分;Ⅲ 级,中等程度退变,信号强度中度降低,而且不均匀,评定为 2 分;Ⅳ 级,严重退变,信号缺失,即所谓的"dark disc",评定为 3 分。每个椎间盘退变度评分为其前、中、后三部分退变评分之和。变化范围为 0~9 分,0 分为无退变椎间盘,9 分退变最严重。此方法提供了评定椎间盘退变的半定量标准。2001 年,Pfirrmann 等在前人研究的基础上提出了一种椎间盘退变分

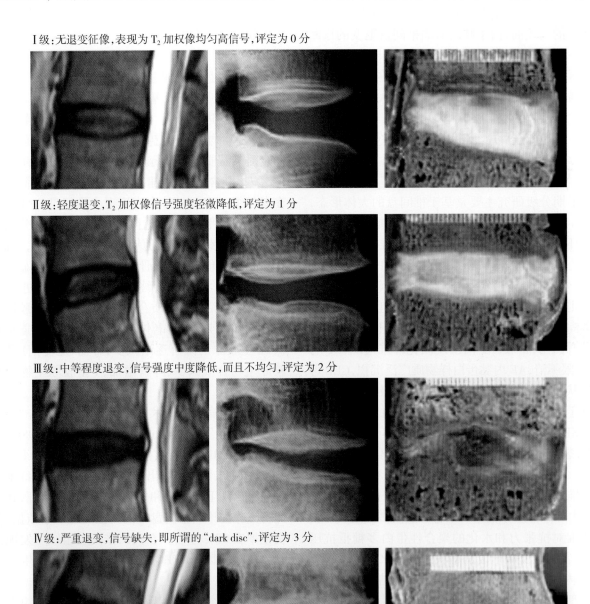

Ⅰ级:无退变征像,表现为 T₂ 加权像均匀高信号,评定为 0 分

Ⅱ级:轻度退变,T₂ 加权像信号强度轻微降低,评定为 1 分

Ⅲ级:中等程度退变,信号强度中度降低,而且不均匀,评定为 2 分

Ⅳ级:严重退变,信号缺失,即所谓的"dark disc",评定为 3 分

图 16-4-1　Videman 等,椎间盘退变 4 级分法

级标准,具体如下:Ⅰ级:椎间盘髓核呈均匀的高信号(白),同脑脊液信号,纤维环与髓核分界清晰,椎间盘高度正常;Ⅱ级:椎间盘髓核呈不均匀的高信号(白),同脑脊液信号,髓核内有或没有水平状信号带,纤维环与髓核分界清晰,椎间盘高度正常;Ⅲ级:椎间盘髓核呈不均匀的中等信号(灰),纤维环与髓核分界不清晰,椎间盘高度正常或轻度下降;Ⅳ级:椎间盘髓核呈不均匀的中等或低信号(灰或黑),髓核与纤维环不能区分,椎间盘高度正常或中度下降;Ⅴ级:椎间盘髓核呈不均匀的低信号(黑),髓核与纤维环不能区分,椎间隙重度狭窄。其中Ⅰ、Ⅱ级为正常椎间盘,Ⅲ~Ⅴ级为退变椎间盘(图16-4-2)。

一、椎间盘终板与影像学改变

退变椎间盘椎体终板区也有相应的变化。Modic 等首先报道了退变椎间盘近终板区椎体 MRI 信号改变特点及其意义,并通过病理组织学证实,将椎间盘退变终板区椎体 MRI 变化归纳为三级:

Ⅰ级:T_1 加权像该区信号降低,强化后信号升高,T_2 加权像高信号,病理学表现为软骨下血管化的纤维组织以及软骨终板的裂隙或破裂;Ⅱ级:T_1 加权像表现为该区信号增强,T_2 加权像则表现为等信号或轻度增强信号,梯度回波为等信号强度,病理表现为脂肪组织替代正常软骨或骨组织,终板区破裂及其继发性炎性反应;Ⅲ级:终板区在 T_1、T_2 均表现为低信号,相应的组织学和电镜表现为该区广泛骨硬化(图 16-4-3)。

腰椎间盘退变伴发椎体终板骨软骨炎是引起下腰痛的重要原因之一。Weishaupt 等以腰椎间盘造影疼痛激发试验为对照,伴发 1 型和 2 型中重度的椎体终板骨软骨炎的腰椎间盘退变患者之下腰痛与疼痛激发试验相关,敏感度为 38%,特异度为100%,阳性预测值为 100%,并认为中重度的椎体终板病变是腰椎间盘退变患者之下腰痛症状的指示因子。腰椎间盘退变伴发椎体终板骨软骨炎引起下腰痛的机制被认为是由于椎体终板的创伤与无

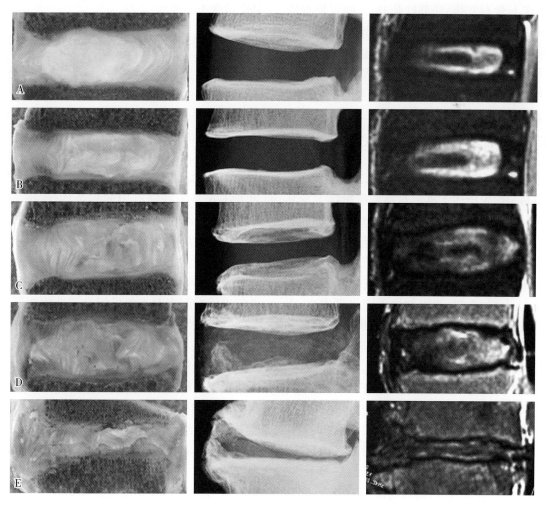

图 16-4-2　Pfirrmann 等椎间盘退变分级标准(5 级分法)

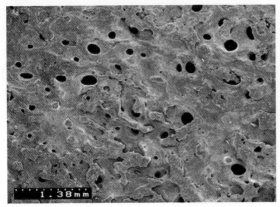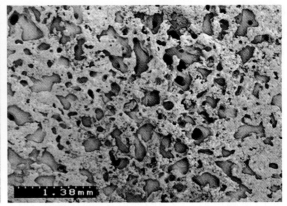

图 16-4-3　电镜下，椎体终板的变化

菌性炎症致使致痛因子如降钙素基因相关肽、P物质等合成增加，激活了通常处于静息状态的伤痛感受器。

腰椎间盘退变伴椎体终板骨软骨炎结合典型MRI表现及其他临床表现，诊断多无困难。椎体终板骨软骨炎主要是应注意与椎间隙感染相鉴别，后者多有椎体破坏、椎间盘破坏、椎间隙变窄、椎旁脓肿等，临床上常有发热、局部红肿等，实验室检查如红细胞沉降率及C-反应蛋白等亦有助于鉴别。总之，腰椎间盘退变中终板骨软骨炎是造成临床下腰痛的重要原因之一。磁共振是本病的理想检查方法，并能反映本病的病理特点。该病变的及时准确诊断有助于临床诊治方案的正确选择。

二、椎间盘内部形态与影像学改变

为了解退变椎间盘的内部形态，20世纪40年代，Lindblom首先描述了椎间盘穿刺造影技术及其X线表现，并将其命名为椎间盘造影（discography），随后研究发现造影后CT平扫（CTD）与X线片检查结合可提供椎间盘正、侧位和横断面三个平面的形态特点。Bemard等由此将椎间盘退变分为7型/期（图16-4-4）：Ⅰ型，正常，造影剂位于椎间盘中央，无疼痛反应；Ⅱ型，退变早期，纤维环撕裂但造影剂仍在椎间盘中央，有疼痛反应；Ⅲ型，造影剂从裂隙进入外层纤维环区，但外层纤维环完整，有疼痛反应，根据放射状裂隙的方向又分为3A（正后方）、3B（后外侧）和3C（外侧）；Ⅳ型，髓核突出造成外层纤维环膨出，4A、4B型突入椎管、4C型为极外侧突出、可压迫同节段发出的神经，有腰痛和造影后疼痛反应；Ⅴ型，外层纤维环破裂、髓核突出到后纵韧带下，可诱发疼痛反应；Ⅵ型，脱出髓核与椎间隙分离，因造影剂游离，椎间盘内压力不高，游离块刺激疼痛敏感器才诱发疼痛反应；Ⅶ型，椎间盘退变终末期，纤维环广泛崩解、多处撕裂、造影剂混乱分布于整个椎间隙，疼痛反应可有或无。椎间盘造影除用于观察椎间盘内部形态变化外，还用于诊断椎间盘源性下腰痛（discogenic low back pain），这是其他形态学检查方法难以做到的。要注意的是，只有在椎间盘造影引起临床相应疼痛表现时才判定为阳性，而非仅仅是影像学上的改变。

三、椎间盘退变与疼痛病理改变

目前研究发现，退变的椎间盘，特别是有痛椎间盘，其炎症因子表达较高，且总伴有血管生成、神经长入，这些现象提示炎症与椎间盘退变密切相关。且越来越多的实验数据支持了退变椎间盘存在炎症反应。例如，TNF-α在不同个体腰椎间盘组织样本中均有表达，而且其表达随着退变加重而增加。因为TNF-α是一种强有力的致炎因子，它表达的升高意味着局部椎间盘细胞的炎症反应增强，很可能进一步导致释放疼痛诱导的嗜神经因子。基本上，TNF-α通路激活后会导致在受丰富神经支配的椎间盘区域产生疼痛。对这些实验数据的证实和对假说的确认看起来对理解椎间盘源性疼痛至关重要。此外，白介素家族如IL-1、IL-6，通过促进基质降解，抑制合成而参与椎间盘退变过程。Weiler等发现TNF-α在青年及老年人髓核细胞中均有表达，且与椎间盘退变程度及年龄呈正相关，推测TNF-α参与到椎间盘退变过程。Jimbo等研究显示，在正常及退变椎间盘细胞内均可产生白介素-1激动剂、拮抗剂及其受体，这些蛋白的免疫活性随着椎间盘退变程度的增加而增加。Burke等观察到突出的椎间盘中有IL-6和IL-6受体阳性软骨细胞。

炎症因子引起椎间盘基质代谢改变是通过两

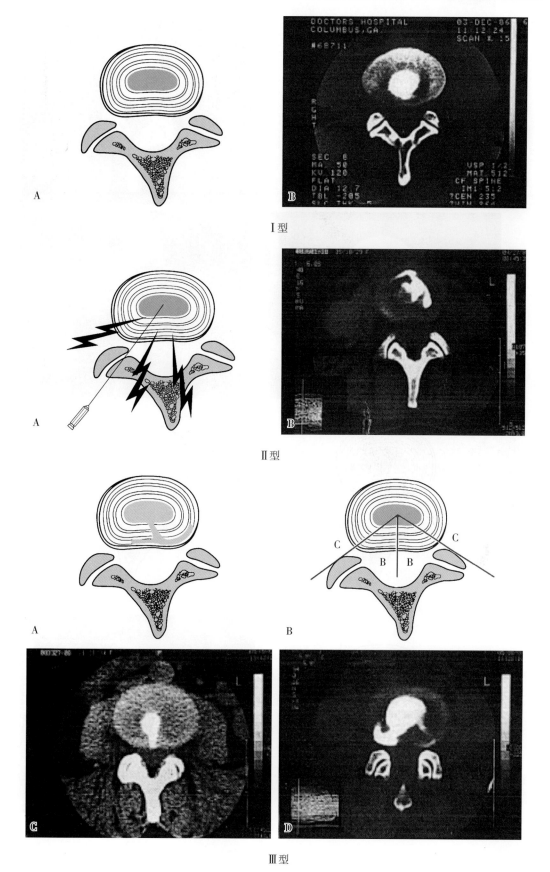

Ⅰ型

Ⅱ型

Ⅲ型

图 16-4-4 椎间盘退变分型

Ⅰ型:正常,造影剂位于椎间盘中央,无疼痛反应;Ⅱ型:退变早期,纤维环撕裂但造影剂仍在椎间盘中央,有疼痛反应;Ⅲ型:造影剂从裂隙进入外层纤维环区,但外层纤维环完整

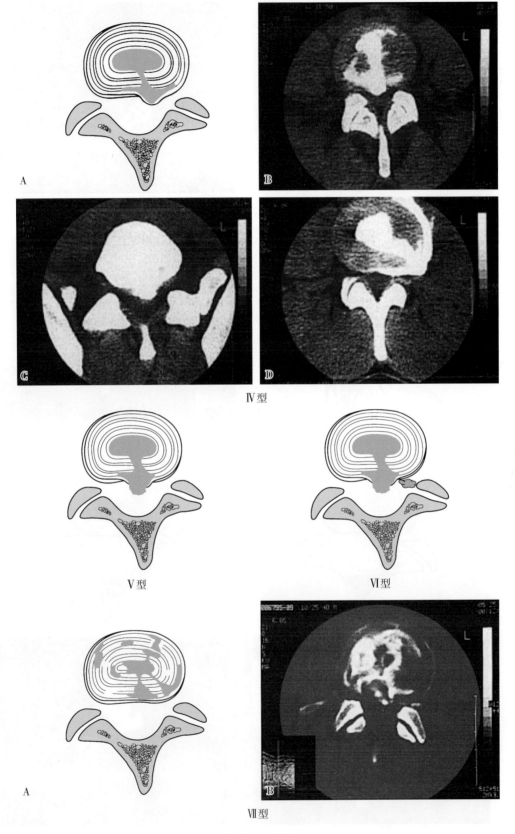

图 16-4-4(续)

Ⅳ型:髓核突出造成外层纤维环膨出,4A、4B 型突入椎管、4C 型为极外侧,突出、可压迫同节段发出的神经,有腰痛和造影后疼痛反应;Ⅴ型:外层纤维环破裂、髓核突出到后纵韧带下,可诱发疼痛反应;Ⅵ型:脱出髓核与椎间隙分离,因造影剂游离,椎间盘内压力不高,游离块刺激疼痛敏感器才诱发疼痛反应;Ⅶ型:椎间盘退变终末期,纤维环广泛崩解、多处撕裂、造影剂混乱分布于整个椎间隙,疼痛反应可有或无

个方面来实现的，一方面通过影响基质分解酶和相关蛋白的表达来调节椎间盘的分解代谢，另一方面则通过影响促进基质合成的生长因子和相关蛋白的分泌来调节椎间盘的合成代谢。例如，IL-1 会导致椎间盘基质降解酶如基质金属蛋白酶（MMP-3，MMP-13）和 *ADAMTS-4* 基因表达增加，以及基质表达相关基因如蛋白多糖、I 型胶原、II 型胶原、SOX-9 表达的下降。Le Maitre 等研究显示，通过病毒转染 IL-1 受体拮抗剂后正常及退变的椎间盘细胞具有明显的抑制 IL-1 的功能。此外，炎症因子还能诱导椎间盘纤维环细胞产生软骨素酶、胶原酶，从而加速椎间盘的降解。在临床上，长期反复异常的应力可以通过引发椎间盘慢性炎症反应，终板钙化，进而造成细胞功能和椎间盘营养代谢的紊乱，导致椎间盘退变加速。Ulrich 等研究发现：反复异常应力所造成的椎间盘慢性炎症反应中，IL-1、IL-6、IL-8、TNF-α、MMPs 表达升高，导致蛋白多糖含量下降和 II 胶原降解，髓核失水，丧失弹性，椎间盘退变。

椎间盘细胞衰老、凋亡是引起椎间盘活力下降的直接原因。炎症因子在椎间盘退变过程中，可以加速细胞衰老、诱导细胞凋亡，从而影响正常椎间盘功能，加速椎间盘退变。Studer 等在人细胞模型、Chubinskaya 和 Ulrich 等在大鼠椎间盘退变模型研究中发现：IL-1，TNF-α 等因子在促进椎间盘细胞衰老，诱导间盘细胞凋亡中起重要作用。Wei 等在人椎间盘细胞退变模型中也证实了 TNF-α 等因子可以加速椎间盘细胞的凋亡。

一方面，炎症因子可以引起细胞衰老、诱导凋亡，从而加速椎间盘退变；另一方面，细胞生长因子则具有促进椎间盘细胞合成蛋白多糖、抑制细胞凋亡，从而减缓并修复椎间盘退变的作用。Wei 等在人退变椎间盘细胞模型中进一步研究发现：骨形态发生蛋白 -7（BMP-7）可以拮抗 TNF-α 等因素导致的椎间盘细胞凋亡。Hiyama 等在大鼠退变的动物模型中发现：BMP-7 主要通过 R-SMADs 来拮抗 TNF-α 诱导的椎间盘衰老和退变过程。而 BMP-2 可以直接诱导 SOX-9 基因的高表达，拮抗 IL-1 对 SOX-9 的抑制，促进椎间盘修复。前列腺素、NF-κB、一氧化氮（NO）等因子也参与椎间盘炎症反应，在促进椎间盘退变中发挥重要作用。

椎间盘是全身最大的无血管器官，只有纤维环外围有少量血管分布。纤维环和软骨终板出现的裂隙为血管植入提供了前提条件，而炎症则是导致血管生成长入的诱发因素。Ohba 等发现，在炎症诱导的血管生成中 TNF-α 起了关键作用，它可以激活 NF-κB 信号通路使椎间盘细胞 VEGF 的高表达，从而诱导血管新生。近年来研究显示神经长入在椎间盘退变进程中起重要作用。Melrose 等在羊椎间盘试验中发现损伤的纤维环导致炎性因子升高，蛋白多糖降解增多解除对神经生长的抑制，从而诱导血管和神经的长入。Johnson 等进一步研究发现大分子糖蛋白可抑制神经轴突生长，从而抑制神经长入，当纤维环破裂后血管长入，蛋白多糖降解，解除对神经的抑制，导致神经内生。

四、椎间盘的神经支配和血管变化

很显然，椎间盘的神经支配很可能是椎间盘源性疼痛的关键。在这一方面，就此而言，一个有趣的现象是椎间盘组织是人体最大的无神经支配的组织之一。特别指出的是，目前有很好的证据证实椎间盘中央部分是没有神经末梢存在的。仅仅在和毛细血管相邻的纤维环外层区域有很少的免疫组化可以检测到的神经纤维。

迄今，还不清楚这些很少的神经是来控制血管壁的，或者包含一些感受器。现在对于椎间盘是否存在神经内分泌颗粒弥散到近邻椎间盘的受体从而诱发神经冲动信号这一问题仍然存在很大争议。先前一些研究认为是有的，他们发现退变椎间盘确实有神经长入（图 16-4-5，图 16-4-6）。

除了椎间盘的神经支配外，椎间盘还有一个特点是缺乏丰富的血液供应。相应的提出一个假设，椎间盘的血液供应很可能是与年龄相关和病理退变关系最为密切的因素。与胎儿和婴幼儿的椎间盘存在血管环不同，青少年和成人椎间盘无血管。因此，成人椎间盘是人体内最大的无血管组织。其营养供养主要依赖于最长达 1cm 距离的弥散功能实现的（从椎体骨髓到椎间盘髓核中央）。唯一的例外是纤维环最外侧的营养供应，脊柱纵韧带的小毛细血管可以部分长入最外层纤维环。终板中央区是椎间盘代谢物质转运的主要路径。对于小分子溶质，从终板到髓核的主要分子转运方式是弥散。也有观点认为溶质对流的转运方式在椎间盘营养供应中起着重要作用，但更多的认为这种方式仅仅对于转运大分子溶质起重要作用。值得指出的是，终板穿透能力的下降总伴随着椎间盘退变和年龄的相关变化。这两种变化很可能是由于终板钙化以及由疾病和年龄引起的终板骨髓连接通道的闭塞。因此，随着营养物质和代谢产物的转运能力下降，细胞将不能

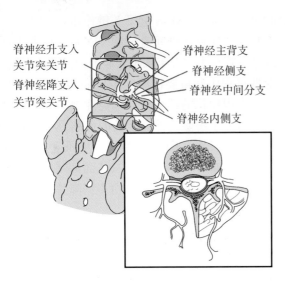

图 16-4-5　神经根解剖图

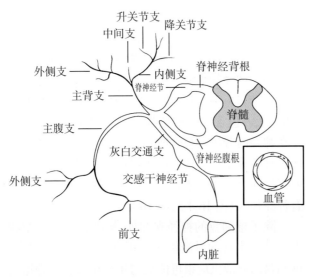

图 16-4-6　神经支配图

分泌维持一个健康椎间盘功能所需的基质,从而导致退变。

第五节　椎间盘退变与营养代谢

营养供应障碍是椎间盘退变的一个基本因素。椎间盘的营养供应主要通过终板以及少量通过纤维环被动扩散而来。年龄、终板损伤、炎症等因素可以影响营养物质的供应,阻碍代谢废物排除,从而加速椎间盘退变。Rajasekaran 等对 73 个人(26 个健康志愿者,47 例患者,年龄 10~64 岁)730 个终板 365 个椎间盘进行 Gadodiamide 注射,分别在注射前 10 分钟,注射后 2,4,6 和 12 小时用 MRI 对终板

的弥散功能进行检测后发现:终板的弥散功能与终板退变分级和椎间盘退变分级密切相关,呈正比,而与年龄无关;其可以有效地区分出健康、衰老、退变的椎间盘。Werf 等进一步研究显示,椎间盘骨性终板内通道的大小、密度与其弥散功能有关,也与椎间盘退变密切相关。通道阻塞引起椎间盘营养下降,乳酸堆积、pH 值降低、细胞合成基质能力下降、代谢障碍,从而加速细胞死亡,最终导致椎间盘退变。因此,各种原因引起的软骨终板钙化或损伤,从而导致椎间盘营养供应减少很可能是椎间盘退变的关键环节。

Kerttula 等对 14 例椎体外伤年轻患者(8.8~20.8岁,平均 15.5 岁)进行 1 年以上随访发现,57% 患者出现椎间盘退变。进一步研究发现:终板弥散系数(apparent diffusion coefficients,ADC)的降低与椎间盘早期退变密切相关。这表明,外伤在年轻患者椎间盘退变中起很重要的作用。Adam 等从大体病理角度对 38 个尸体腰椎运动节段进行研究后发现,终板破坏后髓核内压力减少 25%~27%,纤维环所承受的负荷增加,异常负荷抑制了细胞基质的合成,导致椎间盘退变加速。

最近研究显示:氧化代谢废物的产生与椎间盘退变有关。在退变椎间盘组织中大量积累了棕色产物证实了这一点。在上述章节中提及的细胞因子和基质金属蛋白酶在椎间盘中的表达和激活过程中,这些代谢产物或许起了重要作用。

同样,先前的研究表明氧化反应所产生的稳定的,不可逆转的产物——经特殊氨基酸修饰的羧甲基赖氨酸(carboxymethyllysine,CML),在有组织退变表现的椎间盘区域蓄积增加。CML 蓄积最早发生在 16 岁,也是最早能看到椎间盘有明显组织学退变表现的时间。从 20 岁到 85 岁左右,髓核里的 CML 稳步增加,后来也能在纤维化和终板区域看到。这个经修饰并代表氧化应激的标志物出现,强烈表明椎间盘内蓄积的氧化代谢产物是一个很早并不断增加的反应;很明显,由于局部椎间盘细胞处于缺氧环境,蓄积的氧化代谢产物诱发一系列椎间盘组织破坏和重构反应。尽管 CML 作为一个细胞因子诱导物的作用还未完全证实,但是越来越多的证据表明:长期存活的基质分子修饰 CML 后增加了递质物质的合成通路,基质分子和基质降解酶。进一步对经修饰的 CML 发生和形成进行研究,将会为诱导或者加速椎间盘退变早期代谢变化提供更深入的认识。

第六节　椎间盘退变与细胞及基质变化

最近,Sive 等使用同时表达Ⅱ型胶原、蛋白多糖聚合物和 SOX-9 这 3 种分子作为"分子标志物",来界定椎间盘组织中的软骨细胞。采用原位杂交技术来检测这些标志物的 mRNA 的表达,发现:正常髓核均有这 3 种分子的表达,但是在退变髓核里蛋白多糖聚合物的 mRNA 的表达减少,这表明在退变过程中,细胞的表型发生了变化。当采用完全的间质成分来作为界定标准,终板的软骨细胞与关节软骨细胞最为接近,那些(内层)纤维环细胞则划为在椎间盘或者半月板等人体其他组织较为常见的纤维软骨细胞。髓核的"软骨细胞"表型介于上述两者之间。如同上述描述的细胞外基质的证据一样,椎间盘细胞的表型变化只是间接的证据。除此之外,最近的个人研究提供了一些椎间盘"软骨细胞"表型随着椎间盘退变而发生特定变化的证据。采用免疫组化的方法分析了 CD_{68} 的表达形式,CD_{68} 是一种溶酶体主要存在于具备吞噬功能的一些细胞中。在研究中,学者提供了一些证据:CD_{68} 阳性的吞噬细胞只存在椎间盘有形态退变征象的椎间盘组织里,并且这些细胞主要位于邻近椎间盘组织破裂的区域。这些观察表明了一部分椎间盘细胞经历了表型转变为吞噬能力的细胞,这一现象或许是适应外环境变化的结果。为了进一步鉴别在年龄增长和椎间盘退变过程中的细胞变化,需要对椎间盘细胞的表型做更加深入的分析研究。此外,近来研究显示:局部突出部位的炎症细胞可以侵犯椎间盘。这些细胞主要是巨噬细胞,但也有肥大细胞释放因子来促进炎症反应。

椎间盘退变的一个重要标志是椎间盘高度丢失。除此之外,在相当多的成人椎间盘退变区域可以看到裂隙和撕裂。这些观察表明:基质分子被降解了。胶原分子和蛋白多糖代谢转换点的微调可以来解释相应椎间盘生物力学稳定性的丧失和椎间盘功能的减弱。普遍接受的观点是:蛋白酶在这一过程中起着主要作用。

直接破坏椎间盘组织的主要蛋白酶是基质金属蛋白酶(MMPs)。在这个蛋白分解酶家族中,根据它们的底物不同,蛋白分解能力的不同有所区分。完整的间质胶原分子,比如Ⅰ型、Ⅱ型、Ⅲ型胶原只能被间质胶原酶降解,因此基质金属蛋白酶 1(MMP-1)是最重要的,分布最广泛的蛋白酶。其他能够降解完整间质胶原的酶有由多核细胞分泌的(如 MMP-8),或者至今还没有在椎间盘进行分析的一些酶(如 MMP-13)。多核白细胞(PMN-leukocytes)在椎间盘组织中并不常见。已经被降解的胶原分子可以被两种胶原酶(MMP-2 和 MMP-9)进一步降解,而基质溶解素(MMP-3,MMP-10 和 MMP-11)既可以降解已经遭到降解的胶原,也可以降解非胶原蛋白,如纤维连接素等。包括蛋白多糖聚合物和多功能蛋白多糖在内的蛋白多糖也可以被基质溶解素降解。一旦蛋白酶被激活,比如说酶前体经过酶修饰后转化为有活性的蛋白酶,MMPs 便开始降解它们的底物,直到特异性组织型基质金属蛋白酶抑制剂(TIMP)对 MMPs 活性进行抑制,TIMP 在人体内有 3 种同型异构体。因此,MMPs 和 TIMP 之间的平衡调节着蛋白分解的水平。在正常情况下,MMPs 在人腰椎间盘组织内的合成处于较低基础水平。前期有大量关于 MMPs 的研究(通过免疫组化)和其 mRNA 表达的研究(通过原位杂交)表明:该酶的合成增加主要在一些有退变征象的区域,比如说有裂隙形成的区域。Weiler 等通过对人椎间盘标本检查发现青年人中以 MMP-1、MMP-3 为主,成人中持续存在 MMP-2,三者都与椎间盘破裂的裂隙相关;其中 MMP-2、MMP-3 主要存在于髓核,MMP-1、MMP-2 主要存在于纤维环,参与椎间盘细胞增生、基质降解。

椎间盘退变的发生机制尚在探索阶段,很多现象还无法得到满意的解释,如炎症是正常的生理退变现象还是与椎间盘病理退变的特有表型?目前诸多证据表明,椎间盘退变是一个多因素、多环节共同作用的结果。近年来,细胞分子生物学技术的发展,使人们能在细胞分子水平研究椎间盘的退变机制。Gruber 等通过高通量基因芯片筛查,找出与退变相关基因群,通过对其表达谱分析,可以将微观机制与宏观变化统一起来,找出退变的关键步骤,从而更加明确揭示椎间盘退变机制。今后对椎间盘退变的机制研究将以固定人群长期的流行病学调查和椎间盘的解剖、生理研究为基础,结合分子水平,全面深入地探讨椎间盘的退变机制,有助于找到阻止和预防椎间盘退变的方法和理论,以期能够指导临床治疗。

(范东伟　陈仲强)

参 考 文 献

1. Lotz JC,Kim AJ. Disc regeneration:why,when,and how.

NeurosurgClin N Am,2005,16(4):657-663

2. Oegema TR Jr. Biochemistry of the intervertebral disc.Clin Sports Med,1993,12(3):419-439

3. Le Maitre CL. Matrix synthesis and degradation in human intervertebral disc degeneration.Biochem Soc Trans,2007,35 (Pt 4):652-655

4. Sowa G. Characterization of intervertebral disc aging: longitudinal analysis of a rabbit model by magnetic resonance imaging,histology,and gene expression. Spine,2008,33(17): 1821-1828

5. Pazzaglia UE,Salisbury JR,Byers PD. Development and involution of the notochord in the human spine. J R Soc Med, 1989,82(7):413-415

6. Boos N. Classification of age-related changes in lumbar intervertebral discs:2002 Volvo Award in basic science. Spine,2002,27(23):2631-2644

7. Gruber HE. Senescence in cells of the aging and degenerating intervertebral disc:immunolocalization of senescence-associated beta-galactosidase in human and sand rat discs. Spine,2007,32(3):321-327

8. Park JB. Expression of Fas receptor on disc cells in herniated lumbar disc tissue. Spine,2001,26(2):142-146

9. Park JB,Chang H,Kim KW.Expression of Fas ligand and apoptosis of disc cells in herniated lumbar disc tissue. Spine, 2001,26(6):618-621

10. Park JB. Anti-apoptotic effects of caspase inhibitors on rat intervertebral disc cells. J Bone Joint Surg Am,2006,88(4): 771-779

11. Podichetty VK. The aging spine:the role of inflammatory mediators in intervertebral disc degeneration. Cell Mol Biol (Noisy-le-grand),2007,53(5):4-18

12. Weiler C. Expression and distribution of tumor necrosis factor alpha in human lumbar intervertebral discs:a study in surgical specimen and autopsy controls. Spine,2005,30(1):44-53

13. Jimbo K. Positive feedback loop of interleukin-1 beta upregulating production of inflammatory mediators in human intervertebral disc cells in vitro. J Neurosurg Spine,2005,2 (5):589-595

14. Burke JG. Human nucleus pulposis can respond to a pro-inflammatory stimulus. Spine,2003,28(24):2685-2693

15. Feng H. Extracellular matrix in disc degeneration. J Bone Joint Surg Am,2006,88(Suppl 2):25-29

16. Le Maitre CL,Hoyland JA,Freemont AJ.Interleukin-1 receptor antagonist delivered directly and by gene therapy inhibits matrix degradation in the intact degenerate human intervertebral disc:an in situ zymographic and gene therapy study. Arthritis Res Ther,2007,9(4):R83

17. Salo J. Plasmin-matrix metalloproteinase cascades in spinal response to an experimental disc lesion in pig. Spine,2008, 33(8):839-844

第十七章

椎间盘退变的生物力学和节段不稳定

第一节 椎间盘退变的生物力学

一、椎间盘的结构

椎间盘是由上下软骨板、中央的髓核以及周围的纤维环组成。软骨板是厚约1mm的透明软骨,连接在椎体与椎间盘之间。软骨板上有许多微孔,是营养物质、水分和其他代谢产物的交换通道。髓核是胶冻状的胶原物质,包括软骨细胞和胶原纤维网结构。髓核含水量为80%左右,并且含有丰富的蛋白黏多糖,因此具有弹性和膨胀性。纤维环则由胶原纤维和纤维软骨组成,在横断面上呈同心圆样排列,共约12层,每层纤维环有粗大的胶原纤维附于椎体边缘,而且呈90°相互交织。其前方和侧方较厚,而后外侧相对薄弱。纤维环承担纵向压力的能力较强,但在扭转应力的反复作用下可出现纤维环的破裂。

椎间盘在维持脊柱功能方面具有重要的意义。椎间盘不仅是脊柱功能单位的主要组成部分,而且它参与脊柱的运动,在运动中通过自身的形变来适应脊柱的运动,同时缓冲脊柱在运动中产生的冲击,并且维持脊柱的稳定。

二、椎间盘退变的生物力学变化

1. 椎间盘退变的病理 随着年龄的增长,椎间盘则出现不同程度的退行性改变。纤维环和髓核内含水量会逐渐减少,髓核张力下降,椎间盘高度降低,导致椎间隙狭窄。随着退变的发生,透明质酸和角化硫酸盐的减少,低分子糖蛋白增多,原纤维变性及胶原纤维沉积增加,髓核失去弹性,椎间盘结构松弛,软骨板囊性变。

在腰椎退变的过程中,受到慢性损害的结构有小关节面、关节囊、终板及椎间盘。小关节可出现软骨纤维化变薄,软骨下骨可出现骨折及游离体,骨膜经过急性炎症反应期后变得肥厚,关节囊亦因炎症作用而增生纤维化。反复的微小损伤累积,使椎体间难以维持稳定。由于终板的破坏,间盘可经终板突入椎体内,随着退变的加重,间盘高度丢失,椎间隙变窄,使椎体间的关节过度重叠,黄韧带肥厚,椎管开始变小,严重时出现神经症状。椎间盘退变所引起的一系列变化,直接导致了脊柱生物力学的变化。

2. 椎间盘退变的生物力学 Acaroglu等发现退变椎间盘的纤维环强度弱于正常椎间盘。Fujita等发现退变的椎间盘所能承受的最大应力较正常椎间盘降低30%。正常椎间盘可以分散负荷。纵向负荷通过终板作用于椎间盘,髓核内部的液压增高使纤维环向外张力增加,外层纤维环承受了较大的张应力。在退变的椎间盘中,由于髓核水分丢失,纵向负荷的椎间盘内的分布变化较大。终板中心的压力减小,但周围的压力增大。Sato等发现退变椎间盘所受到的压力明显小于正常椎间盘。Nachemson等通过体外实验发现,存在间盘退变的腰椎在承受纵向应力后间盘更易形变。当间盘退变后,脊柱节段的活动度(range of motion,ROM)、中性区(neutral zone,NZ)以及中性区比率(neutral zone ratio,NZR)将发生变化。Mimura及Panjabi等通过尸体生物力学研究发现,在脊柱屈伸运动时椎间盘退变组的脊柱ROM减小,NZR增加;在脊柱旋转运动时椎间盘退变将导致NZ和NZR增加;在脊柱侧弯活动时椎间盘退变将导致ROM减小,而NZR将增加。由于在上述3种活动中NZR均明显增加,因此提示椎间盘退变导致椎间关节的松弛以及稳定性的降低。

脊柱的各节段在运动的过程中并非是单一方向,而是表现为多方向的耦合运动(coupling motion)。在脊柱的生物力学研究中,常采用 X、Y、Z 3 个坐标轴来表示三维的运动,即前后屈伸、左右侧弯和轴向左右旋转。如脊柱在屈伸运动时,各节段间在矢状位上发生屈伸运动的同时,还存在轻度的左右侧弯活动和轴向旋转活动,此时屈伸运动被称为主要运动,而后两者被称为耦合运动。在椎间盘退变发生后,各节段间稳定性的变化也将表现为各方向的耦合运动幅度的改变。临床上医师常应用屈伸位 X 线片来评价脊柱节段的稳定性,如果节段活动度过大则提示存在节段不稳定。但这种检查方法只能显示矢状位上的活动度,却无法显示在其他两个轴向上的耦合运动情况。因此,如果脊柱节段不稳定发生在其他两个轴向上,将会被漏诊。目前,临床的现有检查手段如动态 X 线片、动态 MRI 均无法全面体现脊柱节段的活动度。体外实验及有限元分析虽然能够测量各节段的活动度,但其与真实的体内状态仍然存在较大差别。因此,学界一直在探索采用不同手段来测量人体在正常活动中的脊柱活动及稳定性。

有学者采用动态 CT 或动态 MRI 等方法来检测受试者腰椎在屈伸活动时的运动幅度。也有学者通过对患者动态 MRI 的检查发现,间盘退变的节段更易出现异常的矢状位的前后滑移或成角。近来,哈佛大学麻省总医院骨科生物力学实验室采用新的成像方法,用两个 C 形臂 X 线机交叉采集腰椎活动的影像,并通过计算机软件系统与受试者腰椎的 MRI 影像进行匹配和整合,从而得到腰椎各个活动中的三维椎体影像,通过测量不同体位下各椎体间的位置变化来分析腰椎在屈伸、左右侧弯以及旋转时各节段的三维活动度。通过上述方法,有学者研究发现椎间盘退变会导致后方小关节运动的改变,但这种改变并不都发生在主要运动上,而是发生在耦合运动上。如在腰椎屈伸活动时,退变节段的小关节在屈伸方向(即主要运动)的活动度与正常对照组相比无明显差别,但小关节的左右旋转(耦合运动)活动度明显增加,提示腰椎节段稳定性异常出现在耦合运动上。此外,Passias 等还发现腰椎间盘的退变不仅会影响其所在节段的稳定性,同时还会影响其相邻节段的稳定性。这一研究结果为临床上进一步认识脊柱节段不稳定提供了新的方向。

椎间盘的退变可以导致后方小关节的力学改变。腰椎小关节承载着腰椎部分负重。King 等报道根据姿势不同,小关节由不负重至承载腰椎负重的 33%。当椎间隙变窄时,小关节负重可达 70%。Yang 等发现小关节的负重占腰椎总负重的 3%~25%,当小关节有骨性关节病时,其负重可达 47%。上述研究结果提示小关节的受力部分取决于间盘的退变程度及小关节的骨关节病。Atsushi 认为由于小关节退变晚于间盘退变出现,间盘退变使其失去阻止前方滑移的刚性,而小关节的骨性关节病则能限制椎体的异常前倾活动及前后方滑移。椎间盘退变不仅会导致小关节受力的变化,同时也会导致小关节活动度的改变,上述两种改变均可能导致腰部的疼痛。

第二节　脊柱节段性不稳定

一、脊柱节段不稳定定义

Panjabi 将脊椎的稳定系统分为三类,即被动系统、主动系统及中枢控制系统。被动系统包括椎体、小关节、关节囊、间盘、脊柱的韧带以及被动收缩的肌肉肌腱群。主动系统包括脊柱周围的肌肉和肌腱。中枢控制系统是综合主动和被动系统的信息以此来维持脊柱的稳定性。每一系统均起到十分重要的作用。

Pope 和 Panjabi 认为不稳定在力学上是指一个力学实体失去了最佳的平衡状态,脊柱的不稳定是指由于维持脊柱稳定的结构损伤,致使运动节段的刚性丢失。根据 1985 年美国骨科医师学会的定义,节段不稳定是指对所加载荷的异常反应,以运动节段超出正常活动范围为特点。但节段不稳定是一个临床问题,定义不应只局限于力学范畴。Kirkaldy-Willis 和 Farfan 认为不稳定是指只要轻微的刺激就产生或轻或重的腰背痛的一种临床状态。Frymoyer 等则将影像表现与临床症状结合起来,提出节段不稳定不但应具有刚性的丢失及脊柱超出正常范围的滑移,还应包括由此引发的疼痛及一系列相应临床表现,并且这种不稳定具有加重畸形并使神经结构受损的潜在可能性。由于节段不稳定症状的不确定性,故缺乏典型的临床表现。White 和 Panjabi 将不稳定定义为:在正常生理负重状态下,脊柱丧失维持其移动模式的能力,没有神经损害,没有明显的畸形,亦没有导致能力丧失的严重疼痛。

目前,虽然上述定义常被学者们引用,但尚无一种被广泛接受和采用。尽管如此,有一点已基本达成共识,即正是由于节段性不稳定的难确定性,才应将影像学表现和临床表现充分结合起来,从而力求全面了解并总结节段性不稳定的临床特征。

二、节段不稳定的生物力学基础

脊柱的一个运动节段(functional spinal unit, FSU)是由相邻的两个椎体及椎间盘、小关节及韧带结构所组成,它是维持脊柱正常生理活动和稳定的基本结构。脊柱损伤、退变性改变及肌肉功能的丧失,可引起节段稳定性减弱,在生物力学上称之为刚性丧失。

节段不稳定主要分为滑移(translatory instability)不稳定和旋转不稳定(rotatory instability)。其中滑移不稳定又分为前滑移、后滑移和前后滑移不稳定(图17-2-1~图17-2-3)。对于腰椎,还有另一种不稳定即屈曲状态异常倾斜活动(abnormal tilting movement on flexion),是指在屈曲状态时椎体过度前倾(图17-2-4)。

三、病因及病理基础

Kirkaldy-Willis将椎间关节退变的过程分为3个阶段,即暂时性功能丧失期、不稳定期和稳定重建期。暂时性功能丧失期是指病变初期出现腰痛及功能障碍。不稳定期的病理特点为间盘的高度和内容物的减少、韧带和关节囊的松弛、关节软骨的退变,以及由此而引起的椎间活动增加和活动异常。稳定重建期是指纤维组织及骨刺围绕在后方小关节及间盘周围,减小了椎体对另一个椎体的移动,从而达到稳定。Holmes等报道中度间盘退变可使其刚性丢失,但严重间盘退变反而会使之刚性恢复,此研

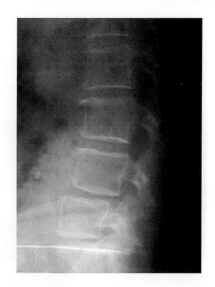

图 17-2-2 腰椎后滑移不稳定:L_4椎体后滑移 4mm

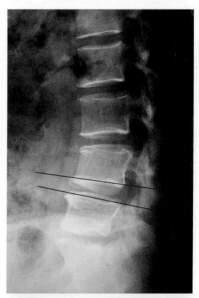

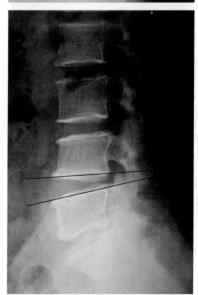

图 17-2-3 腰椎旋转不稳定:$L_{4,5}$椎体屈伸位活动度为 28°

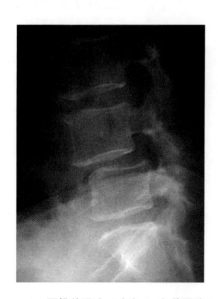

图 17-2-1 腰椎前滑移不稳定:L_4向前滑移 5mm

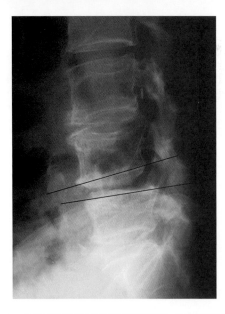

图 17-2-4　椎体前屈时异常的前倾活动:腰椎前屈时,L$_{4、5}$ 椎间隙向后开口(相邻椎体终板间的夹角)为 12°

究证实了上述理论。

脊柱节段不稳定的病因较多,主要有创伤、感染、肿瘤、先天发育缺陷、退变以及医源性等因素。目前,临床上对由创伤、感染、肿瘤等因素引起的不稳定已有了很深入的了解。对存在于先天性、峡性腰椎滑脱中的不稳定表现,从其产生原因、临床意义到诊断治疗也取得了比较一致的认识。然而,对脊柱退变过程中发生的不稳定的认识尚不全面。近年来,随着骨科脊柱手术技术的普及以及内固定的广泛应用,术后相邻节段不稳定逐渐成为不可忽视的因素之一。

术后不稳定是脊柱节段不稳的一个医源性因素,可以出现在间盘切除、过度减压或融合的相邻节段(图 17-2-5,图 17-2-6)。脊柱融合术后可引起相邻节段的应力集中,从而加速相邻节段椎间盘的退变,进而出现相邻节段的不稳定。

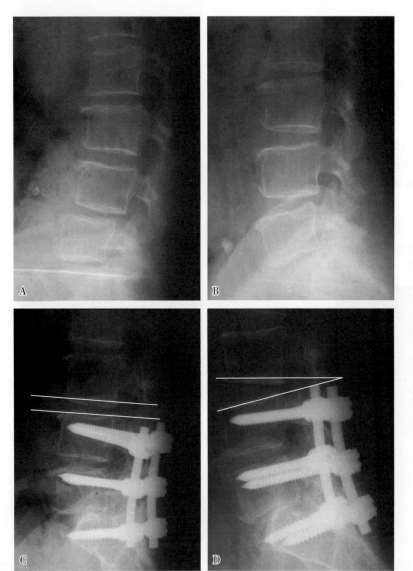

图 17-2-5　患者,女,65 岁,L$_4$-S$_1$ 融合术前及术后屈伸侧位 X 线片
术前屈(A)伸(B)侧位示 L$_{3、4}$ 无不稳定;术后 26 个月屈(C)伸(D)侧位示 L$_{3、4}$ 存在后滑移不稳定及旋转不稳定(角度为 25°)

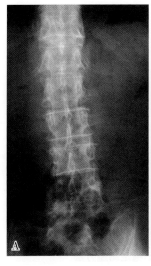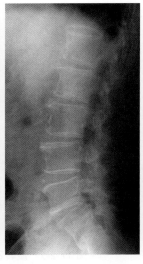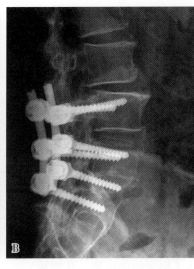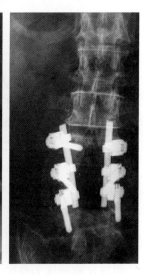

图 17-2-6　患者,男,77 岁,L₄~S₁ 融合术前及术后 X 线正侧位片

A. 术前示 L₃,₄ 无不稳定;B. 术后 4 年融合椎体的上位节段 L₃,₄ 出现后滑移不稳定

四、临床症状及体征

有关节段不稳定的临床症状和体征的描述可谓多种多样,目前节段不稳定尚无确定的特异性表现。

1. 腰椎不稳定　Kirkaldy-Willis 指出下列临床症状可能提示腰椎不稳定:①反复下腰痛,合并坐骨神经痛,有或无神经体征。休息或戴围腰可缓解,但可因日常腰部扭转或劳累而复发;②通过推拿或松动术疼痛可缓解,腿痛及神经体征亦可明显改善,但缓解常是暂时的,可于几天后无明显诱因复发;③患者因疼痛腰部前屈受限,前屈后不能直立,或直立过程中腰部突然疼痛;④急性期病例可有腰椎侧弯,此类患者大都有手术史。

Paris 认为节段不稳定的临床症状包括:患者坐或负重时下腰部中央区疼痛,活动后可暂时缓解。患者可有腰部突然错位的感觉。临床体征可有腰部压痛,椎旁肌痉挛,腰椎侧弯。Kotilainen 等提出关于节段不稳定的 3 个体征:① Instability catch:即腰部由前屈至直立的动作因突发疼痛而终止;② Painful catch:仰卧位直腿抬高,腿部缓慢放下的过程中,因腰部疼痛而使腿部突然落下;③ Apprehension:恐惧感,即患者害怕在活动中因突发下腰痛而使腰部支撑不住。

虽然关于节段不稳定的症状体征尚无定论,但大多数学者的意见较为一致。综合起来有以下几点:①反复发作的下腰痛;②活动或轻微的用力即可引发下腰痛;③休息或理疗按摩症状可缓解;④围腰或支具外固定治疗有效;⑤疼痛极易复发。患者具备上述临床特点时,应考虑可能存在不稳定。

2. 颈椎不稳定　在正常人群中,随年龄的增长以及椎间盘的退变,颈椎节段不稳定的发生率较高,但并非所有颈椎不稳定的患者均有临床症状。因此,颈椎不稳定的临床症状常因个体差异而表现各异,主要的症状包括颈部的局部症状,以及由于不稳定刺激交感神经、神经根、脊髓等重要结构所导致的相应症状。

局部症状包括颈部疼痛、发僵、酸胀感。上述症状可因长时间伏案工作或劳累后加重,经休息后可缓解,但常易复发。部分患者亦发生落枕,或者由于正常颈部旋转动作所引发的颈部急性疼痛。

当颈椎不稳定刺激交感神经时将引发一系列交感症状。颈椎不稳定刺激纤维环、后纵韧带、关节囊以及椎动脉上的交感神经,导致血管痉挛而引起头痛、头晕、心悸、视物模糊、记忆力减退、汗腺分泌异常等交感症状。上述交感症状通过颈椎硬膜外封闭或颈椎星状神经节封闭可以缓解。

如果颈椎椎管内的储备间隙较小,或由于间盘退出、骨刺或后纵韧带骨化等因素导致脊髓和(或)神经根受压,颈椎的节段不稳定将可能导致或加重神经损害,患者将出现相应的神经症状。

如果由于颈椎节段不稳定而使椎动脉受到压迫,将可能出现头晕等脑供血不足的表现。此类患者的症状常与颈椎位置有关,部分患者因惧怕出现头晕而不敢将颈部向某一方向旋转。

查体可发现患者颈部有压痛,颈部运动受限,但往往无神经受损体征。

五、影像学表现

1. X线正侧位   从X线正侧位片中所能获得的常为一些非特异的征象,动态X线检查对诊断腰椎不稳定具有更重要的意义。X线平片所显示的不稳定征象主要有牵引性骨刺及脊柱序列不良,椎间隙狭窄,其中包括椎体的前后滑移、椎体轴性旋转等。正位片中,应注意观察棘突的序列及椎体边缘是否有侧方移位。

中度间盘退变合并椎间隙轻度变窄、骨质疏松以及椎体终板骨刺,均与不稳定有关。相反,椎间隙的明显狭窄被认为是进入了退变的稳定期。在终板水平发出的牵引性骨刺是一种典型的骨刺,被认为是在节段不稳定的情况下,由间盘最外层纤维环或椎体骨膜上的前纵韧带牵拉所致。

Kirkaldy-Willis 总结了与不稳定有关的 3 个特征,即椎间隙的真空现象、终板水平发出的牵引性骨刺以及椎间盘造影所示的间盘裂缝。其中椎间隙的真空现象常与不稳定有关,是指在影像学中间盘中有气体聚集,典型的真空现象气体聚集形成空腔占据了髓核和间盘,这是间盘明显退变的表现。还有一种真空现象是气体聚集在椎体角部的间盘最外方,是由于 Sharpey 纤维插入的裂隙所致,亦与不稳有关。

2. 动态 X 线检查   1944 年,Knuttson 描述了用伸屈侧位来诊断节段不稳定的方法。此后,动态放射学检查被作为一种能反映椎间不稳或异常活动的影像学技术,逐渐成为目前临床研究不稳定的最为重要的手段。动态 X 线检查主要包括伸屈侧位、牵拉 - 加压侧位(traction-compression)以及左右侧屈正位。其中,伸屈侧位 X 线片检查方法在临床上应用最为广泛。

(1)腰椎不稳定的动态 X 线检查:伸屈侧位片中可观察旋转不稳定、滑移不稳定(分为前滑移、后滑移及侧滑移),以及椎体前屈时异常的前倾活动(即前屈时后方间盘张开的角度过大)。腰椎退变性节段不稳常出现在 $L_{4,5}$ 水平,而融合术后不稳则多见于融合上位节段。

椎体旋转活动度是测量在屈曲至后伸的过程中,一个节段上下椎体相邻终板之间夹角的变化值,见图 17-2-7。Hayes 等测量无症状人群的腰椎正常活动度,发现 $L_{3,4}$ 的平均活动度为 10°,$L_{4,5}$ 为 13°,L_5S_1 为 14°。Boden 和 Wiesel 亦报道了腰椎正常活动度,$L_{3,4}$ 为 7.7°,$L_{4,5}$ 和 L_5S_1 为 9.4°。但上述两篇

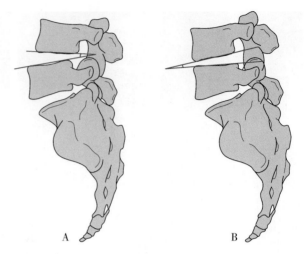

图 17-2-7   旋转不稳定测量方法

于上位椎体下缘及下位椎体上缘画线,两线若于椎体后方成角则为正角,若于椎体前方成角则为负角。过伸位 X 线片上两线夹角与屈曲位片上两线夹角之差即为椎体的旋转活动度。若屈曲位 X 线片示两线夹角为负角,且角度大于或等于 3°,即为椎体前屈倾斜不稳定

报道并未提出旋转不稳定的标准。Soini 等将伸屈侧位片上的不稳定定义为:L_5S_1 节段大于 20°,其上位节段大于 15°。Murata 等将节段不稳定定义为角度大于 15°。

滑移不稳定被认为是节段不稳定的一个重要因素。Knuttson 建议将脊柱在屈曲时椎体向前滑移超过 3mm 定为间盘退变的早期征象。Dvorak 和 Panjabi 将不稳定标准定为 3.1mm。Boden 和 Wiesel 亦提倡将滑移大于 3mm 作为不稳定的标准,因为在其观测的无症状人群中,只有 5% 出现超过 3mm 的滑移。目前,大多数学者以滑移大于 3mm 作为不稳定的标准(图 17-2-8)。

关于椎体前屈倾斜不稳定的标准,有学者认为椎体在前屈时其椎间隙向后开口(相邻椎体终板间的夹角)大于或等于 3°,即为倾斜不稳定。

动态 X 线检查除伸屈侧位外,Friberg 等描述了应用牵拉 - 加压侧位来判断节段不稳定的方法。测试者双手抓住头上方的横杆,将身体悬空,摄侧位片即为牵拉侧位;测试者站立,背 20kg 的双肩包,摄侧位片即为加压侧位。其本人认为此方法能较为准确地观察到可疑不稳定节段的异常活动。但亦有研究发现此方法对于节段不稳定的检出率低于伸屈侧位片。

(2)颈椎不稳定的动态 X 线表现:颈椎动态 X 线片检查常采用颈椎过伸过屈侧位 X 线检查方法。颈椎不稳定与腰椎相近,亦分为滑移不稳定和旋转

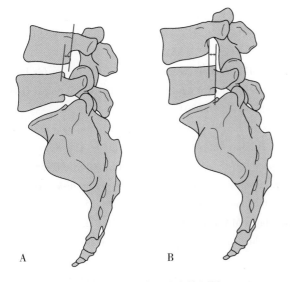

图 17-2-8　滑移不稳定的测量

A. 后滑移测量方法,于上位椎体后缘画线,经下位椎体后上缘作一条平行线,两线间距为前滑移距离;B. 前滑移测量方法,于下位椎体后缘画线,经上位椎体后下缘作一条平行线,两线间距为后滑移距离

不稳定。White 和 Panjabi 提出关于颈椎不稳定的临床评分标准,将动力位 X 线片上椎体间平移超过 3.5mm 或旋转大于 20°作为提出不稳定的标准。Nachemson 等提出椎体滑移大于 3mm、成角超过 10°即为不稳定。目前,被广泛采用的标准为椎体滑移大于 3mm、成角超过 11°。

无论是腰椎动力位还是颈椎动力位 X 线片,只是能部分反映椎体间的活动情况,即矢状位活动。脊柱的运动是三维的,在进行一个动作时,各椎体间会在三维空间内的各个方向上产生相对运动,这些运动不能通过单一的矢状位动力位片或动态 MRI 全面体现,应该看到目前所应用的临床技术的局限性。

3. CT 及 MRI　不稳是多方位的。平片显示矢状位和冠状位,CT 及 MRI 可显示轴位。但目前 CT 及 MRI 对于腰椎不稳的诊断价值较小。有学者采用动态 CT 对患者的腰椎进行稳定性研究,但此方法患者将承受大剂量的放射性照射,难以广泛应用。此外,还有学者应用动态 MRI 技术来评价节段的稳定性,但此方法费用高昂,且不能反映各节段多方位的不稳定,与动态 X 线比较无显著优势,因此难以普及。

六、临床诊断

关于腰椎节段不稳定的临床诊断,目前尚无被广泛接受的诊断标准,因此争论较多。一些相关研究及观点前面已部分叙述。

对于节段不稳定而言,影像学诊断与临床诊断应是两个不同的概念。由于影像学检查是目前最有效的检查方法,而且关于节段不稳定的诊断标准相对较一致,因此笔者认为应先作出影像学诊断,只要是影像上达到所设定的标准,即可诊断为影像学不稳定。但影像上的不稳定并不代表其就是临床意义上的不稳定。

Sato 等研究影像学上腰椎不稳的病程,全部患者有失去能力的(incapacitate)下腰痛,影像学上均有不稳定,10 年后仍有 48% 存在下腰痛,但只有 20% 在影像学上存在不稳定。Eisenstein 亦报道影像表现与临床症状并不能很好相符。因此,若考虑作出临床不稳定的诊断,需要将影像学检查与临床症状体征有机地结合起来。

七、节段不稳定的临床治疗

针对节段节段不稳定的治疗尚未形成一致的意见。但根据患者的临床表现,不难发现大多数患者经保守治疗均可获得症状改善,而且考虑到手术融合可能带来的创伤、治疗费用的增加以及术后的并发症,特别是术后相邻节段不稳等问题,非手术治疗应被视为首选。

(一)非手术治疗

1. 日常生活中要避免腰椎达到最大的活动幅度,从而预防颈椎、腰椎过度负重。应避免过度疲劳,因为疲劳会降低肌肉承载负荷的能力。急性期卧床休息有利于创伤性炎症的消退,亦可避免神经根及软组织结构的刺激和进一步损伤,也是一种行之有效的方法。

2. 加强相关肌肉练习,提高脊柱的稳定性。椎旁肌在稳定脊柱方面最为重要。因此,要坚持长期肌肉锻炼。但应注意一点,在颈腰部疼痛发作期,应积极休息,避免进行肌肉锻炼,减轻肌肉的负担。

3. 理疗并辅以围腰或支具外固定保护。患者在下腰痛发作期间,除卧床休息避免劳累外,理疗及外固定可促进创伤性炎症的消退。

(二)手术治疗

由于目前对腰椎节段不稳定的认识还远未成熟,尚不能达到对临床不稳定的精确诊断,因此是否采取手术治疗应十分慎重。

若颈椎不稳定同时合并神经的压迫,且出现相应的神经症状,应按照颈椎病的相应手术治疗原则来判断是否需要手术治疗。Frymoyer 等曾提出对于反复发作的腰痛以及出现腰椎畸形或腰椎管狭窄症状者应行手术治疗,并且根据不稳定的类型选择不同的手术入路及术式。但对手术适应证的阐述较为笼统。笔者认为在患者临床表现符合临床不稳定诊断标准的前提下,若患者有反复发作的严重颈痛或腰痛,不能正常工作生活或出现神经损害表现,经非手术治疗无效,可考虑手术融合不稳定节段。

（李危石）

参 考 文 献

1. Pope MH,Panjabi M. Biomechanical definitions of spinal instability. Spine,1985,10:255-256

2. Kirkaldy-Willis WH,Farfan HF. Instability of the lumbar spine. Clin Orthop,1982,165:110-123

3. Passias PG,Wang S,Kozanek M,et al. Segmental lumbar rotation in patients with discogenic low back pain during functional weight-bearing activities. J Bone Joint Surg(Am),2010,93(1):29-37

4. Paris SV. Physical signs of instability. Spine,1985,10:277-279

5. Delitto A,Erhard RE,Bowling RW. A treatment-based classification approach to low back syndrome:identifying and staging patients for conservative treatment. Phys Ther,1995,75:470-485

6. Kotilainen E,Valtonen S. Clinical instability of the lumbar spine after microdiscectomy. Acta Neurochir(Wien),1993,125:120-126

7. Jen MM,Michael K,Robert A. Spinal fusion for lumbar instability:does it have a scientific basis? J Spinal Disord,2000,13(3):200-204

8. Nizard RS,Wybier M,Laredo JD. Radiologic assessment of lumbar intervertebral instability and degenerative spondylolisthesis. Radiol Clin N Am,2001,39(1):55-71

9. Knuttson F. The instability associated with disk degeneration in the lumbar spine. Acta Radiol,1944,25:593-609

10. Hayes MA,Howard TC,Gruel CR,et al. Roentgenographic evaluation of lumbar spine flexion-extension in asymptomatic individuals. Spine,1989,14:327-331

11. Boden SD,Wiesel SW. Lumbar segmental motion in normal individuals. Have we been measuring instability properly? Spine,1990,15:511-516

12. Soini J,Antti-Poika I,Tallroth K,et al. Disc degeneration and angular movement of the lumbar spine. Comparative study using plain and flexion-extension radiography and discography. J Spinal Disord,1991,4:173-177

13. Fujita Y,Duncan NA,Lotz JC. Radial tensile properties of the lumbar annulus fibrosus are site and degeneration dependent. J Orthop Res,1997,15(6):814-819

14. Acaroglu ER,Iatridis JC,Setton LA,et al. Degeneration and aging affect the tensile behavior of human lumbar anulus fibrosus. Spine,1995,20(24):2690-2701

第十八章

颈肩痛与轴性症状

第一节 轴性症状的定义

颈椎管扩大成形术起源于 20 世纪 70 年代的日本,用于替代颈椎椎板切除术治疗颈椎管狭窄症,原理是在尽可能保留颈椎后方稳定结构的基础上,做颈椎管后方减压,使椎管内受压的脊髓得到间接减压。手术方法很多,主要有单侧开门和双侧开门两类,临床应用中都取得了满意效果,被广泛用于治疗脊髓多节段受压的相关疾病,如脊髓型颈椎病伴有多节段椎管狭窄及颈椎后纵韧带骨化症。椎板成形术在神经功能改善方面取得了近期及远期良好疗效。手术疗效评价早期仅依据脊髓功能评分,如评价颈脊髓功能的日本骨科协会(JOA)17 分法,它的核心关注于患者神经功能的改善,但是 JOA 17 分法满分的患者所有痛苦都解除了吗?他们能像正常人一样生活吗?文献报道单开门椎管扩大成形术后17%~80% 的患者有长期的颈背部疼痛和僵硬,严重的可以影响正常的生活,有时是接受这类手术患者的最主要痛苦,也是部分医师不愿实施这类手术的原因之一。川口善治(Kawakuchi)1999 年将它定义为轴性症状。目前颈椎病的疗效评价体系,如 NDI、SF-36 等能够反映颈椎使用功能和整体生活质量的评分中已经有了轴性症状的部分内容。

轴性症状(axial syndrome):是以颈背部疼痛为主要表现,伴有僵硬、酸胀、沉重感和肌肉痉挛的综合征。轴性症状可以在术前就存在,也可以是术后新增加的。有文献报道颈前路手术后也可以出现颈肩痛,并将这些颈肩痛也归结为轴性症状。

为了研究颈肩痛的产生原因,首先复习局部解剖特点。颈背部痛觉的传入纤维位于脊神经后支,脊神经出椎间孔后,立即分为四支:较细的分支为脊膜支和交通支;两个较粗大的分支为前支和后支。后支除第 1、第 2 颈神经的后支粗大外,其余各脊神经的后支均较前支细小。后支分出后,向后行,绕椎骨的关节突、经邻近的两个椎骨的横突之间,分为内侧支和外侧支。内侧支向棘突而行,分布于骨、关节及肌,末梢可能穿至浅层分布于皮肤。外侧支向后进,多为肌支,支配周围的骨和关节,如头长肌、头夹肌、头半棘肌、颈半棘肌及斜方肌等。脊神经后支之间有交通支彼此连接,所以皮节区彼此交叉。颈后路手术显露到关节突关节外侧的关节囊时可以损伤脊神经后支,内侧支损伤可以引起相应皮节区的疼痛,外侧支损伤引起椎旁肌的萎缩。项背肌在颈后部分为两层,浅层为斜方肌和其深方的菱形肌,两侧的斜方肌同时收缩可以使头后仰。深层肌是颈背部固有肌,又可分为四层,长肌位置表浅,短肌位置较深。由浅到深有夹肌、竖脊肌、横突棘肌、枕下肌、横突间肌和棘间肌。中下颈椎的伸肌装置包括斜方肌、夹肌、竖脊肌中的头棘肌和颈棘肌、横突棘肌中的颈半棘肌和头半棘肌、棘间肌,它们都有止点止于项韧带和颈椎的棘突,其中颈半棘肌在颈 2 棘突下半部有宽大的止点,与项韧带共同构成肌肉韧带复合体。上颈椎的伸肌装置还包括枕下小肌群中的头后大直肌、头后小直肌和头上斜肌,它们的作用都是收缩使头后仰。

患者术后出现颈背部的疼痛和酸胀僵硬感并不都是轴性症状,应将其与手术早期创伤及术后根性症状区分开。

轴性症状与手术创伤引起的颈背痛的主要区别:①疼痛范围不同:手术创伤引起术后早期疼痛局限在切口区,而术后轴性症状分布较广,自头顶达耳后、枕下、颈后两侧、肩后部及肩胛肩区。Bogduk、Dwyer 和 Aprill 研究表明颈背痛范围呈节段性分布,由脊神经后支支配,皮节区彼此交叉。②持续时间不同:手术创伤引起疼痛在术后早期出现,与术中肌肉小关节的损伤有关。Yoshihara 对 82 例患者术后 1 天的血 CPK 值进行测定,有颈背痛的患者此值明显高于无颈背痛的患者,说明肌肉损伤越重,术后疼痛越多。一般经理疗和颈肌锻炼,术后 3~6 个月消失,而轴性症状持续时间可长达术后 10 余年。

轴性症状与术后出现的根性症状的区别:颈椎椎管扩大成形术后,受压的脊髓向后方退让过程中神经根受牵拉,少数患者术后早期出现神经根受损表现,轻者上肢麻木,重者可引起肌力下降。因颈脊髓在 $C_{4,5}$ 节段向后退让最多,解剖学上 C_5 神经根最短,三角肌为 C_5 神经根单一支配,所以 C_5 神经根牵拉受损的可能性最大,严重的表现为三角肌麻痹,多数在 6 个月内恢复,临床报道发生率为 2%~7%,也可出现颈 6、7 的根性损害。而轴性症状分布范围为节段性,没有上肢的根性损害,而且症状持续很长时间。

第二节　轴性症状的产生原因

颈前路手术后早期颈肩部疼痛的原因与椎体间过度撑开有关。Casper 椎体间撑开器的应用便于颈前路椎体后缘的减压,已经成为此类手术的标准操作步骤,但是只为减压方便而追求椎间隙前缘的过度撑开可以增加后方关节突关节的压力,关节囊的牵张感受器受到刺激,疼痛刺激沿脊神经后支传入,疼痛定位不确切,疼痛分布类似于轴性症状。北京大学第三医院的研究发现,椎间高度变化小于 1.85mm,可以有效降低相邻椎体终板的压力,术中椎间撑开应适度,椎间植骨块或融合器高度可以参考相邻正常节段的高度。术中 X 线透视颈椎侧位,可以发现椎间过度撑开后,局部前凸角增大,后方的关节突关节的关节面不平行,相邻节段甚至出现局部后凸。大多数这类患者的颈肩痛持续 2~3 个月,一方面牵张感受器适应了压力变化,一方面植骨界面的吸收可以降低椎间高度,相邻椎体终板的压力得以有效降低。少数患者的颈肩痛持续时间较长,原因是椎间过度撑开后相邻节段后凸加速了相邻节段的退变,特别是后方关节突关节,关节突关节的退变性骨关节病是这类患者术后长期存在颈肩痛的原因之一。

颈后路手术术后出现轴性症状的原因很多,主要集中在两个方面:①颈后路手术对颈椎后方神经肌肉的损伤;②颈后路手术对颈椎生理活动的影响。

颈后路手术无论是椎板切除术还是椎板成形术,在显露椎板和关节突时,在关节突关节囊的外侧可以损伤由此绕行的脊神经后支,特别是由后支分出的内侧支,引起术后节段性分布的颈背疼痛和僵硬感,损伤由后支分出的外侧支可以引起所支配肌肉的失神经萎缩。颈 1、2 脊神经后支粗大可见,不易损伤。颈 3 脊神经后支明显变细,颈 4~7 脊神经后支难以辨认,大多数的颈后路手术范围在颈 3~7,所以术中辨认脊神经后支很困难,术中显露到关节突关节时,对关节囊外侧不要剥离过度,此处的止血操作采用双极电凝,可以减少脊神经后支的直接损伤。单开门椎管扩大成形术是国内外被采用最多的颈后路手术方式,传统的手术步骤中采用关节囊悬吊法维持开门后的椎板位置,丝线穿过关节囊时可以直接损伤脊神经后支,丝线有一定弹性,即便术中没有直接损伤脊神经后支,也可以因为术后颈椎的活动,悬吊的丝线对脊神经后支动态刺激或压迫,引起临床症状。如果显露时关节囊剥离太多,悬吊时丝线只能缝在深层的椎旁肌,术后只要患者坐起直立,伸肌收缩保持颈椎体位,丝线可牵拉引起伸肌痉挛,诱发颈背痛。

颈后路手术术中剥离棘突和椎板以及部分关节突关节,手术入路中需要伤及项韧带、斜方肌、夹肌、竖脊肌中的头棘肌和颈棘肌、横突棘肌中的颈半棘肌和头半棘肌、棘间肌,肌肉韧带复合体的损伤可以造成术后伸肌无力,导致轴性症状的发生。损伤可以因为术中过多应用电刀,也可因为长时间肌肉的静态牵拉引起肌肉坏死。无论是哪一种颈后路手术,颈椎伸肌装置中的肌肉都从它们的止点(棘突、椎板和项韧带)剥离,特别是颈 2 和颈 7 的棘突上附着有大量的伸肌,如果这些肌肉没有得到很好的重建,术后出现轴性症状的可能性很大。

轴性症状的发生还和颈后路手术后颈椎生理活动的改变有关,术后颈椎总活动度(range of motion,ROM)和颈椎节段性运动的改变都可以影响轴性症状的出现。

(一)轴性症状与颈椎总活动度的关系

ROM 测量方法依照 Nishituzi 方法如图 18-2-1 所示,测量屈曲位 C_2、C_7 椎体后缘连线的夹角 α_1,过伸位夹角 α_2。如果过伸时颈椎反曲畸形,则 α_2 为负值。ROM 角 $\alpha=\alpha_1+\alpha_2$。轴性症状与颈椎椎管扩大成形术后 ROM 下降密切相关。Satomi 51 例单开门患者术后 1 年有 3 例(6%)严重的颈背痛,ROM

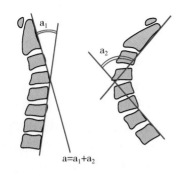

图 18-2-1　颈椎 ROM 的测量方法

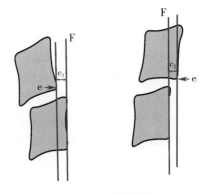

图 18-2-3　颈椎椎间滑移

下降 45%。Heller 25 例单开门患者，术后 2 年 9 例（36%）有轴性症状，ROM 下降 35%。Wada 41 例单开门患者随访 11 年，16 例（39%）有轴性症状，ROM 下降 40%。Kawaguchi 比较了单开门术后有无轴性症状的两组患者手术前后 ROM 变化发现：有轴性症状的患者 ROM 值下降比例高于无轴性症状的患者。Roselli 用小钛板固定单开门的椎板，术后 1 年 ROM 下降 20%，无一例有轴性症状。Mochida 改良单开门法 70 例患者随访 2 年，ROM 无减小，无一例有轴性症状。北京大学第三医院的一组 52 例单开门患者随访 3 年，术后轴性症状持续存在的患者 42 例，术后平均 ROM 减少 15%，没有发现轴性症状与患者 ROM 的变化相关。虽然如此，多数学者仍认为有助于减少 ROM 下降的措施可能有利于减少术后出现的轴性症状。

（二）轴性症状与颈椎节段性运动的关系

Bogduk 和 Dwyer 的研究证实了颈肩痛的节段性分布，由脊神经后支支配，皮节区彼此交叉。椎间成角和椎间滑移反映了颈椎节段性运动。椎间成角：采用 White 方法测量如图 18-2-2 所示，上一椎体后缘连线 A 及下一椎体后缘连线 B 的夹角，屈曲时 b_1 过伸时 b_2，相邻椎体之间总活动度 $b=b_1+b_2$。屈曲位 A 在 B 之前 b_1 为正值，相反为负值。过伸位 A 在 B 之后 b_2 为正值，相反为负值。椎间滑移范围：采用 Tanaka 方法测量如图 18-2-3 所示，上一椎体后

下缘 e 点作下一椎体后缘连线 F 的平行线，计算两个平行线之间的距离，屈曲位 e 点在 F 线之前 c_1 为正值，相反为负值。过伸位 e 点在 F 线之后 c_2 为正值，相反为负值。

北京大学第三医院的 52 例颈 3~7 单开门椎管扩大成形术随访 3 年，结果为在颈 2、3 和颈 6、7 两个节段有轴性症状的患者椎间成角和滑移均增大，而无轴性症状的患者两者均减小，而其他 3 个运动节段无此表现，故推测轴性症状与椎间节段性运动增加有关，主要表现在颈 2、3 和颈 6、7 两节段的原因为：手术中切断了颈 2、3 之间的棘上和棘间韧带，切除了颈 6、7 棘上韧带和部分棘突，使手术后肌肉韧带复合体出现两个薄弱区，从而引起椎间的过度运动导致椎间不稳。

有关颈椎生理曲度变化引起轴性症状的研究很少，陈维善报道 53 例单开门患者，术后 3 年颈椎中立位片，有轴性症状的生理前凸 8°，无轴性症状的生理前凸 13.6°，说明轴性症状的出现与术后颈椎生理前凸减少有关。

第三节　不同手术方式对轴性症状产生的影响

颈后路手术的方法很多，椎板成形术替代了大部分的椎板切除术。对于慢性压迫性颈脊髓病的治疗，各种改良的椎板成形术都取得了相似的神经症状改善率，减少椎板成形术后轴性症状成为大家的努力方向。

1. 颈 2 伸肌附着点的保护　颈 2 棘突附着的颈半棘肌是伸肌装置的重要组成部分，传统的颈 3~7 单开门椎管扩大成形术需要切断颈 2 棘突下缘附着的颈半棘肌，显露颈 2、3 椎板间隙，关闭切口时应注意颈半棘肌的重建，将从颈 2 棘突下缘剥离的

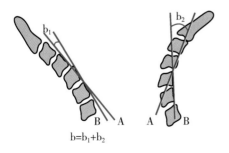

图 18-2-2　颈椎椎间成角

颈半棘肌缝回颈 2 棘突,重建时可以在颈 2 棘突上打孔,并且需要在重建前调整头架,使颈部由屈颈位变为伸颈位,有利于术后恢复颈半棘肌的伸颈功能。也可以在椎板显露时,在颈 2 棘突分叉处用微型摆锯切断,将游离的棘突尖和其上附着的颈半棘肌一起牵开,残余的棘突根部打孔,开门后再将切断的棘突尖缝回棘突根部,这样颈半棘肌的止点可以得到重建。Takeuchi 设计了一项前瞻性研究,他用颈 3 椎板切除联合颈 4~7 单开门椎板扩大成形术代替传统的颈 3~7 单开门椎管扩大成形术,作颈 3 椎板切除时可以在肌肉下方潜行减压而不切断颈半棘肌,改良组患者术后轴性症状出现的比率和严重程度都低于传统组,并且术后神经功能改善率两组无差异。

2. 颈 3~6 单开门椎管扩大成形术　传统的单开门椎管扩大成形术的手术范围是颈 3~7,保留 C_7 棘突可以保留头夹肌、颈半棘肌、多裂肌、斜方肌、小菱形肌的肌止点。通过尽可能保留颈椎后方肌肉的完整性,来达到控制轴性症状发生、发展的目的。Hosomo 和 Takeuchi 都发现保留颈 7 棘突组的患者术后轴性症状的发生率明显低于颈 3~7 单开门组的患者。

3. 锚定法改良门轴悬吊方式　由韩国医师 Wang JM 在 1998 年首先提出,采用 Magerl 技术,10~12mm 长的松质骨螺钉,尾部预置粗丝线,只攻破单侧皮质骨,开门后丝线穿过棘突根部的预打孔后打结悬吊椎板,有利于门轴的稳定。北京大学第三医院采用此种方法改良单开门椎管扩大成形术,观察 129 例患者术后 6 个月,只有 17.8% 的患者还残存轻度轴性症状,明显低于传统的关节囊悬吊法。锚定法的丝线不会损伤关节囊处的脊神经后支,术后颈椎活动时丝线也不会干扰椎旁肌,并且因为门轴的稳定性高于关节囊悬吊法,术后患者佩戴颈围领的时间缩短,有利于颈椎正常生理活动的早期恢复。

4. 保留肌肉韧带复合体　Miyamoto 在 1991 年首次阐述韧带复合体的概念,指出由棘突、棘上韧带和棘间韧带共同构成颈椎后方的韧带复合体。韧带复合体和颈后伸肌群合为肌肉韧带复合体,是维持颈椎静态和动态稳定的重要结构。生物力学测定结果显示,保留肌肉韧带复合体的椎板成形术后的颈椎整体稳定性优于传统术式。大岛义彦 1987 年首次报道保留一侧肌肉韧带复合体的椎板成形术,术后颈椎生理前凸得到维持。任龙喜 2001 年在国内最先应用此种改良的椎板成形术,术后颈椎的总活

动度丢失少,轴性症状轻。北京大学第三医院进一步改进了这一手术方法,采用钛缆固定,具体步骤如下:剥离左侧椎旁肌,并在棘突根部截骨;将游离的棘突连同右附着的椎旁肌一同翻向右侧,显露右侧椎板;在棘突根部打孔后作单开门椎管扩大成形;在掀起的左侧椎板打孔;钛缆穿过棘突根部及椎板,拉紧钛缆使棘突坐在左侧椎板上。北京大学第三医院比较 46 例保留单侧肌肉韧带复合体的单开门椎管扩大成形术和 36 例锚定法单开门椎管扩大成形术的患者,术后 3 个月和 12 个月时颈部 VAS 评分、颈椎过伸过屈位的曲度和颈椎总活动度都优于锚定法的患者,术后轴性症状的发生率低。并且在 MRI 轴位测量了椎旁肌面积,发现术后保留侧的肌肉面积明显大于对侧。

第四节　轴性症状的预防和治疗

1. 颈椎手术术后颈围领的佩戴时间　颈围领的佩戴时间应尽可能得短,让颈椎尽早恢复正常的生理活动有利于减少轴性症状的发生。颈椎病行颈前路椎间盘切除减压内固定的患者术后颈围领只需佩戴 1~2 周,椎体次全切除或有严重骨质疏松的患者可以佩戴 6 周。颈后路椎板成形术的患者颈围领佩戴不超过 2 周。颈椎外伤、畸形、感染和肿瘤的患者应根据病情个体化,在满足颈椎稳定性的前提下尽早去除外固定。

2. 颈部肌肉锻炼　颈椎术后患者应尽早开始颈部肌肉锻炼,特别是颈椎后路手术患者,早期肌肉锻炼不仅可以减轻伸肌装置萎缩,而且可以减少肌肉间的粘连,减轻术后僵硬感。早期康复锻炼可以通过肌肉的等长收缩实现,抗阻训练每组 5~10 分钟,每天数次。

3. 轴性症状的药物治疗　可以应用 NSAIDs 药物,辅助解痉药,严重的合用阿片类药物。也可内服或外用活血化瘀的中药。

4. 轴性症状的物理治疗　手法按摩和适度的热疗都可以缓解轴性症状,注意选择物理治疗时需要考虑体内内植物的影响。

(潘胜发　孙　宇)

参 考 文 献

1. Kawaguchi Y, Matsui H, Ishihara H, et al. Axial symptoms

after en bloc cervical laminoplasty. J Spinal Disord,1999,12:392-395

2. Hosono N,Yonenobu K,Ono K. Neck and shoulder pain after laminoplasty. Spine,1996,2:1969-1973

3. 张朝佑. 人体解剖学. 第3版. 北京:人民卫生出版社,2009

4. Aita I,Hayashik,Wadano Y,et al. Posterior movement and enlargement of the spinal cord after cervical laminoplasty. J Bone Joint Surg(Br),1998,80:33-37

5. Mochida J,Nomura T,Chiba M,et al. Modified expensive open-door laminoplasty in cervical myelopathy. J Spinal Disord,1999,12:386-391

6. Satomi K,Nishu Y,Kohno T,et al. Long-term follow-up studies of open-door expensive laminoplasty for cervical stenotic myelopathy. Spine,1994,19:507-510

7. Wada E,Suzuki S,Kanazawa A,et al. Subtotal corpectomy versus laminoplasty for multilevel cervical spondylotic myelopathy. Spine,2001,26:1443-1448.

8. Takeuchi K,Yokoyama T,Aburakawa S,et al. Axial symptoms after cervical laminoplasty with C_3 laminectomy compared with conventional C_{3-7} laminoplasty. Spine,2005,30(22):2544-2549

9. Hosono N,Sakaura H,Mukai Y,et al. The source of axial pain after cervical laminoplasty:C_7 is more crucial than deep extensor muscles. Spine,2007,32(26):2985-2988

10. Takeuchi T,Shono Y. Importance of preserving the C_7 spinous process and attached nuchal ligament in French-door laminoplasty to reduce postoperative axial symptoms. Eur Spine J,2007,16:1417-1422

11. Yukawa Y,Kato F,Ito K,et al. Laminoplasty and skip laminectomy for cervical compressive myelopathy. Spine,2007,32(18):1980-1985

12. Alagappan S,Arup K,Farhaan A,et al. Skip laminectomy and laminoplasty for cervical spondylotic myelopathy. J Spinal Disord Tech,2010,23(2):96-100

第十九章

颈椎病概论

第一节　颈椎病的概念

颈椎病（cervical spondylosis）是导致颈肩臂痛最常见的原因之一。其发病率为 3.8%~17.6%，男女之比约为 6：1。第二届全国颈椎病专题座谈会（1992 年，青岛）明确了颈椎病定义：即颈椎椎间盘组织退行性改变及其继发病理改变累及其周围组织结构（神经根、脊髓、椎动脉、交感神经等），出现相应的临床表现。仅有颈椎的退行性改变（degenerative change）而无临床表现者则称为颈椎退行性改变。

第二节　颈椎退变与颈椎病

一、颈椎病的自然病程

有关颈椎病的自然病史的研究主要集中在脊髓型颈椎病方面，这是因为脊髓型颈椎病不仅可以造成严重的神经系统损害，影响患者日常生活活动，而且如果治疗不及时，还存在着日后对于重症患者的看护以及康复治疗等所带来的潜在巨大经济和社会负担。

脊髓型颈椎病的发生和发展过程实际上就是脊柱退行性改变的过程中累及到神经系统，从而产生若干种症状。由于脊髓型颈椎病症状的可变性和多样性，以及首发症状的不确定性，因此很难精确地描绘出其自然病程。尽管如此，以往的研究显示，脊髓型颈椎病的自然病史过程是一种渐进性、进展性的脊髓功能障碍恶化过程并可以伴有较长时期、阶梯样的缓慢进展阶段。Clarke 等（1956 年）发现脊髓型颈椎病一般最终都将经历症状恶化的过程，他们观察了 119 例脊髓型颈椎病，75% 的患者都有过较长时期的症状稳定期，其中大多数表现为阶梯样

的加重过程。剩下的 19% 表现为缓慢、持续的进展过程，有 5% 的患者表现为神经功能障碍快速进展。Lees 等（1963 年）观察了 3 年以上 54 例脊髓型颈椎病患者，发现他们大多数都有过较长期的症状稳定的阶段，但是最后都不可避免地出现了脊髓症状的恶化。Epstein 等（1970 年）长期观察了 1355 例脊髓型颈椎病患者，仅仅 36% 的患者症状有所好转，其余 64% 的患者多年以后症状仍然持续存在或者渐进性加重。但是，Sadasivan 等（1993 年）观察到脊髓型颈椎病没有所谓阶梯样的症状稳定期。根据以上研究可以得出这样的结论：脊髓型颈椎病是一种过程连续的疾病，患者可能会在其自然病史的任何一个阶段出现症状。绝大多数患者都可能在经历了相当长的一段症状稳定时期后，最终出现渐进性的脊髓功能障碍。

近年来关于症状较轻的脊髓型颈椎病的非手术治疗与手术治疗的对比研究逐渐增多。Kadanka 等对一组 JOA 评分大于 12 分的轻型脊髓型颈椎病患者随机对照研究发现，3 年以后非手术治疗组与手术治疗组疗效相当。尤其是那些椎管宽大、脊髓横截面积较大的患者更适合采取非手术治疗。Nakamura 等（1998 年）对 64 例轻型脊髓型颈椎病患者 3~10 年的随访发现，只有 30% 的患者采用非手术治疗无效而需要接受手术，其余大部分患者已经没有脊髓功能障碍表现。但是，国际颈椎研究学会（Cervical Spine Research Society）近年来完成的一项研究显示，脊髓型颈椎病采取非手术治疗不仅疗效不好而且还将出现脊髓功能的进一步恶化。

二、无症状颈椎退变性脊髓压迫——亚临床型脊髓型颈椎病

随着影像学诊断技术的普及和提高，一种特殊

的临床现象逐渐引起人们的注意,有些患者的颈脊髓已经受到明显的压迫,但是,却没有任何脊髓型颈椎病的症状和体征。北京大学第三医院骨科对一组门诊患者的观察发现,106 例 MRI 显示颈椎退变与脊髓压迫的患者中,有 29 例没有任何脊髓损害的症状和体征,其中 14 例脊髓矢状径减少 <25%,11 例减少 25%~50%,4 例减少 >50%,即"无症状压迫"(图 19-2-1~ 图 19-2-3)。

无任何症状的退变性颈脊髓压迫(下称"无症状压迫")常见于两种情况:一种情况是患者没有任何颈脊髓病的临床症状,也没有任何颈脊髓病的体征,这些患者可能因为某些其他原因进行颈部的 MRI 检查,却被意外地发现颈脊髓已经受到增生的骨赘、突出的椎间盘的压迫,属于纯偶然的发现。这些患者的颈脊髓可能已经受到几个月甚至几年的压迫,却因为没有引起任何临床症状而隐匿存在。另一种情况是患者没有任何颈脊髓病的临床症状,但是却存在颈脊髓病的体征,包括四肢肌张力增高、肌

腱反射活跃甚至亢进,有些患者还存在病理征。这些患者往往是因为某些轻微症状,如颈部不适来医院就诊,但是却被发现有锥体束征,应医师的要求进行颈椎的 MRI 检查,证实颈脊髓已经受到增生的骨赘、突出的椎间盘的压迫,属于非偶然的发现。但是,这些患者却都可以正常地生活和工作,自己并没有感觉到任何麻木、无力的症状。类似的情况还可见于颈椎后纵韧带骨化。由于这些患者还没有出现颈脊髓病的临床症状,但是已经存在颈脊髓的压迫情况,因此将其归入慢性压迫性颈脊髓病的亚临床期或分类为亚临床型比较合适。

无症状压迫作为一种亚临床现象并不少见。1987 年 Teresi 报道 100 例非颈椎病患者的 MRI 检查,发现 27 例(27%)无症状压迫。Boden(1990 年)报道发生率为 19%,Matsumoto(1998 年)报道 497 例无症状的志愿者中有 38 例(7.6%)MRI 证实存在颈脊髓压迫。

在实际工作中笔者观察到,这些"无症状压迫"

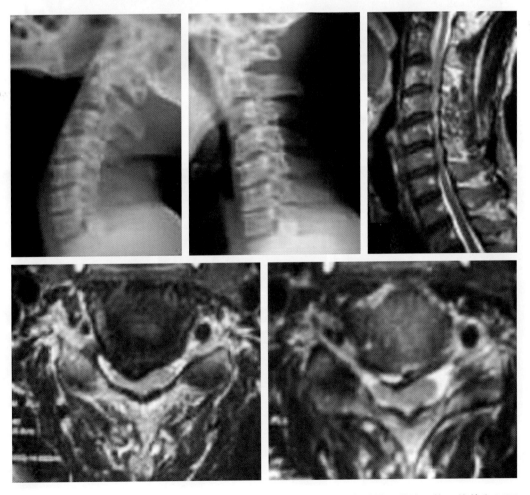

图 19-2-1 患者,男,46 岁,发作性眩晕 1 周,1 周前清晨起床时突发眩晕而就诊。其 X 线片和 MRI 示颈椎明显退变,脊髓受压

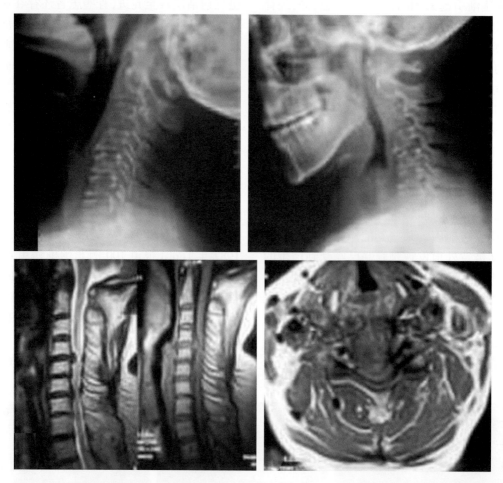

图 19-2-2   患者,女,45 岁,颈肩痛 1 个月,颈部活动明显受限,颈部肌肉痉挛、压痛,其 X 线片和 MRI 显示颈椎明显退变、脊髓受压

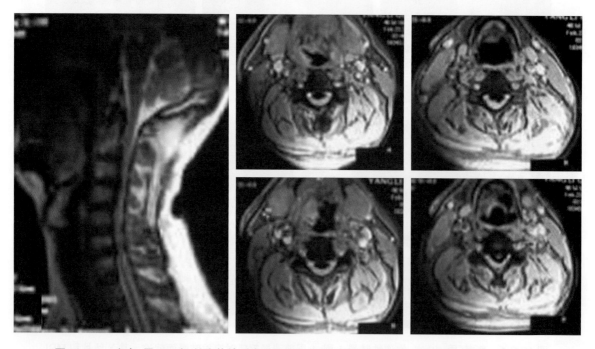

图 19-2-3   患者,男,66 岁,健康体检时发现 OPLL 就诊,其 MRI 显示椎间盘退变、突出,脊髓受压

的个体可能存在以下 3 个转归：第一，长期不出现脊髓病的临床症状；第二，逐步出现脊髓病的临床症状；第三，因为意外受伤而发生无骨折脱位型颈脊髓损伤。第三种转归实际上在第一和第二种转归中都可能发生。Bednaric 报道了对 66 例无脊髓型颈椎病的症状和体征，但是 MRI 显示颈脊髓有压迫的患者 2~8 年（平均 4 年）的连续观察，其中 13 例（19.7%）发生脊髓型颈椎病，2 例接受了手术，其余 11 例经过非手术治疗症状稳定或者好转。66 例中有 28 例同时存在上肢神经根病。学者认为伴有颈神经根病或肌电图异常的无症状压迫患者容易演变为脊髓型颈椎病。Bednaric 在上述研究的基础上，对 199 例无症状压迫的患者进行了前瞻性队列研究，随访 2~12 年，应用统计学、临床表现、电生理、影像学等参数与发展成为脊髓型颈椎病的病例进行相关性分析研究，该研究是首次针对无症状压迫患者的自然病程的系列研究。随访过程中，45 例（22.6%）出现颈脊髓病的表现，其中 16 例（35.6%）在 1 年内出现。在出现临床症状前的 12 个月，即可出现颈神经根病症状和脊髓电生理（SEP、MEP）检查异常，其预测准确率为 81.4%。在发生脊髓型颈椎病 1 年之后则出现 MRI 脊髓高信号。学者指出出现颈神经根病的临床表现、脊髓电生理（SEP、MEP）检查异常以及 MRI 脊髓高信号，是无症状压迫患者发展成为脊髓型颈椎病的重要预测指标。北京大学第三医院对上述 29 例无症状压迫者的观察发现，在不足 1 年的时间里，3 例发生了脊髓型颈椎病、3 例发生了无骨折脱位型颈脊髓损伤，均接受了手术治疗。其余 23 例仍然没有出现症状而正常生活。

对于那些既没有临床症状也没有临床体征、仍然处于"亚临床型脊髓型颈椎病"的患者，采取何种治疗策略是令临床医师非常困惑的问题。大量的基础和临床研究证实，慢性压迫可以引起脊髓不可逆性的损害。脊髓型颈椎病的远期疗效与病程和病变程度密切相关，病程越长，脊髓功能损害越严重，疗效越差。因此，对于这样的患者应当采取追踪、随访的方式进行临床观察，同时应该向其本人解释清楚他目前的病情状况，取得患者的理解和配合，避免颈部外伤引起的无骨折脱位型颈脊髓损伤。对于那些

虽然没有临床症状，但是已经出现锥体束征的"无症状压迫"患者，应当根据患者的 MRI 表现、X 线平片、脊髓电生理检查等项目来综合判断。Bednarik 认为如果观察过程中出现颈神经根病的表现及电生理学（SEP、MEP）的异常就建议手术。Epstein 认为对于 OPLL 患者而言，如果在患者神经功能恶化开始或进展前进行预防性手术，87% 的患者可以获得较好结果。因此，对于那些 MRI 已经出现脊髓信号的改变，或者颈椎的过屈过伸侧位片显示脊髓受到压迫的节段存在明显不稳定、伴有颈神经根病以及电生理学（SEP、MEP）的异常的患者，为了避免脊髓受到不可逆的损害，适时考虑手术治疗，解除脊髓的压迫或者稳定颈椎也可以作为一种备选方案。但是，对于无症状压迫的患者是否需要预防性手术减压，目前国内外还没有文献报道。

（孙　宇）

参　考　文　献

1. Clarke E，Robinson PK.Cervical myelopathy：a complication of cervical spondylosis. Brain，1956，79：483-510
2. Lees F，Turner JW.Natural history and prognosis of cervical spondylosis. Br Med J，1963，2：1607-1610
3. Epstein JA，Carras R，Epstein BS，et al. Myelopathy in cervical spondylosis with vertebral subluxation and hyperlordosis. J Neurosurg，1970，32：421
4. Sadasivan KK，Reddy RP，Albright JA.The natural history of cervical spondylosis myelopathy. Yale J Biol Med，1993，66：235-242
5. Nakamura K，Kurokawa T，Hoshino Y，et al. Conservative treatment for cervical spondylotic myelopathy：achievement and sustainability of a level of "no disability". J Spinal Disord，1998，11：175-179
6. Teresi LM，Lufkin RB，Reicher MA，et al. Asymptomatic degenerative disc disease and spondylosis of the cervical spine：MR imaging. Radiology，1987，164（1）：83-88
7. Boden SD，McCowin PR，Davis DO，et al. Abnormal magnetic-resonance scan of the cervical spine in asymptomatic subjects. J Bone Joint Surg（Am），1991，73（7）：1178-1184
8. Matsumoto M，Fujimura Y，Suzuki N，et al. MRI of cervical intervertebral discs in asymptomatic subjects. J Bone Joint Surg（Br），1998，80（1）：19-24

第二十章

颈椎病的发病因素与病理机制

第一节　病因学

颈椎病的病因及发病机制尚未完全清楚。一般认为是多种因素共同作用的结果。颈椎间盘的退行性改变及其继发性椎间关节退变是颈椎病的发病基础。由于颈椎的活动度比胸椎和腰椎大,因而更容易发生劳损,继而出现退行性改变,其改变最早为椎间盘,以颈 5、6 和颈 6、7 及颈 4、5 的顺序出现病变。目前存在以下 3 个学说:

一、机械压迫学说

1. 静态性压迫因素　一般而言,自 30 岁开始出现颈椎间盘退行性改变。随着纤维环中弹力纤维含量的逐渐减少、胶原纤维的含量的逐渐增多,以及髓核含水量的逐渐降低,纤维环耐受牵拉、压缩负荷的能力减退,出现椎间隙减小、椎间盘膨出或突出。同时由于椎间隙的高度降低导致椎间关节周围韧带松弛、椎体间活动度增加,在椎体上、下缘韧带附着部出现牵拉性骨刺。椎间盘的膨出或突出、椎体后缘的骨刺突入椎管,导致脊髓或神经根受到压迫。

2. 动态性压迫因素　当人体颈椎屈曲时脊髓被拉长、脊髓的横截面变小、脊髓变细;当颈椎处于仰伸位时,脊髓的横截面增加、脊髓变粗、变短。这时突入椎管的椎间盘以及椎体后缘的骨赘就可以压迫脊髓腹侧。同时颈椎黄韧带由于椎间隙高度降低而松弛,并出现代偿性肥厚,加上退变因素使其弹性降低,黄韧带就可以形成皱褶并突入椎管,压迫脊髓(图 20-1-1,图 20-1-2)。Denno(1991 年)发现一些临床上怀疑脊髓型颈椎病但是 Hoffmann 征阴性的患者,令其反复屈伸颈部后,Hoffmann 征变为阳性,称为动力性 Hoffmann 征阳性(positive dynamic

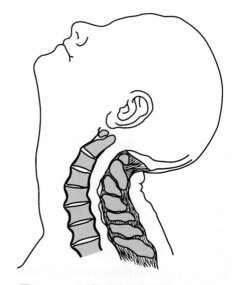

图 20-1-1　颈椎后伸时黄韧带突入椎管

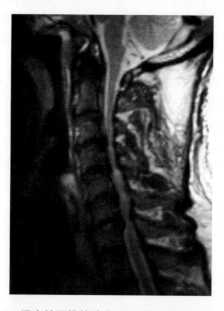

图 20-1-2　退变性颈椎管狭窄,脊髓腹侧椎间盘突出伴骨赘形成、脊髓背侧黄韧带肥厚,脊髓腹背受压呈串珠样改变

Hoffmann's sign),提示动态性压迫可能是导致症状的重要因素。

二、不稳定学说

颈椎不稳定是颈椎病发病的因素之一。当颈椎屈伸活动异常时,脊髓在椎体后缘的骨赘上反复摩擦,可引起脊髓微小创伤而导致脊髓病理损害。另外,不稳定造成的椎间关节活动幅度增加,可刺激小关节、纤维环及其周围韧带内的交感神经末梢,通过窦椎神经的反射引起脊髓及神经根周围营养血管的痉挛,导致脊髓和神经根局部缺血。脊髓压迫、不稳定节段的异常活动导致颈脊髓反复发生一过性缺血,如果频繁出现、持续时间长,可逐渐发生脊髓病。营养血管的反复痉挛、形成局部的缺血与再灌注,由此导致自由基的大量产生,对脊髓和神经根造成损害。不稳定导致的椎间关节周围的创伤性炎症反应,也可能对脊髓、神经根和交感神经造成直接刺激,受到刺激的交感神经末梢还可通过颈前交感神经链的反射,引起整个交感神经系统的功能紊乱。

三、血运障碍学说

除了上述因素以外,脊髓血液循环障碍参与了颈椎病的发病。人们发现在颈椎间盘突出所致的脊髓受压病理中,脊髓损害区域与脊前动脉供血区域基本一致,推测可能是突出的椎间盘压迫、扭曲脊前动脉及其分支导致血供减少造成脊髓缺血性损害。也有报道神经根袖周围发生纤维化束缚了根动脉导致脊髓血供减少,并强调根动脉在椎间孔内受压是导致脊髓缺血性损害的原因。实验研究发现,当颈部屈曲时脊髓张力增加,脊髓腹侧受到椎体后缘骨赘的挤压而使脊髓前后径减小,同时脊髓侧方受到间接应力导致横径增加,继而使脊髓前中央动脉的横向分支受到牵拉而变长、变细,加上椎管狭窄导致的累积性脊髓缺血性损害,使脊髓前 2/3 缺血,包括灰质的大部分。由于应力集中在中央灰质区,使其内的小静脉受压,更进一步加重局部灌注不足。当同时存在黄韧带肥厚使脊髓腹背同时受压,由于"钳夹机制"作用使脊髓内部的微循环进一步受到损害。文献报道以电刺激颈部交感神经干或软脊膜上的交感神经丛时,脊髓冠状动脉网交界区血管痉挛,甚至出现栓塞导致脊髓局部变性或坏死。由此认为,颈椎退行性改变导致的节段性不稳定及其间盘突出等可通过刺激交感神经使脊髓血管痉挛而出现脊髓损害。

当存在发育性颈椎管狭窄(developmental stenosis of cervical spinal cannel)时,由于颈椎管的储备间隙较没有椎管狭窄的人明显减少,颈椎出现退行性改变以后,直接的机械性压迫,如轻微的椎间盘膨出或突出、微小的骨赘或节段性不稳定就很容易造成脊髓病的发生(图 20-1-3,图 20-1-4)。根据北京大学第三医院研究,在我国脊髓型颈椎病患者的椎管(椎管中矢状径与椎体中矢状径的比值)(0.77)比正常人(0.91)明显狭窄。通过对 411 例健康人的颈椎

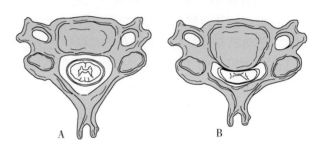

图 20-1-3 颈椎病的发病机制
A. 正常椎管,脊髓周围有较大储备间隙;B. 发育性颈椎管狭窄,脊髓周围储备间隙明显减少

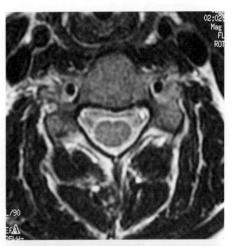

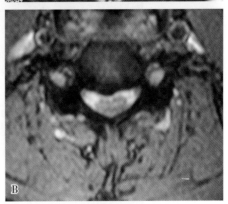

图 20-1-4 颈椎病的发病机制
A. 正常椎管,脊髓周围有较大硬膜囊间隙;B. 发育性颈椎管狭窄,脊髓周围硬膜囊间隙明显减少

侧位 X 线片的测量,发现中国人颈椎管狭窄的发生率为 10%。以 0.75(比值法)为颈椎管狭窄的诊断标准(图 20-1-5,图 20-1-6),发现 120 例脊髓型颈椎病患者中,83 例有发育性椎管狭窄,提示脊髓型颈椎病好发于发育性椎管狭窄的人群中。因此,发育性颈椎管狭窄是脊髓型颈椎病发病的重要致病因素。患有脊髓型颈椎病同时伴有发育性椎管狭窄的患者接受前路减压手术效果不好,而再次行后路椎管减压后效果满意。近年来对伴有发育性椎管狭窄的脊髓型颈椎病采用椎板成形椎管扩大术(laminoplasty)获得较好的治疗效果,说明发育性椎管狭窄的诊断对选择治疗方式有重要指导意义(图20-1-7)。颈椎管的功能径在颈椎病性脊髓病的发病中也具有重要意义。椎体后缘骨赘形成使功能

Ⅰ径减小,而颈椎存在节段性不稳定、颈部后伸时则使功能Ⅱ径减小,使脊髓受到钳夹,最终出现脊髓病(图 20-1-8)。

近年来的研究发现,在一部分发育性颈椎管狭窄的患者中,MRI 显示脊髓周围仍然有一部分储备间隙,而少数正常发育的椎管患者中,MRI 却显示脊髓周围几乎没有多少储备间隙了。但是,对伴有发育性颈椎管狭窄和不伴有发育性颈椎管狭窄患者的颈椎 MRI 研究发现,两者在横断面上脊髓面积 / 硬膜囊面积的比值却没有显著差异($P>0.05$);另外,两者 MRI 上硬膜囊中矢状径与椎体中矢状径的比值均小于 X 线片上椎管中矢状径与椎体中矢状径的比值($P<0.05$),这是由于椎管内硬膜外的其他内容物(后纵韧带、黄韧带等)占据了一部分空间所致,也说明其存在对椎管的容积有明显影响。以上研究提示,存在发育性椎管狭窄的患者,脊髓可能由于自身发育原因,在椎管内的空间占有率和发育正常椎管内脊髓的空间占有率无差别,一部分患者存在"小椎管伴小脊髓"的现象。如果发育性椎管狭窄患者的 MRI 片上脊髓 / 硬膜囊面积比值 <0.41 并且 ≥3 个节段,说明仍然具有一定的"储备间隙",否则就是"储备间隙"不足。存在发育性颈椎管狭窄同时椎管"储备间隙"不足的患者,较"储备间隙"正常的脊髓型颈椎病患者发病年龄早、病情进展快、脊髓损害严重($P<0.05$),"小椎管伴小脊髓"的患者

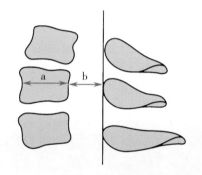

图 20-1-5　发育性颈椎管测量示意图

a. 椎体中矢径;b. 椎管中矢径

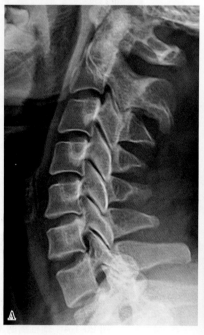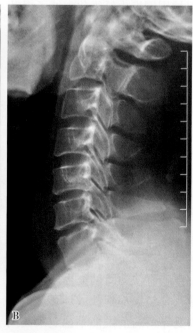

图 20-1-6　颈椎侧位 X 线片

A. 正常椎管,椎管中矢状径与椎体中矢状径比大于 75%;B. 狭窄椎管,比值小于 75%

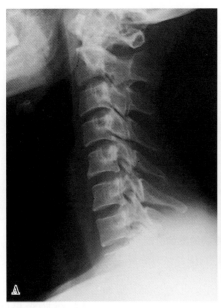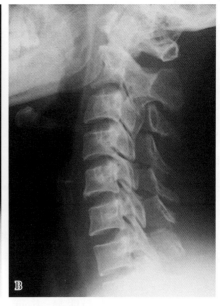

图 20-1-7　发育性颈椎管狭窄

A. 术前；B. 单开门颈椎管扩大术后，椎管中矢状径明显扩大

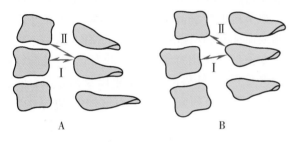

图 20-1-8　颈椎功能径示意图

A. 颈椎中立位时的功能Ⅰ径和Ⅱ径；B. 颈椎过伸位不稳定时的功能Ⅰ径和Ⅱ径

接受后路手术疗效更佳。X 线比值法仍然是判断发育性椎管狭窄的最直接、最经济、最初步的手段，而且在颈椎术后疗效判定中仍具有重要意义。

第二节　病理与病理生理

由于颈椎位于较为固定的胸椎与有一定重量的头颅之间，活动的幅度和频繁程度比腰椎大，因而就更加容易发生劳损，使颈椎椎间关节退变速度加快。椎间盘由于承担着负重与屈伸活动双重功能，最先发生退行性改变。一般在 30 岁以后开始退变，其顺序多为颈 5、6 和颈 6、7 以及颈 4、5。随着年龄增长，退变逐渐加重，但是这是一种生理性的老化变性现象。如果变性超过了相应的年龄范围，就成为病理性改变。

椎间盘退变最先表现为髓核脱水。随着髓核水分的减少，越来越多的应力作用在纤维环上，最终出现纤维变性、分离或断裂，强度减弱。髓核可以穿过裂隙向外突出。当髓核突向外侧，累及椎动脉或交感神经；向后外侧突出则可致颈神经根受压或部分脊髓受压；向后侧突出通常致使脊髓受压导致脊髓病（图 20-2-1）。

随着椎间盘退变过程的发展，纤维环耐受牵拉与压缩的能力减弱、椎间隙变窄，使前、后纵韧带松弛，而椎间活动度异常，有的出现节段性不稳定。纤维环在椎体边缘的附着处因不断受到牵拉而出现牵拉性骨赘。形成的骨赘可同突出的椎间盘一起对神经根或脊髓构成压迫，并产生临床症状。

当神经根受到直接压迫或受到突出的椎间盘和骨赘的牵拉，就可能产生神经根损害，导致该神经根支配区的感觉、运动和反射的异常。这些临床症状的产生与某些神经多肽和致痛因子有关。位于背根神经节中的初级传入神经元细胞体可产生多种神经多肽，这些神经多肽参与信号向中枢和外周的传递。P 物质可以造成血管扩张和组胺的释放，导致炎症反应并产生疼痛。降钙素基因相关肽（calcitonin gene-related peptide，CGRP）存在于初级感觉神经元中，并参与疼痛和压力感受器的传导。在组织损伤过程中释放的一些非神经源性的致痛因子可激活其他致痛物质，包括缓激肽、5- 羟色胺、组胺、钾离子和前列腺素。

颈椎病性脊髓病中脊髓灰白质均可发生改

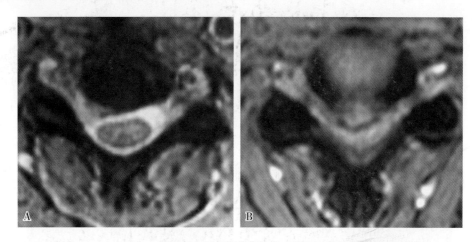

图 20-2-1　颈椎病的发病机制

A. 髓核向后外侧突出压迫神经根,导致神经根型颈椎病;B. 髓核向后侧突出压迫脊髓,导致脊髓型颈椎病

变。脊髓受到直接压迫的部位改变最明显,并向上、向下扩展。病变严重的程度与脊髓压缩比率(compression ratio)(即形变后脊髓的矢状径与横径比值)和脊髓横截面积(transverse area)明显相关,即脊髓受压越重,组织学损害越明显。研究表明,脊髓压迫比率等于或大于 40% 的患者的神经功能状况明显好于那些脊髓压迫比率小于 38% 的患者。外科减压手术后,当脊髓压迫比率恢复致 40% 或以上或者脊髓横截面积增加致 40mm^2 以上时,预示神经功能可能会得到良好的恢复。受压后脊髓横截面的形状也与脊髓功能有明显关系。当脊髓的形状呈新月样改变时,98% 的患者出现了脊髓病的表现(图 20-2-2)。

灰质损害主要为运动神经元的脱失以及残存神经元的缺血性改变,最终可出现灰质内坏死病灶以及空洞形成。白质病变主要为脱髓鞘改变,常呈现局灶性分布。脊髓坏死、变性区域内伴有星形胶质细胞和小胶质细胞增生,其程度不一。髓内小血

管壁增厚、透明样变性的细胞数量增多,这与受损节段脊髓慢性缺氧可能有关,是一种病理性代偿表现。

颈椎病脊髓型(cervical spondylotic myelopathy,CSM)患者行 MRI 检查时,经常在 T$_2$ 加权像上出现受压迫节段的脊髓高信号改变,一般认为这是早期脊髓缺血或水肿所致(图 20-2-3)。有人认为这种信号改变虽然反映出脊髓病理学的变化,但是与脊髓病的严重程度、外科治疗的结果以及预后没有明显相关性。但也有研究表明,具有这种 T$_2$ 高信号改变的患者比没有脊髓信号改变者临床症状更明显;术后 T$_2$ 高信号减弱者,其症状有所改善;而术后症状没有改善者,其 T$_2$ 高信号维持原样或更明显。此外,也有人发现脊髓压迫最严重部位的 T$_2$ 加权像信号改变以及病程明显影响术后症状改善率。

交感型颈椎病的病因及发病机制目前仍不清楚。一般认为可能是颈椎退行性改变导致颈椎节段性不稳定,刺激了颈部的交感神经而产生症状。实验研究发现颈椎周围组织(椎前筋膜、前纵韧带、后纵

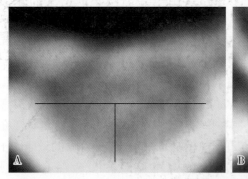
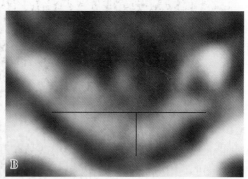

图 20-2-2　脊髓压缩比率

A. 正常脊髓;B. 脊髓型颈椎病

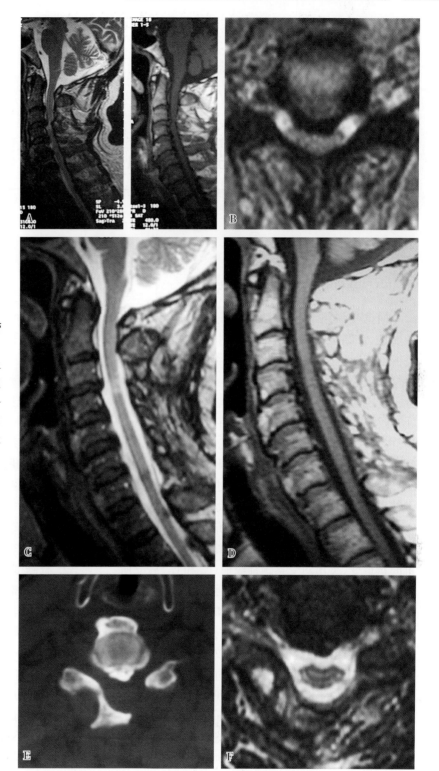

图 20-2-3　脊髓型颈椎病行单开门椎管扩大术后

A、B. 术前 MRI 示脊髓腹背受压,$C_{3、4}$ 水平 T_2 高信号,脊髓严重变形;C、D. 术后 1年 MRI 示脊髓减压充分,但是 $C_{3、4}$ 水平 T_2 高信号仍然存在;E. 术后 CT 示"开门良好,未再关门",门轴处已经融合;F. 术后 MRI 示脊髓减压完全、彻底

韧带、小关节囊等)含有丰富的交感神经末梢。而颈椎病动物模型的颈椎间盘中的组织胺、5-羟色胺、前列腺素(PGE_2 及 6-酮 -PGF_1)等炎症介质含量明显高于正常对照组。因此,不稳定导致的创伤性炎症反应对颈部交感神经的影响,可能是致病原因之一。

（孙　宇）

参 考 文 献

1. 胡有谷,党耕町,唐天驷. 脊柱外科学. 第 2 版. 北京:人民卫生出版社,2000

第二十一章

颈椎病的分型、临床表现、诊断与鉴别诊断

一、颈椎病分型与临床表现

根据受累组织和结构的不同,颈椎病分为:神经根型、脊髓型、交感型、椎动脉型、其他型(目前主要指食管压迫型)。如果两种以上类型同时存在,称为"混合型"。

1. 神经根型颈椎病(CSR) 此型是由于椎间孔处有致压物压迫颈神经根所致。在各型中发病率最高,占60%~70%,是临床上最常见的类型。多为单侧、单根发病,但是也有双侧、多根发病者。多见于30~50岁者,一般起病缓慢,但是也有急性发病者。多数患者无明显外伤史。男性比女性多1倍。

(1) 颈痛和颈部发僵:常常是最早出现的症状。有些患者还有肩部及肩胛骨内侧缘疼痛,这是由于椎间盘退变、突出对受累颈神经根(C_6和C_7)后支所支配的纤维环、后纵韧带等刺激,通过发自相同神经根的肩胛背神经引发牵涉性疼痛和肌肉痉挛所致。

(2) 上肢放射性疼痛或麻木:这种疼痛和麻木沿着受累神经根的走行和支配区放射,具有特征性,因此称为根性疼痛。疼痛或麻木可以呈发作性,也可以是持续性的。有时症状的出现与缓解和患者颈部的位置和姿势有明显关系。颈部活动、咳嗽、打喷嚏、用力及深呼吸等,可以造成症状的加重。

急性发病最常见原因是急性颈椎间盘突出。患者常感到突发颈痛,随后出现由颈部沿着受累神经根的皮节支配区向上肢的放射样疼痛,并可伴有麻木感。由于疼痛明显限制了患者的活动量,因此肌力减弱常不明显。颈部后伸往往导致放射性疼痛明显加重。保持肩关节外展并将前臂置于头顶,或者将头部微微屈曲并向健侧倾斜常常是急性发病患者的特殊体位。这个姿势有助于颈椎向对侧屈曲以使患侧的椎间孔扩大,同时肩部外展可减轻受累神经

根的张力。

(3) 患侧上肢感觉沉重、握力减退,有时出现持物坠落,晚期可以出现肌肉萎缩。可有血管运动神经的症状,如手部肿胀、皮肤潮红或者苍白、干燥无汗等。尤其是手部肿胀表现为非可凹性水肿,手指屈曲困难伴有疼痛,导致患者很难完成抓捏动作,长久以后出现患侧手指屈曲性挛缩。

(4) 临床检查:颈部僵直、活动受限。患侧颈部肌肉紧张,棘突、棘突旁、肩胛骨内侧缘以及受累神经根所支配的肌肉有压痛。椎间孔部位出现压痛并伴上肢放射性疼痛或麻木,或者使原有症状加重具有定位意义。椎间孔挤压试验阳性,臂丛神经牵拉试验阳性。仔细、全面的神经系统检查有助于定位诊断。

2. 脊髓型颈椎病(CSM) 脊髓型颈椎病的发病率为12%~30%,由于可造成四肢瘫痪,因而致残率高。通常起病缓慢,以40~60岁的中年人为多。合并发育性颈椎管狭窄时,患者的平均发病年龄比无椎管狭窄者小。多数患者无颈部外伤史。有些患者可同时合并神经根型颈椎病。

(1) 多数患者首先出现一侧或双侧下肢麻木、沉重感,随后逐渐出现行走困难,下肢各组肌肉发紧、抬步慢,不能快走。有些患者出现下楼梯时感觉一侧或者双侧下肢有发软或者不稳的情况,好像踏不准台阶。继而出现上下楼梯时需要借助上肢扶着拉手才能登上台阶。严重者步态不稳,更不能跑。患者双脚有踩在棉花垛上的感觉。有些患者起病隐匿,往往是自己想追赶汽车,却突然发现双腿不能快走。

(2) 接着出现一侧或双侧上肢麻木、疼痛,双手无力、不灵活,写字、系扣、持筷等精细动作难以完成,持物易落,严重者甚至不能自己进食。

（3）躯干部出现感觉异常，患者常感觉在胸部、腹部或双下肢有如皮带样的捆绑感，称为"束带感"。同时躯干或者下肢可有烧灼感、冰凉感、蚁行感。

（4）部分患者出现膀胱和直肠功能障碍，如排尿踌躇、尿频、尿急、尿不尽、尿失禁或尿潴留等排尿障碍，大便秘结。性功能减退。

病情进一步发展，患者须拄拐或借助他人搀扶才能行走，直至最后双下肢呈痉挛性瘫痪，卧床不起，生活不能自理。

（5）临床检查：颈部多无体征。四肢肌张力增高，可有折刀感；腱反射活跃或亢进：包括肱二头肌、肱三头肌、桡骨膜、膝腱、跟腱反射；髌阵挛和踝阵挛阳性。病理反射阳性：如上肢 Hoffmann 征、Rossolimo 征、下肢 Babinski 征、Chaddock 征。浅反射如腹壁反射、提睾反射减弱或消失。上肢或躯干部出现节段性分布的浅感觉障碍区，深感觉多正常。如果上肢腱反射减弱或消失，提示病损在该神经节段水平。

3. 交感型颈椎病　交感型颈椎病症状繁多，多数表现为交感神经兴奋症状，少数为交感神经抑制症状。常见的症状有：

（1）头部症状：如头晕、头痛或偏头痛、头沉、枕部痛，记忆力减退、注意力不易集中等。偶有因头晕而跌倒者。

（2）眼部症状：眼胀、干涩、视力变化、视物不清、眼前好象有雾等。

（3）耳部症状：耳鸣、耳堵、听力下降。

（4）胃肠道症状：恶心甚至呕吐、腹胀、腹泻、消化不良、嗳气以及咽部异物感等。

（5）心血管症状：心悸、心率变化、心律失常、血压变化等。

（6）面部或某一肢体多汗、无汗、畏寒，有时感觉疼痛、麻木但是又不按神经节段或走行分布。

以上症状往往与体位或活动有明显关系，坐位或站立时加重，卧位时减轻或消失。颈部活动多或劳累时明显，休息后好转。

（7）临床检查：颈部活动多正常，颈椎棘突间或椎旁小关节周围的软组织压痛。有时还可伴有心率、心律、血压等的变化。

4. 椎动脉型颈椎病　正常人当头向一侧歪曲或扭动时，其同侧的椎动脉受挤压使椎动脉的血流减少，但是对侧的椎动脉可以代偿，从而保证椎 - 基底动脉血流不受太大的影响。当颈椎出现节段性不

稳定和椎间隙狭窄时，可以造成椎动脉扭曲并受到挤压；椎体边缘以及钩椎关节等处的骨赘可以直接压迫椎动脉，或刺激其周围的交感神经使椎动脉痉挛，出现椎动脉血流瞬间变化，导致椎 - 基底动脉供血不全而出现症状。

（1）发作性眩晕，复视伴有眼震。有时伴随恶心、呕吐、耳鸣或听力下降。这些症状与颈部位置改变有关。

（2）下肢突然无力猝倒，但是意识清醒，多在头颈处于某一位置时发生。

（3）偶有肢体麻木、感觉异常，可出现一过性瘫痪，发作性昏迷。

5. 其他类型颈椎病

（1）食管型颈椎病：专指由于颈椎前缘巨大的骨赘挤压食管并且对食管的蠕动运动造成明显影响，以患者出现吞咽困难为临床特征的颈椎病。以一个椎间隙前缘出现巨大局限性骨赘多见。由于食管柔软、同时具有良好的伸缩性，因此一般情况下，尽管椎体前缘的骨赘占据了部分空间，但是也不会引起患者的主观症状。导致出现吞咽困难症状的关键病理因素是骨赘的位置和形状。临床上较多见的是骨赘位于 $C_{4,5}$ 和 $C_{5,6}$ 椎间隙。由于正常吞咽动作的完成需要喉部的向上提拉动作配合，当骨赘位于 $C_{4,5}$ 或者 $C_{5,6}$ 椎间隙时，向前凸起的骨赘可以影响喉部的上下滑移运动，阻碍吞咽动作的顺畅完成，使患者产生难以咽下东西的感觉。导致症状的骨赘一般为山丘样隆起，骨赘向前方凸起的高度一般不超过 1cm。发生在 $C_{3,4}$ 或者 $C_{6,7}$ 椎间隙的骨赘一般不会引起症状，但是如果骨赘巨大，向前方隆起的高度超过 1.5cm，也可以引发吞咽困难症状。多数患者的症状发展缓慢，开始多以咽下较干的固体食物不顺畅为首发症状，逐渐发展至只能进食半流食甚至流食，个别患者甚至最终陷入滴水难进的困境。

（2）颈型颈椎病：颈型颈椎病专指由于颈椎椎间盘退变、突出，导致患者以颈部疼痛为主要临床表现的颈椎病。但是，这种"椎间盘源性颈痛"缺乏特征性表现，目前也缺乏可靠的辅助检查手段与颈部软组织的劳损、炎症等疾病相鉴别。由于颈 2~4 的神经根的前支主要支配颈长肌、斜角肌和胸锁乳突肌以及颈前部的皮肤，后支则支配枕颈部的韧带、肌肉以及皮肤。当颈椎间盘出现退变而刺激颈 2~4 神经根时，可以引起这些部位的肌肉痉挛以及颈部疼痛，甚至放射至枕后部。采取神经根型颈椎病常

用的牵引、理疗、肌肉松弛剂等治疗措施均可以不同程度地缓解症状。因此,这种情况在理论上也可以理解为神经根型颈椎病的一种特殊表现,只是目前缺乏确诊手段。颈椎椎间盘加压造影技术也不能够全面模拟神经根受到刺激而产生炎症的病理过程。

二、颈椎病患者的影像学检查

颈椎的正、侧位以及过屈、过伸侧位 X 线摄片是最常用的平片检查,左、右斜位片所显示的钩椎关节、关节突关节、椎间孔等结构的形态由于受投照角度的影响较大,已经较少应用。由于发生颈椎病的病理基础是颈椎间盘的退行性改变,因此常常可以观察到颈椎退行性改变的 X 线特征性表现:正位片可见钩椎关节变尖或横向增生、椎间隙狭窄;侧位片见颈椎序列不佳、反曲、椎间隙狭窄、椎体前后缘骨赘形成、椎体上下缘(终板)骨质硬化、发育性颈椎管狭窄等;有时还可见到在椎体后缘有高密度的条状阴影——颈椎后纵韧带骨化(ossification of posterior longitudinal ligament,OPLL);过屈、过伸侧位可有节段性不稳定。节段性不稳定在交感型颈椎病的诊断上有重要参考意义。目前适合国人的颈椎不稳定的诊断标准还没有统一,多数学者认为在颈椎过屈过伸侧位片上,如果出现某一个节段在过伸位或者过屈位上出现椎体间成角≥11°,或者出现在过伸位

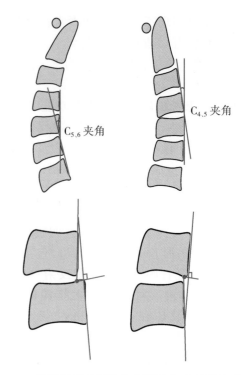

图 21-0-1　颈椎节段性不稳定诊断标准:在过伸位或者过屈位上出现椎体间成角≥11°,或者出现在过伸位和过屈位 X 线片上椎体间前后滑移之和≥3mm

和过屈位 X 线片上椎体间前后滑移之和≥3mm,就可以诊断为节段性不稳定(图 21-0-1,图 21-0-2)。值得注意的是,患者在拍摄颈椎屈过伸侧位 X 线片时必须尽量做到颈椎屈曲和仰伸到位,然后再进

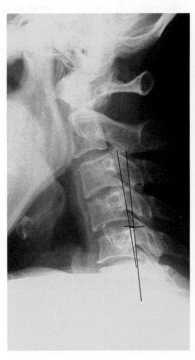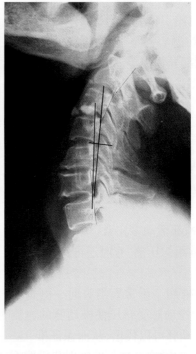

图 21-0-2　过屈侧位 X 线片:C~4,5~节段不稳定;过伸位片:C~3-5~节段均不稳定

一步屈曲和仰伸。"过屈"的含义是过度屈曲、"过伸"的含义是过度仰伸，只有做到真正意义上的"过屈过伸"，才能够反映出可能存在的节段性不稳定，否则就可能出现由于患者本身原因造成颈椎屈伸活动范围不够而掩盖了实际上存在的不稳定（图 21-0-3~图 21-0-5）。

CT 可显示出椎管的形状以及细微骨结构的变化，还可以发现早期或者细小的后纵韧带骨化。利用三维重建技术可以实现矢状位、冠状位以及立体层面的图像重建，更加直观，有助于制订更加详细、具体的手术计划。脊髓造影配合 CT 检查可显示硬膜囊、脊髓和神经根受压的情况。

MRI 的应用近年来在脊柱外科得到了迅速发展，由于 MRI 可以清晰地显示出椎管内、脊髓内部的改变及脊髓受压部位及形态改变，已经成为颈椎外科的常规检查。仔细观察 MRI 可以分辨出突出的椎间盘组织是否已经突破后纵韧带、是否合并后纵韧带肥厚等细微变化，了解这些细节对于手术中能否实现彻底减压至关重要（图 21-0-6~图 21-0-9，图 21-0-11）。

需要注意的是，脊髓型颈椎病患者的 MRI 信号改变不同于陈旧性颈脊髓损伤患者的 MRI 信号改变。脊髓型颈椎病一般表现为局部 T_2 加权像高信号，T_1 加权像等信号，T_2 高信号区域一般位于脊髓压迫最严重或者存在明显不稳定的节段，一般不超过一个椎间隙（图 21-0-10）。陈旧性颈

脊髓损伤一般表现为 T_2 加权像高信号，T_1 加权像低信号，少数患者可以表现为 T_1 加权像等信号，信号改变区域与颈椎损伤（骨折、脱位）的节段相对应。如果脊髓压迫不严重，又没有任何颈部外伤史，MRI 显示脊髓片状或者较大范围的 T_2、T_1 加权像的信号改变，必须注意排除神经内科、神经外科疾患，一般 MRI 增强扫描可以帮助鉴别诊断。

由于 CT 和 MRI 各自的成像特点，因此只有联合应用，才能做到相互补充，提供全面的影像学信

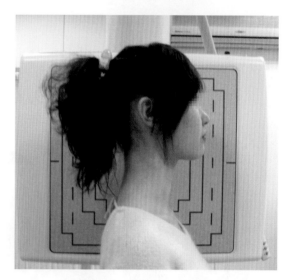

图 21-0-3　颈椎侧位 X 线片
体位要求：挺胸，收腹，双肩平，身体无前倾、后仰

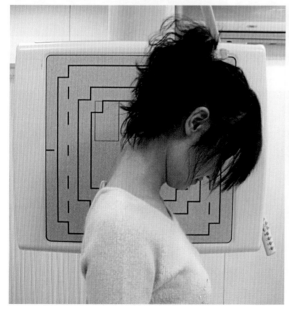 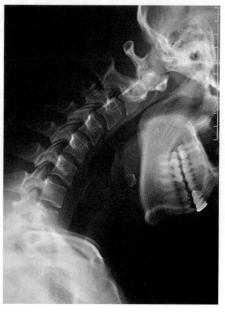

图 21-0-4　颈椎过屈侧位 X 线片
体位要求：颈部屈曲，下颌尽量向胸前贴近，身体无前倾，不含胸，双肩不上提

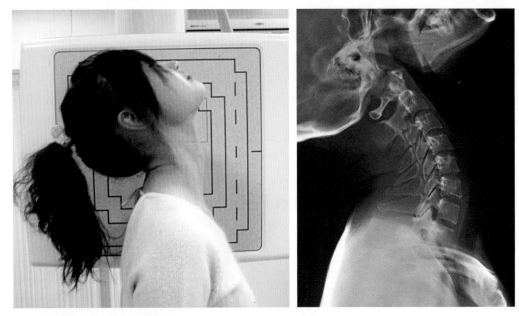

图 21-0-5　颈椎过伸侧位 X 线片

体位要求：颈部后伸，枕部尽量靠近项背部，身体不后仰，仍保持双肩平

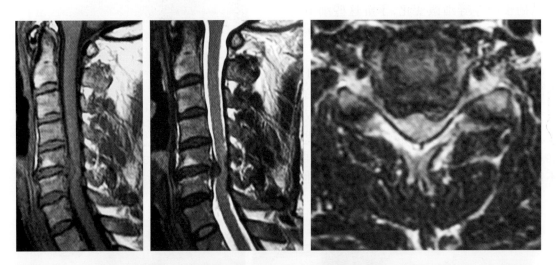

图 21-0-6　$C_{5,6}$ 椎间盘突出导致急性颈脊髓病，游离的髓核突破后纵韧带进入椎管压迫脊髓和双侧神经根

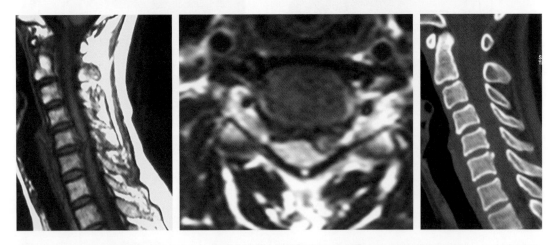

图 21-0-7　MRI 矢状位扫描显示 $C_{5,6}$ 椎间盘脱出，但是冠状位成像却显示既有椎间盘脱出，还存在后纵韧带肥厚，CT 证实还有轻度后纵韧带骨化

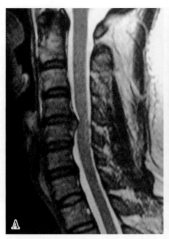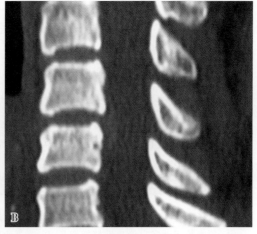

图 21-0-8　椎间盘"软性"突出

A. MRI 显示 $C_{4,5}$ 椎间盘突出进入椎管压迫脊髓；B. CT 矢状位重建显示 $C_{4,5}$ 水平没有后骨刺

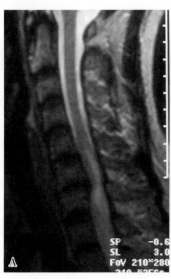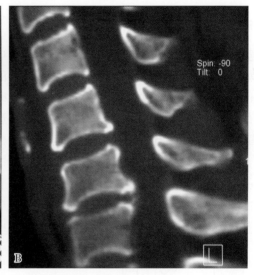

图 21-0-9　椎间盘"硬性"突出

A. MRI 显示 $C_{6,7}$ 椎间盘突出压迫脊髓，脊髓内长条状高信号；B. CT 矢状位重建显示在 $C_{6,7}$ 水平有巨大的后骨刺压迫脊髓

图 21-0-10　脊髓型颈椎病, $C_{5,6}$ 椎间盘突出, 脊髓受压

A. MRI 显示 $C_{5,6}$ 椎间隙水平 T_2 加权像高信号；B. T_1 加权像等信号改变

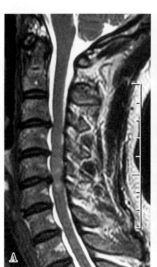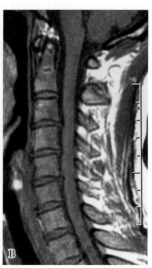

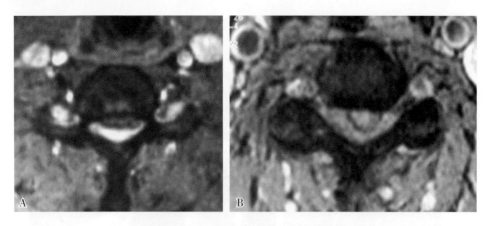

图 21-0-11　脊髓型颈椎病后纵韧带改变
A.颈椎椎间盘突出伴后纵韧带肥厚;B.游离的髓核组织突破后纵韧带进入椎管

息,为制订手术方案、确定减压范围提供依据,进而获得最佳临床疗效奠定基础。

三、颈椎病的诊断与鉴别诊断

(一)颈神经根病的定位诊断

典型表现为受累神经根的感觉、运动和反射功能的改变(图 21-0-12),临床常常以此变化作为神经根病变定位的依据。因臂丛神经分支的变异所致,判断颈肩痛患者的受累神经根有时比较困难。

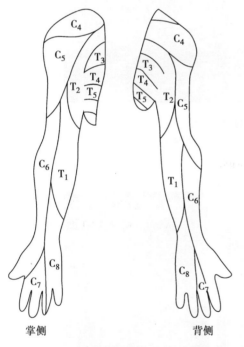

图 21-0-12　颈神经根皮肤感觉支配图

1. 颈 3 神经根病　通常 $C_{2,3}$ 椎间盘的运动幅度很小,所以在颈椎病中,第 3 颈神经根受累较少。该神经根的皮节支配区位于颈后上部至枕骨和耳部

水平。无单独支配的肌群。头痛可与颈 3 神经根病相混淆。

2. 颈 4 神经根病　$C_{3,4}$ 椎间盘的运动幅度比 $C_{2,3}$ 大,因此在根性痛中比较容易受累。颈 4 神经根痛涉及颈根部、向外至肩部内缘、向下至肩胛骨水平的区域,颈部过伸可诱发疼痛发作。该神经根无明确的单独支配的肌群。虽然颈 4 神经根支配膈肌的运动,在脊髓损伤时很受重视,但是颈 4 神经根病很少导致膈肌功能障碍。

3. 颈 5 神经根病　在颈椎退行性改变过程中,$C_{4,5}$ 是继 $C_{5,6}$、$C_{6,7}$ 之后第 3 位易受累的节段。颈 5 神经根支配颈根部至肩峰,并延续至上臂外侧的皮肤区域。该神经根病与肩部病变的鉴别较困难。须详细检查肩关节的运动并配合神经系统检查,才能做出正确的鉴别诊断。其中检查肩关节的内旋和外旋运动最为重要,以及肩袖肌群的应力试验。有些患者因根性痛而继发肩周炎,需要与原发性肩周炎相鉴别。

三角肌主要由颈 5 神经根支配。该神经根病表现为肩关节外展肌力减弱。其表现与急性肩袖损伤相似,但是后者伴有明确的肩部压痛。三角肌完全性麻痹的患者常因抬臂、高举过头困难,使患者的生活质量受到严重影响。其他体征包括肩关节外旋肌力(冈上肌和冈下肌)、肱二头肌肌力降低,肱二头肌腱反射减弱也可因颈 5 神经根支配的部分受损而出现。

4. 颈 6 神经根病　$C_{5,6}$ 椎间盘是颈椎退行性变疾患中累及率最高的节段,其次是 $C_{6,7}$ 椎间盘。颈 6 神经根痛从颈根部沿肱二头肌、前臂的桡侧,放射至手的背侧以及拇指。肱二头肌力减弱常不明显,但是却常伴有伸腕肌力下降。还可能有冈下肌、前锯肌、旋后肌和伸拇肌力减弱。肱二头肌反射以颈6 神经根支配为主,因此该反射减弱具有颈 6 神经根损害的定位意义。患者常主诉上臂外侧疼痛伴手部桡侧二指的麻木。

5. 颈 7 神经根病　颈 7 神经根损害因 $C_{6,7}$ 椎间盘在颈椎退行性变疾患中容易受累而多见。典型临床表现为沿肩后部、三角肌和前臂的外侧,至示指、中指的放射痛或麻木。肱三头肌反射减弱是颈7 神经根损害的定位体征。肱三头肌力减弱常常是隐匿的,有时仅在患者需要完成高举过头的动作困难时才注意到,如向高处钉钉子或者向高处摆放物品。颈 7 神经根还支配部分胸大肌的运动,患者可出现肱骨内收肌力减弱。另外,旋前肌、伸指总肌、背阔肌以及屈腕肌,主要是桡侧腕屈肌的肌力减弱。

6. 颈 8 神经根病　$C_7 \sim T_1$ 节段在颈椎退行性病变中发生率较低。颈 8 神经根支配手的尺侧,主要是环指和小指以及前臂的尺侧,疼痛和麻木沿此路径放射。颈 8 神经根主要支配手部的小肌群。完成屈指动作的屈指深肌和浅肌由颈 8 神经根支配。另外,它还和胸 1 神经根一同支配手的内在肌,尤其是骨间肌,因其病变可致手指内收、外展功能障碍。颈8 神经根损害可出现握力减弱,尤以尺侧为著。还可因第 1 背侧骨间肌无力使扭转钥匙、捏持小物品等动作难以完成。

(二) 颈神经根激惹的特殊临床体征

1. 椎间孔挤压试验　又称"压颈试验"、"压头试验"。患者端坐,头偏向患侧并稍后伸,检查者站在患者身后,双手重叠置于患者头顶部,均匀、缓慢地向下按压,如果患者感到颈部疼痛,而且沿着某一个或几个神经根的分布区放射,即为椎间孔挤压试验阳性(图 21-0-13),是因椎间孔受到挤压刺激神经

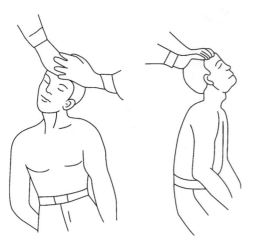

图 21-0-13　椎间孔挤压试验

根的结果。

2. 臂丛神经牵拉试验　患者端坐,检查者站在患者一侧,一手掌扶贴在患者颈外侧部,另一手握住患者腕部,将上肢均匀、缓慢地用力向下、向外牵拉,如果患者感到来自颈根部的麻木或疼痛,而且沿着某一个或几个神经根的分布区放射,即为臂丛神经牵拉试验阳性(图 21-0-14),是因由于臂丛神经受到牵拉、神经根受到刺激所致。

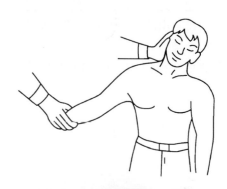

图 21-0-14　臂丛神经牵拉试验

(三) 颈脊髓病的诊断

名词"脊髓病"(myelopathy)特指脊髓功能障碍具有的症状和体征。其病因可以是脊髓受到机械性压迫,如突出的椎间盘髓核组织或增生的骨赘,也可以是脊髓本身病变所致。

1. 上运动神经元损害的体征　当脊髓受到机械性压迫时,可以造成损害平面以下的脊髓节段出现上运动神经元损害的体征,又称"锥体束征"。具体特征为:四肢肌肉张力增高,脊髓损害很严重时肌张力可以明显增高,严重时甚至出现铅管样强直,多见于下肢;四肢肌腱反射活跃甚至亢进;深浅感觉减退或者消失;出现病理反射(病理征),尤以上肢出现病理征多见,少数患者也可以同时出现下肢的病理反射。

(1) 霍夫曼征:这是上肢的病理征,表示颈部脊髓出现上运动神经元损害。检查者一手握住患者手掌,并使其腕部稍微背伸,另一手的示指和中指夹住患者中指,以拇指向下弹拨其中指末节,如果患者出现反射性拇指屈曲,即为 Hoffmann 征阳性。值得注意的是,有时健康人也可以出现对称性 Hoffmann 征阳性,则无意义。

(2) 罗索里莫征:这是 Hoffmann 征的等位征。也表示颈部脊髓出现上运动神经元损害。检查者一手握住患者手掌,并使其腕部稍微背伸,另一手的四指向上弹拨患者四指末节,如果患者出现反射性拇

指屈曲,即为 Rossolimo 征阳性。

2. 下运动神经元损害的体征　脊髓受到突出的椎间盘髓核组织或者骨赘的直接压迫时,常常出现上运动神经元损害的体征和下运动神经元损害的体征共同存在的情况。主要表现为椎间盘突出的节段所对应的脊髓节段出现下运动神经元损害的体征,表现为该脊髓节段所支配的运动平面出现肌张力下降、肌力减退、肌腱反射减弱或者消失,该脊髓节段所支配的感觉平面出现皮肤痛觉过敏或者减退。而椎间盘突出的节段所对应的脊髓节段的远端则出现上运动神经元损害的体征。仔细确认下运动神经元损害的平面,对于判断神经损害的节段有着重要意义。例如,当出现 $C_{5,6}$ 节段的椎间盘突出压

迫脊髓出现不完全性瘫痪时,可以出现颈脊髓 C_6 平面的下运动神经元损害的体征,表现为肱二头肌和伸腕肌群的肌张力下降、肌力减退、肱二头肌腱反射减弱或者消失。同时还出现 C_7 平面以远的上运动神经元损害的体征,包括肱三头肌和屈腕肌群的肌张力增高、肌力减退、肱三头肌腱反射活跃甚至亢进的表现,以及下肢肌群的肌张力增高、腱反射活跃或者亢进、病理征阳性的表现。

(四) 颈椎病诊断标准和鉴别诊断

1. 神经根型颈椎病　具有根性分布的症状(麻木、疼痛)和体征;压颈试验或臂丛牵拉试验阳性;影像学所见与临床表现相符合;除外颈椎外病变(胸廓出口综合征、网球肘、腕管综合征、肘管综合

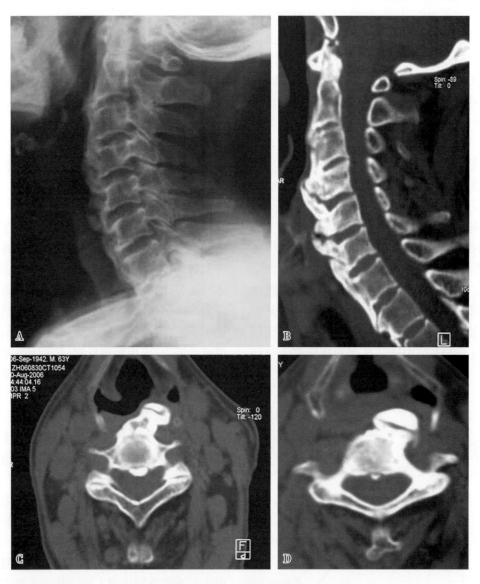

图 21-0-15　食管型颈椎病

A. X 线片显示 $C_{4\sim6}$ 椎间隙前缘巨大骨赘;B. CT 矢状位重建显示 $C_{4\sim6}$ 椎间隙前缘骨赘高度超过 1.5cm;C、D. CT 扫描显示 $C_{4,5}$ 椎间隙和 $C_{5,6}$ 椎间隙前缘骨赘偏向左侧,将气管和食管挤向右侧

征、肩周炎、肱二头肌长头腱鞘炎等)所致以上疼痛者。

2. 脊髓型颈椎病　出现颈脊髓损害的临床表现；影像学显示颈椎退行性改变、颈椎管狭窄，并证实存在脊髓压迫；除外进行性肌萎缩性脊髓侧索硬化症、脊髓肿瘤、脊髓损伤、继发性粘连性蛛网膜炎、多发性末梢神经炎。

3. 交感型颈椎病　诊断较难。出现交感神经功能紊乱的临床表现、影像学显示节段性不稳定。对部分症状不典型的患者，如果行星状神经节封闭或颈椎高位硬膜外封闭后，症状有所减轻，则有助于诊断。除外其他原因所致的眩晕：①耳源性眩晕：由于内耳出现前庭功能障碍，导致眩晕。如梅尼埃综合征、耳内听动脉栓塞；②眼源性眩晕：屈光不正、青光眼等眼科疾患；③脑源性眩晕：因动脉粥样硬化造成椎 - 基底动脉供血不全、腔隙性脑梗死；脑部肿瘤；脑外伤后遗症等；④血管源性眩晕：椎动脉的 V_1 和 V_3 段狭窄导致椎 - 基底动脉供血不全；高血压病、冠心病、嗜铬细胞瘤等；⑤其他原因：糖尿病、神经官能症、过度劳累、长期睡眠不足等。

4. 椎动脉型颈椎病　曾有猝倒发作并伴有颈性眩晕；旋颈试验阳性；影像学显示节段性不稳定或钩椎关节增生；已经除外其他原因导致的眩晕。经颅彩色多普勒(TCD)、DSA、MRA 可探查基底动脉血流、椎动脉颅内血流，推测椎动脉缺血情况，是检查椎动脉供血不足的有效手段，也是临床诊断颈椎病，尤其是椎动脉型颈椎病的常用检查手段。椎动脉造影和椎动脉 B 超对诊断有一定帮助。

5. 食管型颈椎病　具有明确的进行性吞咽困难病史，影像学检查显示颈椎前缘巨大骨赘形成；食管镜检查或者影像学检查已经除外食管和纵隔占位性病变(图 21-0-15)。

(孙　宇)

━━━━━ 参 考 文 献 ━━━━━

1. 胡有谷，党耕町，唐天驷. 脊柱外科学. 第 2 版. 北京：人民卫生出版社，2000

第二十二章

颈椎病的治疗策略

颈椎病的发病机制很复杂,是逐渐进展的生理或病理性的退变老化过程。在这过程中,除表现有椎间盘退变、椎间隙狭窄、椎体前后缘及关节突的骨质增生外,其周围的关节囊、韧带也相应地发生充血、肿胀、肥厚、纤维化等一系列的病理变化,从而累及神经根、脊髓、颈部交感神经、椎动脉或脊髓的营养血管,也可引起这些受到刺激或压迫组织的炎症、充血、水肿等变化,并可产生相应的临床表现。目前,尚缺乏有效的方法使颈椎的退变增生逆转,从这个意义上说,颈椎病治疗的目标并不是针对颈椎的退变增生,而是针对颈椎的退变增生以及继发的炎症水肿反应学病理改变所导致的临床症状,对颈椎病治疗效果的评价也主要基于其临床症状的变化。

颈椎病的治疗,大体分为保守治疗和手术治疗两大类,还有介于保守治疗和手术治疗之间的微创治疗。不同类型、不同程度及疾病不同阶段的颈椎病患者有不同的治疗原则和方式。

第一节 颈椎病的治疗 策略及选择依据

颈椎病可以给患者带来不同表现和不同程度的痛苦和功能障碍,也就是病人的症状虽然这些症状都是继发于颈椎的退变性改变,但这些颈椎的退变性改变是基于人的生理性老化的病理改变,是不可逆转的;同时,颈椎退变并不一定会导致颈椎病的症状,并不一定会导致患者的痛苦和功能障碍,而且,颈椎退变程度的影像学表现与临床症状并不一定呈正比。从这个意义上讲,颈椎病治疗的目的仅仅是针对颈椎退变所产生的复杂的临床症状,而不是治疗颈椎退变本身。所谓治愈也仅仅是消除了由于颈椎退变所导致的临床症状,而不是使颈椎退变

本身达到逆转。因而治疗颈椎病的疗效评价,也主要应当从临床症状的改善来评价,而不仅仅从影像学的 X 线片、CT 或 MRI 上的变化来评价。

清楚地理解和认识颈椎病的发病机制、自然发展过程及预后,有助于决定治疗的策略,选择正确的治疗方式。不同类型、不同程度及疾病不同阶段的颈椎病患者有不同的预后,因而也有不同的治疗原则和方式。具体的治疗方式的确定需要根据颈椎病的类型、临床症状的程度以及影像学的表现来判断,还要结合患者的年龄、性别、职业以及对治疗效果的预期等因素来综合考虑。

颈椎病总的治疗原则应当是采用经济、可靠的方法,在较短时间内有效缓解患者的痛苦、改善其功能。应当明确患者的临床分型、程度以及预后,明确不同治疗方式各自的适应证、局限性以及可能给患者带来的潜在损害,选择最适合患者的治疗方式。康复与功能锻炼、健康宣教,是提高治疗效果、防止病情复发不可或缺的重要组成部分。

第二节 各型颈椎病的 治疗策略

一、脊髓型颈椎病的治疗策略

脊髓型颈椎病在颈椎病中约占 10%,主要引起患者的运动功能障碍,严重者可以导致患者瘫痪。

目前认为,脊髓型颈椎病的病情发展较为缓慢且多为渐进性加重。有学者等通过对脊髓型颈椎病自然史的研究表明,仅少部分患者自发病后一直处于稳定状态的良性过程(20% 左右),大多数患者处于缓慢的、进行性加重及发作性恶化的过程,轻微的外伤、劳累及受凉是症状加重、病情恶化的诱因;还

有极少数患者发病后迅速恶化。

由于脊髓型颈椎病对人的运动功能危害最大，绝大多数采用非手术治疗或微创治疗无效，并仍然渐进性加重。因此，大多数学者认为脊髓型颈椎病一旦诊断明确，应当尽早手术治疗。手术干预的目的就是最大程度地缓解和改善脊髓功能，阻止病情的进一步恶化。应在严重的不可逆性的神经功能丧失发生之前尽快手术，如任凭其病情自然发展，而不及时给予外科治疗干预，待出现肌肉萎缩，严重的括约肌功能障碍等表现时，手术效果必然不佳。

如系脊髓型颈椎病早期，患者症状轻微，发病时间较短，可在保守治疗的条件下密切观察病情。如保守治疗后症状有一定改善，或症状稳定不恶化者，可以在密切观察下继续保守观察；保守治疗期间，如症状反复发作，缓慢持续加重，或短时间内恶化者，应尽早施行外科手术治疗。

在人群中，有7.9%~27%的人有颈椎退变脊髓受压的影像学表现，而没有脊髓受压的相应临床症状，这种情况并不能诊断为脊髓型颈椎病。但有学者在1~8年的观察随访中，发现这类"患者"有19%~21%因轻微的外伤而发生无骨折脱位型急性颈脊髓损伤，或逐步出现慢性脊髓病的症状而转化为脊髓型颈椎病，因此有学者将这种情况命名为亚临床型脊髓型颈椎病。目前认为，这类"患者"由于没有脊髓型颈椎病的相应症状，并不能诊断为脊髓型颈椎病，因而也并不是真正意义上的"患者"，既不能把它当作脊髓型颈椎病予以保守治疗，甚至采取预防性的手术治疗；又不能将其视为正常人而不予处理，应当把它视为一种疾病前状态，向"患者"交代病情，宣教保护颈椎的相关知识，或采取一定的保护措施，防止受伤、受凉并减少劳损，并定期检查与追踪病情的变化，可以提高这类"患者"的预后。

二、神经根型颈椎病的治疗策略

在颈椎病患者中，神经根型约占60%，这其中绝大多数预后良好，采用保守治疗可获满意效果并可望治愈，是首选的治疗方法；大多数神经根型颈椎病采用微创治疗可以收到更好的效果；少数长期接受严格的保守治疗不能有效缓解症状者，或症状反复发作者，可以考虑手术治疗；少数病情严重者也可考虑早期手术治疗。

神经根型颈椎病的手术指征：①颈肩部及上肢的放射性疼痛严重，影响睡眠者；②保守治疗时间已超过3个月，症状恢复仍不理想者；③伴有上肢受累

颈神经根所支配的肌肉萎缩或肌肉麻痹者，应当尽快手术；④症状反复发作者，如果发作频繁、每次发作时病情较重，如疼痛剧烈、上肢麻木无力加重，在再次发作期间，可以考虑手术治疗。

三、交感型颈椎病与椎动脉型颈椎病的治疗策略

在颈椎病患者中，交感型约占10%，这其中绝大多数采用保守治疗可获满意效果，是首选的治疗方法；少数长期接受严格的保守治疗不能有效地缓解症状者，或症状反复发作者，在颈椎高位硬膜外封闭或者颈交感神经节封闭明确诊断，或通过佩戴颈围领做诊断性治疗，证实症状的出现的确与颈椎有关后，可以考虑手术治疗。但由于交感型颈椎病和神经官能症、更年期综合征等疾病难以鉴别，某些患者甚至可能合并有心理因素，而使症状夸大难以判别。因此，对其手术治疗应当更加慎重；部分交感型颈椎病采用微创治疗也可以收到良好效果。

椎动脉型颈椎病与交感型颈椎病症状有较多的交叉，临床上鉴别困难。椎动脉型颈椎病的治疗原则和交感型颈椎病类似，也是首选保守治疗，少数长期接受严格的保守治疗不能有效地缓解症状者，或症状反复发作者，在椎动脉造影，包括CT椎动脉造影（CTA）或磁共振椎动脉造影（MRA）证实椎动脉受到侧方增生的骨赘或侧方突出的间盘压迫者，可以考虑采用椎动脉受累部位的间盘切除融合术或骨赘切除，以解除椎动脉的压迫，并使局部椎间得到融合稳定。但手术选择应当慎重。

第三节 各种治疗方式的选择

颈椎病的治疗，大体分为保守治疗和手术治疗两大类，还有介于保守治疗和手术治疗之间的微创治疗。不同类型、不同程度及疾病不同阶段的颈椎病有不同的治疗原则和方式，应当根据患者的不同情况、对不同治疗方式的接受程度以及各种治疗方式的优缺点，综合考虑，选择最适合患者的合理的治疗方式；可以综合采用各种不同的治疗方式，以期达到更好的治疗效果，减少不良反应。

一、颈椎病的保守治疗

保守治疗适用于绝大多数的神经根型颈椎病、绝大多数的交感型颈椎病以及少数早期症状轻微的

脊髓型颈椎病。即使需要手术治疗的颈椎病患者，在手术前的准备时期以及手术后的康复时期，采取诸如卧床休息、中西药物治疗、颈围领颈部制动、理疗等非手术的治疗方法也是有必要的。这些非手术疗法可以延缓病情的进一步发展，对于术后康复的患者，有利于功能的恢复以及缓解手术部位的疼痛、麻木、僵硬等局部症状。

颈椎病的保守治疗，是通过休息、颈部制动、消炎止痛中西药物以及理疗等治疗措施，减轻周围组织反应性的炎性充血、肿胀等反应，减缓对脊髓、神经根、交感神经及椎动脉的炎症性刺激或机械性压迫，使其临床症状得以改善，如果症状完全消失，则颈椎病得到了治愈。

保守治疗的优点是治疗过程相对比较简单，费用相对低廉，大多数的治疗方法不良反应小，患者容易接受。缺点是治疗周期长，对脊髓型颈椎病以及程度较重的神经根型颈椎病，治疗效果差或治疗无效，甚至贻误病情；医师在选择保守治疗时，应当清楚保守治疗也是有不良反应的，如药物的不良反应；另外，重手法的颈椎推拿按摩以及大重量的颈椎牵引治疗，可能导致患者症状加重，甚至出现难以恢复的神经损害，应当特别注意。

二、颈椎病的微创治疗

对于保守治疗无效或效果不良的颈椎病，采用手术治疗可以获得良好效果，但传统的颈椎手术也存在着诸如手术创伤、出血、损伤脊髓神经根、植骨块脱落、植骨不融合、内固定物松动移位、手术切口感染等并发症，而且手术后患者大多需要一段时间的恢复期，因而部分患者惧怕手术；同时，一部分患者全身情况差，不能耐受手术和麻醉，从而限制了手术的开展。

随着脊柱影像技术的不断发展和微创外科技术的不断进步以及两者的结合，近10余年来在颈椎病的微创治疗方面得到了迅速发展。微创治疗属于微创脊柱外科范畴，是当今外科领域中的一个发展趋势。

颈椎病的微创治疗主要包括经皮穿刺颈椎间盘切除术、经皮穿刺激光汽化颈椎间盘减压术、经皮穿刺颈椎间盘髓核成形术、经颈前路椎间盘镜椎间盘切除植骨融合术等。

上述颈椎病的微创治疗具有针对性强、切口小、损伤小、安全和恢复快等优点，患者易于接受。对于神经根型颈椎病疗效满意，对于诊断明确的交感型颈椎病也有一定效果。

虽然微创治疗在近期发展较快，但目前仍是传统开放手术的补充，并不能取代传统开放手术。对于脊髓型颈椎病、颈椎后纵韧带骨化、椎间盘脱出游离等原因导致的颈椎病疗效较差；同时，微创治疗也有一定比例的感染及神经损伤风险，特别是在操作过程中，需要较长时间的透视监视，患者及操作的医师更多的暴露在放射线辐射危险中。

三、颈椎病的手术治疗

手术是颈椎病的终极治疗方式。手术治疗可以直接切除突出的椎间盘或增生的骨赘，或通过椎板成形术，开大狭窄的颈椎椎管，直接或间接解除对脊髓神经根或椎动脉的压迫；或通过植骨融合稳定手术，使不稳定的病变节段重新达到稳定，从而解除对脊髓神经根、交感神经或椎动脉的不良刺激。手术治疗对脊髓型颈椎病和神经根型颈椎病有良好的临床效果。但颈椎手术比较复杂、技术要求较高，手术治疗由于面临着手术创伤、出血、脊髓神经根、植骨块脱落、植骨不融合、内固定物松动移位、手术切口感染等并发症的风险以及患者的惧怕心理，因此，对手术医师的理论认识及手术技术有更高的要求。手术医师对颈椎病的发病机制、各型颈椎病的手术适应证以及可能的手术并发症应该有非常清醒的认识，应该严格掌握手术适应证，仔细选择对患者创伤小、安全合理的手术方式。

绝大多数颈椎病采用保守治疗有效，除脊髓型颈椎病外，神经根型、椎动脉型和交感型颈椎病绝大多数应首选保守治疗。手术治疗原则上适合于绝大多数的脊髓型颈椎病以及少数长期保守治疗效果不明显的神经根型及交感型和椎动脉型颈椎病。

手术治疗是通过解除对脊髓、神经根和椎动脉的压迫，重建颈椎的稳定性，达到阻止病情发展，恢复脊髓、神经根、交感神经和椎动脉功能，改善临床症状的目的。是否选择手术治疗的关键不仅要看MRI或CT上间盘突出或骨赘有多大、脊髓神经根的压迫程度有多大，关键是要看患者的临床表现是什么。首先要明确是否是颈椎病的诊断，是哪一型的颈椎病，不同分型的颈椎病各有不同的手术适应证；是否选择手术治疗还要考虑患者的职业、年龄、身体状况、对手术的耐受力，有无手术禁忌证，以及患者对治疗的要求等因素。对老年患者要注意全身情况,对有其他躯体疾病,如高血压病、糖尿病、冠心病等,应做相应评估,必要时请相关科室会诊,以免发生意外。

在临床治疗决策中要特别注意,不要只是注重影像学的变化而轻易做出需要手术的结论,一定要将影像学所见与临床表现结合起来再决定治疗方式,影像学所见与临床表现有时是不一致的。

（张　立　娄思权）

第二十三章

颈椎病的保守治疗

第一节　颈椎病保守治疗的原理和效果评价

保守治疗是颈椎病最重要的治疗措施。临床上采用的各种保守治疗方法，主要是通过休息（尤其是卧床休息）、颈部制动、消炎止痛中西药物以及理疗等治疗措施，减轻周围组织反应性的炎症、缺血、肿胀等，减缓对脊髓、神经根、交感神经及椎动脉的刺激和压迫，使其临床症状得以改善，如果症状完全消失，则颈椎病得到了治愈。

颈椎病的症状都是继发于颈椎的退变性改变，但颈椎的退变性改变是基于人的生理性老化的病理改变，是不可逆转的；同时，颈椎退变并不一定会导致颈椎病的症状。而且，颈椎退变程度的影像学表现与临床症状并不一定呈正比。从这个意义上讲，颈椎病治疗的目的仅仅是针对颈椎退变所产生的复杂的临床症状，而不是治疗颈椎退变本身。所谓治愈就是消除了由于颈间盘退变突出、颈椎骨刺、骨质增生、颈椎不稳定等原因所导致的各种颈椎病的临床症状。所以，保守治疗颈椎病的疗效评价也应当从临床症状的变化来评价，而不是以影像学的变化来评价。

虽然颈椎病是颈椎的退变性疾病，但颈椎退变程度的影像学表现与临床症状并不一定呈正比，也就是说，有相当一部分正常的中老年人在进行健康普查摄片时，可能会在 X 线片上发现有椎间隙狭窄、椎管狭窄、颈椎不稳定的表现；另外，有一些仅有颈痛或颈项部不适的中老年患者，由于种种原因进行了颈椎的 MRI 或 CT 检查，有时也可以发现有椎间盘的退变、突出、椎体后缘的骨赘形成、OPLL 等，甚至可以发现对脊髓和神经根压迫的影像学表现，但患者却没有脊髓或神经根受到压迫或刺激的临床症状；或者，有些颈椎病患者的影像学显示颈椎的退变程度较重，而相应的脊髓神经根损害的临床症状却相当轻微。相反地，某些患者影像学上颈椎的退变程度比较轻，而临床症状却反而比较重。例如，某些患者可能仅有较轻的椎间盘突出或椎体后缘骨赘形成，却可能表现为严重的神经根性疼痛症状。

患者经过严格系统的保守治疗，症状明显缓解或者痊愈后，其影像学检查一般没有变化。少数患者颈肩部的疼痛及肌肉痉挛缓解后，颈椎的生理曲度可能会有一部分恢复，过伸过屈侧位片上颈椎僵硬的表现可能也会有一些好转，而其他的病变如椎间隙狭窄、椎体缘骨刺、椎管狭窄、颈椎不稳定、OPLL 等表现一般是不会有改变的。因此，笔者特别强调，评价治疗效果应当以患者的临床症状的改善为准，而不是以影像学表现的变化为主。

第二节　颈椎病保守治疗的适应证

采用保守治疗的方法治疗颈椎病，简单方便，并发症少，费用低廉，常常是无创的治疗，患者易于接受。

保守治疗是治疗颈椎病的最主要也是最基本的方法，适合于绝大多数的神经根、椎动脉型和交感型颈椎病，是除了脊髓型以外的各型颈椎病患者的首选治疗方法。正确地综合应用各种保守治疗，大多数病例可以有很好的效果，甚至达致痊愈；早期症状非常轻微的脊髓型颈椎病也可以先试用保守治疗，并密切观察病情变化，一旦症状加重，则应尽快手术；即使是需要手术治疗的颈椎病患者，在术前准备以及术后康复阶段,进行各种有效的保守治疗也是必不可少的。

有明确手术适应证的颈椎病患者,如全身情况差、患有严重脏器疾患、不能耐受手术治疗者,也可采用非手术方法。

第三节 颈椎病保守治疗的方法

颈椎病的非手术疗法主要包括卧床休息、颈围领颈部制动、中西药物的口服及外用治疗、颈椎理疗牵引、按摩推拿、针灸、局部封闭等方法,可以减轻脊髓、神经根、血管受到颈椎骨刺或局部不稳定等因素刺激压迫后的炎症及水肿反应,在一定程度上缓解患者的临床症状。这其中,卧床休息是确保保守治疗有效的必不可少的基本内容,应当让患者了解卧床休息是一种比打针吃药更为重要的治疗方法。如果不是单一的,而是采用多种非手术治疗的方法来综合保守,可以提高疗效、缩短疗程。

一、颈部的休息和制动

颈部的休息和制动是颈椎病各种治疗措施包括手术治疗的基础,是其他各种治疗措施所必不可少的关键步骤。因此,在颈椎病治疗期间,应当强调颈部的休息,减少或停止伏案工作,有条件的话应当适当卧床,病情严重者应当绝对卧床休息数周。颈部的支具包括颈围领和颈托,可以起到颈部制动和休息的作用。颈部的休息和制动可以使颈部因疼痛而痉挛的肌肉得以放松和缓解;减少颈椎负重及其周围组织的张力,减少颈部的活动;减轻由于肌肉痉挛和头部重量对椎间盘的压力,增大椎间隙,减少由于颈椎不稳定而引起的颈椎关节间的异常活动和刺激,从而可减轻局部神经根、椎动脉及交感神经所受到的刺激或压迫,并减轻由此出现的反应性炎症、充血和水肿,从而可加速症状的缓解。某些患者单纯采用颈围领制动、卧床休息或绝对卧床,也可以使颈椎病的症状得到明显缓解,甚至治愈。使用颈围领制动或卧床的时间没有严格的限制,少则1~2周,多则2~3个月,根据患者病情和症状的不同可以灵活选择。在颈部休息制动期间,如果能配合局部的理疗、颈椎牵引、适当的消炎止痛镇静药、活血化瘀、消肿止痛的中药及局部外用药品等,则效果更好。

值得注意的是,长期使用颈围领制动或卧床休息可能发生颈项部肌肉萎缩无力、颈部的关节僵硬等变化,从而在去除颈围领或起床后可能因项背肌无力导致颈椎新的不稳定或由于颈部的僵硬而出现新的慢性疼痛及功能障碍,而且恢复较慢。因此,一般情况下,不宜长期颈部制动或长期卧床休息。因特殊原因需要长期颈围领制动或长期卧床的患者,应当加强颈项部的肌肉锻炼。颈项部肌肉锻炼的方法应当由医师具体指导。

二、物理治疗

物理治疗是应用自然界的和人工的各种物理因素,如声、光、电、热、电磁、机械及放射能等作用于人体,以预防或治疗疾病的方法,因此,又称理疗。

在颈椎病的保守治疗方法中,物理治疗是较为有效和常用的治疗方法,可起到多种作用,包括改善局部血液循环、缓解肌肉痉挛、减轻炎症反应、减轻或缓解疼痛等作用。理疗配合其他的保守治疗方法同时进行,相辅相成,会起到事半功倍的作用。理疗的方法很多,包括高频电疗、离子导入、石蜡疗法、水疗等。一般认为,急性期可进行离子导入、超声波、紫外线或间动电流等;疼痛减轻后可改用超声波、碘离子透入、感应电或其他热疗。

离子导入疗法:应用直流电向体内导入各种中西药物,称作离子导入疗法,用于治疗颈椎病有一定效果。这些药物包括盐酸普鲁卡因、碘化钾、陈醋、冰醋酸、威灵仙以及其他的一些中药等。大量临床实践表明,对于神经根型、颈型颈椎病、项背肌肌肉筋膜炎,以及伴有颈肩部肌肉疼痛、痉挛的其他各型颈椎病患者,使用直流电陈醋导入或陈醋加威灵仙同时导入,对于缓解疼痛、改善症状可以有一定疗效,其作用机制目前尚无定论。而对于脊髓型及椎动脉型颈椎病效果不明显。

高频电疗法:常用的有超短波、短波及微波等疗法,通过其深部的电热作用,改善神经根、椎动脉等组织的血液循环,以利其功能的恢复,应用得当可以取得较好的效果。

石蜡疗法:利用加热后的石蜡敷贴于患处,局部组织受热后,毛细血管扩张,循环加速,组织细胞通透性增加,有利于组织水肿的消散及血肿吸收。此外,还有消炎、镇痛、缓解肌肉痉挛等作用,多应用于神经根型、交感型、颈型颈椎病以及项背肌肌肉筋膜炎。此疗法使组织受热作用强,时间持久,作用深度可达1cm,故疗效较好,又简便易行,因此比较常用。

另外,颈部的干扰电疗、音频电疗、超声波、红外线、激光等理疗,对改善颈部的血液循环、止痛、消除神经根的炎症性水肿及缓解粘连都有积极作用,对改善临床症状也是十分有效的,适用于神经根型、交感型及椎动脉型颈椎病各种有关症状的缓解。而对于脊髓型颈椎病患者,并不能促进四肢活动功能的改善;对于伴有颈肩背部肌肉疼痛僵硬,以及手术后的康复,则有较明显的疗效。

局部使用冷热敷也可以起到一定的治疗作用。急性期患者疼痛症状较重时宜使用冰块冷敷治疗。局部冷敷有助于减轻组织的渗出、肿胀,有助于减轻局部的无菌性炎症反应,从而可以减轻疼痛,冷敷的时间一般应控制在急性发病后的两三天内。另外,应当注意,在冷敷时不要一次冷敷时间太长,不要让冰块在一个部位过长时间停留,以防止局部皮肤冻伤。冷敷时以每次 10~30 分钟,每天 5~10 次为宜。

热敷治疗可改善局部的血液循环,缓解肌肉痉挛,消除已经出现的肿胀以减轻症状,一般适用于慢性期的患者。热敷时可结合使用活血化瘀的中药熏洗方法,受热时,局部毛细血管扩张,可以增加活血化瘀中药的局部吸收,增强其局部的药理作用,从而起到很好的消炎、消肿止痛的作用。治疗时局部温度应保持在 50~60℃,热敷时间每次 15~20 分钟,每日 2 次。温度太高或时间过久,可引起周围血管过度扩张而加重症状,有些患者甚至可引起局部烫伤,应注意避免。

另外,长期反复使用理疗,可能使肌肉因长期充血而出现变性,或引起永久性的功能障碍,应当注意。

三、颈椎牵引

颈椎牵引疗法是颈椎病较为有效并且应用较广泛的一种治疗方法,适用于大多数的颈椎病患者,对早期病例更为有效,也可适用于颈项肌肉劳损的治疗。

牵引是通过外力或者人体自身的重力将颈椎椎体之间的间隙通过牵引而增宽,同时限制颈椎的活动,牵引期间其制动效果比颈托和颈围领要好,有利于局部组织的充血、水肿的消退或减轻,有利于解除颈部肌肉痉挛,从而减少对椎间盘的压力。增加椎间隙和椎间孔的高度,恢复正常椎体的排列,使神经根、脊髓及交感神经所受的刺激和压迫得以缓解,使扭曲于横突孔间的椎动脉得以伸张;可以牵开被嵌顿的小关节滑膜;缓解椎间盘组织向周缘的压力,并有利于已经向外突出的纤维环组织消肿;可以使颈椎生理曲度恢复,有利于小关节功能的恢复。

颈椎牵引的方法:目前有多种新的颈椎牵引器械相继问世,企图使颈椎牵引方法更简便、更有效。但不管何种牵引器械,总是必须具备牵引和对抗牵引来实现,枕颌带是最基本的牵引工具。理论上讲,牵引时间长效果好。

颈椎牵引方法分坐式牵引、卧式牵引和携带式牵引 3 种方法。①坐式牵引:枕颌带兜住头颅后,患者坐在凳上,牵引绳绕过头顶滑车,再经过另一滑车下加牵引重量。优点是患者可以一面工作(看书、写字等),一面牵引。②卧式牵引:患者卧床,头顶床架上安滑车,枕颌带兜住患者后枕和下颌后牵引带经顶部滑车再向下垂,下端加牵引重量。此牵引法优点是患者可以充分休息,可以睡眠时牵引。③携带式牵引:以上两种牵引的对抗牵引是利用患者的体重,携带式牵引的对抗牵引是利用患者双肩,是一个拱形架,下面两块肩托支住两肩,此架两侧是可以螺旋升降的支柱,有调节螺丝可以调节高低也就是调节牵引力,枕颌带固定在拱架顶部,自己调节好牵引力,感到下颌部不痛,颈部舒适即可。携带式牵引的优点是患者可以行走,可以看书写字或轻便工作,坐下或睡下亦可,牵引时间按需要可以适当延长以达持续牵引目的。

颈椎牵引要达到症状缓解、舒适才好。若牵引不合适反而会加重症状,故要注意牵引的角度、重量和牵引的时间。①牵引的角度或方向:病因学中已经指出颈椎过伸或过屈对颈椎病是不利的。一般人胸椎是向前弯一些,若枕颌带牵引正直向上(躯干正直方向)则颈椎实际上是在伸展位,只有屈曲 15°~20° 时,即顺应胸椎向前弯曲的角度,颈椎才是正直的。患者若是有圆背后凸畸形,则屈曲还要加大些。②牵引重量:因为牵引的作用主要是制动颈椎,故牵引的重量不宜太大。卧床牵引时 2~5kg 牵引力即可。坐位牵引要对抗头颅重量,则要用 6~7.5kg 牵引力。③牵引时间:应当是持续牵引不间断为好,而且是持续日夜不停最为理想。轻症患者可采用间断牵引,从小重量开始,逐渐增加,每日牵引 1~3 次,每次 0.5~1 小时。重症患者可持续牵引,每日牵引 6~8 小时。以后可根据患者性别、年龄、体质强弱,颈部肌肉发育情况以及患者对牵引治疗的反应,适当地调整牵引重量和延长牵引时间。小重量牵引一般 30 次为 1 个疗程,如果有效,可继续牵引 1~2 个疗程或更长时间,两疗程之间应休息 7~15 天。

牵引的力度、频度、方向、持续时间等,不必强求一定要达到某一特定的数值,要因人而异。最好是以牵引时及牵引后全身得以放松,尤其是颈部放松,无头晕、颈痛等不适,牵引后颈椎病症状减轻,无疲乏无力等不适为准,根据牵引的效果可以作适当调整。

牵引重量过大常使症状加重,不宜采用;颈椎牵引后出现头昏、眩晕或原有症状加重者应停止牵引。

脊髓型颈椎病患者是否可以采用颈椎牵引治疗,目前学术界尚有分歧,一般认为早期的、症状较轻的脊髓型颈椎病患者,用小重量的颈椎牵引是有益的。但若症状较重、病程较长的患者,采用较大重量牵引时,部分患者可能使病情有所加重,因此应当避免。短时间内大重量的牵引治疗,对于脊髓型颈椎病,以及伴有发育性颈椎椎管狭窄、后纵韧带骨化的患者是不适宜的,目前已列为禁忌,因为这有可能导致脊髓损伤并使脊髓型颈椎病患者的症状明显加重而且难以恢复。

四、推拿按摩疗法

手法按摩、推拿是颈椎病较为有效的治疗措施之一。它的治疗作用能够缓解颈肩肌群的紧张及痉挛,恢复颈椎的活动,松解神经根及软组织的粘连,加宽椎间隙,扩大椎间孔,缓解对神经血管的刺激与压迫,促进局部血液循环,从而收到舒筋活络、解痉止痛、缓解症状的效果,同时,对瘫痪肢体进行按摩还可以减少肌肉萎缩、防止关节僵硬和关节畸形。

中医的按摩、推拿方法较多,譬如颈椎的被动伸屈旋转、穴位推揉、棘突点压及弹拨、手法牵引、重压按摩等均为有效的疗法。西医的按摩手法主要针对颈椎的退行性改变,采取被动活动的方法,包括对颈椎的推压震动、对颈椎的旋转及肌肉放松按摩等,这种手法操作轻巧,患者容易配合。它不但能够减轻疼痛及麻木,而且可以明显地改善颈椎的活动功能,这是西方流行的一种治疗方法。患者除接受治疗外,还应该主动锻炼,通过医疗体操锻炼颈项肌,可以做颈伸、颈屈、旋转、侧屈等各方向的活动,每次10~15分钟,每天进行3~4次,动作宜缓慢平稳,以不引起明显疼痛为度。

颈椎的推拿、按摩手法治疗应严格掌握适应证,结合影像学所见,对病情作全面的分析与准确判断,不可盲目施以手法治疗。手法切忌粗暴与过度,尤其是不能使用乘其不备的突然搬颈手法、旋转复位手法和提端摇晃手法等重手法的推拿、按摩,否则可能加重病情,出现颈部韧带、肌肉、骨关节损伤,甚至出现脊髓神经根损伤的严重后果。手法治疗过程中,须密切观察患者的治疗反应,随时调整或中止手法治疗。手法治疗力度不宜过大,时间不宜过长。

一般认为,脊髓型颈椎病患者禁忌重手法的推拿、按摩及手法治疗。由于在颈段椎管内外有不少重要的神经与血管组织,在发生颈椎病后其回旋余地已是十分有限,如果手法不当,可能产生严重的不良后果。在临床上可以见到有相当一部分脊髓型颈椎病的患者,因接受手法推拿、按摩,特别是重手法的颈部推拿治疗后,症状加重以致四肢完全瘫痪,即使接受手术治疗也难以恢复到比较良好的状态。

神经根型、交感型及椎动脉型颈椎病患者,进行重手法的推拿、按摩手法治疗及大重量的牵引治疗也应当慎重,否则,也可能使原有症状加重或出现新的症状。

有明显的颈椎节段性不稳定的患者,接受颈椎的手法推拿、按摩后,可能会加重颈椎的不稳定,并有可能出现脊髓损伤以致四肢瘫痪,因此也列为手法推拿、按摩的禁忌;同时伴有发育性颈椎椎管狭窄、颈椎后纵韧带骨化、黄韧带肥厚、钙化以及强直性脊柱炎的患者,椎管内的脊髓的回旋缓冲余地太小,常人能够忍受的颈部晃动和振荡,他们却无法耐受,在手法推拿、按摩时可能加重脊髓损伤以致四肢瘫痪,因此,也是手法推拿、按摩的禁忌证。有颈椎骨质破坏者,如肿瘤、结核等亦属于推拿按摩的禁忌证。

因此,进行颈椎的推拿、按摩手法治疗前,除进行病史询问及查体外,还应当进行必要的影像学检查,甚至颈椎的 MRI 或 CT 检查,以除外上述可能导致严重后果的情况。

五、药物治疗

药物在颈椎病的治疗中起到辅助对症的治疗作用。临床上常用药物很多,主要包括以下几类:

1. 止痛药 主要包括解热镇痛药和非甾体类消炎止痛药(NSAIDs),疼痛严重者可使用吗啡类的麻醉性止痛药。使用止痛药特别是非甾体类消炎止痛药时应当遵循阶梯用药的使用原则,注意其可能发生的不良反应,NSAIDs 药物的消炎止痛效果是肯定的,最好与保护胃黏膜的药物合用;而选择性或特异性 COX-2 抑制剂的消化道不良反应较小,但对有心脑血管或肾功能障碍的患者应慎用。

2. 肌松药　可以解除肌肉痉挛,具有辅助止痛、镇静催眠作用,有助于疼痛患者的夜间睡眠。对于有痉挛性瘫痪的脊髓型颈椎病患者,可以部分缓解四肢肌肉的紧张痉挛状态。代表药物有巴氯芬、乙哌立松等。

3. 神经营养药　如维生素 B_1、B_{12} 等,可以帮助神经功能恢复,也有一定的止痛作用。

4. 激素类药物　颈椎病是慢性病,一般不用激素治疗,但手术后可短期应用。对脊髓水肿或急性发作的神经根型颈椎病,疼痛很剧烈的患者可短期静脉输入地塞米松,部分患者可迅速缓解症状,同时应用脱水剂如甘露醇或 β- 七叶皂苷钠可提高疗效,一般应用 3~5 天即可。

5. 外用药物　神经根型颈椎病颈项部疼痛者,可在颈项部外用具有消炎止痛作用的中西药贴剂或擦剂,对于改善颈项部疼痛可有一定效果。

舒筋活血、活血化瘀的中药对于神经根型颈椎病的疼痛症状可有一定效果,如根痛平等。

北京大学第三医院研制的颈痛平片对部分交感型颈椎病患者可以有一定效果,特别是能较好地缓解某些眩晕症状。

六、医疗体育

1. 应当禁止或减少颈部的活动锻炼　颈椎病患者颈椎间盘已退变,椎体及关节有增生,若行颈椎锻炼,会使椎间盘加重负荷而增加损害,还会使突出物对脊髓、神经根、椎动脉增加摩擦而加重症状,故旋转头颅和扭动颈椎的反复操练是不恰当的,而且是有害的。

2. 项背部肌肉锻炼　颈椎病患者由于卧床及使用颈围领,可以导致颈项部的肌肉萎缩无力,从而在去除颈围领或起床后可能因项背肌无力导致颈椎新的不稳定,因此,在颈椎病的保守治疗期间及手术后的康复阶段,应当加强项背肌的等长收缩锻炼,以防止项背部肌肉萎缩,增强颈椎的稳定性。

3. 四肢的肌肉锻炼及关节活动　颈椎病患者,特别是脊髓型颈椎病患者,常伴有四肢肌肉萎缩、痉挛及关节僵硬,如不能很好锻炼,患者将逐渐失去自主活动能力。因此,颈椎病患者特别是手术治疗的患者,在手术后的康复阶段,应加强四肢肌肉的锻炼,包括手指肌力和灵活性的锻炼,肢体关节的主动或被动活动。

七、颈椎病的自我保健

神经根型颈椎病和交感型颈椎病,虽绝大多数保守治疗效果良好,但其中部分患者易于反复发作。因此,对于经过保守治疗后症状缓解的颈椎病患者,在症状缓解以后,应当注意颈椎的自我保健和保养,防止症状的复发。颈部的反复积累性劳损、外伤、寒冷等不良诱因是颈椎病发病的促进因素与诱发因素,应加以避免。颈部不宜长时间处于屈曲位、仰伸位或扭转位。凡处于此种工作状态者,在工作过程中应注意经常调整头颈部位置,定时远眺,调整桌面工作台的高度或倾斜度。需特别注意避免头颈突然前屈或突然过度后伸,在椎管和其内容物之间的容纳空间处于临界状态的情况下,上述动作可招致脊髓及神经根损伤。冬季颈部要注意保暖。平时应当加强项背肌的等长收缩锻炼,可以有助于增强颈椎的稳定性,防止症状的复发。

颈椎病的症状常常在晨起后出现,这可能与睡眠姿势不当,枕具高低不当有关。不良的睡眠体位,特别是头颈在睡眠过程中处于扭曲状态时,会引起颈部肌肉牵拉损伤与痉挛。正确使用枕具可预防这种情况的发生。枕头的形状以中间低、两端高为佳,对头颈部可起到相对制动与固定作用。枕头既不能过高,也不宜过低,以仰卧及侧卧时能大致保持颈部的生理曲度为佳。

(张　立　娄思权)

第二十四章

颈椎病外科治疗

第一节 颈椎病的手术治疗选择

多数颈椎病可以通过非手术治疗使病情得到缓解，部分患者可以获得治愈。人群调查的结果显示，神经根型颈椎病自然病程良好，非手术治疗的优良率为71%~92%。少部分患者需要手术治疗，手术治疗的目的是：缓解或者阻止严重的神经功能障碍，解决非常严重的症状或者长期不愈的对生活工作有影响的临床症状。

一、手术指征

1. 由于脊髓型颈椎病致残率高，病程延长明显影响手术疗效，发生外伤后容易造成急性脊髓损伤，因此一旦诊断，就应行手术治疗。但对于有明显手术禁忌证的患者，也只能采用非手术治疗。

2. 经过规范非手术治疗后无效，症状仍然较重，影响日常生活和工作的其他类型颈椎病，其中主要是神经根型颈椎病。至于交感型颈椎病和椎动脉型颈椎病，由于诊断困难，手术治疗疗效不肯定，应慎重选择手术治疗。

3. 神经根型颈椎病症状严重，严重影响工作和生活，如严重的神经根性痛或者肌力减退，就不需经过较长时间的保守治疗程序，应尽早选择手术治疗。

事实上，这些原则讲起来容易理解，应用起来有时还是会遇到困惑的问题。常会遇到的问题有两个。

（1）脊髓型颈椎病的诊断：国内颈椎病的诊断现在依据1992年青岛颈椎病研讨会的共识。如果患者只有锥体束征阳性而没有其他感觉和运动功能缺失的症状和体征，或者只有轻度的神经根或者脊髓损害的症状，而没有典型的阳性体征，算不算具备颈椎病的临床表现呢，笔者认为，从字面上看，应该认为具备临床表现，在这种情况下，如果影像学所见的脊柱形态学改变与这些轻微的症状和体征相符合，可以诊断脊髓型颈椎病，但MRI问世以后人们又遇到两个问题，有的临床表现很轻，但影像学的脊髓压迫很重，有的则临床表现很重，但影像学的脊髓压迫不重。这样的患者手术指征明确吗？党耕町等对这些患者做了比较长期的非手术治疗观察，结果有待进一步研究。这样的患者是否具备手术指征是值得研究的。

（2）系统保守治疗的含义：系统保守治疗指患者接受了全面的足够时间的保守治疗。这里需要特别提出的是，制动在保守治疗中的地位经常被医患忽视，特别是患者认为，制动是消极的治疗办法，他们对药物、牵引、物理治疗、小针刀甚至按摩的依从性会更高，医师在询问病史时，应充分掌握患者接受保守治疗的时间和方法，以及这些方法的疗效。

二、手术治疗手段

传统的观点认为，为了解决神经功能障碍，颈椎手术的手段包括神经减压、关节固定和融合。近年来随着脊柱外科的发展，伴随着对手术疗效的更高的要求，这些目的也在发生改变。例如为了解决由于颈椎不稳定带来的严重症状，即使在没有神经受压的情况下，也可通过融合术来恢复颈椎的稳定性，这是基于对颈椎稳定性的深刻认识基础上出现的治疗策略。新的人工椎间关节的问世，使减压以后不做融合而保留颈椎的运动节段成为可能，也适用于部分患者。这一技术除了保留受累节段的正常活动之外，更深层的意义还在于可以最大限度地减少由于融合带来的相邻节段的退变。而介于融合术和人工关节之间的技术还包括非融合内固定技术，该技术虽然对关节做了内固定，但却保留了节段的一些运动，保证了关节的稳定性，但其关节的运动又不像人工关节那样更接近生理状态。此外，随着器械在颈椎手术中的应用，使得颈椎畸形的矫正成为可能，而矫形对于恢复颈椎的曲度，维持颈椎正常的生物力学特性，最大程度地实现减压的目的，并保护相邻节段。

（一）北京大学第三医院颈椎病手术的历史和演变

按照颈椎的手术入路来划分，颈椎手术分为前路和后路手术两种。20 世纪 60 年代初，国内杨克勤首先比较了应用前路和后路手术治疗颈椎病，并在文献进行了报道，总体疗效满意。当时由于没有 MRI 和 CT 检查，对椎间盘退变的认识局限于普通 X 线平片、脊髓造影和术中椎间盘生理盐水注射，因此前路手术多节段减压融合的情况非常常见。而后路手术采用椎板切除术。1988 年杨克勤等总结北京大学第三医院 663 例颈椎手术，前路占 85%，后路占 15%。到 20 世纪 80 年代，随着对颈椎管狭窄和后纵韧带骨化的认识和颈椎后路椎板成形技术的引入，北京大学第三医院在国内率先开展了颈椎后路椎板成形术治疗颈椎病，开始时曾尝试双开门椎板成形术式，20 世纪 80 年代后期，单开门椎板成形术由日本引入国内，由于该术式更加简便易行，缩短了手术时间，而椎板减压的效果等同于其他椎板成形术，因此得到广泛应用至今。20 世纪 90 年代颈椎前路 Caspar 撑开器在国内的应用是前路手术技术的重要进步，它解决了如下 3 个问题：①椎间隙狭窄患者间盘和后骨刺、后纵韧带切除困难的问题；②颈椎后凸畸形无法矫形的难题；③由于椎间隙无法撑开不能植入所需高度的植骨块的问题。之后颈椎前路钉板系统、颈椎后路侧块钉板系统和钉棒系统、颈椎椎弓根螺钉逐渐应用于颈椎病手术，解决了矫形、复位、即刻稳定、椎间塌陷所致的后凸畸形等问题，有的报道认为明显提高了融合率，特别是多节段的融合率。椎间融合器的应用免除了取骨手术。21 世纪初，颈椎非融合理论和技术在国内被接受和应用，目前已经有 10 年以上的随访病例。针对后路椎板成形术轴性症状的问题，也在尝试手术技术的改进。为了神经的彻底减压、提高手术疗效和减少再手术，北京大学第三医院逐步开展一期后前路手术治疗部分颈椎病患者，积累了一定经验。这一发展历史与国外的情况基本一致，只是在时间上稍晚

一些。2003 年，北京大学第三医院率先在国内开展颈椎人工椎间盘置换手术，随访结果显示，如果适应证选择合适，临床效果满意。

（二）颈椎病手术方式选择

多数情况下，颈椎病手术方式的选择是比较明确的。但有些情况下存在争论。要正确认识这些争论，并能在各种复杂的情况下做出比较正确的选择，以下基本认识可能是非常有帮助的：第一，没有哪种手术方式是万能的，各种手术方式适用于不同的情况，所谓术者可以根据自己熟悉的术式选择是错误的观念；第二，脊柱外科医师应该是多面手，应该不断提高技术手段，为了解决悬而未决和不断出现的新问题，为了不断提高手术疗效，手术方式也在不断地进展，技术全面的脊柱外科医师应该能够熟练掌握所有的这些手术方法，从而能够尽可能地用最好的手术方式应对所遇到的问题；第三，没有一种手术方式是完美无缺的，最个性化的选择对患者最有利，但仍然是有弊端的，既要了解这些弊端的临床意义，又不要过分夸大；第四，要用尽可能级别高的循证医学证据来证明术式的疗效；第五，主要依据远近期临床疗效来判断手术的有效性，而不要将注意力集中在影像学结果上；第六，地区疾病谱差异可能带来认识差异，例如欧美和亚洲手术治疗的颈椎病类型有差异，这直接影响到对手术方式的选择的认识；第七，颈椎病手术由脊柱外科和神经外科医师完成，相对来说，脊柱外科医师除了关注神经减压外，也关注脊柱骨与关节的问题，而神经外科医师注意力更集中在神经系统上。这也相应产生意见不一致。

颈椎前路椎间盘切除、椎体间植骨融合术（ACDF）是颈椎病最经典的传统术式。来自于脊髓或者神经根前方的压迫，如椎间盘、后骨刺，是前路手术的最佳适应证（图 24-1-1）。

颈椎前路椎体次全切除，椎间盘切除，椎体间植骨融合术适用于椎体后方存在致压因素需要减压的情况，如 OPLL 或者肥厚。

多数研究者和术者相信，颈椎椎间盘置换术可能适应于一小部分神经根型和脊髓型颈椎病。

颈椎后路减压术的指征包括：各种原因所致的颈椎管狭窄、多节段椎间盘突出或者退变。术式包括椎板切除术和椎板成形术（图 24-1-2）。

下面讨论更加复杂的情况和目前国内外脊柱外科界存在争论的问题，在这些情况下，不同医师手术方式的选择可能会出现分歧，即使是同一个医师，在手术方式选择上，也可能会出现左右为难或者两

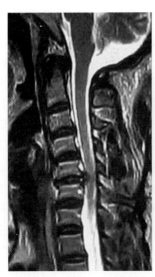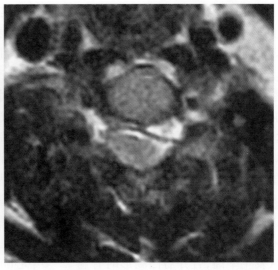

图 24-1-1 颈椎偏左侧旁正中矢状面和横断面显示椎间盘左后外侧突出，压迫左侧 C₆神经根和脊髓

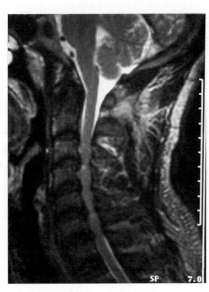

图 24-1-2 颈椎 MRI 矢状面图像显示 C₂₋₇多节段脊髓前后受压，退变性颈椎管狭窄

可的情况。

1. 前路和后路 有时对于前路还是后路的选择还是相当困惑的。先来讨论各自的优缺点。前路手术的优点是经筋膜间隙暴露，不用切断重要的肌肉，暴露容易，软组织损伤小，组织修复快，住院时间短，很少出现切口并发症，术后一般不出现轴性症状。直接切除突出的椎间盘或者增生的骨刺，能够直接解除脊髓和神经根前方的压迫。对颈椎畸形的矫正能力强，椎间融合率高。缺点是一般需要对手术运动节段进行融合，有可能增加相邻节段退变的速度。多节段的融合使颈椎活动度下降。无法解除来自脊髓后方的压迫（如黄韧带肥厚），对于

前方致压物较大，椎管侵占率大的患者，直接前方减压神经损伤的风险增加，特别是当合并椎管狭窄时。如果间盘水平局灶型后纵韧带骨化合并硬脊膜骨化，经前路行 OPLL 完全切除时必然损伤硬脊膜导致脑脊液漏。此外，暴露过程中可能损伤喉返神经、喉上神经，暴露和牵拉可能损伤食管，术后吞咽障碍发生率高，伤口内血肿可以导致窒息，甚至死亡。

除了上述前路手术的特点外，椎体次全切除术中可能存在如下缺点：椎体松质骨出血，椎管内静脉丛出血，OPLL 和硬脊膜粘连（可能合并硬脊膜骨化）时术中可能损伤硬脊膜导致脑脊液漏。不用内固定的植骨融合术植骨块脱出的几率较大，长节段植骨融合（2 个以上椎体次全切除）时间长甚至不融合，内固定失败风险增加。钛网植骨融合时，钛网沉降发生率高。

后路手术的优点是通过椎管扩大，增加脊髓的有效空间，可以直接解除来自后方的压迫，同时通过弓弦原理，脊髓向后退让，间接解除脊髓前方的压迫。可以不融合椎间关节，可以进行多节段广泛减压，既可以解决椎间隙水平的压迫，也可以对椎体水平的压迫进行减压。颈椎椎板成形术是颈椎后路减压手术的主要术式。与椎板切除术相比，最大限度地维持了颈椎的稳定性，减少硬膜外瘢痕形成。由于一般不出现术后颈椎后凸畸形，因此一般不需要做固定融合术，因此最大限度地保留了颈椎的正常活动。最新的椎板成形术式还能够保留棘突韧带复合体。颈椎椎板成形术式包括：颈椎单开门椎板成

形术、颈椎双开门椎板成形术和其他更加复杂的术式。从脊髓减压的效果来看,椎板成形术和椎板切除术没有区别,因此,椎板成形术是颈椎后路椎板减压手术的首选。但当椎板成形术施行困难,如骨质坚硬(如弥漫性特发性骨质增生症或者氟骨症),后路再手术(国内比较多见的是半椎板切除术后或者椎板成形术后椎管再狭窄如"关门"),可能需要行椎板切除术。椎板成形术中发现门轴断裂内陷,在铰链侧对脊髓造成压迫者,应切除相应椎板,如果术后发现门轴断裂内陷对脊髓造成压迫,并影响神经减压效果的,需要再手术行椎板切除术。与前路手术相比,后路减压术的缺点包括软组织损伤大,术后轴性症状发生率高,合并后凸畸形时脊髓减压效果受限,不能对来自脊髓和神经根前方的压迫进行直接减压,如果单纯行椎板减压而不做神经根管减压,术前的根性损害可能得不到改善,术后 C_5 神经根功能障碍的发生率高,畸形矫正能力差,椎间融合率低,椎板成形术可能由于"关门"或者来自前后方的致压因素的发展而出现再狭窄的问题。

必须结合各个地区的不同情况来评价颈椎病术式的选择。白种人和黑人颈椎管狭窄、后纵韧带骨化发生率都比中国和日本低,神经根型颈椎病发生率高,而脊髓型颈椎病发生率低,因此前路手术比后路手术多,西方国家患者接受手术治疗的几率也大,因此再手术也多,相对来说,适应证也较宽,相当多的术者认为颈部轴性症状、颈椎不稳定也是手术治疗的指征。而在日本和中国颈椎管狭窄和后纵韧带骨化发生率高,脊髓型颈椎病约占所有颈椎病20%,明显高于白人,因此后路手术较西方多。也正是因为这个原因,日本人在世界上首先发明了椎板成形手术,并在全世界得到推广。如果不考虑不同地区的发病情况,简单地讨论前路和后路手术哪个更普及,就缺乏科学依据。

前后路选择争论主要见于以下几种情况:

(1) 脊髓型颈椎病,多节段(3个或以上)脊髓前后都存在压迫:这种情况多见于发育性或者退变性颈椎管狭窄的患者,在骨性椎管狭窄的基础上,合并椎间盘突出和黄韧带肥厚。如果来自前方的致压物不是很大,没有明显的后凸畸形,单纯后路减压手术对脊髓减压效果是比较满意的。如果前方致压物椎管侵占率较大,单纯后路减压效果不佳,需要行前路手术。近年为了提高疗效,对这部分患者行一期后前路手术,临床观察疗效满意。但到底前方压迫有

多大时需要前后路一期手术,仍需要更多的临床研究,可能要同时考虑神经损害的程度、颈椎的曲度等因素。目前也有些术者对这部分患者行单纯前路手术,理论上的理由可能是,椎间盘退变是颈椎病的主要原因,前路减压融合后后方致压因素黄韧带肥厚可能减轻或消失,即使存在多节段脊髓前后受压,引起脊髓病的节段可能只是其中的某个或者某些节段(即所谓的"责任节段"),即使对于引起脊髓病的节段,只从前方减压融合而旷置后方的压迫的部分减压,可能对于解除引起脊髓病的压迫已经足够,另外,在某些情况下,融合本身就可以达到消除脊髓动态压迫机制。文献报道的疗效也是满意的,但缺乏多中心随机前瞻性对照研究结论的证实。从理论上看,单纯前路手术存在后方减压不充分,颈椎运动幅度减小,相邻节段退变加速的问题,虽然相邻节段退变的问题对颈椎病再发的临床意义仍在观察,但对于存在广泛性椎管狭窄的患者,相邻节段退变导致颈椎病再发的可能性明显增加。这也得到临床报道的证实。

(2) 脊髓型脊椎病,1~2 个节段脊髓前后均存在压迫,如果来自后方的压迫比较明显,还是首选后路减压术。问题是后方减压的节段数,传统的 $C_{3~7}$ 的广泛椎板成形减压术是否必要。近年学者也在尝试减少这部分患者椎板成形术的节段数,初步观察疗效满意,需要更高级别的循证医学证据支持。无论如何,过去曾经应用过的局部半椎板切除术对颈椎病的治疗由于减压不彻底,是应该坚决摒弃的。如果前方压迫为主,后方黄韧带肥厚压迫不重,可以选择前方手术。但不建议行非融合手术。当然对于前后方压迫都比较重的患者,也有一期后前路手术的指征。

(3) 颈椎病合并颈椎椎管内韧带骨化:详见后纵韧带骨化症章节。

2. 后路椎板切除与椎板成形术　颈椎后路减压采用椎板切除还是椎板成形术? 虽然笔者和其多数同事会认为应该尽可能行椎板成形术,但在国内外临床应用的情况远没有这么一致,围绕这一问题的争论自从椎板成形术问世以来就没有停止,相信还会继续。关于两者之间的优缺点前面已经详细论述,造成这种争论的主要原因是椎板成形术在国内不够普及,大多数脊柱外科医师并不熟悉这个术式。事实上,了解颈椎后路椎板减压手术历史的术者都知道,颈椎椎板成形术是为了克服颈椎椎板切除术的诸多缺点才设计出来的,这一术式相当有独创性,

即使今天这一术式在一定程度上已得到推广,但要掌握其要领仍然不易,可想设计者多么具有想象力。一个熟悉椎板成形术手术方法的脊柱外科医师,一定会在颈椎后路减压时尽可能地行椎板成形术。当然,某些情况下行椎板成形术有相当难度,应慎重选择,如氟骨症、强直性脊椎炎以及其他存在椎板间融合的情况。

3. 颈椎后路手术是否进行固定和融合术,用何种方法固定,在学界争论存在。

颈椎后路固定的目的是解决不稳定和畸形。由于椎板成形术不会导致医源性不稳定和颈椎后凸畸形,因此只有在术前存在节段性不稳定和颈椎后凸畸形时才考虑行内固定术。青少年患者如果行椎板切除术,必须行后路固定手术,因为发生医源性颈椎后凸畸形的可能性非常大。成年人行椎板切除术是否行内固定确实存在争论,笔者的经验是,短节段椎板切除对节段的稳定性影响有限,一般无需固定。广泛椎板切除术如果颈椎曲度不良,术前存在不稳定,是肯定的固定和融合指征。只做固定不做融合的情况在颈椎并不少见,但这种做法是错误的。椎板成形术可在铰链侧行椎板间、侧块关节行植骨融合术,而开门侧则只能行侧块关节植骨融合术。椎板切除术的患者必须行侧块关节植骨融合术。颈椎病行后路固定的方法包括椎弓根螺钉和侧块螺钉技术。前者固定强度大,矫形能力强,但由于颈椎椎弓根径线较小,椎弓根周围组织结构复杂和重要(脊髓、神经根、椎动脉),因此技术要求高,手术时间长,术中需要 X 线透视,不易普及,应慎重应用。而侧块螺钉固定技术虽然固定强度不及前者,但生物力学的测试结果显示其能够满足大多数患者的需要。由于颈椎侧块较大,技术上相对简单,手术时间短,比较容易推广使用。当颈椎存在后凸畸形需要矫形,颈椎关节脱位时,应用椎弓根螺钉技术具有更强的矫形能力。当然,如果术中减压时切除了过多的关节突,或者关节突发育较小,或者植钉过程中损伤关节突,无法继续行侧块螺钉固定,应选择椎弓根螺钉。此外,C_1 前弓和侧块直接相接,而 C_2 椎体和侧块之间也是直接相接,也就是说,C_1、C_2 并不存在像其他椎骨一样的椎弓根形态,侧块的方向从后向前看是向内倾斜的,因此,沿侧块纵轴的螺钉方向是指向内侧的,也就是相当于下颈椎椎弓根的方向,因此,在上颈椎一般被称为椎弓根螺钉技术,事实上,螺钉是植入在侧块内的。C_7 椎的形态类似于胸椎,侧块的前后径较其他下颈椎明显变小,而椎弓根径线明显增大,因此一般主张植入椎弓根螺钉,而尽可能不用侧块螺钉固定。

4. 融合与非融合　如前所述,多数颈椎后路椎板成形术是非融合手术,这里讨论前路手术。早期的非融合前路手术是将椎间盘切除,旷置椎间隙,由于会导致椎间不稳定和退变加重,术式已被融合手术取代。近年为了解决椎间融合后相邻节段退变加速的问题,发明了人工椎间盘,尽管有些国家还没有批准使用,但在很多国家已得到一定应用。美国在进行了 5 年的多中心随机研究之后已经批准将颈椎人工椎间盘用于治疗单节段神经根型颈椎病。20 世纪 80 年代第 1 个人工颈椎间盘问世到现在已经 20 多年的历史。近期和远期的报道显示如果严格掌握适应证,在临床疗效方面和传统的 ACDF 手术无显著性差异,颈椎再手术率低于融合手术,手术节段运动保留满意,对相邻节段退变的保护作用仍需要更长时间、更多病例的观察,需要得到更高级别的循证医学的证据。假体的寿命和磨损碎屑是需要考虑的问题。无论如何,它不能完全代替传统的融合手术。当合并颈椎管狭窄、存在来自脊髓后方的压迫、颈椎有不稳定、颈椎 OPLL、椎间关节严重退变、合并颈椎畸形、高龄,都不建议行颈椎人工椎间盘置换术。多节段椎间盘置换、不同节段同时行融合术和非融合术,虽然有少量临床应用,但没有足够的证据支持其可行性。另外,由于颈椎运动节段是三关节复合体,目前的非融合手术只针对椎间盘,侧块关节仍然保留,但椎间关节的退变后期必然会导致侧块关节的退变,导致神经根管狭窄,椎间不稳定或者椎间活动度减少,临床上神经根损害和轴性症状可能部分来源于此。因此,针对椎间盘的减压和关节重建一定要考虑侧块关节的退变,已经有人尝试颈椎侧块关节置换的体外和体内试验。

融合与非融合手术选择中非常重要的理论问题是相邻节段退变加速的问题,虽然有大量的文献在研究这个问题,但结论相当不一致。支持相邻节段退变加速和认为是自然退变的过程的研究者均提供了大量的循证医学证据支持自己的观点。笔者没有高级别的循证医学证据来说明这个问题,但回顾性的病例资料显示,相邻节段退变加速的情况是存在的,但不像有的文献报道的那样严重,基于这样的认识,对于正确认识非融合手术的意义至关重要。现在的情况是,由于非融合手术是一个新技术,理论上看起来是更加合理的术式,因此容易受到追捧,适应证容易扩大,而传统的融合手术的弊端则被夸大,特别是对那些不太熟悉融合手术的方法和结果的年轻脊柱外科医师来说,更容易走入这个误区。无论如何,由于颈椎病是退变性疾病,颈椎的稳定性在颈椎病的发病中有一定作用,颈椎融合手术这种彻底去除致病因素的方法永远不会被非融合手术所替代,而且,有理由相信,在未来颈椎病的前路手术,融合手术会一直占据主导地位。

5. 手术的节段数　手术的节段数的选择应综合考虑以下 3 个因素:神经损害的定位,影像资料上显示的病变节段以及所采用的术式。

颈椎椎板成形术的范围一般为 C_{3-7},这是因为该术式主要应用于颈椎管狭窄的患者,而发育性和退变性颈椎管狭窄很少发生在上颈椎,只有继发性颈椎管狭窄(主要是 OPLL)有可能累及 C_1 和 C_2,又因为颈椎后路椎板成形术减压后脊髓整体向后漂移,而颈椎管是前凸的,因此如果行短节段的减压有可能在交界区由于后方的压迫造成新的椎管狭窄。但近年由于一些学者认为后路术后轴性症状与 C_2 和 C_7 棘突上附着的韧带和肌肉的剥离有关,因此开始尝试行有限节段的椎板成形,其疗效正在观察中。如果 OPLL 累及上颈椎,应该行相应节段的椎板减压。临床应用报道中后路椎板成形术最大范围为 $C_2 \sim T_3$。

在脊髓造影、CT、MRI 问世之前,由于对椎间盘的退变情况以及椎间盘与神经根和脊髓的关系较难判断,颈椎前路的手术节段数曾经依据间盘内生理盐水注射的方法帮助确定,使得很多只有退变没有累及神经的椎间盘被切除,因此多节段融合的比例较大。然后,出现了脊髓造影技术,该方法可以显示脊髓和神经根受压的情况,但由于是 X 线片,是三维结构的二维影像,因此很难在立体上判断椎间盘突出的方向和椎间盘退变的程度。CT 出现后,特别是将 CT 和脊髓造影结合的 CTM 技术应用以后,对于退变结构与神经根和脊髓的关系判断能够通过横断面的显示,提高了准确性,重建技术的应用使得可以提供二维和三维影像,更加直观地显示退变与神经的关系。但 CT 的缺点是很难显示脊髓内的病变(变性、水肿、缺血、囊性变、炎症等)。MRI 能够显示椎间盘退变的程度、脊髓和神经根受压的详情、脊髓的病变,更加利于确定引起脊髓和神经根病的节段。这些技术的应用使得今天脊柱外科医师能够更加精确地判断引起症状的节段,从而缩小了前路减压和融合的范围。原则上讲,只有退变并没有引起临床

症状的节段不应该行手术治疗,也不应该预防性地对手术节段相邻退变节段进行手术,原因有两个:融合节段相邻节段退变加速还没有得到公认,即使存在,也不是个大概率事件;再者,颈椎前路再手术比较容易做到。有人认为颈椎人工间盘能够保留节段运动,对颈椎的生物力学影响较小,因此倾向于将退变的节段进行置换,这种观点也是错误的,如前所述,颈椎非融合技术还是个新技术,很多问题尚待回答,技术上也在不断成熟,做预防性的间盘置换是不适合的。

6. 前路手术何时行椎体次全切除术　前面已经述及椎体次全切除术的指征,这里再详细讨论其选择。首先,当采用经椎间隙的手术可以达到彻底减压时,就尽可能不要做椎体次全切除术。这是因为,如果单纯比较两个相邻节段的 ACDF 手术和椎体次全切除术时,后者有如下缺点:延长手术时间,增加椎管内静脉丛和椎体断面出血的量,钛网植骨下沉率高,当后方做了椎板成形术后一期行前路椎体次全切除术时,由于前后路手术节段前中后柱均受到破坏,可能影响门轴和前路固定的稳定性。但某些病理情况下经间隙的减压可能不彻底,就应选择椎体次全切除术。例如,椎体后方 OPLL 压迫脊髓或者神经根,一般经间隙无法将其切除。相邻椎体后缘骨质增生明显,特别是椎间盘下方椎的后上缘骨质增生较大,向下延伸较多时,术者从右侧入路,站在患者的右侧手术常常刮除这样的骨性压迫困难,容易造成减压不彻底。此时行椎体次全切除术比较合适。此外,如果相邻节段脊髓前后均受压,存在局限性退变性椎管狭窄时,单纯行前路手术,可以考虑行椎体次全切除术,以使前方减压彻底,从而间接缓解来自后方的压迫。对于椎间隙水平的孤立型 OPLL,如果没有向椎体方向延伸太多,估计椎间撑开器撑开后经前方椎间隙能够将 OPLL 切除,就可以只做椎间隙水平的减压,否则,必须选择椎体次全切除术。

椎体次全切除术后的稳定重建与 ACDF 术不同。后者可以只行椎体间融合不用椎前钉板系统固定是可行的,特别是单节段融合率可以达到 90% 以上。而前者不管是应用自体大块髂骨还是应用钛网植骨,植骨材料脱出的风险较大,因此需要应用椎体前方钉板系统内固定。

7. 前路手术植骨材料的选择　颈椎前路植骨材料包括自体髂骨(块状或者颗粒骨)、减压获得的碎骨、自体腓骨、同种异体骨、人工骨、脱钙骨基质和

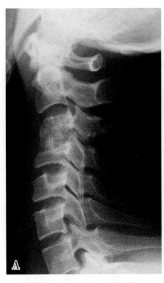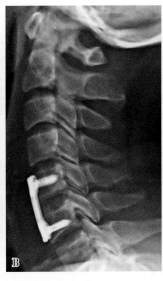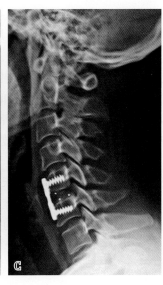

图 24-1-3 Caspar 撑开器的临床应用

A. 未使用 Caspar 椎体间撑开器施行的 $C_{3,4}$ 椎体间植骨融合内固定术(自体髂骨),术后 X 线侧位像显示植骨块塌陷,局部形成后凸畸形;B. 使用 Caspar 椎体间撑开器施行的 $C_{5,6}$ 椎体间植骨融合,钛板螺钉内固定术(自体髂骨);C. 使用 Caspar 椎体间撑开器施行的 $C_{5,6}$ 椎体间植骨融合,钛板螺钉内固定术(减压碎骨,椎间融合器)

BMP。最早报道 ACDF 手术的 Smith 应用自体髂骨块进行椎体间植骨,之后一直应用至今。优点是融合率高,缺点是取骨区并发症、髂骨块塌陷、有的患者供区困难(儿童、重度骨质疏松症或者多次取骨患者),之后出现了椎体间融合器,融合器经过不断改进,最新的融合器为盒状,与椎体接触界面大,融合器内一般采用自体骨,最常用的是自体髂骨,与髂骨块比较,由于融合器使用骨量少,因此取骨区手术创伤小,取骨区并发症少。Synthes 公司研制了自带人工骨的椎间融合器,在国内有部分应用。笔者在国内首先应用前路减压的碎骨放置到椎间融合器中行融合手术,目前应用例数超过 3000 例,融合效果满意。临床结果显示这一方法是可行的。与髂骨块相比,融合器的优点是下沉较少,避免了取骨区并发症。颈椎椎体次全切除后椎体间植骨材料最早采用髂骨块,适用于 1~2 个椎体次全切除,3 个以上椎体次全切除的情况少见,需要采用腓骨游离移植。同样为了减少髂骨取骨区的并发症,近年逐渐采用钛网内植入自体椎体碎骨植骨的方法,适用于 1 个或多个椎体次全切除,但下沉率较高。

8. 前路手术用不用内固定 前面已经提到,前路颈椎椎体次全切除、植骨融合术应该使用椎体前钛板螺钉内固定,以避免植骨块脱出。经前路椎间盘切除,后凸矫形时应用前方钛板系统有助于矫形

的完成和维持。其余情况是否行钉板系统固定存在争议。应用钉板系统固定的优点是:可以实现矫形的目的,术后也容易维持颈椎的曲度,即刻稳定性好,可以早期去除外固定,减少植骨材料陷入椎体,增加融合率,避免植骨材料的脱出,矫形效果好。缺点是增加费用,延长手术时间,增加内固定植入并发症。但前路钉板系统植入相对比较容易,不会明显延长手术时间,并发症罕见,因此目前应用比较普遍(图 24-1-3)。

第二节 颈椎病的手术方法

一、颈椎前路手术

(一)颈椎前路椎间盘切除椎体间植骨融合术(ACDF)

1958 年 Cloward 首先在文献上报道了颈前路椎间盘切除手术,50 多年来得到广泛应用,积累了大量的临床经验。

传统的手术一般采用全身或者颈丛麻醉,颈前横切口,横切口的好处是与皮纹平行,术后瘢痕不明显,即使对瘢痕体质的患者,也不会因为瘢痕影响颈椎的屈伸活动。有人担心横切口不如斜切口暴露的椎体多,实际上只要做充分的颈阔肌肌瓣游离,从 C_{2-7} 都可以在一个横切口内完成。比较受关注的

另一个问题是左侧还是右侧切口,对右利手来说,右侧切口更方便术者操作,其他方面的区别几乎没有。游离颈阔肌皮瓣,经胸锁乳突肌内侧间隙、颈动脉鞘与气管食管之间的间隙进入椎前,切开椎前筋膜,即可显示椎间盘和椎体,采用透视定位椎间隙水平,切除椎间盘,必要时切除后骨刺、肥厚或者骨化的后纵韧带,在椎体间植入自体髂骨块,椎前放置负压引流,关闭伤口,见图 24-2-1~ 图 24-2-5。

　　这种传统的手术方式应用多年,临床疗效基本满意,但也存在问题。之后出现了颈椎椎间撑开器(图 24-2-6,图 24-1-3),是颈椎前路手术的重要技术

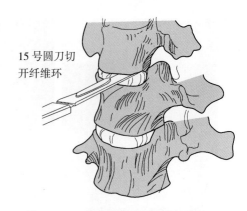

图 24-2-3　切开椎间盘前纤维环的方法

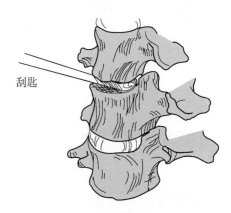

图 24-2-4　椎间盘切除的方法

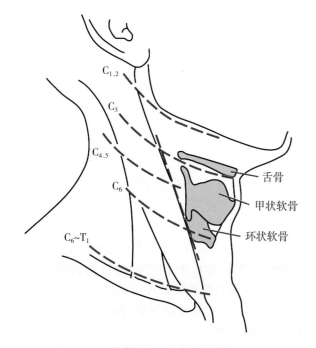

图 24-2-1　体表标志对应的颈椎横切口位置

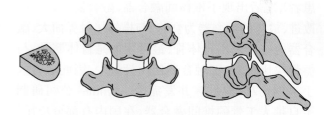

图 24-2-5　椎间盘切除椎体间植入自体髂骨块

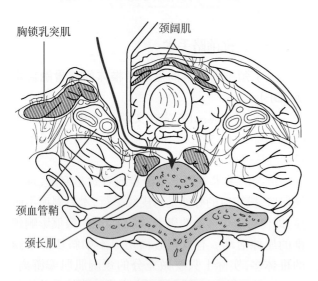

图 24-2-2　颈椎前路的解剖入路

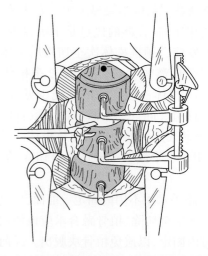

图 24-2-6　Caspar 椎体间撑开器撑开椎间隙的原理

进步,它解决了3个问题:椎间隙狭窄患者间盘和后骨刺、后纵韧带切除困难,椎体间后凸畸形无法矫形,由于椎间隙无法撑开不能植入所需高度的植骨块。

（二）颈椎前路椎体次全切除椎体间植骨融合术

适用于椎体后方存在致压因素需要减压的情况,如OPLL,基本手术方法同上,术中切除椎体时椎体松质骨可能出血比较明显。比较容易出现的问题是横向上切除的范围不够(图24-2-7),使得后方减压不彻底;椎体次全切除偏一侧,使得对侧减压不够。术中应该注意避免以上两个问题。减压后重建可以采用自体髂骨块,但目前更多采用钛网内植入自体椎体碎骨的植骨融合方法,椎体次全切除术后在椎体间应用钛板螺钉系统进行固定是目前通行的方法(图24-2-8),否则,植骨材料存在移位甚至脱出的危险。

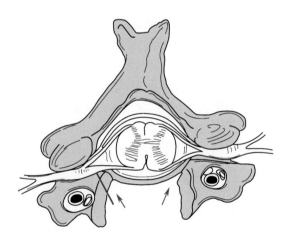

图 24-2-7 椎体次全切除横向减压的范围

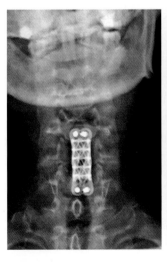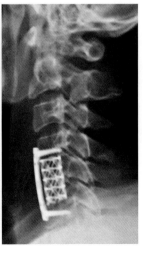

图 24-2-8 X线正侧位显示 C₅椎体次全切除,椎体间钛网植骨,钛板螺钉内固定

（三）颈椎间盘切除前路非融合手术

1. 历史 早期的非融合手术是将椎间盘切除,旷置椎间隙,由于会导致椎间不稳定和退变加重,术式已被融合手术淘汰。近年为了解决椎间融合后相邻节段退变加速的问题,发明了人工椎间盘,尽管有些国家还没有批准使用,但在很多国家已得到一定应用。Reitz在1964年最早报道了应用金属假体置换颈椎间盘。1998年Cummins等报道了20例患者在颈椎间隙应用不锈钢装置的结果,显示其可以减轻临床疼痛,同时保留了运动节段的功能。被多数人认为是现代颈椎间盘成形术的开端。14年来在欧洲和亚洲均已开展了该术式,美国从2002年开始相继对多种假体进行了多中心临床试验,近期和远期的报道显示在临床疗效方面与传统的ACDF手术无显著性差异,手术节段运动保留满意,对相邻节段退变的保护作用仍需要更长时间、更多病例的观察,需要得到更高级别的循证医学的证据。假体的寿命和磨损碎屑是需要考虑的问题。多数研究者和术者相信,该技术可能适应于一部分神经根型和脊髓型颈椎病(图24-2-9,图24-2-10),但不能代替传统的融合手术。

2. 适应证和禁忌证 适应证在不同的医学中心、不同的术者中存在差异,共识还有待更多的远期随访结果来修正。

由于颈椎间盘突出导致的神经根病或者脊髓病是颈椎人工椎间盘置换的最好指征。但应该注意以下问题:能不能做到彻底解除静态压迫?不稳定是不是必须解决?术后椎间活动能否保持?术后颈痛会如何?

（1）发育性和退变性颈椎管狭窄:国人发育性颈椎管狭窄发生率明显高于西方人,退变性颈椎管狭窄在老年人中相当普遍,椎管狭窄是脊髓病和神经根病重要的发病基础,由于前路经椎间隙的减压解决不了发育性颈椎管狭窄,也不能解除由于黄韧带肥厚所致的退变性椎管狭窄,还保留了椎间的运动,就有可能导致减压不彻底,或者短期获得减压而由于椎间活动又使得退变性椎管狭窄程度加重而神经损害加重。因此,这类患者行颈椎间盘置换术应该慎重。国内应用的结果也显示,部分患者神经功能改善不佳,有的患者早期有改善,但在随访过程中症状复发。对这个问题的认识不能照搬西方人的结果,因为前已述及,西方人发育性颈椎管狭窄的发生率很低。事实上,日本人发育性颈椎管狭窄的发生率和国人相近,至今没有开展颈椎人工椎间盘置

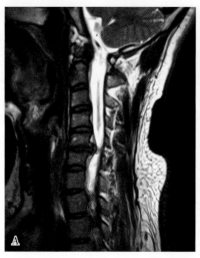
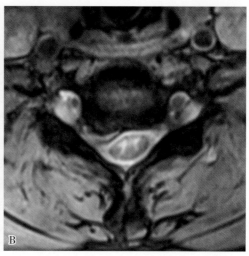

图 24-2-9　神经根型颈椎病

A. 磁共振矢状面右侧 T_2 加权像,显示 $C_{5、6}$ 椎间隙退变狭窄,椎间盘向后突出;B. MRI 经过 $C_{5、6}$ 椎间隙水平横断面 T_2 加权像,显示椎间盘向右侧突出,纤维环破裂,右侧 C_6 神经根受压明显

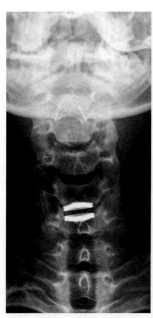
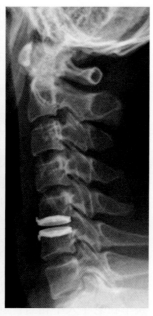

图 24-2-10　患者行前路 $C_{5、6}$ 椎间盘切除,人工椎间盘置换术

换术。

(2) OPLL:国人的发生率也接近日本,明显高于白人和黑人。如果手术节段或者颈椎其他节段存在 OPLL,认为是人工椎间盘置换的禁忌证。因为置换节段发生异位骨化而丧失节段运动的可能性较大。

(3) 节段不稳定:术前存在节段不稳定,要仔细分析不稳定和临床症状的关系,如果不能明确除外节段失稳是疾病的发病因素,就不要选择非融合手术,否则可能导致减压不彻底,脊髓和神经根病疗效

不满意,术后颈痛,或者交感症状。

(4) 严重退变的节段:如果椎间隙严重狭窄,肯定是椎间盘置换的禁忌证,还要关注侧块关节退变的程度,三关节复合体退变的程度常常是平行的。严重退变的患者节段运动已经很少或者消失,而椎间盘置换并不是全关节置换,因此如果侧块关节退变没有解决就达不到恢复节段运动的目的,这是和全髋关节和全膝关节置换最大的区别。

(5) 颈椎畸形:由于目前的颈椎人工椎间盘没有矫形的能力,因此存在畸形的患者行间盘置换是不适当的。对颈椎病的患者来说,常见的情况是退变性后凸畸形,在后凸范围之内的间隙椎间正常的运动发生了改变,临床疗效有时和后凸的矫正程度有关,有的节段甚至丧失了运动,这些都不适合行椎间盘置换。

(6) 明显的颈痛:颈痛可能和不稳定有关,可能和颈部软组织劳损有关,也可能来源于严重的关节退变,这些都是椎间盘置换的禁忌证,那么对于椎间盘突出导致累及后纵韧带或者硬脊膜表面的窦椎神经所致的颈痛,从理论上来讲,将颈椎间盘切除,保留节段运动应该是合理的,但目前没有临床证据证实。间盘源性腰痛是腰椎间盘置换的指征之一。

总的来说,颈椎间盘置换是一个新的治疗理念和技术,一定有它的应用范围,而且随着假体的改进、技术的进步、临床结果的随访延长,对其适应证会有更科学的共识出现,但在应用早期,还是应该

从严掌握适应证,避免出现大量不良治疗结果而影响了该技术的正常应用。事实上,美国开展的临床研究其适应证还是比较严格的,提供给大家供参考。

最初在美国经 FDA 批准进行临床研究的假体是 Bryan 人工椎间盘,之后的临床研究内容相似。

入选标准:退变性颈椎间盘病,有症状和(或)体征的脊髓型和(或)神经根型颈椎病(伴或不伴轴向颈痛),单节段手术。超过 21 岁,$C_{3\sim7}$,脊髓型颈椎病至少经过 6 周保守治疗。

排除标准:活动性感染性疾病,代谢性骨病,显著肥胖,妊娠,严重的生理心理紊乱,应用类固醇激素,糖尿病患者每日注射胰岛素,颈椎轴向痛,颈椎手术史,影像学上手术节段明显退变(高度显著丢失、桥接骨赘、半脱位、动态影像上活动度明显减少)。

3. 手术方法　暴露方法和 ACDF 手术相同。不同之处在于假体的安放。由于不同的假体设计原理不同,植入方法也不同,其操作规范详见制造商提供的详细使用手册,这里不再逐一介绍。这里介绍一些需要共同注意的问题。

(1)暴露和减压需要注意的问题:为了防止术后椎间隙前方异位骨化,应该避免过大范围地干扰正常的椎前筋膜和椎体骨膜,有术者认为手术间隙椎体前方骨切除后(上位椎体唇状前下缘或者椎体相对缘增生的骨赘)的创面应用骨蜡封闭可以减少异位骨化的发生。椎体后缘骨赘的切除同样形成骨创面,也可以用骨蜡处理。后纵韧带是否切除以及对术后椎间活动度保持的影响,有待进一步观察。术后应用非甾体类抗炎药对异位骨化的预防作用得到多数学者的支持。

(2)假体大小的选择:理论上讲,假体的最佳大小应该能取得最大的覆盖面积,这样可以获得理想的载荷分布,降低假体下沉的风险。各类假体安放均提供各种尺寸的试模。但是,术前在 CT 上的精确测量是不可或缺的步骤,术中要反复透视,确保假体大小合适。比较容易出现的情况是假体偏小。假体过大或者过小均影响颈椎的稳定性、假体的稳定性和手术节段的运动。各类假体提供多种型号选择,但应用较多的 Bryan 人工椎间盘的高度均为 7mm,因此只需测量直径就可。

(3)假体的方向:理论上讲,假体的方向应该平行于终板,但最终的方向取决于假体床的方向,而假体床的方向受颈椎的曲度、定位器械的方向、椎间撑开的情况等因素影响。术前体位摆放非常重要,应该将颈椎置于中立位,颈后枕应该足够保持术中曲度不会改变。假体安放方向不佳,会导致假体承受的应力不符合生理状态,可能影响椎间活动度,也可能影响假体的使用寿命。

总之,相对于融合手术来说,颈椎间盘置换术对减压和器械植入的要求更高,因此必须由对颈椎前路手术有丰富经验的医师来完成,即使这样,也存在明显的学习曲线,对于有些假体(如 Bryan)更是这样(表 24-2-1)。

二、颈椎后路手术

(一)颈椎椎板成形术

颈椎椎板成形术是由日本骨科医师发明的术式,它的基本原理是保留椎板,通过椎板截骨的方法使得椎板(椎管的后壁)向后向外移动,从而扩大骨性椎管的面积,使得椎管有效空间扩大,脊髓获得减压。

从 1970 桐田氏开始,历经变化,1977 年平林洌发明了后来被广泛应用的单开门椎管扩大椎板成形术,以后出现了多种改良和补充的手术方法。1980 年黑川发明了双开门椎管扩大椎板成形术。在日本国内椎板成形术式有很多种,但真正获得推广使用的只有两种:单开门椎管扩大成形术和双开门椎管扩大成形术。而以平林洌的单开门术式更加普及,因为相对比较简单,容易操作,手术时间短,出血少,

表 24-2-1　目前在中国大陆注册使用的几种颈椎人工椎间盘假体的特性

商品名	Bryan	Prestige LP	Prodisc-C	Discover
制造商	Medtronic Sofamor Danek	Medtronic Sofamor Danek	Synthes	DePue Spine
类型(按材料)	终板:钛合金 核:聚氨基甲酸酯多聚体	钛-陶瓷	终板:钴铬钼合金、钛合金涂层 髓核:聚乙烯	终板:钛6铝4钒、羟基磷灰石涂层 髓核:聚乙烯
类型(按限制性)	非限制型	半限制型	半限制型	半限制型
旋转中心	完全可变瞬时旋转轴	固定	固定	固定

而减压效果是相同的。

北京大学第三医院骨科在国内率先于1983年开展椎管双开门减压及植骨术治疗颈椎管狭窄症,到1986年底张之虎报道了42例的治疗效果,17.9个月的随访,优良率69%,恢复行走及工作能力73.8%。1986年4月开始行单开门椎管扩大成形术,并于1990年由蔡钦林、党耕町、杨克勤等报道了95例18.4个月的随访,优良率达96.7%(图24-2-11~图24-2-14)。

1. 颈椎单开门椎板成形术的基本手术方法 俯卧位,头架固定头部于屈颈位,棘突连线后正中切口。在中线切开项韧带,自棘突和椎板上剥离椎旁肌,暴露椎板。C_7棘突远端截骨(C_6棘突过长时也需截骨),使得残留棘突高度与其他颈椎相同。在$C_{3~7}$棘突基部钻孔,使用三关节咬骨钳或高速磨钻在$C_{3~7}$右侧椎板和侧块关节交界处开槽作门轴(保留内层皮质骨),经过$C_{3~7}$棘突上的钻孔穿入10号丝线,一端缝于相应的侧块关节囊上,使用三关节咬骨钳或高速磨钻在$C_{3~7}$左侧椎板和侧块关节交界处切开椎板全层,切开左侧C_2~T_1椎板间黄韧带,将$C_{3~7}$椎板自左向右掀起。小心分离硬脊膜外的粘连,将10号丝线打结固定。硬膜外放置负压引流,逐层

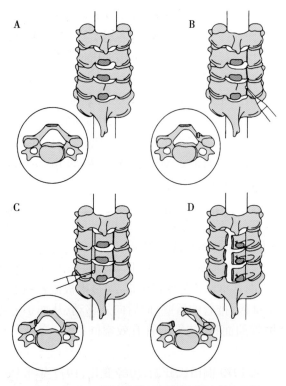

图 24-2-11   颈后路单开门椎板成形术示意图

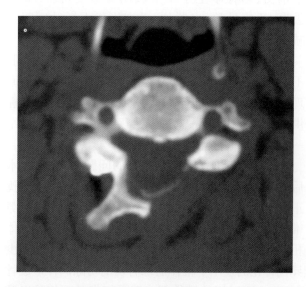

图 24-2-12   颈椎 CT 横断面显示颈椎单开门椎管扩大成形术原理

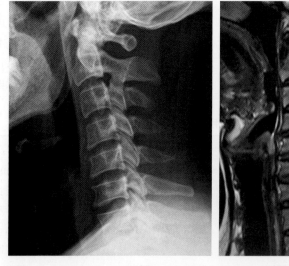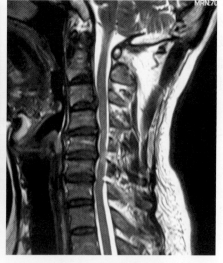

图 24-2-13   颈椎发育性狭窄,多节段椎间盘突出,脊髓腹侧受压

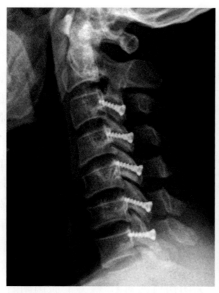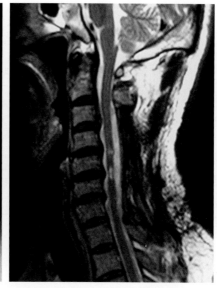

图 24-2-14　患者行颈椎后路椎板成形术后放射线平片显示椎管扩大满意,MRI 显示脊髓减压充分

关闭伤口(图 24-2-11)。

颈椎单开门椎管扩大成形术常会遇到以下技术问题,这里单独讨论。

(1) 麻醉:一般采用全身麻醉,对于因各种原因不能施行全身麻醉的患者,可以采用局部麻醉。但如果应用局部麻醉,必须在术前进行体位训练,否则不能耐受。

(2) 体位:尽量采用俯卧位,以方便操作,减少出血。颈椎应处于屈曲位,使得椎板间的重叠减少,利于椎板截骨。最好应用可以通过头钉固定的头架固定,以利于调节颈椎的屈伸。用头托时应该应用颅骨牵引。胸部垫胸枕,腹部要悬空,以减少胸腹腔压力,减少术中出血。躯干应该背伸,也可以减少出血,同时有利于将上下颈椎置于同一水平面上,方便操作。

(3) 止血:由于该术式中剥离颈椎椎旁肌较多,术中容易造成出血,出血的多少与手术技术关系密切,1990 年蔡钦林报道的 95 例单开门椎管扩大成形术,平均出血量 1092.3ml。现在平均出血量 200ml 左右,除了前述的注意事项外,术中仔细止血非常重要,椎管外的出血应用单极电凝止血,椎管内静脉丛出血可以应用双击电凝止血,也可应用明胶海绵压迫止血,后者也常能达到止血效果。暴露过程中、关闭伤口前应耐心止血,否则,椎管内外出血如果较多,引流不畅,会导致血肿形成,出现脊髓压迫。

(4) 椎板截骨技术:首先是截骨的位置,椎板截骨位置在椎板和侧块交界处,术者必须熟悉侧块的解剖才能对其进行准确判断。用神经剥离子可以探查到侧块关节的内侧。在侧块和椎板之间有向下的痕迹,此为侧块的内界,是截骨位置的良好标记。截骨的位置太靠外会导致截骨困难,太靠中线会导致在左右方向上减压不彻底。其次是截骨的深度,开门侧截骨后应达到椎板完全骨折,铰链侧截骨后应保留内侧骨皮质,在椎板从开门侧向铰链侧旋转的过程中,铰链侧形成青枝骨折,使得椎板能比较稳定地处在开门的位置,如果铰链侧截骨太深而造成完全骨折,就可能出现门轴内陷,门轴内陷可能造成铰链侧脊髓和神经根的受压,因此一般来说,除非术中探查确认不会造成神经压迫,否则应该切除该椎板,特别是当其位于成形椎板的两端时。截骨过程中常遇到的一个问题是椎板上缘难以显露,因为它经常被上位椎板的下缘所覆盖,椎板缘是椎板内外皮质骨汇合处,必须将其截除才能实现椎板旋转。解决这一问题的方法包括尽可能屈颈使得椎板间间隙增加,也有人设计了各种椎板间和棘突间撑开器来达到这一目的,均有利于操作。学会使用刮匙来处理椎板上缘,因为刮匙很薄,较易伸入很窄的椎板间隙,且容易控制,不易造成脊髓和神经根刺激,也可以应用高速磨钻处理该部位。在开门侧,在椎板下小心应用尽可能薄的椎板咬骨钳一般也是安全的,但一般较少有必要采用这种方法。

(5) 铰链的侧向:对于脊髓减压来说,铰链在哪一侧一般来说都是相同的。对于右利手的术者,铰链在右侧更利于术者操作。一般来说,先在铰链侧截骨,截骨呈 V 字形,保留内侧骨皮质。如果截骨过程中某一椎板发生完全骨折,就改在对侧截骨做铰链。如果术前计划行一侧神经根管扩大术,就选择在对侧做铰链侧,使得神经根管扩大更加方便。对于来自前方压迫为主的患者,有人认为,应该在压迫较重一侧的对侧做铰链,事实上这是因为没有理解椎板成形术减压的原理造成的误解。如果椎管扩大足够,脊髓两侧减压应该是对称的,减压效果应该等同于椎板切除。发生不对称减压的原因在于铰链侧太靠内或者椎板旋转角度太小,椎管扩大不够。但是,对于来自后方的压迫(主要是黄韧带),如果两侧明显不对称,应选择在压迫较重一侧的对侧做铰链侧。

(6) 黄韧带的处理:开门侧椎板成形范围内的黄韧带当然需要切开,两端的黄韧带一般自中线到开门侧切开即可,保留中线到铰链侧的黄韧带有利于椎板旋转后的稳定性。

(7) 椎板的固定:将椎板通过丝线经由棘突根部的钻孔固定在铰链侧的相应节段的侧块关节囊上是简单易行和最经济的方法,笔者所在医院应用了很多年。虽然不是坚强的固定,但多数情况下不会发生椎板旋转角度丢失的问题,但这一并发症有时会发生,因此发明了各种更加坚强和可靠的固定方法。比如在铰链侧通过植入侧块关节的带线螺钉固定悬吊椎板,这个方法简便易行,也不会明显增加手术费用。在开门侧截骨断端间植入自体骨或者其他替代材料,应用异形钉板系统桥接截骨断端,这类方法的缺点是会明显增加手术时间和费用。应用这些方法的主要目的是避免椎板旋转角度的丢失,同时可能明显缩短术后外固定的时间,有利于减少或减

轻轴性症状(图 24-2-15)。

(8) 肌肉损伤与重建:传统的颈椎单开门椎管扩大成形术为了暴露椎板需要剥离附着在项韧带、棘突和椎板上的所有肌肉,由于颈椎具有强大而丰富的伸肌,因此手术带来的软组织损伤还是很大的。经典的手术范围包括 C_{3-7},这需要切断附着在巨大的 C_2 棘突上的肌肉,肌肉的损伤是术后颈椎轴性症状和颈椎后凸畸形的重要因素,因此术中应尽量减轻其损伤程度并尽可能进行肌肉附着点的修复。术中要有足够的肌肉松弛度,切口应足够长,以避免自动牵开器对肌肉的过度牵拉,如果手术时间较长,应定时松开肌肉牵开器。肌肉的出血用电凝止血应尽可能准确,尽可能减少对周围正常组织的电灼伤。关闭伤口前对 C_2 棘突上肌肉附着点的重建至关重要,可以在棘突上钻孔,将肌肉断端重新固定在棘突上,也可以将颈半棘肌断端与头下斜肌和头后大直肌的附着点进行缝合。如果张力过大,可以在椎板成形术完成后将患者颈椎置于中立位或者伸位进行肌肉止点重建。两侧的肌肉应该在中线进行严密缝合,但注意不要在横向上缝合太宽,以避免由于对肌肉的捆扎作用带来的严重颈痛。为了减少由于肌肉损伤带来的并发症,近年有人设计了保留一侧棘突韧带复合体的术式,该术式的原理见图 24-2-16,基本方法就是只从棘突上剥离一侧的肌肉附着点,另一侧保留,然后在棘突基部截骨,连同棘突的远端和附着在棘突的另一侧的肌肉一起翻向对侧,只剥离附着在对侧椎板上的肌肉即可,手术结束时将棘突远端与开门侧椎板固定在一起。这样就完整保留了一侧附着在棘突上的肌肉和韧带。这一术式在日本、北京的部分术者中均有应用,尽管有回顾性文献报道其对减轻轴性症状有作用,也有人研究了术后的

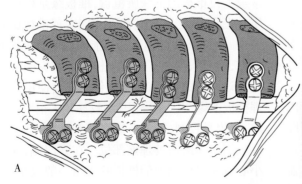
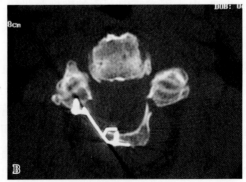

图 24-2-15

A. 后路 C_{3-7} 单开门椎管扩大成形术示意图,开门侧用钛板螺钉逐个固定;B. CT 横断面显示椎管扩大的情况和开门侧固定钛板螺钉的应用

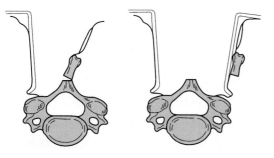

图 24-2-16　保留右侧棘突韧带肌肉复合体行颈椎椎板成形术的椎板暴露方法

椎旁肌影像，证实这种术式和传统的单开门相比两侧的椎旁肌容积对称，其对轴性症状的预防作用有待提供更加高级别的循证医学证据。最近有术者报道微创颈椎后路椎板成形术。

2. 颈椎"双开门"椎管扩大椎板成形术手术方法　基本手术方法类似于"单开门"手术，区别是双侧的椎板截骨均保留内侧皮质骨，棘突在中线上纵行切开，自中线向两侧旋转椎板达到扩大椎管的目的（图 24-2-17）。棘突间需要支撑材料维持棘突旋转以后的位置。在中线上纵行切开棘突需要应用线锯，从 C_7~C_3 棘突根部腹侧将线锯穿过时需要小心勿损伤脊髓，事先需要将 C_7T_1 和 $C_{2,3}$ 的黄韧带切开，才能将线锯顺利穿过。有的术者为了方便穿过线锯，将 C_3 椎板切除，实际操作中应该尽量避免牺牲 C_3 椎板。

（二）颈椎椎板切除术

椎板暴露同椎板成形术，确定要切除的椎板，一般来说，治疗颈椎病时减压的范围为 C_{3-7}，颈椎后纵韧带骨化或黄韧带骨化减压范围需超过骨化一个节段。其他原因根据椎板切除的目的确定节段。然

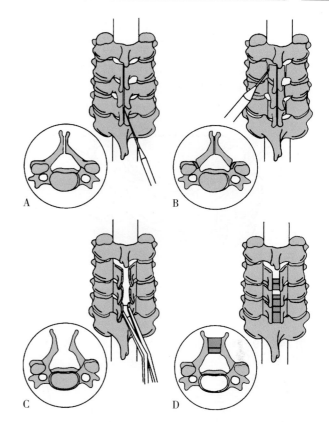

图 24-2-17　颈后路双开门椎板成形术操作过程示意图

后，用同样的方法在椎板侧块关节交界处用开槽的方法切断椎板，切断椎板间黄韧带，一次性完整切下所有椎板（图 24-2-18）。切记勿行蚕蚀状椎板切除，以免增加脊髓损伤的风险。

三、其他颈椎手术

没有得到广泛应用，但有部分术者采用的术式还有：前路颈椎椎间孔切开术、后路神经根管减压

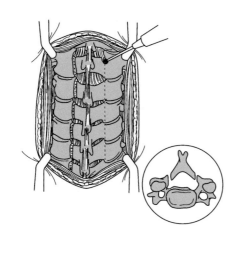

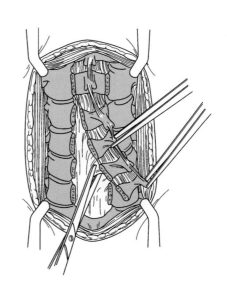

图 24-2-18　颈椎椎板切除术的方法

术。这两种术式均可以保留颈椎运动节段,但由于前方入路有损伤交感神经和椎动脉的可能,后方入路切除椎间盘有一定难度,所以一直未被广泛应用(图 24-2-19~ 图 24-2-21)。

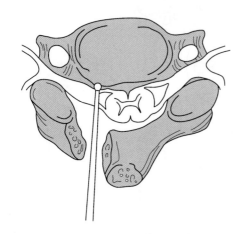

图 24-2-19　颈椎后路神经根管扩大,椎间盘切除示意图

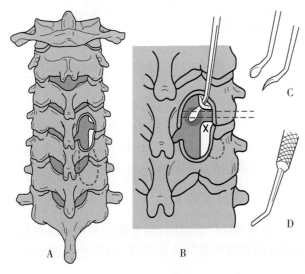

图 24-2-20　颈椎后路神经根管扩大手术示意图

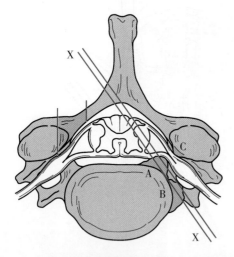

图 24-2-21　颈椎前路和后路神经根管扩大术减压部位示意图

四、颈椎内固定技术

关于颈椎内固定的适应证选择前面已述及,这里讨论内固定方式的选择和手术技术。

1890 年,颈椎后路钢丝技术最早开始应用,一直到 20 世纪 70 年代,没有新的技术出现。近 40 年,陆续发明了各种坚强固定系统,包括后路侧块钉板系统、前路钉板系统、后路侧块钉棒系统、后路椎弓根钉板和钉棒系统。钢丝技术基本淘汰。

(一)内固定方式和内植物的选择

按照入路内固定方式分为前路和后路内固定。对于颈椎病来说,选择减压入路侧行内固定即可。如果前后方均进行了减压,一般自一侧固定即可。但如果合并骨质疏松症,术前存在严重畸形或者不稳定,减压带来严重不稳定,则应在仔细分析不稳定类型的情况下,必要时选择前后路联合内固定。颈椎重建中最重要的是颈椎的支撑原则,以防止颈椎轴向受压变形。在支撑重建中,支撑板应该放在压力侧即颈椎的前方。支撑板与宿主骨贴合越紧密,支撑作用越强。

按照固定节段的多少分为单节段固定和多节段固定。固定节段的多少取决于不稳定节段的数量和内固定对抗不稳定的能力的估计。一般来说,应尽可能减少内固定和融合的节段数,但前提是能保证内固定不会衰竭。如果预估短节段内固定承受太大的衰竭应力,有可能发生衰竭,就必须延长固定的节段。影响因素仍如前述,主要是骨质量、不稳定的程度和矫形后内固定所承受的应力。对于有些情况,不要固守短节段固定的原则,比如强直性脊柱炎或者 OPLL,如果颈椎多节段已经融合,要固定某个未融合的节段,就不必拘泥只固定这个节段,可以适当延长固定范围,特别对于强直性脊柱炎骨质疏松的患者。

固定手段的积极与否还需通过对骨性融合的预期有所调节,例如颈椎前路固定,如果是吸烟患者,或者多节段融合,或者椎体次全切除,单纯支撑植骨就可能不可靠,有必要应用前路钉板系统。

内固定方式的选择还应充分考虑结构衰竭的类型和内固定的生物力学。前路椎间盘切除或者椎体次全切除术时,前柱和中柱受损,会导致屈伸和旋转不稳定,但以屈伸不稳定为主。椎板切除使得后柱受损,会导致屈曲不稳定。前路植骨主要提供支撑作用,对抗屈曲应力,而前路钉板系统主要增加伸稳定性,对抗屈曲应力的作用非常有限。侧块固定属于中柱固定,而椎弓根固定则为三柱固定,是颈椎单侧最坚强的固定。同时提供屈伸和旋转稳定性。

由于内植物系统的不同特征,具体选择将在下面分别介绍。前后路内固定术需要注意的共同问题:

1. 固定在什么位置　一定要将颈椎固定在理想的顺列,如果能够通过体位调节使拟固定的节段处于理想的顺列是最简单可靠的做法。摆放体位时,颈椎不能有左右侧屈,可以通过头部用胶布固定在床上来保证。有人认为经右侧切口应将头转向左侧,这种观点对颈椎前路手术是错误的。要注意气管插管对颈椎头部位置的影响,有的麻醉师愿意将插管固定在一侧,术中易导致头偏向一侧。必要时需要使用辅助工具,如颅骨牵引、术中体内撑开器(Caspar 椎体间撑开器)。板子要预弯到拟固定的前凸角度,如果先固定一个椎体,依据钉板的固定坚强程度,螺钉拧入其他椎体时可能会使椎体位置发生位移以适应板的角度,从而达到撑开、加压和矫正后凸畸形的目的。当然,这样做也有可能使原本正常的顺列发生改变,因此,正确的预弯非常重要。颈椎后路手术时应用可以三维调节的头架,对术中将颈椎内固定在理想的位置非常方便,由于后路减压手术时一般将颈椎放置在屈曲位(使椎板间隙张开以利于在相应椎板两侧做出沟槽来行椎板切除或者椎板成形术),在接下来的内固定中,必须将颈椎置于生理位置来进行固定,Mayfield 头架是目前已知使用最方便的头架。

2. 计算机导航系统　对于大多数颈椎内固定来说,导航技术其实没有必要,颈椎前路钉板系统可以在直视下进行安放,颈椎侧块较大,经后路侧块内固定也比较容易植入,挑战较大的是颈椎的后路椎弓根固定,由于椎弓根径线较小,毗邻结构重要,一旦损伤后果严重。因此,有人主张应用导航技术辅助,也有研究结果显示导航技术可以提高植钉的准确性。但很多专家不采用该技术,导航的缺陷是术前和术中的数据存在差异,术中操作时颈椎是活动的,会显著增加手术时间和出血量。导航可以作为参考,但最好不要完全依赖它,该技术对非常熟悉常规手术技术的人更加有用,使用者必须熟悉其原理。

(二) 前路内固定技术

颈椎前路可以显露宽大的椎体前面,能够提供足够的内固定骨床。椎间盘切除后椎体的上下表面是椎间融合的理想界面。因此,前路内固定得到广泛应用。

颈椎前路钉板系统

(1) 分型与发展历史:按照材料分型,可分为:不锈钢、纯钛、钛合金(主要是钛铝钒合金)、可吸收材料。钢质内固定材料一般加入钴、铬、钼等金属以增加抗腐蚀能力,弹性模量大约是骨的 12 倍,不能行 MRI 检查。钛铝钒合金材料,弹性模量为骨的 6 倍,有更好的组织相容性,抗腐蚀能力也更强,对 MRI 影像影响小,可吸收材料的钉板系统有一定使用,不影响 MRI 检查,但由于其生物力学强度不及金属材料,发生钉板衰竭的几率增加。

按照钉板之间的关系,可分为:非锁定板和锁定板。早期的颈椎前路钉板系统为非锁定板,要求螺钉穿透对侧骨皮质,行双皮质固定,由于有脊髓损伤的风险,限制了其应用,后被单皮质螺钉所代替。20 世纪 80 年代出现了锁定板,单皮质螺钉,通过锁定机制使钉板成为一个整体,不会发生螺钉单独退出的并发症。

按照固定的坚强程度,可分为:坚强固定、半坚强固定和动力钉板系统。坚强固定指钉板之间锁定后彼此之间没有活动;半坚强固定指钉板之间可以发生角度位移,但不能平移;动力板系统指钉板之间在一定范围内可以发生上述两种位移。固定越坚强,术后越不容易发生植骨块塌陷及矫形丢失,但钉板承受的应力增加,越容易发生内固定衰竭。动力板系统目的是消除应力遮挡,增加骨愈合,减少钉板系统的应力,但缺点是植骨材料压应力增加,容易衰竭,矫形容易丢失。一般来说,对于骨质正常的患者,退变性疾病行前路固定,还是选用坚强固定比较适宜,特别是对于椎体次全切除。

颈椎前路钉板系统一般设计每个椎体安放 2 枚螺钉,螺钉的直径 3.5~4.5mm,长度 12~18mm。但强生公司设计了一套 Uniplate,采用一个椎体一枚螺钉固定,但螺钉的直径增加到 5mm,据称生物力学强度与传统的钉板系统相似。

(2) 手术技术:各种钉板系统的操作方法这里不一一详述。这里描述共性的问题。

钉板长度、螺钉直径与角度的选择:板的长度在固定可靠的情况下应尽可能短,以防止影响相邻节段的椎间盘纤维环。各系统钉孔中心与板边缘之间的距离不同,距离越大,安放时板越容易偏长,尤其对于钉板系统的头侧的间盘容易造成影响。螺钉的长度:锁定板系统只需要单皮质固定,钉子的长度以不突破后方皮质骨的前提下尽可能长,对多数中国成人来说,14~16mm 是最常用的长度。术前可以在 X 线片或者 CT 上进行测量,以指导选择。螺钉的直径 3.5~4.5mm,自攻自钻的螺钉可以不用钻孔,各种产品均提供直径更粗的翻修螺钉。如果反复重新安放螺钉,应选择直径更大的螺钉,有时还需在钉孔内植骨。钉板之间的角度:钉的尖端应该指向内侧和两端,既不影响神经根,结构也稳定。

植骨床的处理:颈椎病的患者多数合并椎体前缘的骨赘,在安放板前一定要将这些骨赘切除,这样一方面板与植骨床密切接触,应力分布均匀,另一方面术后椎前高度小,减少吞咽异常症状。

(三) 后路内固定技术

由于颈椎病主要发生在下颈椎,本书中关于寰枢椎后路固定还有专门的章节论述,因此,本章只描述下颈椎后路内固定技术。

颈椎后路内固定材料不断改进,最初使用钉板连接系统,由于覆盖骨表面较大,影响植骨融合,同时钉孔中心与螺钉中心不易准确对应,会发生螺钉植入的路径不理想的情况,因此逐渐被钉棒连接系统所代替。为了连接简单,钉尾一般做成 U 形,多节段固定时,选用 U 形钉尾多轴向活动的螺钉有利于安放连接棒,同时有利于椎板成形术椎板向外旋转。为了达到上述目的,钉尾的活动范围设计得越来越大。如强生公司新近上市的 Mountaineer,U 形钉尾部头尾侧和内外侧偏最大可达 45°。

不管采用何种内固定技术,后路手术也必须重视植骨融合术。如果行椎板切除术,将拟融合的节段的侧块关节去皮质处理,然后植入减压所得的碎骨。如果行椎板成形术,还可以在铰链的位置植骨。

1. 颈椎侧块螺钉固定技术

(1) 进针点和螺钉方向:研究已经发表的文献,目前共有 3 种植入方法,目前较为常用的方法为 Roy-Camille 法和 Magerl 法,其中固定强度最大的方法是 Margerl 法(图 24-2-22)。Roy-Camille 技术由法国的 Roy-Camille 在 1970 年首先报道。螺钉的进钉点位于侧块中点,方向:在矢状面上垂直向前,在冠状面上向外侧倾斜至与垂线呈 10° 夹角。Magerl 技术由美国医师 Magerl 在 1979 年首先开始应用。螺钉的进钉点位于侧块中点内上 2~3mm 处,但是由于国人骨骼较小,因此,笔者认为以侧块中点内上 1~2mm 处作为螺钉进钉点更为合适。方向:在矢状面上向头侧倾斜至与垂线呈 30° ~40° 夹角(与上关节突关节面平行),在冠状面上向外侧倾斜至与垂线呈 25° 夹角。

这两种植钉技术是最为经典的技术,在应用这些方法时,标准的入钉点和路径事实上不容易准确做到,在选择进针点时,由于可视侧块的表面不是平面,而是一个向后隆起的弧面,如果侧块关节退变增生明显,则更难判断,故目测法很难做到进针点精确。向外倾斜的角度比较容易掌握,向上倾斜的角度则不能死板直接采用介绍的角度,因为颈椎的体位、曲度决定了每一个具体的侧块的纵轴方向。因此,可以将这两个技术参数看作是侧块螺钉置入技

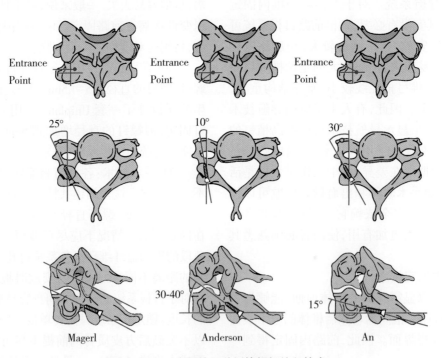

图 24-2-22　常用的三种侧块螺钉植入技术

术的一个安全范围,即螺钉入点可以选在侧块中点至内上 1~2mm 的范围内、向头侧成角在 0°~40° 的范围之间、向外侧成角在 10°~25° 的范围之内。只要螺钉的倾斜方向是在这个范围之内就是安全的,大大降低了临床操作的难度。当然,如果螺钉倾斜角度相对越大,则钉道相对越长,固定越牢固。事实上,术中也可通过探查侧块关节面的方向的办法来确定侧块纵轴的方向,以增加螺钉植入的长度。以后出现的许多置钉技术多为这两种技术的改良。

(2) 螺钉的长度和直径:要求双皮质固定,因此术中需要用测深器对钉道进行测量。成人最常用的长度为 16mm,但 14~18mm 也相当多见,小于 14mm 和大于 18mm 的比较少见,但临床也有应用到 22mm 的例子。直径一般为 3.5mm。

2. 颈椎椎弓根螺钉固定技术

螺钉植入:颈椎椎弓根径线小,毗邻关系复杂而重要,螺钉植入相当不易。螺钉入点、螺钉的方向是技术的关键(图 24-2-23)。理论上讲,椎弓根轴线延长线在颈椎侧块上的投影是颈椎椎弓根螺钉的最佳入点。螺钉的方向为椎弓根轴线的方向。具体操作时不同的术者有不同的经验,表 24-2-2 列举国内外有代表性的几种技术。

与腰椎、胸椎的椎弓根螺钉技术相比,颈椎椎弓根螺钉技术要难得多,主要是因为腰椎椎弓根各项径线较大,螺钉入点稍微偏离轴线一般也能将导针植入椎弓根内,侧位像 X 线能清楚显示螺钉与椎弓根的关系,常常只需调整椎弓根螺钉的方向就能将螺钉植入理想位置,而颈椎椎弓根径线太小,螺钉入点和方向稍微偏离标准位置,导针就可能进不到

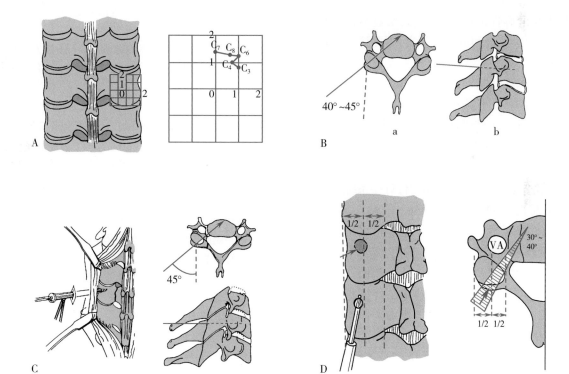

图 24-2-23　椎弓根入点

A. 王东来报道的椎弓根入点;B. 王东来报道的椎弓根钉方向;C. Jeannerent 报道的螺钉入点和方向;D. Abumi 报道的螺钉入点和方向

表 24-2-2　颈椎椎弓根螺钉植入主要方法

学者	螺钉入点	与矢状面夹角	与水平面夹角
王东来	C_{3-6}:侧块外上象限中点;	平行上终板	C_{3-6}:40°~45°
	C_7:侧块中线近上关节面下缘		C_7:30°~40°
Jeannerrent	上关节突中线关节面下方 3mm	指向椎体上 1/3	45°
Abumi	上关节突中线稍偏外接近关节面下方	平行终板	30°~40°

椎弓根内。因此,很多学者通过大量实践总结了一些经验,来解决这一问题。例如,日本的 Abumi 医师为了直视颈椎椎弓根在侧块上的投影,在上述螺钉入点上先用磨钻磨掉部分侧块骨皮质,用探针探到椎弓根的后端,然后就可以比较顺利地将导针插入椎弓根内,由于颈椎的椎弓根皮质骨坚硬,松质骨较少,一旦椎弓根锥子进入椎弓根内,就可以利用椎弓根的皮质骨壁的引导作用,较顺利地植入。虽然表 24-2-2 中介绍的矢状面和水平面夹角可以作为参考,但由于个体可能存在差异,在整体情况下要判断某个椎的纵轴方向不太容易,目测角度很难做到准确,术中患者体位摆放存在个体差异,这些不确定因素使得这两个角度标准的可操作性大为降低。术前具体测量每个椎的解剖数据,术者注意手感,术中透视可以提高植钉的准确性。近年,有人尝试应用导航技术,理论上讲,会增加植钉的准确率,但也存在某些影响准确性的因素,加之会明显延长平均手术时间,增加出血量和放射线暴露,因此这一技术并未得到推广。

椎弓根螺钉的长度以不突破椎体前方皮质骨为限,成年国人下颈椎所用螺钉长度一般大于 20mm,术中通过 X 线透视结合椎弓根探子来确定实际长度。螺钉的直径一般选择 3.5mm。

螺钉的连接有钉板连接和钉棒连接,钉板连接一般不能锁定,容易发生螺钉退出,钉棒系统在拧紧时设计了对抗机制,螺钉尾部位一般设计成 U 形,通过内锁与棒压紧,一般不会发生螺钉退出。还可以应用横连,增加整个系统的抗拔出力。

在安放棒之前,通过调节头架将颈椎置于中立位,根据固定节段拟达到的前凸角度设计预弯连接棒,然后安放内锁,通过提拉、加压等操作可以纠正业已存在的后凸畸形和椎间位移。需要注意的是,在调整头架和纠正畸形之前,要先完成减压,使椎管扩大。这样一方面颈椎在屈曲位更容易行减压手术(椎板间隙增加),另一方面屈曲位颈脊髓变长变细,不容易在减压时造成脊髓损伤,而在椎板减压后再伸颈行矫形和内固定可以避免颈椎后伸造成脊髓损伤。如果行椎板成形术,铰链侧的螺钉一定要使用多轴向螺钉,这样在锁定时,螺钉尾部尽可能向外倾斜,以免影响椎板旋转而影响减压效果。

(张凤山)

参 考 文 献

1. Cummins BH, Robertson JT, Gill SS. Surgical experience with an implanted artificial cervical joint. J Neurosurg, 1998, 88: 943-948
2. 王少波, 蔡钦林, 党耕町, 等. 单开门颈椎椎管扩大成形术的远期疗效观察. 中华骨科杂志, 1999, 19(9): 519-521
3. 孙宇, 张凤山, 潘胜发. "锚定法" 改良单开门椎管成形术及其临床应用. 中国脊柱脊髓杂志, 2004, 14(9): 517-519
4. 孙宇, 潘胜发, 张凤山, 等. 颈椎人工椎间盘置换术治疗颈椎间盘疾患的早期临床观察. 中国脊柱脊髓杂志, 2006, 16(2): 85-89
5. 孙宇, 潘胜发, 张凤山, 等. 椎管狭窄合并巨大椎间盘突出或骨赘的脊髓型颈椎病的手术治疗. 中国脊柱脊髓杂志, 2006, 16(5): 346-350
6. 孙宇, 潘胜发, 张凤山, 等. Bryan 人工椎间盘置换术治疗颈椎病的近期临床效果及出现的问题. 中国脊柱脊髓杂志, 2008, 18(1): 13-17
7. 赵衍斌, 周非非, 孙宇, 等. 影响 Bryan 颈椎人工椎间盘置换术后置换节段活动度的因素. 中国脊柱脊髓杂志, 2008, 18(4): 245-248
8. 于淼, 孙宇, 刘忠军, 等. 相邻双节段颈椎人工椎间盘置换术疗效的初步观察. 中国脊柱脊髓杂志, 2009, 19(1): 34-38
9. 周非非, 赵衍斌, 孙宇, 等. Bryan 人工颈椎间盘置换术后异位骨化形成的临床因素分析. 中国脊柱脊髓杂志, 2009, 19(1): 39-43
10. 邱素均, 孙宇, 张凤山, 等. 单开门椎管扩大椎板成形术保留一侧肌肉韧带复合体对颈后肌肉容积的影响. 中国脊柱脊髓杂志, 2010, 20(5): 401-405
11. 赵衍斌, 孙宇, 张凤山, 等. 单节段 ProDisc-C 颈椎人工椎间盘置换术对颈椎曲度和活动度的影响. 中国脊柱脊髓杂志, 2010, 20(8): 677-680
12. 孙宇, 赵衍斌, 周非非, 等. Bryan 人工椎间盘置换术对颈椎曲度影响的研究. 脊柱外科杂志, 2011, 9(5): 260-262
13. 于淼, 孙宇, 刘忠军, 等. 保留单侧肌肉韧带复合体颈椎椎板成形术近期疗效的比较研究. 中国微创外科杂志, 2011, 11(1): 76-80
14. 孙宇, 赵衍斌, 周非非, 等. 颈椎人工椎间盘置换术后对相邻节段退变的影响. 中国脊柱脊髓杂志, 2011, 21(6): 474-479
15. Steinmetz MP, Patel R, Traynelis V, et al. Cervical disc arthroplasty compared with fusion in a workers' compensation population. Neurosurgery, 2008, 63: 741-747

第二十五章

颈椎病外科治疗并发症与处理

第一节 颈椎前路手术的并发症及其处理

蔡钦林等报道了1959年到1993年北京大学第三医院2042例颈椎前路手术并发症176例(8.62%,包括外院转入29例)。其中气道通气功能障碍继发脑损害死亡2例(0.098%),术式不当83例(4.06%)中外院转入25例,食管损伤1例(0.049%)及人工间盘滑脱2例(0.098%)均为外院转入,植骨不融合60例(2.94%),植骨块脱出3例(0.15%)中外院转入1例,椎间盘切除不合理1例(0.049%),椎间盘错、漏切2例(0.098%),植骨区感染3例(0.15%),脊髓损伤4例(0.196%),神经根损伤5例(0.24%),喉上神经损伤2例(0.098%),喉返神经损伤5例(0.24%),交感神经损伤2例(0.098%)及椎动脉损伤1例(0.049%)。Fountas等完成了一项1015例颈椎前路椎间盘切除、椎体间植骨融合内固定术首次手术的回顾性研究,终访时间1年,约10%报道明显咽痛或者吞咽困难,椎前血肿发生率2.4%,间接喉镜发现单侧喉返神经损伤3.1%,食管破裂0.3%,脑脊液漏0.5%,交感神经损伤0.1%。

一、脊髓或者神经根损伤

国外较大宗的病例报道发生率0.27%。减压和融合时都可能造成损伤,不完全的损伤有恢复的可能,完全性损伤则造成永久性功能障碍,应尽量避免。减压时一般发生在当使用器械在椎管内操作时,比较巨大的脊髓前方压迫(如巨大的椎间盘、OPLL)或者合并明显椎管狭窄而行颈椎前路减压时应格外谨慎。一旦发生脊髓或者神经根损伤,应该通过体格检查尽快了解神经损伤的程度、范围,并密切观察神经功能的变化,并尽快行X线、CT、MRI检查,以明确原因,根据具体情况尽快采取相应的措施。如果经影像学检查未发现脊髓或者神经根压迫,无需进行手术治疗,按照脊髓损伤的非手术治疗原则,争分夺秒进行治疗,虽然甲泼尼龙冲击治疗对脊髓损伤的疗效仍有争论,但支持有效的文献仍然占多数,经临床验证,其安全性尚好。因此,建议作为常规应用。由于该疗法要求损伤后8小时内应用,所以要求医师能够细致地观察病情,以期在第一时间发现医源性神经损伤,并尽早开始冲击治疗,以期获得最好的预后。此外,神经节苷脂、神经生长因子也被证实有助于神经损伤的恢复。文献报道术后即刻发生脊髓和神经根损伤的占75%,迟发型占25%,很多外科医师不能明确具体的原因。但不管是何种原因,只要证实没有脊髓压迫的证据存在,再手术对神经功能的恢复帮助就不大。但如果影像学证实脊髓前方存在压迫,就应仔细分析确认致压物的性质,有时在植骨时会将未取尽的游离椎间盘组织挤入椎管内造成脊髓压迫。在植骨块后方应用止血纱布,可能形成局部较硬的血肿块压迫脊髓。因此,在植骨前一定将游离的椎间盘组织取尽,包括软骨板,在硬脊膜外直接应用留在体内的止血纱布应属禁忌。

二、硬脊膜损伤

一般发生于经前路切除颈椎后纵韧带骨化的时候,当骨化的后纵韧带与硬脊膜粘连时,强行切除必然导致硬脊膜损伤,往往出现脑脊液漏,有时合并神经损伤。一般经椎间盘切除的窗口无法进行直接修补,可以采用在硬脊膜表面覆盖肌肉片的方法,并于术后仰卧位1周,待切口愈合后即可起床。小的

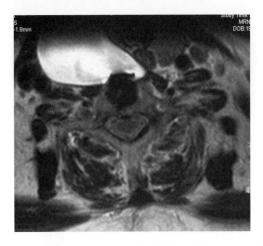

图 25-1-1　颈前路椎体次全切除术后脑脊液漏,3 个月复查 MRI 示颈前脑脊液囊肿

缺损即可不再出现脑脊液漏。大的缺损一般在颈前形成一个较大的脑脊液囊肿(图 25-1-1),术后经数月后逐渐吸收,鲜有因此需要再次手术修补的。临床实践显示,在前路硬膜外应用明胶海绵、生物蛋白胶和脊柱膜均不能阻止术后脑脊液漏。对于顽固的脑脊液漏,有人采用腰部蛛网膜下腔置管持续引流的办法,以减低脑脊液的压力,减少颈部脑脊液漏,有利颈部伤口愈合,促进硬脊膜损伤修复,避免形成巨大脑脊液囊肿。

三、椎动脉损伤

正常椎动脉位于 $C_{1\sim6}$ 横突孔,前方减压器械累及椎动脉,可造成损伤。一般发生在脊椎有变异或者病变的情况下。一旦发生,有可能是致命的。术者应该清楚了解椎动脉的位置,必要时术前行椎动脉 MRA,了解其走行及左右侧的优势情况,一般来说,多数个体右侧的椎动脉比左侧细。切除椎间盘时只要不超过钩椎关节,一般是安全的。术中发现椎动脉损伤后,可以采用暴露远近端进行结扎,也可采用介入栓塞的方法进行止血。由于椎动脉的解剖变异较大,在不了解椎动脉优势的情况下盲目结扎一侧椎动脉,有可能造成脑供血障碍。

四、切口内血肿

关伤口前止血不彻底,术中结扎或者电凝的血管在术后脱落再出血,出凝血功能障碍的患者创面广泛渗血,引流不通畅,是导致该并发症的原因。Fountas 等报道显示手术节段数与椎前血肿发生无关,使用板对血肿形成无关。缓慢进展的血肿表现为渐进性呼吸困难,进展较快的可以表现为急性窒息。检查伤口见引流不通畅,椎前软组织肿胀严重,伤口渗血。需要紧急打开伤口减压,彻底止血,并第一时间解决呼吸道梗阻。该并发症常常来势凶猛,后果严重,威胁生命。

五、医源性脊髓压迫

指由于前路手术造成的脊髓受压,多与椎管内血肿形成、术中留置止血纱布或明胶海绵以及减压的碎骨、间盘组织残留移位有关。临床转归有两种:脊髓损伤进行性加重者多需急诊血肿清除术或后路椎管扩大减压术,以挽救脊髓功能;部分患者行脱水、激素冲击等治疗,在进行术前 MRI 检查和术前准备时症状自行缓解(图 25-1-2)。5 年来笔者所在医院颈椎病颈前路术后行二次手术探查的病例共 2 例:1 例患者术后数小时内脊髓损伤进行性加重,立即行 MRI 检查证实减压节段脊髓前方混杂 T_2 信号的致压物,术中证实为止血纱布及其周围血肿,因为前次手术中在硬膜外使用了止血纱布。该患者术后恢复良好。另 1 例患者术后立即出现一侧肢体力弱和麻木加重,行 MRI 检查也在减压的椎间隙水平硬脊膜前方存在显著软组织压迫,立即行手术探查发现致压物为软骨板碎片及血清肿,再手术后神经功能恢复良好。文献上报道还包括植骨块后移进入椎管,螺钉过长侵入椎管,笔者所在医院均未发现这些情况。

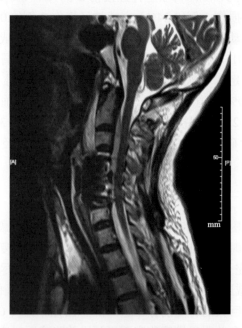

图 25-1-2　颈前路 $C_{4\sim6}$ ACDF 术后椎管内血肿形成,血肿在椎管内向头端延伸达 C_2 后方

六、食管损伤

暴露、牵开器牵拉、减压、内固定均可能造成食管损伤。有人认为颈椎过伸伤可以引起食管损伤，未见有确切证据。Chen 等报道本并发症的死亡率为 45%。笔者所在医院 1959—1993 年报道 2042 例前路手术治疗颈椎病，未发生此种并发症。1991 年至今治疗的颈椎前路术后食管瘘共 4 例，其中 3 例为颈椎外伤后前路手术，只有 1 例为颈椎病行前路手术。4 例的前路手术均在外院进行，为治疗食管瘘转入笔者所在医院。4 例患者除 1 例死亡外，3 例食管瘘经手术治疗痊愈。食管损伤不容易在术中发现，一般在术后发现伤口感染不愈，进一步行食管造影或者内镜检查才能确定诊断。临床表现包括发热（甚至是高热）、吞咽痛、颈前肿胀、伤口破溃、有脓液及食物残渣流出、植骨块坏死，是后果严重的损伤。发现后应立即禁食、胃肠减压、营养支持。首先进行局部清创术，视具体情况由胸外科行食管修补术。前路手术后吞咽困难更常见于食管牵拉肿胀、椎前软组织肿胀所致，发生率较高。一般最长到术后 3 个月内逐渐减轻到正常。早期有的患者症状严重，进食困难。

七、吞咽困难

咽痛和吞咽困难是颈前路术后非常常见的临床现象，报道的发生率为 28%~57%，早期的症状病因明确，主要是术中牵拉、术后早期软组织肿胀所致。但到 2 年时仍然有 2% 的患者存在持续的明显的吞咽困难，其机制尚无定论。Fountas 等报道的咽痛和吞咽困难患者 95% 在术后 1 周症状消失。剩下的患者到 4 周时改善或者症状消除。三个节段的患者发生吞咽困难的可能性明显增加。用不用板对吞咽困难的发生没有影响。

八、喉返神经损伤

暴露、牵拉均可造成喉返神经损伤，而以后者更多见，表现为术后声音嘶哑，喉镜观察可见入路侧声带麻痹。完全损伤的患者无法自行修复，一般 3 个月通过对侧代偿症状消失。不完全损伤者，术后 3 个月神经功能逐渐恢复。Fountas 等报道的喉返神经损伤患者均行保守治疗，并在术后 12 周内症状消失。Flynn 的大宗病例回顾性报道显示单侧喉返神经损伤发生率为 0.14%。虽然有人认为左侧入路喉返神经损伤的几率较小，但 Kilburg 的一项 415 例的前路手术回顾性研究显示手术侧别对喉返神经损伤发生率没有影响。

九、喉上神经损伤

如果暴露 C_{1-4}，有可能损伤喉上神经，表现为术后饮水呛咳。一般为牵拉伤，3 个月可以痊愈。喉上神经和甲状腺上动脉伴行，进行 $C_{3,4}$ 椎间隙的减压和融合操作时，上述神经血管束可能正好位于前方，如果切口位置合适，在神经血管束的上方操作不易造成损伤，如果在下方操作，气管食管拉钩有可能对神经造成牵拉或者压迫，导致不完全性损伤，当然，如果将喉上神经误认为是甲状腺上血管结扎，则会造成完全性损伤。

十、交感神经损伤

损伤后表现为损伤侧的 Horner 征阳性，多发生在切口侧。Robinson 1962 年报道的 56 例并发症中，2 例有一过性 Horner 征阳性。由于颈交感链位于颈动脉鞘的深层，颈椎病手术时鲜有涉及，故在今天颈椎前路手术相当成熟的情况下，很少发生。

十一、颈前血管损伤

颈动脉鞘内结构（颈总动脉、颈内静脉、迷走神经）损伤都是非常严重的。在暴露过程中可能伤及，但很少发生，预防的关键是要熟悉颈前解剖。静脉损伤可以结扎，但动脉和神经损伤必须修复。在暴露过程中容易损伤的血管还包括甲状腺的血管，一旦损伤必须可靠结扎。

十二、伤口并发症

前路手术伤口不愈合或者延迟愈合极少发生，伤口感染时首先应除外食管损伤。如无食管损伤而发生了伤口感染，行清创术即可。引流不畅时有时在伤口内形成积液，可以出现发热等症状，可以反复采用穿刺抽液的方法治愈。由于颈前软组织之间不存在明显的腔隙，发生积液或者感染渗出液采用置管引流的方法比较困难。

十三、与植骨融合内固定有关的并发症

单纯植骨融合可能出现植骨不融合（图 25-1-3，图 25-1-4）或植骨块脱出，需要再手术处理。植骨块塌陷导致颈椎前凸减少或者形成后凸畸形，也是不用器械固定的常见问题，轻度后凸畸形可能并不一定引起临床症状，无需处理。严重的后凸畸形引起

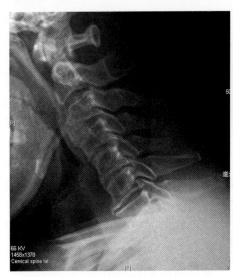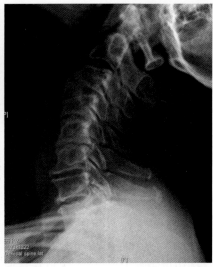

图 25-1-3　颈前路 ACDF 术后 9 年，$C_{3,4}$ 椎间髂骨块植骨未融合，屈伸活动见局部假关节形成

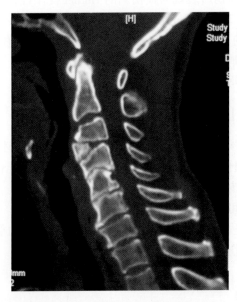

图 25-1-4　与上图同一患者，矢状面 CT 重建示 $C_{3,4}$ 椎体间植骨不融合

率为 0%~15.4%，螺钉断裂率 0%~13.3%，板断裂率 0%~6.7%，板和植骨块移位率 0%~21.4%，内植物位置不准确率 0%~12.5%。早期应用非锁定钢板时要求双皮质螺钉固定以防止螺钉脱出，现在均应用锁定钢板，很少发生螺钉松动和脱出。锁定钢板分为钉板角度不变的坚强固定和钉板角度可变的非坚强固定两种，后者在骨愈合之前，钉板的角度可能发生改变，但很少发生螺钉松动和脱出。钉板松动位移的易发因素包括严重骨质疏松症、较严重的后凸矫形、选用融合率较低的骨移植材料（如人工骨）、长节段植骨以及应用动力钉板系统，新的材料如非金属钉板系统应用以来，有断钉、断板的报道。颈椎前路

明显的临床症状，可能需要手术矫形。植骨不融合的发生率与融合的节段有关，融合节段越多，假关节形成的可能性就越大，文献报道单节段不融合率为 0%~20%，而多节段手术不融合率最高报道 50%。一般认为，吸烟、多节段融合、翻修手术、相邻节段已融合是假关节形成的易发因素。多节段融合术不融合发生在头侧更常见。为提高融合率，一般建议应用钉板固定。

内固定的并发症包括螺钉脱出、折断，内植物下沉和板移位等（图 25-1-5~ 图 25-1-7）。如果除外多节段椎体次全切除术，文献中螺钉、板的松动发生

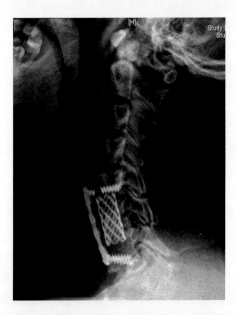

图 25-1-5　颈前路术后 4 年，钛网下沉，C_5 固定螺钉折断

图 25-1-6　内固定术后 X 线片
A. 颈前路术后 3 天;B. 术后 1 年复查时,钛网下沉、移位、螺钉与钛板间角度改变

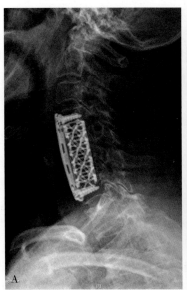
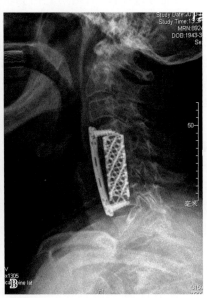

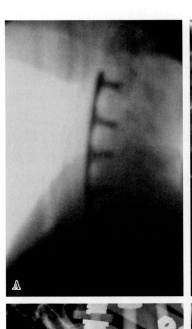
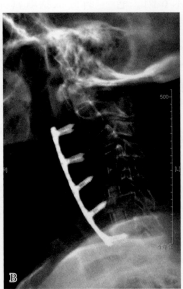
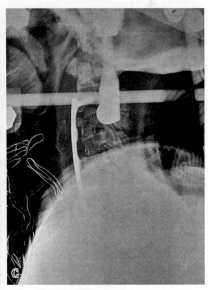

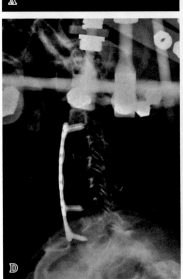
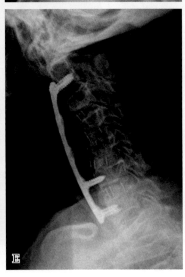

图 25-1-7　69 岁女性,脊髓型颈椎病,后路术后颈椎退变性及医源性后凸畸形,行前路减压、矫形、植骨融合、内固定术,患者骨质疏松明显,颈后肌肉萎缩明显
A. 第一次前路术中透视见内固定位置满意;B. 术后 3 天钉板自上方脱出;C. 二次前路手术重新固定,并加用外固定;D. 术后 1 周钛板螺钉自下方脱出,由于颈椎曲度尚可,未再翻修;E. 术后半年去除外固定,虽然板的位置不佳,但植骨已融合,颈椎曲度尚可

手术如果前方过度撑开,则本应由侧块关节承担的2/3的压应力有可能部分或者全部转移到前方的支撑物和钉板系统上,就增加了前方内固定物衰竭的可能性。颈椎前路动力钉板系统就是期望增加宿主骨结构的应力来减少内植物的应力,从而增加骨融合率和减少内植物的衰竭。

椎体次全切除术后一般应用钛网植骨、钛板螺钉内固定术,日本学者应用游离腓骨移植的也不少。单个节段椎体次全切除术植骨融合内固定术一般不会发生严重的移植物和内植物并发症,应用钛网植骨较常见不太明显的钛网下沉,很少需要翻修。长节段椎体次全切除、植骨融合、内固定术报道的结果不太乐观。Vaccaro 等报道 33 例双节段、12 例三节段椎体次全切除术的多中心回顾性分析,结果显示,尽管术后 31 例患者(69%)应用 Halo 背心固定,9 例患者出现了内固定移位,其中双节段椎体次全切除术 3 例,三节段椎体次全切除术 6 例。笔者所在医院的双节段和三节段椎体次全切除术患者均采用钛网植骨、钛板螺钉内固定术,均未发现内植物和钛网脱出、断裂等并发症,钛网沉降较常见,但一般不引起明显的临床症状,未有需要翻修术的病例。

十四、前路融合手术的远期问题

颈椎融合手术相邻节段退变加速的问题(图25-1-8),近年来颇受重视。生物力学实验研究了颈椎融合后对其相邻颈椎的影响,实验结果表明颈椎融合后导致其相邻节段运动过度和椎间盘内压力增高。颈椎融合后,屈颈时其相邻的椎间盘内压力在颅侧增大 73%,在尾侧增大 45%;后伸时椎间盘内压力也增大,只是增大的程度没有明显的统计学意义。颈椎有限元模型证实:随着椎体间植骨材料刚性的增加,融合部位的相邻节段的椎间压力也相应的增大了。

完全从力学的角度来看,融合后的颈椎对剩余颈椎造成上述影响也是可能的:当某一部分颈椎因为融合而减少或丧失了运动时,只能依靠增加剩余颈椎的运动来达到正常颈椎活动时所能达到的运动范围,而这也增加了剩余颈椎所受到的压力。这些增加了的机械负荷不仅给椎间盘本身带来了不利的影响,而且还阻碍了机体对椎间盘正常的营养供应,从而加速了椎间盘的退变。由于椎间盘没有直接的血液供应,它只能通过细胞外基质从外周血管或软骨终板获取营养,这个过程是由营养物质的扩散来实现的。但是,椎间盘内压力的增大改变了外周营养物质的扩散特性,并导致椎间盘内代谢产物的积聚。由于不能及时地清除掉代谢产物,椎间盘内的乳酸含量升高,pH 值下降,这些都将损害细胞的新陈代谢并最终导致细胞死亡。

此外,有报道认为椎间盘长时间处于增加的应力之下将会导致 I 型胶原增多,蛋白多糖、硫酸软骨素和 II 型胶原减少。随着年龄的增长,普通人身上也发生着这些变化,并导致椎间盘退变。

颈椎融合后引起邻近椎间盘负荷增加,可能只

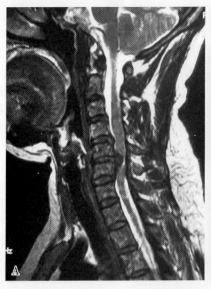
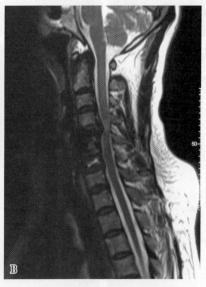

图 25-1-8　颈前路 ACDF 术前(A)及术后 5 年(B)手术节段(C$_{5、6}$)的相邻节段(C$_{4、5}$)退变明显进展,并出现脊髓压迫

是这些椎间盘发生退变风险增加的部分原因,因为如果观察足够长的时间,所有的椎间盘最终都将经历退行性变的过程。如果患者的退行性变严重到需要进行颈椎融合术的话,那么患者术后很可能发生相邻节段进一步退行性变加速。然而,颈椎融合术后引起的负荷增加可能加速相邻节段颈椎的退行性变。

颈椎融合术后发生相邻节段退行性变的患者通常首先经历一段无症状时期,然后出现缓慢发展的颈部疼痛和神经根痛症状,神经根痛的部位可能与患者上次手术前的疼痛部位不一样。要注意的是,如果颈椎融合后出现假关节,那么患者术后就不可能出现无症状期。

进行彻底的体格检查以评估任何的脊髓病征兆和神经根症状。检查患者颈椎主被动活动度(这通常会加重患者的症状)。检查患者上肢的肌力、反射和感觉以确定神经根受压水平。拍摄颈椎平片了解融合的颈椎是否存在假关节;颈椎过屈过伸位平片有助于确定颈椎的活动度;检查融合邻近节段,明确是否存在退行性变和不稳定。可能的话,与以往片子进行对比查看。

大多数患者可通过非甾体抗炎药和理疗等保守方法来治疗。尽量避免再次手术,因为再次手术节段出现假关节的几率增大。但如果患者对保守治疗无效或神经功能损害逐步进展或出现顽固性疼痛时,可再次手术。依据临床症状和影像学退行性变的表现,手术范围包括前次融合节段邻近的节段。

但是,在目前非融合技术尚未有长期临床观察结果的情况下,应该避免过分夸大问题的严重性,以免干扰治疗选择,术者始终要比较退变加速发生的可能性、后果,与采用非融合手术所面临的问题两者之间哪个更有利于患者,这个问题应该是相当个性化的。

十五、取骨区并发症

包括取骨区慢性疼痛、伤口并发症、股外侧皮神经损伤。股外侧皮神经损伤可以通过切口远离髂前上棘后 2cm,缝合骨膜及肌肉时尽可能少累及内侧软组织,一般可以避免,一旦发生,如果术中切断,一般出现永久性皮肤支配区麻木,如果由于拉钩钝性损伤,一般数月后麻木消失。切口区伤口并发症包括血肿形成、伤口不愈合或延迟愈合、伤口感染。关闭伤口前彻底止血、内翻肌肉缝合闭合死腔、伤口内放置引流可以减少这些并发症的发生。感染伤口

或者延迟愈合需要清创引流,重新缝合伤口。近年来笔者所在医院采用椎间融合器和钛网植骨,一般采用减压获得的碎骨进行植骨融合,避免了这一并发症的发生。

第二节　颈椎后路手术并发症及处理

蔡钦林等报道北京大学第三医院 1959 年到 1993 年 807 例连续后路手术并发症发生 55 例(6.81%),其中硬膜外血肿 0.49%,椎管扩大不充分 1.12%,切口感染死亡 0.12%,脊髓损伤 0.62%,反应性脊髓水肿 1.24%,神经根牵张痛 1.12%,硬脊膜损伤 0.99%,瘢痕挛缩 0.25%。之后梅伟等报道北京大学第三医院和郑州骨科医院 1994 到 2000 年 647 例后路单开门椎管扩大成形术的并发症发生率为 6.03%,其中硬膜外血肿 0.77%,脊髓损伤 0.62%,硬脊膜损伤 1.08%,椎管扩大不充分 0.77%,神经根牵张痛 1.08%,C_5 神经根麻痹 0.46%,开门后再关门 0.46%,伤口感染 0.46%。这两组大宗病例研究数据大体一致。

一、脊髓和神经根损伤

是非常严重的并发症。可以发生在全麻插管时,摆体位过程中,更常见的原因是椎管减压过程中对脊髓或神经根的直接损伤。与既往的蚕蚀状椎板减压术相比,椎板成形术由于瞬时广泛减压原理,大大降低了神经损伤的发生率,但对于椎管狭窄严重,脊髓压迫显著的患者,仍应十分小心。预防是关键。颈椎后路椎管扩大成形术看似操作简单,但如不熟练掌握技术,可能造成脊髓损伤。典型的临床表现为:四肢或单侧肢体电击样痛,肢体肌力不同程度减退,症状可以为一过性,也可以为持续性。早期腱反射可以表现为减弱或者消失,后期下肢腱反射活跃或者亢进。不完全的脊髓损伤经积极保守治疗,可能恢复神经功能,完全性脊髓损伤无恢复的希望。处理原则见前路手术并发症的处理。

二、C_5 神经根麻痹

王少波等总结 1986 年到 1998 年 1821 例颈椎后路单开门椎管扩大成形术,C_5 神经根麻痹的发生率为 0.38%,如果除外术后即刻出现的 2 例(不能除外为直接神经根损伤),其发生率为 0.27%。

原因尚不完全清楚,可能的原因包括:在脊髓

前方存在显著压迫的情况下,椎板减压脊髓后移牵拉 C_5 神经根,由于三角肌为 C_5 神经根单一支配, C_5 神经根较短,位于椎管扩大的中部(颈椎前凸的中部), C_5 神经根容易受到牵张损伤,且损伤后很容易发生瘫痪。另外,术后神经根水肿也是可能的原因,因为三角肌无力常常发生在术后 72 小时左右,这与水肿的高峰时间相符,保守治疗疗效较好,一般在术后 3 个月左右恢复。手术后应用脱水治疗,术中行 C_5 神经根管扩大术可能有预防作用。有学者认为椎管扩大程度太大、截骨位置过于靠侧块容易造成该并发症,但需要更高的循证医学证据支持。

三、硬膜外血肿形成

椎管内硬膜外静脉丛出血是每个患者都存在的问题,术前仔细评估患者的出凝血功能,有出血倾向的患者应先进行治疗后再手术,在关闭伤口之前进行细致的止血、保持引流管的通畅具有重要的意义。手术后早期应避免使用止血或抗凝药物。典型的临床表现为术后早期(数小时内)出现不同程度的肢体神经功能障碍,且渐进性加重,严重时可引起呼吸衰竭并出现脑缺氧。体格检查:伤口肿胀,伤口内渗血,引流不通畅,引流量少。此时首先解决引流不通畅的问题,仔细观察有无引流管打折、受压等情况并及时去除原因,恢复引流管通畅后观察一段时间如果神经功能没有好转,应果断在手术室行伤口内血肿清除,仔细止血,可靠的置管引流。发生后按脊髓损伤立即行激素冲击疗法、脱水、神经营养治疗。术前没有必要浪费时间行影像学检查。如果再次手术及时,术后神经功能常可获得不同程度恢复,有 1 例患者再次手术前双下肢完全瘫痪,呼吸肌麻痹需要人工呼吸支持,循环衰竭、肾衰竭,但术后神经功能恢复到术前水平,脑、循环、呼吸、肾功能经术后数月保守治疗,最终恢复正常。

该并发症后果严重,因此必须尽可能减少其发生,主要通过术前及术中操作来预防。一旦发生,要争分夺秒积极处理,以免造成严重后果。这就要求医护人员在术后严密观察病情。其中最重要的是观察引流和神经功能。

四、门轴断裂

对于椎板成形术,为了保证椎板开大后稳定,椎板门轴侧应为青枝骨折。手术中如发现椎板于门轴侧完全骨折,应仔细探查其是否向硬膜方向内陷,如有内陷,应果断切除该椎板。一般来说,如两端的

椎板完全骨折常常不稳定,而位于中间位置的椎板则可能予以保留。骨质异常时门轴完全骨折的发生率增加,如强直性脊柱炎。操作经验对保证门轴侧青枝骨折非常重要。如果术后发现门轴侧神经出现外压性损伤,应立即行 CT 和 MRI 检查,尽早明确有无门轴断裂,如有立即行椎板切除术(图 25-2-1)。

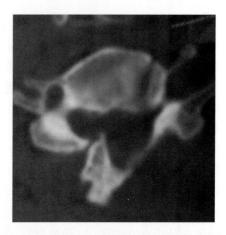

图 25-2-1　颈椎后路单开门椎管扩大成形术后 CT 显示右侧为铰链侧,门轴断裂,椎板内陷,压迫脊髓

五、悬吊的椎板回关(关门)

悬吊线于术后早期断裂或者从缝合的软组织上撕脱,可造成相应椎板回关(图 25-2-2),使相应节段出现局部椎管再狭窄,可能出现神经功能障碍,需要再次手术治疗。预防的关键是规范操作和术后颈椎外固定。其发生率很低。近年应用关节突带线螺钉和钛缆悬吊法,可以避免开门回关发生。

六、颈椎后凸畸形

颈椎后路术后后凸畸形出现或者加重多见于椎板切除术。

在侧位片上,正常颈椎通常存在一个约 14° 的生理前凸。头部的重力线经过 C_1 和 C_7 椎体的后缘,这增强了颈椎的前凸并降低了颈后肌肉组织的张力。生物力学研究发现颈椎椎板切除术后颈椎的稳定性将发生如下变化:当部分颈后组织被切除后,头部重力线前移,加大了颈后肌肉的张力,久之引起这些肌肉劳损,这又进一步使得重力线前移,然后又加重颈后肌肉的劳损,如此循环直至出现颈椎后凸。

还有一些实验研究发现了颈后组织切除后与颈椎不稳定发生的关系。White 和 Panjabi 发现颈椎不稳定的程度与小关节突关节被切除的多少呈正比。Zdeblick 报道小关节突关节被切除 50% 以上时

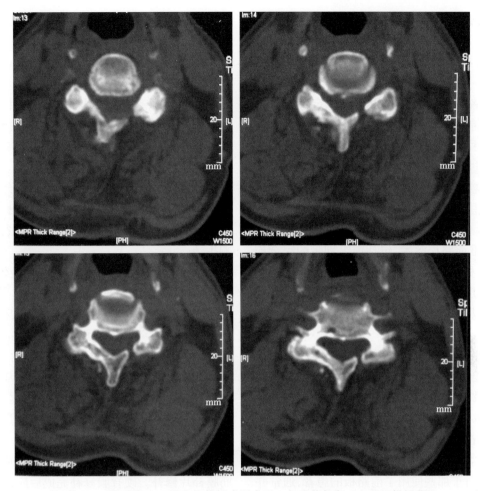

图 25-2-2 颈后路 $C_{3\sim7}$ 单开门椎板成形术后 4 年症状复发,CT 显示椎板回关

将出现颈椎不稳定;Satio 则认为颈后韧带组织和棘突对维持颈椎的稳定性起着极为重要的作用。切除颈后组织将使得小关节突承担更多的抗张力,进而使得周围肌肉不稳并增加椎体所承受的压力,最终导致椎体前向楔形变。

儿童行椎板切除术后颈椎后凸畸形的发生率为 40%~100%,其影响因素有:颈后韧带和小关节关节囊松弛、小关节突关节面低平、椎体前向楔形变、逐渐增加的头部躯干体重比和颈部肌肉组织薄弱。儿童椎板切除术后颈椎后凸畸形主要见于因颈椎肿瘤行多节段椎板切除术并行术后放疗的患者。放疗被认为是导致儿童脊柱畸形形成的一个独立危险因素。

目前,椎板切除术后颈椎后凸畸形的治疗还是脊柱外科面临的一个挑战。预防是最好的治疗方法。对于多节段椎板切除或小关节突关节大部切除的患者,特别是骨骼未发育完全的儿童,可以考虑行颈椎融合术。此外,对于术前就已经存在颈椎后凸的患者也可以进行预防性颈椎融合术。

这类患者常有既往颈椎手术史和一个长短不一的术后症状缓解期,然后逐渐出现颈部疼痛,伴或不伴有神经根症状或脊髓症状。患者也可能主诉颈部肌肉逐渐无力,难以维持颈椎在直立位。应当仔细询问患者的步态和大小便有无任何改变,这往往反映脊髓有无受到压迫。当脊髓受到来自椎体后缘的压迫时,就会出现步态或大小便的变化。查体时要检查患者颈部的主被动活动范围和颈部肌力有无异常、颈椎序列正常与否、维持颈椎在正常位置的能力。检查双侧上肢的肌力、反射和感觉,以确定有无神经根受累。

影像学检查应先检查颈椎侧位片,以评估颈椎序列正常与否。颈椎过伸过屈位可发现有无颈椎不稳:相邻椎体平移 >3.5mm 或相邻节段成角 >11° 提示颈椎不稳。通常拍摄颈椎斜位片以决定是否需要行小关节突融合术。CT 扫描能更好地评估小关节突融合和局部骨性解剖关系。有脊髓病症状的患者需要行 MRI 检查以明确有无脊髓受压,其他更为严重的脊髓损害如脊髓萎缩、脊髓软化和脊髓空洞形成也可以通过 MRI 检查来发现。一旦决定手术治疗,就要详细了解患者椎动脉的解剖位置和椎弓根的解剖形态,必要时行 CT 脊髓造影明确小关节突融合情况。

这类患者的治疗目标是重建不稳定节段的稳定性和阻止神经组织的进一步损害,并依据畸形的类型来决定手术方式。尤为重要的是,术前应当通过颈椎过伸过屈位片明确畸形可否复位和小关节突是否已经融合。如果畸形可以复位,那么术前就可以尽早应用 Halo 固定器,以使畸形得到最大的矫正;如果畸形不可复位且小关节突也没有融合,那么就要先行颈椎前路松解术,包括前纵韧带的完全松解、椎体切除和神经组织充分减压,最后行椎体间融合术;如果畸形不可复位且小关节已经融合,首先行后路截骨术以松解侧块关节,然后再行前路松解、减压和融合术。

椎体间融合术的术式选择在目前还存在争议。当只需要融合一到两个节段时,大多数医师选择使用自体髂骨移植;当需要融合更多节段时,钛网和同种异体腓骨移植更为常用。考虑到移植骨可能会产生移位,可以在移植骨的前面放置支持物:前路板或前路连接支撑板。有些医师还建议术后使用 Halo 固定器,但是对于那些使用了前路板的患者,通常并不需要如此。对于那些有骨不连风险因素的患者(如吸烟),有人使用带血管腓骨移植以提高融合率。

对脊髓已明显受压的患者,有些医师更愿意行"多节段矫正术"而不是"椎体切除植骨术",因为前者既考虑到矫正畸形又不会过度牵拉脊髓和神经组织。

为了增加融合率和降低术后椎体塌陷的风险,有些术者还进行后路融合术:后路侧块螺钉内固定术或后路椎弓根螺钉内固定术。是否采用这种术式应当根据患者的病情特点和术者的个人偏好和经验来作出决定。

七、伤口裂开

项部软组织张力较大,容易发生裂开,预防的关键是项韧带层的缝合应可靠,应使用 10 号丝线间断严密缝合。术后可靠外固定,避免颈部遭受暴力,特别是麻醉清醒过程中应保护好患者头颈部。引流通畅也非常重要,伤口内积液或伤口感染容易继发伤口裂开。一旦发生,应立即行清创术,置管引流,并一期缝合伤口。为了避免伤口裂开后伤口污染累及硬膜外腔,第一次手术时肌层应严密缝合,因为肌层愈合快,这样伤口裂开后可能肌层已经愈合,硬脊膜不至于暴露在外。

八、硬脊膜破裂脑脊液漏

硬脊膜撕裂伤是颈椎外科手术中最常见的并发症,据报道可发生于多达 14% 脊柱外科的患者。在脊柱翻修术、应用高速磨钻和后纵韧带骨化减压术中发生硬脊膜撕裂伤的风险性增加。虽然硬脊膜撕裂伤的死亡率很低,但是还是可能会有一些其他的严重并发症出现,包括假性脊膜膨出、脑脊液瘘管形成、脑脊膜炎、粘连性蛛网膜炎和剧烈头痛以致影响生活。

大多数硬脊膜破裂因为有清亮液体流出,所以都能在术中及时发现,如果破裂口位于背侧,应该在术中立即用不可吸收线紧密缝合切口。使用 6-0 Prolene 线连续缝合,边距 2mm,针距 3mm,缝合后在伤口涂抹纤维蛋白胶。纤维蛋白胶是由相同量的凝血酶和冷沉淀物配制而成的溶液。冷却各成分后再混合,然后使用喷雾器喷于伤口之上以增强修复强度。硬脊膜缝合后行 Valsalva 检查看缝合口有无脑脊液流出。如果有脑脊液漏出,可以进一步采用其他方法封闭漏口,如使用明胶海绵覆盖或使用椎旁肌筋膜补片修补。硬脊膜修补完成后应逐层紧密缝合各层组织,但又要防止缝合过紧导致组织缺血坏死。

如果硬脊膜损伤在术中未被发现、位于侧方无法缝合或者缝合不够紧密,患者术后就有可能出现体位性头痛,有时可伴有恶心、呕吐、颈背部疼痛或紧缩感、头晕、复视、畏光、耳鸣和视力模糊等。硬脊膜撕裂后引起脑脊液量减少,从而降低了脑脊液对脑的气垫样支撑作用,而站立位时脑对其支持组织的压力增加,所以可引起各种症状。因为卧位有助于改善症状,所以常建议患者卧床休息。鉴别诊断包括偏头痛和吗啡镇痛后继发性头痛。此时在出血引流充分后尽早拔除引流管,局部加压包扎,患者持续俯卧位 5~7 日,多数患者可以治愈。合并头痛的患者应快速输注生理盐水。行腰椎穿刺持续引流脑脊液也是可行的办法之一,但由于上述方法多可奏效,一般没有必要采取。为了预防脑脊液漏继发术后切口感染或切口不愈合,术中应严密缝合肌层。

九、深部切口感染

手术后切口感染是脊柱外科手术的并发症之一,并不少见,是非常危险的并发症。根据特定的手术方法以及是否应用器械固定,围手术期脊柱手术切口感染率 1%~11%。切口感染的后果包括住院时间延长,费用增加,死亡率增加 2 倍,再住院率增加 5 倍,进入 ICU 的可能性大于 60%。

一些研究已经确认了手术后伤口感染发生的可能危险因素。很多因素直接与合并症相关,这些合并症的存在是外科医师或者医院无法控制的,包括糖尿病、类风湿性关节炎、类固醇激素应用、既往感染史、尼古丁滥用和高龄。其他因素可以通过外科医师来影响。

严格遵守技术规范,包括足够的冲洗和清创,拥有经验丰富的手术室工作人员,保证尽可能短的手术时间可以降低术后伤口感染的发生。另外,预防用抗生素已经显示明显降低手术后感染的发生率。从不用抗生素的 9% 到用抗生素的 1%~2%。头孢菌素最常用,对革兰阳性菌(如金黄色葡萄球菌)具有优良的抗菌作用。风险较高的患者包括免疫抑制的患者或者延长住院时间者,应当用广谱或两种抗生素。术前 1~2 小时应用抗生素效果最佳。

术后伤口感染的典型主诉为手术部位的疼痛,可能放射到肢体,并且有全身不适。常见椎旁肌痉挛,30%~50% 患者低热。典型的深部感染出现在术后 7~14 天。实验室检查包括红细胞沉降率增快,白细胞增多,这些值可能轻度增高,尤其在浅表感染。应立即行 B 超检查,探查积液的部位和量,并在标记处作穿刺抽液,如果抽取到积液,仔细观察其性质,并行常规检查、细菌培养和药物敏感试验。

所有患者的伤口排出物均应行培养,并开始应用恰当的抗生素。浅表感染的患者在门诊应用口服抗生素和换药治疗一般有效。如果确定了深部切口感染的诊断,一般需要行清创引流手术,全身应用抗生素。切口感染如果控制不好,可能沿硬膜外腔蔓延,甚至威胁脊髓功能和生命。持续冲洗、闭合引流常能奏效,但如不能控制,则需敞开伤口换药,充分引流,待感染完全控制后行皮肤移植手术。

十、轴性症状

颈椎后路手术后颈后持续性疼痛及其他不适称为轴性症状。主要原因为手术对附着在项韧带、棘突和椎板上的肌肉的广泛剥离,术后软组织修复过程中形成瘢痕。轴性症状对少部分患者术后生活质量造成影响。国内外施行椎板成形术的术者努力探索新的术式或措施来减少轴性症状的发生率。有学者强调 C₂ 椎旁肌止点重建的重要性,认为该措施有助于减少术后颈椎后凸畸形的发生,增强后柱肌

肉的力量,减少轴性症状的发生;有术者认为轴性症状的发生主要由于术后外固定时间太长,未能早期进行功能锻炼有关,因此主张椎板开大后应用刚性固定,以缩短外固定的时间,尽早开始功能锻炼。还有的术者采用保留一侧肌肉韧带复合体的方法,其对降低轴性症状的效果有待循证医学的证据支持。

十一、颈椎后路内固定相关并发症

1. **内固定物疲劳折断**　是内固定失败的重要原因。主要与内固定方式的选择、内植物系统选择、拟固定节段的稳定性、骨融合的情况、内固定材料的特性和制作工艺、术中对内固定所作的操作有关。如果术中对材料进行预弯,其最大张力强度就会减低。

2. **螺钉松动**　颈椎侧块螺钉固定如果植钉位置欠佳、合并骨质疏松螺钉可能松动,特别是使用钉板系统更容易发生,因为钉板没有锁定机制。椎弓根螺钉一般不会松动。

3. **螺钉位置不佳**　除了影响螺钉的抗拔出力外,如果侧块螺钉部分或全部植入侧块关节内,会出现颈椎活动时明显的颈痛。因为颈椎椎弓根直径小,颈椎椎弓根螺钉位置不佳更容易发生,一旦发生,可能造成严重后果。一般来说,由于颈椎椎弓根内侧壁较厚,术者更担心螺钉进入椎管造成脊髓损伤,所以螺钉更容易偏外进入横突孔(图 25-2-3),对椎动脉构成威胁。如果进入横突孔,不一定造成椎动脉破裂,但可能造成椎动脉管腔闭塞,如果该侧是优势血管,就可能造成脑梗死。曾经发生过一侧椎弓根螺钉误入横突孔而导致大面积脑梗死的病例。向内倾角太大可能误入椎管而累及脊髓,造成脊髓损伤。从椎弓根上下壁穿出还可能影响到神经根。

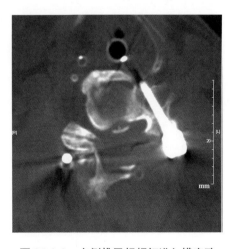

图 25-2-3　左侧椎弓根螺钉进入横突孔

内固定出现并发症影响内固定效果或者引起临床症状时,需要进行翻修术。侧块固定失败需改行椎弓根螺钉内固定。

（张凤山　刁垠泽）

参 考 文 献

1. 蔡钦林,王少波,李迈,等.颈椎病手术并发症的防治.中国脊柱脊髓杂志,1995,5(5):200-202
2. 马庆军,党耕町,蔡钦林,等.颈椎前路手术后食管瘘.中国脊柱脊髓杂志,1998,8(2):110-111
3. 王少波,蔡钦林,党耕町,等.单开门颈椎管扩大术后第五颈神经根麻痹.中华骨科杂志,1999,19(12):716-718
4. 梅伟,杜良杰,蔡钦林,等.颈椎单开门扩大成形术并发症及防治对策.中国脊柱脊髓杂志,2002,12(1):50-51
5. Vaccaro AR,Falatyn ST,Scuderi GJ,et al. Early failure of long segment anterior cervical plate fixation. J Spinal Disord, 1998,11:410-415
6. Kilburg C,Sullivan HG,Mathiason MA.Effect of approach side during anterior cervical discectomy and fusion on the incidence of recurrent laryngeal nerve injury. J Neurosurg Spine,2006,4:273-277
7. Lee MJ,Bazaz R,Furey CG,et al.Risk factors for dysphagia after anterior cervical spine surgery:a two-year prospective cohort study. Spine J,2007,7:141-147
8. Fountas KN,Kapsalaki EZ,Smith BE,et al.Interobservational variation in determining fusion rates in anterior cervical discectomy and fusion procedures. Eur Spine J,2007,16: 39-45

第二十六章

颈椎病再手术

颈椎病手术发生了并发症需要再次手术的情况在前一章中已经讨论,本章讨论除此之外需要再手术的情况。下面按照再手术的原因分别进行讨论。

文献报道,压迫性颈脊髓病因疗效不满意再手术率为6.5%~13%。王少波等2005年回顾性分析1985年到2003年北京大学第三医院308例压迫性颈脊髓病再手术患者,其中123例首次手术在北京大学第三医院施行,占同期压迫性颈脊髓病手术治疗患者总数(5965例)的2.06%。结果显示,颈前路术后再手术的原因有:合并发育性颈椎管狭窄115例,合并颈椎后纵韧带骨化30例,上下节段椎间盘再突出25例,脊髓减压不充分24例,跳跃性间盘切除10例。颈后路再手术原因有:减压范围不足77例,开门上下节段压迫脊髓14例,前方椎间盘仍存在压迫脊髓9例,单开门术后再关门4例。再次手术方式:颈后路单开门145例,残余椎板切除77例,颈后路 C_2 椎板切除6例,C_7T_1 椎板切除8例,再关门4例中行再开门2例、椎板切除术2例。颈前路减压不充分节段再次减压24例,跳跃性间盘切除后中间节段椎间盘切除融合10例,颈后路术后二次行颈前路椎间盘切除融合9例。238例平均随访5.3年,其中症状改善215例,占90.3%。

第一节　神经减压不彻底

前次手术前导致脊髓或者神经根病的致压因素未完全解除时,就可能因减压不彻底而导致疗效不佳。如果临床表现中神经损害比较明显,且经分析与残存的压迫有关,就可能需手术治疗进行彻底减压。一般来说,由于前次手术的疗效不一定在术后早期得出结论,且影像资料上有压迫存在但不一定导致神经损害,因此,再次手术一般不宜过早进

行。当然,非常显著的压迫存在,同时前次手术没有任何疗效,也不一定要等待太长时间。

一、颈椎前路减压融合手术减压不彻底

1. 减压不彻底的原因　前路椎间盘切除植骨融合术中的减压术包括椎间盘切除、后骨刺切除、后纵韧带切除和椎体次全切除术。其中椎间盘切除是必做的步骤,标准的椎间盘切除的范围包括前后方的纤维环、所有的髓核以及软骨板,两侧切除到钩椎关节,侧方纤维环不一定能够切除干净,但不影响减压效果。容易残留的是后方的纤维环、突出到两侧的椎间盘以及突破纤维环和后纵韧带脱出至椎管内的椎间盘组织,术者一定要在术前仔细研究患者的神经损害和影像资料,确切判断椎间盘突出的方向和位置,以免术中遗漏。突出到右侧的椎间盘组织更易遗漏,因为术者站在患者的右侧,对右侧的减压和探查不及左侧方便(图26-1-1)。应用Caspar椎体间撑开器有助于进行彻底的椎间盘切除。术中在进行两侧的减压时常常会发生静脉丛出血影响进一步减压操作,是导致减压不彻底的另一个原因。如果相邻椎体后缘增生的骨赘为致压因素,手术时容易造成减压不彻底,在没有应用椎体间Caspar撑开器之前,对于由于椎体后缘严重增生的骨赘导致椎体后缘间隙重度狭窄的患者,进行骨性减压相当困难,有人应用环锯来解决这个问题。但是,对于侵入椎管较多的骨赘,这个办法存在脊髓损伤的风险。Caspar撑开器应用之后,除非椎间已经骨性融合,椎体后缘间隙一般可以撑开,可以通过刮匙、磨钻等工具切除椎体后缘增生的骨赘。对于右侧切口术者站在右侧时,下位椎体的后上缘更容易残留。有些神经根型颈椎病是由于钩椎关节增生导致神经根管狭窄造成的,传统的前路减压手术一般不能切除增生的钩突,

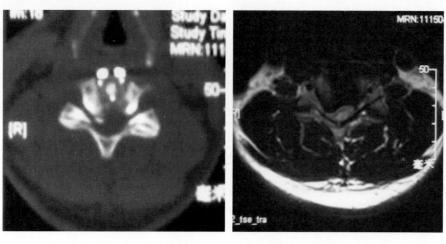

图 26-1-1　颈前路 ACDF 术后右侧骨性压迫残留

通过椎体间撑开增加椎间孔的上下径以及稳定椎间关节,可能达到减压的目的,但对于重度压迫的患者,可能出现减压不彻底。肥厚的后纵韧带如果不切除可能也是减压不彻底的原因之一,如果在后纵韧带深方存在曾经脱出的椎间盘,不切除后纵韧带就更可能由于残留的压迫影响神经减压的效果。如果后纵韧带骨化,经前路减压不彻底的情况就更常见。事实上,如果没有大量的前路减压的经验,要从前方切除较大的后纵韧带骨化是相当不容易的,发生切除不彻底或者强行切除导致脊髓损伤的可能性就比较大。即使对于经验丰富的脊柱外科医师,当遇到椎管侵占率较大、横径较大或者合并硬脊膜骨化的后纵韧带骨化时,要完全切除也会遇到困难。因此,日本人较早就报道了漂浮减压方法。该法的要点是不完全切除骨化的后纵韧带,但要尽可能多切,骨化块的四周要游离,以为向前漂移提供条件。如果不能达到上述要求,减压就可能不彻底。椎体次全切除发生减压不彻底的情况就更多见,事实上,并没有统一的标准阐述椎体次全切除术椎体的两侧切除的界限。当然从减压的角度考虑,向两侧切除越多,减压越彻底,但由于颈长肌的覆盖,对椎动脉损伤的担忧,以及两侧椎管内静脉丛出血的干扰,一般椎体两侧会保留一部分,这也是椎体次全切除术命名的由来。但是如果保留太多,就会出现减压不彻底,由于每个人椎体横径大小不同,很难定量划定一个左右界的标准,一般来说,椎体次全切除适用于两种情况,一种是后方骨赘太大向上下延伸到椎体后方,经间隙无法切除,这种情况下,骨赘向两侧延伸一般也较多,容易残留,特别是右侧。过去有的脊柱外科专著的观点认为"在两侧颈长肌内侧行椎体次全切除",这样对椎动脉来说当然是安全的,但这样做是过于谨慎了。一方面,颈长肌覆盖椎体的情况存在明显的个体差异,颈部活动较多、肌肉比较发达的男性,两侧颈长肌之间的距离很小,而且越靠近头侧,颈长肌覆盖椎体前面越多。因此颈长肌的内界过于不恒定,不适于作为确定椎体切除外界的标志。另一方面,如果骨赘增生偏向外侧,一般都超过颈长肌的内界。事实上,椎动脉位于横突孔,横突孔在钩突的外侧,只要在钩突的内侧切除椎体,就可以确保不累及椎动脉。对于需要切除钩椎关节的患者,就需要切断颈长肌,显露神经根和椎动脉。椎体次全切除术的另一个适应证是 OPLL,多数情况下向两侧延伸不会太多,因此不容易残留,但宽基的 OPLL 就需要向两侧做足够的切除,有时需要切除到钩突内侧。

2. 前路减压不彻底的诊断　前路手术后神经功能改善不满意,首先要考虑减压是否彻底。需要进行详细的病史询问、细致的体格检查以及详尽的影像学评估,要和术前进行认真对比,要详尽了解术后的临床变化过程,从而明确神经损害的定位以及神经功能的变化规律。影像学的评估比上次手术前变得更难,因为可能存在内固定伪影的影响,因此平片、CT 和 MRI 都是必需的。要评估椎间孔,斜位 X 线片和重建 CT 有帮助。在影像资料上发现的未解除的神经压迫要和临床神经损害的定位相一致,才能明确两者之间的联系。

3. 前路减压不彻底的治疗　并不是所有的减压不彻底都需要手术治疗。再手术指征和首次手术指征是相同的。轻微的神经根损害完全可以非手术治疗,手术后神经功能持续有改善时,再手术不一定马上施行。

手术方式应具体问题具体分析。术后早期发现减压不彻底并且具有手术指征时，行前路翻修手术相对比较容易。如果超过 3 个月，椎体间已经骨性融合，再次前路减压则相对复杂，但仍可以施行。残留的椎间盘一般可以通过椎间隙进行切除，如果是椎体后缘骨赘残留，再手术应该考虑行椎体次全切除。如果前次椎体次全切除范围太小，翻修时需要应用高速磨钻进行骨性减压。对于因钩椎关节增生、椎间孔狭窄所致的神经根型颈椎病，因前次手术未切除钩突的患者，再次手术需要切断颈长肌，显露钩椎关节，显露神经根和椎动脉，切除增生的钩椎关节，以使神经根获得彻底减压。如果后纵韧带骨化残留，前次手术并未暴露出硬脊膜，再次经前路切除的可能性存在，如果前次手术已经显露出硬脊膜，因为切除太困难而残留，则再次前路行后纵韧带骨化切除容易造成硬脊膜及脊髓损伤。对于不适合再次前路手术的患者，可以考虑后路手术。如果表现为脊髓压迫，可以行后路椎板减压术，对于没有明显颈椎后凸畸形的患者，可以达到较好的减压效果。如果表现为神经根压迫，可以考虑后路椎间孔后壁切除（关节突切除），以使神经根获得减压。

二、颈椎后路手术减压不彻底

1. 减压不彻底的原因　包括纵向上、横向上和矢状位上减压不彻底 3 种。前者指手术节段数不足，后者指在左右方向上椎板减压不够，都是比较容易发生的问题。

标准的椎板成形术一般适用于颈椎管狭窄的患者，常常累及整个下颈椎，因此，减压范围从 $C_{3\sim7}$ 是最常见的。一般来说，减压的范围应该包括受压水平在内。对于来自前方的压迫，这一原则很容易理解和重视，但是对于来自后方的压迫和椎管狭窄，则容易被忽视。发育性颈椎管狭窄和老年人退变性颈椎管狭窄常常累及整个下颈椎，从 X 线片就可进行测量。如果只重视 MRI，特别是只观察正中矢状面图像，常忽略了由于椎管狭窄对脊髓影响的全貌。因此，横断面和各个矢状面的图像都要认真观察，很多人重视来自前方的压迫，对来自黄韧带的压迫视而不见，这些因素影响了对受压节段数的判断，因而可能导致椎板减压节段数不够。对后路椎板减压术还应该考虑另外两个问题：第一是椎管狭窄是颈椎病发病的重要前置因素，虽然在手术时有些节段的压迫比较轻，只是硬膜囊内脊髓储备间隙减小或者消失，但对于一个椎管狭窄的患者，术后的轻微退变加重就可能再发脊髓病，因此对这种情况应该是要一并进行减压的（图 26-1-2）。另一个问题涉及颈椎椎板成形术脊髓减压的原理，脊髓通过向后退让原理躲避来自脊髓前方的压迫，因此，有可能新发减压和未减压交界处来自脊髓后方的压迫。这就要求事先要对脊髓减压后在椎管内的向后位

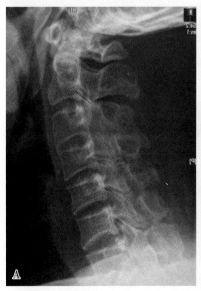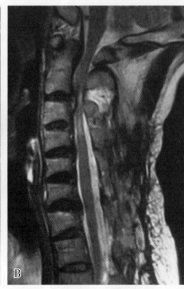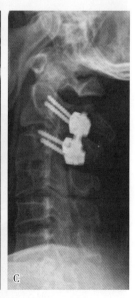

图 26-1-2　颈椎病脊髓型后路 $C_{3\sim7}$ 单开门椎管扩大成形术后

A. X 线片显示 $C_{3\sim4}$ 椎板融合，$C_{2\sim3}$ 骨性椎管狭窄；B. MRI 显示 $C_{2\sim3}$ 水平椎管狭窄，脊髓受压严重，脊髓信号异常；C. 再次行 $C_{2\sim3}$ 椎板成形术并侧块钉板内固定、植骨融合术

移有一个估计,以判断减压到哪个椎板才不至于造成上述压迫。关于后纵韧带骨化,其后路减压的范围存在争议,有人认为,后路椎板减压的范围应该超过脊髓受压的节段和OPLL累及的节段至少一个节段才能保证减压彻底,依据是后纵韧带骨化是进展性疾病,即使手术时没对脊髓造成压迫,将来也可能出现压迫。这当然是彻底的减压方法,但是不是有必要呢? 另外的观点认为,对于MRI上未显示脊髓压迫的后纵韧带骨化节段可以不予减压。还有人认为,如果后纵韧带骨化导致椎管有效骨性矢状径小于11mm就有减压指征,这一标准也适用于上颈椎。因此,对于后纵韧带骨化减压的范围就可能出现不同,有些患者也因此存在减压不充分的情况。

横向上减压不彻底是由于减压节段椎板残留导致的压迫。虽然颈椎局限性半椎板切除仍然被某些术者采用,因为它具备软组织创伤小的优点,但通过临床观察,这些患者可能在术后早期有一定疗效,

但后期再发脊髓病的比较多见,这种术式存在纵向、横向和矢状面三维减压均不充分的可能(图26-1-3~图26-1-5)。对于全椎板减压(椎板成形术或者椎板切除术),如果横向减压在椎板小关节交界的内侧,残留的椎板越多,减压越不充分。这对经验不多的医师是非常常见的问题。

矢状位上减压不彻底主要发生在椎板成形术或者半椎板切除术,椎板成形术椎板旋转角度太小,或者固定不确实导致旋转角度丢失,都可能导致椎管前后径增加不够,减压不彻底。

2. 后路减压不彻底的诊断 基本思路和前路减压不彻底的判断相同。由于需要判断头尾侧、左右方向和前后方向上是否减压彻底,必须仔细研究影像资料,以确定尚存在的压迫以及与残留症状之间的关系。影像资料中X线平片、CT、MRI均非常重要。平片可以观察椎管的矢状径来判断椎管扩大的程度,减压的范围等。CT可以更准确地判断上述情况。对于椎板成形术,通过横断面CT可以判

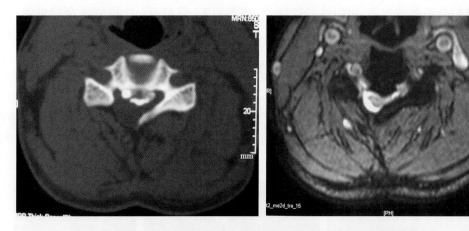

图 26-1-3 半椎板切除术后脊髓不对称后移,仍存在脊髓受压

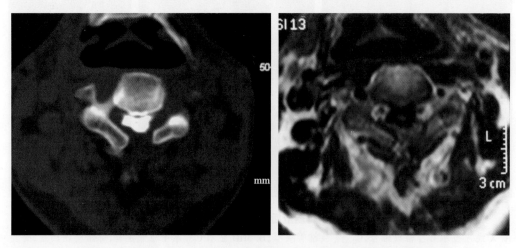

图 26-1-4 椎板切除术后,横向减压范围不足,残留椎板使脊髓后移受限

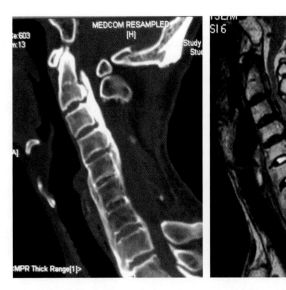

图 26-1-5　椎板切除术后，纵向减压范围不足，仍存在脊髓受压

断椎板旋转的角度是否足够，矢状径是否得到有效增加，是否存在椎板残留。MRI用来判断神经受压的情况。如前所述，要特别注意旁正中矢状面上椎管的大小以及硬膜囊充盈的情况。在 MRI 横断面上可以显示椎板减压后脊髓和硬膜囊向后移位的情况，如半椎板切除，有时会发生硬膜囊向减压侧移位的典型特征。要仔细观察减压和未减压交界处脊髓是否受到压迫。

3. 后路减压不彻底的手术治疗　即使对于经验丰富的脊柱外科医师来说，颈椎后路再手术也相当不易。难点包括暴露困难、硬膜外粘连、硬脊膜和神经损伤的风险增加、出血量增加、有内固定的患者颈椎屈曲困难等。根据减压不彻底的原因确定术式选择。

（1）暴露：经后正中入路，切开项韧带后分离椎旁肌时就要格外小心避免器械误入椎管，对于单开门椎管扩大成形术，先从椎板完整的一侧进入，然后再暴露另一侧。在纵向上，先暴露出前次手术没有处理的正常椎板，对于硬膜外没有椎板保护的部位，要先找到骨性边界并先在骨性结构表面进行剥离，然后再小心剥离硬膜外的瘢痕组织。暴露过程中应用双极电凝对于没有椎板保护的硬膜外组织进行止血，较为安全。

（2）骨性减压：减压的范围和方式取决于残留压迫的部位和结构。对于纵向减压不彻底的情况，前次减压的范围无需全部暴露，只要暴露相邻椎板即可。一般来说，再次手术仍可以行椎板成形术，当不能施行时才考虑椎板切除。纵向减压一般发生在头侧，主要见于颈椎病合并 OPLL 累及 C_2 和 C_1 时，前次手术只做了标准的 $C_{3\sim7}$，在上颈椎残留压迫。此时 C_2 可以行单节段的椎板成形术，而如果 C_1 也需要减压，只能行后弓切除术。如果是半椎板切除术后，由于半椎板切除一般纵向和横向减压范围均不足，再次手术暴露和减压范围比较大。减压方式仍首选椎板成形术，可以将铰链做在椎板完整的一侧。但对半椎板切除的节段，椎板成形术有一定困难。前次单开门椎管扩大成形术由于椎板旋转角度较小或者旋转角丢失所致的减压不彻底，在传统的肌肉悬吊法和关节囊悬吊法中发生率较多。再次手术仍然可以尝试先行椎板成形术，但困难相当大。因为铰链侧的椎板由于前次手术中椎板上截骨，骨修复使得局部椎板增厚，相邻椎板可能在截骨部位发生骨性融合，即使没有融合，椎板间隙也明显狭窄，加上颈椎屈曲受限，椎板间隙张开有限，使得再次截骨做铰链变得困难。因此，要取得成功，摆体位时颈椎要尽可能屈曲，应用高速磨钻进行截骨。如果由于前次手术椎板残留需要再次减压，只能行椎板切除术。

（3）硬膜外粘连的处理：有些情况下硬膜外粘连的瘢痕组织比较容易自硬脊膜上剥离，但多数情况下比较困难。对于比较困难的情况，可以在瘢痕外分离以使椎板的椎管面获得游离，从而行椎板减压。分离时应先从正常的组织开始，以判断硬脊膜的位置。如果术中硬脊膜破裂，应尽可能修补。靠近腹侧的裂口修补困难，可以用人工脊柱膜覆盖、生物蛋白胶封堵或者肌肉补片覆盖硬脊膜，有可能防止术后脑脊液漏，术后脑脊液漏无需等到脑脊液引流减少再拔出引流管，去除引流管的时间取决于血性引流液的多少。有人采用腰椎穿刺引流脑脊液减少颈部脑脊液漏，并最终促进硬脊膜裂口的修复，据报道有显著效果，但笔者的经验显示，颈椎后路脑脊液漏的患者最终均经保守治疗解决。

（4）内固定与融合：如果最终选择了椎板切除术，或者术前检查存在比较明显的后凸畸形、颈椎节段性不稳定，并判断这些因素参与颈椎病的发病，应该在术中行相应节段的内固定和融合。内固定首选侧块固定，如果需要行矫形或者侧块固定失败可以考虑椎弓根螺钉固定。椎板切除术后后路融合只能行侧块关节融合术，由于后方硬脊膜裸露，植入侧块关节的骨块有移位后压迫硬脊膜和脊髓的风险，因此一般将侧块关节面软骨刮除，做成粗糙面即可，不需再额外植骨。如果行保留椎板的椎板成形术，门轴侧也可以植骨。

三、前后路手术选择失当

文献报道，颈椎病再次手术的原因中最常见的为前次手术术式选择不当，分为 3 种情况：①应该做后路手术而选择了前路手术；②应该做前路手术而选择了后路手术；③应该做前后路手术而只做了前路或者后路手术。在我国第 1 种情况更常见。原因如下：我国的颈椎外科手术是从西方引进的，在西方，颈椎病以神经根型为主，椎管狭窄和脊髓病相对国人为少。最早颈椎病手术治疗的报道也是关于前路手术的，英文文献中讨论前路手术明显多于后路。这对国人的手术选择有一定的引导作用。加之前路手术创伤小，一部分学者认为只有经前路才是对脊髓或者神经根的直接减压，术后轴性症状少，术式容易掌握，手术时间短，术者体力消耗也小，加之后路椎板成形术在国内并不普及，这些特点本身使得前路手术更受术者青睐。但是，国人颈椎管狭窄、脊髓型颈椎病和 OPLL 发生率较高，这些疾病相当部分需要经后路减压。

在临床工作中，要明确判断残余的压迫和残留的临床表现之间的关系，是很不容易的。因此，要特别准确地获取临床表现，特别细致地观察术后影像学资料，才能比较准确地判断两者之间的关系。

（一）颈椎前路手术选择不当

发育性、退变性、继发性颈椎管狭窄选择了前路手术，就有可能由于减压不彻底导致症状残留，常见的表现为：首次手术后早期神经功能有一定改善，之后又加重。可以是纵向上减压节段不够，也可能

是来自后方的致压因素（常见的为黄韧带肥厚）未能解除。再次手术应行后路椎板减压术（首选椎板成形术）。蔡钦林等早在 1986 年就报道了 44 例颈椎病再手术的情况，其中 38 例为各种类型的颈椎管狭窄首次手术做了前路，38 例中因为单纯椎管狭窄 28 例再次手术行后路，另外 10 例因同时合并不稳定在当时缺乏后路固定手段的情况下做了前路再次手术，10 例中的 2 例因同时合并严重椎管狭窄，二次前路手术后症状改善不明显第三次做了后路手术。再次手术总的优良率 74.3%。

（二）颈椎后路手术选择不当

此种情况比较少见。主要见于以下 3 种情况。

1. 主要见于开展颈椎后路手术早期　当时有观点认为，如果骨性椎管狭窄，就应该行广泛的颈椎后路椎管扩大成形术，但是后来逐渐发现，脊髓的面积和椎管的面积之间的关系对于脊髓病的发生有关联，对于脊髓面积较小的个体来说，即使椎管比较狭窄，也不一定易发脊髓病。事实上，MRI 测量可能比之骨性椎管的测量更加重要，即使骨性椎管狭窄，如果 MRI 上观察脊髓后方硬膜囊充盈良好（尤其要注意观察椎板间隙黄韧带的部位）后路减压术意义就不是很大。此时如果脊髓前方压迫存在，后路手术就难以奏效。应该行再次前路手术。

2. 存在后路手术相对禁忌证　如严重的后凸畸形存在，椎板减压后脊髓不能向后方充分退让，手术后颈椎后柱结构破坏、颈椎伸肌功能衰减导致后凸畸形加重或者出现不稳定，后路手术的疗效就受到限制。虽然有术者认为此时可以再次选择后路固定和矫形手术纠正后凸畸形，但按照笔者的经验，除非是僵硬性的后凸畸形，再次手术应选择前路减压、矫形、固定融合术。

虽然患者影像学表现为椎管狭窄，但临床主要表现为神经根病，前方存在致压因素，这种情况下后路椎板减压术而不行神经根管扩大手术可能残留神经根病的症状，此时应在明确致压因素的前提下，尽早行前路减压固定融合手术。

3. 椎管狭窄合并前方严重的压迫　这些患者有人认为应该一期行后前路手术，但对经验较少的脊柱外科医师存在一定风险，如果患者手术耐受性差，也不适宜一期手术，就可能需要分期前后路手术。这些患者一般应先行后路手术，因为在椎管狭窄的情况下，后路手术发生神经损伤的风险较前路低，而减压效果更佳。二期前路手术时间的选择可以灵活掌握，主要取决于患者对首次手术的疗效反

应,如果首次手术后患者有明显的功能改善,残留的神经功能障碍不重,可以观察时间稍长一些,否则,应较早再次手术。

四、人工椎间盘置换术选择失当

随着颈椎人工椎间盘的应用,这个问题显得非常突出。作为一种新技术,在我国的病例数在不断增加,国内比较大的脊柱中心几乎都开展了颈椎人工椎间盘置换手术,从已经发表的文献来看,总的来说,在神经功能改善方面,与传统的减压融合手术相近,但是,也存在一些问题,主要的问题来自适应证选择上,虽然在适应证选择方面尚无定论,但以下情况如果选择颈椎间盘置换术,可能导致临床效果不佳。

(一)颈椎管狭窄明显

颈椎管狭窄是脊髓型颈椎病发病的重要前置因素。对于同样程度的退行性改变,颈椎管狭窄的患者更易患脊髓型颈椎病。但这一观点在我国脊柱外科医师中并不被普遍接受,医师在观察 MRI 图像时,更加关注来自脊髓前方的压迫,如突出的椎间盘、增生的骨赘和 OPLL,而对来自脊髓背侧的压迫(黄韧带)常常视而不见。再加上不熟悉后路手术技术,错误地认为前路手术才能使脊髓前方直接减压,对后路手术的减压效果没有直接经验,对轴性症状的顾虑,使得颈椎管狭窄选择前路手术的情况还是相当多的。这在前后路手术选择失当中已经述及。当然,前已述及,有些情况下还是可以选择前路手术的。但选择非融合的前路手术就要十分小心,原因很简单:这类患者脊髓病的发生可能是椎管狭窄、前后方压迫、椎间活动共同作用的结果,前路椎间盘置换手术只解决了来自前方的静态压迫,其他因素依然存在,且增加了手术创伤性炎症,这就使减压不彻底的可能性大为增加。目前,对于颈椎病颈椎间盘置换的长期随机对照观察结果均来自西方,而西方颈椎管狭窄的患者少见,多数是神经根型颈椎病,因此也没有间接经验支持。由于非融合手术可以减少相邻节段退变的加速,部分术者认为椎管狭窄的患者行椎间盘置换的理由更加充分,因为这些患者轻微退变可能导致脊髓病再发。经验证明,这样的患者多数还是适合后路手术,既可以使得脊髓充分减压,又保留了脊髓的节段运动,一举两得。在临床实践中,随着人工椎间盘置换例数的增加,因颈椎管狭窄行人工椎间盘置换疗效不好的患者数也在增加。这些患者要么术后症状改善轻微,要么早期有改善,

后期症状又加重,需要再次手术。对于椎管狭窄选择了颈椎间盘置换术的患者,如果疗效不佳,可以再次行后路椎板成形术。只有对少数患者可以选择前路人工假体取出,椎体间植骨融合内固定术。

(二)颈椎明显不稳定

对某些颈椎病患者来说,颈椎不稳定是重要的发病因素。对于静态压迫比较严重的患者,即使依据颈椎动力位片子判断并没有影像学上的不稳定,颈椎节段间的微活动也可能是颈椎病的发病因素,因此,必须对所有颈椎病的患者行颈椎动力位片子检查,以判断受累节段的节段运动。颈椎间盘置换术不能增加相应节段的稳定性,甚至会增加不稳定性,就可能导致临床效果不佳。这些患者除了术后神经功能改善不佳外,还可能出现不同程度的轴性症状或者交感症状。这些患者可以选择前路翻修手术,取出假体,再次行融合手术。但对有些假体,取出非常困难,也可以选择相对简单的后路固定融合术,必要时同时行后路减压手术。

第二节　出现了新的致病因素

颈椎病是退变性疾病,手术方法不能阻止颈椎的继续退变,当退变到一定程度后,就可能出现新的临床症状。颈椎病术后早期疗效显著,之后症状又加重,常常是出现了新的致病因素。

一、相邻节段退变

颈椎融合术后相邻节段退变加速为多数学者所接受。当退变到相当的程度,导致静态或者动态压迫时,就可能表现为神经功能缺失而需要手术治疗。其中相邻节段椎间盘突出,椎体后骨刺对脊髓或者神经根的压迫是最常见的情况,也可能合并受累节段的不稳定,这种情况一般选择前路减压固定融合术。由于是相邻节段病变,前次手术的钉板系统需要先取出,但取出前一定确认前次固定节段已经骨性融合。再次融合手术需要加用内固定,因为此种情况容易发生术后不融合。

二、非相邻节段前方压迫

颈椎融合术后非相邻节段退变也不是少见的情况,从理论上讲,这种退变也可能和节段融合相关,但目前没有相关的研究结果证实。相对于相邻节段退变来说,非相邻节段退变导致的脊髓病或者

神经根病手术术式选择可能出现两难的情况,因为中间的节段如何处理是个难题。如果不融合,退变加速的可能性很大,如果融合,颈椎保留的运动节段就明显减少。因此,只融合退变节段、连同中间节段都融合、非融合手术都有采用,没有万全之策。前已述及,非融合手术和融合手术的混合对假体寿命的影响仍然不确定。前路手术也应该应用内固定,理由同上。

三、出现了各种类型的椎管狭窄

由于前次手术后退变或者椎管内韧带骨化导致椎管狭窄,导致脊髓病再发,需要行椎管扩大手术。由于前路手术导致相应节段融合,椎间没有运动,导致患者后方椎板间不能张开,因此,椎板截骨术可能增加困难。有时需要应用磨钻才能解决椎板之间的重叠。如果存在有致病作用的节段不稳定,也可经后路在减压的同时行固定融合手术。后路手术后再发椎管狭窄除了前述的椎板旋转角度丢失导致的椎管再狭窄之外,椎管内 OPLL 发展、出现 OLF(有人认为后路手术可能诱发侧方黄韧带骨化),均需再次后路手术(图 26-2-1)。手术方法见前。

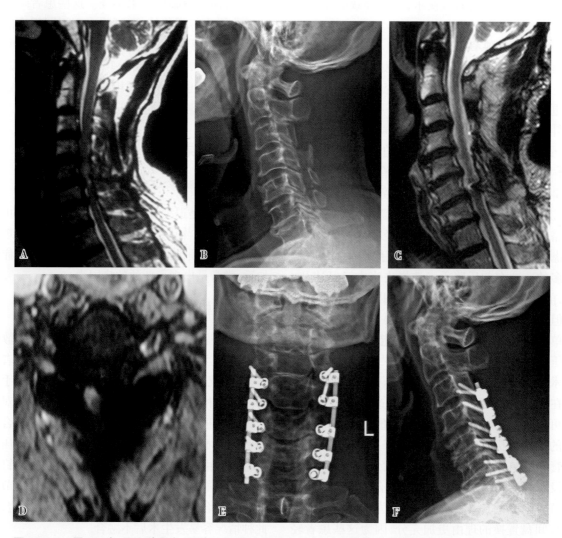

图 26-2-1　男,67 岁,双上肢麻木、四肢无力、行走不稳 3 年余,诊断脊髓型颈椎病(A),C$_{3\sim6}$ 单开门椎管扩大成形术后 3 年,症状加重半年,JOA 评分 9 分(B、C、D)。C$_{6,7}$ 水平椎管狭窄,行后路 C$_{4\sim7}$ 椎板切除术,侧块内固定术后(E~H)2 年 3 个月,JOA 评分 14 分,脊髓减压充分

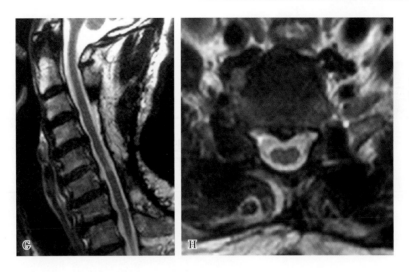

图 26-2-1(续)

（张凤山）

参 考 文 献

1. 刘忠军,党耕町.对颈椎人工椎间盘置换术现状的认识与思考.中国脊柱脊髓杂志,2008,18(1):5-6
2. 蔡钦林,党耕町,卢学思,等.脊髓型颈椎病再手术治疗问题.中国脊柱脊髓杂志,1986,6(5):345-347
3. 王少波,王圣林,蔡钦林.压迫性颈脊髓病再手术原因分析.中国脊柱脊髓杂志,2005,15(2):73-76

第二十七章

颈椎后纵韧带骨化症

后纵韧带骨化(ossification of posterior longitudinal ligament,OPLL)作为一种疾病被人们认识已有 175 年的历史。由于黄种人中的高发倾向,目前的大宗研究报道均来自日本和中国,有时候该病也被称为"日本病"。

第一节 后纵韧带骨化的研究历史

1838 年,Key 首先描述 OPLL 是一种可以致瘫的疾病。1942 年,Oppenheimer 报道了 18 例前纵韧带骨化(OALL,下同)和 OPLL,但未报道神经症状。1960 年,Tsukimoto 首先对 OPLL 进行了活检,提出 OPLL 是一种可致脊髓病的疾病,以此为标志,开始了临床和病理研究。

1975 年,日本成立了 OPLL 调查委员会,先后组织完成了流行病学、放射学、病理学、病因学及临床研究。

1975 年 Kirita 发明了广泛椎板切除减压手术,对于局限性骨化,他采用椎体次全切除和融合手术。1978 年,Hattori 首次报道了椎板成形术,同年,Hirabayashi 改良了椎板成形术之后,各种各样的椎板成形手术首先在日本,之后在全世界范围内被多数医师所应用。相对来说,前路手术的应用不那么广泛,1983 年,Yamaura 报道了经前路 OPLL 漂浮法,以后在中国大陆及日本均获得一定应用。综合文献报道,前后路手术治疗 OPLL 所致脊髓病及神经根病的总有效率为 70% 左右。

北京大学第三医院骨科于 1980 年发表了国人 OPLL 的临床研究报道,刘忠军于 1999 年总结了应用单开门椎板成形术治疗颈椎 OPLL,目前国内在临床研究方面取得了很大的进步。开展的术式主要为多种后路椎板成形术,经前路骨化块切除减压,经前路骨化块漂移减压术。但在临床研究方面缺乏长期疗效随访,在基础研究方面落后于日本。

第二节 OPLL 流行病学

结果显示,30 岁以上日本人 OPLL 发生率 1.9%~4.3%,台湾汉族 0.2%,高山族 0.4%,大陆汉族 1.69%,美国 Mayo Clinic 统计的发生率为 0.2%,在西方意大利的报道比较特殊,复习 1258 份 X 线片发现 OPLL 占 1.83%。国内北京大学第三医院骨科对 3694 份颈椎 XR 侧位像进行复习,检出 20 例 OPLL,占 0.54%。

下面以日本人两次全国调查的结果为基础,总结 OPLL 的临床流行病学特点。

(1) 性别比例:男∶女 =2∶1(北京大学第三医院,男∶女 =4∶1)。

(2) 年龄:起病平均年龄,男性为 51.2 岁;女性为 48.9 岁。67% 的患者年龄在 45~65 岁。

(3) 合并症:合并糖尿病 9.7%,29% 存在糖耐量异常,明显高于无 OPLL 的同年龄组。

(4) 临床症状:95% 有症状。典型患者初次主诉颈部不适并上肢麻木,严重者出现四肢感觉、运动功能障碍。16.8% 患者日常生活需人帮助。5.4% 患者症状呈快速恶化,11.4% 患者表现慢性加重。

(5) 放射线分型:最多见于 C_{4-6},最大厚度多见于 C_5。在影像上分为四型:连续型 27.3%,混合型 26.2%,节段型 39%,孤立型(或称桥型或其他型) 7.5%,平均侵犯 3.1 个椎体,连续型和混合型对椎管累及最大(图 27-2-1)。

(6) 椎管狭窄率(骨化块厚度与椎管前后径比值):34% 患者 >40%。

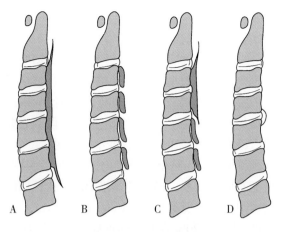

图 27-2-1　OPLL 的分型

A. 连续型；B. 节段型；C. 混合型；D. 孤立型（桥型或其他型）

（7）合并其他部位或组织的骨化：0.9% 患者存在硬脊膜骨化，9.4% 合并胸或腰椎 OPLL，24% 合并 OALL，5.6% 合并黄韧带骨化（OLF，下同）。

第三节　OPLL 的病因

病因尚不清楚。已有的研究报告指出：遗传、代谢、退变、创伤、应力都可能参与发病。

535 例 OPLL 患者通过糖耐量试验确诊糖尿病占 28%，反之，糖尿病患者中 OPLL 及激素异常疾患（如甲状旁腺素低下、低磷酸盐佝偻病等）的发生率较高。

也有一些研究报告研究机械应力对 OPLL 发生的影响，张伟等的体外研究发现：机械牵张应力可诱导颈椎后纵韧带成纤维细胞多个与骨化相关的蛋白发生差异性表达，其可能与 OPLL 发生有关。退变是否最终通过应力的改变对 OPLL 的发生产生影响，还不得而知。创伤的因素除了应力改变之外，尚有损伤修复的因素，更加复杂。有人认为损伤的韧带细胞，如果正常的修复过程不能工作，韧带的骨化就开始了。

一些研究还发现 OPLL 与生长因子、细胞因子及其他分子或遗传因素有关。在 OPLL 中的未骨化韧带中见到 BMP 受体。

在家族研究中，OPLL 在二级血亲中发生率为 23.2%，显著高于在一般人群中调查的结果（1.6%~3.9%），显示出了 OPLL 在家庭中的高发倾向。也有 OPLL 双胞胎的研究报告，这些事实说明在 OPLL 的发生和发展中基因背景具有重要意义。

虽然 OPLL 的遗传方式尚未肯定，但也有非常深入的研究。Terayama 等调查 347 个有 OPLL 患者的家庭，近亲中 24% 在 X 线检查中发现 OPLL。OPLL 的同胞中 30% 存在 OPLL。他认为，OPLL 可能是常染色体显性遗传。也有人通过遗传分析认为是常染色体隐性遗传，但一般认为是一种多基因病。

通过对基因表型的分析，有人假定 OPLL 可能由 HLA 基因本身的异常所致，或者其他与 HLA 基因相关联的基因的异常所致。HLA 基因位于人 6 号染色体上短臂的 MHC 区。因此，一般认为 6 号染色体上某种基因的异常导致 OPLL 的发生。在 OPLL 的动物模型和患者中已经观察到位于 6 号染色体上 MHC 区的 COL11A2 基因的过表达，该基因编码Ⅺ型胶原，Ⅺ型胶原见于软骨基质中，虽然其功能尚未彻底了解，可能它激活某些成骨因子，这些因子在韧带组织中能诱导异位新骨的形成。

通过 Twy 大鼠模型和 ZFR 大鼠模型，人们初步认识了 OPLL 的发病机制，也发现了 NPPs 等候选基因；同时经过大量的基础和临床科研，甄选出许多 OPLL 可能的易感基因，均与骨的代谢与调节相关。在上述易感基因中，HLA、COL11A2 和 BMPs 不仅与 OPLL 的发病率最为相关，且 COL11A2、BMPs 还对 OPLL 的发生、发展都有调控作用；而 COL6A1 主要影响 OPLL 的发病率；TGF-β、NPPs 与 OPLL 的病变程度密切相关；Runx2 从多方面对骨代谢进行调节，且 Runx2 基因对骨化细胞有重要的调控作用。对于 OPLL 的发生发展 RXRβ、P2Y1、PLZF 等也有一定的影响。

可以肯定的是，这一疾病的病理生理学不能完全用基因背景解释，OPLL 的发生与进展可能与多种外部因素相关，全身的、局部的和基因异常。

第四节　病理和发病机制

由于后纵韧带骨化压迫脊髓到神经症状出现一般有较长的潜伏期，多为数年，因此活检病例或手术标本的组织学检查通常显示持续的形成（进展期），而早期的组织病理表现不得而知。这明显阻碍了 OPLL 发病机制的研究。但很可能进展期的骨形成主要是软骨内化骨。

后纵韧带骨化的本质是异位骨化，过去有人认为是韧带钙化，病理学的研究证实钙化的观点是错误的，因为成骨的过程非常典型，成熟的 OPLL 为含有哈佛斯系统的薄层骨，不成熟的 OPLL 主要是编织骨。大多数为软骨内化骨，但也存在膜内化骨过程。Goto 对显微放射线所见的综合分析提示,早期骨形成可能有两个起始部位:止于椎体的后纵韧带的深层(末端病),或深浅层纤维交叉处。多数临床病例的所见为,成熟的密质骨已经形成,骨组织见于后纵韧带(PLL)各层并延伸到硬脊膜。骨化的韧带可以致密地粘连到硬脊膜上,这种病例施行前路韧带切除就必然会导致硬膜缺损。

OPLL 骨化块中大部分为板层骨,并可见纤维软骨及钙化的软骨。软骨内化骨可能在 OPLL 形成中起重要作用。须指出在 OPLL 的不同区域,骨化情况不尽相同,甚至差别很大,有的部位可能已经完全骨化,而有的部位尚未骨化或刚刚出现软骨细胞。因此,OPLL 在组织病理学上至少应分为成熟型和未成熟型两种类型。明确这两种类型的存在将有助于把 OPLL 作为一种连续的病理发展过程来加以认识和研究,同时也有助于对 OPLL 进行客观的临床评价及采取正确的治疗方针。

尸解病理结果显示,OPLL 发生部位脊髓前方明显受压,神经组织总量减少,其中灰质较白质损害更重,损害最严重部位可见坏死灶或空腔形成。这些损害往往从灰质的中央部分向上后索的腹侧部扩展,脊髓前角细胞的数量及体积下降。白质内多出现广泛的脱髓鞘改变。

病理中不像强直性脊柱炎那样有炎症的表现(如淋巴细胞浸润),在早期的骨形成之前无先行的骨吸收,也无创伤的组织学发现的报道。

按照 OPLL 的分布特征,Sumio Goto 提出了下述分类方法(表 27-4-1)。

单水平节段型、上颈椎连续型、下颈椎连续型,95% 病例在自然病程中类型保持不改变。对于多水平型,46% 病例发展为下颈椎连续型,其余 54%

病例发展为广泛连续型或广泛混合型。

OPLL 与椎间盘的退行性改变有无联系呢? 有学者分析指出单水平节段型和上颈椎连续型经常出现颈椎病的病理改变。在下颈椎连续型,包括多水平节段型将要发展成为下颈椎连续型者,胸椎后突角度增加(圆背);在广泛型者,包括多节段型将要发展为广泛型者,明显的椎间盘变窄较少见。

颈椎 OPLL 与胸椎的椎管内韧带骨化在某些病例可能有内在联系。63% 的颈椎 OPLL 在长期的自然病程中可能出现胸椎 OPLL、OYL 和 OALL。广泛型颈椎 OPLL,>20% 合并胸椎黄韧带骨化和 OPLL。

OPLL 可能通过以下两种机制造成神经损害:OPLL、椎管狭窄所致的静态压迫和椎间不稳定。OPLL 造成脊髓或神经根损伤可能是通过下述 3 种形式:①挤压:异常增厚的后纵韧带骨化块无疑会对脊髓或神经根构成威胁,但在 OPLL 患者,椎管被侵占 50%~60% 而未出现症状者临床上并不少见,可见脊髓对于缓慢发展的压迫具有相当好的耐受性。不过,在严重 OPLL 的患者,骨化块的挤压已使脊髓的耐受力接近极限,同时也使脊髓处于缺血状态,在此情况下,任何微小的颈部外伤即可造成显著的脊髓损伤。常常与 OPLL 合并存在的颈椎间盘突出,往往也是造成脊髓损伤的重要因素。②邻接区失稳:在两骨化区邻接处的椎间关节处于显著不稳定状态。当颈椎前屈运动时,两骨化带尖端向后方成角,可能撞击向前移动的脊髓,使其受损。③挫磨:骨化的后纵韧带的表面粗糙并呈凹凸不平状。随颈椎屈伸活动,硬膜及脊髓与之不断碰撞挫磨,势必会产生组织结构的损伤。

第五节　颈椎 OPLL 的临床表现

颈椎 OPLL 是颈椎继发性椎管狭窄的重要因素,可致脊髓和神经根压迫。

OPLL 的程度与临床症状有一定关系。当 OPLL 椎管侵占率 >40% 时,脊髓病的发生率增加,当颈椎管绝对值 <10mm 时多存在症状和体征,当 <8mm 时,出现严重损害。但脊髓损害的严重程度与椎管绝对值和相对狭窄的程度常不平行。有人认为,横断面上 OPLL 的形状和椎管的横截面积是非常重要的因素。椎间的稳定性、间盘突出的程度、PLL 的肥厚也可能是决定神经损害的因素。

临床表现差异很大,其症状分为三类:①颈脊髓病:四肢及躯干感觉、运动功能障碍,痉挛性瘫痪,

表 27-4-1　按照 OPLL 形状和分布对颈椎 OPLL 的分类

分类标准	OPLL 类型	描述
形状	桥型	椎间水平骨化
	节段型	椎体水平骨化
	单水平	单一椎体水平
	多水平	多椎体水平
	连续型	椎体及间盘水平连续骨化
	混合型	桥型或节段型与连续型的混合
分布 OPLL 之进展	上型	C_{1-3} 骨化
	下型	C_{4-7} 骨化
	广泛型	C_{1-7} 骨化

括约肌功能障碍；②颈神经根病：上肢疼痛或其他感觉异常；③轴性症状：颈痛、颈僵。这些表现通常是混合的，其中最主要的问题是颈脊髓病，因为可导致严重的功能障碍，影响日常生活。

起病一般呈隐袭性，可以在较轻微的颈部外伤后出现急性脊髓损伤，是无骨折脱位型颈脊髓损伤的主要原因之一。当 OPLL 的患者逐渐出现上述症状后才能诊断为 OPLL 症。

最常见的初始症状是手的感觉异常，之后出现颈痛或颈部其他不适以及手的笨拙。主诉逐渐增多，延伸到下肢，严重时出现行走困难。

1. 颈脊髓病　一般来说，在数月内患者可能自觉双手感觉异常，合并力弱和笨拙。下肢症状可以在先，也可发生在上肢症状之后。下肢力弱一般是对称的。但必须指出，神经损害有时非常复杂，当运动神经损害表现为上下运动神经元损害合并存在的情况，必须考虑合并存在胸椎或腰椎 OPLL 或 OLF，因为这种合并存在的情况不少见。

2. 神经根病　肩、胸、上臂或手部不适，可合并力弱，与神经根型颈椎病不同的是，根性痛和麻木通常不显著，与受累的颈神经的关系也常不对应。

3. 轴性症状　颈部钝痛或僵硬，有时向枕部或肩部扩展。与间盘病变所致的颈部症状相比，OPLL 引起的轴性症状轻微而模糊，不需使用止痛药物。疼痛的原因尚不清楚，可能是由于骨化的形成或生长对分布在 OPLL 上的窦椎神经的刺激所致，也可能由于对神经根的刺激所致。颈部活动受限一般比较明显，特别是侧屈。颈部活动受限的程度显然与 OPLL 在纵向上的范围有关：纵向上范围越长，椎间运动越少。

4. 自然病史　除了有时在一个轻微的外伤后出现急性脊髓损伤外，颈椎 OPLL 所致颈脊髓病逐渐发生，隐袭进展，反复缓解恶化。Matsunaga 等报道了 207 例 OPLL，跟踪随访了 10 年 3 个月，其中 18% 在初诊时已有颈脊髓病的症状。在以后几年中，66% 症状无变化。在有脊髓病的患者中，40% 加重，而在初诊时无脊髓病的患者中 20% 出现脊髓病。40%~60% 的病例 X 线观察骨化轻微增长，在纵向上向头侧和尾侧增长，在水平方向上向椎管内侵犯逐渐增厚。连续型和混合型较节段型增长的倾向更大。手术干扰对 OPLL 生长的影响尚无定论。关于脊髓病与 OPLL 进展之间的关系，在骨化进展的患者中，32% 脊髓病出现或加重，而无 OPLL 增厚的患者中只有 17% 脊髓病出现或加重。可见，骨化的增厚在脊髓病的发生和加重中起重要作用。但在骨化进展的病例中，仍有 20%~30% 脊髓病改善，这些病例脊髓损害属于轻度。中度或重度脊髓病罕见改善。

第六节　影像学诊断

颈椎 X 线平片是首选检查，当在侧位平片上看到椎体后方不透射线影时，可以作出 OPLL 的诊断（图 27-6-1）。在多种影像学检查中，CT 最敏感，也被认为是诊断 OPLL 的“金标准”（图 27-6-2）。MRI 在认识脊髓病及脊髓压迫的情况具有不可替代的优越性。不同进展时期的 OPLL 有不同的 MRI 信号强度，有学者认为可以据此推测其进展。另外，MRI 较 CT 对肥厚的 OPLL 及椎间盘突出的更加敏感（图 27-6-3~ 图 27-6-6）。侧位平片还被普遍用来测

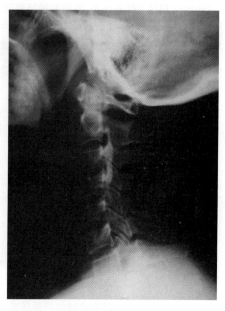

图 27-6-1　颈椎 X 线平片清晰可见 C$_{2\sim5}$ OPLL 混合型（C$_{2\sim4}$ 连续型，C$_{4、5}$ 孤立型，C$_5$ 节段型）

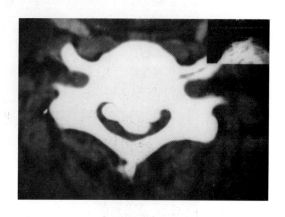

图 27-6-2　颈椎 CT 平扫显示典型的不规则形状的 OPLL，严重颈椎管狭窄

量骨化块的侵占率。但平片有一定的假阴性率,纵向断层或 CT 矢状面重建能增加阳性率(图 27-6-5~ 图 27-6-7)。

发生于椎间隙水平的 OPLL(孤立型、桥型或其他型)需与间盘钙化或增生的骨赘进行鉴别。矢状面上的影像(断层和 MRI)有助于分清诊断。

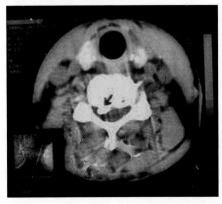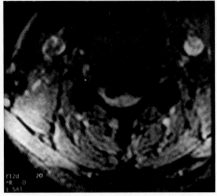

图 27-6-3   颈椎 CT 平扫和 MRI 横断面影像对比,可见成熟的 OPLL 在 T_2 加权像上显示无信号增强,脊髓和神经根受压显示清晰

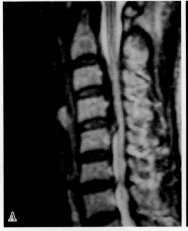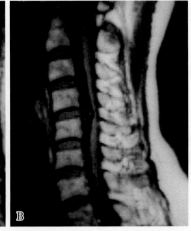

图 27-6-4   MRI T_1(A)和 T_2(B)加权像显示 $C_{2\sim4}$ OPLL 和 $C_{4、5}$ 椎间盘突出及其对脊髓的严重压迫

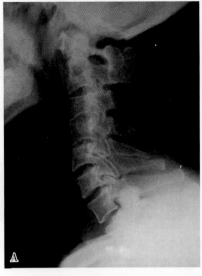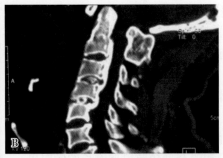

图 27-6-5   颈椎侧位平片(A)和 CT 重建片(B)显示的 OPLL

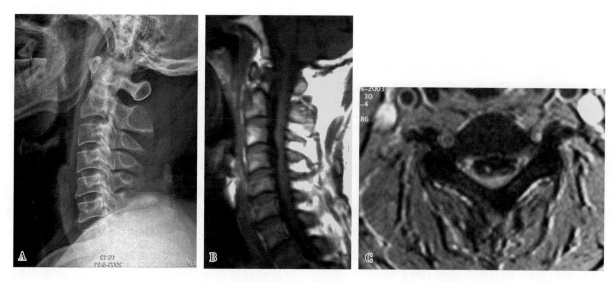

图 27-6-6　广泛连续型 OPLL

A. 侧位平片显示 $C_{2~6}$ OPLL；B. MRI 显示 C_2~T_1 OPLL；C. C_4 横断面显示 OPLL，但骨化的 OPLL 内信号不均一，提示骨化程度不同

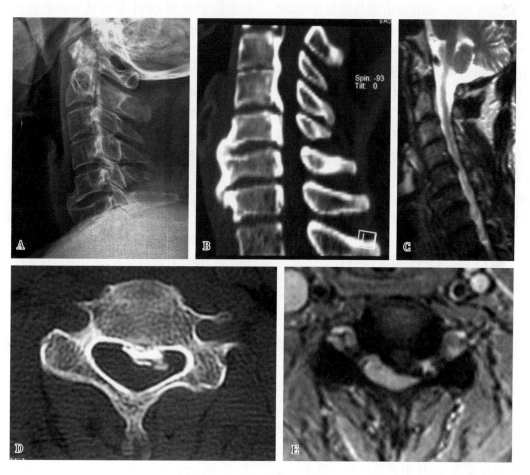

图 27-6-7　广泛混合型 OPLL

A. 侧位平片仅见 $C_{2~4}$ 连续型、C_5、C_6 节段型 OPLL；B. CT 矢状面重建清晰可见 $C_{3、4}$ 连续型、C_5、C_6、C_7 节段型 OPLL；C. MRI 中矢面图像仅见 C_6 OPLL，其余部位 OPLL 漏诊（可能因为骨化偏向一侧）；D. C_6 OPLL 的 CT 表现；E. 与 D 同节段 MRI 轴位像

第七节　OPLL 症的诊断

后纵韧带骨化属于影像学诊断,当 OPLL 存在并有临床表现时,则诊断后纵韧带骨化症。完整的诊断应该包括两个方面:一是 OPLL,应注明范围及类型;二是神经损害的类型:颈脊髓病或和颈神经根病。在诊断方面经常遇到的一个问题是,颈椎既有退行性骨关节病又有 OPLL。这时就需要结合影像学与临床表现,判断神经损害的原因。如果 OPLL 和退变性因素(椎间盘突出、椎体后缘骨赘、黄韧带肥厚、钩椎关节增生、关节突增生)都是神经损害的原因,则应作出全面诊断。如果退变性因素不参与神经损害的发病,则只需要诊断 OPLL 症。

OPLL 患者颈部创伤后发生急性颈脊髓损伤(SCI)应诊断颈椎外伤,如果有骨折脱位,按颈椎骨折脱位相应的分类系统进行分类,并对脊髓损害的程度及类别进行诊断。如果没有骨折脱位,应诊断无骨折脱位型颈脊髓损伤。OPLL 的诊断同上。

颈椎 OPLL 可以是全身韧带骨化的局部表现。比较明确的有两个疾病:一是强直性脊椎炎,二是 DISH 病(弥漫性特发性骨肥厚症)。有关这两个疾病的诊断标准详见相关章节。

有关 OPLL 症所致颈脊髓病或颈神经根病的鉴别诊断详见颈椎病的鉴别诊断。需要特别注意的是,即使 OPLL 的椎管侵占率大于 50%,也有部分患者不出现神经损害,因此,简单地将神经损害归结为 OPLL,有时会漏掉真正的"元凶"。

第八节　OPLL 症的治疗

一、非手术治疗

依据 JOA 脊髓神经功能 17 分评分法,将颈脊髓病分为三组:JOA 评分 14~17 分为轻度脊髓损害;6~13 分为中度脊髓损害;小于或等于 5 分为重度脊髓损害。

通过多年来非手术治疗和手术治疗疗效的比较研究,多数医师认为 JOA 评分小于或等于 13 分(中或重度脊髓损害)可使患者意识到日常生活受限,相反,轻度脊髓病(JOA 评分≥14 分),如果可以避免颈部急性创伤的话,可以接受非手术治疗,因为这些患者日常生活基本不会受限。但必须认识到,急性创伤容易使脊髓压迫已到临界状态的患者出现完全性四肢瘫,也可以是不完全性脊髓损伤,如中央损伤综合征或不完全性四肢瘫。

OPLL 症保守治疗的重要依据是脊髓对慢性 OPLL 进展所致的缓慢性压迫具有很强的耐受能力。事实上,非手术治疗者只有 18% 出现脊髓病加重,而侧位平片 60% OPLL 有进展。但必须认识到,重度脊髓病的患者不可能通过非手术的方法得到充分治疗。

OPLL 非手术治疗主要针对脊髓病或神经根病,对 OPLL 本身目前尚无有效方法阻止其进展。非手术治疗的方法包括:卧床休息、颈部支具制动。这些方法用来减轻或清除由于颈椎不稳定所致的神经损害。对于有明显疼痛的患者,应予对症处理。针对神经损害修复的各种制剂均可使用,改善脊髓血运的药物据报道也有助于神经损害的恢复。如果 OPLL 基础上出现急性颈脊髓损伤,则需严格按照脊髓损伤的非手术治疗方法行综合治疗(详见有关章节)。严禁对 OPLL 所致椎管狭窄的患者行颈部手法按摩治疗,以免导致严重的脊髓损伤。

二、手术治疗

(一) 手术目的

解除静态压迫因素;通过融合手术消除颈椎椎间不稳定。

(二) 手术适应证

中、重度颈脊髓病。在行手术治疗前必须考虑年龄因素。统计结果表明年轻患者的 OPLL 更容易进展,加之年轻人发生颈部创伤的风险较大,而手术效果又较老年人为好,因此对于 OPLL 伴发严重椎管狭窄者,即使脊髓病不重,也有手术指征(图 27-8-1)。

(三) 手术方法的选择

1. 前路减压和融合　①节段型,少于 2 个椎体;②局限型;③合并间盘突出。

2. 后路减压　①广泛 OPLL>3 个椎体;②连续型和混合型;③合并发育性颈椎管狭窄。

3. 前后路联合减压　①椎管狭窄合并较大的局限型 OPLL,或椎间盘突出;②广泛 OPLL,节段不稳或较大椎间盘突出;③有后路减压指征,合并明显后凸畸形,估计脊髓后移明显受限,有可能经前路矫形者(图 27-8-2,图 27-8-3)。

在术式选择上以下问题需要考虑:

1. 椎管侵占率　有人认为,椎管侵占率小于 60%,后路手术可以达到减压的目的,超过 60%,可能需要前路减压(单纯前路或者联合后路,还取决

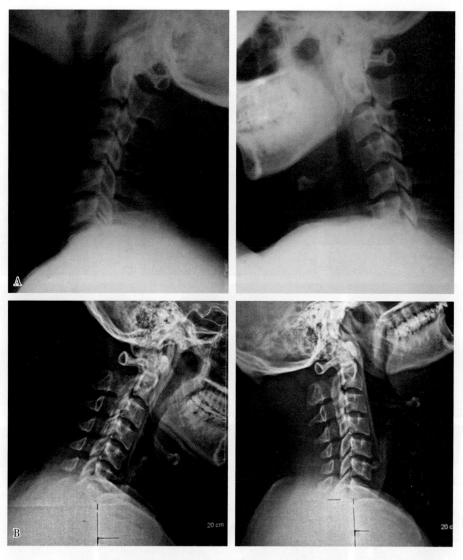

图 27-8-1　男性,40 岁,唯一症状屈颈时四肢过电感,术前 JOA 评分 14 分,C$_{2~4}$ 连续型、C$_5$ 节段型 OPLL,发育性和继发性颈椎管狭窄,行后路 C$_{2~7}$ 椎管扩大成形术

A. 术前过屈过伸位平片;B. 术后 8 天过屈过伸位平片示椎管扩大

于其他因素,如骨化块的形状、颈椎的曲度等)。

2. 骨化块的形状　骨化块基底较窄者(山峰形)适合前路切除,基底越窄,前路切除的难度越小。宽基型(平台型)前路切除难度大,如欲行漂浮手术,由于 OPLL 向两侧延伸多,将两侧游离可能会遇到困难,影响漂浮效果。所以有人建议首选后路减压。

3. 颈椎的曲度　后凸畸形影响后路减压的效果,虽然有人认为颈椎前凸消失是后路减压手术的禁忌证,但多数术者的观点是,轻度的后凸畸形不是后路减压的禁忌证。后路椎弓根技术的进步,有利于纠正颈椎后凸畸形,提供了新的选择。

在具体到某个患者,可能是这些特征的综合,有时就会遇到选择困难,比如一个椎管侵占率超过 60%,而又是宽基型的 OPLL,再合并后凸畸形,无论

选择何种术式,都会是很不容易施行、预后难以估计的手术。

需要考虑的另一个问题是内固定,虽然日本有的术者认为,前路选用腓骨移植,术后应用 Halo 外固定,可以不用内固定,但选用钉板系统在目前是多数术者的选择,植骨材料在近年多选用钛网自体骨,虽然存在钛网沉降的弊端,但鲜有临床症状明显,需要翻修的。后路椎板成形术后如无不稳定和后凸畸形存在,尽量不用内固定,这样有可能保留节段运动。明显的后凸畸形,估计经后路可以矫形的,可以选择椎弓根螺钉固定、矫形、植骨融合。如果属于僵硬性的后凸畸形(在 OPLL 中发生率超过颈椎病),估计矫形困难,可能就需要联合前路手术。侧块螺钉系统矫形能力有限,一般通过术中调整体位,加上

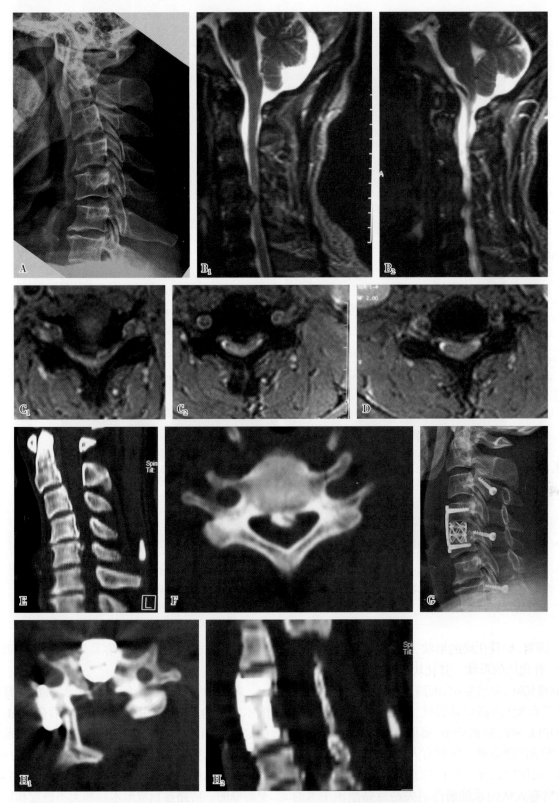

图 27-8-2   颈椎管狭窄、椎间盘突出合并单水平节段型 OPLL 患者行后路 C$_{3-7}$ 椎板成形术及前路 C$_{4,5}$ 椎间盘和 OPLL 切除，椎体间植骨内固定术

A. 侧位片见 C$_5$ 椎上 1/2 后部 OPLL 和 C$_{4,5}$ 椎间退变；B. MRI 矢状面 T$_1$ 加权像可见 C$_{4,5}$ 椎间盘突出，C$_5$ 上缘 OPLL，该水平脊髓受压；C. MRI 轴位像脊髓受压变形，致压物信号不均，既有突出的间盘，又有 OPLL；D. MRI 轴位像显示 C$_5$ 椎体水平 OPLL（椎体后方低信号影）；E. CT 矢状位重建清晰可见 C$_5$ 椎体后方 OPLL；F. CT 轴位像见 C$_5$ 椎体后方 OPLL；G. 后路椎板成型前路 C$_5$ 椎体 OPLL 和椎间盘切除使局部彻底减压；H$_1$. CT 轴位像显示扩大的椎管及 OPLL 和间盘切除后的骨性椎管；H$_2$. CT 矢状位重建直观显示前后彻减压的效果

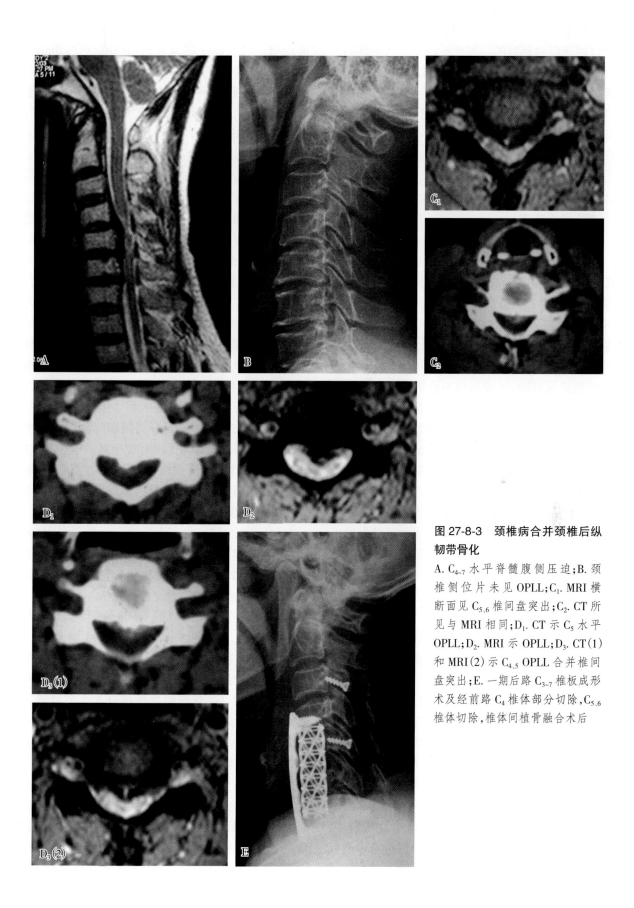

图 27-8-3　颈椎病合并颈椎后纵韧带骨化

A. $C_{4\sim7}$ 水平脊髓腹侧压迫；B. 颈椎侧位片未见 OPLL；C_1. MRI 横断面见 $C_{5,6}$ 椎间盘突出；C_2. CT 所见与 MRI 相同；D_1. CT 示 C_5 水平 OPLL；D_2. MRI 示 OPLL；D_3. CT(1) 和 MRI(2) 示 $C_{4,5}$ OPLL 合并椎间盘突出；E. 一期后路 $C_{3\sim7}$ 椎板成形术及经前路 C_4 椎体部分切除，$C_{5,6}$ 椎体切除，椎体间植骨融合术后

器械矫形,非僵硬型的后凸畸形可能能矫正到中立位就算比较满意的结果,当然这一结果对相当多的患者已经可以达到目的。关于不稳定的问题,OPLL骨化和颈椎病的患者有所不同,明显的不稳定有非常强的指征经后路同时做固定融合。不明显的不稳定(影像学达不到不稳定的标准),对于前方压迫较重,骨化末端可能对脊髓造成动态折顶等损伤机制的,也有固定和融合的指征。此外,对于估计不久会因为OPLL发展而丧失运动功能的节段,在存在其他融合指征的时候,选择内固定和融合术时应更加坚决。

(四)手术方法

1. 后路减压手术

(1) 减压原理及优缺点:通过椎板切除或椎板成形手术,除了达到直接减压的效果外,在颈椎前凸的基础上,颈脊髓可以后移,有人报道,最大后移可达8mm。后路手术最大的优点是容易操作,对于颈脊髓严重损害、椎管狭窄严重者,安全性尤为重要。另外,减压范围不受限。缺点是OPLL未切除,后方瘢痕可能累及硬膜,可能出现不稳定。减压的范围超出狭窄部位至少一个水平。应包括神经压迫的部位和椎管狭窄的区域,至少应包括C_{3-7}。

(2) 方法:包括椎板切除术和椎板成形术。由于椎板切除术使颈椎后方结构全部切除(椎板、棘突、黄韧带、棘间、棘上韧带),术后容易出现颈椎后凸畸形,瘢痕容易侵及硬膜,因此该术式已被各种类型的椎板成形术所代替。椎板成形术的原理保留了颈椎后方全部结构,通过颈椎后方肌肉的重建以及术后项背肌的训练来保障颈椎正常的序列。

不同的术者采用椎板成形术的方法不同。常用的有单开门椎管扩大成形术、双开门(或称中间开门)椎管扩大成形术、Z字成形椎管扩大成形术。其中应用最广泛的是单开门椎管扩大成形术。北京大学第三医院主要采用该种术式。该术式操作简便、安全、手术时间短,如果适应证正确,疗效满意。具体手术方法见颈椎病的治疗,但由于OPLL的特殊性,与颈椎病的手术相比,手术中应该注意以下几点:首先,由于术后OPLL可能会进展,椎管扩大应充分。开门侧和门轴侧均应较颈椎病靠侧方,椎管矢状径扩大应达到5mm,要达到这一结果,一般开门应达到10mm。其次,C_2椎管罕见发育性狭窄,因而颈椎病合并发育性颈椎管狭窄者一般行C_{3-7}椎板扩大成形术即可达到满意减压效果,而OPLL如果到达C_2,则必须进行减压,日本的医师多采用潜行C_2椎板扩大减压(dome laminectomy),北京大学第三

医院一般采用单开门方法,C_2由于棘突大,椎板上下径大,行椎板成形有一定困难,但如掌握要领,多能成功。当需要行C_1减压时,只能行后弓切除。有人担心C_1后弓切除会影响$C_{1,2}$的稳定性,北京大学第三医院的病例并未出现。最后,由于OPLL使椎间运动减少,手术时屈颈受限,椎板间重叠较多,使椎板成形困难,必要时需使用磨钻,如果合并黄韧带骨化更是如此。

(3) 并发症:包括脊髓损伤、神经根损伤、颈椎不稳定、术后颈椎运动范围减小。其中C_5神经根麻痹是椎板成形术后令人头痛的并发症。文献报道的发生率为5%~10%,有学者认为这种并发症是由于术中创伤所造成,因为使用高速磨钻可能会减少其发生。但更多的学者认为是由于椎管后方减压脊髓后移导致C_5神经根拴系牵拉所造成。笔者认为后一种解释更加合理。因为如果是术中损伤,对每一个神经根来说,机会是均等的。另外,也无法解释术后迟发C_5神经根麻痹。虽然目前尚无有说服力的方法预防由于神经根拴系等所致的神经根损伤并发症,但幸运的是多数病例在术后2年内可自动恢复。有学者认为,椎板成形时开门侧和门轴侧尽可能靠侧方,或行神经根管减压术有助于减少这种并发症,但尚无大样本的研究报道。有人认为门轴侧椎板磨得过薄,椎板旋转后骨槽处内侧骨皮质可能会切割同侧的神经根导致损伤。

(4) 治疗经验:北京大学第三医院骨科1988年1月~1997年8月收入院进行手术治疗的中或重度OPLL症患者(即按日本骨科学会脊髓功能17分法评分<13分者)共302例,其中男244例,女58例,年龄33~74岁,平均55岁。本组病例OPLL累及节段为3~5节,平均3.5节,其中连续型73例(24%),节段型112例(37%),混合型117例(39%)。合并发育性颈管狭窄251例(83%)。手术适应证为中或重度OPLL症,且脊髓受压超过3个节段者。本组病例均在局麻下采用颈椎后路单开门椎板成形术进行治疗。除4例因存在颈椎节段性不稳定行相应节段门轴侧植骨外,余病例均未行植骨。302例中278例为C_{2-7}、$C_3\sim T_1$或C_{4-7}节段减压,减压节段依脊髓受压的范围而确定。本组病例的手术时间为75~180分钟,平均110分钟,手术中出血200~1200ml,平均450ml。本组302例于手术前及手术后2~3周时均用JOA 17分法进行评分,并用上述公式计算手术后改善率。统计结果显示,术后2~3周内,257例(约85%)患者获不同程度症状改善,

评分提高 2~7 分,脊髓功能的平均改善率为 46%,其中 62 例获 1~9 年(平均 55 个月)远期随访者中,57 例(92%)病情获稳定好转,脊髓功能的平均改善率达 68%。以上结果表明应用颈椎后路单开门椎板成形术治疗 OPLL 症的近期及远期临床疗效均显著。302 例中手术后并发症发生率较低,包括神经损害症状加重 2 例,均出现于脊髓前方受压严重,手术后颈椎管矢状径扩大显著的病例,表现为开门侧神经根性疼痛及患侧上肢肌力减弱,可能为神经根受牵拉所致。2~3 周内疼痛消失,患侧上肢肌力增强并超过手术前水平。另出现 2 例硬膜外血肿,均由伤口引流不畅所致,于手术当日行再次手术清除血肿后,脊髓受压症状消失,近期及远期疗效皆满意。随机抽取 60 例手术前与手术后颈椎 X 线平片进行观察及测量的结果显示,颈椎管矢状径手术后增加 3~7mm,平均增加 4.2mm。其中 12 例于手术前及手术后做过 CT 或 MRI 硬膜囊前、后方均得到充分减压。这些资料从影像学角度证实了单开门椎板成形术的确切减压效果。

2. 前路减压手术　由于齿状韧带、神经根和根袖的锚定作用,或硬膜囊与前方骨化块的粘连,后路减压术在一些情况下脊髓的后移受到限制,有必要行前方减压。

前方减压的优点是直接切除骨化的后纵韧带达到减压,并通过前方融合稳定了受累节段颈椎。缺点是手术时间长、出血多,切除 OPLL 需熟练的手术技术,长节段的植骨面临不融合和植骨块脱出的风险,手术范围局限在 C_3~T_1。

前路手术减压方法包括骨化块切除和漂浮法。OPLL 直接切除时椎管内静脉丛出血较多,神经损伤的风险较大,硬膜损伤脑脊液漏容易发生,特别是当合并有硬膜骨化的情况下。

为了避免上述风险,产生了"漂浮法"这一术式。该法并未切除 OPLL,而是将其旷置,它的基本原理是旷置的 OPLL 在术后逐渐向前漂移,达到脊髓减压。通过对术后 OPLL 位置的研究,有人发现在脑脊液的压力下,骨化块逐渐向前移位,使椎管扩大,骨化块的漂移需 4~8 周,平均 6 周。漂移不充分的原因包括:①手术技术:横向减压范围不足时影响骨化块的移位,横向减压范围应超过骨化块的边缘,多数病例需达到 20~25mm,有人认为如果减压小于 20mm,漂浮法对多数病例是不够的。事实上,有学者认为,即使采用切除 OPLL 的方法,横向减压的范围也不应该小于 20mm,作者的经验支持这种观点。

此外,骨化块磨得不够薄,植骨块太靠椎体后方均影响骨化块前移。②骨化块本身:太成熟的较不成熟的骨化漂移难。

前方减压可能的并发症包括硬膜撕裂导致脑脊液漏,脊髓和神经根损伤,植骨移位或假关节形成。前路减压者大约 10% 术后出现颈 5 神经根麻痹。脑脊液漏及植骨移位或假关节是前路主要的并发症,文献报道的发生率为 3%~8%。报道的前路再手术率为 12%。

3. 前后路联合手术　前后路手术可分期进行,也可一期完成,取决于患者对手术的耐受性和前路手术必要性的大小。首先行后路广泛减压,扩大椎管的有效矢状径,增加脊髓的有效空间(space available for the cord,SAC),然后再行前路的局部减压,这样安排可以减少手术神经损伤及脑脊液漏的风险。如果分期进行,间隔 3~6 周。期间应密切观察神经功能的变化,如果 JOA 评分功能有明显改善,可以考虑继续观察。

4. 术后处理及疗效评价　前后路手术后处理原则见颈椎病的治疗。

术后评价包括:神经功能的改善情况采用 JOA 评分(北京大学第三医院现也采用自行设计的 40 分评分法),评价时间不应少于 1 年,个别患者 3 年之内仍有缓慢恢复。文献报道对于以运动障碍为主的脊髓功能障碍,手术效果较好,而对于上肢痛,术后改善率不高。

轴性症状的评价依靠患者的主观感觉,颈椎运动学的评价通过体格检查和侧位过伸过屈位 X 线平片进行评价。另一个重要的指标是椎管开大率的评价,通过 X 线侧位平片完成。OPLL 的转归应长期跟踪评价,平片和 CT 以及 MRI 可以评价 OPLL 的进展情况。

需要特别指出的是,由于颈椎 OPLL 伴发椎管内其他韧带骨化的可能性较大,对于术后神经功能改善不良或后期神经功能又恶化的患者首先应考虑胸、腰椎的 OPLL 和黄韧带骨化,MRI 是比较敏感的筛选手段,当 MRI 上有阳性发现后,及时行 CT 扫描即可确定诊断。X 线平片对胸腰椎管内韧带骨化漏诊率较高。

5. OPLL 术后转归　日本的多中心研究发现,OPLL 症后路术后 2 年 OPLL 进展率为 56.5%,而年轻的患者(年龄 <60 岁)存在更高的进展风险。混合型 OPLL 的患者继续发展的可能性较高,而节段型患者的可能性较低。在 10 年以上长期随访的研

究中,椎板切除或椎管成形术患者,术后骨化继续发展者占70%~73%,但是极少出现相关的神经恶化。前路减压融合术的术后 OPLL 继续发展的比例为 36%~64%,低于后路的比例。Matsuoka 等报道接受前路漂浮手术的患者中,8% 需要再次后路减压。而 OPLL 接受后路椎管成形术的患者 64 例中,仅有1 例(2%)需要再次手术。

针对接受椎管成形术 10 年以上的 OPLL 患者的系列影像学分析发现,64% 的患者椎间自发融合,97% 的患者后方关节突或椎板自发融合。

(张凤山)

参 考 文 献

1. 董方春,殷华符,张潭澄.颈椎后纵韧带骨化.中华外科杂志,1980,18(5):392-394

2. 刘忠军,党耕町,蔡钦林.应用单开门椎板成形术治疗颈椎后纵韧带骨化症.中华骨科杂志,1999,19(6):336-338

3. 张伟,陈德玉,陈宇,等.应力对颈椎后纵韧带骨化患者颈椎后纵韧带成纤维细胞蛋白表达的影响.中国脊柱脊髓杂志,2011,21(6):506-510

4. Saetia K,Cho D,Lee S,et al. Ossification of the posterior longitudinal ligament:a review. Neurosurg Focus,2011,30(3):E1

5. Wu JC,Liu L,Chen YC,et al. Ossification of the posterior longitudinal ligament in the cervical spine:an 11-year comprehensive national epidemiology study. Neurosurg Focus,2011,30(3):E5

6. Liu Y,Zhao Y,Chen Y,et al. RUNX2 polymorphisms associated with OPLL and OLF in the Han population. Clin Orthop Relat Res,2010,468(12):3333-41

7. Wang H,Liu D,Yang Z,et al. Association of bone morphogenetic protein-2 gene polymorphisms with susceptibility to ossification of the posterior longitudinal ligament of the spine and its severity in Chinese patients. Eur Spine J,2008,17(7):956-964

8. Kishiya M,Sawada T,Kanemaru K,et al. A functional RNAi screen for Runx2-regulated genes associated with ectopic bone formation in human spinal ligaments. J Pharmacol Sci,2008,106(3):404-414

9. Tanaka S,Kudo H,Asari T,et al. P2Y1 transient overexpression induced mineralization in spinal ligament cells derived from patients with ossification of the posterior longitudinal ligament of the cervical spine. Calcif Tissue Int,2011,88(4):263-271

10. Wang H,Yang ZH,Liu DM,et al. Association between two polymorphisms of the bone morpho-genetic protein-2 gene with genetic susceptibility to ossification of the posterior longitudinal ligament of the cervical spine and its severity. Chin Med J(Engl),2008,121(18):1806-1810

11. Terayama K. Genetic studies on ossification of the posterior longitudinal ligament of the spine. Spine,1989,14:1184-1191

12. Yamazaki M,MorIya H,Goto S,et al. Increased type XI collegen expression in the spinal hyperostotic mouse(TWY/TWY). Calcif Tissue Int,1991,48:182-189

13. Matsunaga S,Sakou T,Taketomi E,et al. The natural course of myelopathy caused by ossification of the posterior longitudinal ligament in the cervical spine. Clin Orthop,1994,305:168-177

14. 王少波,蔡钦林,党耕町,等.单开门颈椎管扩大成形术后第五颈神经根麻痹.中华骨科杂志,1999,19(12):716

15. Masaki Y,Yamazaki M,Okawa A,et al.An analysis of factors causing poor surgical outcome in patients with cervical myelopathy due to ossification of the posterior longitudinal ligament:Anterior decompression with spinal fusion versus laminoplasty. J Spinal Disord Tech,2007,20:7-13

第二十八章

无骨折脱位型急性颈脊髓损伤

第一节 概述

当人体头颈部遭受直接或间接外力时,发生了急性颈脊髓损伤,肢体出现不同程度的麻痹,而颈椎的影像检查并未发现骨折或脱位,称为无骨折脱位型急性颈脊髓损伤。既然没有骨折脱位,脊髓损伤是怎样发生的? 这是一个经历了多年探讨的尚未全面认识的问题。

颈椎"一过性脱位"可能是引起脊髓损伤的原因,因为颈椎已经自发性复位,所以 X 线检查未能发现颈椎脱位。这是很早以前就存在的一种推测。1940 年 Jefferson 发现颈椎外伤后椎间盘破裂压迫脊髓引起损伤。他认为"一过性脱位"的说法缺乏临床资料支持。此后,颈椎间盘突出症的临床报道证明了这种损伤的存在。1948 年 Taylor 报道,颈椎过伸损伤时可以引起脊髓损伤而没有骨折脱位。1951 年他又报道,在尸体颈椎标本的观察中发现,当颈椎过伸时,黄韧带褶皱,向椎管内突出,压迫脊髓(图 28-1-1)。他认为这是颈椎过伸损伤时脊髓损伤的机制。此后,一些临床报道表明颈椎过伸损伤可以引起脊髓损伤而没有骨折脱位。有学者指出这种脊髓损伤常常为急性脊髓中央型损伤。然而,仍有一些学者认为颈椎过伸损伤并非这种脊髓损伤的唯一解释,并坚持称之为无放射学异常的颈脊髓损伤。

自 20 世纪 90 年代以来有许多学者陆续报道了无骨折脱位的急性颈脊髓损伤的临床观察,认为发育性颈椎管狭窄、颈椎退变椎体后缘骨质增生等病理因素存在时,颈部遭受的轻微创伤,即使没有骨折脱位,也可以引起脊髓损伤。

北京大学第三医院骨科自 20 世纪 70 年代

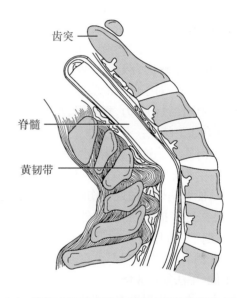

图 28-1-1 颈椎过伸时,黄韧带褶皱,向椎管内突出,压迫脊髓

至 2002 年,共收治无骨折脱位的急性颈脊髓损伤 1300 余例,先后对这种脊髓损伤发生的因素与原因、临床特点、诊断与治疗原则进行多方面的临床分析与总结,认为,在正常人群中,有一部分人由于发育性颈椎管狭窄、颈椎退变或椎管内韧带骨化,使颈椎管内储间隙显著减少、消失,甚至脊髓已受到不同程度的压迫。当他们的颈部遭受轻微的意外的外力时,迫使颈椎发生超过允许范围的屈伸或旋转,或使椎间关节出现轻微的位移,就有很大可能发生脊髓损伤,并不一定发生骨折脱位。并先后总结了,无骨折脱位型急性颈脊髓损伤的发病基础、致伤外力、脊髓损伤的程度、诊断、治疗原则以及预后等方面的特殊性,并认为它是颈椎损伤的特殊类型。同颈椎骨折脱位脊髓损伤,或同颈椎病性脊髓病相比,在诊断、治疗预后方面均有不同。

无骨折脱位型急性颈脊髓损伤发生之前颈椎

存在的病理基础各不相同,致伤外力的作用机制也有差别。不同的病理基础,不同的外力作用机制,脊髓损伤病理有什么不同,治疗方式的选择和预后有何不同,这些问题均有待进一步研究。

第二节　临床特点

1989 年,北京大学第三医院骨科对 1960 年至 1988 年收治的急性颈脊髓损伤病例进行了初步总结。此期间收治急性颈脊髓损伤 500 余例,其中病历记载比较详细与全面(尤其在 1980 年以后采用表格式病历)并具有较为清晰的颈椎正、侧位 X 线片的(其中多数有脊髓造影,少数有颈椎动态 X 线片、CT 或 CTM 与 MRI)共 286 例。根据颈椎 X 线片,在 286 例中可以确认为无骨折脱位的 123 例;有骨折脱位的 163 例。对于前者的临床资料进行了分析,认为这种损伤在致伤外力、脊髓损、及影像检查和诊断方面具有如下特点:

1. 致伤外力　这些患者或其家属都认为伤前能够正常生活或工作,没有肢体不灵活或行走不方便的现象;能够明确地描述受伤的大致时间、地点及过程。根据这些描述,将致伤外力作如下区分(表 28-2-1):在轻外力致伤的 94 例中,平地行走时跌倒致伤占 55 例,日常生活中不小心头部碰其他物体致伤者 31 例,手法复位 8 例。

在后来的一些报道中也同样显示无骨折脱位型急性颈脊髓损伤患者多数为轻伤。这并不意味

表 28-2-1　无骨折脱位型急性颈脊髓损伤 123 例致伤外力

致伤外力	描述	例数	%
轻度外力	平地跌倒,头部意外碰其他物体,颈部手法治疗等	94	76.4
中度外力	骑自行车跌倒,床上跌落,板凳上站立时跌落等	20	16.3
重度外力	房顶跌落地面,骑自行车坠落路旁沟内,矿井内塌方砸伤,汽车撞车事故等	9	7.3

着重外力不可以产生这种损伤。本组中也有中等及重度外力损伤。更为重要的是说明轻微外力,如跌倒、颈椎手法治疗等在正常情况下不至于引起脊髓损伤,而在颈椎存在某些病理因素时可以发生脊髓损伤。下面病例报道,有助于理解这种损伤的机制。

例 1,王某,男,42 岁,林场工人。1978 年 7 月 18 日伐木作业期间,在林场洗澡时,不小心头部碰撞悬吊在树上的漏水桶。顿觉四肢乏力,麻木而跌卧在地,不能自行站立起来。在当地医院(吉林),诊断为颈脊髓损伤,但未见颈椎骨折与脱位,行 $C_{5,6}$ 椎板切除术。术后 1 年多仍无力行走。该医院又行 $C_{3,4}$ 椎板切除术。术后四肢无力逐渐加重,只能坐轮椅活动,双上肢不灵活,双手持物困难。1982 年初来本院治疗。此时,四肢痉挛性不完全瘫痪,双手内在肌萎缩。入院后,根据患者的叙述和颈椎 X 线(图 28-2-1),认为前两次手术减压不够充分。怀疑 $C_{3,4}$

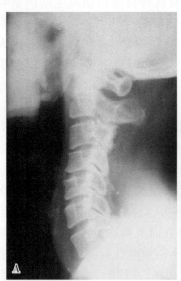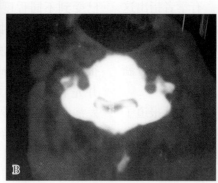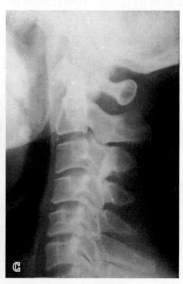

图 28-2-1　例 1

A. 两次术后侧位 X 线片;B. CTM;C. 术前 X 线片

黄韧带骨化未能切除。然后,脊髓造影显示 C$_{3,4}$ 水平梗阻,CTM 可见 C$_4$ 水平黄韧带骨化压迫脊髓。同时,请患者家属从当地做手术的医院借来最初的 X 线片。该 X 线显示 C$_{3,4}$ 黄韧带骨化。在本院再次手术,切除 C$_{3,4}$ 骨化黄韧带。但术后近期脊髓功能无改善。

例2,范某,男,42 岁。因颈部疼痛、僵硬在北京某医院行按摩与手法复位治疗。当治疗师向左侧旋转头部时,顿觉四肢触电感觉,沉重、乏力,随即停止治疗。休息片刻后,由家属搀扶步行回家。在返家途中,渐感胸闷不适,同时双腿沉重,软而不能站立,随即乘出租车来本院急诊。急诊检查发现四肢肌力微弱,双侧三角肌及四肢肌力 1~2 级,肌张力低,胸腹式呼吸弱。但神智清醒,血压正常,心率 100~130 次 / 分,脑神经检查大致正常。骨科医师认为高位脊髓损伤。急诊 X 线片及颈椎 MRI 检查(图 28-2-2)。证明颈椎 OPLL,脊髓压迫。随行急诊手术减压。终因呼吸衰竭而死亡。颈椎侧位 X 线片及矢状面 MRI 显示 C$_{3~5}$ 连续的 OPLL,压迫脊髓。骨化韧带上端达 C$_4$ 椎体上缘水平。C$_{2~3}$ 水平轻度不稳,分析认为,脊髓损伤可能发生在该水平。

2. 脊髓损伤　无骨折脱位型急性颈脊髓损伤多数为不完全性脊髓损伤,而大多为中度或轻度损伤。伤后早期可能存在短暂的脊髓休克期,此后可以发现不同程度的肢体活动及感觉功能缺失。

本组病例大多转院而来,入院多在受伤后 3 周以上,最长的一些病例在伤后半年左右。小部分患者伤后急诊入院或伤后 1~2 周内入院。脊髓损伤的情况根据入院病历中神经系统检查记录。1980 年以后采用表格式病历记载,所以大多数病例的资料较为完整。根据残障的程度并结合 JOA 评分系统,本组脊髓损伤的程度分为四度(表 28-2-2),绝大多数患者为中或轻度脊髓损伤。

表 28-2-2　无骨折脱位型颈脊髓损伤
123 例脊髓损伤程度分析

脊髓损伤程度	例数	比例
轻度(JOA 13~16 分)	56 例	45.5%
中度(JOA 9~12 分)	34 例	27.6%
重度(JOA 5~8 分)	22 例	17.9%
严重(JOA 1~4 分)	11 例	8.9%

由于多数为不完全脊髓损伤,而且在伤后数周内开始有所恢复,患者常常拒绝手术治疗。根据北京大学第三医院的观察,这种损伤的多数病例在早期经过卧床、脱水与肾上腺皮质激素治疗后神经功能都会有不同程度的恢复。但是,常常在恢复至一定程度时便停滞不前,而且多数病例在数月至数年内,其病情轻重反复,以致脊髓功能障碍不断加重。笔者曾对保守治疗的 50 例无骨折脱位型急性颈脊髓损伤观察平均 3.9 年(8~150 个月)的一组病例做过分析。伤后早期脊髓功能评分:轻度损伤(JOA 13~16 分)21 例,中度(JOA 9~12 分)13 例,重度(JOA 5~8 分)11 例,严重(JOA 0~4 分)5 例;观察终点时脊髓功能评分:轻度 1 例,中度 13 例,重度 22 例,严重

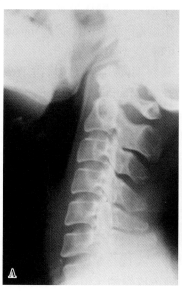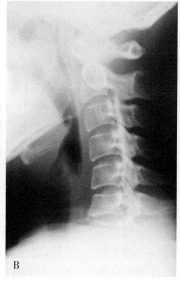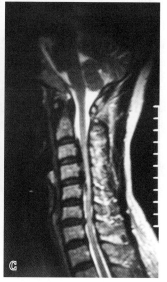

图 28-2-2　例2

A、B. 侧位 X 线片;C. 矢状面 MRI

14 例。其中病情减轻者 5 例,加重者 34 例,无变化者 11 例。这表明,保守治疗结果不满意,因此,提倡早期手术治疗。

3. 影像检查 大多数病例 X 线片显示椎间关节退变,有不同程度的骨质增生或退变性节段不稳定。脊髓造影显示在颈椎病损部位段发生梗阻或充盈缺损。部分 CTM 与 MRI 检查的病例存在颈脊髓受压。

此外,根据北京大学第三医院颈椎管比值测量方法与标准,123 例中 55 例椎管比值≤0.75(a/b:0.48~0.75,平均 0.64),为发育性颈椎管狭窄(发育狭窄)。总之,颈椎 X 线片显示,除多数病例具有椎间关节退变、骨质增生之外,尚有如下病理性因素:①发育性颈椎管狭窄(55 例);②椎管内韧带骨化(38 例);③先天性颈椎融合(18 例);④椎间盘损伤突出(28 例);⑤强直性脊柱炎(2 例)。

综上所述,无骨折脱位型颈脊髓损伤的临床特点:①致伤外力轻;②脊髓损伤多数较轻或中度,在脊髓休克过后很少有完全性损伤;③颈椎退变、发育性颈椎管狭窄、OPLL、OPL 先天性颈椎融合、强直性脊柱炎等某种可以导致椎管狭窄或阶段性不稳定的病理因素,MRI 常常显示脊髓受压;④保守治疗多数病例脊髓功能障碍加重。

第三节   脊髓损伤机制的讨论

在无骨折脱位型急性颈脊髓损伤的患者中,多数在伤前已经有某种程度的脊髓压迫或接近压迫的状态,或有明显的节段不稳定。这一点,在 MRI 技术普遍用于临床诊断之后所诊治的这一类损伤患者中得到了证实。

在前面分析的 123 例无骨折脱位型急性颈脊髓损伤中,都存在可能成为脊髓压迫的病理因素(图 28-3-1)。自 20 世纪 90 年代,CT、MRI 用于临床诊断以来。笔者所在医院收治的这一类损伤病例中证明了上述颈椎的病理因素是脊髓压迫的主要原因。

既然在伤前这一类患者已经存在脊髓压迫,那么为什么不诊断脊髓型颈椎病? 因为伤前他们没有脊髓病的临床症状。因而,多数病例自以为是正常人,并不知道脊髓已经遭压迫。退变性颈脊髓压迫或 OPLL 引起的脊髓压迫可以引起脊髓病,出现肢体的运动功能及感觉障碍等临床表现,诊断为脊髓型颈椎病。但是,一些人,其颈椎 MRI 显示有不同程度的脊髓压迫,却没有脊髓病的症状而正常地生

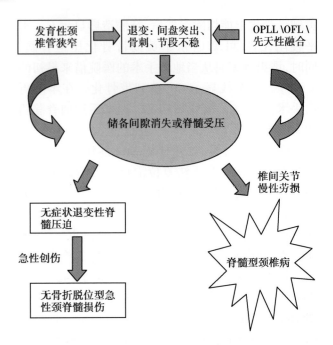

图 28-3-1   无骨折脱位型急性颈脊髓损伤机制

活着,被称为无症状退变性脊髓压迫。

本文作者于 1999—2000 年间,在门诊观察发现 109 例颈椎 MRI 显示脊髓受压,其中 28 例无脊髓病症状与脊髓长束体征。Teresi 等报道,在鼻咽癌复查病例中,100 例颈椎 MRI 中 27 例显示脊髓受压,但无症状。Boden 等在 63 例正常志愿者中作颈椎 MRI 检查,以节段数统计,年龄在 40 岁以下组 18%,40 岁以上 19% 节段压迫脊髓而没有症状。Morio 等在 10 岁以上正常志愿者 497 例中进行颈椎 MRI 检查,发现 38 例(7.6%)脊髓受压。Bednavik 等对 66 例无症状退变性颈脊髓压迫观察 2~6 年(平均 4 年),其中 13 例出现脊髓病的症状。Matsunaga 等对 207 例颈椎 OPLL 观察 10.3 年(平均),最初有脊髓病者占 18%,观察期间出现脊髓病占 16%,最终无症状者仍有 66%。Motiki 等对 323 例颈椎 OPLL 作 Kaplan-Meier 分析,30 年时,仍有 71% 没有出现脊髓病。上面的报道表明,在人群之中有一部分人,他们已经存在着退变性颈脊髓压迫,只不过没有症状,也未被发现,而正常生活与工作着。当他们的颈椎遭受间接或直接外力时就可能发生急性脊髓损伤。即使创伤外力很轻微,比如颈痛的手法治疗、旋转复位或平地跌跤等,都可以导致急性脊髓损伤。当他们因偶然查体,经 X 线与 MRI 检查而确定其颈椎退变,或 OPLL 等造成脊髓压迫,而又没有症状时,这样的颈椎应视为“高危颈椎”,医师应给以适当的忠告,采取适合的方式保护颈椎,避免遭受损伤。

第四节　诊断与治疗

一、诊断

轻微创伤（如跌倒、颈部手法复位等）引起脊髓损伤的临床表现应高度怀疑无骨折脱位型急性脊髓损伤的发生，尤其老年人。创伤外力比较重或无法判断时，脊髓损伤处于休克期时，需注意除外颅内病损，如脑损伤或脑血管疾病等。无论创伤是轻或是重，患者或其亲属常常能够叙述创伤史。但是，有些轻微创伤的病例，尤其脊髓损伤的症状在创伤当时轻，而后逐渐加重，患者或其亲属又不能肯定创伤事件，此时应细致地询问。总之，创伤史是诊断依据之一。

全面系统体格检查是必要的。头面部的损伤（擦伤、皮下血肿等）颈部的压痛对判断损伤机制有参考意义。神经系统检查应包括脑神经、四肢肌力、肌张力、生理反射及病理反射，深、浅感觉，肛门括约肌反射及球海绵体反射等应全面完成。神经系统检查有助于除外颅内病损，确定颈脊髓损伤的程度与定位。急性期可能存在脊髓休克。因此，急性期对脊髓损伤的判断常常是不准确的。

颈椎正、侧位 X 线片是诊断的重要依据。当疑有节段性不稳定时，应在医师监视与保护下拍摄颈椎过伸、过屈位 X 线片。颈椎 MRI 是不可缺少的诊断方法。有时，比如 OPLL 存在时，需行 CT 检查，偶尔因体内有金属内置物而不能进行 MRI 时，脊髓造影及 CTM（脊髓造影 CT）也可以采用。

颈椎的普通 X 线检查（有时需 CT 检查辅助）可以明确有或者没有颈椎骨折或脱位。没有发现骨折或脱位时，常常可以发现发育性颈椎管狭窄（在颈椎侧位 X 线片上测量 C_4 或 C_5 椎管与椎体中矢径，其比值≤0.75）椎体后缘明显的骨刺，颈椎序列不良，OPLL 或 OFL、先天性颈椎融合、节段性不稳定或颈椎强直性脊柱炎、类风湿关节炎等。同时，也应注意观察寰椎、枢椎区域骨与关节的结构，除外寰枢椎不稳或脱位。上述颈椎 X 线征象，不管是一种或几种合并存在，都提示脊髓压迫与脊髓损伤的可能，应进一步作颈椎 MRI 检查。MRI 可以显示脊髓的形态、轮廓和内部的信号异常；也可以显示椎间盘、骨结构、黄韧带在矢状与轴位断面的形态轮廓以及它们与脊髓、神经根的关系。有时候 MRI T_2 像还可以显示颈部软组织部位高信号区提示有软组织损伤，

当 X 线片显示 OPLL 时需要进行颈椎 CT 检查。CT 轴位、矢状面重建图像对了解 OPLL 的细节，尤其 OPLL 的连续性都是必要的。

综上所述，创伤史、急性颈脊髓损伤的症状与体征、X 线检查未发现颈椎骨折或脱位、MRI 检查发现脊髓受压或信号异常，为无骨折脱位型急性颈脊髓损伤的诊断依据。有少数病例，具有外伤史与脊髓损伤的临床表现，但颈椎 MRI 并未显示脊髓受压。为明确诊断，在病情允许的情况下，由骨科医师保守进行颈椎过屈、过伸位 X 线片检查；或行伸屈位动态 MRI 检查，以期发现在颈椎活动过程中挤压脊髓的可能性。当然，也应考虑脊髓本身存在的疾病，或脊髓血管畸形等等可能性。有些患者，伤前曾经发生过脑梗死或脑出血，或其他神经疾病。这些疾病患者有某种程度的肢体活动障碍，伤后加重。此时，在诊断中应注意区别原发病与此次创伤引起的神经功能障碍。

无骨折脱位型急性颈脊髓损伤，这一诊断名称意在区分脊髓损伤的原因类型。它表明不是骨折脱位引起的脊髓损伤，也不是脊髓型颈椎病中慢性的脊髓损伤。在处理原则、预后方面，它分别与上述两者均有不同。然而，这一诊断名称尚不够具体与明确。应进一步标明，导致脊髓损伤的颈椎病理因素。例如：发育性颈椎管狭窄，或 OPLL 或颈椎先天性融合，或椎间关节退变 C_{xx}~C_{xx} 节段等。

二、治疗原则

无骨折脱位型急性脊髓损伤应手术治疗还是保守治疗？在这个问题上存在不同意见与做法。

一些临床医师认为，无骨折脱位型急性颈脊髓损伤中的多数患者致伤外力轻，脊髓损伤多为轻或中度不完全损伤。伤后早期采取卧床、脱水等保守治疗后，脊髓功能缺失则开始恢复。因此，主张保守治疗。有学者报道，保守治疗效果良好。也有学者报告，先行保守治疗数月后待脊髓功能恢复处于"平台期"不再恢复时，再行手术治疗。北京大学第三医院对无骨折脱位型急性颈脊髓损伤保守治疗的观察结果显示，伤后早期多数病例的脊髓功能开始恢复，但数月后恢复不再进展，此后，多数患者反而加重。曾对保守治疗的这种损伤 50 例平均 3.9 年的观察，68% 患者脊髓损伤加重。笔者认为，这种损伤患者的绝大多数在伤前其颈椎已经存在着发育性颈椎管狭窄或退变性狭窄、OPLL、OFL 或者先天性颈椎融合等病理因素。这些因素使颈椎管的储备

表 28-4-1　术前病程与术后脊髓功能恢复

比较点	受伤至手术时间						
	1 个月以内	1~3 个月	3~12 个月	12~24 个月	24~48 个月	48~ 120 个月	120 个月 以上
例数	18	15	31	17	12	10	4
术前病情加重例数	1	3	6	6	10	8	4
术前 JOA 评分	2.7	5	5.7	6.5	6.7	7	3.75
术后 JOA 评分	7.6	9.5	11	11.6	12	13	8.25
改善率	34.27%	37.50%	46.90%	47.61%	51.46%	60%	33.965%

备注:改善率 = ［术后评分 – 术前评分 /(17– 术前评分)］×100%

间隙近于消失,甚至多数已存在不同程度的脊髓压迫,或明显的节段性不稳定。颈椎的这些病理因素与脊髓损伤有直接关系。保守治疗虽然可获得一时的改善,但那些病理因素未解除,多数将再次加重。因此,笔者认为绝大多数无骨折脱位型急性颈脊髓损伤一旦诊断明确,应早期手术治疗。颈椎 MRI 显示脊髓受压,或有明显的颈椎节段性不稳定并与脊髓损伤平面相关,就应早期手术治疗。高龄患者并有伴随疾病,体质弱,手术风险较大,为相对禁忌证。需权衡利弊,并经医患沟通后再作决定。极少数患者可能有脊髓损伤的临床表现,但没有脊髓受压,也未发现与脊髓损伤相关的椎间关节异常活动,则没有手术指征,而应保守治疗。

所谓早期手术并没有严格的时间界限。有学者提出伤后 72 小时以内手术治疗,认为可以预防脊髓继发损伤和再损伤。北京大学第三医院也曾有少数病例,在伤后早期颈椎 MRI 显示脊髓多节段肿胀,充满椎管而实行急诊手术,获得了很好的临床结果。因此,早期手术意在诊断明确即行手术治疗。既不是企图通过保守治疗观察获得满意的结果,也不是企图通过保守治疗观察脊髓功能的变化,若不能恢复,或恢复不满意再行手术治疗。

无骨折脱位型急性颈脊髓损伤早期手术治疗可以尽早地改善脊髓功能,部分或完全恢复患者生活或工作能力。这一点优于保守治疗。然而,经过长期保守治疗与观察,脊髓损伤加重,再行手术治疗仍然可以改善脊髓功能。北京大学第三医院骨科 2001 年对经单开门式椎板成形椎管扩大术治疗的无骨折脱位型急性颈脊髓损伤 107 例进行了回顾性分析,将创伤发生至手术治疗的时间视为保守治疗时间,观察手术时机与术后 3 周时脊髓功能恢复的关系(表 28-4-1)

表明伤后早期或晚期手术对术后早期脊髓功能恢复并没有明显差别,对后期的脊髓功能是否有影响,尚不清楚。当然,这种脊髓功能术后的恢复受多种因素的影响。因此,仍以早期治疗为好。至少早期手术,可以尽早地获得脊髓功能恢复。

无骨折脱位型急性颈脊髓损伤手术目标,在于解除脊髓压迫尽可能恢复颈椎生理曲度并重建稳定。这与脊髓型颈椎病的手术治疗原则相同。因此,在手术途径方式的选择上也是相同的。可参考颈椎病章节。

(党耕町)

参 考 文 献

1. 党耕町,蔡钦林,杨克勤,等.无骨折脱位的颈部创伤引起的颈脊髓损伤.中华骨科杂志,1987,7(1):11-14
2. 党耕町,周方,蔡钦林.发育性颈椎管狭窄与脊髓损伤.中华骨科杂志,1991,28(12):724-726
3. 孙宇,蔡钦林,王少波,等.无骨折脱位型脊髓损伤的外科治疗.中国脊柱脊髓杂志,2001,11(3):139-141
4. 徐明球,党耕町,贾殿和.推拿致急性颈脊髓损伤21例.中国创伤杂志,1999,15(1):206-207
5. 孙宇,蔡钦林,王立舜,等.无骨折脱位型急性颈脊髓损伤外科治疗的随诊观察.中国脊柱脊髓杂志,2002,12(2):90-92
6. 党耕町,王超,陈仲强,等."比值法"与发育性颈椎管狭窄的诊断.中国脊柱脊髓杂志,1992,2(4):146-149
7. 王超,党耕町,陈仲强,等.颈椎 X 线片椎管矢状径的测量统计,中国脊柱脊髓杂志,1993,3(2):50-52
8. 臧磊,刘忠军,党耕町,等.无骨折脱位型颈脊髓损伤再手术原因分析.中国脊椎脊髓杂志,2004,14(5):268-270
9. 斯永乐.颈椎外伤伴无骨折脱位的脊髓损伤19例分析.浙江医科大学学报,1994,23(5):219-220
10. 毛宾尧,应忠道,范大,等.外伤性颈椎间盘突出压迫为主因的无骨折脱位脊髓损伤.中国矫形外科杂志,2000,

7(12):1149-1151

11. 刘峰,于宏伟,张东连,等.无骨折脱位型颈脊髓损伤.中国误诊断学杂志,2002,2(4):560-561

12. 黄久勤,陈永义,程继武,等.无骨折脱位型急性颈脊髓损伤23例报告.河南诊断与治疗杂志,2001,15(1):45

13. 屈燕铭,白志奇,李兴,等.无骨折脱位颈部创伤引起的颈脊髓损伤.内蒙古医学杂志,1996,16(1):43

14. 瞿东滨,金明新,景宗森.无骨折脱位型颈脊髓损伤的CT所见及相关问题探讨.中国脊柱脊髓杂志,1995,5(3):122-124

第二十九章

胸椎间盘突出症

由于胸廓的保护,胸椎退变性疾患远不像颈椎及腰椎那样突出。但是,由于胸椎管较为细窄,胸脊髓的血液供给较为薄弱,脊髓更容易受到外周因素的影响而导致损害,且临床表现多样复杂,容易误诊或漏诊,手术治疗有一定难度和风险。胸椎间盘突出是导致胸椎管狭窄症的主要原因之一,此外,还有胸椎黄韧带骨化(OLF)、后纵韧带骨化(OPLL)等。认识胸椎退变性疾病的特点,掌握手术适应证及正确的手术入路和操作方法对于获得良好的结果至关重要。本章将重点介绍胸椎间盘突出症外科治疗的相关问题。

第一节　胸椎间盘突出症的概况

胸椎间盘突出(thoracic disc herniation,TDH)在临床上较为少见,表现缺乏特异性,容易发生延误诊断或漏诊。近年来,随着对本病认识的不断深入及影像学诊断技术的不断发展,尤其是 MRI 检查应用的日益广泛,十分有助于本病的早期诊断。

1. 历史　在 1838 年首次报道了导致脊髓损害的 TDH,并于 1922 年首次对本病进行了外科手术治疗。

2. 发病率　受多方面因素的影响和限制,目前 TDH 的真实发病率尚不清楚。尸检研究及脊髓造影计算机断层扫描(CTM)提示无症状的 TDH 占11%。有报道怀疑为胸椎或椎管内肿瘤的 48 例患者中,14.5% 的患者实为 TDH。具有椎间盘突出引起的明确神经损害体征的患者,其发病率为每年每百万分之一。临床实践中,治疗 TDH 所实施的胸椎间盘切除术占所有椎间盘切除手术的 0.2%~2%。

3. 病因　尽管对于创伤是否真正参与了 TDH 的发病尚存在着争议,但报道认为 50% 的 TDH 与创伤密切相关。创伤因素包括脊柱的旋转扭曲或搬重物时受到的损伤。休门病(Scheuermannn)中所见椎间盘突出常有钙化,多见于年轻患者;而对于年长患者,TDH 多合并有胸椎椎体后缘骨赘及小关节增生或黄韧带肥厚等脊柱退变因素;此外,研究表明胸腰段椎间盘突出相应节段及邻近节段的脊柱后凸角度显著大于正常人群,这可能导致局部应力增加,加速椎间盘的损伤。

4. 发病机制　TDH 所致临床症状和体征的发病机制可为血供因素、机械因素或两者兼而有之。胸段脊髓(特别是 T_{4-9} 节段)血供薄弱、代偿功能差,尤其是腹侧受压后易发生神经损害而产生症状。

5. 分型　TDH 的分型取决于突出的节段和部位,分型有助于手术术式的选择和确定。根据突出的部位可分为:中央型、旁中央型、外侧型和硬膜内型。中央型突出以脊髓损害症状为主,而外侧型突出多表现为根性刺激症状,硬膜内型突出罕见。中央型和旁中央型突出约占整个 TDH 的 70%。突出的节段最常见于 $T_{11,12}$(占 26%),75% 的 TDH 发生在 T_{8-12} 之间,即以下胸椎的发生率最高。此可能与该处作为胸腰段结合部,椎间盘承受应力较大而容易遭受损伤有关。

6. 自然病史　尽管典型的 TDH 病程应为由早期的疼痛、感觉障碍向着肌力减退及脊髓损害渐进性发展,但其临床实践中的表现是多种多样的。对于年轻患者,急性创伤性 TDH 导致的胸痛可较快地发展为脊髓病;而对于中年患者,其退变性 TDH 引发的脊髓症状则进展相对缓慢。无脊髓损害表现的患者,可采用非手术治疗或改变生活方式进行治疗;约 80% 的患者可恢复至其原有的活动水平。对于顽固性疼痛且有下肢症状的患者,多采用手术治疗。

通常情况下,就病情发展而言,双侧较单侧症状者发展迅速。

第二节 胸椎间盘突出症的临床表现

1. 发病年龄 80% 患者的发病年龄在 40~70 岁之间,男女性别比例为 1.5:1。

2. 症状

(1) 疼痛:为常见的首发症状,其特点可为持续性、间歇性、钝性、锐性或放射性。根据突出的部位和节段不同,疼痛可呈轴性、单侧或双侧分布。少部分患者主诉为一侧下肢疼痛,易与腰椎间盘突出症相混淆;沿胸壁的放射性疼痛亦为常见的主诉。咳嗽、打喷嚏或活动增加均可加剧疼痛症状,而休息后上述症状可减轻。有时也会发生不典型的放射性疼痛症状,如 $T_{11,12}$ 的 TDH 可表现为腹股沟及睾丸疼痛,易与髋部和肾疾患相混淆。发生在中胸段的 TDH 可表现为胸痛和腹痛。而颈痛、上肢痛及 Horner 综合征并非都由颈椎病所致,也应考虑到 $T_{1,2}$ 椎间盘突出症造成的可能。

(2) 感觉障碍:感觉改变,尤其是麻木,是仅次于疼痛的常见症状,也可表现为感觉异常及感觉迟钝。在没有疼痛症状的情况下,这些感觉障碍表现也许就是诊断 TDH 的唯一线索。

(3) 肌力减退和括约肌功能障碍:部分患者早期仅表现为脊髓源性间歇性跛行,下肢无力、僵硬、发沉感,可有或无疼痛、麻木,休息片刻症状减轻。有报道患者就诊时,29% 患者主诉有膀胱功能障碍(其中 18% 同时伴有大小便功能障碍),60% 患者主诉有运动和感觉障碍。

3. 体征 发病早期往往缺乏阳性体征,可仅表现为轻微的皮肤感觉障碍。随着病情的发展,一旦出现脊髓压迫症状,则可表现为典型的上运动神经元损害表现,即肌力减退、肌张力增高或肌肉痉挛、反射亢进,下肢病理征阳性,异常步态等和针刺痛觉或触觉减退。当病变位于 $T_{11}~L_1$ 时可以出现广泛肌肉萎缩、肌腱反射亢进或减弱、病理征阳性或阴性等上运动神经元及下运动神经元混合性损害的症状体征。当旁中央型突出较大时还可导致脊髓半切综合征(Brown-Séquard syndrome)的出现。

4. 影像学表现 X 线平片若显示有椎体后缘离断、显著骨赘、椎间盘钙化,或脊柱后凸或 Scheuermannn 病样改变,对诊断本病有提示意义。

相对于颈椎和腰椎间盘突出症而言,TDH 伴钙化的几率要多一些,是其影像学的一个特点。胸脊髓造影的准确性要比 X 线平片高得多,但其敏感性仍较低,不足 70%。CTM 则可准确地显示脊髓受压程度和椎间盘突出的类型,钙化的椎间盘亦可得到清楚的显示。CTM 的敏感性及特异性可与 MRI 相媲美,但其缺点在于有创性,尤其是需要医师划定较为明确的检查部位、进行多节段的横断扫描,否则容易漏检。MRI 检查的优势在于该检查本身无创,其矢状面和横断面图像可更加精确地评价突出的椎间盘及对脊髓压迫的程度;有助于发现脊柱较大范围内多发的椎间盘突出;有助于与其他一些神经源性肿瘤相鉴别。

5. 胸椎间盘突出症的诊断和鉴别诊断

(1) 诊断:仔细询问病史及物理检查最为重要,一旦确定有胸脊髓损害的症状或体征即应考虑到本病的可能,通过进行胸椎 X 线平片、MRI 或 CTM 检查,多可得出诊断。

(2) 鉴别诊断:由于本病在临床上较为少见,且其临床表现复杂多样和缺乏特异性,故容易发生延误诊断或漏诊。当确定患者下肢有上运动神经元损害时,要除外有无颈椎病可能;当下肢症状显著重于上肢时,除了考虑有颈脊髓损害,同时要考虑胸脊髓压迫的可能;当患者表现为广泛下运动神经元或混合性神经损害时,要考虑胸腰段脊髓压迫;当表现有脊髓损害但是并无显著压迫时,要除外脊髓血管畸形或脊髓自身其他疾病,包括肌萎缩侧索硬化、脊髓多发性硬化、横贯性脊髓炎、脊髓肿瘤及动静脉畸形等。患者就诊时主诉较为杂乱且缺乏特异性,故应系统地从脊柱源性和非脊柱源性疾患的角度进行全面的评估。而易与本病症状相混淆的非脊柱源性疾患包括有胆囊炎、动脉瘤、腹膜后肿瘤,以及其他一些腹腔内和胸腔内疾病。

第三节 胸椎间盘突出症的治疗

(一) 非手术治疗

对于无长束体征和无严重神经损害的患者,可以采用非手术治疗。具体措施包括卧床休息、减少脊柱的轴向载荷、限制脊柱的反复屈伸活动、佩戴胸腰骶支具等。同时配合应用非甾体类抗炎药物控制疼痛症状。其他治疗还包括姿势训练、背肌功能练习和宣教工作等。

（二）手术治疗

本病的手术治疗指征包括以脊髓损害为主要临床表现者或早期症状较轻但经系统非手术治疗无效者。鉴于胸段脊髓特有的解剖学特点,该节段的手术风险相对较大。因此,选择最佳的手术途径、尽可能地减少对脊髓和神经根造成的牵拉刺激,显得格外重要。具体而言,手术途径的选择主要取决于以下几个方面内容:椎间盘突出的节段、突出的病理类型、与脊髓的相对关系以及术者对该手术途径的熟悉程度等(表29-3-1)。总的来说,手术途径可分为前路和后路两大类(图29-3-1,图29-3-2)。前路包括侧前方经胸腔途径、经胸腔镜途径以及经胸骨途径或经内侧锁骨切除途径;后路包括侧后方经胸膜外途径、经肋横突关节切除途径和后正中经椎板途径及经椎弓根途径。

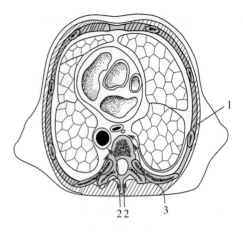

图 29-3-1   TDH 的手术显露途径

表 29-3-1   TDH 不同情况下的术式选择

节段	椎间盘突出类型	术式选择
软性椎间盘		
$T_{1~4}$	中央型、旁中央型	经胸骨途径
	中央型、旁中央型	经内侧锁骨切除途径
	旁中央型、外侧型	经肋横突关节切除途径
$T_{4~12}$	中央型、旁中央型、外侧型	经胸腔途径
	中央型、旁中央型、外侧型	经胸腔镜途径
	旁中央型、外侧型	经侧后方胸膜外途径
	中央型、旁中央型、外侧型	经肋横突关节切除途径
	外侧型	经椎弓根途径
钙化椎间盘		
$T_{1~4}$	中央型、旁中央型	经胸骨途径
	中央型、旁中央型	经内侧锁骨切除途径
	外侧型	经肋横突关节切除途径
$T_{4~12}$	中央型、旁中央型、外侧型	经胸腔途径
	外侧型	经侧后方胸膜外途径
	外侧型、旁中央型	经肋横突关节切除途径

1. 经胸腔途径　该手术入路包括经胸膜和经胸膜外两种方式。两种术式大体相同,但是前者在术野开阔清晰、操作方便、对脊髓无牵拉、相对安全等方面更具优点;而后者较前者创伤干扰小,且术后无需放置胸腔闭式引流管。两者均为目前临床上最常被采用的术式。

（1）适应证:广泛地适用于 $T_{4~12}$ 的 TDH,尤其是

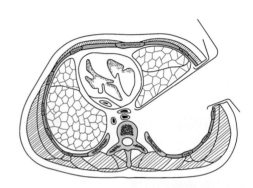

图 29-3-2   TDH 的经胸腔显露途径

在切除中央型椎间盘突出及伴有钙化、骨化时,优点更为突出。

（2）麻醉:气管内双腔插管全身麻醉。

（3）体位:患者取侧卧位。对于中、下段胸椎,为避免对下腔静脉和肝脏的干扰,建议从左侧行切口进入;而对于上胸椎,可从右侧行切口进入,以避开心脏及颈部、锁骨下血管的影响。

（4）操作步骤:

① 切口:通常沿比拟切除椎间盘高两个节段的肋骨作切口进入。

② 显露:按常规胸椎和胸腰段的显露方法进行显露。

③ 特殊要点:本手术过程中应注意以下几个特殊方面:

手术定位:能否确定正确的手术节段至关重要,直接影响到手术的成败。确定方法包括参照所切除的肋骨和对应的椎节来确定正确的手术节段;还可进行术中透视或摄片,根据 L_5S_1、T_{12} 或 $C_{1,2}$ 影像标志来进行手术定位。通常情况下,需将上述方法结合起来进行推断;有时尚需根据局部的解剖学特点,如某一椎节的特殊形态,骨赘大小或局部曲度

情况等,结合术中所见进行多次反复推断。尤其在存在有移行椎的情况下,更应提高警惕。

节段血管的处理:于胸椎椎体侧方,颜色发白的隆起处为椎间盘,凹陷处为椎体,可见节段血管从椎体中部横行经过。用长柄 15 号圆刀纵向切开覆盖于其上的壁层胸膜,以小"花生米"样纱布球将其向两侧推开。用直角血管钳分离结扎切断节段血管,或直接以尖镊夹持电灼处理亦可。

切除椎间盘组织:先切除椎间盘大部,然后使用长柄窄骨刀楔形切除相邻的椎体后角,即上位椎体的后下缘和下位椎体的后上缘(图 29-3-3),深达椎管对侧壁,然后逐层由前向后切削至接近椎体后缘。用神经剥离子探及椎体后壁及椎间盘后缘,以指导用骨刀切骨的方向和进刀深度。于椎间盘纤维环在椎体上、下附着点以远切断椎体后壁,用窄骨刀或配合应用长柄刮匙,将部分椎体后壁连同椎间盘组织由后向前撬拨切除或刮除,用刮匙刮除残存椎管内的椎间盘或骨赘,直至胸脊髓前部硬脊膜囊完全清晰地显露出来。也可以先咬除椎弓根,显露出硬脊膜囊和椎体后壁,再用刮匙由后向前逐步将椎间盘刮除。

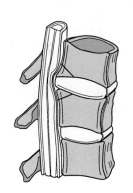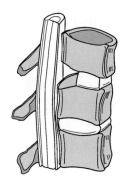

图 29-3-3　TDH 的减压范围示意图

植骨融合和内固定:椎间盘切除和胸脊髓减压后,是否需要同时进行椎间植骨融合和内固定,对此问题目前尚存在有争议。考虑到有利于早期进行康复功能锻炼、提高植骨融合率以及避免椎间隙狭窄带来的远期问题,建议同时行椎间融合和内固定。

④ 切口闭合及引流:经胸膜途径或经胸膜外途径但胸膜已破者,均须放置胸腔闭式引流。常规方法逐层缝合伤口。

⑤ 术后处理:预防应用抗生素 3~5 天;密切观察胸腔引流量和性状,若 24 小时内引流总量少于 60ml 时,拍摄胸片核实无误后可去除胸腔闭式引流管。术后 7 天复查胸椎 X 线平片了解椎间植骨和

内固定情况,并开始下床活动。

⑥ 并发症及处理:

术中出血:若为节段血管出血,需立即重新予以结扎或电灼止血。若为椎管内静脉丛出血,可填以明胶海绵压迫止血。如果是骨壁渗血,则可用骨蜡涂抹进行止血。

术中硬脊膜破裂脑脊液漏:若裂口较小,可填以明胶海绵;破损若较大,则应尽可能地进行缝合修补(6-0 尼龙缝线)。有时需扩大骨性结构的切除,以便有必备的空间进行破损硬脊膜的缝合修补。

术中脊髓或神经根损伤:术中仔细辨认、松解神经粘连以减少神经损伤的发生。一旦发生,可予以脱水、激素和神经营养药物等。术后积极进行有关康复功能练习。

肺部并发症:诸如术后气胸、胸腔积液或乳糜胸等,可行相应的处理。

2. 经胸腔镜途径　该术式是近年来兴起的 TDH 微创治疗的一项新技术,适用于 T₄₋₁₂ 的软性间盘突出。此方法具有术野清晰、创伤小、并发症少及术后恢复快等优点,但是对技术要求苛刻,故一定要积累了较丰富的切开手术和腔镜下操作的经验方可应用。

3. 经胸骨或内侧锁骨切除途径　适用于其他术式难以显露的 T₁₋₄ 的 TDH。

4. 经肋横突关节切除途径　该术式为侧后方经胸膜外的一种显露方法。

(1) 适应证:可广泛地适用于 T₁₋₁₂ 的外侧型 TDH。但对于中央型和旁中央型的 TDH 来说,由于术野和视野角度的限制,若要彻底切除椎间盘则很难以避免不对脊髓造成牵拉和干扰,即存在着损伤神经的风险,故建议不选用此入路。

(2) 麻醉:气管内插管全身麻醉。

(3) 体位:患者取侧卧位,患侧朝上,对侧胸部垫枕。

(4) 操作步骤:

① 切口:根据 TDH 的突出节段不同,所取皮肤切口略有变化。通常为脊后正中线旁开 2~3cm 的纵切口;若突出节段在 T₇ 以上,其切口远端应拐向肩胛骨的下缘顶点并向前上(图 29-3-4)。

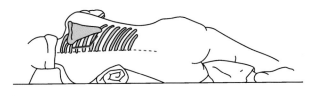

图 29-3-4　TDH 的经肋骨横突关节切除途径

② 显露：使用电刀切开上方的斜方肌和菱形肌，切开下方的斜方肌外侧缘及背阔肌内侧缘，此时便可见到清晰的肋骨。将椎旁肌牵向背侧进而显露肋横突关节和横突。切开肋骨骨膜，并沿其走向行骨膜下剥离接近肋横突关节处。切断肋横突间的前、后韧带，然后将该段肋骨和横突分别予以切除。上述操作始终在胸膜外进行。通常需在椎体水平结扎肋间血管，并可借助肋间神经的走行来确定椎间孔的位置。撑开器撑开肋骨，用"花生米"或骨膜起子将胸膜壁层及椎前筋膜推开，使用拉钩将胸膜和肺牵向前侧，显露出椎体的侧方。将椎旁肌向背侧进一步剥开，显露出同侧的椎板。将同一侧椎板、关节突切除后，即可显露出突向外侧或极外侧的椎间盘，小心剥离硬脊膜与突出椎间盘之间的粘连，切除突出的椎间盘组织。冲洗伤口后，用明胶海绵覆盖硬脊膜囊。

③ 切口闭合及引流：留置伤口负压引流管，常规方法逐层关闭伤口。

5. 经椎板切除途径　是脊柱外科领域非常经典的一种术式。遗憾的是，若试图从后方行胸椎间盘的切除，则术中势必借助对脊髓的牵拉才能实施椎间盘的切除，此操作常常造成脊髓损害的进一步加重。以此式来治疗 TDH，术后患者的神经损害加重比例高达 50% 以上。目前认为选择该术式治疗 TDH 具有高度的危险性，临床上已渐被淘汰，故不主张在治疗中继续采用此术式。

6. 经后方极外侧入路途径　尽管侧前方经胸腔或经胸膜外入路已成为胸椎及胸腰段椎间盘突出症手术治疗的"金标准"术式，但该术式在手术创伤、对胸腔及肺功能的干扰影响以及手术相关并发症等方面仍面临着挑战。在既往临床实践的基础上，近年来北医三院采用经后方极外侧入路治疗胸椎及胸腰段椎间盘突出症。现将该术式介绍如下。

(1) 麻醉：气管内插管全身麻醉。

(2) 体位：患者取俯卧位，胸前及双髂前垫枕，腰部稍后弓，腹部悬空。

(3) 操作步骤：

① 手术切口和显露：依体表解剖标志结合影像学定位或体表放置金属标志行透视定位，来确定手术节段平面之所在；以此为中心行皮肤纵行切口，切口长度以分别包括头、尾侧的 1~3 节椎骨为宜。骨膜下剥离显露棘突、双侧椎板、关节突关节或肋横突关节和横突。

② 椎弓根钉道准备和螺钉植入：于椎间盘突出的相邻椎节，常规方法置入固定用的椎弓根螺钉，并经术中透视核实其固定节段无误且位置良好。

③ 椎管后壁切除及后方椎间盘切除术：于双侧关节突关节的中线处纵向开槽，使用高速磨钻逐步向前磨透骨性结构，将椎管后壁以"揭盖式"整块切下。若同时还合并有黄韧带骨化，则一并予以切除。然后，以神经拉钩轻轻将硬膜牵向对侧，常规方法行突出椎间盘的后外侧纤维环切开、髓核摘除。此时，切记不要勉强行突出于硬膜腹侧正中部分的椎间盘切除，以免在切除过程中造成硬膜和神经的损伤。

④ 极外侧入路：行残余的关节突关节切除后，充分显露突出椎间盘椎间隙的外侧缘，保护好椎间孔内穿行的神经根。在"安全三角区"内(图29-3-5)，尽可能以与脊柱矢状面相垂直的方向经突出椎间盘的正侧方行椎间隙内残余的椎间盘组织切除。此时，尤其是合并"硬性突出"的椎间盘已呈一中空的"硬壳"，使用窄的砍骨刀切断"硬壳"的基底部(即与椎体相连处)，再以神经剥离子仔细分离其与硬膜间的粘连，将该游离"硬壳"轻轻压陷至已被掏空的椎间隙内，用髓核钳将其取出。如果对侧尚有残留的"硬壳"，同法处理对侧，完成彻底减压。

⑤ 椎体间融合及椎弓根固定：将减压过程中切下的骨质经修理后植于椎体间，同时放置充填好碎骨的肾形椎间融合器(TLIF Cage)1 枚。再次术中透视核实 Cage 位置无误后，遂经椎弓根螺钉行脊柱后方加压，一方面夹紧椎间融合器，同时也纠正了脊柱局部的后凸角度，进而达到椎管内神经结构的二次减压功效。

⑥ 术中神经功能监测：手术中，建议采用术中神经监护系统进行神经功能监测，以提高手术的安全性。重点监测患者双下肢的体感诱发电位(SEP)和运动诱发电位(MEP)变化情况。

⑦ 术后处理：伤口负压引流保留 2~3 天，引流管拔除后即嘱患者佩戴普通腰围下地活动。

采用上述新术式，于 2005 年 ~2010 年间首批治疗胸椎及胸腰段椎间盘突出症 24 例，其中 16 例为"硬性"突出(椎体后缘离断、骨赘、椎间盘钙化或后纵韧带骨化)。手术时间为 2.0~4.5 小时，平均 3 小时。术中出血量为 290~4000ml，平均 700ml。术中全部应用了自体血回输技术。术中、术后无任何并发症发生。全组 24 例术后均获得随访，平均随访时间 18 个月(1~62 个月)。采用日本骨科协会(JOA)29 分法进行疗效评定，评定结果为：改善率为 28%~100%，其中优 12 例(50.0%)，良 9 例(37.5%)，

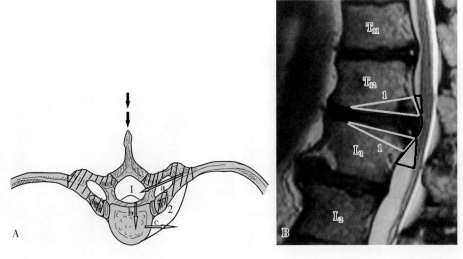

图 29-3-5

A. 经后方极外侧入路手术横截面示意图,阴影部分为经典正后方切除范围,红色区域为本新术式增加切除范围,曲线 1 为突出椎间盘,曲线 2 为向后剥离推开之胸膜(或腹膜),箭头 a 为脊髓腹侧致压物手术切除、减压操作方向,箭头 b、c 所示为椎间盘切除、取出方向;B. 经后方极外侧入路手术矢状位示意图,红色区域为"安全三角区",黄色区域为手术操作切除区域,直线 1 为椎体楔形截骨线

可 3 例(12.5%),差 0 例(0.0%),即本组优良率为 87.5%,有效率 100%。典型病例见图 29-3-6。

本新术式的特点:①采用广大脊柱外科医师相对熟悉的后方入路,缩短学习曲线,便于学习和掌握;②首先使用高速电动磨钻行椎管后壁切除,手术横向减压范围超过经典的椎板切除范围,达双侧关节突关节的内侧 1/2,可确保获得脊髓后方的彻底减压;同时双侧开槽处对应于脊髓的侧方,可有效避免传统后方椎板切除入路术中发生的脊髓损伤;③术中可显露至椎间盘纤维环的外侧缘,实现直视

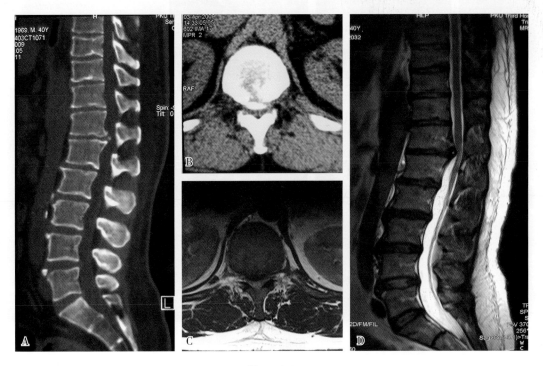

图 29-3-6

A~D. 患者术前 CT、MRI 均显示为 $T_{12}L_1$ 椎间盘突出合并椎体后缘离断,致椎管狭窄,脊髓明显受压

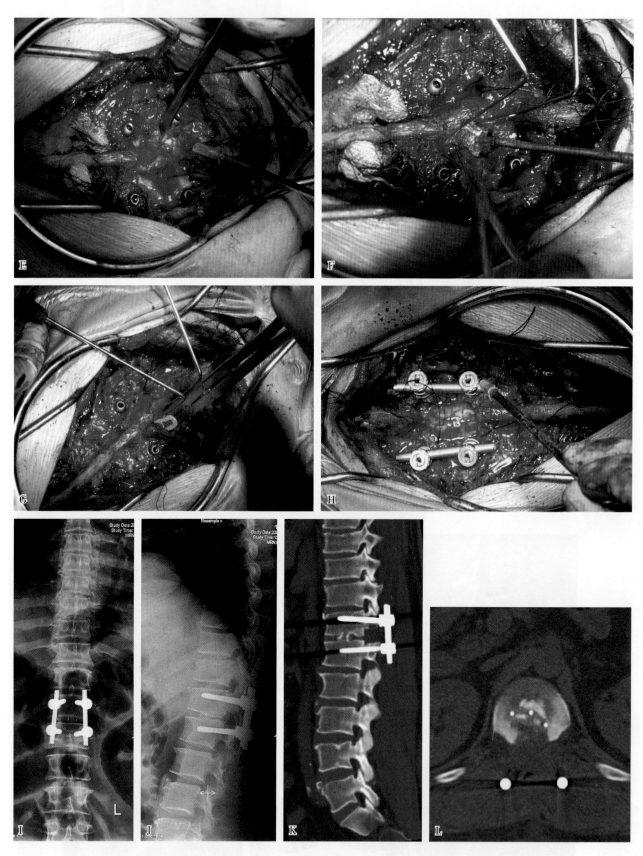

图 29-3-6(续)

E~H. 手术中情况:关节突关节切除,椎间盘切除,椎间融合器植入及椎弓根固定;I~L. 患者术后 X 线片、CT 显示突出之椎间
盘及离断的椎体后缘已被彻底切除,内固定和椎替间融合器位置良好

下切除椎间盘、手术切除操作不在椎间盘致压脊髓的顶点处进行，而在其头侧或尾端的"安全三角区"内实施，使得对脊髓造成损伤的风险大为降低；④在对脊髓腹侧致压物(尤其是硬性、骨性致压物)进行切除减压的同时，必要时配合进行椎体的楔形截骨有助于脊柱局部后凸畸形的矫正；⑤规避了"金标准"的侧前方入路固有的一些手术相关并发症，如胸腔、肺部并发症及血管损伤、脊髓血运障碍等。总之，与其他术式相比，该术式的突出优点在于术野直视、清晰、操作简便、安全，切除减压彻底、有效，可作为其他术式的一种补充替代术式。

（齐　强）

参 考 文 献

1. 齐强,陈仲强,刘忠军,等.胸腰段椎间盘突出症的手术治疗及入路选择.中国脊柱脊髓杂志,2006,16(2):133-137

2. 齐强,陈仲强,杜敬曾,等.经后方极外侧入路治疗胸椎及胸腰段椎间盘突出症.中华骨科杂志,2010,29(11):1063-1067

3. 齐强,陈仲强,郭昭庆,等.脊柱前方垫高-后方闭合截骨矫形术治疗胸腰段脊柱后凸畸形的初步报告.中华外科杂志,2006,44(8):551-555

4. 郭应禄,祝学光.外科学.北京:北京大学医学出版社,2003:994-997

5. Patterson RH,Arbit E. A surgical approach through the pedicle to protruded thoracic discs. J Neurosurg,1978,48(5):768-772

6. Simpson JM,Silveri CP,Simeone FA,et al. Thoracic disc herniation:re-evaluation of the posterior approach using a modified costotransversectomy. Spine,1993,18(13):1872-1877

7. Anand N,Regan JJ. Video-assisted thoracoscopic surgery for thoracic disc disease:classification and outcome study of 100 consecutive cases with a 2-year minimum follow-up period. Spine,2002,27(8):871-879

8. Otani K,Yoshida M,Fuji E,et al. Thoracic disc herniation:surgical treatment in 23 patients. Spine,1988,13(11):1262-1267

9. Vanichkachorn JS,Vaccaro AR. Thoracic disk disease:diagnosis and treatment. J Am Acad Orthop Surg,2000,8(3):159-169

第三十章

腰　痛

　　腰痛(low back pain)一般是指人体背部肋缘至臀皱襞之间任何部位的疼痛,肌肉紧张、僵硬,可伴有或不伴有下肢的症状。腰痛不是疾病名称,也不是病理诊断,它是以腰背部疼痛为代表的一组症状群或症状综合征,具有不规律、反复发作的特点。腰痛的分类有很多,按腰痛时间长短分为急性腰痛、慢性腰痛。一般急性腰痛通常指的是发作不超过6周的腰部疼痛,也可以指发作不超过3个月的有限的功能性疼痛。而慢性腰痛一般指腰部疼痛大于3个月以上的慢性疼痛。美国卫生政策与研究机构制定的临床指南将腰痛分为三类:潜在的严重脊柱疾病、坐骨神经痛和非特异性腰痛综合征。前两者属于特异性腰痛,例如潜在的严重脊柱疾病包括骨折、感染、脊柱肿瘤和马尾综合征及骨科常见的坐骨神经痛。本章将介绍腰痛的病因及流行病学、诊断和治疗的现状和进展,重点对脊柱椎间盘退变引起的腰痛进行探讨。

第一节　腰痛的病因与流行病学研究

一、腰痛的流行病学研究

　　腰痛是脊柱外科的常见问题。约有80%的人在一生中会有腰痛的经历,腰痛已经成为致残和误工的主要原因。腰痛患病率报道的数据差别很大,人一生中,有60%~90%的人发作过,有5%的人每年都有发作。在美国45岁以下人群中,下腰痛是引起残疾最常见的原因;并且是仅次于感冒的第2常见的就诊原因。每年用于控制下腰痛的花费预计可达惊人的560亿美元。虽然有90%的发作在没有医疗干预的情况下可在6~12周后恢复,但

70%~90%的患者会反复发作。关于时间点患病率调查为11%~39%,年患病率为36%~76%,而成年人中48%~85%曾经有腰痛经历。北京大学第三医院对198例自然人群进行普查(MRI+临床问诊和体格检查)后发现:腰痛的发生率59%,与国外调查结果接近。在腰痛的患者中,40%的患者有意减少娱乐活动,20%的患者日常生活活动明显受限,其中5%的患者日常生活活动严重受限。腰痛除了引起身体的损害,还造成社会负担和经济损失。据统计美国每年直接用于治疗腰痛的费用要高达300亿~500亿美元,如果将误工引起的间接经济损失算入将会超过900亿美元。Seitz等的调查表明在德国2001年直接用于治疗腰痛的费用高达50亿欧元,间接损失达130亿欧元,而且有增加的趋势。

二、腰痛的病因

　　腰痛的病因复杂,该病的病理基础可以因腰椎疾病引起;也可以是腰椎以外的因素,如起源于脏器的疾病、神经疾病、血管疾病以及心理因素。此外,创伤、感染、结核、肿瘤、代谢紊乱、软组织病损、神经根粘连、卡压等都可以引起腰痛,病因多种多样。大致可分为以下几点:

　　1. 腰椎退变性疾病和腰椎结构病变　退行性腰椎间盘病,腰椎间盘突出,肌肉韧带损伤、脊柱关节退行性变、椎管狭窄、脊柱畸形、椎体前移、骨折、蛛网膜炎和神经根鞘纤维化等。目前研究显示:腰痛与脊柱及椎间盘退变关系越来越密切。

　　2. 炎症性　血清反应阴性关节病,如椎关节病、关节强硬性脊柱炎、银屑病性关节炎和类风湿性关节炎等。

　　3. 感染　包括脓毒血症、椎间盘炎、骶髂关节炎、椎骨骨髓炎、腰大肌脓肿、结核、真菌感染和病毒

感染(带状疱疹)等。

4. 肿瘤　原发性和转移性肿瘤。

5. 代谢性　骨质疏松、软骨钙化、褐黄病和变形性骨炎等。

6. 牵涉痛以及心理因素　腰痛特别是慢性腰痛(chronic low back pain,CLBP)与心理因素密切相关。

腰痛致病因素复杂,发生机制尚在探索阶段,很多现象还无法得到满意的解释,甚至有些研究结论是互相矛盾的,目前诸多证据表明,腰痛是一个多因素、多环节共同作用的结果。随着对腰痛研究的逐步深入,以传统的流行病学调查为基础,以实验室研究为主要技术手段的分子流行病学、血清流行病学和遗传流行病学等新的分支学科加入,将能从社会整体水平和分子水平甚至心理层面来系统地研究腰痛的发病特点和发病机制,从而才有可能在实践中从生物心理和社会医学模式出发构建防治腰痛策略和干预计划。

第二节　腰痛的诊断

一、腰痛的临床诊断

腰痛病因众多,包括退行性、炎症性、感染性、代谢性、创伤性、良恶性新生物、先天性或发育性、肌肉骨骼源性、内脏性、血管源性、心理源性、手术后等。腰痛的另一个特点是患者量大。据统计,在美国所有就医患者中,腰痛的数量占第 2 位,临床工作中面对众多的腰痛患者,为每一个人都进行全面系统的检查寻找病因是不切实际的,而且即使应用最先进的影像技术,往往也不能确定引起疼痛的准确解剖结构及其病理性质。因此,世界上许多国家,如美国、欧洲等建立了腰痛的临床诊断与治疗指南。目前大体将腰痛分为两种类型:

1. 非特异性腰痛　引起疼痛的具体病理部位不能十分肯定,涵盖了以往的腰肌劳损、肌纤维织炎、肌筋膜炎等急慢性腰部病变的各种诊断。

2. 特异性腰痛　椎间盘突出、肿瘤、感染、骨折等具体的病理变化引起的腰痛。

由于腰痛原因复杂,而且腰痛的临床症状并不一定与病理改变明显相关,单独求助于影像学检查来确定腰痛患者的病因是不够的,必须依靠完整的病史和全面仔细的临床检查。每一个腰痛的患者病史和临床检查都不是相同的。因此,对于腰痛的患者,应该针对不同的症状和体征进行个性化的影像学检查和诊断。影像学改变只有与临床症状和体征相符,才具有诊断意义。此外,在诊断腰痛过程中应注意潜在的系统疾病,以及与疼痛有关的精神性因素。

二、询问病史

仔细询问急性腰痛患者的病史对病情的评估是非常必要的。患病时间、性质、部位、疼痛程度,以及疼痛对日常生活的影响等均要详加了解。此外,还要注意活动和体位改变对疼痛的影响,有无既往创伤史等。然而,慢性进展性加重的疼痛可能是因为退行性改变或者肿瘤引起。椎旁肌的局限性疼痛通常是由肌肉骨骼系统的病变引起的,如肌肉劳损。

根性疼痛是神经根受到激惹而产生的症状,可以引起一侧或双侧下肢的放射痛。尽管机械性疼痛可以持续几天到几个星期,但是根性疼痛的自然病程通常要持续 6~8 周,甚至更长时间。非放射性的肌肉骨骼疼痛一般为中度至重度,但是髓核突出压迫神经根引起根性疼痛通常都很剧烈。腰椎神经根病通常发作于晨起,其伴随的放射痛具有平卧时减轻、站立或坐位时加重的特点。如果患者卧床休息时出现疼痛,则有可能是因为感染性疾病或是转移性疾病所致。

职业和心理社会史也有可能揭示与疼痛原因有关的重要信息。到初级护理医师或职业健康专员寻求帮助的患者中,工作相关性腰痛综合征是最主要的原因。

如果怀疑患者患有潜在的严重性疾病,则需立刻予以相应的检查治疗。潜在严重性在临床上指的是 AHCPR 制订的临床实践指南中的"红旗"状况。这些"红旗"状况所代表的典型症状、风险和体格检查结果详见表 30-2-1 所述。初始病史应当包括如下重要问题:损伤机制、既往史、社会家族史、系统回顾等。当出现乏力、大小便功能障碍、发热、恶性肿瘤、夜间痛或休息时腰腿痛、恶心呕吐等症状时,需仔细寻找病因。

对疼痛的性质、部位以及加重或减轻的因素等进行评估,将有助于确定潜在性疾病。对主诉的评估应该结合患者的病史,如果怀疑患者患有某种潜在的严重疾病,则需进一步行系统性的查体以增强对患者主诉的评估。首次评估病情的基本目的是明确可能存在的严重症状或异常查体结果,并寻找危险状态。持续性腰痛风险较高的患者往往可能伴有

表 30-2-1　"红旗"状况的类型、体征、症状和查体结果

类型	症状 / 危险因素	查体结果
癌症	癌症病史	棘突触痛
	6 个月内体重不明原因减轻超过 10kg	由于保护性肌痉挛导致活动范围减少
	年龄大于 50 岁或小于 17 岁	
	经治疗无效	
	疼痛超过 4~6 周	
	夜间痛或静息痛	
感染	持续发热（体温大于 38℃）	棘突触痛
	静脉内药物滥用史	活动范围减少
	近期细菌性感染史、尿路感染或肾盂肾炎史	与全身感染相一致的重要体征
		心动过速
	蜂窝组织炎	呼吸急促
	肺炎	低血压
	免疫抑制状态	
	全身应用激素	体温升高
	器官移植术后	盆腹腔包块或触痛
	糖尿病	
	人类免疫缺陷性病毒感染（HIV）	
	静息痛	
椎体骨折	应用皮质激素	与骨折部位相关的阳性体征
	大于 50 岁患者的轻度创伤	
	大于 70 岁患者	
	骨质疏松	
	近期重要创伤史	
	车祸外伤	
	高处坠落伤	
马尾综合征	尿失禁或尿潴留	膀胱或肛门括约肌松弛
	鞍区麻木	主要肌群无力：股四头肌（伸膝无力）、跖屈肌、外
	肛门括约肌张力下降或大便失禁	翻肌、背屈肌
	双下肢麻木、无力	痉挛性（胸椎）或弛缓性（腰椎）截瘫
	进展性神经功能损害	腱反射亢进（胸椎）或减弱（腰椎）
急性腹主动脉瘤	腹部搏动性包块	
	动脉粥样硬化性血管病	
	静息痛或夜间痛	
	年龄大于 60 岁	
肾绞痛	肋脊角区剧烈疼痛伴向睾丸的放射痛	肋脊角区触、叩痛
	尿石症病史	
盆腔炎性疾病	阴道溢液	子宫触痛
	盆腔疼痛	盆腔包块
	既往发作史	子宫颈分泌物
尿路感染	排尿困难	耻骨上触痛
	既往尿路感染史	
盲肠后位阑尾炎	无明显诱因的亚急性发作	低热
	便秘	

摘自:《急性腰痛的评估与处理》, Am Fam Physician, 1999, 60:2299-2308

更为严重的疾病,且需手术治疗。

三、体格检查

全面而详细地了解病史之后需要进行体格检查,后者可以缩小引起急性腰痛的鉴别诊断范围。然后,将客观的检查结果与患者的主观陈述进行综合分析,以印证临床诊断。检查时患者须穿着宽松的衣服,并于站立、仰卧和俯卧等各个体位进行检查。站立位时要检查背部的曲线、触痛部位、有无包块或肿物。活动范围检查包括前屈、后伸、左右侧弯和旋转。仰卧位时要检查腹部有无搏动性包块和双下肢脉搏情况。俯卧位时要检查棘突和小关节,这可以帮助诊断腰部疼痛的病因。此外,还需要记录患者的体重指数。

腰椎及椎旁组织常规检查之后还要进行详尽的神经系统检查,包括肌力、感觉、反射和长束征,注意患者有无腱反射异常和肌萎缩,必要时还需要进行直肠肛周和会阴部检查。此外,还要区别患者腰痛是生理性的还是非生理性的原因。Waddell 征通常可以引出非器质性疼痛——轻微触碰患者就可以引起患者夸张性的疼痛表现,如轻轻垂直下压头部引起背部疼痛,同样强度的活动引起肩部疼痛或骨盆疼痛,仰卧或坐位时直腿抬高试验结果不一致,或出现夸张的面部表情和言语、异常的肢体颤动、出现非皮区或肌节症状。

四、诊断评估

腰痛患者的诊断性检查应该根据该检查能否指导治疗来选择。临床上大约 90% 的腰痛患者因为检查不出明显的致病原因而被诊断为非特异性腰痛。在诊断学上一般可将腰痛分为生理性因素或者组织结构性因素两种。

肢体疼痛的生理学检查可通过肌电图来检查神经传导速度,该检查可以定位已损伤的神经,并能区分损伤是陈旧性的、活动性的抑或是已有改善的。如果体格检查的异常结果(如直腿抬高试验)获得了肌电图检查的支持,则可以确定具体的神经根损害。非神经源性疾病的诊断可以通过实验室常规检查的筛查来明确,如红细胞沉降率、全血细胞计数、尿液分析、前列腺特异性抗体分析和血清蛋白电泳检查等。C- 反应蛋白和急性腰痛有很强的相关性,但是与慢性腰痛的相关性不大。

腰痛患者最好应该做何种影像学检查还没有获得一致意见。腰痛发作 1 个月内行 X 线平片检查帮助不大,这主要是因为 1 个月内的腰痛很少有明显的影像学表现。如果患者有骨折、肿瘤或感染等"红旗"状况,则需要行腰骶部 X 线检查,因为常规平片检查常能发现这些"红旗"状况。当患者腰痛超过 4~6 周时,也应该行 X 线平片检查。

如果怀疑患者患有潜在性的严重疾病,则需要行进一步影像学检查如核素扫描、CT、MRI、脊髓造影或 CT 脊髓造影等。这些潜在性的危险疾病包括椎管狭窄、骨髓炎、马尾综合征、椎间盘突出、硬膜外脓肿或近期骨折病史。如果患者有持续性的或进展性的神经损害表现,也应该行上述检查。这些检查中以 MRI 最为常用,因为它可以很好地观察椎间盘或神经组织,并且无放射性损害。既往有腰部手术史的患者行 MRI 检查亦可从中获益。CT 检查的指征有肥胖、可疑骨折、小关节异常和严重退变性疾病。此外,患者体内有非钛类金属、人工耳蜗、起搏器或其他不适于进行 MRI 检查的材料时应该行 CT 检查。症状、体征和影像学检查结果相一致对于疾病的诊断是非常必要的。

虽然非特异性腰痛约占总数的 80% 以上,但在临床工作中诊治的顺序必须是尽早筛选出特异性腰痛患者。众多学者列举的筛选内容,其目的是帮助临床工作者简单快速地排除特异性腰痛的可能。内容主要包括:初次腰痛的发病年龄 <20 岁,或 >55 岁,有明显创伤史,或对有骨质疏松可能的患者有轻微创伤史,伴有胸痛,伴有不明原因的体重下降,伴有鞍区麻木或大小便异常,伴有进行性肌无力,查体发现多项神经学阳性体征和直腿抬高试验阳性渐进性持续性夜间痛。

第三节　腰痛的治疗

一、治疗原则

治疗方法主要包括:非手术治疗和手术治疗。非手术治疗主要包括:预防、休息及营养、物理治疗、药物治疗、肌肉锻炼、心理治疗。手术治疗主要包括:微创治疗,传统减压、融合手术治疗,非融合技术以及再生治疗。

二、非手术治疗

1. 预防　针对不同原因引起的腰痛应采取一些预防措施。如要认真宣传基本知识告知患者在各种不同的工作过程中应注意正确的姿势,减少劳损性腰痛的发生；应遵守各项规章制度、劳逸结合、避免外伤；锻炼身体也可防止骨质疏松症的发生；应注意增强个人体质、锻炼身体，进行有氧锻炼等以增强机体的免疫力，预防感染性疾病等的发生。

2. 休息和营养　对外伤引起的急性腰肌扭伤或椎体骨折等情况时绝对卧床休息是极为必要的；加强营养、改善饮食对腰痛患者的恢复也起着极为重要的作用。如腰部感染或结核患者，加强支持疗法可以增强患者的机体免疫能力，从而使炎症早日消退。

3. 物理治疗　物理治疗包括皮神经电刺激、肌肉电刺激、超声、牵拉、针灸、按摩透热疗法等方法。在腰痛的治疗过程中，物理治疗有其重要的临床价值。这些治疗可以改善微循环，增强免疫功能，减轻疼痛、水肿、炎症反应，加快组织愈合等作用，阻断神经冲动的传导等，从而缓解疼痛。主要应用于急慢性软组织损伤、退行性改变等所致的腰痛。临床上较为常用的物理治疗方法有电疗、磁疗、热疗、光疗、微波治疗，等等。另外，近年来国内外许多学者开始将体外冲击波和激光等应用于骨科慢性疼痛的治疗领域，并获得了一些满意的结果。但是，临床应用这些治疗方法之前没有特异性的诊断性筛选指标，笼统地应用于所有的非特异性腰痛的患者，虽然各种物理因子在临床广泛频繁地使用，但相关的临床研究质量较差，至今没有足够的证据支持它的有效性，经皮神经电刺激是其中相对报道较多研究质量较好的一项，也仅能做出它可作为短时止痛的辅助方法的结论。下面简要地介绍一下常见的物理治疗方法。

（1）推拿：推拿定义为应用手对脊柱关节施加快速小幅度的猛力，使其略超出关节被动活动范围的终点。推拿的治疗机制是外力产生形变和位移，使解剖结构的位置或朝向发生改变，减轻组织结构之间的相互卡压或粘连；同时，外力的应用通过刺激脊柱旁组织影响初级感觉传入神经，进而影响运动控制系统和疼痛处理系统。

（2）腰椎牵引：最常用的分型方法是根据牵引施加的时间，连续性牵引数小时至数天，持续性牵引和间歇性牵引，牵引与放松以数分钟为周期交替。腰椎牵引的作用机制包括机械作用和生物力学作用，外力的分离作用可改变椎间盘髓核与纤维环后部的相对位置，改变椎间盘与神经的界面，生物力学效应是刺激间盘和关节的修复或促进组织的退化。

4. 药物治疗　腰痛患者腰痛多严重影响生活与工作，可以服用或局部应用一些药物来缓解和治疗疼痛。可口服非甾体类抗炎药治疗疼痛，如阿司匹林、布洛芬等，它们能抑制前列腺素（PG）的合成从而缓解疼痛，但这类药物对胃肠道的刺激较大。目前有新型的选择性COX2抑制剂，如罗非昔布（rofecoxib）、塞来昔布（celecoxib）等，它们可特异地抑制环氧化酶2，从而减少了胃肠道反应的发生，临床应用效果较好。对乙酰氨基酚和阿片类药物也经常用来镇痛，但是这两类药物存在很大的风险。剂量过大很容易造成肝功能损害，而且对乙酰氨基酚容易产生耐药性。尽管阿片类药物对于症状控制作用很大，但是不能长期应用。它的并发症包括困倦、眩晕、疲劳、恶心、呼吸抑制以及便秘，而且便秘会持续很长时间。阿片类药物通过阻断中枢神经递质与受体结合来实现镇痛。短效麻醉药尽管是用来改善疼痛患者的睡眠的，但是其本身会引起失眠。长效麻醉剂具有较小的成瘾性和较好的耐受性。将对乙酰氨基酚和阿片类药物联合应用比单纯一种的镇痛效果要好，应尽可能避免应用麻醉药物。在腰痛的患者中类固醇类药物应该尽量少用。这类药物会造成很大的胃肠道的并发症，长期应用会引起骨质疏松，甚至还会引起肱骨头和股骨头的无菌性坏死。肌肉松弛药物在治疗急性腰痛中作用很大，各种原因的急性腰痛引起棘突周围的肌肉痉挛，对于肌肉松弛药反应良好。肌肉松弛药在短时间内效果良好，但不应该长期应用。当患者存在情绪的变化时可以应用一些抗抑郁药物。对于由于抑郁引起的腰痛患者应用抗抑郁药物，能够取得很好的镇痛效果。另外，对骨质疏松引起的腰痛患者还可以应用一些补钙药物或雌激素等药物来治疗。

5. 腰背肌功能锻炼　腰背肌功能锻炼是治疗腰痛的最新训练方法，是根据大量研究结果所发现的腰痛患者存在的问题而设计的针对性治疗方案。训练的目标肌肉是腹横肌、多裂肌、脊柱旁、腹部、横膈和盆底的其他肌肉。腰背肌功能锻炼既包括主动躯体活动训练，也涉及被动性躯体活动。被动系统包括椎体、小关节、韧带、椎间盘等。主动系统指肌肉的作用神经系统包括感觉感受器、中枢神经的相互连接、皮质和皮质下的控制中心等。其作用包括：改善运动组织（肌肉、骨骼、关节、韧带等）的血液循环、代谢和神经控制，促进神经肌肉功能，提高肌力、耐力、改善代谢，促进腰椎间盘营养交换，辅助损伤修复，心理作用是通过训练帮助患者克服运动恐惧感，并改善局部控制能力，肌力增强训练没有特异性的诊断性筛选指征，在患者主观意愿下即可进行。

Nicolas强调"在休息的借口下放弃运动是最大的失误，滥用休息比滥用运动更加危险"。

但CLBP患者受疼痛的影响，少有患者主动自觉地进行锻炼，早期活动后的疼痛加剧也妨碍了锻炼的连续性。再次确认患者的状态没有显著恶化以及锻炼对他们没有任何负面影响后，增加每天的活动量将克服和代替他们的病态行为。许多研究表明，短期或长期身体锻炼对于减低焦虑症状有着显著的关系，也可使抑郁症状明显降低，随着身体锻炼水平的提高，心理健康状况的改善最大。锻炼种类的选择以腰痛患者能够耐受，而不加重病情为度，同时，必须使锻炼参加者从项目中获得乐趣并感到愉快，项目包括慢跑、健身跑、自行车锻炼、游泳等。锻炼的强度应循序渐进，中等强度比高强度的锻炼对改善心境更有效。国际运动心理学会（ISSP）提出：身体锻炼每周至少3次，每次20~30分钟，60%~90%的年龄最大心率方可获得满意的心理学效益。总之，因人而异选择合适的锻炼方式与不同的运动疗法，可获得最大的心理效益和腰痛的治疗康复效果。

6. 心理治疗　CLBP的有效治疗同时涉及到生物、心理、社会等多方面的因素，能否获得治愈或缓解的关键在于及时诊断和正规治疗。除针对疼痛的止痛方法以外，还需特殊的心理和躯体治疗。如心理学疗法、认知—行为疗法、精神动力学疗法等，以及与之关系密切的心理学疗法，包括：物理疗法、运动疗法、关节可动域训练、肌力强化训练、日常生活动作训练与指导和自助具的使用等。

在处理腰痛患者时，要同时重视心理因素。而首要的问题应是耐心、真诚地倾听患者的诉说。在心理评估的基础上，理解关心患者，解答患者的疑问，提供所需信息，满足患者的心理需要，改善患者的情绪，为患者提供指导、支持和帮助等，从医师的鼓励中获得生活的信心和勇气，并因此对疼痛、健康、疾病乃至生命和死亡的含义都有了更深的了解和领悟。应注意的是，在CLBP的处理中，采用费用昂贵的检查，劝告限制活动，在治疗和评估过程中过分的注意疼痛，劝告使用腰围，过多注意姿势、过分夸大腰痛的危害性、不良预后等，都可以引起和（或）加重抑郁、癔症等症状，以及因此而引起的医源性功能障碍，并造成"腰痛心理障碍—腰痛加重—心理障碍加重"这样一种恶性循环。

三、手术治疗

腰痛的原因很多，治疗方法多种多样，手术是治疗手段之一。手术治疗主要适应于由于外伤所致的椎体骨折、椎体滑脱；椎间盘突出、椎管狭窄；腰椎的化脓性炎症或结核；肿瘤或先天性的发育异常；脊柱畸形以及重度软组织疼痛等。对上述这些情况，非手术治疗通常只能暂时缓解或减轻症状，要达到根治只有手术治疗。但手术治疗有诸如脊柱稳定性下降、感染、神经脊髓损伤等意外情况发生的可能，因此选择手术治疗时应慎重，多在严格的非手术治疗一段时间以后仍无明显效果或有明确的手术指征时选择手术治疗。

（一）传统手术治疗

传统的脊柱外科治疗通常是在开放直视下对脊髓神经进行减压、病灶切除或畸形矫正，并通过植骨、固定和融合技术完成对脊柱伤病的治疗。这种传统的手术方式已经有近百年的历史，即便在医学科技高度发达的今天，直视下开放手术对于一些脊柱外科疾患的治疗仍然是必须的。但是，对于另外一些脊柱外科疾病，如单纯椎间盘突出等，采取比开放手术创伤更小、更简单、更快捷的微创技术同样可以达到相似或更好的临床效果。因此，手术微创化、有限化和智能化已成为现代脊柱外科发展的重要趋势和方向，并成为衡量脊柱外科领域临床水平和科学技术发展的主要标志。

（二）微创治疗

目前，脊柱外科领域应用的微创技术主要包括：神经阻滞疗法；椎体成形术；微创内镜；激光、等离子、臭氧、经皮椎间盘切吸术。与传统手术治疗相比，微创治疗具有创伤小、并发症少、术后恢复快等特点。近年来随着微创技术的飞速发展，微创治疗已经广泛应用于腰痛的治疗并取得了良好的治疗效果。但应用微创治疗尚需掌握它们各自的适应证和并发症，并进行严格的病例选择，从而达到最佳的治疗效果。

1. 神经阻滞疗法　神经阻滞疗法是指在末梢的脑、脊神经（或神经节）、交感神经节等神经内或神经附近注入药物或以物理方法阻断神经传导功能的一种治疗方法。常用利多卡因、曲安奈得、激素等药物进行局部注射，但注射药物可以引起一些副反应的发生，如感染、粘连、神经根损伤等，故操作时应注意。另外，近年来冷冻、射频热凝神经阻滞用于慢性疼痛的治疗亦取得了良好的效果，如射频热凝颈腰脊神经后支可治疗腰背痛。射频热凝小关节神经切断术用于颈、腰痛治疗亦取得较好效果。

2. 椎间盘内电热疗　近几年对于椎间盘源性

腰痛应用椎间盘内电热疗逐渐增多。MRI 提示椎间盘高密度信号改变或者后部纤维环破裂，疼痛是由于化学和机械介导引起疼痛。治疗过程包括经后外侧置入管道，然后将热疗管插入纤维环内。电热治疗的机制还不是很明确，一种假说是引起蛋白变性和使纤维环失神经支配，从而达到止痛的目的。尸体试验表明，椎间盘内电热治疗对于脊柱的稳定性没有影响。指征包括持续 6 个月的腰痛，经过教育改变活动习惯，非甾体类抗炎药物治疗无效，理疗以及渐近的锻炼治疗无效。硬膜外注射激素无效，神经检查直腿抬高试验阴性，MR 和椎间盘造影没有明显的神经受压。关于椎间盘内电热疗法的争议是治疗的机制不明，缺乏回顾性研究以及长期随访的报道。

（三）非融合技术

由腰椎不稳、腰椎滑脱、腰椎管狭窄等所引起的腰痛是骨科常见疾病，非手术治疗疗效欠佳，脊柱融合是标准治疗方法之一。随着融合技术的发展，融合率不断提高，而临床疗效没能相应提高，这引起许多学者开始质疑脊柱融合术治疗腰痛的功效。与此同时，学者们一直关注融合术后邻近节段退变性疾病（adjacent segment disease，ASD）。临床疗效还在观察中，下面的章节将会有详细阐述。

（四）椎间盘的生物再生治疗

最近 10 年，在肌肉骨骼疾病类的外科治疗中，脊柱手术的增长数量惊人。Weinstein 等的统计数字显示：在美国，每年大约有 100 万患者接受腰椎手术，其中 65% 的手术方式主要为腰椎间盘摘除术和椎板切除术，剩下 35% 的手术方式为腰椎融合术。从增长速度来看，椎间盘髓核摘除术只在 1992 年有轻度增长，而腰椎融合手术则有 4 倍的增长。随之而来融合手术带来的问题促进了腰椎人工椎间盘的发展，2004 年美国 FDA 批准人工椎间盘应用于临床治疗腰椎间盘退变性疾病，初步获得了良好的效果，然而，持批评观点的认为，尽管内植物促进了外科治疗的发展，但在一些治疗中并没有获得理想的临床结果。

不论是腰椎融合手术还是人工间盘置换手术，都是针对患者的症状采取的一种对"症"治疗，并没有针对椎间盘退变本身有任何的帮助。再生理念的提出和技术的发展使得医师不但能对"症"治疗，为患者解决病痛的折磨，而且还能为医师提供一种对"症"对"因"都兼顾的治疗方式，即使退变椎间盘重生、恢复功能，从而消除患者遭受的痛苦。这些技术和方法目前还停留在体外和小动物模型阶段。然而，近期的临床实验已经取得了良好的治疗结果。

再生治疗的理念是在于：人的生命过程中，很多组织都具有再生功能，以此来抵抗衰老。椎间盘也不例外，寻求椎间盘再生的策略和方法，将会给椎间盘退变性疾病的治疗带来一种新的治疗方法。在一定程度上可以取代目前切除、融合和固定的传统治疗，使椎间盘退行性变"不可逆性"通过再生策略变为"可逆性"，从而延缓、阻止椎间盘退行性变的发展趋势，促进椎间盘重新获得正常生物力学功能。

将再生治疗应用到临床之前，首先要阐明一个概念，椎间盘再生策略的目标不是单纯的组织再生，而是消除患者的病痛。传统手术治疗主要应用于因椎间盘突出或腰椎管狭窄症压迫神经而导致腰腿痛的患者。这里，解除神经压迫是手术的主要目标，而由此引起的节段不稳定是手术的并发症。但不稳定增加了产生有痛椎间盘退变的潜在风险。因此，要考虑所有能使节段稳定的措施来预防椎间盘的再突出和解除椎间盘的有痛退变。椎间盘再生治疗通过恢复椎间盘正常代谢和生物力学性能，从而很有希望成为一种可供考虑的治疗策略。

椎间盘再生治疗被认为是一种"对因"治疗，即针对椎间盘本身产生的疼痛进行治疗。其适应证主要是有痛椎间盘退变性疾病或者小关节综合征。除了要考虑生物力学、基质再生等因素外，还要考虑炎症、神经长入等可能产生疼痛的因素。治疗的第一步是要找出导致疼痛的主要原因；其次要客观评价椎间盘退变的病理状态和营养情况等。只有对椎间盘的状况进行全面的分析和评估，再生治疗才能真正成为传统治疗方式如椎体融合、人工椎间盘置换的一种替代治疗方法。因此，对于椎间盘退变机制的研究尤为关键。

尽管椎间盘再生治疗主要还停留在基础研究节段，但可喜的是已经有人在临床上进行了有益的探索。

1. 自体椎间盘软骨样细胞移植　来自 EURODISC 多中心、前瞻、随机、对照研究表明，相对于 112 例单纯椎间盘髓核摘除术，14 例椎间盘髓核摘除后再植入自体椎间盘软骨样细胞的治疗效果更好。Meisel 等随访 2 年后发现：自体椎间盘软骨样细胞移植组腰痛症状大大减轻，Oswestry 评分、Quebec Back Pain Disability 评分，VAS 评分都明显优于对照组，椎间盘高度的降低只见于对照组，MRI 检测相邻节段的椎间盘信号也好于对照组。Grochulla

等的研究也证实了自体椎间盘软骨样细胞移植安全、有效。

2. 动力内固定 动力内固定在治疗有痛椎间盘退变做了有益的尝试。Specchia 收集两组标本,一组是进行动力内固定手术时取的椎间盘组织;另一组是取出内固定时取出的椎间盘组织,组织学分析后发现,第 2 次取出的椎间盘组织的炎性因子明显减少,可以看到椎间盘组织再生的现象,MRI 则显示椎间盘组织重新水化。Putzier 等对加用椎弓根钉动力固定的 35 例髓核摘除术患者,和 49 例单纯髓核摘除术患者进行术后随访(平均 2 年 10 个月),结果显示疼痛、体征及影像指标均优于对照组,进一步提供了动力固定能够促进椎间盘再生的证据。

3. 基质及生化物 30 例慢性腰痛患者,平均腰痛 8.5 年,Klein 等报道将糖胺多糖和混有高渗葡萄糖和二甲基亚砜的硫酸软骨素溶液注射到患者椎间盘内,12 个月后各种疼痛和功能指数均有大幅改善。Pfeiffer 等使用透明质酸在猴子椎间盘退变模型上取得了良好的再生效果。Miller 等使用高渗糖水注射到疼痛退变的椎间盘内,也取得了良好的效果。总之,椎间盘再生需要一个良好的环境,不但要有一个良好的力学环境,还要有良好的营养和代谢环境,这样细胞才能够最大限度地发挥修复重建的功能。

综上所述,延缓和逆转椎间盘退变,促进椎间盘再生是一个新的治疗理念。目前对椎间盘再生各种策略的初步研究结果以及最近的临床试验均显示了良好的临床应用前景。然而,真正将研究应用到临床还有很多理论和实际的问题需要解决。今后的椎间盘再生研究要以解决临床实际问题为研究基础,综合基础研究、工程学、生物技术、生物力学、心理学、影像学和外科手术,来全面探索椎间盘退变机制和治疗的介入手段,以期能够系统地建立起椎间盘再生治疗的临床应用体系。

腰痛在临床上是极为常见的骨科疾病,严重困扰着人们的生活与工作,是一个严重的社会与经济问题。笔者简要地介绍了腰痛的病因、诊断以及治疗方法。建议在诊疗腰痛的过程中应根据患者的具体病情选择恰当的诊断方法,并根据诊断结果选择适当的治疗手段并在治疗过程中根据患者病情的变化而不断调整治疗方案,同时注意心理方面的治疗,对腰痛患者进行有效的健康宣教,让他们克服恐惧心理,鼓励其保持活动,坚持工作和正常功能,在医患双方的配合努力下取得最佳的治疗效果。只有这样,才能达到最佳的治疗效果。

(范东伟 陈仲强)

参 考 文 献

1. Stein H, Braun Y, Volpin G. Low back pain. Orthopedics, 2006, 29 (3):229-230

2. Rathmell JP. A 50-year-old man with chronic low back pain. JAMA, 2008, 299 (17):2066-2077

3. Manchikanti L. Epidemiology of low back pain. Pain Physician, 2000, 3 (2):167-192

4. Andersson GB. Epidemiological features of chronic low-back pain. Lancet, 1999, 354 (9178):581-585

5. Russo RB. Diagnosis of low back pain: role of imaging studies. Clin Occup Environ Med, 2006, 5 (3):571-589

第三十一章

椎间盘源性腰痛

腰痛是最常见的脊柱疾病之一,几乎每个人在其一生中的不同时期都经历过不同程度腰痛的困扰。而导致腰痛的原因众多,如腰肌劳损、椎间盘突出、峡部裂、脊柱畸形、腰椎滑脱,等等。目前所提及的椎间盘源性腰痛(discogenic back pain)由 Crock 首先提出,在临床上是极为常见的多发病,是椎间盘内紊乱(IDD)如退变、纤维环内裂症、椎间盘炎等刺激椎间盘内疼痛感受器引起的慢性腰痛,不伴根性症状,无神经根受压或椎体节段过度移位的放射学证据,可描述为化学介导的椎间盘源性疼痛。主要包括腰椎间盘内部结构紊乱和退行性椎间盘病变。既往认为神经根的机械压迫是导致腰痛的最主要原因,但在临床实践中非神经根压迫所致的腰痛在腰痛患者中约占绝大多数,而椎间盘源性腰痛则是导致非神经根压迫腰痛的主要原因之一。

第一节　椎间盘源性腰痛的发病机制

老化和环境因素可导致椎间盘退变加速,并导致椎间盘形态及容积的改变,影响其对压力的有效吸收和分散,容易使椎间盘出现机械压力损伤,比如椎间盘内部结构紊乱或纤维环撕裂。目前认为除机械压迫外,化学刺激是导致椎间盘源性疼痛的主要原因。疼痛主要来源于椎间盘内部本身的病变。随着影像学技术的发展,对椎间盘源性腰痛有了较深入的认识,但椎间盘源性腰痛的发病机制仍存在争议,认识椎间盘源性腰痛的病理生理学机制,可为临床诊断和治疗提供重要的理论基础。

一、髓核和纤维环的破裂

椎间盘纤维环破裂是椎间盘源性腰痛的重要

原因,在无神经根机械性压迫的腰痛患者中,约40% 与椎间盘纤维环破裂有关。椎间盘纤维环的解剖学结构使其轴向负荷耐受力强,而对水平面的剪力和扭转力耐受能力差。从 20 岁以后椎间盘即开始退变,水合作用下降,髓核逐渐脱水,弹性和膨胀能力降低,在椎体间压力和扭转力的复合作用下髓核易发生破裂,导致椎间高度丢失和潜在的椎体间相对不稳定。椎间盘软骨终板也随着年龄的增长而退变,软骨板和椎体骨之间的毛细血管网可因压力增大或炎症导致的微血管阻塞而减少,终板软骨的营养障碍同时又加速了椎间盘的退变过程,导致软骨变性和坏死,软骨终板的退变和形态学变化亦可同时引起纤维环的形态学变化,加重椎体间不稳。

有学者对脊柱尸检标本中的腰椎间盘进行研究,将纤维环损伤分为外周型、环型和辐射型,研究发现外周型损伤多见于前部纤维环,环型损伤在椎间盘前部及后部的分布基本相同,而几乎所有的辐射型损伤都发生在纤维环后部并常伴随严重的髓核退变。目前亦对纤维环损伤的位置与疼痛的关系进行了相关研究,在椎间盘造影术中,纤维环外层可能是产生疼痛复制的部位。对于中老年患者,椎间盘纤维环破裂的最常见病理基础是髓核变性致纤维环应力分布失衡,进而导致后部纤维环破裂,而病变椎间盘内高含量的炎性介质刺激窦椎神经末端的伤害感受器可导致剧烈疼痛。但对于年轻的患者,特别是有剧烈运动史时,外周纤维环的物理损伤可能是导致疼痛的原因之一。

二、椎间盘内神经分布的异常

正常椎间盘的神经末梢只分布在纤维环外层,有学者研究发现疼痛椎间盘内有异常血管及神经末梢的长入。椎间盘源性腰痛的神经纤维长入有"经终板长入"和"经破裂纤维环长入"两种学说。在疼痛椎间盘内,有学者认为微血管以及伴随的神经末梢通过椎间盘终板组织长入了椎间盘内正常情况下的无血管区,椎间盘造影术中疼痛的严重程度与相应运动节段变性终板内的血管化程度有一定的相关性。通过免疫组化研究发现沿着椎间盘裂隙从髓核到外部纤维环形成一血管肉芽组织区域,神经纤维沿着纤维环和髓核的裂隙,可随着肉芽组织深入到椎间盘深层,并发现该区域P物质(substance P,SP)阳性神经纤维分布非常丰富,由于分布在椎间盘的神经末梢大部分是无髓纤维,因此易感受间质变化而引起疼痛,而此含丰富神经纤维的椎间盘撕裂区可能是导致椎间盘源性下腰痛的主要原因。

也有学者通过椎间盘造影术研究证实疼痛椎间盘内有神经末梢的长入。在正常椎间盘的后部,只有外层1/3的纤维环组织有神经分布,而在慢性腰痛的患者中,纤维环的内1/3及髓核中亦发现有神经末梢的存在,并呈P物质阳性。近来对神经生长因子(nerve growth factor,NGF)在椎间盘源性疼痛的作用也进行了相关研究,在无疼痛的椎间盘内未发现有NGF的表达,然而,在疼痛的椎间盘中神经纤维可表达NGF的受体TrkA。椎间盘的神经支配含部分来自背根神经节(dorsal root ganglion,DRG)的伤害性神经纤维,椎间盘炎症可导致背根神经节中NGF依赖的神经元增加,表明NGF依赖的神经元可能也与椎间盘源性疼痛有关。

三、椎间盘内化学物质的刺激

炎症介质也与椎间盘源性疼痛的发病机制有关。研究发现退变的人椎间盘组织可自动分泌大量的促炎症反应介质,使局部出现自身免疫炎症反应。这些介质包括IL-1b、IL-6、IL-8、前列腺素E_2、一氧化氮、肿瘤坏死因子、单核细胞趋化蛋白1、P物质、碱性成纤维细胞生长因子和转化生长因子β等,它们可使蛋白多糖的合成减少,促进基质降解,从而导致椎间盘退变。这些介质在有症状的退变椎间盘中的重要作用正被逐渐认识。研究证实通过刺激可使人髓核组织中IL-6、IL-8、前列腺素E_2及一氧化氮的合成增加。

伤害性神经纤维存在于动物和人的纤维环外层,在前、后纵韧带和纤维环最表层有游离的神经末梢。当上述这些致痛炎性介质经破裂的纤维环到达纤维环外层与其相应的神经末梢接触后,可使神经组织处于超敏状态或直接刺激外层纤维环和后纵韧带内的伤害感受器产生疼痛,也可直接刺激神经根产生远端肢体牵涉痛。

四、椎间盘内机械压力的改变

正常椎间盘在生理载荷下不会刺激外部纤维环上的伤害感受神经末梢。随着椎间盘的退变,髓核和软骨终板变性,纤维环的松弛或破裂可导致椎体间不稳,造成椎间盘内压力的分布不均衡,并导致椎间盘出现异常活动,这些异常活动对纤维环的后1/3和相邻的后纵韧带中带有大量来自窦椎神经的感觉神经末梢产生机械刺激而引发疼痛。

有学者通过对正常椎间盘标本模拟椎间盘内压力变化发现发生了显著的终板离心性偏移,从而认为终板本身或骨内压的增加可能是疼痛来源。机械压力可将椎间盘内的炎症介质通过终板泵入邻近椎体,刺激相应敏感神经而引起疼痛。背根神经节中的P物质水平也随椎间盘压力的变化而变化。但椎间盘内机械压力的变化能否单独引起疼痛尚存在争议。但若同时合并椎间盘内伤害性神经纤维的长入和炎症介质的刺激,痛阈下降,则轻微的机械刺激也可引发腰痛。由于坐位时椎间盘内压力远较卧位时为大,故临床观察显示大部分椎间盘源性腰痛的患者坐位时疼痛加剧,卧位时疼痛缓解。这也可以解释椎间盘内机械压力的改变是导致疼痛产生的原因之一。

五、硬膜外炎症及化学性神经根炎

由纤维环破裂导致的硬膜外炎症也可能导致疼痛的产生。通过破裂的纤维环渗漏入硬膜外的髓核成分可导致神经根敏感性增加、痛阈下降,对神经的轻微机械刺激也可能导致疼痛。人椎间盘含有高水平的磷脂酶A_2。磷脂酶A_2与细胞膜释放花生四烯酸有关,这种酶从理论上也是一种炎性介质。研究结果表明,纤维环破裂处的炎性化学性神经根病可能是纤维环撕裂引起疼痛的重要原因。临床上,很多学者已注意到,很多具有纤维环撕裂症状特点及MRI上有高强度区域(HIZ)表现的患者行腰椎硬膜外类固醇注射后疼痛可有显著缓解。

有学者通过电生理学分析椎间盘源性腰痛合并神经根症状的患者,结果显示,纤维环破裂节段的相应神经根肌电图异常并出现运动神经传导速度下降,纤维环破裂与相应节段神经根放射痛症状之间具有明显相关性,病变椎间盘渗漏入硬膜外腔的化学介质和炎症因子可能是导致相应节段神经根症状的重要原因。

六、疼痛产生的神经传导机制

腰椎间盘后方的窦椎神经是由脊神经返支和灰交通支组成的混合神经。逆向神经示踪研究发现大鼠下腰椎椎间盘神经分布来自于 L_1 或 L_2 脊神经,而不是同节段脊神经。通过免疫组化研究显示,支配腰椎间盘的所有神经通过各节段的交通支进入交感干,最终经 L_1 或 L_2 交通支进入 L_1 或 L_2 背根神经节。通过封闭 L_2 脊神经根使腰痛症状明显缓解,也证实 L_2 神经根是腰椎间盘源性下腰痛的主要传入神经,但 L_2 脊神经根封闭并不能同时缓解患者的腿痛症状,说明椎间盘病变导致的化学性神经根炎也是疼痛产生的另一重要原因。这也可以解释临床上椎间盘源性腰痛的患者无明显椎间盘突出时,除腹股沟区疼痛外也可合并 L_4 或 L_5 支配区域神经症状的原因。病变椎间盘纤维环破裂、炎症介质及异常机械压力等可刺激后纵韧带、纤维环外层及长入椎间盘内的伤害性神经纤维,并可能通过经 L_1 或 L_2 背根神经节途径的神经传导机制引起腰痛及腹股沟区、大腿内侧疼痛等症状。病变相应节段的化学性神经根炎也可导致相应神经支配区域的根性症状。病变节段椎间不稳还可能刺激后柱结构的关节突关节内伤害性神经纤维而引起腰痛,这也是导致患者临床症状多变和复杂的原因。

很多因素与椎间盘退变、椎间盘内部结构紊乱及纤维环破裂有关,椎间盘内伤害性神经末梢长入及多种炎性介质等可能在椎间盘源性疼痛的发病机制中发挥重要的作用,但并非所有椎间盘内部结构紊乱的患者都会出现疼痛,对其发病机制仍需要更深入的研究。

第二节　椎间盘源性腰痛的临床表现和诊断检查方法

一、临床特点

椎间盘源性腰痛的最主要临床特点是坐的耐受性下降,疼痛常在坐位时加剧,患者通常只能坐

20 分钟左右。疼痛主要位于腰部,腰骶部棘间、髂后、臀部、腹股沟、股前、股后、大转子等处的自发性胀痛。患者常常需要手扶大腿才能坐在椅子上或从椅子上站起。虽然椎间盘源性腰痛可以伴有腿痛,但是,腿痛常常没有明确的概念,常常难以言表,多主诉为臀部和下肢的沉重感或抽筋,而且疼痛区域缺乏神经分布的特点,神经系统检查正常,没有皮肤感觉过敏或缺失,有时也可以向下肢放射,相当比例患者伴有下肢膝以下的疼痛,但是没有诊断的特异性体征存在。

多数腰间盘源性腰痛的患者可以有很长时间反复发作的腰痛,多数患者在劳累或长时间站立后,椎间盘内的压力增高后,可以进一步刺激腰椎间盘纤维环表面的神经末梢,引起腰痛加重;另外,在受凉后,也可使神经末梢对不良刺激的敏感性增高,引起腰痛加重。反之,在休息后,特别是卧床休息后,椎间盘内的压力降低后,在很好地保暖后,可以使纤维环表面的神经末梢受到的不良刺激较少,从而使腰痛减轻。

二、诊断检查

1. X 线平片　是腰部疼痛患者的常规检查方法。一般须拍摄正、侧位,过屈、过伸侧位和左、右斜位片,以明确是否存在有椎间隙狭窄或不稳定征象。

2. CT 检查　可清晰显示椎体前、后缘的骨赘,椎间盘有无突出以及对硬脊膜囊、神经根是否造成压迫和程度。

3. 磁共振检查　可清晰显示椎间盘的退变程度,如"黑间盘"、椎体后缘高信号区(HIZ)等征象等;亦可显示是否存在有椎体终板 Modic 改变等。有研究结果表明椎间盘源性腰痛与 HIZ、Modic 改变之间存在着一定的相关性;但须注意影像上存在有 HIZ 或 Modic 改变时,临床上并非一定表现有椎间盘源性腰痛的症状。

4. 椎间盘造影检查　相对于上述诸影像检查方法而言,该检查对于椎间盘源性腰痛具有更高的诊断敏感性和特异性。椎间盘造影过程中诱发出患者平时的疼痛症状,即称为诱发试验阳性,提示该节段很可能为椎间盘源性腰痛的责任椎间盘,对进一步的治疗选择有着重要的指导意义。值得注意的是,在实际临床实践中椎间盘造影检查仍然存在有相当高的假阳性率。

椎间盘造影的适应证是:①具有椎间盘源性腰

痛临床表现的患者；②已知的腰痛原因可以被排除，诸如骨质疏松、椎间盘明显突出致神经受压、腰椎滑脱，椎管狭窄、强直性脊柱炎、先天畸形等；③MRI上有异常改变的椎间隙（黑间盘、Modic 改变和 HIZ）；④即使有腰椎间盘轻度突出但如果患者都以腰痛为主，而且 MRI 上有异常改变的椎间隙，那么这些椎间隙也应行椎间盘造影。

三、诊断标准

尽管目前对于椎间盘源性腰痛尚无统一的诊断标准，但一般认为须满足下列条件：有或无外伤史，症状反复发作，持续时间超过 6 个月；存在有上述的临床表现；椎间盘造影阳性或表现为典型的单节段信号降低（黑间盘），纤维环后部出现高信号区（HIZ），或椎体终板信号改变（Modic 变化）。

国际疼痛学会认为判断椎间盘作为疼痛来源应满足以下 4 个条件：椎间盘造影显示椎间盘结构上有退变；诱发实验与平时类似或一致；椎间盘压力或造影剂注入量；至少有一个阴性对照的邻近椎间盘节段。

关于椎间盘源性腰痛的诊断除临床表现外，椎间盘造影被认为是唯一有效的方法；近来，因为心理因素对检查结果的影响及假阳性的出现，它的实用性受到质疑。

第三节　椎间盘源性腰痛的治疗和预防

椎间盘源性腰痛的治疗主要包括非手术治疗、微创介入治疗和手术治疗三大类。

1. 非手术治疗　对于绝大多数椎间盘源性腰痛患者来说，通常采用保守治疗。具体方法包括卧床休息、药物治疗、牵引疗法、物理治疗、推拿治疗、针灸治疗、封闭疗法等。

2. 微创介入治疗

（1）胶原酶化学溶解疗法：人体椎间盘的主要组分就是胶原组织，利用胶原酶对胶原分子的特异溶解性，通过将胶原酶注射到椎间盘突出部位，使突出物中的胶原组分被破坏、溶解，完全可以达到使突出物变小、消失，从而解除神经压迫、改善临床症状的目的。

（2）臭氧溶核术（PIMOI）：该疗法采用细针穿刺到椎间盘内，注射少量臭氧气体使髓核组织脱水萎缩，达到使椎间盘减压的目的。主要原理是利用臭

氧瞬间完成的强大的氧化功能，达到脱水、消炎和镇痛的作用。

（3）经皮激光腰椎间盘减压术（PLDD）：利用激光能量使病变的髓核内空洞化，降低椎间盘内的压力，缓解和消除对坐骨神经或脊神经的压迫而达到治疗的目的。

（4）经皮穿刺内镜椎间盘切除术（PED）：椎间盘镜分侧路椎间盘镜与后路椎间盘镜。侧路椎间盘镜是在切吸的基础上，附加椎间盘镜系统。使切吸在椎间盘镜监测下进行更加安全有效。后路镜则是融合了侧路椎间盘镜与椎板间开窗技术的优点，仅在椎间盘病变对应点上开一小口，放入椎间盘镜系统，利用精细的手术器械，完成取出病变髓核的过程，达到治疗的目的。

（5）经皮腰椎间盘切吸术（PLD）：在影像监控下，将工作套管直接进入椎间盘内，利用钳夹切割及负压系统取出部分髓核，从而降低盘内压力，使纤维环压力减轻，解除对神经根的压迫。

（6）射频热凝靶点治疗术：射频热凝靶点治疗是直接将突出致病部分的髓核变性、凝固、收缩、减少体积，解除压迫，很少伤及正常的髓核组织，同时直接阻断髓核液中糖蛋白和 β 蛋白的释放，温热效应对损伤的纤维环，神经根水肿、椎管内的炎性反应起到良好的治疗作用。

3. 手术治疗　外科治疗椎间盘源性腰痛一直是脊柱外科领域有争议的课题。但对于一些呈渐进发展慢性功能丧失的椎间盘源性腰痛患者，且经正规保守治疗无效的，可以考虑行外科手术治疗。可考虑手术治疗的推荐指征为：症状反复发作且持续 1 年以上；保守治疗无效；椎间盘造影阳性；腰椎相关影像学检查排除腰椎其他疾患；无特征性神经检查体征。

由于椎间盘源性腰痛的临床表现及影像学检查缺乏诊断的特异性和"金标准"，故目前绝大多数椎间盘源性腰痛患者是采用非手术疗法进行治疗的；手术治疗只是针对那些经过仔细筛选、排除社会心理疾患且症状重并有强烈手术要求的部分患者。

目前认为椎间盘切除和椎体间融合术可能是治疗椎间盘源性腰痛的最为有效的方法。对于部分椎间盘源性腰痛的患者，也可采用腰椎人工间盘置换术进行治疗。

4. 预防　为预防和减少椎间盘源性腰痛的发生，在日常生活、工作中应注意以下几个方面：①饮

食均衡、避免肥胖：蛋白质、维生素含量宜高，脂肪、胆固醇宜低，防止肥胖，戒烟控酒；②学会放松，减少紧张：生活、工作中注意劳逸结合，保持正确姿势，不宜久坐久站，剧烈体力活动前先做准备活动；③卧床休息，宜选用硬板床，保持脊柱生理弯曲；④避寒保暖；⑤平时应加强腰背肌功能锻炼，提高腰椎稳定性。

（齐　强）

参 考 文 献

1. 郭钧,陈仲强,杨民.椎间盘源性下腰痛的临床研究进展.中国矫形外科杂志,2003,11(5):331-333
2. 张继东,夏群,苗军.椎间盘源性腰痛的诊断方法及其临床价值.中华骨科杂志,2007,27(3):217-220
3. Peng B,Wu W,Hou S,et al. The pathogenesis of discogenic low back pain. J Bone Joint Surg(Br),2005,87(1):62-67

第三十二章

腰椎间盘突出症

腰椎间盘突出症是因椎间盘的变性,纤维环部分或全部破裂,髓核突出刺激或压迫神经根、马尾神经所引起的一种综合征,是导致腰腿痛最常见的原因之一,也是临床上常见的一种脊柱退行性疾病。Mixter 和 Barr 于 1934 年首次报道了腰椎间盘向椎管内突出是造成下肢放射性疼痛的原因。此后,腰椎间盘突出症逐渐被人们所认识。目前,临床上对腰椎间盘突出症的诊断治疗过程中的许多环节均有较为深入的研究,为治疗本病提供了有益的理论支撑。但与此同时,随着新技术、新理念的出现和应用,在腰椎间盘突出症的诊治方面仍然存在一些尚未解决的问题。这些问题时刻提醒临床医师,对腰椎间盘突出症这样一个常见疾病的认识远未停止,依然需要不断的研究和推进。

第一节　腰椎间盘的 结构及应用解剖

一、椎间盘的结构

腰椎从 $L_{1,2}$ 至 L_5S_1 共有 5 个椎间盘。椎间盘在维持脊柱功能方面具有重要的意义。椎间盘不仅是脊柱功能单位的主要组成部分,而且它参与脊柱的运动,在运动中通过自身的形变来适应脊柱的运动,同时缓冲脊柱在运动中产生的冲击,并且维持脊柱的稳定。

椎间盘是由上下软骨板、中央的髓核以及周围的纤维环组成。纤维环由胶原纤维和纤维软骨组成,在横断面上呈同心圆样排列,共约 12 层,每层纤维环有粗大的胶原纤维附于椎体边缘,而且呈相互交织排列。其前方和侧方较厚,而后外侧相对薄弱。纤维环前部和后部分别得到前纵韧带

和后纵韧带的加强。纤维环承担纵向压力的能力较强,但在扭转应力的反复作用下可出现纤维环的破裂。

髓核是胶冻状的胶原物质,由氨基多糖、软骨细胞、胶原纤维和水组成。其中氨基多糖可以保持大量的水分,髓核含水量为 80% 左右,并且含有丰富的蛋白黏多糖,因此具有弹性和膨胀性。髓核中的水分含量可以随椎间隙所受压力的不同而变化,从而参与维持各椎体间最佳的生物力学序列。

软骨板是厚约 1mm 的透明软骨,连接在椎体与椎间盘之间。软骨板上有许多微孔,是营养物质、水分和其他代谢产物的交换通道。成人的软骨板无血管和神经支配,因此损伤时无疼痛,也不能自行修复。当软骨板有破损时,髓核可突入椎体,形成 Schmorl 结节。

二、腰椎间盘的应用解剖

1. 腰椎间盘与神经根、马尾神经　腰椎骶椎的神经根从硬膜囊发出,与硬膜囊侧前方向远端走行,经由同节段椎弓根内侧后出椎间孔。L_1 至 L_4 的神经根的发出位置往往较低,常位于相同节段椎体的中上 1/3 处发出。由于在椎管内走行距离较短,而且不经过椎间盘水平,因此椎间盘突出往往不会对上述神经根产生压迫。但当椎间盘脱出或合并中央管和(或)神经根管狭窄时,可压迫神经根。如果椎间盘突出为中央型巨大突出时,可压迫硬膜囊内的神经,从而在临床上出现相应的神经根损害表现。L_5 和 S_1 神经根发出位置较高,常于上位椎体的中下 1/3 处发出,而且经过椎间盘水平后向远端走行,因此易受到突出的椎间盘的压迫。如 L_5 神经根于 L_4 椎体后方从硬膜囊内发出,向远端经 $L_{4,5}$ 椎间盘水平后向外经 L_5 椎弓根内下方入椎间孔(图 32-1-1)。

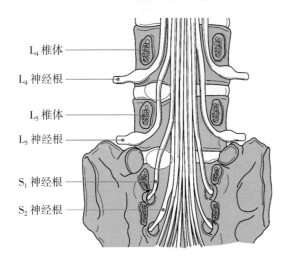

图 32-1-1 腰椎神经解剖图

因此，$L_{4、5}$椎间盘突出时L_5神经根常受累。

众所周知，脊髓圆锥于L_1椎体下缘水平移行为马尾神经，L_1水平以下硬膜囊内的神经为马尾神经，当神经从硬膜囊内发出后即称之为神经根。因此，如果神经在硬膜囊外受到压迫时应该是神经根损害，而当神经在硬膜囊内受到压迫时应称之为马尾损害。例如，患者L_5S_1椎间盘无突出，$L_{4、5}$椎间盘左后突出(无脱出)，压迫硬膜囊及左侧L_5神经根，而患者有左侧L_5及S_1两个神经根损害的症状

体征。对于此患者而言，L_5神经根的损害是由于神经根受压所致，应该称为神经根损害；而S_1神经根受损的表现严格意义上并不是神经根损害，而是马尾损害，原因是S_1神经根在$L_{4、5}$间盘水平尚未从硬膜囊内发出，受到压迫的神经是位于硬膜囊内的组成S_1神经根的相应马尾神经。临床上，由于马尾损害常出现大小便功能障碍或鞍区感觉异常，因此临床医师常常将马尾损害与上述症状等同起来，认为只有出现鞍区感觉障碍或大小便功能障碍时才能诊断马尾损害，显然这是一个常见的临床误区。

对于脊柱外科医师而言，术中神经损伤是非常严重的并发症。此类并发症的发生原因多样，但其中有一个原因不容忽视，即神经根发出位置异常或神经根畸形。如临床中有些患者的S_2神经根发出位置偏高，在L_5S_1间盘水平已经从硬膜囊发出，此时椎管内会出现两个神经根。S_2神经根往往位于硬膜囊的侧方，而且紧贴硬膜囊，而S_1神经根位于硬膜囊的侧方偏腹侧，逐渐向外远离硬膜囊从椎弓根内下壁离开椎管(图 32-1-2)。如果在进行椎间盘切除操作时，误将S_2神经根当作S_1神经根，将硬膜囊及S_2神经根拉向中线后即进行椎间盘切除的相应操作，极易伤及外侧的S_1神经根。此外，腰椎神经

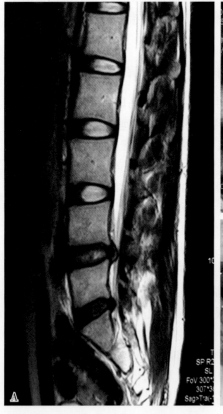

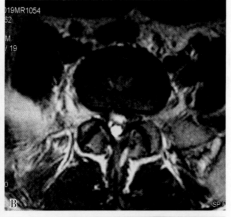

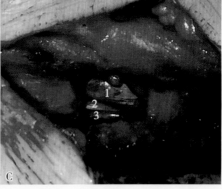

图 32-1-2 患者女，24 岁，腰椎间盘突出症($L_{4、5}$、L_5S_1椎间盘右后突出)，手术行右侧$L_{4、5}$、L_5S_1椎板间开窗间盘切除术

MRI 横断面图像为L_5S_1椎间盘水平，显示L_5S_1间盘突出。术中照片左侧为尾端，右侧为头端。椎板间开窗后显露硬膜囊及神经根，发现硬膜囊(1)外侧有两个神经根，S_2神经根(2)发出过高，位于S_1神经根(3)的内上方

根的共根畸形亦应引起重视。因此,在掌握手术技术的同时,应仔细阅读术前的影像学资料,了解不同患者的腰椎解剖特点,降低神经损伤的可能性。

2. 窦椎神经　又称为脊膜支或返神经,是由脊神经发出的一支分支,起于背神经节之上,它在脊神经分出前支和后支之前分出,它有交感神经的分支加入,通过椎间孔之后又重返椎管,与主干反向走行。在椎管内,窦椎神经分成较大的升支和较小的降支,各相邻的升支与降支相互吻合,形成脊膜前丛和脊膜后丛,遍布于脊膜全长。窦椎神经分布于脊膜、椎管、脊柱的韧带及脊髓的血管。在硬膜外窦椎神经主要支配椎间盘纤维环、椎间关节的关节囊、黄韧带、侧隐窝等。窦椎神经是椎管内存在无菌性炎症、化学性或机械性损害时引起腰痛的传导系统。由于椎间孔内的脊神经根、周围结缔组织以及微小动静脉均有窦椎神经的分支,因此,在腰椎间盘退变、小关节增生或位置改变等,均可通过它们导致不同程度的疼痛。窦椎神经含有痛觉纤维,在急性腰椎间盘突出时,刺激它可引起腰背痛,这也是腰椎间盘突出时引起腰背疼痛的原因之一。窦椎神经与间盘源性腰痛也密切相关。

此外,研究发现窦椎神经通过感觉神经纤维与椎旁交感神经干的交通支相连。动物实验发现鼠的背根神经节中有少量交感神经节后纤维,鼠 $L_{5,6}$ 小关节上的神经与 L_1、L_2 之间通过椎旁交感神经相连,$L_{5,6}$ 椎间盘前部受 L_1、L_2 背根神经节支配。临床上有些患者为下腰椎的椎间盘突出,但患者在出现相应神经受损表现的同时还出现大腿前方及腹股沟区的疼痛或麻木感,术后症状消失。分析原因可能与下腰椎的窦椎神经通过交感神经与 L_1、L_2 背根神经节相连有关,大腿前方的这种症状可认为是一种牵涉痛。

第二节　腰椎间盘突出的病因及病理

一、病因

腰椎间盘突出症常常是在椎间盘退变的基础上产生的,外伤则是其发病的重要原因之一。随着年龄的增长,椎间盘则出现不同程度的退行性改变。Mill 等通过尸检发现椎间盘结构的退变发生于青年时期,表现为椎间盘内出现裂隙。此后,由于纤维环和髓核内含水量逐渐减少,髓核张力下降,椎间盘高度降低,导致椎间隙狭窄。随着退变的发生,透明质酸和角化硫酸盐的减少,低分子糖蛋白增多,原纤维变性及胶原纤维沉积增加,髓核失去弹性,椎间盘结构松弛,软骨板囊性变。髓核组织的脱水可使纤维环后部进一步由里向外产生裂隙。此后,由于外伤或生活中反复的轻微损伤,变性的髓核可由纤维环的裂隙或薄弱处突出。除退变和外伤因素以外,遗传因素与腰椎间盘突出相关,在小于 20 岁的青少年患者中约 32% 有家族史。吸烟、肥胖均是腰椎间盘突出症的易发因素。$L_{1,2}$ 和 $L_{2,3}$ 间盘突出的发生率很低,部分与休门病有关。

二、病理分类

根据腰椎间盘突出的程度及病理,将椎间盘突出分为 5 种病理类型。

1. 膨出　纤维环完整,髓核因压力而向椎管内呈均匀隆起。由于纤维环完整,因此隆起的表面光滑。此种类型在临床上较为常见,在正常人群中亦较为常见,许多患者并无明显症状或只有轻度腰痛,而且其腰痛的原因并非均由椎间盘膨出引起。

2. 突出　纤维环内层破裂,但最外层尚完整。髓核通过破裂的通道突向椎管,形成局限性的突起。此类型常因压迫神经根而产生临床症状。

3. 脱出　纤维环完全破裂,髓核组织通过破口突入椎管,部分在椎管内,部分尚在纤维环内。此类型不仅可引起神经根损害,而且常出现硬膜囊压迫而导致马尾神经损害。

4. 游离间盘　髓核组织从纤维环破口完全脱入椎管,在椎管内形成游离的组织。此类型可引起马尾神经损害,但有时也会因为脱入椎管后,对神经根的压迫反而减轻,临床症状随之有所缓解。

5. Schmorl 结节　当上下软骨板发育异常或后天损伤后,髓核可突入椎体内,在影像学上呈结节样改变。由于此类型对椎管内的神经无压迫,因此常无神经根症状。

三、疼痛性质及机制

腰椎间盘突出症是腰腿痛的最常见原因之一。腰椎间盘突出导致腰腿痛的原因不仅包括对神经根的机械性压迫,而且包括对周围组织产生化学性刺激以及自身免疫反应等。

通常认为腰椎间盘突出直接压迫神经根将会引起神经根性疼痛。但有研究发现正常神经在机械性发生改变时并不发现放射性疼痛,而是感觉和运动功能障碍。但对于慢性损伤的神经根而言,对机械性压迫非常敏感。多个临床研究表明神经根炎症和机械性压迫在神经根病变的发生中起重要作用。Kuslich 等发现 167 例患者中,90% 患者在术中会因为神经根受到刺激而产生疼痛,而在正常神经根中上述发生率只有 9%。突出椎间盘的压迫还可造成神经根血运障碍,导致神经根水肿。神经根内或周围的炎症可导致局部炎性细胞反应。临床上许多患者在急性发作时出现严重的神经根性疼痛,经过保守治疗后症状明显改善或消失,但复查磁共振后发现椎间盘突出程度无变化,神经根依然处于压迫状态。此现象亦提示神经根炎症是导致疼痛的重要因素。此外,髓核的脱出意味着具有免疫原性的组织与自身免疫系统的接触,这将导致免疫发生而引发相应神经症状。

椎间盘突出引发的腰腿痛其中部分由神经根刺激所致,部分则由椎管内广泛存在的窦椎神经受刺激所引起。椎间盘后方及后纵韧带、黄韧带、小关节囊上有窦椎神经分布。神经根袖腹侧有 Hofmann 韧带和椎间孔纤维束带固定,从而限制神经根的移动。Hofmann 韧带上亦有窦椎神经分布。当神经根受到顶压时,Hofmann 韧带紧张,窦椎神经受到刺激后产生腰部、臀部以及大腿后侧疼痛。

第三节　腰椎间盘突出症的临床表现

腰椎间盘突出症常发生在 20~50 岁患者中,男性明显多于女性。老年人群发病率较低。下腰椎连接腰椎和骨盆,活动度较大,承载的压力最大,椎间盘容易发生退变和损失,因此,$L_{4、5}$ 和 L_5S_1 椎间盘突出的发病率最高,占 90%~97%。多个椎间盘同时发病的患者仅占 5%~22%。

一、症状

1. 腰痛　是大多数患者所具有的临床症状,常为患者的首发症状。多数患者先有反复的腰痛,此后出现腿痛,部分患者腰痛与腿痛同时出现,也有部分患者只有腿痛而无腰痛。腰椎间盘突出症所引发的腰痛是由于突出的椎间盘顶压纤维环外层、后纵韧带以及固定神经根的 Hofmann 韧带,刺激椎管内的窦椎神经所致。机械性压迫和局部的炎症反应刺激窦椎神经产生疼痛,表现为腰骶部弥漫的钝痛,有时会影响到臀部。此类疼痛为牵涉痛,

又被称为感应痛。

2. 坐骨神经痛　由于绝大多数患者是 $L_{4、5}$ 或 L_5S_1 椎间盘突出,因此 97% 左右的患者表现为坐骨神经痛。典型的坐骨神经痛是从腰骶部向臀部、大腿后外侧、小腿外侧或后侧至足部,呈放射性疼痛。患者在增加腹压或改变体位时可引发疼痛加重。对于其他高位腰椎间盘突出而言,常表现为股神经的损害,患者出现大腿前方的麻木、疼痛,但高位腰椎间盘突出的发生率小于 5%。

3. 马尾神经损害　当腰椎间盘向后正中突出或髓核脱出时可对硬膜囊内的马尾神经产生压迫,患者可出现鞍区的麻木感,大小便的功能障碍,严重者会出现尿潴留。上述症状是马尾神经受损的典型表现。但正如前文所述,严格意义上讲,只要硬膜囊内的神经受到压迫并产生相应的临床表现,从解剖学的角度均应称为马尾损害。因此,马尾神经损害并不一定都出现大小便的功能异常,也可表现为双侧多个神经根的损害或是单一神经根的损害。如 $L_{4、5}$ 椎间盘一侧突出,压迫同侧的 L_5 神经根及硬膜囊,但患者表现为 L_5 和 S_1 两个神经根损害,此时 S_1 神经根的损害严格意义上应称为马尾损害。

二、体征

1. 腰椎侧弯　是临床上常见的体征,它是一种姿势代偿性侧弯。为了能够减轻神经根的压迫和牵张,腰椎会根据椎间盘突出和神经根之间的位置关系来进行代偿。如果突出的椎间盘位于神经根外侧,则躯干向健侧弯曲;如果突出的椎间盘位于神经根的内侧,则躯干向患侧弯曲。腰椎的侧弯是为了能够缓解神经根所受的刺激,有时患者的骨盆亦发生代偿性倾斜,导致双下肢"不等长"而影响行走。

2. 腰部活动受限　绝大多数患者都有不同程度的腰椎活动受限。由于窦椎神经受到刺激,使患者因腰部疼痛而影响活动。此外,腰椎活动特别是前屈活动将会对受压的神经根产生牵张作用,加重下肢的放射性疼痛,导致患者腰椎活动明显受限。

3. 压痛及骶棘肌痉挛　多数患者会在病变节段的棘突间或椎旁有压痛,严重时按压局部会引发或加重坐骨神经痛。

4. 神经损害体征　腰椎间盘突出压迫神经将导致神经损害,从而出现其支配区的感觉、运动障碍。L_4 神经根受损将出现小腿内侧针刺觉减退,股四头肌肌力减弱和(或)胫前肌肌力减弱,膝腱反射

减弱。$L_{4,5}$ 间盘突出常压迫 L_5 神经根,出现小腿外侧及足背皮肤针刺觉减退,踇背伸肌力减弱和(或)胫前肌、腓骨长短肌肌力减弱。L_5S_1 间盘突出常压迫 S_1 神经根,表现为足外缘针刺觉减退,小腿三头肌无力,跟腱反射减弱或消失。若马尾神经受损,患者除可出现上述神经根受损体征外,还可能出现鞍区针刺觉异常。

5. 直腿抬高试验及加强试验　此试验由法国学者 Laseque 于 19 世纪首先提出,故又称为 Laseque 征。患者仰卧,检查者站在患者一侧,一手托起患者的踝关节,另一只手置于大腿前方保持膝关节伸直,然后将下肢慢慢抬起。如果在抬起的过程中(70°以内)出现同侧下肢的放射性疼痛,则为直腿抬高试验阳性。在直腿抬高试验阳性时,缓慢降低患肢高度,当放射痛消失时维持患肢高度,然后被动背伸同侧踝关节,若再次出现下肢放射性疼痛,则为加强试验阳性。在直腿抬高试验过程中,如果患者下肢在离开床面 50°以内即引发疼痛,则几乎可以确定患者有腰椎间盘病变。此试验是腰椎间盘突出症的特征性体征,其阳性率接近 90%。

L_4~S_3 神经根构成了坐骨神经,在直腿抬高时这组神经均会受到牵拉而向远端移动。正常时腰椎的神经根具有一定的活动度,大约可滑动 4mm,下肢可抬高至 70°左右。一般在超过 70°时才会有腘窝处的牵扯感。但当椎间盘突出时神经根受到挤压或周围有粘连,在直腿抬高时神经根受到进一步牵张刺激,导致了下肢放射性疼痛。临床上,L_4~S_1 的椎间盘突出时可以出现坐骨神经痛。如果是 $L_{2,3}$ 以上的腰椎间盘突出,则不会出现直腿抬高试验阳性,通常可以采用股神经牵拉试验来检查。

即使患肢主诉一侧腿痛,也应对双下肢进行直腿抬高试验。直腿抬高试验交叉试验,是指抬高患者的一侧下肢,保持膝关节伸直,在抬高的过程中若引发对侧下肢的放射性疼痛,则为交叉试验阳性。在抬高一侧下肢的时候,位于对侧的腰椎神经根会受到轻度的牵拉。因此,此试验提示患者的腰椎间盘突出较为巨大或为中央型突出,神经根受压较为严重。

6. 股神经牵拉试验　患者俯卧,患侧髋和膝关节伸直,将下肢抬起使髋关节过伸,若引发大腿前侧放射痛即为阳性。医师亦可采用另一种方法进行检查:患肢俯卧,下肢伸直,抬起患侧小腿使膝关节屈曲,若出现大腿前侧放射痛亦为股神经牵拉试验阳性。此项检查的原理与直腿抬高试验相同。

三、影像学检查

1. X 线检查　腰椎正侧位 X 线片检查虽不能显示椎间盘和神经结构,但部分患者可有椎间盘突出的间接表现。腰椎间盘突出症患者在 X 线上常表现为病变节段椎间隙变窄,椎体的前后缘可有唇样骨质增生;后方的小关节可有增生肥大。当患者症状较重时,X 线片常常可见腰椎轻度侧弯。若椎间盘突出合并纤维环钙化,有时在椎间盘后缘处可见钙化影。当腰椎间盘合并有椎体后缘离断时,X 线侧位可见间盘上方椎体后下缘或间盘下方椎体后上缘结构不规整、有缺失,在椎间盘后缘水平有时可见离断椎体后缘影像。

随着影像学的不断发展以及 CT、MRI 检查的不断普及,一些医师认为在患者已有 CT 或 MRI 检查的时候,X 线检查可有可无。而实际上 X 线检查的临床重要意义决定了它应被作为腰椎间盘突出症患者的必备检查项目。X 线检查最重要的临床意义是鉴别诊断。通过 X 线检查可以排除腰椎肿瘤、感染以及畸形等。近年来,随着对节段稳定性重视程度的不断提高,除 X 线正侧位以外,北京大学第三医院将腰椎过伸过屈侧位 X 线片亦作为常规检查项目。动力位 X 线片能够反映病变节段的稳定性,这对全面评价患者病情十分重要。当患者决定进行手术治疗时,动力位 X 线片的临床意义更为重大。它不仅能够评价手术节段的稳定性,同时还能体现手术相邻节段的稳定性,为合理制订手术策略提供重要临床信息。

2. CT 检查　CT 可以清楚地显示腰椎骨性结构(图 32-3-1),包括椎管形态、间盘钙化或椎体后缘离断等等。腰椎间盘突出时 CT 可表现为椎管内椎体后缘出现突出的椎间盘影,椎管与硬膜囊间的脂肪层消失,神经根受压移位,硬膜囊受压变形等。若行 CT 影像三维重建,将会清楚地看到整个腰椎的立体结构,特别是在矢状位上显示双侧峡部结构。若为术后患者,三维重建 CT 还可显示植骨融合情况。CT 软组织窗可以较清楚地看到椎间盘突出的部分、方向、严重程度等,CT 检查的确诊率可达 90%以上。

3. MRI 检查　虽然 CT 对骨组织的显像效果好于 MRI,但 MRI 对神经及硬膜囊的显影效果明显好于 CT 检查。MRI 可全面地观察突出的髓核、硬膜囊及神经根之间的关系(图 32-3-2)。同时,可以观察在圆锥以下是否存在高位腰椎间盘突出以及神经

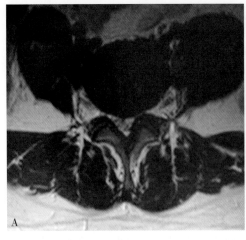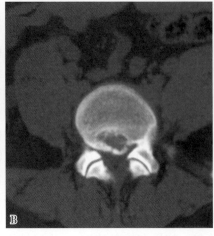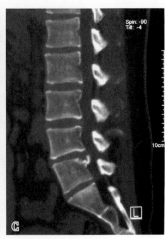

图 32-3-1   患者男,24 岁,椎间盘突出症

A. 腰椎 MRI 显示 L$_{4,5}$ 间盘突出,左侧神经根受压,但影像上不易判断突出物是否为骨性结构;B、C. 腰椎 CT 清楚显示 L$_5$ 椎体后缘离断

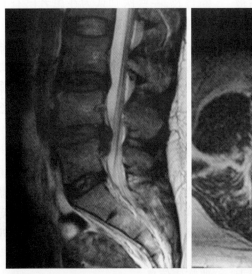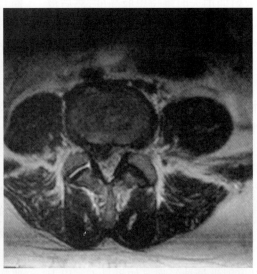

图 32-3-2   患者女,35 岁,腰椎 MRI 显示 L$_{4,5}$ 间盘右后脱出,纤维环破裂,髓核组织脱入椎管至 L$_5$ 椎体后方,压迫神经根及硬膜囊

畸形(如脊髓栓系)。此外,MRI 还能够显示和分辨椎间盘的退步程度,为临床提供重要的诊断信息。Pfirrmann 等将腰椎间盘退变分为不同等级,并以此来评价椎间盘退变的严重程度。

4. 其他   肌电图检查可以协助确定神经损害的范围及程度。通过对下肢不同组肌肉的电生理检查,根据异常结果来判定受损的神经根。

第四节   腰椎间盘突出症的诊断及鉴别诊断

临床上可以根据其病史、症状、体征,以及影像学检查来明确诊断。大多数腰椎间盘突出症病例并不难诊断,如果患者有腰痛或下肢放射性疼痛,查体有神经损害体征,特别是直腿抬高试验阳性,影像学显示腰椎间盘突出压迫神经,常可诊断腰椎间盘突出症。但在诊断过程中一定要重视两点:一是如何合理应用影像学检查来明确诊断,二是临床症状、体征及影像学结果三者要相互符合,否则诊断无法确立。

一、X 线检查的重要性

对于可疑腰椎间盘突出症的患者,辅助检查应包括腰椎 X 线正侧位片以及 CT 或 MRI。X 线片可以除外腰椎的其他疾病,如肿瘤、感染等,具有重要的鉴别诊断价值。CT 或 MRI 检查可以全面地显示突出的髓核和硬膜囊、神经根之间的关系,显示间盘突出的形态以及神经受压的程度。因此,X线片和CT或MRI应作为常规检查项目。随着CT和MRI等大型检查设备的不断普及,为腰椎间盘突出症的诊断提供了良好的条件。由于这些检查可以明确间盘突出的情况,因此一些医师认为X线片已不再重要,甚至可以不用检查。然而,X线片对于腰椎间盘突出症患者的诊断乃至治疗方案的选择具有重要的临床意义,它的重要性决定了其不可取代。不仅如此,笔者还建议在行腰椎正侧位X线片的同时,进行腰椎过伸过屈位X线检查。由于CT和MRI检查要求患者仰卧位,因此无法显示腰椎在站立位时的序列,更不能显示腰椎的稳定性。站立位X线片则可以清楚显示腰椎的序列及稳定性,如是否存在不稳定、滑脱、侧弯、后凸等等。腰椎间盘突出症常由退变引发,而退变的腰椎常常合并有腰椎动力学的改变,X线检查恰好为深入了解病情提供了有益

的动力学信息。例如,患者右下肢放射性疼痛,疼痛分别在小腿外侧和足背,查体踇背伸肌力减弱,MRI示 $L_{4,5}$ 间盘右后突出压迫 L_5 神经根。根据病情,可以明确诊断为腰椎间盘突出症。如果只有上述信息,在手术治疗上可采用椎板间开窗间盘切除术。但患者经正侧屈伸位X线片检查后发现 $L_{4,5}$ 存在节段不稳定,因此为防止间盘切除术后局部不稳定加重,手术方案最终确定为间盘切除及椎弓根螺钉内固定植骨融合术(图32-4-1)。本病例说明X线片检查可以使临床医师更全面细致地掌握不同患者的病情,为合理选择治疗方案提供重要信息。

二、腰椎间盘突出症的节段判定

腰椎间盘突出症的临床表现有时较为复杂,因此应强调症状、体征和影像学之间的一致性,这不仅有利于明确诊断,更有利于确定引发症状的相应节段,避免漏诊、误诊、过度治疗,甚至错误治疗。

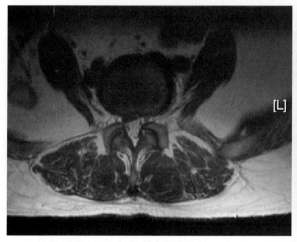
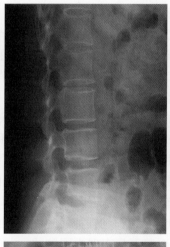
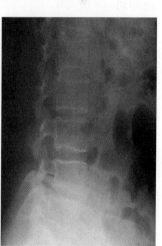
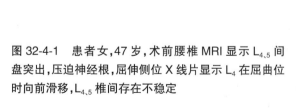
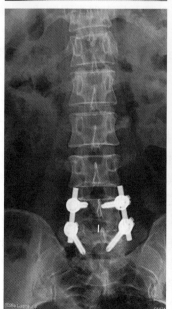
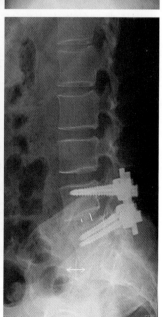

图32-4-1　患者女,47岁,术前腰椎 MRI 显示 $L_{4,5}$ 间盘突出,压迫神经根,屈伸侧位 X 线片显示 L_4 在屈曲位时向前滑移, $L_{4,5}$ 椎间存在不稳定

例1，患者有腰痛及左臀部疼痛，无下肢放射痛，查体未见神经损害体征，直腿抬高试验阴性，MRI 显示 $L_{4,5}$ 间盘左后突出压迫左侧 L_5 神经根。此患者没有神经损害的症状和体征，尽管影像学显示有腰椎间盘突出，但不能诊断为腰椎间盘突出症。

例2，患者有腰痛及左下肢放射痛，查体有小腿外侧及左外缘麻木，左跟腱反射减弱，MRI 示 $L_{4,5}$ 间盘左后突出压迫硬膜囊及左侧 L_5 神经根，L_5S_1 间盘轻度膨出，对 S_1 神经根无明显压迫。根据症状体征和影像学，可以明确诊断为腰椎间盘突出症。若患者需要手术治疗，手术节段如何选择有时会困扰临床医师。由于 S_1 神经根有损害，而且 L_5S_1 间盘有膨出，因此 L_5S_1 和 $L_{4,5}$ 常被作为手术的节段。但本病例可见 L_5S_1 间盘对神经根无明显压迫，因此难以用 L_5S_1 间盘的退变来解释 S_1 神经根的损害。S_1 神经根的损害原因为 $L_{4,5}$ 间盘突出对硬膜囊内的 S_1 神经根产生压迫所致，因此手术选择 $L_{4,5}$ 一个节段即可。

例3，患者腰痛伴右足下垂1个月，查体右足背针刺觉减退，右胫前肌肌力2级，右腓骨长短肌肌力3级，MRI 示 L_{1-5} 椎间盘无突出，L_5S_1 间盘椎管内右后突出，压迫硬膜囊及右侧 S_1 神经根。此患者虽有 L_5S_1 间盘突出及相应的神经根受压，但患者的症状体征为右侧 L_5 神经根损害的表现，而 L_5S_1 只是椎管内突出，无法用此节段间盘突出来解释右侧 L_5 神经根损害。由于症状体征和影像学不符，即使此患者存在足下垂和 L_5S_1 间盘突出，但也无法诊断为腰椎间盘突出症。对于此类患者，应注意是否有胸腰段间盘突出。由于胸腰段间盘突出压迫圆锥神经时可出现不典型的临床表现，有时甚至只表现为下肢的单根损害，因此临床上常常与下腰椎间盘突出症相混淆。对于此例患者，应进行胸腰段 CT 或 MRI 检查，从而明确诊断。

三、鉴别诊断

1. 腰肌劳损　腰肌劳损是腰部肌肉及其附着点筋膜，甚或骨膜的慢性损伤性炎症，为腰痛的常见原因。其病因常与过度劳累或久坐有关。临床上主要表现为慢性腰部疼痛，腰痛为酸胀痛，休息可缓解，但卧床过久后会出现不适，活动后可缓解，活动过久会再次加剧。发作时往往不能久坐。疼痛有时有明确的痛点，痛点往往位于肌肉的起止点附近或神经肌肉结合点。但有时疼痛呈弥漫性，无确切位置。有时当腰痛发作较为严重时，也可出现臀部及

大腿后方的疼痛甚至麻木，这是由于窦椎神经受到刺激所致。但患者往往无下肢的放射性疼痛及麻木，疼痛不会超过膝关节，影像学也没有间盘突出神经受压的表现。

2. 腰椎小关节紊乱　相邻椎体的上下关节突构成腰椎小关节，为滑膜关节，有神经分布。当腰椎小关节的上、下关节突在活动中发生异常错动时，可引发相应的临床症状。此时，中医常称之为腰椎小关节紊乱。到目前为止，在西医中尚无被公认的诊断名称来反映此类病症。临床上常被诊断为腰椎筋膜炎、软组织损伤或急性腰扭伤等。但国外文献常将此现象归结于腰椎不稳定范畴，认为是由于腰椎的退变或腰肌的劳损后导致节段间稳定性降低，并因此出现腰椎节段间的异常活动而引发症状。急性期可因滑膜嵌顿产生疼痛，慢性病例可产生创伤性关节炎，出现腰痛。此种疼痛多发生于一侧椎旁，即一侧的小关节位置，有时疼痛可向同侧臀部或大腿后放射，易与腰椎间盘突出症相混。该病的放射痛一般不超过膝关节，且不伴有感觉、肌力减退及反射消失等神经根受损之体征。对鉴别困难的病例，可在病变的小关节突附近进行局部封闭治疗，如症状消失，则可排除腰椎间盘突出症。

3. 腰椎管狭窄症　神经源性间歇性跛行是最突出的临床表现，患者自诉步行一段距离后，下肢酸困、麻木、无力，必须蹲下休息后方能继续行走。骑自行车可无症状。患者症状重而体征轻，即症状体征分离，这是本病的一个重要临床特点。部分患者有根性神经损伤的表现。影像学显示腰椎中央管和（或）神经根管狭窄，神经受压。过去认为有无神经源性间歇性跛行是腰椎间盘突出症和腰椎管狭窄症的重要区别，但实际上大于30%腰椎间盘突出症患者合并有间歇性跛行。两者的鉴别还需要结合影像学检查。

4. 腰椎结核　早期局限性腰椎结核可刺激邻近的神经根，造成腰痛及下肢放射痛。腰椎结核有结核病的全身反应，如低热、盗汗、消瘦、食欲缺乏等。但近年来结核病的临床表现往往不很典型，但腰痛常较严重。实验室检查表现为红细胞沉降率加快，C- 反应蛋白增加，有时患者可有血红蛋白降低等贫血表现。X 线片上可见椎体或椎弓根的破坏，椎间隙变窄。CT 扫描可显示 X 线片不能显示的椎体早期局限性结核病灶。有时 CT 或 MRI 可以发现椎旁脓肿形成。

5. 椎体转移瘤　疼痛加剧，有时夜间加重。若

合并有神经压迫,可引发下肢放射性疼痛甚至马尾神经损害。肺癌、乳腺癌、肾癌、前列腺癌常发生骨转移,通过全身的相关检查可查到原发肿瘤。X线平片可见椎体溶骨性破坏,但椎间盘常正常。CT及MRI可确定椎体破坏的范围,以及神经受压的程度。局部的CT引导下穿刺活检可提高诊断率,亦有利于发现肿瘤来源。

6. 神经根及马尾肿瘤　为慢性进行性疾患,无间歇好转或自愈现象,常呈进行性损害,MRI及增强MRI可以明确诊断。

7. 髋关节骨关节病或股骨头无菌性坏死　此前,在腰椎间盘突出症的临床鉴别诊断中极少提及此病。但在临床上,此病常表现为髋部疼痛,有时表现为臀部的疼痛,甚至会因为局部疼痛而出现间歇性跛行。由于髋关节疾病可引起同侧膝关节的疼痛(此为牵涉痛),因此有时会被误诊为腰椎间盘突出症。如果患者同时存在腰椎间盘的退变,则更容易被误诊。但如果仔细询问病史及临床查体,会发现此类患者髋关节活动受限,髋关节被动活动时会引发局部疼痛,部分患者会有腹股沟区的疼痛,而下肢的感觉及肌力正常。影像学显示髋关节相应的病变。

8. 梨状肌综合征　坐骨神经从梨状肌下缘或梨状肌肌间隙下行。如果梨状肌因外伤、炎症或其他因素而导致增生肥大,可在肌肉收缩过程中刺激甚至压迫坐骨神经而引发症状。患者的症状主要以臀部及下肢疼痛为主,症状与运动相关。查体可见臀肌萎缩,直腿抬高试验阳性,但下肢缺乏神经损害的定位体征。在梨状肌收缩时,即髋关节旋外、外展位对抗阻力时可诱发症状,此情况在椎间盘突出症中较少见。

9. 盆腔疾病　盆腔后壁肿瘤、炎症可以刺激腰骶神经根而出现腰骶部疼痛,有时可伴有下肢的放射痛。临床上往往难以鉴别。因此,对于不典型腰腿痛患者,在诊断不清时应考虑到盆腔疾病的可能。可采用盆腔B超、直肠或阴道镜检查,并密切观察病情变化。

第五节　腰椎间盘突出症的治疗

腰椎间盘突出者的临床治疗主要分为非手术治疗和手术治疗。

一、非手术治疗

绝大多数的腰椎间盘突出症患者均可通过非手术治疗获得症状的改善。因此,非手术治疗应为首选治疗方案。非手术治疗的适应证包括:①病程较短,症状较轻的患者;②疼痛症状较重,但病程短,且神经功能基本正常;③病程虽然较长,但对工作生活影响较小,且神经功能(特别是肌力)基本正常;④虽病史较长,但以往非手术治疗有效;⑤全身状态较差,无法耐受手术者。

非手术治疗主要包括以下几种方法:

1. 卧床休息　卧床休息是腰椎间盘突出症治疗的一项重要方法。北京大学第三医院要求患者绝对卧床3~4周。至于卧床姿势并无特殊要求,患者可以根据疼痛缓解的程度选择平卧或侧卧。卧床休息可以有效地减少椎间盘的压力,从而减轻神经根所受到的挤压。同时,卧床还可以消除腰椎椎旁肌的紧张,以及由于下床活动所带来的神经根动态挤压和刺激,有利于神经根炎症的消退。目前尚无临床证据证实卧床休息能使突出的椎间盘回纳,但确实可以减轻或消除疼痛。这一临床现象进一步说明腰椎间盘突出症患者的疼痛症状不只是由于神经压迫所致,还与神经的炎症反应密切相关。

2. 药物治疗　针对腰椎间盘突出症的药物治疗应包括神经营养、止痛、消炎以及活血化瘀等药物。临床上常用的神经营养药为维生素B_{12},研究发现维生素B_{12}不仅可以营养神经组织,同时可以减少受损神经的异常放电,间接产生缓解疼痛的作用。由于患者的疼痛症状与神经的炎症反应关系密切,因此治疗建议采用非甾体类消炎止痛药,这样不仅可以止痛,同时可以有效控制神经的无菌性炎症。在中药中,有许多针对腰腿痛的相关药物,对改善神经和局部组织的血运、消除局部的炎症亦有较好的效果,因此可酌情使用。对于疼痛症状重,但神经损害较轻的患者,除上述药物外,还可以静脉应用脱水药及激素治疗3~5天,20%甘露醇每日分次静脉点滴,地塞米松5mg每日一次静脉滴入。此方法可有效缓解神经根的炎性水肿,减轻炎症反应,消除疼痛。但对于高龄或体弱患者,若应用脱水药物治疗时间较长,应注意肾功能和水、电解质平衡。

3. 推拿按摩　在中医疗法中,推拿按摩是治疗腰椎间盘突出症的重要手段。此方法可以缓解腰椎局部肌肉的痉挛,改善局部血运循环,同时可以使突出的椎间盘部分回纳,从而减轻神经的压迫。当腰椎间盘突出较巨大或间盘已脱出时,采用此方法存在一定的风险,有些患者在治疗后出现症状加重,甚至马尾神经损伤、足下垂。因此,在采用此方法治疗前,建议先行 CT 或 MRI 检查以明确椎间盘突出程度及神经受压情况。

4. 牵引 牵引的主要作用是减轻椎间盘的压力,从而使突出的椎间盘部分回纳。此外,牵引也可以减轻腰部肌肉的痉挛。对于腰椎间盘巨大突出或脱出的患者应慎用,以免导致神经损害加重。

5. 硬膜外或神经根封闭 神经受到突出椎间盘压迫后,会在其周围产生炎症反应,大量的炎症介质会刺激神经根以及椎管内分布的窦椎神经分支,从而引起腰痛和放射痛。局部注射治疗可以抑制炎症反应,阻碍疼痛刺激的传导,减轻神经根的炎性水肿。此方法属于疼痛治疗的一部分。在国外绝大多数患者在保守治疗无效之后,常接受此类疼痛治疗,使其中一部分患者得到很好的改善,而避免了手术治疗。目前在国内此方法尚未普及,临床医师对此方法的临床价值也不甚了解。但随着国内疼痛治疗的广泛开展,此方法应该得到更为广泛的应用。

二、手术治疗

当腰椎间盘突出症患者出现以下情况时,应考虑手术治疗:病史超过 3 个月,经严格保守治疗无效;保守治疗有效,但仍反复发作且症状重;病史时间较长,对生活或工作产生严重影响。若患者出现以下情况,应急诊手术治疗:神经损害严重,出现足下垂或马尾神经损害。如患者疼痛严重,无法入睡,强迫体位,经保守治疗无效,即使未出现足下垂或马尾损害,也可作为急诊手术指征。

腰椎间盘突出症的手术治疗方法有很多种,主要包括经典的椎板间开窗间盘切除术、间盘切除融合内固定术以及微创治疗。

(一) 常规手术治疗

椎板间开窗间盘切除术 此术式主要适用于后外侧型腰椎间盘突出症、中央型腰椎间盘突出症、以神经根管狭窄为主的腰椎管狭窄症。若患者存在下列情况,则不宜采用此术式:椎间盘突出节段不稳定;巨大椎间盘突出,开窗难以切除者;椎体后缘离断或较大的后纵韧带骨化;中央管狭窄;极外侧间盘突出。上述情况常需切除更多的骨质而影响腰椎节段稳定性,因此常需融合固定术。对于椎间盘术后复发者,可根据病情来决定是否采用此术式。

(1) 术前准备:除常规检查外,术前应重点检查有无皮肤和全身感染病灶。应摄腰椎正侧位片以协助定位和排除有无移行椎、隐性脊柱裂等。

(2) 麻醉:可根据需要和条件选择硬膜外麻醉、腰麻或插管全麻。

(3) 手术体位:俯卧位,双侧髂嵴部对准手术床的折叠桥,胸前及两髂骨翼处垫软枕使腹部悬空,摇动折叠桥让腰部展平或轻度后突,使椎板间黄韧带拉紧,椎板间隙张开。

(4) 定位:术前可根据腰椎侧位片上髂嵴最高点相对应的椎间隙水平减去脂肪厚度作初步定位,也可术前插定位针摄片或 C 形臂 X 线机透视定位。

(5) 手术步骤:术者站立于所需开窗的手术侧,以所需切除间盘的上、下位棘突为起止点,作腰后正中切口,切开皮肤、皮下组织,骨膜下锐性剥离椎旁肌,用椎板拉钩牵开椎旁肌,暴露需切除间盘的上下椎板、椎板间黄韧带及关节突。此时,需再次确定定位是否正确,对于 $L_{4,5}$ 及 L_5S_1 间盘,可通过触摸骶骨斜坡定位;也可用咬骨钳或 Kocher 钳提拉棘突观察活动节段以定位。对于 $L_{3,4}$ 或以上间隙的开窗,以及有移行椎者,建议插定位针透视以确定定位无误。

确定所需手术节段后,如椎板间隙较小,可先切除部分上位椎板的下部和下位椎板的上部。用直血管钳提起黄韧带,15 号小圆刀片自黄韧带的椎板附着处(左侧开窗为下位椎板,右侧开窗为上位椎板)小心切开黄韧带,此时应始终保持能看到刀尖以防切破硬膜,切开黄韧带后可见浅蓝色的硬膜,有时还可见硬膜外脂肪,用神经剥离子做硬膜外分离,用大号刮匙自另一附着处将黄韧带刮除。完全显露硬膜后,还可根据需要用椎板咬骨钳或骨刀切除部分上下椎板,切除关节突前方的黄韧带,有时还需切除关节突内侧少许,显露神经根(图 32-5-1)。切除单侧 1/2 的小关节对术后稳定性无明显影响。

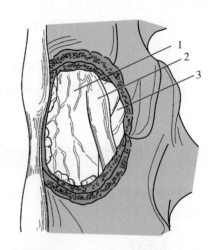

图 32-5-1 切除部分上下椎板后显露硬膜囊(1)、神经根(2)及突出的间盘(3)

用神经剥离子小心地将硬膜推向中线,此时即可见神经根。多数情况下轻轻向内侧推开神经根,即可见发亮的突出椎间盘位于神经根的肩前方。少数间盘突出于神经根的腋部,向内侧推开神经根很困难且容易造成损伤,此时可将神经根轻轻向外拉开即可显露突出的间盘。注意硬膜和神经根可能和其腹侧突出的椎间盘存在明显粘连,此时可先避开粘连部位,从粘连部位下方自下而上,或从粘连部位上方自上而下逐渐分离。显露突出间盘及分离神经根过程中,有时可见椎管内静脉丛破裂出血,此时可用小片的脑棉片填塞于硬膜外或神经根的前方,这样即可有效止血,也可保护硬膜及神经根。

如牵开神经根后发现间盘没有明显突出,或突出的程度与影像学不符。首先应想到手术节段是否正确,不应盲目作间盘切除,应再透视确定手术节段是否有误,应注意有无间盘脱出移位以及神经根畸形及肿瘤等的可能。

当清楚地看到神经根并确认其与突出的椎间盘已经分开后,用神经拉钩将硬膜及神经根向中线牵开(图 32-5-2)。注意拉钩的正确使用方法,是将神经根牵开到位后向下压神经拉钩使之保持原位,而不是拉锯式牵拉神经根(图 32-5-3),忌将硬膜及神经根牵拉超过棘突中线。

牵开神经根后即可清楚地显露突出的椎间盘,此时应注意观察纤维环是否完整,间盘突出的程度,有无脱出游离的髓核。如有脱出的髓核,可用直血管钳将其取出,以达到部分减压的目的。切记必须找到并保护好神经根后,才能作间盘切除。因少数突出较大的间盘可将神经根挤压成薄膜状,不分离

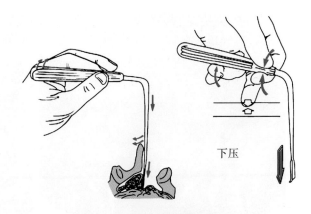

图 32-5-3　拉钩的正确使用方法

出神经根就作间盘切除有可能误切神经根。

用 15 号小圆刀片(也可用角膜钻)环状切开纤维环,用髓核钳切除突出、变性及游离的髓核组织。应尽可能多地切除髓核组织,以防止术后复发,但终板应尽量保留。注意一定要让钳口闭合后再进入椎间隙,进入间隙后即横向张口。髓核钳的进入深度不应超过椎体前缘及两侧边缘,以免造成大血管及输尿管等的损伤。椎间隙内反复冲洗,取尽残留的椎间盘碎片(图 32-5-4)。松开神经拉钩,观察神经根的活动度,如能自由的横向移动 1cm,表明神经根减压充分、神经根已松弛,否则应再探查椎间盘切除是否彻底,或是否同时伴有神经根管狭窄。如伴有神经根管狭窄需作根管扩大,只需沿神经根走行方向切除部分下位椎的上关节突内缘即可。

再次冲洗伤口,如硬膜外或神经根周围有出血,一般用少许明胶海绵即可止血。于硬膜外放置负压引流管,分层关闭伤口。

(6) 术后处理:

① 观察病情:术后应严密观察双下肢感觉、肌力及反射情况,注意下肢症状的恢复情况。

② 引流管的处理:术后应注意观察引流管是否通畅,引流物的性状及引流量。24 小时内引流量少于 60ml 时,即可拔除引流管。开窗术后引流量一般不多,术后 24 小时大多可拔除引流管。

③ 直腿抬高及腰背肌功能锻炼:术后第 1 天即开始主动及被动的直腿抬高练习,每日两次,有助于防止神经根粘连,也有助于防止股四头肌失用性萎缩。术后第 3 天,拔除引流管后,如伤口已无明显疼痛即开始腰背肌功能锻炼。

④ 下地活动时间:术后 4~5 天即可在围腰保护下下地活动,并逐步增加活动时间和行走距离。

⑤ 恢复工作时间:围腰一般应佩带 3 个月,期

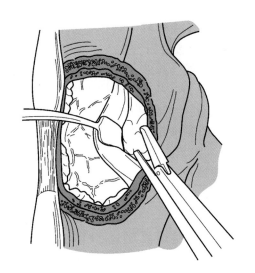

图 32-5-2　牵开神经根,进一步显露突出的间盘

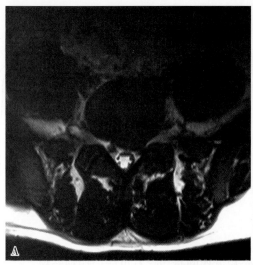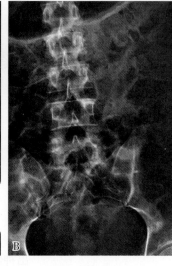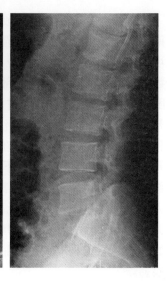

图 32-5-4　患者男,26 岁,腰椎间盘突出症

A. 术前 MRI 显示 L_5S_1 椎间盘左后突出,压迫神经;B. 显示手术行 L_5S_1 左侧椎板间开窗间盘切除术

间应加强腰背肌功能锻炼。3 个月内避免弯腰拿重物。一般于术后 2~3 个月内可恢复工作,可根据具体情况确定。

(7) 并发症及其防治要点:

① 硬膜破裂及脑脊液漏:开窗及分离硬膜神经根过程均有可能造成硬膜破裂,谨慎操作可有效防止该并发症的发生。如术中即发现硬膜破裂应尽量缝合;如缝合确有困难,可用明胶海绵覆盖;如术后发现引流物中有脑脊液且量较多,应适当减小负压,待引流管中无明显血性液体而大部分为清亮脑脊液时,可在无负压下适当延长引流管放置时间 1~2 天,目的是避免形成大的囊腔及脑脊液侵蚀伤口,影响伤口愈合。拔除引流管后还应让患者俯卧或侧俯卧至术后 6~7 天伤口已基本愈合。

② 神经根或马尾神经损伤:一般为牵拉伤,助手牵拉神经拉钩时应特别注意要领,要十分轻柔,避免过度向中线牵拉。另外,术野应清楚,开窗不能太小,如突出的间盘特别大,宁可牺牲部分小关节以获得充分的侧方显露。少数为误切损伤,如发现误切,应尽量做端端吻合。预防该类损伤的要点是始终坚持"不见神经根不切间盘"的原则。

③ 血肿:一般发生在术后 24 小时内,多为引流不畅所致。如术后出现进行性加重的神经症状,且引流量很少,应警惕硬膜外血肿的发生。情况允许时,应做 MRI 检查以确诊,否则应及时做手术探查。

④ 感染:感染的原因很多,总的来说,应加强无菌操作,手术器械应严格消毒。如为浅层软组织感染,一般经换药及应用抗生素即可控制。如为深部感染,经前述处理后仍不能控制,可考虑做伤口全层切开、清创,对口冲洗引流术。若为椎间隙感染,患者常有严重腰痛,不敢翻身。处理包括绝对制动,应用抗生素,消炎止痛,解释病情,一般于 3~4 个月后椎体间发生骨性融合而痊愈。

(8) 术式评价:椎板间开窗间盘切除术是治疗腰椎间盘突出症的经典术式。过去的几十年中,大量文献报道显示此术式可以确定很好的疗效,而且手术操作安全,创伤小,疗效确切。10 年以上的随访发现优良率仍可达到 80% 以上。术后椎间盘复发几率为 2%~10%,大多报道认为在 5% 左右。因此,对于腰椎间盘突出症,若手术无需破坏腰椎的稳定性,椎板间开窗间盘切除术应作为首选术式。

(二) 微创治疗

近年来,脊柱外科的微创技术得到了很大发展,特别是针对腰椎间盘突出症治疗的微创技术更是发展迅速。综合起来,微创技术主要分为两大类:一类是通过物理或化学方法使髓核变小或消失,减小纤维环张力,使纤维环部分回纳;另一类则是采用微创通道进行腰椎间盘的切除手术。

1. 第一类治疗方法　包括髓核化学溶解法、激光椎间盘汽化、臭氧、一氧化氮、等离子射频消融术等。

Smith 于 1964 年将木瓜凝乳蛋白酶首次用于治疗腰椎间盘突出症患者。通过溶解椎间盘内的髓核,使椎间盘内压力降低,突出的髓核回纳,而达到治疗的目的。但此方法有时术后出现局部神经根刺激,甚至会引发严重的顽固性的腰背部疼痛,而且疗效不确定。由于髓核溶解后椎间盘松弛度增加明显,破碎的髓核亦再次突出,因此复发率也较高,目前已较少使用。

激光经皮椎间盘切除术是利用激光的热能使椎间盘组织干燥脱水,而非机械性切除。术者依然无法看到实际的病变部位或直视下切除椎间盘。Enthusiasts 等报道此方法疗效很好,但有研究发现其疗效尚低于化学髓核溶解术。

臭氧消融术是由欧洲兴起的椎间盘突出症微创治疗技术。臭氧是已知可利用的最强氧化剂之一,能够氧化分解髓核内蛋白质、多糖大分子聚合物,使髓核结构遭到破坏,髓核被氧化后体积缩小,使纤维环不同程度的回缩。同时,臭氧还是有消炎作用,使对神经的压迫减缓,具有安全、有效、损伤小、恢复快等优点。

等离子射频消融是射频电场在刀头电极周围形成等离子体薄层。经等离子体作用,组织被分解为简单的分子或原子低相对分子质量气体,从而使髓核回缩,达到治疗目的。

上述这些方法机制不同,但理念是一致的,即通过化学或物理的方法使髓核固缩或分解汽化等,从而达到神经减压的效果,而且上述方法均无法在术中看到操作区域,并非所有的病例均适用此类方法。此方法主要适用于需要手术治疗的患者,但患者无中央管或神经根管狭窄,无椎体后缘离断、无椎间盘纤维环钙化、无椎间盘脱出或游离。医师在采用此类治疗前,应严格掌握手术指征,避免将指征盲目扩大而影响疗效。此外,此类技术的术后远期疗效明显低于传统的切开手术,术后椎间盘突出的复发率相对较高。因此,医师在术前有责任让患者清楚了解此类技术的优点及局限性。

2. 经皮穿刺腰椎间盘切除术　经皮椎间盘切除术(percutaneous discectomy,PD)是近 30 年发展起来的一项微创介入治疗技术。Hijukata 及其同事于 1975 年在日本率先开展了此项技术,取得了初步疗效。此后,Kambin 及 Gellmean(1983 年)等亦相继报道了各自的临床经验。目前,此项技术在世界范围内得到较为广泛的推广。国内于 20 世纪 90 年代初期开始应用此技术,在这方面也积累了较为丰富的经验。

此方法的适应证均是具有外科手术切口治疗指征的患者,但此类微创治疗手段既不排斥必要的保守治疗,也不能完全取代传统的外科手术切口治

疗方法。并非全部适于外科切开手术治疗的患者均适用于此术式,有学者统计,约有 20% 的椎间盘突出症患者适于此方法。对于存在下列情况者,不应用此术式:全身状态差,不能耐受手术者;穿刺部位皮肤有感染或破溃;椎间盘脱出或完全游离;椎间盘纤维环钙化;腰椎节段不稳定;影像学显示椎间盘突出,但临床上只表现为腰痛,而无下肢根性疼痛;腰椎退行性病变严重,椎间隙严重狭窄,导致神经受压的因素为侧隐窝狭窄、关节突增生及黄韧带肥厚与骨化等;合并马尾神经损害;肌力严重减退、足下垂;存在显著的社会心理因素。

(1) 手术器械与设备:主要包括穿刺导丝、套管、纤维环切割器、髓核钳以及 C 形臂 X 线透视机;可透 X 线手术台。

(2) 手术步骤:

① 体位:患者取侧卧位,患侧在上,肋部垫枕,屈膝屈髋,腰部屈曲,双手抱膝,以使后方椎间隙张开,利于定位和穿刺。

② 确定皮肤穿刺入点:在透视下找到拟行穿刺的椎间隙。将 1 枚克氏针横置于肋部体表,使其刚好通过此椎间隙的中心,这样可在体表沿克氏针走向画出标志线,沿此标志线向患侧旁开后正中 8~14cm 处即为皮肤穿刺点。根据患者体形可适当调整穿刺点位置。

③ 局麻下放置工作套筒:经穿刺针将导丝置入椎间隙中央,保留导丝退出穿刺针。以进针点为中心做皮肤切口,长约 0.5cm。沿导丝将套筒置入并抵于纤维环后外侧。套筒由小到大依次放入,最后保留大号套筒,并拔出导丝。

④ 椎间盘切除:经套筒置入环锯,轻轻推压环锯,确认未引发神经刺激症状后,在纤维环上开窗,退出环锯,用髓核钳切除间盘组织。切除是避免髓核钳插入过深。操作过程需在 X 线监视下进行。北京大学第三医院曾在术中采用 B 超监测,既减少了 X 线辐射,又提高了操作的安全性。椎间盘切除后,经套筒冲洗,缝合皮肤。

(3) 术后处理:口服预防剂量抗生素 3 天,患者于术后当天或次日开始下床活动。同时进行腰背肌练习。术后次日可出院。

(4) 并发症:此术式并发症发生率非常低,其中包括椎间盘炎、神经根损伤、腰大肌血肿、腰背肌痉挛及血管、肠管损伤等。有资料显示在美国近 3 万例患者接受了此术式治疗,无一死亡病例,其中腰椎间盘炎发生率为 0.2%。

（5）术式评价：此术式的疗效在 70%~97% 之间。Kambin 报道 100 例患者，随访 1~6 年，87% 患者获得了满意的疗效。Hijikata 报道 136 例患者，术后 10 年的有效率仍可到达 72%。但也有报道认为术后优良率在 50% 左右。北京大学第三医院一组患者，共 50 例，随访有效率为 91%。

在现代椎间盘外科发展中，诊断精确化、治疗局限化是一重要发展趋势。经皮穿刺腰椎间盘切除术对椎管无直接干扰，保持了节段的稳定性，减少了硬膜外粘连的发生，创伤小、痛苦少，较为安全，患者康复快。尽管该手术的优势明显，但依然存在一些缺陷。如患者的髂嵴位置较高或椎间隙塌陷，术中就难以找到通道的精确置入点。而且当椎间盘碎片已游离时，手术操作比较困难。对于需要全麻的患者，神经根损害的风险也较高。

3. 腔镜下椎间盘切除术　为了能够在可视下完成腰椎间盘的切除减压术，目前已发展出内镜下的腰椎微创技术。其主要包括 3 种：后外侧椎间孔镜下椎间盘切除术、后路经椎板间隙入路内镜下椎间盘切除术、前路腹腔镜下椎间盘切除术。其中前两种应用较多。

后外侧经皮椎间孔镜下腰椎间盘切除术是经后外侧入路，通过椎间孔"安全三角区"进入椎间盘。此入路与经皮穿刺椎间盘切除术基本相同。手术可以在局部麻醉下完成。由于椎间孔镜的应用，使早期的后外侧经皮椎间盘盲切发展到目前的内镜下的椎间盘切吸，从过去单纯经 Kambin 安全三角区进入椎间盘进行间接椎间盘减压，发展到当今可直接通过椎间孔进入椎管内进行神经根松解和减压。在可视下操作，不仅可以完成单纯包容性椎间盘突出，而且对于部分椎间盘脱出患者也可直接切除。研究已经证实此术式治疗包容性椎间盘突出与传统术式相比疗效相同。Kambin 应用此技术获得 85%~92% 的临床满意率。此术式创伤小，操作较为安全，疗效确定，目前国内外的应用范围在不断扩大。

纤维内镜间盘切除术（MED）是由美国开始发展起来的，是继椎间盘入路和椎间孔入路之后内镜技术的发展之一。手术在 X 线透视下，经 C 形臂 X 线机定位后，插入扩张管，清理椎管外软组织，椎板间开窗，剥离神经根，摘除突出髓核，其特点是更准确。辨认和保护硬脊膜神经根，可精确分离，切开黄韧带，手术更安全、效果更可靠。由于手术入路与椎板间开窗间盘切除术相同，外科医师更容易从传统手术转换并适应到内镜手术。国内外采用此方法治疗腰椎间盘突出症患者，均取得了良好的治疗效果。

内镜手术虽然具有许多优点，但也存在一些不足。内镜下的手术使医师的视野局限在镜头所及的狭小范围，而且镜头又常被血液、水雾或烟雾所干扰。由于视野和操作空间所限，存在椎间盘残留，甚至切除失败。为确保手术安全，医师又必须在 X 线透视下操作，承受了大量放射性照射。周跃教授总结了显微内镜下椎间盘切除术治疗腰椎间盘突出症中出现的并发症，1852 例患者术中发生椎管内静脉丛出血 48 例，42 例通过镜下止血后完成髓核切除，6 例改为开放椎间盘切除术；定位错误 47 例，术中发现后调整内镜位置完成手术；硬脊膜破裂 21 例，2 例改为开放手术；髓核遗漏 13 例，二期再次行髓核切除术；神经根损伤 6 例，术后 3 个月内完全恢复。1295 例患者获得 3~69 个月的随访，平均随访 13 个月，出现椎间感染 6 例；术后复发 32 例，21 例行开放椎间盘切除手术。虽然手术并发症的发生率并不高，但此项技术需要较长的学习曲线，对临床医师而言依然存在挑战。

第六节　极外侧腰椎间盘突出症

腰椎间盘突出症是常见的腰椎退变性疾病之一，最多见的突出部位是椎间盘的后外侧，其次是后正中，仅有 4.1%~11% 的椎间盘突出发生在极外侧，即侧隐窝外侧的椎间孔内和椎间孔外侧，称之为极外侧型腰椎间盘突出症（far lateral lumber disc herniation）。本病于 1974 年最早由 Abdullah 等报道，是腰椎间盘突出症的一种特殊类型，临床相对少见。

一、临床表现

1. 临床症状体征　极外侧椎间盘突出症作为腰椎间盘突出症的一个亚型，其性别、年龄分布以及病变节段与常见的后外侧腰椎间盘突出症基本相同。笔者所在科室总结了 43 例病例发现，发病年龄在 27~62 岁，平均 48 岁。超过一半的患者发病节段在 $L_{4,5}$（24/43），其次是 L_5S_1（11/43），再次为 $L_{3,4}$（7/43）。有研究发现此病常为急性起病，病史常短于椎管内腰椎间盘突出症。

极外侧椎间盘突出症的临床表现为受累的神经根支配区感觉、运动功能异常，并无特殊性的症状体征。由于椎间盘突出的部位与常见的后外侧椎间盘突出不同,因此受累的神经根为同序列的神经根,而非下位神经根。由于椎间孔内部的空间有限,加上背根神经节位于此处,当髓核脱出至椎间孔内并上移贴近上位椎弓根下缘时,神经根往往受压严重。Harrington 等认为椎间盘突出越靠近背根神经节,引发的疼痛程度越重。临床上患者常表现为剧烈的下肢放射痛和相应肌力的减弱,而腰痛轻微。当同一节段椎间盘同时存在椎管内后外侧突出和极外侧突出时,上位神经根和下位神经根可同时受累,从而表现为双根损害。

2. 影像学表现 极外侧椎间盘突出症 X 线片仅表现为退行性改变,无确诊价值,但可用来分析腰椎局部节段的稳定性及序列。

CT 平扫是针对极外侧腰椎间盘突出症的敏感而准确的检查方法,其正确诊断率为92.7%。在 CT 平扫的横断面上,椎管内可无明显异常。在靠近外侧的椎间孔内或椎间孔外区可见低密度(CT 值与椎间盘相同)软组织团块,与上位椎体同序数的神经根被挤压或移位,与健侧相比更易发现其异常之处。受累的根管全长的连续密集断层扫描可显示其形态。

MRI 平扫也是一种敏感、可靠的检查方法,对极外侧椎间盘突出的正确诊断率为85%,而且可提供矢状位、冠状位和横断面的影像(图 32-6-1),其中矢状位断层的诊断价值较高,可以显示椎间盘自椎间隙水平向上移位的程度。在 MRI 平扫的中矢位上常无异常,硬膜囊充盈良好,椎间盘无明显突出,而在偏一侧的椎间孔处的矢状位上可见椎间孔内的神经根显影不清,椎间盘的影像占据了椎间孔的下部

或全部,神经根受压。

由于极外侧椎间盘突出部位的特殊性,在进行 CT 或 MRI 检查时如果只扫描椎间盘水平而忽略椎弓根下方椎间孔区域,则极易漏诊,薄层 CT 可能对诊断会更有帮助。因此,骨科医师应与放射科医师进行沟通,将腰椎的每个椎间孔区作为常规扫描区域,降低漏诊率。

对于影像学表现不典型,不能除外神经源性肿瘤时,可行 CT 或 MRI 增强扫描。极外侧椎间盘突出在增强 CT 和 MRI 上无增强,或仅在突出间盘的边缘限局性增强。由于脊髓造影不能显示椎间孔区,CTM 的表现与普通 CT 无明显差异,因此这两种检查方法对极外侧椎间盘突出的确诊无临床价值。

二、诊断及分型

极外侧腰椎间盘突出症的诊断原则与临床常见的后外侧腰椎间盘突出症相同,即临床症状、体征与影像学三者要相互符合。但由于极外侧椎间盘突出的发生率相对较低,因此临床医师往往在阅片时习惯关注椎管内的情况,而忽视椎间孔区及椎间孔外区的情况。有时虽然影像学表现非常典型,但仍然"视而不见",易导致漏诊和误诊。有研究发现约30% 的病例首次被误诊。因此,对于诊断有疑问的患者,应考虑到极外侧椎间盘突出的可能性,以免漏诊。此外,本病应与增大的神经节、神经根共根畸形以及神经根肿瘤相鉴别。

陈仲强等总结了极外侧椎间盘突出症的病例,提出了北京大学第三医院的影像学分型,依据该分型采用不同的治疗策略。根据 CT 和(或)MRI 上突

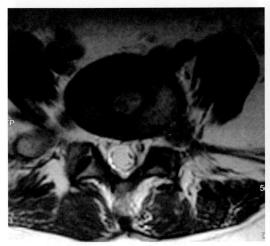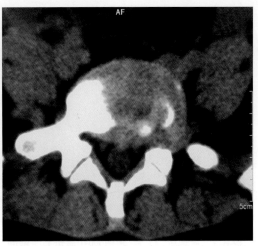

图 32-6-1 患者女,45 岁,MRI 及 CT 横断面均显示 L_5S_1 椎间盘左后极外侧突出

出的椎间盘相对于其上位椎弓根的位置,将其分为Ⅰ型和Ⅱ型。再根据是否合并同节段椎间盘椎管内突出,将每型分为a、b两个亚型。Ⅰa型——突出间盘向头侧移位至椎弓根下缘;Ⅰb型——Ⅰa型合并后外侧突出;Ⅱa型——椎间盘向极外侧突出为主,突出间盘轻微头侧移位;Ⅱb型——Ⅱa型合并后外侧突出(图32-6-2)。

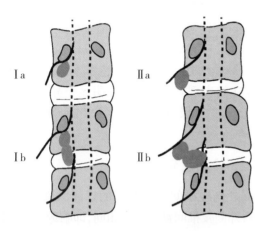

图32-6-2   北医三院的影像学分型

Ⅰa:突出间盘向头侧移位至椎弓根下方,神经根受压严重;Ⅰb:Ⅰa型合并椎管内后外侧突出;Ⅱa:椎间盘向椎间孔外侧突出,神经根受压相对较轻;Ⅱb:Ⅱa型合并椎管内后外侧突出,相邻的两个神经受压

此种分型方法与椎间盘突出的病例分型相对应,Ⅰ型多为游离型或脱出型,Ⅱ型多为突出型,少数为脱出型。两型相比,Ⅰ型患者的神经损害较Ⅱ型更为严重,具体表现在放射性疼痛更重,直腿抬高试验阳性率高,患者甚至处于强迫体位。

三、临床治疗

对于极外侧椎间盘突出症的治疗,主要包括保守治疗和手术治疗。对于病史短、临床症状轻的患者可以先采取保守治疗,其具体方法与后外侧腰椎间盘突出相同。对于诊断明确,保守治疗无效,或患者疼痛剧烈、神经损害重者,则应考虑手术治疗。特别是Ⅰ型患者,由于脱出移位的髓核直接压迫了椎间孔和椎间孔外区域相对固定的腰神经,持续剧烈的根性疼痛很难缓解,故保守治疗效果差,手术治疗常为最佳选择。

手术治疗主要包括传统开放手术及椎间孔镜间盘切除术。其中传统开放手术又分为两种,一种为峡部外侧入路椎间盘切除术(图32-6-3);另一种为椎板小关节切除、间盘切除减压融合术(图32-6-4)。

对于合并有后外侧椎间盘突出的患者,需要同时解除椎管内和椎间孔区的压迫。因此,不适用于峡部外侧入路椎间盘切除术,可采用椎板部分或全部切除,小关节部分或全部切除来同时显露突出的后外侧和极外侧椎间盘,并予以切除。如果Ⅰb型患者的脱出椎间盘可以在不去除一侧小关节的前提下切除,即手术操作不影响节段稳定性,在可以选择单纯减压而不需要融合。但若脱出的位置较远或是Ⅱb型突出,则往往需要牺牲一侧的小关节,此时需要行固定融合术。

随着微创技术的发展,椎间孔镜下椎间盘切除技术逐渐成熟,因此可以用于切除极外侧椎间盘突出。若极外侧椎间盘突出同时合并有椎管内后外

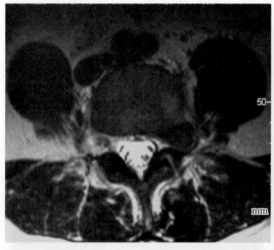
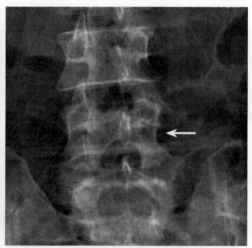

图32-6-3   患者男,41岁,术前MRI显示L$_{4,5}$椎间盘极外侧突出(Ⅱa型),行左侧峡部外侧入路椎间盘切除术,术后X线片可见左侧L$_5$峡部外侧部分骨质已切除

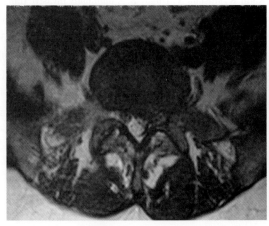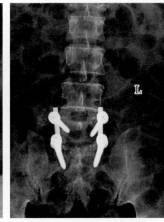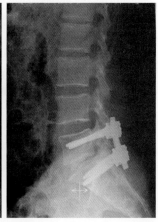

图 32-6-4 患者男,49 岁,L₅S₁ 椎间盘极外侧突出(IIb 型),行部分椎板、左侧小关节切除、间盘切除减压融合术

侧突出,在技术熟练的情况下,也可以同时将突出的椎间盘切除。Bradley 等应用间盘镜治疗极外侧椎间盘突出症,术后 5 年平均满意率达 85%,60% 患者症状消失。由于内镜下操作的难度相对较高,视野和操作空间有限,容易发生硬膜撕裂、神经根损伤、出血增加、手术切除不彻底等并发症。因此,术者需要具备良好的手术技巧,操作要非常仔细,要对周围组织解剖非常熟悉,并要有一定的开放手术经验。

在极外侧椎间盘突出症的手术治疗中,峡部外侧入路椎间盘切除术是一种较为特殊的术式,也被称为多裂肌外侧入路。此术式可以直视病变部位,保留峡部和下关节突结构,从而减少术后不稳定的发生,术中可以保留关节突减少术后不稳定的发生,若需要可同时行椎板间开窗和椎间孔外侧入路。此术式具体操作步骤如下:脊柱后正中切口,旁开 1~2cm 切开筋膜层,从多裂肌和最长肌之间入路,也可从正中切开棘上韧带,向外剥离显露病变所在的上下关节突。沿神经根走行由内向外下辨认和切除横突间韧带。显露神经根腋部。电动磨钻切除关节突外侧部分显露椎间盘,切除突出的椎间盘,若病情需要可行椎间孔扩大。对于同时合并椎管内间盘突出的患者,可采用后正中入路,显露一侧的椎板及小关节突,在完成极外侧入路间盘切除术后,行椎板间开窗间盘切除。

术中操作时应注意以下几点:①多裂肌和最长肌之间的间隔虽不十分清楚,但仍可辨认,不宜劈开肌肉;②在横突间韧带周围操作时,一定要使用双极电凝,以免灼伤下方的神经根或背根神经节;③切除横突间韧带时,应沿神经根走向进行,及由内上至外

下,避免横断神经根。

(李危石)

━━━━ **参 考 文 献** ━━━━

1. Pfirrmann CW,Metzdorf A,Zanetti M,et al. Magnetic resonance classification of lumbar intervertebral disc degeneration. Spine,2001,26:1873-1878

2. Smith L. Enzyme dissolution of the nucleus pulposus in humans. JAMA,1964,187:137

3. Smith L,Brown JE.Treatment of lumbar intervertebral disc lesions by direct injection of chymopapain. J Bone Joint Surg (Br),1967,49:502

4. Kambin P,Brager MD. Percutaneous posterolateral discectomy. Anatomy and mechanism.Clin Orthop Relat Res,1987,223:145-154

5. Kambin P,Zhou L. History and current status of percutaneous arthroscopic disc surgery. Spine,1996,21(24 Suppl):57-61

6. 初同伟,周跃,王建,等. 显微内镜下椎间盘切除术治疗腰椎间盘突出症的并发症及其处理. 中国脊柱脊髓杂志,2007,17(11):818-822

7. Abdullah AF,Ditto EW,Byrd EB,et al. Extreme lateral lumbar disc herniation. Clinical syndrome and special problems of diagnosis. J Neruosurg,1974,41(2):2292-2234

8. Harrington JF,Messier AA,Bereiter D,et al. Herniated lumbar disc material as a source of free glutamate available to affect pain signals through the dorsal root ganglion. Spine,2000,25(8):929-936

9. Rust MS,Olivero WC. Far lateral disc herniations:the results of conservative management. J Spinal Disord,1999,12:138-140

10. 陈仲强,党耕町. 椎间孔与椎间孔外腰椎间盘突出的分型及治疗. 中华外科杂志,1997,35:226-228

11. Montinaro A. The microsurgical approach to extraforaminal lumbar disc herniations:an analysis of 15 cases. J Neurosurg Sci,2004,48:23-29

12. Bradley KW,Michael D. Lateral lumbar disc herniations treated with a paraspinal approach:an independent assessment of longer-term outcomes. J Spinal Disord Tech, 2005,18:519-521

13. Kadir K,Mustafa A,Turgay B. A minimally invasive transmuscular approach to far-lateral L_5S_1 level disc herniations:a prospective study. J Spinal Disord Tech,2007,20:132-138

14. 周跃,王建,张峡,等. 内镜下经横突间入路治疗椎间孔外型腰椎间盘突出症. 中国脊柱脊髓杂志,2004,14(2):861

第三十三章

退变性腰椎管狭窄症

第一节 概述

退变性腰椎管狭窄症是脊柱外科常见的疾病之一。1954年，Verbiest首次将腰椎管狭窄症作为一种独立疾病系统地进行阐述，并首先描述了间歇性跛行(inermittent claudication)的概念，即表现为患者行走后出现一侧或双侧腰痛和下肢麻木乏力，休息后缓解，行走后症状再发并反复出现。随着50多年来国内外学者在腰椎管狭窄的临床特点以及病理特征方面进行深入的研究，人们对腰椎管狭窄症有了越来越深入的认识，目前腰椎管狭窄症的现代定义通常是腰椎中央管、神经根管、侧隐窝或椎间孔由于骨性或纤维性结构异常增生，导致不同范围管腔内径狭窄，从而造成神经血管结构受压引发相应临床症状，这个概念更强调了3个方面，即神经根管狭窄、构成椎管内的神经结构以外的软组织因素，以及腰椎稳定性丧失，这对深入了解腰椎管狭窄症病理生理特点、明确分型和指导治疗有重要参考价值。

老年人发病率较高，在50岁以上的人群中发病率为1.7%~8%，女性高于男性，腰椎管狭窄合并腰椎滑脱的发生率女性明显高于男性。

第二节 概念

可以说刚接触脊柱外科的医师面对腰椎管狭窄症时首先遇到的困惑就是它的概念。这里要强调，腰椎管狭窄症是一个症状学诊断：只要具有间歇性跛行的临床表现，就可以给出诊断。具体点说，不论致病因素是发育性椎管狭窄、椎间盘突出还是腰椎滑脱，只要存在间歇性跛行，就都属于腰椎管狭窄症的范畴。在书写诊断时，一般将腰椎管狭窄症写在前面，后面写明具体的致病因素，如"腰椎管狭窄症，$L_{4、5}$椎间盘突出"。笔者也注意到，有些初学者对腰椎管狭窄症的诊断感到无所适从，并不是因为不理解其症状学诊断的本质，而是未搞清间歇性跛行的内涵。"间歇性跛行"不能仅从字面意思简单理解为行走功能受限。真正的"间歇性跛行"有两方面的含义，第一，跛行是由下肢一些特征性的不适感所引发：行走一定距离后，下肢出现酸、麻、胀或疼痛，如同灌铅，因而行走乏力，出现跛行，不得不停下来休息(来自山西或内蒙部分地区的患者常主诉"腿困得不行"，就是对这种不适的一种形象的拟人化的描述)。第二，跛行有其特征性的缓解方式和发作规律：坐下或蹲下休息后(即腰椎屈曲后)，症状会逐渐缓解，又可行走，但行走一定距离后症状复现，再次引起跛行，如此反复，即所谓"间歇性跛行"。因此，有些颈椎病患者虽然也存在间歇性跛行(脊髓源性间歇性跛行)，但这种跛行不论在患者不适感觉还是在缓解方式上都与典型的间歇性跛行不同，因而不能归入腰椎管狭窄症的范畴。

另一个困惑来自于腰椎管狭窄症与腰椎间盘突出症的区别与联系。简单说，从临床表现看，前者主要是间歇性跛行，后者主要是坐骨神经痛；从致病/致压因素看，前者原因更多更复杂，腰椎整体退变较重，后者相对单纯，腰椎整体退变相对较轻；从患者人口学特征看，前者中老年多，后者中青年多。当然，腰椎管狭窄症与腰椎间盘突出症之间也存在交集。比如说一位青年患者，没有发育性的椎管狭窄，没有腰椎滑脱，而$L_{4、5}$巨大椎间盘脱出，引起间歇性跛行，其他节段退变不严重，那么对这种情况，应该说诊断腰椎管狭窄症或腰椎间盘突出症都是可以的，如果选择前者,可以写作"腰椎管狭窄症,L$_{4,5}$椎间盘脱出"。当然,如果该患者的症状并不是间歇性跛行,而是坐骨神经痛或马尾损害,那毫无疑问应该诊断腰椎间盘突出症了。

临床上患者的表现多种多样,只要对病情有清晰的认识,掌握上述基本概念和原则,诊断上具体病例具体分析即可。实际工作中,在符合诊断原则和疾病命名规范的前提下,不同医师对同一病例可能会做出略有不同的诊断,表现了不同医师各自关注的方面,应该说没有什么绝对的正确与错误。

第三节　分型

腰椎管狭窄有解剖学、病因学以及以临床为基础的新分型3种分型系统。

1. 解剖学分型　①中央椎管狭窄,即椎管中矢状径狭窄,当矢状径小于10mm时为绝对狭窄,10~13mm为相对狭窄;②神经根管狭窄,腰神经根管指神经根自硬膜囊根袖部发出,斜向下至椎间孔外口所经的管道,各腰神经根发出水平不同,神经根管的长度和角度也不尽相同;③侧隐窝狭窄,侧隐窝是椎管向侧方延伸的狭窄间隙,分为入口区、中间区和出口区,其腹侧是椎间盘及椎体后方韧带结构,背侧是上关节突,外侧是椎弓根,内侧是中央管,侧隐窝存在于三叶形椎孔内,下位两个腰椎(即L$_4$、L$_5$)处,侧隐窝前后径通常在5mm以上,前后径小于3mm为狭窄。但Amundsen等报道中央椎管狭窄通常都伴有侧方通道的狭窄,而侧方通道狭窄进一步发展也可导致中央椎管狭窄,因此目前临床上常用的不是单纯解剖分型。

2. 病因学分型　通常将腰椎管狭窄分为原发性和继发性两大类,而后再细分为亚类(表33-3-1)。临床上,退变性腰椎管狭窄最为常见,它常常是腰椎退行性病变的结果。LaBan的统计显示该病多发于50~60岁以上的中老年人。Kirkaldy等研究认为退行性腰椎管狭窄常起始于侧方通道的狭窄,黄韧带肥厚和椎小关节的增生、内聚能导致侧隐窝狭窄、神经根管狭窄和椎间孔狭窄,椎间盘退变和正常高度丢失可导致椎间孔狭窄,随着退变的加重,将出现中央椎管的狭窄,但两者也可以单独出现或同时出现。

3. 以临床为基础的新分型　Hansraj通过大样本研究,提出了以临床为基础的新分型方法,即将腰椎管狭窄分为典型和复杂型。典型者通常指患者

表33-3-1　腰椎管狭窄的病因学分类

原发性腰椎管狭窄	特发性	
	先天性软骨发育不良	
继发性腰椎管狭窄	退变	中央椎管
		椎管外周、侧隐窝、神经根管
		退行性腰椎滑脱
		退行性脊柱侧弯
	后纵韧带骨化、黄韧带骨化	
	内分泌或代谢	椎管内硬膜外脂肪增多症
		肢端肥大症
	感染	间盘炎,骨髓炎,脊柱结核
	风湿	Paget病,强直性脊柱炎,类风湿关节炎
	肿瘤	
	创伤后	
	医源性	椎板切除术后,脊柱融合术后

既往无腰椎手术史、无腰椎不稳、小于I度的退变性滑脱和<20°的退变性侧弯。复杂型者则有腰椎手术史、存在腰椎不稳、存在大于I度的退变性滑脱和>20°的退变性侧弯。这种新分型方法强调了腰椎不稳与腰椎管狭窄之间的关系,由于不稳定的存在,使已存在椎管狭窄的同时合并动态性狭窄改变,造成病情复杂化。

第四节　病理学和病理生理学

退变性腰椎管狭窄由于三关节复合体退变所导致,包括椎间盘、与其相连的上下方椎体和关节突关节。退变可以起始于任一关节,但最终结局均为三关节同时受累。本病的病理学特征有黄韧带肥厚、椎小关节增生、椎板骨质增生、椎体后缘骨赘形成、后纵韧带肥厚或骨化等,并可能合并椎间盘突出、峡部崩裂、腰椎滑脱、脊柱侧弯等。Kirkaldy认为退变可能起始于小关节突滑膜炎,滑膜炎进一步发展使关节软骨变薄、关节囊松弛,增加了脊柱的活动度,使椎间盘退变加速,由于腰椎活动度加大,椎间小关节骨赘增生加快,导致椎管狭窄,并且上关节突骨赘可导致侧隐窝狭窄,下关节突骨赘可导致中央椎管狭窄。Spivak认为退变也可能起始于椎间盘,椎间盘塌陷时神经孔变窄出现椎管狭窄,并且椎间盘高度降低、椎体周围韧带松弛、椎体异常活动增加,导致黄韧带肥厚、关节突关节退变和骨赘形成,加上突出的椎间盘,可导致侧隐窝狭窄以及中央椎管狭窄(图33-4-1,图33-4-2)。Kornblum总结脊柱退行性

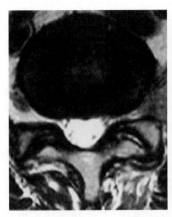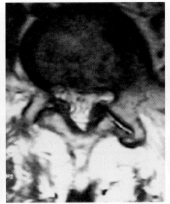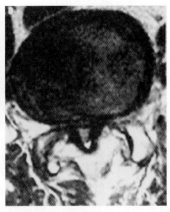

图 33-4-1　无椎管狭窄(左),轻度椎管狭窄(中)和严重椎管狭窄(右)示意图

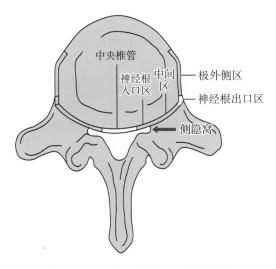

图 33-4-2　红色箭头所示为侧隐窝

疾病所引起的腰椎畸形或不稳也是腰椎管狭窄的主要因素,如成年腰椎侧弯弧凹处的塌陷使相邻的椎弓根之间的椎间孔变小,退行性腰椎滑脱前部椎体的半脱位能导致椎板下部和下关节突之间的椎管狭窄,加上小关节退变骨质增生共同促成了腰椎管突出狭窄。

腰椎管狭窄导致腰腿疼痛的病生理机制可以归纳为以下几方面:①椎管容积减小,直接导致椎管内压力增加,神经根缺血,有实验表明,当硬膜囊内压力在(8~9.3)kPa 时动脉供血停止,在 4kPa 时马尾神经静脉回流消失;②神经根受压或腰椎活动时,神经根被增生的组织摩擦充血,同时由于椎管压力增加,导致椎管内硬膜外静脉丛回流障碍和椎管内无菌性炎症,引起相应的神经根症状;③由于神经根受压、血液循环障碍造成充血和水肿,以及无菌性炎症,炎症介质如缓激肽、组胺、前列腺素 E_1、E_2、白三烯、P 物质等,这些物质的作用下又可加重局部组织渗出、充血和水肿。因此,本病腰痛和下肢痛的主要症状学特点,是在腰椎管狭窄的病理学基础上,在这几方面因素的综合作用的结果。

第五节　自然病程

了解退变性腰椎管狭窄症的自然病程有益于治疗方法的选择。然而,本病的临床表现却因人而异。一般而言,本病起病隐匿,可因创伤或过度的运动而出现症状加重。许多患者在影像上表现出严重的椎管狭窄,但症状或体征却不多。Johnsson 报道在 27 例未接受治疗的中等程度腰椎管狭窄的患者中,通过 4 年随访观察,19 例没有明显变化,4 例有所改善,另外 4 例症状加重但没有严重后遗症。Johnsson 在另一项研究中,对 19 例未接受治疗的患者随访 31 个月,其中 11 例没有明显变化,6 例获得改善,只有 2 例恶化。Atlas 在一项比较腰椎管狭窄症的手术治疗和非手术治疗的前瞻性研究中,发现经过 8~10 年的非手术治疗,50% 患者的腰腿痛能够得到改善。Amundsen 等进行的一项前瞻性随机对照研究中,接受保守治疗的患者,随访 4 年时疗效优良率为 71%,10 年随访时优良率为 73%,而对手术组的随访 4 年和 10 年的优良率分别为 84% 和 71%,两组的远期疗效无显著性差异。此外,学者还发现,即使在非手术治疗失败 3 年后再进行手术治疗,其预后与首选手术组仍无明显差异。

目前的研究结果提示,大多数退变性腰椎管狭窄症患者病程均较稳定,公认的治疗原则是首选保守治疗,因为有约 50% 的患者在非手术治疗后症状能够得到改善。而对出现严重神经损害,对工作和生活影响较大,以及经过非手术治疗 3 个月至半年无效的患者,则应考虑手术治疗。

第六节   临床表现

在一项样本量为 100 例的研究中发现,95% 的患者表现为腰背痛和坐骨神经痛症状,91% 患者出现间歇性跛行。70% 患者出现下肢感觉障碍,33% 患者出现肌力减退,12% 患者出现大小便障碍。腰背痛平均出现 14 年,而坐骨神经痛平均在 2 年前出现。42% 患者有双下肢相关的主诉,其余 58% 患者则出现单侧下肢的症状。神经根症状分布如下:L_5 占 91%,S_1 占 63%,L_{1-4} 占 28%,S_{2-5} 占 5%,有 47% 的患者出现 2 根神经受累表现。

单纯中央型椎管狭窄的患者,典型表现是间歇性跛行,症状通常在直立或行走数百米后出现,表现为一侧或双侧腰酸、腿痛、麻木、沉重感、乏力等感觉,以致出现跛行,症状发生并不按皮节分布。患者为了减轻疼痛,往往取腰部前屈位而不愿直腰、挺胸站立,故出现"姿势性跛行",即休息或坐位或侧卧屈髋、弯腰后症状缓解或消失,劳累或站立步行、腰部后伸时加重。这是因为腰椎前屈位椎管面积大于后伸位面积,而后伸时,椎管后方的小关节囊及黄韧带挤向椎管和神经根管,压迫神经根和马尾神经。腰部恢复至伸直位或略前屈位时,椎管宽度恢复,症状也随之减轻或缓解。

单纯侧隐窝狭窄的患者,由于是特定神经根受压,因此间歇性跛行较少,而主要表现为相应神经根分布区的感觉异常、肌力减弱、腱反射减弱等。

马尾神经受压的患者,会出现会阴区麻木、异常感觉和针刺样感觉。部分患者可出现排尿、排便障碍及性功能障碍。

体格检查上,常见腰椎前凸变平、活动范围减少,直腿抬高试验阴性。腰椎前屈不受限,当取过伸位及侧屈位半分钟左右可诱发症状,腰椎前屈时症状消失。神经根管狭窄严重的患者,可出现下肢感觉障碍、肌力减弱、腱反射减弱或消失,直腿抬高试验可阳性。总体上,腰椎管狭窄症的患者,往往症状、主诉较多、较重,但阳性体征却较少。

第七节   诊断和鉴别诊断

根据详细的病史、典型的临床症状和体征,结合影像学表现,本病诊断并不困难,其中最具诊断价值的症状为间歇性跛行。然而,本病的间歇性跛行

称为神经源性间歇性跛行,此外有两大类疾病同样以间歇性跛行为主要特点,但是其病理生理机制与本病截然不同,重视并正确识别间歇性跛行十分必要。

一类是由于脊髓受压引起,以下肢无力为主要表现,称为脊髓源性间歇性跛行,代表疾病有脊髓型颈椎病、胸椎管狭窄症、椎管内肿瘤等,这类间歇性跛行表现为由于下肢肌张力增高所导致的行走协调性降低,患者可有踩棉感,可有胸腹部束带感,和腰椎管狭窄症相比,大小便功能障碍更为常见。体格检查体征较多,可归因于脊髓受压造成的感觉和运动传导障碍,具体表现为出现感觉平面,下肢肌力降低但肌张力增高,膝腱反射及跟腱反射亢进,髌阵挛、踝阵挛、Babinski 征多为阳性。

另一类是由于下肢动脉供血不足所致,称为血管源性间歇性跛行,代表疾病为血栓闭塞性脉管炎,本病属于慢性全身中小动静脉受累的全身性疾病,多见于青壮年男性,多有吸烟史,间歇性跛行同体位无关,多无神经受压症状,但有肢体缺血表现,如步行后动脉搏动消失,小腿青紫、苍白,下肢发凉、麻木、酸胀、疼痛,本病感觉异常多位于下肢后部肌肉,同神经根分布无明显相关性,足背动脉和胫后动脉搏动减弱或消失,病程后期可产生肢体远端的溃疡或坏死。

第八节   治疗

当患者出现腰痛、下肢疼痛、神经源性间歇性跛行等症状时,即提示需要治疗加以干预。治疗的目的在于缓解疼痛、维持或改善日常活动能力。对一些患者,非手术治疗可以很好的改善症状;而对另一些患者,经过非手术治疗仍然不能从事日常活动或工作,则应考虑手术治疗。

一、非手术治疗

通常退变性腰椎管狭窄症在确诊后首选非手术治疗,非手术治疗虽然不能在解剖层面上改变椎管空间和神经的关系,但是可以消除或减轻神经根、马尾神经、硬膜及硬膜以外组织的炎性反应和水肿,从而减轻或改善症状。非手术治疗的方法很多,不同的治疗方法各自存在不同的优缺点,临床上进行选择时,多依赖于临床经验报道和随访调查。目前常用的非手术治疗方法包括物理治疗、药物治疗和侵入性非手术治疗。

（一）物理治疗

1. 休息　应注意睡床的软硬度要适中,可缓解腰肌痉挛,从而减轻疼痛。

2. 推拿按摩和针灸　理论上能起到活血化瘀、疏通经脉,从而缓解症状,Assendelf 和 Furlan 分别证实了推拿和针灸有缓解腰痛的作用,然而,目前缺少直接的证据支持推拿按摩、针灸在腰椎管狭窄症治疗中的效果。

3. 有氧运动和姿势锻炼　Iversen 研究证实有氧运动是腰痛的有效治疗措施,然而,对于骑自行车等有氧运动在腰椎管狭窄症中的疗效,目前报道尚少。姿势锻炼是指加强前屈腹肌的锻炼,避免腰部过伸活动。Fritz 研究表明,腹肌加强后能自然地控制腰椎于过屈位,有助于增加椎管内容积,减轻神经压迫,促进静脉回流,缓解下肢症状。

4. 制动　佩戴弹力围腰等支具可以限制腰部活动,维持腰椎姿势,对抗后背肌收缩力量,缓解疼痛,但应该注意佩戴时间,过长则引起腰背肌力量下降,失去治疗作用。

5. 心理治疗　心理社会因素被认为是急性腰痛慢性化的相关因素之一,Karjalainen 等证明心理治疗有助于慢性腰痛的改善。

（二）药物治疗

药物治疗的目的在缓解疼痛,减轻局部组织无菌性炎症反应,以及营养神经组织。Onel 等报道了145 例腰椎管狭窄症患者进行综合药物治疗后,70%患者症状有较好的改善,23% 患者轻度好转,充分说明了药物的疗效。目前用于控制腰椎管狭窄症疼痛的药物主要包括:

1. 非甾体类抗炎药　对缓解腰痛有确切的疗效,选择性 COX-2 抑制剂由于胃肠道不良反应较少而一度被广泛的推崇,然而,心血管疾病患者或高风险人群在长期使用 COX-2 抑制剂后,心血管事件的发生率增加,因此也一定程度上限制了该类药物的使用。

2. 肌肉松弛药、麻醉类镇痛药　对于未能全剂量使用非甾体类抗炎药的患者,通常联用本类药物。对于症状严重而单用非甾体类抗炎药效果不佳者,短期应用麻醉类镇痛药物是有利的,该类药物能有效止痛,缓解腰痛、下肢痛及间歇性跛行症状,但不具备抗炎作用。Deyo 等研究表明由于肌肉松弛药存在中枢神经系统的不良反应,对疼痛症状不严重的患者,使用肌肉松弛药将是弊大于利,Roth 认为长期使用该药,特别对于老年患者,可能其不良反应将带来更大的风险。

3. 抗抑郁药　本类药物作用于中枢神经系统,可能对慢性疼痛有缓解作用。研究表明抗抑郁药能够减轻患者下肢麻木和疼痛,改善睡眠。但 Deyo 等指出,抗抑郁药对于有抑郁症状的慢性疼痛者有效,然而,对非抑郁状态的患者作用却不确切。此外,通常认为改善局部微循环的药物、神经营养药等对改善症状有效。曾有研究表明降钙素对于有较轻神经症状的腰椎管狭窄症患者有效,但系统性综述却证明降钙素与安慰剂的疗效相当。而对于神经营养药,如甲钴胺,Waikakul 等研究表明其对腰椎管狭窄症疼痛症状及神经系统体征的疗效并不确切,但却能延长行走距离,改善间歇性跛行。总之,关于不同药物的疗效和指征选择,尚需要更多的高级别循证医学证据来支持。

（三）侵入性非手术治疗

腰椎管狭窄及其导致的椎管内神经的机械压迫,可引起神经根的结构性和化学性损伤。神经根的水肿和静脉瘀血导致进一步的压迫和缺血性神经炎,从而引起神经毒素的渗出,例如可引起炎症和水肿加重的磷酸酯酶和白三烯。糖皮质激素具有抗炎特性,可减少白细胞的游走,抑制炎性细胞因子释放,稳定细胞膜。上述反应及其减少水肿的能力成为硬膜外糖皮质激素注射治疗腰椎管狭窄症的理论基础。硬膜外激素注射用于治疗腰椎管狭窄症已有多年的历史,最理想的适应证是患者有急性神经根症状或神经源性间歇性跛行,且常用的物理治疗或药物治疗均无满意疗效,已对日常生活产生显著影响。Nelemans 认为当药物、物理等其他非手术治疗不能有效控制症状时,应推荐局部注射治疗。硬膜外注射对急性疼痛有治疗作用,随着时间的推移其效果下降,中远期疗效尚有争议。Riew、Rosen 等均报道硬膜外注射糖皮质激素可以使患者在短期内缓解疼痛和改善功能,但在 Rosen 的研究中却只有 25% 的患者获得了长期缓解。Cuckler 对患者进行 24 小时~1 年的随访,认为硬膜外注射激素和安慰剂治疗并无显著性差异。Tran 等的系统综述指出,硬膜外注射治疗对腰椎管狭窄症的短期疗效值得肯定,但中长期效果则尚待进一步研究以证实。总体而言,硬膜外注射为保守治疗争取了时间,尤其是对老年患者,仍不失为一种手术治疗的替代手段。

二、手术治疗

（一）手术治疗总体原则

目前主张采取有限化术式，即以最小的创伤，在达到充分有效的马尾和神经组织减压的同时，维持脊柱的稳定性。

（二）手术适应证

手术适应证主要有：非手术治疗不能控制且不能耐受的严重下肢疼痛伴或不伴腰痛；持续的下肢症状、进行性间歇性跛行经过 2~3 个月非手术治疗无明显效果；严重神经压迫和进行性神经功能丧失；马尾神经综合征者应考虑手术治疗，同时症状、体征和影像学检查应相一致。单纯的影像学检查结果不能作为判断是否手术的标准，也并非所有非手术治疗失败的病例都需要接受手术，只有患者不能耐受时才考虑手术。对手术时机，目前尚存在争议，通常认为退变性腰椎管狭窄症是缓慢进展的疾病，不会快速发展、危及生命，延迟手术可能并不影响手术疗效。Atlas 等报道中重度患者的手术疗效优于非手术组，故主张对轻症患者不做手术，但也不要求所有患者都等到非手术治疗无效后才考虑手术，在此情况下患者知情同意显得尤为重要，由于告知患者手术和非手术治疗的远期疗效相近，许多患者趋向于选择非手术治疗方法来维持病情的稳定。Simpson 等认为对于合并全身疾病的患者，尤其是糖尿病，手术效果不佳，并且伤口并发症多，应该尽量采用非手术治疗。另外，尽管腰椎管狭窄症较少发生马尾神经综合征，然而，一旦出现膀胱功能障碍或显著的进行性下肢无力等表现，急诊手术指征是绝对的。

（三）手术方法

接触椎管内神经组织受到的压迫是外科治疗的目标，Gibson 认为一个或多个节段的椎板切开减压术是腰椎管狭窄症手术的标准治疗方案，该手术要求在充分减压的同时维持脊柱的稳定性，尽量的保留腰椎小关节以减少医源性脊柱不稳的发生。Herno 等指出退行性腰椎管狭窄症，许多影像学资料显示狭窄存在于多个节段，但是临床症状、体征却往往表现为少数的一个或两个节段，此时的减压原则应该针对造成症状的责任节段进行，以减少创伤并发症，并非所有影像学上的狭窄节段有需要减压干预，术后患者的满意程度比影像学显示的客观减压范围更为重要。传统的减压手术主要有全椎板切除、半椎板切除，但其创伤较大，对脊柱稳定性影响较大，因此，减少创伤以及微创减压的术式应运而生

并且崭露头角，这些术式包括椎板间开窗、椎板选择性切除、椎板成形、显微减压等等。

1. 椎板减压术

（1）全椎板切除术：先将椎板双侧切除，再行神经根管、侧隐窝扩大减压。主要适用于中央型椎管严重狭窄、多节段严重狭窄、运动节段有骨桥形成或计划行脊柱融合术者。该术式的优点是显露充分，可以处理椎管任何部位的狭窄。缺点是破坏了脊柱后方大部分结构，对脊柱稳定性有较大影响，并且可能发生脊柱后方软组织和硬膜的粘连、纤维化增生，导致术后神经继发性压迫，其疗效随时间延长可能呈下降趋势。术中注意保留上下关节突的关节面 1/3~1/2 以上，以减少对脊柱稳定性的破坏，如果破坏过多造成脊柱不稳，则应考虑融合。硬膜外可覆盖游离脂肪或明胶海绵以减少术后粘连。对于侧隐窝狭窄者，除了切除部分上下关节突，还要注意切除突出的椎间盘、椎体后缘增生的骨赘和钙化的后纵韧带，方能达到充分减压。尽管该手术可以处理任何部位的椎管狭窄，但长期随访其疗效，术后脊柱不稳仍然是最大的缺点。Rosenberg 应用椎板切除减压治疗腰椎管狭窄症，术后脊柱滑脱发生率为 10%，29 例经广泛椎板切除减压后，均表现为椎体滑脱、脊柱不稳。Katz 等对 88 例退变性腰椎管狭窄症患者行全椎板切除减压，经过 7~10 年的随访，23% 的患者需要再次手术，33% 的患者出现严重的腰背疼痛。Hopp 等应用此法治疗腰椎管狭窄症，17% 的病例出现脊柱不稳而需要再次手术。因此，基于该术式的缺点，临床上不应对任何椎管狭窄都行全椎板切除，应该避免不必要的椎板切除对脊柱稳定性造成的破坏。

（2）半椎板切除术：最适用于单侧的侧隐窝狭窄、单侧的神经根管狭窄、单侧关节突肥大和中央型椎管狭窄而对侧无症状者。术中探查神经根管时要注意沿神经根走行，探查神经根管前方、侧壁、后壁有无狭窄和压迫。从理论上讲，此方法由于切除的腰椎后方结构较少，因而在维持脊柱稳定性上要优于全椎板切除术。Thoma 等比较全椎板切除减压术和多节段半椎板切除减压术对腰椎管狭窄症患者的疗效，发现两种术式在减压效果上无显著性差异，但是在术后椎体滑移的发生率上，差异并无统计学意义。

（3）椎板间开窗术：此方法手术创伤较小，对脊柱稳定性影响较小。随着多节段开窗、双侧开窗技术的发展，其适应证越来越广泛，并且疗效也得到了

长期随访研究的证实。一项研究通过平均40个月的随访，比较椎板间开窗术和椎板切除减压术对腰椎管狭窄症的疗效，发现前者在对腰痛、下肢痛的VAS评分以及Oswestry生活功能评分的改善幅度上均优于后者，并且前者术后优良率（89%）亦高于后者（63%）。但是，应该指出该术式对神经结构的显露不如椎板切除术，因而需要更丰富的手术经验和技巧，否则容易因减压不充分而使术后疗效降低。

（4）其他椎板切开术式：为了尽可能地维持脊柱稳定性，越来越多的脊柱外科医师倾向于部分切开椎板，由此产生了多节段椎板切开、选择性单侧或双侧椎板切开、关节突关节切除术、椎间孔开放术以及多种椎板成形术等多种创伤较小的新减压术式。Weiner等介绍了一种"显微减压术"，通过部分椎板间切开，再通过显微镜从不同的角度切除患侧黄韧带，再通过患者体位的改变，经同一窗口暴露并切除对侧黄韧带，从而达到满意的减压效果。Kleeman等利用"Port-hole"技术，用电钻切除1/3~1/2下方椎板，开窗后减压，完整保留了棘突、关节囊，对脊柱稳定性没有明显影响。Hansraj等报道的撑开式椎板成形术通过切除棘突间韧带和尾侧1/3~1/2棘突和头侧部分椎板后撑开此间隙再进行减压，其优点在于暴露良好并保留了脊柱的后柱结构，较好地维持了脊柱的稳定性，提示其效果优于全椎板减压。Knight等还报道过内镜下激光椎间孔成形术治疗单侧侧隐窝下狭窄。Pao等的研究表明，显微减压术对腰椎管狭窄症的症状改善效果确切，而且有效避免了腰椎不稳定的发生。一项5年的前瞻性对照研究比较了双侧显微镜下椎板开窗减压术和传统全椎板切除术的疗效，发现前者在临床症状和日常生活功能的改善方面均优于后者，并且前者在减少术后并发症和维持脊柱稳定性上优势更加明显，远期效果确切。

总体而言，减压手术在短期内疗效确切，而部分减创或微创手术长期的效果也有相应的证据。骨质再生、减压不充分、术后脊柱不稳定、假关节形成、纤维化瘢痕增生、平背综合征、蛛网膜炎、神经损伤都可能成为术后症状无改善或复发的原因。其中，减压不充分和术后医源性脊柱不稳定是手术失效的主要原因。因此，无论采取何种术式，在尽量维持脊柱稳定性的前提下做到充分减压始终是减压手术的首位原则。此外，在病例的选择上必须慎重，以腰痛为主诉的患者术后改善往往不尽人意。术前还需要详细了解患者的要求和期望，让患者知晓手术可能

的疗效和疾病的转归，患者期望过高也是手术满意度不佳的潜在原因。

2. 腰椎融合与内固定　关于减压后是否需要融合的讨论一直没有停止，不同的临床研究常常得出相悖的结论。Herkowitz等的研究结果表明，椎板减压加融合的中长期优良率高于单纯椎板减压（96%∶44%），而Katz等则指出，减压加融合增加了医疗费用，但是在短期对临床症状和功能的改善以及患者的满意度方面，并不占优势。融合的目的在于维持脊柱的稳定性，维持或增加椎间隙高度，增加椎间孔大小，保持腰椎前凸，当减压术后脊柱不稳的风险较高时，仍然要采取融合术。Abumi通过生物力学研究表明，切除小于50%单侧或双侧小关节对脊柱稳定性影响较小，但只要一侧小关节全切，即使另一侧小关节完整保留也会导致不稳。后来普遍接受的观点是，如果保留了50%以上的双侧小关节，即可以不融合。Robertson等分析关节突方向和位置是决定术后不稳的关键因素，矢状排列的关节突关节比冠状排列的更可能造成不稳或滑脱。Korovessis认为椎间盘退变明显并伴有塌陷、高度丢失和骨桥形成的阶段，若行单节段椎间盘切除和关节突关节部分切除对脊柱稳定性影响不大，通常无需融合，但切除正常高度的椎间盘可以考虑融合。

对于合并腰椎不稳、腰椎滑脱、腰椎侧弯、椎间盘突出等情况的复杂腰椎管狭窄症病例，Hansraj认为减压后进行植骨融合是必要的。融合的方式通常有后方或侧后方融合、后路椎体间融合，以及前路椎体间融合。

对合并腰椎不稳者，Benz等认为后方或侧后方融合在操作上容易实施，但可能使肌肉去神经坏死而导致"融合病"。由于椎体间植骨较横突间植骨对脊柱稳定能起更好的支持作用，加之椎体间植骨融合率更高，目前多数学者提倡椎体间植骨融合。前路椎体间融合虽然更有利于保持前柱高度和稳定，但手术需要二次完成。后路椎体间植骨的应用则因为后路减压后提供了良好的植骨窗口，而逐渐增多。

对合并腰椎滑脱者，研究证实，无论是否采用抑或采用何种内固定，充分减压后脊柱融合总是必要的，滑脱即为融合的绝对指征。Booth等报道了45例使用内固定患者，腰椎融合率为100%，术后中后期疗效为83%。Yuan等一项多中心大样本量的队列研究显示81%的内固定组临床满意率87%、疼痛缓解率84%、融合率70%，而19%的非内固定组

三项指标分别是 90%、92%、89%，没用充分证据表明内固定能带来更高的融合率和疗效。Moller 等总结了 77 例本类病例，发现内固定未提高疗效，但却增加了手术时间以及并发症的发生。

对合并腰椎侧弯或后凸者，因为腰痛与脊柱姿势失衡有关，所以在充分减压的基础上尽可能恢复腰椎在矢状面和冠状面上的生理弧度是治疗的关键。经椎弓根内固定和椎体间或后外侧融合可以达到恢复腰椎的生理序列和防止术后平背综合征的目的。侧弯是内固定的指征，对于进展性侧弯更应按照脊柱侧弯的治疗原则更加积极的治疗。Frazier 等认为伴有侧弯的腰椎管狭窄，术前侧弯越严重，临床效果越差。

对同一节段的再次手术者，Herkowitz 等认为这可能与前次手术减压范围不够、增生骨质再次长入、医源性脊柱不稳或畸形、神经根周围纤维化、瘢痕增生粘连有关。对于医源性的脊柱滑脱、侧弯患者，减压后有必要行植骨融合 - 内固定恢复脊柱序列。Hansraj 认为对前次减压范围不够或增生骨质再次长入的患者，难以避免更广泛的减压，因此需要考虑脊柱融合。对于神经根周围纤维化、瘢痕增生粘连的患者，手术难以达到缓解症状的目的，一般再次手术效果不如初次手术，但 Steward 等对 39 例二次手术者平均随访 4 年发现 72% 患者能够恢复到损伤前的情况，并不需要再次手术。

总之，腰椎管狭窄症减压后融合的具体指征大致包括：大于 50% 的双侧小关节或 100% 单侧小关节切除；相同节段再次减压手术；术前提示脊柱不稳、腰椎滑脱、脊柱侧弯或后凸畸形；严重的腰痛、一个以上正常高度椎间盘切除、多节段减压也应考虑融合。对内固定的应用还有争议，主要集中在内固定能否提高融合率以及能否提高临床效果两方面，目前使用内固定的指征可总结为：矫正柔韧性 / 进行性腰椎弯曲；两个以上的运动节段融合；伴有腰椎滑脱的复发性腰椎管狭窄；和相邻节段相比，滑移 >4mm 或成角 >10°。

（四）腰椎融合的缺陷

脊柱融合的理论基础在于通过牺牲脊柱一部分功能单位的正常运动功能，来重建、恢复脊柱的稳定性，其并不符合脊柱的生理状态。融合术的成功意味着手术节段融合生长成为一个功能单位，手术节段的运动功能完全丧失，而相邻功能单位的负荷增加，导致间盘退变加速。再者，腰椎融合术后，相邻椎体小关节负荷加大，造成新的小关节增生、内聚

和椎管狭窄。有学者将这种由于脊柱融合术后、相邻节段出现退变或原有退变加速的改变定义为邻近节段疾病，发病率为 5.2%~18.5%，具体表现为：邻近节段向前或向后滑脱，脊柱不稳定，移位 >3~4mm，椎间角 >10°~15°；椎间盘突出；椎管狭窄；关节突增生性关节炎；骨赘形成；腰椎侧弯；椎体压缩骨折。

（五）腰椎棘突间撑开系统

由于脊柱融合术在理论基础上的缺陷以及在实际运用过程中出现的各种问题，人们对腰椎退行性病变的治疗理念逐渐发生了变化。早在 20 世纪 50 年代，就已出现了非融合及脊柱可动内固定的理念，即改变脊柱运动节段的活动和运动传导能力，而不进行融合。棘突间撑开系统是非融合技术中的一种，可分为静态和动态两类。静态系统的特点是用刚性材料将棘突撑开，使上下棘突间保持一定的距离；动态系统的特点则是在保持棘突间一定距离的同时内置物保留一定的弹性。其原理就是将腰椎固定于轻度屈曲位，增加背伸时的椎管面积和椎间孔高度，从而缓解腰椎管狭窄引起的间歇性跛行。此外，还可将应力传导至棘突间，减轻椎间盘纤维环所受的应力，降低椎间盘内压力及小关节负荷，从而缓解腰痛症状，甚至可在一定程度上逆转椎间盘病变，而对邻近节段的影响较小。

（六）静态棘突间撑开系统

1. X-STOP　X-STOP 由三部分构成：椭圆形钛质撑开器和两侧防止滑移的金属侧翼。其主要适应于腰椎管狭窄所引起的轻中度神经源性间歇性跛行。其疗效显著优于保守治疗，与传统固定融合术比相对安全。Zucherman 等将 191 例中老年间歇性跛行患者随机分为两组，保守治疗组 91 例，X-STOP 组 100 例，64 例单节段置入 X-STOP，36 例双节段置入 X-STOP。经过 2 年随访，应用 Zurich 跛行量表进行评估，X-STOP 组症状严重程度评分改善为 45.4%，保守治疗组为 7.4%；患者满意度 X-STOP 组为 73.1%，保守治疗组为 35.9%。Kondrashov 等对 18 例 X-STOP 治疗的间歇性跛行患者进行了 4 年的随访，其中 I 度腰椎滑脱者 6 例，18 例患者中单节段置入者 12 例，双节段置入者 6 例，术前平均 ODI 评分 45 分，术后 29 分，其中有 14 例术后 ODI 评分改善大于 15 分，治疗效果显著。但是，在 Siddiqui 等对 24 例腰椎管狭窄症患者应用 X-STOP 治疗的研究中，术后 1 年症状复发的患者达 29%。笔者认为患者症状的复发可能与 X-STOP 的设计有关。X-STOP 的中间撑开部分为圆柱形，而棘突的表面相

对较平,在长期应力作用下可能在交界部位产生切迹,从而降低其撑开效果。X-STOP 的优势在于手术创伤较小,放置过程几乎不需切除任何组织,仅将内置物置入棘突间即可。绝大部分手术可在局麻下进行,手术时间短,患者可在术后当日或翌日出院,适用于基础疾病较多无法行传统融合术的老年患者。由于以上特性,2008 年退行性腰椎管狭窄症诊断与治疗的循证医学指南已将其列为介于保守治疗与固定融合之间的有效治疗方法。对于有轻中度椎管狭窄症状的患者,放置 X-STOP 效果优于保守治疗。

2. Wallis　它由法国医师 Sénégas 于 1986 年发明,第 1 代 Wallis 由 1 枚钛质的撑开器和 2 条涤纶的人工韧带组成。此后,Sénégas 又将撑开器的材料改为多聚醚醚酮以增加撑开器的弹性。Sénégas 等对 142 例行 Wallis 置入术的患者进行了 14 年的随访。其中大多数为单节段椎管狭窄合并或不合并椎间盘突出患者(62.4%),其次为复发性椎间盘突出患者(20.3%),此外,还包括椎间盘突出患者(11.3%)及少数其他患者,其中大多为单节段放置(64.0%),双节段及三节段放置共 31.6%。以二次腰椎手术和内置物的取出为终点,10 年和 14 年手术翻修率分别为 17.2% 和 24.1%。而 Ghiselli 等的研究表明脊柱固定融合术后 10 年仅因为邻近节段病行翻修术的患者就达到 36.1%。在 30 例需二次手术治疗的患者中大多数是由于持续性腰痛及复发性间盘突出(63.3%),仅 3 例为器械相关并发症所致(棘突或椎板骨折)。30 例患者中 26 例需行内置物取出术,取出过程均顺利,无手术并发症发生,且不加大二次手术的难度。内置物生存曲线还表明内置物的放置数目与再手术无明显关系;放置内置物的同时行间盘切除减压或单纯行狭窄椎管减压的生存曲线无明显差异。说明第 1 代 Wallis 可同时适用于椎间盘突出和椎管狭窄的患者。学者认为第 1 代 Wallis 内置物可以为 80% 的患者提供至少 14 年的安全有效治疗,而此后行固定融合术时可以安全地取出内置物。Wallis 内置物的优势在于置入前允许术者进行不破坏棘突解剖结构的减压术及椎间盘切除术,适用于椎间盘突出特别是复发性间盘突出所致腰痛的患者,其适应证较 X-STOP 更为广泛。此外,Wallis 还可以应用于固定融合后邻近节段病的预防和治疗。但其置入过程需切除棘间韧带,手术较 X-STOP 复杂。另外,与其他棘突间内置物一样无法应用于重度退变及腰椎滑脱患者。

(七)动态棘突间撑开系统

1. Coflex　由 Samani 等发明,于 1995 年应用于临床。Coflex 内置物的核心为钛合金质的 U 形弹性装置,上下为钛合金钳夹。Coflex 与 Wallis 和 X-STOP 在设计上有一定区别,其置入前需一定预应力使其处于弹性屈曲状态,这样在腰椎前屈时 Coflex 会恢复到原来的形状,从而进一步起到撑开上下椎体的作用,因此被称为动态撑开器。其主要适用于腰椎管狭窄症但不需行融合术的患者。特别适用于椎管狭窄伴关节突增生、侧隐窝狭窄、腰椎不稳定和 I 度腰椎滑脱患者,也可用于复发性椎间盘突出症。Adelt 等进行的多中心回顾性研究包括 4 个地区的 429 例患者,其中单一诊断腰椎管狭窄症者 209 例,学者对 209 例椎管狭窄症患者进行平均 20 个月的随访,腰痛及腿痛的缓解率分别为 75% 和 87%。87% 的患者间歇性跛行症状缓解;总体患者满意率 89%。此外,学者还对 180 例患者进行了影像学研究。结果表明单节段 Coflex 置入术后 2 年的活动度为 2.3°,双节段为 1.6°,初步证明 Coflex 的确可以达到动态固定的效果。Kim 等将 Coflex 置入术与后路腰椎椎体间融合术(PLIF)进行了比较,共 42 例患者入组,诊断均为 $L_{4,5}$ 退变性椎管狭窄症伴轻度不稳定(侧位 X 线片上有 I 度腰椎滑脱或活动度 >10° 的成角不稳定),Coflex 组 18 例,PLIF 组 24 例,经过 1 年的随访,两组患者 VAS 及 ODI 评分均显著改善,改善程度相近。但影像学显示 PLIF 组术后固定节段上位椎体的活动度明显增加,而 Coflex 组则无明显变化。提示融合组较 Coflex 组更有可能发生邻近节段退变。表明 Coflex 在治疗腰椎管狭窄症伴轻度腰椎不稳定患者方面可以达到和椎间融合类似的临床效果,同时对邻近节段有一定的保护作用。Coflex 放置于腰椎椎板间而不是棘突间,因此对棘突的保留程度要求相对宽松,这也就允许术者进行相对较大的减压术,包括部分椎板、关节突切除、根管减压、黄韧带及棘间棘上韧带切除等,因此适应证较广泛。其主要适应证为退变性椎管狭窄需行减压术的患者。此外,还可应用于长节段固定的邻近节段,起到减慢邻近节段退变速度的作用。此外,有些改装过的 Coflex 将钳夹上加用铆钉,进一步加强了固定效果,其功能甚至可以代替椎弓根螺钉,为椎间植骨融合进行辅助固定。当然,Coflex 也有使用的相对禁忌,首先,其不适用于重度椎管狭窄需广泛减压的患者,因为内置物的置入会限制减压的范围。其次,也难以应用于重度腰椎滑脱患者。另外,置入 3 个以上 Coflex 的疗效较差,因此建议置入数量应小于 3 个。

2. 椎间辅助运动装置(DIAM) DIAM 是一种硅胶质地的棘突间内置物,由三部分组成:位于中央的硅树脂撑开器和位于撑开器上下两端的人工韧带。置入时韧带围绕上下棘突,撑开器撑开上下椎体,与 Wallis 的原理类似。其手术适应证为退变性椎间盘疾病、腰椎不稳定、轻度腰椎滑脱、椎管狭窄症、椎间盘突出症及复发性椎间盘突出症。对于 DIAM 的研究较为有限。Caserta 等对 57 例单独应用动态固定内置物和 25 例应用于固定融合的退变性腰椎疾病患者的邻近节段进行了回顾性研究。其中研究后期应用的动态固定内置物即为 DIAM。经过平均 20 个月的随访,未发现器械相关的并发症,患者整体满意度较好,尤其是复发性椎间盘突出症患者。虽然学者没有详细给出应用 DIAM 的例数,但却初步显示了 DIAM 的安全性。Kim 等对应用 DIAM 的患者进行了临床及影像学评价,62 例单纯腰椎手术的患者 31 例同期置入 DIAM,经过平均 1 年的随访,置入 DIAM 组与单纯手术组患者在症状和功能评分方面并无显著性差异,DIAM 组患者还出现了 3 例术中棘突间骨折。DIAM 的应用应慎重,尤其是对于背痛明显的患者。

棘突间撑开系统在融合和非融合情况下均显现出一定的优势,其正常作用需要与运动节段软组织有良好的平衡,而微创手术技术的开展又将有助于该技术的发展。棘突间撑开系统相对于传统脊柱融合术而言,在治疗退变性腰椎疾病方面有着理论上的优势:它不需植骨,因此不会产生供骨区的并发症;手术创伤小,患者恢复快;设计良好的器械在理论上不会增加固定节段邻近节段的负荷,因此能预防邻近节段退变的发生;可以控制运动节段的异常活动,承担椎间盘的部分载荷,使固定节段运动模式趋于正常,这样受损椎间盘的自我修复就成为可能。但是,棘突间撑开系统目前仍存在以下几个问题:①作为脊柱可动技术的一部分,目前尚缺少广泛、长期、前瞻性、随机性研究结果支持该技术的长期疗效优于脊柱融合术,在脊柱活动功能、脊柱疼痛的长期缓解和复发等问题上,棘突间撑开系统的临床应用价值还有待进一步研究评估;②棘突间撑开装置的使用寿命、特性维持时间和实际可维持时间的差距,装置设计负荷和实际可承担负荷之间的差距,装置设计的生物力学基础与实际是否相同或相似,这些问题仍需要进一步研究,此外手术技术、手术技巧的

学习曲线也是影响该技术推广的重要环节;③由于缺乏高质量临床试验研究,因此棘突间撑开装置是否真的能阻止椎间盘和关节突关节以及邻近节段退变,目前尚不得而知。所以,只有明确不同装置的生物力学、运动学特性,才能为它们的临床应用提供有效的理论指导。在此基础上,进一步随机、对照、前瞻性、多中心的高质量临床研究才能对它们的治疗指征以及治疗效果提供有力的依据。

(齐　强　刘　宁)

参 考 文 献

1. Amudsen T, Weber H, Nordal HJ, et al. Lumbar spinal stenosis: conservative or surgical management? A prospective 10-year study. Spine, 2000, 25: 1424-1435

2. Siebert E, Prüss H, Klingebiel R, et al. Lumbar spinal stenosis: syndrome, diagnostics and treatment. Nat Rev Neurol, 2009, 5: 392-403

3. LaBan MM, Imas A. Young lumbar spinal stenotic: review of 268 patients younger than 51 years. Am J Phys Med Rehabil, 2003, 82: 69-71

4. Kirkaldy-Willis WH. The relationship of structural pathology to the nerve root. Spine, 1992, 17: 49-52

5. Hansraj KK, Cammisa FP, O'Leary PF, et al. Decompressive surgery for typical lumbar spinal stenosis. Clin Orthop Relat Res, 2001, 384: 10-17

6. Spivak JM. Current concepts review: degenerative lumbar spinal stenosis. J Bone Joint Surg(Am), 1998, 80: 1053-1066

7. Kornblum MB, Fischgrund JS, Herkowitz HN, et al. Degenerative lumbar spondylolisthesis with spinal stenosis: a prospective long-term study comparing fusion and pseudarthrosis. Spine, 2004, 29: 726-733

8. 陈孝平. 外科学. 北京:人民卫生出版社, 2005

9. 吴阶平,裘法祖. 黄家驷外科学. 第 7 版. 北京:人民卫生出版社, 2008

10. 李健. 脊柱微创外科手术学. 北京:人民卫生出版社, 2009

11. Assendelf WJ, Morton SC, Yu EI, et al. Spinal manipulative therapy for low back pain. A meta-analysis of effectiveness relative to other therapies. Ann Intern Med, 2003, 138: 871-881

12. Furlan AD, van Tulder MW, Cherkin DC, et al. Acupuncture and dry-needling for low back pain: an updated systematic review within the framework of the cochrane collaboration. Spine, 2005, 30: 944-963

13. Iversen MD, Fossel AH, Katz JN. Enhancing function in older adults with chronic low back pain: a pilot study of endurance training. Arch Phys Med Rehabil, 2003, 84: 1324-1331

14. Fritz JM,Delitto A,Welch WC,et al. Lumbar spinal stenosis: a review of current concepts in evaluation,management,and outcome measurements. Arch Phys Med Rehabil,1998,79: 700-708

15. Karjalainen K,Malmivaara A,van Tulder MW,et al. Multidisciplinary biopsychosocial rehabilitation for subacute low back pain in working-age adults:a systemic review within the framework of the Cochrane Collaboration Back Review Group. Spine,2001,26:262-269

16. Onel D,Sari H,Donmez C. Lumbar spinal stenosis:clinical/ radiological therapeutic evaluation in 145 patients:conservative treatment of surgical intervation? Spine,1993,18:291

17. van Tulder MW,Scholten RJ,Koes BW,et al. Nonsteroidal anti-inflammatory drugs for low back pain:a systematic review with the framework of the Cochrane Collaboration Back Review Group. Spine,2000,25:2501-2513

18. Psaty BM,Furberg CD. COX-2 inhibitors——lessons in drug safety. N Eng J Med,2005,352:1133-1135

第三十四章

退变性腰椎滑脱

不伴有峡部裂的脊柱滑脱(spondylolisthesis)由 Junghanns 于 1930 年首次发现并描述,并将其命名为假性滑脱(pseudo-spondylolisthesis)。1950 年,MacNab 进一步证实了这一临床征象,并将其描述为神经弓完整(intact neural arch)的脊柱滑脱。退变性腰椎滑脱(degenerative lumbar spondylolisthesis)的定义由 Newman 于 1955 年提出,是指在退变的基础上,出现上位椎体相对于下位椎体的滑移,不伴椎弓峡部的缺损。

第一节　流行病学

既往有关退变性腰椎滑脱发病率的研究大多为针对白人的小样本研究,多数只涉及下腰椎的前滑脱。最近的一项有关亚洲人口大样本研究(3259 例下腰痛患者)发现,退变性腰椎滑脱的发生率为 8.7%,其中 66% 为单节段,34% 为两个(多数)或多节段。单节段滑脱组中,70% 为前滑脱,大多数发生在女性的 $L_{4,5}$ 节段;而 30% 的后滑脱则好发于 $L_{2,3}$ 节段,性别间无明显差异。两个节段以上的前滑脱则多发生在女性的 $L_{3,4}$ 及 $L_{4,5}$,而后滑脱在男性的 $L_{2,3}$ 节段更常见。前滑脱组可见到关节角变大(更偏向于矢状位)、椎弓根 - 关节突角增大等,被认为与滑脱病理形成有关的一些影像学改变,但后滑脱组却未见这些改变。因此,有学者认为,后滑脱是由于脊柱的矢状面上序列异常所导致的,不常伴有骨的结构异常改变。

退变性腰椎滑脱多发生在 50 岁以上的中老年人。男女发病率 1:4~6,妊娠、韧带松弛、激素的影响可能与女性多发有关。常发生在 $L_{4,5}$ 节段(85% 以上),L_4 滑脱的发生率与其他节段比为 1:6~9,其他依次为 $L_{3,4}$、$L_{2,3}$ 和 L_5S_1。滑脱程度常较轻,多数

为 I 度,除非既往有手术干预,否则滑脱度很少超过 30%。

第二节　病因及病理形成

关于退变性腰椎滑脱的病因,目前还不是很清楚,但下列因素可能与滑脱的发生有关:关节角(更偏向于矢状位)、椎弓根 - 关节突角、L_5 骶化、腰椎过度前凸、椎旁肌或腹肌力弱、肥胖、妊娠、韧带松弛、骨质疏松、绝经或卵巢切除术后、糖尿病等。

退变性腰椎滑脱的病理形成机制目前也不是很清楚。一般认为,腰椎退变是其启动因素。椎间盘的退变可引起椎间隙高度变窄、关节囊松弛、黄韧带皱褶,这些变化可导致腰椎的节段性不稳定。如存在上述可能的致病因素,如关节角及椎弓根 - 关节突角增大,则下位椎体的上关节突不足以阻挡椎体之间的剪切应力,从而使上位椎体逐渐向前滑移。有研究表明,$L_{4,5}$ 的关节角大于 45°者的滑脱发生率是小于 45°者的 25 倍。但也有学者持反对意见,认为关节角增大是前滑脱发生后关节突重新塑形的结果,并非滑脱发生的原因。$L_{4,5}$ 是剪切应力最大的间隙,尤其是伴有 L_5 骶化、髂嵴低位、肥胖时,$L_{4,5}$ 节段的剪切应力将加大;如同时伴有椎旁肌乏力、韧带松弛等影响脊柱稳定性的外部因素,则更易导致椎体的向前滑移;这些都是退变性前滑椎好发于 L_4 的原因。腰椎前凸过大则多引起椎体的后滑移。

滑脱可导致椎管的矢状径减小。此外,滑脱发生后,椎体间可出现骨赘形成、关节突增生、韧带肥厚骨化等再稳定机制,加之,滑脱常伴发椎间盘的膨出或突出,这些因素最终都可能导致腰椎管狭窄,进而出现神经压迫的临床表现。

第三节　自然病程

退变性腰椎滑脱的自然病程目前还不是很清楚,研究也较少。一项有关退变性腰椎滑脱的文献 meta 分析研究表明,1970—1993 年发表的 152 篇文献中,只有 3 篇 278 个病例样本是有关自然病程研究的。278 例中的 90 例(32%)未经任何治疗效果满意。Matsunaga 对一组 40 例滑脱患者进行了 5~14 年(平均 8.25 年)随访。在观察期内,仅 4 例(10%)出现症状加重;28 例滑脱程度没有任何变化;12 例(30%)滑脱程度加重,但症状没有明显恶化。整个研究期内,大多数患者的症状有轻度好转。之后,该学者又对 145 例退变性滑脱者进行了超过 10 年的随访观察,34% 的患者滑脱程度加重。145 例中 75% 的患者在研究开始时没有神经症状,其中的 76% 在研究完成时仍然没有神经症状,而另 34% 则出现了神经症状。在出现神经症状者中,83% 的患者症状加重,影响工作和生活。目前一般认为,滑脱是否进展与症状是否加重之间没有必然的联系。椎间隙明显变窄、骨赘形成、软骨下骨硬化及韧带骨化被认为是再稳定的表现,可防止滑脱的进展,当滑脱节段出现这些变化时,滑脱程度一般不会再加重。

第四节　临床表现

多数退变性滑脱可以长期无症状。对于有症状者,最常见的依次分别为:腰痛、神经源性间歇性跛行、下肢放射性疼痛。

退变性腰椎滑脱引起的腰痛的特点是机械性下腰痛,也即腰痛与姿势和活动有关。站立或行走时疼痛,卧床休息时缓解。关于机械性下腰痛的根源,目前仍有争议。有学者认为疼痛可来源于退变的间盘,也可能因退变的椎间小关节引起。两者有不同的特点,前者向前弯腰时加重,患者在弯腰过程中,可突然出现剧烈腰痛(称之为不稳定性疼痛,instability catch)。常采取类似爬山样的姿势,将手放在膝部或大腿前方以支撑体重。而小关节退变引起的腰痛直立伸腰或旋转腰部时加重,这主要与椎旁肌痉挛有关,小关节封闭可缓解疼痛。机械性腰痛由于间盘退变和髓核的水分减少,引起椎体终板的应力分布异常所致。

退变性腰椎滑脱可导致腰椎管狭窄,神经源性间歇性跛行被认为是腰椎管狭窄症特有的临床表现。主要表现为站立或行走一段距离后,出现下肢的疼痛、麻木、酸胀、无力等症状,蹲下、弯腰扶物(如小推车)或卧床休息片刻后症状即可缓解。以行走后出现下肢疼痛为主,症状并不一定呈根性分布。94% 的腰椎管狭窄症出现此症状,其他分别为麻木和无力。累及双侧多见。应注意与血管源性间歇性跛行相鉴别,两者在病因、临床特征及治疗方面有很大差别。夜间疼痛在退变性滑脱引起的腰椎管狭窄症患者中并不常见。

关于神经源性间歇性跛行的发生机制,目前认为主要与神经的机械性压迫及缺血有关。研究表明,椎管的中矢径、横截面积在腰椎过伸位时明显减小,而屈曲位时增加;椎间孔的直径在腰椎伸、屈位时也有相同的改变。椎管的减小可加重对神经的压迫。此外,也有研究表明,伸直位时腰椎硬膜囊内压力增高,影响硬膜囊内神经结构的血供,可能也与神经源性间歇性跛行的病理形成机制有关。

第三个常见的症状为单纯的下肢放射性疼痛、麻木。症状多因神经根通道狭窄致神经根受压所致,多为单侧。由于退变性滑脱常见于 $L_{4,5}$,因此症状常累及 L_5 神经根,疼痛放射至大腿后外侧、小腿后侧,有些可至足背。少数椎间隙明显变窄的患者,可由于椎间孔狭窄而出现 L_4 神经根受累的症状,表现为疼痛放射至大腿前侧、膝部及小腿前内侧。

退变性滑脱合并严重椎管狭窄者,有些也可出现马尾神经损害的症状,主要表现为鞍区麻木及大小便功能障碍。但其发生率不高,据统计约占所有退变性滑脱合并椎管狭窄患者的 3%。

退变性腰椎滑脱的体征常是非特异性的,有些患者甚至没有阳性体征。腰部的阳性体征可有:姿势异常,患者常弯腰或屈髋行走;$L_{4,5}$ 棘突间隙可有压痛;小关节退变引起的腰痛,在双侧椎旁可有深压痛;腰部活动度可因疼痛而受限。下肢的体征可有神经根支配区的感觉运动障碍,有些伴有反射减弱或消失。常见的 L_4 滑脱累及 L_5 神经根的体征表现为:小腿外侧和(或)足背内侧的皮肤针刺觉减退,踇背伸肌力减退。少见的 L_4 神经根受累可表现为小腿内侧针刺觉减退,膝腱反射减弱。椎管狭窄严重者可伴有 S_1 神经根或马尾神经受累的体征,前者表现为足背外侧皮肤针刺觉减退,跟腱反射减弱或消失;后者表现为鞍区感觉减退。

第五节　影像学表现

尽管普通的卧位 X 线片即可显示大多数的椎

体前滑脱或后滑脱,但多数学者主张摄站立位的腰椎正侧位片,因为有些轻的滑脱可能因卧位而漏诊。

退变性腰椎滑脱常为单节段的前滑脱,多为 L_4 椎体滑脱,其他较少见的依次为 L_5、L_3。根据 Meyerding 法可将滑脱依程度不同分为 5 度,退变性滑脱多较轻,大多为 I 度。除显示滑脱外,X 线平片还能观察到退变的表现:包括椎间隙变窄、椎板硬化、骨赘(刺)形成、关节突增生及硬化等。部分患者还可见腰椎骶化及腰椎矢状面上的序列异常。

对于正侧位片上显示有滑脱者,应常规加摄腰椎双斜位 X 线片,以观察有无峡部不连。退变性滑脱患者的椎弓峡部是完整的。但对于 L_5 的滑脱,有时由于骨盆的阻挡致峡部观察不清,可能需要加做矢状位的 CT 断层扫描。

动力位的伸屈侧位 X 线片可显示滑脱节段是否有不稳定。目前对于不稳定的确切定义仍有争议,一般认为伸屈侧位 X 线片上前后滑移超过 4mm、成角大于 10°,即有不稳定。也有学者认为,牵拉性骨刺也是不稳定的表现。

矢状面的 MRI T_2 加权像可清楚地显示滑脱的节段、程度,以及椎间盘的退变,有时可见椎间孔的狭窄。横断面上可见中央管狭窄和(或)神经根管狭窄,及其狭窄的严重程度;还可区分出引起狭窄的病理因素,如椎间盘的膨出或突出、黄韧带肥厚、关节突增生等。这些影像学表现的仔细分析,有助于手术方式的决定。

对于退变性滑脱的病例,CT 扫描主要用来鉴别引起椎管狭窄的原因是骨性的还是软组织源性的,前者可见关节突增生、黄韧带的骨化、纤维环的钙化以及后纵韧带骨化等。此外,矢状面的 CT 断层扫描可以更准确地除外峡部不连性滑脱。

第六节　诊断及鉴别诊断

对于没有症状,只是影像学上有退变性腰椎滑脱者,只能做出影像学上的诊断,临床上不需要特殊处理。

而要对一个疾病做出诊断必须有相应的临床症状、体征及影像学表现,且三者必须相符。北京大学第三医院对于症状以腰痛为主,没有明显的下肢症状;或腰痛伴单纯的下肢放射性疼痛(无间歇性跛行)者,诊断为退变性腰椎滑脱症。而对于以间歇性跛行者为主要症状者,则诊断为腰椎管狭窄症合并退变性滑脱。

不但症状有差别,两个诊断的主要病理形成因素也有差别,腰椎滑脱症可能主要以滑脱节段的不稳定为主,而腰椎管狭窄症合并退变性滑脱则可能主要由于椎管狭窄引起的神经压迫所导致。有鉴于此,两者在治疗方式的选择上也应有不同的侧重点,前者应以稳定为主兼顾减压,对于没有明显神经压迫者,可单纯行融合术;而后者则应以减压为主兼顾稳定。

退变性腰椎滑脱症的鉴别诊断:主要是各种可引起腰痛和(或)下肢放射性疼痛的疾病,包括腰椎的急慢性损伤、炎症、肿瘤等,以及腰椎间盘突出症等,对于 L_4 神经根损害的病例,由于疼痛位于大腿前侧及膝部,还应注意与髋、膝关节的疾病相鉴别。

而腰椎管狭窄症合并退变性滑脱则主要应与闭塞性脉管炎等可引起血管源性间歇性跛行的疾病相鉴别。不合并退变性滑脱的腰椎管狭窄症在症状上无法鉴别,但影像学上很容易鉴别。另外,也应注意除外神经炎等周围神经疾病。

通过仔细询问病史、认真的临床查体,以及适当的影像学检查,常较容易做出诊断及鉴别诊断。时刻牢记,症状、体征及影像学三者相符才能做出诊断。也就是说,没有临床症状及体征,即使影像学有滑脱,也不能做出临床诊断而只能是影像学上的诊断;临床有症状及体征,但影像学上没有滑脱,不能诊断;临床有症状及体征,影像学上也滑脱,但现有的临床表现并不能以滑脱节段的压迫来解释,也不能诊断,这一点在临床工作中最应引起重视。

临床经常碰到一些患者,有临床症状,也有滑脱的影像学表现,但没有相应的定位体征,此时,症状尤其下肢疼痛麻木等症状的出现部位就显得很重要,症状出现的部位往往可提示神经受损的节段,如与滑脱节段相符,即使没有体征也可做出诊断。当然应注意除外社会心理等方面的疾病。

退变性腰椎滑脱症和腰椎管狭窄症合并退变性滑脱有时可并发颈椎病或胸椎管狭窄症等脊柱其他部位的疾病,腰椎以上的神经压迫主要以脊髓为主,下肢症状主要表现为无力及麻木,且麻木为整个下肢,而不是呈根性分布,体征以上运动神经元损害为主。如两种疾病并存,则在治疗选择上应首先考虑解决主要症状;如症状难以分清主次,则宜先解除脊髓压迫。因压迫时间过长可能导致脊髓缺血变性等,从而影响疗效;而对于神经根的压迫,则手术时间的早晚对疗效影响不大,当然马尾神经受损例外。

第七节　治疗

目前一般认为,对于无神经症状的单纯腰痛患者,首选非手术治疗。而对于有神经源性间歇性跛行或下肢放射痛者,则更倾向于手术治疗。

一、非手术治疗

非手术治疗主要包括卧床休息、药物治疗及物理疗法等。

1. 卧床休息　患者卧床休息 3~5 周往往可使下腰痛及神经根症状得以减轻或缓解。卧床休息可显著减轻椎间关节的载重负荷;由于椎间关节退变及负重引起的创伤性炎症也可因卧床休息而减退。卧床可采取自由的姿势,以减轻站立所引起的负重和姿势性压迫因素。然而,卧床会影响工作及正常生活,因而常难以实行,应向患者说明道理。

2. 药物治疗　常用非甾体类消炎止痛药以对症治疗。疼痛严重者也可用吗啡类或其他类型的中枢镇痛药。此外,也可加用肌肉松弛剂。对于有些慢性疼痛者,也可考虑加些抗抑郁药,也可采用药物封闭以缓解急性疼痛。

3. 物理治疗　适当的物理疗法可消除肌肉的痉挛与疲劳,对减轻或缓解腰痛是有利的。对于急性期的患者,也可短时间佩戴腰围或支具保护腰部,应避免长时间佩戴后引起的腰背肌失用性萎缩。一旦腰腿痛减轻,应去除支具并注意加强腰背肌功能锻炼。

二、手术治疗

退变性腰椎滑脱的手术适应证包括:①持续或反复发作的腰痛和(或)腿痛或间歇性跛行,经正规保守治疗至少 3 个月无效,影响工作和日常生活;②进行性加重的神经功能损害;③大小便功能障碍。

退变性腰椎滑脱的手术方式经历了一些发展变化,主要包括单纯减压、单纯融合、减压 + 不做内固定的融合、减压 + 内固定的融合。每一种方式都有其特定的适应人群,为了更好地选择合适的手术方式,术前必须对患者的临床表现及影像学所见进行全面的评估。

临床评估主要是分析患者的主要症状是由于神经压迫引起,表现为下肢放射性疼痛或间歇性跛行;还是由于不稳定引起,表现为机械性腰痛。如以前者为主,则手术的主要目的应为减压,如以后者为主,则手术的主要目的应为融合。

影像学评估主要包括测量椎体滑移的程度,通过伸屈侧位片判断滑脱节段是否有不稳定,是否合并有椎管狭窄和神经压迫,是中央管狭窄还是神经根管狭窄,椎管狭窄是骨性的还是软组织性,关节面的方向如何。同时,还应注意观察滑脱的相邻节段的间盘是否有退变。

通过上述术前评估,如有下列一项或以上,则应考虑在减压的同时兼做融合:症状以腰痛为主,或腰痛与腿痛严重程度等同;Ⅱ度滑脱;滑脱节段明显不稳定;严重的中央管狭窄,需做全椎板切除才能达到充分减压;关节面呈明显的冠状排列,减压后可能致滑脱加重。

(一) 单纯减压术

Johnsson 等对 1970 年至 1993 年发表的有关退变性腰椎滑脱的论文进行 meta 分析,其中有关单纯减压术的 11 篇,共涉及 216 例患者,其中 2 篇前瞻性随机性研究,1 篇为回顾性非随机性对照研究,8 篇为回顾性无对照的研究。结果显示,单纯减压术的满意率仅为 69%,216 例中有 67 例(31%)术后出现滑脱的加重。Johnsson 等报道用单纯椎板切除术治疗 20 例退变性腰椎滑脱患者,术后疗效满意率仅为 54%,有 13 例(65%)出现滑脱加重。

但也有疗效比较满意的文献报道,关键在于病例的选择。Epstein 等报道 290 例老年退变性腰椎滑脱病例,平均年龄 67 岁。250 例为单节段滑脱,40 例为双节段滑脱。249 例采用了椎板切除减压,41 例做了椎板间开窗减压,经过平均 10 年(1~27 年)的随访,术后总满意率达到 82%。本组病例的入选标准为:伸屈侧位 X 线片上滑移小于 4mm,成角小于 10°~12°,也即滑脱节段相对稳定。因此,该学者认为,对于滑脱节段没有明显不稳定的老年患者,单纯减压术也能取得较好的疗效。

Kristof 等也报道一组 49 例的高龄患者,平均年龄为 68.7 岁,术前伸屈侧位 X 线片显示滑脱节段没有过度活动,也即没有不稳定。所有病例都做了单纯减压,术后优良率为 73.5%,尽管有 10% 的病例做了内固定融合的翻修手术。对于没有不稳定的高龄患者,为了减少手术创伤,减少围手术期并发症,单纯减压术也是一个较好的术式选择。

除了病例的选择,单纯减压术中还应注意尽量保留腰椎的稳定结构,尤其应尽量保留小关节。Lombardi 等的一组 47 例的研究表明,退变性滑脱行

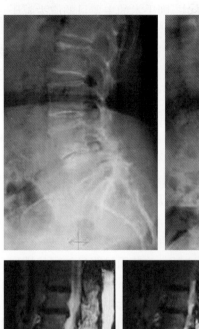
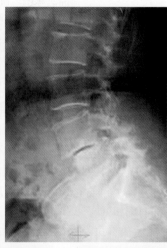

图 34-7-1　患者高龄,以神经根管狭窄为主,滑脱节段椎间隙已明显狭窄,无明显不稳定,可考虑做单纯减压术

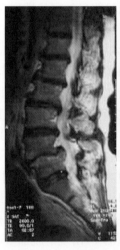
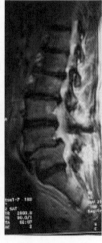
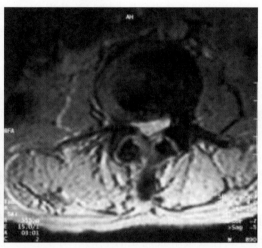

单纯减压术时,如行全关节切除,术后满意率仅为33%;而保留关节突的手术满意率可达80%。

北京大学第三医院的观点:对于以下肢疼痛,尤其是单侧疼痛为主要症状无明显腰痛或腰痛症状很轻,以神经根管狭窄为主,术前X线片显示椎间隙已明显变窄(<2mm),已有明显的骨赘形成,伸屈侧位X线片上未见明显不稳定的高龄患者。考虑到患者已高龄,常伴随其他内科疾病,手术的耐受性较差,可选用单纯减压术,并尽量选用创伤小、手术时间短的椎板间开窗减压术。如为一侧神经根管狭窄,则选择单侧开窗减压;如为双侧狭窄,则可选择双侧开窗(图34-7-1)。如为中央管狭窄,单纯开窗往往难以达到充分减压,一般需选用全椎板切除减压,而全椎板切除术对于已有滑脱的节段大多会造成稳定性的进一步破坏。因此,对于合并严重中央管狭窄的腰椎退变性滑脱病例,不建议做单纯减压术,而主张在减压的同时加做融合术。

(二) 单纯融合术

早年间,单纯的后路融合术主要是椎板间融合术,曾用于退变性滑脱的治疗,也取得了一些疗效。但由于该术式本身并不能直接减压,融合率也很低,且需要长时间卧床。故目前已基本弃用。

也曾有单纯前路椎体间自体骨融合用于治疗退变性滑脱(图34-7-2),也因其不能有效减压及融合率低而渐被弃用。

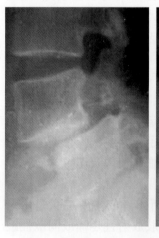
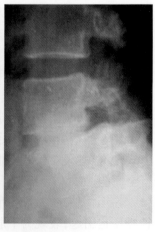

图 34-7-2　单纯前路自体骨融合术

近年来,随着前路椎体间融合器的研制,又有些学者用前路椎体间融合术治疗退变性腰椎滑脱。其适应证相对较窄,主要用于以腰痛为主,没有下肢症状或症状较轻的病例;症状主要出现在站立或行走时,卧床时明显减轻或消失;影像学上椎管狭窄不重;椎管狭窄主要由于滑脱椎体向前滑移引起,没有明显的间盘突出;后方黄韧带肥厚不重,下位椎的上关节突没有明显增生;年龄一般在 50 岁以下,无明显骨质疏松。也就是说,对一部分主要表现为滑脱节段的不稳定,椎管狭窄不重的病例(也即北京大学第三医院诊断的部分退变性腰椎滑脱症患者),可选择单纯前路椎体间融合术。通过椎体间融合器的植入,可达到间接减压及融合的目的。

前路手术入路对于骨科医师来说相对较为陌生,而且可能出现腹腔脏器、大血管及交感神经损伤的并发症,故应慎用。但本术式有时可用作后路减压融合术后假关节形成、内固定失败的补救手术。

(三) 减压 + 无内固定的融合

已有很多的文献报道减压 + 无固定的融合能明显提高退变性滑脱病例的临床疗效。Herkowitz 和 Kurz 等做了一项前瞻性随机对照研究,选取 50 例 $L_{3,4}$ 或 $L_{4,5}$ 退变性滑脱的病例,分别选择单纯减压或减压 + 无内固定融合的术式,结果融合组的疗效满意率是单纯减压组的两倍多,分别为 96% 和 44%。而且融合组的疗效优良率(44%)也明显高于单纯减压组(8%)。融合组术后滑脱加重的比率明显低于单纯减压组。因此,对于 $L_{3,4}$ 及 $L_{4,5}$ 退变性滑脱,不管患者年龄、性别、术前椎间隙的高度及术中切除骨性结构的多少,减压后原位融合术的疗效均明显优于单纯减压术。尽管无固定的融合术后有 36% 的假关节形成发生率,但并未影响疗效,所有病例均疗效优良。

一项 1970 年至 1993 年发表的文献的 meta 分析也表明,对于退变滑脱的手术治疗,尽管减压 + 无固定融合的融合率有很大差别,为 30%~100% 不等,但 90% 的患者获得了满意的临床疗效,而单纯减压组的满意率仅有 69%。

关于减压 + 无内固定的融合术能明显提高疗效的原因,Cinotti 等认为可能与融合能有效防止骨的再生长,从而防止复发性椎管狭窄有关。学者的一组 40 例腰椎管狭窄手术病例中 16 例合并退变滑脱,10 例减压加做了融合术,近 9 年后的随访发现,16 例均有骨的再生长,但融合组的骨再生长数量明显少于单纯减压组。因此,学者认为单纯减压术疗效不佳的原因,可能与过多的骨再生长导致椎管再狭窄有关。也有部分学者认为,融合术能提高疗效可能与融合后能有效防止滑脱加重有关。

(四) 内固定的融合

近年来,越来越多的学者倾向于减压融合的同时加用椎弓根螺钉内固定。多数学者认为加用内固定能提高融合率及临床疗效。

Yuan 等报道了一组多中心研究的 2684 例退变性滑脱患者,其中的 81% 做了椎弓根螺钉固定,与对照组相比,固定组的融合率明显提高(89% 对 70%),脊柱的序列也得到了更好的恢复,神经功能和生活自理能力的恢复也更满意。

Zdeblick 的一组 124 例的前瞻性研究发现,内固定组的融合率为 86%,明显高于无固定组(65%)。内固定组的临床疗效也明显好于无固定组,优良率分别为 95% 和 71%。

Kornblum 报道一组 58 例无内固定的融合病例,经过 5~14 年(平均 7.7 年)的随访,融合率只有 47%。已融合组的疗效优良率为 86%,而假关节形成组只有 56%。而且发现,假关节形成组大部分只在早期(术后 2 年)疗效满意,随着时间的推移,症状往往会复发甚至加重。坚强融合组的优良率并未随着随访时间的延长而明显降低。因此,学者认为加用内固定能达到更好的融合,长期疗效也更优,推荐使用内固定。

但也有些学者提出了不同的看法,认为内固定只能提高融合率,并不能明显提高疗效。

Fischgrund 比较了 67 例退变性滑脱的前瞻性随机研究病例,椎板切除减压术后一组加做椎弓根内固定的融合,另一组为无固定的融合。2 年后随访结果显示,前者的融合率为 82%,明显高于后者 45%。但疗效优良率前者为 76%,后者为 85%,两组间并无显著性差异。

减压 + 无内固定的融合术较之单纯减压术能明显提高疗效,尽管目前对于是否加用内固定仍存在争议,但无内固定的融合仍存在一些缺点:①较易出现假关节形成,文献报道高者可达 70%,低者也有 36%;②难以恢复正常的腰椎生理前凸,有些甚至可导致平背及后凸畸形;③术后往往需要佩戴外固定支具,还需要长时间的住院及卧床。因此,北京大学第三医院认为,对于减压术后需要加做融合的病例,主张在减压融合的同时加做内固定。但对于少数高龄合并多种内科疾病不适合大手术、滑脱间隙已明显狭窄趋于稳定、严重骨质疏松、活动度较小要求不高的患者,也可考虑减压后加做无内固定的融合。

加用内固定有助于提高融合率,减少卧床时间,缩短住院日,避免使用坚强的外固定,也有利于滑脱的复位及功能恢复。内固定的使用需牢记两条原则:①尽量使用短节段固定,一般仅需固定滑脱节段及尾侧相邻一个节段即可;②内固定的使用是为了提高融合率,也即先有融合再有内固定,融合是目的,内固定是手段。切忌本末倒置,只重视固定而忽视融合,甚至只做固定不做融合,这么做的结果很可能导致内固定的失败,影响疗效。

(五)融合方式的问题

退变性滑脱的融合方式主要有后外侧融合及椎体间融合两种方式。

1. 后外侧融合　后外侧融合是经典的融合方式,其融合范围包括横突间及关节突间。对于退变性滑脱的手术,后外侧融合仍是最常用的(图34-7-3)。优点是手术技术简单,易于掌握;属椎管外操作,手术操作相对安全;对神经刺激小;出血少;手术时间短。

北京大学第三医院曾对腰椎滑脱患者进行随访,81例Ⅰ度退变性滑脱,后外侧植骨融合率为88.5%。因此,只要方法得当,后外侧融合有很好的融合率,也能取得很好的临床疗效。后外侧融合成功的关键在于植骨床的准备及移植骨材料的准备,完全显露植骨床包括:双侧横突、椎弓峡部及关节突,去除表面的软组织,作骨表面去皮质,刮除关节软骨。植骨量应尽量充分,植骨材料来源包括:髂骨、

椎板碎骨、同种异体骨及人工骨。一般将切下的椎板剪碎呈细条状能基本满足要求。

(1) 植骨床的准备:植骨床包括关节突、椎弓峡部和横突。于上述减压及内固定术完成后,剥离横突表面附着的肌肉及韧带,显露横突全长,用骨刀或微型球磨钻去除横突表面的皮质骨,制成粗糙面。切除融合范围内的双侧小关节的关节囊,用尖嘴咬骨钳或骨刀切除关节软骨。作L_5S_1间融合时,应确认骶上切迹和S_1上关节突并将其皮质骨去除。

(2) 移植骨材料的准备:将切下的椎板剪碎呈细条状;如植骨量不足,可于髂后另作切口取骨,或掺入少量同种异体骨或人工骨。自体骨仍然是目前最常用且融合率最高的植骨材料。同种异体骨或人工骨尽管已在临床使用,但仍存在一些问题,因此不主张单独使用,可掺入自体骨中使用,以补充自体骨的骨量不足。

(3) 植骨:将上述准备好的植骨材料平铺于双侧横突间,并使其与植骨床紧密贴合。

2. 椎体间融合　与后外侧植骨融合术相比,椎体间植骨能提供更大的植骨床面积,更有利于恢复和保持椎间隙的高度,也更符合生物力学要求,因腰椎约80%的应力通过前方椎体或椎体间传导。随着器械的进步及手术技术的不断成熟,椎体间融合的应用也日趋广泛,广义上说,上述植骨融合术的指征都可以作为椎体间融合术的适应证。但椎体间融合手术技术要求较高,手术时间长,出血多,费用增加。

对于有下列情况者,为了减轻后方钉棒系统的应力,提高融合率,如患者条件允许,医方技术条件

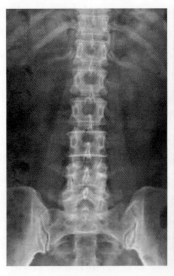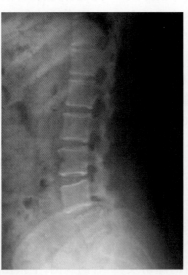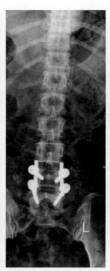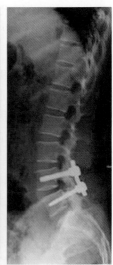

图34-7-3　L_4退变性滑脱,做$L_{4,5}$部分椎板切除、椎弓根螺钉复位固定,后外侧植骨融合术

成熟,可考虑选用椎体间融合术:①年轻患者,活动度大,椎间隙高度无明显狭窄;②滑脱节段有明显不稳定;③Ⅱ度或以上滑脱;④滑脱节段曾行椎板切除术;⑤术中减压需切除一侧小关节;⑥滑脱术后假关节形成。一般可在减压术后选用后路 PLIF 或 TLIF,对于极少数因前次后路术后瘢痕粘连严重者,也可考虑前路 ALIF。

(1) PLIF 的手术步骤:

① 椎间隙的显露:如上述方法作椎板切除及椎弓根内固定。为了更充分地显露椎间隙,椎板切除的范围应较普通减压术时更宽,一般应切除双侧关节突内侧半甚至更宽,但不主张作全关节切除。利用椎弓根钉作椎间隙撑开。

② 椎间盘切除:将神经根和硬膜用神经拉钩缓慢轻柔地拉向中线,切开纤维环,尽可能多地切除椎间盘。

③ 椎间隙的处理:用特制的环状刮匙刮除椎间隙的上下软骨终板(图 34-7-4),将骨性终板刮成粗糙面,尽量保留部分皮质骨,以免植骨块或椎间融合器植入后,嵌入椎体松质骨,发生椎间隙塌陷。注意所有的椎间盘组织必须清除干净,以保证植骨块与椎体间良好的接触。但应小心勿穿透前方纤维环及前纵韧带。

④ 植骨:于椎间隙前方植入碎骨块,测量椎间高度,植入合适高度的带三面皮质的髂骨块(另作切口取骨),或合适高度的内含碎骨块的椎间融合器

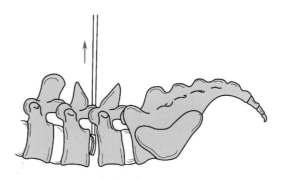

图 34-7-4　用特制的环状刮匙处理软骨终板

(Cage)。目前一般多用中空方形可透光的 PEEK 椎间融合器。注意植骨块和椎间融合器的植入深度,一般以距椎体后缘不小于 3~4mm 较为适宜,但也不宜过深。

⑤ 椎间加压:于椎体间适当加压,以使植骨块或 Cage 更好地与椎体植骨床接触,探查植骨块或 Cage 稳定牢靠,透视(图 34-7-5)。

(2) ALIF 的手术步骤:

① 切口:一般采用前侧腹膜后入路。作左侧旁正中直切口或正中横切口(图 34-7-6),切开皮肤、皮下组织,切开腹直肌前鞘,显露腹直肌外缘,显露并切开腹直肌后鞘、腹横筋膜和弓形线。此时可见腹膜外脂肪,于腹膜前间隙作钝性剥离。用生理盐水裹着手指或用花生米将腹膜推向中线做腹膜后剥离,显露腰大肌,并将在腰大肌表面走行的输尿管及生殖股神经连同腹膜一起推向中线,直至显露腹主

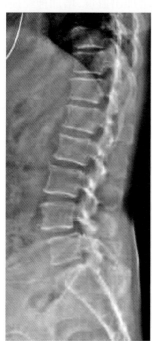
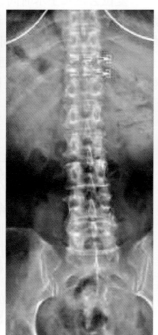
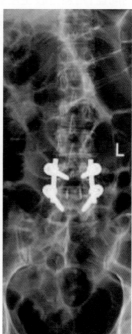
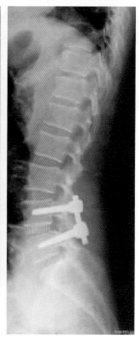

图 34-7-5　L_4 退变性滑脱,做 $L_{4,5}$ 部分椎板切除、椎弓根螺钉复位固定,椎体间植骨融合术(PLIF)

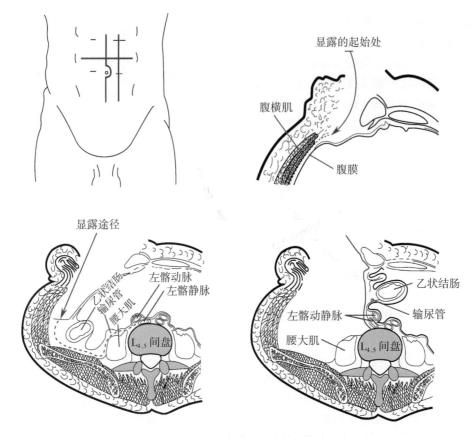

图 34-7-6　前侧腹膜后入路的显露途径

动脉及下腔静脉。

②椎间盘的显露：L₅S₁间盘一般位于血管分叉以下，故显露腹主动脉及下腔静脉后，只需结扎切断骶中动脉和骶中静脉，即可显露 L₅S₁ 间盘(图 34-7-7)。而对于血管分叉以上的间盘，则须自腹主动脉左侧双重结扎切断断腰小动脉、腰小静脉后，将腹主动脉及下腔静脉牵向右侧，才可显露前纵韧带及椎体椎间盘(图 34-7-8)。

③椎间盘、椎间隙的处理及植骨：同后路椎体间融合。

（六）复位的问题

关于是否在术中对退变性滑脱进行复位目前仍有争议。反对者认为滑脱治疗的主要目的是减压及稳定，复位与否本身对疗效并没有太大影响，而且复位会延长手术时间，增加出血量，增加神经损伤的发生率。而支持者则认为，复位可以恢复脊柱的正常序列，达到椎管的间接减压，促进融合。

在一组 47 例的回顾性研究中，Kawakawi 等观察了复位对疗效及腰椎矢状位平衡的影响，通过测量 L₁ 中心的铅垂线至 S₁ 后上角的水平距离(LASD)，

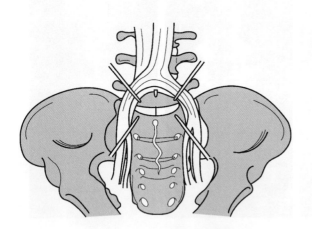

图 34-7-7　L₅S₁ 间盘的显露

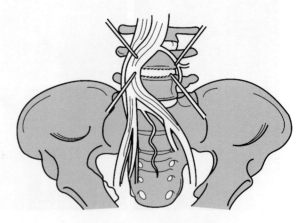

图 34-7-8　L₄,₅ 间盘的显露

发现 31 例矢状位平衡恢复良好(LASD<34mm),另 16 例矢状位平衡恢复不良(LASD>34mm),并同时发现平衡的恢复与症状恢复的好坏直接相关,矢状面平衡恢复好者有更好的临床疗效(62% 对 44%)。因此,学者强调滑脱复位固定及矢状面平衡恢复的必要性。

北京大学第三医院的观点:近年来,随着内固定器械的不断改进,复位本身并不需要增加太多的手术步骤,大多可在安放连接棒的过程中自动完成,并不会明显增加手术时间及出血量。而且退变性滑脱大多为 I 度,复位相对也较容易。因此,笔者主张应尽量对滑脱进行复位,除非滑脱已经稳定或自发融合。复位可以矫正畸形,有利于恢复脊柱的正常力线及椎间隙高度,使脊柱应力均匀分布,也有利于植骨融合。但复位不是目的,而仅是手段,对于技术条件不成熟或骨质疏松的病例不强求复位。如未复位,为了减轻滑脱节段椎弓根螺钉的应力,常需将固定节段延至滑脱头侧的一个节段(如 L4 滑脱延至 L3)。而对于已复位者,可仅融合固定滑脱及其尾侧邻椎共两个节段(如 L4 滑脱固定融合 L4、5 即可)。这也是滑脱复位的优点之一(图 34-7-9)。

(七)手术并发症

1. 神经根或马尾神经损伤　一般为减压过程中的牵拉伤,在后路椎间植骨处理间盘及软骨终板过程中也可能造成神经损伤,助手牵拉神经拉钩时应特别注意要领,要十分轻柔,避免过度向中线牵拉。另外,术野应清楚,如椎管过于狭窄神经根压迫非常严重,宁可牺牲部分小关节以获得充分的侧方显露。螺钉穿透椎弓根皮质也可引起神经损伤,所以一经发现应立即调整螺钉位置。防止该并发症的要点主要在应准确把握好进针点及方向。

2. 植骨不融合或假关节形成　植骨的融合与否跟下列因素有关:①植骨床的条件,包括局部的生物条件(血运、组织条件)和力学环境;②植骨床的准备,包括植骨床的显露是否充分,软组织去除是否彻底,去皮质是否到位等;③植骨材料的质与量,即移植物的来源与数量,新鲜自体髂骨松质骨是目前最理想的植骨材料;④融合的类型,较之其他的融合方式,椎体间融合被认为具有更高的融合率。预防植骨不融合或假关节形成主要应在上述几方面加以注意。

3. 内固定失败　包括断钉、断棒及螺钉松动等。根本的原因是植骨未融合,有假关节形成,或未做植骨。应牢记内固定的作用只是暂时的,使用内固定的目的是促进植骨融合,内固定不能代替植骨。没有良好的骨性融合,任何内固定都有可能出现疲劳断裂或松动。影响植骨融合的因素很多,有患者自身的条件包括全身状况及局部因素不佳的原因;也有医源性的因素,包括植骨床的准备不充分,所用

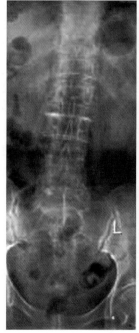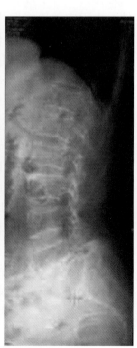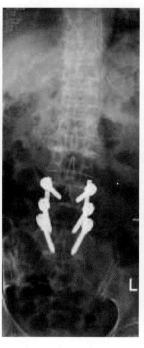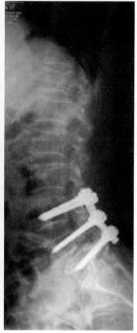

图 34-7-9　L5 滑脱,由于有骨质疏松,未做复位,将固定节段延伸至 L4

植骨材料的量过少或质量较差等。出现内固定失败后，如患者无明显症状，可先作观察。如有症状且已明确症状与内固定失败有关，可考虑拆除原内固定，重新作植骨及固定。

4. 感染　浅层软组织感染多可通过抗生素及换药而治愈。对于内固定术后经久不愈的伤口感染，或尽管伤口已愈合、但经常有不明原因的发烧时，应想到是否并发深部感染的可能，通过血常规、红细胞沉降率、B超及MRI等常可做出诊断。一旦确诊有深部感染，应尽早作切开引流，清创及伤口对口冲洗。冲洗液中可适当加用抗生素。冲洗时间视引出物的性状及体温而定，一般不应少于1周，大多可治愈。内固定不必急于拆除，除非少数顽固的感染经上述方法处理无效时，才考虑拆除内固定。

5. 血肿　一般发生在术后24小时内，多为引流不畅所致。如术后出现进行性加重的神经症状，且引流量很少，应警惕硬膜外血肿的发生。情况允许时应做MRI检查以确诊，否则应及时做手术探查。

6. 硬膜破裂及脑脊液漏　减压及放置内固定过程中有可能造成硬膜破裂，谨慎操作可有效防止该并发症的发生。如术中即发现硬膜破裂应尽量缝合。如缝合确有困难，可用明胶海绵覆盖。如术后发现引流物中有脑脊液且量较多，应适当减小负压，待引流管中无明显血性液体而大部分为清亮脑脊液时，可在无负压下适当延长引流管放置时间1~2天，目的是避免形成大的囊腔及脑脊液侵蚀伤口，影响伤口愈合。拔除引流管后还应让患者俯卧或侧俯卧至术后6~7天伤口已基本愈合。

7. 固定融合的相邻节段退变　一般发生在融合的上方相邻节段。因此，手术显露及安放内固定时应注意保护上方相邻节段的关节囊及小关节。相邻节段退变多数没有临床症状，若出现症状且已明确与退变有关，可将减压及融合范围向退变节段延伸。

8. 前路椎间植骨的并发症　主要包括腹膜、腹腔脏器、大血管、输尿管的损伤，此外，还可能损伤生殖股神经，造成男性的逆向射精。预防办法主要是在显露过程中尽量用钝性分离，轻易不用手术刀作横向切割。一旦发现损伤，应及时作修补。

(八) 腰椎滑脱症再手术

影响腰椎滑脱症手术疗效的因素很多，诸如病程、病变的严重程度、手术适应证的选择、手术方式的选择、手术操作的技巧等。上述单一或多个因素均可导致患者手术疗效不佳，有的需要再次手术治疗。对于术后疗效不佳或症状复发的腰椎滑脱患者，首先应了解其引起症状的原因是否与滑脱节段的病理改变有关，其次，应进一步明确首次手术与症状发作间的关系。

1. 再手术原因分析　随着脊柱外科技术的日益普及，目前已有很多基层医院已能开展退变性腰椎滑脱的手术治疗。但由于对疾病认识及手术技术的参差不齐，退变性滑脱术后出现症状缓解不满意、症状复发及手术失败，需要再次手术的病例也屡见不鲜。

导致需要再手术的原因多种多样。早期有一部分病例只做了椎板切除减压或间盘切除，而未作植骨融合，这样有可能使滑脱节段的稳定性进一步被破坏，使滑脱或节段不稳定加重，因此单纯减压术不适合于退变性腰椎滑脱患者。近年来，随着内固定的广泛使用，这类的再手术原因逐渐减少。

减压不充分也是退变性腰椎滑脱再手术的原因之一，对于有神经症状的腰椎滑脱患者，在与其他步骤结合的同时，彻底的减压尤其是神经根管的减压对术后的疗效非常重要。

随着内固定器材的日趋广泛使用，植骨不融合、内固定失败，或只做内固定未做植骨，而致内固定失败，滑脱复发或加重，已成为退变性腰椎滑脱再手术的最常见原因。应切记，退变性腰椎滑脱手术的主要目的是彻底减压和稳定融合脊柱，内固定只是作为一种手段，为达到上述目的创造更好的条件。内固定并不能取代植骨，良好疗效的取得最终有赖于坚强的骨性融合。保证植骨融合的关键是植骨床的准备及植骨量的充分，同时应尽量使用自体骨。

内固定的安放不当也是退变性腰椎滑脱再手术的原因之一。为了使滑脱复位更满意，有些医师往往在安放内固定时做椎体间的撑开，但在椎体间缺乏有效支撑的情况下，过度的椎间撑开会使脊柱的应力向后方转移，从而使内固定所受应力增大，易导致内固定断裂。因此，不主张复位时做椎体的撑开，尤其是对于后外侧植骨者。

2. 再手术的术式选择　对于症状复发或加重的腰椎滑脱症术后患者，如已明确症状的出现与滑脱节段处理不当或失误有关，且经保守治疗无效，则应再次手术治疗。再次手术的目的仍是彻底减压及稳定融合脊柱。

由于已经有过一次手术史，对于首次手术经后路减压者，再次手术时，仍可从后路进行减压，但应注意仔细分离硬膜外瘢痕。减压可自瘢痕周围正常的骨组织开始。应注意保护硬膜和神经根,由于神经根周围也有较多的瘢痕粘连,因此抗牵拉性能不如首次手术。

腰椎滑脱症手术失败的原因,大多与滑脱节段的稳定性未能很好地保持甚或加重有关。因此,对于腰椎滑脱症的再手术,保证植骨融合,稳定脊柱,就显得更加迫切。

北京大学第三医院的经验,对于前次手术为前路椎间植骨,单纯间盘切除,或虽已行椎板切除减压但切除范围不大,也未做后外侧植骨的患者,则再次手术仍可从后方入路,行扩大的椎板减压,后外侧横突关节突间植骨,髂骨取骨术。为了促进植骨的融合,推荐同时加用椎弓根内固定。

对于前次已行广泛椎板切除术,滑椎复发局部有后凸畸形者,尤其对再手术又需行后路扩大减压的患者,术中可利用的后外侧小关节横突间植骨床有限,植骨床的条件也差,推荐使用椎体间融合(PLIF 或 TLIF)+后路椎弓根系统复位内固定。椎体间融合可分散脊柱后方的载荷,椎体间可提供更大的融合面积,也有利于恢复椎间高度,扩大椎间孔缓解神经根压迫,对恢复腰椎生理前凸也有帮助。

对于后方压迫不重,主要原因为局部不稳定,且后方减压范围已很广泛瘢痕粘连较重者,也可选择前路椎体间融合术(ALIF)。

(郭昭庆)

参 考 文 献

1. Dilip KS,Harry NH. Degenerative spondylolisthsis:review of current trends and controversies. Spine,2005,30:71-81

2. Fujiwara A,Kazuya T,An Howard S,et al. Orientation and osteoarthritis of the lumbar facet joint. Clin Orthop,2001,385:88-94

3. 刘忠军. 脊柱外科手术操作与技巧. 北京:人民卫生出版社,2009:174-180

4. Martin BK,Jeffrey SF,Harry NH,et al. Degenerative lumbar spondylolisthsis with spinal stenosis:a prospective long-term study comparing fusion and pseudarthrosis. Spine,2005,29(7):726-734

5. Bono CM,Lee CK. Critical analysis of trends in fusion for degenerative disc disease over the past 20 years:influence of techniques on fusion rate and clinical outcome. Spine,2004,29:455-463

6. Kuntz Km,Snider PK,Weinstein JN,et al. Cost-effectiveness of fusion with and without instrumentation for patients with degenerative spondylolisthsis and spinal stenosis. Spine,2000,25:1132-1139

7. Paul CM,John GD,Christopher DC,et al. The indication for interbody fusion cage in the treatment of spondylolisthsis:analysis of 120 cases. Spine,2005,30:60-65

8. 胡有谷,党耕町,唐天驷. 脊柱外科学. 第 2 版. 北京:人民卫生出版社,2000:1232-1266

9. 郭昭庆,陈仲强,党耕町,等. 腰椎滑脱症的再手术治疗. 中华外科杂志,2004,42(12):716-719

第三十五章

退变性腰椎侧凸

退变性腰椎侧凸属于成年人侧凸，是指在骨骼发育成熟后由于脊柱退行性变而引起的侧凸畸形，其 Cobb 角大于 $10°$，通常小于 $40°$，又称为 de novo 退变性侧凸(de novo degenerative scoliosis)或老年性腰椎侧凸(aging lumbar spine scoliosis)。退变性腰椎侧凸的特点是随年龄增长而出现的节段性失稳和由此引起的进行性畸形和疼痛。

一、发病机制

关于腰椎退变性侧凸的具体发病机制目前还不十分清楚，可能与椎间盘退变、小关节退变、骨质疏松等综合因素有关。

椎间盘的进行性退变可能是退变性腰椎侧凸的始动因素。随着年龄的增长，椎间盘发生退变，椎间隙高度丢失，引起两侧关节突不对称性损伤，椎间盘及小关节突等组成的功能单位不能维持脊柱正常的排列和运动，椎体向某一侧倾斜，发生侧方移位或前后滑脱等，脊柱失去正常的生理平衡，引发腰椎侧凸。同时由于小关节突的退变和不对称受力，继而发生不对称性损伤，这又加剧了椎间盘的退变塌陷。机体在代偿性保护机制下，小关节突增生、关节囊炎性肥厚，关节排列关系逐渐由冠状面向矢状面方向转变，椎体倾斜、旋转及侧方移位。另外，不对称性创伤也可致关节突微小骨折，从而使关节方向发生改变，相应节段出现侧凸。

骨质疏松也可能是腰椎退变性侧凸的重要发病因素之一。Vanderpool 等调查发现平均年龄 60 岁以上人群中，6% 有大于 $7°$ 的侧凸畸形，而在骨质疏松患者中，侧凸者的比例达到 30% 以上。Papadokostakis 报道绝经后骨质疏松者退变性腰椎侧凸的发生率明显高于正常绝经者，认为腰椎侧凸可能继发于骨质疏松引起的压缩骨折，非对称性的

压缩骨折还可以加重侧凸的程度。侧凸发生后，脊柱两侧的负重程度不同，负重较大的凹侧由于压力的作用可发生进一步的骨小梁骨折，导致侧凸恶化。但也有学者认为，退变性脊柱侧凸主要是由于椎间盘及椎间小关节严重的退变、不稳定引起，与骨质疏松没有直接相关性，部分患者出现骨质疏松，可能是由于长期慢性腰背痛导致活动减少，引起失用性骨质疏松。目前一般认为老年性骨质疏松可能与退变性腰椎侧凸发病没有直接相关性，但骨质疏松容易加快退变性侧凸的进展。

作为腰椎退行性变的结果，退变性腰椎侧凸常常伴有椎间盘突出、椎间隙狭窄、关节突肥大、椎体缘增生、椎间孔变小和黄韧带肥厚等，引起中央椎管、神经根管狭窄，致使相应的神经根受到挤压或牵拉，出现腰椎管狭窄症的相应症状。神经根受压又会引发脊柱自身本能的对神经根的躲闪、保护而加重脊柱侧凸，因此形成了侧凸产生和椎管狭窄相互作用，加速病情的进展。

二、发病率及自然病程

Robin 等对 3500 例 45~84 岁人群的腰椎正侧位 X 线片研究发现，老年人口的侧凸发生率远高于学龄儿童及青少年。60 岁以上人群的腰椎侧凸发生率高达 15%，进一步的随访(7~13 年)研究发现，554 例侧凸患者中，179 例(32%)的侧凸角度超过 $10°$。10% 的侧凸在随访期内有进展($1°$~$20°$)。女性多为左侧凸。约 34% 的合并旋转，多发生在 $L_{3,4}$ 及 $L_{4,5}$ 节段。

Korovessis 等对 1154 例腰痛患者的调查发现，侧凸角度超过 $10°$ 的发生率为 11.9%(137 例)，其中右侧凸较常见(55%)。大多数合并椎体的侧方滑移。在平均 3.7 年的随访中，72% 的患者侧凸进展 $5°$ 以上，并认为顶椎的侧方滑移程度与侧凸进展直接相

关。Perennou 等通过 10~30 年(平均 12 年)的随访发现,41 例腰椎退变性侧凸患者中,73% 的患者的 Cobb 角进展 10°或 10°以上。

Pritchett 与 Bortel 等对 200 例侧凸 Cobb 角超过 10°的患者进行研究后发现,女性多见(151 例),侧凸角 14°~60°(平均 24°),超过 35°者只占 20%。累及椎体数为 3~6 个(平均 3 个),86% 为左侧凸。顶椎大多位于 L_2 和 L_3,67% 的患者有 II 度或以上的椎体旋转。超过一半的患者同时合并退变性滑椎。78% 的患者有椎体的侧方滑移,滑移范围 3~8mm。85% 的患者合并腰椎前凸的减少,平均前凸角为 18°(7°~45°),并对易致侧凸进展的几种情况进行了总结(表 35-0-1)。

表 35-0-1　退变性侧凸进展的危险因素

危险因素	侧凸进展	侧凸不进展
Cobb 角	大于 30°	小于 30°
椎体旋转	II~III度	I~II度
髂嵴连线	L_5	L_4
椎体滑移	≥6mm	<6mm

三、分型

1. SRS 成人脊柱侧凸分型

SRS 分型对侧凸类型、脊柱区段、主侧凸给予了明确的定义,将局部畸形、冠状面和矢状面平衡及脊柱退行性改变全部纳入分型考虑范围内,是目前较为完善的分型系统。但该系统十分繁琐,临床普及性较差。

2. 成人脊柱侧凸的 Aebi 分型

SRS 分型

Primary curve types
  Single thoracic (ST)
  Double thoracic (DT)
  Double major (DM)
  Triple major (TM)
  Thoracolumbar (TL)
  Lumbar "de novo"/idiopathic (L)
  Primary sagittal plane deformity (SP)
Adult spinal deformity modifiers
Regional sagittal modifier (include only if outside normal range as listed)
  ● (PT) Proximal thoracic (T2–T5): ≥+20°
  ● (MT) Main thoracic (T5–T12): ≥+50°
  ● (TL) Thoracolumbar (T10–L2): ≥+20°
  ● (L) Lumbar (T12–S1): ≥−40°
Lumbar degenerative modifier (include only if present)
  ● (DDD) ↓ disc height and facet arthropathy based on x-ray include lowest involved level between L1 and S1
  ● (LIS) listhesis (rotational, lateral antero, retro) ≥3 mm include lowest level between L1 and L5
  ● (JCT) junctional L5–S1 curve ≥10° (intersection angle superior endplates L5 and S1)
Global balance modifier (include only if imbalance present)
  ● (SB) sagittal C7 plumb ≥5 cm anterior or posterior to sacral promontory
  ● (CB) coronal C7 plumb ≥3 cm right or left of CSVL
SRS definition of regions
  ● Thoracic: apex T2–T11–T12 disc
  ● Thoracolumbar: apex T12–L1
  ● Lumbar: apex L1–L2 disc–L4
Criteria for specific major curve types
1. Thoracic curves
  ● Curve ≥40°
  ● Apical vertebral body lateral to C7 plumbline
  ● T1 rib or clavicle angle ≥10° upper thoracic curves
2. Thoracolumbar and lumbar curves
  ● Curve ≥30°
  ● Apical vertebral body lateral to CSVL
3. Primary sagittal plane deformity
  ● No major coronal curve
  ● One or more regional sagittal measurements (PT, MT, TL, L) outside normal range

Aebi 分型

Type	Description	Etiology	Problem located in the spine	beyond the spine
Type I	Primary degenerative scoliosis ("de novo" scoliosis) mostly lumbar or thoracolumbar curve apex at L2/3 or L/4 most frequently	Asymmetric disc degeneration and facet joint degeneration	+	
Type II	Progressive idiopathic scoliosis of the lumbar and/or thoracolumbar spine (e.g. double major curve)	Idiopathic scoliosis present since adolescence or childhood, progression due to mechanical reasons or bony and/or degenerative changes	+	?
Type III (a)	Secondary adult scoliosis mostly thoracolumbar, lumbar-umbosacral	Secondary to an adjacent thoracic or thoracolumbar curve of idiopathic, neuromuscular or congenital origin Obliquity of the pelvis due to leg length discrepancy or hip pathology with secondary lumbar/thoracolumbar curve Lumbosacral transitional anomaly	+	+
Type III (b)	Deformity progressing mostly due to bone weakness with, e.g., osteoporotic fracture with secondary deformity	Metabolic bone disease, osteoporosis	+	+

Aebi 分型建立在疾病病因基础上,由于不同的病因意味着不同的发病人群和不同的疾病演变过程,此分型可对治疗策略的选择提供一定帮助。但有时 I 型与 II 型难以区别,而且这种不同在临床上的价值也有限。另外,该分型没有对临床表现和影像学特点进行描述,因此无法反映畸形的严重程度。

四、临床表现

1. 腰痛　腰痛是退变性腰椎侧凸患者最常见的临床症状,90% 的患者可出现大范围的下腰痛。疼痛可以出现在侧凸的凹侧或凸侧。这种不确定的腰背部疼痛为多因素引起,可能与脊柱畸形不平衡所继发的肌肉疲劳有关,也可能来源于椎间小关节的退变、椎间盘的退变或脊柱的不稳定。合并腰前凸明显变小或后凸时,疼痛更加明显。退变性腰椎侧凸患者腰痛的特点是在脊柱背伸时加重,但与典型的退变性椎管狭窄疼痛不同的是,患者坐下、躯干前倾时疼痛通常不缓解,这使得患者必须坐直,并用上肢支撑其身体重量。有时也可出现腰部支撑功能受损或机械性腰痛,表现为患者平卧时无明显症状,站立一段时间或行走一定距离后,出现腰部支撑不住身体或腰痛;或表现为晨轻暮重,卧位腰痛减轻,立位负重时加重。

Schwab 指出,退变性腰椎侧凸所引起的腰痛与侧凸范围内的椎体侧方滑移、腰椎前凸角度的变化和由此引起的胸腰段在矢状位的曲度有明显相关性。笔者在以往的一组研究中,采用 JOA 29 分法评定患者的腰椎管狭窄症状,而采用自行拟定的分级方法来评定腰痛程度。发现侧凸组和对照组的 JOA 评分相近,说明退变侧凸并不显著加重腰椎管狭窄症患者的症状,而侧凸组患者的明显腰痛和严重腰痛比例均高于对照组,说明患者的腰痛与侧凸有较为密切的关系。

2. 根性症状与间歇性跛行　神经受压或椎管狭窄可致患者出现根性症状或间歇性跛行。Grubb 报道 90% 的退变性侧凸患者有腰椎管狭窄症状,而特发性侧凸中仅有 31% 的患者有该症状。根性症状可能是神经根在凹侧受压引起,也可能是神经根在凸侧受到牵张所致。L_3 或 L_4 神经根的症状多发生在凹侧,常为神经根在椎间孔或椎间孔外受压引起;而 L_5 或 S_1 神经根的症状多来自凸侧,常为神经根受牵拉所致。椎管狭窄可表现为中央管狭窄或神经根管狭窄,与小关节突增生肥大、侧方移位、滑脱及旋转半脱位有关,在退变性腰椎侧凸患者中旋转半脱位可能是引起椎管狭窄的重要因素。此外,伴有明显椎间隙狭窄的椎间盘退变,当上下椎体互相靠近,上位椎的椎弓根下沉有时也会对神经根造成压迫。

3. 体征　退变性腰椎侧凸患者常无特异性的局部及神经体征。部分侧凸较重的患者在查体时可见侧凸畸形,可有椎旁压痛、肌紧张等,以凸侧明显。

五、影像学表现

退变性腰椎侧凸的侧凸范围常在 $T_{11} \sim S_1$ 之间,受累节段平均为 3.5 个。顶椎多出现在 $L_{2,3}$ 椎体或 $L_{2,3}$、$L_{3,4}$ 椎间隙,$L_{4,5}$ 节段常有代偿性侧凸,部分患者下胸椎也可出现代偿性侧凸。侧方滑移和椎体旋转被认为是退变性侧凸的特征性表现。旋转可发生于侧凸的任何节段,但更常见于顶椎或其上位椎体,顶椎的旋转程度最大,但通常在 I ~ II 度。椎体侧方移位也多出现在顶椎的 $L_{2,3}$ 节段以及下腰椎代偿性侧凸的 $L_{4,5}$ 节段。冠状面 Cobb 角一般在 10°~40° 之间,很少大于 60°。常合并矢状位腰椎前凸减小、消失,甚至出现后凸畸形。严重患者可出现冠状面和(或)矢状面的失平衡。

对于特发性脊柱侧凸而言,成年后受累椎间盘及椎体也可出现严重的退变表现,且退变发生的年龄较成人退变性侧凸小。对于成人腰弯受累 5 个节段以上、侧凸呈均匀弧形等表现的成人腰椎侧凸患者,应考虑是否为成人特发性侧凸。相对于特发性侧凸,成人退变性腰椎侧凸的椎间盘退变、骨赘形成、椎体间侧向滑移往往较重,而侧凸角度较小,患者的骨质疏松程度相对也较重。

CT 检查可见椎体旋转,凸侧椎体边缘骨赘或骨桥形成、凹侧关节突增生退变、椎弓根变形,这主要与凹侧受压、凸侧韧带牵拉有关。CT 还可鉴别椎管内神经致压因素为骨性还是非骨性成分。

MRI 可显示有无椎管狭窄及其严重程度,也可鉴别是中央管狭窄还是神经根管狭窄。还可辨别引起狭窄的病理因素:椎间盘膨出、突出,黄韧带肥厚,关节突增生等。矢状位的 MRI T_2 可清楚地显示有无椎间孔或椎间孔外的狭窄、神经根受压,表现为神经根根袖正常的"泪滴样"影像消失。

腰椎动力位和弯曲位 X 线片有助于评估腰椎的稳定性和侧凸的柔韧性。全脊柱 X 线片可很好地评估冠状面和矢状面上的平衡情况。

六、退变性腰椎侧凸的影像学评估

由于腰椎退变性侧凸的影像学表现对治疗方案及手术方式的确定、手术疗效的评估等方面有着不可替代的作用,因此在确立诊断和确定治疗方案前应对患者有一个全面的影像学评估。

对于退变性腰椎侧凸患者,X线检查应包括站立位的腰椎正位及屈、伸侧位片,站立的全脊柱正、侧位片,卧位的全脊柱左右弯曲位片,腰椎CT平扫加重建,腰椎MRI检查。

退变性腰椎侧凸的观察指标包括(图35-0-1):

1. 腰椎侧凸Cobb角　包括主弯和次弯,以及卧位左右弯曲位X线片上Cobb角的变化。

2. 侧凸顶椎及上、下端椎位置的确定。

3. 顶椎偏移度　侧凸顶椎中心点至骶骨中线的距离表示椎体侧向滑移距离。

4. 顶椎倾斜角　顶椎椎体中心点到骶骨上终板中点的连线与骶骨中线的夹角。

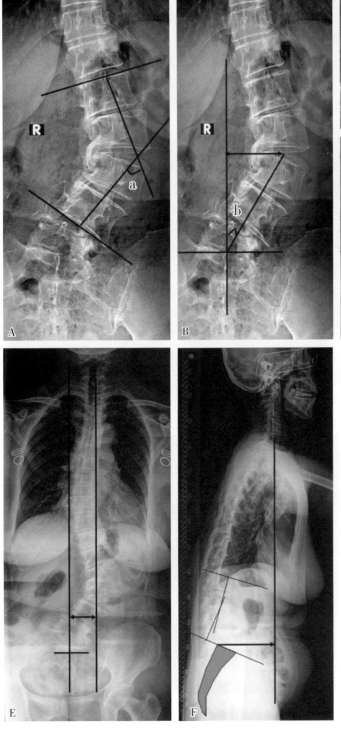

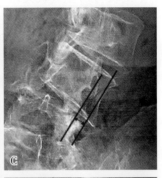

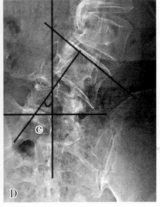

图35-0-1　影像学测量指标

A. Cobb角,可见此患者L_1及L_4倾斜度最大,定为端椎,标记角度a即为Cobb角;B. 顶椎倾斜角及顶椎偏移距离,可见此患者顶椎位于$L_{2,3}$水平,取$L_{2,3}$椎间隙中心点,连接到骶骨上终板中点,所得连线与骶骨中线的夹角b即为顶椎倾斜角,双箭头所示顶椎中心点与骶骨中线的距离即为顶椎偏移距离;C. 侧方滑移距离,两线为椎体侧壁切线,箭头所示为侧方滑移距离;D. 主弯尾侧次弯Cobb角,此患者L_4倾斜度最大,次弯延伸到S_1,故S_1上终板与L_4上终板间的夹角为尾侧次弯Cobb角;E. 冠状位平衡,即C_7铅垂线与骶骨中心线的距离,为图中箭头所示,参考值为左右3cm内;F. 矢状位平衡及腰椎前凸角,矢状位平衡即颈7铅垂线与骶骨上终板后缘的距离,为图中箭头所示,参考值为前后5cm内,腰椎前凸角为L_1上终板与S_1上终板间的夹角

5. 椎体旋转度。

6. 全脊柱的冠状位平衡　颈 7 椎体中心点与 S_1 上终板中点铅垂线间的距离，以左、右各 3cm 为界，超过 3cm 即为冠状位失衡。

7. 全脊柱矢状位平衡　颈 7 铅垂线与骶骨上终板后缘间的距离，以前、后各 5cm 为界，超过 5cm 即为矢状位失衡。

8. 腰椎前凸角　L_1 上终板与 S_1 上终板夹角。

9. 骨盆入射角。

10. 骶骨倾斜角。

11. 骨盆倾斜角。

上述指标的测量和分析有助于评价患者的腰椎功能状态及其对整个脊柱的影响，还对手术方式具有指导意义。

七、退变性腰椎侧凸的治疗

(一) 保守治疗

保守治疗适用于较轻的患者，表现为可耐受的腰背痛，无或较轻的下肢疼痛及间歇性跛行，矢状面和冠状面上基本保持平衡。治疗方法主要包括：腰背肌功能锻炼及非甾体抗炎药物、肌肉松弛药物等的应用，理疗，硬膜外、关节突及选择性神经根封闭；治疗骨质疏松及预防骨量的进一步丢失。外固定支具可以提供暂时的帮助，但在防止脊柱侧凸进展方面缺乏明显的作用，且长时间佩戴可能引起腰背肌的失用性萎缩，故不推荐长时间佩戴。

(二) 手术治疗

1. 手术适应证　①进行性加重的腰背痛和间歇性跛行；②双下肢有进行性加重的疼痛、麻木症状；③侧凸进行性加重伴失稳，或合并冠状面和矢状面上的失平衡。

不同于特发性脊柱侧凸，退变性腰椎侧凸的手术指征与侧凸度数关系不大，而主要取决于患者的症状。手术的目的也主要是解除神经的压迫、重建脊柱的稳定性、阻止畸形进展、重建脊柱的平衡，以及改善患者的疼痛症状。而矫形由于退变节段的僵硬性往往较为困难，不应强求。

2. 手术方式　主要包括：单纯减压术、减压加短节段的固定融合，以及减压加长节段的固定融合。手术入路主要有单纯后路和前后联合入路。

(1) 单纯椎管减压术：对于合并椎管狭窄的退变性腰椎侧凸患者，减压是必需的。但减压可能导致脊柱的稳定性破坏，使畸形和症状加重。因此，单纯减压术仅适用于下列少数患者：合并椎管狭窄，但无明显的椎体旋转半脱位，冠状位及矢状位畸形不明显，且有严重的骨质增生，椎体前方有较大骨赘甚至骨桥形成，在动力位伸屈或侧屈 X 线片上无明显不稳。并应注意在减压时一定要尽量保留关节突的完整性。

(2) 减压、后路短节段固定及融合术：除了少数可行单纯椎管减压术，绝大多数腰椎退变性侧凸患者需在后路减压的同时行固定融合术。减压节段的确定相对较易，原则上有压迫的节段就应减压。但对于减压后做长节段还是短节段固定融合，目前尚无统一标准。

Hansraj 等认为，对于以下肢疼痛为主，Cobb 角小于 20°，椎体侧方滑移 <2mm，脊柱稳定的退变性脊柱侧凸患者，可行局部有限减压及短节段固定（图 35-0-2）。

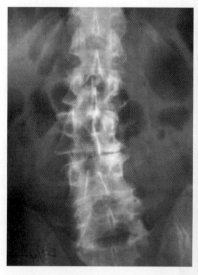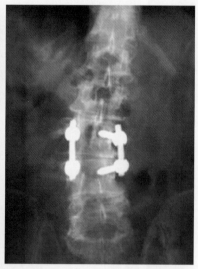

图 35-0-2　退变性腰椎侧凸的短节段加压及固定

Simmon 等将退变性脊柱侧凸分为两型：Ⅰ型：椎体无或很小的旋转畸形；Ⅱ型：椎体旋转严重和腰椎前凸消失。并根据退变性脊柱侧凸的分型选择不同的手术方式。对于Ⅰ型，选择短节段内固定融合，内固定可对脊柱畸形节段产生直接压缩或撑开作用，即畸形凹侧的撑开力使椎间孔扩大，对神经根可起到直接减压作用，作用于凸侧的压缩力也可使神经根紧张得到部分缓解。对于Ⅱ型，选择长节段内固定融合手术方式，长节段内固定可对脊柱畸形节段进行去旋转，矫正畸形产生直接压缩或撑开作用。

Avraam 等也认为，对于无明显旋转、滑脱，或侧方移位小于 5mm、动力位状态下位移 <2mm 的患者，可选择单纯减压术。而对于有椎体旋转和滑移、动力位状态下位移 >2mm，但无明显冠状面及矢状面失平衡的患者，选用减压加侧凸短节段选择性固定融合。对于合并冠状面及矢状面失平衡的患者，选择椎管减压加长节段固定融合。

笔者的经验是：术前应对患者的全身情况和脊柱情况进行全面评估，对于少数以神经受压症状为主，无明确腰痛的患者，影像学上侧凸较轻，椎间隙无明显塌陷，椎体无明显旋转和侧方滑移或较轻，脊柱冠状面和矢状面平衡良好，且患者全身情况较差不适合行大手术，可考虑以减压为主要目的，尽量将手术局限化，对减压的范围进行有限的固定和融合（图 35-0-3）。而对于以腰痛为主，侧凸较明显

且逐渐加重，椎间隙塌陷，椎体旋转和侧方滑移的患者需在减压的同时，遵循一定的原则选择固定融合的节段。

（3）减压、后路长节段固定及融合术。

3. 退变性侧凸融合节段的选择　腰椎手术融合的总体原则是尽可能地减少融合节段，目的不仅是为了保留腰椎的活动度，还可以防止邻近节段的退变。

一般而言，融合不应止于以下节段：后柱结构不完整的椎体，侧凸、后凸的顶椎，滑脱移位或旋转半脱位的椎体。顶椎、滑脱移位、旋转移位的椎体往往是整个侧凸区域内最不稳定的椎体，止于该椎体会导致该处的椎弓根螺钉应力过大，易于断裂、拔出，导致内固定失败，尤其对于有严重骨质疏松的患者。另外，固定于一个不稳定的椎体，也无法重建腰椎和整个脊柱的稳定性。融合也不能止于一个严重退变椎间盘的邻近节段，否则术后会出现退变的快速发展（图 35-0-4）。

（1）近端融合椎的选择：近端融合椎的选择应满足以下几个条件：①在稳定区，椎体上终板及相邻的上方椎间盘在冠状面上应该是水平的，这样可以减少剪切应力；②能够允许在内固定区域内恢复脊柱的矢状面序列；③邻近未融合节段应该没有椎间盘或小关节的明显退变；④没有旋转或几乎没有旋转；⑤该节段在任何方向上都应该是稳定的，其后柱结构应该是完整的。根据这些条件及退变性腰椎侧

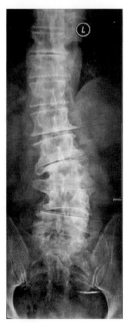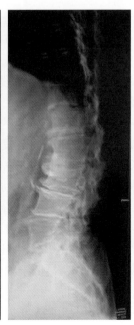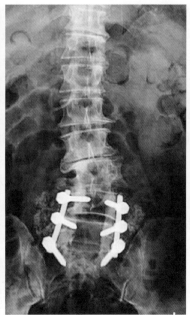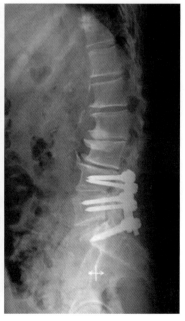

图 35-0-3　患者男性，73岁，症状以下肢疼痛为主，椎体无明显旋转，压迫主要集中在 L$_{4,5}$、L$_5$S$_1$ 节段，L$_{2,3}$、L$_{3,4}$ 虽有侧方滑移，但已有明显的骨赘形成并已基本稳定，选择短节段减压及固定

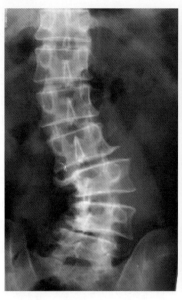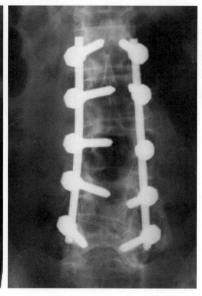

图 35-0-4　近端固定融合至 L_1，远端固定融合至 L_5，侧方滑移、旋转及侧弯均得到了良好的纠正

凸的特点，近端融合椎多位于 $T_{10}\sim L_2$，多数固定融合到 L_1 即可。

生物力学上，胸腰段（$T_{10}\sim L_2$）是相对固定的胸椎至活动的腰椎的过渡，关节面的方向从接近于冠状面变为近似矢状面，矢状面生理曲度由胸后凸变为腰前凸。T_{10} 及其以上胸椎通过肋骨组成的胸廓增加稳定性，对矢状面、冠状面和轴向的弯曲有较大的抵抗力，但是 T_{11}、T_{12} 连接浮肋，L_1、L_2 则无肋骨，缺少肋椎关节、肋横突关节以及相应的韧带结构，稳定性较差，融合止于 $T_{11}\sim L_2$ 会使头端邻近节段的应力集中。因此，Suk 等推荐，在成人退变性脊柱侧凸中，近端融合延长至 T_{10} 或其以上节段将使脊柱稳定性更好、手术效果和脊柱功能维持更长久。Kuklo 也提出近端融合椎在全脊柱 X 线侧位片上应该被骶骨正中线平分，不应该止于胸腰段。

但也有学者认为目前还没有可信的数据表明近端融合至 T_{10} 及其以上节段可以提高长期疗效。同时融合至 T_9、T_{10} 会增加 3~4 个不必要的融合椎体，导致出血多、手术时间长、与内固定相关的并发症增多、胸腰段假关节发生率增加、内固定物费用增加。其优缺点还需要进一步的临床研究证明。

（2）远端融合椎的选择：成人退变性侧凸远端融合椎的选择一直存在较大的争议，目前的焦点在于是否需要保留 L_5S_1 节段的活动，以及在什么情况下可以保留。

Hamill 等认为，如果 L_5S_1 椎间隙高度相对正常，椎间隙没有变性退变，同时患者的腰椎前凸角度基本正常，整体的矢状面平衡，可以考虑远端融合止于 L_5，以保留 L_5S_1 的运动功能。还有学者提出，如果 L_5 横突较大，且椎体位置较低，站立位 X 线片上 L_5 椎弓根位于双侧髂嵴连线以下，那么双侧髂骨对 L_5S_1 的活动起到一定的稳定和保护作用，L_5S_1 间盘的进一步退变也受到相应的保护，因此远端融合可以考虑止于 L_5，但这个观点目前还缺乏有力的证据。Kuklo 认为，如果 L_5S_1 存在明显的退变合并椎间盘钙化，那么这个节段很可能是稳定的，因此可以不融合 S_1。

保留 L_5S_1 节段有诸多益处：①保留了腰骶部的活动，减轻 S_1 应力和骶髂关节的应力，减少内固定失败率；②减少手术时间，降低了手术风险；③降低假关节发生率；④减少融合节段，降低了和内固定相关的并发症。

远端融合止于 L_5 最常见的并发症，争议的焦点是术后较高的 L_5S_1 椎间盘继发性退变，尤其当融合节段较长时。融合止于 L_5，L_5S_1 椎间盘、小关节将会承受更大的应力，会导致退变加速并出现相应的临床症状。如果发生这种情况，补救措施是延长融合至骶骨。另外，融合至 L_5 与融合至骶骨相比，术后矢状面的矫形效果和维持时间明显较差，但融合至 L_5 的并发症发生率明显低于融合至 S_1。

L_5S_1 的保留与否依赖于 L_5S_1 椎间盘质量，而退变性脊柱侧凸多见于 45 岁以上，L_5S_1 椎间盘通常是有退变的，融合止于 L_5 术后因继发性退变需要翻修的比例较高，因此很多专家主张远端融合应止

于 S_1。

多数学者认为,融合至骶骨的绝对指征为:①L_5S_1 椎间盘严重退变;②L_5S_1 滑脱;③L_5S_1 椎板切除手术史,后方结构不完整;④ L_5S_1 椎管或椎间孔狭窄,需要进行椎管减压;⑤L_5 椎体倾斜,如果不融合至骶骨,很难重建脊柱平衡;⑥矢状面不平衡与 L_5S_1 的退变有关。

但如果 L_5S_1 只有轻度退变时,是否融合 S_1 就存在较大争议了。

与融合止于 L_5 相比,远端融合至骶骨手术暴露范围增大、时间延长、相关的并发症增加,可能引起骶髂关节退变,骶骨螺钉松动风险较高,L_5S_1 假关节发生率较高。为了降低假关节发生率,除了可应用双皮质骶骨钉、严格处理植骨床外,目前主张在 L_5S_1 椎体间应用 Cage 支撑、做椎体间融合。有时也可考虑加用双侧髂骨固定或 S_2 骶骨螺钉固定。

4. 退变性腰椎侧凸矫形的问题 退变性侧凸畸形是否需要矫正,一直以来存在争议。有学者认为,成人脊柱侧凸手术治疗的主要目的是解除疼痛、防止侧凸进展、重建脊柱的平衡、恢复正常的功能。手术是为了获得一个平衡非常好的脊柱而不是一个直的脊柱,同时进行神经的减压。对于老年患者而言,外形美观不再是手术的主要目的,手术是为了解决影响患者日常活动的疼痛问题。冠状面的侧凸角度大小与手术效果没有明显的相关性,而腰椎前凸的恢复、冠状面上腰椎椎体倾斜角度和滑移程度的矫正是影响预后的主要因素。因此,手术最重要的是要重建脊柱的整体平衡,尤其是矢状面的平衡,而不是单纯局限于侧凸角度和局部外形的矫正。矫形力量过度可影响螺钉的把持力并增加内固定失败的可能性。对于手术时间过长的操作,评估患者能否安全耐受此手术和术者能否安全实施这一手术的可能性非常重要,同时还要考虑发生手术误差和并发症的手术替代方案。

也有学者认为,如果矢状面上没有异常失衡,且冠状面上已有代偿性平衡,则可行原位融合固定。在脊柱生理前凸完全消失、椎体倾斜和侧方滑移严重者,则需要结合患者具体情况进行矫形,以恢复腰椎生理前凸,但手术以重建脊柱的整体平衡、稳定脊柱为原则,而不是过分强调侧凸度数的改善。

Simmons 等则认为手术应尽可能矫形,以恢复脊柱序列平衡,并指出对于腰椎生理前凸消失或后凸的患者,重建腰椎生理前凸比矫正侧方畸形更为重要。

北京大学第三医院的观点,当患者术前矢状面及冠状面力线平衡时,术中无需矫形操作。但当有矢状面及冠状面失平衡时,应尽量做矫形。此外,还要充分考虑患者的全身情况,如果患者年龄较大,一般状况不佳,症状来源主要为侧凸引起的不稳定,整个脊柱平衡状况尚好,则可单纯固定融合,如果患者年龄不大,手术耐受力较好,腰痛明显与脊柱失平衡有关,则应行矫形固定融合。

对于畸形不太重、柔韧性较好的侧凸畸形,术中由于麻醉后的肌肉松弛、神经减压过程中的部分松解,以及钉棒连接过程中的提拉、加压、转棒等操作,通常会使侧凸得到部分矫正。也就是说,通过器械操作就可以达到较满意的矫形,满足临床缓解症状的要求(图 35-0-5)。

但对另外一些畸形较重且较僵硬的患者,要想恢复脊柱的平衡,可能需要加做松解。有学者认为,对于严重的僵硬性侧凸,需要加做前路松解、前后路联合手术才能达到良好的矫形。但 Pateder 等比较了前路松解后路固定与单纯后路手术的矫形效果,发现单纯后路组与前后联合入路组在矢状面及冠状面曲度和平衡改善率方面均无显著性差异。将患者分为退变性侧凸组及成人特发性侧凸组进行比较,两者术式对畸形的矫正效果也无显著性差异。但前后路联合手术的围手术期并发症发生率明显高于单纯后路。单纯后方入路进行退变性侧凸矫形操作,在围手术期指标及手术难度方面具有一定优势。北京大学第三医院的观点,由于退变性侧凸的患者大多为老年人,对手术的耐受性较差,而前后联合手术创伤大,因此,在实际应用中能用后路手术解决的问题,尽量不考虑再行前路松解或矫形。单纯从后方入路已经能够做到很好的关节突及椎体间的软组织松解。

对于一些非常僵硬的侧凸畸形,单纯软组织松解可能还难以达到很好的畸形矫正及脊柱序列恢复。此时如患者一般情况可,能耐受较大手术,则可考虑加做截骨矫形。截骨矫形在退变性腰椎侧凸中的应用少于器械矫形,但对于低位、固定、合并后凸畸形的退变性侧凸而言,其矫形效果优于器械矫形。Silva 等提出,在脊柱侧屈像上小于 30% 改善率的侧凸为固定性侧凸,应考虑行截骨矫形,以缓解术后钉棒内固定系统的应力不均,降低术后内固定断裂的发生率。需要注意的是,截骨矫形在退变性侧凸患者中应是一种三维矫形操作,即在恢复冠状面平衡的同时,也应通过截骨矫正矢状面的平

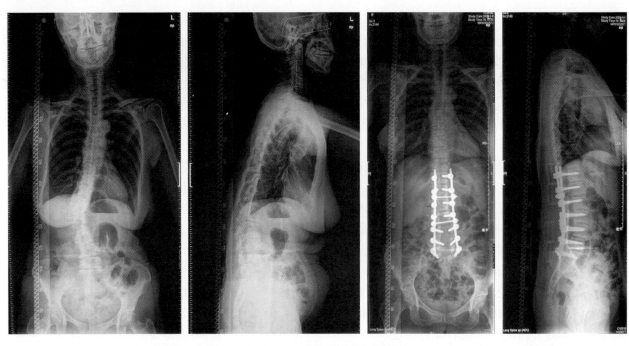

图 35-0-5　患者女性,52 岁,症状以腰痛为主,全脊柱正侧位片上显示冠状面及矢状面上均有失平衡,选择长节段固定融合,未做截骨,畸形得到很好的矫正,冠状面及矢状面上的平衡均得到了很好的恢复

衡,否则术后患者可能因为截骨不当造成矢状位失衡加重。

目前应用的方法主要分为两种:Smith-Petersen 截骨矫形及经椎弓根截骨矫形。Smith-Petersen 截骨主要操作方法为去除后方韧带结构并切除双侧关节突关节,暴露前方结构,将此截骨方法进行改良,在切除双侧关节突基础上,切除双侧椎间盘,彻底松解椎间结构,然后在主侧凸顶点的凹侧作椎体间撑开并做 Cage 支撑,再利用钉棒连接做后方加压或不对称加压,此时后凸畸形及侧凸畸形均能得到较好的纠正。由于经椎弓根椎体截骨需要在椎体中进行截骨,然后做闭合,而退变性侧凸患者大多为老年人,大多伴有骨质疏松,在有骨质疏松的椎体上进行手术操作势必会增加手术难度和出血量,手术并发症的发生率可能也会增加,因此对手术技术有较高的要求。

5. 融合方式的选择　目前较常用的植骨融合方式包括椎体间植骨融合、后外侧植骨融合、椎板间植骨融合术。

Simmons 等发现,退变性侧凸的椎弓根固定后外侧融合率为 71%,明显低于其他类型的退变性椎间盘疾病(90%),而且术后半年和 2 年的腰痛症状缓解率较低。也有学者认为,对于矢状位严重畸形、后柱骨量不足、既往有后路手术的患者,椎体间融合是必要的。椎体间融合可以更多地矫正矢状位力线,增加融合率。当行包括骶骨的长节段融合时,椎体间融合可以增加稳定性,减轻内固定在腰骶段的应力。此外,椎间融合器的使用可以改善载荷分布,可以在一定程度上增加椎间隙高度,恢复椎间孔大小并有利于畸形的矫正,改善脊柱稳定性。

但笔者认为,与其他退变性腰椎疾病相比,退变性侧凸累及的节段往往较多,过多节段的椎体间融合操作势必延长时间、增加出血量、增加神经损伤的发生率,术后感染的发生率也会增加,也会大大增加患者的费用。而且退变性侧凸患者大多为老年人,对手术的耐受力有限,患者腰椎退变明显,椎体前方或侧方骨赘明显增生,椎间撑开往往也不容易。因此,没必要在所有节段都做椎体间融合。

由于椎体选择及侧方滑移大多出现在主弯顶点(L_2、L_3)处,少数也可出现在下腰椎代偿弯处,这些部位往往伴有明显的不稳定;而且软组织松解、椎体间撑开及截骨矫形也往往在这些部位进行。因此,笔者的做法是,在主弯顶椎的凹侧需做椎体间松解及椎间撑开时,于凹侧放入单枚椎间融合器,一般 1~2 个间隙即可。有时下腰椎倾斜角过大,为了恢复冠状面的平衡,也需在下腰椎代偿弯的凹侧进行椎间撑开,此时可于凹侧植入单枚椎间融合器(图 35-0-6,图 35-0-7)。当固定融合延至 L_5S_1 时,由于 L_5S_1 后外侧植骨的融合率低,也推荐使用椎体间融合。其他固定融合节段都可采用后外侧融合,只要

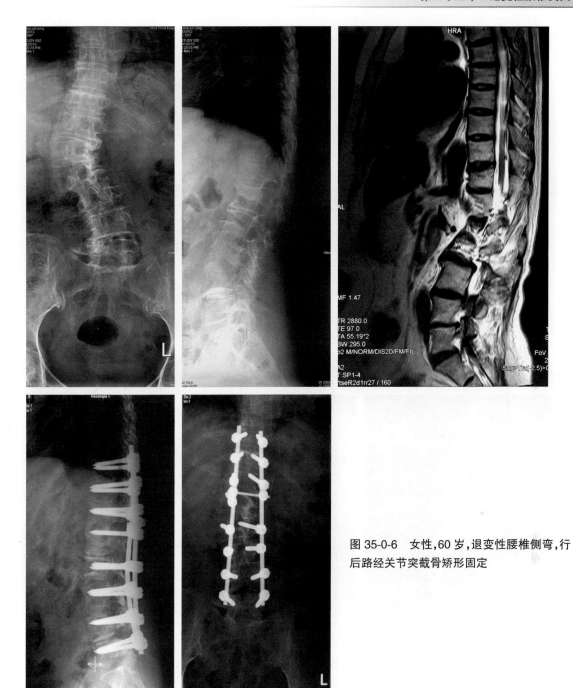

图 35-0-6　女性,60 岁,退变性腰椎侧弯,行后路经关节突截骨矫形固定

植骨床处理得当,植骨量充足,后外侧融合仍然适合于大多数患者。对于未做椎板减压的节段,椎板间融合也是一个很好的选择。

6. 手术并发症　退变性腰椎侧凸手术的并发症主要有神经及硬膜损伤、假关节及内固定失败、矢状面失衡、邻近节段退变,以及伤口感染等。

(1) 神经损伤:退变性侧凸术中神经损伤包括减压过程中的神经损伤,安放椎弓根螺钉及椎间融合器过程中的损伤,以及矫形过程中的神经

损伤。

由于畸形的存在,在椎弓根螺钉的置钉过程中最易造成神经损伤。防止该并发症的要点主要在准确把握好进针点及方向,同时更应注意椎体、椎弓根的旋转,以及椎弓根向头侧或尾侧倾斜的角度。可以通过下列方法判断锥子或螺钉是否穿透椎弓根:①手感:在钻入椎弓根锥子的过程中,应有明显的穿过松质骨的手感(挤进去的感觉),如果手感受阻,则可能是锥子的尖端碰上了椎弓根侧壁的皮质骨,应

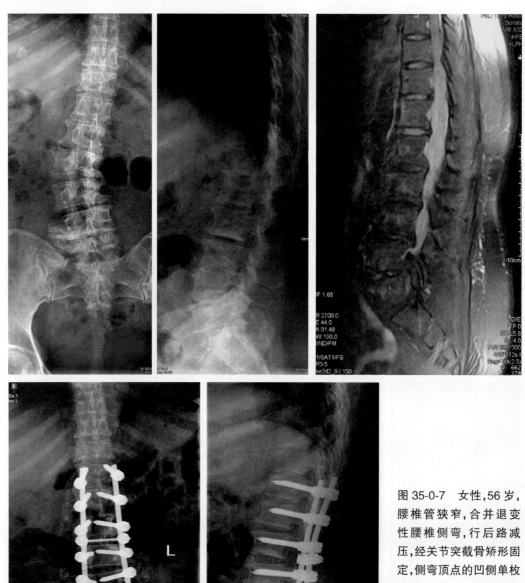

图 35-0-7   女性,56 岁,腰椎管狭窄,合并退变性腰椎侧弯,行后路减压,经关节突截骨矫形固定,侧弯顶点的凹侧单枚 Cage 垫高

注意改变方向;如出现突破感,则表明已穿透椎弓根皮质;②椎弓根探子:探子在探查钉道周围骨壁时应有明显的松质骨骨擦感,骨壁应保持完整,如在探查过程中感觉骨壁连续性中断,则可能椎弓根壁已穿透;③透视:如术中透视腰椎正位发现导针或螺钉尖端的位置已超过棘突中线,则很可能已穿透内侧皮质,C 形臂 X 线机透视应注意调整方向,通过转动 C 形臂 X 线机消除旋转及侧凸对位置观察的影响;④直接探查:螺钉拧入后应常规探查椎弓根内侧及

下壁是否完整。

在作椎间撑开或加压过程中,也可能造成神经根的牵张或受压。有条件者可在术中应用神经电生理监测;或在安放内固定棒作撑开加压后,常规探查神经根是否松弛,一旦发现问题及时作出相应的处理。

(2)感染:青少年特发性脊柱侧凸术后伤口感染的发生率介于 1%~2% 之间,成人退变性侧凸术后感染的几率更大,文献报道约为 3%,与手术时间长、内固定的使用、患者年龄较大、合并全身其他疾病等均有关。术前预防性使用全身抗生素、术中彻底冲洗伤口，有助于降低感染率。伤口感染的患者通常体温、白细胞计数升高，红细胞沉降率加快，C-反应蛋白升高。如为伤口浅层感染，可通过伤口换药治愈。如确定为深部感染，应早期进行彻底的清创，并作对口冲洗。植骨块可取出冲洗后再回植，如感染较重也可去除。内固定在早期不必取出，但若感染持续不愈，后期可取出。

(3) 假关节：成人畸形的治疗中，假关节一直是手术失败的主要原因。不仅它本身可作为一种并发症单独存在，还可诱发或加重其他并发症如矢状面失衡、畸形进展及内固定失败。

假关节形成与植骨床准备不充分、植骨量不足、骨移植材料的质有关，当然也与患者的自身身体条件有关。

长期有效的治疗效果有赖于初期坚强的固定、后期坚固的融合，任何新的内固定系统不能取代细致的融合技术。获得坚固的融合的关键在于仔细去皮质和椎间关节软骨去除术，有充足的骨量及好的植骨材料。自体髂骨仍为首选的骨移植材料，当自体骨量不足时，可辅助使用同种异体骨或人工骨。

假关节经常无症状且常规影像学检查难以发现。其特征是畸形进展、固定失败及持续疼痛。X线片发现假关节的几率为70%，CT三维重建、X线体层照相、骨扫描是诊断假关节最可靠的检查手段。

(4) 邻近节段的退变：邻近节段退变是指原融合节段的上方或下方出现椎间盘以及椎间小关节的退变。大多数人认为系由于融合术后，相邻的可运动节段出现过度活动，导致应力增加。由于融合节段更加僵直和相邻节段局部旋转中心的后移，运动模式改变，其中小关节受影响最明显，从而更易继发不稳和退变，出现新的症状。

一般认为，融合节段越长，相邻运动节段应力越集中，更易出现退变。退变性侧凸远端融合止于L_5最常见的远期并发症，就是L_5S_1椎间盘的继发性退变。因为腰骶部比较僵硬，一旦该节段上方进行长节段的矫形融合之后，L_5S_1椎间盘、小关节将会承受更大的应力，可能导致退变加速并出现相应的临床症状。

近端未融合的邻近节段除可能出现退变加速外，还可能出现后凸或畸形加重，称为交界性后凸，这通常与融合节段选择不当有关。为预防这些并发症，有学者认为，所有与侧凸和矢状面畸形有关的脊椎都应包含在融合范围之内，如果旋转的椎节未被融合，侧凸可能进展或延长。

（郭昭庆）

参 考 文 献

1. 胡有谷，党耕町，唐天驷．脊柱外科学．第2版．北京：人民卫生出版社，2000：686-770
2. John KB，Andrew PW，Todd JA，et al. Adult degenerative scoliosis：a review. Neurosurgery，2008，63（3）：94-103
3. Munish CG. Degenerative scoliosis：options for surgical management. Orthop Clin N Am，2003，34：269-279
4. Catherine MP，Luciana S，Michele M，et al. Natural history of progressive adult scoliosis. Spine，2007，32：1227-1234
5. Bridwell KH，Edwards CC 2nd，Lenke LG. The pros and cons to saving the L_5S_1 motion segment in a long scoliosis fusion construct. Spine，2003，28：234-242
6. 邱贵兴，宋海峰，于斌．退变性脊柱侧凸的诊断和外科治疗进展．中华外科杂志，2007，45：543-545
7. 方秀统，李明．退变性脊柱侧凸的研究进展．中国脊柱脊髓杂志，2007，17：543-545
8. Caleb RL，Caple AS，Youssee AS，et al. Correction of adult scoliosis via a posterior-only approach. Neurosurg Focus，2003，14：1-6
9. Smith JS，Shaffrey CI，Kuntz C 4th，et al. Classification systems for adolescent and adult scoliosis. Neurosurgery，2008，63（3）：16-24

第三十六章

腰椎间盘病的外科治疗

随着脊柱外科的不断发展,关于腰椎间盘病的外科治疗手段也在不断的发展和丰富。但无论何种术式,治疗的目的始终是相同的,即减压和稳定,也就是在有限的创伤范围内,实现神经的充分减压,若合并有不稳定或因为减压术而造成局部不稳定,还需行内固定融合术。目前,针对腰椎间盘病的外科治疗基本涵盖了整个脊柱外科的绝大多数手术技术,如单纯减压术、融合术、矫形技术,以及近年来出现的非融合技术,如棘突间固定装置、弹性固定系统、人工椎间盘等。此外,脊柱外科微创技术也得到了快速发展,微创下椎间盘切除术、腰椎融合术也在不断的推广应用。本章将针对腰椎间盘病常用的外科治疗技术进行介绍。

第一节　腰椎间盘病的单纯减压术

腰椎间盘病的常见致病原因为腰椎神经根或马尾神经受压,减压术对于腰椎间盘病而言是最基本技术,也是最关键的技术。减压术采用是否合理以及减压范围是否得当直接影响手术的疗效。因此,熟练掌握并合理应用减压术至关重要。

一、椎板间开窗间盘切除和(或)神经根管扩大术

此术式创伤小,操作简单,对局部稳定性影响小,主要适用于后外侧型腰椎间盘突出症、中央型腰椎间盘突出症、以神经根管狭窄为主的腰椎管狭窄症。对于合并有纤维环钙化者,若钙化较为局限,且中央管无狭窄,也可采用此术式。对于一个患者,根据病情可以采用单节段单侧椎板间开窗、单节段双侧开窗或多节段椎板间开窗减压术。

椎板间开窗间盘切除术作为脊柱外科的经典术式经历了近 80 年的临床应用和验证,其有效率已经得到广泛的认同。在腰椎间盘突出症的治疗中,长期随访结果证明术后 10 年以上随访优良率依然保持在 85% 以上。对于腰椎管狭窄症而言,术后优良率也达到了 82%~91%。Nakai 等采用此术式治疗腰椎管狭窄症患者,术后早期优良率为 82%,术后 5.5 年优良率为 71%。Postacchini 等进行了前瞻性研究,比较多节段椎板间开窗术和椎板切除术,术后平均随访 3.7 年,其中椎板间开窗术的优良率为 81%,椎板切除术的优良率为 78%,两者无统计学差异。由此可见,椎板间开窗间盘切除术不仅适用于腰椎间盘突出症,也适用于部分腰椎管狭窄症。但值得注意的是,多节段椎板间开窗术的神经并发症发生率高于单纯椎板切除术。

但此术式并不是适用于所有的腰椎间盘突出症。若患者存在下列情况,则不宜采用此术式:椎间盘突出合并节段不稳定;巨大椎间盘突出,开窗难以切除者;椎体后缘离断或较大的后纵韧带骨化;极外侧间盘突出。上述情况常需切除更多的骨质才能实现充分减压,而且手术可能影响腰椎节段稳定性,常需融合固定术。对于椎间盘术后复发者,可根据病情来决定是否采用此术式。

对于腰椎管狭窄症患者而言,下列情况不适合采用此术式:神经根管的入口区(侧隐窝处)狭窄,中央管狭窄、神经根管中央区或出口区狭窄;合并节段不稳定;减压需切除一侧小关节或双侧小关节 1/2 以上。对于上述腰椎管狭窄症患者,手术的减压范围较大,对腰椎的稳定性破坏明显,常需要采用融合手术。

二、椎板切除术

此处所提及的椎板切除术在实际操作中不仅

包括椎板切除,同时也可包括双侧小关节的部分切除减压以及椎板切除 + 椎间盘切除术。由于此术式与椎板间开窗间盘切除术相比可以获得更好的视野和操作空间,因此其适应证更为广泛。此术式适用于中央管狭窄症、双侧神经根管狭窄、巨大椎间盘突出、椎间盘突出合并纤维环钙化或后纵韧带骨化。但是,对于术前即存在节段不稳定或术中需切除一侧小关节或双侧小关节 1/2 以上者,则需要行融合术。

椎板切除技术是腰椎间盘病治疗中应用最为广泛的基本技术。术中患者取俯卧位,腰部屈曲。腰部后正中切口,切开皮肤、皮下及棘上韧带,钝性剥离椎旁肌,显露手术区域的椎板及两侧小关节。棘突咬骨钳切除棘突,可以用椎板咬骨钳、骨刀或电动磨钻切除椎板,显露硬膜囊。探查椎管内硬膜囊及神经根受压情况。根据受压部位进一步决定是否需要切除椎间盘以及小关节。切除小关节的方法可以采用椎板咬骨钳和窄骨刀。

1. 减压范围 对于腰椎管狭窄症而言,往往不需要将所有病变受累节段的椎板完全切除。一般情况下,腰椎间狭窄症患者的中央管狭窄常局限在腰椎的各椎间盘水平。例如 $L_{4,5}$ 椎管狭窄,其狭窄部位常位于 $L_{4,5}$ 椎间盘水平,因此减压范围可以为 L_4 椎板下部切除、L_5 椎板上部切除,若合并有椎间盘突出或神经根管狭窄,还可以进一步行腰椎间盘切除及部分小关节切除神经根管减压。对于神经根管狭窄的患者而言,其狭窄部位往往位于侧隐窝处及神经根管的入口区。侧隐窝的狭窄在减压时往往不需要切除全部小关节,只需要切除小关节内侧部分即可。若患者的神经根管中央区和出口区狭窄,则减压的范围甚至手术入路将发生改变。

2. 神经根管中央区狭窄 神经根管中央区是椎弓根下方的区域,前壁为椎体后缘,后壁是椎板外侧的峡部,侧壁是椎弓根。神经根的背根神经节,也是神经根最为粗大的部分位于此区域。此处狭窄的原因常为黄韧带肥厚、小关节向椎管内增生、椎间盘椎间孔区突出、椎间隙明显坍陷、椎弓根下沉等。此处减压常需要切除较多的小关节,甚至需要将小关节完全切除。如小关节完全切除则需要行融合术。若椎间盘退变合并椎间隙消失或骨桥形成,也可不行融合术。

3. 神经根管出口区狭窄 神经根管出口区前缘为椎间盘,后缘为关节突关节,与椎体相同序数的神经根由此经过。切除全部小关节可以获得此区域的减压。如切除一侧的小关节,则需要考虑行融合术。对于出口区的减压,除切除小关节减压以外,还有一种峡部外侧入路,此术式可以直视病变部位,保留峡部和下关节突结构从而减少术后不稳定的发生,术中可以保留关节突减少术后不稳定的发生。

4. 减压的器械使用 在椎板切除过程中,常用的是椎板咬骨钳、骨刀和电动磨钻。对于椎管狭窄严重的患者,有时硬膜囊与椎板间隙很小,无法将椎板咬骨钳插入,此时可更换 1mm 厚度的椎板咬骨钳,或骨刀将椎板轻轻凿开。在椎板咬骨钳切除椎板过程中,要先用神经剥离子探查硬膜囊是否与椎板内壁有粘连,分离粘连后再用椎板咬骨钳进行减压。正常情况下,即使腰椎管无狭窄,硬膜囊在 L_5S_1 水平常有小的韧带将其与椎板间固定,因此在减压时应格外注意,以免损伤硬膜囊造成脑脊液漏。电动磨钻在椎板尚未完全切开时可以使用,但当硬膜囊已经暴露之后,应用电钻一定要格外小心,减压尽量不使用,以免将硬膜囊周围的软组织卷入,造成神经损伤。

5. 椎管内静脉丛出血 在减压过程中,硬膜囊腹侧椎体后缘及椎间盘水平常用静脉丛通过,特别是双侧小关节下方椎间孔区域有较多的静脉丛存在。有时出血较多,止血时可采用明胶海绵和脑棉片,也可以采用双极电凝。但有学者认为在椎管内应尽量减少双极电凝的使用,因为双极电凝可能会造成蛛网膜炎的发生。目前脊柱手术止血材料不断推新,如可吸收止血纱布、可吸收止血棉以及生物蛋白胶等,在术中可酌情应用。但应注意止血纱布虽可以吸收,但在吸收血液后质地变得较硬,可能会对神经产生压迫。

三、椎板切除术的评价

椎板切除术可以完成绝大多数腰椎退行性疾病的神经减压任务。但由于椎板切除术的减压范围广泛,因此关于其是否对稳定性产生影响的争论一直没有停息。一些学者认为此术式对腰椎稳定性的影响并不大。Hazlett 等报道了 33 例患者行单纯或双侧小关节全部切除术,大多数患者切除了椎间盘,仅有 4 例出现不稳定。White 等对 182 例术前无滑脱的患者行椎板切除术,术后脊柱滑脱的发生率为 2%,年龄以及椎间隙高度是否正常是术后发生滑脱的相关因素。但更多的学者认为椎板切除术将会带来术后腰椎的不稳定。Johnsson 等发现广泛减压的 25 例患者中 5 例发生了腰椎滑脱。Shenkin 等发现 59 例患者术后有 6 例出现滑脱。Johnsson 等对未行融合手术的 31 例患者进行随访发现,其中 10 例发生了滑脱。因此,北京大学第三医院对于需要行椎板切除术的患者,减压的同时行融合术,以避免术后出现腰椎不稳定问题。

第二节　腰椎间盘病的融合术

一、腰椎融合术的历史

腰椎退行性间盘病不仅可以引起神经受压,同时也可引发腰椎节段不稳定,如腰椎退变性滑脱。在腰椎间盘病外科治疗中,神经减压往往是首要目的。但神经减压常破坏了腰椎后方的稳定结构,包括棘上韧带、棘间韧带和椎板间黄韧带。腰椎各节段间通过三个关节来彼此连接,即双侧的小关节和椎间盘。而椎间盘的退变突出以及小关节的增生内聚往往是导致神经压迫的重要因素,术中常需切除椎间盘以及部分或全部小关节,从而对腰椎的稳定性产生影响。因此,腰椎的稳定重建成为腰椎手术的另一个重要目的。

早在 1911 年 Hibbs 和 Albee 分别介绍了腰椎融合术。此后,腰椎融合术逐渐发展。但是,由于单纯植骨融合术的融合率相对较低,术后患者常依然存在腰痛以及神经症状,使手术疗效受到很大影响。随着腰椎内固定器械的不断研制和改进,植骨融合术辅以脊柱内固定术可以大大提高融合率的观点得到了广泛的认同,腰椎内固定植骨融合术在腰椎间盘病的治疗中也逐渐得到普遍应用。在过去的一个世纪,腰椎内固定器械从关节突螺钉、棘突钢丝、棘突钢板、椎板下钢丝到目前椎弓根螺钉的出现,充分反映了腰椎内固定技术的革命性更新和变化。早期的棘突钢板、Harrington 棒以及 Luque 椎板下钢丝在脊柱矫形中得以应用,但在需要减压的病例中,后方结构被切除,使此类内固定无法实施。而且单纯的脊柱后柱固定对腰椎的屈伸和旋转的控制力较弱。而椎弓根螺钉出现,可以提供脊柱三柱稳定,为腰椎间盘病的外科治疗提供了有利的技术支撑,大大提高了腰椎疾病的疗效。

1970 年,Roy-Camille 及其同事首先报道了椎弓根螺钉内固定系统的临床研究。此后,Steffee 等研制出 VSP 系统,更多的椎弓根内固定系统不断出现,如 Dick 椎弓根螺钉系统、Cotrel-Dubousset 椎弓根螺钉固定系统等等。经过几十年的研究,椎弓根螺钉内固定系统的临床价值不断被证实和肯定。

Simpson 等采用 Roy-Camille 系统进行脊柱固定手术,随访时发现除 1 例未融合外,其他患者均达到骨性融合,无神经并发症。Steffee 等对 250 例患者进行前瞻性研究发现,椎弓根内固定在治疗腰椎滑脱以及椎管狭窄方面均可取得良好的效果,而且融合失败与内固定固定的节段多少无关。McAfee 等对椎弓根螺钉系统进行长达 10 年的研究,发现椎弓根螺钉相关的并发症发生率很低,螺钉出现问题的发生率仅为 4%,10 年的使用率与传统的全髋关节置换相近。多项研究表明椎弓根螺钉系统配合植骨融合术在治疗腰椎退行性疾病中取得了良好的效果,融合率可达 80%~100%。到目前为止,椎弓根螺钉系统已经成为腰椎内固定术的首选技术。

二、腰椎融合术的适应证

在腰椎间盘病的治疗中,融合术主要适用于下列疾病:

1. 腰椎滑脱。
2. 腰椎间盘病合并节段不稳定。
3. 腰椎神经减压后导致节段不稳定者　椎板切除、双侧小关节切除超过 50%、单侧小关节完全切除 + 椎间盘切除、椎弓峡部切除 + 椎间盘切除。
4. 腰椎管狭窄症合并腰椎退变性侧弯或后凸。
5. 复发性腰椎间盘突出症或椎管狭窄,需在原手术节段再次减压手术。

三、脊柱融合术的评价

脊柱融合术广泛应用在腰椎间盘病的外科治疗中。腰椎间盘突出症、腰椎管狭窄症、腰椎滑脱以及腰椎退变性侧弯等疾病常需要融合技术。经过多年的验证,总体上腰椎融合手术的疗效是令人满意的。Mardietko 等认为单纯减压满意率只有 69%,而减压 + 融合的满意率为 90%。Bono 回顾分析了 20 年的文献,发现腰椎融合术可以确定良好的疗效,患者满意度平均为 80%,并发症的发生率为 11%。

总体而言,腰椎融合术并发症的发生率并不高。据 2003 年国际 SRS 统计,1996—2002 年在腰椎退变性滑脱手术治疗中,神经并发症为 1.0%;在真性滑脱的治疗中神经并发症为 3.1%。 Fu 等通过总结 1 万余例手术治疗的腰椎管狭窄症患者发现,并发症为 5%~7%,其中伤口感染 2.1%;硬膜损伤 3.1%;神经损伤 0.6%(79% 为神经根,21% 为马尾);死亡 0.13%,均为老年人。年龄与并发症发生率无关,但老年人死亡率高。

目前虽然存在多种不同的融合方式,但多数学者认为尽管融合方法不同,融合率不尽相同,但疗效与融合率关系不大。腰椎前路椎间融合术 + 后路固定融合(360°融合)与前路椎间融合 + 后路固定(270°融合)相比,两组临床疗效相同。在退行性腰椎滑脱的治疗中,PLIF 和 PLF 相比,虽然 PLIF 的手术时间、出血量和并发症较多,但两者的疗效相同。当然也有不同意见。Christensen 等总结了 146 例患者发现,椎间融合率不仅高于后外侧融合率(90% Vs 80%),而且二次手术率相当较低(7% Vs 22%)。北京大学第三医院研究发现在 111 例腰椎滑脱患者的减压融合治疗中,PLIF 融合率高于 PLF(96.7% Vs 85%),同时假关节的形成直接影响疗效。

关于融合术是否需要使用内固定器械一直存在争论。Thomsen 等针对 130 例患者进行了一项前瞻性随机对照研究,评价联合应用椎弓根螺钉固定后的腰椎后外侧融合情况。他们发现在固定组和非固定组之间其融合率并没有明显的不同。在术后功能评价方面,非固定和固定组都有显著提高,两组的结果之间没有显著差别。固定组的患者满意程度(82%)有高于非固定组(74%)的倾向。但使用椎弓根螺钉明显增加了手术时间、失血量和早期再手术率。内固定组感染发生率较高,还有 4.8% 因螺钉位置不良而产生明显症状。另一项前瞻性随机研究被用来确定是否经椎弓根固定可以提高成人真性滑椎患者后外侧融合的效果:36 例进行了内固定下的融合,另外 40 例进行单纯融合。在 2 年随访时,疼痛的程度和功能残疾在两组中显著相似,融合率没有明显区别。

尽管如此,更多的学者认为在融合手术中进行内固定,不仅可以获得即刻稳定,为脊柱融合创造条件,同时能够解决因神经减压所带来的不稳定。患者在获得即刻稳定后,腰痛等相应临床症状会得到改善。许多临床研究发现内固定虽然能够增加相应的并发症,但如果技术掌握熟练,其并发症很低,而且内固定可以明显提高融合率。目前,北京大学第三医院对于需要融合的腰椎间盘病,常规行植骨融合 + 内固定治疗。

近年来,随着内固定融合技术的广泛应用,以及临床上对腰椎节段稳定性认识的不断深入,融合术后相邻节段退变(adjacent segmental degeneration,ASD)的问题成为融合技术无法回避的问题。关于相邻节段退变的争论也一直存在。Hassett 等通过 9 年随访发现,正常人群脊柱退行性疾病的发生率为每年 3%~4%。Penta 等通过比较正常人群与 52 例前路椎间融合患者,发现在 10 年随访时两组 MRI 显示的间盘退变的发病率均为 30% 左右,无统计学差异。然而,更多的学者认为融合会使相邻节段应力集中,导致其退变加快。

文献报道 ASD 的发生率 15%~50%。James 等总结 1996—2006 年的文章发现,926 例腰椎融合术患者中 314 例术后出现相邻节段退变,占 34%。Edward 等对 217 个融合节段进行了 5~12 年随访,术后 ASD 发生率为 28%,10% 需要二次手术。由此可见,在内固定和融合技术不断成熟的今天,融合术后相邻节段退变逐渐成为一个亟待解决的问题。

四、椎弓根螺钉内固定技术

椎弓根螺钉内固定技术已经成为腰椎外科手术中的常规技术。患者取俯卧位,腰部前屈。在显露双侧椎板及关节突后,可先行椎弓根螺钉置入,这样可有效防止在操作中损伤神经。若患者存在严重的腰椎旋转或畸形,置钉的解剖标志不清,可选择先减压,之后在直视椎弓根或可探及椎弓根位置的情况下置入椎弓根螺钉,减少螺钉误置的风险。

1. 椎弓根螺钉置入方法　目前常用的椎弓根螺钉置入方法包括 Roy-Camille 法(直进法)、Magerl 法和 Krag 法。上述 3 种置入法相比,后两者的进针点远离小关节面,对关节突的破坏较小,而且可以使用较长的螺钉以增强固定强度。

(1) Roy-Camille 法:进针点位于横突中线与关节突垂线的交点处,进针方向平行于矢状面,平行于椎体上下终板。

(2) Magerl 法:进针点位于横突中线与上关节突外缘垂线的交点,即上关节突的外下角。进针方向在横断面上向前内侧倾斜,角度自 L_1 至 L_5 逐渐加大,L_1 为 5°~10°,L_5 为 15°~20°,S_1 为 20°~30°。矢状面上与终板平行(图 36-2-1)。

(3) Krag 法:进针点在 Magerl 法的外下方。进针方向在横断面上同 Magerl 法,矢状面上与终板呈 10° 左右夹角。

2. 骶骨钉的置入方法　L_5 下关节突下缘的切线与 S_1 关节突外缘的交点。横断面上向内倾斜 20°~30°。矢状面上与终板平行,或与终板呈 10° 左右角度,钉尖指向骶骨岬。这种置钉方法可以防止 L_5 和 S_1 螺钉钉尾过于靠近,同时可以增加螺钉在骶骨内的走行距离。

3. 椎弓根螺钉型号的选择　L_{1-5} 一般选用直径

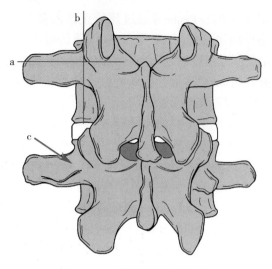

图 36-2-1　椎弓根螺钉入钉点

Magerl 法的进针点位于横突中线(a)与上关节突外缘垂线(b)的交点,即上关节突的外下角。也可以人字嵴为标志(c),此处位于 Magerl 方法入钉点的略下方

为 6~6.5mm 长的螺钉。对于骨质疏松者或椎弓根螺钉松动翻修的患者,可选用 7mm 直径的螺钉。对于成年患者,一般椎弓根螺钉的长度为 4.5~5.0cm,骶骨钉一般为 3.5~4.0cm。

4. 椎弓根螺钉技术应注意的问题

(1) 术前阅片:术前仔细研究患者的腰椎 X 线片以及 CT 或 MRI 片,观察腰椎是否存在侧弯,椎体是否存在严重的旋转,是否存在移行椎,以及是否存在椎弓根的畸形等等。只有充分每个患者腰椎的解剖特点,才能根据腰椎的形态来准确置钉。

(2) 术中 C 形臂 X 线机透视:目前,C 形臂 X 线机透视是保证术中椎弓根螺钉置入准确的必要步

骤。在透视过程中,术者可以确定手术节段是否正确,螺钉位置是否满意。在透视过程中,要求照出标准的正侧位,特别是对于腰椎有侧弯旋转的患者,需要将每一个椎体的标准正侧位均显示出来,从而避免因为投照角度问题而误判螺钉位置(图 36-2-2)。在正位透视片中,如果螺钉钉尖在与椎体外壁相近或超出椎体外壁,则螺钉位置可能偏外;若钉尖超过椎体中线,则螺钉位置可能偏内(图 36-2-3)。

五、常用的植骨融合方法

腰椎的植骨融合方法有多种。根据手术入路可分为后路融合术和前路椎间融合术,其中后路融合术又包括后外侧融合、椎间融合术。

(一) 后外侧融合术

后外侧融合术适用于大多数有融合指征的腰椎患者,目前仍是腰椎常用的融合方式。融合的范围包括横突间和关节突间的植骨。对于后外侧植骨融合术,临床医师均较为熟悉,但在具体应用中,仍然需要注意以下问题:

1. 植骨床准备　植骨床包括关节突、椎弓峡部及横突。术中剥离横突表面的肌肉和韧带,显露横突全长,并用磨钻或骨刀将横突表面制成粗糙面(图 36-2-4)。临床医师常较为重视横突间植骨,但常忽视关节突和椎弓峡部的处理。由于上下关节突距离很近,若处理得当应是重要的后外侧融合点。在处理关节突时,应切除关节面上的软骨板,在关节间隙内植入自体碎骨。可以在椎板减压前处理双侧的关节面,这样可以避免在减压后处理关节面时导致关节突骨折。峡部的处理可以用电动磨钻或骨刀打磨粗糙。

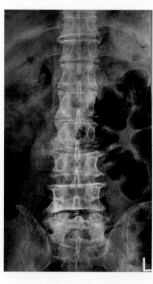
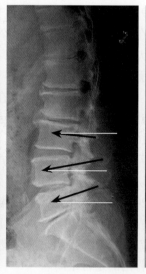
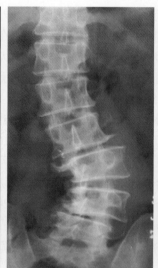
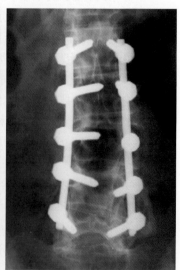

图 36-2-2　术前应仔细阅片,了解所有固定的椎体椎弓根在矢状位和冠状位上的角度

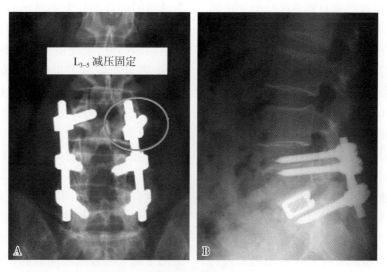

图 36-2-3　椎 3 根螺钉置入术中 X 线片

A. 腰椎椎板减压椎弓根螺钉内固定术,左侧 L$_3$ 椎弓根螺钉钉尖位于椎体轮廓外,提示螺钉偏外;B. 椎弓根螺钉偏上进入椎间盘内

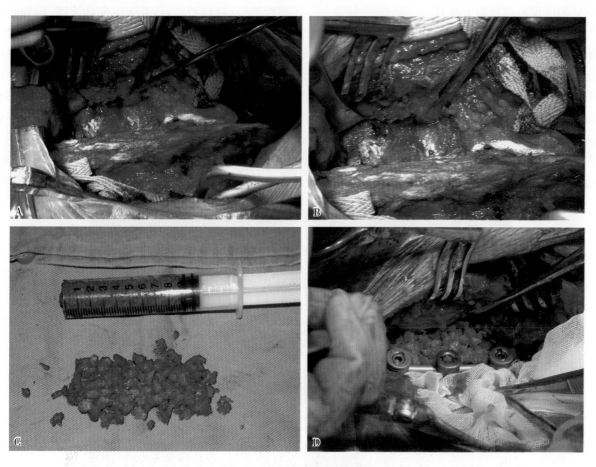

图 36-2-4　腰椎后外侧植骨

A. 充分暴露横突全长;B. 将横突表面皮质骨打磨粗糙;C. 减压切除的骨质剪碎,放在注射器中备用;D. 将碎骨植于横突表面及椎弓峡部外侧

2. 植骨 目前,常用的植骨材料仍以自体碎骨为宜。早期时植骨来源往往来自髂骨区。但一项临床对比研究发现,髂骨植骨的融合率为 89.7%,减压切除的骨质植骨融合率为 87.5%,两组融合率无差别。因此,笔者常规应用切除的自体碎骨进行植骨融合,若骨量充足,则不必取自体髂骨。术中将减压切除的骨质剪成小的骨粒,放置在腰椎两侧的植骨床上,并与植骨床贴紧,表面辅以明胶海绵。植骨量要充足。若自体骨不足,可选用同种异体骨,最好的方法是将自体骨和异体骨混合后使用。

3. 神经保护 由于后外侧植骨属于椎管外操作,因此许多医师认为在操作的过程中不会损伤到神经。但实际上,在两个横突之间的椎弓峡部深方即为椎间孔区,神经根从此处经过。若用电刀进行植骨床剥离时,电刀停留时间过久,或剥离过深,均有可能灼伤深方的神经根。因此,在两个横突之间椎弓峡部外侧剥离的过程中,一定要做到逐层显露,肌肉的剥离深度不应超过横突的深度,而且不要在峡部外侧区域过多地应用电刀。

4. 后外侧植骨融合术的评价 后外侧植骨融合术的优点是技术操作简单、安全;出血少;手术时间短;椎管外操作,神经并发症少。大量文献报道后外侧植骨融合率 60%~100%。Nork 等应用后外侧植骨融合术治疗腰椎滑脱患者,融合率为 93%。Boothe 等同样采用后外侧融合方法治疗 41 例腰椎滑脱患者,术后 5 年随访融合率达到 100%。Kim 等通过前瞻性研究比较了后外侧融合术与后路椎间融合术,虽然随访时后外侧融合组椎间隙高度有丢失,但两组的融合率并无差别(分别为 92% 和 95%),疗效也相近。笔者所在科室曾对 81 例腰椎滑脱患者进行回顾研究,发现横突间植骨融合率为 85.2% 左右,患者术后取得了很好的疗效。Christopher 等总结了 1979 年至 2000 年发表的关于腰椎退变性疾病的英文文章,其中 3692 例采用了横突间植骨融合术,融合率为 85%。由此可见,后外侧融合术仍是一种安全有效的植骨融合方式(图 36-2-5)。

然而,也有许多文献报道认为后外侧植骨融合术的融合率低于椎间融合术。但尽管如此,融合率高低并不是影响最终疗效的主要因素,融合率与疗效无关。目前,多数学者认同此观点。后外侧植骨适用于绝大多数腰椎间盘病,但是对于翻修手术患者,若双侧小关节已经缺如,植骨床条件较差,则不适于后外侧融合。上述患者可选用前路融合或后路椎间融合。此外,笔者通过研究发现,在治疗腰椎管狭窄症合并腰椎滑脱的患者时,若腰椎滑脱为峡部裂性滑脱(真性滑脱)或Ⅱ度退变性滑脱,后外侧植骨融合率只有 75%,而且一旦未融合均发生了内固定失败。因此,笔者建议对于真性滑脱和Ⅱ度退变性滑脱最好采用椎间融合术。

（二）后方入路椎间融合术

1. 适应证和禁忌证 椎间融合与后外侧植骨融合术相比,可以提供更多的植骨床面积,更有利于恢复和维持椎间隙高度,也更符合生物力学的要求,因为腰椎约有 80% 的应力通过椎体或椎间传导。

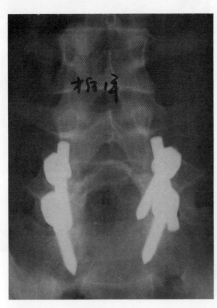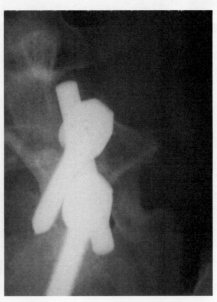

图 36-2-5 后外侧融合术后 1 年随访,横突间植骨已融合,局部放大可见横突与植骨块间有骨小梁通过

随着植骨融合器械和技术的不断发展成熟,上述植骨融合术的指征均可作为椎间融合术的适应证。但椎间融合术更适用于下列情况:腰椎滑脱,特别是真性滑脱和Ⅰ度以上退变性滑脱;后外侧融合术后假关节形成;椎间隙狭窄伴椎间孔狭窄,需要恢复椎间隙高度;年轻成人及重体力劳动者需行融合手术者。但若患者伴有严重的骨质疏松,或翻修手术患者椎管内粘连严重,难以显露椎间隙者。

后方入路椎间融合术包括两种,即PLIF(posterior lumbar interbody fusion)和TLIF(transforaminal interbody fusion)技术。PLIF的植骨通路是硬膜囊两侧,术中需干扰硬膜囊两侧的神经结构。而TLIF的植骨通路则更为偏外,经椎间孔入路从硬膜囊一侧进入椎间隙。由于TLIF植骨仅干扰硬膜囊一侧,因此适用于单独减压且需要融合的患者。应用TLIF技术可以避免干扰病变对侧正常的椎管内结构。

2. 手术操作要点

(1)椎间隙显露:对于PLIF技术而言,在椎板切除后除神经根减压所需切除的双侧部分小关节以外,还需要向两侧切除双侧关节突内侧半甚至更宽,不建议在应用PLIF时切除全部小关节。这样不仅可以保留部分稳定性,而且可以保留后外侧植骨床。由于术中减压切除的骨质在用于椎间植骨后常常有剩余,可将剩余的骨质置于后外侧,增加植骨融合面积。

对于TLIF技术而言,按照技术要求需要切除一侧的上下关节突,从椎间孔入路显露椎间盘。此入路更适用于极外侧间盘突出症或椎间孔狭窄的患者。随着外科技术的不断提高,对于中央管狭窄或一侧神经根狭窄的患者而言,由于不需要对椎间孔区域进行减压,因此术中往往不需要切除全部关节突。切除上位椎体的下关节突及下位椎体的上关节突内侧半,即可获得安放TLIF的工作通道。

(2)椎间隙处理:椎间盘部分切除后,保护硬膜囊及神经根,用环状刮匙刮除椎间隙上下软骨板及残留的髓核组织。将骨性终板刮成粗糙面,但应保留皮质骨,保持终板的纵向支撑功能,避免置入椎间的骨块或融合器陷入椎体内。在使用环状刮匙的过程中,应注意避免放入过深而穿透前方纤维环及前纵韧带,同时避免在刮匙出入椎间隙时损伤硬膜囊及神经根。

(3)植骨:将自体碎骨剪碎后置于椎间隙内,将碎骨置于椎间隙的前1/3处,用嵌入器将碎骨压实。取合适高度的骨块或装有自体骨的椎间融合器,放

入椎间隙内。一般植骨块或椎间融合器位于椎间隙中1/3或略偏前。其后缘应距椎体后缘3~4mm以上为宜。在置入两枚PLIF椎间融合器时,应避免两枚融合器过于偏中线,否则可能在放入第2枚融合器时将已在椎间隙内的第1枚融合器压向前方,使之位置过深,甚至突破前纵韧带而进入椎前,导致难以取出或损伤前方重要结构。

(4)椎间加压:于椎间植骨的节段进行适当加压,使植骨块或融合更好地与椎体接触,同时使椎间植骨与椎体间保持一定压力,不仅防止植骨的位置改变,同时也有利于植骨融合。

3. 后路椎间融合术的评价　后路椎间融合术可以恢复椎间隙高度及腰椎序列,同时提供椎间纵向支撑,提高内固定的稳定性,更重要的是可以获得较高的植骨融合率。Christopher等通过系统回顾研究发现,椎间植骨融合术的融合率为89%,明显高于后外侧植骨融合术。Kim等通过前瞻性研究,比较了PLIF融合术与PLIF加后外侧融合术的疗效及融合率,结果发现两组的融合率无差别(95%和96%),但单纯PLIF可以减少对横突周围软组织的干扰,简化手术操作,减少术后腰痛的发生。笔者所在科室采用后外侧植骨融合术和后路椎间融合术治疗腰椎滑脱患者,前者的融合率为85.2%,而椎间融合率达到96.7%,两者之间具有统计学差异。还发现,椎间融合术更适用于真性滑脱和Ⅰ度以上的退变性滑脱。

尽管椎间融合术有上述优点,但其与后外侧融合术相比存在一些不足。椎间融合术对手术技术要求相对较高;过多的椎管内操作增加了硬膜囊和神经根损伤的几率;需要切除过多的关节突结构;手术时间相对较长,椎管内静脉丛出血较多。有学者报道认为,虽然椎间植骨融合率高,但由于其对神经根牵拉时间过长,刺激较多,术后患者满意度并不高,只有69%。因此,只有严格把握植骨融合术指征,正确评价后外侧植骨融合术和后路椎间植骨融合术,根据自身的技术特点和患者病情需要,合理选择植骨融合方式,才能获得满意的疗效。

(三)前路椎间融合术

腰椎间盘病有外科手术指征者多采用腰椎后路手术,其优点是手术显露途径简单,便于进行神经的减压,如腰椎管狭窄、腰椎滑脱以及退变性侧弯等情况。但是,腰椎后路手术也存在一些缺点,如剥离椎旁肌引起的肌肉去神经化以及慢性腰痛;腰椎间隙变窄;椎管内外及神经根周围组织粘连与瘢痕形

成;椎间盘切除不完全,髓核组织残留,导致腰椎间盘突出复发;腰椎后方结构切除后导致节段不稳定等。因此,自1933年Burn等报道经腰椎前路行腰椎融合术后,腰椎前路融合的技术及相应椎间融合器得到了快速发展(图36-2-6)。

1. 手术适应证　无论是前路融合还是后路融合,均只是一种植骨融合方式,理论上应适用于大多数需要融合的患者。但由于术者对前路、后路融合术的技术掌握不同,对两种术式各自并发症的看法不同,以及患者的病情不同,使得关于腰椎前路融合术的适应证目前存在争论。由于临床上腰椎间盘病大多存在椎管狭窄和神经压迫,常需要行后路神经减压,因此,多数融合术采用了后路融合。如果同时行前路融合,将是两个手术切口,使患者的创伤增加。目前,前路融合术主要应用于:间盘源性腰痛;椎间盘炎;后方植骨床条件差者;后路翻修手术,因瘢痕粘连无法实现后路椎间融合;腰椎退行性侧弯矫形手术需行前路松解者,可同时行前路椎间融合;部分腰椎间盘突出症。

2. 手术禁忌证　主要禁忌证包括:游离型椎间盘突出;合并腰椎管狭窄者(中央管或侧隐窝狭窄);腹部手术史;腹膜后纤维化及粘连者;主动脉、下腔静脉及其分支有异常者;髂股静脉的深静脉血栓。

3. 解剖注意事项　任何一个腰椎前方入路都要注意邻近椎体和间盘的多个解剖结构。术中一定要识别多个血管、神经和内脏结构,并加以保护。

腰椎两侧附以两个肌肉,即腰方肌和腰大肌,它们通过椎间盘表面上的弧状附着处附于腰椎两侧。髂腹下神经和髂腹股沟神经在腰大肌的外侧穿过,斜向下行至髂嵴。生殖股神经和股外侧皮神经也穿过腰大肌到达髂窝。在腰大肌内侧缘与腰骶椎交界处是内脏神经、腰椎交感神经干和腰神经节。

除了腰椎前方的肌肉神经结构外,医师还必须熟悉这一区域的血管解剖。主动脉在$L_{4,5}$椎间盘水平分叉之前位于脊柱左前外侧。髂总动脉在L_5外侧斜向下走行。主动脉的一些腰部分支也在此处发出,可能是向下、水平,甚至是向上走行进入并穿过椎间孔。这些血管也可能从髂总动脉或骶中央动脉发出。

下腔静脉位于腰椎前方,在L_5水平由左右髂总静脉汇合而成。事实上,汇合处常在L_5中线略偏右侧,但有时会偏高,在L_4椎体水平汇合。腰静脉常位于相应椎体的中部,它们是由前、后腹壁引流血管形成的,之后它们与脊柱腰椎静脉丛汇合。这些腰静脉汇入下腔静脉、髂总静脉、髂内静脉或骶正中静脉。

4. 手术显露途径　前路显露腰椎主要有两个途径,即经腹膜外入路和经腹腔入路。从腹膜外入路有两种手术切口,一种为腹部外侧斜切口,一种为腹部旁正中切口。

(1)经腹腔入路:麻醉多采用气管内插管全身麻醉,也可用连续硬膜外麻醉。患者仰卧,腰骶部对着手术台腰桥处,上半身略低使腰骶角增大,有利于显露,也可使椎间隙变宽。髋关节及膝关节略屈曲,

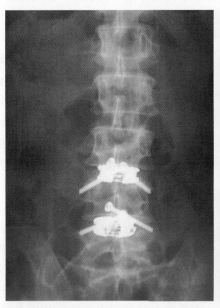
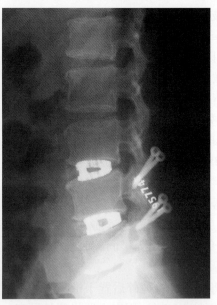

图36-2-6　腰椎前路$L_{4,5}$椎间盘切除椎间Cage植骨融合、后方经关节突螺钉内固定术

并固定在手术台上。

下腹部旁正中切口,从耻骨联合上方至脐上5cm画线,若仅显露L₅S₁椎间盘,切口也可从脐下至耻骨联合上方。逐层切开腹壁,到达腹膜时观察是否有粘连,用两把血管钳提起腹膜并剪一小口,用示指、中指经此口进入分离腹腔粘连,然后扩大腹膜切口进入腹腔。操作中要注意避免损伤切口下方的膀胱。将手术台头端调低,用生理盐水纱布垫保护肠管,拉开显露后腹膜。识别腹主动脉、髂总动脉、髂总静脉以及在其上方左侧走行的输尿管。纵行切开后腹膜,显露腹主动脉、下腔静脉及其分叉处和骶前区域。下腰椎的显露可以从腹主动脉左侧显露,也可从腹主动脉与下腔静脉之间显露。一般认为,前者相对安全,而后者在分离下腔静脉时易发生损伤出血。自腹主动脉左侧双重结扎切断腰横动静脉,将腹主动脉及下腔静脉向中线拉开,为尽量显露腰椎,还可将腰大肌向外侧拉开,即可显露前纵韧带、椎体及椎间盘。下腔静脉在L₅椎体前方由左右髂静脉汇合而成,沿腹主动脉右侧上行。腹主动脉在L₄椎体左前方分为左右髂总动脉。一般情况下,腹主动脉分叉位于L₄,₅间盘水平,如果分叉较低,则L₅S₁椎间盘也可显露。如果分叉较高,在L₅S₁椎间盘位于分叉下方,显露时应当结扎切断骶中动静脉,其下方即为L₅S₁椎间盘。此处正处于腰椎生理前凸和骶骨生理后凸的交界处,因此向前凸起明显,即为骶骨岬,可作为解剖标志。术中也可透过X线透视来确定手术节段。

在处理腰骶部腹膜后血管时,应注意以下问题:术中要重视患者有无动脉壁钙化,钙化的血管不易游离移动,会使术中显露困难,增加手术风险;处理腰横动静脉和骶中动静脉时要双重结扎再切断,不可用电烧,以防损伤血管或血管断端大出血;腹主动脉分叉较高时,L₅S₁显露相对较容易,可在分叉下方显露,若分叉较低,则需要自血管左侧显露,髂总静脉在主动脉分叉下方斜行,要注意保护;髂静脉沿途不断有小的静脉汇入,要注意避免引发出血,必要时要一一结扎。

椎间盘的显露需要拉开血管,可以用具有一定柔韧性的条形拉钩来牵拉血管,也可用4枚斯氏针固定在椎间盘上下左右的椎体上,起到拉钩的作用。为了安全并减小对血管壁的刺激,可在斯氏针上套上乳胶管,同时避免将斯氏针扎入椎间盘内。用15号刀片切除椎间盘前方的纤维环,刮匙髓核钳切除椎间盘组织,直至后纵韧带。若存在间盘突出,可同时切除突出的髓核组织。

用环形刮匙刮除椎间隙相对面的软骨终板,将皮质骨磨糙。取自体髂骨块或前路椎间融合器,在融合器内放入骨质后置于椎间。植骨块和融合器的大小要适当,不要过度撑开椎间隙而损伤神经,当然也要避免骨块过小而出现松动移位。

手术主要操作结束后,认真止血,在术野内放置负压引流管。缝合后腹膜,并逐层关闭切口。术后1~3天可有腹胀,行胃肠减压,待自行排气后拔除,期间可进流食。负压引流放置1~2天,若引流量小于50ml/24h即可拔除。引流管拔除后即可带围腰下床活动。

(2) 经腹膜外入路:经腹膜外入路手术在手术切口上有两种选择,一种为腹壁旁正中入路,另一种是腹壁斜切口入路。

旁正中入路与前面所讲相同。逐层切开皮肤、皮下后,到达腹直肌前鞘,沿腹直肌外缘向内分离显露腹直肌后鞘,在脐下5cm处腹直肌后鞘缺如,此处称为弓状线。在此处显露腹膜外脂肪,用血管钳提起弓状线,用纱布做成"花生米"进行钝性腹膜外分离,直至腹膜返折处,推开腹膜后脂肪,将腹膜从腰大肌上分开,用盐水纱布覆盖在剥开的腹膜表面,用拉钩将腹膜连同腹膜内脏器拉向右侧。此时即显露椎前结构。此后的操作同前。

若采用腹壁斜切口,则患者需要侧卧位。由于腹主动脉位于下腔静脉的左侧,故一般用腹壁斜切口。可将手术台向右侧倾斜30°,或在患者身体左侧置垫使其稍向右倾斜。右下肢伸直,左下肢屈曲,两腿间垫软枕。切口起点为肋下缘与腋中线交点,即12肋远端,斜向下向内,止于耻骨嵴上方5~7cm处。切口皮肤皮下,沿腹外斜肌肌纤维方向切开,在切口腹内斜肌和腹横肌,切口腹横肌时避免损失腹膜和精索。一般在第12肋尖处切开较为安全,到腹膜外后可见脂肪,用纱布"花生米"钝性剥离腹膜并推开,显露椎前血管结构。此后操作同前。

5. 前路融合术的评价 前路融合术不需要剥离腰背肌,而且后方骨性结构完整,减轻了术后由于肌肉原因导致的腰痛。前路融合术与后路椎间融合相比,不干扰椎管,减少了椎管内粘连和瘢痕形成的机会。前路椎间盘切除可做到完整切除,极少会残留,而且前路植骨融合面积大,植骨成功率高,可恢复椎间隙高度,保持腰椎生理前凸。

前路椎间融合率较高,可达到90%~100%,其融合率与后路椎间融合术相同。但由于许多医师对手术入路不熟悉,同时对手术相关并发症有些畏忌,因此许多医师更倾向于行后路椎间融合术。前路手术的主要并发症包括交感神经损伤、腹部大血管损伤出血、髂血管血栓形成、腹膜后血肿,等等。其中交感神经损伤是最为常见的并发症,主要表现为男性患者逆向射精,其发生率1%~2%。Sasso等发现经腹腔前路融合术的逆向射精发生率是腹膜外入路的10倍,可高达17.5%。因此,对于男性患者,他们主张尽量采用腹膜外入路手术。对于腰椎前路而言,临床医师最为担心的是术中血管损伤。Oskouian和Johnson总结了胸腰椎前路手术的207个病例,发现血管并发症发生率为5.8%,死亡率为1%。Baker等观察了102例由血管外科医师暴露的腰椎前路手术,结果发现大血管损伤并需要缝合修补的发生率高达15.6%。Wood等系统回顾了1993年至2008年的相关文献,发现腰骶部前路融合术的血管损伤发生率小于5%,静脉损伤高于动脉,静脉损伤都由血管牵拉所致。$L_{4、5}$节段血管损伤发生率较高。静脉损伤可导致血栓形成、住院时间延长甚至发生肺栓塞,但并不影响患者的预后。

任何腰椎前路手术患者都要面临发生术中术后多种并发症的风险。因此,脊柱医师进行腰椎前路手术之前要充分考虑并且十分慎重。然而,回顾文献发现前路脊柱手术并发症并不是太高。对于脊柱医师而言,可以和血管外科医师或普外医师一起配合术中暴露,从而降低手术的难度和风险。

第三节　腰椎间盘病的非融合技术

在腰椎间盘病的手术治疗的整个发展进程中,技术一直在不断完善和细化。从最初的神经减压,到脊柱的固定融合技术,每一次改进都大大提高了临床手术疗效。但随着脊柱融合手术的广泛应用,脊柱融合术所带来的问题也不断显现出来,其中最为突出的两个问题是融合节段活动度的丧失和相邻节段的退变。为了能够解决上述问题,学者们一直在不断探索能够保留脊柱节段活动的治疗手段,以克服融合技术的缺陷。1955年Cleveland等试行采用有机玻璃,1966年Fernstrom等用不锈钢球植入椎间盘来治疗腰椎疾病。在过去的近20年中,腰椎的非融合治疗技术不断发展,其中主要包括腰椎人工椎间盘置换术、棘突间固定系统以及腰椎弹性内固定系统等。本节将对目前常见的几种非融合技术

进行介绍。

一、腰椎人工椎间盘(ADR)

随着人工椎间盘研究与应用的不断进展,现在已经有数种不同材料和设计的椎间盘假体用于临床及试验。初步随访研究显示疗效较好,但总体疗效尚需长期大样本随访结果的证实。目前,对于临床应用人工椎间盘仍然存在较大争论。因此,要严格掌握适应证,避免滥用。

(一)人工椎间盘的分类

1. 按假体终板与髓核构成特点,可分为金属面对塑料面(如SB Ⅲ Charité,DePuy Spine,Inc.以及ProDisc Ⅱ,Synthes Inc.)和金属面对金属面(如Marverick,Medtronic Sofamor Denek Inc.以及Flexicore,Stryker Spine NJ)。目前,所用的腰椎人工椎间盘基本由三部分组成,中间是髓核,两边为金属终板,如SB Ⅲ Charité,它由双凸状高分子聚乙烯核以及放射状不透明金属环构成,与终板接触的界面是钴铬钼合金,其表面辅以钛和羟基磷灰石,髓核可以在两终板间自由活动。Prodisc L的聚乙烯髓核是固定在下方终板上,此假体可以通过微创方法植入;Mathews所设计的Maverick人工椎间盘,是带后方旋转轴的金属性或铬钼合金的假体,它可以让脊柱在矢状位和额状位上正常活动。

2. 按人工椎间盘生物力学特点可分为限制型、半限制型和非限制型。非限制型是指允许假体关节活动超过生理活动范围。半限制型是指允许假体有生理活动范围之内的活动。目前应用的关节假体在压缩方向上都属于全限制型,在轴向旋转上Charité、Prodisc L和Maverick都属于非限制型,在屈伸、侧弯方向上为半限制型,而Flexicore的设计特点是在轴向旋转以及屈伸、侧弯方向上均为半限制型。

(二)人工椎间盘置换术适应证与禁忌证

人工椎间盘置换术的适应证尚存争论。目前,一般认为人工椎间盘的适应证为腰椎间盘源性腰痛;腰椎融合术后相邻节段不稳定;腰椎间盘切除术后腰背痛综合征。但大多数学者公认的适应证是腰椎间盘源性腰痛。不是所有退变性椎间盘病的患者都适用于人工椎间盘置换。植入假体时的预计年龄一般为40~60岁。绝对禁忌证包括局部或全身性感染或肿瘤、骨质疏松、肥胖(体质指数大于$40kg/m^2$)、其以上节段胸腰椎后凸、滑椎(Ⅰ度以上),以及功能受损的后方结构不能为假体分担负荷。相对禁忌证

包括小关节骨关节炎和小关节引起的疼痛,间盘高度小于 5mm 可能提示伴有显著的小关节退变。

(三)手术技术

1. 麻醉和体位　气管内插管全身麻醉或连续硬膜外麻醉,全麻为首选麻醉方式。患者取仰卧位,手术床在手术期间应能够调节角度。在皮肤上标记,X 线透视手术节段正侧位。准确定位和合理的手术入路是完成小切口微创 ADR 手术的先决条件。

2. 入路　与腰椎 ALIF 手术技术要求相同。对于 $L_{4,5}$ 或 L_5S_1 节段的手术可采用经腹正中的横切口或纵切口,长 4~5cm。对于 $L_{3,4}$ 及以上节段的手术以及 L_5S_1 节段的手术应选择经腹直肌纵切口。一般采用腹膜外入路,但对于肥胖患者可考虑直接经腹腔入路。L_5S_1 节段的手术宜从右侧腹膜外入路,以免损伤上腹壁下神经丛,$L_{4,5}$ 以上节段从左侧腹膜外入路显露更为容易。

3. 椎间盘的显露　将后腹膜连同内部脏器及大血管向对侧推开至拟切除的椎间盘外缘,与椎间盘外缘相邻椎体的上下左右分别用斯氏针打入椎体以挡住血管和腹膜,从而更好地显露椎间盘。显露 $L_{4,5}$ 节段时,应先仔细解剖和结扎动脉与静脉的分支以及左侧的腰横静脉,再牵开腹主动脉和下腔静脉并加以保护。显露 L_5S_1 椎间盘较为容易,显露并结扎骶中动静脉,于大血管分叉下方、两侧髂总静脉间即可充分显露该椎间盘。

4. 椎间盘切除　在手术节段向两侧掀开纤维环舌形瓣,调整手术床腰桥,使腰椎后伸以扩大椎间盘。前纵韧带在椎体旋转时有对抗后方小关节活动的作用,保留或重建前纵韧带可能使负荷分担和节段刚度恢复正常。韧带张力是恢复节段矢状面平衡的关键。用刮匙、咬骨钳和圆头锉完全切除退变的椎间盘组织、软骨终板,直至椎体终板完全暴露。用椎间撑开器撑开椎间隙,再切除后方椎间盘组织以及较为明显的椎体后骨赘。若术中见到后纵韧带破裂,需注意切除突入椎管的椎间盘组织,减压硬膜囊和神经根。根据植入假体的要求,进一步修整终板。

5. 假体植入　用撑开器平行撑开椎间隙至相邻椎体间隙的高度,插入合适型号的假体盖板模板,C 形臂 X 线机透视正侧位,确认假体的中心位置、脊柱长轴的垂直方向、脊柱的前凸和填充椎间盘空间的百分比。选择假体模板的型号以其在横断面和前后径覆盖椎体终板 70%~80% 的面积为宜。根据假体模板的型号选择相应型号的假体盖板,用假体盖板植入钳将合适型号的假体盖板植入到椎间隙的中心位置(图 36-3-1)。植入假体后使手术床恢复到水平位置。C 臂机透视正侧位,确认无误后,撑开植入钳,使假体盖板与相应的椎体骨质紧密接触。将滑动髓核植入假体盖板之间。取出撑开钳,再次用 C 臂机透视确认假体位置和椎间隙高度恢复理想后,缝合前纤维环舌形瓣,放置引流管,逐层缝合切口。由于恢复间盘正常高度可能导致脊柱韧带的过度拉伸,因此应当避免过度撑开。退变间盘的高度增加不应超过 3mm。

(四)术后处理

术后注意保持患者腰部的稳定,防止腰部出现过度前凸。禁食水 1~2 天,在胃肠功能恢复后开始进食易消化的食物。48 小时后根据引流量拔除引流管,患者随即可戴围腰下床活动。围腰一般佩戴不超过 3 个月。术后 3 个月内禁止腰部过度屈伸活动,避免重体力劳动。

(五)与椎间盘置换相关的并发症及预防

并发症主要包括以下情况:椎间盘组织切除不彻底;软骨终板部分残留;椎体终板骨质部分破坏;假体盖板选择过大或过小;假体植入时,椎体后缘骨折;假体的位置偏离脊柱运动轴心;假体倾斜;滑动核过大或过小等。Griffith 等报道 93 例植入 SB Charité Ⅲ 型假体的患者,有 6.5% 的患者由于假体大小选择不当而导致假体的移位、下沉或脱落,这些并发症占假体植入总数的 4.3%。

在术中应切除所有髓核组织,以免残留。而且,在刮除椎体软骨终板时,要保留骨性终板。软骨终板刮除不干净可能导致假体与椎体接触面接触不紧密,影响骨质长入,导致假体松动移位。若切除过多椎体骨性终板,将导致椎体终板表面不平整,容易导致假体植入后倾斜或下陷。在撑开椎间隙时要轻柔适度,以免损伤神经根。植入假体时,应确认椎体的中心位置,防止假体植入偏离中心。在假体植入过程中,若发生植入困难,应检查植入的方向是否正确,椎间隙是否狭窄。强行打入假体可能造成椎体后缘骨折和假体方向偏移。假体的中心点偏离椎间隙中心点不要超过 2mm。

(六)人工椎间盘的临床评价

人工椎间盘从诞生的那一天起就担负着减少融合相邻节段退变的重任。因此,其预防相邻节段退变的作用备受关注。Bertagnoli 等报道了 108 例腰椎间盘置换术患者,术后相邻节段退变的发生率为 9.3%,均无临床症状。Huang 等采用动态 X 线观

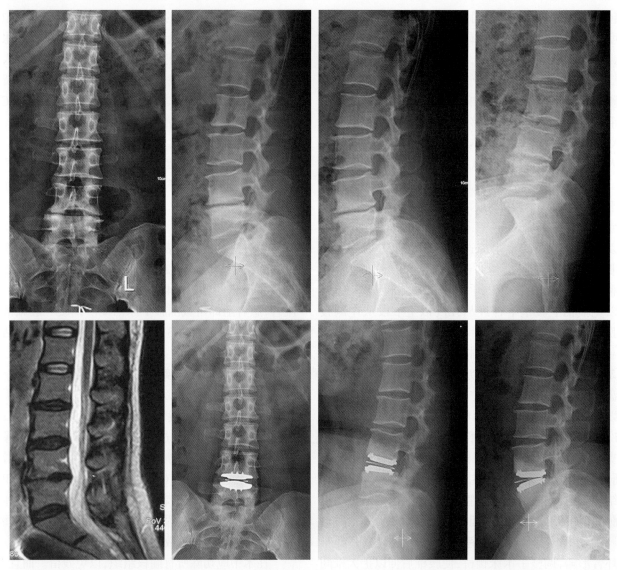

图 36-3-1　女性患者,间盘源性腰痛,术前 X 线正侧屈伸位片示 L$_{4,5}$ 椎间隙狭窄,未见不稳定。术前 MRI 示 L$_{4,5}$ 椎间盘退变,但无明显突出。L$_{4,5}$ 人工椎间盘置换术前、术后腰椎正位及屈伸侧位 X 线片显示人工椎间盘位置良好,L$_{4,5}$ 椎间保留活动

察 42 例患者,平均随访 8.7 年,术后相邻节段退变的发生率 24%。他们发现术后节段活动度大于 5°时无相邻节段退变发生,小于 5°时有 34% 发生相邻节段退变。David 等报道了 106 例单节段椎间盘置换患者,平均随访 13.2 年,手术的优良率为 82%。其中只有 2.8% 发生了相邻节段退变,7% 需二次融合手术。

近年来,随着循证医学的不断发展,高质量的高循证医学等级的文章越来越多。研究结果显示,腰椎人工椎间盘置换可以更好地保护相邻节段。James 等总结 1996—2006 年文章,比较融合术与间盘置换术后相邻节段退变的发生率。结果发现融合术的相邻节段退变的发生率为 34%,相邻节段病变

(相邻节段退变患者不一定有症状,但相邻节段病变患者有神经受损症状体征)的发生率为 14%。而对应人工椎间盘置换患者而言,相邻节段退变的发生率为 9%,相邻节段病变的只有 1%。随访时间和术式均影响术后相邻节段退变的发生率,但术式影响更大。

此外,近期有三篇高等级的前瞻对比研究进一步证实了人工椎间盘对相邻节段退变的预防作用。Blumenthal 等进行了一项前瞻对比研究,205 例腰椎单节段退行性间盘病患者接受了 Charité 人工间盘置换,99 例患者接受了腰椎前路融合手术。平均随访 2 年,发现人工间盘组、融合组均较术前改善,人工间盘组的术后功能评分、疼痛、住院日优于融

合组。术后 2 年,非融合组满意率 73.7%,而融合组为 53.1%。非融合组的再手术率为 5.4%,融合组为 9.1%。Gornet 等进行了大宗病例的前瞻性研究,全部患者均为单节段手术,平均随访 2 年。结果发现人工间盘组术后 ODI、腰痛评分、SF-36 均好于融合组,但人工间盘组出血量、手术时间多于融合组,但两者住院时间相同。人工间盘组恢复工作时间、椎间高度保持以及与手术内固定物相关并发症均好于融合组。Guyer 等对 43 例 Bake-Cage 单节段前路融合患者和 90 例单节段人工间盘患者进行比较,随访 5 年。两组间术后 ODI、VAS、SF-36 无差别。满意率亦相近,人工间盘组为 78%,融合组为 72%。两组临床疗效相近。

尽管椎间盘置换在保护相邻节段退变方面表现优异,但仍有许多重要的问题仍旧没有解决。首先,关于限制型与半限制型假体的选择尚存争论。非限制型假体可以恢复下腰椎正常的耦合运动能力。但半限制型设计有时会有聚乙烯衬垫脱出的风险。而且"半限制型"这一概念并不明确,如何来界定何为半限制型尚有待研究。此外,如果椎间盘置换术后腰椎恢复活动,一些学者担心不正常的活动可能比没有活动更差。椎间盘退变很少孤立存在,往往还同时存在小关节的退变。可是,活动的维持将促使小关节进一步退变,小关节的进一步退变可能进一步地破坏正常的动力学。在一项 64 例患者的前瞻性临床研究中,轻度小关节病在半限制型金属 - 金属全间盘置换假体植入后并不影响手术效果。在术后两年的随访中疗效满意。

其次,不同轴承表面对人体的影响值得重视。聚乙烯材料的磨损率相对较高,聚乙烯微粒可以导致骨溶解反应和骨储备的丢失,此外,较细的聚乙烯容易破裂。金属 - 金属活动轴尽管更耐用,但在应用过程中存在金属离子进入到血液中的问题。一旦所产生的微粒达到一定数量,其可沿着神经轴索移位至脑部。近来,有关长寿命的髋关节假体患者的血清金属离子水平已有报道。在这一组假体原位植入超过 30 年的患者中,对尿和血清钴(Co)、铬(Cr)、钛(Ti)和钒(Va)进行了测量。在金属 - 聚乙烯和金属 - 金属假体中,潜在致癌离子的水平比对照组要高。在金属 - 金属关节松动的患者中,血和尿中钴的含量分别比正常增加了 50 倍和 300 倍。由于许多接受人工椎间盘置换的患者为年轻人,金属离子问题值得关注。

随着循证医学证据的逐年增多,学者们发现腰椎人工关节置换手术只在针对间盘源性腰痛患者的单节段前路手术方面可以取得与传统前路融合相同或者是更优的疗效。但在多节段的手术或者是在腰椎间盘突出症的治疗中,目前尚缺乏足够的循证医学证据来说明其具有优势。由此可见,腰椎人工椎间盘在目前情况下其适应证相对较少。在此情况下,如果再考虑到前路手术可能遇到的血管并发症以及交感神经并发症,对于腰椎人工椎间盘技术的应用会变得更为慎重。虽然人工椎间盘在技术上还不成熟,但其代表的脊柱固定技术的方向是值得肯定的。相信随着新材料新技术新理念的不断涌现,人工椎间盘的设计会逐步完善。

二、腰椎棘突间固定系统

在腰椎间盘病的外科治疗中,神经减压和稳定是两个主要目的。为了避免出现神经减压后医源性不稳定以及防止融合相邻节段退变,近年来出现了一种新型的腰椎固定装置,即棘突间固定系统。目前,临床上应用的产品主要有 X-STOP、Wallis、Coflex 和 DIAM(图 36-3-2),等等。

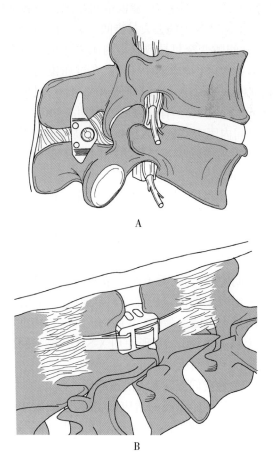

A

B

图 36-3-2 腰椎棘突间固定系统

A. Coflex 系统;B. Wallis 系统

（一）棘突间固定系统的设计原理

对于腰椎管狭窄症患者而言，往往在休息时无症状，而在久站或行走后出现神经症状，导致间歇性跛行的发生。患者常要弯腰或下蹲以获得症状的改善。在患者躯干前倾时腰椎后方黄韧带被牵拉开，同时神经孔也相应扩大。植入棘突撑开器是为了使相应节段的两个椎体在身体站立时依然能处于腰部前屈时的位置，造成固定节段的轻度后凸，使部分黄韧带撑开，维持病变间隙高度。棘突间固定可增加椎管和椎间孔的面积。Richards 等测量使用 X-STOP 后在过伸位时椎管面积相对增加了 18%，椎间孔面积增加了 25%，且椎间孔增宽了 41%。Siddiqui 等对 12 例患者在 X-STOP 植入前后行动态磁共振成像观察，测量硬膜囊的横截面积，结果示术后患者的坐位、站位以及屈曲坐位等体位的硬膜囊横截面积均较术前有所增加，椎间孔面积也有改善。Lee 等对 10 例植入 X-STOP 的老年患者进行术前术后的 MRI 测量比较，发现术后硬膜囊横截面积增加了 22%，椎间孔面积增加了 36%。

棘突间内固定器械通过牵拉后方棘突组织可减少后方纤维环的张力，降低椎间盘源性下腰痛的发生。椎间隙高度的丢失是椎间盘退变的常见表现之一，椎间隙变窄可导致髓核内压力变化。棘突间固定可有效降低椎间盘内压力，在过屈位的时候可降低 43%~63%；中立位时降低 40%~41%；过伸位时可降低 17%~38%。有研究者使用动态 MRI 检查发现棘突间内固定器械植入后椎间隙高度平均增长了 0.09mm。另有学者报道后方椎间隙高度平均增加了 1.75mm。

此外，棘突间内固定器械可以降低腰椎后方关节突关节间的张力，减少由小关节引发的疼痛。来自背根神经节的神经分支分布在关节突关节附近，是导致疼痛的重要神经来源。在腰椎间盘退变时，随着椎间隙的变窄，后方小关节间的负荷会明显增加。采用棘突间固定装置撑开腰椎后方结构，小关节间的压力也随之降低。Wiseman 等在尸体标本上进行生物力学测试，发现使用 X-STOP 棘突间内固定器械后关节面压力减少了近 55%。

（二）棘突间固定系统的适应证

棘突间固定系统的适应证主要包括：轻中度椎管狭窄；巨大的椎间盘突出，间盘切除时可导致大量的间盘组织缺失；复发的间盘突出；融合相邻节段保护；手术节段不稳定。对于椎管狭窄患者而言，棘突间固定系统适用于在站立位或行走时有症状而在坐位时症状消失的患者，而不适用于那些在坐位甚至卧床休息时依然有明显下肢神经症状的患者。对于单纯的腰椎间盘突出症，不应被作为棘突间固定的适应证。此外，此项技术不适用于严重的椎体滑脱、退变性侧弯以及严重的骨质疏松患者。对于 L_5S_1 节段的病变，因 S_1 后方结构与腰椎不同，棘突间装置难以安装，因此也不适用此项技术。

（三）棘突间固定系统的手术步骤

1. 术前准备　通过 X 线动力位片评价腰椎的稳定性。根据 MRI 检查结果，分析椎间盘退变情况、间盘突出、椎管狭窄部位和程度以及小关节退变情况。

2. 体位和麻醉　患者取俯卧位。对于一些特殊设计的固定系统，可以采用侧卧位，如 X-STOP。麻醉方式为局部麻醉。当手术需要进行椎板减压或间盘切除等操作时，可采用全身麻醉。

3. 切口及显露　后正中纵切口，显露手术节段的棘上韧带、棘突、棘间韧带。显露过程中尽可能保留正常的肌肉和骨性结构，特别是要保护棘上韧带，因为棘上韧带是维持术后脊柱稳定性的一个重要结构。

4. 假体的安放　去除棘间韧带，撑开两棘突间隙。选择合适型号的假体放在棘突间。不同的假体的设计各不相同，根据具体设计来进行固定。如 Wallis，需要用两根尼龙绳将其固定在上下棘突上，这样不仅可以限制手术节段的后伸，同时对屈曲运动也有限制。在安装假体的过程中，应适当撑开棘突间隙，撑开过小可能发生术后疗效不满意，过大则可能导致棘突骨折（图 36-3-3）。

5. 术后处理　若单纯安装棘突间固定系统，则无须放置引流管。术后当天或次日即可出院。

（四）棘突间固定系统的疗效及评价

Anderson 等比较了 X-STOP 棘突间内固定器械和非手术治疗（包含硬膜外注射）在治疗神经源性跛行的腰椎管狭窄患者中的临床疗效，结果发现 X-STOP 组临床满意率为 69.2%，而对照组仅为 9.1%。Lee 等对 10 例早期腰椎管狭窄患者行 X-STOP 治疗，随访最少 9 个月，结果发现 70% 的患者临床效果满意。在 2005 年，一项关于 191 例中度神经源性间歇性跛行患者的随机对照前瞻性多中心研究，比较了 X-STOP 和非手术治疗的效果。术后 2 年随访发现行 X-STOP 植入的患者的临床评分比平均基线改善了 45.4%，而对照组只有 7.4% 的改善。对患者的身体功能进行评分（ZCQ 评分），发现 X-STOP 组改善了 44.3%，而对照组出现了功能下降。在最

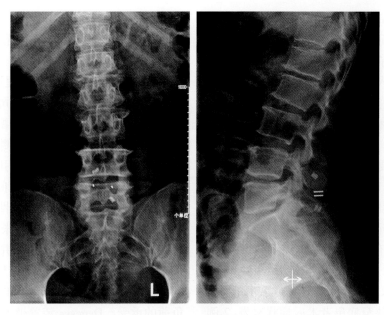

图 36-3-3　L_{4、5} 棘突间 Wallis 固定术后 X 线正侧位片

终随访时,X-STOP 组 60.2% 的患者症状得到明显改善,而非手术组只有 18.5% 患者症状有改善。因此,学者们认为 X-STOP 为椎管狭窄患者提供了有效的治疗。患者对手术的满意度与患者本身对手术的期望值有关。

有学者采用 Coflex 棘突间固定系统治疗 106 例退变性腰椎疾病患者,包括退变性腰椎侧弯症、腰椎管狭窄、腰椎不稳定以及腰椎间盘突出,其中部分患者联合使用椎弓根螺钉内固定系统进行脊柱融合。结果显示有 74% 的患者临床效果满意,随访过程中仅有 10% 的返修率。有学者使用 DIAM 棘突间内固定系统治疗 912 例腰椎患者,结果显示此系统可以有效减少疼痛,临床满意率较高,手术并发症的发生率为 3.8%,主要包括伤口感染、棘突骨折。Senegas 等对接受 Wallis 治疗患者进行了临床随访观察,发现在术后 14 年时仍可保持 70% 以上的有效率。Korovessis 等进行了一项前瞻性对比研究,24 例患者采用腰椎融合术 + 相邻节段 Wallis 固定,21 例患者采用融合术。通过 5 年的随访发现,Wallis 组融合相邻节段退变的发生率为 4.1%,未使用 Wallis 组的发生率是 28.6%;Wallis 组中发生相邻节段退变的患者均不需再手术治疗,而未使用 Wallis 组中有 14% 需要二次手术。Kabir 等通过系统回顾分析认为,棘突间固定系统能够降低融合相邻节段退变的发生,能够保护安装棘突间固定装置节段的相邻节段。

正是由于上述的临床研究结果,以及临床医师对相邻节段退变的担忧,使棘突间固定技术迅速得以在国内开展。但到目前为止,棘突间固定系统在轻中度腰椎管狭窄症的治疗以及预防相邻节段退变方面的疗效较为确定。但在对于单纯的腰椎间盘突出症而言,是否应采用此系统固定仍存争论。多数学者认为当腰椎间盘突出较为巨大,手术切除间盘后会造成椎间隙内过多组织缺失时,可以考虑使用此系统固定,从而预防节段不稳定的发生。对于术前即存在不稳定以及复发椎间盘突出患者,也可采用此技术。除此之外,腰椎间盘突出症并不是棘突间固定系统的手术指征,因为大量文献早已证实单纯椎板间开窗间盘切除术是治疗腰椎间盘突出症的有效方法。

然而,目前国内存在手术适应证盲目扩大的现象,其理由是为了预防椎间盘的复发。Floman 等对 36 例腰椎间盘突出症患者采用了间盘切除 +Wallis 固定,随访 12~24 个月后发现其中 5 例复发,占 14%。而以往文献报道椎间盘突出的术后复发率为 2%~10%。因此,学者认为 Wallis 无法防止间盘复发。Wallis 的发明人 Senegas 对 132 例接受 Wallis 治疗的患者进行 14 年的长期随访观察,发现间盘复发率为 7.6%。由此可见,目前尚未有临床证据表明此项技术能够防止间盘的复发,因此棘突间固定系统在腰椎间盘突出症中应用应该慎重。

关于棘突间固定系统的手术并发症,主要包括术后症状不缓解、棘突骨折、假体移位等。Talwar 等通过尸体生物力学研究发现,棘突骨折的侧方应力平均为 317N(95~786N),而该应力值与骨密度值明显相关。植入棘突间固定系统的侧方应力平均为 66N,虽然其平均值有显著性差异,但两者之间有累加的部分,因此在植入假体时存在棘突骨折的风险。有学者使用 DIAM 棘突间内固定系统治疗 912 例腰椎患者,其手术并发症的发生率为 3.8%,主要包括伤口感染、棘突骨折。Sengas 等通过长期随访观察发现,Wallis 术后需要再次手术的发生率为 21.1%,其中术后 1 年中有 6 例接受了二次手术。二次手术的原因包括 8 例持续腰痛,2 例内固定松动,10 例间盘复发,2 例棘突骨折,1 例相邻节段间盘突出,3 例椎管狭窄或滑脱,还有 4 例原因不明。北京大学第三医院严格按照手术适应证的要求采用 Wallis 治疗了 50 例腰椎患者,术后 2 年内需要翻修手术的共 4 例,其中 2 例腰椎管狭窄症患者术后症状复发,2 例内固定移位,上述 4 例患者的 Wallis 均是应用在手术减压节段,而应用在融合节段的相邻节段的患者预后良好,尚无 Wallis 相关并发症发生。

关于棘突间固定系统的并发症虽然此项技术从出现到临床应用已经近 20 年的时间,但是此项技术还需要不断地改进,更需要循证医学证据来验证其在腰椎疾病中应用的有效性。临床上应用此项技术一定要严格掌握适应证,减少并发症的发生。

三、腰椎弹性内固定系统

为了减小融合的坚强度,预防融合相邻节段的退变,多年来学者们研制出许多非刚性固定系统,如一些圈状、弹簧样、带关节连接棒等。此外,还有一些内固定是通过对长节段内固定最头端固定方式的改变,来减少相邻节段退变发生的风险。从力学上,半刚性固定与刚性固定比较,可以减少相邻节段活动度的增加。非刚性固定系统有共同的特性,即在固定节段保留一定活动度。但为了防止出现术后螺钉松动,一些内固定系统在螺钉上设有涂层或等离子喷涂物,有些固定系统还需要将螺钉黏合在椎弓根中,以增加螺钉的牢固性。

早期的动力型后方内固定系统从 Graf 固定带开始,此系统用一条没有弹性的索带缠绕两个椎弓根螺钉,其目的是使活动节段获得完全的前凸,限制腰椎屈曲和防止旋转。对于这一设计概念尚无试验基础,但是临床结果是可以接受的。Graf 固定带的局限性包括其产生的后方纤维环负荷的增加,这会产生后期的失败而导致背痛,或由于这一系统造成明显的侧隐窝和椎间孔的狭窄而导致早期的失败。

目前,临床上应用较为广泛而且相应临床基础研究较多的弹性固定系统是 Dynesys(Dynamic neutralization system)。

(一) Dynesys 系统的原理和构造

1994 年,瑞士 Zimmer 公司推出的 Dynesys 系统由钛合金椎弓根螺钉、多聚酯纤维(PET)绳构成的张力带以及套在张力带外侧的聚碳酸酯聚氨酯(PCU)弹性套管共同组成,其引进了控制屈伸双向运动的理念。固定在两端螺钉间的张力带被预先拉紧以承受拉应力,而外面的弹性套管则为了承担螺钉间的压应力。在屈曲位时,张力带限制过度屈曲;在过伸时,弹性套管部分压缩并限制过伸。Dynesys 系统设计目的是使脊柱后部结构恢复到近似正常生理解剖位置,从而保留节段间的活动和降低关节面负荷的承受。Dynesys 装置植入后控制了活动障碍,消除了节段间的机械性不稳,达到机械性中立位,限制了膨出的椎间盘,重建了新的节段间旋转中心,终止了节段间的异常压力,并有可能恢复软骨与椎间盘内环境之间的生理交换,使术后椎间盘可能出现再次水化,椎间盘的部分组织重生。

(二) Dynesys 系统的生物力学特性

脊柱动态稳定的目的是恢复脊柱活动节段正常的运动,这不仅包括运动范围,而且包括以瞬时旋转轴的位置和方向为代表的运动模式。过去很少有学者对脊柱的运动模式进行研究,但脊柱的运动模式会对小关节面、椎间盘、后纵韧带以及相邻节段的负荷承载和传输等方面产生影响。

Dynesys 系统就像一个内部支架装置一样,能在椎体后部结构、纤维环和后纵韧带产生张力。它能使后部小关节的接合面回复到原来的位置和功能,改善椎间盘缺少黏弹性而导致的活动障碍,并恢复后部结构的张力。这些改变能恢复脊柱节段旋转中心,产生一个改善椎间盘生理的解剖学环境。Dynesys 系统中和了椎间盘的压力,但并不会带给小关节额外负荷,从而减缓退行性变的进展或加速。生物力学研究证明此装置的弹性系数接近于正常脊柱的弹性系数,因此该系统能恢复受损脊柱的稳定性,并接近于正常脊柱的弹性。间隔器的弹性保证了一定程度的活动度,并限制了相邻节段的应力集中。Dynesys 系统既减少前屈又减少后伸,还允许脊柱有限的活动。Schmoelz 等发现 Dynesys 系统在主要 3 个负荷传输方向上都比椎弓根固定更加具有弹性,但仍比正常脊柱僵硬很多。

Schmoelz 等在体外试验中发现,Dynesys 系统对其固定节段的椎间盘内压力有影响。在中立无负荷位，受损脊柱和植入 Dynesys 系统都对椎间盘静水压影响较小，两者无差异。与完整状态脊柱相比，受损脊柱植入 Dynesys 后在侧屈活动中能减轻固定节段椎间盘的负荷承受；在轴向旋转中，对椎间盘的负荷仅有轻微变化；在前屈活动中椎间盘内压力减小，但略低于完整脊柱水平；但 Dynesys 系统与刚性内固定器在其所固定的椎间盘内压力上并无显著性差异。

（三）Dynesys 系统的适应证

Dynesys 系统自投入临床使用以来距今已十余年，虽然在欧洲临床上该系统应用相对较多，但其适应证尚存争论。Dynesys 可单独用于腰椎退行性疾病、复发性椎间盘突出、脊柱轻度不稳，尤其是腰痛较腿痛明显者。目前，该装置的手术适应证主要包括：腰椎管狭窄症或腰椎退行性滑脱导致的神经性疼痛或腰痛；椎间盘退变导致的腰背痛；减压手术导致的医源性腰椎不稳定；轻度退行性腰椎侧弯导致的腰椎管狭窄症并处于进展期。禁忌证主要包括：Ⅰ度以上腰椎滑脱；退变性侧弯大于 10°；肥胖；以往融合节段的翻修手术；严重骨质疏松；腰椎结构畸形无法行椎弓根固定者。

（四）Dynesys 系统的疗效

Schnake 等在一组 26 例患者因椎管狭窄和退行性脊柱滑脱使用 Dynesys 系统，术后 2 年随访中发现患者的疼痛症状得到明显缓解，62.5% 的患者恢复了以前的工作。Bordes-Monmeneu 等针对 94 例退行性椎间盘疾病和腰椎管狭窄的患者使用此系统，发现 82% 恢复了工作，Oswestry 功能评分明显改善，96.8% 的患者腿痛缓解，70% 的患者腰痛消失。因此，他们认为 Dynesys 系统能保留节段活动，并在中期能显示出良好的临床和放射学结果。Beastall 等进行了一项前瞻性研究，24 例 DDD 患者采用 Dynesys 系统固定，结果显示此系统能够保护固定相邻节段，减少退变的发生。

Putzier 等将 84 例患者分为两组，一组采用 Dynesys 系统和髓核摘除术，另一组单纯行髓核摘除术。术后平均随访 34 个月，发现 Dynesys 系统能保护相邻节段，两组的中期临床结果相似，但在长期随访中应用 Dynesys 系统组的满意度明显高于单纯行髓核摘除术组，而且仅在单纯行髓核摘除术组发现到节段逐步退变的表现。但是，笔者认为此系统并不适用于已经存在明显腰椎畸形和需要广泛减压的病例。

此外，还有学者将 Dynesys 系统应用在腰椎退变性侧弯合并腰椎管狭窄症患者中，29 例患者接受了减压和 Dynesys 固定手术，平均随访 54 个月，ODI 改善 51.6%（$P=0.01$），RMDQ 评分改善 58.2%（$P=0.01$），腿痛改善 51.7%（$P=0.02$），腰痛改善 57.8%（$P=0.01$）。侧弯角度术前 16.9°（12°~36°），随访时 11.1°（4°~26°），改善率为 36.5%（$P=0.01$）。随访时侧弯和滑脱程度保持稳定，其中只有 1 例 S_1 螺钉周围透亮线，1 例相邻节段病变需二次手术。

然而，针对 Dynesys 的疗效仍然存在争论。Grob 等在一组 31 例椎间盘退变合并节段不稳的患者中使用 Dynesys 系统，结果发现 Dynesys 系统并未比融合手术表现出更多优势。在背痛方面，67% 患者有改善，30% 与术前相同，3% 在术后加重；65% 的患者其腿部症状有改善，21% 的患者与手术前相同，14% 术后加重；在功能方面，40% 有改善，33% 与术前相同，27% 有加重。总体而言，术后只有一半患者认为术后症状有改善，19% 的患者需要行翻修手术。针对固定相邻节段保护的问题也有不同意见。Kim 等对 21 例腰椎退行性疾病患者采用了本系统，结果发现在术后平均 31 个月的随访中，有 6 例出现了相邻节段的后滑移，占 42.9%。

关于 Dynesys 系统的长期表现，许多临床医师担心会出现螺钉松动。Stoll 等进行了一项前瞻性多中心研究，采用 Dynesys 治疗的 83 例患者，手术适应证为椎管狭窄、退变性椎间盘疾病、椎间盘突出和翻修术后产生的节段性不稳，平均随访 38.1 个月，术后疼痛和功能评分明显改善。但与植入物有关的并发症较高，其中包括：2 例螺钉位置不良，其中 1 例有神经根压迫症状而再次手术；8 例影像学检查显示螺钉松动，其中 1 例有症状而再次手术。其他并发症包括：3 例因症状不缓解而行翻修手术；2 例改行融合手术；7 例因邻近节段退变而行二次手术，其中 5 例取出内固定，改行融合固定，2 例增加了 Dynesys 固定节段。在一项前瞻性研究中，Schaeren 等对 26 例腰椎管狭窄症合并滑脱的患者采用了 Dynesys 固定，患者平均年龄为 71 岁，19 例获得 52 个月随访。VAS 评分明显改善，术后 4 年与术后 2 年相同。虽然满意度为 95%，但有 3 例螺钉松动，1 例螺钉断裂，占 15.4%，4 年随访时，相邻节段退变发生率为 47%。

总之，以 Dynesys 系统为代表的弹性固定系统是临床上为了防止相邻节段退变、保留节段活动度的有益尝试。但目前这些系统的研制和应用尚处于临床摸索阶段,还需要大量的循证医学证据来证实其有效性。因此,在采用此类固定系统治疗患者时,一定要严格掌握适应证。

第四节　腰椎间盘病的微创治疗

当微创脊柱外科越来越成为潮流时,其重点在于减压过程。前路腹腔镜和胸腔镜以及后方经肌肉入路被用来作为减轻术后疼痛和减少手术并发症的方法。当微创技术成熟后,外科医师越来越多地使用这些入路进行融合和固定。为了推动其发展,内植物系统已进行了改善,以适应经过小切口、管形牵引器和内镜入口进行植入。目前,已经广泛应用的微创外科手术技术主要包括内镜辅助下腰椎外科技术和微创腰椎后路减压融合技术。

一、内镜辅助下腰椎外科手术技术

(一)后路显微内镜下椎间盘切除术(MED)

1997 年 Smith 和 Foley 首先开展了这一将传统的开放椎间盘摘除技术与内镜技术相结合的微创脊柱外科手术,并由美国枢法模公司在原有 MED 技术上将其改进,推出第 2 代的 METRx 椎间盘镜系统。国内由镇万新于 1999 年首先报道此项技术的应用。该手术系统主要由显示系统、手术通道及手术器械组成,在图像质量、器械类型、操作空间上都有了明显的改善。其手术途径与传统开放式腰椎间盘摘除术相同,均采用后方经椎板间隙入路,通过 16~18mm 工作管道直接导入内镜及手术器械,在黄韧带及上下椎板间直接开窗切取突出的椎间盘组织,不广泛剥离椎旁肌肉,只少量咬除椎板下缘,扩大椎板间隙,完全保留了脊柱中、后柱结构,不干扰正常的脊柱生物力学结构。

1. 手术适应证与禁忌证　由于 MED 技术的手术入路及椎间盘切除技术基本相同,因此它的手术适应证与传统手术方式基本相同。以下情况应考虑手术治疗:病史超过 3 个月,经严格保守治疗无效;保守治疗有效,但仍反复发作且症状重;病史时间较长,对生活或工作产生严重影响。利用该手术系统可以完成腰椎间盘摘除、椎板切除、小关节内侧切除、椎间孔成形、侧隐窝减压等手术。此外,随着微创技术的成熟和发展,技术熟练的医师还可以借助辅助工具治疗部分腰椎管狭窄症,如神经根管狭窄症等,以及一些特殊类型的椎间盘突出症,如极外侧腰椎间盘突出症、术后复发的腰椎间盘突出等。

MED 的禁忌证:①多节段腰椎间盘突出或合并广泛的椎管狭窄;②腰椎间盘突出合并腰椎滑脱;③腰椎间盘突出合并椎弓峡部不连、骨折或明显不稳定;④腰椎间盘突出症合并椎体后缘离断或较大块后纵韧带骨化;⑤合并严重椎管狭窄的中央型椎间盘突出;⑥病程较长,术前曾多次行椎管内药物注射治疗者。

2. MED 的临床评价　与传统开放性手术相比,其优势在于手术切口小,出血少,椎旁软组织损伤轻,术后恢复快,且手术疗效显著等方面。Brada 等通过前瞻性多中心研究发现,应用 MED 技术治疗腰椎间盘病,术后 13 个月随访满意度达 97%。国内初同伟等应用 MED 技术治疗 458 例腰椎患者,术后按 Nakai 分级标准优良率达到 93.2%。

尽管 MED 技术使外科医师更容易从传统手术转换到内镜技术,但 MED 技术本身仍然存在一定的局限性。MED 术中所提供的是二维图像,缺乏立体感,需要手术医师逐步适应。术中操作经常被出血和显示不清而妨碍,在这一点上不如显微镜下椎间盘切除术。因此,术中控制出血尤为重要。大量出血增加了硬膜囊撕裂和神经根损伤的风险。硬膜外或小关节周围的出血干扰医师无法进一步操作。术中可以采用小脑棉片或纤维胶原蛋白等止血材料进行止血,还可以使用双极电凝,此外,还可以使用闭合持续灌洗系统保证术野清晰。此外,术中突出髓核组织残留是另一个重要问题。由于术野所限,有时硬膜囊腹侧的髓核组织无法探及,有时即使看到也无法镜下切除。

MED 技术常见的并发症包括如神经根损伤、脑脊液漏、髓核残留、椎间隙感染等。初同伟等回顾了采用 MED 治疗的 1852 例腰椎间盘突出症患者,其中手术并发症的发生率为 7.6%(140 例)。椎管内静脉丛出血 48 例,其中 42 例通过镜下止血后完成 MED,另 6 例改为开放椎间盘摘除术;术中定位错误 47 例,术中发现后调整腔镜位置完成手术;硬脊膜破裂 21 例,2 例改为开放手术;髓核遗漏 13 例,需要二期再次行 MED 髓核摘除;神经根损伤 6 例,经 1 个月后完全恢复;术后椎间盘炎 5 例,1 例保守治愈,其余 4 例行椎间病灶清除术后痊愈。至于 MED 的远期疗效尚待进一步观察和研究。因此,在熟练掌握 MED 技术的同时,应严格掌握手术指征。

(二)后外侧内镜辅助系统(YESS)

自从 Valls 和 Craig 等在 20 世纪四五十年代应用后外侧入路行椎间盘穿刺造影,从而开创了后外侧入路的微创腰椎间盘手术。这一微创技术经历了经皮髓核化学溶解术、经皮穿刺髓核切吸术、经皮激光椎间盘切除术，以及关节镜下椎间盘摘除术。1997年，Yeung研究出第3代脊柱内镜YESS系统（Yeung endoscopy spine system），标志着这一微创技术逐步走向成熟。YESS手术系统结合了经皮后外侧路椎间盘内镜（YESS镜）及ELLMAN射频机的双极电极射频消融技术。该手术在局麻下于棘突旁开8~12cm做一长7mm纵行皮肤切口。C形臂X线机引导下，从Kambin三角（triangular working zone）穿刺椎间盘置入导丝，并注入医用亚甲蓝染料，将变性的椎间盘组织染色。工作套管逐级扩张，显露染色的退变髓核组织，用髓核钳夹取髓核，双极射频（60~65℃）止血和修复撕裂的纤维环。术中采用2000ml冰生理盐水+16万单位庆大霉素和0.5ml肾上腺素灌注冲洗。该手术结合了经皮切吸技术、椎间盘内镜技术和射频技术三者的优势，在直视下进行操作，通过从内向外逐渐减压，行纤维环成形术及髓核热成形术，不侵入椎管，不破坏脊柱骨性结构，麻醉简单易行，手术切口和出血较小，手术时间和卧床时间相对较短。

1. 手术适应证和禁忌证

（1）适应证包括：①单纯的腰椎间盘突出症；②复发的椎间盘突出；③极外侧椎间盘突出；④保守治疗无效的椎间盘源性腰痛；⑤全身情况不允许开放手术的椎间盘突出症。

（2）手术禁忌证主要包括：①非椎间盘病变所致腰腿痛，如严重脊柱退变、腰椎管狭窄、脊柱不稳等；②中央型椎间盘突出且伴有严重钙化；③椎间盘术后硬膜囊、神经根粘连；④马尾综合征；⑤游离型移位位置较远的椎间盘突出；⑥髂嵴较高的L_5S_1椎间盘突出。

2. 手术技术评价 回顾性分析显示该手术的术后满意率较高，Yeung等报道应用YESS技术治疗腰椎间盘突出症307例，术后随访1年以上，根据MacNab评分标准优良率为89.3%。周跃等应用YESS手术系统对25例极外侧型腰椎间盘突出症的患者进行治疗，与METRx手术和X-Tube术相比较，发现YESS手术麻醉简单易行、手术切口小、出血最小、手术时间和卧床时间最短，术后优良率达到了84.0%。

后外侧选择性内镜下椎间盘摘除术的微创优势是传统手术无法比拟的，但早期学习曲线陡峭，发生神经根、血管损伤几率较大，且手术适应证相对较

窄，操作困难等而使其广泛推广受到一定限制。

（三）后外侧经皮椎间孔镜技术（TESSYS）

20世纪90年代，Kambin等首先提出可经椎间孔行腰椎间盘切除，但限于使用的手术器械为较粗的关节镜，且不能弯曲，故难以通过椎间孔行椎间盘减压手术。Hoogland等将椎间孔镜技术进一步发展，并推出了TESSYS技术（transforaminal endoscopic spine system），使得本式在临床上应用得到进一步的推广。该手术系统与YESS手术系统有相似的专用工作通道及手术器械，且同样结合了射频消融技术。与此同时，TESSYS系统增加了特殊的钻孔器，可以在镜下行关节突部分切除、椎间孔成形术和侧隐窝减压术。

在手术入路上，穿刺导针不是经Kambin三角区穿刺进入椎间盘内，而是通过椎间孔直接定位于椎间盘突出或脱出的部位，在直视下对其进行摘除。体表的穿刺点较YESS穿刺点更靠外侧，为棘突旁开10~15cm，进针角度也更接近水平，为10°~25°。张西峰等指出，椎间盘突出使硬膜囊已经被压迫退缩到上关节突连线的后方，从侧方90°水平位通过上关节突前缘进入椎管是安全的。

1. 手术适应证和禁忌证 经皮椎间孔镜（TESSYS）技术与MED技术相比，微创优势更加显著；与YESS手术相比，丰富了手术的适应证。可应用于各种类型的椎间盘突出和椎间盘破裂脱出，椎间盘源性腰痛，部分腰椎管狭窄，椎间孔狭窄等。

尽管此项技术适应证相对较广，但仍有其相应的禁忌证，主要包括腰椎间盘突出合并纤维环严重钙化，间盘突出合并较大的椎体后缘离断，非椎间盘病变所致的腰腿痛，脊柱滑脱与不稳患者，椎间盘术后硬膜囊、神经根粘连严重者。

2. 技术评价 前瞻性研究证实后外侧经皮椎间孔镜下椎间盘切除术治疗包容性椎间盘突出，与传统开放手术相比疗效类似。Kambin等使用该技术的满意度为85%~92%。Ruetten等采用此项技术治疗463例腰椎患者，采用VAS评分和ODI评分对疗效进行评价，术后1年随访发现患者主观满意率达到88%。虽然疗效满意，但在术后1年内复发率达到7%，较以往文献报道的传统开放手术的术后短期复发率要高。但Hoogland等报道对262例复发型椎间盘突出症患者，术后平均随访2年以上，手术满意率高达97%。

不过椎间孔镜技术的学习曲线较YESS技术更为长期，对解剖知识及操作技能的要求更高，而且操

作技术难度更高,手术风险更大,对体形较瘦的病例,穿刺针还可能进入腹腔,造成严重并发症。此外,术中内镜视野狭小,镜头经常被血液、水雾和烟雾所妨碍。为了保证手术安全,术者还要在 X 线透视下操作,承受了大量放射性的照射。因此,此类技术所需的器械还有待于进一步改进,从而简化微创操作并提高操作的安全性。

随着微创脊柱外科技术的进步,脊柱内镜下的腰椎间盘摘除术的优势日益明显。椎间盘摘除的多数手术操作都能够以微创内镜的方式来实现。但是,无论是 MED 技术、YESS 技术还是 TESSYS 技术,对习惯了传统开放手术的脊柱外科医师而言都是一种新的尝试和挑战。越来越多的脊柱外科医师开始接受微创的理念,脊柱内镜技术也必将有更广阔的发展前景。

二、微创腰椎后路减压融合技术

在腰椎退行性疾病的手术治疗病例中,许多病例都需要较为广泛的椎板减压、间盘切除等操作,这些操作会影响腰椎的稳定性,因此临床上常需要行固定融合术。对于固定融合术而言,显然内镜下操作相对较为困难。临床上有学者采用腹腔镜进行腰椎前路融合固定。但研究发现其在 L_5S_1 节段操作相对容易,而在 $L_{4,5}$ 间盘的手术无优势可言,反而手术风险较大。目前,随着微创手术通道的不断改进,结合透视下椎弓根螺钉经皮植入,使得腰椎常见疾病的后路微创减压固定成为可能。

1. 手术适应证和禁忌证　腰椎后路经皮微创下的椎弓根螺钉内固定及减压技术的适应证,主要适用于需要行一侧减压且同时需要融合的患者,包括腰椎间盘突出症合并节段不稳定、单侧椎管狭窄、极外侧间盘突出、椎间孔狭窄、Ⅱ度以内腰椎滑脱等。随着技术的成熟和提高以及器械的改进,目前此技术还可用于多节段的腰椎管狭窄症以及退变性腰椎侧弯的矫形固定中。

目前,对于手术适应证尚存争论。国内一些医师将此项技术应用在单纯腰椎间盘突出症患者上。由于单纯间盘突出症中只有少部分需要行融合固定手术,因此,对于大多数患者而言,简单的椎板间开窗间盘切除术或内镜下间盘切除术即可达到治疗效果。因此,单纯腰椎间盘突出症不应作为此项技术的适应证。此外,对于需要硬膜囊两侧减压的患者是否适用于此项技术,尚无定论。此类患者包括双侧神经根狭窄;或腰椎间盘突出合并不稳定,但间盘在硬膜囊两侧均有明显突出,需要进行双侧减压者。由于后路的手术入路偏外侧,因此术中减压需要切除小关节,若同时从两侧入路切除两侧的小关节进行双侧减压,对腰椎的稳定性影响较大,更重要的是手术创伤并不小,这有悖于微创的理念。Foley 等对部分患者通过一侧的工作通道完成硬膜囊两侧的减压,但手术难度大,风险亦较高。因此,尚需临床循证医学研究来证实是否微创下双侧减压和传统开放手术相比具有优势。

2. 手术技术(后路微创椎弓根螺钉内固定及 TLIF 融合)

(1) 麻醉和体位:患者全身麻醉。俯卧位,腰部屈曲,胸部及双髂部垫枕,透视下确定手术节段位置以及要固定的椎体边界。透视时一定要做到标准正侧位片,若患者无侧弯畸形,则要求正位片上腰椎的棘突要平分椎体,从而保证患者的体位正确,有利于确定螺钉入钉角度。

(2) 椎弓根螺钉植入:透视下确定所有固定节段椎弓根的体表位置,并做标记。如果单纯行后路固定融合而无需减压时,切口可以在椎弓根投影的正上方,也可略偏外 0.5~1cm。但如果需要椎管内减压,则切口可选择在椎弓根投影正上方。根据不同器械设计切口,可在椎弓根投影处取纵切口 1.5~2cm,也可在两个节段椎弓根投影之间取 3~4cm 纵切口。在进行多节段融合固定术时,也有医师在每个节段取旁正中横切口,每个切口长 2cm 左右。

切开皮肤、皮下及腰背筋膜后,于多裂肌外侧钝性分离达小关节外缘。透视下用定位针找到椎弓根螺钉的入钉点。入钉点与传统开放手术相同。常用的方法是横突的中线与上关节突外缘根部的交点,即人字嵴处。正确判断入钉点位置对术者而言至关重要。一般情况下,侧位 X 线透视位置较容易判断。在正位上,如果定位针的针尖在椎弓根截面的外缘处,则位置良好。在透视监视下逐步将定位针打入椎弓根,当侧位 X 线透视显示定位针尖到达椎体后缘时,正位显示针尖的位置不应超过椎弓根截面的内缘,否则提示螺钉方向可能偏内。取出定位针的枕芯,将 1 枚克氏针插入椎弓根钉道,取出定位针。沿克氏针方向进行扩孔和攻丝,最后将合适型号的椎弓根螺钉拧入椎弓根内。上述过程均应在透视下完成,当椎弓根螺钉已拧入椎弓根时,将克氏针拔出,以免椎弓根螺钉将克氏针带入并穿透椎体损伤椎前重要结构。然后,继续将椎弓根拧入至合适深度,另一侧椎弓根螺钉将在减压后置入。在置入时由于对侧已拧入椎弓根螺钉及其连接套筒,因此在重复上述操作并进行透视时可能会导致本侧的定位针受到遮挡。

（3）固定棒安装:不同的内固定器械安装方式不同。有的产品需要在一侧各椎弓根的延长线上另切一个小口,通过与钉尾连接的连接杆将固定棒通过新的切口旋入切口内;有的直接通过椎弓根螺钉进入的皮肤切口将固定棒放入;还有的是在两个螺钉间的皮肤纵切口中将固定棒放入。通常先放入不需减压的一侧,另一侧固定棒则在减压完成后再安装。

（4）减压:在需要减压一侧安放工作通道,并通过固定杆固定于手术床上。电刀及剥离子显露小关节突。磨钻和骨刀切除小关节,显露椎间盘。保护椎间盘近端发出的神经根,向内侧探查,切除部分椎板及椎板间黄韧带,显露硬膜囊及下位神经根。将神经根拉向内侧,显露椎间盘,探查椎管。充分止血,

若需要切除椎间盘,则可用小刀和髓核钳切除椎间盘组织。尽管手术入路与传统后正中切口不同,视野由垂直直视变为从外向内直视,但由于腰椎疾病多数的神经压迫位于椎管内,如椎管内间盘突出、侧隐窝狭窄等,因此减压过程中不应忽视椎管内探查。手术切口选择也不宜过于偏外,以免影响手术操作。

（5）椎间融合:切除部分椎间盘后,取环状刮匙或刮刀切除残留的髓核组织及椎体的软骨终板,显露软骨下骨。将切除的自体骨剪碎后,放入合适大小的椎间融合器内,通过极外侧入路置于椎间。若椎间隙较窄,可先于对侧螺钉间临时撑开。X线透视确认融合器位置满意后,置入同侧椎弓根螺钉。同法安装固定棒。与螺钉间加压后拧紧各螺钉钉帽。

（6）关闭切口:取下螺钉的间接套管,冲洗。有些医师不安放切口内引流管。但一些医师为了防止出现椎管内血肿,于减压侧另戳孔置负压引流管,缝合切口(图 36-4-1)。

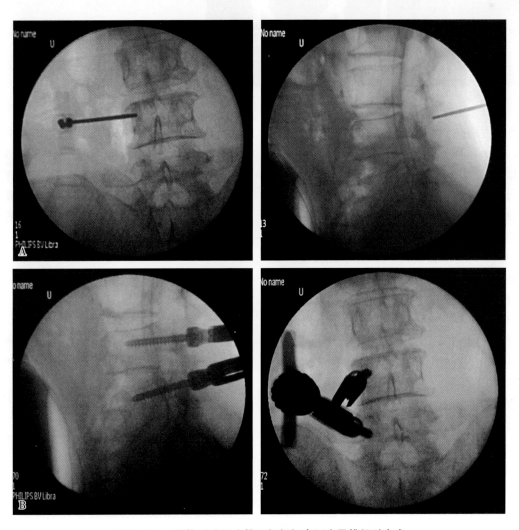

图 36-4-1　腰椎后路经皮椎弓根螺钉内固定及椎间融合术
A. C 型臂 X 线机正侧位透视确定入钉点;B. 透视下拧入一侧的椎弓根螺钉

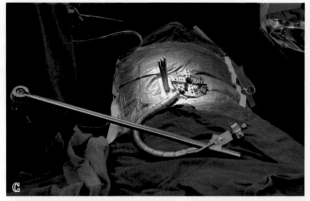
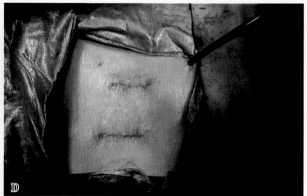
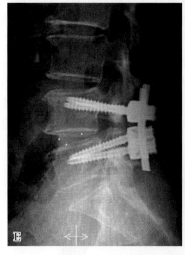
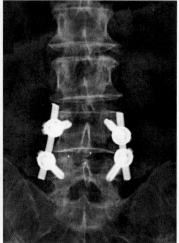

图 36-4-1(续)
C. 经工作通道在对侧进行减压、椎间融合术；
D. 手术切口情况；E. 术后 X 线正侧位片

3. 腰椎后路微创减压内固定技术的评价　有学者针对 20 例单侧椎间盘突出合并节段不稳的患者采用此项技术，采用 VAS 评分、Oswestry 评分和 SF-36 评分对临床结果进行评估。术中平均出血量 126ml，手术时间平均 171 分钟。术后平均随访 2 年，各项均有明显改善。在共 80 枚椎弓根螺钉中，74 枚位置满意，5 例可以接受，1 例位置不能接受。其中 85% 获得融合。

经皮椎弓根螺钉内固定技术在应用熟练后，其椎弓根螺钉位置不良的发生率会明显降低，术中 X 线透视的次数也会有所下降。但大量的放射线对患者，特别是对于从事微创的医师而言是不能忽视的，因此术中防护尤为重要。放射线问题也是让许多对微创感兴趣的临床医师望而止步的原因。因此，微创技术和设备的改进势在必行。有学者将导航系统与微创技术结合，很好地解决了术中放射线的问题，但导航仪器高昂的价格和应用成本，也阻碍了其推广和发展。

总之，微创技术的发展为脊柱外科医师又提供了一个新的治疗手段。随着医疗技术的不断进步，手术精准化和微创化将是一个趋势。但在学习和应用此项技术时，要牢记微创和传统开放手术技术均是治疗手段，与患者共同追求的是临床疗效。因此，不要只追求技术本身，更应掌握微创技术的理念，科学的严格掌握手术指征，这样才能发挥微创技术的优势，减少并发症的发生，提高手术治疗的效果。

(李危石)

参 考 文 献

1. Nakai O, Ookawa A, Yamaura I. Long-term roentgenographic and functional changes in patients who were treated with wide fenestration for central lumbar stenosis. J Bone Joint Surg (Am), 1991, 73(8): 1184-1191

2. Postacchini F, Cinotti G, Perugia D, et al. The surgical treatment of central lumbar stenosis. Multiple laminotomy compared with total laminectomy. J Bone Joint Surg(Br), 1993, 75(3): 386-392

3. Hazlett JW, Kinnard P. Lumbar apophyseal process excision and spinal instability. Spine, 1982, 7: 171

4. Johnsson KE, Willner S, Johnsson K. Postoperative instability after decompression for lumbar spinal stenosis. Spine, 1986, 11: 107

5. Kim KT, Lee SH, Lee YH, et al. Clinical outcomes of 3 fusion

methods through the posterior approach in the lumbar spine. Spine,2006,31(12):1351-1357

6. Booth KC,Bridwell KH,Eisenberg BA,et al. Minimum 5-year results of degenerative spondylolisthesis treated with decompression and instrumented posterior fusion. Spine, 1999,24(16):1721-1727

7. Nork SE,Hu SS,Workman KL,et al. Patient outcomes after decompression and instrumented posterior spinal fusion for degenerative spondylolisthesis. Spine,1999,24(6):561-569

8. Bono CM,Lee CK. Critical analysis of trends in fusion for degenerative disc disease over the past 20 years:influence of technique on fusion rate and clinical outcome. Spine,2004,29 (4):455-463

9. 李危石,陈仲强,郭昭庆,等. 椎间植骨融合与横突间植骨融合治疗腰椎滑脱症的比较. 中国脊柱脊髓杂志,2005, 15(1):20

10. Madan S,Boeree NR. Outcome of posterior lumbar interbody fusion versus posterolateral fusion for spondylolytic spondylolisthesis. Spine,2002,27(14):1536-1542

11. Huang RC,Tropiano P,Marnay T,et al. Range of motion and adjacent level degeneration after lumbar total disc replacement. Spine J,2006,6:242-247

12. David T. Long-term results of one-level lumbar arthroplasty: minimum 10-year follow-up of the Charite artificial disc in 106 patients. Spine,2007,32:661-666

13. Harrop JS,Youssef JA,Maltenfort M,et al. Lumbar adjacent segment degeneration and disease after arthrodesis and total disc arthroplasty. Spine,2008,33(15):1701-1707

14. Blumenthal S,McAfee PC,Guyer RD,et al. A prospective, randomized,multicenter Food and Drug Administration investigational device exemptions study of lumbar total disc replacement with the Charite artificial disc versus lumbar fusion:part I:evaluation of clinical outcomes. Spine,2005, 30(14):1565-1575

15. Guyer RD,McAfee PC,Banco RJ,et al. Prospective, randomized,multicenter Food and Drug Administration investigational device exemption study of lumbar total disc replacement with the Charite artificial disc versus lumbar fusion:five-year follow-up. Spine J,2009,9(5):364-386

16. Mardjetko SM,Connolly PJ,Shott S. Degenerative lumbar spondylolisthesis. A meta-analysis of literature 1970-1993. Spine,1994,19:2256-2265

第三十七章

腰椎间盘病手术治疗并发症

随着脊柱外科在我国的快速发展,越来越多的医疗机构开始成立脊柱外科并开展脊柱外科手术。许多腰椎间盘病患者因此而得到了及时有效的治疗。然而,脊柱外科技术的掌握相对较难,学习曲线较长,可能会因为操作失误、诊断错误或适应证选择错误而导致并发症的发生。此外,随着新技术、新工具的出现和应用,脊柱外科的操作系统和内固定融合系统种类越来越繁杂,使得临床医师经常要面对应用和熟悉新器械的问题,也使得相关并发症的发生率不断提高。为了能够取得更好的临床疗效、降低并发症的发生,本章将重点介绍腰椎间盘病术前、术中及术后的相关并发症,分析并发症的发生原因。

第一节 术前的失败

决定腰椎手术治疗是否成功的因素不仅仅是手术技术,在手术之前对疾病的分析和诊断将决定手术治疗的策略和方向,因此尤为重要。如果忽视了诊断问题和术前患者的全面评估,将可能直接导致手术的失败。在诊断错误中,常见的情况有两种,一种为疾病的诊断错误,另一种为疾病的诊断正确,但病变节段的判断错误。无论是上述哪种错误,均将导致手术失败。

一、疾病诊断错误

在整个脊柱疾病中,腰椎疾病的发生率最高,因此误诊漏诊的发生率也自然很高。腰椎疾病的常见症状为腰腿痛,然而,临床上可引起腰腿痛的疾病至少几十种之多。特别是当患者同时存在两种疾病时,最易导致误诊。因腰椎常见疾病的鉴别诊断已在各自章节中阐述,因此本章节将针对常见问题予以简单介绍。

1. 间歇性跛行的鉴别 临床上腰椎管狭窄症是腰椎疾病中的常见疾病,其典型的临床表现为间歇性跛行。但是,下肢血管疾病、脊髓功能障碍者,甚至下肢关节骨关节病患者也可出现间歇性跛行。因此,需要在术前询问病史、查体以及辅助检查方面仔细认真。

下肢血管疾病如下肢动脉狭窄等患者会在行走一段距离后出现下肢酸胀疼痛,有时也表现为大腿至小腿的疼痛,常感觉下肢发凉,而腰椎管狭窄症患者因神经受压而影响交感神经,也可表现为下肢发凉、怕冷。但下肢血管疾病患者较少出现麻木感,而且下肢症状与运动密切相关,而与姿势无关,骑自行车也会出现症状。查体足背动脉可出现搏动减弱,但无神经损害体征。当怀疑存在此病时,一定要行下肢血管超声检查。

脊髓受压所出现的间歇性跛行主要是以下肢无力为主,可有麻木,但不会出现下肢疼痛。查体常表现为上运动神经元损害,即肌张力增高,腱反射活跃,病理征阳性。但当脊髓受压节段位于胸腰段时,往往临床上表现并不典型。患者即可出现上运动神经元损害表现,也可表现为下运动神经元损害,有时患者也会出现明显的下肢放射性疼痛。因此,当临床查体发现神经损害与影像学检查结果不符时,一定要重视胸腰段脊髓圆锥损害的可能。

下肢膝关节骨关节病与腰椎疾病较为容易鉴别,但有时髋关节骨关节病时,患者可表现为臀部疼痛,行走后向大腿放射。特别是当患者同时合并有腰椎间盘退变时,极易被误诊。有时髋关节骨关节病患者还有腹股沟区疼痛,其大腿放射痛主要原因是由于隐神经受刺激所引发的牵涉痛。因此,建议对有上述症状的患者常规查体髋关节活动度及触痛,若有疑问应行相应的影像学检查。

2. 坐骨神经痛与其他椎管外疾病的鉴别　Kleiner 等回顾了 12 000 例腰椎术后病例，其中有 9 例为隐匿性恶性肿瘤导致下肢神经根样疼痛，3 例为血肿或坐骨神经的神经鞘瘤或闭孔动脉瘤所致。虽然此类事件发生率极低，但不应被忽视。临床曾有患者出现典型的下肢放射性疼痛，腰椎 MRI 上却无明显神经压迫，患者一种特殊症状是在解大便前会出现下肢放射性疼痛，在便后症状消失。追问病史，患者在 2 个月前行妇科盆腔肿瘤切除术，术后不久即出现上述症状。最后证实患者的症状与盆腔手术相关。

二、病变节段判断错误

腰椎退行性疾病往往在影像学上表现为多个节段的间盘突出、神经压迫。特别是当患者有多节段腰椎管狭窄时，很难判断下肢的神经损害是由相应节段的间盘压迫神经根所致，还是硬膜囊内马尾神经受压所致。临床最为常见的病例是患者有 $L_{4,5}$ 和 L_5S_1 两个节段间盘突出，但 L_5S_1 间盘未对 S_1 神经根产生压迫，可临床查体发现患者有 S_1 神经根的损害。因此，许多医师决定行 $L_{4,5}$ 和 L_5S_1 两个节段的间盘切除神经减压。其实，此患者的 S_1 神经根损害来自于 $L_{4,5}$ 间盘对硬膜囊内 S_1 神经的压迫，因此只行 $L_{4,5}$ 间盘切除即可。当然，尽管手术被扩大，但至少可以解除患者的疼痛。

可如果患者 L_5S_1 间盘极外侧突出或 L_5 椎弓根下沉椎间孔狭窄，患者表现为 L_5 神经根受损表现，而影像学除了 L_5S_1 节段相应表现外，还有 $L_{4,5}$ 间盘的轻度突出，而极外侧间盘突出以及椎间孔的狭窄在临床阅片时又常常被遗漏，此时若采取 $L_{4,5}$ 间盘的切除手术，显然将会导致手术节段的错误，而且患者症状无法得到缓解。此外，还有胸腰段的间盘突出，可以只表现为足下垂，也可表现为下肢放射性疼痛，如以 L_4 或 L_5 神经根分布区走行，若患者同时存在下腰椎的间盘突出，则极易被误诊。因此，在临床阅片时一定要仔细，除了观察椎管内神经结构外，一定要常规观察椎间孔区以及上腰椎的神经情况。

此外，还有一种相对少见情况，即患者 MRI 显示单纯 L_5S_1 椎间盘椎管内突出，双侧 L_5 椎间孔无狭窄，可临床查体显示患者不仅有 S_1 神经根的损害，而且患者有足背皮肤针刺觉减退和(或)踇背伸肌力减弱。如果完全将 L_5 神经根的损害归结于 $L_{4,5}$ 间盘，则手术很可能被扩大。临床上发现此类患者时，在明确 $L_{4,5}$ 椎间盘影像学检查上未导致神经压迫后，单纯行 L_5S_1 间盘切除减压，术后 L_5 神经根的症状均消失。分析原因可能与以下 3 个方面有关：①神经交叉支配：虽然踇背的皮肤绝大多数是由 L_5 神经根支配，但不能排除少数患者存在 L_5 和 S_1 神经根交叉支配的情况；②炎症刺激：L_5S_1 椎间盘突出不仅会对硬膜囊和 S_1 神经根产生压迫，而且会在椎管内形成炎症反应，这种炎症刺激是引发神经刺激的重要原因之一，而这种炎症可以累及椎管内的相邻神经结构，因此不除外 L_5 神经根的损害与炎症相关；③交感神经通路：临床上下腰椎的椎间盘突出不仅可以引发相应的神经症状，而且少数患者会出现大腿特别是腹股沟区的皮肤麻木、疼痛感，有研究发现这一现象与腰椎的交感神经通路有关。腰椎各节段神经根发出的窦椎神经的分支与椎旁交感神经干均有神经纤维相互连接，当下腰椎神经根受刺激后会通过椎旁交感神经干影响上腰椎神经根的功能。有临床研究发现在下腰椎行间盘切除神经减压术后，患者术前腹股沟区的神经症状也随之消失，因此，不能完全除外这种可能性。

三、对病情分析不够全面

腰椎疾病除神经压迫外，还常常存在节段的不稳定，甚至滑脱和退变性侧弯。腰椎屈伸侧弯 X 线片在评价腰椎稳定性方面十分重要。但有些医师对怀疑腰椎间盘病的患者只做 CT 或 MRI 检查，并根据检查结果直接确定手术策略。这样将会忽略术前可能存在的不稳定，患者术后可能会因椎间盘复发、手术节段不稳定加重或相邻节段不稳定等问题出现腰腿痛，从而导致手术失败。此外，在进行腰椎 X 线检查时，建议采用站立位。因为有些腰椎侧弯患者在平卧时腰椎曲度接近正常，而在负重时出现明显的腰椎侧弯。

总之，为了提高手术的成功率，从术前就应高度重视临床病史、查体和影像学信息的收集分析，做到上述三者完全统一，从而为正确制订手术策略提供保障。

第二节　术中并发症

术中并发症与患者腰椎病情的复杂性、全身情况、术者的手术技术密不可分。不同的手术入路决定了术中手术并发症各不相同。本节将根据腰椎前路手术和后路手术两种入路来介绍相应的术中并发症。

一、腰椎前路手术并发症

腰椎前路手术主要应用于前路的椎间盘切除、椎间融合、人工椎间盘置换等手术。手术是通过腹部入路显露腰椎,其整个手术入路中有腹腔脏器、椎前大血管、交感神经等重要结构。因此,术中并发症常与这些重要结构损伤有关。

1. 交感神经损伤　交感神经反应的变化可能是腰椎前路手术最常见的并发症。这可能是由于拉钩与位于腰大肌内侧的交感链太近所致。可能导致术后患者有一侧下肢相对发凉的感觉,其实这是因为另一侧下肢相对较热所致。这种现象常在术后3~6个月后消失。

交感神经系统的上腹下神经丛是泌尿生殖系统的唯一主要的支配神经,在下腰椎前路手术时存在损伤的风险。如果损伤,患者将出现泌尿生殖功能的紊乱。逆向射精是此神经损伤的一种表现。这种现象常是短期的,但也有患者长期存在此现象的报道。Flynn 等报道了腰椎前路术后生殖系统并发症的发生率。他们普查了世界各地具有 15~20 年腰椎前路手术经验的 20 位医师。在大约 4500 个病例中,不育的发生率是 0.42%,阳痿的发生率是 0.44%。5 例患者出现逆向射精,但在术后的 6 个月~2 年中恢复正常。

Sasso 等发现经腹腔入路术后逆向射精的发生率是腹膜外入路的 10 倍,而且术后长时间功能异常的发生率也高于腹膜外入路。Tiusanen 等回顾研究了 40 例经腹腔入路手术的病例,发现永久性逆向射精的发生率为 17.5%。基于这一发现,他们认为应避免对男性患者实施前路经腹腔入路手术。Christensen 和 Bunger 对前路腰椎术后出现逆向射精的 41 例男性患者进行了 6~13 年的随访。其中 2 例为永久性逆向射精。阴茎不能勃起一般不会发生,除非合并严重的周围血管疾病。小心分离髂动脉以及采用经腹膜外入路可以避开上腹下神经丛。

2. 血管损伤　术中小心钝性分离,特别是在大血管周围仔细操作,一般不常出现术中出血。但是,腰椎前路手术存在与严重的血管损伤相关的并发症。Oskouian 等总结了从 1992 年至 1999 年接受前路胸腰椎手术的共 207 个病例,发现血管并发症发生率为 5.8%,死亡率为 1%。7 例是由于手术技术造成的血管损伤,结果 1 例死亡。而且,5 例发生深静脉血栓,1 例发生致死性肺栓塞。

曾经有多位学者报道了腰椎前路腹膜外入路术后出现左髂总动脉血栓闭塞的情况。Marsicano 等报道了一位 59 岁男性患者术前有外周血管疾病病史,前后路脊柱融合术后患者出现了 $L_{4,5}$ 神经根性刺激症状,检查发现手术入路同侧的下肢温度低,足背动脉搏动微弱,这种情况可能与对大血管过度牵拉或牵拉时间过长有关。因此,建议腰椎前路术后所有患者都应检查双下肢血管情况。Hackenberg 等也报道了腰椎前路术后 1 例患者出现左侧髂总动脉血栓闭塞,此例患者同样出现放射性疼痛,仔细检查时才发现双侧温度不同而且动脉搏动不对称。血栓引起的放射性疼痛与神经根性疼痛的不同之处在于皮温低和脉搏微弱。然而,预测这种并发症很困难。Watkins 建议如果患者 X 线片显示有较大的血管钙化,要避免对这些有动脉硬化的患者进行腰椎前路手术。Chang 等报道了 1 例患者接受前后路联合手术,在前路融合术中发现左侧髂总动脉栓塞。医师在手术接近结束时发现髂总动脉无搏动,因此在术中发现了血栓的问题。术中多普勒影像显示左侧髂总动脉闭塞,于是立即行动脉内膜切除、血栓取出术。手术很成功,患者没有后遗症。

由于过度牵拉、使用尖的拉钩或患者既往有手术史或椎间盘感染,有时会出现重要动脉或静脉的出血。因此,应该建议有经验的血管科医师或普通外科的医师参加腰椎前路手术。术中必须使用一切方法来控制脆弱的下腔静脉或腰静脉出血,包括缝合、血管夹夹闭、烧灼、泡沫凝胶、凝血酶或直接压迫。Baker 等观察了 102 例由 2 位经过培训的血管外科医师暴露的腰椎前路手术,结果发现大血管损伤并需要缝合修补的发生率高达 15.6%。他们还发现侧方切口的血管损伤发生率是 7.7%,而腹旁正中切口腹膜外入路的血管损伤发生率是 18.4%。

术后出血可能是由于术中没有注意到的血管出血所致。如果患者红细胞计数持续下降合并腹围增加,则应该再次手术探查,发现并结扎出血的血管。最常见的出血原因是髂动脉、腔静脉或其他腹部血管的分支出血。

3. 内脏并发症　除了血管并发症与前路有关外,内脏的一些并发症同样会发生。Rajaraman 等回顾了 60 例接受腰椎前路手术的病例,其中 3 例出现较长时间的肠梗阻,1 例出现急性胰腺炎,1 例肠损伤。尽管本组病例中 57 例是经腹膜外入路,但学者发现经腹膜外入路同样可能发生肠梗阻。对于这些时间较长的肠梗阻患者需要安放鼻饲管。大多数患者术后可以进流食,甚至在肠鸣音未恢复时进流食也没有困难。但是,饮食的恢复应该缓慢,只有当肠鸣音正常以及肠通气之后才能进普食。McDonnel等总结了447例行前路胸椎、胸腰段和腰椎手术的病例,发现并发症总的发生率为31%。其中腰椎前路手术并发症发生率为28%,严重的并发症发生率为12%。手术的死亡率为0.4%,而髋关节手术死亡率为2%,冠状动脉搭桥的死亡率为2%。

由于腰椎前路手术的适应证主要以椎间融合或间盘置换为主,而神经减压操作较少应用,因此神经损伤的发生率很低。

二、腰椎后路手术并发症

腰椎后路手术是临床上最为常用的手术入路,因此与之相关的手术并发症的种类最多,发生率也最高。

1. 定位节段错误　对于腰椎前路而言,由于术前术中常需要X线透视定位,因此发生节段错误的几率较小。但在腰椎后路手术中,由于定位常采用体表标准或术中术者探查的方法进行,因此当患者有移行椎或者手术切口偏头端时,容易导致节段定位错误。在后路椎板间开窗间盘切除术时,特别是$L_{4,5}$间盘切除时,由于切口很小,术前只靠体表标准定位则可能会导致节段错误。由于L_5S_1节段为最后一个节段,因此术中定位较容易。因此,建议在术前或术中通过X线透视定位,以保证节段正确。

在腰椎内固定操作中,特别是刚开展此类手术的医师而言,容易发生椎弓根螺钉固定节段错误的情况。其原因主要是由于对局部解剖不熟悉所致,即对同一节段的椎弓根和椎板位置关系不熟悉。例如,若在L_4椎弓根的位置位于L_4椎板近端,L_5的椎弓根位于L_4椎板侧方;若以L_4椎板来定位,在不熟悉解剖的情况下常将L_5的椎弓根误当作L_4椎弓根。因此,应当熟练掌握腰椎的解剖,增强对解剖结构的识别能力,避免出现此类情况。

2. 神经损伤　神经损伤是腰椎手术中重要的并发症,有时所造成的后果是灾难性的。根据损伤原因,可分为牵拉伤和直接损伤。

(1) 神经牵拉伤:腰椎手术常需要切除椎间盘进行神经减压,在将硬膜囊及神经根拉向中线时,可能造成神经根甚至马尾神经的损伤。Ramirez等通过对28 395例腰椎患者回顾研究发现,其中神经并发症的发生率为0.3%。据2003年国际SRS统计,1996—2002年在腰椎退变性滑脱手术治疗中,神经并发症为1.0%;在真性滑脱的治疗中神经并发症

为3.1%。Fu等通过总结1万余例手术治疗的腰椎管狭窄症患者发现,神经损伤0.6%(79%为神经根,21%为马尾)。马尾神经损伤的发生率大约为五百分之一。

在显露椎间盘时,若用神经拉钩将神经牵拉幅度过大,时间过长,则可能造成神经损伤。一般而言,硬膜囊牵拉不宜超过椎管的中线。此外,若神经根及硬膜囊受压较重,张力较高,则应向外多切除一些小关节,减压侧隐窝,然后轻轻将神经向中线拉向一些,小刀和髓核钳先切除一部分纤维环和髓核组织,使局部张力减小后,进一步将神经向中线牵拉,再切除突出的纤维环和髓核组织,做到循序渐进,以降低对神经的刺激,而不要直接用力牵拉神经到椎管中线位置。此外,在进行椎间融合术时,若小关节切除范围不充分,可能导致融合器或骨块植入空间不足,此时极易造成神经的过度牵拉,甚至损伤马尾神经。因此,对于椎间融合的操作,一定要切除足够的关节突,防止神经的过度牵拉。

如果手术节段位于上腰椎,由于脊髓圆锥终止与L_1椎体下缘,因此,在进行$L_{1,2}$间盘切除时,要避免牵拉硬膜囊。此节段的间盘切除手术入路与下腰椎不同,可采用侧前方手术入路,或后路经关节突入路。后者的操作方法是在术中切除硬膜囊双侧的小关节,从而获得更多的操作空间,然后在切除间盘时,将骨刀尽量水平切除纤维环的上下椎体后缘,分别从两侧切断纤维环与椎体后缘的连接处后,将突出的间盘向椎间隙内压下,然后取出。这种操作最大限度地避免了对硬膜囊的干扰,防止了脊髓圆锥的损伤。

除了上述常见情况外,还有一种特殊类型的神经牵拉伤,即滑脱复位所致的神经根张力过大。在滑脱患者中,特别是Ⅱ度以上滑脱,当术中将前移的椎体通过固定器械复位时,在此椎体椎弓根下缘走行的神经根常常受到牵拉。若术中行椎间融合,使术前变窄的椎间隙高度得以恢复,则会进一步增加神经根的张力。术后可能出现神经根功能异常。笔者对腰椎滑脱后路减压固定复位的患者进行回顾性研究发现,后路复位＋后外侧融合的患者术后6%出现了神经刺激症状,而后路复位＋椎间融合的患者则有12%出现了下肢的明显的放射性疼痛,但均于术后3个月内恢复。

神经损伤是脊椎滑脱和峡部不连手术治疗时潜在的最严重的并发症,术中进行滑脱复位操作时神经损伤的发生率相应提高。Harrington等报道了

1 例重度滑脱患者,在使用 Harrington 牵引装置接近完全复位之后出现了马尾综合征。通过对北京大学第三医院的一组病例分析发现,L_5 重度滑脱患者,其中大部分患者为Ⅲ度滑脱,滑脱复位术后近一半患者出现 L_5 神经根麻痹,表现为足下垂。其中绝大多数患者会在术后半年内恢复,但也有个别患者无法恢复。总体而言,文献报道约 35% 的术后神经损伤是 L_5 神经根和骶丛受累。这些术后神经受损者中的绝大多数可逐渐恢复,而一些文献报道在减少滑脱复位以后其神经功能可有所改善。因此,对于此类患者是否需要滑脱完全复位以及术式的选择目前尚存争论。更多关于腰椎的高位神经根损伤已有报道,比如有学者报道了 1 例重度滑脱患者复位后发生了 L_2、L_3 和 L_4 神经损伤,分析原因认为是继发于矫正环节,包括牵引和近端节段的向后移位,从而导致近端的神经根受到牵拉。术后膀胱功能紊乱通常是短暂的,已有报道在广泛的复位手术之后有部分患者可能发生膀胱功能紊乱。

(2) 神经直接损伤:术中神经的直接损伤较牵拉伤少见。除少数神经根有变异导致损伤外,其主要原因是术中操作不当,包括腰椎中央管或神经根管严重狭窄,在无操作空间的情况下,强行用椎板咬骨钳切除椎板;用骨刀切除椎板时,骨刀打入过深,直接损伤神经根或马尾神经;间盘切除时,在未探明神经根所在位置时即盲目下刀切除纤维环;椎弓根螺钉位置偏内进入椎管;椎弓根螺钉偏外,压迫从椎体侧前方下行的上位神经根;椎间植骨时因神经牵开不足,直接挤压神经根或硬膜囊;在后外侧植骨融合和进行椎弓根螺钉入点暴露时,在同侧的两个横突间操作过多,或暴露过深,热灼伤下方的神经根。为了避免神经的直接损伤,术中一定要仔细操作,避免危险动作,创造充分的神经减压空间,提高手术技术。

3. 硬膜囊损伤　硬膜囊损伤是腰椎后路手术常见的术中并发症。Turner 等通过对腰椎管狭窄症患者进行 meta 分析发现,硬膜囊破裂的发生率平均为 5.9%,但有文献报道可高达 13%。在腰椎间盘突出症的手术治疗中,硬膜囊损伤的发生率为 0%~4%。Epstein 等对 857 例患者的调查发现,首次术后脑脊液漏的发病率为 4.6%,再次手术后则为 9.8%。对于二次手术的腰椎患者而言,硬膜囊损伤的几率大大增加,平均每 6 例中就有 1 例出现硬膜囊损伤。

硬膜囊损伤的原因可能与以下因素有关:腰椎中央管或神经根管严重狭窄,在无操作空间的情况下,强行用椎板咬骨钳切除椎板;用骨刀切除椎板时,骨刀打入过深,直接损伤硬膜囊;神经拉钩牵拉硬膜囊时,用力过大或牵拉位置不当造成硬膜囊破裂;椎弓根螺钉位置偏内进入椎管损伤硬膜囊;椎间植骨时因硬膜囊牵开不足,直接挤压硬膜囊造成破裂。此外,还有一种硬膜囊损伤,即术中操作无失误,也未发现硬膜囊损伤,但术后发现患者有脑脊液漏。其原因可能是术中减压过程中小关节或椎板的残端刺破硬膜囊所致。

硬膜囊损伤后,应尽量术中修补,以减小术后脑脊液漏的发生。若缺损较大,可用硬膜补片进行修补。但有研究发现术中是否用补片修补均不易防止术后脑脊液漏的发生。关闭切口时要严密缝合肌层和腰背筋膜,防止术后切口裂开。硬膜损伤术后常出现脑脊液漏,患者因为颅内压减低可能出现头痛、头晕,引流量增大。由于脑脊液对手术切口有一定的侵袭作用,因此术后引流管放置时间应适当延长。若术后引流量一直较大,每天均大于 100ml,则引流管可放置一周左右。目的是切口愈合争取时间,防止切口内脑脊液大量存留而导致切口裂开。

对于脑脊液漏患者,有一点骨科医师常常忽视。对于老年患者,若其为有高血压、糖尿病,甚至曾经有过脑出血或脑梗死病史,在出现脑脊液漏后,颅内压的变化会增加脑出血的风险。而且,由于脑出血时患者的症状同样会出现头痛,临床上容易被忽视。因此,对于这类患者应积极行头部 CT 或 MRI 检查,以除外脑血管意外的发生。

4. 术中减压不彻底　腰椎手术重要的目的之一即为神经减压。造成神经压迫的原因主要有间盘突出、中央管狭窄、侧隐窝狭窄。减压过程中,可能造成脱出的髓核组织残留、神经根管减压不充分、中央管减压范围不足等。因此,术前一定要仔细了解突出间盘的形态部位,术中认真探查,防止髓核组织残留(图 37-2-1)。此外,术前观察椎管时要确定椎管狭窄的范围,特别是椎间孔区是否存在狭窄,术中要对减压边界进行探查以确定神经减压是否充分。

对于椎间隙严重狭窄或腰椎滑脱的患者,应高度重视椎间孔区是否存在狭窄,术中也要常规探查,防止减压不彻底。此外,还有一种特殊情况应值得注意。在腰椎减压固定操作中,为了使螺钉及固定棒起到张力带作用,常规在拧紧各螺钉钉帽之前进行螺钉间的纵向加压。若患者椎间孔区较窄,尽管术前无症状,术后也可能因为纵向加压后导致神经

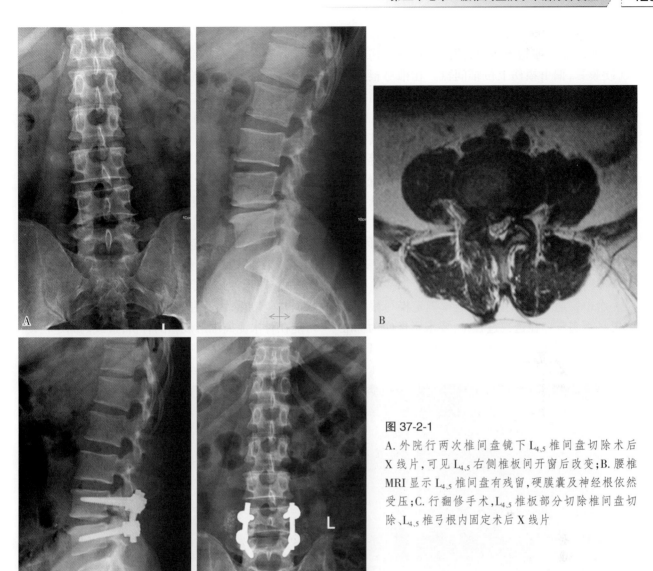

图 37-2-1
A. 外院行两次椎间盘镜下 $L_{4,5}$ 椎间盘切除术后 X 线片,可见 $L_{4,5}$ 右侧椎板间开窗后改变;B. 腰椎 MRI 显示 $L_{4,5}$ 椎间盘有残留,硬膜囊及神经根依然受压;C. 行翻修手术,$L_{4,5}$ 椎板部分切除椎间盘切除、$L_{4,5}$ 椎弓根内固定术后 X 线片

根新的压迫。笔者曾经遇到患者术后出现健侧下肢顽固性放射性疼痛,足背过敏,通过检查及分析认为是术中加压后导致的神经根压迫。二次手术探查时发现患者左侧 L_5 神经根在椎间孔区被 S_1 上关节突挤压严重,经关节突切除神经减压后患者得以痊愈。因此,术中在进行神经的充分减压的同时,要对椎管进行充分探查。当进行硬膜囊两侧纤维环切除减压时,若两侧均完成操作后,一定要再次探查先完成减压的一侧,以免有髓核组织从对侧挤出对神经产生压迫。在椎弓根螺钉纵向加压后,一定要再次探查椎管及神经,防止出现继发的神经卡压。

5. 椎前结构损伤血管与输尿管　腰椎后路手术的血管损伤极为少见,但并非不能发生。据报道,其发生率小于 0.02%,若手术未涉及椎间盘,这一比例将更小。如果能在前 24 小时内诊断出血管并发症,则患者的死亡率将从 55% 降低至 24%,所以早期诊断是十分重要的。术中或术后低血压、下肢血供不足、一侧或双侧下肢水肿和不能解释的血细胞比容下降,可能暗示着潜在的血管损伤。若大血管损伤一经发现,一定要第一时间终止腰椎手术,争取时间请普外科或血管外科医师进行血管修补吻合。

血管损伤的原因主要为髓核钳插入过深或偏外导致。在进行椎间盘切除时,髓核钳的深度以不超过 2.5~3.0cm 为宜。如果进行极外侧间盘切除,则切记髓核钳不要向外侧倾斜,同时不要过深,因为极外侧位于椎体的边缘,操作不当极易发生髓核钳突入纤维环外的情况。有时髓核钳插入过深还可能损伤一侧的输尿管,确诊后需要行输尿管吻合术。

6. 椎弓根螺钉相关并发症　椎弓根螺钉位置不良，可以偏外损伤神经根，偏内或偏下损伤神经根、硬膜囊，偏上损伤上位椎间盘。在椎弓根技术发展的早期，其相关并发症较多，West等报道可达27%。但随着椎弓根螺钉技术的推广，Yuan等研究发现椎弓根螺钉在2177例患者中应用，其神经损伤和血管损伤的发生率低于0.5%。Faraj等回顾了648例椎弓根内固定患者的并发症，包括脊柱侧弯（34例）、退变性下腰椎疾病（25例）和腰骶滑椎（3例）。术中并发症包括：3例螺钉位置不良，1例神经根挤压，2例脑脊液漏和2例椎弓根骨折。因此，学者认为椎弓根螺钉固定的并发症是可以接受的，术中神经损伤可能性很小。

术中要通过X线正侧位透视确定椎弓根螺钉位置是否满意。在透视过程中，要求影像应为标准的正侧位，以免因投照角度问题而忽略了螺钉位置

不良的情况。一般情况下，在正位片上，若螺钉钉尖超过棘突根部，甚至到达对侧，则提示螺钉角度可能偏内，若钉尖在椎体轮廓边缘或外侧，则提示螺钉角度偏外。对于有腰椎侧弯的患者，在进行侧位透视时一定要保证获得每一个椎体的标准侧位，以确保椎弓根螺钉位置正确（图37-2-2）。

由于椎弓根过小、畸形或椎弓根螺钉过粗，可能造成椎弓根爆裂骨折。也有可能因为骨质疏松而在术中即出现椎弓根螺钉松动。因此，术前要充分评估患者骨质疏松情况，对于严重骨质疏松患者应尽量避免使用内固定。若术中出现椎弓根螺钉松动，可以更换较大型号的椎弓根螺钉，在椎弓根内植入自体碎骨，或应用骨水泥辅助固定。但在应用骨水泥时应慎重，因为有研究发现即使应用骨水泥，也可能在骨水泥周围形成新的骨折，造成内固定松动。如果上述情况发生，则更难以处理。若椎弓根爆裂、

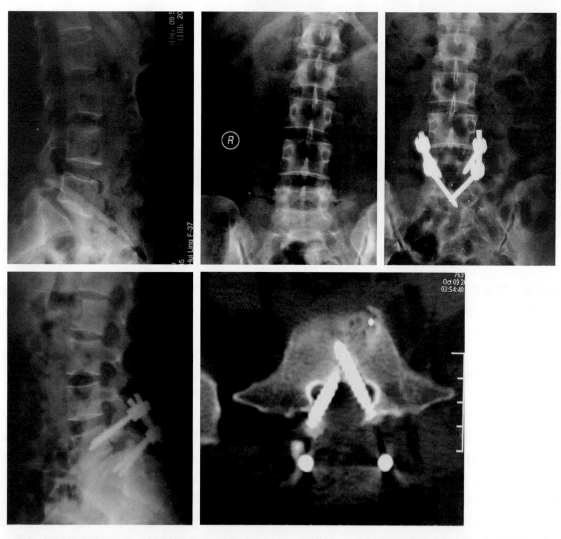

图37-2-2　患者女，37岁，因腰椎滑脱于外院行后路减压内固定术，术后神经症状加重，术后CT示双侧S₁椎弓根螺钉均偏内，位于椎管内

椎弓根螺钉松动严重或翻修手术时局部结构缺损严重,术中可考虑延长融合节段。

7. 术中体位并发症　患者术中大都取俯卧位。要在患者身下垫胸枕、髂枕,保护眼睛、肘部、髂峰、膝、乳腺、男性生殖器等重要结构,防止失明、臂丛神经损伤、尺神经麻痹、腓总神经损伤、褥疮及重要器官损伤的发生。

8. 髂骨取骨区并发症　腰椎手术融合成功与否直接影响疗效。在局部骨量不足时,可能采用髂后取骨。在取骨时,可能造成血管损伤。主要的血管为臀上动脉,为防止此血管损伤不要在髂峰远端至髂后上棘近端2cm处取骨。感觉神经的损伤较为常见。容易损伤的神经为后方的臀上神经核前方的股外侧皮神经。取骨区疼痛是髂骨取骨的常见并发症,Palpavero等发现其发生率为8%~36%,要明显高于一般认为的8%的发生率,Heary等对105例病例的4年回顾性研究发现,3%的病例存在持续性的疼痛。手术时应当尽量避免软组织的牵拉,因为疼痛和骨块的大小、伤口的深度宽度有关。

第三节　术后并发症

术后并发症种类较多,发生率也较高,其中包括血肿、切口感染、脂肪液化、肺炎、泌尿系统感染、褥疮、下肢深静脉血栓甚至致死性肺栓塞,以及脑血管意外等。

一、血肿

术后血肿的发生往往与术中出血较多,术后引流管不通畅有关。切口内血肿不仅可增加切口感染的几率,同时也可能造成神经损害。

在椎板间开窗间盘切除手术中,由于手术创伤较小,出血少,因此一些医师不放置引流管。但如果术中椎管内静脉丛出血较多,则建议放置负压引流管。对于多节段减压融合的患者,术后引流量往往较多,特别是术后前两天。如果出现下列情况则应该考虑引流不通畅的可能:术后6小时内引流量只有50ml以内,或第1天引流量与手术大小及术中出血情况不相称;切口敷料有大量渗出;术后第1天引流较多,而第2天突然锐减至50ml以内。

发现异常后应及时观察引流管是否在皮肤切口处打折,挤压引流管,观察引流是否通畅。若无法判断是否通畅,或明确引流管不通,则可用空注射器向外抽吸,若依然无法疏通,则可在严格消毒下剪断

引流管末端2~5cm,以防止逆向污染,用注射器向引流管内注入少量无菌生理盐水,之后再将盐水抽出。此后,要定时观察引流量情况,保证引流通畅。

此外,如果检查引流管通畅,依然不能完全排除血肿的可能。因为术中在硬膜囊表面若放置过多明胶海绵,明胶海绵会在硬膜囊表面形成一层膜,可能导致椎管内出血不能及时流出,造成引流管引出的均是椎管外的出血。在此情况发生时,患者常有神经症状。笔者曾遇到1例患者,术后第1天逐渐出现一侧胫前肌力减弱,经硬膜囊检查发现内固定位置良好,MRI未显示切口内有大量积液。最后在二次手术探查时发现,椎管外伤口无积液,但当用神经剥离子将硬膜囊表面明胶海绵层剥开时,有大约10ml左右陈旧血性液体快速流出。再次探及神经,未见明显神经压迫。术后患者症状明显改善,在术后两周时肌力完全恢复正常。导致此患者神经损害加重的原因即为椎管内积血。因此,避免在术中应用过多的明胶海绵。

二、切口感染

切口感染是外科手术中最为常见的并发症。但在腰椎内固定手术中,若发生切口深部感染,有时后果会非常严重,甚至会导致生命危险。腰椎前路手术感染率很低,为0%~0.1%,而后路手术感染发生率较高,可能与大量内固定物的应用、椎旁肌牵拉时间过长、椎旁肌坏死失活以及术中污染有关。文献报道腰椎术后感染发生率为1%~2%,在脊柱内固定患者中术后感染率为3.2%~12%。

皮肤感染较容易发现,患者往往全身症状不重,白细胞可增高。对于皮肤感染的处理也较为简单,定期换药,抗生素治疗,绝大多数可很快治愈。

对于切口深方感染而言,从诊断到治疗则较为复杂。

术后切口感染往往发生在术后第3天至1周左右。患者可有发热,体温往往超过37℃,有时患者可有寒颤。术后3~4天是拔除引流管的时期,引流管拔除后的1~3天患者常出现吸收热,虽然吸收热常为低热,但也有患者会出现高热,此时较难与感染鉴别。因此,需要对患者的症状体征和化验检查综合分析,才能明确诊断。感染的高发时段患者精神状态较差,食欲差。切口可有红肿、压痛,极少数患者有脓性分泌物流出。由于腰椎椎旁肌发达,切口感染深在,因此有时患者切口无明显压痛,也没有明显的红肿。但仔细观察,可以发现切口周围皮肤

有水肿,而且切口旁有深压痛。化验检查血白细胞增高明显,红细胞沉降率明显增快,C-反应蛋白也增高。此时,应考虑切口深部感染可能。临床上可在B超引导下穿刺,观察穿刺液性状并送细菌培养。也可通过腰椎MRI检查观察是否有切口内积液及椎间隙感染。

但值得注意的是,有时单纯依靠化验检查也不能明确诊断感染。研究发现,绝大多数患者术后红细胞沉降率在4~5天达到高峰,然后缓慢、不规则地下降,通常在术后2周恢复到正常水平。可有些患者术后红细胞沉降率可以维持高水平长达3~4周。椎间盘切除术后4天红细胞沉降率可达到45~75mm/h,而脊柱融合术后可高达100mm/h。在

脊柱术后切口深部感染时,红细胞沉降率通常高于平均值,在迟发感染时87.5%患者的红细胞沉降率有升高,平均为57mm/h。C-反应蛋白是另一个判断是否有感染的重要指标。但其在术后同样会增高,在术后2周后恢复正常。

明确切口深部感染后,应根据细菌培养结果及时更换抗生素,如果患者为腰椎内固定患者,则建议一经诊断即行切口清创引流术(图37-3-1)。因为长时间犹豫不决,不仅会耽误治疗时机,还可能导致感染扩散,出现椎体感染、椎间隙感染、螺钉松动等难以处理的情况发生。清创时要去除坏死组织,特别是对内固定周围要进行彻底清创,术中可使用脉冲冲洗器。清创后在切口内放入对口冲洗引流管,严

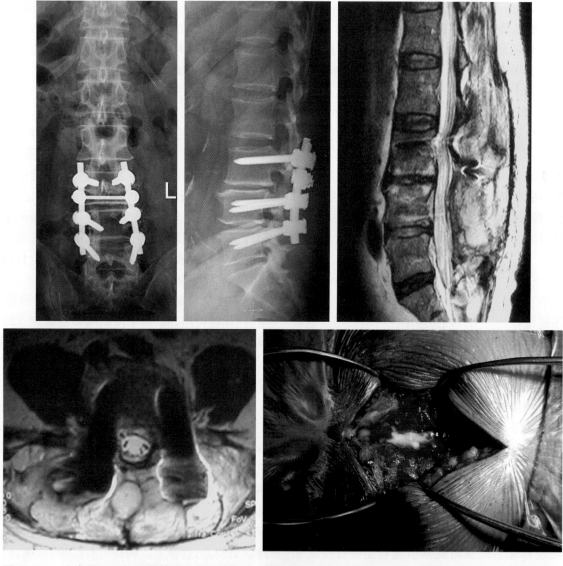

图37-3-1　患者男,54岁,腰椎管狭窄症行后路L$_{3~5}$椎板切除减压内固定术,术后1周出现发热,切口疼痛,复查X线片未见螺钉松动迹象,但MRI显示切口深方有积液,MRI横断面显示螺钉钉尾周围亦有积液,术中探查见在切口正中深方有脓肿

密缝合切口。术后引流管冲洗 5~10 天。若引流管流出液清亮，患者体温恢复正常，化验检查血常规恢复正常，红细胞沉降率明显下降，则考虑治疗有效，可拔出引流管。

在首次清创时，一般不需要取出内固定。因为大多数患者经过上述治疗治愈。但如果患者感染难以控制，是否取出内固定将成为两难选择。一方面内固定的存在不利感染的控制，另一方面内固定取出后，对腰椎局部的稳定性产生严重影响，特别是双侧小关节切除较多或合并腰椎侧弯的患者。目前，针对难以控制的感染尚无成熟经验可借鉴。北京大学第三医院骨科在此方面的经验是，若经切口清创对口冲洗引流后感染仍无法控制，则可以进行第 2 次清创冲洗，同时向感染科专业医师寻求帮助，抗生素要足量、足时，而且常需要联合用药。笔者曾遇到两例严重切口感染的患者，一例取出内固定后依然无法控制感染，另一例行椎间融合固定术，术后因感染出现螺钉松动和椎体感染。两者均经过半年的抗感染治疗后痊愈。

化脓性椎间盘炎的发生率是 2.3%。MRI 上发现的终板周围水肿加重、椎间隙变狭窄，并不能将其与典型的退行性 Modic 改变相区分，但是红细胞沉降率增快、C- 反应蛋白增高却能为其诊断提供依据。早期发现对避免更多的骨质破坏十分必要。静脉应用抗生素可使大部分患者痊愈，但有少数需要手术清除感染灶。

三、脂肪液化

对于体形较为肥胖的患者，由于术中电刀的应用以及切口拉钩的挤压，可导致脂肪组织损伤。脂肪液化往往在术后 5~10 天出现，表现为切口处流出淡血性液，流出液较为清亮，无混浊。患者常无发热。切口可有裂开，可探及皮下有空虚感，挤压切口有较多渗液流出，但切口无明显红肿压痛。化验检查常无白细胞增高。

对于切口脂肪液化的治疗，可先选择保守治疗，即每天换药，必要时可将切口部分敞开，放入盐水纱布。同时预防感染。往往经过 1~2 周的时间，切口可以愈合。对于脂肪液化较为严重的患者，若保守治疗后仍然有较多渗液流出，或出现切口深部裂开，则需要行清创缝合术。

四、下肢深静脉血栓

随着人口老龄化，目前国内接受腰椎手术治疗

的患者平均年龄逐渐增高，而高龄患者常合并高血压、冠心病、糖尿病等内科疾病，甚至有脑梗死、心肌梗死、心脏支架或搭桥手术史。对于这些患者而言，手术的风险无疑会明显增高。一方面可能出现心脑血管意外，其中致死性肺栓塞的病因主要是由于下肢深静脉血栓脱落所致。

下肢深静脉血栓（DVT）的形成是一种严重的骨科术后并发症，静脉血流缓慢、血液高凝状态及静脉内膜损伤是血栓发生的常见机制。未采取预防措施的大手术后骨科 DVT 的发病率为 39%~74%，关节置换手术中血栓发生率为 24%~84%。骨科手术后 DVT 继发致命性肺栓塞发生率为 2%~7%，是围手术期致死率极高的并发症之一。在脊柱手术中，下肢深静脉血栓的发生率明显低于下肢手术。

笔者曾开展了一项前瞻性临床研究，通过对 231 例脊柱患者术前术后下肢血管彩超检查发现，脊柱术前有 7.4% 患者存在陈旧性血栓或血管异常；脊柱术后血栓发病率较高，可达 17.8%；脊柱术后血栓多为无症状型，临床上容易漏诊；高龄、术前凝血异常、术前 B 超结果异常及输血可能为脊柱术后血栓形成的危险因素。在本项研究中，术前有血栓史的患者术后再发血栓的几率为 47%。Zaw 在对 10 000 例关节置换患者的研究中指出，全麻、感染、高龄、高脂血症、DVT 病史及心血管疾病是骨科术后 DVT 发生的高危因素。在国内一些报道也表明，高龄、肥胖、有内科合并症、凝血功能异常、全麻、输血、术后卧床时间长等因素，可以使骨科术后血栓的发生率增高。因此，对于术前有血栓史的患者，术前术后应采用相应的抗凝措施，以防止血栓的发生。

对于术前应用抗凝治疗的患者，术前 7 天停用阿司匹林等抗凝药，在术前 2 天可给予低分子肝素抗凝，在术前 1 天停用低分子肝素，术后第 2 天再应用低分子肝素。同时可采用物理抗凝的方法，如弹力袜治疗。这样可有效降低 DVT 的发生率。而对于既往无血栓史，但高龄且合并内科疾病等高危因素的患者，建议术后应用弹力袜等物理抗凝治疗。术后鼓励患者在床上收缩下肢肌肉，早期下床活动。若患者于术后出现下肢疼痛或肿胀，及时行下肢血管检查，做到及时发现、及时治疗，必要时需由血管外科医师安放下腔静脉滤网，防止肺栓塞的发生。

五、其他并发症

患者术后因卧床时间过长、术中全麻气管插管、留置导尿，患者可于术后发生肺炎、泌尿系统感

染、褥疮等并发症。若患者术后出现发热、咳嗽，则应考虑到肺部感染可能。如果患者出现泌尿系统刺激症状，则可行尿常规检查；若存在感染，可予以膀胱冲洗和抗感染治疗。对于高龄患者，应主要褥疮的发生，可采用褥疮垫保护，定期翻身。

腰椎术后的并发症对患者的愈合将会对远期疗效产生很大影响，甚至导致手术的直接失败。因此，只有通过对骨科医师的不断培训，提高手术技术，特别是提高医师对手术并发症的认识和了解，而不断降低并发症的发生率。此外，骨科医师一定要避免急于应用某些新技术和新器械，严格掌握各种临床技术的指征，才能提高临床疗效，使患者的风险降至最低。

（李危石）

参 考 文 献

1. Fu KM, Smith JS, Polly DW Jr, et al. Morbidity and mortality in the surgical treatment of 10 329 adults with degenerative lumbar stenosis. J Neurosurg Spine, 2010, 12 (5):443-446

2. Christensen FB, Bunger CE. Retrograde ejaculation after retroperitoneal lower lumbar interbody fusion. Int Orthop, 1997, 21:176-180

3. Flunn JC, Price CT. Sexual complications of anterior fusion of the lumbar spine. Spine, 1984, 9:489-492

4. Sasso RC, Kenneth BJ, LeHuec JC. Retrograde ejaculation after anterior lumbar interbody fusion: transperitoneal versus retroperitoneal exposure. Spine, 2003, 28:1023-1026

5. Tiusanen H, Seitsalo S, Osterman K, et al. Retrograde ejaculation after anterior interbody fusion. Eur Spine J, 1995, 4:339-342

6. Oskouian RJ Jr, Johnson JP. Vascular complications in anterior thoracolumbar spinal reconstruction. J Neurosurg, 2002, 96:1-5

7. Marsicano J, Mirovsky Y, Remer S, et al. Thrombotic occlusion of the left common iliac artery after an anterior retroperitoneal. Spine, 1994, 19:357-359

8. Hackenberg L, Liljenqvist U, Halm H, et al. Occlusion of the left common iliac artery and consecutive thromboembolism of the left popliteal artery following anterior lumbar interbody fusion. J Spinal Disord, 2001, 14:365-368

9. Watkins R. Anterior lumbar interbody fusion surgical complications. Clin Orthop, 1992, 284:47-52

10. Chang Y, Guyer RD, Ohnmeiss DD, et al. Case report: intraoperative left common iliac occlusion in a scheduled 360 degree spinal fusion. Spine, 2003, 28:316-319

11. Baker JK, Reardon PR, Reardon MJ, et al. Vascular injury in anterior lumbar surgery. Spine, 1993, 18:2227-2230

12. Raharaman V, Vingan R, Roth P, et al. Visceral and vascular complications resulting from anterior lumbar interbody fusion. J Neurosurg, 1999, 91:60-64

13. McDonnell MF, Glassman SD, Dimar JR, et al. Preoperative complications of anterior procedures on the spine. J Bone Joint Surg (Am), 1996, 78:839-847

14. Ramirez LF, Thisted R. Complications and demographic charcteristics of patients undergoing lumbar discectomy in community hospitals. Neurosurgery, 1989, 25:226

15. 李危石, 陈仲强, 郭昭庆, 等. 椎间植骨融合与横突间植骨融合治疗腰椎滑脱症的比较. 中国脊柱脊髓杂志, 2005, 15 (1):20-23

16. Molinari RW, Bridwell KH, Lenke LG, et al. Anterior column support in surgery for high-grade, isthmic spondylolisthesis. Clin Orthop, 2002, 394:109-120

17. Transfeldt EE, Dendrinos GK, Bradford DS. Paresis of proximal lumbar roots after reduction of L_5S_1 spondylolisthesis. Spine, 1989, 14:884-887

第三十八章

腰椎手术失败的诊断与治疗

腰椎手术失败无论对患者还是对医师而言,都将是很棘手的问题。导致腰椎手术失败的原因很多,而且十分复杂。其中不仅与神经减压、融合固定方式有关,还与术前手术策略的制订相关,有时还与患者社会心理密切相关。椎间盘切除术后复发、相邻节段退变、假关节形成,以及内固定失败等问题是导致腰椎手术失败的主要因素。本章将重点介绍上述常见因素。

第一节 椎间盘切除术后复发

腰椎间盘突出症是骨科常见病,多年的实践证明椎间盘切除减压术是行之有效的方法。随访研究发现腰椎间盘切除术后10年的满意率可达80%以上。然而,单纯间盘切除术后复发是导致手术失败的一个重要因素。特别是随着微创技术的发展和应用,微创间盘切除术后复发的比率要高于传统切开手术。文献报道腰椎术后间盘复发的比率为5.0%~20.0%。 Osterman 等通过回顾分析35 309例腰椎间盘切除术患者发现,14%的患者接受了第2次手术,2.3%接受了二次以上的手术;接受了第2次手术的患者在二次手术后的10年随访中,有1/4接受了第三次手术。学者认为第1次手术失败不仅可导致二次手术的发生,而且这些患者接受多次手术治疗的风险非常高。因此,有必要了解腰椎间盘切除术后复发的原因,从而尽量降低其发生率。

一、腰椎间盘术后复发的定义

关于复发性腰椎间盘突出的时间界定目前仍存争论。Herrent 等认为复发性腰椎间盘突出症(recurrent lumbar disc herniation, RLDH)是指腰椎间盘切除术后症状缓解至少6个月以上,其后出现的

原手术节段残留的椎间盘组织于同侧或对侧间盘再次突出而引发神经症状。有学者认为术后缓解期不应仅局限于术后6个月,应延长至术后18个月,要长于硬膜外纤维化的时间。无论术后症状缓解期的时间长短,但是诊断椎间盘复发的必要条件是至少在手术后出现症状之前有一段的疼痛消失(或缓解)期。

二、椎间盘术后复发的影响因素

许多因素都影响着腰椎间盘切除术后的复发。Simpson 等报道了糖尿病患者初次椎间盘摘除术后的优良率为38%,远远低于未患糖尿病患者术后95%的优良率。Carrage 等前瞻性研究椎间盘突出形状与复发率及再次手术率的关系,发现纤维环破口小、髓核游离的患者术后复发率最低(1%),其再次手术率只有1%;若纤维环破口缺损较大,且突出间盘较大,则术后复发率较高,可达38%。然而,Suk 等并不认同此观点,他们认为间盘突出的形态与复发无关,但年轻男性、椎间盘退变重、伴有创伤史者术后复发率高。

许多学者认为髓核组织清除不彻底是导致术后复发的主要原因。由于椎间盘切除术后导致局部组织破坏,稳定性降低,椎间隙变窄,可加速残余髓核组织的退变并发生再次突出。因此,一些学者认为应尽量彻底切除椎间盘组织。Suk 等将单纯切除突出的椎间盘或破裂的部分椎间盘组织的手术与常规椎间盘切除术比较,发现前者复发率高。Yorimitsu 等认为切除椎间盘髓核组织量应足够,一般以3~5g为宜,不宜只切除突出或破裂部分的椎间盘组织。传统手术方法取出的髓核仅占总体的1/4~1/3。尸体解剖研究发现成人腰椎间盘组织共20g左右,而手术切除的总量一般不超过5g,因此,

所谓的彻底切除椎间盘是不现实的,也是无法从后路实现的。Fountas 等的一项长期随访研究发现,椎间盘组织切除量与复发率无明显相关性。

腰椎的稳定性受损是导致间盘复发的另一个因素之一。腰椎各节段间通过三关节复合体连接,包括后方两侧的小关节和一个前方椎间盘构成,在脊柱的稳定性中起重要作用。手术切除小关节、清除髓核组织,将导致椎体间隙高度丧失,前后纵韧带松弛,纤维环张力破坏,使三关节复合体遭到破坏,腰椎刚度下降(图 38-1-1)。Padua 等通过对患者进行脊柱动力位 X 线片检查,发现 20% 的椎间盘摘除术后的患者存在脊柱不稳的影像学证据,但仅有 6% 的患者出现症状。由于该节段椎体功能单位的活动度明显增加及三点抗弯度的明显降低,腰椎不稳加

速了原手术间隙内残留的椎间盘组织变性、游离,最终导致残留椎间盘再次突出。

创伤或长期反复负重是造成椎间盘再突出的危险因素。Cinotti 等研究发现 42.0% 的复发性腰椎间盘突出症患者有明确的创伤史或劳累史,而术后缺乏规则的体格锻炼也可能导致间盘的复发。手术部位渐进性退行性变和邻近节段的退变,以及患者的性别、年龄、体重、身体状况、易感性、吸烟和术后卧床休息时间等都可能与复发性腰椎间盘突出症的发病有关。

除了导致腰椎间盘切除术后复发的上述因素以外,一些学者分析了腰椎间盘术后再手术的原因,发现腰椎间盘切除术后出现继发性腰椎管狭窄、节段不稳、瘢痕粘连以及髓核组织残留是导致再手

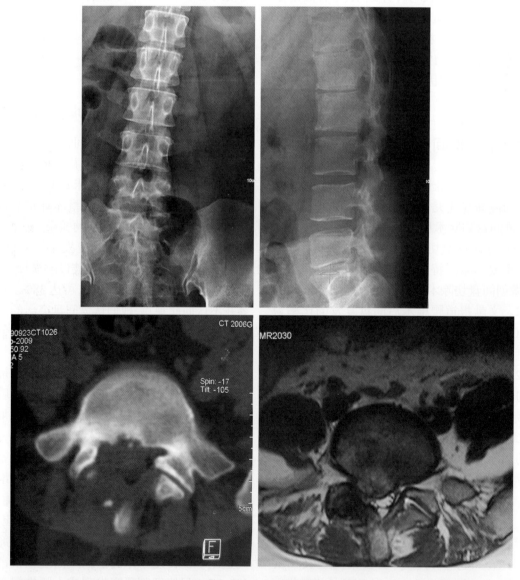

图 38-1-1   患者女,32 岁,L_5S_1 右侧椎板间开窗间盘切除术后半年复查。二次术前 X 线及 CT 显示 L_5 右侧下关节突已被切除,术前 MRI 显示 L_5S_1 间盘右后突出,硬膜囊及右侧神经根受压严重

术的主要原因。继发性腰椎管(侧隐窝)狭窄是腰椎间盘突出症术后症状反复的主要原因之一。国外报道侧隐窝狭窄占腰椎间盘手术失败病例的一半以上,中央管狭窄占 7.0%~14.0%。术后腰椎侧隐窝继发性狭窄的原因主要包括:术后腰椎管内硬膜外瘢痕形成并粘连造成狭窄;髓核摘除后,病变椎间隙高度丧失,椎管及神经根管容积减小,小关节增生、退变,致使腰椎管、神经根管继发性狭窄。

三、椎间盘术后复发的诊断

椎间盘术后复发的诊断原则与腰椎间盘突出症相同,即遵循临床症状、体征及影像学相结合的原则。主要临床表现为腰椎间盘突出症术后经过一段时间的缓解,再次出现腰腿痛症状。查体患者可有腰部压痛、活动受限;下肢可有神经损害的体征。若合并有腰椎管狭窄,则也可出现症状重体征轻的现象。

椎间盘突出复发在组织学上表现为由纤维性物质包裹的胶原团块,而且复发病例的突出间盘组织中有肉芽组织,这在初次发生的突出间盘中是没有的,表明复发的椎间盘突出的病理生理学特征不同于初次发生的间盘突出。

通常的临床表现是再次发生坐骨神经痛。Jonsson 和 Stromqvist 试图通过临床症状以及体征,来区分是术后神经根周围纤维化还是真正的椎间盘突出复发。他们发现由咳嗽而引发的疼痛以及 SLR 试验阳性提示椎间盘突出复发的可能性大。但是,这些表现在单纯的神经根周围纤维化的患者身上也会出现。有鉴于此,影像学检查在区别两者上有重要的作用。

X 线检查可判断首次手术的节段、术式以及是否存在节段不稳定。CT 检查可显示椎间盘再突出的位置、大小、形状及周围结构的关系,但有时不易区分局部硬膜外瘢痕组织形成和术后复发的椎间盘。目前临床上常用增强 CT 扫描,因为瘢痕组织有较多血管供应,而椎间盘组织本身无血管支配,因此静脉注射造影剂后,瘢痕组织的 CT 值增高,增强 CT 扫描区别两者的正确率为 85% 左右。与 CT 相比,MRI 更具优势。由于突出的椎间盘与瘢痕组织在 MRI 上信号不同,MRI 鉴别硬膜外瘢痕与复发突出的椎间盘有较高的准确率。目前,增强 MRI 是区别硬膜外肉芽组织、瘢痕和复发性椎间盘突出的最有效手段。瘢痕组织有强化,而复发突出的椎间盘不强化。有学者发现增强 MRI 检查可有效地诊断硬膜外瘢痕与复发突出的椎间盘,诊断准确率为 96%~100%。

四、椎间盘切除术后复发的治疗

对复发的椎间盘突出行手术治疗前,必须先采取非手术治疗方法,如物理治疗、药物治疗等,当这些方法被证实无效且出现渐进性神经损害时,才考虑采取手术治疗的方法。

当决定对复发的椎间盘进行手术之前,首先需要明确的是患者的临床症状是否有影像学支持。因为有些学者报道再次手术后疗效较差,其主要原因是再次手术前缺乏明确的神经受压的影像学表现。

Suk 等回顾性研究了一组严格挑选的患者,复发被定义为术后存在 6 个月或以上无痛期,在同一节段同侧或者对侧再次出现的椎间盘突出。采用 Gd- 增强 MRI 协助确诊。研究发现再次手术所用时间明显延长,复发的椎间盘组织也明显更大。手术的临床成功率为 71.1%,而初次手术为 79.3%。在另一项类似的研究中,Cinotti 等将复发仅定义为同一节段对侧发生的椎间盘突出,通过 2 年后的随访,88% 的患者对复发后再次手术的疗效表示满意,而初次椎间盘突出满意率为 99%。唯一的差异是再次手术组的患者在 6 个月时发生腰背痛的比率较高,2 年后两组间则没有差异。

Cinotti 等研究了一组同一节段同侧复发的病例,并将一组初次手术患者作为对照。前者对手术的满意率是 85%,后者是 88%。两组之间有显著性差异的是复发组患者椎间盘退变的严重程度高于初次手术组。尽管硬膜外纤维化在研究组中发生率很高,但这并不影响疗效。有趣的是,在两组间并没有发现心理状态上的差异。

手术治疗的术式主要包括单纯髓核切除术和减压内固定。一些研究结果表明单纯髓核摘除术效果较好,且可避免内固定带来的相关问题。而且单纯髓核切除术创伤小,出血少。但由于二次手术时硬膜外瘢痕的干扰,在进行神经根管加压时常需切除较多的骨质,有时会导致一侧的小关节被切除,从而影响节段的稳定性。此外,椎间盘的复发常与局部不稳定相关,因此,一些学者认为对于二次手术患者应行固定融合手术。而且,植骨融合固定手术可以增强脊柱稳定性,减少受累节段再次突出。尽管尚缺乏临床证据证实,但笔者倾向于对椎间盘复发患者行融合固定手术(图 38-1-2)。

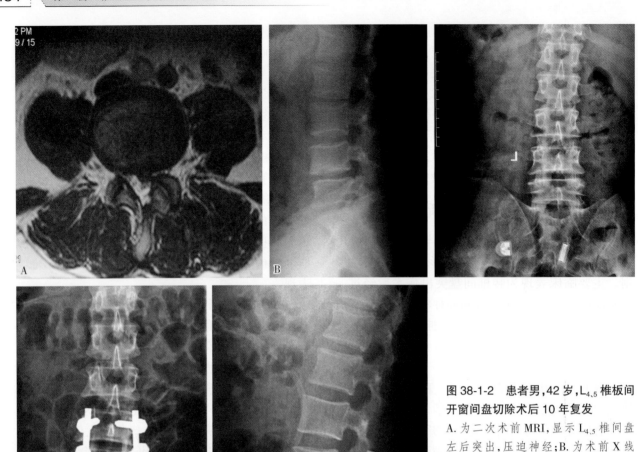

图 38-1-2　患者男,42 岁,L$_{4,5}$ 椎板间开窗间盘切除术后 10 年复发

A. 为二次术前 MRI,显示 L$_{4,5}$ 椎间盘左后突出,压迫神经;B. 为术前 X 线正侧位,显示 L$_4$ 轻度前滑移;C. 为翻修手术后 X 线正侧位片

近年来,随着微创技术的发展,一些医师可在内镜的辅助下进行椎间盘的翻修手术。通过后外侧入路,经椎间孔可以避免接触旧瘢痕,减少手术创伤和患者对再次开放式手术的恐惧,但手术本身对技术要求较高。Hoogland 等采用此项技术经椎间孔间盘切除术治疗 262 例复发性腰椎间盘突出症患者,在对 238 例患者长达两年的随访中,发现手术满意率达到 85.7%,不满意率为 4.6%,并发症发生率仅 3.8%。

第二节　融合相邻节段退变

在相邻节段退变问题的研究中,首先需要明确两个基本概念。笼统而言,所有融合节段的相邻节段出现的退行性改变均可成为相邻节段退变。但在临床上,一些相邻节段的退变并未引发临床症状,而有些则出现了如腰痛、神经损害症状等。为了能够区分上述两种情况,临床上引入了相邻节段退变和相邻节段病变两个概念。如果是存在节段的退变(包括椎间盘的退变、小关节退变、稳定性降低等)但无临床症状,则称之为相邻节段退变(adjacent segmental degeneration,ASDeg);若既有退变又有症状,则称之为相邻节段病变(adjacent segmental disease,ASDis)。两种情况均属于融合术后的并发症,但后者常导致腰椎手术失败,甚至需要再次手术。

一、融合术后相邻节段退变的发生率

融合术后相邻节段的 ASDeg 和 ASDis 的发生率是不同的。ASDeg 的发生率 15%~40%。Nakai 等对 48 例腰椎 PLIF 患者进行了平均 8.6 年的随访,

发现 34% 发生相邻节段退变。Guigui 等对 102 例腰椎后路融合术患者平均随访了 8.9 年,其中 49% 发生相邻节段退变。Penta 等对 81 例前路椎间融合患者进行了平均 10 年的随访,在 MRI 上发生间盘退变的为 32%。James 等总结 1996—2006 年的文章发现,926 例腰椎融合术患者中 314 例术后出现相邻节段退变,占 34%。

虽然 ASDeg 的发生率较高,但 ASDis 的发生率则明显低于前者。ASDis 发生率为 5.2%~18.5%。回顾 1966 年至 2006 年的文献后发现,术后 ASDis 发生率为 14%(173/1216)。Edward 等对 217 个融合节段进行了 5~12 年随访,术后 ASDeg 发生率为 28%,ASDis 为 18%,10% 需要二次手术。

二、相邻节段退变的影响因素

在 ASDeg 的相关影响因素方面,研究认为融合术后随访时间、固定节段长短、患者年龄以及术前相邻节段退变的程度等均是导致 ASDeg 的危险因素。Ghiselli 等对 215 例后路融合术患者进行随访,发现术后 5 年 ASDis 发生率为 16.5%,10 年为 36.1%。Gillet 等对 106 例腰椎融合患者进行了平均 5 年以上的随访(图 38-2-1),发现融合 1 个节段术后 ASDeg 的发生率为 32%,2 个节段的为 31%,3~4 节段为 66%;而 ASDis 的发生率为 1 个节段 11%,2 个节段 27%,3~4 节段 33%。

James 等发现术后 ASDis 与随访时间和年龄相关。Park 等发现内植物、融合长度、矢状位失平衡、小关节损伤、年龄以及术前存在退变均是导致 ASDeg 的危险因素。Park 等发现放置椎弓根螺钉高于融合节段是引起相邻节段退变的最强因素。在相关文献中,经椎弓根固定的病例随访中,有 12.2%~18.5% 的患者发生有症状的相邻节段退变,

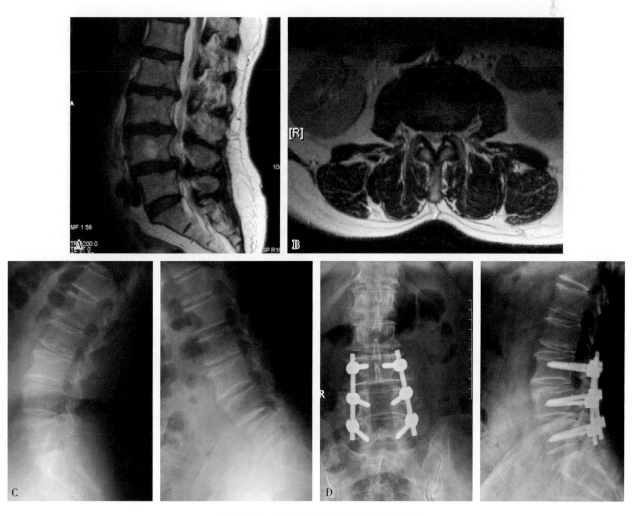

图 38-2-1 患者女,67 岁,腰椎管狭窄症

A. 术前 MRI 显示 L_{3~5} 椎管狭窄,神经受压;B. 显示 L_{2,3} 椎间盘退变,硬膜囊及神经受压,但无相应临床症状;C. 术前屈伸位 X 线片显示 L_{2,3} 无不稳定;D. 手术行 L_{3~5} 减压融合术

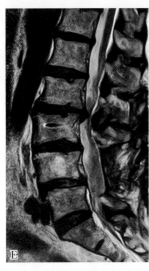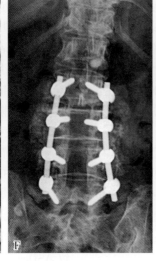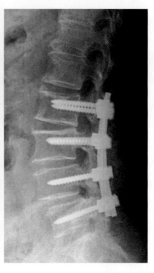

图 38-2-1（续）

E. 术后 1 年出现间歇性跛行，症状逐渐加重，保守治疗无效，MRI 显示 L$_{2,3}$ 椎间盘水平椎管明显狭窄；F. 二次手术行 L$_{2,3}$ 减压，延长固定节段至 L$_2$

而以其他方式或没有固定的融合的相邻节段退变发生率为 5.2%~5.6%。螺钉对相邻节段的、没有融合的小关节的损害可能是相邻节段退变的显著因素。

三、术后相邻节段退变的诊断

X 线片和 MRI 检查对相邻节段退变的诊断具有重要意义。对于相邻节段退变的患者，正侧位和屈伸位 X 线片可表现为：旋转不稳定；滑移不稳定；相邻节段椎间隙变窄；相邻节段骨刺增生；相邻节段后凸；相邻节段椎间隙两侧不对称等。关于不稳定在屈伸位 X 线片的标准，旋转不稳定为相邻节段椎间盘的上下终板在屈曲和后伸时夹角的差值大于 15°，滑移不稳定是指在屈伸侧位上相邻节段的上下椎体相互出现大于 3mm 的滑移。

MRI 可表现为相邻节段椎间盘突出；相邻节段椎间盘退变程度加重；相邻节段出现椎管狭窄等。对于椎间盘的退变分级，可采用 Pfirrmann 磁共振椎间盘退变分级方法。

如果患者于术后症状缓解，但再次出现腰痛、下肢放射性疼痛，或出现间歇性跛行，X 线和 MRI 上提示有相邻节段退变，而且症状与相邻节段退变相符，则可确诊为腰椎融合术后相邻节段病变。

四、治疗

对于因相邻节段退变而出现腰腿痛的患者首先采取保守治疗，其治疗原则与其他腰椎间盘病相同。即保守治疗 3 个月至半年，若症状无改善，且对生活工作影响较大，则可行手术治疗。但对于单纯腰痛的患者，由于腰痛的病因复杂，因此手术应慎重。

再次手术的目的仍是减压及稳定性重建，由于减压常需切除一部分关节突，对局部的稳定性有影响，因此推荐减压后同时行融合术。而在先前已融合的相邻节段行融合术，由于局部的应力增加，假关节的发生率较高，因此推荐加用内固定，可将原内固定延伸至需融合的邻近节段。手术之前应先通过 X 线或 CT 三维重建检查来评估原固定节段的融合情况，若已骨性融合，则可于翻修术中将原内固定取出，只行相邻节段的减压固定（图 38-2-2）；若无法确认是否融合，建议不要取出内固定，可在相邻节段减压的基础上延长固定融合节段。

Patel 等报道了一组 42 例因邻近节段退变再手术治疗的患者，均做了相邻退变节段的椎板切除减压，并将融合延伸到新的减压节段。经过平均 11 个月的随访，所有患者的神经症状都有缓解，32 例症状完全消失。但腰痛症状缓解不满意，只有 9 例的腰痛症状消失。因此，该学者认为对于邻近节段退变引起的以根性症状为主的病例，再手术仍可取得较好的疗效；而以腰痛为主者，手术应慎重。

Whitecloud 等再手术治疗 14 例邻近节段退变病例，通过扩大减压及融合固定，78% 的患者症状有不同程度的缓解，6 例再次手术前有工作者，5 例术后返回了原工作岗位。笔者认为，对于邻近节段退变引起的腰腿痛症状复发者，只要适应证选择得

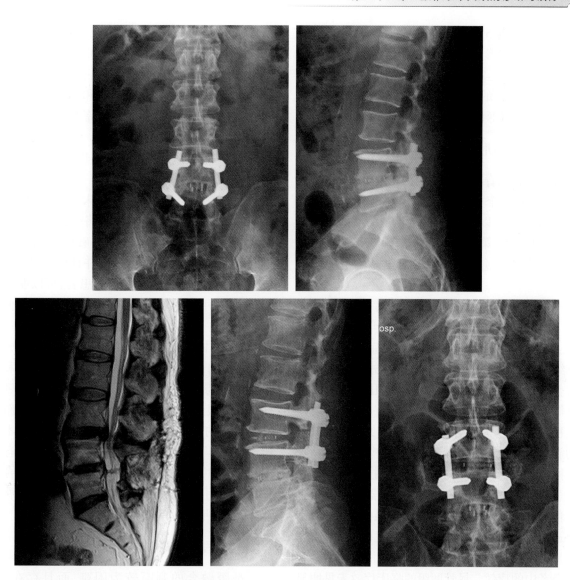

图 38-2-2　患者男,60 岁,腰椎后路减压融合术后 7 年,X 线正侧位片显示 $L_{4,5}$ 椎间已融合,L_3 椎体后滑移。术前 MRI 显示 $L_{3,4}$ 椎管狭窄。二次手术取出 $L_{4,5}$ 固定棒及 L_5 椎弓根螺钉,原 L_4 椎弓根螺钉无松动,于 L_3 拧入两枚新椎弓根螺钉,行 $L_{3,4}$ 椎弓根螺钉内固定,椎间植骨融合术

当,再次手术仍可获得较好的疗效。但对于与前次手术间隔小于 3 年者,以及有明显骨质疏松的老年患者,术后疗效欠佳,应慎重选择再手术。

笔者通过对一组术后相邻节段病变的患者进行翻修手术发现,术后出现相邻节段病变的时间为 41.6 个月(12~132 个月),多数退变发生在融合节段的近端。对全部患者行减压固定融合手术后,优良率为 80%。根据经验,对于腰椎术后症状复发的病例,应仔细询问病史,尤其对于以腿痛为主的病例,应仔细询问此次症状与前次术前的差别。还应进行详细的查体,以鉴别症状复发是由于前次手术节段引起,还是邻近节段退变新出现的问题。正侧位及伸屈侧位 X 线片对诊断邻近节段退变非常必要,它

可直接观测到邻近节段椎间隙高度的变化、椎间不稳定、骨赘形成、腰椎序列改变等退变的影像特点,同时也可对原手术节段的融合及内固定情况作出评价。MRI 有助于观察邻近节段是否有神经压迫。必要时可行神经根封闭以做鉴别诊断。对于以腰痛为主者,确定症状是否由退变的邻近节段引起较困难,因为术后腰痛的原因很多,必要时可选用间盘造影协助鉴别。

第三节　假关节形成

脊柱融合术被用于治疗多种脊柱疾患,取得了令人满意的疗效。但有时这项技术会以失败而告终。

相关报道发现有 5%～40% 的腰椎融合术最终出现不融合。假关节形成的诊断比较困难,治疗方式也存在争议。并不是所有的不融合都会出现症状。一般来说,坚固融合的病例往往疗效较好,疗效欠佳者则多见于假关节形成的病例中。

一、假关节形成的危险因素

临床上影响脊柱融合率的因素很多,但总体而言主要表现在两个方面,第一是术式的选择,包括固定方式、融合方式以及融合材料的选择,此外还包括医师的手术技术;第二是患者自体情况,包括是否吸烟、是否应用对骨愈合有影响的药物、是否有骨质疏松等。

1. 非固定的单纯融合技术　尽管融合技术已得到广泛的应用,但是否进行器械融合仍有不一致的观点。有学者建议对有神经系统症状的患者进行单纯的减压手术治疗,但是这一术式无法解决减压后会随之发生脊柱的塌陷、背痛加剧、神经症状加重等问题。内固定技术可提供更好的固定,增强脊柱稳定性和增大融合的几率及程度。在切除椎板的脊柱上进行器械融合来保持结构的稳定是有一定挑战的。其中,椎弓根螺钉固定技术是一种令人满意的方法。Yuan 等的研究表明,器械融合具有绝对优势(融合率为 89.1%,非器械融合为 70.4%)。Fischgrund 等完成了一项前瞻性随机研究,其研究内容是比较器械与植骨融合在退行性滑脱伴有椎管狭窄患者中的疗效。尽管两组的临床疗效未见明显差异,器械融合组临床疗效较好的比例是 76%,植骨融合组为 85%,但他们发现器械融合组有明显较高的融合率(83%),非器械融合组融合率低(45%)。

目前许多学者认为纤维性假关节能够提供足够的稳定性,这种稳定性能够控制症状的出现和预防滑移的进展。Kornblum 等完成了一项前瞻性系统研究,通过长期跟踪随访调查发现,有 86% 的关节坚固融合患者的临床疗效较好;56% 的患者有纤维性假关节形成。上述结果表明,纤维性连接在 2 年内可提供较好的稳定性和临床疗效,但是在长期的随访之后,可能无法提供足够的稳定性。目前,笔者的建议是在后路椎板切除间盘切除术加以内固定,对于滑脱患者采用器械融合。

2. 植骨融合方式　不同的植骨融合方式也是影响假关节形成的重要因素。椎间植骨融合率明显高于后外侧植骨融合率。Bono 等通过系统回顾研究发现,椎间植骨融合术的融合率明显高于后外侧植骨融合术。笔者所在科室采用后外侧植骨融合术和后路椎间融合术治疗腰椎滑脱患者,前者的融合率为 85.2%,而椎间融合率达到 96.7%,两者之间具有统计学差异。对于真性滑脱和 I 度以上的退变性滑脱,单纯后外侧融合的融合率只有 75%,未融合的患者均出现了内固定失败。因此,笔者建议对于真性滑脱或 I 度以上的退变性滑脱采用椎间融合术。

在植骨融合过程中,植骨床的准备要严格,不能敷衍了事。后外侧融合时要将横突及椎管峡部打磨粗糙,同时要将双侧小关节面破坏,切除软骨。在椎间融合时,应充分处理终板,并且在椎间融合器前方植入碎骨。对于骨量不足的患者,可以取自体髂骨,也可应用同种异体骨,人工骨的融合率要低于前两者。

3. 个体原因　导致融合失败假关节形成的因素中患者自身情况不容忽视。现已证实吸烟和非甾体类消炎药的应用会对植骨融合率产生明显影响。Daftari 等报道尼古丁可以导致血管收缩,进而抑制移植骨块的血供。Silcox 报道行脊柱融合手术并被给予尼古丁的家兔全部未融合,而对照组则有 56% 的融合率。Dimar 等发现非甾体类药物对融合有类似的副作用,给予吲哚美辛的动物有 10% 的脊柱融合率,而对照组则有 45% 的融合率。

二、假关节形成的诊断

是否融合的判断较为困难,而且存在争议。Lehmann 将腰椎动态屈伸位 X 线片上活动度超过 4° 定义为假关节形成。Zdeblik 报道对于不做内固定的后外侧融合,屈伸位 X 线片上小于等于 2° 的活动提示已融合。对于融合固定的病例,即使满足这种标准也不可能肯定融合,当然如果活动度超过了这个标准,假关节形成就可以诊断了。

采用内植物如椎间融合器的椎间融合也可以用 X 线片来评估。椎间隙或椎间隙前的骨桥形成、运动消失(小于 5°)以及内植物表面透 X 线区的消失都提示已融合。放射性同位素扫描以及 MRI 都不能很好地发现假关节,而且两者费用相对较高。一般而言,同位素扫描时假关节处必定会出现吸收浓聚现象,但在患者术后两年之内的同位素扫描不能判断是否存在假关节,甚至在假关节处不会出现吸收浓聚现象。

CT 通过显示相邻椎体间的骨桥来评估是否融合,特别是螺旋 CT 薄层扫描可以有效地发现椎间融合器的植骨融合情况。CT 矢状位和冠状位重建是目前评价椎体间融合效果的首选。如果怀疑疼痛由假关节形成引起，并且 X 线片上显示了假关节形成的迹象，可在局部注射麻醉药观察疼痛是否缓解。如果疼痛缓解，则很有可能存在假关节并且是疼痛的来源。

没有一种放射学的方法对于评估融合是完全精确的。屈伸位 X 线片的测量误差可直接影响评判结果。此外，即使是 CT 显示骨桥也无法辨别其是已经融合的活骨，还是自成一体位于椎间融合器内的死骨块。尽管手术探查被认为是评估融合的标准，但这种办法仍然不是完全精确的。在手术探查中，从表面看存在坚固的骨桥，但在一些不易被发现的部分可能存在不融合，有时不融合所导致的微动是在术中无法发现的。

三、治疗

1. 翻修手术　目前尚没有被公认的假关节的治疗规范。腰椎前路融合失败的翻修采用后路融合比前路更好，一方面可避免前路的瘢痕组织，减少前路手术大血管损伤的并发症；另一方面后路具有良好的植骨床，同时可以通过椎弓根螺钉获得坚强的固定。

对腰椎后路椎间融合失败的患者可采用后外侧融合来补救，后外侧的植骨床没有瘢痕组织而且血供较好。对后外侧融合失败的患者而言，若不需要后路减压，则最好选择前路手术。因为前路手术可能提供很好的椎间融合机会。但当后外侧融合失败假关节形成，同时存在神经压迫需要进行后路减压时，则可以根据病情来决定是前路融合 + 后路减压还是后路椎间融合 + 后路减压。有时在翻修手术中发现，硬膜囊周围粘连不重，尚可分开，则可以一期行后路减压 + 后路椎间融合术。若术中无法暴露硬膜囊腹侧，或可以暴露但风险很大，这时可行后路单纯减压，然后行前路椎间融合，因为前路椎体间部位瘢痕组织少，血供丰富，而且前路椎体间也具有较大的融合面积。同时，前路椎间融合可以消除椎间盘的轴向运动，避免假关节形成引起的持续疼痛。

2. 骨诱导因子的应用　重组骨诱导骨生长因子的应用，可大大提高临床的植骨融合疗效。骨形态发生蛋白（BMPs）由 Urist 在 1965 年首先发现，这些蛋白的各种重组产品在近年来得到广泛的应用。

骨形态发生蛋白包括 rhBMP-2 和 rhBMP-7/OP-1，为重组技术生产的高度纯化的蛋白质。BMPs 通过诱导作用来促进成骨，它不仅在融合手术中发挥重要作用，也在假关节形成的外科治疗中具有较好的应用前景。RhBMP-7 没有已知的毒性，而且在动物融合模型中显示出了与自体骨相似的有效性。在一项人类腰椎后外侧融合导航研究中，它也表现出了与自体骨类似的有效性。RhBMP-2 也没有已知毒性，不仅在临床前期试验中表现出了优于自体骨的有效性，而且在人脊柱前路椎间融合中表现出了比自体骨更高的融合率。

3. 电刺激　电刺激治疗被广泛应用在四肢长骨不愈合的治疗中，其可采用直流电或交流电。它在脊柱融合中的应用首先由 Dwyer 报道。Meril 报道直流电刺激可以增加椎间融合率。Bozic 等用兔模型显示，直流电刺激可以增加腰椎横突间融合率。France 等使用自体骨给 44 只新西兰白兔做了 $L_{5,6}$ 横突间植骨融合术。白兔分为三组，分别接受假电刺激（无实际电流），20μA（低电流）刺激和 60μA（高电流）刺激。融合物的强度和融合率都有提高，并且随着电流强度的提高而提高。

脊柱融合术后假关节形成是个普遍问题。它的诊断比较困难，影像学检查有所帮助，但没有一种方法是完全精确的。并不是所有的融合失败都会出现症状。翻修常需更复杂的外科操作技术和入路。翻修术中应用自体骨植骨效果良好而稳定，其仍被认为是植骨技术的"金标准"。重组骨诱导骨生长因子和电刺激对假关节形成的治疗具有潜力。

第四节　内固定失败

随着内固定系统的不断更新和应用，不少患者出现了与内固定相关的并发症，其中一部分最终出现内固定失败。内固定手术的并发症较多，如相邻节段退变、感染、假关节形成、神经损伤、医源性畸形以及内固定失败等等。本节所指的内固定失败主要包括断钉断棒、螺钉拔出、椎间融合器塌陷，以及内固定脱出等。

一、内固定失败的原因

1. 假关节形成　在腰椎内固定手术中，假关节形成是导致内固定失败的最常见原因。虽然在有内固定的情况下融合失败不一定出现临床症状，但可能最终导致内固定断裂。假关节形成部位的过度运动可造成螺钉拔出、椎弓根骨折或椎板骨折、椎板钩拔出。若出现上述情况，虽可提示假关节的存在，但并不绝对。West 等指出在没有假关节存在时也可发生内固定断裂。因此,除了有客观证据表明疼痛、畸形进展和神经损害存在外,不提倡常规取出内固定。

螺钉松动的典型表现是在 X 线片上可见椎弓根螺钉周围有透亮影(图 38-4-1)。但这种情况也可见于坚固融合的情况下,这种影像学表现与疼痛的关系尚无文献报道。同样,这种影像学表现不能作为取出内固定的指征。椎弓根螺钉失败有两个表现:松动和固定失败。松动发生于反复的持续超过骨骼耐受力的负荷,常常是延迟愈合或过度活动的结果。当弯曲负荷超过了螺钉的屈服点时,可导致内固定失败和断裂。退变的和塌陷的椎间盘在轴向负荷下产生反复的轴向移位,这一反复的移位可能导致明显的屈曲力矩,这种力矩在椎弓根内的螺钉中心最显著。

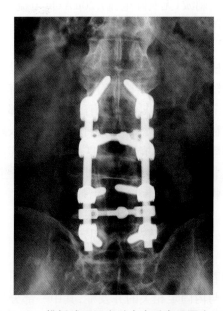

图 38-4-1 L_{2-5} 椎板减压固定融合术后出现腰痛,X 线显示 L_2 及 L_5 双椎弓根螺钉周围透亮带,提示螺钉松动

当螺钉被迫承担大部分或全部前柱的轴向负荷时,这种力矩将成倍增加。如果在术中进行畸形的复位操作,会使螺钉承受更大的拔出力。特别需要注意的是,端椎所受影响最大。在骨愈合后,内植物的疲劳失败在理论上仍可能发生,但应该不再影响临床效果。在不稳定很轻的情况下,如微小的退变性滑椎,单侧经椎弓根固定与双侧固定具有同样良好的效果。

Faraj 等回顾了 648 例连续应用螺钉固定患者与经椎弓根内固定有关的并发症。术中并发症包括:3 例螺钉位置不良,1 例神经根挤压,2 例脑脊液漏和 2 例椎弓根骨折。术后有 4 例患者出现伤口深部感染,2 例螺钉松动和 1 例棒与螺钉未连接。学者认为椎弓根螺钉固定的并发症发生率是可接受的,术中神经损伤可能性很小。

Jutte 等回顾性定量观察了 105 例与椎弓根螺钉相关的术中并发症,螺钉位置不良者占 6.5%,没有永久性神经并发症。术后螺钉折断发生率为 12.4%,其中 L_5S_1 滑椎复位而未进行前方支撑的患者更易发生螺钉断裂。

2. 骨质疏松 脊柱内固定是通过节段固定增加局部稳定性,提高融合率。在骨质疏松的情况下,骨与内固定的接触界面被削弱,可造成螺钉松动或拔出。此外,拧入椎弓根钉时造成椎弓根骨折,以及安放钩棒系统时引起椎板骨折,在骨质疏松的患者中更多见,这些情况都会减弱固定强度。有报道在取出椎弓根钉后,由于在原本强度不高的骨质中出现空虚而引发椎弓根骨折和椎体压缩骨折。椎间融合器的应用也受到骨密度降低的影响,在严重骨质疏松的情况下使用椎间融合器可能造成终板骨折,椎间融合器陷入椎体,因此应作为相对禁忌证。

3. 内固定技术 对于内固定失败而言,虽然植骨不融合是其主要原因,但术者对内固定的使用技术也可导致内固定失败(图 38-4-2)。腰椎后路椎弓根系统在设计上应起到张力带作用,而非支撑作用。为了能够使其实现张力带作用,在安装固定棒时需在各螺钉间纵向加压,使更多的纵向载荷由前方的椎体承担。若不了解这一设计原则,一些医师可能会在术中为了恢复椎间隙高度,在未行椎间融合的情况下进行螺钉间的撑开,这将导致内固定系统承载过多的载荷,引发金属疲劳断裂。

二、内固定失败的诊断

1. 病史询问 内固定失败的诊断,首先要从详尽的病史询问和体格检查开始。患者的主诉,尤其是疼痛的发病时间、严重程度、性质以及任何诱发和缓解因素都应追问。此外,还应分辨是牵涉痛还是放射痛。术后起病时间也应明确。术后即刻就存在的疼痛可能提示手术部位错误,尤其是疼痛与术前相同时。如果出现新的症状或症状与手术前的状态不同,则应考虑螺钉、钩或椎间融合器位置不佳或者是椎间隙撑开后神经根牵拉引起的疼痛。

如果疼痛在术后一段时间后才出现,并且是逐渐发生的,那么应该考虑假关节形成、内固定脱出、

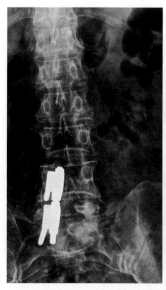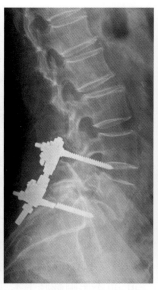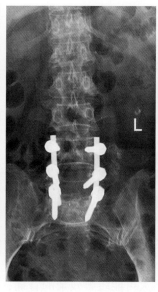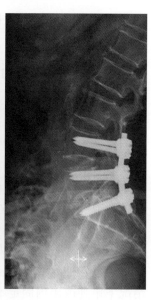

图 38-4-2　L₅ 滑脱，内固定只选择了单侧椎弓根螺钉内固定，导致 S₁ 螺钉断裂，L₅ 螺钉切割移位。行二次翻修手术，L₄~S₁ 椎弓根螺钉内固定、L₅S₁ 椎间植骨融合、L₄、₅ 横突间植骨融合术

相邻节段疾病以及椎管狭窄的发生。内固定移位如椎间椎间融合器的移位、椎弓根钉的拔出也可能是疼痛的原因。术后一段时间后突发疼痛应考虑上述各种原因，同时还应考虑内固定断裂或疲劳断裂。

2. 影像学检查　X 线片是内固定失败影像学诊断的最重要手段。X 线片可以显示出许多内固定失败的特征性表现，如断钉和断棒等。X 线片还可以观察植骨融合情况，骨桥形成则提示骨愈合，若在融合面上出现透亮线则提示假关节的诊断。透亮带常与同节段的内固定断裂共同出现，使得假关节的诊断更加容易。腰椎伸屈侧位 X 线片若显示本应融合的节段存在椎间运动，则亦可提示假关节的存在。此外，X 线平片还可以显示相邻节段退变。椎弓根螺钉位置可以通过 X 线片清楚显示，如椎弓根螺钉是否偏外或偏内，是否过长突破椎体前缘骨皮质。此外，椎间椎间融合器的是否移位也会很容易发现。

骨质疏松在平片上也比较明显。骨质疏松对脊柱内固定的影响比较明显，包括骨折、椎弓根钉头端周围的透亮影以及椎弓根钉拔出，也可造成继发于终板骨折的椎间融合器塌陷。

CT 平扫 + 重建是评价患者术后内固定情况的最优选择。椎弓根钉和椎间融合器的位置可以通过冠状位和轴位的图像来确认，椎弓根钉松动的征象也更易显示。不论是发育性的骨性椎管狭窄或再狭窄，还是由于椎弓根钉或 Cage 位置不佳，以及术后 Cage 后突造成的医源性椎管狭窄，用 CT 均可较清晰地显示。CT 重建对于骨性融合的判定具有重要价值。

MRI 同样是一项有价值的检查。不锈钢内植物会使 MRI 产生比较大的伪影，而钛金属内固定仅仅产生很小的影像真空，对相邻节段影响很小。虽然这种小的伪影使得对内固定位置的判断不够精确，但 MRI 对于相邻节段退变或间盘突出的诊断却有其优势。

3. 局部注射　尽管对椎间盘造影的使用还存在争议，但当其他诊断方法无法确定疼痛来源时，临床上还会将其作为一种有效手段来应用。影像学的异常必须与相应的疼痛诱发相对应，才能提供有价值的信息。针对存在假关节并持续疼痛的患者，Johnson 和 MacNab 通过椎间盘造影来区分源于相邻节段和源于融合失败节段的疼痛。此外，对于已获坚固融合而仍有疼痛的患者，椎间盘造影亦能鉴别源于已融合节段的疼痛和源于融合部位相邻节段的疼痛。这种信息常常是失败手术诊断中唯一的阳性发现，因此在这类复杂问题的处理具有极大价值。

已有研究总结了应用选择性神经根封闭来预测手术减压的效果。它对于检测继发于螺钉位置不佳的神经根激惹症状也有作用。一项大型研究显示 5.2% 椎弓根钉位置不佳的患者没有临床症状。选择性神经根封闭可以帮助鉴别位置不佳的螺钉哪些引起了症状，哪些不是疼痛的来源。

尽管缺乏大规模随机前瞻性研究的支持，人们却不时注意到椎弓根螺钉钉尾的注射封闭可缓解迟发性疼痛,因而可以对去除内固定的效果起一定预测作用。

三、内固定失败的治疗

1. 内固定的取出　一旦内固定失败的诊断成立并且病因明确,翻修手术首先要考虑的问题就是内固定是否需要取出。当患者存在神经根受压时,或有假关节形成、相邻节段疾病的患者应考虑取出固定,尤其是在相邻节点存在不稳定时,需要考虑延长融合节段者。除此之外,内固定取出不应作为常规轻易进行。

一些学者报道在取内固定的患者中,25%是由于术后迟发性疼痛。Hume 等报道在没有假关节的情况下单纯取出内固定不大可能缓解残余的背痛,并指出对术后迟发性疼痛的患者,是否已经融合是决定是否再手术的最重要的因素。Christensen 等证实了内固定取出术后疼痛缓解不理想,仍需应用大量的止痛药,心理因素使得病情更加复杂。尽管医师告诉患者疼痛与内固定关系不大,但有些患者仍然坚持取出内固定。

2. 假关节形成　当怀疑内固定失败的原因是假关节形成,并且固定失败引起疼痛时,需要考虑再融合手术。术中若发现有椎弓根钉松动,则较容易发现假关节。先取出内固定,找到假关节形成的部位后,去除植骨周围的纤维瘢痕组织,在植骨床上植入新鲜的自体骨。如果没有发现相邻节段不稳定,先前的椎弓根钉孔道仍可利用,可以在原节段重新固定。

Suk 等发现在不超过 2 个节段的融合固定中,单侧固定和双侧固定的融合率一致。Highhouse 和同事们在对腰椎后路椎间融合失败进行翻修时,采用单纯后外侧横突间融合,不做固定,取得了 83%的融合率。但多数学者认为应在翻修术行固定术。

3. 椎弓根钉的翻修　当椎弓根螺钉松动后,可以更换较粗的螺钉,并适当增加螺钉长度。生物力学研究显示单纯去除并重置椎弓根钉可使螺钉的抗拔出力减少 34%;若将椎弓根钉直径增大 2mm,可获得最大的抗拔出力。然而,在实际工作中,考虑到椎弓根的解剖特点及骨折可能,增大 2mm 往往无法做到。在这种情况下,将螺钉直径增加 1mm,长度增加 5~10mm,可增加一部分抗拔出力。

此外,在松动的钉道内刮除纤维组织,植入自体碎骨,也可增加螺钉的固定强度。目前,临床上还有类似于膨胀螺钉的椎弓根螺钉系统,其目的也是

为了增加把持力。还有学者认为采用具有不同螺纹斜度的另一种品牌的椎弓根螺钉系统可能会增加把持力。若术者发现椎弓根骨折或考虑到使用较粗的螺钉不安全时,也可将原钉孔旷置。如果旷置处不在原内固定系统的边缘,那么在旷置节段可加装横联;如果旷置处在原内固定系统边缘,则应考虑延长固定。

对于椎弓根螺钉断裂,切断端位于椎弓根内时,可使用特制的螺钉取出器将断端取出。AO 的螺钉取出器械(Synthes)可以取出最粗达 7.5mm 的螺钉。但往往在取出断裂螺钉后,此椎弓根钉道已经过大,难以安放椎弓根螺钉。如果需要再做固定,则需应用前述各种骨加强技术。若断钉对神经无压迫,也不影响翻修手术,则无须取出。

4. 螺钉加固　以聚甲基丙烯酸甲酯(PMMA)、羟基磷灰石或聚丙烯延胡索酸盐为原料的骨水泥可以在骨质疏松时增加椎弓根钉的固定强度;在需要时也可用来填充螺钉取出后的空腔。有研究显示一种新型的以磷酸钙为原料的骨水泥可以增加前路椎体螺钉的抗拔出力。羟基磷灰石和磷酸钙具有增加螺钉抗拔出力和可降解的双重优点,PMMA 不能降解。此外,PMMA 对骨组织和神经组织具有一些潜在的负面影响。近期有研究发现,在椎体内的骨水泥周围可发生骨折,甚至骨水泥块松动。如出现上述现象,由于无法切除骨水泥及其包裹的椎弓根螺钉,因此将极难解决。

5. 融合 Cage 的翻修　随着融合 Cage 的应用普及,其并发症也不时出现(图 38-4-3)。这类并发症的处理比较棘手。对于前路放置的 Cage,由于位置偏侧方而导致医源性椎间盘突出、椎间孔侵蚀是最常见的并发症。处理较容易,后方入路通过椎板间开窗暴露椎间隙,取出引起问题的椎间盘碎片即可。相比较而言,Cage 向后突出引起医源性椎管狭窄处理就十分困难了。Uzi 等讨论了单纯 PLIF Cage 融合术后出现这种并发症的两种早期临床表现。翻修时通过安装椎弓根钉撑开运动节段,将 Cage 打向更靠前的位置,再通过后方加压维持 Cage 位置。二次后方入路可能会比较困难,一方面需要在神经已经受压的情况下继续牵拉神经,另一方面还有硬膜外瘢痕的干扰。尤其是在可能需要取出 Cage 的情况下难度更高。使用与 Cage 外径一致的骨凿在 Cage 侧方凿出一个空间,将 Cage 先移到侧方,再从后方取出。一种带螺纹的 T 形锥子可适应大多数带螺纹的 Cage,便于取出从后方放置的 Cage;在侧

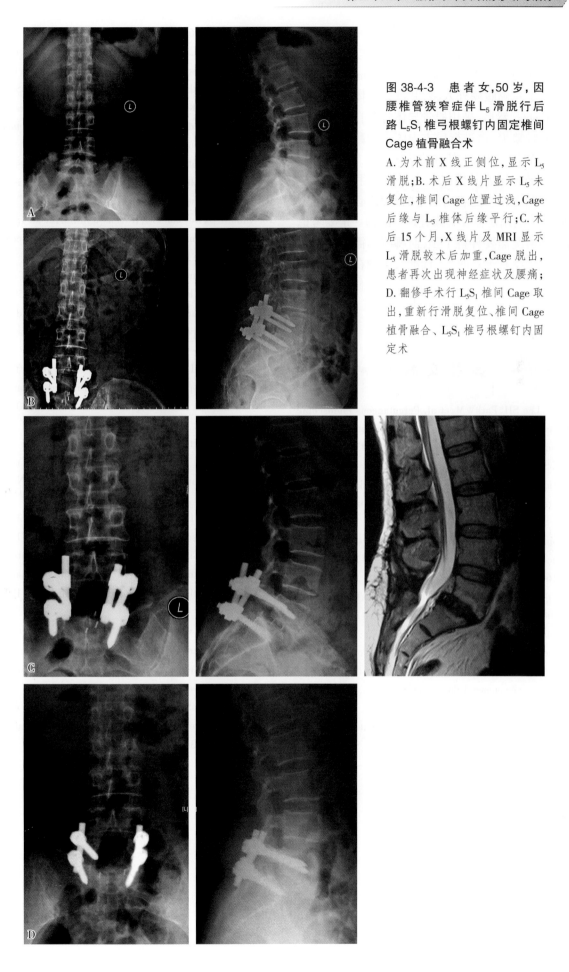

图38-4-3　患者女,50岁,因腰椎管狭窄症伴 L_5 滑脱行后路 L_5S_1 椎弓根螺钉内固定椎间 Cage 植骨融合术

A. 为术前 X 线正侧位,显示 L_5 滑脱;B. 术后 X 线片显示 L_5 未复位,椎间 Cage 位置过浅,Cage 后缘与 L_5 椎体后缘平行;C. 术后 15 个月,X 线片及 MRI 显示 L_5 滑脱较术后加重,Cage 脱出,患者再次出现神经症状及腰痛;D. 翻修手术行 L_5S_1 椎间 Cage 取出,重新行滑脱复位、椎间 Cage 植骨融合、L_5S_1 椎弓根螺钉内固定术

方已用骨凿凿出空间的情况下使用这种 T 形锥子取 Cage，比起用安放 Cage 的把持器，可以减轻神经牵拉。同样为了减轻神经牵拉，Glassman 等对一个病例采用了左侧腹膜外入路，并进行椎体部分切除来取出 Cage。然后，采用股骨异体骨和自体椎体骨修补前方骨缺损，再进行后方内固定的翻修。这种技术的应用应该局限于某些特殊病例。

在已做内固定的情况下进行翻修手术是脊柱外科的难题之一。随着内固定的普及，必将出现大量固定失败的病例需要翻修处理。医师一定要考虑全面哪些情况需要外科干预，而哪些不需要。翻修手术的方法没有绝对的"金标准"，医师在术前计划时要考虑到多种可行的选择。复杂的翻修手术最好由在脊柱方面有丰富经验的医师完成。

（李危石）

参 考 文 献

1. Ahn Y, Lee SH, ParkWM, et al. Percutaneous endoscopic lumbar discectomy for recurrent disc herniation: surgical technique, outcome, and prognostic factors of 43 consecutive cases. Spine, 2004, 29: 326 -332

2. Osterman H, Sund R, Seitsalo S, et al . Risk of multiple reoperations after lumbar discectomy: a population-based study. Spine, 2003, 28: 621- 627

3. Herron L. Recurrent lumbar disc herniation: results of repeat laminectomy and discectomy. J Spinal Disord, 1994, 7 (2): 161-166

4. Simpson JM, Silveri CP, Balderston RA, et al. The results of operations on the lumbar spine in patients who have diabetes mellitus. J Bone Joint Surg (Am), 1993, 75 (12): 1823 -1829

5. Carragee EJ, Han MY, Suen PW, et al. Clinical outcomes after lumbar discectomy for sciatica: the effects of fragment type and anular competence. J Bone Joint Surg (Am), 2003, 85 (1): 102-108

6. Suk KS, Lee HM, Moon SH, et al. Recurrent lumbar disc herniation: results of operative management. Spine, 2001, 26 (6): 672-676

7. Yofimitsu E, Chiba K, Toyama Y, et al. Long-term outcomes of standard discectomy for lumbar disc herniation: a follow-up study of more than 10 years. Spine, 2001, 26: 652- 657

8. Fountas KN, Kapsalaki EZ, Feltes CH, et al. Correlation of the amount of disc removed in a lumbar microdiscectomy with long-term outcome. Spine, 2004, 29: 2521- 2526

9. Padua R, Padua S, Romanini E, et al. Ten-to 15 years outcome of surgery for lumbar disc herniation: radiographic instability and clinical findings. Eur Spine J, 1999, 8: 70-74

10. Cinotti G, Roysam GS, E isens tein SM, et al. Ipsilateral recurrent lumbar disc herniation. A prospective, controlled study. J Bone Joint Surg (Br), 1998, 80: 825- 832

11. Jonsson B, Stromqvist B. Clinical characteristics of recurrent sciatica after lumbar discectomy. Spine, 1996, 21: 500-505

12. Kara B, Tulum Z, Acar U. Functional results and the risk factors of reoperations after lumbar disc surgery. Eur Spine J, 2005, 14: 43- 48

13. Bialecki J, Lukawski S, Milecki M, et al. Differential diagnosis of post-surgery scars and recurrent lumbar disc herniation in MRI. Ortop Traumatol Rehabil, 2004, 6 (2): 172-176

14. Vik A, Zwart JA, Hullberg G, et al. Eight-year outcome after surgery for lumbar disc herniation: A comparison of reoperated and nonreoperated patients. Acta Neurochir (Wien), 2001, 143: 607-610

15. Suk KS, Lee HM, Moon SH, et al. Lumbosacral scoliostic list by lumbar disc herniation. Spine, 2001, 26: 667-671

16. Cinotti G, Gumina S, Giannicola G, et al. Contralateral recurrent lumbar disc herniation: results of discectomy compared with those in primary herniation. Spine, 1999, 24: 800-806

17. Hoogland T, van den Brekel-Dijkstra K, Schubert M, et al. Endoscopic transforaminal discectomy for recurrent lumbar disc herniation: a prospective, cohort evaluation of 262 consecutive cases. Spine, 2008, 33 (9): 973-978

18. Nakai S, Yoshizawa H, Kobayashi S. Long-term follow-up study of posterior lumbar interbody fusion. J Spinal Disord, 1999, 12: 293-299

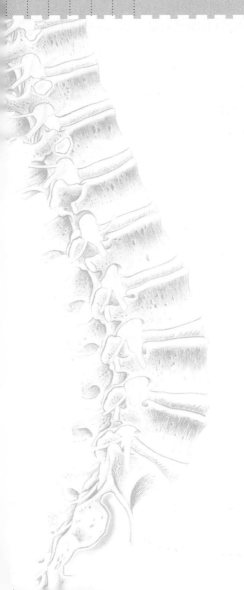

第三篇

脊柱创伤

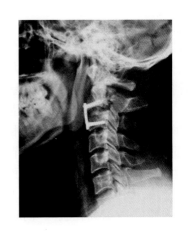
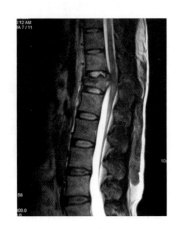

第三十九章

脊柱创伤概论

在所有节段的脊柱损伤患者中，10%~25% 会发生不同程度的脊髓神经损伤，其中发生于颈椎者神经损伤可达 40%，发生于胸腰椎者为 15%~20%。这些患者平均和中位数年龄在 25~35 岁之间，80%~85% 患者为男性。脊柱损伤最主要的原因为交通伤(45%)，其次为摔伤(20%)、运动损伤(15%)、暴力打击(15%)以及其他原因(5%)。对于个人和社会而言，处理这些损伤的经济负担都是巨大的。

一、脊柱解剖生理特点在脊柱创伤中的意义

脊柱是人体的中轴，四肢和头颅均直接或间接附着其上，故身体任何部位的冲击力或压力，均可传导到脊柱而造成损伤。在诊治多发损伤患者时，应记住这一点，以免漏诊。

脊柱有 4 个生理弧度，在脊柱的后凸和前凸的转换处，受力作用较大，是整个脊柱中最易受伤害的部分。绝大多数的脊柱骨折和脱位均发生在脊柱活动范围大与活动度小的移行处，此处也正是生理性前凸和后凸的转换处，如 $C_{1~2}$、$C_{5~6}$、$T_{11~12}$、$L_{1~2}$ 和 $L_{4~5}$ 处的骨折脱位最为常见，约占脊柱骨折的 90% 以上，而胸腰段 $T_{11~12}$ 和 $L_{1~2}$ 的骨折，又约占脊柱骨折的 2/3~3/4。

不同部位脊椎关节突的方向不同。第一颈椎无椎体和棘突，环椎的前部及背部均比较细，和侧块相连处尤为薄弱，故局部容易发生骨折。颈椎关节突的方向呈冠状位，与横断面呈 45° 角，可作屈、伸、侧屈和旋转运动，故易向前后或左右脱位，又容易在脱位后自然复位，在临床上常常可见到外伤性高位截瘫的病例，其 X 线片显示颈椎的解剖结构正常。胸椎关节突的方向呈冠状斜行，与横断面呈 60° 角，可作旋转、侧屈，但只有少量屈伸运动，故极少脱位。

腰椎关节突的方向呈矢状面，与横断面呈 90° 角，小关节突的排列是一内一外，即上关节突在外、下关节突在内，可作屈伸和侧屈运动，但几乎不能旋转。因此，腰椎不易发生单纯性脱位和绞锁，除非合并有一侧的关节突骨折。

胎儿 1~3 个月时脊髓与椎骨长度一致。自胚胎第 4 个月起，脊髓与椎骨的生长不一致，椎骨生长速度快而脊髓慢，终使脊髓的节段和椎骨的平面不相符。新生儿脊髓的下端平对第三腰椎；至成人则平对第一腰椎下缘。第二腰椎以下无脊髓，仅有脊髓发出的马尾神经。因而脊髓内部运动和感觉的分节及其神经的分出，均与相应的脊椎平面不符合，脊髓分节平面较相应椎体节段高，在颈部高 1 个节段，在胸椎 1~6 部位高 2 个节段，胸椎 6~11 部位高 3 个节段。整个腰脊髓位于胸椎 10~12 之间，骶脊髓位于胸椎 12 与腰椎 1 之间。应根据脊柱损伤的节段来分析神经损伤的情况。

二、损伤原因及机制

造成脊柱骨折的各种暴力包括屈曲暴力、旋转暴力、后伸暴力、侧屈暴力和纵向压缩暴力，也可以是复合暴力。由各种暴力引起的骨折、脱位和骨折脱位的形式取决于脊柱受累的部位以及前方或后方韧带结构是否破裂。脊柱损伤后稳定与否，除与骨、关节损伤类型有关外，与周围软组织和韧带损伤的程度也很有关系。如周围的软组织和韧带还比较完整，则脊柱可保留一定的稳定性，若软组织和韧带也同时破裂，则脊柱将丧失其稳定性。

1. 屈曲暴力引起的损伤　最常见，占全部脊柱骨折的 60%~70% 左右，致伤原因有：

(1) 从高处跌下，足或臀部先着地，脊柱随之猛烈向前屈曲，上位椎体前下部挤压下位椎体的前上

部,致使下位椎体发生楔形压缩骨折。若屈曲力较弱,则椎体压缩只累及 1 或 2 个椎体。屈曲力较大时可波及 5~6 个椎体。后方韧带结构可有不同程度的断裂。脊柱可有后凸、侧弯等畸形。

（2）向前变腰时,重物砸于上背部,致使脊柱极度前屈,发生椎体压缩骨折,压缩范围可达椎体 1/2 以上,且常为粉碎骨折。脊椎的后方韧带结构也可断裂,常合并椎间关节半脱位、脱位、绞锁等。也常有关节突骨折。

（3）正在运动的物体撞击于站立或行走的人体背部,可发生脊柱的骨折脱位。椎体可压缩或粉碎,后方有椎板骨折、关节突骨折脱位,常有脊髓损伤。上位椎体大都移位至下位椎体的前方或侧方。在纯粹的屈曲应力下,后方韧带结构是很难破裂的。后方韧带结构完整时,应力消耗在椎体上,产生楔形压缩骨折。这是由纯粹的屈曲应力引起的。常见于胸、腰椎。

2. 屈曲旋转暴力　若受伤时的作用力不仅屈曲且伴有旋转,椎体除可发生前楔形或侧楔形压缩外,还可有一侧椎间关节脱位、半脱位或绞锁。后方韧带结构常破裂,而且旋转的成分越大,破裂的程度越严重。后方韧带断裂后,一个或 2 个关节突同时骨折,上位椎体带着椎间盘和下椎体上部薄薄的一块三角骨片在下位椎体之上旋转,形成典型的屈曲旋转骨折脱位,常合并截瘫。这种骨折脱位极不稳定。

3. 后伸暴力　因前纵韧带很坚强,且外力使脊椎后伸较前屈的机会少,故后伸性损伤少见。可发生于舞蹈、杂技等演员,腰部急剧过度后伸时,有时可发生椎板或关节突骨折或骨折脱位。跌倒时面部着地,颈椎过伸,也可发生此类损伤,易并发脊髓损伤。在纯粹的后伸暴力作用下,韧带通常是完整的。椎体的后部可有椎板和椎弓根骨折,较罕见。

4. 后伸旋转暴力　后伸性损伤少见,后伸旋转性损伤也极少。损伤的类型同后伸性损伤。因合并韧带断裂,故更不稳定,更易并发脊髓损伤。

5. 纵向压缩暴力　暴力直接沿着脊柱纵轴传导,只能发生于能保持直立的脊柱,即颈椎和腰椎。暴力作用于颅顶后,沿着脊柱纵轴向下传导至脊柱产生椎体的暴散骨折。在颈部常合并四肢瘫痪,脊髓常被椎体后部所伤。这种暴力也可引起典型的环椎前后弓骨折。

6. 侧向暴力　发生的机会相对少,多发生于颈椎,可造成侧块关节突的骨折。

三、事故现场处理

对各种创伤患者进行早期评估应从受伤现场即开始进行。意识减退或昏迷患者往往不能诉说疼痛。对任何有颅脑损伤、严重面部或头皮裂伤、多发伤的患者都要怀疑有脊柱损伤的可能,通过有序的救助和转运,减少对神经组织进一步损伤。

不论现场患者的体位如何,搬运时都应使患者脊柱处于沿躯体长轴的中立位。搬动患者前,最重要的事就是固定患者受伤的颈椎或胸腰椎。用硬板搬运,颈椎用支具固定,移动患者要用滚板或设法使躯干各部位保持在同一平面,避免扭曲和头尾端牵拉,以防骨折处因搬动而产生过大的异常活动,而引起脊髓继发损伤(通过直接脊髓牵拉、挫伤或刺激供应脊髓的血管引起痉挛致伤)。

遵循 ABC 抢救原则,即维持呼吸道通畅、恢复通气、维持血液循环稳定。要区别神经性休克和失血引起的低血容量休克而出现的低血压。神经源性休克是指颈椎或上胸椎脊髓损伤后交感输出信号阻断(T_1~L_2)和迷走神经活动失调,从而导致血管张力过低(低血压)和心动过缓。低血压合并心动过速,多由血容量不足引起。不管原因为何,低血压必须尽快纠正,以免引起脊髓进一步缺血。积极输血和补充血容量,必要时对威胁生命的出血进行急诊手术。当血容量扩充后仍有低血压伴心动过缓,应使用血管升压药物和拟交感神经药物。

四、急诊室初步评估

首先评价呼吸道的通畅性、通气和循环功能状态并进行相应处理。快速确定患者的意识情况,进行 Glasgow 评分,包括瞳孔的大小和反射。硬膜外或硬膜下血肿、凹陷性颅骨骨折或其他颅内病理改变都可以造成神经功能的进行性恶化。

检查脊柱脊髓情况,观察整个脊柱有无畸形、皮下淤血及皮肤擦伤。头颈部损伤常提示颈椎外伤,枕部有皮裂伤提示为屈曲型损伤,而前额或头顶的损伤则分别提示为伸展型或轴向压缩型损伤,胸腹部外伤提示胸腰段的损伤,注意肩部或大腿是否存在安全带勒痕。观察呼吸周期中胸腹部活动情况,吸气时胸廓活动正常提示肋间肌神经支配未受损。触摸棘突有无台阶或分离。四肢的感觉运动及反射功能检查,特别是骶段脊髓的功能检查,包括肛门周围皮肤感觉、肛门括约肌自主收缩功能、肛门反射和球海绵体反射。对脊柱脊髓损伤情况作出初步判断，受伤局部用支具制动保护，下一步行影像学检查。

对于多发伤合并脊柱创伤的患者，脊柱损伤的诊断延误可能是影响创伤患者治疗的一个大问题。主要原因是警惕性不高、醉酒、多发伤、意识差以及跳跃性脊柱骨折。严重头外伤患者，表现为意识下降或合并头皮撕裂伤者，很有可能会有颈椎损伤。跳跃性脊柱骨折的发生率在所有脊柱骨折中约占4%~5%，而在上颈段发生率更高（图39-0-1~39-0-3）。

相反，存在脊柱骨折时应高度警惕有严重而隐

匿性内脏损伤的可能性。胸椎骨折导致截瘫时，很可能合并多发肋骨骨折和肺挫伤，该水平的平移剪力损伤与大动脉损伤密切相关。脊柱损伤患者中内脏损伤的诊断延误率可高达50%。将近2/3的安全带引起的屈曲牵张性骨折患者会合并有空腔脏器的损伤。总之，有50%~60%的脊柱损伤患者可合并脊柱以外的损伤，从简单的肢体闭合性骨折，直到危及生命的胸腹部损伤。

强直性脊柱炎的患者由于脊柱周围的软组织不断发生骨化以及进行性僵硬，而椎体骨密度减低，因此容易发生创伤性脊柱骨折。发生长节段融合的

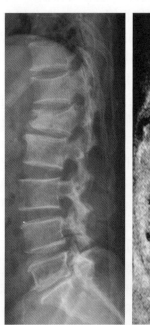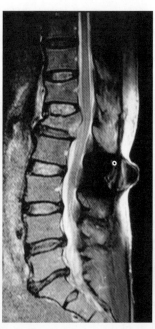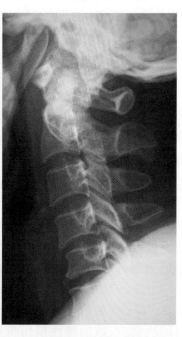

图 39-0-1　男性，34 岁，腰部重物砸伤 4 小时，腰部疼痛，四肢感觉活动正常，颈部稍有疼痛，伤后左手指有一过性麻木。腰椎 X 线片与 MRI 显示 L_1 骨折，颈椎 X 线片未见明显异常

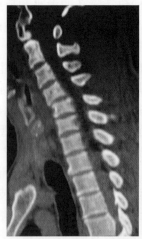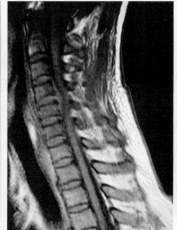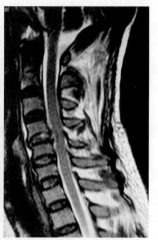

图 39-0-2　颈椎 CT 显示 C_{4-5} 间隙狭窄，C_4 椎体稍向前移位。MRI 显示 C_{4-5} 间盘破裂

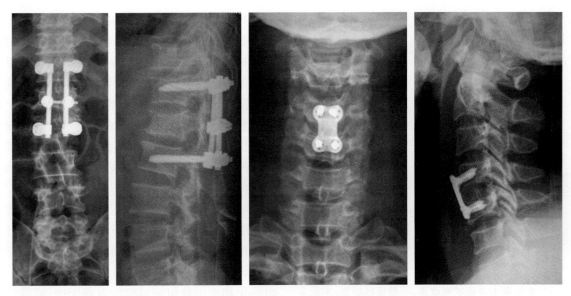

图 39-0-3 行 L_1 骨折复位内固定术,一期行颈前路 $C_{4\sim5}$ 间盘切除植骨融合术,术中见 $C_{4\sim5}$ 间盘破裂至后纵韧带后方

椎体丧失了间盘、韧带对能量的吸收作用,一些低能量损伤甚至生理性负荷都可能引起脊柱骨折。在遭受创伤后一定要高度怀疑其有无隐匿性骨折以及跳跃性脊柱骨折,这类患者遭受创伤后应检查全脊柱 X 线片,因为一旦漏诊就可能会导致进行性脊柱畸形和神经症状(图 39-0-4、39-0-5)。MRI 在评价遭受创伤后的强制性脊柱方面最为敏感,它能够显示出急性骨折后出现的髓内水肿和周围血肿。其损伤形式与长骨的损伤形式相似,颈椎是最容易受累的部位。脊柱的骨折往往穿越椎间盘,伴或不伴椎体受累,并且常伴发后柱骨折。

强直性脊柱炎患者发生脊柱创伤后应保持创伤前脊柱的位置,尽量避免使脊柱受到轴向牵引力和使脊柱处于平直位,若将已发生慢性颈椎后凸的

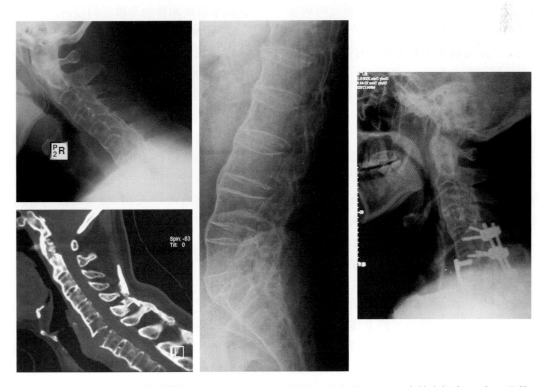

图 39-0-4 男性,57 岁,车祸伤导致 $C_{6\sim7}$ 骨折脱位、颈脊髓不全损伤,既往强直性脊柱炎 20 年。腰椎 X 线片未见骨折,行颈椎前后路减压复位植骨融合内固定术

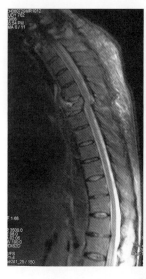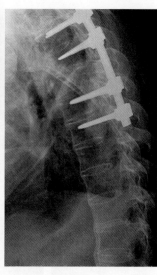

图 39-0-5　术后双上肢症状有改善，下肢症状加重，术后 2 周胸椎 MRI 示 T_6 骨折，再行 T_6 骨折减压复位内固定植骨融合术

脊柱强行伸直，会造成医源性骨折脱位而导致患者出现截瘫或四肢瘫。强直性脊柱炎患者创伤后硬膜外血肿的发生率较高，有报道称高达 20%。若患者出现神经症状加重，尤其是伤后早期并无神经症状，一段时间后出现明显的神经症状时，应高度怀疑硬膜外血肿的发生。强直性脊柱炎可能累及肋骨、胸椎以及胸骨等，导致关节融合、呼吸时胸廓扩张度降低，严重者可引起限制性肺疾病。最大吸气时胸廓扩张受限是强制性脊柱炎的特异性表现。在以手术或非手术的方法治疗这类患者所发生的脊柱骨折之后往往会发生肺部的并发症。

五、影像学检查方法的选择

（一）X 线片

脊柱 X 线片检查的目的是明确可疑部位有无骨折，大体观察脊柱的序列、骨折脱位程度，协助确定损伤类型，确定进一步 CT 或 MRI 检查的部位。

颈椎侧位 X 线片应尽可能包括颈胸交界区，若不能充分显示 $C_7 \sim T_1$ 结构，应进行其他位置的检查或 CT 检查。侧位片可观察椎体的骨折脱位、关节突的骨折及绞锁、棘突骨折、环椎后弓骨折、环椎前后脱位、枢椎的椎弓骨折移位和齿突骨折、椎前软组织影像。前后位片可观察椎体的侧方移位、侧块的压缩骨折及椎体侧方的压缩骨折、棘突的旋转、椎体矢状面的骨折。张口前后位片可观察颅底、环椎及枢椎、齿突两侧间隙、环枢侧块关节对合关系，可发现环椎暴散骨折、齿突骨折、枢椎的侧屈骨折，环椎

侧块外移超过 7mm 提示横韧带断裂。斜位片可显示一侧的椎间孔和对侧椎弓根，椎板呈叠瓦状排列，可较侧位片更好地观察颈胸交界部位，也可更好地观察关节突和椎板的脱位。泳姿侧位片为颈胸交界区轻微斜位像，一侧上肢上举过头顶，另一侧上肢后伸可显示颈胸交界部位，可大体显示椎体序列和损伤部位。屈伸应力侧位片适合于清醒且无神经损伤表现的患者，可观察椎体有无滑移成角、棘突间隙有无变化及关节对顶。

胸腰椎平片一般只用正侧位片，正位可观察侧凸、侧方移位、椎弓根的上下排列顺序，侧位可观察椎体压缩、前后移位、棘突间分离；骶尾椎的正侧位片可显示骶尾骨的骨折脱位，但由于肠内容物、盆腔内钙化和周围软组织结构的重叠干扰，前后位像上骶尾骨微小移位的骨折显示不清，CT 可用于检查平片上不明显的微小损伤。因为骶尾骨解剖结构的正常变异范围较大、女性骨盆生育后的影响，对这些患者的诊断，相关临床病史特别重要。

（二）CT 检查

可进一步评价 X 线片上不确定的影像，详细显示骨性结构损伤情况，为外科手术提供参考，可显示颈胸交界部位、内固定的位置、骨块和异物对椎管的侵占。在颈部可显示枕骨髁、环椎、齿突及各椎体的关节突、椎板骨折，在胸腰椎及骶尾部损伤的重要用途是显示骨块和异物对椎管的侵占。

（三）MRI 检查

在矢状和横断显示脊柱结构，更准确地显示软组织损伤，准确显示硬膜外间隙以便观察血肿、骨块、间盘组织及骨刺，直接显示脊髓本身的损伤，对脊髓损伤的预后提供参考依据。T_1 加权成像显示基本解剖结构，T_2 加权成像显示病理结构和韧带损伤。急性颈椎损伤 MRI 可显示脊髓的水肿出血和挫伤，水肿时 T_1 像正常或略低信号，T_2 高信号；急性和亚急性出血（1~7 天）T_1 像呈高或与脊髓等信号，T_2 低信号，7 天后 T_1 和 T_2 像均为高信号。

六、脊髓损伤的急诊室药物治疗

当脊柱损伤患者复苏满意后，主要的治疗任务是防止已受损的脊髓进一步损伤，并保护正常的脊髓组织。要做到这一点，恢复脊柱序列和稳定脊柱是关键的环节。在治疗方法上，药物治疗恐怕是对降低脊髓损害程度最为快捷的。

（一）皮质类固醇

甲基泼尼松龙（methylprednisolone，MP）是唯一

被 FDA 批准的治疗脊髓损伤(spinal cord injury,SCI)药物。1979 年、1985 年美国二次全国急性脊髓损伤研究(national acute spinal cord injury study,NASCIS)表明,在 SCI 早期(伤后 8 小时内)给予大剂量 MP[首次冲击量 30mg/kg 静脉滴注 30 分钟完毕,30 分钟之后以 5.4mg/(kg·h)持续静脉滴注 23 小时]能明显改善 SCI 患者的运动、感觉功能。第三次 NASCIS(1997)研究证明对 SCI 后 3 小时内用 MP 者,宜使用 24 小时给药法[首次冲击量 30mg/kg 静脉滴注 30 分钟完毕,30 分钟之后以 5.4mg/(kg·h)持续静脉滴注 23 小时],对伤后 3~8 小时内给 MP 者宜使用 48 小时给药法[首次冲击量 30mg/kg 静脉滴注 30 分钟完毕,30 分钟之后以 5.4mg/(kg·h)持续静脉滴注 48 小时],但超过 8 小时给药甚至会使病情恶化,因此建议 8 小时内给药。但是,这三个随机试验想当然的分析被用来证明类固醇对运动功能的微弱作用,这些分析均存在明显的瑕疵,使有效性的结论令人怀疑。这些研究已经使两个全国性组织发表了指南,推荐甲基泼尼松龙作为治疗的选择,而不是标准性治疗或推荐性治疗方法。另外,也有少数学者的研究结果表明 MP 治疗急性脊髓损伤无效并可造成严重的并发症。

MP 对脊髓断裂者无效,脊髓轻微损伤不需要应用 MP,可自行恢复,完全脊髓损伤与严重不全脊髓损伤是 MP 治疗的对象。但应注意,大剂量 MP 可能产生肺部及胃肠道并发症,高龄者易引起呼吸系统并发症及感染。总之,在进行 MP 治疗的过程中应注意并发症的预防。也可应用地塞米松,20mg 一天一次,持续应用 5 天停药,以免长期大剂量使用激素出现并发症。

(二)神经节苷脂

神经节苷脂(ganglioside)是广泛存在于哺乳类动物细胞膜上含糖酯的唾液酸,在中枢神经系统外层细胞膜有较高的浓度,尤其在突触区含量特别高。用 GM-1 治疗脊髓损伤患者,每天 100mg 持续 18~23 天静脉滴注,1 年后随访较对照组有明显疗效。尽管它们的真正功能还不清楚,实验证据表明它们能促进神经外生和突触传递介导的轴索再生和发芽,减少损伤后神经溃变,促进神经发育和塑形。

研究认为,GM-1 一般在损伤后 48 小时给药,平均持续 26 天,而甲基泼尼松龙在损伤后 8 小时以内应用效果最好。也有学者认为 GM-1 无法阻止继发性损伤的进程。目前神经节苷脂治疗脊髓损伤虽已在临床开展,但由于其机制仍不明确,研究仍在继续,因此其临床广泛应用也受到限制。

(三)神经营养药

甲钴胺是一种辅酶型 B_{12},具有一个活性甲基结合在中心的钴原子上,容易吸收,使血清维生素 B_{12} 浓度升高,并进一步转移进入神经组织的细胞器内,其主要药理作用是:增强神经细胞内核酸和蛋白质的合成;促进髓鞘主要成分卵磷脂的合成,有利于受损神经纤维的修复。

(四)脱水药减轻脊髓水肿

常用药物为甘露醇,应注意每次剂量不超过 50g,每天不超过 200g,主张以 0.25g/kg 每 6 小时 1 次静点,20% 甘露醇静脉输注速度以 10ml/min 为宜,有心功能不全、冠心病、肾功能不全的患者,滴速过快可能会导致致命疾病的发生。对老年人或潜在肾功能不全者应密切观察尿量、尿色及尿常规的变化,如每天尿量少于 1500ml 要慎用。恰当补充水分和电解质以防脱水、血容量不足,并应监测水、电解质与肾功能。

(张志山　周　方)

参 考 文 献

1. (美)布朗(Browner BD),等,主编. 王学谦,等,主译. 创伤骨科学. 第 3 版. 天津:天津科技翻译出版公司,2007

2. (美)卡内尔,(美)贝帝,原著. 王岩,等,主译. 坎贝尔骨科手术学. 第 11 版. 北京:人民军医出版社,2009

3. Bracken MB,Shepard MJ,Collins WF Jr,et al. Methylprednisolone or naloxone treatment after acute spinal cord injury:1-year follow up data. Results of the second National Acute Spinal Cord Injury Study. J Neurosurg,1992,76:23-31

4. Bracken MB,Shepard MJ,Holford TR,et al. Methylprednisolone or tirilazad mesylate administration after acute spinal cord injury:1-year follow up data. Results of the third National Acute Spinal Cord Injury randomized controlled trial. J Neurosurg,1998,89:699-706

第四十章

上颈椎损伤

第一节　寰枕关节脱位

多为创伤导致。创伤性寰枕关节脱位是指寰椎和枕骨分离的病理状态,是一种并非罕见的致命性外伤,患者多在事故现场死于脑干横贯性损伤。Blackwood 在 1908 年首先报道了寰枕关节脱位的病例。截至 2001 年,英文文献报道的得到救治的寰枕关节脱位共有 79 例。以往寰枕关节脱位曾被认为是一种罕见的病例,Bucholz 等(1979)通过尸解发现,颈椎外伤致死的患者中约 33% 存在寰枕关节脱位,从而证明寰枕关节脱位并非罕见。随着时间的推移,越来越多的病例被报道,车祸伤增加是原因之一,而 CT、MRI 等设备的使用和对寰枕关节脱位认识水平的提高也是重要因素。

一、损伤机制和分型

枕骨、寰椎和枢椎构成一个功能单元,有独特的胚胎学发生和解剖学构成。这个功能单元有最大的轴向活动范围。依枕骨髁的形状仅能对寰枕关节起有限的骨性稳定作用。枕寰之间的稳定性主要由复杂的韧带结构来保障。这些韧带可以分为两组:一组连接枕骨和寰椎,另一组连接枕骨和枢椎。连接枕骨和寰椎的韧带包括寰枕关节囊和前、后、侧寰枕膜。连接枕骨和枢椎的韧带包括覆膜、翼状韧带和齿突尖韧带。这后一组韧带对寰枕关节的稳定起更重要的作用。尸体研究发现,当切断覆膜和翼状韧带后寰枕关节即失去稳定性。寰枕关节脱位通常是由暴力产生的极度过伸动作所致,有时在过屈动作下也可以发生,偶有在侧屈动作下发生的。在暴力作用下,覆膜和翼状韧带断裂,可以发生单纯的韧带损伤,也可以合并枕骨髁骨折。

Traynelis(1986)报道了 1 例创伤性寰枕关节脱位的幸存者,并分析了以往文献报道的 17 例患者,依据侧位 X 线片提出以下分型:①Ⅰ型:前脱位,枕骨髁相对于寰椎侧块向前移位;②Ⅱ型:纵向脱位,枕骨髁相对于寰椎侧块垂直向上移位大于 2mm;③Ⅲ型:后脱位,枕骨髁相对于寰椎侧块向后移位,此型相对少见。Jevtich(1989)报道了 1 例寰枕关节侧方脱位的病例。还有一些病例的脱位情况比较复杂。在文献报道的 79 个病例中,Ⅰ型脱位的有 29 例,Ⅱ型的 32 例,Ⅲ型的 4 例,其他类型的 14 例。

二、临床表现

寰枕关节脱位的临床表现差异很大,可以没有任何神经症状和体征,也可以表现为颈部疼痛、颈椎活动受限、低位颅神经麻痹(特别是展神经、迷走神经和舌下神经)、单肢瘫、半身瘫、四肢瘫和呼吸功能衰竭。据 Przybylski 等学者的文献综述统计,18% 的患者没有神经损伤,10% 存在颅神经损伤,34% 表现为单侧肢体功能障碍,38% 为四肢瘫。有学者认为颅椎区创伤引起的神经损害多是血管源性的,而非直接的机械性损伤,是椎基底动脉或其分支(如脊髓前动脉)供血不全所致。

三、诊断

寰枕关节脱位靠平片诊断比较困难。大多数伴有完全性脊髓损伤的病例都可见到枕骨髁与寰椎侧块的分离。对于尚存在部分脊髓功能的病例,平片上均无明显异常,寰枕关节的对线尚可,也没有纵向分离,这是因为颈部肌肉痉挛的缘故。大多数寰枕关节脱位的患者都有严重的脑外伤,这使得诊断更加困难。平片诊断寰枕关节脱位的依据包括:严重的椎前软组织肿胀、颅底点与齿突尖的距离(Basion-

Dens distance）加大和枕骨髁与寰椎侧块的分离。

　　有几种用X线平片测量的方法可以检测寰枕关节脱位。这些方法都是利用侧位平片测量颅底与颈椎的关系（图40-1-1）。

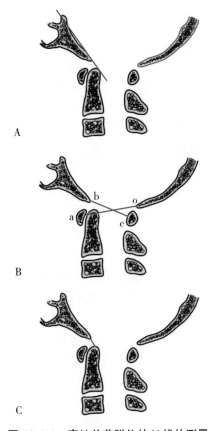

图40-1-1　寰枕关节脱位的X线片测量

A. Wackenheim 线；B. Power's ratio；C. Basion-Dens 距

　　Wackenheim 线是斜坡后表面的一条由头向尾侧的连线，这条线应与齿突尖的后部相切。如果枕骨向前脱位，这条线将与齿突交叉。如果枕骨向后脱位，这条线将与齿突分离。它可以对寰枕关节脱位有一个大概的评价。

　　Power's ratio 是两条线的长度比：颅底点与寰椎后弓间的连线为 BC 线，颅后点与寰椎前弓的连线为 OA 线。正常人 BC/OA=0.77，如果比值大于 1.0 即可诊断前脱位。这种方法不能应用于儿童或颅椎区先天畸形的病例，当存在纵向及后脱位时可以表现为假阴性。另有研究证实，在重建 CT（矢状面）上测量该指标的准确性优于平片。

　　Basion-Dens 距是测量颅底点与齿突尖中点的间距。正常人平均是 9mm，成人如大于 15mm 或儿童大于 12mm 应视为异常。

　　对各种原因造成的寰枕关节脱位，平片上的测量方法都不够敏感和精确。标准位置的侧位片是必需的，但在片子上不易得到可靠的标志点，乳突和乳突气室都会干扰对寰枕关节面的观察。有作者认为平片至多只能检测出 50%~70% 的病例。虽然平片对寰枕关节脱位的直接检出率不高，但颈椎椎前软组织肿胀却很常见，文献报道在 41 个寰枕关节脱位的病例中 37 个有软组织肿胀（90%）。这个异常影像可以作为警示信号，提示有做进一步检查的必要。正常的情况下，颈部椎前软组织的宽度如图 40-1-2，观察椎前软组织对于诊断颅椎区的损伤相当重要。

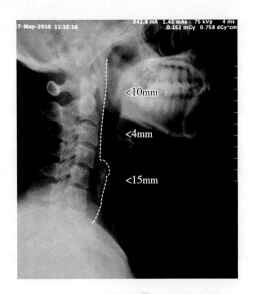

图 40-1-2　正常颈椎前方软组织投影

　　对可疑病例行颅椎区行 CT 检查，薄层扫描的 CT 及三维影像重建对于确定诊断很有帮助。文献报道 25 个寰枕关节脱位的病例中 21 个经 CT 检查获得证实（84%）。颅椎区 CT 检查发现椎管内出血灶是诊断寰枕关节脱位的一个间接依据。在 29 个寰枕关节脱位病例中有 24 个 CT 检查发现了出血的影像（19 例蛛网膜下腔出血、1 例硬膜下出血、4 例神经组织挫伤）。在 9 个平片未发现寰枕关节脱位的病例中，8 个 CT 发现有蛛网膜下腔或合并其他部位出血。

　　MRI 虽然不能清楚显示骨的解剖结构，但它可以确定颅椎区广泛的韧带和软组织损伤，可以估计脊髓和脑干的完整性。文献报道在 14 个寰枕关节脱位病例中 12 个可以得到 MRI 的证实（86%）。

四、治疗

　　寰枕关节脱位后由于韧带撕裂会出现非常严重的不稳定，有迟发性神经损伤的危险，现场救治时头颈部制动很重要。纠正脱位的尝试可能会造成进一步损伤,应在 X 线摄片或透视监测下小心施行。对于仅有纵向移位的 Ⅱ 型脱位,轴向的负荷或轻压头可以减轻分离,而颈椎牵引或颈围领都可以产生使寰枕关节分离的损伤应力,使神经症状加重。文献报道(至 2001 年)共有 21 例寰枕关节脱位病例经过牵引治疗,其中 2 例在牵引过程中加重,出现了四肢瘫和展神经麻痹,其中 1 例是 Ⅱ 型脱位,另 1 例是旋转脱位。就诊时没有神经症状的 4 例,牵引后没有出现神经症状。其余的 15 例神经功能均有改善。由于在牵引治疗寰枕关节脱位的过程中有 10% 的病例神经症状加重(而下颈椎损伤牵引治疗后神经症状加重的病例仅占 1%),所以牵引治疗必须小心谨慎地施行。

对于寰枕关节不稳定的治疗有外固定和内固定植骨融合两种方法可以选择。儿童的组织愈合能力强,在 Halo-vest 的制动下即可以达到坚强的纤维愈合,不必手术治疗;对成年病例保守治疗效果不好,枕颈内固定植骨融合术才是更好的选择。文献报道,在仅用外固定制动方法治疗的 11 个病例中,4 例症状加重,其余 7 例中的 3 例(2 例用围领固定,1 例用头环背心固定)在固定了 6~22 周后寰枕关节仍不稳定,又做了内固定植骨融合术,只有 4 例在外固定作用下达到了稳定。而在 19 例早期行枕颈内固定植骨融合术的病例中,只有 1 例术后神经症状加重,其余 18 例中有 15 例神经症状改善,没有因迟发性不稳定而需再次手术的。

第二节　寰椎横韧带损伤

一、寰椎横韧带的结构与功能

寰椎横韧带位于枢椎齿突的后方,它的两端附着于寰椎侧块内结节上。横韧带将齿突束缚于寰椎前弓的后面。横韧带腹侧与齿突后面相接触的部位有纤维软骨,韧带在此处增厚,并与齿突构成寰齿后关节。横韧带的长度约为 20mm,中间部比较宽阔,宽度大约为 10.7mm,在接近两侧块的附着部最窄,宽度约为 6.6mm,横韧带中点部位的厚度约为 2.1mm。

寰椎横韧带几乎完全由胶原纤维构成,仅有少量的弹性纤维以疏松结缔组织的形式包绕在韧带表面,韧带的中部没有弹性纤维。总体来说,纤维组织的走行与韧带是一致的。横韧带由侧块内结节附着点走向齿突的过程中逐渐变宽,纤维束以约 30° 角互相交叉形成网状。这种组织结构使得以胶原纤维

为主体的横韧带也具有了一定程度的弹性,在张力作用下横韧带可以拉长 3%。这样,屈颈动作时,由于横韧带被拉长,寰椎前弓与齿突间可以有 3mm 的分离。

寰椎横韧带是维持寰枢关节稳定的最重要的韧带结构,它的作用是限制寰椎在枢椎上向前滑移。当头颅后部突然遭受暴力寰椎前移,横韧带受齿突切割可能发生断裂。生物力学实验发现,横韧带的载荷为 330N,超过这个量横韧带即可断裂。

二、临床表现和诊断

寰椎横韧带断裂后寰椎前脱位,在枢椎齿突与寰椎后弓的钳夹下可能会出现脊髓损伤。由于呼吸肌麻痹,患者可以当场死亡。由于有脊髓损伤的病例多来不及抢救而死于呼吸衰竭,所以我们在临床上见到的因外伤导致横韧带断裂的病例多没有神经损伤。Dickman(1996)对一组 39 个寰椎横韧带损伤的病例做了统计分析,其中 1 例因高位四肢瘫入院不久即死亡,另一例有轻微的四肢瘫,其余 37 例均无神经损伤。

普通 X 线片无法显示寰椎横韧带,但可以从寰枢椎之间的位置关系判断横韧带的完整性。最常用的方法是观察颈椎侧位 X 线片上的寰齿间距(atlantodental interval,ADI),当屈颈侧位 X 线片上由寰椎前弓后缘至齿突前缘的距离超过 3mm(儿童超过 5mm)即表明寰椎横韧带断裂,CT 也不能直接观察到韧带,但可以发现韧带在侧块内结节附着点的撕脱骨折,在这种情况下,虽然韧带是完整的,但已失去了它的功能。MRI 用梯度回波序列成像技术可以直接显示韧带并评价它的解剖完整性,在韧带内有高强度信号、解剖形态中断和韧带附着点的积血都是韧带断裂的表现(图 40-2-1)。

Dickman 把寰椎横韧带损伤分为两种类型(图 40-2-2):Ⅰ 型是横韧带实质部分的断裂;Ⅱ 型是横韧带由寰椎侧块附着点的撕脱骨折。两种分型有不同的预后,需要不同的处理。

三、治疗

Ⅰ 型损伤在支具的保护下是不能愈合的,因为韧带无修复能力。这种损伤应尽早行寰枢关节融合术。Ⅱ 型损伤应先行保守治疗,在头环背心(Halo-vest)固定下,Ⅱ 型损伤的愈合率是 74%。如果固定了 3~4 个月韧带附着点仍未愈合,仍存在不稳定,则应手术治疗。

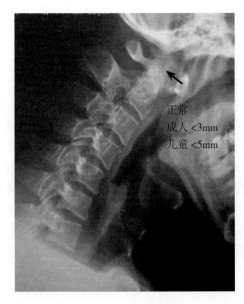

图 40-2-1　寰齿前间隙

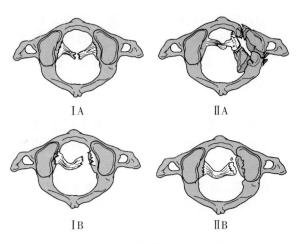

图 40-2-2　寰椎横韧带断裂分型

ⅠA. 韧带中部断裂；ⅡA. 寰椎侧块粉碎骨折；ⅠB. 韧带止点撕脱；ⅡB. 韧带撕脱骨折

第三节　寰椎骨折

寰椎骨折各种各样，常伴发颈椎其他部位的骨折或韧带损伤。寰椎骨折占脊柱骨折的 1%~2%，占颈椎骨折的 2%~13%。Cooper 在 1822 年首次报道了在尸解时发现的寰椎骨折。1920 年，Jafferson 研究分析了以往文献报道过的 42 个病例以及他自己的 4 个病例，发现寰椎骨折可以是暴裂性的，在前后弓可以各有 2 个断点，整个寰椎断为 4 块，这种骨折以后被称为 Jefferson 骨折。但是，在临床实践中，典型的 Jefferson 骨折是很少见的，3 处以下的寰椎骨折比较多见。如果前后弓均有骨折，导致两侧块分

离，我们称其为寰椎暴裂骨折。寰椎骨折后椎管变宽，一般不会出现脊髓损伤。

一、损伤机制及骨折类型

最常见的致伤原因是高速车祸，其他如高处坠落、重物打击及与体育运动相关的损伤都可以造成寰椎骨折。Jefferson 推测，当暴力垂直作用于头顶将头颅压向脊椎时，作用力由枕骨髁传递到寰椎，寰椎在膨胀力的作用下分裂为 4 个部分。实际上，来自于头顶的外力在极特殊的方向作用于寰椎才可以造成典型的 Jefferson 骨折。Panjabi 等在生物力学实验中对处于中立位及后伸 30° 位的尸体颈椎标本施加以垂直应力，结果在 10 个标本中只出现了 1 个典型 Jefferson 骨折。在 Hays 的实验中用 46 个标本模拟寰椎骨折，出现最多的是 2 处骨折，其次是 3 处骨折，没有出现 4 处骨折。Panjabi 等认为，当头颈侧屈时受到垂直应力容易出现前弓根部的骨折，而颈椎过伸时受力，颅底撞击寰椎后弓或寰枢椎后弓互相撞击容易导致寰椎后弓骨折。事实上，各种损伤机制可以单独或合并发生，形成各种类型的骨折。这取决于诸多因素，如作用于头颅的力的向量、受伤时头颈的位置、寰椎的几何形状以及伤者的的体质。

寰椎骨折可以出现在前、后弓，也可以在寰椎侧块（图 40-3-1）。Sherk 等认为后弓骨折占寰椎骨

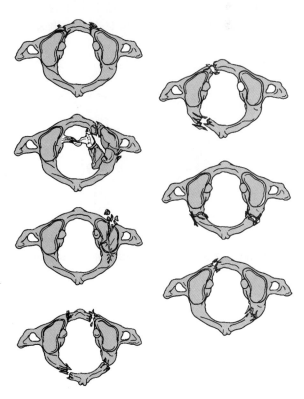

图 40-3-1　寰椎骨折的各种类型

折的 67%，侧块的粉碎骨折占 30%。当前后弓均断裂时，侧块将发生分离，寰椎韧带在过度的张力作用下断裂。韧带可以在其实质部断裂，也可以在其附着处发生撕脱骨折。横韧带撕脱骨折的发生率占寰椎骨折的 35%。不论横韧带断裂或是撕脱骨折都会丧失韧带的功能，使寰椎向前失稳。如果前弓的两端均断裂，将会出现寰椎向后失稳。如果寰椎后弓的两端均断裂，对寰枢关节的稳定影响不大。

二、影像学诊断

寰椎骨折的诊断首先要做 X 线检查，在颈椎侧位片上可以看到寰椎后弓的骨折。但是，如果骨折位于后弓与侧块结合部，可能看不清楚。如果是前弓骨折，可以在侧位片上看到咽后壁肿胀。但要留意，伤后 6 小时咽后壁肿胀才会出现。在开口位 X 线片上观察寰枢椎侧块的对位情况，如果寰椎侧块向外移位，说明有寰椎骨折。Spence 等发现，当左右两侧寰椎侧块移位总计达到 6.9mm 时，提示寰椎横韧带已断裂（图 40-3-2）。有时，在开口位片上还可以看到横韧带在侧块附着点的撕脱骨折。CT 扫描可以显示寰椎的全貌，可以看到骨折的位置以及是否有横韧带的撕脱骨折，从而确定寰椎的稳定性。摄屈颈侧位 X 线片观察寰齿前间隙是否增大，进而判断寰椎横韧带完整性的方法是不实际的。因为寰椎骨折后疼痛导致的肌肉痉挛将影响患者做屈颈动作。

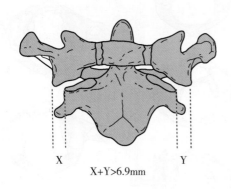

X + Y > 6.9mm

图 40-3-2　横韧带断裂后 C_1 侧块向外移位 >6.9mm

三、治疗

无论哪种寰椎骨折都应首选保守治疗。对于侧块没有分离的稳定性寰椎骨折，用软围领保护即可。如果寰椎侧块分离小于 6.9mm，应用涉及枕颈胸的支具（SOMI brace）3 个月。侧块分离超过 6.9mm 的

病例应用头环背心（Halo-vest）固定。头环背心只能制动，而没有复位的作用。颅骨牵引可以使分离的侧块复位，但头环背心难以防止侧块再度分离，因为这套装置没有轴向牵引的作用。要想最终获得良好的对位，只有将牵引的时间延长至 3 周以上，以便侧块周围的软组织达到瘢痕愈合，有了一定的稳定性后再用头环背心固定。文献报道，寰椎骨折保守治疗的效果是很好的，横韧带撕脱骨折的骨性愈合率在 80% 以上。只有极个别的病例因迟发性的寰枢关节不稳定需要手术治疗。寰椎侧块粉碎骨折的病例后期颈椎运动功能的恢复较差。对于寰椎骨折伴有横韧带实质断裂的病例，尽管韧带不可能愈合，也不应急于做寰枢关节融合术，可以先用外固定保守治疗，待寰椎骨折愈合后再观察寰枢关节的稳定性，如果稳定性尚好就可以不做融合术。当轴向负荷作用于寰椎导致横韧带断裂的情况与屈曲暴力造成的情况不同，在前一种情况下，翼状韧带和关节囊韧带都是完好的，它们对寰枢关节的稳定能起一定的作用；在后一种情况下，横韧带断裂的同时翼状韧带和关节囊均已断裂，寰枢关节必然失稳。

如果骨折愈合后确有寰枢关节不稳定，则应做寰枢关节融合术（方法见相关章节）。枕颈融合术只有在寰椎侧块粉碎骨折不良愈合而产生顽固性疼痛时才有必要，对于伴有横韧带断裂或 Ⅱ 型齿突骨折的后弓骨折没有必要做枕颈融合术。

第四节　齿状突骨折

一、相关解剖和分型

作为第二颈椎的枢椎，除了有一个向上突起的齿突外，在结构上比寰椎更像下面的脊椎。齿突的前面有关节面，与寰椎前弓的后面形成关节。齿突有一个尖状的突起，是尖韧带的起点。齿突的两侧比较平坦，各有翼状韧带附着。齿突的后面有一个凹槽，寰椎横韧带由此经过。

枢椎的骨折大多涉及齿突。Anderson 根据骨折的部位将齿突骨折分为三型：齿突尖骨折（Ⅰ 型）、齿突基底部骨折（Ⅱ 型）、涉及枢椎体的齿突骨折（Ⅲ 型）（图 40-4-1）。Anderson 的分型方法对治疗方式的选择有指导意义：Ⅰ 型骨折是翼状韧带的撕脱骨折，仅需保守治疗；Ⅱ 型骨折位于齿突直径最小的部位，愈合比较困难，可以选择保守治疗或手术治疗；Ⅲ 型骨

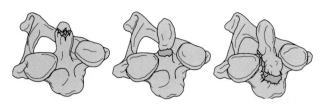

图 40-4-1　齿突骨折分型

折由于骨折的位置很低，骨折面较大，骨松质丰富，易于愈合，所以适合保守治疗。

二、影像学检查

颈椎侧位和开口位 X 线摄片是首先要做的影像检查。如果患者确有齿突骨折，将会表现为头颈部剧痛，此时做颈椎屈、伸侧位摄片会很困难。如果就诊时创伤已经发生几个小时了，在颈椎侧位 X 线片上可以见到咽后壁肿胀（图 40-4-2）。如果 X 线摄片难以确定有否齿突骨折，可以做枢椎 CT，以齿突为中心的冠状和矢状面重建 CT 可以证实平片上的可疑影像。CT 比 X 线影像可以提供更多的信息，但也容易因为成像质量的问题而产生误导，造成误诊。患者如果没有神经损伤就不必做 MRI 检查。在中矢面重建 CT 和 MRI 影像上见到的软骨结合（synchondrosis）残迹容易被误认为是齿突的骨折线（图 40-4-3）。

三、治疗原则

齿突骨折的治疗包括使用支具固定的保守治疗和借助于内固定的手术治疗。支具可以选择无创的，如颈围领（Philadelphia collar）、枕颏胸固定装置（SOMI brace）和有创的头环背心（Halo-vest）。

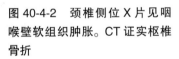

图 40-4-2　颈椎侧位 X 片见咽喉壁软组织肿胀。CT 证实枢椎骨折

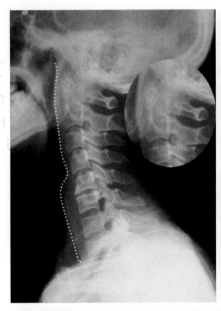

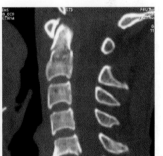

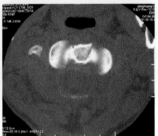

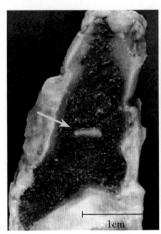

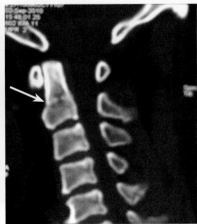

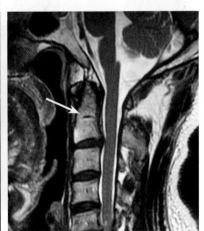

图 40-4-3　易被误认为"骨折"的 C_2 软骨结合残迹

手术有前、后两种入路。前入路用中空螺钉经骨折端固定；后入路手术固定并植骨融合寰枢关节，不指望骨折端的愈合。由于齿突中空螺钉固定可以保留寰枢关节的旋转功能，所以应作为首选的手术方式。

Ⅰ型骨折由于位于寰椎横韧带以上，对寰枢关节的稳定性影响不大，所以用最简单的支具保守治疗就可以。

确定Ⅱ型骨折治疗方案，要参考骨折原始移位的程度、齿突与枢椎体成角的度数、患者的年龄、骨折端是否为粉碎性的、骨折面的走向以及患者自身对治疗方式的选择。骨折发生的一瞬间，齿突平移或与枢椎体成角的程度越大，骨折愈合的可能性越小；患者的年龄越高，骨折越不易愈合；粉碎性骨折即使得到很好的固定也很难自然愈合。如果估计骨折愈合的可能性很小，可以选择直接做后路寰枢关节融合术。

对Ⅱ型骨折，如果选择保守治疗则必须用最坚固的外固定方式（Halo-vest，头环背心）。由于头环背心仅有固定而没有牵引复位作用，所以，如果在骨折发生后马上就安装，不一定能将骨折在解剖对位状态下固定。Ⅱ型骨折由于骨折的对合面比较小，而对合程度与骨折的愈合结果又密切相关，所以应努力将其固定在解剖对位状态。如此，可以先使用头环或颅骨牵引弓在病床上做颅骨牵引，待骨折解剖对位后再持续大约2~3周，以便寰枢关节的软组织得到修复、骨折端形成初期的纤维连接。此时再安装头环背心，就可以很容易地将骨折端固定在解剖复位了。文献报道Ⅱ型齿突骨折用头环背心固定

的愈合率为70%左右。

Ⅱ型齿突骨折如果骨折面是横的或是从前上向后下的，就适合做中空螺钉固定。如果骨折面是由后上向前下的，在用螺钉对骨折端加压时会使骨折移位，这样的病例相对来说不适合做中空螺钉固定（图40-4-4）。

Ⅲ型骨折用一枚中空螺钉内固定是不可靠的。这是因为骨折的位置低，螺钉在骨折近端的长度太短；骨折端的骨髓腔宽大，螺钉相对较细。Ⅲ型骨折比较适合保守治疗，文献报道用Halo-vest头环背心固定，Ⅲ型骨折的愈合率可以达到98.5%。

第五节 枢椎峡部骨折

枢椎峡部骨折也称Hangman骨折、枢椎椎弓骨折，是发生于枢椎椎弓峡部的垂直或斜行的骨折，它可使枢椎椎弓和椎体分离，进而引发枢椎体向前滑移，所以也称为创伤性枢椎滑脱（traumatic spondylolisthesis of the axis）。常由交通事故、跳水伤或坠落伤造成。由于出现骨折移位后，椎管是增宽的，所以很少合并神经损伤。有人顾名思义将Hangman骨折说成是绞刑骨折，这样的命名从骨折的发生机制上说是不确切的。实施绞刑时，受刑者的颈椎经受过伸和轴向牵拉力，可以造成枢椎与其下颈椎的分离。而我们见到的Hangman骨折，虽然也由颈椎过伸损伤造成，但是往往合并有垂直压缩力。发生Hangman骨折时可能合并有前、后纵韧带和颈2、3间盘纤维环的撕裂，可继发颈椎失稳。

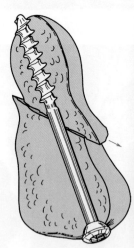
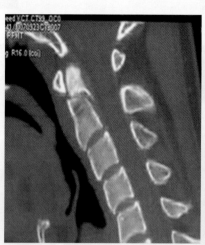
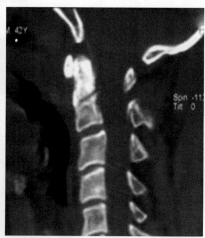

图40-4-4   前上至后下的斜行骨折线适合中空螺钉固定相反，后上至前下的骨折线不适合螺钉固定

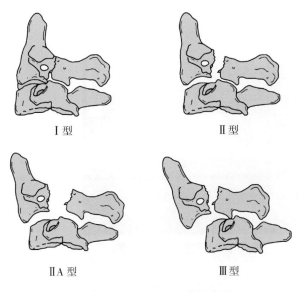

图 40-5-1　Hangman 骨折分型

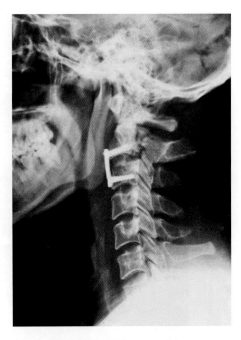

图 40-5-2　前路 C_{2-3}ACDF 术

Effendi 将该骨折分为三型,并结合其损伤机制提出了治疗方式。Levein 和 Edwards 改进了该分型(图 40-5-1)。

绝大多数 Hangman 骨折都可以在支具的固定下得到良好愈合。对于没有移位的骨折(Ⅰ型),推荐用 Philadephia 围领和枕颏胸固定支具治疗。如果颈 2 相对于颈 3 前移 4mm 或有 11° 以上的成角(Ⅱ型),仅靠支具保护是不易自然愈合的,Halo-vest 头环背心效果较好。手术治疗仅仅适于那些用 Halo-vest 不能维持良好复位、骨折陈旧不愈合或合并颈 2、3 关节突关节脱位(Ⅲ型)的病例。

如果只有枢椎椎弓骨折分离而没有颈 2、3 间关节的损伤,而患者又无法接受外固定治疗,可以选用后路枢椎椎弓根(即椎弓峡部)螺钉固定。使用拉力螺钉可以将骨折端加压对合。这种固定方法更适合骨折接近枢椎下关节突的病例,这样的病例螺钉在骨折的远端有更长的固定长度,固定效果更好。如果枢椎椎弓骨折分离很严重,伴发枢椎体前滑移或成角移位,就需要对颈 2、3 椎间关节施以固定并植骨融合。前路颈 2、3 椎间关节植骨加椎体间钢板螺钉固定是比较可靠的方法(图 40-5-2)。对于颈 2、3 脱位严重的病例,应在使用颅骨牵引将枢椎尽量复位后再做植骨、固定。也有从后路做颈 2、3 固定、植骨的方法:枢椎做椎弓根螺钉固定,技术难度并不高,利用拉力螺钉还可将枢椎椎弓的骨折分离加以复位。但如果颈 3 用关节突螺钉固定,则稳定性不可靠;如用椎弓根螺钉固定,在操作上有相当的难度,风险较大。

第六节　枢椎椎体骨折

枢椎椎体骨折即发生在齿突基底与椎弓峡部之间区域的骨折,这一定义将部分 Anderson 定义的Ⅲ型齿突骨折也收入枢椎椎体骨折的范畴。

枢椎椎体骨折占枢椎损伤的 11%~19.7%,占上颈椎损伤的 10%~12%,临床上并非罕见。枢椎椎体骨折的致伤原因多见于交通事故伤,占 71%~80%,其他原因见于坠落伤(13%~14%)、滑雪伤(6%)、跳水伤(4%),男性略多于女性。

Benzel 将该骨折分为三型(图 40-6-1):Ⅰ型骨折,侧位 X 线片可见类似于 Hangman 骨折的表现,即表面上看为双侧椎弓峡部骨折,同时伴有 C_2 相对 C_3 的前移,轴位 CT 可见冠状面骨折线位于 C_2 椎体后缘。鉴于损伤机制的不同,伸展型骨折可在椎体前下方看到泪滴样撕脱骨折片,这通常是由于 C_{2-3} 水平过伸所致。一般 C_{2-3} 水平椎间盘也有撕裂,C_{2-3} 椎间隙前方增宽;而屈曲型损伤可看到 C_{2-3} 背侧间隙增宽,同时可能在 C_2 椎体后下方看到泪滴样撕脱骨折片,轴位 CT 可能见到骨折线累及横突孔。Benzel Ⅱ型骨折,矢状位 CT 重建能更清楚显示骨折位置,冠状位 CT 重建可见到 C_2 椎体呈矢状位的骨折线,寰椎侧块向下压到枢椎椎体,这也印证了Ⅱ型骨折的损伤机制主要是轴向负荷。若轴向负荷的暴力稍偏外侧,可能造成Ⅱ型骨折的变异型,骨折线

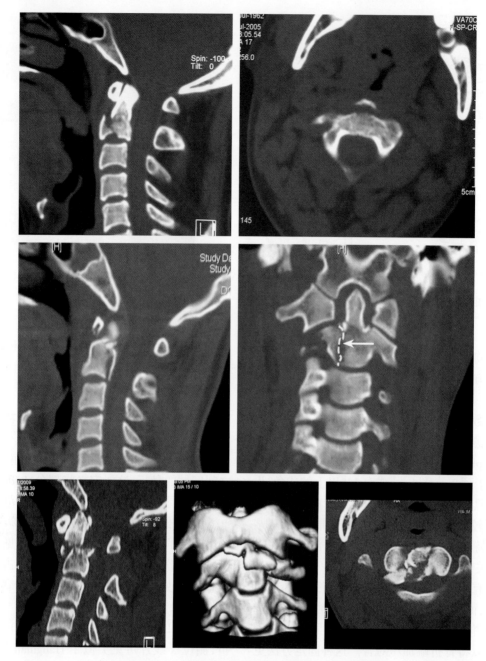

图 40-6-1 枢椎体骨折
上为冠状面骨折;中为矢状面骨折;下为枢椎体粉碎骨折

仍垂直,但可以累及横突孔及椎板。Benzel Ⅲ型即为 Anderson Ⅲ型齿突骨折,开口位 X 线片及 CT 矢状位重建可见骨折线位于齿突基底,呈水平位,而单纯轴位 CT 扫描有可能会漏诊骨折。

绝大多数枢椎椎体骨折均可行非手术治疗获得痊愈。若骨折存在较多的成角或移位,可以先行颅骨牵引复位,1~2 周后进行外固定。根据患者损伤的稳定性可选用颈部围领、枕颏胸支具或 Halo-vest 头环背心,固定时间 8~16 周。保守治疗骨折愈合率 90% 以上。由于该节段椎管储备间隙较大,该病合并神经损伤的几率相对下颈椎椎体骨折少,保守治疗后大多预后较好。

(王圣林 王 超)

参 考 文 献

1. Bucholz RW,Burhead WZ. The pathological anatomy of fatal atlanto-occipital dislocations. J Bone Joint Surg [Am],1979,61:248-250

2. Gabriel K,Mason D,Carango P. Occipito-atlantal translation in down's syndrome. Spine,1990,15:997-1002

3. Junge A, Krueger A, Petermann J, et al. Posterior atlanto-occipital dislocation and concomitant discoligamentous C$_3$-C$_4$ instability with survival. Spine, 2001, 26: 1722-1725

4. Traynelis VC, Marano GD, Dunker RO, et al. Traumatic atlantooccipital dislocation case report. J Neurosurg, 1986, 65: 863-870

5. Powers B, Miller MD, Kramer RS, et al. Traumatic anterior atlanto-occipital dislocation. Neurosurgery, 1979, 4: 12-17

6. Lee C, Woodring JH, Goldstein SJ, et al. Evaluation of traumatic atlantooccipital dislocations. Am J Neuroradiol, 1987, 8(1): 19-26

7. Kaufman RA, Dunbar JS, Botsford JA, et al. Traumatic longitudinal atlanto-occipital distraction injuries in children. Am J Neuroradiol, 1982, 3: 415-419

8. Hadley MN, Dickman CA, Browner CM, et al. Acute traumatic atlas fractures: Management and long term outcome. Neurosurgery, 1988, 23: 31-35

9. Levine AM, Edwards CC. Fractures of the atlas. J Bone Joint Surg (Am), 1991, 73: 680-691

10. Segal LS, Grimm JO, Stauffer ES. Non-union of fractures of the atlas. J Bone Joint Surg (Am), 1987, 69: 1423-1414

11. Hays MB, Alker GJ. Fractures of the atlas vertebra: the tow-part burst fracture of Jefferson. Spine, 1988, 13: 601-603

12. Panjabi MM, Oda T, Crisco JJ, et al. Experimental study of atlas injuries I: biomechanical analysis of their mechanisms and fracture patterns. Spine, 1991, 16: S460-465

13. Fowler JL, Sandhu A, Fraser RD. A review of fracture of the atlas vertebra. J Spinal Disord, 1990, 3: 19-24

14. Kesterson L, Benzel EC, Orrison W, et al. Evaluation and treatment of atlas burst fractures (Jefferson fractures). J Neurosurg, 1991, 75: 213-220

15. Landells CD, Van Peteghem Pk. Fracture of the atlas: Classification Treatment and morbidity. Spine, 1988, 13: 450-452

16. Burke J, Harris J. Acute injuries of the axis vertebra. Skeletal Radiol, 1989, 18: 335-346

17. Effendi B, Roy D, Cornish B, et al. Fractures of the ring of the axis: A classification based on the analysis of 131 cases. J Bone Joint Surg (Br), 1981, 63: 319-327

18. Greene, Karl A. Acute axis fractures: Analysis of management and outcome in 340 consecutive cases. Spine, 1997, 22(16): 1841-1852

19. Fujimura, Yoshikazu, Nishi, et al. Classification and Treatment of Axis Body Fractures. Journal of orthopaedic trauma, 1996, 10(8): 536-540

20. John W German, Blaine L Hart, Edward C Benzel. Nonoperative Management Of Vertical C$_2$ Body Fractures. Neurosurgery, 2005, 56(3): 516-521

21. S Boran, C Hurson, R Gul. Functional outcome following teardrop fracture of the axis. Eur J Orthop Surg Traumatol, 2005, 15: 229-232

22. Jakim J, Sweet MBE. Transverse fracture through the body of the axis. J Bone Joint Surg [Br], 1988, 70: 728-729

23. Ulrich R Hahnle, Tadek F Wisniewski, James B Craig. Shear Fracture Through the Body of the Axis Vertebra. Spine, 1999, 24: 2278-2281

24. Demetrios S Korres, Panayiotis J Papagelopoulos, Andreas F Mavrogenis, et al. Chance-Type Fractures of the Axis. Spine, 2005, 30: E517-E520

25. Demetrios S Korres, Panayiotis J Papagelopoulos, Andreas F Mavrogenis, et al. Multiple Fractures of the Axis. Orthopedics, 2004, 27(10): 1096-1099

26. Uwe Vieweg, Bernhard Meyer, Johannes Schramm. Differential Treatment in Acute Upper Cervical Spine Injuries: a critical review of a single-institution series. Surg Neurol, 2000, 54: 203-211

27. Korres DS, Zoubos AB, Kavadias K, et al. The "tear drop" (or avulsed) fracture of the anterior inferior angle of the axis. Eur Spine J, 1994, 3: 151-154

第四十一章

下颈椎骨折脱位

第一节 概述

颈椎外伤占整个脊柱外伤的 50% 以上,大部分与高能损伤有关,其中交通事故伤约占 45%,坠落伤约占 20%。在所有钝性损伤中,颈椎外伤占 2%~6%。大约 40% 的颈椎外伤患者合并神经功能损伤。颈椎外伤,尤其是骨折脱位后,经保守治疗后死亡率及致残率均较高。现在,随着诊断及治疗手段的提高和内固定技术的发展,颈椎外伤的死亡率及致残率有了显著的改善。

第二节 病史及体格检查

对于清醒患者可简要了解既往病史及这次外伤的发生经过,包括坠落高度、汽车撞击的方向、重物击打的方向及部位等,由此可推测颈椎外伤发生的机制。体格检查要包括脊柱及身体其他部位的系统检查,避免遗漏肢体及脏器损伤,检查脊柱时要逐一触摸棘突,检查有无压痛、骨擦音及台阶,观察瘀斑、裂伤及穿通伤口的部位,颈前部的肿胀及饱满提示颈椎前方的血肿及颈椎外伤的发生。头部及颈椎的旋转畸形往往提示颈椎单侧小关节交锁,头面部的瘀斑往往是外力直接作用的结果,提示外力的播散方向。在清醒患者要进行详细的神经学检查,包括所有皮节及肌节感觉、运动及相应反射,肌肉力量按照 0~5 级记录,注意反复检查记录神经损害有无进展,肛门周围感觉存在提示骶髓功能残留,是不全损伤的体征,提示治疗后会有所改善,脊髓损伤可按照美国脊柱损伤协会的分级标准进行分级。在不清醒的患者,神经学检查受到限制,但肛门张力可以评价,球海绵体反射也可检查,其恢复提示脊髓休克结束,通常在 48 小时内结束。

第三节 初期影像检查

对于创伤患者应常规进行颈椎侧位、胸部及骨盆的X线检查,颈椎侧位片可发现85%的颈椎外伤,对于 $C_7\sim T_1$ 部位的损伤仅有 57% 的病例在 X 线片上能显示。目前 CT 检查已经普及,因此 CT 检查在颈椎外伤早期的影像检查中已经变得不可缺少,一方面可以准确显示颅底及颈胸段的损伤,另一方面可以更精确显示细微的脱位、关节突交锁及骨折,特别是 CT 重建影像可显示椎体间的顺列及椎间隙的改变情况。颈椎侧位影像要注意观察棘突椎板交界连接线、椎体后缘连接线、棘突间的距离、椎体间的距离、关节突的对合关系及椎体前缘的连线。这些连线的中断或异常往往提示颈椎骨折脱位。

有关除外颈椎外伤的最佳检查方法还存在争论,文献报道漏诊率在 10%~48%。普通 X 线片是有效的检查方法,标准的颈椎检查包括正侧位及开口位片,83%~99% 的颈椎外伤可通过上述 X 片得到显示,斜位片在创伤时应用价值小,可显示椎板及关节突骨折,颈胸段可通过牵引肢体或采取泳姿位显示,即一侧肢体外展、另一侧肢体位于体侧以减少肩部遮挡。对于清醒患者静态片无异常可进行动态X线检查,8% 的患者可显示不稳定,但早期因肌肉痉挛,造成伸屈位片不准确,可延迟进行这项检查。侧位片要观察椎前软组织厚度, $C_{2\sim3}$ 水平大于7mm、 $C_{6\sim7}$ 水平大于 21mm 高度提示颈椎外伤,颈椎后凸角度可通过 Cobb 方法即上位椎体上终板及下位椎体下终板连线夹角确定,后凸角度大于 11° 提示后方韧带损伤或不稳定,棘突关节突分离椎体无骨折提示外力造成颈椎屈曲旋转轴在前纵韧带,椎体骨折伴棘突分离提示旋转轴在关节突,椎体前后移位可通过测量椎体后缘切线间的距离确定,侧方移位少见,可通过侧块连线测量移位距离。

CT 检查可显示椎体纵向骨折线、骨块突入椎管程度、椎体粉碎程度及椎板椎弓的骨折,重建影像可显示颈椎顺列,特别是小关节对合情况。

MRI 检查可显示脊髓影像、椎间盘及后方韧带结构影像,还可以评价血管情况。T_1 像可显示解剖结构,T_2 像显示病理及韧带结构,MRA 可显示颈椎血管。脊髓水肿 T_1 显示低或等信号,T_2 显示高信号。脊髓出血时其信号与血液的化学状态、磁场强度及检查程序有关,急性期(1~7 天)T_2 显示低信号,7 天后血细胞溶解 T_1、T_2 均显示高信号。正常韧带在 MRI 图像显示低信号,韧带损伤时则显示高信号,同样椎间盘损伤也显示高信号。单侧或双侧小关节脱位时椎间盘突出发生率高,闭合复位可能造成脊髓损伤加重,术前 MRI 检查十分必要,MRI 可清楚显示突出的椎间盘。硬膜外血肿多发于颈椎外伤患者,发生率约 1%~2%。多发生在后方硬膜外,早期(1~3 天)MRI 显示 T_1 像高信号,T_2 低信号,3~7 天血肿中心信号同早期,周围则 T_1、T_2 均显示高信号。

诊断:综合病史、体征及影像资料作出完整诊断,内容包括颈椎损伤解剖部位、程度及分型,神经损伤解剖部位及程度,多发创伤合并其他脏器损伤者应一并作出诊断。

第四节　下颈椎损伤的分类

良好的损伤的分类可以帮助判断损伤程度及预后,同时也可以指导治疗方式和手术入路的选择。目前常用的分类有 2 种:

一、Ferguson & Allen 分类

1. 1984 年,由 Ferguson 和 Allen 提出。根据颈部受伤时的方向(屈曲或伸展)及损伤后解剖结构的改变(压缩或分离)分为6类:①屈曲压缩(compression flexion);②伸展压缩(compression extenson);③垂直压缩(vertical compression);④屈曲分离(distraction flexion);⑤伸展分离(distraction extenson);⑥侧方屈曲型损伤(lateral flexion)。

2. 根据损伤严重程度不同,各类骨折又分为不同级别:

(1)屈曲压缩损伤(图 41-4-1):常表现为椎体前方有泪滴样骨折,严重时椎体压缩,上位椎体后脱位。

1)Ⅰ度:椎体前缘变钝,上终板损伤,后方结构完整。

2)Ⅱ度:椎体前方高度丢失,上、下终板损伤。

3)Ⅲ度:椎体压缩骨折伴纵裂。

4)Ⅳ度:椎体压缩骨折并向后移位 <3mm。

5)Ⅴ度:椎体压缩骨折并向后移位 >3mm,后方韧带结构损伤。

(2)伸展压缩损伤(图 41-4-2):主要表现为后方结构损伤,严重时上位椎体前脱位。

1)Ⅰ度:单侧椎弓骨折。

2)Ⅱ度:双侧椎板骨折,无其他结构损伤。

3)Ⅲ度:双侧椎弓骨折伴单侧或双侧椎板、关节突骨折,椎体无移位。

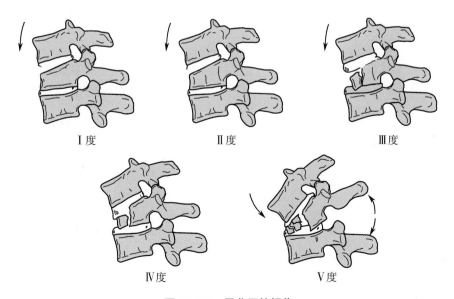

Ⅰ度　　　　Ⅱ度　　　　Ⅲ度

Ⅳ度　　　　Ⅴ度

图 41-4-1　屈曲压缩损伤

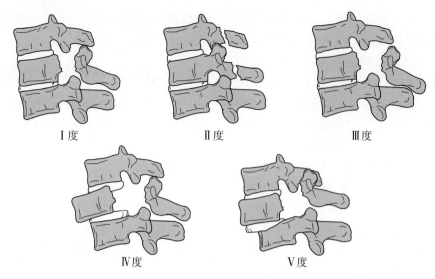

Ⅰ度　　　　　　Ⅱ度　　　　　　Ⅲ度

Ⅳ度　　　　　　Ⅴ度

图 41-4-2　伸展压缩损伤

4）Ⅳ度：Ⅲ + 椎体部分前脱位。

5）Ⅴ度：Ⅲ + 椎体完全脱位。

（3）垂直压缩损伤（图 41-4-3）：主要表现为椎体暴散骨折。

1）Ⅰ度：上或下终板骨折。

2）Ⅱ度：上、下终板均骨折伴纵裂，无移位。

3）Ⅲ度：暴散骨折，向椎管内移位。

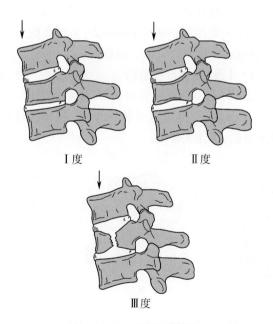

Ⅰ度　　　　　　Ⅱ度

Ⅲ度

图 41-4-3　垂直压缩损伤

（4）屈曲分离损伤（图 41-4-4）：主要表现为小关节脱位。

1）Ⅰ度：小关节半脱位，后方韧带结构损伤。

2）Ⅱ度：单侧小关节脱位，椎体脱位 <50%。

3）Ⅲ度：双侧小关节脱位，关节对顶，椎体脱

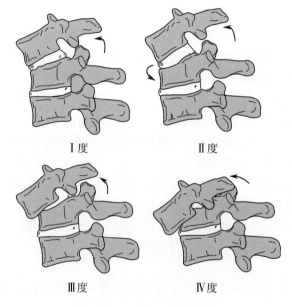

Ⅰ度　　　　　　Ⅱ度

Ⅲ度　　　　　　Ⅳ度

图 41-4-4　屈曲分离损伤

位 ≈ 50%。

4）Ⅳ度：双侧小关节脱位，椎体完全脱位。

（5）伸展分离损伤（图 41-4-5）：主要表现为上位椎体后脱位。

1）Ⅰ度：前方韧带结构损伤或椎体横骨折，椎间隙增宽。

2）Ⅱ度：后方韧带结构损伤，椎体向后脱位。

（6）侧方屈曲型损伤（图 41-4-6）：主要表现为椎体侧方结构损伤。

1）Ⅰ度：单侧椎体压缩骨折伴同侧椎弓骨折无移位。

2）Ⅱ度：单侧椎体压缩骨折伴同侧椎弓骨折有移位，或对侧韧带断裂及关节突分离。

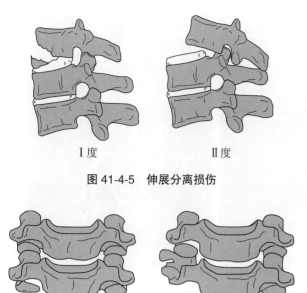

Ⅰ度　　　　　　　　Ⅱ度

图 41-4-5　伸展分离损伤

Ⅰ度　　　　　　　　Ⅱ度

图 41-4-6　侧方屈曲型损伤

二、AO 分类

主要用于胸腰椎骨折脱位的分类,也可用于下颈椎骨折脱位的分类,对于指导手术入路的选择有帮助。详见胸腰椎骨折。

第五节　颈椎外伤的治疗

一、保守治疗

部分颈椎外伤可采取保守治疗方法,采取保守治疗的适应证包括:①颈部软组织损伤;②颈椎附件骨折包括单纯棘突、横突骨折;③椎体轻度压缩(小于 25%),不合并神经损伤、椎间盘损伤及后方韧带损伤;④因身体原因或其他技术原因暂时不能采取手术治疗或需要转移的患者。

最常用的方法是颈椎围领固定,颈椎围领的作用是减少颈椎活动度,借助颈椎周围的皮下骨突起到固定保护作用,包括枕骨、棘突、肩胛冈、肩峰、锁骨、胸骨及下颌骨。软围领没有制动作用,只应用于颈椎软组织牵拉伤。硬质围领根据材质及设计可起到不同程度的制动作用,围领前方要开窗方便气管切开时连接通气管道,在野外救助时最可靠的方法是将下颌及前额用胶带固定在硬质的担架板上。在应用颈椎围领时要注意相关并发症,包括皮肤压疮,特别是枕骨、下颌骨及胸骨部位,合并严重颅脑损伤的病例约 38% 会发生皮肤压疮并发症,早期除外颈椎外伤避免不必要的时间过长的围领制动。

颈胸固定装置可使固定延续到上胸椎,制动作用比颈围领强,研究显示 79%~87% 的屈伸活动、75%~77% 的旋转活动及 51%~61% 的侧屈活动得到限制。其缺点是不方便拆卸,同样存在皮肤压迫问题,对枕颈及颈胸段固定效果差。

颅骨牵引也是颈椎外伤保守治疗的方法之一,对不稳定的颈椎外伤可获得即刻制动,对等待手术固定或转运的患者是非常有益的。通过牵引可达到颈椎骨折脱位的复位,但对于枕颈不稳定、椎体间存在分离及合并枢椎椎弓断裂伤的病例应当禁止使用。牵引可以部分恢复颈椎顺列,部分复位突入椎管的骨块,创伤性后凸也可得到部分矫正,因此可使脊髓压迫减轻。实施牵引要避免过度,过度牵引可造成脊髓损伤加重。

Halo 背心固定:随着颈椎内固定技术的普及,头环背心在治疗下颈椎骨折脱位的应用越来越少。但对不适合手术的病例,头环背心是控制颈椎旋转和移位的最好方法,但其缺乏对抗纵向负荷的功能。

二、外科手术治疗

(一) 术前治疗

正确、及时、有效的术前处理也是确保治疗成功的不可缺少的一步,主要包括:

1. 吸氧　面罩吸氧,浓度维持在 40%,保持 PaO_2 100mmHg、$PaCO_2 < 45mmHg$,如果患者的 PaO_2 与 $PaCO_2$ 比值 <0.75 应考虑行气管插管。

2. 维持血压　不低于 90/60mmHg,否则容易造成脊髓损伤加重。

3. 脱水治疗　可减轻继发性脊髓损伤。

(1) 甲强龙:仅在伤后 8 小时内给药有效。首次剂量 30mg/kg,15 分钟内给入,如伤后少于 3 小时,用法为 5.4mg/(kg·h),持续 24 小时;如伤后超过 3 小时但仍在 8 小时内,用法为 5.4mg/(kg·h),持续 48 小时。

(2) GM-1:仅在伤后 72 小时内给药有效,用法为 100mg/d,持续 18~32 天。

(二) 手术治疗

1. 复位　可以达到稳定脊柱和间接减压的目的。因此,对于脊椎骨折脱位的患者,在做 CT 及 MRI 或检查前必须有颈部支具保护或行颅骨牵引,对于暴散骨折或有脱位的患者必须尽早进行复位,应争取在伤后 6 小时内复位。

目前,颈椎骨折脱位的复位方式有以下方式:

(1) 全麻下颅骨牵引复位(图 41-5-1):术前应有

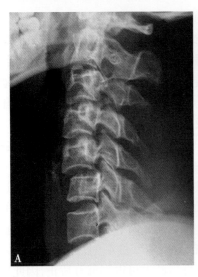
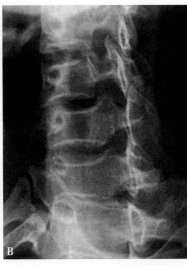
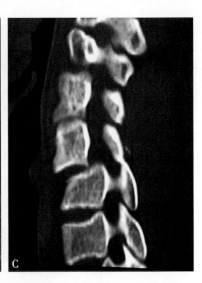

图 41-5-1   C$_{5-6}$单侧关节交锁,II 度屈曲分离损伤

A.侧位片可见 C$_{5-6}$半脱位,小关节交锁未显示;B.斜位片;C.CT 断层可见明显关节交锁

MRI 检查结果,除外椎间盘突出,椎管内有椎间盘组织占位者不适合闭合牵引复位,以免造成脊髓损伤加重,应尽快准备外科手术复位,经前方入路取出椎间盘组织再复位椎体。我们的经验证明,绝大部分骨折脱位可经此方法得到复位。其复位时间明显短于传统方式,平均 23 分钟,牵引重量轻,平均 11kg,患者无痛苦,复位成功率达 98%,且未出现牵引后神经损伤加重。需要在全麻下进行,必须有透视监测,最好有神经电生理监测。具体方式为:全麻后于双侧耳上 1.5cm 同时拧入 Gardner-Well 牵引弓螺钉(图 41-5-2),患者头颈部屈曲 30°,起始重量 5kg,间隔 5 分钟增加 2.5kg,每次增加重量后在透视下观察有无过度牵引,并用电生理仪监测脊髓传导功能有无损害,透视见交锁小关节出现"尖对尖"对顶后(图 41-5-3),将颈部改为仰伸位,使之完全复位后总量减

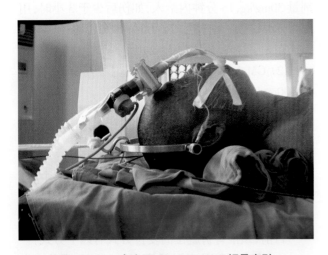

图 41-5-2   全麻下 Gardner-Well 颅骨牵引

为 5kg 维持牵引。

(2)床旁牵引复位:此法复位成功率较低,在我院为 47%,所用牵引重量较大,由于是在患者清醒状态下实施,患者较为痛苦和恐惧。具体方式为:抬高床头,先在局麻下安放 Gardner-Wells 牵引弓,患者颈部屈曲 30°,起始牵引重量为 5kg,C$_1$ 以下每增加一节段加 2.5kg,即 C$_2$ 脱位加 2.5kg,C$_3$ 脱位加 5kg,C$_4$ 脱位加 7.5kg,以此类推。以后每 30 分钟增加 2.5kg 并拍床旁片,直至交锁小关节出现"尖对尖"对顶后,将颈部改为仰伸位,使之完全复位后总量减为 5kg 维持牵引。最大重量可加至体重的 50%并持续一小时,如仍不能复位或在牵引过程中神经损伤程度加重则将重量减少到 5kg 维持,改为手术复位。目前临床常用的牵引弓有 Gardner-Well 弓及 Halo 环,材质包括不锈钢、钛及碳素纤维三种,牵引前要检查固定钉的强度避免牵引时断裂或脱出。安装牵引弓前应拍 X 线片或 CT 检查以除外颅骨骨折。中立位进针点应在耳廓上方 1cm,经过外耳道的纵向线上。在此位置可实施最佳纵向牵引,适度偏前或后可产生后伸或屈曲作用,协助矫正后凸或过度前凸。进针点皮肤使用碘附消毒,利多卡因局麻包括骨膜,固定针通过进针点拧入穿透外层骨板,避免过度拧紧穿破内侧骨板引发脑损伤,过松也可造成钉脱落而造成大量出血。

双侧小关节脱位的牵引复位时牵引弓应安装适度偏后 1cm,牵引时可同时产生屈曲便于复位,首先调整滑轮屈曲牵引解锁,然后转为中立位或后伸牵引,维持后伸位置。起始牵引重量为 2.5~5kg,C

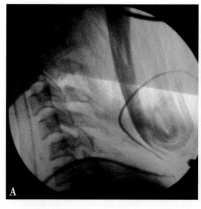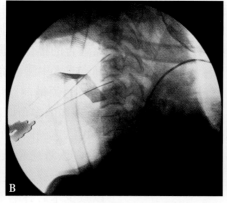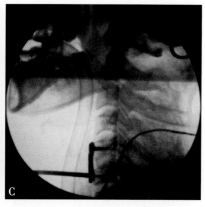

图 41-5-3　全麻下牵引复位
A. 屈曲牵引至交锁小关节出现"尖对尖";B. 仰伸后复位;C. 前路钛板固定

型臂 X 线机或拍片避免枕颈部或脱位部位的过度牵引,注意神经体征变化,每次增加重量 5kg,观察 15 分钟,再次透视或摄片确认无过度牵引,直至复位,牵引重量不应超过 25~30kg,复位后牵引重量维持 2.5kg 或 5kg,维持适度后伸位置。牵引时患者要保持清醒,能配合体格检查。

单侧小关节交锁时,往往损伤外力小,颈椎在脱位的状态尚很稳定,所以复位需要更大的力量,牵引弓安装适度偏后,牵引屈曲解锁小关节,术者双手握牵引弓正常侧轴向推压脱位侧牵拉,旋转头部向脱位侧,会听到细微弹响或感到弹跳。摄片确认复位成功,维持牵引重量 2.5~5kg 轻度过伸位。

闭合复位存在脊髓损伤加重的风险,其中重要的致病因素是椎间盘突出,复位前进行 MRI 检查是必要的,特别是对昏迷不清醒患者或在麻醉下进行复位时,MRI 检查除外椎间盘突出更为必要。

(3) 手术切开复位(图 41-5-4):如果闭合复位失败,可以采用手术切开复位。复位方式可依手术方式选择前路或后路切开复位。我院多采用前路,先切除脱位椎体间的椎间盘,用 Caspar 椎体牵开器或椎板撑开器复位,在术中透视的监控下逐渐撑开椎间隙至小关节突对顶,此时将上位椎体向后推移至复位。后路切开复位相对直观简单,可用两把鼠齿钳分别夹持上下两个脱位脊椎的棘突,向头尾两端牵开棘突,在肉眼直视下观察小关节,直至复位。有时,脱位时间较长复位困难时则需要切除部分下位椎体的上关节突以达到复位目的。

2. 手术时机选择　手术时间的选择目前尚无定论,早期手术可尽早解除脊髓压迫,稳定脊柱方便护理。动物实验研究显示早期减压手术可促进脊髓功能恢复,临床上尚无证据表明早期减压可改善脊

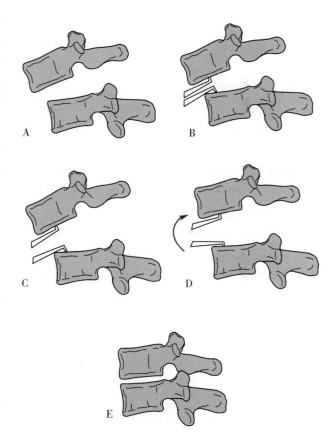

图 41-5-4　前路切开复位示意图
A. 椎体间放入撑开器;B. 透视下逐渐撑开椎间隙至小关节突对顶;C. 将上位椎体向后推移至复位;D. 复位后移除撑开器;E. 小关节复位,椎体顺列恢复

髓功能恢复。早期复位及减压固定不但可以减轻由创伤导致继发的脊髓损伤的程度,还可以达到稳定脊柱,便于护理及翻身,防止肺部感染、PE 等致命并发症。脊髓不完全损伤的患者应力争在 24 小时内进行,完全损伤的患者也应力争在 72 小时内手术治疗。

3. 手术指征　颈椎外伤后如果出现不稳定性

骨折脱位和(或)脊髓神经根功能损害均应进行手术治疗,保守治疗仅适用于稳定性骨折及无脊髓损伤患者。根据文献及我院的经验,我们认为下颈椎外伤的手术指征为:

(1) 继发脊髓损伤。

(2) 椎体滑移≥3.5mm。

(3) 后突成角≥11°。

(4) 椎体高度丢失≥25%。

(5) 椎间盘损伤。

(6) 任何形式的脱位。

(7) 双侧关节突、椎板、椎弓骨折。

(8) 后方韧带结构损伤伴前方或后方骨性结构损伤。

4. 手术方式　根据骨折脱位的类型,采用不同的手术入路,主要为3种手术入路:前路、后路及前后联合入路。一般均在全麻下进行,术中全程颅骨牵引。其选择的适应证如下:

(1) 前路:是目前治疗下颈椎骨折脱位的最常用术式,也是我们常用的术式。前路手术适合于椎间盘突出压迫脊髓、椎体骨折脱位及椎体小关节交锁合并椎间盘突出的病例,可进行单纯椎间盘切除减压融合前路钛板螺钉固定术、椎体次全切除钛网融合固定及椎间盘切除撑开复位椎间融合固定手术。撑开复位时避免过度撑开损伤脊髓,不能复位者可再行后路手术复位。植入钛网或骨块时因外伤造成不稳定要避免过度撑开,可通过推压头顶使椎间加压固定。前路钛板固定时钛板应尽可能置于椎

体中央,在冠状面螺钉应向中线偏斜10°~15°以避免损伤前方椎动脉,在矢状面螺钉应平行或轻微远离融合的椎体终板,螺钉长度应根据术前影像资料确定或术中测量确定,头尾端椎体各置入2枚螺钉。早期的颈椎前路固定钛板要求螺钉穿透2层骨皮质,现在的多角度锁定螺钉不需要穿透2层骨皮质,但可以达到同样的固定效果,对钛板本身要求有足够强度,重建和维持稳定是颈椎外伤前路手术固定的首要步骤,厚度过小的钛板可应用在颈椎病患者以减少术后吞咽不适,但尽量避免应用在颈椎外伤患者。

可用于大部分骨折类型,包括:单纯前方结构损伤、椎体骨折椎间盘损伤;前方结构损伤合并后方单侧骨折(椎板、椎弓、关节突)或单一韧带结构损伤(棘间韧带、棘突);小关节脱位。其优点为:仰卧位易于麻醉管理和术中观察,创伤小、失血少,能直接清除损伤的椎间盘,椎间植骨融合率高,一般只需做一个运动单元的固定,术后并发症少;缺点是前方解剖结构复杂,有时复位较困难,前路固定较后路固定抗旋转力弱。手术方式包括:

1) 前路椎间盘切除、植骨融合内固定:用于没有骨性结构损伤的脱位及椎间盘损伤,植骨材料可采用自体髂骨、椎间融合器(Cage),用自锁钛板内固定。

病例1(图41-5-5~41-5-8):男性,42岁。车祸致颈部外伤,ASIA脊髓损伤分级为C。单侧小关节脱位,椎体脱位<50%,为Ⅱ度屈曲分离损伤,AO分型

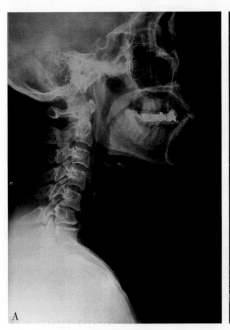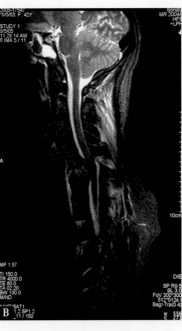

图 41-5-5
A. 侧位片示 C_5 半脱位;B. MRI 示 C_{5-6} 间盘损伤,向后突出压迫脊髓

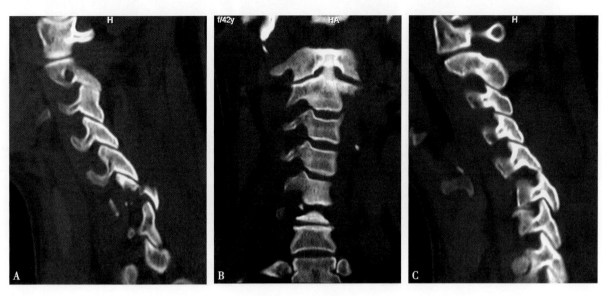

图 41-5-6 CT 断层
A.右侧关节突骨折;B.左侧关节突交锁;C.椎体有旋转

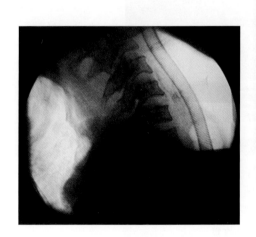

图 41-5-7 全麻下牵引复位

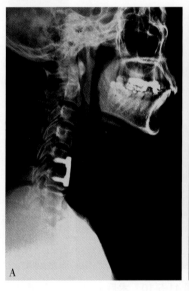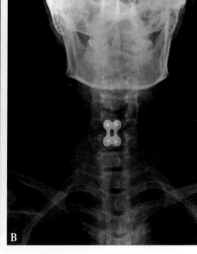

图 41-5-8 术后正位及侧位 X 线平片

为 C2.1 型损伤。前方损伤为主,选择全麻下牵引复位,前路椎间盘切除、Cage 植入植骨钛板内固定。

2)椎体次全切除植骨融合内固定术:用于有不稳定椎体骨折的颈椎损伤,植骨材料可采用自体髂骨、钛网、人工椎体,用自锁钛板内固定。

病例 2(图 41-5-9~41-5-10):男性,35 岁。车祸致颈部外伤,ASIA 脊髓损伤分级为 A。X 线显示:C$_5$ 椎体压缩骨折并向后移位 >3mm,为 V 度屈曲压缩型损伤,AO 分类为 A3 型损伤,前方结构损伤,选择前路椎体次全切除、人工椎体植入、钛板内固

定术。

病例 3(图 41-5-11~41-5-12):女性,18 岁。车祸致颈部外伤,四肢不全瘫,ASIA 脊髓损伤分级为 C。MRI 及 CT 显示:C$_3$ 椎体压缩骨折并向后移位 <3mm,为Ⅳ度屈曲压缩型损伤,AO 分类为 A3 型损伤,前方结构损伤,选择前路椎体次全切除,钛网植入,钛板内固定术。

3)手术技巧及注意事项:

①切口的选择:

左侧或右侧:在显露深层的过程中,喉返神经

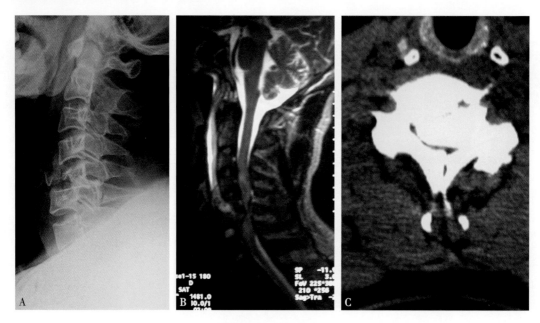

图 41-5-9 病例 2

A. 侧位 X 线示 C_5 椎体压缩骨折并向后移位 >3mm；B. MRI 示脊髓不连续；C. CT 示椎管内侵占 >90%，后方无骨折

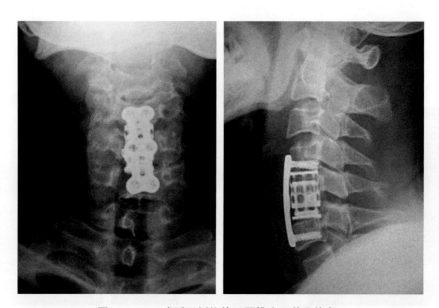

图 41-5-10 术后正侧位片示颈椎生理前凸恢复

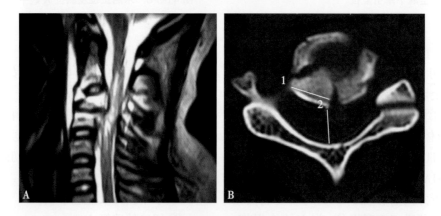

图 41-5-11 病例 3

A. MRI 示 C_3 椎体压缩骨折并向后移位压迫脊髓，髓内出血、水肿；B. CT C_3 椎体骨折暴散，后方无骨折

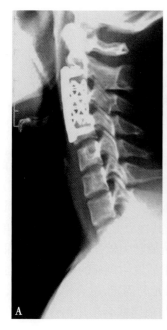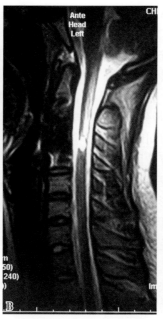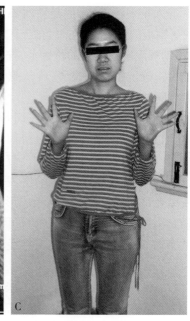

图 41-5-12　前路椎体次全切除，钛网植入，钛板内固定术后
A. 术后侧位片示颈椎生理前凸恢复；B. 术后 MRI 示减压充分；C. 术后一年复查脊髓功能基本恢复正常

和迷走神经的分支均有可能受到伤及。左侧入路损伤神经的危险相对较小，因为在左侧神经走行更容易被探查。右侧入路可能更易于右势手医生的操作，我们习惯选择右侧入路。

横切口或纵切口：横切口可以用于大部分颈椎骨折前路手术，从美观角度也更符合患者要求。皮肤切口常沿皮肤皱纹从中线斜向胸锁乳突肌的中部。如果需要减压 3 个椎体以上节段，宜采用沿胸锁乳突肌前缘的纵行切口。切口位置的选择可以通过体表解剖标记进行定位（表 41-5-1）。

表 41-5-1　颈前路切口的体表标志

硬腭	寰椎椎弓
上腭下界	$C_2 \sim C_3$
舌骨	C_3
甲状软骨	$C_4 \sim C_5$
环状软骨	C_6
颈动脉结节（横突前结节）	C_6

② 无论皮肤切口高低，均是采用标准的前外侧入路（Smith-Robinson 入路）来达到 $C_3 \sim T_1$ 椎体前缘、椎间隙以及钩突关节的显露。

③ 手术显露技巧：

A. 体位的摆放：在患者的肩胛间区垫一个毛巾卷。然后让患者的颈部向对侧旋转 15°。轻度后伸位往往也有一定帮助。在麻醉和肌松状态下，椎管狭窄的患者极易出现脊髓过伸损伤，摆放体位时要格外当心，此时常需采用纤维气管镜辅助气管插管。

B. 为了提高术中透视检查的可视性，尤其对于低位颈椎，应将双臂放在两侧（裹住双手并保护好腕管），然后用胶布固定，维持双肩向下的位置，但不要用过大的力量，以防止臂丛损伤的发生。也可用布圈套在两个手腕上，在需透视时施行牵引。

C. 在显露中，做深层剥离前要用手指触摸血管搏动，仔细辨清颈动脉鞘。事先留置鼻饲胃管有助于认清食管结构并防止食管损伤。

D. 在进行深层剥离时，应避免损伤相邻节段的椎间盘。另外，过度牵拉颈长肌会导致颈交感链的损伤并出现术后 Horner 征。

E. 在整个手术过程中确认中线非常重要。偏向一侧操作可损伤椎动脉。在椎间盘切除过程中可将钩椎关节作为确定椎间盘边界的标志。此外，也可用神经剥离子或小探子探查椎体外缘。

F. 当手术减压需较长时间时，应每间隔一定时间将拉钩取下一小会儿，使受牵拉的软组织结构得到放松。

G. 前路钢板的放置：根据以下原则选择钢板：钢板的长度既要使螺钉（最好是可以变换角度的）能够拧入椎体，又不能遮盖相邻的椎间隙。将钢板放在准备拧入螺钉的位置，X 线透视观察钢板的位置和长度。拧入第一枚螺钉,但是暂时不要完全拧紧。重新观察钢板的位置,并在对角线(上方或下方)拧入螺钉,将钢板固定在最后的位置上,拧入其他的螺钉。X线检查确定螺钉的位置,确认螺钉不在植骨块上或者椎间隙内。

(2) 后路:后路手术应沿后正中线切开分离,避免进入椎旁肌以减少出血,尽可能保留棘间棘上韧带,沿骨膜下剥离暴露椎板,只暴露需要复位固定的侧块关节,很少需要椎板切除减压,合并发育性或退变性椎管狭窄者可在复位后进行椎板成形脊髓减压术,同时进行侧块固定融合术。复位时可纵向牵引使交锁的关节解锁,同时应用刮匙或神经剥离子撬拨复位,复位困难者可切除部分下位颈椎的上关节突再复位。后方固定目前最常用的是侧块螺钉加钛板或钛棒固定,侧块螺钉以 Margal 法安装,长度可突破侧块前侧骨皮质,对手法复位困难者可在安装侧块螺钉之后固定远端钛棒,应用提拉装置撑开复位再适度加压恢复小关节对合关系。固定节段要根据复位后侧块的稳定性决定,关节交锁复位对合良好无缺损可单纯固定两侧脱位的侧块关节,头尾端各 1 枚螺钉。局部稳定性差,关节突缺损或侧块骨折,前方椎体骨折时可头尾端各固定 2 个节段。脱位节段小关节表面粗糙化并植骨融合。颈椎椎弓根固定技术要求高,风险比侧块固定大,应慎重使用。侧块螺钉的连接可使用钛板或钛棒,使用万向螺钉和钛棒可允许螺钉安装不需要根据钛板螺

钉孔的位置进行,安装螺钉时可根据解剖选择最佳位置而不必担心螺钉间连接的问题。棘突钛缆固定也是后路固定的方法之一,适用于单侧或双侧小关节交锁复位后关节突无缺损,棘突椎板无骨折者,可在上位椎体棘突椎板交界处钻孔,穿过钛缆与下位椎体棘突加压固定,维持后方张力待软组织愈合。

主要用于后方结构损伤,包括小关节脱位、后方双侧骨性结构损伤(椎板、椎弓、关节突)。包括椎板切除术、椎板成形术、侧块螺钉钢板内固定及椎弓根内固定术。其优点是后方解剖结构简单,复位较容易,内固定抗旋转力较强;缺点是无法探查可能损伤的椎间盘,术后发生颈痛的可能性大,通常要做至少 2 个运动单元的固定,融合率低。该入路单独使用较少,有时与前路联合使用治疗复杂的下颈椎骨折脱位。

病例 4(图 41-5-13~41-5-15):男性,42 岁。颈部重物砸伤,四肢不全瘫,ASIA 脊髓损伤分级为 C。X线未显示骨折及脱位,MRI 显示脊髓后方受压,CT显示 C_4、C_5 左侧椎板骨折,为 I 度伸展压缩型损伤,AO 分类为 B2 型损伤,单纯后方结构损伤,选择后路椎板成形、侧块螺钉钢板内固定术。

手术技巧及注意事项:

1)患者的准备和体位:在气管插管和翻身至俯卧位过程中必须保持颈部的稳定。使用 Mayfield 头架,一根针置于耳廓上方 2.5cm 处。在头架的另一

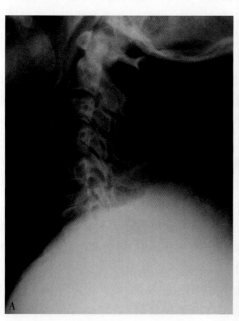
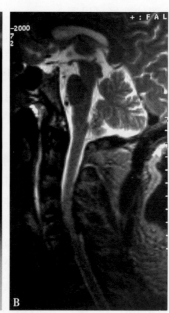
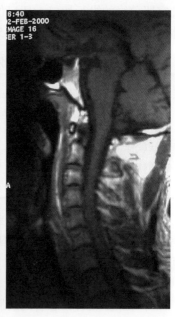

图 41-5-13　病例 4

A. X 线未显示骨折及脱位;B. MRI 显示脊髓后方受压

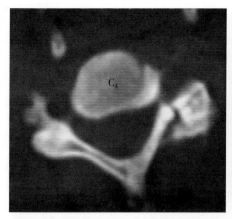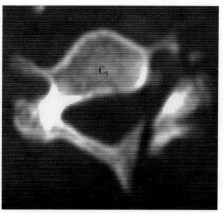

图 41-5-14　CT 显示 C$_4$、C$_5$ 左侧椎板骨折

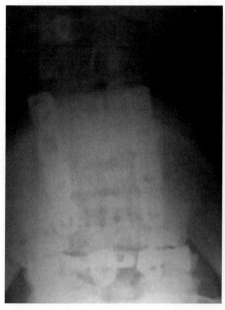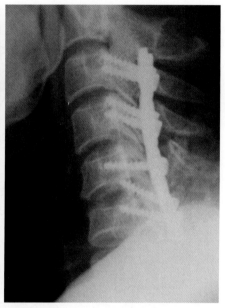

图 41-5-15　后路椎板成形、侧块螺钉钢板内固定术后正、侧位 X 线片

侧有 2 根针置于耳廓上方 2.5cm 处,保持头部中立位牵引弓应平行于床面。框架置于前额的前方并与手术台固定。也可以使用马蹄形的头架,注意要避免眼部受压以免发生视网膜缺血,此并发症一旦出现,患者有可能终生失明。头高脚低体位可以减少出血和降低脑脊液的压力。对于肥胖或颈部短粗的患者可用胶布贴在肩部向尾侧牵引以利于显露。

2)切口:沿着棘突行正中切口。确认项韧带并从正中切开。C$_3$~C$_6$ 的棘突常呈分叉状。C$_2$ 和 C$_7$ 棘突更加突出。通常以 C$_2$ 棘突进行定位。行骨膜下剥离椎旁肌至椎板。在 C$_1$ 水平不应当超过中线旁 1.5cm,因为椎动脉正好位于这个区域。

3)内固定:无论选择钉板还是钉棒固定均应先进行预弯以维持或恢复颈椎前凸。在拧入螺钉之前应当确认内固定平贴各个小关节。如果棘突和椎板完整,可以将其背侧皮质粗糙化,以便安入内固定后植骨。如果这些结构已经被切除,例如椎板切除术,可以将小关节面皮质粗糙化,植入小骨条后再安放钢板。内固定上的螺孔应当正对拟融合节段各个侧块的中点。钻孔前应测试螺钉孔对应的位置。安放内固定后拧入螺钉,但是不要完全拧紧,以免内固定扭转和翘起。对于 C$_3$~C$_7$ 节段的螺钉固定,确定关节突的中点。螺钉钻入点依据不同的技术和钢板上的螺孔位置而不同。根据解剖学研究,An 技术最不容易损伤神经根。根据这项技术,使用尖锥或小磨钻在侧块中点内侧 1mm 处开出一个钻入点,这一步骤对于防止钻头滑移非常重要。

使用限深钻头以向头侧 15°、向外侧 30° 方向钻孔。根据所选用的螺钉不同,可以选择钻透单侧皮质或双侧皮质。使用 3.5mm 丝锥攻丝,拧入 3.5mm 的皮质骨螺钉。4mm 的螺钉用于翻修。螺钉的平均长度是 10~12mm。如果钻入点偏下和偏内,建议使用 Magerl 技术。如果钻入点位于正中,建议使用 Roy-Camille 技术。

如果融合节段上至 C_1,可以经侧块钢板拧入 Magerl 螺钉。采用上述方法显露 C_2 小关节,螺钉的钻入点为 C_2 下关节突下缘、侧块中线内侧 1mm 处。在正、侧位 X 线透视监视下钻孔。钻头从上关节突后缘穿出,穿过小关节并进入 C_1 侧块。使用 3.5mm

丝锥攻丝,拧入 3.5mm 的皮质骨螺钉。

有些内固定系统限制了钢板上螺钉的位置。必须注意,在钻孔之前应当确认钢板适合所有融合节段上的钻入点。解决的方法是根据钢板的方向和局部的解剖选择最适合的螺钉固定技术(An、Magerl 或 Roy-Camille,图 41-5-16、41-5-17)。

(3) 前后联合入路:用于前方结构损伤后并后方双侧骨性结构损伤,一般先行前路手术复位及固定骨折脱位,再行后路减压固定。强直性脊柱炎的骨折脱位也应行前后固定。

病例 5(图 41-5-18~41-5-22):男性,45 岁。车祸致颈部外伤,四肢不全瘫,ASIA 脊髓损伤分级为 C。

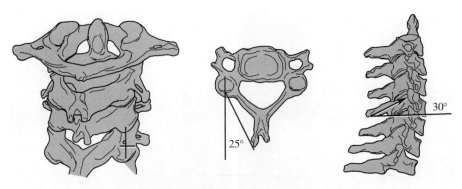

图 41-5-16　Magerl 技术的侧块螺钉进钉点
侧块中心点内、上 1mm,外倾 20° ~25°,向前 30°

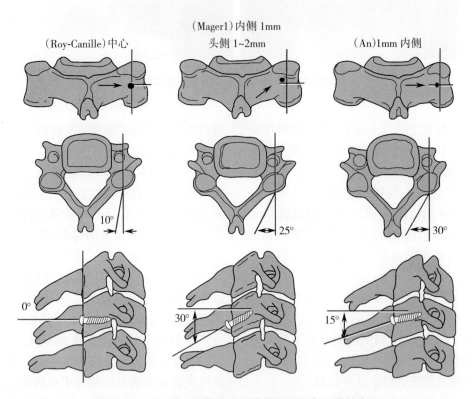

图 41-5-17　三种不同技术的侧块螺钉进钉点位置与方向

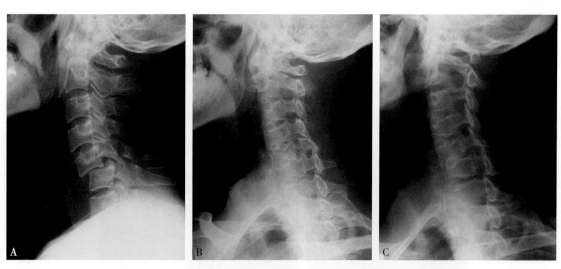

图 41-5-18 病例 5 Ⅲ度屈曲分离型损伤

A. 侧位片示 C_5 椎体脱位,棘突骨折;B、C. 斜位片示 C_{5-6} 双侧小关节脱位

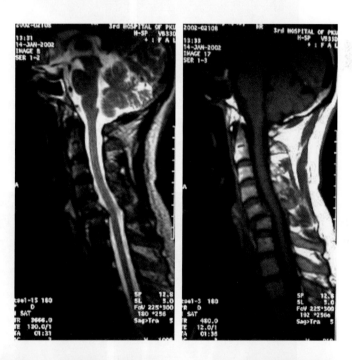

图 41-5-19 MRI 示 C_{5-6} 间盘损伤,向后突出压迫脊髓

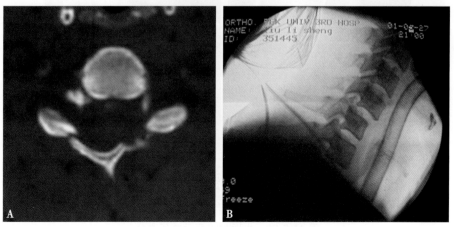

图 41-5-20

A. CT 示椎板骨折;B. 全麻下牵引复位

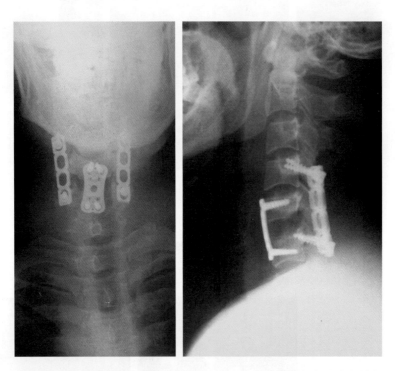

图 41-5-21　前路椎间盘切除、植骨融合内固定及后路椎板切除术侧块螺
钉钢板内固定术后正、侧位片

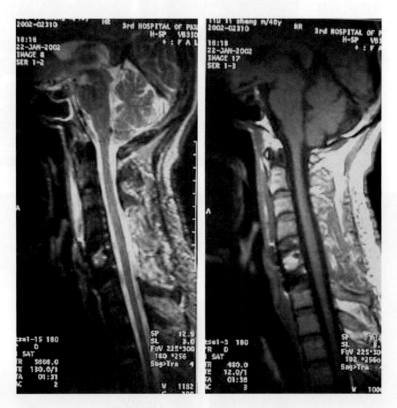

图 41-5-22　术后 MRI 显示减压充分

X 线显示 C_{5-6} 双侧小关节脱位，C_5 棘突骨折，椎体脱位 50%，为Ⅲ度屈曲分离型损伤，AO 分类 B2.2 型即后方骨性结构损伤合并间盘损伤。因前后结构均有严重损伤，选择前后联合入路。

病例 6（图 41-5-23~41-5-28）：女性，21 岁。车祸致颈、腰部外伤，四肢不全瘫，ASIA 脊髓损伤分级为 C，运动评分 32/100。CT 显示 $C_{5、6}$ 双侧椎板骨折，C_6、C_7、L_1 椎体压缩骨折。因多发伤，颈椎前后结构均有严重损伤且为多节段，选择颈椎前后联合入路，腰椎后路椎弓根内固定。

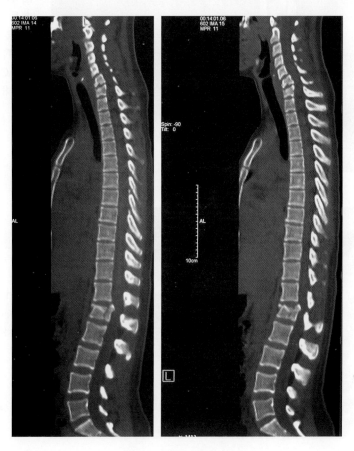

图 41-5-23　病例 6

CT 断层示 C_6、C_7、L_1 椎体压缩骨折

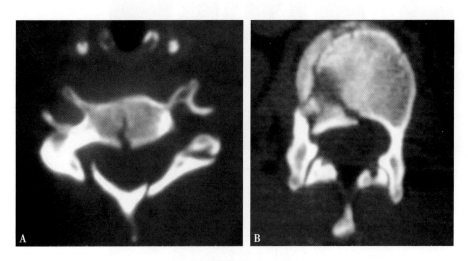

图 41-5-24

A. C_6 椎体及椎板骨折；B. L_1 椎体爆散骨折

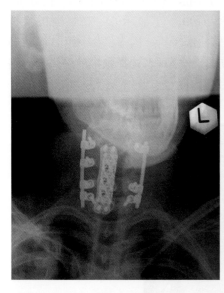
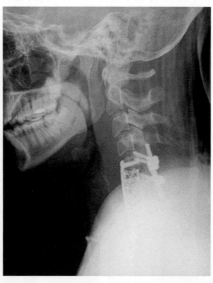

图 41-5-25　颈椎前后联合入路术后正侧位片。前路采用 C_6、C_7 椎体次全切除,钛网植入,C_5~T_1 钛板内固定,后路采用 C_5、C_6 椎板切除,C_5~T_1 侧块及椎弓根内固定

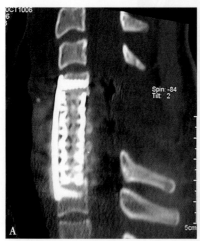
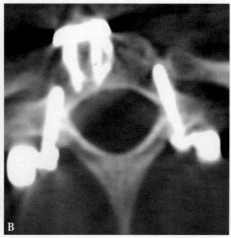

图 41-5-26　术后颈椎 CT
A. 矢状面断层示椎管通畅,无骨性侵占;B. 横断面示前方钛板及后方椎弓根钉位置良好

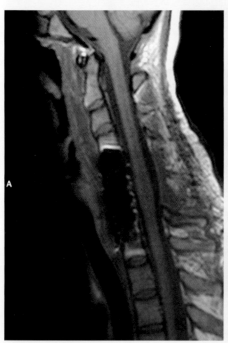
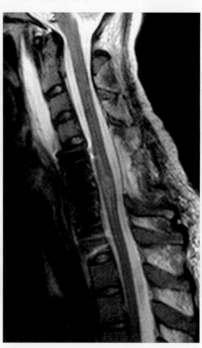

图 41-5-27　术后颈椎 MRI 示减压充分

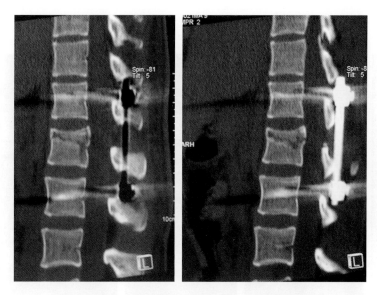

图 41-5-28　术后腰椎 CT 示 L₁ 椎体骨折解剖复位

病例 7(图 41-5-29~41-5-35):男性,41 岁,强直性脊柱炎。车祸致颈、胸椎外伤,四肢不全瘫,ASIA 脊髓损伤分级为 B。CT 显示 C_7~T_1 骨折脱位,T_{10} 骨折。选择一期颈胸段椎前后联合入路,胸椎后路椎弓根内固定。

(三)常见并发症及处理

1. 多尿及低钠、低钾　颈脊髓损伤多尿低钠血症于伤后(4.5±1.2)天开始出现,伤后(14±3)天达到高峰,伤后(39±10)天恢复,尿量最多可达 14 000ml/d,在严重颈脊髓损伤(ASIA A 级)患者中的发生率几乎为 100%。治疗主要应给予高张含钠液,应用肾上腺皮质激素(氢化可的松),而过度限水可能会加重病情。

2. 中枢性高热　体温升高时间多为伤后 2~7 天,平均为 3.8 天,体温为 38.5~41.2℃,持续 2~3 周,平均为 18.2 天。严重颈脊髓损伤(ASIA A 级)患者

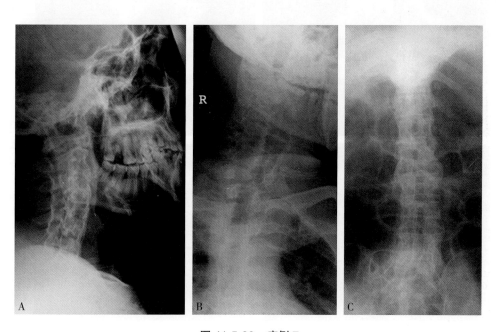

图 41-5-29　病例 7

A. 颈椎侧位片显示颈椎竹节样改变,未能显示出颈胸段;B. 正位片显示颈椎向左侧移位;C. 胸椎正位片显示胸椎竹节样改变

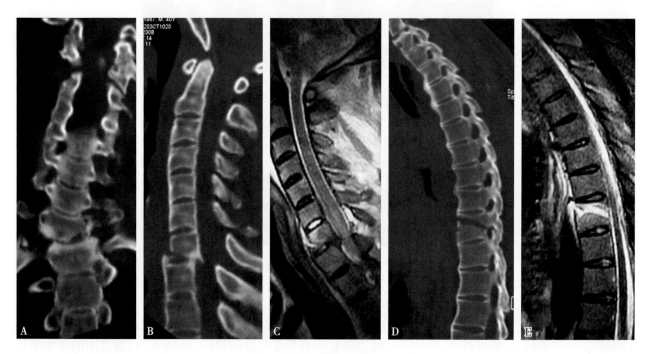

图 41-5-30　术前 CT 及 MRI

A. CT 冠状位显示 C_7 向右侧移位；B. CT 矢状位显示 C_7 向后脱位；C. MRI 显示 C_7 向后脱位 $C_7 \sim T_1$ 间盘破裂，脊髓前后受压；D、E. 胸椎 CT 及 MRI 显示 T_{10} 横贯性骨折

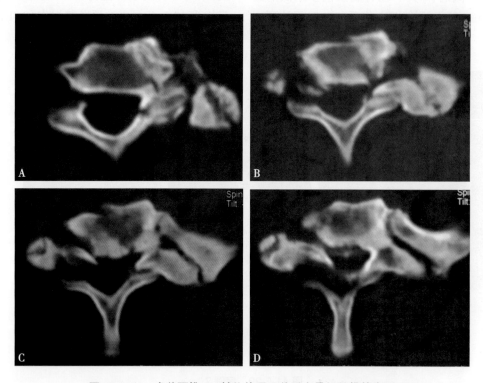

图 41-5-31　术前颈椎 CT 轴位片显示前后方骨折及椎管变形

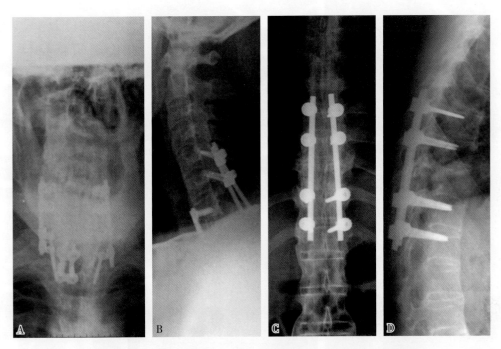

图 41-5-32　颈椎前后联合入路及胸椎椎弓根内固定术后正侧位片

A、B. 颈椎前路采用 $C_7\sim T_1$ 椎间盘切除，Cage 植入，$C_7\sim T_1$ 钛板内固定，后路采用 C_7 椎板切除，$C_5\sim T_2$ 侧块及椎弓根内固定；C、D. $T_{8\sim12}$ 椎弓根内固定及后外侧植骨术后正侧位片

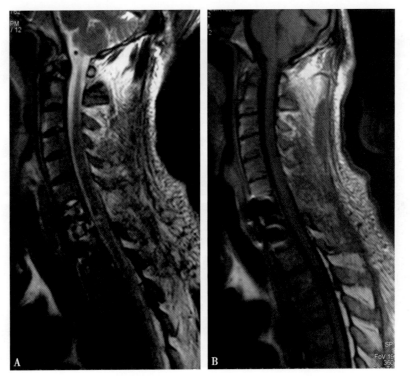

图 41-5-33　术后颈椎 MRI 示减压充分，颈椎回复正常序列

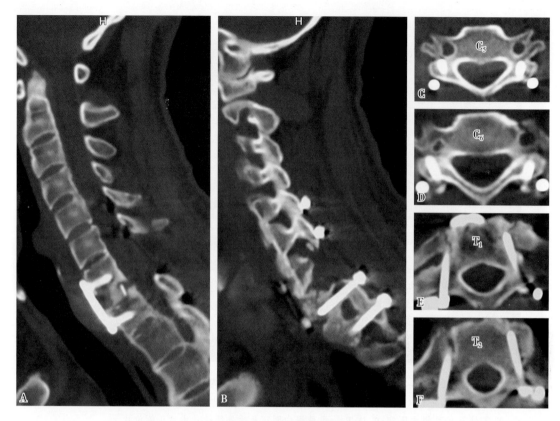

图 41-5-34 术后颈胸段 CT

A. 矢状面断层示椎管通畅,无骨性侵占,内固定位置良好;B. 矢状面断层示 T_1 及 T_2 椎弓根钉位置良好;C~F. 横断面示 $C_5~T_2$ 侧块螺钉及椎弓根钉位置良好

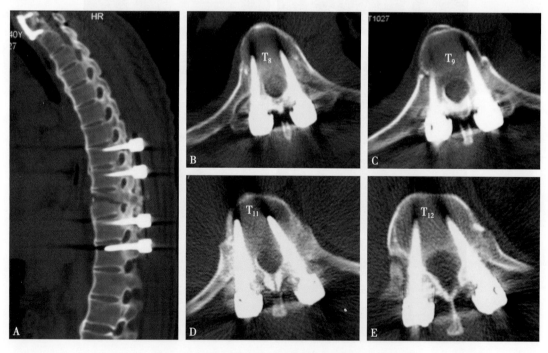

图 41-5-35 术后胸椎 CT

矢状面及横断面均显示椎弓根钉位置良好

发生中枢性高热比例占 76%，临床特点为高热、无汗、面部潮红、鼻塞、惊厥、抽搐、呼吸困难等症状，药物降温效果不佳，受外界环境温度影响而变化。血象检查白细胞无显著升高。对此类高热要严密观察体温变化，积极行颈椎牵引制动，早期应用脱水剂、肾上腺皮质腺激素以减轻脊髓损伤和水肿，早期减压固定，不能因高热而延误手术时机。采取物理降温措施，冰袋冷敷、冰水灌肠或乙醇擦浴，并调节室温在 18~20℃。鼓励患者多饮水。在高热时，持续中流量吸氧，提高脊髓的耐受性，利于其康复，给予足够的电解质、液体、糖、氨基酸，以补充能量消耗。

3. 前路

（1）最常见的并发症是取骨区的不适，包括疼痛、感染、髂骨骨折及股外侧皮神经麻痹。位于其次的并发症是咽喉疼痛或吞咽困难，主要为过度牵拉气管所致。

（2）血肿压迫气管：由于伤口出血量较大而引流不畅造成。如患者出现缺氧、窒息症状，颈部明显肿胀增粗而引流量少或无，应立即切开伤口清理血肿、止血，否则会出现植物人甚至死亡的灾难性后果。

（3）食管和气管的损伤少见，食管损伤的漏诊会导致早期食管瘘。随即会出现纵隔炎，其发病率和死亡率均很高。可通过小心放置拉钩来避免。

（4）喉返神经损伤导致声带麻痹发生率可高达 11%，但常为单侧或一过性，多为过度牵拉所致。如术后 6 周症状无改善应进行喉镜检查。

（5）交感链的损伤可导致 Horner 综合征，常为过度牵拉颈长肌所致，表现为上睑下垂、瞳孔缩小和无汗症。

（6）神经损伤和脑脊液漏：据报道总的发生率约为 1%。一过性 C_5 神经根损伤最为常见。但灾难性的脊髓损伤也有报道。

（7）术后 10 年内 25% 的病例可见相邻节段退变。此种情况多见于老年患者，尤其是以前已有退变或手术融合水平达 C_5 及 C_6 者。

（8）血管损伤（包括颈血管鞘和鞘内的血管，其被胸锁乳突肌前缘所保护）的报道少见。自动撑开器放置不合适可伤及血管鞘。手持的牵开器如过度牵拉也可引起灾难性后果。减压范围过于偏外可损伤椎动脉，也可损伤左侧颈胸交界处的胸导管。

4. 后路

（1）眼部受压：使用马蹄形的头架时未将前额放置在头架上而直接压迫了眼部或在术中头部位置移动造成。避免的方法是术前仔细检查眼部位置，使用 Mayfield 头架，如无此头架用颅骨牵引或宽胶布固定头部。此并发症一旦出现，患者有可能终生失明。

（2）血肿压迫脊髓：由于伤口出血量较大而引流不畅造成。主要特点是进行性加重脊髓损害症状及体征，引流量少或无。疑似患者应 B 超或 MRI 确诊，确诊后应立即行手术清除血肿、止血重新放置引流，否则将造成永久性脊髓损害。

（3）C_5 神经根麻痹：多为一过性。术后出现肩部及上臂痛，三角肌和肱二头肌无力。主要由脊髓后移导致的神经根牵拉造成。非甾体抗炎药、颈部制动可缓解疼痛，肌无力在 12 个月内逐渐恢复。

（4）椎动脉损伤：为椎弓根螺钉或侧块螺钉位置不当所导致。

（5）内固定松动、断裂：最常见于最头端或尾端的螺钉，可以更换。如已经融合可以取出钢板。

（四）术后处理及康复

1. 常规放置负压引流，引流留置 48 小时或直至 8 小时内引流量小于 10ml（前路）或 30ml（后路）。

2. 术后 48 小时应用抗生素。

3. 引流拔除后拍摄术后片，内固定位置满意即可鼓励患者坐起或下床活动。术后当晚即可翻身，应鼓励早期活动。

4. 术后佩戴硬质颈椎围领 6~12 周。一般患者除洗浴时间而外，应持续佩戴围领。

5. 限制运动直至融合。避免提取重物、体力劳动、屈曲、扭转等。

6. 于术后 1 个月、3 个月、6 个月和 12 个月进行门诊随访及常规影像学检查，以了解神经功能恢复情况和植骨融合情况。

（周 方 姬洪全）

第四十二章

陈旧性颈椎骨折脱位的处理

C_3椎骨及以下的颈椎又称下颈椎,一般意义上的颈椎骨折脱位主要指下颈椎的骨折脱位;而寰枢椎的新鲜或陈旧骨折脱位等损伤,其解剖特点、病理机制及处理与下颈椎的骨折脱位有较大区别,详见另外章节。本章所称颈椎骨折脱位特指发生于下颈椎的损伤。

颈椎骨折脱位是常见的脊柱损伤,大多数的颈椎骨折和(或)脱位因伴有脊髓神经损伤或稳定性破坏,需早期手术治疗;单纯的棘突骨折、部分椎板骨折及部分无移位的、压缩程度较轻的椎体骨折,如不伴有神经损害,且后方韧带复合体结构保持完整者,采用保守治疗可获得骨折愈合,愈合后颈椎稳定性好,不残留功能障碍。

多数颈椎骨折脱位的患者都能够在早期获得及时诊治,少数患者因为各种原因,导致在早期没有得到及时有效的治疗,而演变为陈旧的颈椎骨折脱位。"陈旧性"颈椎骨折脱位的时限并无统一的定义,目前临床普遍认为,超过3周的颈椎骨折脱位,由于软组织瘢痕开始形成,复位相对困难,因此称其为"陈旧性"的颈椎骨折脱位。

第一节　陈旧性颈椎骨折脱位的病理变化及治疗目标

一、陈旧性颈椎骨折脱位的病理变化、临床特点及处理难点

陈旧性的颈椎骨折脱位是由新鲜损伤演变而来的。新鲜的颈椎骨折脱位主要包括椎体的暴裂骨折或压缩骨折、关节突的骨折以及继发的关节突脱位、关节突交锁等,这些损伤往往都同时伴有椎间盘损伤,由于椎间盘没有直接的血供,损伤后

很难愈合,这是导致晚期颈椎局部不稳定的主要原因。

颈椎骨折脱位,受伤当时由于骨折或脱位后椎管的连续性破坏,移位的骨折块或脱位的椎骨对脊髓神经根和硬膜囊的冲击或持续压迫,导致脊髓神经根损伤。早期患者未得到及时治疗或治疗方式不当,到了损伤的晚期,脊髓神经根仍处于持续受压状态,这是导致神经功能损伤不缓解的主要原因。或者,由于晚期的颈椎局部不稳定,可以使本身没有神经损害的患者出现晚期的迟发性神经损害,或使原有的神经损害加重。

颈椎骨折脱位,受伤当时往往同时伴有前纵韧带、后纵韧带和椎间盘的损伤以及关节突骨折、关节突交锁脱位后伴发的关节囊损伤、后方韧带复合体的损伤等,这些椎间盘及韧带等稳定结构在损伤后不易达到良好的愈合,易于导致损伤节段的局部不稳定,这是导致患者晚期顽固性颈项部疼痛以及迟发性神经损害的重要原因。

陈旧性颈椎骨折脱位易于出现以受损椎节为顶点的节段性角状后凸畸形。随着时间的推移,椎体前方支撑结构的持续塌陷、头颅重量的作用、后方稳定结构的破坏以及项背肌的持续疲弱无力,导致后凸畸形的程度有逐渐加重的趋势。颈椎后凸畸形是引起患者晚期颈项部疼痛、僵硬、无力及颈部后伸受限的主要原因,还是导致晚期迟发性神经损害加重的重要原因。颈椎椎体的压缩性或暴裂性骨折,在后期可能因破坏的间盘组织突入骨折的椎体内而出现不愈合,并出现继发的后凸畸形;或者在后凸的位置出现畸形愈合;关节突的骨折以及继发的关节突脱位、关节突交锁以及后方韧带复合体的损伤等因素也是导致晚期出现后凸畸形的重要原因。

陈旧颈椎骨折脱位在受伤后的时间跨度比较

大,可以从伤后数周至数年。在伤后的不同时间段,颈椎局部的病理变化是有差别的。

在伤后数周至 6 个月内,骨折可能还没有愈合,或者没有达到牢固的愈合,骨折块之间、损伤的韧带、关节囊及间盘等结构中仅有瘢痕组织的形成,瘢痕组织还没有机化、易于分离,这时进行脊髓神经根减压、脱位的复位及后凸畸形的矫正相对较容易。

在伤后数月至数年后,局部骨折可能已经达到畸形愈合,畸形愈合的骨组织也正在经历重塑过程,其骨结构硬化,骨折块或脱位的椎骨之间可以因骨折不愈合而有大量骨痂形成,或骨折组织内有大量瘢痕组织的充填、硬化,使手术时解剖不清、切除困难;损伤的椎间盘及韧带组织虽没有达到良好愈合,但其内充填的瘢痕组织也已经达到了机化、硬化及挛缩,同时由于局部不稳定及骨折不愈合,导致局部骨痂形成及瘢痕增生硬化,使手术时解剖结构紊乱、分离切除及复位困难;伤后因后方张力结构的破坏及不愈合,同时患者长期坐起或直立,因头部重量的作用及后方项背肌无力,导致颈椎后凸呈进行性加重,晚期复位及处理困难;伤后脊髓神经根受到移位的骨折块或脱位的椎骨组织的压迫,晚期移位的骨折块或脱位的椎骨组织周围将形成大量瘢痕组织并机化、硬化,可与硬膜及神经根紧密粘连,在减压手术时,分离困难,易于导致硬膜损伤、脑脊液漏或脊髓神经根损伤加重;脊髓神经根长期受压,将导致脊髓神经变性、液化及空洞的形成,晚期手术减压对神经功能的改善仍有意义,但神经功能的恢复和改善比早期减压要差。

随着时间的推移,上述病理改变越显著,导致手术处理愈发困难,患者的预后更差,特别是脊髓神经功能的改善不良。

二、陈旧性颈椎骨折脱位的治疗目标和原则

陈旧性颈椎骨折脱位处理的目标是改善患者的临床症状,即最大限度地改善脊髓神经根功能,缓解颈项部疼痛、僵硬、无力及颈部后伸受限的症状。处理方式应当以手术治疗为主,结合部分的微创治疗及保守康复锻炼,以达到上述既定的治疗目标。

陈旧性颈椎骨折脱位手术治疗总的原则是通过手术,达到脊髓及神经根的充分减压,尽可能使颈椎脱位得到复位、矫正或部分矫正后凸畸形、恢复或部分恢复颈椎生理曲线,并通过植骨融合内固定的方式使病变节段获得稳定性重建。

患者的具体情况不同,其手术治疗的目标、手术的重点和具体的手术方式是有差异的。手术的选择应当根据患者的主要症状、患者的期望值、全身情况、对手术打击的承受能力、颈椎的局部病理变化等因素综合考虑。

手术前应当仔细询问受伤史、了解治疗的经过、分析延误治疗的原因;询问目前的主要痛苦和症状,详细地查体,以明确脊髓神经受损情况;仔细地分析影像学表现,以明确目前颈椎的病理变化、与患者当前症状及痛苦的关系以及目前需要解决的问题,以助于制订正确的手术方案。

对于以脊髓神经受压为主、神经功能不良、全身情况不佳、病程较长、已有畸形愈合、局部解剖结构紊乱的患者,手术治疗的重点应当是脊髓神经根的充分减压、神经功能的改善,并通过植骨融合内固定的方式使病变节段获得稳定性重建。椎体脱位或滑脱的复位以及后凸畸形的矫正以能满足脊髓神经根的充分减压及稳定性重建为原则,椎体脱位或滑脱的复位以对线顺列大致改善即可;后凸畸形稍有改善或接近中立位即可。不必为了追求影像学上的解剖复位、对位对线的顺列恢复和生理曲度的完全恢复而对患者反复多次施行手术,或冒险进行过于复杂的高难度手术。

对于以颈项部后凸畸形、后伸受限及疼痛僵硬为主要表现,而脊髓神经受压程度较轻、全身情况良好的患者,手术治疗的重点可以是在脊髓神经充分减压的前提下,尽可能地达到后凸畸形的矫正、颈椎顺列的恢复和稳定性的重建,以期更好地缓解颈项部疼痛僵硬症状。

陈旧性颈椎骨折脱位的手术内容主要包括脊髓神经减压、骨折及脱位的复位、畸形的矫正及植骨融合内固定,上述各个手术内容和步骤在大多数陈旧性颈椎骨折脱位的手术治疗中是相辅相成的,只是针对患者的不同情况、不同的手术治疗目标,而有所不同的侧重。

脊髓神经的减压:颈椎陈旧性骨折脱位对脊髓神经根的致压因素主要包括骨性椎管形态的改变而导致对脊髓神经的压迫,如椎体或椎板骨折并移位的骨折块对脊髓神经的压迫,关节突骨折、脱位、交锁后对脊髓神经根的压迫。通过前路或后路手术可以直接切除移位的骨折块,并通过脱位交锁的关节突复位、使脱位的椎体复位,而恢复骨性椎管的形态,从而达到使脊髓神经根直接减压的目的;也可以

通过后路椎板成形、椎管开大的手术方式使脊髓神经根达到间接减压。某些患者还同时伴有间盘突出、骨赘或 OPLL 等因素对脊髓神经根的压迫，也可通过上述手术过程达到脊髓神经根的减压目的。

纠正颈椎脱位、矫正畸形：关节突骨折、脱位、交锁、椎体脱位是导致骨性椎管形态的改变、脊髓神经根受压的重要原因；同时，颈椎脱位后还可出现局部不稳定或局部后凸畸形，这是导致迟发性脊髓神经损害或颈项部疼痛僵硬的主要原因。通过手术纠正颈椎脱位的同时，可以进一步解除脊髓神经受压，纠正后凸畸形。

颈椎的稳定性重建：颈椎的内固定及植骨融合有助于颈椎重新获得稳定性重建，有助于提高脊髓神经减压的效果，防止迟发性脊髓神经损害，也是纠正颈椎脱位和后凸畸形后所必不可少的手术内容。

第二节　陈旧性颈椎骨折脱位患者的术前准备

一、陈旧性颈椎骨折脱位患者的术前准备

陈旧性颈椎骨折脱位的患者，都是在颈椎损伤的急性期因各种原因延误治疗或不适当的治疗而演变为陈旧性损伤的。即使患者的骨折脱位已经演变为陈旧性，具备手术指征者，也应当在条件具备时尽早手术治疗。应当详细了解延误治疗的原因、不同原因导致的延误治疗以及早期的不同治疗方式，对于此次手术时机、手术方式的选择及术前准备有不同的意义。

如前所述，颈椎骨折脱位在受伤后的不同时间段，其局部的病理改变是不同的，处理难度及预后也是有差别的。因此，需要详细询问病史，包括受伤时间、受伤方式及早期处理情况。应当详细了解有无多发复合伤、处理情况及目前状态。

部分伴有严重脊髓损伤四肢瘫的患者，在急性期因呼吸困难、肺部感染长期未得到控制，甚至气管切开而未能在骨折脱位的新鲜期及时手术，而使骨折脱位演变为陈旧性。目前仍然气管切开的患者，因切口感染风险较大，应避免进行前路手术；气管切开已封闭的患者，应详细询问拔除气管插管的时间，并检查原气管切开处皮肤愈合情况，如气管插管拔除时间过短、局部皮肤愈合不良、局部炎症反应控制不良，如采用前路手术感染风险仍较大。手术前应当在气管切开皮肤愈合后局部皱褶处进行

细菌培养，以防术后切口感染并可以指导术后抗生素的选择。

部分伴有严重脊髓损伤四肢瘫的患者，因在急性期出现皮肤压疮而不能早期手术，而使骨折脱位演变为陈旧性者，应积极治疗压疮，待其愈合后尽快进行颈椎手术。

颈椎陈旧性骨折脱位患者，因脊髓损伤四肢瘫痪、肺部感染、压疮、泌尿系感染、发热等原因而导致慢性消耗，部分患者全身情况较差、恶病质，应当在通过加强营养支持治疗，控制感染，待一般情况改善后，尽快进行颈椎手术治疗。

部分患者是因受伤时合并多个重要脏器的复合伤，由于受伤的其他重要脏器情况不稳定而使颈椎骨折脱位延误至陈旧。此次进行颈椎陈旧性骨折脱位的手术前，需要明确前次其他重要脏器的受损情况、治疗情况及目前功能状态；合并颅脑损伤者，骨折愈合比平常情况下要快，可能颈椎的骨折脱位还不到 2~3 周，即已达到骨性愈合或畸形愈合，处理时应予注意。

对于陈旧性颈椎骨折脱位患者，应当详细询问导致颈椎骨折脱位的原因，分析当时的受伤机制；应当对比患者受伤当时首次就诊时拍摄的影像学检查资料，了解受伤当时颈椎骨折脱位的情况，分析受伤当时颈椎局部的病理变化；了解受伤当时有无脊髓损伤及脊髓损伤的程度以及到目前为止脊髓损伤的变化情况，有无改善、改善的程度、有无改善后逐渐加重的情况；还应当了解颈椎骨折脱位既往的治疗方式。

二、陈旧性颈椎骨折脱位患者术前的影像学检查

陈旧性颈椎骨折脱位患者需要进行详细的影像学检查，并与受伤当时的影像资料进行比较，以明确目前的病理改变以及损伤后的变化。影像学检查，需要 X 线片、CT、MRI 三者的结合，才可以清楚了解颈椎陈旧骨折脱位的状态以及目前的病理改变，才能对进一步的治疗提供可靠的依据。

X 线片是最基本的检查手段，通常需要进行正位、侧位、过伸过屈位以及双斜位等 6 张平片。X 线片可以观察颈椎病变的大体变化，主要包括骨折脱位部位及累及的节段和范围，粗略观察骨折脱位的情况、骨折的移位情况及关节突脱位交锁状况；评估局部序列改变情况，有无因颈椎骨折脱位后导致的后凸畸形，局部稳定性破坏程度；观察有无颈椎的退

变增生、有无发育性颈椎管狭窄等情况。

CT 检查可以提供比 X 线片更为精细的颈椎骨结构的变化,需要进行全颈椎的 CT 横断面扫描以及矢状面和冠状面的重建,必要时应当进行表面重建。CT 检查可以观察到骨折块的移位情况、是否突入椎管及对椎管的侵占程度、骨折块之间及脱位的骨组织之间是否已形成骨性愈合或畸形愈合、骨痂的形成情况、椎管的形态变化、关节突脱位交锁情况;矢状面、冠状面及表面重建可以更为直观地反映上述变化,特别是对于关节突骨折、交锁、陈旧损伤后的后凸畸形显示得尤为清楚。

MRI 检查可以提供给我们关于颈椎损伤后脊髓、椎间盘及韧带等软组织损伤状况的信息,MRI 可以显示突出的椎间盘、移位的骨折块或脱位的椎体组织对椎管的侵占、对硬膜及脊髓的压迫;MRI 可以显示脊髓受压后或颈椎局部不稳定对脊髓刺激后产生的脊髓缺血水肿等信号改变,T_2 加权相上脊髓高信号往往就是脊髓受压最重或椎间不稳定对脊髓刺激最重的部位;MRI 还可以显示脊髓长期受压或刺激后形成的空洞表现,脊髓空洞可能预示着脊髓功能预后不良;MRI 还能显示严重的项韧带、棘间韧带和前后纵韧带的断裂以及韧带损伤修复期的瘢痕组织形成,韧带断裂的显示对于颈椎稳定性的评价有一定意义,但 MRI 对于程度较轻的韧带损伤可能显示不良。

第三节　陈旧性颈椎骨折脱位的手术治疗

一、以前方结构损伤为主的陈旧性颈椎椎体骨折的处理

(一)陈旧性颈椎椎体骨折的处理

椎体暴裂骨折或压缩骨折是最常见的颈椎骨折脱位表现,损伤的急性期过后而进入陈旧损伤期以后,往往伴有不同程度的颈椎后凸表现,根据有无脊髓神经根损害、是否伴有颈项部疼痛僵硬症状、后方结构是否完整以及局部后凸的程度不同,处理方法各有不同。

如仅有椎体轻微的暴裂骨折或压缩骨折,局部无明显后凸或仅有轻微后凸,CT 上未显示有关节突的骨折、脱位或交锁,X 线平片上未显示棘突间隙增宽,MRI 上未显示棘间韧带或项韧带的断裂的表现,无脊髓神经根损害表现者。在伤后 3~8 周者,可以

考虑继续保守治疗,卧床、颅骨牵引或枕颌带牵引,伤后 8 周以后可以带颈围领或支具下床活动,下床活动后应定期复查拍片并观察脊髓神经根功能变化。由于椎体压缩骨折或暴裂骨折者往往同时伴有一定程度的间盘损伤,因间盘本身无血运,间盘损伤后一般认为不能愈合。因此,单纯椎体骨折患者,虽骨折程度较轻、移位较轻,后期也达到了骨折愈合,后期的后凸也较轻,但远期也可能因间盘损伤而出现节段性不稳定而出现颈痛、颈部僵硬、活动受限以及迟发性的脊髓神经功能障碍。因此,如受伤后远期如仅有单纯颈痛及颈部僵硬,可先行项背肌锻炼、局部理疗、口服 NSAIDs 药物治疗,如无效,可考虑行痛点封闭或疼痛科微创治疗;如顽固性疼痛,保守治疗及微创治疗不缓解,影像学检查证实存在有节段性不稳定时,可以在微创封闭或椎间盘造影证实颈痛与间盘损伤及节段性不稳定有关的前提下,行颈前路间盘切除植骨融合术。如患者存在一定程度的局部后凸,而后凸也可能与颈痛、颈部僵硬及活动受限有关,手术时可以在椎体前缘适度撑开,矫正局部的后凸畸形。

如仅有椎体轻微的暴裂骨折或压缩骨折,局部仅有轻微后凸,CT 上未显示有关节突的骨折、脱位或交锁,X 线平片上未显示棘突间隙增宽,MRI 上未显示棘间韧带或项韧带断裂的表现,但 CT 及 MRI 显示骨折块突入椎管,脊髓神经根受压,患者有脊髓神经根损害的症状体征者,应当尽早行前路椎体次全切除、植骨融合术。手术时应切除突入椎管、压迫脊髓神经根的骨折块组织。如患者存在一定程度的局部后凸,而后凸也可能与颈痛、颈部僵硬及活动受限有关,手术时可以在椎体前缘适度撑开,以利于矫正局部的后凸畸形;如局部后凸程度较重,还可以松解两侧的钩椎关节,椎间撑开后可以更好地矫正局部的后凸畸形。在伤后数周至数月,因骨折块未达到骨性愈合或愈合并不坚固,手术切除骨折块时及前方撑开矫正后凸相对容易(图 42-3-1);而如到了伤后数年,因骨折块已达到牢固愈合;或虽未达到骨性愈合,但局部有较多骨痂生长;或因局部不稳定反复刺激,而有较多软组织瘢痕或骨赘增生;或相邻椎体之间通过椎间盘达到了骨性融合,导致局部解剖不清,操作切除困难,应当特别注意。另外,切除突入椎管的陈旧性颈椎骨折块,解除脊髓神经根压迫时,骨折块可能与硬脊膜有粘连,分离时易于导致硬膜损伤,甚至脊髓损害加重,手术也应当特别注意(图 42-3-2)。

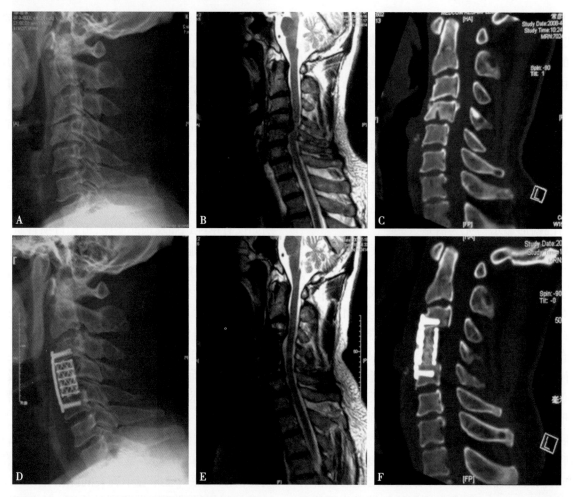

图 42-3-1　男,54 岁,陈旧性颈椎损伤,四肢不全瘫 3 个月,X 线片、MRI 及 CT 显示 C_4 椎体压缩骨折,局部颈髓受压(A、B、C)。手术:颈前路 C_4 椎体次全切除、钛网植入、钛板内固定(D),直接解除颈髓压迫(E、F),重建颈椎的稳定性,局部的颈椎后凸获得良好矫正

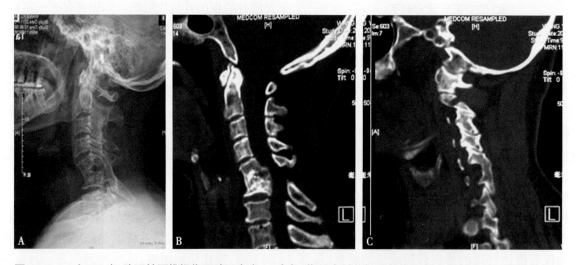

图 42-3-2　女,63 岁,陈旧性颈椎损伤四肢不全瘫 40 余年,伤后当时曾行颈后路手术,6 年前四肢不全瘫症状加重,X 线平片、CT 及 MRI 显示陈旧性 C_6 椎体压缩骨折、C_5 椎体前半脱位(A),受伤局部的前方椎体及后方的关节突已骨性愈合于畸形位(B、C),局部后凸畸形,局部颈髓仍受压(D)。手术:前路 C_5 及 C_6 椎体次全切除,$C_{4\sim7}$ 椎体间钛网植入,钛板固定术(E),前方撑开并直接切除压迫脊髓的骨组织后,局部的颈椎后凸获一定矫正,颈髓减压充分(F、G)

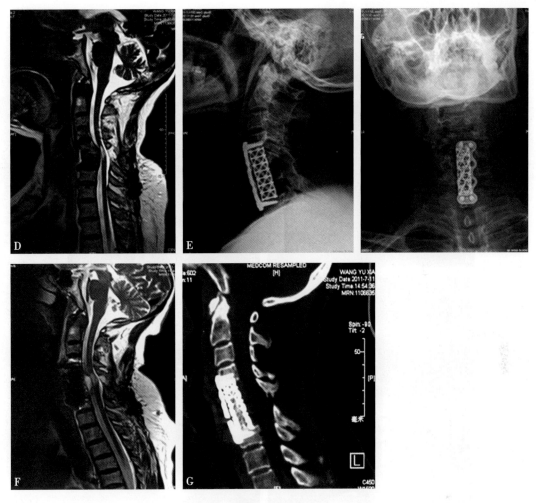

图 42-3-2(续)

　　如椎体上缘轻度压缩骨折且骨折已愈合者,伴有间盘损伤及局部的轻度后凸畸形,如存在脊髓损害,也可以行损伤间盘及椎体后上缘导致脊髓受压的部分的切除,脊髓减压,短节段的植骨融合内固定(图 42-3-3)。

　　应当仔细分析 CT 和 MRI 片子上椎体骨折突入椎管导致脊髓神经根受压的具体部位。一般而言,椎体暴裂骨折易于从椎体后缘的中部和后下缘突入椎管,压迫脊髓,手术减压时应当有针对性地重点减压;颈椎陈旧损伤者,其稳定性都有不同程度的破坏,而后纵韧带是保持其稳定性的重要结构之一,在减压时应当尽量保留之。

(二)伴有后方结构损伤及后凸的陈旧性椎体骨折的处理

　　如椎体暴裂骨折或压缩骨折,X 线平片上显示有局部的棘突间隙增宽,MRI 上显示棘间韧带或项韧带断裂的表现者,或 X 线平片、CT 显示有一侧关节突骨折,但对侧关节突关节仅有半脱位而无交锁

或对顶者。这种情况表明颈椎前后方的稳定结构均有破坏,患者一般表现为局部的后凸、颈部疼痛、颈部僵硬及后伸活动受限,部分患者可因骨折块突入椎管、椎管骨性结构改变或局部不稳定而有脊髓神经根功能障碍的表现。这类患者需手术治疗,手术的重点在于解除脊髓神经根压迫、矫正后凸畸形、恢复或部分恢复颈椎的顺列以及重建颈椎的稳定性。在伤后早期,骨折块未达到骨性愈合或愈合并不坚固,局部的后凸畸形也并不严重,多数患者采用单纯前路手术,行骨折椎体的次全切除、脊髓神经根减压、两侧钩椎关节的充分松解,则后凸的矫正、颈椎顺列的恢复及固定并不困难;但到了晚期,如相邻椎体前缘瘢痕粘连、挛缩,或相邻椎体之间通过椎间盘达到了骨性融合,或骨折的关节突、半脱位的关节突关节有大量瘢痕组织充填或已经畸形愈合,而使局部出现僵硬性的后凸,同时局部解剖不清,将给前路手术的显露、减压、松解及复位固定带来不小的困难,这类患者单纯采用前路的椎

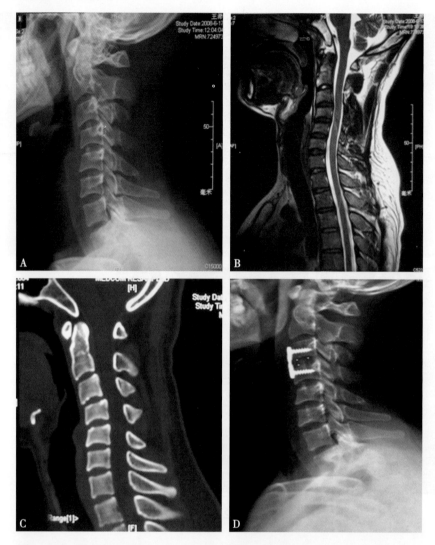

图 42-3-3　男,24 岁,陈旧性 C_4 椎体前上缘轻微压缩骨折 3 个月,四肢不全瘫。C_4 椎体前上缘的骨折已达骨性愈合,目前仅有 C_4 椎体后上缘对脊髓的轻度压迫、局部的轻度后凸及不稳定(A、B、C)。采用单纯前路 $C_{3~4}$ 间盘切除、前缘撑开、椎间 Cage 置入椎间融合、钛板内固定,术后患者脊髓神经功能改善满意,局部后凸获得矫正(D)

间撑开、钩椎关节的广泛松解也有可能不能达到后凸畸形的满意复位。如采用前后路联合入路的矫形复位减压固定融合术,可能获得较满意的脊髓神经减压及矫形复位固定效果,但前后路联合入路手术对患者创伤打击较大,应根据患者的耐受程度综合判断和选择;部分患者在手术前也可以预先采用我院骨科最先报道的悬吊牵引预矫形的方法,预先将颈椎前方挛缩的组织牵开,预先矫正部分后凸,而后再采用前路手术减压复位固定(图 42-3-4);即使是病程较长的僵硬性颈椎后凸也可以达到满意的矫正后凸畸形的效果。对于受伤的椎体前缘已经达到骨性融合者,也可以先行前路松解术,再采用悬吊牵引预矫形的方法,进一步牵开椎体

前方挛缩的软组织,而后再行前路手术减压复位内固定。

颈椎悬吊牵引方法(图 42-3-5)是让患者仰面平卧于普通的骨科牵引床上,用宽约 10cm 的颈项部牵引兜带围兜颈项部,通过 2 个牵引滑轮使颈项部产生竖直向上方向的牵引力,颈项部须牵引离开床面一定高度,肩背部可用枕头或被子垫高约 5~10cm。牵引重量约 6~12kg,根据患者体重不同及对牵引的耐受程度不同有所差别。刚开始牵引时,牵引重量可较轻,头枕部不离开床面;待患者耐受后,可加大牵引重量,使头枕部能离开床面为宜。牵引后即刻及间隔数月床边拍颈椎侧位片观察牵引后颈椎后凸的预矫形效果,待颈椎预矫形效果满意后

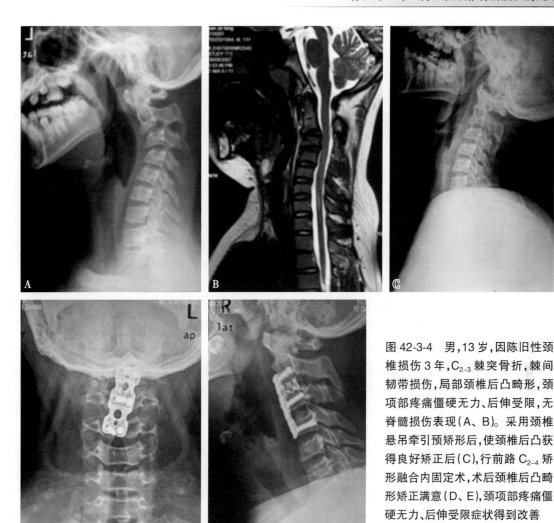

图 42-3-4　男,13 岁,因陈旧性颈椎损伤 3 年,C$_{2-3}$ 棘突骨折,棘间韧带损伤,局部颈椎后凸畸形,颈项部疼痛僵硬无力、后伸受限,无脊髓损伤表现(A、B)。采用颈椎悬吊牵引预矫形后,使颈椎后凸获得良好矫正后(C),行前路 C$_{2-4}$ 矫形融合内固定术,术后颈椎后凸畸形矫正满意(D、E),颈项部疼痛僵硬无力、后伸受限症状得到改善

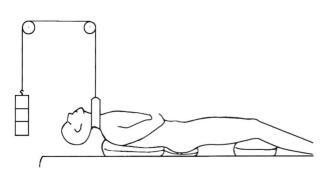

图 42-3-5　颈椎悬吊牵引示意图

再进行矫形内固定手术。颈椎悬吊牵引期间,患者可自由控制牵引时间,无须绝对卧床。一般白天持续牵引,夜间卸除牵引重量,停止牵引,有利于夜间睡眠;白天进食时可卸除牵引正常坐起进食,也可卸除牵引下床大小便;甚至白天感牵引疲劳后也可卸除牵引下地休息。后凸畸形程度较重者可以先在悬吊牵引状态下拍床边颈椎侧位片,测量此时的颈椎后凸角,如在悬吊牵引状态下颈椎后凸矫形满意,则可直接准备进行颈椎前路减压植骨融合内固定手术;如在颈椎悬吊牵引状态下拍颈椎侧位片见颈椎后凸矫形不满意,则可持续进行颈椎悬吊牵引 1~2 周,或先行颈椎的前方或后方松解手术后进行颈椎悬吊牵引 1~2 周,而后再行颈椎前路减压植骨融合内固定手术。

（三）陈旧性颈椎多节段椎体骨折的处理

颈椎的多节段椎体骨折比较少见,可以为连续或跳跃的多节段椎体骨折,一般不伴后方的项韧带或棘间韧带损伤、关节突骨折或关节突脱位交锁,一般也不伴有椎体的向前滑脱,有时可伴有后方的椎板骨折。因此,一般来说,后方的稳定性是完整的或大致完整的。

陈旧性的颈椎多节段椎体骨折主要是前方的

稳定结构遭到破坏,远期易于出现颈椎的后凸畸形,并由此出现颈项部的疼痛、僵硬及后伸受限。颈椎多节段椎体骨折可以因椎体暴裂、突入椎管内而导致脊髓神经受压,有可能在晚期因继发性的后凸畸形或局部不稳定的刺激而出现迟发性的脊髓神经功能障碍。

陈旧性的颈椎多节段椎体骨折处理时要兼顾脊髓神经根减压及后凸的矫正,处理相对比较困难。对于受累节段较少、较局限者,可以采用前路多个椎体的次全切除植骨融合内固定,同时前方椎体间撑开,钩椎关节松解,可以矫正后凸畸形,并达到稳定性的重建,从而改善由此引起的相应症状。但前路多节段的椎体次全切除植骨融合内固定,手术并发症较多,植骨块或钛网易于松脱、钛板固定不易牢固,因此,前路椎体次全切除的节段以不超过 2 个椎体节段为宜,部分患者需要加用 Halo-vest 外固定以增强内固定的稳定性。也可以采用前后路联合入路的手术,先从后路进行多个节段的椎板成形术,解除多节段的脊髓受压,也可以对不稳定的节段进行侧块固定融合,而后从前路进行比较有限的椎体次全切除植骨融合内固定,同时矫正一部分后凸,进一步提升脊髓减压的效果。但前后路联合手术不仅增加了患者的创伤、打击和手术并发症,也仍难以解决颈椎的后凸,恢复颈椎的顺列。

如陈旧性颈椎多节段椎体骨折累及的椎体数目较多,多个节段的脊髓受压,多个节段的稳定性遭到破坏,参与后凸的椎体数目较多,比较好的解决方案是采用后方入路的多节段椎板成形术结合椎弓根钉矫形内固定术。由于颈椎椎弓根钉有强大的矫形复位能力,能比较好地矫正多个椎体节段参与的颈椎后凸;颈椎后凸矫正后,再进行多节段的椎板成形术,脊髓能充分向后退让减压,从而解除来自前方的多个椎体骨折块突入椎管对脊髓的压迫。椎板成形术结合椎弓根钉矫形内固定术扩大了椎板成形术的适应证,固定减压的节段范围不受限制,能达到充分的减压、坚强的固定、较好的顺列恢复及稳定性重建。后路矫形椎弓根钉固定时,固定节段下关节突的部分切除、关节面的破坏有助于后凸的矫正及融合。

二、以后方结构损伤为主的陈旧性颈椎骨折脱位的处理

颈椎的后方结构包括椎板、关节突、棘突等骨性结构,还有项韧带、棘间韧带及侧块关节的关节囊等稳定结构,这些结构的损伤将导致颈椎的稳定性破坏以致出现颈椎的脱位。

(一)陈旧性椎板骨折不伴有后方韧带复合体损伤者的处理

单纯的颈椎椎板陈旧性骨折,如骨折无移位或移位不重、后方的棘突间隙无明显增宽、无神经损害者,表明后方韧带复合体没有明显损伤;如椎体及关节突无骨折,则颈椎的稳定性基本保存完好,一般无需手术治疗,椎板骨折均能达到骨性愈合,多数患者愈合后一般不残留症状。骨折愈合后远期如仅有单纯颈痛及颈部僵硬,可先行项背肌锻炼、局部理疗、口服 NSAIDs 药物治疗,如无效,可考虑行痛点封闭或疼痛科微创治疗。

部分患者的椎板骨折并向椎管内移位,可导致相应的脊髓损伤。后期如仍有脊髓损伤的症状,影像检查显示局部骨折后移位的椎板对脊髓仍有压迫,可行后路椎板成形术解除脊髓受压,如局部稳定性不好,可行后路的侧块固定或椎弓根钉固定。

(二)陈旧性椎板骨折伴后方韧带复合体损伤的处理

部分椎板骨折患者,骨折线可延伸至棘突根部或波及到一侧椎弓根,这种情况骨折移位可较重,可以合并有后方韧带复合体的损伤,包括项韧带、棘间韧带的损伤或断裂。早期 X 线及 CT 可显示椎板骨折不愈合或畸形愈合、棘突间隙增宽的表现,而侧块关节的对合关系良好,MRI 上表现为棘间韧带、项韧带断裂后的信号表现,部分患者损伤时伴有不同程度的脊髓神经损害症状;晚期可以出现局部不稳定、逐渐进展的相应椎体向前滑脱以及局部后凸畸形,表现后颈项部疼痛僵硬及后伸活动受限以及迟发性的脊髓神经根损害加重等症状。

晚期处理时,如患者仅有局部后凸畸形,表现后颈项部疼痛僵硬及后伸活动受限等症状,不伴有脊髓神经损害症状,后凸程度较轻,过伸过曲 X 线片显示局部后凸能复位或部分复位,可以考虑行前路间盘切除、钩椎关节松解、椎间植骨融合内固定术,同时纠正椎体滑脱、矫正后凸畸形;如椎体滑脱及后凸程度较重,需结合颈椎悬吊牵引预矫形的准备,使椎间隙前部及前纵韧带充分牵开,再行前路间盘切除植骨融合内固定术;如颈椎悬吊牵引预矫形状态下床边拍片仍显示局部后凸复位不满意,或损伤节段已骨性融合于畸形位者,可考虑采用前后路联合入路的广泛松解、矫形固定、后路椎板成形、前路间盘切除或椎体次全切除植骨融合固定术;如伴

有脊髓神经损害症状、全身情况不佳者,也可以不强求椎体滑脱的复位,而主要着眼于脊髓神经根的减压、颈椎后凸的大致纠正、顺列的大致恢复和稳定性重建,可以考虑行单纯的前路椎体次全切除植骨融合固定术。

(三)陈旧性棘突、椎板骨折及侧块关节半脱位的处理

多数棘突骨折不会导致脊髓神经根损害,但部分棘突骨折可合并项韧带、棘间韧带及侧块关节的关节囊等后方韧带复合体的损伤或断裂,导致后方的稳定结构遭到破坏,如后方韧带复合体损伤后修复愈合不良或棘突骨折畸形愈合,部分患者可以在远期出现侧块关节的半脱位,并出现后凸畸形;在青少年患者,伤后远期可以出现上下关节突之间的部分被拉长或侧块关节的进一步半脱位,其出现后凸畸形的可能性要大一些,后凸畸形的程度也可能更严重,患者可以出现颈项部疼痛、僵硬及后伸活动受限,这种情况下继发的后凸畸形在早期多数不易伴发脊髓神经根损害,晚期如后凸进行性加重,则可出现迟发性的脊髓神经损害。

陈旧性棘突骨折患者如不伴侧块关节的半脱位及继发的颈椎后凸畸形,且如仅有骨折部位或项背部的疼痛不适,一般只需采取保守治疗即可,如项背肌锻炼、局部理疗、口服 NSAIDs 药物治疗等。

如远期出现侧块关节的半脱位、椎体向前滑脱及逐渐进展的后凸畸形,则需尽早行前路的间盘切除、钩椎关节松解、椎间植骨融合内固定矫正后凸畸形,后凸严重者,可结合悬吊牵引预矫形的准备,使椎间隙前部及前纵韧带充分牵开,再行前路间盘切除植骨融合固定术;如颈椎悬吊牵引预矫形状态下床边拍片仍显示局部后凸复位不满意或损伤节段已骨性融合于畸形位者,可考虑采用前后路联合入路的广泛松解、矫形固定、后路椎板成形、前路间盘切除或椎体次全切除植骨融合固定术;如伴有脊髓神经损害症状、全身情况不佳者,也可以不强求椎体滑脱的复位,而主要着眼于脊髓神经根的减压、颈椎后凸的大致纠正、顺列的大致恢复和稳定性重建,可以考虑行单纯的前路椎体次全切除植骨融合固定术。

如伤后时间较短,在伤后 3 个月以内,虽有关节突的半脱位及局部的后凸畸形,但局部瘢痕尚未硬化,估计复位相对容易者,也可考虑直接行单纯前路的复位固定或前后路的联合矫形复位减压固定融合手术,多数患者也可获得良好的神经功能改善和后凸畸形的矫正(图 42-3-6)。

(四)陈旧性关节突骨折不伴有对侧关节突对顶、交锁、脱位的处理

颈椎两侧的侧块关节和椎间盘是颈椎最重要的稳定结构,称为三关节复合体。由于颈椎遭受旋转暴力的作用,导致一侧的上关节突或下关节突的骨折,这种损伤暴力往往同时导致相应节段的椎间盘的损伤。如损伤暴力较小,则对侧的侧块关节仍

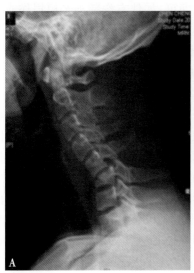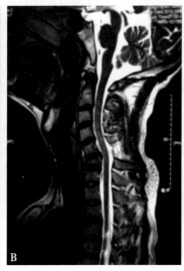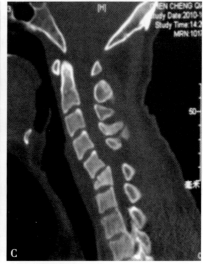

图 42-3-6　男,27 岁,1 个月前头颈部砸伤,四肢不全瘫,颈项部疼痛无力。诊断陈旧性 C₆ 椎体压缩骨折,C₅ 关节突前半脱位,局部后凸畸形(A、B、C、D)。采用单纯前路 C₅₋₆ 间盘切除、C₆ 椎体上缘切除减压、C₅₋₆ 椎间融合钛板内固定术,术后脊髓神经功能获得一定改善,颈项部疼痛无力症状得到改善,局部后凸矫形满意,C₅ 关节突前半脱位获得良好复位(E)

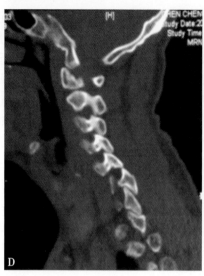
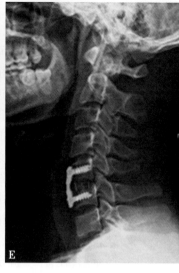

图 42-3-6(续)

可保持良好的对合关系或仅有半脱位的表现；如损伤暴力较大，则对侧的关节突可出现对顶或脱位。

单侧关节突骨折，在早期易于漏诊。究其原因，在于多数患者伤后仅有颈部疼痛而没有脊髓神经根损害的症状，医生未给患者进行 X 线片的检查；即使拍摄了正侧位的 X 线平片，也难以很好地显示关节突骨折的形态，而医生又没有给患者拍摄可以清楚显示关节突骨折的斜位 X 线片；或虽进行了 CT 检查，但横断扫描有时难以清楚显示，而医生又没有进行可以清楚显示关节突骨折的 CT 矢状位重建。

单侧关节突骨折，在早期也易于延误治疗。究其原因，在于部分临床医生对单侧关节突骨折的损伤病理认识不足。单侧关节突骨折往往同时合并相应节段的椎间盘的损伤，而这种椎间盘的损伤，早期在 MRI 可能并不能很好地显示，由于椎间盘无血运，损伤后不能愈合。有相当比例的单侧关节突骨折患者并不合并有脊髓神经根损伤，MRI 检查也没有颈椎椎体的滑移半脱位，部分医生认为单侧关节突骨折移位不重，通过颈围领制动或牵引、卧床等保守治疗。但保守治疗者关节突骨折难以愈合，即使愈合，关节突也是在拉长的位置上畸形愈合，同时由于伴有椎间盘和关节囊的损伤，在伤后晚期易于出现相应节段的不稳定，并可出现颈项部疼痛、僵硬的症状；同时，在伤后晚期由于椎间盘和关节囊的损伤及由此出现的节段性不稳定，易于出现侧块关节的滑移半脱位，进而可以出现颈椎的后凸畸形，并可逐渐缓慢进展，严重者可以出现侧块关节的对顶状态；还可因侧块关节的滑移半脱位及不稳定而出现迟发性的脊髓神经根损害。因此，单侧关节突骨折的病例，无论是否出现脊髓神经根损害，无论有无侧块关节的脱位或交锁，都应当早期手术治疗。

不伴有对侧关节突对顶、交锁、脱位的新鲜单侧关节突骨折者，处理简单，如不合并有脊髓神经根损伤，仅行前路植骨融合内固定术即可；如伴有脊髓神经根损伤，则前路手术时需切除椎间盘脊髓神经根减压。

不伴有对侧关节突对顶、交锁、脱位的陈旧性单侧关节突骨折者，如在伤后数周内，患者可能仅有轻度的对侧关节突半脱位及椎体向前滑脱，虽颈椎过伸侧位 X 线片显示椎体滑脱不能复位，但多数患者手术中行前路椎间隙适当撑开、钩椎关节松解，可以达到比较满意的复位，再行前路椎间植骨融合内固定术即可；如伴有脊髓神经根损伤或因局部不稳定或椎体滑脱导致的迟发性脊髓神经根损害，则前路手术时需切除椎间盘行脊髓神经根减压；如在伤后数月及以上者，对侧关节突半脱位及椎体向前滑脱僵硬，后凸严重，考虑单纯前路手术复位困难者，可结合悬吊牵引预矫形的准备，使椎间隙前部及前纵韧带充分牵开，再行前路间盘切除植骨融合固定术；如颈椎悬吊牵引预矫形状态下床边拍片仍显示局部后凸复位不满意，或损伤节段已骨性融合于畸形位者，可考虑采用前后路联合入路的广泛松解、矫形固定、后路椎板成形、前路间盘切除或椎体次全切除植骨融合固定术；如伴有脊髓神经损害症状、全身情况不佳者，也可以不强求椎体滑脱的完全复位，而主要着眼于脊髓神经根的减压、颈椎后凸的大致纠正、顺列的大致恢复和稳定性重建，可以考虑行单纯的前路椎体次全切除植骨融合固定术。

（五）陈旧性关节突交锁、对顶伴颈椎后凸畸形的处理

颈椎关节突交锁或对顶往往同时伴有后方韧带结构复合体的断裂，是严重暴力下的颈椎损伤；关节突的交锁可以是单侧，也可以是双侧的对顶或交锁；依据单侧或双侧关节突交锁的不同，椎体可以不同程度的向前滑脱；可以伴有或不伴有椎体骨折、关节突骨折及椎板棘突骨折；绝大多数病例在损伤当时伴有严重的脊髓神经根损害，仅少数患者因同时合并椎板骨折并向后方移位，使椎管自行开大，而幸运地脊髓神经根功能保存完好。

颈椎关节突交锁或对顶的患者应当在急性期手术治疗。

陈旧性的颈椎关节突交锁或对顶的患者，通过颅骨牵引或全麻下手法复位是无法获得复位的，通过前路椎体撬拨也是无法复位的；而且，如果试图通过牵引、手法复位或前路手术中撬拨复位者，将很有可能在复位过程中导致脊髓神经功能障碍加重。

陈旧性的颈椎关节突交锁或对顶在伤后数周者，脱位的侧块关节的关节囊周围的瘢痕组织还不是太硬化，可以考虑采用前后路联合入路的手术，首先后路关节囊松解、切开复位，侧块固定，而后在前路行间盘切除植骨融合内固定术，可以达到良好的减压及复位固定效果(图 42-3-7)，但前后路联合手术对患者创伤打击较大，需综合考虑患者的耐受情况。

陈旧性的颈椎关节突交锁或对顶在伤后数周者，更好的方法可以考虑采用后路松解、切开复位，通过椎弓根钉强大的复位固定作用，可以达到满意

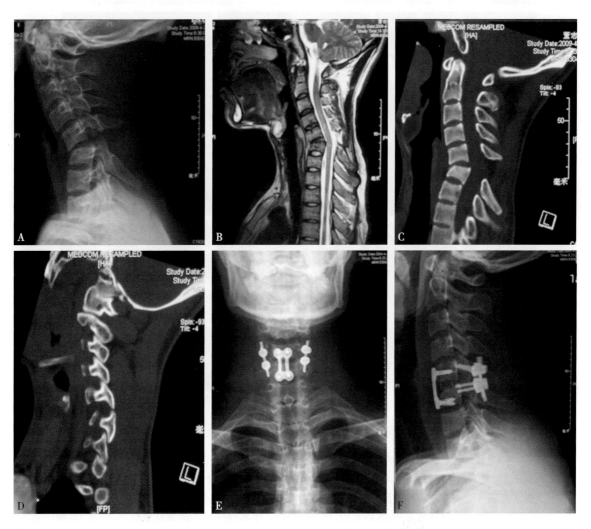

图 42-3-7　男，26 岁，陈旧性颈椎伤 3 个月，伴不完全性颈脊髓损伤，颈项部疼痛无力(A、B)。CT 显示 C_5 双侧下关节突一侧前半脱位、一侧对顶(C、D)，颈椎前后方结构均有损伤，颈椎局部后凸畸形。手术：颈后路 C_{5-6} 关节突松解复位、侧块钉板固定融合、颈前路 C_{5-6} 间盘切除减压、融合内固定术，术后脊髓神经功能获得一定改善，颈椎顺列恢复良好，后凸获得良好矫正(E、F)，颈项部疼痛无力得到改善

的复位;同时,后路手术时,可以施行损伤节段上下几个椎板的椎板成形术,以达到广泛的脊髓减压。考虑到颈椎关节突交锁的暴力将导致脱位节段上下几个髓节的脊髓广泛损伤、水肿,后路广泛的椎板成形术可以广泛开大椎管,解除受伤后继发的长节段

脊髓受压(图42-3-8);后路手术时椎弓根钉固定坚强,行侧块关节间的植骨,可以避免再行前路手术。后路一个手术切口可以达到满意的复位、坚强的固定和广泛的减压作用,而且不受气管切开的影响(图42-3-9)。

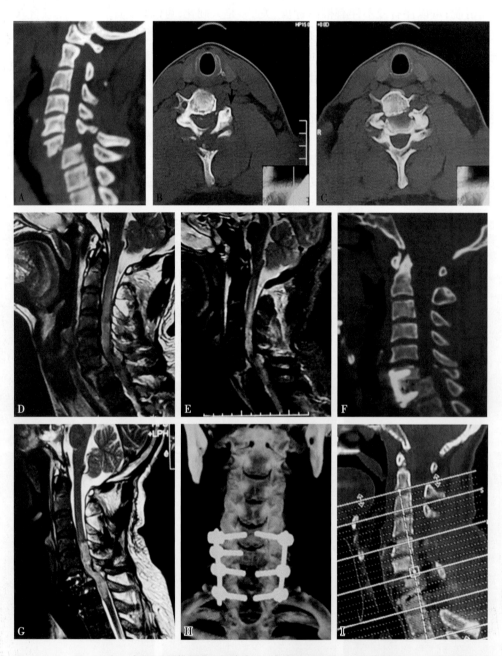

图42-3-8　男,44岁。车祸后颈椎损伤,四肢瘫,X线片及CT显示 C_6 前脱位, $C_{6\sim7}$ 双侧关节突交锁, C_6 左侧椎弓根钉骨折(A、B、C);局部颈髓受压伴长节段脊髓水肿信号(D、E)。外院颅骨牵引4天后,行前路 $C_{6\sim7}$ Cage 置入,钛板内固定。复查CT及MRI显示 C_6 前脱位未复位,脊髓未获减压(F、G)。现伤后6周、术后5周,属陈旧损伤。手术:前路Cage及钛板取出,松解, C_7 椎体后上缘的部分切除。后路切开复位, $C_5\sim T_1$ 椎弓根钉固定, $C_4\sim T_1$ 单开门椎板成形术(H、I、J、K、L),脊髓获得充分广泛的减压(M)。后路手术减压时因椎板骨折块与硬脊膜粘连而出现脑脊液漏,术后MRI显示颈后方切口下假性脑脊液囊肿(M,箭头处)

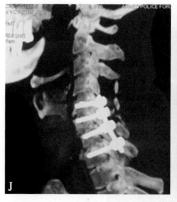
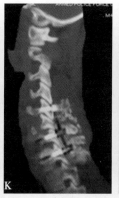
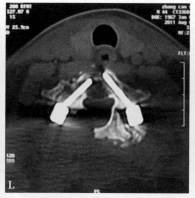
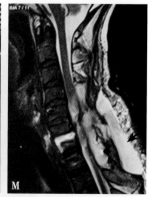

图 42-3-8（续）

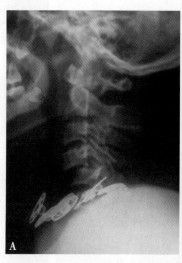
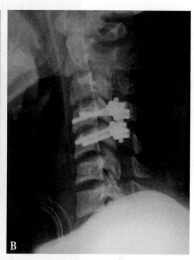

图 42-3-9　男,17 岁,杂技演员。陈旧性 C$_{4\sim5}$ 双侧关节突交锁,C$_4$ 椎体前脱位,四肢全瘫,气管切开,伤后 7 周(A);采用后路 C$_{4\sim5}$ 脱位切开复位,椎弓根钉固定 C$_{3\sim7}$ 单开门椎管扩大成形术。术后片显示 C$_{4\sim5}$ 脱位达到解剖复位,C$_{3\sim7}$ 椎管开大良好(B)。后路一个手术切口达到了广泛的脊髓减压、解剖复位和牢固固定的目的,避免了气管切开对前路手术的不利影响

陈旧性的颈椎关节突交锁或对顶在伤后数月及以上者,脱位的侧块关节的关节囊周围的瘢痕组织硬化,或向前滑脱的椎体及交锁的关节突可能已骨性融合于畸形位,则处理困难。大多数患者应当主要着眼于脊髓神经功能的改善、局部稳定性重建、后凸的大致纠正和顺列的大致恢复,至于椎体滑脱及关节突脱位的复位应当不是主要考虑的问题。这时,可以考虑采用前路椎间隙撑开、钩椎关节松解、椎体次全切除植骨融合固定术(图 42-3-10);如患者全身情况良好,则可以考虑先行前路间盘切除钩椎关节的松解,再后路切除已畸形融合的关节突,结合椎弓根钉复位固定术,依靠椎弓根钉强大的复位固定作用,可以达到比较满意的复位和坚强的固定;同时,后路手术时,可以施行损伤节段上下几个椎板的椎板成形术,以达到广泛的脊髓减压。如考虑后路植骨融合难以获得满意的融合,可以考虑再行前路融合固定术。

一般来说,单纯前路减压融合固定手术与前后联合手术矫形固定减压手术相比,对神经功能改善的作用大致相当,对后凸的矫形和稳定性重建也基本满意,只是脊柱的顺列恢复不如后者,固定的稳定性可能略逊于后者;但前后路联合的 3 次手术,对患者打击较大,手术风险也较大,应当综合考虑患者的全身情况、脊髓神经功能及患者的期望值后再决定是否采用,特别是对于瘫痪较重、脊髓神经功能改善的希望不大、全身一般情况不是很好的患者,应当谨慎采用。

（六）陈旧性颈椎骨折脱位伴椎管狭窄、OPLL 的处理

发育性、退变性或先天性颈椎管狭窄、颈椎 OPLL 者,遭受较轻微的暴力损伤时,易于出现无骨折脱位型颈髓损伤;但如遭受较严重的暴力损伤,也可以出现颈椎的骨折脱位,并出现相应的颈脊髓损伤。

颈椎骨折脱位伴椎管狭窄、OPLL 的处理主要应当着眼于脊髓神经功能的恢复。这类患者在新鲜损

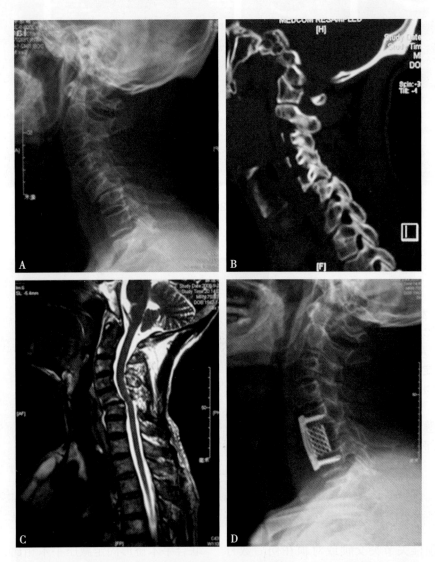

图 42-3-10　男,66 岁,陈旧性颈椎损伤四肢不全瘫 4 个月,X 线片及 CT 显示 C_{5-6} 关节突一侧交锁、一侧前半脱位(A、B),MRI 显示 C 椎体后上缘对颈髓压迫明显(C)。考虑陈旧性的关节突脱位复位困难,遂采用前路 C_6 椎体次全切除,直接切除压迫脊髓的脱位的椎体骨组织,而对于关节突的脱位,则未予处理。手术后,颈椎的局部后凸获矫正,颈椎顺列获改善(D)

伤期,导致其脊髓损伤的原因往往既有局部骨折脱位椎管形态改变所导致的脊髓直接压迫冲击伤,也有本身椎管狭窄、OPLL 等因素所导致的脊髓震荡损伤;在陈旧损伤期还有骨折脱位局部的不稳定所导致的迟发性损害。

　　这种情况,在 MRI 上可以见到脊髓长节段的受压、水肿或缺血的信号改变,表明脊髓受损伤的节段较长,除了在骨折脱位的节段脊髓受损严重外,在其他部位,脊髓也受到广泛的压迫。无论在新鲜还是陈旧损伤的处理上,既要着眼于脊髓的广泛减压,又要着眼于稳定性重建。如果颈椎的顺列良好,未出

现明显的颈椎后凸表现,主要应解决脊髓广泛受压和重建脊柱的稳定性,可以选用后路单开门椎板成形术 + 骨折节段的侧块固定或椎弓根钉固定;在颈椎陈旧损伤期,如果颈椎的顺列不好,出现颈椎后凸,并有相应的颈椎疼痛、僵硬及后伸受限的症状,应当解决脊髓的广泛压迫、局部失稳以及后凸的改善上,比较好的解决方案应当是以后路广泛的单开门椎板成形术 + 后路矫形复位 + 椎弓根钉固定融合术为主,后凸严重者,可以先行颈椎悬吊牵引预矫形处理,而后再用上法手术;或采用前后路联合手术减压、矫形及固定(图 42-3-11)。

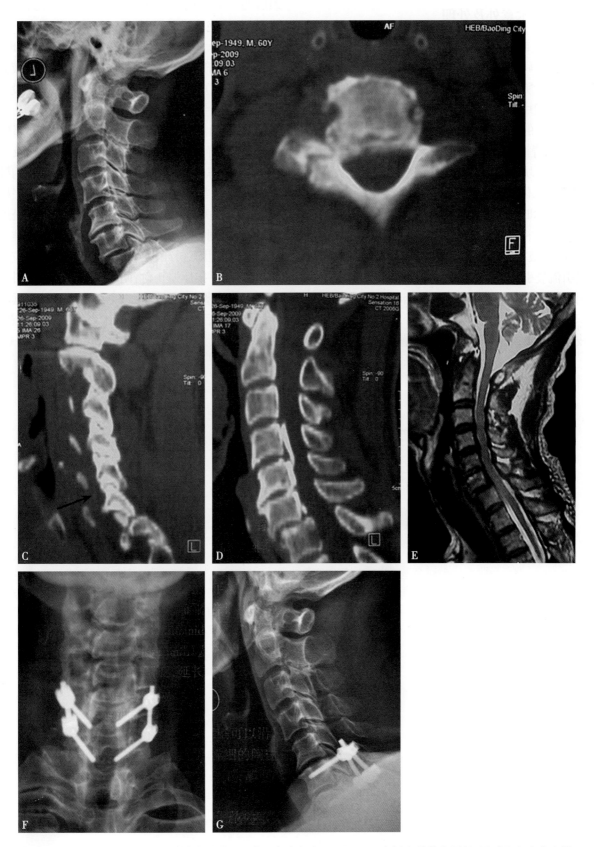

图 42-3-11　男,60 岁。4 个月前颈椎外伤,四肢不全瘫(A),CT 显示 C_7 右侧上关节突骨折,同时患者有发育性颈椎管狭窄、颈椎 OPLL(B、C、D),MRI 显示 $C_{3~7}$ 多节段脊髓受压(E)。手术:$C_{3~7}$ 单开门椎板成形术 +$C_{6~7}$ 短节段椎弓根钉固定原位融合术(F、G)。后路一个手术切口达到了广泛的脊髓减压和牢固固定的目的,避免了前后路联合减压固定对患者过大的创伤和打击

三、手术意外及处理

1. 脊髓或神经根损伤　与新鲜骨折相比,因为粘连、畸形、局部的僵硬,术中损伤颈脊髓、神经根的几率增加。所以,手术中应仔细操作,特别是骨折脱位复位过程中要先进行足够的松解,同时要注意保护显露出来的神经根与脊髓。

2. 脑脊液漏　陈旧性颈椎骨折脱位患者,晚期移位的骨折块或脱位的椎骨组织周围将形成大量瘢痕组织并机化、硬化,可与硬膜及神经根紧密粘连,在减压手术时,分离困难,易于导致硬膜损伤、脑脊液漏或脊髓神经根损伤加重;出现硬膜撕裂可进行修补手术,破损小的可用凝胶或人工硬脑膜覆盖,术后接引流袋引流,取头高脚底位,使脑脊液自引流袋中引出,相当于局部的脑脊液外引流,待皮肤及皮下组织在干燥的环境下充分愈合后,可拔除引流管。依皮肤愈合的时间,颈前路可放置引流管6~8天,颈后路可放置引流管10~12天,拔除引流管后,深缝引流口,绝大多数可治愈。由于皮肤及皮下组织已完全愈合,术后动态复查B超及MRI可发现,手术后由于脑脊液漏而形成的伤口内假性脑脊液囊肿(图42-3-8,L),可逐渐变小直至消失,以后一般不残留症状。

3. 椎动脉损伤　颈椎陈旧损伤时,局部的瘢痕、增生等导致解剖不清,或者椎动脉走行及位置变化,在松解时易于导致椎动脉损伤。前路钩椎关节松解时应当注意外部边界,勿一味追求彻底松解而损伤钩椎关节外侧的椎动脉;后路关节突松解时勿过深,否则也可能导致椎动脉损伤。术中椎动脉损伤后,处理困难,死亡率高,一旦出现损伤,应勿惊慌,立即用手指压迫止血,同时联系血管介入科行椎动脉造影栓塞,可有效止血;也可于近心端及远心端寻找椎动脉后结扎之,但要求术者解剖及操作熟练。

(刘忠军　张 立　田 耘　刘晓光)

第四十三章

胸腰段脊柱骨折

胸腰段（T_{11}~L_2）脊柱骨折脱位是最常见的脊柱损伤。约有 50% 的椎体骨折和 40% 的脊髓损伤发生于 T_{11}~L_2 节段。大多数胸腰部创伤是由交通事故引起的高能量损伤。与大部分脊柱创伤一样，大多数胸腰椎骨折发生在青壮年男性患者中，高能损伤是其主要致伤因素，占 65% 以上。随着工业技术的发展，特别是汽车工业的迅速发展，交通事故中高能量损伤所致的胸腰椎骨折脱位的发生率呈直线上升趋势。近年的文献报道指出汽车交通事故所造成的脊柱骨折要比其他交通工具以及其他原因所造成的脊柱骨折更严重，老年患者的致伤因素主要为低能量损伤，约 60% 为跌倒造成。15%~20% 胸腰段骨折脱位患者合并神经功能损伤。

胸腰椎骨折的治疗已有上百年历史，近 50 年来，尽管麻醉方法和内固定技术不断取得进步，但关于胸腰椎骨折最佳治疗的争论一直没有停止过。治疗上的争论主要是以下几个方面：①手术还是非手术治疗；②手术治疗的时机；③前路、后路还是前后联合入路；④后路手术是否都需要减压和植骨；⑤后路内固定长节段还是短节段。

第一节　胸腰椎的解剖与生理

胸腰段是脊柱活动度的转换区域，由相对固定的胸椎到活动度较大的腰椎过渡。胸椎、胸腰段、腰椎三者的运动特点是由它们的关节突结构所决定的。在额状位平面上胸椎关节突大约有一个向前 20° 的角度，且在矢状位上轻度外旋。腰椎关节突在额状面上基本是垂直的，而在矢状位上大约外旋 45°。而且，胸腰椎节段的关节突结构介于胸椎、腰椎之间。在一个三维研究里，比较 $T_{11/12}$ 以及 T_{12}/L_1 两个节段的运动方式，发现两者之间的运动方式有很大的不同。这个研究同时也强调了胸腰段的过渡特性。

胸腰段关节突方向的变化也改变了作用于脊柱的应力分布，这种改变了的应力导致了胸腰段不同的骨折类型。胸腰段的转换特点使得其比胸椎或腰椎更容易发生骨折。轴向加压的生物力学试验表明胸椎比腰椎更僵硬。在延展、轴向扭转、侧方弯曲方面，胸腰段与腰椎没有明显的区别。因为 T_{11}、T_{12} 肋是浮肋，没有和胸骨之间形成固定。

胸腰段相比脊柱其他节段更容易受到损伤，约有 50% 的椎体骨折和 40% 的脊髓损伤发生于 T_{11}~L_2 节段。此节段易受伤害的原因可能是肋骨限制的减少、屈曲和旋转活动的改变、间盘体积和形态的改变，这些改变在胸腰段非常明显。

圆锥通常起于 T_{11} 水平，在大多数男性，止于 L_1~L_2 间盘水平。女性的圆锥止点略高一些。有时圆锥位置很低，达到腰椎，常伴有增大的终端。在 L_1~L_2 间盘水平以下的神经结构通常是神经根。此节段神经根与马尾的侧支循环血供很丰富，因而比较能够耐受缺血，也易于在受损后恢复。胸脊髓同颈椎、胸椎相比，血供较差且侧支循环少。

正常胸椎及胸腰段的屈曲轴位于椎体的中部及后 1/3 的结合部，这个轴线的位置使得椎体前缘压缩承重区的瞬时力臂是后部张力承受区的 1/4。Brown 及同事的研究认为在 400lb 的张力下后部结构将会损伤。这样的作用力在椎体前部将会产生 1200~1600lb 的压力。

维持脊柱稳定的一个重要结构是连接骨结构的软组织。这些复杂的结构包括韧带、间盘及肌肉组织，控制脊柱的运动及参与维护脊柱的稳定性。椎间盘结构包括纤维环和髓核组织。髓核组织镶嵌于纤维环内，作为脊柱轴向运动负荷的吸收结构。

间盘组织是缺血结构,其营养主要来源于终板及纤维环邻近组织。在胸腰椎外伤中,当纤维环破裂后,其愈合能力较差。

第二节　脊柱损伤机制

脊柱受到外力时,可能有多种外力共同作用,但多数情况下,只是其中一种或两种外力产生脊柱损害。作用于胸腰椎的外力包括压缩、屈曲、侧方压缩、屈曲-旋转、剪切、屈曲-分离、伸展。

1. 轴向压缩　在胸椎,因为生理后凸的存在,轴向压缩应力主要在椎体产生前侧屈曲负荷。在胸腰段主要产生相对垂直的压缩负荷。这将导致终板的破坏,进而导致椎体压缩。在作用力足够大的情况下,将会产生椎体暴散骨折。这样的力量将会导致椎体之的后侧皮质的中间部分骨折,这种中心脱位的应力将会导致椎弓根椎体结合部位的骨折,从而导致椎弓根间距增宽。如果有屈曲力量的存在时,将会导致椎板骨折。如果作用力很大时,将会导致后侧结构的破坏。Heggeness 和 Doherty 研究胸腰椎椎体的骨小梁结构,证实其骨小梁结构起于椎弓根的基底,向椎体内辐射行走,在靠近椎弓根区域皮质较薄。这就能够解释为什么在轴向负荷产生的椎体骨折常见到矩形骨折块椎体后缘突入椎管。

2. 屈曲　屈曲暴力将会导致椎体、间盘前缘压缩,同时椎体后缘产生张应力。后侧韧带可能没有撕裂,但是可能会产生撕脱骨折。在椎体前侧,随着椎体骨折及成角的增加,作用力在逐渐吸收。中柱结构通常保持完整。但是,当后侧韧带和关节囊破坏后,将会产生局部不稳定。如果椎体前柱压缩超过 40%~50%,将可能会导致后侧韧带、关节囊的损坏,后期将会出现不稳定及进行性后凸畸形。屈曲压缩损伤伴有中柱结构的破坏将会导致脊柱的机械不稳定、进行加重的畸形以及神经损害。

3. 侧方压缩　侧方压缩的作用机制类似于椎体前侧的压缩损伤,只不过作用于椎体的侧方。

4. 屈曲-旋转　屈曲-旋转损伤机制包括屈曲和旋转两种作用力。如前面所述单纯屈曲外力的作用,主要损伤可能是前侧骨结构破裂。随着旋转暴力的增加,韧带和关节囊结构将会受到破坏,这将会导致前柱和后柱结构的损坏。伴随着后侧关节囊结构和前柱间盘、椎体的破坏,高度不稳定的损伤类型将会产生。在胸椎或腰椎,单纯脱位是很少见的,这决定于关节突的结构。当关节突受到屈曲-旋转暴力作用的时候,关节突发生骨折,继而才可能出现脊柱的脱位。

5. 屈曲-分离　屈曲分离损伤最早由 Chance 在 1948 年报道,但是其作用机制在以后才逐渐明晰。在这种损伤里,屈曲轴向前移位(通常靠近前腹壁),脊柱受到较大的张力。椎体、间盘、韧带将会被撕裂或损坏,这可能会导致单纯骨损害。骨与韧带结构同时受损,或者单纯软组织损伤。Chance 最先描述了骨损伤类型,骨折从棘突,向前通过椎板、横突、椎弓根,到达椎体。这种单纯的骨损伤通常发生于 L_1~L_3 椎体,虽然在早期是急性损伤造成的不稳定,但是其后期的骨愈合能力强,稳定重建好。骨韧带损伤或单纯的软组织损伤通常发生于 T_{12}~L_2 水平,这种损伤应被认为是不稳定的,自行愈合机会很少。

屈曲分离损伤在胸椎和胸腰段可以产生双侧关节突脱位,韧带、关节囊、间盘被撕裂,但前纵韧带通常保留完整;如果轴向屈曲外力足够大,前纵韧带将会被撕裂,从而导致严重的不稳定。

6. 剪切　Roaf 最先报道了单纯剪切外力的作用机制,其作用机制类似于屈曲-旋转作用。这可以产生脊柱的前、侧、后滑椎畸形。创伤性前滑椎是最常见的损伤类型,常伴有严重的脊髓损伤。

7. 过伸损伤　过伸损伤产生于躯体上部向后过伸外力作用。其受伤机制与屈曲损伤正好相反。外力作用于前纵韧带和纤维环的前部,同时后部结构受到压缩应力,这将会导致关节突、椎板和脊突的骨折。椎体的前下部将会发生撕脱骨折,多数情况下,这种损伤是稳定的,除非上位椎体相对于下位椎体发生后滑移。

第三节　胸腰椎骨折的分类

一个很好的分类系统不仅要考虑损伤的自然机制,还要考虑对预后的指导意义。其应该可以清楚地描述损伤,还能对治疗决定作出指导。分类系统应当易于记忆,而且对于以后研究能够提供交流的平台。分类亦应能够告知损伤的严重程度并能够告知预后。有很多分类方法用以描述胸椎、胸腰段、腰椎骨折。它们多基于损伤机制、影像学特点及稳定性。虽然人类对胸腰椎骨折的分类有了七、八十年的历史,但直到 1949 年,才由 Nicoll 提出了两种基本的损伤类型:稳定型和不稳定型骨折。Holdsworth 认识到损伤机制的重要性,并由此将各种形式的损伤归纳为 5 类。他同时指出了后方韧带复合体在脊柱稳定性方面的重要作用。Whitesides通过将脊柱比作一个起重机,建立起了双柱理论,并最终形成了损伤机制的分型:抵抗压力的椎体和椎间盘(前柱)就像起重机的机械臂,后方拥有张力的骨性和韧带结构(后柱)则类似于吊索。在脊柱损伤分类研究中,Lob 基于尸体脊柱解剖的研究,考虑到伤后的畸形和不愈合,从预后方面进行了脊柱创伤分类的探索。19 世纪 60 年代,汽车安全带的出现引起了对另外一类损伤——屈曲分离型损伤的关注。其中一些损伤甚至在更早就被 Bohler 所描述过。

Louis 建立了形态学分类系统,即椎体和两侧关节突的三柱概念。此外,他还区分了暂时的骨性不稳定和间盘韧带性损伤后的长期慢性不稳定。

Roy-Camille 提出了椎体损伤与椎管内容物的关系,他描述了神经环的结构。他认为神经环结构的损伤与不稳定有关。Roy-Camille 提出的神经环在后来 Denis 的分类中有了另一个名称,在这分类中,“中柱”成为了一个重要的概念。

Denis 认为前柱的后部至少在屈曲不稳方面是与不稳定有关的重要结构。因此,他将原来的前柱再分为两柱,即前柱和中柱,称“中柱是除后方韧带结构以外的结构,它的损伤能导致急性不稳定”。Denis的三柱理论在区分脊柱稳定方面取得了明显的进步。Denis 的三柱分类系统包括:①前柱:前纵韧带和椎体、纤维环的前 1/2;②中柱:椎体、纤维环的后 1/2 和后纵韧带;③后柱:包括骨性结构(棘突、椎板、关节突和椎弓根)以及连接的韧带结构(棘上韧带、棘间韧带、黄韧带和关节囊)。Denis 提议当两柱或以上的结构损伤时应当考虑脊柱不稳定的存在。

Denis 基于三柱理论,将不稳定分为四类范畴,这包括稳定损伤、机械性不稳定、神经性不稳定、机械和神经不稳定。Denis 通过对 412 例胸椎和腰椎骨折的病例进行分析,他将这些骨折分为小骨折和大骨折。小骨折包括单独的关节突骨折、横突骨折、棘突骨折和关节突间骨折。四类大骨折包括压缩骨折、暴散骨折、屈曲分离骨折和骨折脱位。

1. 压缩骨折　由定义可知,压缩骨折发生于椎体的前部骨折,中柱结构保持完整。在一些病例,后柱可能受到张力产生破坏,这是由于以中柱为轴的张力作用引起。椎体压缩可发生于前柱或椎体侧方。椎体的压缩可发生于上终板,也可以发生于下终板,或双侧终板受累,或者终板保持完整,而椎体皮质发生骨折。Denis 报道的 197 例压缩骨折中没有一例发生神经损害,椎体压缩少于 40%~50% 的、没有后侧韧带损伤的骨折是稳定的低能量损伤。但是,如果年轻人椎体前缘 40%~50% 的压缩而后侧结构完整的损伤应当考虑后侧韧带结构损伤的可能性。

2. 暴散骨折　暴散骨折是指椎体周壁骨折,特点是椎体后侧壁的骨折(中柱损伤),这是与压缩骨折的区别。暴散骨折的损伤机制是由极度的轴向负荷引起,这类骨折占胸腰椎主要骨折的 15%。椎体的暴散骨折程度由外力的作用速度决定。快速的作用力将主要导致椎体暴散骨折。研究证实,同样的能量作用下,快速的作用力将会导致较大的骨折块突入椎管,相反则突入椎管的骨折块较小。后侧结构可能会波及,在正位平片上可以看到椎弓根间隙的增宽。椎板骨折可能会出现。在伴有屈曲暴力的暴散骨折中,常见椎管后壁骨折块向椎管内突入。Cammisa 发现 CT 扫描可以看到 50% 的椎体暴散骨折患者存在椎板骨折。在其 30 例椎体暴散骨折患者中,70% 的骨折存在骨折块向椎管内突入。所以,在椎管减压重建的过程中要考虑椎管侵占的情况。一些暴散骨折伴随有后柱的水平骨折线。Abe 在其研究中发现 9 例胸腰椎暴散骨折患者伴有后柱的水平骨折。他发现这种类型的骨折并不少见。这种类型骨折占其 8 年治疗患者中的 21%。这种类型骨折与屈曲分离骨折不同,后者通常还伴有中柱的损伤。这种类型的骨折与没有后柱劈裂骨折的类型相比,前者更需要外科手术稳定,以防止后凸畸形的出现。

暴散骨折患者中大约 50% 的人会出现神经损害症状。在暴散骨折的患者中,神经损害和椎管侵占率之间没有明确的关系。为了研究椎管侵占率与神经损害之间的不一致关系,Panjabi 等使用动态损伤模型,发现在动态情况下测量椎管侵占与伤后静态椎管侵占的程度不一样。他们的模型显示动态下椎管侵占为 33%,而伤后静态下椎管侵占仅为 18%。这个明显的区别可以解释伤后静态椎管测量与神经损害之间的不协调性。

3. 屈曲分离损伤　屈曲和分离的损伤机制,多发生于交通事故中乘客使用安全带肩部没有束缚,导致后柱和中柱承受张力损伤,前柱作用相当于支点。Denis 将这种损伤分为两类:①在一个水平通过骨结构,类似于 chance 骨折,或者主要通过韧带损伤;②在两个水平通过中柱骨结构或韧带、间盘结构。这个分类的缺点是没有包括后柱分类损伤而前柱、中柱承受轴向负荷导致椎体压缩和暴散骨折的病例。Denis 的病例中因屈曲分离导致的神经损害较少。这种损伤应被认为是不稳定的损伤。

4. 骨折脱位　骨折脱位是由于压缩、张力、旋转或剪切应力导致脊柱三柱的损伤。骨折脱位损伤可分为三类：①A型损伤为屈曲旋转损伤，可发生于患者在交通事故中从车辆内弹出或者高处坠地伤引起；②B型损伤发生于脊柱长轴受到垂直暴力打击所致；③C型损伤指由屈曲分离外力所致双侧关节突脱位。这种损伤发生于前侧间盘或椎体损坏。前纵韧带从伤椎的前下缘撕裂，导致脱位更加明显。这类损伤的特点是脊柱的三柱结构均受到损害，且伴有较高的神经损害几率。

Denis 三柱理论是目前较为广泛使用且可能是评估脊柱稳定程度较好的工具。这个分类主要对形态学和损伤机制进行描述，对稳定分级和选择治疗帮助并不是很多。虽然 Denis 的分类系统近年被研究者及医生广为接受，其基础前提条件并没有得到广泛的临床支持，很多文献报道椎体暴散骨折可以通过保守治疗获得良好的疗效。Denis 的方法主要用以评估急性损伤，对于慢性损伤病例，脊柱骨折在一定程度上已经愈合，脊柱的稳定程度非三柱理论所能概括的。这些患者的治疗更多考虑疼痛、畸形和神经损害。

另外，虽然这种基于脊柱解剖的三柱理论对判断脊柱的稳定性有所帮助，但是此分类方法中没有考虑脊髓及神经根的存在。虽然脊髓和神经根不能提供给脊柱稳定支持，但是在考虑脊柱损伤时也不应该忽视。

McAfee 及其同事将 Denis 与 White 及 Panjabi 的分类结合起来，根据中柱损伤类型，用 CT 影像学分析后，建立了一个简化的分类。通过对 100 例胸腰椎骨折的患者平片、CT 的观察，提出中柱的损伤原因有轴向压缩、轴向分离、横向平移，这些损伤可能影响脊柱稳定性。McAfee 将损伤分为六类：楔形压缩骨折、稳定的暴散骨折、不稳定暴散骨折、chance 骨折、屈曲分离骨折和平移损伤。这套系统是在椎弓根系统出现之前，钩棒在广泛应用的时代。McAfee 提出椎体损伤应该通过牵引分离或加压实现脊柱的稳定——在那个年代这是一个重要的观点。

目前较为全面的分类系统是 AO 的分类系统，这是多中心统计分析 1400 例患者的平片和 CT 总结出来的。该分类主要基于脊柱损伤的病理形态学特点及损伤的外力，损伤的类别取决于损伤的病理形态是否一致。损伤类型主要由几个易于认识的影像学特征来判定。因为这种损伤模式能够明确反映损伤的外力及外力的效应，作为常见的损伤类型（用英文字母表示），三种简单的机制可被分为：①压缩外力：它引起压缩性和暴散性损伤（A 型损伤，图 43-3-1）；②牵张外力：它引起的损伤伴有横向结构的损伤（B 型损伤，图 43-3-2）；③轴向扭转外力：它引起旋转性损伤（C 型损伤，图 43-3-3）。形态学的依

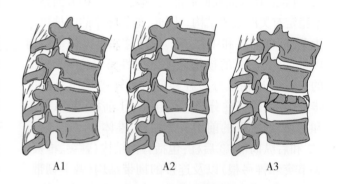

图 43-3-1　AO A 型损伤

由压缩和屈曲应力造成，椎体受累，后方结构完整。A1. 嵌压；A2. 劈裂；A3. 暴散

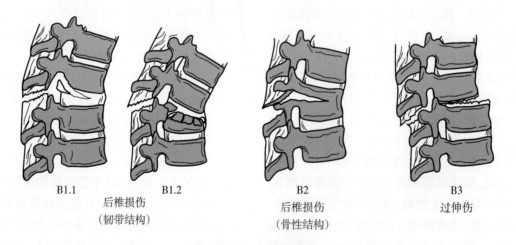

B1.1	B1.2	B2	B3
后椎损伤		后椎损伤	过伸伤
（韧带结构）		（骨性结构）	

图 43-3-2　AO B 型损伤

单一或两个柱的分离性损伤

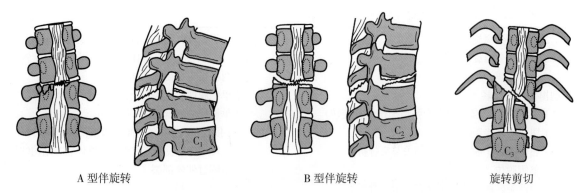

A 型伴旋转　　　　　　　B 型伴旋转　　　　　　旋转剪切

图 43-3-3　AO C 型损伤

据用来将每一主要类型进一步分为不同的亚型(用数字表示),利用更详细的形态学所见可再分为次亚型,甚至可以更进一步的划分,以达到对几乎所有创伤的精准描述。在此分类中,损伤的等级是根据损伤的严重程度从上往下排列的(表 43-3-1),即损伤的严重程度从 A 到 C 逐渐加重,同样在各型、亚型及次

亚型中也是如此。进一步的亚型主要用以区分骨折的位置、形态以及区分骨、韧带损伤和移位的方向。损伤的等级主要是根据不稳的程度来决定的。预后也与损伤的等级尽量相关。该分类可以用来判断骨折的严重程度及预后,并可以指导治疗方式的选择(表 43-3-2)。

表 43-3-1　AO 胸腰椎损伤分型

A 型:椎体压缩	1 屈曲半脱位
A1 嵌压骨折	2 前方脱位
A1.1 终板嵌压	3 屈曲半脱位或前方脱位伴关节突骨折
A1.2 楔型嵌压	B1.2 伴有 A 型椎体骨折
1 上缘楔型嵌压骨折	1 屈曲半脱位 +A 型椎体骨折
2 侧方楔型嵌压骨折	2 前方脱位 +A 型椎体骨折
3 下缘楔型嵌压骨折	3 屈曲半脱位或前方脱位伴关节突骨折 +A 型椎
A1.3 椎体塌陷	体骨折
A2 分离型骨折	B2 后方骨性结构损伤(屈曲牵张型损伤)
A2.1 矢状面分离骨折	B2.1 两柱横贯性骨折
A2.2 冠状面分离骨折	B2.2 伴有间盘损伤
A2.3 钳夹样(pincer)骨折	1 损伤通过间盘及椎弓根
A3 暴散型骨折	2 损伤通过间盘及峡部(屈曲 - 峡部裂)
A3.1 不完全暴散骨折	B2.3 伴有 A 型椎体骨折
1 上缘不完全暴散骨折	1 损伤通过间盘及椎弓根 +A 型椎体骨折
2 侧方不完全暴散骨折	2 损伤通过间盘及峡部(屈曲性峡部裂)+A 型椎
3 下缘不完全暴散骨折	体骨折
A3.2 暴散分离骨折	B3 经间盘前方损伤(过伸剪切损伤)
1 上缘暴散分离骨折	B3.1 过伸半脱位
2 侧方暴散分离骨折	1 不伴有后柱损伤
3 下缘暴散分离骨折	2 伴有后柱损伤
A3.3 完全分离骨折	B3.2 过伸—峡部裂
1 钳夹分离骨折	B3.3 后方脱位
2 完全屈曲暴散骨折	C 型:前方及后方结构旋转性损伤
3 完全纵轴向暴散骨折	C1 A 型损伤伴有旋转(压缩损伤伴有旋转)
B 型:前方及后方结构牵张(撑开)损伤	C1.1 楔形旋转骨折
B1 后方韧带结构损伤(屈曲牵张型损伤)	C1.2 分离旋转骨折
B1.1 伴有间盘的横贯损伤	1 矢状面分离旋转骨折

续表

2 冠状面分离旋转骨折	7 向前旋转脱位伴或不伴有关节突骨折 +A 型骨折
3 钳夹样分离旋转骨折	C2.2 B2 损伤伴有旋转(屈曲牵张型损伤伴有旋转)
4 椎体分离	1 两柱横贯性旋转骨折
C2 B 型损伤伴有旋转	2 单侧屈曲峡部裂伴有间盘损伤
C2.1 B1 损伤伴有旋转(屈曲牵张型损伤伴有旋转)	3 单侧屈曲峡部裂 +A 型骨折
1 屈曲旋转半脱位	C2.3 B2 损伤伴有旋转(过伸剪切损伤伴有旋转)
2 屈曲旋转半脱位伴有单侧关节突骨折	1 旋转过伸半脱位伴或不伴有椎体后方结构的骨折
3 单侧脱位	2 单侧过伸峡部裂
4 向前旋转脱位伴或不伴有关节突骨折	3 向后旋转脱位
5 屈曲旋转半脱位伴或不伴有单侧关节突骨折 +A 型骨折	C3 剪切旋转样骨折
6 单侧脱位 +A 型骨折	C3.1 切片样骨折
	C3.2 斜骨折

表 43-3-2　严重程度进展

严重程度	→→→→→→→→→		
A	A1	A2	A3
B	B1	B2	B3
C	C1	C2	C3

各种类型骨折的特征：

A 型损伤的特点是椎体骨折,后柱基本没有损伤。这类损伤由轴向压缩力引起,伴有或不伴有屈曲外力,仅累及椎体,椎体高度丢失,但后方韧带结构完整,不出现矢状面损伤。

B 型损伤主要特点是单一或两个柱的横贯伤。屈曲牵张外力导致后方的结构损伤及延伸(B1 及B2 型),过伸伴或不伴有前后的剪切力导致前方结构的破坏及延伸(B3 型)。

在 B1 及 B2 型损伤,前方的损害可能是经椎间盘或 A 型椎体骨折。因此,A 型骨折存在于这两个亚型的骨折中。为了准确定义不同类型的损伤,必须对这些骨折的描述有所区别。更严重的 B1 及 B2型损伤可以累及骶棘肌或者肌肉及其筋膜,因此,后方的损伤可以扩大到软组织。

矢状面方向的横向脱位也可能发生,即使在影像学上没有被发现,也应警惕横向脱位的潜在可能性。不稳定的程度可以从不完全到完全,神经损伤的发生率明显高于 A 型损伤。

C 型损伤的特点:在多种损伤形式以外,有 3 种具有相同损伤形式的骨折:①A 型骨折伴有旋转;②B 型骨折伴有旋转;③旋转剪切伤。除少许病例外,旋转损伤表示有严重的胸椎和腰椎损伤,并且神经损伤的发生率最高。神经损伤是由突入椎管的骨块或椎体间脱位造成。

常见的特点包括双柱的损伤、旋转移位、在水平位上各方向移位的可能、所有纵向走行的韧带及间盘的损伤、通常为单侧的关节突骨折、横突骨折、肋骨脱位或近脊柱端的骨折、终板的外侧撕脱骨折、椎弓骨折和不对称的椎体骨折。这些都是典型的轴向扭力所造成的损伤,同时还有 A 型和 B 型损伤。由于在前面已经详细讨论了 A 型和 B 型损伤,对于C 型损伤的描述仅限于其常见表现及一些损伤的特有表现。

由于目前多数关于脊柱脊髓损伤的分类都没有将脊柱和脊髓损伤结合起来进行综合评定,Vaccaro 等通过多中心大宗病例观察建立了 TLICS评分(thoracolumbar injury classification and severity score,TLICS, 表 43-3-3)。TLICS 系统是目前指导临床用于判断手术与否的唯一的分类评估系统,其将神经损伤和后纵韧带复合的状态融入到评估体系,试图用具体分值来回答"保守还是手术"的问题。按创伤形态、神经功能、后韧带复合体(posterior ligamentous complex,PLC)完整性三部分进行评估。建议≥5 分采用手术治疗,再根据有无神经损伤、后韧带复合体损伤等情况选择前路、后路、前后路联合手术。由于每个患者的实际情况不同,TLICS 可以指导治疗的选择,但无法完全替代临床的判断。

三项评分只计算最大的分数,然后求和,TLICS分数≤3 分:非手术;4 分:手术或非手术;≥5 分:手术。有后部韧带复合体损伤时建议后路手术,有不全脊髓损伤时建议前路手术,不全脊髓损伤或马尾综合征同时有后部韧带复合体断裂时建议前后联合手术。

随着人们对脊柱后侧张力带对脊柱稳定性影响的认识,TLICS 建议 PLC(指棘上韧带、棘突间韧

表 43-3-3　TLICS 评分标准

项目	评分	项目	评分	项目	评分
形态学		神经功能		后部韧带复合体	
压缩骨折	1	完整	0	完整	0
暴裂骨折	2	神经根损伤	2	不确定损伤	2
平移、旋转损伤	3	脊髓、圆锥不全损伤	3	损伤	3
牵张性损伤	4	脊髓、圆锥完全损伤	2		
		马尾综合征	3		

带、黄韧带、关节突、关节囊等)损伤行后路手术,重建脊柱张力带的稳定性,但未具体描述 PLC 损伤到何种程度需要手术。虽然 MRI 对软组织敏感度较高,但单纯通过 MRI 来判定 PLC 损伤有时并不十分确切,一定程度上影响临床医生对手术方式的正确选择。PLC 损伤常见于屈曲牵张样损伤,即 AO 分型 B1 或 B2 型多见。TLICS 考虑到了神经功能的重要性,不全脊髓损伤或马尾神经损伤建议前路手术减压,重建前中柱的稳定。但 TLICS 对椎体的碎裂程度和椎管骨块占位评分缺少细化且所占分值权重较轻,椎体压缩骨折为 1 分,椎体暴裂骨折为 2 分。临床上常见一些暴裂骨折椎体碎裂严重,椎管占位大,同时因伴有椎板骨折却没有神经症状患者,此时按 TLICS 评分结果建议后路手术,很明显这类损伤前路手术减压及重建对远期效果更具优势。

我们常用的是 AO 分型,因为该分型是以受伤外力和骨折形态结合的分类法,其分类的级别与神经损伤程度有较大相关性,可以用来判断预后,也可以根据骨折的类型决定手术与保守治疗的选择及手术入路的选择,同时因为它是字母和数字的编码分类,也便于资料收集。

第四节　骨折与神经损伤的关系

胸腰椎骨折是最常导致脊髓损伤的原因之一。突入椎管的骨折块通常位于椎体的上半部。典型的椎体暴散骨折从 CT 轴位上可见椎体骨折块突入椎管,对椎管内容物产生机械压迫。关于椎管侵占和神经损害的关系目前还没有达成共识。最常见测量椎管的方法是通过数字计算,通过测量伤椎椎管中矢径与邻近正常椎体中矢径的比值来客观地评价椎管狭窄的程度。Mumford 在 1993 年提出在椎弓根水平测量伤椎椎管中矢径比较能客观地反映椎管狭窄程度。

一些学者认为,受伤时,椎体骨折块向椎管内突入暴力造成的脊髓伤害,其强度是静态的 CT 平扫所不能反映的。Fontijne 对 139 例胸腰椎暴散骨折的患者进行研究认为 CT 平扫所见椎管的狭窄与神经损害之间存在正相关的联系。他们报道椎管狭窄在 25%、50%、75%,神经损害的几率在胸腰段是 29%、51% 和 71%,在腰椎是 14%、28% 和 48%。但是,研究中不能确定椎管狭窄的程度与神经损害的程度之间建立明确的关系。

神经损伤从单一神经根的损伤到完全瘫痪均有发生,在 AO 的一组 1212 例骨折的病例中,总的发生率是 22%。随着骨折分类的进展,神经损伤的发生率明显地随之增高。神经损伤在 AO A1 及 A2 型骨折中很少出现,A1 骨折中的神经损伤可能由于胸椎多节段楔形骨折所引起的后突畸形造成。然而,也有可能是有些楔形骨折中隐含着 B1.2 型骨折,这种骨折的后方损伤在普通的 X 线片上并不显示。A2 及 A3 型骨折的神经损伤率的显著差别可能是由于 A3 型骨折中严重的暴散性骨折较多,因此,A3 型骨折的神经损伤的发生率类似于 B1 及 B2 型骨折,这种类似性出现的原因可能是因为伴有神经损伤危险较高的前脱位很少发生在胸腰段脊柱。从 C2 到 C3 型骨折神经损伤发生率降低,其原因是在 C3 型骨折中神经损伤可能性最大的切片样骨折占的比例较小。脊髓损伤(SCI)程度的评估是脊柱损伤研究的核心课题之一。脊髓损伤后,及时、准确地进行检查,全面了解和评价脊髓损伤程度,对拟定治疗方案、提高和观察治疗效果以及正确评估预后都具有重要的指导意义。近年来,随着脊柱外科迅速发展,脊髓损伤引发了一系列相关学科的兴趣和广泛研究,显得异常活跃,取得了多方面的进展。但目前,脊髓损伤严重程度的研究角度、表达方式繁多,评价方法不一,标准不一。因此,一方面,大量新的专业信息使临床科研工作者开拓了视野,拓宽了联想;另一方面,在各种研究资料的统一化和量化、治疗效果的比较上,也带来了诸多不便。20多年来,人们已普遍感到制定一个分析和评价脊髓损伤程度的神经学上的统一标准,对临床科研工作者之间进行正确的交流十分重要。然而,要从众多评价脊髓损伤的标准中选择一个较准确、可靠的标准也有一定难度。

一、Frankel 脊髓损伤程度分类法

1969年,由 Frankel 提出,其将脊髓损伤平面以下感觉和运动存留的多少分为5个级别(表43-4-1)。

表43-4-1　Frankel 脊髓损伤分级法

等级	感觉、运动功能情况
A	损伤平面以下深浅感觉完全消失,肌肉功能完全消失
B	损伤平面以下运动功能完全消失,仅存某些(包括骶区)感觉
C	损伤平面以下仅有某些肌肉运动功能,无有用功能存在
D	损伤平面以下肌肉功能不全,可扶拐行走
E	深浅感觉肌肉运动及大小便功能良好,可有病理反射

Frankel 法对 SCI 的评定有较大的实用价值,但对脊髓圆椎和马尾神经损伤的评价有缺陷,也缺乏反射、括约肌功能的内容,尤其对膀胱、肛门括约肌神经功能表达不全。

二、ASIA 脊髓损伤程度分类法

美国脊髓损伤协会(ASIA)为谋求一个全球统一、更科学、更完善的标准,于1982年推出了一个新的、在传统脊髓损伤神经分类基础上制定的标准,并进行了3次重大修改。1990年,组织成立了包括神经外科、矫形外科、物理医学、康复医学以及流行病学专家在内的多学科专业委员会。吸取了美国国立急性脊髓损伤研究会(NASCIS)、国际截瘫医学学会(IMSOP)等多个专业学会的意见,达成共识。尽可能使这一标准与过去和未来的 SCI 资料可进行对照。更重要的是使这一标准具最高权威性,得到世界 SCI 界的认可和接受。其实,这一标准是参照NASCIS 的标准制定出来的。而 NASCIS 在筛选治疗急性脊髓损伤(ASCI)药物(MP、NX)的最佳方案时,从1978年起先后组织了十几家截瘫中心进行了3次大规模协作研究(即 NASCIS I ~ II),上千例

SCI 患者采用 NASCIS 标准进行治疗前后评价,已使其实用性、先进性、科学性得到了充分体现。

ASIA 提出的新的参照 NASCIS 标准制定出来的脊髓损伤神经分类评价标准,其特点是用积分的方法来表达 SCI 的严重程度,将其各种功能障碍的大小量化了。因此,被认为是迄今最先进的 SCI 评价标准,而于1992年在巴塞罗那被国际截瘫医学会(IMSOP)批准使用,并传播推广。英国 Masry 对56例 SCI 患者的运动缺失百分数(MDP)与运动恢复百分数(MRP),用 ASIA 运动评分、NASCIS 北美脊髓损伤运动评分及传统运动评分(CMS)3者评价结果进行比较,结论为 ASIA 运动评分是可靠的。

ASIA 标准的特点在于,对精心筛选出来的、最具代表性的、最基本的神经系统检查目标,即感觉的28个关键点、运动的10条关键肌,一一进行检查和评分。感觉评分的总和即代表患者的感觉功能状况;运动评分的总和即代表患者的运动功能状况。具体做法:①感觉的检查和评分:在28个关键点上,用针刺测试锐痛觉,用棉絮测试浅触觉。按3个等级评分:缺失为0分、障碍为1分、正常为2分,不能区分锐性和钝性刺激的应评0分。这样,每个关键点的检查有4种情况,即左、右两侧皮区的针刺锐痛觉和棉絮浅触觉。如正常人每个关键点应得8分,全身28个关键点满分总共 $28 \times 8 = 224$ 分。②运动的检查和评分:按自上而下顺序,对规定的10条关键肌(肌节:指每个节段神经根运动轴突所支配的肌、肌群)进行检查,各关键肌肌力仍用原临床5分法评定。0分:受检肌完全瘫痪;1分:可触感肌力收缩;2分:不需克服地心引力能主动活动关节;3分:对抗地心引力进行全关节主动活动;4分:对抗中度阻力进行全关节主动活动;5分:正常肌力。这样,左、右两侧共20条关键肌,正常人所有关键肌均为5分,其运动功能满分 $20 \times 5 = 100$ 分(图43-4-1)。

从总体内容上看或与传统神经功能检查方法相比较,ASIA92法缺少了位置觉和深感觉内容。目前 ASIA 已建议增加检查两侧示指和踇趾的位置觉和深痛觉。同时要作肛门指诊,检查肛门括约肌的自主收缩、深感觉是否存在。借以判断 SCI 是完全性还是不完全性。均以缺失、障碍、正常3个等级表示。

感觉关键点和运动关键肌分别见表43-4-2、表43-4-3。

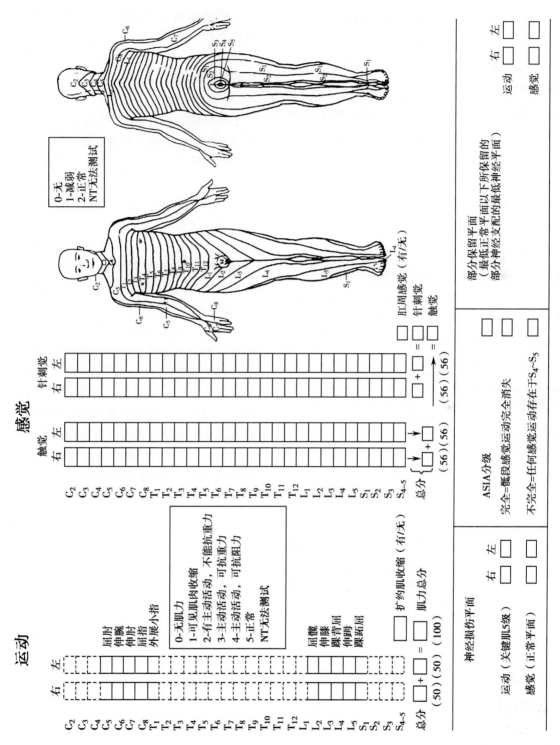

图 43-4-1 ASIA 脊髓损伤程度评分图

表 43-4-2　感觉检查的关键点

神经节段	检查部位	神经节段	检查部位
C_2	枕骨粗隆	T_8	第八肋间
C_3	锁骨上窝	T_9	第九肋间
C_4	肩锁关节的顶部	T_{10}	第十肋间(脐)
C_5	肘前窝的外侧面	T_{11}	第十一肋间
C_6	拇指	T_{12}	腹股沟韧带中部
C_7	中指	L_1	T_{12} 与 L_2 之间上 1/2 处
C_8	小指	L_2	大腿前中部
T_1	肘前窝的内侧面	L_3	股骨内髁
T_2	腋窝	L_4	内髁
T_3	第三肋间	L_5	足背第三跖趾关节
T_4	第四肋间(乳线)	S_1	足跟外侧
T_5	第五肋间	S_2	腘窝中点
T_6	第六肋间(剑突水平)	S_3	坐骨结节
T_7	第七肋间	S_{4-5}	肛门周围(作为一个平面)

注:肋间检查点均位于锁骨中线上

表 43-4-3　运动检查的关键肌

神经节段	受检肌、肌群
C_5	屈肘肌(肱二头肌、肱肌)
C_6	伸腕肌(桡侧腕长、短伸肌)
C_7	伸肘肌(肱三头肌)
C_8	中指屈指肌(固有指屈肌)
T_1	小指外展肌(小指展肌)
L_2	屈髋肌(髂腰肌)
L_3	伸膝肌(股四头肌)
L_4	踝背伸肌(胫前肌)
L_5	长伸趾肌(拇长伸肌)
S_1	踝跖屈肌(腓肠肌、比目鱼肌)

三、ASIA 脊髓损伤分级(图 43-4-1)

A:骶段(S_4、S_5)无任何运动及感觉功能保留。

B:神经损伤平面以下,包括骶段(S_4、S_5)存在感觉功能,但无任何运动功能。

C:神经损伤平面以下有运动功能保留,1/2 以上的关键肌肌力小于 3 级。

D:神经损伤平面以下有运动功能保留,至少 1/2 的关键肌肌力大于或等于 3 级。

E:感觉和运动功能正常。

第五节　影像学检查

影像学检查是脊柱骨折治疗前所必需的评估损伤手段。对于急性多发损伤,如果患者有脊柱损伤的表现,或者患者处于意识丧失状态,但怀疑有脊柱的损伤时,都应该进行全脊柱的彻底检查。

(一)X 线片

怀疑胸腰椎骨折时,常规的正位和侧位平片是最基本的检查方法。如果患者的损伤使得摆放侧位体位很困难的情况下,患者平卧,投照球管应当放于患者侧方。在初始阶段的评估中,胸腰段及腰椎的顺列可以在正侧位平片上很好地观察出来。许多胸腰椎骨折不仅存在椎体的骨折,同时还存在损伤区域的后凸畸形。正位平片可以帮助我们获得很多信息,椎弓根的位置帮助我们了解脊柱的顺列、侧凸的存在与否、棘突的位置。如果同一椎体椎弓根间距离增宽,则提示椎体受到压缩外力,产生椎体压缩或暴散骨折。椎体高度的丢失同样提示椎体压缩骨折存在。如果正位片上出现椎体侧方移位,椎间隙变窄或消失,则提示经过椎间盘的损伤,侧方移位明显提示关节突脱位或骨折存在的可能,预示着损伤节段的不稳定。正位片上椎弓根的形态呈椭圆形,判断其形态的完整与否可以帮助我们在治疗时椎弓根的选用上提供帮助。侧位平片可帮助我们了解椎体的顺列、腰椎生理前凸的存在、椎体高度的丢失与否以及椎体受伤后局部的后凸角度。椎间隙狭窄的情况,观察损伤椎体的后上角可以看到椎管侵占的情况。还可观察到椎体骨折脱位后椎体间脱位对应关系。

(二)CT

CT 可以获得关于损伤椎体的任何平面的信息,三维重建 CT 可以观察脊柱的序列情况,CT 最基本的价值是在轴位平面上,可以清楚地显示椎管及骨折块与椎管的位置关系。扫描速度的增快和扫描层距的增密减少了患者搬动,获得了更多关于脊柱的信息。CT 可以:①确定平片影像不能肯定的图像;②提供详尽的骨结构损伤情况以给外科医生选择治疗提供帮助;③了解平片正常患者存在疼痛的原因;④上胸椎棘下颈椎区域平片信息不清楚的地方;⑤了解椎体骨折块与椎管的关系;⑥评估术后内固定的位置及并发症的情况;⑦评价术后椎体骨折愈合情况。

对一些 X 线平片诊断明确的脊柱损伤来说,CT 检查并不一定要进行。如简单的椎体压缩骨折、棘突骨折、横突骨折等。CT 常提供普通平片难以观察到的损伤。Ballock 和同事们研究认为,在区分胸腰椎椎体压缩骨折与暴散骨折方面,CT 比平片更具有明显的优势。CT 可以显示出椎板骨折、关节突骨折、椎弓根的损伤。这些在普通片上是难以确诊的。

三维重建 CT 可以了解椎体半脱位及脱位情况,螺旋 CT 可以提供给我们清楚的、高质量的影像。

(三) MRI

MRI 是检查中枢神经系统、脊髓的有力工具。其优点包括:①在任何平面上对脊髓成像;②与其他影像系统相比,MRI 对软组织(包括韧带组织)的辨别具有较高的敏感度;③脊髓周围空间成像诊断血肿、骨折块、间盘组织和骨刺,且不需要使用造影剂;④直接显像脊髓诊断挫伤、血肿或裂伤;⑤以 MRI 影像为基础预测患者将来脊髓功能恢复状况;⑥观测脊髓血流状况,评估主要血管的供血情况,而不需要使用造影剂;⑦不需要使用造影剂了解脊髓形态。

MRI 可以清楚地显示脊髓和软组织图像。MRI 检查可以辨别椎间盘损伤、硬膜外血肿、脊髓水肿、软组织损伤情况,这在其他影像学检查是不能替代的。当患者的损伤节段与神经损伤不符,或者有神经损伤但没有证据说明骨结构损伤,MRI 检查将会提供脊髓节段的影像,了解损伤的情况。这些信息对治疗和指导预后将会提供较大的帮助。

韧带损伤在胸腰椎骨折中常常伴有。严重的韧带损伤可以导致脊柱不稳定,特别是过伸过屈损伤没有显现相一致的骨折存在时,应高度怀疑韧带的损伤存在。正常的韧带在 MRI 图像上为低信号区,因为其不含有流动的水分。韧带断裂时可以在 MRI 图像上看到低信号的断裂,韧带变薄或韧带拉长;了解主要韧带的损伤情况、手术的方式选择、内固定的节段即植骨融合的区域。

间盘损伤可能是伴随骨折脱位或者仅为独立的损伤。如果间盘对神经根或脊髓产生压迫,则会产生相应的症状。MRI 能够清楚地显示间盘组织与神经的关系,这对决定外科治疗的方式和时机帮助很大。虽然其他影像也可以显示间盘影像,但是 MRI 可以区分间盘与其他结构,如椎体后缘骨刺,间盘是相对高信号区,而骨赘为低信号区。

第六节　治疗

一、保守治疗

保守治疗是胸腰椎骨折的一种基本治疗方法,主要方法是支具外固定或者卧床休息治疗,包括一段时间的卧床休息,直到全身症状的缓解,接着应用支具固定 10~12 周,并逐步进行功能锻炼。

保守治疗适应证选择得当将会取得良好的治疗效果。Robert W. Bucholz 等认为稳定的没有神经损害的椎体压缩骨折和暴散骨折可以进行保守治疗。包括:①骨折椎体高度丢失少于 10% 的不需要外部支具;②骨折椎体高度丢失在 30%~40%,后凸角度在 20°~25° 可以通过矫形支具固定。

胸腰椎的外固定支具的作用是限制脊柱的运动,减少肌肉组织的活动,增加腹部压力稳定脊柱,减少脊柱的承重负荷。最有效的胸腰支具是 Jewett 设计的三点固定支具,其前侧在胸骨和耻骨联合,后侧在胸腰段。其可将脊柱固定于伸直位。这种支具允许脊柱过伸,但限制屈曲,重量轻,易于调节。Jewett 外固定架适用于 T_6~L_3 节段的损伤。

Jewett 外固定架可以限制胸腰椎的屈伸活动,但不能控制侧屈及旋转活动,只有贴体管型支具可以在各个方面限制活动。全接触的胸腰骶矫形支具(thoracolumbosacral orthosis,TLSO)是目前胸腰椎骨折最稳定的外部支具。全接触的 TLSO 的优点包括:将身体受力分布于广泛的区域,骨盆和胸壁较好的接触,对侧屈和旋转较好的固定,不影响患者的影像学检查。支具应该全天佩戴,无论白天还是晚上。标准的支具在 L_4 以下和 T_8 以上作用将会减低,所以在 L_4 以下应该加长到髋部,T_8 以上应加长到颈部。

我们认为,保守治疗的指征可简单归纳为:

1. 无神经病损者。
2. 脊柱三柱中至少两柱未受损。
3. 后凸角度小于 20°。
4. 椎管侵占小于 30%。
5. 椎体压缩不超过 50%。

二、手术治疗

与支具外固定或者卧床治疗相比,手术治疗有几方面的优点。首先,对于那些不能耐受支具或者卧床的患者可以提供即刻的稳定。在一个多发创伤的患者,长期的卧床将可能会产生严重的危及生命的并发症。及时的外科手术稳定可以允许患者早期坐起和康复治疗;其次,外科手术可以很好地恢复脊柱的序列,纠正畸形;最后,解除对神经系统的压迫。一些文献报道手术减压稳定可以增加神经损害的恢复几率,减少康复所需时间。

外科手术的主要目的是神经减压,以利于神经功能的最大程度的恢复。减压可通过前路、后路、后外侧、经椎弓根入路、非直接方式或以上两种方式的结合。突入椎管的骨块对神经的压迫可以通过间接的方法,即通过后侧器械(哈氏棒、CD棒等椎弓根钉)来实现,这些技术使用器械的牵张力及完整的后纵韧带牵拉将突入椎管的骨折块复位达到减压目的。也可以通过直接的侧前方或前方入路切除骨块来解除压迫。

外科手术的另一个目的是要重建脊柱的稳定性,将脊柱曲线恢复到正常序列,任何脊柱内固定系统要实现这个目标都要能够对抗脊柱的移位和纠正不稳定,现代的内固定设计无论前路还是后路都可以在尽量短的内固定节段上提供脊柱强有力的稳定支持。

手术目的可简单归纳为:
1. 减压,为神经功能恢复创造最佳条件。
2. 恢复和维持脊柱的高度和曲线。
3. 减少脊柱活动度的丢失。
4. 保持脊柱的稳定性。
5. 坚强固定以利早期护理和康复。
6. 防止创伤后后凸畸形及神经病损。

三、手术的时机

对脊髓或马尾损伤的患者进行手术干预(减压和稳定)的时机还不十分明确。尽管人体临床研究没有足够的证据,但是可能存在一个重要的时间窗(可能 <3 小时),在该时间窗内减压可能会促进脊髓神经功能的恢复,改善预后。在犬类动物身上,脊髓的早期减压形成再灌注对神经功能的恢复非常重要,在脊髓损伤的 1~3 小时内进行减压可以恢复神经电生理活动。多数学者同意当存在进行性神经损害加重是急诊手术的适应证。急性外伤导致脊柱畸形、脊髓损伤的患者应当急诊接受手术,以恢复脊柱序列,给脊髓恢复创造最大的可能性。在那些完全脊髓损伤或静止的不完全脊髓损伤,一些学者认为应当延迟几天手术以减轻脊髓的水肿,而另外一些学者支持早期手术稳定。然而,迄今为止唯一的一

个脊髓损伤临床前瞻性随机对照研究发现,在损伤早期(3 天内)或晚期(5 天后)施行手术,神经功能的恢复并没有显著差别。有研究表明,如果胸腰段脊髓受压持续存在,即使是在损伤晚期才进行减压,也有利于改善神经功能。因后路手术是通过韧带整复缓解椎管压迫的一项间接减压方法,故在创伤早期能更顺利地进行。在伴有四肢长骨骨折的脊柱骨折患者早期手术可以避免患者卧床产生的并发症,如肺炎、压疮等。

四、外科手术的适应证

(一)手术指征

多数文献已普遍达成一致的观点,即胸腰椎骨折出现不完全性神经功能障碍且有明显神经受压的影像学表现时应选择手术治疗。Vaccaro 等通过多中心大宗患者观察建立胸腰椎损伤分类与严重度(TLICS)评分,从创伤形态、神经功能、PLC 完整性三个方面进行评估,建议 TLICS 评分≥5 分宜采用手术治疗。

对于胸腰椎骨折,不同类型的骨折应当选择相适应的手术方式。

椎体压缩骨折:根据定义,椎体压缩骨折是指椎体前柱压缩,中柱结构保持完整。这种类型骨折的治疗决定于后侧结构的损伤程度。椎体前柱压缩超过40%,或者后凸角度超过 25°~30°,则考虑后柱的韧带结构受到损害,很难恢复正常的结构功能。MRI 可以清楚地显示后侧韧带复合体的损伤情况。这种骨折被认为是极度不稳定的骨折,应当考虑手术治疗。对于椎体损伤处于临界状态的患者,如果是年轻人,高能量的损伤,首先选择手术治疗。严重的椎体压缩骨折可以选择后路椎弓根固定系统进行固定和融合。对于老年患者,低能量所造成的椎体压缩骨折,特别是伴有骨质疏松的椎体压缩骨折,后路固定的选择应当慎重,因为较差的骨质量会影响固定的强度。可考虑椎体成形术。前路手术对于此类患者一般来说是不需要的,因为中柱结构没有受到破坏。

(二)暴散骨折

根据定义,暴散骨折包括前柱和中柱的破坏,伴有或不伴有后柱结构的损坏。有 3 个因素在选择治疗时应当考虑:椎管受侵占的比例、受伤区成角畸形的角度和神经损害的程度。

对于暴散骨折的最佳治疗手段没有一致的意见。James 和同事对 L_1 椎体暴散骨折的模型研究显示后柱结构的状态对于椎体暴散骨折的急性期稳定

性至关重要。他们随后随访的一组病例证实后柱结构稳定的不同类型椎体暴散骨折的患者骨折愈合良好，没有出现畸形愈合。Willen 和同事的病例随访，患者的椎体高度丢失超过 50% 或者椎管侵占超过 50% 的患者在伤后的观察中出现明显的疼痛。Cantor 和同事强调对于后柱结构有损伤的椎体暴散骨折应该手术治疗。手术应当考虑三方面的因素：神经损伤程度、稳定程度和畸形程度。如果患者具有神经损害，同时伴有不稳定、脊髓压迫、明显的后凸畸形，或者两种上述条件同时存在，这些都是手术治疗的指征。如果椎管侵占超过 50%，或者后凸角度大于 30°，不管是否伴有神经损害都具有手术的适应证。

（三）屈曲分离损伤

屈曲分离损伤可以经过骨或者软组织结构，可累及一个或多个运动节段。韧带损伤愈合能力较差，常会导致局部不稳定和疼痛。累及三柱的屈曲分离损伤是极度不稳定的。脊髓损伤有较高的发生率。这种损伤最好的治疗手段是手术治疗。进行局部节段的固定和后侧融合。

（四）骨折脱位

在骨折脱位，脊柱的三柱结构均遭到损伤。这种类型的损伤常伴有较高的神经病损率，多数患者需要进行手术治疗。如果出现骨折脱位的患者没有神经损害，手术的目的是稳定脊柱，恢复脊柱序列，防止继发神经损害，争取早日下床活动。如果骨折脱位伴有部分神经损害，亦应手术稳定脊柱和对神经进行减压。如果神经损害是完全的，亦应进行脊柱稳定，减少患者住院和卧床时间，给脊髓恢复创造最大的可能性。

我们认为手术指征可简单的归纳为：

1. 有神经损伤。

2. 所有 AO C 型骨折。

3. AO A3 型及 B 型中成角超过 30°、椎体压缩超过 50%、椎管侵占超过 30%。

4. MRI 证实有椎间盘损伤。

第七节　手术入路的选择

一、前路手术

前路手术进行胸腰椎骨折减压稳定，无论单独使用还是与其他手术方式结合使用，在过去几十年来一直受到骨科医生的推崇。前路经胸腔减压和融合适用于胸椎和胸腰段骨折（T_2~L_1）。前路手术的指征是伴有神经损害的椎体暴散骨折，在急性期进行减压和稳定；纠正陈旧创伤所引起的畸形；重建脊柱前柱的支撑结构。随着内固定技术、植骨方式以及手术安全性的提高，前路手术越来越为外科医生所接受。

随着内固定技术的发展和自体骨植骨之外植骨方法的改进，前路手术治疗胸腰椎暴散骨折作为一种独特的技术手段获得了更多的接受。在 20 世纪 80 年代末期，随着前路钢板的日趋成熟，前路减压固定胸椎和胸腰椎骨折的手术治疗质量得到很大提高。现代的内固定技术多采用一个椎体两枚螺钉的固定技术，一枚螺钉靠后，平行于椎管后壁；另一枚螺钉靠前，自前侧向后侧斜行打入，两枚螺钉之间呈三角形，增加了抗拔出力。在邻近的两个椎体之间，可以完成撑开或加压的操作。

Kaneda 等报道应用前路减压植骨、Kaneda 内固定器械治疗胸腰椎暴散骨折患者 150 例，经过平均 8 年的随访之后，影像学显示 93% 的患者获得良好的植骨融合。10 例患者形成假关节，在经过后路固定融合后，问题得到解决。Kaneda 将其手术的成功归结于：在内固定的基础上，脊柱受力通过具有 3 层骨皮质的髂骨植骨块。椎管的狭窄由术前的 47% 到术后的 2%，神经功能改善一级的达 95%，96% 的患者恢复了工作。Gardner 等应用前路钢板治疗胸腰椎骨折获得 100% 的融合率。Okuyama 等报道 45 例胸腰椎不稳定骨折应用前路减压和固定手术治疗，84% 的患者术后没有疼痛，74% 的患者术后恢复工作，后凸角度在骨融合之前丢失很少。

对于脊柱结构的两柱（前柱和中柱）损伤，Denis 分类的椎体暴散骨折，AO 分类的 A 型损伤，单纯前路固定获得了良好的疗效。对于不稳定的三柱损伤，即 Denis 分类的屈曲分离损伤，AO 分型的 B 型或 C 型骨折，单纯前路手术能否解决这种损伤的稳定问题还有争议。Rick C 等研究 203 例胸腰椎骨折，按照 AO 分类标准，40 例不稳定骨折（三柱损伤）实施了单纯前路固定手术治疗。术后没有患者出现神经损害加重的表现，不全损伤患者中 90% 有一级以上的神经功能恢复。术前椎管侵占平均 68.5%，后凸角度平均是 22.7°。术后随访后凸角度平均是 2.1°，37 例患者在随访中显示局部很好的稳定。

二、后侧入路

后路治疗胸腰椎骨折主要应用内固定器械在

损伤节段实施撑开和复位并间接减压。撑开力量被证明在使突入椎管的椎体后壁骨块复位方面有着明确的作用,特别是在伤后几天内更有效。

Harrington 棒是最早的用以治疗胸椎和腰椎骨折后路棒钩系统之一。虽然其能够起到复位和稳定脊柱的作用,但因为其坚强和稳定程度不够,现在已很少使用。

节段间固定系统(segmental instrumentation systems):使用节段间固定系统可以很好地纠正后凸和侧凸畸形。有多个连接的钩与椎弓根钉可以完成撑开和加压的作用,因此可以矫正复杂的畸形和提供脊柱强有力的稳定支持。在应用横向连接后,两侧的钉棒结构变为一个整体,更有效地提供稳定支持。固定节段长短有很多争议,有些学者认为固定臂的长度在伤椎上下应该等长。Shufflebarger 认为,在胸椎骨折上方应固定 3 个椎体,下方应固定 2 个椎体;在胸腰段上方应当固定 2 个椎体,下方固定 1 个椎体。更短的固定节段应慎重使用,除非是前柱损伤较轻或前方进行植骨支撑。如果要使用钩棒固定,每个连接棒上至少要有 3 个钩子,不管在胸椎还是在胸腰段。椎板钩应与椎弓根钩结合使用,在骨折椎体远侧应用椎板钩要至少 2 个椎板,否则单个椎板钩难以对抗张力。

节段间固定系统与单钩棒系统相比明显增加了对椎体的把持力,减少了内固定失败的几率,其另一个好处是可以实施单个节段间的加压和撑开。

在胸腰段,椎弓根有较大的直径,可以考虑全部采用椎弓根钉进行固定。椎弓根系统的优点是使得短节段固定成为可能,经常采用的固定方式是在伤椎上一个节段和下一个节段进行固定。这种固定方式在腰椎显得优点更为突出。

在完成后路椎弓根固定的同时,根据椎管侵占情况,可以完成椎管减压。单纯平片不能作为判断椎管减压与否的依据。术前的 CT 平扫与三维重建、MRI 检查可以提供关于椎体结构的破坏情况、椎管侵占情况的完整信息。后路减压的优点是不需要再次另外切口;缺点是减压需要切除椎管后壁结构或者后外侧结构,这将会影响脊柱的稳定性,并可能对植骨融合造成不利影响。另外一个缺点是此种减压不如前路减压直接,可能形成不彻底或减压失败。

三、前路和后路联合手术

前路和后路手术方式可以同时应用来治疗胸腰椎骨折。很多医生认为后纵韧带断裂是其手术指征,骨质疏松症也是联合入路的指征。联合入路的优点是可以最大程度地进行椎管减压,提高术后的局部稳定性,增加脊柱融合概率。Been 等的报告认为前后联合入路与单纯后侧入路相比,对神经功能恢复方面没有明显帮助,但在保持后突畸形矫正方面优于单纯后路,虽然有不少文献报道增加的后突畸形与背痛之间没有明确的联系。

Robert W 等认为,如果最初的手术入路是后路稳定,前路手术可以分步考虑,即如果出现新的神经损害或者持续的神经损害考虑与来自椎管前壁椎体骨折块后突压迫有关,或者与骨折椎体持续的塌陷相关,这种情况下可以考虑再行前路手术。如果最初的手术为前侧入路,在有证据表明后侧附件结构间隙增大,在冠状面或者后突畸形的存在,对前柱内固定产生过大的压力,严重影响脊柱的稳定性,这种情况下可以考虑再行后侧入路。前后路手术同时进行适用于患者神经损害来源于后突的骨折块,且有椎板骨折产生神经根损害。环形减压适用于老年骨质疏松患者需要减压和稳定同时进行。

Praveen V 等人为前后路联合手术的指征是:①三柱损伤,包括骨折脱位、后侧韧带复合体损伤同时伴有前柱和中柱的损伤;②明显的前柱粉碎骨折和椎体高度丢失;③严重的后突畸形。

许多医生相信前路手术可以更充分地完成椎管减压。一些医生认为伴有神经损害的胸腰椎骨折是前路手术的适应证。Esses 等的研究认为各种手术入路方式在神经功能改善方面没有明显的区别。在那些具有明显的骨折块椎管侵入但没有神经损害的患者,许多医生更愿意通过后路固定技术,利用后侧韧带结构,对椎管进行牵引,以达到对骨折块间接复位。Wessberg 等对 115 例椎体暴散骨折的患者进行平均 7 年的随访发现,无论手术还是保守治疗,突入椎管的骨折块都有不同程度的吸收重建,椎管的直径有所增加,他们更支持在神经功能没有损害的患者不需要进行前路手术治疗。

四、手术治疗方式——我们的经验

(一)手术入路

胸腰段骨折的手术入路主要为侧前方入路及后侧入路。文献报道及我们自己的经验都未证实哪种手术入路更有优势。前路减压固定的绝对指征是椎体暴散骨折,后壁骨块翻转向前,其特点是在 CT 横断面可见椎体后壁骨皮质位于椎体内并指向前方(见典型病例 2)。而其他类型骨折的手术入路的选择除了根据术者的经验外主要取决于前柱的结构是否稳定。大部分胸腰椎骨折脱位可通过后方入路达到减压、复位及固定的目的；但如果出现根椎管侵占超过 50%、椎体高度丢失超过 70%，应选择前方入路(见典型病例 1)。如何判断前柱的稳定性目前还存在争议，可以参考 Gaines 载荷分享评分(图 43-7-1)来指导入路的选择。如果小于 6 分可选择后路手术，如果大于等于 6 分可选择前路手术，而对于 B2、B3 及 C 型骨折同时 Gaines 评分大于等于 6 分者可以选择前后联合入路(病例 5)。

1. 胸腹联合入路(显露 T_{10}~L_1)和腹膜后入路(显露 T_{12}~L_5)：患者右侧卧位，右侧腹跨过手术台腰桥处。切口沿肋骨(T_{10}、T_{11} 或 T_{12})，从肋横突关节直到腹直肌外侧缘。腹膜后分离可以在不影响胸膜腔的同时切除肋骨。在肋横突关节处或近端切断肋骨。注意保留横膈和腹壁肌肉止点；找到腹膜外脂肪后，钝性分离定位腹膜后间隙。

用"花生米"钝性分离腹膜，将外斜肌和内斜肌分开来。用"花生米"分离腹膜后脂肪和腹膜，辨认腰大肌。确定并没有进入胸膜腔；如果已进入，在最后需用胸管置入胸膜腔。辨认椎间盘(注意：椎间盘是突出来的部分而不是凹进去的部分)；男性患者的腰大肌常常跨过中线完全覆盖脊柱，这时，用"花生米"钝性分离直至看到椎间盘，然后拍片，确认手术节段。在 L_1 和 L_2 节段，为充分暴露要切断横膈脚并在最后修复。

侧前方椎体切除术减压的关键在处理椎间盘，要将切除的椎体上下的椎间盘在减压之前清除掉。干净地切除了椎体上下的椎间盘后，失血量将被控制在最少，而且术者可看到后纵韧带。下一步要去除一小部分后纵韧带以辨认硬脊膜。一旦硬脊膜显露清楚了，就可应用高速磨钻或咬骨钳进行椎体切除了，将椎体切除直至仅剩一薄壳附于后纵韧带上。

当从前外侧入路进行椎体切除时，用宽骨刀从椎弓根基部开始。薄壳和后纵韧带沿整个椎体长度一并切除。切除宽度是一侧椎弓根到另一侧椎弓根，要使椎管和神经根彻底减压。

自体的髂骨、肋骨、腓骨及钛网、人工椎体都是椎体切除术后的植骨替代材料。但独立应用的稳定性差，应联合应用后方椎弓根固定或前外侧钉板或钉棒固定。

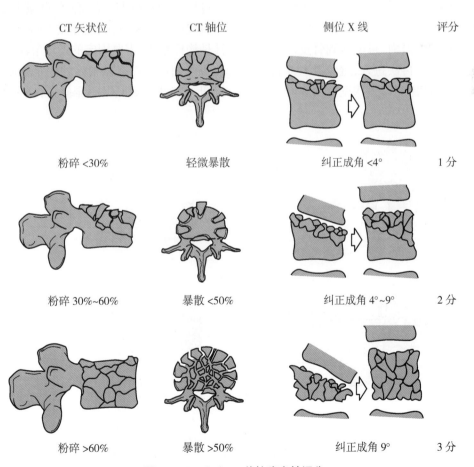

图 43-7-1　Gaines 前柱稳定性评分

2. 腰段后路减压及椎弓根螺丝钉内固定术的技术要点　全麻,患者俯卧于支架或枕垫上,腹部不施加压力,双臂置于头侧,双肩前倾。术前应确定 C 形臂透视是否能够在正、侧位方向均能拍摄到骨折固定节段。一般先放置椎弓根钉,再行减压、固定及植骨。

椎弓根钉向内侧偏移是最危险的并发症,可以伤及脊髓。正确地放置椎弓根螺钉应该遵循以下原则:①选择正确的椎弓根进钉点。②选择正确的进钉方向。椎弓根钉的方向取决于椎弓根的内倾角和下斜角。内倾角为椎弓根轴线在椎体横断面上的投影与椎体冠状面垂线的夹角,在胸腰段及腰椎为 5°~15°,下斜角为椎弓根轴线在矢状面上的投影与椎体水平面之成角,在胸腰段及腰椎一般 0°,但应参考侧位片。③进钉深度。一般认为深度达到椎弓根轴线长度的 80% 已获得足够的生物力学强度。但进钉越深,固定越牢固,最佳深度为进入椎体前侧但不穿透皮质,否则易损伤血管。④术中透视判断椎弓根螺钉位置。侧位片螺钉应于椎弓根内,钉尖不超过椎体前缘皮质,正位片顶尖向内不能超过棘突中线,否则可能进入椎管内。

确定进钉点后,先咬除进钉点处皮质骨,短骨锥开口,持稳长骨锥缓慢进入,如在松质骨内应阻力不大且均匀;如有大的阻力,可能遇到骨皮质,应拔出长骨锥,改变方向后再次进入,避免滑入原钉道。进钉前一定要用探针探测钉道四壁有明显骨性感,

证实钉道在椎弓根内,方可缓慢拧入螺钉。

对于椎体有楔型变及椎体高度有丢失的骨折,术中要恢复椎体的形态及高度,主要依靠椎弓根钉对椎体间撑开,通过紧张后纵韧带将骨折推向前方,恢复椎体后壁的高度,再通过拉近椎弓根钉的延长杆或 Schanz 钉的尾端使前方展开达到恢复椎体前方高度的目的(图 43-7-2)。

新鲜的胸腰椎骨折脱位复位并不困难,通过提拉复位装置均可达到满意复位。陈旧的脱位或难复性的脱位需要切除部分交锁的关节及瘢痕组织才能达到复位。

腰椎骨折和胸腰段骨折的手术方式略有不同。由于 L₂ 以下没有脊髓结构而且椎管宽大,所以可以安全地采用后路减压方式,而 L₂ 以下腰大肌的覆盖造成侧前方入路显露困难,因此后路减压固定的方式在腰椎骨折脱位的治疗上应用较多(病例 4)。

(二) 后路术后减压植骨与否、长节段与短节段探讨

1. 手术固定节段的长短是其中一个争议较多的问题。从生物力学上看,更长的纵向植入物(棒)通过增加与骨折部位的距离,可减少最终的植入物断裂或脱出的风险,因此能减少固定钩的作用力,尤其是钩棒系统,需要固定的运动节段常多达 5~6 个。长节段固定可以提供很好的固定强度,抗屈曲力和抗扭力方面力量可以明显提高,但是不可避免地要

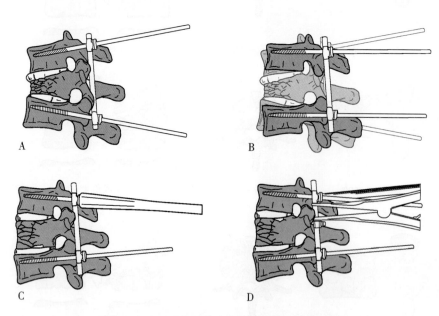

图 43-7-2　USS 系统 Schanz 钉复位骨折步骤

A. 平行上终板置入 Schanz 钉;B. 拉近 Schanz 钉的尾端;C. 前方张开,椎体前方高度恢复;D. 后方撑开通过紧张后纵韧带将骨折推向前方,并恢复椎体后壁的高度

有运动节段的丧失。椎弓根螺钉系统的发展为不稳定三柱骨折提供了一种新的稳定方法,该方法可以实现三柱骨性内固定。在非骨质疏松的患者,椎弓根螺钉可以用更短的固定长度维持合适的脊柱稳定性。试验数据证明,与更长的钩棒系统相比,短节段螺钉内固定提供了扭转、屈曲和压缩刚度;此外,另外增加的补充性的、抵消性的椎板钩系统可以吸收部分的螺钉内固定的应力,因此可以减少椎弓根螺钉的屈曲力矩和植入物断裂的发生率。短节段固定的优点是固定节段少,可以保留更多的运动节段,手术时间短,出血量少。虽然椎弓根内固定系统增加了刚度,但是在控制脊柱的旋转和抗屈曲力量方面,则显得力量不足,在极度不稳定的胸腰椎骨折的后路短节段性内固定会导致较高的失效率。文献报道的短节段固定失败率较高,达到9%~54%。如何选择合适的固定节段长度?我们通过随访134例胸腰段骨折后路椎弓根固定术患者,对比了短节段固定组和长节段固定组在邻近椎体上下终板夹角矫正与丢失、伤椎椎体上下终板夹角矫正与丢失及手术疗效,认为可以用AO分型来指导固定节段长短的选择。

A型骨折,即仅涉及前柱椎体的骨折,后柱的韧带棘突、椎板结构没有受到破坏。国内外有很多文章讨论固定节段的长短,多数作者认为短节段固定即可获得良好的固定结果。因为短节段固定可以减少融合节段、缩短手术时间和减少术中出血。在复位方面,文献报道的短节段固定和长节段固定两者没有本质区别。一些文章谈到短节段固定治疗胸腰椎骨折的缺点时,部分学者认为矫正角度的丢失是短节段固定的缺点,内固定失败率较高;而长节段固定矫正角度丢失的程度要低。一些学者为了减少矫正后椎体高度的丢失,尝试经过椎弓根椎体内植骨,经伤椎椎弓根内固定,还有学者尝试椎体内注射骨水泥固定,其效果还需要进行长期随访。在我们治疗的患者中,所有AO分型中的A型骨折均采用短节段固定,在复位骨折时,使用SCHANZ螺钉,首先对椎体后缘进行撑开,恢复椎体高度,再利用螺母的旋转角度撑开椎体前缘,多可以获得良好的椎体复位。本组患者伤椎邻近椎体的夹角和伤椎上下终板的夹角分别纠正51%和64%,矫正角度丢失在3°左右,椎管面积纠正更明显,在随后的随访中,椎管面积还有增加,说明短节段固定在A型骨折治疗可以获得满意的效果。

B1型损伤主要是后方为韧带结构断裂,后方的

关节突、椎板以及峡部是完整的,后柱结构还可以提供骨折复位时的支撑,所以短节段固定可以满足复位和固定的需要。B2及B3型损伤,后方的关节突、椎板和峡部骨折,同时伴有前柱的间盘损伤或椎体骨折,前后两柱结构损伤明显,脊柱的稳定性极差。此类型的损伤,因为涉及两柱结构损伤,我们多选择长节段固定,以提供骨折端更为坚强的支撑。在此类型中的双柱横贯伤,前后柱是冠状位简单的横骨折,类似于Chance骨折,则可以进行短节段固定,类似于骨折复位固定。

C型骨折的特点是脊柱前方和后方结构的损伤同时伴有旋转,所以脊柱除了在前后方出现骨折脱位外,还可能在侧方出现旋转和移位,脊柱的稳定性破坏最严重,在纠正此类骨折引起的脊柱畸形时,内固定系统要能很好地控制脊柱的旋转力,所以内固定节段应以长节段固定为主。

因此,AO A型和B1型骨折可以选择短节段固定,AO B2型、B3型及C型骨折或McCormack载荷评分>6分的极度前柱不稳定的骨折,如果仅行后方固定则应考虑做长节段固定。

2. 减压的作用　手术减压对胸腰椎损伤所致的神经损害作用还不明确。尽管各家观点不一,但是影像学所见的椎管狭窄程度与暴裂骨折所致的神经功能损害的程度没有直接的关系。相反,开始时作用于脊髓或马尾的暴力与伴随的血肿、水肿及多种神经因子和血管活性因子所致的缺血可能是神经损伤的原因。大多数研究显示,随访中残余椎管狭窄或矢状位畸形与客观疼痛评分、工作能力及患者的功能状态无关。有研究证明,骨折经非手术治疗或手术治疗后椎管会随着时间的推移进行重构或增大。大量研究已经证明,单纯的椎板切除术对减轻脊髓腹侧的压力是无效的,还可能加重脊柱不稳定。

3. 植骨的必要性　大多数胸腰椎骨折后路内固定术都应当结合植骨,因为最终的稳定需要通过植骨融合来实现,而内固定的作用只是暂时的。经椎弓根行椎体内植骨术与短节段内固定技术的联合应用为前柱重建手术提供了一种方法,但有研究指出,与非植骨手术相比,通过经椎弓根植骨的短节段经内固定并不能降低内固定失败的发生率。对于后外侧植骨融合,也有文献认为不减压非融合治疗胸腰椎骨折的效果与植骨融合组无明显差异。植骨融合使得手术时间延长,失血量增多,存在取骨区的并发症,加速邻近节段退变。

我们对一组手术治疗的 AO A 型胸腰段骨折（T_{11}~L_2）患者进行了回顾性分析，发现椎板切除减压植骨组与不减压不植骨组相比，其术后后凸角的纠正和椎体高度的维持在两组间差异无统计学意义。因此，我们认为，对于不同的患者还要根据患者的具体情况综合制定治疗方案，对于不稳定程度不严重的骨折（一些 AO A 型骨折），后路手术时如果未做椎板切除减压，可以考虑不做植骨融合。

对于神经损伤较轻（轻于 ASIA D 级）、不稳定程度不严重的骨折（一些 AO A 型骨折），后路手术时可以考虑只复位固定，不做椎板切除减压。具体指征是：①AO A 型胸腰椎骨折；②神经损伤轻于 ASIA D 级；③椎体高度压缩 <50%；④局部后凸角度 <30°；⑤椎管侵占率 <50%。

第八节　并发症

手术并发症不仅会增加患者的痛苦和经济负担，更可能导致手术的完全失败。努力减少和避免手术并发症的发生是对脊柱外科医生最基本的要求，预防并发症的发生在胸腰椎骨折的手术治疗中是至关重要的。

一、手术入路相关的并发症

前路手术的并发症如下：

1. 损伤胸导管　胸导管行经的路径变异很大，但通常伴行于主动脉右侧。并发症主要发生在左侧胸廓切开术，可导致乳糜胸。治疗通常采取保守方法——胸腔闭式引流，但对于个别无脂饮食的患者，大量淋巴液的丢失需要手术治疗结扎胸导管。

2. 损伤奇静脉和半奇静脉　切断肋间血管时过于偏向中间，或是准备时没有靠近前纵韧带或骨膜下，都有可能损伤到奇静脉和半奇静脉，一旦损伤，应手术缝合或结扎。

3. 损伤大血管　损伤大血管是很严重的并发症。患者短时间内丢失大量血液，手术野很快被血液充满。这时应用事先准备好的血管圈套器止血，没有圈套器应手动止血。钳夹血管需要将血管前移，静脉的撕裂通常发生在底面，操作比较困难，应将血管充分翻转，使得缝合不受限制。

4. 损伤输尿管　输尿管由于其圆柱形的外形及其可蠕动的特点比较容易识别。对于完全或是不完全的断裂，首先应使两断端保持足够长度，平行长轴切开输尿管，置入导管进入膀胱并固定，用可吸收线作单排全层间断缝合。

5. 腹膜穿孔　穿孔主要发生在膈下。手术中应尽可能地将腹膜推至旁边。可以行连续缝合修补穿孔。

6. 腹壁神经支配异常　躯干前侧的肌肉受胸神经前支的感觉和运动神经支配，应根据神经的分布情况决定必要的切口，避免腹壁疝的形成。

7. 下腹部神经丛损伤　在处理大血管时可能会损伤这些神经丛，可以导致逆行射精。

8. 错误估计病变节段　由于解剖上的个体差异，错误估计节段的情况时有发生，所以术中透视及术后影像学的复查是绝对必要的。

二、椎管减压相关的并发症

最糟糕的并发症是神经功能减退。在脊髓和脊髓圆锥水平发生神经损伤的风险要大于马尾水平。损伤的原因大多是技术上的错误，但有少数病例的病因不清。这些病例，在除外了其他原因之后，只剩下了血管的原因。通常，术后新出现的神经功能减退应该尽可能进行完整的检查。神经损伤的风险可以通过以下的方法避免：

1. 用磨钻和刮匙谨慎地处理椎体的后壁。

2. 入路应选择在狭窄程度相对较轻的节段。

3. 操作时应尽可能远离椎管，避免神经结构受压。

椎管减压不完全或不充分是另一个典型的并发症。椎管减压的程度与神经功能恢复之间的关系，尚未经统计学证明，但当遇到神经功能受损的情况时，应进行充分的完全的椎管减压，且术后需要进行 CT 复查。对于术后仍存在椎管狭窄的病例，应根据其具体情况决定是否需要再次手术修正。

椎管减压可能会导致硬脊膜撕裂，其发生率为 4%~10%。可以行连续缝合修补。当撕裂的范围较长时，应行椎板切除术使撕裂完全暴露。如果裂口没有完全缝合，应把肌肉组织缝合到该区域，并使用生物蛋白胶。胸椎节段的持续性脑脊液瘘需要引流数天。

三、器械操作和稳定性相关的并发症

椎弓根螺钉内固定技术为纠正脊柱序列不齐和固定损伤节段提供了最好的方法。但椎弓根螺钉向头侧错位会导致内固定的稳定性下降，并有可能损伤到相邻节段的椎间盘。在正位或调整后的侧位片上，螺钉尖部与椎体终板间存在至少 3mm 距离的时候,螺钉通常不会穿破终板[16]。螺钉向尾侧穿破椎弓根皮质的情况下有可能会损伤到神经根内侧。由于脊髓被脑脊液环绕,相对较安全。硬膜外静脉出血可以导致继发性神经损伤。Roy-Camille认为在腰椎可允许的偏差为2mm。Gertzbein and Robbins观察到,在他们的患者中,有2位患者伴有轻度神经功能减退,在未接受特殊处理的情况下,功能恢复。Louis观察到在椎弓根穿破的患者中只有一小部分人伴有神经系统并发症。West对61例椎弓根固定患者进行观察,发现7%的患者有神经功能受损的表现。Castro通过对4具尸体样本和30位患者进行研究,发现在影像学辅助控制椎弓根螺钉置入位置的情况下,只有60%的螺钉在正确的位置上。5位患者术后出现神经功能减退;从总体上看,偏向中间6mm甚至更多都可以接受;螺钉错位小于4mm的全部患者都没有术后神经功能减退的表现。

椎弓根外侧皮质穿破也会导致稳定性下降、螺钉的汇聚不足。在胸椎区域有可能损伤到肺、节段血管、交感干和动脉。对于圆形或心形椎体应谨慎选择合适长度的螺钉。在处理右侧椎弓根的时候,有可能损伤食管、奇静脉和胸导管;处理左侧时可能损伤主动脉。

为了准确测量椎弓根螺钉尖部到椎体前皮质的距离。Krag建议在侧位上行30°的投射角度。对于穿破骨皮质的情况,George发现在螺钉拔脱试验中稳定性下降11%。Misenhimer描述了在置入椎弓根螺钉时,使用过粗的螺钉。先出现椎弓根的变形,然后椎弓根发生骨折。当螺钉的直径大于椎弓根的内径或是大于外径的80%,螺钉有可能穿破椎弓根壁。根据Kothe的研究,椎弓根的62%~79%为松质骨,皮质骨的厚度不一,内侧骨皮质的厚度是外侧的2~3倍。当螺钉的直径和椎弓根不匹配时,椎弓根的外壁可能会被穿破或变形。

为更好地控制椎弓根螺钉的位置,术中常采用影像学方法监控。Weinstein研究了影像学中螺钉位置与实际螺钉位置的关系,发现其一致性较低,在124颗螺钉中有26颗在错误的位置上,其中92%在椎管内,假阳性率7%,假阴性率13%。

左右两颗椎弓根螺钉不应相交,一旦发生这种情况,说明螺钉至少部分进入了椎管内;同样的道理,螺钉不能越过中线。有一种复杂但安全的方法,就是导航下椎弓根置钉术。

Sjöström在对其手术患者的研究中发现,82颗螺钉中有16颗位置有问题,其中5颗穿入椎管,最多达3.5mm。对其中48个椎弓根术前与取出内固定物之后的情况进行比较,31例增宽,14例变形,提示有外侧壁骨折发生。当螺钉的直径超过椎弓根外径65%的时候,85%的椎弓根都有增宽和延长的表现,有1/4的螺钉穿破了前壁。为尽量减少并发症的发生,术前应行CT检查评估椎弓根情况,明确胸椎存在的解剖变异。

其他器械操作相关的并发症如下:

1. 椎弓根螺钉孔脑脊液漏　通常情况下,不需要暴露漏口,但更换螺钉是必要的,有时甚至需要换到相邻的上一个或下一个椎体上。但对于持续性的脑脊液漏,应打开椎管,暴露并关闭漏口。

2. 复位不完全　对于较长的多个节段的损伤,现有的器械和技术不足以达到理想复位,或是术中对于复位的结果出现了错误的估计,术后发现复位不完全,再次手术修正是唯一的选择。

3. 过高地估计了骨质量　过高地估计骨的质量可以导致内固定物松动、矫正度的丢失。众所周知,内固定螺钉的稳定性很大程度上依赖于骨质密度。当患者为老年人或是对于稳定性没有十分的把握时,内固定的范围应更大,但对于这一点没有明确的限制。

4. 螺钉断裂　螺钉断裂最直接的相关因素是螺钉的直径和设计,其他因素还包括骨折的类型、前方支持物的质量、是否存在骨折不愈合以及拆除内固定物的时间。

四、椎间融合相关的并发症

对于损伤节段的融合,后路和前路都是可行的。主要并发症包括神经功能减退、选择的融合技术在生物力学上的失败、矫正度的丢失以及骨折不愈合。

经椎弓根植骨技术,若通道的长度和位置错误可引起部分植入物进入椎管造成神经损伤。前路植骨时也有可能使植入物向后突入椎管。

对于涉及前柱损伤的脊柱外伤、是否需要前路手术、前路固定支持和融合所起到的稳定作用等问题,现在还没有充分的答案。单纯后路手术的不理想结果提示负重能力的进一步恢复是必需的,但也是椎弓根固定技术无法得到的。所以,单纯椎弓根固定的结果常伴有生物力学支持不足、矫正度丢失、骨折不愈合以及植骨不融合等问题。在其他研究中显示,单纯椎板间融合对于矫正度的丢失没有作用。

迄今为止,前路手术进行椎体置换或椎体间植骨融合的价值还缺乏有效的证明。

五、一般手术共有的并发症

感染是常见的手术并发症,其发生率在 2% 左右。手术切口感染常导致切口延迟愈合或不愈合,必要时需进行清创处理,而深部感染若累及到内固定物,在清创时要考虑取出内固定物以控制感染。髂骨取骨处也有发生感染的可能。术后肺部感染和泌尿系统感染也比较常见。这与患者术后长时间卧床有关,特别是前路术后的患者,会因为术后疼痛和胸壁肌肉损伤而导致呼吸功能受限,增加术后肺部感染的可能,应特别加强术后护理。

另一个常见的术后并发症是下肢深静脉血栓,其发生率在 1% 左右。伴有神经损伤的胸腰椎骨折患者,术后下肢深静脉血栓形成的风险更大,这与术后长时间卧床和下肢缺少活动有关。病情较轻的下肢深静脉血栓,若早诊断早治疗,可无明显的后遗症,但病情较重特别是继发了肺动脉栓塞时,可导致患者死亡。

第九节 术后处理

1. 常规放置负压引流,引流留置 48 小时或直至 8 小时内引流量小于 30ml。

2. 术后 48 小时应用抗生素。

3. 术中如对神经刺激过多或修补硬膜,应于术后给予皮质激素(地塞米松最初 50mg,术后第一天每 4 小时 8mg,术后第二天每 8 小时 4mg)

4. 可用肋间神经封闭以减轻术后疼痛。

5. 引流拔除后拍摄术后片,内固定位置满意即可鼓励患者坐起或下床活动。术后当晚即可翻身,应鼓励早期活动。

6. 两节段的融合或 T_{10} 以下的单节段融合,需要胸部支具 3 个月。其余的患者为了舒适也可用胸部支具。

7. 术后 3 个月内要限制体育活动,术后 1 年活动无限制。

8. 于术后 1 个月、3 个月、6 个月和 12 个月进行门诊随访及常规影像学检查,以了解神经功能恢复情况和植骨融合情况。

第十节 典型病例

病例 1(图 43-10-1~43-10-4):男性,29 岁,坠落伤。ASIA 脊髓损伤分级为 A。AO 骨折分型为 B2.3 型。Gaines 评分总分 7 分,选择侧前方入路,T_{12} 椎体次全切,钛网置入,T_{11}~L_1 Ventrofix 内固定。

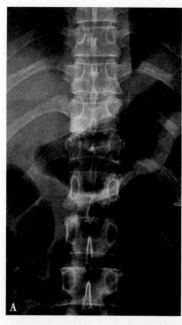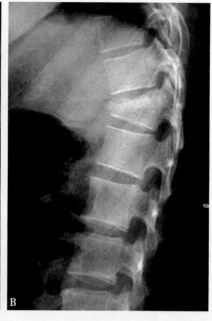

图 43-10-1   X 线片示 T_{12} 椎体高度丢失 >50%,纠正角度 >9°,Gaines 评分 3 分

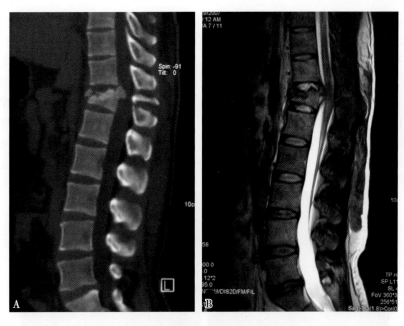

图 43-10-2

A. CT 矢状位示椎体粉碎 <60%,棘突骨折,Gaines 评分 2 分;B. MRI 示脊髓受压,椎间盘信号改变

图 43-10-3　CT 轴 位 示骨折侵占椎管 >50%,椎体暴散 <50%,Gaines 评分 2 分

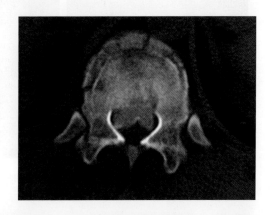

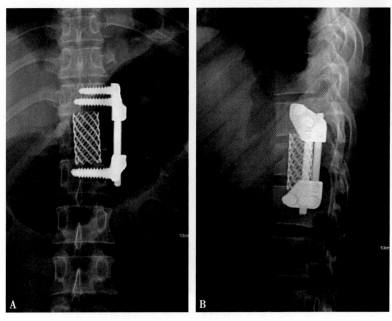

图 43-10-4　术后正侧位 X 线片示内固定及钛网位置满意,后凸纠正

病例2(图43-10-5~43-10-8):女性,20岁,车祸伤。ASIA脊髓损伤分级为B,AO骨折分型为B2.3型。因椎体后壁骨折块向前翻转,为前路手术绝对适应证,行L₂椎体次全切,人工椎体置入,L₁~L₃单棒Ventrofix内固定。

病例3(图43-10-9):男性,27岁,坠落伤致T₁₂暴散骨折。ASIA神经损伤分级为C。AO骨折分类

为B1.2.1型。椎体高度丢失<50%,后凸明显,选择后路复位骨折,纠正后凸,Schanz钉内固定。

病例4(图43-10-10~43-10-12):男性,40岁,坠落伤致L₃暴散骨折。马尾神经损伤。AO骨折分型为A3.2.1型。虽然骨块侵占椎管>50%,但因损伤节段无脊髓结构,选择简单安全的后路L₃半椎板切除减压,Schanz钉复位固定,因骨折相对较稳定,复

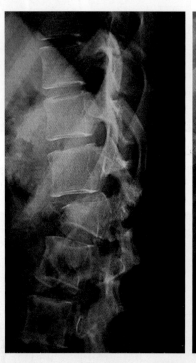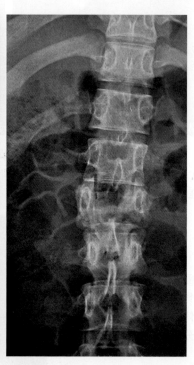

图43-10-5　X线片示L₂椎体楔形变,脊柱后凸

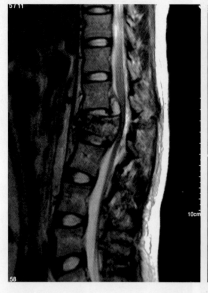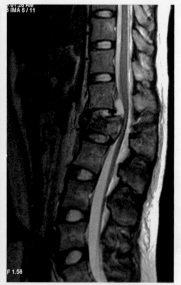

图43-10-6　MRI示脊髓明显受压,后方软组织高信号

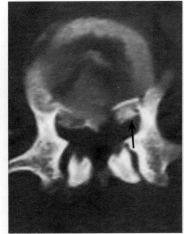
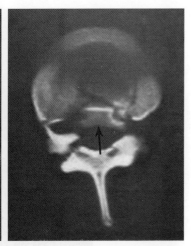

图 43-10-7　CT 轴位示椎体后壁骨折块向前翻转（黑色箭头所指）

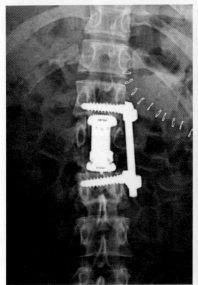
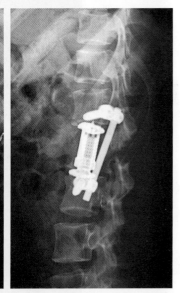

图 43-10-8　术后正侧位 X 线片

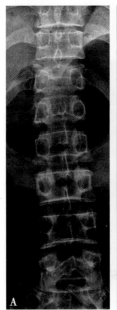
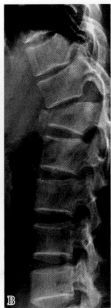
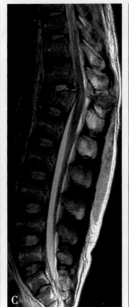
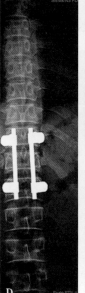
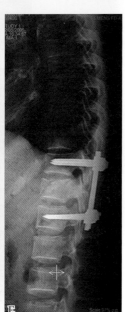

图 43-10-9　病例 3

A. 术前正位片；B. 侧位片示椎体楔形变伴有后凸；C. MRI 示骨块突入椎管压迫脊髓；D、E. 术后片示椎体高度恢复正常

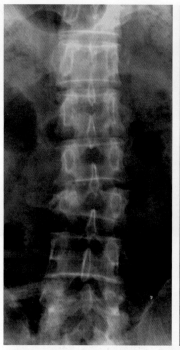
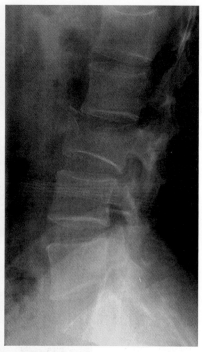

图 43-10-10　术前 X 线平片

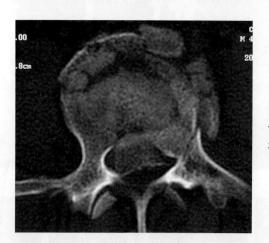

图 43-10-11　CT 示椎体暴散骨折,骨块侵占椎管 >50%

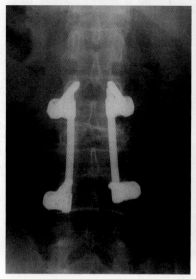
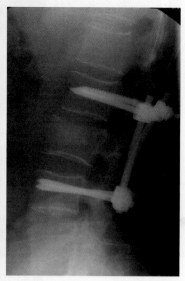

图 43-10-12　术后 20 个月复查。椎体高度无丢失,无后突

位位置良好未予植骨。

病例 5（图 43-10-13~43-10-15）：男性，44 岁，重物砸伤。T$_{12}$ 骨折，AO 骨折分类为 B2.2 型，ASIA 脊髓损伤分级为 B。Gaines 评分总分 =6 分，双侧椎板骨折，一期行前后联合入路减压固定。

病例 6（图 43-10-16~43-10-19）：女性，51 岁，骑车跌倒致 L$_2$ 骨折，AO 骨折分类为 A3.1 型，ASIA 脊髓损伤分级为 D。行后路复位，L$_1$~L$_3$ 椎弓根定，未减压。因骨折相对较稳定，未予植骨。术后 30 个月取出内固定，椎体高度无丢失，无后突，脊髓功能完全恢复。

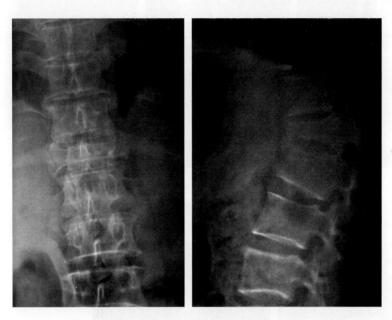

图 43-10-13　术前 X 线正侧位片

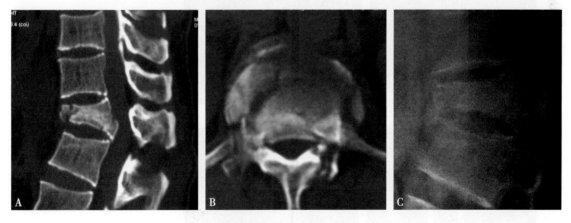

图 43-10-14　Gaines 评分

A. CT 矢状位示椎体粉碎 <60%，评分 2 分；B. CT 轴位示椎体暴散 <50%，评分 2 分；骨块突入椎管，椎板骨折；C. X 线侧位片示纠正角度 4°~9°，评分 2 分，共 6 分

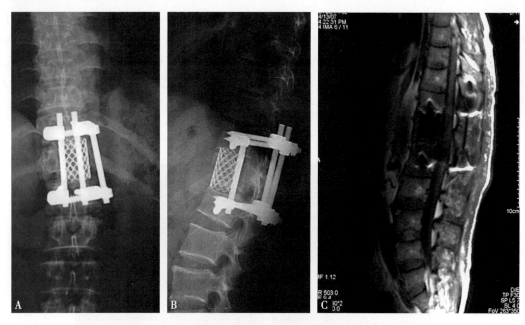

图 43-10-15　前后联合术后
A. X 线正位片；B. X 线侧位片；C. MRI 示脊髓减压充分

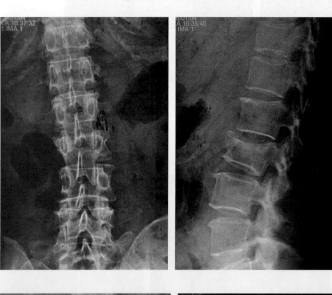

图 43-10-16　X 线片示 L$_2$ 椎体上终板骨折

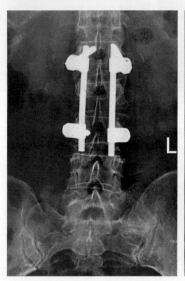

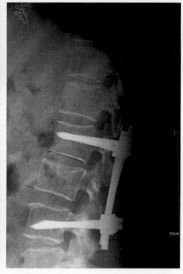

图 43-10-17　内固定术后 30 个月。未植骨，椎体高度无丢失，无后突

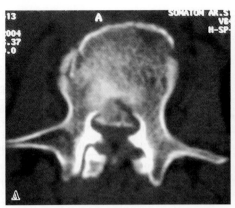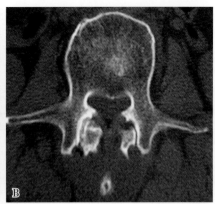

图 43-10-18
A.术前 CT 示骨块突入椎管;B.术后 30 个月复查椎管内骨块复位并已愈合

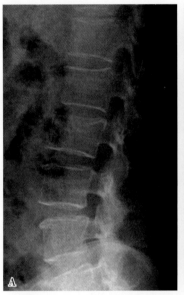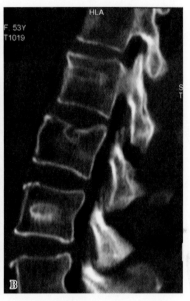

图 43-10-19　术后 30 个月取出内固定,椎体高度无丢失,无后突
A.取钉后侧位 X 线片;B.CT 矢状位片

（周 方　田 耘）

参 考 文 献

1. 周方,田耘,陈仲强,等.短节段经椎弓根固定治疗胸腰椎不稳定骨折—AO 通用脊柱内固定系统的应用.中国微创外科杂志,2003,3(2):136-137,144

2. 周方,田耘,刘忠军,等.胸腰椎陈旧骨折手术原因分析.中国脊柱脊髓杂志,2003,13(4):204-206

3. 田耘,陈仲强,周方,等.脊柱术后伤口深部感染的处理.中华外科杂志,2005,43:(4):229-231

4. 郭琰,周方.手术治疗胸腰椎骨折的并发症.中国骨与关节外科,2009,2(2):161-163

5. 郭琰,陈仲强,周方.胸腰椎骨折后髓核进入椎体与腰背痛的相关研究.中华外科杂志,2009,41(11):842-844

6. 周方.胸腰椎骨折治疗中值得探讨的问题.中华创伤杂志,2010,26(5):394-396

7. 周方,吕扬,田耘,等.不减压非融合在手术治疗不稳定 AO A 型胸腰段骨折中的作用.中华创伤杂志,2010,26(5):411-414

8. 田耘,周方,姬洪全,等.胸腰段骨折后路椎弓根固定节段长度的选择.中华创伤杂志,2010,26(5):397-402

9. 周方.腰椎椎弓根内固定.党耕町,主译.脊柱外科技术.北京:人民卫生出版社,2004,12:229-253

10. 刘忠军.下颈椎及胸腰椎骨折脱位的复位与固定.脊柱外科手术操作与技巧.北京:人民卫生出版社,2009;71-85,124-144

11. 周方.胸腰椎骨折分类,骶骨骨折.陈仲强,袁文,主译.AO 脊柱手册.山东:山东科技出版社,2010:26-55

12. 周方. 脊柱及四肢骨折的治疗决策. 北京:北京大学医学出版社,2010

13. Vaccaro AR,Lehman RA Jr,Hurlbert RJ,et al. A new classification of thoracolumbar injuries:the importance of injury morphology,the integrity of the posterior ligamentous complex,and neurologic status. Spine,2005,30(20):2325-2333

14. Carlson GD,Minato Y,Okada A. Early time-dependent decompression for spinal cord injury:Vascular mechanisms of recovery. J Neurotrauma,1997,14:951-962

15. Vaccaro AR,Daugherty RJ,Scheehan TP,et al. Neurologic outcome of early versus late surgery for cervical spinal cord injury. Spine,1997,22:2609-2613

16. McCormack T,Karaikovic E,Gaines RW. The load sharing classification of spine fractures. Spine,1994,19:1741-1744

17. Robert F,McLain MD. The Biomechanics of Long *versus* Short Fixation for Thoracolumbar Spine Fractures. Spine,2006,31:S70-S77

18. Mumford J,Weinstein J,Spratt KF,et al. Thoracolumbar burst fractures,the clinical effciency and outcome of nonoperative management.Spine,1993,18:955-970

19. Wessberg P,Wang Y,Irstam L,et al. the effect of surgery and remodeling on spinal canal measurements after thoracolumbar burst fractures. Eur Spine J,2001,10:55-63

20. Knop C,Fabian HF,Bastian L,et al. Late results of thoracolumbar fractures ater posterior instrumentation and transpedicular bone grafting. Spine,2001,26:88-99

第四十四章

中上胸椎骨折

第一节 上胸椎的解剖学特点

不同部位脊椎关节突的方向不同,决定了其活动范围也不相同。颈椎关节突的关节面方向呈冠状位,与横断面呈 $45°$ 角;胸椎关节突的关节面方向呈冠状斜行,与横断面呈 $60°$ 角。腰椎关节突的关节面方向呈矢状位,与横断面呈 $90°$ 角。在 $T_1 \sim T_6$,每个节段的总体屈伸活动度是 $4°$。从 $T_6 \sim T_7$ 到 $T_{12} \sim L_1$ 节段,屈伸活动度自 $5° \sim 12°$ 逐渐增加。胸椎 $T_1 \sim T_{10}$ 的侧弯活动是 $6°$,在胸腰段 $T_{10} \sim L_1$,侧弯角度平均增加到 $8°$。

胸椎椎弓根宽度小于其高度,呈椭圆形,比腰椎的椎弓根更扁,远比腰椎的椎弓根窄细。$T_4 \sim T_9$ 节段最窄,椎弓根平均横径小于 5mm。椎管的矢径比脊髓的矢径略大,仅有不足 12mm,除去硬膜囊的厚度影响,几乎无缓冲间隙。中胸段椎管和脊髓的横径最小,矢径介于上下胸段之间。中胸段脊髓前动脉变细,有一定的血液供应来自根动脉。胸椎管形态以近似圆形的多边形为主。椎弓根到其上下的神经根均有一定距离,最小为 1.2mm,神经根直径从 T_1(2.8mm)到 T_{11}(4.5mm)逐渐增大。神经根冠状面上与中线所成的夹角从 T_1(119.5°)到 T_{12}(60.2°)逐渐减少,越是上位胸椎,神经根越呈水平状行走。由于胸椎弓根与其周围神经特殊的解剖关系,为胸椎后路固定提供了解剖学依据。

第二节 中上胸椎损伤的力学特点

上胸椎由于胸廓的支撑,胸椎犹如存在一外固定支架,其稳定性好于其他脊柱节段,因此该部位骨折脱位损伤往往是由于较大的外力所致。上胸椎位于前凸颈椎至后凸的胸椎的转换节段,是受力容易集中的转折部位。从 $T_1 \sim T_4$,中、上胸椎呈弧形背弓,其椎管较颈段和腰段的椎管为细,是接受外力最多见的部位,中上胸椎的骨折脱位多发于此。外伤原因多为交通伤、坠落伤或直接打击伤。从脊柱形态来说,胸椎不同于颈、腰椎处于前凸状态,胸椎后凸的负载应力分布易致胸椎压缩骨折。胸椎管的脊髓与椎管的前间隙和后间隙不相等,即脊髓并不在椎管的中心,而是偏前,这就使脊髓前的硬膜外间隙、硬膜下腔均小于其后间隙。

由于胸椎的椎管管径小,除脊髓外,无额外的缓冲间隙,骨折块的压迫容易造成脊髓的损伤,脊髓前方的轻度压迫就可致脊髓严重创伤。脊髓前动脉由这一区域进入,损伤后脊髓血液循环差,神经功能恢复不佳,因此上胸椎脊髓损伤后预后往往较差。当致伤外力强大到发生骨折脱位时,椎体的骨折往往呈明显的压缩或暴裂,同时合并小关节骨折或脱位交锁,由于胸廓肋骨架的存在,一旦脱位发生后,复位往往也较为困难。同时,因为受伤暴力可同时作用于胸廓,可引起胸廓、肺的损伤,导致血气胸,对患者的生命体征造成影响。

第三节 中上胸椎骨折的诊断

中上胸椎骨折早期有可能出现漏诊,主要是由于胸廓和胸腔内容物的遮挡,普通 X 片往往可能不易清楚显现胸椎椎体形态,医生出现判断失误,特别是没有神经损害的胸椎骨折患者。根据病史和严格查体,判断脊柱受损部位,拍摄 X 片后,仔细阅读,多可发现胸椎骨折的异常形态。对于下肢出现运动感觉障碍,而颈椎和胸腰段未见骨折征象者,应考虑到上中胸椎骨折的可能性,必要时要进行胸椎重建

CT 以及 MRI 检查。重建 CT 可以清晰地反映胸椎脊柱结构,对骨折移位特点、受损节段可以提供详尽的信息。MRI 可以了解脊髓受损情况。

第四节　中上胸椎骨折的治疗

　　胸椎骨折的治疗应充分考虑骨折类型、稳定性、脊髓损伤的程度以及合并其他损伤的程度。根据骨折分型(参考 AO 骨折分类),对不同类型的胸椎骨折应采用个体化的治疗。有些作者认为,单纯的胸椎压缩骨折未合并脊髓损伤者无需手术治疗,如脊柱稳定性丧失且伴有脊髓损伤者应手术减压,目的是及时脊髓减压,恢复脊柱序列,最大限度恢复残余脊髓功能及稳定脊柱。对于不稳定性中上胸椎骨折的治疗,应采取手术治疗,多经后路切开复位、脊髓减压、内固定、后外侧植骨融合术。上胸椎骨折同时多伴发胸腔脏器的损伤,后方入路避免进入胸腔,减少再次对其干扰,创伤小,可以达到脊髓的侧前方、后方减压,长节段固定、融合,利于恢复胸腔脏器功能。术后肺不张和感染的并发症明显减少。上胸椎骨折前路手术由于其操作要劈开胸骨,对纵隔的干扰大,创伤大,出血多,部位较深,不易进入,尤其上胸椎骨折往往受伤于较大暴力,脊髓损伤严重,不宜施行创伤很大的开胸手术,并且术后合并有肺不张及感染的机会也增多。有学者在手术治疗上胸椎骨折脱位合并脊髓损伤时,经前后路比较认为采取后方入路减压内固定是较合理的选择。总之,对于上胸椎骨折,经后路切开复位、脊髓减压、长节段内固定、植骨融合术是一种合理、有效的治疗方法,达到恢复脊柱稳定及生理曲度、解除脊髓压迫和患者早期功能锻炼的目的。

　　亦有学者认为,在上中胸椎骨折的治疗选择上,应充分考虑到脊柱的稳定性、脊髓损伤的程度以及其他损伤的程度。稳定性骨折非手术治疗一般可取得满意疗效,但对于椎体压缩程度超过 50%、成角超过 30° 的骨折,保守治疗后可能发生进行性胸椎后凸畸形及不稳定,应选择手术治疗,尤其是合并有不完全性脊髓损伤者。导致上中胸椎骨折伴脱位的暴力和能量往往较大,常常伴有小关节的交锁或骨折,而且由于胸廓肋骨架的存在,一旦脱位,复位往往非常困难。前路手术由于力臂有限,难以完成复位。因此,上胸椎骨折伴脱位时,一般采用后路手术。此外,与前路手术相比,后路手术损伤相对较小,对于合并胸外伤的患者尤其适合。近来,椎弓根螺钉在胸椎骨折上的应用渐多,椎弓根钉技术已经成熟,且能提供良好的三维固定,并可获得良好的固定效果。

　　根据我院治疗胸椎骨折的经验,我们认为中上胸椎骨折脱位的临床特点为:损伤外力强大;所造成的脊柱、脊髓损伤严重且多发伤合并率高。治疗上应该先救治危及生命的合并损伤;对于有神经损伤,尤其是合并有不完全性脊髓损伤者,应尽早手术治疗;不稳定骨折如 AO 分类的 C 型骨折、A 型及 B 型成角超过 30° 椎体压缩超过 50% 的骨折,也应选择手术治疗。手术方式以后路椎弓根固定为主;如果脊髓压迫明显来自前方,椎体压缩超过 50%,椎管侵占 >50% 可考虑前路手术,如前后结构均有严重损伤则应考虑前后联合入路。T_{10} 以上胸椎骨折应采用长节段固定。临床上应优先处理危及生命的损伤,尽早对骨折脱位进行治疗。对于不稳定骨折,即使是合并完全性脊髓损伤者,也应尽量考虑早期手术减压并稳定脊柱,以利于患者的早期康复治疗。

一、前路手术

　　中上胸椎骨折选择前路手术应该慎重。前正中入路手术由于其操作要劈开胸骨,对纵隔的干扰大,创伤大,出血多,部位较深,不易进入。所以,在处理 T_1、T_2 胸椎骨折时,可能会用到此入路,但有时需要将胸骨劈开部分,以完成手术区域的显露。侧前方入路,因受到肩胛骨的遮挡,且由于上中胸椎的后凸曲线,T_1~T_6 的侧前方显露多有困难。因此,中上胸椎的前路手术,在位于 T_6~T_9 节段的椎体 A3 骨折,椎体骨折粉碎,骨折块突入椎管超过 50%,或骨折块有翻转,此时可考虑进行前路手术。选择侧前方手术入路,首选在胸膜外入路,减少对胸腔的干扰。如术中必须进入胸腔完成手术操作,则术后必须放置胸腔闭式引流。

二、后路手术

　　后路手术在治疗上胸椎骨折中有着重要的作用。有学者认为后方入路避免进入胸腔,减少再次对其干扰,创伤小,可以达到脊髓的侧前方、后方减压,长节段固定、融合,利于恢复胸腔脏器功能。亦有学者认为导致上中胸椎骨折伴脱位的暴力和能量往往较大,常常伴有小关节的交锁或骨折,而且由于胸廓肋骨架的存在,一旦脱位,复位往往非常困难。前路手术由于力臂有限,难以完成复位。因此,上胸椎骨折伴脱位时,一般采用后路手术。

我们认为对多数中上胸椎骨折,后路手术可以满足椎体骨折脱位的复位和脊髓的彻底减压,特别是 B 型、C 型骨折脊柱的序列破坏严重,关节突脱位绞锁病例。后路手术时,椎弓根螺钉固定系统可以帮助术者获得满意复位。在减压方面,脊柱脱位复位即可做到良好减压,即使不能通过牵拉后纵韧带处理来自前方的压迫,也可以通过切除伤椎的关节突,从侧后方完成腹侧骨折块的减压。

第五节　手术要点

一、前路

(一)经胸入路(显露 $T_2 \sim T_5$)

患者麻醉采用气管插管全身麻醉,应使用双腔导管进行气管插管,以使左右两侧的主干支气管可以分别进行通气。这样可以进行一侧肺萎缩来良好地暴露脊柱结构。侧体位可以使用左侧卧位,亦可使用右侧卧位。但右侧卧位有可能因为左侧的胸腔操作而对心脏和大血管产生干扰。患者的下方一侧腋窝远端放置衬垫,以防止出现臂丛的牵拉麻痹。使用臂托使前臂处于自然位置,肩关节 90° 前屈,避免超过 90°,以减少臂丛麻痹的发生。

待体位安置好后,应进行透视定位手术切口。通常侧位透视决定需要切除的肋骨节段。多数情况下,切除更高一节段的肋骨易于操作。消毒范围应包括侧胸,后方越过中线,至对侧尽量多,以保证如需要则经前方减压和后方融合固定同时进行成为可能。

切口经过皮肤和皮下到达深筋膜,自 T_2 到 T_5,很重要的一点是保护胸长神经,其自腋窝部位沿腋中线下行支配前锯肌,可将前锯肌从前胸壁分离并向头端掀起,并通过肩胛骨牵开可获得更好的手术暴露。肋骨显露后应再次透视定位,确定所切肋骨。在需切肋骨的内外侧面进行骨膜下剥离,切除肋骨,在胸膜外进行小心剥离,如果胸膜撕裂,则要进入胸腔操作,术后要放置胸腔闭式引流。切除所需肋骨,自动撑开器撑开切口,拉钩下垫湿纱布保护软组织。此时可进行同侧肺萎限。

显露椎体、椎间盘所在位置,在椎间盘所在位置插入克氏针,透视定位手术节段。处理伤椎及所需固定椎体的节段间血管,于椎体前 1/3 处结扎切断之。沿椎体向前推移胸膜暴露椎体和间盘,拉钩置于胸膜后,保护前方的大血管。切除伤椎两侧椎间盘,至对侧,再切除受伤椎体,自椎体松质骨到后方白色皮质骨逐层切除,骨折块进入椎管可以神经剥离子将其与硬膜分离,再切除之。

行椎体前方椎间撑开,恢复脊柱序列,选择髂骨块、椎间钛网或人工椎体,植入椎间,髂骨块应取三面骨皮质的骨块,以提供最好的支撑。正侧位透视将钛网置于椎体中央,安装侧方钛板固定结构。钛板的固定螺钉应尽量靠近伤椎。

(二)经胸入路(显露 $T_4 \sim T_9$)

全麻,选择双腔插管以便于需要时一侧肺萎陷。患者侧卧位于手术台腰桥的折曲点处,选择躯体左侧在上的侧卧位,以便于必要时处理主动脉及其分支。所有的骨性突起都要软垫保护。腋部垫软圈,穿弹力袜,消毒铺无菌巾的范围从前正中线到后正中线,从乳头耻骨联合。以肋骨为标志确定需手术节段(例如,$T_{7\sim8}$ 的显露则切除第 5 肋)。作切口前用透视确定位置,如不能确认,则摄 X 线片。切口起始于椎旁肌边,斜行沿肋骨切 7~8cm,必要时有些肌肉可横断,沿肋骨切开骨膜并游离肋骨,注意沿肋骨上缘操作,以保护肋间神经血管,用肋骨剥离子游离肋骨骨膜,注意保护胸膜,然后切下这一段肋骨并保留做椎间融合用。肋骨断端应修整平滑。用手指自仍保留的肋骨和椎体上钝行剥离胸膜,如果胸膜破损则立即缝合。用骨膜起子游离去除肋骨头显露椎间盘的后侧角。

暴露壁层胸膜,在神经孔与大血管之间将其切开。暴露并确认椎体后,行 X 线检查以确认合适的脊柱水平。识别受损椎体表面上的节段血管,此处不要用电凝,将节段血管结扎切断。用电刀和骨膜起子将胸膜、节段血管和骨膜提起,在椎体前缘与主动脉之间放入一个钝性 Homan 牵开器。从神经孔内放入一个窄的 Homan 牵开器或 4 号神经剥离子至椎管的外侧缘,以方便牵开软组织。用刮匙、咬骨钳和髓核钳将邻近的椎间盘一小块一小块地切开、去除。接下来,暴露椎弓根的上下缘,如有必要可用枪式咬骨钳和磨钻去除椎弓根,此时可暴露出神经根及神经根出硬膜囊处。在胸椎上,肋骨头与相应脊椎的椎体相关节,用咬骨钳将该关节去除后可以暴露底下的椎弓根。椎弓根去除后,可以暴露椎体的后缘,以方便椎体的去除。开始的时候可以用骨刀去除椎体的前 2/3,保留椎体前壁以防止随后放置的移植骨移位。随后可以用骨刀和刮匙去除后纵韧带下剩余的椎体,一直到暴露对侧椎弓根的内侧缘为止,减压手术才完成。

二、胸椎后路减压及椎弓根螺钉内固定术的技术要点

胸椎骨折后路手术的步骤和胸腰段相同,也应先放置椎弓根钉,再行减压、固定及植骨。不同节段的胸椎其进钉点略有不同(图 44-5-1)。椎弓根的内倾角在 T_1 最大,约 35.8°,由上向下随椎序递减,T_8 为 8°,T_{10} 以上为正值,T_{11}~T_{12} 可达 0°甚至负角。下斜角 T_1 为 14°,向下随椎序略减,约为 7°~10° (图 44-5-2)。

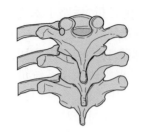
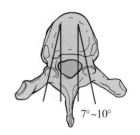
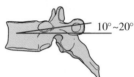

关节中心外 3mm(T_{1-3}),上关节突关节缘下方(T_{4-10})、向中线倾斜 7°~10°、向尾端倾斜 10°~20°

图 44-5-2 胸椎椎弓根钉进钉点及方向

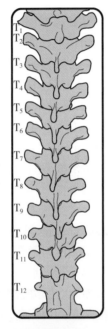

胸椎椎弓根螺钉进钉点

T_{1-3}	横突中点	横突椎板交界
T_{4-8}	横突上 1/3	横突椎板交界
T_{7-10}	横突上缘	关节突中点
T_{11-12}	横突上 1/3	峡部外侧缘

图 44-5-1 胸椎椎弓根进钉点位置及示意图

如果在正位 X 线片上椎弓根看上去过于细小(椎弓根大小受横径所限),那么应在拟操作层面进行 CT 扫描以确定所用螺钉直径。在上胸椎建议使用直径 3~4mm、中胸椎 4~5mm、下胸椎 5~6mm 椎弓螺钉。如果解剖条件不容许或椎弓根钉规格不齐而不能植入椎弓根钉,建议使用椎板钩、横突钩及椎弓根钩等固定脊柱。

胸椎椎弓根相对细小,先用较粗骨锥扩开的钉道如有偏差就再无可能改变钉道方向,从而使椎弓根钉无法正确打入。我们的经验是预先在要打入椎弓根螺钉的位置打入 2.0mm 克氏针,透视后根据克氏针的位置进行调整,满意后再用骨锥扩开钉道,这样就能保证每个椎弓根钉都能正确地打入(图 44-5-3~44-5-8)。

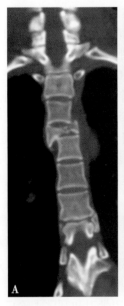
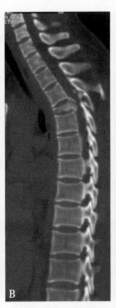
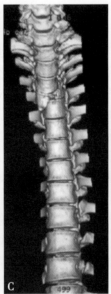
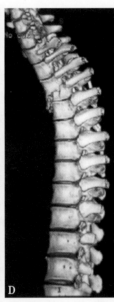
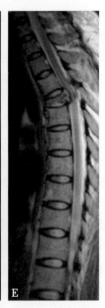

图 44-5-3

A. 前后位 CT 断层示 T_4 压缩,侧方脱位;B. 侧位 CT 断层示压缩及后凸;C、D. CT 重建显示骨折脱位情况;E. MRI 示骨折后突,压迫脊髓

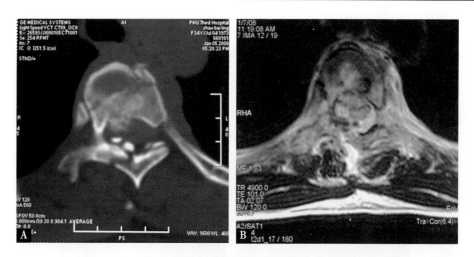

图 44-5-4

A. 轴位 CT 显示骨块突入椎管及椎管变形;B. 轴位 MRI 示脊髓受压变形

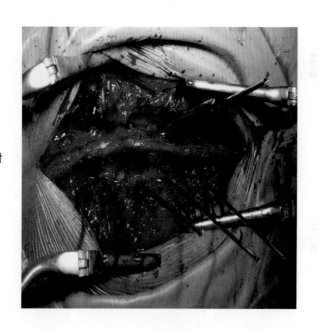

图 44-5-5　术中克氏针临时定位

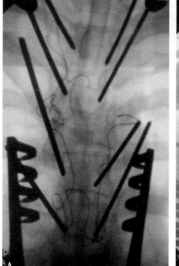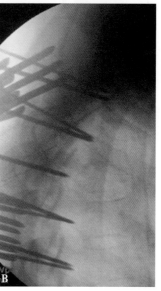

图 44-5-6　术中透视观察临时定位克氏针的位置

A. 正位;B. 侧位

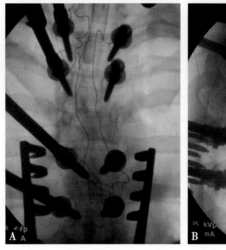
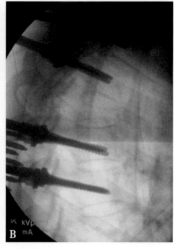

图 44-5-7　术中透视观察椎弓根螺钉位置

A. 正位；B. 侧位

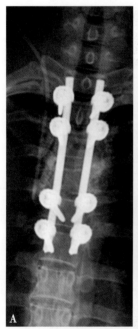
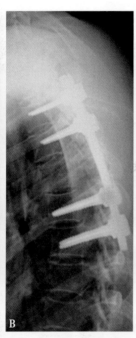
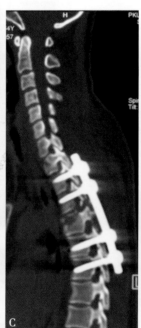
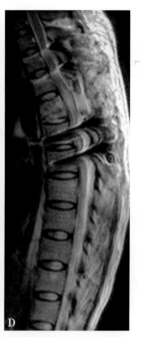

图 44-5-8　术后影像学检查

A. 正位片示侧方脱位纠正；B. 侧位片示椎体高度回复，椎弓根螺钉位置满意；C. CT 矢状位断层示椎体高度回复，椎弓根螺钉位置满意；D. MRI 示减压充分，脊髓压迫解除

病例（图 44-5-3~44-5-8），女性，35 岁。车祸致 T_4 骨折脱位，双侧下肢肌力 0 级，二便失禁，仅肛周感觉存在，ASIA B 级脊髓损伤。AO 骨折分型为 C2 型，行后路 T_4 骨折脱位复位，T_2~T_6 椎弓根螺钉内固定，T_4 椎板切除术减压。

由于小关节突构成胸椎椎管的后壁的一部分，因此胸椎的后路减压除了切除椎板以外，还应切除部分小关节约 1/2 左右才能达到充分减压。

对于椎体、椎板粉碎的骨折病例，应切除后侧骨折的棘突椎板，显露椎管内结构，小心分离保护硬膜囊，将压迫硬膜的骨折块清除，充分进行神经减压。如果受伤脊柱序列不稳定，则临时在邻近椎弓根螺钉上安装短棒，进行临时固定。

螺钉安装结束后，连接棒的连接顺序非常关键。此时脊柱序列还没有得到纠正。第一步，安装最近端的和最远端的两组椎弓根螺钉连接棒，轻轻撑开，使脱位的脊柱部分复位，并维持序列稳定（图 44-5-9）；第二步，连接靠近伤椎的螺钉，使脊柱序列

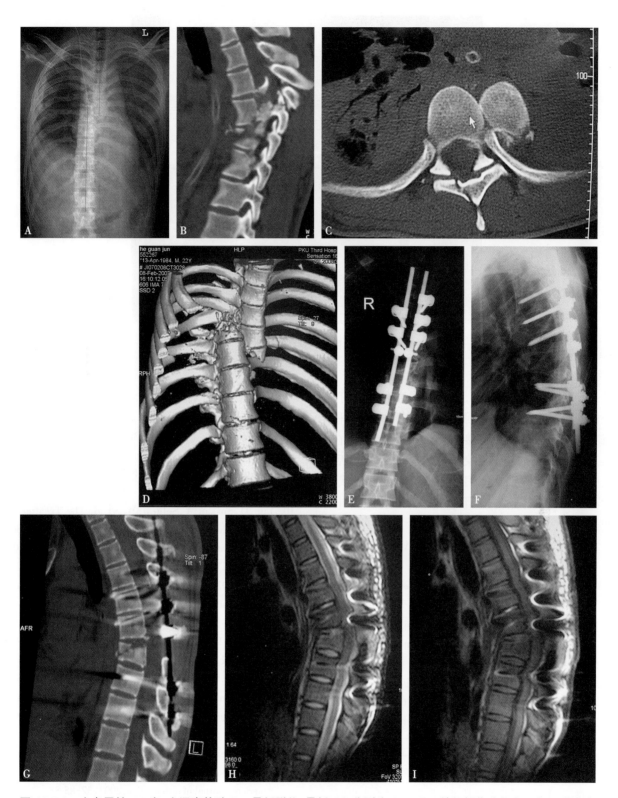

图 44-5-9　患者男性,22 岁,交通事故致 $T_{6\sim7}$ 骨折脱位,骨折 AO 分型为 C2,ASIA 神经损伤分级为 C 级。术前胸椎正位 X 线片(A)示胸椎椎体侧方移位;矢状位 CT(B)示椎管侵占;平扫 CT(C)示 T_6、T_7 左右重叠,T_6 双侧椎弓根粉碎;重建 CT(D)示椎体骨折移位;行后路切开复位,T_6、T_7 椎板切除减压,$T_{4\sim9}$ 椎弓根固定,后外侧植骨术后正(E)、侧位(F) X 线片示骨折复位,内固定良好; 矢状位 CT(G)示骨折复位良好;术后 10 天 MRI 脊髓形态(H,I);术后 8 个月正(J)、侧位(K)X 线片示骨折愈合

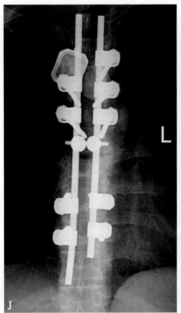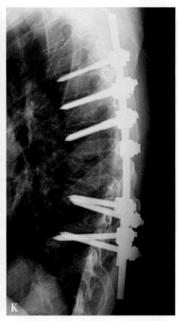

L

J   K

图 44-5-9（续）

进一步复位；如伤椎置钉，则连接伤椎上的螺钉，使脊柱的序列完全恢复，拧紧各椎弓根螺钉，根据稳定情况决定是否安装横连接；第四步，植骨，范围在伤椎及邻近椎体的两侧横突（肋横突关节），椎体后外侧皮质粗糙化，将椎管减压所得骨质剪成颗粒状，如量不够则取自体髂骨，植于后外侧。放置负压引流，冲洗关闭伤口。

（周方 田耘）

参 考 文 献

1. 周方,田耘,陈仲强,等 . 短节段经椎弓根固定治疗胸腰椎不稳定骨折 -AO 通用脊柱内固定系统的应用 . 中国微创外科杂志,2003,3（2）:136-137,146

2. 周方,陈仲强,刘忠军,等 . 中上胸椎骨折脱位的临床特点及手术治疗 . 中华创伤骨科杂志,2004,6（11）:1226-1228

3. 党耕町,刘忠军,陈仲强,主译 . AO ASIF 脊柱内固定 . 北京:人民卫生出版社,2000:16-35

4. 郭应禄,祝学光 . 外科学 . 北京:北京大学医学出版社,2003:837-871

5. 党耕町,主译 . 脊柱外科技术 . 北京:人民卫生出版社,2004,12:229-253

6. 周方,田耘,吕扬,等 . 胸椎骨折脱位的手术治疗 . 中华创伤骨科杂志,2009,11（4）:310-313

7. 周方 . 脊柱及四肢骨折的治疗决策 . 北京:北京大学医学出版社,2010

8. Krengel WE III, Anderson PA, Henley MB. Early stabilization and decompression for incomplete paraplegia due to a thoracic level spinal cord injury . Spine,1993,18:2080-2087

9. Place MHM,Donaldson DH,Brown CW,et al. Stabilization of thoracic spine fractures resulting in complete paraplegia: a longterm retrospective analysis. Spine,1994,19:1726-1730

10. Yue JJ,Sossan A,Selgrath C,et al. The Treatment of Unstable Thoracic Spine Fractures with Transpedicular Screw Instrumentation:A 3-Year Consecutive Series. SPINE,2002, 27, (24):2782-2787

11. Kothe R,O'Holleran JD,Liu W,et al. Internal architecture of the thoracic pedicle. An anatomic study. Spine,1996,21: 264-270

12. Vialle LR,Vialle E. Thoracic spine fractures. Injury,2005, 36（Suppl 2）:B65-72

13. Hanley EN,Simpkins A,Phillips ED. Fractures of the thoracic, thoracolumbar and lumbar spine:classification,basis of treatment,and timing of surgery. Semin Spine Surg,1990,2: 2-7

14. Sapkas,George S,Papageloupolos,et al. Thoracic spinal injuries:operative treatments and neurologic outcomes. The American journal of orthopedics,2003,32:85-88

15. Schinkel,Christian,Frangen,et al. Timing of *thoracic spine* stabilization in trauma patients:impact on clinical course and outcome. J Trauma,2006,61:156-160

16. Bone LB. Management of polytrauma. 2nd ed. Chapman MW, ed. Operative Orthopaedics. Philadelphia:JB Lippincott,1993: 299-304

17. McLain RF, Benson DR. Urgent Surgical Stabilization of Spinal Fractures in Polytrauma Patients. Spine, 1999, 24: 1646-1654

18. Kerwin, Andrew J, Frykberg, et al. The effect of early *spine* fixation on non-neurologic outcome. J Trauma, 2005, 58: 15-21

19. Yue JJ, Sossan A, Selgrath C, et al. The Treatment of Unstable Thoracic Spine Fractures with Transpedicular Screw Instrumentation: a 3-Year Consecutive Series. Spine, 2002, 27: 2782-2787

20. Christie SD, Song J, Fessler RG. Fractures of the upper thoracic spine: approaches and surgical management. Clinical Neurosurgery, 2005, 52: 171-176

第四十五章

胸腰椎陈旧骨折

胸腰椎骨折经过早期的保守治疗或手术治疗后，大部分患者获得了良好的结果，恢复或部分恢复他们的日常生活。从概念上讲，脊柱骨折超过3周没有得到及时治疗的，可视为陈旧骨折；有些患者虽然经过早期的治疗，但是没有达到预期的治疗效果，仍然存在一些问题需要解决。陈旧骨折的处理比新鲜骨折要困难得多，我们特总结胸腰椎陈旧骨折的特点，并提出相应的治疗意见，供大家参考。

第一节 需要治疗的胸腰椎陈旧骨折病生理机制

一、脊髓压迫

胸腰椎外伤，引起脊柱序列的破坏，脊柱结构中椎板、关节突、椎体、椎间盘等结构都有可能发生移位，对脊髓、神经根产生压迫。无论保守治疗还是手术治疗，压迫问题均应该得到妥善解决。

胸腰椎陈旧骨折产生脊髓压迫的可能原因为：

①早期保守治疗，突入椎管的骨块或间盘对脊髓、神经根压迫未能解除；②早期手术方式不当，未能有效解除脊髓压迫；③内固定失败，局部不稳定，产生后凸畸形，形成脊髓压迫（图45-1-1）。

国内外有很多学者探讨保守治疗胸腰椎骨折，Luuk在其125例患者临床观察中发现：所有的患者，在伤后第一年里，椎管狭窄程度由50%±15.4%减少至25%±12.5%，这种转归与损伤节段无关。椎管塑型主要在伤后第一年，以后无明显变化。骨折后椎管有一定的塑形能力，但何种情况下可以采取保守治疗应遵循一定的原则。文献报道椎管侵占小于50%、没有神经损伤、脊柱稳定的情况下可以保守。亦有文献报道椎管侵占超过40%会出现神经症状，所以保守治疗前应仔细分析椎管侵占情况和脊柱稳定情况。

关于椎管侵占与神经损害的关系，国内外有一些学者做了相关研究。Robert Meves等对一组198例胸腰椎骨折患者进行回顾性研究发现，神经功能不全损伤患者，椎管侵占与神经损害呈现正相关的

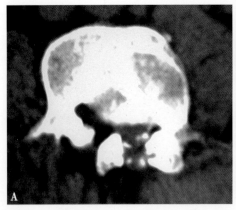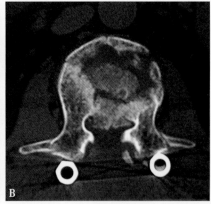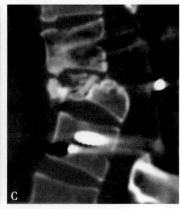

图45-1-1 脊髓压迫原因

A.早起保守治疗，脊髓侵占未解除；B.早期手术方式不当，未能解除压迫；C.内固定失败，后凸畸形压迫

关系,而完全的神经损害患者,这种关系不明确。

　　早期的手术不当,未能有效解除脊髓压迫问题。有些患者手术前明确存在脊髓压迫,并且进行了手术减压治疗。但是,因为手术方式或操作问题,压迫没有解决。例如,胸椎和胸腰段骨折患者,压迫来自硬膜腹侧,手术采用椎管后壁切除减压,椎管腹侧压迫没有解除,或者利用椎弓根固定进行复位,前方致压骨折块未能复位。从我们的病例看,多数情况是因为硬膜腹侧压迫没有解除造成的。

　　后凸压迫,是胸腰椎骨折早期处理不当的后遗问题。无论保守还是手术治疗,当脊柱局部的稳定性没有得到重建时,因为胸腰段的结构特点,往往会出现局部的后凸畸形,当后凸畸形逐渐发展时,将会产生神经压迫,出现症状。例如,椎板减压过去作为一种常规减压方法,但实践证明椎板减压不能解除脊髓的压迫,尤其是脊髓前方的压迫;且椎板切除后使脊柱的后方稳定结构遭到破坏,往往加重后凸的发展。

二、局部不稳定

　　局部不稳定是脊柱骨折后局部脊柱稳定重建失败的标志。Denis 对不稳定有 3 种描述:①力学不稳定,骨结构的不稳而有进一步椎体塌陷或成角的可能性;②神经病理性不稳定,有神经病损加重的趋势,往往是因为椎体塌陷所致;③生物力学和神经病理不稳同时存在。M. Kifune 经过实验认为:终板的

损伤是稳定的,楔形压缩骨折中部分是稳定的,所有的暴散骨折均不稳定。关于不稳定的定义很难下,White 和 Panjabi 认为稳定的脊柱应是在生理负荷下能维持椎体相对关系稳定而不会出现神经损害、变形和疼痛。在这个概念下,White 认为不稳定有两重意义:①急性不稳定,这在受伤后会立刻表现出来;②晚期出现的以疼痛、畸形和神经损害为表现的不稳定。后者是外科医生较难处理的。Koichiro 提出了不稳定的判断标准:①持续的背痛和腿痛;②不断加重的后凸畸形超过 20°;③椎体前缘压缩超过 50%;④椎管侵占在 T_{11}~T_{12}≥30%,L_1≥40%,L_2≥50%;⑤后柱结构损伤;⑥神经病损进行性加重。

　　分析我院既往医治的胸腰椎陈旧骨折患者,造成不稳定的因素包括:①骨折属于不稳定型,早期未做处理(图 45-1-2);②单纯后路椎板减压,脊柱稳定性遭到破坏;③脊柱内固定失败;④手术节段失误。

　　保守治疗后出现不稳者,其原因在于选择保守治疗前对脊柱骨折的稳定性缺乏判断,保守治疗后对患者又没有严格的随访,对脊柱稳定性是否重建不得而知,以致患者脊柱损伤局部没有能够重建稳定,神经病损加重。按照 AO 分型,A 型骨折中的A1 型及 A2 型骨折,为单纯椎体终板损伤,椎体、椎间盘结构完整,此类患者经过治疗后局部稳定可以重建。A3 型骨折,能否进行保守治疗,存在很多争论。Ahmet Alanay 等在其对 15 例胸腰椎暴散骨折保守治疗,经过平均 31 个月的随访,发现利用外固

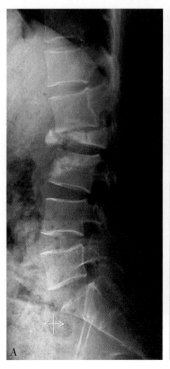
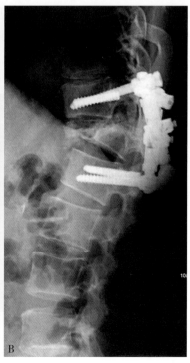

图 45-1-2　局部不稳定
A. L_2 暴散骨折,AO 分型 A3.3,早期未作处理;B. 内固定失败

定矫形支具稳定脊柱,后凸角度的丢失多发生在受伤后 3 个月内,且角度丢失到受伤时的后凸角度。目前多数学者认为 A3 型骨折及 B 型、C 型骨折应该采用手术治疗。

单纯椎板减压既往作为胸腰椎骨折脊髓减压的一种手段,目前已经很少使用。从既往病例看,椎板切除破坏了脊柱的后柱结构,加重了脊柱的不稳定。

目前,内固定失败是胸腰椎骨折后期不稳定的主要因素。内固定手术目的在于重建脊柱的生理曲度和稳定性。但内固定的作用只是暂时的,如果损伤节段没有骨质结构修复或骨性融合,内固定则将以失败告终。脊柱稳定性重建有两方面目的:①恢复原有的脊柱结构,包括椎体和椎间盘的高度;②如达不到第一点,则要求局部产生合乎生理曲度的骨性融合。

从统计资料看,对于单纯的椎体暴散骨折,后路椎弓根螺钉固定的失败率明显高于前路椎间植骨加固定术。椎弓根固定后脊柱后凸丢失在 3°~12°,而在 Kaneda 前路固定中,后凸丢失仅约 1°。椎弓根固定的失败率为 9%~54%,前路固定为 6%。早期骨折,前路植骨固定可以很好地达到减压、植骨融合,生理曲度丧失也很少发生。

不稳定出现的部位:①损伤节段间盘,通过间盘结构的脊柱外伤,间盘结构自行修复能力很差,如果内固定术后没有进行有效的椎间植骨或后外侧植骨,则易形成椎间不稳,出现内固定断裂。②损伤节段椎体,此种类型比较少见,但临床上可见到椎体暴散骨折,早期采用保守治疗,后期形成椎体假关节,局部不稳定。

胸腰椎陈旧骨折,局部不稳定的临床表现主要是局部疼痛及可能出现的进行性神经损害症状,一旦确立不稳定出现,多数应考虑实施手术治疗。

三、后凸畸形

创伤性后凸畸形在胸腰椎骨折后期较常见。逐渐出现的、不稳定的后凸畸形的出现意味着早期处理的失败。尽管脊柱骨折的诊断和治疗水平不断提高,但是,晚期脊柱畸形导致的疼痛甚至于神经损害并不少见。后凸畸形的出现使身体重心向前移位,后凸畸形将导致局部疼痛和神经压迫,不利于脊髓功能的恢复。脊柱骨折后造成局部不稳定,如果没有很好的稳定性重建,或人为地造成脊柱结构破坏,将会在日后逐渐出现后凸畸形或侧凸畸形。

出现后凸的原因(图 45-1-3):①早期骨折未行手术:患者早期骨折属不稳定骨折,由于种种原因早期未能得到及时治疗,以后逐渐出现后凸畸形。②单纯椎板减压未行固定:脊柱骨折后,单纯椎板减压既达不到椎管减压的目的,又破坏了脊柱后柱的稳定性,为以后后凸畸形埋下了隐患。③内固定失败:脊柱骨折内固定技术的选择至关重要,内固定物既要达到足够的强度,同时要求固定节段尽可能少,以减少对局部运动节段的干扰。文献报道,在脊柱固定中,应用椎弓根固定时,由于脊柱前柱未做处理,后期将会出现螺钉松动、折断、弯曲,这种变化在术后 6 个月表现明显。④青少年骨折处理不当:青少年由于其骨结构良好的弹性和塑行性,脊柱骨折发生相对较少,其骨折特点也与成年人不同。我院经治一例患者,9 岁时车祸致 L_1 骨折,当时错误地给予 L_1 椎板切除减压,此后 4 年内不但神经功能

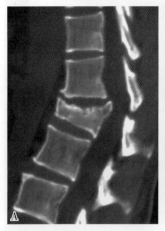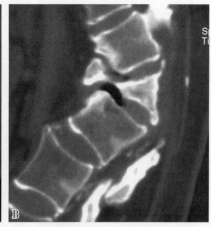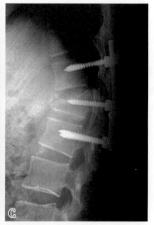

图 45-1-3　后凸原因

A. 早期未行手术;B. 早期单纯椎板切除减压;C. 内固定失败

未见恢复,脊柱还形成了 80° 的后凸畸形。Francois Lalode 在其研究中认为,儿童脊柱骨折有后凸畸形的发展趋势,非手术治疗可行,但日后会出现后凸,手术稳定可减少后凸的发生率。⑤固定节段邻近椎间退变,出现后凸畸形。

关于后凸畸形是否都需要手术纠正尚存不同观点。尽管恢复脊柱生理曲度是最好的治疗愿望,但 Bedbrook 认为在没有神经病损的情况下,40° 以内的后凸畸形患者能很好耐受。我院研究认为后凸畸形在 20° 以上的后凸畸形应该考虑矫正。总结我院治疗经验,脊柱后凸在以下情况下应考虑手术:①后凸伴有骨折块或椎体压迫者;②后凸伴有不稳定者;③后凸本身形成脊髓压迫者;④后凸畸形较重,影响患者生活者。

第二节　胸腰椎陈旧骨折的手术方法的选择

胸腰椎陈旧骨折,确定需要进行手术治疗后,如何选择手术入路是关键。外科手术治疗目的是解除压迫,矫正脊柱畸形,重建脊柱稳定。合理的手术方式应该做到良好的局部暴露,尽量减小对周围组织的创伤,对脊髓进行有效的减压及对脊柱进行可靠的融合与稳定。目前文献上探讨比较多的手术入路有 3 种:前路、后路及前后联合入路。

一、前路手术

(一)前路手术适应证

陈旧性胸腰椎骨折的脊髓压迫主要是骨折块侵入椎管内,或后期由于伤椎高度恢复不良继发后凸畸形,使伤椎的后上角及其上方的创伤性退变、椎间盘等突入椎管,引起脊髓的前方受压。目前对前路手术适应证有不同意见。唐天驷等认为,由于压迫来自前方,手术必须致力于椎管前方减压,前路减压更直接。单纯前路手术因不能同时做楔形截骨,矫正后凸成角畸形稍差,但具有减压充分,术中可同时清除病椎和变性椎间盘对脊髓的压迫,通过植骨融合,可获得永久性的脊柱稳定。前路手术对脊髓损伤的可能性较小,并不增加手术的风险。McDonnell 等采取脊柱前路手术病例的分析,结果表明,与其他同类手术比较,胸腰椎的前路手术并不增加手术的风险。MatsumotoM 等认为,前路融合可提供前方支撑,防止后凸进展。

一些学者认为前路手术的适应证是:①胸腰椎骨折未及时治疗,椎体后凸的骨块或损伤的间盘压迫脊髓者;②后路减压内固定复位不满意,前路仍有压迫,残留不全神经功能障碍者;③胸腰椎后凸畸形(Cobb 角 >20°)并有迟发性神经障碍者;④椎管矢状径 <10mm;⑤胸腰椎骨折伴严重后凸畸形并有失稳及慢性疼痛者。前方减压直接切除椎管前方致压物,减压彻底,椎管扩大可靠,因暴裂性骨折及陈旧性骨折前、中柱破坏较大,后柱复合体损伤较小,前路减压手术不破坏脊柱后柱稳定性,可最大限度地重建脊柱前中柱结构。

根据我院治疗胸腰椎陈旧骨折的体会,我们认为前路手术的适应证是:①脊髓压迫来自前方,包括骨性结构和间盘组织,椎管后方结构无明显破坏(图 45-2-1);②脊柱不稳定,包括经过间盘结构的损伤以及经过椎体的假关节。③后凸畸形 <30°。胸腰段的解剖特点是脊髓圆锥位置所在,对于术中的牵拉耐受能力较差。陈旧骨折,脊髓前方的致压物已经与周围组织形成紧密连接,包括骨性结构和间盘组织,甚至会形成畸形愈合。从后方解除压迫可能冒的风险会增大,因此,侧前方手术入路可以直接解除前方的压迫,对脊髓的术中损伤也会减小。

椎间不稳定,主要原因是间盘结构损伤,自身修复能力较差,因为早期的治疗方法不当,逐渐形成局部不稳定,患者会有明显的局部疼痛症状,甚至会出现脊髓损害加重的表现。因此,重建局部稳定是手术的重点问题。前路手术可直接切除损伤的间盘结构,在邻近椎体之间植骨融合,并进行内固定稳定,以期最后达到局部稳定重建的目的。对于经过椎体结构形成的假关节,同样可以切除病损椎体,进行局部融合稳定。

前路手术可以切除病损的间盘、破坏的椎体结构,但是在胸腰椎陈旧骨折的矫形方面,有着明显的不足。陈旧骨折,局部往往是畸形愈合,后方的棘突椎板结构,特别是关节突结构,因为损伤而融合在一起,形成畸形位置固定,单纯前路撑开,很难纠正后凸畸形。因此,对于畸形角度超过 30° 的后凸畸形,单纯前路矫形是非常困难的。

(二)前路手术技术要点

胸腰椎陈旧骨折不同于新鲜骨折,因为创伤后的局部修复反映,局部形成瘢痕粘连,解剖标志也因此可能显示不清。在决定前路手术时,应仔细进行手术前准备,局部的脊柱正侧位片、三维重建 CT 以及 MRI 检查都应完善。根据影像学资料判断椎体骨折形态特点、脊髓压迫位置以及可用于安装内固

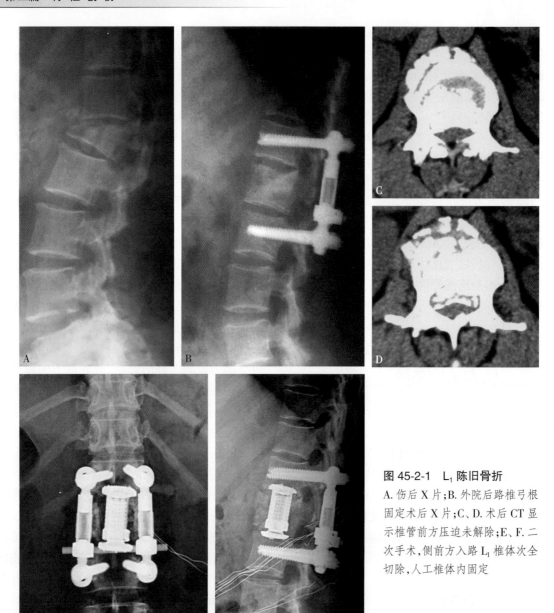

图 45-2-1 L₁ 陈旧骨折

A. 伤后 X 片；B. 外院后路椎弓根固定术后 X 片；C、D. 术后 CT 显示椎管前方压迫未解除；E、F. 二次手术，侧前方入路 L₁ 椎体次全切除，人工椎体内固定

定结构的邻近椎体形态。

胸腰段的手术麻醉应采用全麻插管，最好能够进行双腔插管，患者摆放侧体位，多数情况下采用右侧卧位，左侧在上。透视定位手术切口，须小心分离，最好能够进行胸膜外操作，处理椎体节段血管时要仔细，因为瘢痕粘连及椎体压缩，血管位置可能产生变异。向前推移骨膜应紧贴椎体，以免产生血管损伤撕裂。陈旧骨折椎体多已形成畸形愈合，手术中如辨认困难可进行透视了解骨折椎形态。手术切除应该首先处理伤椎邻近的两个椎间盘结构，将间盘完全切除，随后在椎体中部切除椎体，可分层切除。有时需要将左侧伤椎的椎弓根切除，以利于切除突入椎管的骨折块。骨折块或突入椎管的间盘结构与硬膜多粘连紧密，可将骨折块自前方剔除变薄后，以神经剥离子在骨折块与硬膜囊之间进行分离，直至完全分开，完全切除突入椎管的骨块或间盘组织。在上下邻近椎体撑开，尽可能纠正后凸畸形。剔除邻近椎体的上下终板，露出骨松质，局部可植入髂骨块、钛网或人工椎体，最后在椎体上安装钛板固定。

二、后路手术

(一) 后路手术适应证

胸腰椎骨折晚期并发的减压不彻底、不稳定以及后凸畸形等的治疗问题,有些学者认为后路的椎体楔形截骨术是治疗创伤后残留的脊柱后凸畸形较为理想的方法,可以获得满意的减压和后凸畸形的矫正,同时有利于脊柱的稳定和截骨的愈合,最大限度地减少损伤前方血管的危险。Leatherman 等强调,对于僵硬的后凸畸形,只有缩短并伸直脊柱才能确保不发生神经并发症。因导致僵硬的部位不仅存在于椎板和关节突关节之间,而且还广泛存在于椎间盘、棘突和横突间及周围的软组织。对此,无论采用单纯后路松解或前路椎间盘切除后再矫正,均难获得满意的矫形效果。有学者认为,椎体截骨,不仅能有效矫正脊柱畸形,还能缩短治疗周期,适用于僵硬性脊柱侧弯患者。后路楔形截骨减压脊柱缩短术理论上可以达到缩短脊柱、纠正畸形、植骨融合内固定的特征而具有优越性。

我院陈仲强等认为,对于陈旧性创伤性后凸畸形,由于要切除突入椎管内的骨块,同时要稳定脊柱和矫正后凸畸形,一般要经过相应的椎体间隙进行截骨。主要优点是:只需要一次手术,截骨面闭合后稳定,易于融合,且一般短节段固定即可获得良好的畸形矫正。其缺点是:术中在脊髓周围的操作多,二次手术的患者局部瘢痕粘连重,增加了脊髓损伤风险。脊髓侧方及前方的止血相对困难,有时出血较多;矫形造成脊髓的过度短缩、堆积,使矫形程度受到一定限制。

根据我院陈旧胸腰椎骨折的治疗经验,我们认为单纯后路手术治疗胸腰椎陈旧骨折的适应证是:①压迫主要来源于脊髓后方,如椎板骨折对脊髓的压迫;②局部不稳定,可通过后外侧进行椎间植骨融合;③后凸畸形,角度在 60° 以内。

后路手术可以直接解除来自硬膜后方的压迫,特别是椎板、关节突骨折对脊髓的压迫。胸腰椎陈旧骨折引起的不稳定,可以通过后路椎弓根固定,同时可经过关节突,切除损伤的椎间盘,进行后外侧植骨融合。对于解除来自硬膜腹侧的压迫,直接自后方切除比较困难。后凸畸形矫正是后路手术的主要目的,通过椎弓根固定技术,利用截骨矫形术,可以获得良好的后凸畸形校正率。

关于后路截骨矫正后凸畸形的安全界限的报道各有不同。Heinig 等认为在 T_{12} 水平可以矫正

40° ~50° 的短节段后凸畸形。Gertzbein 和 Harris、Lehmer 等认为后路截骨矫形应限制在 30° ~40°,否则会造成脊髓过度短缩、扭曲和堆积。Wu 等则认为后方截骨矫形最大可到 60°。我院陈仲强等的一组病例,经后路闭合截骨矫形度数平均为 34.0°,矫正率为 90.4%,在矫正超过 45° 的病例中,术中均可见脊髓有皱褶堆积。因此,我们认为将单纯后路截骨矫正度数控制在 45° 以内还是安全的。Kawahara 等采用经后路截骨,在截骨面前缘嵌入 Cage 再闭合截骨面使矫正度数最大至 61°。

(二) 后路手术方式及技术要点

1. 经椎间隙闭合截骨矫形固定 (图 45-2-2)　经椎间隙闭合截骨矫形内固定:患者俯卧位,后正中入路,显露病损节段及需要进行固定的节段。切除相应节段的棘突与椎板以及小关节突,松解硬膜囊周围粘连的瘢痕组织。注意保护相应节段神经根。从两侧骨膜下剥离显露前方椎体侧面,切除病损节段的椎间盘,同时从脊髓两侧楔形切除椎间隙上位椎体的下部及下位椎体的上部以及突入椎管内的骨块,闭合截骨面,椎弓根螺钉矫形内固定,后外侧植骨。当后凸矫正 >45° 时,脊髓将出现明显的短缩、堆积,而在矫正度数 <45° 时,此现象较轻微。

2. 后路椎体切除截骨矫形固定　患者俯卧位,后正中入路。显露病损节段及需要进行固定的节段,术中正侧位透视定位,在伤椎头、尾侧各植入 2 对椎弓根螺钉。切除相应节段的棘突和椎板以及小关节突,松解硬膜囊周围粘连的瘢痕组织。注意保护相应节段神经根。首先切除上、下邻近的椎间盘结构,再彻底去除伤椎的椎体,术中可先保留伤椎的椎体后缘皮质,待前方结构清除干净后,再切除椎体后缘皮质,以减少脊髓的损害。前方结构清除后,首先临时连接一侧椎弓根连接棒,对伤椎前缘的高度进行适度的撑开,由后方将充填自体松质骨的钛网或人工椎体植入,正侧位透视位于椎体中央偏前位置。安装椎弓根螺钉连接棒,进行后凸进一步矫形,对钛网或人工椎体进行适度的加压。切口放置引流,逐层关闭伤口。

由于椎体前缘垫高,增大了矫正的空间,同时防止了闭合截骨面时出现的脊髓过度短缩,减少了脊髓堆积。此方法适用于后凸角度较大的畸形矫正,特别是当后凸畸形 >45° 的陈旧骨折矫形时。此种方式对提高截骨效率及安全性很可能会成为一种有价值的办法。

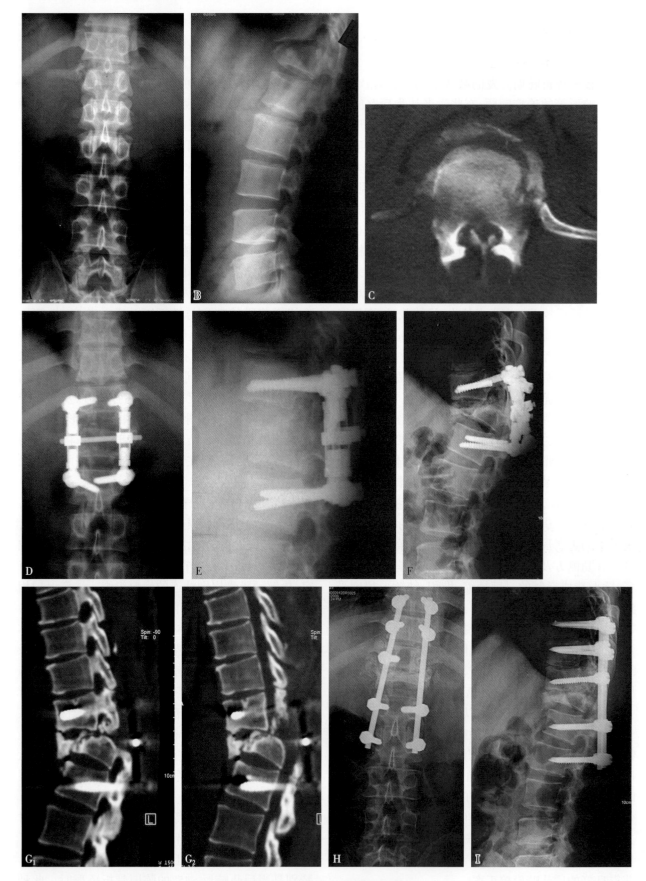

图 45-2-2　内固定失败，局部不稳定

A、B. 术前 X 片；C. 术前 CT 椎管侵占；D、E. 第一次术后；F. 第一次术后 1 年，内固定折断；G. 术后 CT 椎间未融合；H、I. 后路经椎间截骨矫形，椎弓根固定术后，畸形纠正

三、前后路联合手术(图 45-2-3)

(一)前后路联合手术适应证

结合本院治疗胸腰椎陈旧骨折的经验,我们认为前后联合手术入路的适应证为:后凸畸形大于 45°。

前后联合入路矫形术的优点是:脊柱松解满意,而且操作简单;可显著矫正不同程度的后凸畸形;有效松弛脊髓,而不会出现明显的脊髓堆积、褶皱;减少脊髓周围的手术操作,相对安全。但其亦存在缺点,如:前后同时入路,需 2~3 个手术,手术创伤大,手术时间可能延长;治疗费用增加。但正是由于此法相对于单纯后路矫形术的优势,使其可矫正不同程度的后凸畸形,特别是严重的后凸畸形。

手术入路为前后或后前联合脊柱截骨术,手术分为分期手术和一期手术。关于如何选择手术入路和分期的问题,有很多争议。有学者建议,对多个椎体受累、后凸畸形 >90° 的患者,采用一期前路松解、颅盆环牵引,二期行后路病椎楔形截骨术。有人建议行三期手术即后路截骨 - 前路植骨 - 后路内固定。优点是在进行前路植骨时可以进行有效纠正后路截骨导致的椎管容积下降脊髓堆积效应,而附加的后路内固定又可防止前方植骨块的移位或松动,因为如果先行前方撑开植骨就可能造成神经组织牵拉。该手术策略虽然遵循了不延长脊柱纠正畸形的原则,但由于需要 3 次手术、3 次麻醉下进行,故只能选择性地使用,目前使用不多。为了减少手术次数、改善后凸畸形的纠正和提高融合率,同时又能进行满意的神经减压,Pascal 首先介绍了前后路同时联合截骨术,与分期手术策略相比,两个手术同时进行有以下优点:手术时间明显缩短,出血量减少,并发症和平均住院时间减少很多,预防了两次手术间隔期内的潜在不稳定,截骨在脊柱前后路直视下进行,植骨块不易移动。近年来,一期前后路联合截骨也有了较快的发展。

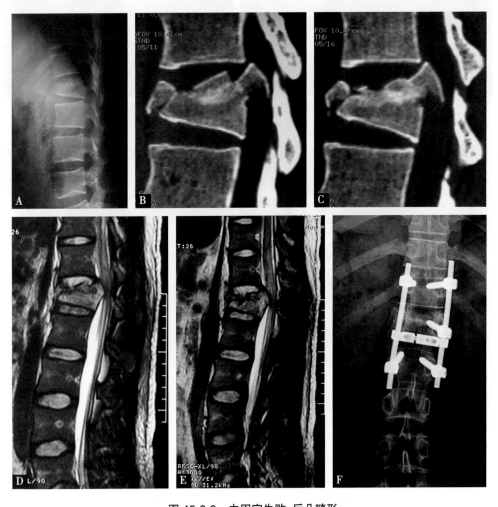

图 45-2-3　内固定失败,后凸畸形

A. 术前侧位 X 片;B、C. 术前 CT 示 L_1 椎体上缘骨折,AO 分型 A3.1.1;D、E. 术前 MRI 示脊髓压迫;
F、G. 第一次术后,后凸畸形未矫正

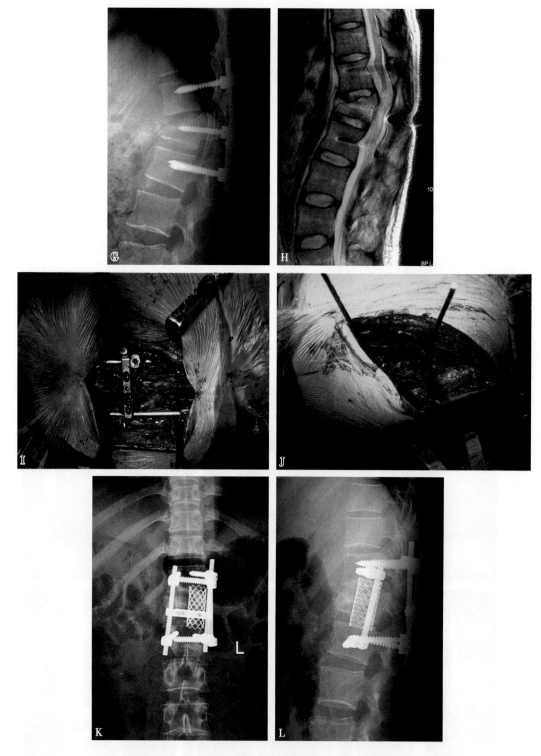

图 45-2-3（续）

H. 术后 MRI 示局部后凸,脊髓压迫;I、J. 二次手术术中,前后联合入路;K、L. 二次术后,矫形及固定融合

（二）前后联合入路手术方式及技术要点

1. 前路松解、后路矫形固定　适用于后凸畸形较大、前方粘连较重、前路不需要放置固定患者。首先患者摆放于侧卧位,利用手术床将切口侧展开,透视定位切口位置。如条件允许,应采用胸膜外操作,减少对呼吸的干扰。处理伤椎的节段血管,将椎前组织自骨膜向前推移,伤椎及其上下各 1、2 个节段的软组织根据需要推移松解,减少复位时软组织的牵拉,特别注意保护大血管。伤椎邻近的上下间盘组织应考虑进行松解,以增加复位空间。

前路松解完成后,患者置于俯卧位,于伤椎上下各2个椎体内打入椎弓根螺钉,根据需要亦可在上下2个以上椎弓根内打入椎弓根螺钉。切除伤椎的棘突椎板结构,松解上下关节突关节,利用手术床、椎弓根固定器械进行后凸矫正,完成畸形的矫正任务。伤椎邻近上下椎体后外侧植骨是必不可少的技术手段。

2. 后路松解固定、前路松解、后路矫形　适用于后凸畸形严重、前路需要固定患者。患者先俯卧位,后正中入路,显露病椎棘突、椎板,于伤椎邻近椎体椎弓根内打入椎弓根螺钉,根据需要决定1、2个椎体。椎弓根钉置入后,切除伤椎椎板,松解伤椎上、下关节突结构,使后方松解完全。临时关闭伤口,患者改为侧体位、侧前方入路,松解椎前结构。松解完毕后,切除伤椎椎体,如果伤椎椎体后缘骨折块突入椎管,造成脊髓压迫,则伤椎椎体全部切除;如果伤椎椎体后缘完整,仅因为椎体前方压缩造成的后凸畸形,则可以保留椎体后壁,保持椎管结构的完整。但椎体前部、上下椎间盘结构应予切除。松解完毕后,将后方伤口打开,安装椎弓根钉尾连接杆,并连接伤椎上、下各一椎弓根钉连接棒。实施前方撑开、后方加压,逐步矫正后凸畸形,再将连接棒与椎弓根钉连接,完成后凸矫形。于前方原伤椎处植入钛网、人工椎体或大块髂骨均可,可利用侧前方伤椎上下邻近椎体钛板进行固定,加强固定强度。

陈旧骨折手术的目的是解除后方压迫、局部稳定和解决后凸畸形,在恢复脊柱序列的同时,获得脊髓压力的解除。

第三节　胸腰椎陈旧骨折的手术效果

Malcolm等对手术治疗的48例创伤性后凸畸形进行回顾性研究发现,术前94%患者有疼痛等神经症状,46%有后凸畸形进展,36%存在不稳定,与疼痛及神经症状密切相关,27%神经损害加重,手术矫正畸形26%,98%疼痛消失或显著缓解,但神经损害无明显改善。陈仲强等观察一组病例,结果表明,矫正后凸畸形通过解除对神经的直接压迫及松弛脊髓实现对脊髓的减压,对于合并脊髓不全损伤的病例,即使病史较长,手术治疗仍然可能获得一定疗效,虽然手术无法改善脊髓完全损害患者的神经功能,但矫形将有利于其进行康复锻炼。同时,脊椎序列的恢复可减轻腰椎代偿性过度前凸,并显著缓解下腰疼痛。

关于陈旧骨折椎管减压与神经恢复的关系,还存在很多争议。通常认为陈旧骨折减压手术对脊髓功能恢复不会有很大帮助。Christian Gaebler认为早期的减压与稳定是脊髓神经恢复的一个基本条件。陈旧骨折的减压时间上,Bonlmon与Tramsfeldt认为2年内减压有效,其中61%的患者可获得满意的神经功能恢复。近年来,国内外一些学者认为较长时间压迫减压仍有效。Riska的病例报告中有长达30年的患者。

根据我院经验,手术治疗可以在以下几方面体现其疗效:①腰痛及下肢痛缓解,陈旧骨折因为压迫、不稳定造成的疼痛,限制了患者的行走甚至坐立,严重影响了患者的生活。陈旧骨折引起的局部疼痛问题可以获得良好的缓解。②大小便功能改善。虽然我们不能期望脊髓完全损伤患者脊髓功能大小便功能的改善,部分的功能改善亦可在很大程度上提高了患者的生活质量。③下肢感觉运动的恢复,国内外学者的经验有很多,多数情况下陈旧脊髓损伤脊髓功能很难有大的改变,但亦有陈旧骨折术后患者的神经功能有明显恢复的报道。

总结

胸腰椎陈旧骨折手术的主要原因为脊髓压迫、脊柱不稳、后凸畸形等。X片、CT、MRI在胸腰椎骨折诊断中具有相互补充的作用。手术治疗的主要目的为脊髓减压、纠正畸形和重建脊柱的稳定。术后患者神经功能恢复体现在:①腰痛及下肢痛的缓解;②下肢神经功能的改善;③大小便功能的改善。

(田　耘)

参　考　文　献

1. Ahmet Alanay, Muharrem Yazici, Emre Acaroglu, et al. Course of nonsurgical management of burst fractureswith intact posterior ligamentous complex: an MRI study. Spine, 2004, 29: 2425-2431

2. Bedbrook GM. The treatment of thoracolumbar dislocation and fractures with paraplegia. Clin Orthop, 1975, 112: 27-43

3. Bonlman HH, Eismont FS. Surgical techniques of anterior decompression and fusion for spinalcord injuries. Clinorthop Rel Res, 1981, 154: 57

4. Christian Gaebker, Richard Maier. Long term results of pedicle stabilized thoracolumbar fractures in relation to the

neurological deficit. Injury:International Journal of the care of the Injured,1997,28:9-10

5. Christopher I Shaffrey. Surgical treatment of thoracolubar fractures. Neurosurgery Clinics of North America,1997,8(4):519-539

6. Denis F. The three-column spine and its significance in the classification of acute thoracolumbar spinal injuries. Spine,1983,8:817-831

7. Dennis G,Vollmer MD. Neurosurgery Clinics of North America,1997,8:499-507

8. Francois Lalonde. An analysis of burst fractures of the spine in adolescents. The American Journal of Orthopedics,2001:115-120

9. Heinig,Egg shell procedure,In:Luque ER. Segmental spinal instrumentations Thorofare:Slack,1984:221-230

10. Koichiro Okuyama. Outcome of Anterior decompression and stable for thoracolumbar unstable burst fractures in the absence of neurologic deficits. Spine,1996,21(5):620-625

11. Luuk WL de Klerk. Spontaneous remodeling of the spinal canal after conservative management of thoracolumbar burst fractures. Spine,1998,23(9):1057-1060

12. M Kifune. Fracture pattern and instability of thoracolumbar injuries. Eur Spine J,1995,4:98-103

13. Malcolm BW,Bradford DS,Winter RB,et al.Post-traumatic kyphosis 1 J Bone Joint Surg(Am),1981,63:8912-8991

14. Mclain RF,Sparling E,Benson DR. Early failure of short-segment pedicle instrumentation for thoracolumbar fractures. J Bone Joint Surg(Am),1993,75:162-167

15. Parker,Jeffrey W,Lane,et al. Successful short-segment instrumentation and fusion for thoracolumbar spine fractures:a consecutive 4 1/2-years series. Spine,2000,25:1157-1170

16. Riska EB,Myllynenp. Anterio decompression for neural involvement in thoracolumbar fracture. J Bone Joint Surg(Br),1987,69:704

17. Robert Meves,Osmar Avanzi. Correlation between neurological deficit and spinal canal compromise in 198 patients with thoracolumbar and lumbar fractures. Spine,2005,30:787-791

18. Steinman JC,Herkowitz HN. Pseudarthrosis of the spine. Clin Orthop,1997,335:73

19. Transfeldt E,et al. Delated anterior decompression in patients with spinal cord and cauda equina injures of the thoracolumbar spine. FOSA Fifth annual meeting New Orleans,1990,2:11

20. 陈仲强,李危石,郭昭庆. 胸腰段陈旧骨折继发后凸畸形的外科治疗. 中华外科杂志,2005,43:201-204

第四十六章

骶骨骨折

骶骨骨折的种类繁多但发病率低,导致骨科医生对该疾病的认识很有限,漏诊率高达30%。骶骨是躯干骨骼的力学中心,既是脊柱的基底,也是骨盆环的关键部分。虽然骶骨具有如此重要的作用,但由于其处在脊柱与骨盆的交界区,导致创伤医生和脊柱医生均容易漏诊骶骨骨折,原因是大家对该疾病的经验都不多。

骶骨骨折的漏诊和治疗不当会造成进一步的神经损伤和后期的脊柱畸形,其矫形手术困难,且疗效不如新鲜骨折,因此早期诊断治疗骶骨骨折非常重要。

一、相关解剖

骶骨是腰椎和骨盆的连接部分,一组骨与韧带复合体组成了该承重平台,并起到保护腰骶神经丛和髂血管的作用。躯体的重量通过第一节骶骨传递给髂翼,进而髋臼。后方坚强的腰骶及髂腰韧带稳定了该移行区域的骨骼,这些韧带也被称为不活动的关节。骶骨为一后凸结构,其矢状面的后凸角从 $0° \sim 90°$ 不等。这种后凸结构是由于 S_1 上终板的倾角造成的,并且该后凸也造成了腰椎的代偿性前凸。骶骨的后方是由多块肌肉和腰骶筋膜组成的,它可以阻挡钝器对骶骨的伤害,也可以耐受骶骨表面的突起内固定物。

骶管的容积相对较大,除容纳马尾外还有很多剩余空间。对于骶神经前支,S_1 只占据骶前孔容积的 1/3。越向下,骶神经占据骶孔容积的比例越小,S_4 只占据 1/6。$S_2 \sim S_5$ 神经根前支分布于直肠和膀胱,可以控制性功能和二便功能。腹腔下神经丛的交感神经节从 $L_5 \sim S_1$ 椎体的前外侧缘向下延伸至 S_2、S_3、S_4 骶前孔的内侧缘,具有纤细细感觉纤维的骶神经后根分布于会阴部的皮肤。

二、损伤评估

任何主诉骨盆周围疼痛的患者都应该怀疑存在骶骨损伤。高能量的损伤需行全身的望诊和触诊,尤其是伴随有感觉异常的患者。骨盆周围皮肤挫伤、皮下淤血、肿胀、肌肉紧张和骨擦感都强烈提示潜在的损伤。特异的骶骨骨折征象为骶骨后方台阶感以及广泛的软组织脱套伤(Morel-Lavelle 损伤)。

直肠指诊是骶骨骨折的标准检查,对怀疑骶骨骨折的患者要进行骶神经功能全面的评估,包括肛门括约肌的自发收缩和最大收缩力、肛门周围由 $S_2 \sim S_5$ 根支配的轻触觉和针刺觉、球海绵体反射和肛门括约肌反射等。女性患者需行阴道检查,以排除隐性的骨盆开放性骨折。对于可以行走的患者,与姿势相关的下腰痛和臀部疼痛提示骶骨骨折的可能。

在评估骶骨骨折时,必须考虑以下 5 个因素:

1. 活动性出血 骶骨骨折可以合并致命性的髂血管、骶前静脉丛和臀上动脉出血。血流动力学的稳定是早期治疗的关键。

2. 开放性骨折 开放性骨折影响骨折的治疗方案和治疗后的疗效。大部分骶骨开放性骨折为 Gastilo ⅢA 型骨折。此外,还存在更多的隐性开放性骨折,如骨折合并直肠或阴道、泌尿系统损伤。还有一种比较严重的开放性骨折即 Morel-Lavelle 综合征,它是腰骶筋膜广泛的脱套伤。表面上看该损伤为闭合性的,但是治疗时必须意识到其软组织损伤的严重程度以及术后伤口感染的危险性。

3. 神经损伤 神经功能损伤是决定患者长期预后的关键因素。骶骨骨折可能损伤马尾神经、腰骶丛、骶丛、交感神经和副交感神经。

4. 骨折的形式和稳定性 骨折的稳定性是决

定骨折治疗方式的关键因素,由于骨盆环的稳定性大部分来源于后方坚强的韧带组织,故其损伤为不稳定因素之一。像其他骨折一样,骶骨或骨盆骨折移位大于 1cm 为不稳定骨折。

5. 全身多发损伤　患者外伤时外力的大小和作用时间决定了患者的预后,某些单发的骨折可行非手术治疗。但是,如果合并全身其他系统的多发伤,则需考虑手术治疗。

三、影像学检查

怀疑骨盆、骶骨骨折患者应行骨盆正位 X 线检查。但是,由于骶骨的后凸角,正位像可以观察的结构有限,应同时摄骨盆的入口位和出口位片。在入口位可以分辨出骶管和 S_1 的上终板,出口位像才是真正的骶骨前后位像。骶骨的侧位像对于判断骶骨骨折是一种既简单又有效的方法。某些 X 线表现可能提示骶骨骨折,如 L_5 横突骨折(61% 合并骶骨骨折),X 线片上显示骨盆入口骨质不连续(92% 患者合并骶骨骨折),折梯征提示骶前孔损伤。

CT 是诊断骨盆后环损伤的准确方法。窗宽 2mm 或更薄的 CT 扫描加上冠状面和矢状面的重建可以非常细致地观察骨盆的结构,对比较复杂的骨盆骨折诊断很有帮助。骶骨 MRI 可以用来检查创伤后骶神经功能不全患者。

四、骨折类型

(一) Denis 分型(图 46-0-1)

Denis 认为骨折部位与中线的距离和损伤程度及神经功能损害发生率密切相关,并据此将骶骨骨折分为 3 个区:

Ⅰ 区骨折:最常见,占 50%,位于骶孔的侧方,主要累及骶骨翼,骨折可延伸至骶髂关节,6% 存在神经损伤,其中较多见为 L_4、L_5 根损伤。

Ⅱ 区骨折:占 34%,为骶孔区的纵形骨折,但是

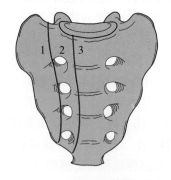

图 46-0-1　Denis 骶骨骨折分区

未累及骶管,58% 合并神经损伤,多数为 L_5、S_1、S_2 根损伤。该区骨折稳定性的判断非常重要,因为该区骨折不愈合时预后较差。

Ⅲ 区骨折:16%,累及骶管,神经损伤率为 81%。而神经损伤患者中又有 76% 存在膀胱和直肠功能障碍。

另外,还有 2 个需要考虑的因素,即骨折是否累及双侧及骨折的平面(图 46-0-2)。双侧 Ⅰ、Ⅱ 区骨折不常见,但常合并 Ⅲ 区骨折及横行骨折。S_1、S_2、S_3 骶骨横行骨折患者较 S_4、S_5 患者更容易出现膀胱功能障碍。35% 骶骨横行骨折合并神经横断,创伤性神经横断在 Denis Ⅲ 区 Roy-Camille 3 型骨折中最常见。腰骶神经撕脱伤与严重的 Ⅱ 区骨折相关,如垂直剪切骨折。

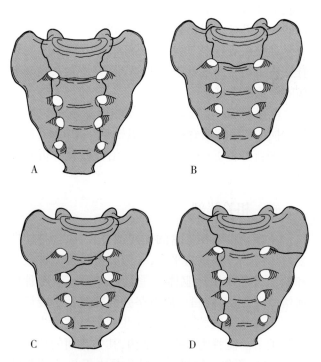

图 46-0-2　复杂 Ⅲ 区骶骨骨折类型
A. H 形骨折;B. U 形骨折;C. 人形骨折;D. T 形骨折

(二) Roy-Camille 分型(图 46-0-3)

Roy-Camille 将 Denis 的 Ⅲ 区骨折进一步分型为:

1 型:骶骨轻度成角但无移位。

2 型:成角并部分的移位。

3 型:完全移位。

4 型:垂直暴力所致 S_1 椎体粉碎骨折。

(三) Isler 分型(图 46-0-4)

根据骶骨骨折部位与 L_5/S_1 后方小关节的关系,评价腰骶部损伤稳定性的分类。

A 型:L_5/S_1 小关节外侧的骨折,不影响腰骶部

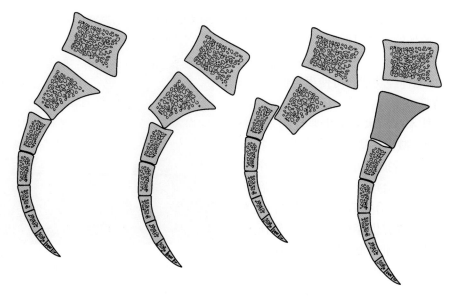

图 46-0-3　Roy-Camille 的 Ⅲ 区骶骨骨折分型

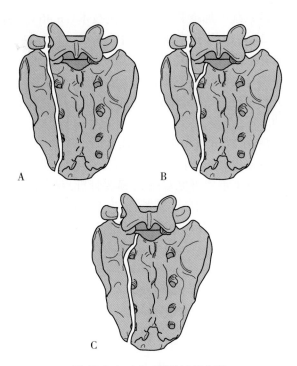

图 46-0-4　Isler 骶骨骨折分型

稳定性但影响骨盆环的稳定性。

B 型:骨折延伸经过 L_5/S_1 小关节,常伴有不同程度的不稳定及神经损伤。

C 型:骨折延伸至椎管,为不稳定骨折,需内固定。

五、治疗

(一) 早期治疗

同骨盆骨折。

(二) 非手术治疗

包括:卧床休息,支具及石膏固定,单侧或双侧的人字石膏固定,支具制动,或支具保护下早期锻炼。骨盆环骨折愈合时间为 2~4 个月,后 1~2 个月可在支具保护下负重活动。非手术治疗时间长,疗效差,对于不稳定骨折这种治疗现已被手术治疗所取代。

(三) 手术治疗

骶骨骨折手术治疗复杂,故术前应该制定明确、实际的手术目标,如:稳定骨折与恢复腰骶关节的顺列,选择最有利于神经功能恢复的手术时机,对开放性损伤彻底的清创,并且减少致残率等。

1. 手术时机　应该根据治疗的目标、患者的一般情况及手术创伤的大小而定,过早的手术会导致术中大量失血、软组织损伤及感染,但是过迟的手术如伤后 2 周,又会失去神经功能恢复的机会。对于无神经损伤的骨折可选择伤后 7~10 天内手术,有神经损伤的骨折争取在 72 小时内手术。

2. 减压技术　骶骨骨折造成神经损伤可以从单支神经根不全损伤到完全性马尾损伤,骶神经根由骨折成角、移位或直接卡压造成的挫伤、压迫及牵拉伤理论上是可以恢复的,神经根的横断和撕脱是无法恢复的。各种治疗的神经功能总改善率为 80% 左右,而手术减压的时间仍存在争议,从神经恢复的角度,减压需尽早,应在伤后 24~72 小时内完成,减压可以通过间接复位骨折完成,也可直接行椎板切除,但早期手术会使失血量增加,并且由于合并软组织损伤伤口不易愈合,也会增加脑脊液漏的可能,减压的同时必须行骨折固定。手术减压对于神经横断患者无效，神经撕脱伤的重建目前也是不可能的，如果能保留部分骶神经功能，哪怕仅仅为单侧也需行手术治疗。因为单侧神经功能即可使患者保留完整的直肠、膀胱括约肌功能。

3. 手术固定技术　手术固定主要目的是保持腰骶关节稳定。前方减压内固定术式并发症多，使用范围有限，大部分骶骨损伤可从后方手术治疗。

骶骨骨折较常见的治疗方法是早期微创治疗，骶髂螺钉技术可以用来治疗各种骶骨骨折（见病例1）。如果固定已满意但仍存在骶孔或骶管压迫，可以在受伤后2周内附加一个小范围的减压手术。该技术的缺点是如未完全复位时即行内固定会造成畸形愈合。经皮置入骶髂螺钉的禁忌包括腰骶移行区解剖结构异常或骨折无法行闭合复位，适应证为可以闭合复位的Denis Ⅰ、Ⅱ、Ⅲ区骨折。而Denis Ⅲ区Roy-Camille 2、3、4型损伤，由于很难通过闭合方法复位而不能行该治疗。同样，移位明显Ⅱ区骨折用此方法固定也较困难，而粉碎性的Ⅱ区骨折如置入骶髂螺钉可能造成继发骶孔压迫及骨折进一步压缩，故此类骨折应行双侧骶髂钉固定或髂腰固定。

在骶髂钉基础上辅助后方髂骨张力带钢板（图46-0-5）可以增加其强度，用来治疗开放性骨折，但该方法缺点是后方有2个切口，增加了伤口不愈合的危险。

如果患者损伤过重或骨折复位困难，无法行微

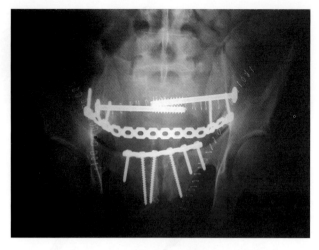

图46-0-5　骶髂钉加髂骨张力带钢板固定骶骨骨折

创治疗，则可行后方减压固定手术。从生物力学角度来看，最稳定的固定是使用下腰椎椎弓根钉和髂骨钉棒系统外加横联的髂腰固定技术（图46-0-6及病例2），可以用于神经减压后的固定，也可对移位的骶骨椎体进行复位。为了使复位的骨折更加稳定，骶髂螺钉也可作为该技术的补充。由于髂腰固定的巨大稳定性，大部分患者术后可不带支具负重下地活动。

病例1（图46-0-7、46-0-8）：女性，39岁，高处坠落伤致多发骨折，骨盆正位片可见双侧L₅横突及骶骨骨折，CT重建可见双侧L₅横突骨折，双侧骶骨骨折，骨折线向远侧延伸至骶管，为Denis Ⅲ型复杂骶骨骨折，同时存在右侧髋臼前柱骨折但无移位。

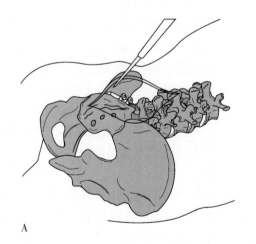

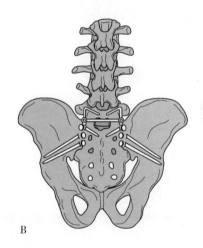

A　　　　　　　　　　　　　B

图46-0-6　髂腰固定示意图

A. 沿髂骨外板倾斜度打入髂骨螺钉。螺钉角度同髂骨板的倾斜角，位于髂骨内板和外板之间，进钉点于髂后棘内下方和坐骨大切迹上方1cm；B. 螺钉位置图

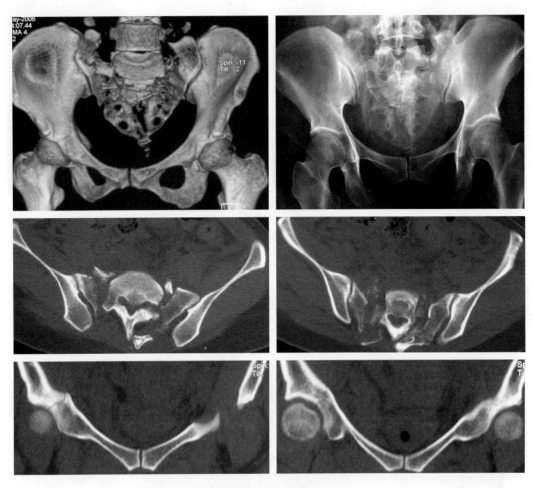

图 46-0-7　病例 1

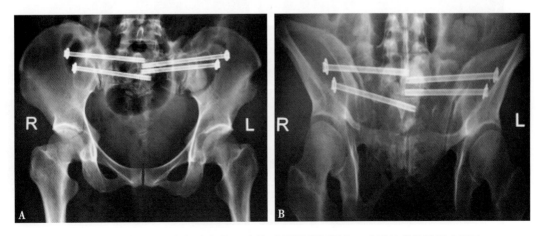

图 46-0-8　伤后 4 天行闭合复位，双侧经皮骶骨螺钉固定。术后 X 线片及手术切口

A. 正位片；B. 出口位片可见 4 枚螺钉均未进入骶孔

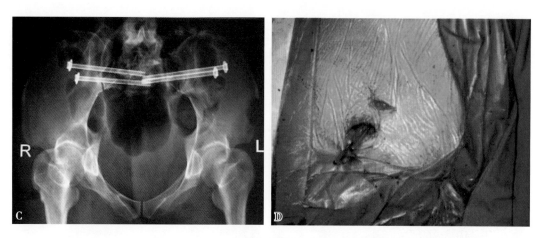

图 46-0-8(续)
C.入口位片可见 4 枚螺钉均在椎体中央；D.经皮置钉手术切口

病例 2(图 46-0-9~46-0-15):李 ××,男性,24 岁,
重物砸伤致骶骨骨折,右下疼痛,肢麻木无力 40 天。

诊断为 Denis Ⅲ 型骨折,骶神经麻痹,采用椎板切除
后路减压及髂腰内固定术。

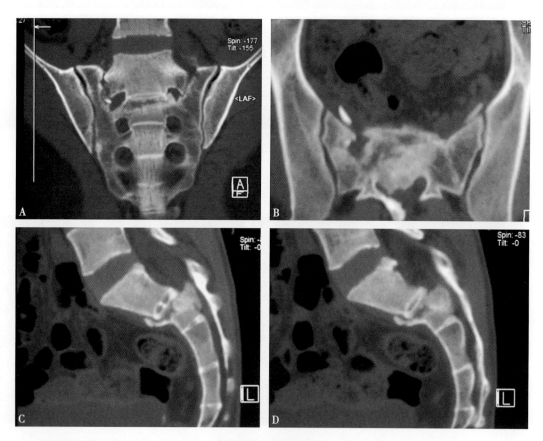

图 46-0-9 术前 CT
A.冠状位断层示 Denis Ⅲ 区 U 形骨折；B.轴位断层示骨折块侵占右侧骶管；C、D.矢状位断层示 S_{1-2} 骨折
脱位,骨块进入骶管

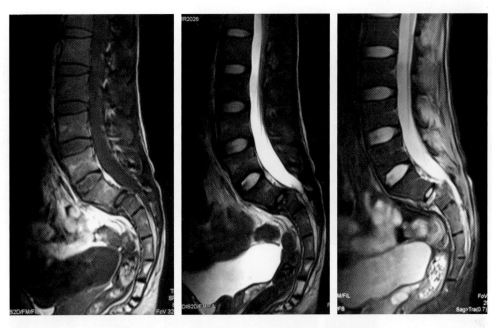

图 46-0-10　术前 MRI 示 $S_{1\sim2}$ 骨折脱位及骶神经受压

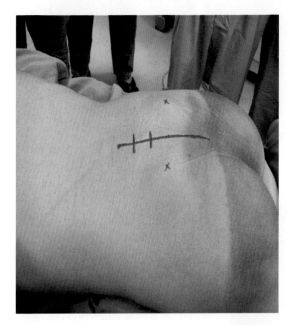

图 46-0-11　手术体位及切口,两侧的红十字为髂后棘

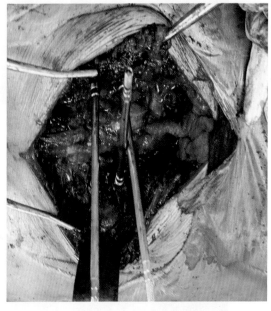

图 46-0-12　减压及打入髂骨螺钉。螺钉角度同髂骨板的倾斜角,位于髂骨内板和外板之间,进钉点于髂后棘内下方和坐骨大切迹上方 1cm

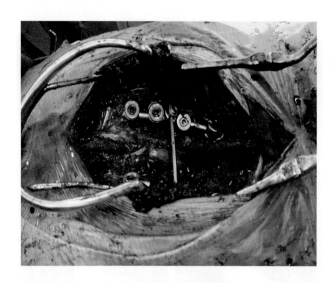

图 46-0-13　固定完成术中照片
绿色为髂骨螺钉,黄色为 L_5 及 S_1 椎弓根螺钉。用横连加固后方固定

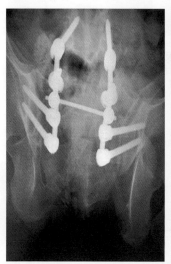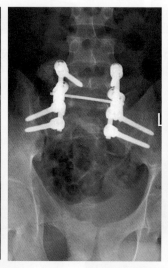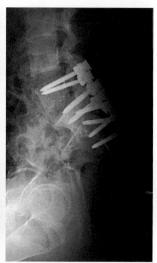

图 46-0-14　术后 X 线平片
左至右分别为出口位、正位、侧位

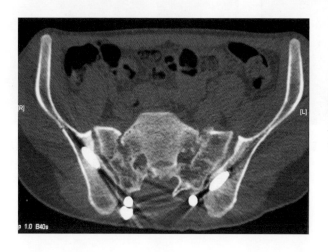

图 46-0-15　术后 CT 示骶管减压充分,骶管内骨块已被清除,髂骨钉位置良好

（周　方）

参 考 文 献

1. 周方.骶骨骨折.陈仲强,袁文,主译.AO脊柱手册.山东:山东科技出版社,2010:26-55

2. 周方.脊柱及四肢骨折的治疗决策.北京:北京大学医学出版社,2010

3. Pohlemann T,Angst M,Schneider E,et al. Fixation of transforaminal sacrum fractures:a biomechanical study. J OrthopTrauma,1993,7:107-117

4. Denis F,Davis S,Comfort T. Sacral fractures:an important problem. Retrospective analysis of 236 cases. Clin Orthop,1988,227:67-81

5. Routt ML Jr,Simonian PT,Swiontkowski MF. Stabilization of pelvic ring disruptions. Orthop Clin North Am,1997,28:369-388

6. Routt ML Jr,Nork SE,Mills WJ. Percutaneous fixation of pelvic ring disruptions. Clin Orthop,2000,375:15-29

7. Nork SE,Jones CB,Harding SP,et al. Percutaneous stabilization of U shaped sacral fractures using iliosacral screws technique and early results. J Orthop Trauma,2001,15:238-246

8. Sabiston CP,Wing PC. Sacral fractures:classification and neurologic implications. J Trauma,1986,26:1113-1115

9. Roy-Camille R,Saillant G,Gagna G,et al. Transverse fracture of the upper sacrum. Suicidal jumper's fracture. Spine,1985,10:838-845

10. Isler B. Lumbosacral lesions associated with pelvic ring injuries. J Orthop Trauma,1990,4:1-6

11. Gibbons KJ,Soloniuk DS,Razack N. Neurological injury and patterns of sacral fractures. J Neurosurg,1990,72:889-893

12. Latenser BA,Gentilello LM,Tarver AA,et al. Improved outcome with early fixation of skeletally unstable pelvic fractures. J Trauma,1991,31:28-31

13. Abumi K,Saita M,Iida T,et al. Reduction and fixation of sacroiliac joint dislocation by the combined use of S1 pedicle screws and the Galveston technique. Spine,2000,25:1977-1983

14. Barei DP,Bellabarba C,Mills WJ,et al. Percutaneous management of unstable pelvic ring disruptions. Injury,2001,32:SA33-44

15. Chip Routt ML,Simonian PT,Mills WJ. Iliosacral screw fixation. Early complications of the percutaneous technique. J Orthop Trauma,1997,11:584-589

16. Gänsslen A,Pohlemann T,Krettek C. Internal fixation of sacroiliac disruption. Oper Orthop Traumatol,2005,17:281-295

17. Templeman D,Schmidt A,Freese J,et al. Proximity of iliosacral screws to neurovascular structures after internal fixation. Clin Orthop,1996,329:147-151

18. Tile M,Pennal GF. Pelvic distruption:principles of management. Clin Orthop,1980,151:56-64

第四十七章

脊 髓 损 伤

进入 20 世纪后半叶,随着世界各国经济水平的发展,脊髓损伤发生率呈现逐年增高的趋势。脊髓损伤常常继发于脊柱损伤,是脊柱损伤最严重的并发症,往往导致损伤节段以下肢体严重的功能障碍。脊髓损伤不仅会给患者本人带来身体和心理的严重伤害,还会给整个社会造成巨大的经济负担。在美国,由于脊髓损伤所导致的社会经济损失大约为 80 亿美元/年,每位脊髓损伤患者每年的治疗康复费用大约平均在 43.5 万~260 万美元之间。针对脊髓损伤的预防、治疗和康复已成为当今医学界的一大课题。

第一节 脊髓损伤的流行病学

在发达国家,脊髓损伤的发生率大约为 13.3~45.9 人/(百万人·年)。我国上海市 1991 年统计的脊髓损伤发生率为 34.3 人/百万人,北京市 2002 年脊髓损伤发病率为 60 人/百万人。

脊柱脊髓损伤的原因:在美国,首要原因为交通事故伤(35.9%~55%),其次是高处坠落伤(18.8%~23%)以及运动损伤(7.3%~11.1%)。北京市各医院 2002 年收治的 1077 位脊髓损伤患者的流行病学研究结果表明,男女比例为 3.11∶1。青壮年为脊髓损伤的高发年龄段,其中 30~49 岁年龄段占总数的 60.30%。脊髓损伤的常见病因:高处坠落伤 41.3%,交通事故 22.3%,重物砸伤 18.6%,运动损伤 1.1%。

现阶段我国与劳动相关的脊柱脊髓损伤比例较高,如矿山事故或其他劳动场地的重物砸伤、建筑工地的高处坠落伤等;而在一些发达国家,由于工作条件的改善,工伤事故等劳动损害造成的脊髓损伤明显减少,而运动和娱乐等原因造成的脊髓损伤逐年增加。

其他少见的原因还有如匕首类锐器所导致的直接的脊髓损伤。

第二节 脊髓损伤的原因

一、脊髓间接暴力损伤

间接损伤暴力是导致脊髓损伤的最主要原因,脊髓损伤可以是继发于脊柱的骨折脱位,也可以是无骨折脱位型脊髓损伤。外来的暴力并不直接作用于脊髓,而是通过严重的暴力作用于脊柱,导致脊柱的骨折脱位,或是无骨折脱位的损伤,间接作用于脊髓而导致损伤。

(一)继发于脊柱骨折脱位的脊髓损伤

严重的外来暴力可以导致脊柱损伤,在严重的车祸伤、高处坠落伤或者重物砸伤脊柱,头部摔伤或砸伤导致颈椎的过度屈曲或过度伸展伤等外来的暴力,可以导致脊柱骨折或者脱位,而脱位或骨折的脊柱结构常常冲击压迫脊髓,使脊髓遭受间接暴力损伤,这是脊髓损伤的重要原因;另外,脊柱骨折或脱位后,某些患者可能没有出现脊髓损伤的情况,或脊髓损伤程度较轻,但由于脊柱损伤后脊柱的稳定性遭到破坏,救护及转运时不正确的搬运方法,将有可能使原先并没有导致脊髓压迫的脱位或骨折的脊柱结构造成对脊髓的压迫而形成脊髓损伤,或使原有的脊髓损伤程度加重,这也是导致脊髓损伤的重要原因。继发于脊柱骨折脱位的脊髓损伤程度往往较重,有相当比例的患者属于完全性脊髓损伤。

在病理情况下,由于强直性脊柱炎或类风湿性关节炎累及脊柱,导致脊柱韧带钙化,脊柱强直者,轻微的暴力也可以出现脊柱骨折,并使脊髓遭受间接暴力损伤,但这种情况较少见。

（二）无骨折脱位性脊髓损伤

无骨折脱位性脊髓损伤或称无放射学影像异常的脊髓损伤（spinal cord injury without radiographic abnormality，SCIWORA），是指损伤暴力造成了脊髓损伤而 X 线及 CT 等放射学检查没有可见的脊柱骨折、脱位等异常发现，也属于脊髓的间接暴力损伤。SCIWORA 在临床上并非罕见，但直到 1982 年 Pang 才将其列为脊髓损伤的一种特殊类型。

在成人，无骨折脱位型脊髓损伤的暴力程度一般轻于继发于脊柱骨折脱位的脊髓损伤，绝大多数见于颈脊髓损伤，而胸髓损伤罕见。成人的无骨折脱位性颈脊髓损伤多见于原有颈椎退变，或先天性、发育性或退变性颈椎管狭窄、颈椎 OPLL 或先天性颈椎畸形等原有颈椎病变者，受到外力后可导致颈脊髓损伤并出现相应临床症状，成人的无骨折脱位型颈髓损伤往往外伤的暴力程度较轻，脊髓损伤程度多为不完全性损伤。成人胸髓的无骨折脱位型脊髓损伤罕见，见于胸椎黄韧带骨化或 OPLL 等胸椎管狭窄的原有病理基础，而受到暴力后出现的胸髓损伤。

儿童 SCIWORA 的比例明显地高于其他年龄组，儿童的 SCIWORA 也是常见于颈髓损伤，其他也有胸髓及胸腰髓损伤者。儿童的 SCIWORA 多发生于 8 岁以下儿童，且多为完全性或严重脊髓损伤。

二、脊髓的直接暴力损伤

脊髓的直接暴力损伤极为少见。由于脊髓位于脊柱的椎管内，受到脊柱的保护，一般情况下，不易受到直接暴力的损伤。但在少见的情况下，当受到来自后方或侧后方的刀刺伤及枪弹火器伤时，刀刺尖或枪弹可穿过椎板或通过椎板间隙，直接损伤脊髓。这种情况下，往往脊柱的骨组织结构损伤很轻，或者甚至没有骨结构的损伤，但由于脊髓受到这种直接暴力的损伤，往往造成脊髓的完全性横贯性损伤，绝大多数患者神经功能无法改善；如刀刺伤仅仅刺伤脊髓的一侧或前部或后部，虽可能也属于不完全性脊髓损伤，但受到直接暴力损伤的脊髓部位以下的神经功能也无法改善，仅仅在未遭受损伤的部分脊髓可能残留部分功能。

第三节　脊髓损伤的病理

按脊髓损伤的程度可分为完全性或不完全性脊髓损伤；以病程进展一般分为原发性和继发性损伤。

一、原发性脊髓损伤

脊髓及神经根在遭受直接或间接暴力后所受到的最初损伤称之为原发性损伤。其损伤严重程度与作用于脊髓或神经根的动力学能量大小有关。原发性脊髓损伤的常见病理类型如下：

（一）脊髓挫伤及挫裂伤

脊髓由于挤压或撞击所导致的实质性损伤。损伤程度轻者为挫伤，严重者为挫裂伤。其病理改变为脊髓实质出血和神经细胞变性、坏死及神经纤维的扭曲或部分断裂等。

（二）脊髓断裂

因脊髓受损为横贯性损毁、神经组织的连续性中断，其断端灰质可见出血及坏死。

二、继发性脊髓损伤

脊髓在最初的原发性损伤后，因进行性的生化、血管及生物力学改变所导致的神经组织的进一步损伤称为继发性损伤，继发性损伤的程度与伤后脊髓所处的状态以及治疗恰当与否密切相关。如治疗得当，一部分的继发性脊髓损伤是可逆的；反之，一部分的继发性脊髓损伤如治疗不当或由其自身的发展规律，可演变为不可逆性的脊髓损伤，使脊髓功能进一步丧失。因而，对继发性脊髓损伤的研究和治疗是现代临床与实验研究的重点课题。

（一）脊髓组织水肿

指脊髓实质内含水量增加。当损伤原因导致脊髓出现原发性损伤后，脊髓本身可出现创伤性反应性炎症，脊髓组织细胞炎症性水肿。当脊髓发生水肿时，由于椎管的容积是一定的，从而使椎管内压力增高，引起脊髓神经细胞或神经纤维的直接受损或造成神经组织血液灌注量减少，这样可导致脊髓功能进一步障碍。脊髓水肿减轻、消失后，或因及时手术开大椎管，将使脊髓的受压得到一定程度的缓解，脊髓功能可望逐渐恢复。但如脊髓的水肿未及时消退，或没有及时手术扩大椎管，解除脊髓神经组织的压迫，将导致部分脊髓神经组织出现不可逆性的损害。

因此，在不完全性脊髓损伤的早期，采用药物迅速缓解脊髓的水肿，或通过手术扩大椎管，解除脊髓的压迫，对于改善脊髓神经功能、改善预后具有重要的意义。

（二）脊髓神经组织的其他继发性改变

脊髓损伤后，随着创伤反应的进展，缺血、缺氧状态的持续,可出现一系列的继发性改变,包括:使依赖 ATP 的细胞膜转运系统功能障碍;脊髓组织内某些有毒代谢产物如儿茶酚胺、花生四烯酸、自由基、脂质过氧化物以及兴奋性氨基酸等的释放和堆积;局部的微循环障碍;延迟性低灌注状态;可导致脊髓神经组织细胞凋亡及坏死等继发性表现。从而使最初尚未遭到不可逆性损害的神经组织发生继发性变性或坏死,使脊髓功能进一步丧失。

第四节　脊髓损伤的程度和评判标准

按脊髓损伤程度分为完全性损伤和不完全性损伤,这对于判断预后及指导对脊髓损伤本身和脊柱损伤的治疗较为重要,在诊断中必须作出正确的判断。

在脊髓损伤中,大约 1/2 为完全性脊髓损伤患者。是否导致完全性或不完全性脊髓损伤与致伤原因及早期的院前急救和转运密切相关。

一、完全性脊髓损伤的基本定义和判断

对脊髓损伤的程度判断,是完全性损伤还是不完全行损伤,需待脊髓休克期结束后才能进行。

关于脊髓损伤程度的判断,多年来用神经学检查及分级标准来判断描述脊髓损伤程度的方法和标准很多。1969 年,Frankel 等根据脊髓损伤患者损伤平面以下感觉和运动存留情况将脊髓损伤的程度分为 5 个级别,但其对脊髓损伤程度的观察缺乏敏感性,对感觉和括约肌功能状况的表达不详细,现在已应用较少。

目前应用较多的是美国脊柱损伤协会(American Spinal Injury Association,ASIA) 标准,由 ASIA 于 1982 年在 Frankel 分级基础上制定,并经过多次修订而成。当前使用的 ASIA2000 神经功能评定的国际标准是由 ASIA 于 2000 年修定并发布的第 5 版《脊髓损伤神经学分类国际标准》手册。

ASIA2000 关于脊髓损伤的神经学检查包括神经损伤水平、感觉损伤平面(右侧和左侧)、运动损伤平面(右侧和左侧)、感觉评分(针刺和轻触)、运动评分、部分保留带以及 ASIA 残损分级。

ASIA2000 标准对完全性脊髓损伤的定义:在脊髓损伤平面以下的最低位骶部($S_4 \sim S_5$)感觉(肛门皮肤黏膜交界处的感觉及肛门深感觉)、运动(肛门指检时,肛门括约肌的自主收缩)功能完全丧失。

ASIA2000 标准采用 10 组关键肌的运动能力来描述不完全性脊髓损伤的分级(表 47-4-1)。

表 47-4-1　ASIA2000 脊髓损伤肌力评估所用的关键肌群

神经平面	关键肌群
C_5	屈肘肌群(肱二头肌、肱肌)
C_6	伸腕肌群(桡侧腕长、短伸肌)
C_7	伸肘肌群(肱三头肌)
C_8	屈指肌群(中指的指深屈肌)
T_1	小指外展肌群(小指外展肌)
L_2	屈髋肌群(髂腰肌)
L_3	伸膝肌群(股四头肌)
L_4	踝关节背屈肌群(胫前肌)
L_5	足踇长伸肌群(足踇长伸肌)
$S_1 \sim S_2$	踝关节跖屈肌群(腓肠肌、比目鱼肌)

表 47-4-2　ASIA2000 脊髓损伤神经功能评定标准

A	完全性损伤,骶段(S_4、S_5)无任何运动及感觉功能保留
B	不完全性损伤,在神经损伤平面以下,包括骶段(S_4、S_5)存在感觉功能,但无任何运动功能
C	不完全性损伤,在神经损伤平面以下有运动功能保留,1/2 以上的关键肌肌力小于 3 级
D	不完全性损伤,在神经损伤平面以下有运动功能保留,至少 1/2 的关键肌肌力大于或等于 3 级
E	正常,感觉和运动功能正常

根据 ASIA2000 脊髓损伤神经功能评定标准(表 47-4-2),对脊髓损伤患者的神经功能检查和评定,除对损伤节段以下的感觉运动详细检查外,还重点应当对骶区($S_3 \sim S_5$)的感觉及运动功能进行认真仔细的检查。鞍区皮肤感觉的检查应环绕肛门皮肤黏膜交界区各个方向均仔细检查,任何触觉或痛觉的残存均应诊断为不完全性损伤。临床医生需行肛门指检后才能作出完全性脊髓损伤的诊断,肛门指检应注意肛门深感觉有无和外括约肌有无自主收缩。脊髓休克期确定完全性脊髓损伤是不可能的。即使说脊髓休克期已结束,仍须对骶区功能仔细检查后才能确定脊髓损伤完全与否。

如前所述,鞍区皮肤任何触觉或痛觉的残留,均应诊断为不完全性脊髓损伤。不完全性脊髓损伤的程度可按 ASIA2000 标准来判断其脊髓损伤的分级程度。

二、不完全性脊髓损伤

按 ASIA2000 脊髓损伤神经功能评定标准,除

完全性脊髓损伤以外的脊髓损伤均为不完全性脊髓损伤。不完全性脊髓损伤包括中央脊髓综合征、Brown-Séquard 综合征、前脊髓综合征、后脊髓综合征及少见的单侧肢麻痹。在不完全性脊髓损伤中，往往同时合并几种损伤类型，90% 的不完全性脊髓损伤产生中央脊髓综合征、Brown-Séquard 综合征或前颈髓综合征。

（一）中央脊髓损伤（central spinal cord injury）

中央脊髓综合征，又称脊髓中央部损伤、脊髓中央损伤综合征。在不完全性颈髓损伤中，中央脊髓综合征最常见。

1. 损伤病理 中央脊髓综合征常见于无骨折脱位型颈髓损伤，也可见于椎体暴裂骨折所致的脊髓损伤，是颈髓损伤中比较常见的类型。一般认为其损伤机制有二：①挤压伤：颈过伸损伤时，脊髓背部黄韧带与脊髓腹侧的椎体后缘相互挤压造成损伤，引起脊髓中央区（包括灰质和白质）都受到损伤所致；②缺血：颈椎损伤时，某种原因如椎体后缘骨赘或突出的椎间盘等因素刺激或压迫中央动脉，使其支配的脊髓灰质前角细胞及白质的皮质脊髓束近中央部缺血或缺氧而导致相应的功能障碍。

2. 临床特征 中央型颈髓损伤者，位于皮质脊髓束近中央部的上肢传导束损伤最严重，而下肢传导束损伤程度较轻；同时，由于颈髓受伤部位的脊髓灰质前角细胞受累。因而伤后上下肢瘫痪的严重程度不一样，通常上肢受累程度比下肢重，或仅有上肢功能障碍。手功能障碍显著，严重者晚期可出现手内在肌萎缩，有时出现括约肌功能障碍，大部分患者没有感觉障碍或感觉障碍的程度较轻。治疗后脊髓功能的恢复因人而异，超过 50% 的患者可以恢复对大小便的控制，可以重新行走，但手的灵活性恢复比下肢要差一些。

（二）Brown-Séquard 综合征（脊髓半侧损伤综合征、脊髓半切综合征）

1. 损伤病理 Brown-Séquard 综合征是脊髓左或右的半侧损伤，它通常由以下原因所引起：单侧椎板或椎弓根骨折、刺伤或因半脱位引起的旋转损伤。

2. 临床特征 损伤侧的运动功能减弱和对侧痛温觉的消失。这种综合征的预后良好，神经功能可较好恢复。

（三）前脊髓损伤综合征

1. 损伤病理 前脊髓损伤综合征（syndrom of anterior spinal cord injury）通常是由于椎体暴裂骨折、受伤时椎间盘急性突出进入椎管，导致颈脊髓前部

遭受冲击压迫损伤所致，也可见于椎管狭窄患者在颈椎过伸位无骨折脱位型颈髓损伤时。其损伤机制除脊髓前部直接受伤以外，还可有前中央动脉的损伤。

2. 临床特征 损伤水平以下运动和痛温觉完全丧失。因为后索有不同程度的幸免，所以深触觉、位置觉和振动觉得以保留。这种损伤恢复的可能性较小。

（四）后脊髓损伤综合征（syndrom of posterior spinal cord injury）

1. 损伤病理 这种损伤较少见，可见于椎板骨折压迫脊髓后方结构系脊髓后部结构损伤所致，亦可累及脊髓的后角与脊神经后根。

2. 临床特征 损伤平面以下可出现深感觉障碍，亦可有颈部、上下肢对称性疼痛，为神经根刺激症状；而运动和其他感觉功能不受影响。少数患者可出现锥体束征。

（五）创伤性上升性脊髓缺血损伤（ascending ischemic injury of spinal cord，AIIOSC）或脊髓梗塞（infarction of spinal cord，IOSC）

1. 损伤病理 多见于下胸段及胸腰段损伤，伤后脊髓内血管栓塞致脊髓缺血坏死，导致截瘫平面持续上升，可向上蔓延至中胸段或颈段，上升至中胸段者多因根大动脉损伤所致，而上升至颈椎者脊髓前、后动脉和中央动脉发生栓塞。

2. 临床特征 因脊髓缺血性坏死，故下肢呈现迟缓性瘫痪。

（六）脊髓次全损伤（脊髓横断不全损伤）

1. 损伤病理 脊髓损伤接近于完全性损伤。

2. 临床特征 损伤平面以下运动完全消失，感觉存在区常在骶部（即肛周），肛门反射和球海绵体反射可存在，锥体束征为阳性。

（七）混合综合征

混合综合征是几种综合征组合在一起的无法分类的脊髓损伤。它是指不属于上述几个综合征的不完全性脊髓损伤，只占不完全性脊髓损伤的很小一部分。

（八）脊髓圆锥损伤

1. 损伤病理 是骶髓（圆锥）和腰神经根在椎管内的损伤。大多数人的脊髓圆锥位于腰 1 椎体平面。临床常见的胸 11~ 腰 1 的脊柱损伤易于导致脊髓圆锥损伤（syndrome of conus injury）。

2. 临床特征 通常引起大小便功能障碍和下肢功能丧失。引起会阴部的弛缓性麻痹及膀胱和肛

周肌群失控;鞍区、会阴部感觉障碍。如果有球海绵体反射和肛门反射消失则说明这种损伤是不可逆的。如果神经根未受损伤,下肢 L_1 与 L_4 之间的运动功能可以存在。若肛门、球海绵体反射不存在者,则为完全性圆锥损伤;反之则为不完全性圆锥损伤。

(九)马尾损伤综合征

1. 损伤病理　在椎管内纵向走行的腰 2 以下的神经根(组成马尾神经)损伤,常常由于腰 2 以下的脊柱骨折所导致的。

2. 临床特点　腰 2 以下感觉、运动障碍,大小便和下肢功能丧失,为下运动神经元损害的表现。完全性马尾神经损伤时,所有支配肛门、膀胱、会阴区和下肢的周围神经功能丧失,如果球海绵体反射、肛门反射和下肢所有反射活动都消失,说明马尾的所有功能均已经丧失。切记马尾是作为周围神经起作用的,如果神经根丝未完全断裂或毁损,就有功能恢复的可能。马尾损伤综合征(syndrome of cauda equina injury)往往提示神经系统的不完全性损伤。

第五节　脊髓损伤的临床表现

根据脊髓的解剖结构特点,脊髓损伤后,根据损伤平面、程度及节段的不同,患者可呈现不同程度或特征的肢体感觉及运动障碍,还可出现一系列的全身性改变。

一、脊髓休克

在脊髓损伤的早期,可呈现一段时间的脊髓休克期,即损伤节段以下的脊髓功能消失,表现为损伤节段以下感觉丧失,肌肉呈迟缓性瘫痪,深浅反射均消失。待脊髓休克期过后,损伤节段以下的脊髓功能恢复,可出现上运动神经元损伤的表现,表现为痉挛性瘫痪。脊髓休克期可持续数周至数月。

(一)脊髓休克的概念

脊髓休克(spinal shock),1840 年由 Hall 首先提出,是指脊髓损伤后,脊髓内的神经细胞受到强烈震荡,从而引起脊髓功能暂时性超限抑制状态,在受损水平以下的脊髓神经功能立即、完全、暂时性丧失者。

在病理标本上无明显肉眼所见的器质性改变,而临床上表现为伤后立即出现损伤平面以下的完全性弛缓性瘫痪。伤后数小时至数天,脊髓功能开始恢复,日后可无神经系统后遗症。脊髓器质性损伤者,伤后也可出现类似于脊髓休克的表现,其时间持续数小时至数周,对此,临床上称之为脊髓休克期。其不同之处在于:休克期过后,可长期存在有程度不等的脊髓神经功能障碍。

脊髓休克临床表现:迟缓性瘫痪为特征,各种脊髓反射(包括病理反射)消失及二便功能均丧失。其全身性改变主要可有低血压或心排血量降低、心动过缓、体温降低及呼吸功能障碍等。

脊髓休克与损伤程度、部位及患者年龄有关,脊髓损伤后不一定都出现脊髓休克,严重的脊髓损伤后可有脊髓休克期。

(二)脊髓休克的时限

脊髓休克,伤后立即发生,可持续数小时至数周(有文献述及可达数月)。儿童一般持续 3~4 天,成人多为 3~6 周。脊髓损伤部位越低,其持续时间越短。如腰、骶段脊髓休克期一般小于 24 小时。

(三)脊髓休克发生的机制

自脊髓休克概念提出后,虽进行了大量研究工作,但迄今为止对其病理生理机制仍不太清楚。正常时,中枢神经系统高级部位常对脊髓发放冲动,特别是大脑皮层、脑干网状结构和前庭神经核对脊髓的易化作用,即高级中枢下行的纤维末梢与脊髓神经元的胞体和轴突建立大量的突触联系。生理状态下,来自高级中枢的低频冲动不断到达脊髓神经元,使其常保持在一种阈限下的兴奋状,即易化作用。脊髓横断后,突然失去这种易化作用,使脊髓神经元暂时处于兴奋性极为低下的状态,即无反应状态,称为脊髓休克。

(四)脊髓休克结束的标志

在脊髓休克期不能判定脊髓损伤程度,只有"休克"期结束才可鉴别。因而熟悉脊髓休克期结束的标志极为重要。

脊髓休克发生后,脊髓损伤水平以下脊髓反射活动恢复为"休克"结束的标志。临床上常将以下 3 个反射其中之一的出现作为脊髓休克结束的标志。

1. 球海绵体反射出现　即医生用一只手轻轻挤压龟头或阴蒂,另一只手戴手套手指置于肛门内能同时感到肛门括约肌有收缩。

2. 肛门反射出现　即针刺肛门周围皮肤与黏膜交界处,有肛门括约肌收缩。

3. 足底反射出现　即刺激足底时,蹑趾蹠屈。以上 3 种反射最早出现,认为是原始反射,反射中枢位于骶髓(S_3~S_5)。

脊髓休克结束后,其反射恢复的顺序一般由低位向高位、由远端向近端。但膝腱反射多早于跟腱反射恢复。

在脊髓休克期,须注意观察脊髓损伤的平面上升或下降的变化,且仔细记录每次检查结果,若有损伤平面上升的趋势,应考虑为脊髓上行性水肿或血肿所致,要避免治疗失误导致的脊髓损伤范围扩大。

肛门、球海绵体反射的临床意义:此两种反射检查对判断脊髓休克期结束及辅助判断脊髓损伤类型是极为重要的。

反射阳性的意义:①正常人;②圆锥以上的完全性脊髓损伤,休克期已结束;③不完全性圆锥或马尾损伤,这时是反射减弱。

反射阴性的意义:①脊髓休克期,这时不能确诊脊髓是否完全损伤;②圆锥或马尾的完全损伤。

脊髓损伤患者应当详细检查损伤节段以下的感觉和运动功能,这是鉴别是完全性还是不完全性脊髓损伤,或是单纯性神经根损伤的最重要依据;对于不完全性脊髓损伤,关键肌群力量的检查是评估脊髓损伤程度的最重要指标之一。表 47-4-1 列出了脊髓损伤患者应当检查的关键肌群及其相对应的支配神经根。

检查完肢体和躯干后,要通过直肠括约肌或趾屈肌的自主收缩来判断是否有骶部运动缺失。如果骶神经支配的肌肉有自主运动,那么运动功能恢复的预后良好。最后要记录反射情况。麻痹的患者通常是无反射的,腿部对针刺或刺激的屈曲收缩相当于痉挛性瘫痪的腱放射亢进,不能表明有肌肉的自主运动。

虽然脊髓休克很少持续 24 小时以上,但是有时的确可以持续数天到数周。球海绵体反射阳性或肛门反射的恢复是脊髓休克结束的标志。脊髓休克期结束后,如果损伤平面以下仍然无运动和感觉,说明是完全性脊髓损伤,远端运动与感觉恢复的预后不好。

二、脊髓损伤后的运动、感觉及括约肌功能障碍

在脊髓休克期过后,根据脊髓损伤平面的不同,其临床表现各异。

颈髓损伤者,运动障碍方面,下肢表现为痉挛性瘫痪,腱反射亢进,病理征阳性;上肢的运动障碍依颈髓损伤的平面不同而有差异,一般而言,上肢的部分肌群可因脊髓前角细胞受损或神经根损伤,表现为弛缓性瘫痪,晚期可表现为手内在肌的萎缩;而损伤节段以下的髓节支配的上肢肌群则呈痉挛性瘫

痪。躯干部的感觉减退或缺失平面一般位于胸部或腹部,颈髓损伤严重者,感觉平面位于胸 2 皮节附近,不完全性颈髓损伤者,感觉平面可位于下胸部或腹部;上肢的感觉减退或缺失一般对应于颈髓损伤的平面。

胸髓损伤者,下肢呈痉挛性瘫痪,腱反射亢进,病理征阳性,感觉减退或缺失平面随胸髓损伤平面的不同位于胸部或腹部。

脊髓圆锥损伤及马尾损伤者,下肢呈迟缓性瘫痪,晚期可出现相应的肌肉萎缩。脊髓圆锥损伤的感觉减退或缺失平面一般位于腹股沟附近,而马尾损伤者依损伤节段的不同,其感觉减退或缺失平面可位于下肢或鞍区。

根据脊髓损伤的横截面部位的不同,常见有如前所述的脊髓中央损伤综合征、脊髓半侧损伤综合征及脊髓前侧损伤综合征的临床表现。若损伤靠近脊髓前部,则损伤平面以下的感觉障碍为痛、温觉改变(脊髓丘脑束的功能障碍,脊髓丘脑束位于脊髓的前外侧,主司痛、温觉的向上传导);如果损伤靠近脊髓后部,则感觉障碍为触觉及本体感觉(位置觉和运动觉)改变(薄束和楔束的损伤,薄束和楔束位于脊髓后方,主司触觉及本体感觉的向上传导);损伤偏于脊髓一侧者,则表现为对侧肢体的痛、温觉及同侧触觉、本体感觉的改变。因运动传导或脊髓前角运动细胞的损伤,则患者肢体运动功能出现相应障碍。在程度较轻的无骨折脱位型颈髓损伤中,常出现以中央型损伤为主的损伤类型,通常上肢受累程度比下肢重,手功能障碍明显,有时出现括约肌功能障碍,大部分患者没有感觉障碍或感觉障碍的程度较轻。

不同节段平面的脊髓损伤还同时合并括约肌功能障碍,表现为尿失禁或尿潴留以及大便失禁或便秘。

脊髓损伤后,除上述明显的运动、感觉及括约肌功能障碍以外,还可依据脊髓损伤节段的不同而出现呼吸系统及自主神经功能紊乱的表现,详见脊髓损伤并发症的处理一节。

第六节　脊髓损伤的处理

一、脊髓损伤的急救和转运

大多数的脊髓损伤是由于脊柱损伤所导致的,而脊柱损伤后,脊柱的稳定性大多丧失。统计表明,3%~26% 的脊髓损伤是由于受伤后的急救及搬运不

当所导致的,不正确的急救及搬运将可能加重原始的脊髓损伤,还可使可逆的不完全性脊髓损伤转变为不可逆的完全性脊髓损伤。北京市的一项 5 年回顾性研究结果表明,脊髓损伤患者在急救转运途中脊髓损伤程度加重者达 22.6%,其中部分患者从可逆的不完全性脊髓损伤加重成为不可逆的完全性脊髓损伤。因此,对脊柱脊髓损伤而言,正确及时的院前急救(first aid)和转运(transportation)是降低完全性脊髓损伤的重要因素之一,也是提高脊柱脊髓损伤患者治疗效果的关键因素之一。院前急救和转运的重点是尽量保持脊柱的相对稳定性,避免脊髓受到继发性损伤。应当加强急救组织的健全和人员的培训,对于考虑可能是脊髓损伤的患者,切忌盲目搬动,搬运时应当保持脊柱的中立位置,由 3~4 人保持脊柱平直地移动搬至担架上,完善急救设备,如脊柱的临时固定支具、担架,特别是特制的铲式担架等。

我国唐山大地震时,由于急救与转运条件的不足,完全性脊髓损伤的比例高达 70% 左右。在西方发达国家,最近 30 年来,由于急救组织健全、人员训练有素,使完全性脊髓损伤的比例大大下降。目前,澳大利亚的完全性脊髓损伤的比例已降到了 30% 左右;美国西北纪念医院 Meyer 报道,由于院前急救与转运的改善,完全性脊髓损伤的比例从大约 10 年前的 75.8% 下降至最近的 22.1%,死亡率从 10% 下降至 2.2%。

对于急性不完全性脊髓损伤,正确的急救和转运、及早治疗是改善患者预后的关键因素。特别是伤后 8 小时以内使用甲强龙冲击治疗,能有效改善不完全性脊髓损伤的神经功能,伤后 8 小时以内是急性脊髓损伤的黄金治疗窗口期。目前,在欧美发达国家,使用救护车甚至直升机运输,使大多数的脊髓损伤患者能在伤后 3~8 小时内送到医院开始进行药物治疗;而在我国北京的一项 5 年回顾性调查表明,脊髓损伤患者在市区受伤者,平均 15.2 小时可送达医院,而郊区受伤患者平均 26.8 小时才能送达医院,有相当比例的患者丧失了甲强龙冲击治疗的黄金治疗窗口期。因此,在对脊髓损伤的患者进行转运时,应当以最快的速度转运至医院,使用救护车,必要时可使用直升机就近转运至附近医院开始治疗,甚至在救护车或直升机上就可以开始甲强龙的冲击治疗。

二、脊髓损伤的治疗

(一)脊髓损伤的治疗原则

目前认为,对于不完全性脊髓损伤使用手术减压或药物治疗,均有神经功能改善的可能。因而,目前的治疗甚至急救转运的重点均是针对不完全性脊髓损伤而言。但对于完全性脊髓损伤患者,早期的手术固定,也有助于重建脊柱的稳定性,有助于翻身拍背等护理工作,有助于降低死亡率。

1. 早期治疗　通过手术结合激素等药物积极抢救并保护残存的脊髓功能,防止脊髓的进一步损伤,促使残存脊髓功能的恢复;同时,积极预防及治疗各种早期并发症,以改善患者的预后,降低患者死亡率。

手术减压应当越早越好,及早手术减压,有助于减轻脊髓水肿或使水肿尽早消退,有助于减轻脊髓的继发性损伤,改善脊髓损伤的预后。一项旨在评价急性脊髓损伤手术时机的前瞻性、多中心、随机对照临床试验结果显示,在伤后 1 年随访期中,早期手术减压组(损伤 <24 小时)患者 ASIA 分级的改善至少比晚期减压组(损伤 >24 小时)高 2 级,而且晚期减压组并发症发生率较高。初步研究结果显示,急性脊髓损伤早期手术减压安全、可行,影响早期减压疗效的主要因素为入院时间延迟、影像学检查耗时和可否及时获得手术。另有学者主张应当在伤后 6 小时以内进行脊髓减压固定手术。

2. 晚期治疗　通过积极的康复锻炼措施,有助于提高瘫痪肢体的功能,改善患者的生存质量,部分患者能够提高其生活自理能力。

(二)脊髓损伤的早期治疗

自 20 世纪 70 年代以来,随着现代脊柱脊髓损伤诊断治疗水平的提高,特别是脊髓损伤的早期治疗的广泛开展,使脊髓损伤患者住院早期的死亡率下降到了原来的大约 1/5。

急性颈髓损伤的早期治疗包括早期的药物治疗及外科手术治疗。

1. 急性脊髓损伤的早期药物治疗　急性脊髓损伤患者,除了早期的直接损伤外,后期的继发性损伤是引起脊髓神经功能障碍的主要原因。目前均主张早期进行积极的药物治疗,甚至在积极的外科减压固定手术之前就应当开始积极的早期药物治疗。

根据实验室及临床研究,有不少的药物可用于急性颈髓损伤的早期治疗。但是,到目前为止,只有早期应用甲基泼尼松龙及单唾液酸神经节苷脂在急性不完全性脊髓损伤中的神经治疗康复作用得到了实验室及临床试验的肯定。

(1)甲基泼尼松龙冲击治疗(MP):大剂量甲基泼尼松龙于伤后 8 小时内应用,具有稳定溶酶体膜、抑制脂质过氧化、维持细胞内外正常离子的平衡、减轻脊髓水肿、改善血液循环、降低毒性物质的释放等作用,可减缓或中止脊髓损伤后的继发性损伤,改善其功能恢复。一项美国全国急性脊髓损伤研究报道了用双盲、随机及对照的方法,以超大剂量甲基泼尼松龙治疗急性脊髓损伤的临床试验结果。在受伤8小时内静脉输注甲基泼尼松龙的患者,伤后6周和6个月时运动功能和针刺及触觉的改善明显强于对照组。只要证明是急性脊髓损伤,并且无使用皮质激素的禁忌证,都应当采用甲基泼尼松龙治疗。其治疗方案为:在15分钟内按30mg/kg体重的剂量一次性推注,间隔45分钟后,按5.4mg/(kg·h)的剂量持续输注23小时。而脊髓损伤3小时以内开始应用大剂量甲基泼尼松龙冲击治疗者,效果优于脊髓损伤3~8小时开始应用者。

而伤后8小时后进行甲基泼尼松龙的大剂量冲击治疗对于脊髓神经功能的改善意义不大,而各种使用激素的并发症反而显著增加,如肺部感染、应激性溃疡、伤口感染、水电解质紊乱及血栓性疾病等严重并发症的发生率明显增加,而病死率也显著增加。故应当慎用,特别是在60岁以上的患者,各种潜在的危险性更为增高。

(2) 神经节苷脂(GM-1):神经节苷脂类是广泛存在于哺乳类动物细胞膜上含糖酯的唾液酸,在中枢神经系统外层细胞膜有较高的浓度,尤其在突触区含量特别高。研究显示,神经节苷脂能促进轴突生长和轴索形成,能提高神经的存活率,改善神经传导速度,减少损伤后神经病变。改善细胞膜酶的活性,减轻神经细胞水肿,对损伤后继发性神经退化有保护作用,对神经细胞的凋亡有明显的抑制作用。国外较多病例的随机双盲临床试验观察认为,神经节苷脂在急性脊髓损伤后用药,具有促进神经功能恢复的作用。每天100mg静脉滴注,18~23天后改为维持量,每天20~40mg,再用6周。另有研究者认为,该药应在继发性脊髓损伤发生后48小时内给药,并应维持治疗26天以上。

(3) 阿片受体拮抗剂:大剂量阿片受体拮抗剂通过增加脊髓血流量、提高血压、维持电解质平衡、改善能量代谢,从而保护和恢复神经功能,显著改善继发性脊髓损伤的预后。常用的阿片受体拮抗剂有纳洛酮。继发性脊髓损伤8小时内应用纳洛酮可促进脊髓功能恢复。纳洛酮冲击疗法的首次冲击剂量为5.4mg/kg,然后以4mg/(kg·h)维持23小时。新近发现,新型特异性阿片受体拮抗剂纳米芬

(nalmefene)较纳洛酮能更好地保护肢体运动功能。

(4) 钙拮抗药:由于脊髓损伤后细胞膜结构和功能受损,大量钙离子内流并在细胞内聚集。可诱发出与创伤一致的组织病理学和生化改变。因此,应用钙拮抗药可减轻损伤介导的血管痉挛,防止周围血管舒张导致的系统性低血压,改善损伤后的脊髓血流,达到阻止继发性脊髓损伤发展的目的。目前,临床常用的钙拮抗药为尼莫地平,用法为:开始时静脉滴注0.01mg/(kg·h),如无不良反应,24小时后增至0.05mg/(kg·h),应用7天。但尼莫地平可引起血压下降,因此使用时必须严格监测血压的变化。

(5) 维生素B_{12}:维生素B_{12}能增强神经细胞内核酸和蛋白质的合成,促进髓鞘主要成分卵磷脂的合成,有利于受损神经纤维的修复,在脊髓损伤后使用有一定意义。

(6) 脱水剂:脱水剂和利尿剂能排除脊髓损伤后脊髓组织细胞外液中过多的水分,减轻脊髓组织的水肿,对于减轻脊髓的继发性损伤有一定作用,也可选择性使用。常用20%甘露醇,具有迅速提高血管内渗透压、吸取组织水分的作用。一般用量250ml/次,于30分钟内静脉滴注。4~6小时可重复使用一次。其他可选择的脱水剂有:30%尿素100~200ml静脉滴注;呋塞米20~40mg静脉或肌内注射。脱水期间注意:应每日记出入量、监测血压、脉搏及电解质的变化,并作相应处理,使其保持在正常水平。

(7) 高压氧舱疗法:在高压氧环境里,损伤脊髓局部组织内的氧分压可显著升高,从而改善脊髓组织的缺氧状况,调整酶系统因缺氧导致的破坏,减轻由此引起的继发损伤。不完全性脊髓损伤后早期应用对神经功能的改善有一定效果。但应用此疗法有耳鸣、头晕不适等副作用。

(8) 其他药物:

1) 低分子右旋糖酐:可能有改善组织微循环、减少缺血和坏死的作用。

2) 神经生长因子(nerve growth factor, NGF):可以保护神经元,促进轴突再生,对于脊髓损伤也可有一定疗效。用法:NGF 1000pg肌内注射,Qd,连用30天。

3) 东莨菪碱:可调节和改善微循环,对于脊髓损伤也可有一定疗效。用法:0.3mg肌内注射,Q4h,使之东莨菪碱化,可维持3天,于伤后当天尽早使用。

2. 急性脊髓损伤的外科手术治疗　脊柱脊髓

损伤的早期外科治疗包括尽早对骨折的整复、矫形、椎管减压或扩容、固定与植骨融合。其目的：一是为了重建脊柱的稳定性，使患者能够早期活动，也有利于进行翻身拍背等护理工作，减少各种脊髓损伤的早期并发症，降低早期死亡率；二是手术稳定脊柱后，防止因脊柱不稳定而使骨折的椎骨对脊髓造成继发性的损伤；三是减压稳定后，直接解除对脊髓的压迫，为脊髓神经恢复创造宽松的内环境。

成人的无骨折脱位性脊髓损伤，也应当积极手术，扩大椎管容积，解除脊髓压迫，从而减轻脊髓水肿，降低神经组织内部张力，以改善血流灌注状况，减轻脊髓的继发性损伤，有助于脊髓功能的改善。

手术时机应当选择在患者生命指征平稳的情况下，排除局部及全身其他部位的感染后，尽早施行。

某些脊髓损伤患者，转运至医院时，已过了急性期，甚至某些患者早期的外科减压固定手术不当，仍然存在脊柱的不稳定或脊髓的压迫，部分患者晚期再次进行减压及固定手术，仍可收到一定疗效。

第七节 脊髓损伤并发症的治疗

脊髓损伤后，全身多器官系统可发生改变，可出现一系列的并发症，包括肺部感染、泌尿系感染、肾衰竭、败血症及压疮等，其他的一些并发症包括水电解质紊乱、高热、自主神经反射异常、痉挛、深静脉血栓和性功能障碍等。这些并发症的发生不仅影响康复治疗的效果及进程，还严重影响患者的生活质量，甚至威胁到患者的生命。脊髓损伤一般并不直接危及生命，但其并发症则是导致患者死亡的主要原因。其中，肺部感染、泌尿系感染、肾衰竭、败血症及压疮等并发症是导致脊髓损伤患者死亡的主要原因。因此，对脊髓损伤并发症的认识、预防和治疗在脊髓损伤患者的治疗和康复中有着重要意义。

脊髓损伤后如何最大限度地恢复肢体残存功能，提高患者的生活质量，建立站立或行走功能，减少各种并发症，特别是泌尿系并发症，是康复治疗的重要内容和中心环节，也是对脊髓损伤患者治疗的重要环节。

一、呼吸系统并发症

呼吸系统并发症是外伤性颈脊髓损伤患者早期死亡的主要原因。呼吸系统并发症以通气障碍、肺不张和肺炎最为常见。其发生与脊髓损伤的节段有关，损伤节段越高，对呼吸系统及其功能的影响就越大。颈髓损伤，特别是上颈髓损伤后，由于呼吸肌麻痹而导致呼吸功能减弱，通气不足，咳嗽无力，常常出现呼吸系统并发症；颈 4 以上脊髓损伤还往往引起膈肌瘫痪，更加重了通气功能障碍。此外，外伤性胸髓损伤还常合并有血气胸、肺挫裂伤等损伤，这也是引起肺部感染及肺不张的重要因素。

上颈髓节（C_{1-4}）损伤：可侵及呼吸中枢引起呼吸麻痹或由于膈肌瘫痪产生呼吸困难，如不及时气管切开，采用呼吸机辅助通气常导致呼吸衰竭而死亡；幸存者依脊髓伤势出现不同程度的四肢痉挛性瘫痪；若累及延髓可出现血压不稳、心功能紊乱等。

脊髓损伤患者，特别是颈髓损伤患者，应当积极预防呼吸系统并发症的发生，定时翻身拍背，在保持脊柱稳定的前提下进行体位引流；可应用雾化吸入，并应用稀释痰液药物；呼吸功能训练，鼓励深呼吸及咳嗽、咳痰等。

在上述预防措施的基础上进行。对颈髓损伤伴通气障碍者要及时行气管切开，已经发生或将要发生呼吸衰竭者应使用机械通气；已发生肺部感染者可应用敏感抗生素；对肺不张可应用纤维支气管镜灌洗或吸痰。

二、泌尿系统并发症

泌尿系统并发症是脊髓损伤患者晚期死亡的主要并发症。

脊髓损伤患者，常由于膀胱逼尿肌及尿道外括约肌功能障碍引起严重尿潴留或尿失禁，由此长期留置导尿可引起尿路感染，至后期可发生慢性肾衰竭。因此，预防尿潴留和尿路感染、重建脊髓损伤后患者的膀胱功能，对减少肾衰竭、提高截瘫患者的生活质量、降低死亡率具有十分重要的意义。应当进行正确的膀胱管理，在脊髓损伤后期尽早停止留置尿管，实施间歇导尿；仍然留置导尿者，应当每天膀胱冲洗、定期更换尿管。对于出现尿路感染者，应当积极使用敏感抗生素。使用巴氯芬治疗脊髓损伤后的痉挛性膀胱，采用膀胱腹直肌间置术及膀胱刺激器等措施，可比较有效地改善膀胱排尿功能。

三、压疮

脊髓损伤患者因翻身不及时，易于因身体局部过度受压而形成压疮。压疮好发于瘫痪区域的骨突部皮肤，如骶尾部、大粗隆部、坐骨结节部、足跟部、肩胛骨部、棘突部及头枕部等。处理压疮的关键是预防,应当定时翻身、减轻骨突部位受压、保持皮肤的清洁和干燥。在良好的护理情况下,压疮是完全可以避免的,而在较差的护理条件下,压疮的发生率可以较高,如地震及战伤的截瘫患者中,压疮的发生率可以高达75%~80%。

一旦发生压疮,治疗护理往往更为困难,由于瘫痪患者营养不良、局部血运条件差,压疮也难以愈合;较大面积的深度压疮往往容易合并感染,同时由于慢性消耗,成为脊髓损伤患者死亡的主要原因之一。

对于已经发生压疮者,更应当避免压疮部位继续受压,加强局部的换药、抗感染、理疗等治疗措施;面积较大的、经长期保守治疗经久不愈的、Ⅲ~Ⅳ度的压疮应当尽早采用转移皮瓣覆盖创面的手术治疗。

四、水电解质紊乱

脊髓损伤患者的水电解质紊乱的发生及程度与脊髓损伤的平面和程度密切相关。目前认为,脊髓损伤后的水电解质紊乱主要继发于颈髓损伤和上胸髓损伤的患者中,脊髓损伤的平面越高,其发生率越高,程度也越重。下胸段及胸腰段脊髓损伤极少出现水电解质紊乱;在颈髓损伤和上胸髓损伤的患者中,完全性脊髓损伤患者水电解质紊乱的发生率高,其程度也越重。

脊髓损伤后的水电解质紊乱主要表现为顽固性的低钠血症和多尿,并可长期存在,其发生机制不明,一般认为,可能与颈髓损伤和上胸髓损伤后的交感神经受到抑制有关,还有学者认为可能与脊髓损伤后的抗利尿激素分泌异常有关。

对低钠血症的防治原则为:脊髓损伤患者应在入院后定期作血生化检查,严密观察患者的精神状态、神经系统体征及24小时出入量,进高盐膳食。一旦发现低钠血症,应积极补充钠盐,但补钠的速度不宜过快,以 $0.1ml/(kg \cdot min)$ 的速度滴注2%~3%的氯化钠为宜。

五、自主神经功能紊乱

脊髓损伤瘫痪的患者,特别是颈髓损伤的患者,其自主神经功能受损,可以出现一系列的自主神经功能紊乱的表现。

（一）体温异常

脊髓损伤瘫痪的患者,特别是颈髓或上胸髓损伤的患者,可以由于自主神经功能受损而导致皮肤排汗及体温调节功能障碍,在脊髓损伤早期易于出现持续约1~2个月的高热。长期的高热易于导致患者的严重消耗,对此种情况,首先应当排除感染因素导致的发热,同时可采用物理降温及室温调节等措施降低体温。在脊髓损伤的中晚期,可有较长时间的低热,而后其体温可渐趋正常。颈髓损伤四肢瘫痪的患者,因交感神经张力不足及体温调节功能障碍,在室温过低的情况下,还易于出现体温过低及低血压状态,严重者可因主要脏器血液灌流不足而至死亡。故对脊髓损伤患者应当注意室温的调节,高温下应注意室内通风和降温;寒冷时应注意保温。

（二）血压心率异常

在颈髓或上胸髓损伤的患者,伤后交感神经功能受到抑制,在早期可以出现血压降低、心率减慢等交感神经抑制的表现,在脊髓损伤的晚期,血压及心率可逐渐恢复,但一般仍稍低于正常。因此,在颈髓或上胸髓损伤的早期,应当及时监测患者血压及心率的变化,血压及心率严重异常者,可使用拟交感药物治疗。

六、深静脉血栓及肺栓塞

脊髓损伤患者下肢瘫痪且受压,同时,由于长期卧床,易于出现深静脉栓形成(deep venous thrombosis,DVT),深静脉血栓形成后脱落多导致肺栓塞,可直接危及生命。同时,由于脊柱手术本身以及麻醉等因素也易于诱发深静脉栓的形成。

脊髓损伤患者如无特别的禁忌,应在伤后48小时开始DVT的预防治疗。①机械预防法:可用足底静脉泵、穿梯度压力弹力袜,行双下肢气压助动治疗,利用机械性原理促使下肢静脉血流加速,避免血液滞留。更简单的方法是每天定时的下肢被动活动,结合定时翻身,防止腓肠肌长期受压。②药物预防:低剂量普通肝素、低分子肝素、磺达肝癸钠、维生素K拮抗剂等。有出血风险的患者应权衡降低DVT的发生率与增加出血危险的关系。

一旦确定出现了DVT,应当积极治疗,治疗措施包括抗凝治疗、溶栓治疗、手术取栓以及下肢静脉滤器置入等,应根据患者的具体情况选择。

七、异位骨化

脊髓损伤瘫痪患者的异位骨化(heterotopic ossification),好发于髋关节前方,发生率约16%~30%。表现为关节周围的肿块和被动活动逐渐减小,严重者则关节僵直。X线片可在关节周围发现骨化影。继发于脊髓损伤的异位骨化原因不明,痉挛性瘫痪患者的下肢关节强力被动活动而导致软组织撕裂损伤可能是诱因之一。对不妨碍关节活动的异位骨化无需治疗;对妨碍关节活动者,在骨化停止增长后,可以手术切除。

八、胃肠功能紊乱

脊髓损伤后,由于肠蠕动减慢及肛门括约肌障碍,患者常常发生腹胀和便秘,可严重影响食欲。在伤后早期可服用缓泻剂,晚期可通过训练建立反射性排便,以缓解腹胀和便秘。

少数严重脊髓损伤的患者在伤后 2~3 周内可出现应激性溃疡,引起胃肠道出血,脊髓损伤后使用皮质类固醇激素治疗可能与应激性溃疡的发生有一定关系。

九、痉挛

脊髓圆锥以上的脊髓损伤属于上运动神经元损伤,脊髓损伤平面以下出现痉挛性瘫痪。痉挛将影响日常活动和康复训练的进行,还可能导致患者的疼痛。因此,应当积极治疗。腹部肌肉的痉挛将使患者产生紧束感;下肢膝髋关节的痉挛将影响患者的睡眠及排便;不全瘫痪的患者,行走时下肢可出现剪刀步态或下肢痉挛性抽动,导致患者站立及行走不稳。

目前,痉挛仍是较难处理的难题。较轻的痉挛无需特别治疗,在不全截瘫患者,加强走步活动锻炼,可使痉挛慢慢缓解;较严重的痉挛,需进行治疗,目前可采用的方法有:缓解痉挛运动疗法、缓解痉挛药物(如巴氯芬)、神经阻滞(苯酚、肉毒毒素 A)、外科手术(运动神经肌支切断、选择性脊神经后根切断术)等。但各种方法均有其适应证和不满意之处。药物以肉毒毒素和巴氯芬最为常用,它能够较好改善脊髓损伤痉挛,但是它可能影响其他功能的康复,能抑制患者的咳嗽反射敏感性,而且可能使部分患者的性功能受影响。

十、疼痛

疼痛是脊髓损伤的常见并发症,为起源于脊髓本身的中枢性疼痛,常表现为损伤平面以下呈扩散性的感觉异常性疼痛,常为烧灼痛、针刺痛等,多与情绪改变有关,焦虑和抑郁的情绪反应可加重疼痛的感觉;肌肉痉挛也是导致疼痛的原因之一。

脊髓损伤后疼痛的治疗比较困难和复杂,一般需要结合药物(镇痛药、镇静药等)、理疗、康复训练及行为心理暗示治疗才有可能取得较好的效果。

对于顽固性疼痛患者,可采用神经后根切断术及脊髓前联合切断术等治疗,但术后疼痛易复发。

第八节　脊髓损伤的康复

目前,在脊髓损伤瘫痪患者的康复方面有重大进展,对其康复的目的是减轻患者的痛苦,充分发挥现有的功能,以代偿已丧失的部分功能,提高自理能力。

脊髓损伤患者要达到预期的康复目标,必须按一定的康复程序进行,循序渐进,综合应用各种康复方法,从而达到最大可能的康复。

目前,脊髓损伤瘫痪患者主要的康复治疗措施包括:心理治疗、职业治疗及教育、运动疗法、物理疗法、矫形器和助行器的使用等方面。其中肌力、肌肉牵张、多种功能位置训练等运动疗法及电刺激等的物理疗法一直是脊髓损伤康复的研究热点,在临床应用中也取得了很好的疗效;按摩及肢体的被动活动有助于防止肌肉萎缩,缓解关节的痉挛、僵硬和挛缩,水疗、超声波、电疗、蜡疗、热疗等物理治疗有改善局部或全身的血液循环,缓解疼痛及消除水肿;使用支具有助于稳定关节及防止畸形;目前,有一些新设计的助动功能步行器能协助脊髓损伤瘫痪患者站立及行走,改善了患者的活动功能,减少了患者心理障碍,增强了参与社会活动的能力。

(张　立)

参 考 文 献

1. De Vivo MJ. Cause and costs of spinal cord injury in the United States. Spinal cord,1997,35:809-813
2. 胥少汀,葛宝丰,徐印坎. 实用骨科学. 第 3 版. 北京:人民军医出版社,2005
3. Burke DA,Linden RD,Zhang YP,et al. Incidence rats and populations at risk for spinal cord injury:A regional study. Spinal cord,2001,39:274-278
4. Nobunaga AI,Go BK,Karunas RB. Recent demographic and injury trends in people served by the Model Spinal Cord Injury Care System. Arch Phys Med Rehabil,1999,80:1372-1382
5. 李建军,周红俊,洪毅,等.2002 年北京市脊髓损伤发病率调查. 中国康复理论与实践,2004,10(7):412
6. Pang D,Wilberger JE. Spinal cord injury without radiographic abnormalities in children. Neurosurgery,1982,57(1):114-

129

7. 党耕町,孙宇,刘忠军. 无骨折脱位型颈脊髓损伤及外科治疗. 中国脊柱脊髓杂志,2003,13(10):581-582

8. Grabb PA,Pang D. Magnetic resonance imaging in the evaluation of spinal cord injury without radiographic abnormality in children. Neurosurg,1994,35(3):406-414

9. Frankel HI,Hancock DO,HysIop G,et a1. The Value of postural reduction in the initial management of closed injuries of the spine with paraplegia and tetraplegia. Paraplegia,1969,7:179-192

10. American Spinal Injury Association and International Medical SocieIy of Paraplegia:International Standards for Neurological and Functional classification of spinal cord Injury. Chicago:American Spinal Injury Association,2000:1-3

11. Green BA,Eismont FJ,O'Heir JT. Spinal cord injury-a systems approach:Prevention,emergency medical services,and emergency room management. Crit Care Clin,1987,3:471-493

12. Garfin SR,Shackford SR,Marshall LF,et al. Care of the multiply injured patient with cervical spine injury. Clin Orthop,1989,239:19-29

13. Johnston MV,Graves DE. Towards guidelines for evaluation ofmeasures:an introduction with application to spinal cord injury. J Spinal Cord Med,2008,31:13-26

14. Geisler FH,Coleman WP,Grieco G,et al. The Sygen multicenter acute spinal cord injury study. Spine,2001,26(Suppl 24):87-98

15. 孙天胜,胥少汀. 大剂量甲基强地松龙治疗颈椎无骨折脱位脊髓损伤的临床研究. 中华外科杂志,1997,35:735

16. 廖雁琳. 脊髓损伤患者的康复治疗. 神经损伤与功能重建,2006,1(1):48

17. Davidoff RA. Antispasticity Drug:Mechanisms of Action. Ann Neurol(S0364-5134),1985,17:107-116

18. 胥少汀,郭世绂. 脊髓损伤基础与临床. 第2版. 北京:人民卫生出版社,2002

19. Harry NH,Steven RG,Frank JE,et al. Rothman-Simeone The Spine. 5th ed.

第四十八章

儿童无骨折脱位性急性脊髓损伤

第一节　概述

脊髓损伤多由于脊椎的骨折和脱位所致。儿童脊髓损伤相对少见,国外文献报道约占所有脊髓损伤患者的2%~5%。儿童期引起脊髓损伤的最常见的原因是坠落伤(56%),其次是车祸伤(23%),其他原因还有运动伤等。在成人,常见的脊髓损伤部位是胸腰椎移行段,其次是颈椎;而在儿童,最常见的脊髓损伤水平是颈髓(57%),其次是腰段(16.5%),胸段脊髓受肋骨和骨性胸廓的保护支撑,受伤的机会较少。

无骨折脱位性脊髓损伤或称无放射学影像异常的脊髓损伤(spinal cord injury without radiographic abnormality,SCIWORA),是指损伤暴力造成了脊髓损伤而X线及CT等放射学检查没有可见的脊柱骨折、脱位等异常发现。SCIWORA在临床上并非罕见,但直到1982年,Pang才将其列为脊髓损伤的一种特殊类型。

儿童与成人均可发生SCIWORA。成人SCIWORA多为颈髓损伤,多见于颈椎退变、先天性、发育性或退变性颈椎管狭窄、颈椎OPLL或先天性颈椎畸形等原有颈椎病变者,受到外力后可导致颈脊髓损伤并出现相应临床症状且多为不完全性脊髓损伤。高达16%~36%的儿童脊髓损伤病例为SCIWORA,这一比例明显地高于其他年龄组。儿童SCIWORA多发生于8岁以下儿童,常见于颈髓,且多为完全性或严重脊髓损伤。8岁以上的儿童易发生于下颈髓和胸髓。年龄较小儿童主要累及上颈椎;年龄越小,神经功能损伤可能越重。

第二节　儿童无骨折脱位性急性脊髓损伤的原因及机制

多数学者认为儿童的SCIWORA是外力与儿童脊柱特点等因素协同作用的结果,处于生长发育阶段的儿童由于解剖学和生物力学方面的特殊性,导致其SCIWORA的特点和发生机制与成人的SCIWORA有所不同,而且较成人更为多见。

①儿童脊柱的韧带和关节囊有较大的弹性和柔韧性,但是脊髓是脆弱的,即使脊柱不被破坏,脊髓也会受损伤。脊柱的韧带和关节囊可以承受相当大的屈伸、拉伸而不至撕裂;儿童脊柱沿纵轴可延伸达5cm左右,而脊髓仅可耐受拉长0.6cm,两者的弹性差别亦可导致在脊柱较大范围活动时易于出现脊髓损伤。②由于儿童的椎间盘有较高的含水量,可以纵向过度伸展而不发生断裂。③儿童脊柱关节突的关节面浅且几乎成水平位,很容易在平移、屈曲和伸展的过程中发生滑脱。④儿童时期椎体未完全骨化,椎体呈楔形使脊椎的活动度较成人明显大。⑤儿童的椎体软骨终板为薄弱区域,只需受到轻度剪切力即可受到损伤。⑥对于限制椎体侧方和旋转运动的颈椎钩突在小于10岁的儿童尚未形成。⑦婴幼儿的头部相对体积较大且重,而颈背部肌肉相对力量较弱,在屈曲或伸展的外力作用下较易发生大范围的摆动。上述原因导致儿童期脊柱对脊髓的保护功能较成人要弱,在暴力下易于出现脊髓损伤。

而脊柱椎体的一过性脱位是导致儿童脊髓损伤的重要原因,亦即出现SCIWORA,儿童的脊椎有较大的活动性及较差的稳定性,脊柱在过伸外力作用下,在椎间因剪切力而使上下椎体可以出现较大的活动,以至一过性移位,从而对脊髓造成摩擦、挤压伤;当外力消失后,脊柱在局部肌肉、韧带回缩的带动下,使滑移的椎体复原。所以,伤后在 X 线及 CT 检查时,不能显示出脊柱的骨折或脱位征象。

儿童 SCIWORA 中有相当数量的病例是胸髓损伤,儿童胸髓 SCIWORA 的发病机制可以是在直接或间接暴力作用下,1 个或多个胸椎节段在瞬间的移位,使胸髓被切挤,直接损伤脊髓神经,并可损伤其营养血管(如髓前动脉、大根动脉等)。营养动脉损伤或栓塞导致脊髓栓塞,使下部脊髓发生缺血坏死。脊髓及其营养血管损伤的程度与脊髓瞬间移位的程度有关。另外,当胸或腹腔受碾压或压砸时,胸或腹腔内压骤然增高,由于脊髓及椎管内静脉系统与胸及腹腔大静脉相通,胸腹腔内压骤然增高致脊髓与椎管内静脉压急剧上升,甚至破裂出血,并致小动脉压增高,供血障碍,致脊髓损伤;此种病例脑脊液中常有出血。胸椎 SCIWORA 损伤应是上运动神经元损伤,但据报道多数病例早期下肢肌肉呈软瘫,腱反射消失,至晚期仍持续为下肢软瘫,与一般颈椎 SCIWORA 者不同,提示其发病机制与脊髓的缺血坏死有关。X 线检查及脊髓造影胸椎未见异常;脑脊液可见有出血。MRI 检查早期 T_2 加权像可见脊髓信号中有长条状高信号表现。

儿童急性 SCIWORA 脊髓的病理改变可分为:①脊髓震荡:又称脊髓休克,伤后立即发生的短暂性脊髓功能丧失,无肉眼可见的损伤。②脊髓挫裂伤:脊髓呈部分或完全断裂,有碎烂、出血、水肿和液化坏死,脑脊液呈血性。血管的刺激痉挛可使上下数个脊髓节段的血供障碍,以至于损伤平面更广泛。后期,损伤局部可有脊髓液化坏死形成的大小不等空泡,周围胶质瘢痕和纤维组织增生,蛛网膜粘连增厚、形成囊肿。③脊髓缺血和中央出血性坏死:脊髓的微血管的破裂、血管的痉挛或血栓形成均可导致脊髓的缺血性损害,产生液化坏死,静脉的回流受阻还可导致脊髓水肿。近来的研究显示,脊髓损伤时,儿茶酚胺类神经递质的过度释放易导致脊髓血管的痉挛梗塞,出现中央出血性坏死。

第三节　临床表现和诊断

一、脊髓损伤时间

成人的 SCIWORA 都是在受伤后立即出现脊髓

损伤肢体瘫痪,而大多数儿童的 SCIWORA 在受伤后并不立即出现脊髓损伤,外伤后至出现脊髓损伤症状的时间不同,多在损伤后 24 小时内出现症状,以 11~30 分钟为最多;也有外伤 24 小时 ~4 天出现迟发性脊髓损伤者,迟发性脊髓损伤机制不清,可能与血管损伤导致慢性出血有关。

二、临床表现

儿童 SCIWORA 的临床表现与脊髓损伤程度密切相关,轻者仅有局部疼痛不适、感觉障碍及单肢活动受限等,重者则可发生完全性瘫痪。

儿童脊髓损伤的症状与成人无太大区别,但新生儿和幼儿在脊髓完全断裂时,各种反射立即消失,成为完全性麻痹的状态,有时甚至会见到因疼痛刺激而引起下肢的屈伸活动,此时不要误认为是不完全性脊髓损伤。小儿脊髓损伤常常伴有头部外伤,如果有意识障碍常常遗漏脊髓的损伤。在了解受伤状况时,要特别注意了解是否有施加于脊椎的过伸、屈曲、旋转外伤暴力。

儿童无骨折脱位型脊髓损伤多见于颈段或上段胸脊髓。8 岁以下儿童,上段颈髓损伤多容易伴有严重的四肢麻痹。在这个年龄段很难发生椎间盘突出。病理组织学检查可发现脊椎的损伤部位仅限于脊椎骺板。

患儿越年轻,神经损害症状就越重。因为随着年龄的增长,脊柱的稳定性得到加强,其一过性滑动范围较小,因而对脊髓造成的挤压伤也较轻。若外力过大,将直接造成脊柱骨折或脱位,损伤情况已经不属于无骨折脱位脊髓损伤的范畴。小儿颈椎的活动支点在 $C_{2~3}$ 和 $C_{3~4}$,而成人则位于 $C_{5~6}$,故 8 岁以下小儿损伤节段多于上颈椎。但 8 岁以后小儿颈椎的解剖结构向成人接近,上颈椎的稳定性得到加强,下颈椎损伤的发生率开始上升。另外,儿童颈椎 SCIWORA 一般无椎间盘突出,因为儿童的间盘纤维环及前、后纵韧带的韧性、弹性较好,不易断裂。

三、影像学检查

基本的影像学检查包括病变部位的 X 线正侧位片,大多数病例在就诊时骨折脱位已经自然整复,但在拍摄脊柱的动力位平片时仍可清楚地观察到骨折脱位的表现,但对于有脊髓损伤的病例在拍摄动力位平片时需要谨慎。除了骨性结构的影像之外,颈椎侧位 X 线片需注意观察椎体前方软组织阴影的扩大情况。CT 检查一般不能发现脊柱骨折脱位的征象。

MRI 检查对于儿童 SCIWORA 的诊断具有非常重要的意义，既可以显示出 X 线、CT 无法显示的脊髓损伤，还可判断脊髓损伤的严重程度及预后，具有重要的临床意义。MRI 检查可更直接地了解损伤脊髓本身的病变表现及其与周围软组织的关系；可发现脊柱的软组织损伤，包括韧带结构损伤、间盘突出等表现。儿童 SCIWORA 进行 MRI 检查时可表现为脊髓的出血、水肿及挫伤的信号表现，部分患儿可有硬膜外血肿表现，患儿损伤早期 MRI 表现为 T_2 加权像损伤段脊髓高信号或信号不均匀，还可有多节段脊髓高信号者，严重者可表现为脊髓完全横断的信号。患儿损伤后 4~6 个月 MRI 表现为 T_2 加权像持续高信号，而 T_1 加权像显示脊髓大多萎缩变细，个别有高低不匀的混杂信号。

儿童 SCIWORA 患者进行 MRI 检查时，可以显示椎管形态正常，无间盘突出、椎管内血肿及脊髓受压等表象，对于排除需要紧急减压手术的指征具有重要意义。

MRI 显示的脊髓形态和信号强度改变，对判断预后也有一定的指导意义。损伤早期 MRI 上显示脊髓信号水肿局限者预后好，水肿弥漫、多节段水肿信号或伴有出血、挫伤者预后差，其损伤后 4~6 个月 MRI 表现为脊髓萎缩。

儿童 SCIWORA 者，脊髓造影呈现异常的情况比较少，出现梗阻的几乎没有，对于儿童 SCIWORA 诊断价值不大。

四、漏诊和误诊

儿童 SCIWORA 较成人多见，但常易漏诊和误诊，如不能及时治疗，将导致症状加重甚至死亡。本病多数被误诊为急性脊髓炎，误诊原因有以下可能：①医生对间接外力引起的 SCIWORA 认识不足。患者的临床表现与脊髓炎相似，甚至部分患儿伴随发热，更易与脊髓炎混淆。脊柱的 X 线片、CT 检查正常，而医生对 MRI 检查上脊髓的缺血水肿表现没有足够的重视，所以外伤史是与脊髓炎鉴别的关键，认识到 SCIWORA，就应注意外伤史的询问。②引起儿童 SCIWORA 的多为轻微间接外力。大多是日常生活中经常出现的动作和行为，且伤后脊髓损伤多为迟发性出现，少数病例在伤后数小时至 24 小时后

才出现症状，不易想到外力与脊髓损伤的直接关系。③伤后没有及时进行 MRI 检查也是延误诊疗的原因之一。

明确的外伤史是本病与急性脊髓炎的重要鉴别点。所以，小儿内科医生需要加强对该病的认识，才能避免对该病的误诊。怀疑有儿童 SCIWORA 者，除了常规拍摄脊柱的正侧位 X 线片或 CT 检查外，及时的脊柱 MRI 检查非常重要。

五、典型病例

女，7 岁，1.5 个月前进行跳舞训练向后极度弯腰，后感腰背部发酸，直立站起后约 10 分钟后感双下肢疼痛，逐渐出现双下肢麻木、无力，数小时后双下肢完全瘫痪、大小便失禁。查体：T_6 皮节以下痛觉减退，T_{11} 皮节以下痛觉消失。双下肢呈软瘫状态，病理征(−)。胸椎 X 线片、CT 未见胸椎骨折脱位征象。胸椎 MRI：$T_{5~10}$ 椎体后方脊髓 T_2 加权相广泛高信号表现，表明胸脊髓广泛水肿。未见间盘突出及脊髓受压表现(图 48-3-1)。

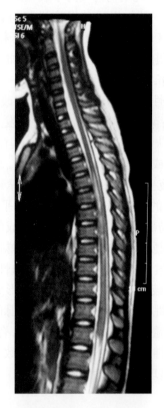

图 48-3-1　胸椎 MRI

$T_{5~10}$ 椎体后方脊髓 T_2 加权相广泛高信号表现，表明胸脊髓广泛水肿

第四节　儿童无骨折脱位性急性脊髓损伤的治疗与康复

儿童与成人脊髓损伤的处理原则都是抢救生命、预防及减少脊髓功能丧失。神经功能恢复情况与脊髓原发损伤程度密切相关，并与治疗时机选择有关。经积极的治疗，脊髓损伤程度轻者可恢复正常，中央脊髓损伤与不完全性脊髓损伤者可有一定程度恢复，完全性脊髓损伤至今无特效治疗方法。脊髓损伤诊断一旦成立，均须行积极的治疗，病程越长，远期神经功能恢复情况越差。

成人 SCIWORA 的治疗原则是：一旦确诊，宜早期手术，解除病因。而对于儿童的 SCIWORA 的治疗，目前多数意见认为应以非手术治疗为主。包括局部制动和给予脱水剂、激素及神经营养药等药物治疗。局部制动非常重要，颈髓损伤者应使用枕颌带牵引、颈部支具或 Halo-vest 固定制动。儿童头皮和颅骨外板较薄，应用 Halo 支架时更易发生各种并发症，应予注意。制动要求在 12 周左右，以使损伤的韧带愈合，避免脊髓损伤的进一步恶化。尽管儿童脊柱及韧带的修复能力很强，但制动的时间太短可引起继发性脊髓损伤，局部制动 12 周的儿童，其脊髓损伤的恢复程度优于局部制动 8 周的患儿。

对于不完全性脊髓损伤患儿，除了早期脊髓的直接损伤外，后期的脊髓继发损伤是引起脊髓神经功能障碍的主要原因。到目前为止，只有早期应用甲基泼尼松龙及单唾液酸神经节苷脂在急性不完全性脊髓损伤中，对预防脊髓继发性损伤及神经康复的作用得到肯定。Pang 认为应用甲泼尼龙短疗程治疗儿童 SCIWORA 是安全的，对于儿童的脊髓损伤应在伤后 8 小时内接受大剂量的甲泼尼龙冲击治疗，具有稳定溶酶体膜、抑制脂质过氧化、维持细胞内外正常离子的平衡、减轻水肿、改善血液循环、降低毒性物质的释放等作用。神经节苷脂通过改善细胞膜酶的活性，减轻神经细胞水肿，对损伤后继发性神经退化有保护作用，对神经细胞的凋亡有明显的抑制作用。脱水剂和利尿剂能排出脊髓损伤后组织细胞外液中过多的水分，也可选择性使用。高压氧可防止脊髓水肿，增加组织内氧含量，改善局部细胞的缺氧情况，调整酶系统因缺氧导致的破坏。神经生长因子等其他的神经营养药物也可能有一定的帮助。

儿童 SCIWORA 者一般不考虑手术治疗，但对于存在寰枢椎不稳定的 SCIWORA 患儿，可考虑行融合手术。

第五节　儿童无骨折脱位性急性脊髓损伤的预后

多数学者认为，儿童脊髓损伤的神经功能恢复的情况依赖于就诊时患者的神经状况。不完全性损伤患者恢复的可能性较大，完全性损伤患者神经功能的恢复较差。

但 Michael 等研究发现较严重的儿童脊柱脊髓损伤患儿其神经功能恢复率明显高于成人，主要是因为儿童的神经系统仍在发育阶段。2006 年，Caroline 等做了关于脊髓损伤的儿童生长到成人期间脊柱稳定性变化的调查，结果显示，脊髓损伤儿童生长到成人后，约 58% 的人能够独立生活，约 53% 能够参加工作，约 40% 达到满意的标准。

国外报道，完全性脊髓损伤的儿童创伤性脊柱侧弯的发生率很高，脊髓损伤 6 个月以上的病例，55%~91% 出现脊柱侧弯、后凸或前凸畸形，侧弯畸形最常见，多发生在胸椎或胸腰段上，患儿常因为严重的脊柱畸形而不能取坐位。

脊柱畸形不仅局限于损伤节段，其上下节段也会受累。导致儿童 SCIWORA 者后期出现脊柱畸形可能的机制考虑为：儿童 SCIWORA 者，往往同时合并脊柱生长板的损伤，从而导致脊柱生长节段的改变；另外，四肢瘫与截瘫的患儿改变了脊柱承重能力，破坏了脊柱的自然生长规律和其肌肉的平衡发展。

（刘忠军　张　立）

第四十九章

骨质疏松性椎体骨折

骨质疏松是一种全身性疾病,它导致骨的矿物质丢失同时并发骨结构的变化,最终使骨骼容易骨折。随着人口老龄化的增长,骨质疏松的发生率逐渐增加,它发病隐匿,直到出现典型骨折才引起人们注意。典型骨质疏松性骨折经常是由于很小的创伤或者根本没有创伤,脊柱是最常见的骨质疏松性骨折的发生部位。在美国,80 岁以上妇女中椎体压缩性骨折的发生率高达 50%,在 70~79 岁的女性则达25%。它不像髋部骨折那样容易检测。它仍然是急性和慢性疼痛最多见的原因,给患者带来痛苦,使医生产生混淆。它貌似良性病变,事实上,它引发各种并发症,并缩短寿命。

一、临床表现

(一)疼痛

在脊柱,正常的机体活动超过了疏松的骨组织所能承受的负荷,导致椎体骨折。近 50% 的这种骨折患者可能没有症状,但通常局部会有较严重的疼痛,且可持续 3~4 周,并且认为椎体骨折的症状会在几周或几个月后随着骨折愈合而解决。然而,似乎慢性疼痛会持续几年,并且机体的损害随着椎体骨折的数量和严重程度而逐渐加重。每一次骨折同时表明再骨折发生几率的增加,这导致患者需经受较长时间的疼痛,功能降低,生活质量下降。

胸椎骨质疏松性骨折可以导致后凸畸形加重,其后可能由不断增加的腰椎前凸来补偿加重的胸椎后凸。这种改变可能会导致脊柱生物力学的改变,并且可能引起下腰痛。通常,骨质疏松椎体压缩骨折患者显现症状 6~9 个月后,如果没有再次骨折,症状可能会逐渐消失。同时,并不是所有的患者都能描述急性疼痛症状。通常,无症状胸椎或腰椎压缩骨折是在为其他目的实施影像学检查时被发现。这种可直视的骨折是由没有临床症状的微小骨折随时间发展而来。80 岁以下的骨质疏松症本身并不一定引起下腰痛。然而,在身高丢失超过 2cm 的女性下腰痛的几率(大约占 50%)大于身高丢失少于 2cm 的女性(大约占 20%)。驼背,常常反映一个或多个椎体压缩骨折,与正常人相比,更易于出现下腰痛。

(二)身长缩短、驼背

骨质疏松时,椎体内部骨小梁破坏,数量减少,这种疏松而脆弱的椎体受压,导致椎体变形。有资料统计表明,妇女在 60 岁以后、男性在 65 岁以后逐渐出现身高缩短。女性到 65 岁时平均缩短 4cm,75 岁时平均缩短 9cm。在一项前瞻性研究里,对504 名绝经后的日裔美籍妇女进行平均 7.7 年的随访,至少有一处椎体发生骨折的女性平均身高丢失 2.1cm,而没有骨折的女性仅平均丢失 0.4cm。每一处楔形骨折和粉碎骨折将分别导致 0.86cm 和1.08cm 身高丢失,而终板骨折对身高丢失没有明显影响。

24 节椎体,每节前方压缩 1mm,即可导致脊柱前屈,特别是那些活动度大、负重量较大的椎体,如第 11、12 胸椎和第 3 腰椎(图 49-0-1)。中、下胸段的椎体前部楔形骨折导致胸椎后凸增加。正常脊柱的胸椎后凸约 40°,单一节的楔形骨折可增 10°多一点的后凸角,多节段压缩骨折的老年人胸椎后凸角度可大于 70°。Cortet 等对 98 名绝经后女性进行研究,脊柱 X 线片检查表明,有骨质疏松性骨折者后凸角平均增加 11°,没有骨折的胸椎后凸平均 50°。而且,后凸角的增加严重程度随着 BMD 的减少而加重。进展的骨质疏松,压缩骨折引起椎体高度减少并形成后凸。变形显著或出现压缩性骨折,均可使脊柱后凸加重,形成驼背。畸形常常伴有严重的疼

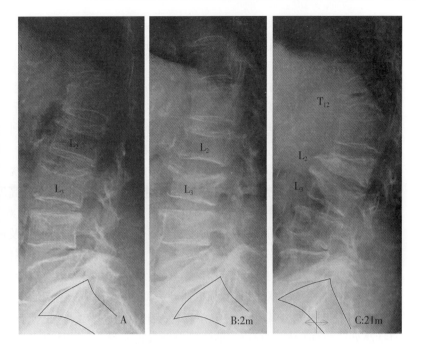

图 49-0-1

A.女性患者,88岁,坐地伤后腰部疼痛,X
线片示 L$_3$ 上终板骨折;B.卧床保守治疗2
个月后可见 L$_3$ 骨折塌陷加重;C.伤后21个
月患者站立或坐位10分钟左右即出现腰部
疼痛,卧床可缓解,X线片示 L$_2$、L$_3$、T$_{12}$ 骨质
疏松性骨折,胸腰段后凸畸形,骶骨倾斜角
变小

痛和活动减少。此外,除驼背外,有的患者还出现脊
柱后侧凸、鸡胸等胸廓畸形。

（三）神经并发症

骨质疏松性椎体骨折神经并发症的发生率尚
不清楚,不同作者的估计差别很大。例如,1989—
1994年,497例在香港住院的中国人中有10例出现
神经源性并发症;相反,在另一研究报道中,673例
患者中只有2例出现神经源性并发症。人口的老龄
化及影像技术进步在将来可能会使骨质疏松性骨折
的神经源性并发症的发生率增加。

合并截瘫的骨折要么是暴散型,要么是楔形压
缩型。暴散骨折使整个椎体破坏。脊髓压迫是突入
到椎管内的骨块造成,楔形压缩骨折只累及椎体前
部,脊髓压迫发生在椎体上方或下方成角或后凸的
部位。其他造成压迫的因素包括椎间盘突出和椎管
狭窄。患者多是老年女性合并严重老年性或绝经后
骨质疏松。椎体塌陷可自发产生或继发于轻微外伤,
通常是从站立位跌蹲到平地上。多数患者经历一段
时间骨折部位的急性腰痛。疼痛经过止痛药和物理
治疗可控制,数周或数月内消失。体格检查经常发
现背侧后凸增加。极少数患者神经症状即刻出现或
OVF后几天出现。

（四）其他功能障碍

骨质疏松症、椎体压缩性骨折导致脊柱后弯、
胸廓畸形,可引起多个脏器的功能变化,其中呼吸系
统的表现尤为突出。虽然临床患者出现胸闷、气短、
呼吸困难及发绀等症状较为少见,但通过肺功能测

定发现:胸椎压缩性骨折表现在上位胸椎时,肺活量
和最大换气量均减少,患者最大肺活量的损失大约
9%左右,一秒率(FFV1.0/FVC)和残气率(残气量/
肺总量)无明显变化;表现在下位胸椎时,上述肺功
能指标均正常。另外,随背屈胸廓畸形程度的加剧,
上叶前区域小叶型肺气肿的发病率增加,在胸廓严
重畸形的病例,上叶前区域小叶型肺气肿的发病率
达40%。其他慢性的影响包括适应性丧失、畸形、
失眠以及抑郁,并导致器质、功能和心理性的损害。

二、影像学表现

骨质疏松时,椎体骨组织的减少始于松质骨,
逐渐向皮质扩展。横向张力性骨小梁最先被累及,
严重时在普通X线片上可以显示,第一次在普通X
线片上显现时大约有30%~80%的骨钙丢失。早期
的骨密度变化很难可靠地显示出来。随着骨质疏松
程度的增加,椎体中央与终板相比变得更透光。在
严重骨质疏松,横向骨小梁广泛丢失和变细,纵向骨
小梁明显,皮质逐渐变薄,在影像上表现为纵向层状
结构,与椎体血管瘤相似。

当载荷超过了椎体结构的支持能力时就会发
生椎体压缩骨折。椎体超载荷形成4种类型的骨
折:中央终板骨折、Schmorl结节骨折、楔形骨折和暴
裂骨折。椎体出现楔形变,提示椎体前面的骨折(前
柱)已发生,而椎体后面(中柱)完好。整个椎体变
扁(盘状椎体)提示前中柱均塌陷,通常后柱(关节
突)也压缩。有时,终板因椎间盘压力而呈现气球

样变,而椎体前后缘完好,由此产生所谓的鱼椎。更局限的终板断裂可造成软骨形成区或 Schmorl 结节。Hansson 等在人体正常或低骨量腰椎活动节段压缩性疲劳载荷体外试验中观察到:终板中央骨折常常是衰竭的首现征象。该项研究还显示人脊柱的衰竭与重复加载密切相关,当重复加载时,压缩力低至椎体衰竭强度的 50% 时,仅仅循环加载不足 1000 次时就产生骨折。Hansson 等也发现,Schmorl 结节主要发生于年龄较小并伴椎间盘轻微退变的患者,而中央终板骨折主要发生于较老年、椎间盘退变更重的患者。在正常或低骨量的椎体中,由于疲劳损伤或低创伤力引起的压缩骨折,在普通 X 线片上一般难以察觉。然而,随着终板骨折和 Schmorl 结节严重程度的增加,终板的双凹曲线和椎体高度减少,在 X 线片上变得明显。其他放射学检查可见的骨折,包括高处坠落伤后暴力所致的椎体暴散性骨折。暴散性骨折包含了椎体前、中压缩衰竭,可能伴有前上较大的骨片和椎体高度明显丢失。

椎体骨折时可表现为楔形、双凹形或压缩形(图 49-0-2)。正常人椎体前后高度不同,胸椎后缘可较前缘高 1~3mm,而腰椎(特别是腰 3~5)前高大于后高。前后缘高度自上而下逐渐过渡。胸 1~2 前后缘高度比率为 0.95~0.97,至胸 6~7 逐渐下降至 0.91,以后又逐渐回升至 0.95,胸腰段自胸 11~12 至腰 1 最低,只为 0.88,但自此向下逐渐升高,腰 5 最大,达 1.17。骨折主要发生在胸、腰椎移行处,以第 12 胸椎最多见;其次为第 1 腰椎和第 11 胸椎;再其次为

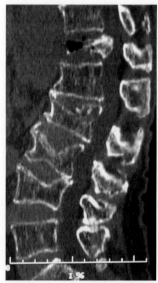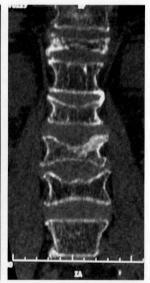

图 49-0-2　男性患者,82 岁,坐地伤后腰部疼痛,CT 显示 T$_{12}$、L$_2$、L$_3$、L$_4$ 骨质疏松性陈旧骨折,可见椎体呈楔形(L$_2$)、双凹形(L$_3$)和压缩形(T$_{12}$)改变

以上椎体邻近的脊椎。上位胸椎和下位腰椎也可发生,颈椎骨折几乎没有。Genant 等(1993)参照椎体正常解剖,根据与相邻椎体形态变化的比较,用目测法来确定椎体高度减低程度和椎体的形态改变,来判断骨折严重程度,将胸 4 到腰 4 椎体分为正常(0 度)、轻度骨折(1 度,椎体高度减少 20%~25%,椎体面积减少 10%~20%)、中度骨折(2 度,椎体高度减少 26%~40%,椎体面积减少 21%~40%)及重度骨折(3 度,椎体高度和面积均减少大于 40%)。Genant 等(1996)为使观察标准一致,分别在椎体侧面 X 线片的前、后缘及椎体中线上下定立 6 个点,形成半定量标准目视评估方法,正确率达 90%。

所有上述形态变化并非骨质疏松的特异改变。椎体楔形变和盘状椎体在创伤和椎体转移瘤也可见到。在骨质软化症、Pagets 病和甲状旁腺功能亢进症时也可见到鱼椎,在 Scheuermann 病、甲状旁腺功能亢进和骨软骨病时也可见到软骨结节。

压缩性骨折 CT 的表现为椎体内不规则密度增高,骨折线呈线状或不规则状低密度,可显示椎体暴散及后凸骨块对椎管的侵占。MRI 表现为椎体变形及信号异常,急性期呈长 T$_1$、T$_2$ 信号,骨髓水肿亦为长 T$_1$、T$_2$ 信号;慢性期骨髓水肿消失(1~3 个月),信号恢复正常,骨折线 T$_1$、T$_2$ 均呈低信号。

脊柱骨质疏松性骨折常见的鉴别诊断包括肿瘤(如淋巴瘤、骨髓瘤和转移瘤)以及结核性椎体骨折。没有特异的标准影像特征,有必要在影像上寻找骨质破坏的区域如前后位 X 线片上椎弓根消失,这通常提示肿瘤存在;肿瘤发生时也可出现中央终板骨折和楔形压缩,椎体完全塌陷合并神经压迫体征时肿瘤的可能性更大。脊柱转移瘤早期表现为松质骨的稀疏,发生压缩性骨折后其上下椎间隙保持不变,可破坏椎弓根;CT 可见椎体溶骨性或成骨性病灶,肿瘤侵入硬膜外腔或椎旁软组织,肿瘤边缘多无硬化,基质钙化也不多见;MRI 可见多个椎体跳跃性受累,椎体骨折呈 T$_1$ 弥漫性低信号和 T$_2$ 高信号或不均匀信号改变,椎体后缘骨皮质后凸,有椎间隙扩大征,可见硬膜外肿块和附件受累。骨质疏松症引起的脊椎压缩性骨折,其部位仅限于椎体,不影响椎弓,故导致脊髓损伤的情况罕见,椎体后缘相对较直,椎间隙一般不狭窄,但是若合并间盘病变,可引起椎间隙狭窄。椎体结核性骨折(图 49-0-3)表现为椎体后缘后凸,成角畸形明显,椎间隙狭窄或消失,可见椎旁脓肿阴影,CT 扫描可见死骨,一般不累及附件。

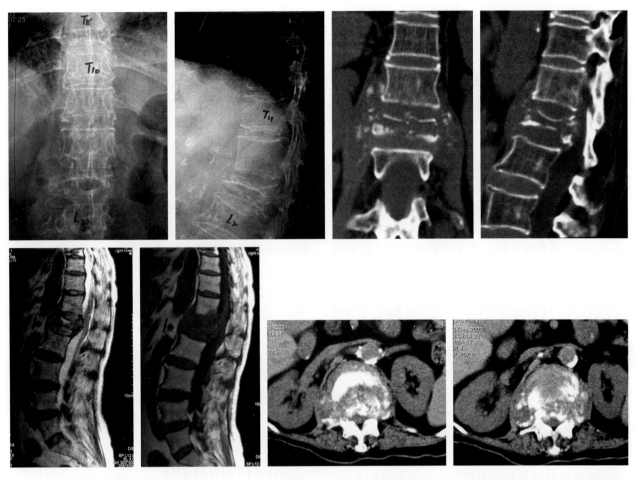

图 49-0-3　女性,75 岁,45 天前出现腰痛,30 天前剧痛伴腰部无力,不能做起及行走,疼痛夜间明显,曾出现左下肢麻木,5 天后缓解。无低热及盗汗。X 线片示 L_1 压缩性骨折,MRI 示 L_1 的上下间盘病变不明显,而 CT 可见死骨及腰大肌脓肿,术前 L_1 椎体 CT 引导下穿刺病理报告为结核

三、非手术治疗

2/3 的急性疼痛性骨质疏松性椎体骨折患者未经治疗也会得到改善。传统的非手术治疗包括卧床休息、镇痛以及支具治疗。然而,这类治疗不能恢复脊柱的序列,同时因为其限制运动会导致骨质疏松的恶化、肺膨胀功能不全、深静脉血栓、压疮以及肺栓塞。其替代疗法是在理疗师的指导下进行行走运动,并辅以水疗与姿势性练习。另 1/3 的患者尽管得到合适的非手术治疗,但严重的疼痛、运动受限以及低生活质量仍旧持续。没有患者能够自发地恢复脊柱序列、纠正矢状位轮廓或者恢复椎体的高度。

腰支具能够减少躯干的前屈、背伸和侧屈,并且没有减少竖脊肌的肌电活动,也没有增加腹压。传统的胸腰部支具长期以来被用作治疗脊柱压缩性骨折的手段,提出的治疗原理有急性期减轻疼痛、预防后期的脊柱后凸等。Tanner 等报道,应用脊柱的支具最常见的原因是为减轻疼痛,尤其是在急性期。急性期的疼痛可以是锐痛,局限在病变的椎体,在脊柱负重和屈曲时加重,中立位减轻。在 2~3 个月后骨折一般愈合,不再是局部疼痛的原因。

骨质疏松性椎体压缩骨折继发的慢性疼痛是一种常见症状,但其经常是由一系列复杂因素相互作用所致的,并非一种疼痛病因所致。一旦成为慢性疼痛,一种治疗方法治愈的可能性就会大大降低,原因是出现了继发的心理和生理因素。疼痛门诊的目的是切实减轻患者症状,工作重点是疼痛缓解和功能恢复,并非针对疾病本身。治疗方法有:药物治疗,包括非甾体抗炎药物、镇痛剂、三环抗抑郁药和抗癫痫药;经皮电神经刺激和针灸;硬膜外注射或椎旁和椎间孔阻断。若这些治疗无效,心理学的疼痛控制治疗可能会有效。

四、抗骨质疏松的治疗

治疗骨质疏松的目的在于矫正被破骨细胞吸收遗留的侵蚀面,同时恢复小梁骨的厚度和矿盐密度;另外,修复缺损的小梁间连接,以恢复其微构筑及正常力学功能;同时刺激骨外膜叠加、增加骨皮质厚度以加大骨外径,取得更大生物力学效果。目前,治疗骨质疏松的药物分为三大类:第一类为基础治疗药物,包括钙剂、维生素 D 及其衍生物;第二类为抗骨吸收药物,包括雌激素、降钙素、二膦酸盐、选择性雌激素受体调节剂(selective estrogen receptor modulators,SERMs);第三类是促骨形成药物,包括甲状旁腺激素片段(parathyroid hormone,PTH)、氟化物、生长激素。在骨质疏松性椎体骨折具体用药方面,应根据个体情况综合考虑。有证据表明,适当的饮食钙摄入或者规律的钙剂补充可以降低老年性造成的骨量丢失和骨质疏松性骨折的发生。推荐每天维生素 D 摄入量是 400IU。

妇女绝经后体内的雌激素水平急剧下降,破骨细胞的活性增强,从而骨量丢失加速。雌激素替代疗法多年来用于防治骨质疏松及绝经后妇女综合征,尽管有益于骨骼及心血管,但可增加乳腺癌、子宫内膜癌和静脉血栓的形成。妇女健康指南指出,由于雌激素弊大于利,雌激素替代疗法虽可预防脊椎及其他部位骨折,也可用于缓解症状明显的患者,但使用时应注意:时间宜最短;剂量最低;用药个体化,需要定期检测;雌孕激素联合应用以减少子宫出血;与其他骨吸收抑制剂合用,与骨形成刺激剂合用。雌激素替代疗法存在诸多争议,迫使人们去寻找新的性激素受体调节剂,理想的药物应具有更大的骨骼保护作用,同时避免对生殖组织和其他组织器官的不良作用,雷诺昔芬正好兼具此类多种优势。雷诺昔芬(raloxifene)是第二代 SERMs,已被 FDA 批准用于防治骨质疏松。雷诺昔芬对骨骼、脂代谢有类雌激素作用,而对子宫、乳腺具拮抗雌激素作用。长期服用雷诺昔芬不具有诱发子宫内膜癌的危险性。在临床应用时需要注意雷诺昔芬有增加静脉血栓形成等副作用,对有血栓倾向的患者需要谨慎使用。

降钙素由甲状腺滤泡旁细胞分泌,有降低骨吸收、改善骨质量和缓解止痛作用。降钙素虽增加 BMD 有限,但实验证明其在预防椎体压缩骨折上有明显疗效,BMD 改变对骨折降低并非绝对重要,在评估抗骨吸收制剂时,应同时考虑骨量与骨质。

二膦酸盐是骨吸收抑制剂,适用于以骨转换升高为特征的疾病。绝经后妇女经二膦酸盐治疗后,大大降低了骨单位激活频率,二膦酸盐的疗效并非成骨功能,而是骨重建空间的填充。

在促进骨形成制剂应用方面,以往有氟化物及雄性激素等,但均因存在较多副作用已很少应用。目前,大量动物实验和临床研究表明间断低剂量给予 PTH 片段可以刺激全身骨小梁和皮质骨生长,能阻止卵巢切除所诱导的骨丢失、恢复丢失的骨量和提高骨小梁及皮质骨的机械强度到正常水平,这种作用与 PTH 血浆峰值持续时间有关,间断低剂量 PTH 促进骨合成;反之,大剂量 PTH 诱发骨吸收和高血钙。

应当提醒注意,不管采用何种药物,均不要忽视运动锻炼的作用。宜提高负载水平,否则将丧失锻炼所获得的正面作用。在评估锻炼效果时,骨密度监测绝非仅有指标,应考虑受试者的骨强度(包括综合肌力及关节活动度)。经常持久的锻炼包括行走、背伸肌锻炼,即使运动量轻微,但能增加反应灵敏度,对防止摔跌预防骨折发生有一定益处。

五、微创外科治疗

随着微创技术和手术器械的发展,对骨质疏松性脊椎压缩性骨折或引起明显后凸畸形者,如患者一般情况及各项检查良好,可考虑行椎体成形术。椎体成形术有 2 种方法:一为经皮椎体成形术(percutaneous vertebroplasty,PVP);另一种为后凸成形术(kyphoplasty),需严格掌握适应证。目前常用灌注剂有聚甲基丙烯酸甲酯(PMMA)、羟基磷灰石(HP)及钙磷骨水泥(CPC)。后者具有良好生物降解性,如在其中同时携带重组人骨形态形成蛋白(rhBMP),固化后形成微孔样结构,可加快骨重建的速度或新骨长入,还可控制降解速度。

(一)经皮椎体成形术

经皮椎体成形术(PVP)是由 Galibert 等首先研制的,最初于 1984 年在一次开放的手术中为了能使内固定器械固定牢靠将 PMMA 注入椎体。1987 年,在一篇法文文献中最早提出 PVP,但直到 1994 年才在美国应用。PVP 是一种微创的方法。PMMA 可采用经椎弓根入路或椎弓根旁入路,术中要持续在透视下进行,从而保证充填充分而且没有外泄。对于复杂或高危的病例,有时需透视和 CT 联合应用。在注射 PMMA 之前,经常进行骨内静脉造影术,以确定合适的注射方式,并发现潜在的外泄点。

PVP 最初用于骨转移、骨髓瘤、血管瘤,可以产生迅速的镇痛作用,而且并发症较少。现在也应用于治疗伴有慢性疼痛的骨质疏松性椎体骨折(图 49-0-4),无症状的椎体塌陷,甚至用于预防高危的椎体。椎体成形术的适应证是:①骨折相应水平的严重疼痛,活动困难;②骨折导致小于或等于 50% 的椎体高度丢失;③MRI 上可见水肿,提示急性骨折或骨折未愈合。椎体成形术的禁忌证有:凝血功能障碍;严重的椎体塌陷(椎体高度减少大于 65%~70%),而经验显示最后一条禁忌证是相对的。

PVP 缓解疼痛的机制还没有完全清楚。直觉上认为是骨折单纯的稳定所产生的作用;骨水泥加固了椎体,减轻了小关节的负重。另一种说法是 PMMA 对周围组织内神经末梢的化学性、血管性或热效应所产生的止痛作用。目前,尚缺乏疼痛缓解程度与骨水泥剂量的量效关系来支持这种观点。一些更新研究结果证明骨折的稳定不是止痛的唯一因素,因为有时 PVP 并没有恢复椎体损失的高度,也没有改变椎体的生物力学,而疼痛却得到缓解。

临床研究(大部分是欧洲的)显示,90% 骨质疏松性骨折患者的疼痛得到缓解,只有很低的并发症,而且并发症都很轻微。但是,PVP 不能扩张塌陷的椎体,可能会使脊柱固定在后凸的状态。同时,PMMA 填充剂也有一定的问题(硬膜外外泄、热损伤、不能很好地与骨组织结合、操作困难、对患者以及术者的毒性)。PVP 主要的风险是在用力将较低

黏稠度的 PMMA 注入塌陷椎体的封闭空间时出现骨水泥外泄(图 49-0-5)。外泄的后果与泄漏的位置有关。若外泄发生在硬膜外或者椎间孔,神经根的压迫和神经根病变是主要的风险。若骨水泥泄漏进入椎体周围静脉则可能造成肺部栓塞。PMMA 聚合时的高温(核心温度 86~107℃)会损伤周围组织,包括脊髓和神经根。在 PMMA 单体注射时医生必须十分警惕和小心。注入过程中 PMMA 的心脏毒性和致心律失常作用会导致低血压。在骨质疏松性椎体骨折患者中实施 PVP 的并发症发生率为 1%~3%,大多数的并发症可以通过精细操作避免。

(二)后凸成形术

后凸成形术是一种新的微创手术,将一个套管插入椎体,然后插入一个扩张器,使用这种扩张器使压缩的椎体复位并且恢复椎体原来的高度,在椎体内形成一个空腔可以填充骨水泥。因此,在注入骨水泥时因周围压力较低,使操作更加容易控制,也可注入较黏稠的半凝固的骨水泥。与 PVP 相比有很多优势:骨水泥外泄的风险低、更好地恢复椎体的高度(图 49-0-6)。

(三)椎体成形术与后凸成形术的比较

虽然椎体成形术与后凸成形术在缓解疼痛方面都表现出色,但后凸成形术在改善椎体生物力学性能以及减少外泄风险方面具有潜在优势。PVP 一般不能增加椎体高度或者恢复正常的椎体序列。初步的研究结果显示,后凸成形术能够恢复椎体高度,阻止可以导致呼吸和消化系统问题的脊柱后凸。恢复椎体高度和序列还可以通过减少应力转

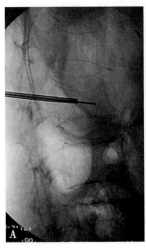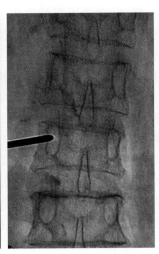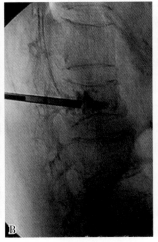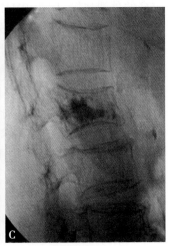

图 49-0-4 女性患者,84 岁,坐地伤后腰部疼痛,X 线显示 L_1 骨质疏松性压缩骨折,选择单侧经皮椎体成形术
A.透视下经皮穿刺插入套筒,正侧位显示套筒位置良好;B.透视下注入骨水泥;C.撤出套筒见骨水泥无外泄

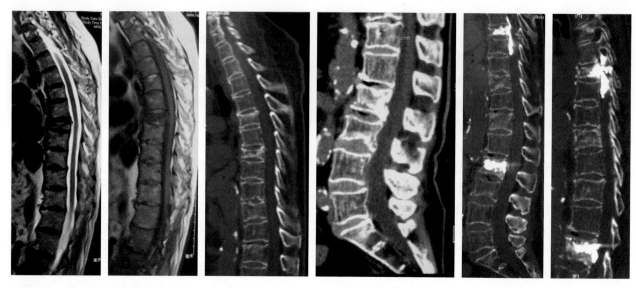

图 49-0-5　女性,73 岁,坐地伤后腰痛,MRI 与 CT 示 T₇~L₂ 压缩骨折,经皮椎体成形术后 CT 可见骨水泥外泄,患者下肢出现症状,不得不行椎板切除减压骨水泥清除术

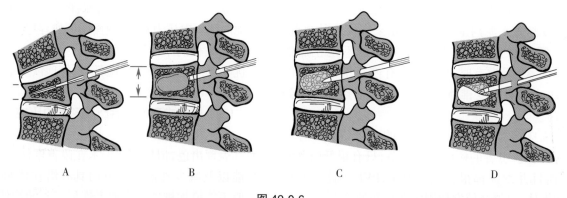

图 49-0-6

A. 经皮将套管经椎弓根插入椎体;B. 经套管插入扩张球囊,使压缩的椎体复位;C. 撤出球囊后椎体内形成空腔;D. 经套管注入骨水泥填充空腔

移来保护治疗节段上下易受损的椎体。PVP 具有较高的外泄风险,因为 PMMA 要在液态下注射,它可以通过椎体的任何裂缝外泄。因此,在进行椎体成形术操作时,术者注射液态的黏合剂过程中一旦外泄经常会暂停或者终止手术。然而,在后凸成形术中,扩大的球囊形成一个空腔,压迫空腔边缘的骨组织,使潜在的骨缝隙被封闭。在后凸成形术中定位更易控制,术者可以使用黏稠度更高的骨水泥,而且可以与周围的骨组织产生更好的结合。

（四）存在的问题

作为骨质疏松性骨折的一种治疗方法,椎体成形术尚存争议。对受累及或者存在骨折的椎体单纯的强化是否足够,是否还需要更广泛的治疗,其中包括针对相邻椎体的治疗。应通过更大的样本

量对骨折压缩程度、脊柱后凸程度、骨折部位、骨折年龄、性别等因素的作用进行研究。而且,处理后的椎体强度显著提高,会增加其下位椎体甚至上位椎体的压力。Grados 等在 4 年的随访中发现,经过椎体成形术治疗的椎体的相邻节段骨折发生率会上升,未经治疗的骨折椎体的相邻节段发生骨折的风险是 1.44,而经过 PMMA 处理的骨折椎体的相邻节段发生骨折的风险为 2.27。Cyteval 等在 6 个月的随访中发现 25% 发生了新的椎体骨折(图 49-0-7、49-0-8)。另外,尚有一些问题有待解决:是否需要过度扩展以恢复椎体高度;是否需要对没有压缩骨折的严重骨质疏松患者进行预防性治疗;对于严重的多处椎体骨折的患者,应该对全部的压缩椎体还是只对其中一个节段采用成形术;如何对疼痛进行定位诊断。此外,如果患者存在矢状面的失平衡,则提

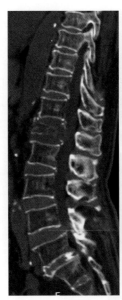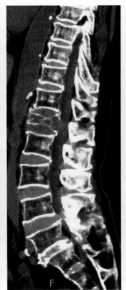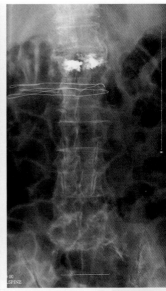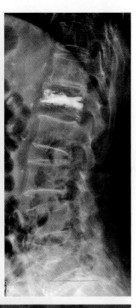

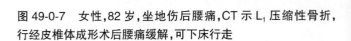

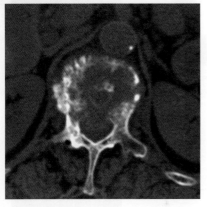

图 49-0-7　女性,82 岁,坐地伤后腰痛,CT 示 L$_1$ 压缩性骨折,行经皮椎体成形术后腰痛缓解,可下床行走

示疼痛与进行性的后凸畸形有关系,因此可能需要多节段的矫正和稳定,但是这种治疗并不能恢复脊柱高度,只是一种姑息的治疗方法。

六、开放性手术治疗

大多数骨质疏松性椎体骨折是稳定的、没有症状,而且不影响椎管,所以骨质疏松性骨折保守治疗还是最佳选择。历史地讲,有症状的骨质疏松性椎体骨折非手术治疗的唯一替代是外科开放性减压手术(前路或后路减压、内固定及植骨融合),而且此手术常常只用于那些严重的脊柱畸形或者有神经损伤的患者(<0.5%),但是老年人骨质较差,并且合并多种疾病,考虑到风险 - 效益比,外科上对此手术很慎重。目前,使用骨水泥或其他材料进行椎体骨折的成形加固治疗逐渐兴起。

骨质疏松性椎体骨折早期手术治疗的适应证包括非常不稳定或存在神经功能受损或者有出现神经功能受损的危险的骨折。屈曲压缩性骨折累及脊柱前柱,通常是过度屈曲或压缩外力的结果。按照

治疗原则,前柱高度丢失超过 50% 的骨折是手术适应证,因为它们存在持续性后凸畸形失代偿的潜在风险。胸腰段椎体暴散性骨折通常是轴向压缩和屈曲外力联合作用的结果。暴散性骨折从力学角度来说是不稳定的,有 20% 会出现神经功能障碍。这些骨折必须进行手术干预。最好在受伤 3 天内进行减压和稳定手术。

出现进行性后凸畸形,引发逐渐加重的疼痛以及功能障碍,应该考虑后期手术治疗(图 49-0-9)。通常推荐后路手术进行节段性固定和适度矫形。如果需要矫正的角度大,应该考虑进行截骨手术或者前后路联合手术。去皮质融合和植骨技术应该充分应用,因为骨质疏松患者假关节的发生率更高。

当脊柱内固定器械用在骨质疏松的患者身上时,术中或术后金属内固定物的拔出成为一个主要的关注点。因为固定节段的刚性增加,在固定节段的相邻节段和头尾侧节段逐渐出现后凸畸形的情况并非少见,经常导致进一步手术治疗。通过采用多点内固定、减少畸形矫正的角度以及重建冠状面

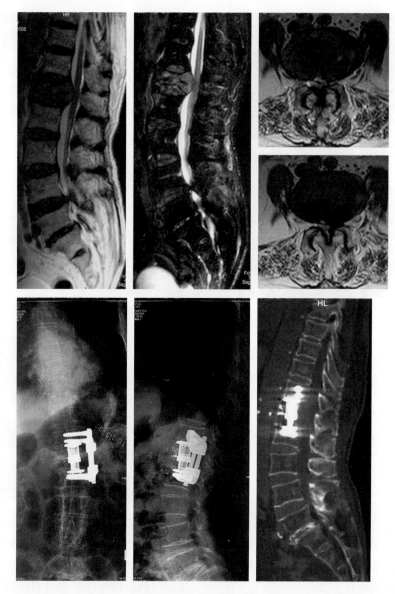

图 49-0-8 术后 1 周起床时突发剧烈腰痛,并向双侧下肢放射,保守治疗 2 周后无好转,MRI 示 L_1 椎体塌陷,压迫神经,行侧前方 L_1 椎体次全切除减压内固定术,术中见 L_1 骨质疏松明显,骨水泥硬化,但未与 L_1 椎体形成有效粘合,造成 L_1 椎体再次骨折

和矢状面的平衡可以预防某些并发症的出现。采用脊柱前方植骨术提高了融合率,减少了内固定失败。在骨质疏松脊柱上应该使用直径大的椎弓根螺钉,更大的螺钉可能会获得更坚固的固定。也可以使用骨水泥或注射性碳酸化磷灰石来加固椎弓根固定。

当前,人们已经意识到对每一个患者都应该充分衡量手术的益处和弊病。对骨质疏松症患者进行手术治疗并发症如此之多,常常不是一种最好的治疗选择,尤其对于那些多节段压缩性骨折和后凸畸形的患者。制定这些病例的手术方案时,应该充分考虑在骨质疏松脊柱上进行内固定所面临的金属内

固定物松动拔出的挑战。脊柱内固定失败可以通过以下几点避免:应用多点固定,减少畸形矫正的角度,固定范围超过后凸节段,联合使用前路重建和后路内固定手术。

总结

在评价骨质疏松性椎体骨折时有几个问题要考虑:①相当一部分椎体骨折不像其他骨折那样临床表现明显,没有引起临床注意,在界定是否骨折上存在不确定性;②对椎体骨折的放射学定义还没有统一标准,通常是根据椎体外形的改变来诊断,而有症状的椎体骨折的发病率远低于单凭影像标准的骨

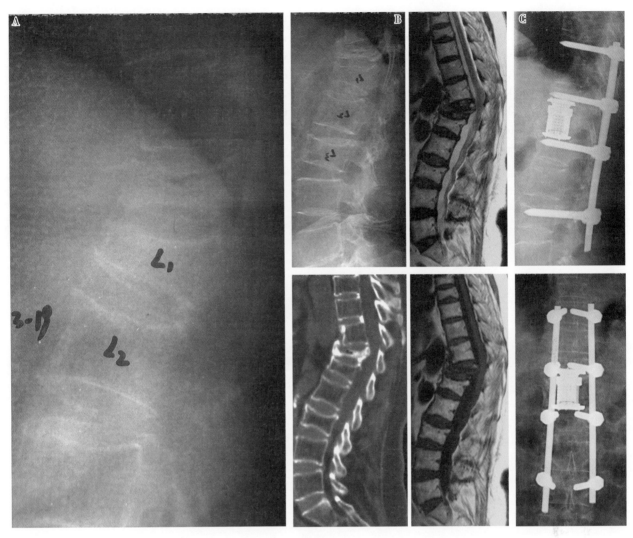

图 49-0-9

A. 女性患者,65 岁,打球时腰部扭伤、疼痛剧烈,X 线片示 T₁₂骨折,卧床保守治疗 3 个月后起床活动。此后过度劳累、久坐后出现腰肋部疼痛,卧床可缓解;B. 4 年后症状明显加重,起床活动 10 分钟即出现腰肋部疼痛,行走时不能伸腰。X 线、CT 和 MRI 显示 T₁₂骨质疏松性陈旧骨折,椎体压缩明显,局部后凸畸形,脊柱失去支撑功能;C. 采用前后联合入路矫正后凸畸形,为了防止螺钉松动,采取后路长节段多点椎弓根固定和前路椎体重建、植骨融合

折发病率;③椎体骨质疏松的主要临床表现是背疼,这是非特异的,至少对老年患者,背疼相当普遍,出现时多由其他原因引起;④针对具体的患者采取合理的个体化综合治疗方案。

（张志山）

参 考 文 献

1. 刘忠厚.骨质疏松学.北京:科学出版社,1998
2. 沈铁城,等.骨质疏松现代诊疗.南京:江苏科学技术出版社,2001
3. 郭世绂,等.骨质疏松基础与临床.天津:天津科学技术出版社,2001
4. 党耕町,主译.骨质疏松性椎体压缩性骨折.北京:人民卫生出版社,2007
5. 张志山,周方.甲状旁腺素促进骨合成代谢的研究进展.中国骨质疏松杂志,2006,12(4):434-437
6. Cortet B,Houvenagel E,Puisieux F,et al. Spinal curvatures and quality of life in women with vertebral fractures secondary to osteoporosis. Spine,1999,24:1921-1925
7. Lee YL,Kevin MH. The osteoporotic spine. Clin Orthop,1996,323:91-97
8. Alcalay M,Debiais F,Ostéoporose,et al. compression nerveuse. Presse Med 1988,17:1495-1496
9. Lyles KW,Gold DT,Shipp KM,et al. Association of osteoporotic vertebral compression fractures with impaired functional status. Am J Med,1993,94:595-601
10. Hansson TH,Keller TS,Panjabi MM. A study of the compressive properties of lumbar vertebral trabeculae:effects

of tissue characteristics. Spine,1987,11:56-62

11. Tanner R,Mueller M,Osterman H. Spinal orthotics:selective use in rehabilitation of vertebral osteoporosis. J Back Musculoskel Rehabil,1993,3:44-56

12. Delmas PD,Ensrud KE,Adachi J. Efficacy of raloxifene on vertebral fracture risk reduction in postmenopausal women with osteoporosis:four-year results from a randomized clinical trial. J Clin Endocrinol Metab,2002,87:3609-3617

13. Chesnut CH Ⅲ,Silverman S,Andriano K,et al. A randomized trial of nasal spray salmon calcitonin in postmenopausal women with established osteoporosis:the prevent recurrence of osteoporotic fracture study. Am J Med,2000,109(4):267-276

14. Grados F,Depriester C,Fardellone P. Long term observations of vertebral osteoporotic fractures treated by percutaneous vertebroplasty. Rheumatology,2000,39:1410-1414

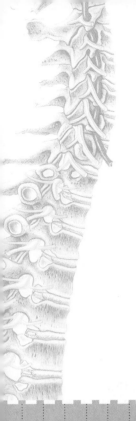

第四篇

脊柱与脊髓畸形

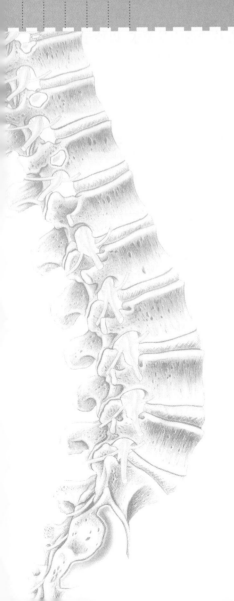

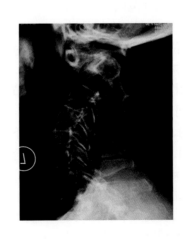

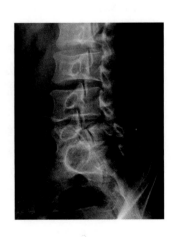

第五十章

上颈椎畸形

第一节　上颈椎的功能解剖和动力学特点

上颈椎是头颅和脊柱的连接点,起着保护脊髓、神经根和椎动脉,同时兼备支撑头颅和参与颈椎生理运动的功能。既要求稳定性,又要求活动性,正常的稳定性可以保证其支撑及保护神经结构和椎动脉的功能,其活动性可以使颈椎的三维活动满足人体生理运动的要求。上颈椎位置特殊,其功能和形态结构也与其他颈脊椎明显不同,其椎间连接不是"三关节复合体"。寰椎和枕骨之间由寰椎左、右侧块的上关节面分别与左、右侧的枕骨髁形成球窝关节,寰椎和枢椎之间包括寰枢左、右侧块关节和寰椎前弓与枢椎齿突前面形成的寰齿关节,寰枢侧块关节是平面关节。大约颈椎屈伸活动范围的 1/2 由寰枕关节完成、旋转活动范围的 1/2 由寰枢关节完成,说明上颈椎在颈椎生理活动过程中占有较大比例的活动范围。相对来说,活动性的增加意味着稳定性的薄弱。也就是说,上颈椎是整个颈椎最薄弱的部位,尤其在儿童时期,这也是为什么儿童颈椎外伤 70% 发生于上颈椎的原因。总之,上颈椎的特点是活动性大、稳定性差。

枕骨、寰椎、枢椎及其之间的连接结构的异常可以直接压迫血管和神经结构,也不同程度地影响椎间关节的稳定性和活动范围,引起椎间关节脱位或不稳定。如先天骨结构发育异常引起后颅窝狭小和枕大孔畸形,直接压迫延脊髓、颅神经、椎动脉和影响脑脊液循环。如寰枢关节、寰枕关节脱位或不稳定,可以引起高位颈脊髓和椎动脉的压迫。先天发育异常、后天创伤、感染、肿瘤和代谢性疾病都是常见原因。枕骨、寰椎、枢椎之间的连接结构关系密切,寰枕关节和寰枢侧块关节囊起重要的稳定作用,

寰椎横韧带是维系寰椎防止前脱位的主要结构,其断裂或松弛可引起寰枢关节前脱位或不稳定。翼状韧带是维系枕骨 - 寰椎 - 枢椎复合体的主要结构,覆膜和齿突尖韧带是次要结构,维护寰枕关节和寰枢关节的稳定性。齿突是防止寰椎向前、后或侧方脱位的重要稳定结构,齿突不完整(齿突不连、齿突骨折、齿突发育不全等)可引起寰枢关节前、后或旋转脱位或不稳定。

脊柱的头端有特殊的力学要求,以便于与头颅匹配,因此其发育过程也比较特殊。由于上颈椎与颅底关系的密切性,因此在了解上颈椎的同时,必须了解与寰椎密切联系的枕骨的发育和解剖结构。

第二节　胚胎发育与先天畸形

一、颅椎区的发育

颅底骨发育源于软骨内化骨,期间受到脑组织和眼球发育产生的扭应力作用。蝶枕和蝶岩结合部通过膜内化骨的形式使斜坡和颅底增长。

在人胚胎 4mm 长的时候,很容易看到 4 个枕部肌节。第 1 个小,第 2 个中等,第 3 和 4 个与枕节相等。第 1 颈神经和舌下动脉是枕节尾端的标志。在舌下动脉的头侧可辨出舌下神经的 8 个细根,常常融合成 4 个,至少 3 个,说明至少 3 个颈前骨节与枕骨形成有关。舌下神经是多节段起源的。其细根常常汇合成明显的 2 束分别从各自的硬膜出口穿出,偶尔它们直到出颅时才会合。舌下神经管的形成也证实多节段的关系。2 个枕节之间的单一孔隙被认为与椎间孔是同源的。软骨阶段,膜状物将 2 束神经分隔开,软骨进一步发育和骨化过程中,2 个舌下神经管容纳 2 束神经。很可能膜状物代表膜性神经

弓作为1个节段发育,说明至少有3个节段参与枕骨的形成。

　　第1、2枕节形成枕底(basiocciput),第3枕节形成枕外骨,如颈静脉结节(jugular tubercles),最主要的、与颅椎区发育相关的枕节是第4节,也称前寰椎(proatlas)。第4枕节的下中枢(hypocentrum)形成斜坡的前结节,中枢(centrum)形成齿突尖和齿突尖韧带,神经弓(neural arch)的头腹侧部分形成枕大孔前缘和枕骨髁,尾侧部分形成寰椎侧块和后弓的上半部分。前寰椎的侧方部分浓聚后形成翼状韧带和十字韧带(包括寰椎横韧带)。第1颈节的中枢(centrum)形成齿突,下中枢(hypocentrum)形成寰椎前弓,神经弓形成寰椎后弓的后下部分。第2颈节形成枢椎体和椎弓(图50-2-1)。颅椎区的各种畸形(如颅底凹陷)很可能就是枕节发育异常所致。

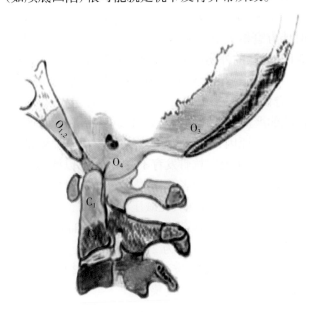

图 50-2-1　颅椎区骨节发育结果

二、发育不良和分节异常

　　鉴于正常人体颅椎区分节发育的复杂性,出现发育不良、分隔异常、融合或多余的化骨是不足为奇的。理论上说,第1、2枕节发育异常可引起斜坡短小、水平状,第3枕节发育不良引起后颅窝高度下降,第4枕节发育不良引起枕骨髁发育不良,出现寰枕融合、齿突高耸等。因此,可以理解单节或多节分节发育异常,可以出现不同严重程度的畸形。颅底凹陷的不同类型或严重程度很可能与异常分节发育的节段数有关。

　　由于齿突的发育来自第1颈节的中枢(centrum),枢椎体源于第2颈节,因此很容易理解为何会出现"齿突小骨(os odontoideum)",这种畸形表现为1个

球形小骨悬于翼状韧带和枢椎体之间,中间无任何骨性连接。胚胎发育过程中齿突基底是血供的"分水岭区域(watershed)",可能是不融合的原因。

　　常见的分节变异如寰椎枕骨化、Klippel-Feil综合征、第3枕骨髁的出现等。第3枕骨髁的出现(中线)称为基底结节(basilar tubercle)。这个结构出现在枕大孔前缘中线的位置。有时表现为1个小的圆形结节,但在发育好的情况下与齿突尖形成一个关节。偶尔,在凸起的侧方形成副关节。在一项600例颅骨的研究中,第3枕骨髁的出现率是14%。第3枕骨髁常常出现在寰椎枕骨化的情况下。有人认为可能是前寰椎脊索腹弓的表现。前寰椎是最尾侧的枕节。分节完全的前寰椎可以形成1个真正的枕椎。1815年,Meckel首先描述,这种畸形或多或少在枕大孔下方形成环状,其前弓与颅骨融合,支撑第3枕骨髁。这种情况与寰椎枕骨化是不同的,X线片上真正的寰椎在其下方。枕椎上可以见到大小不等的横突,但没有横突孔。由于第3枕骨髁的两侧常有骨性凸起,它们位于枕大孔内时可以引起神经症状。

　　寰椎枕骨化的发生率0.1%~0.8%。如果完全枕骨化,寰枕关节消失,寰椎的所有部位与枕骨融合,寰椎环变小,同时齿突尖的位置相对升高。融合也可以是不对称的,Inglemark的颅骨研究证明,在有78%后弓与枕大孔后缘融合的真正先天畸形标本中,前弓融合的为54%,侧块融合的是23%。

三、脊柱分节的基因控制

　　就分节的基因控制有过广泛的讨论。大量文献主要集中在果蝇的研究上。这些研究提供了最基本的概念是,发育的高级阶段是无数基因序列作用的结果。单效基因的突变,按经典的孟德尔遗传方式显性表达后,只在发育长链上的某一步出错。果蝇的发育说明,一套母性基因先在卵子中建立轴性对称体(标记的绝对来源于母体的染色体)。一组大约20个分节基因指导分节过程中细胞的构建。这些基因的突变表现为正常节段数目的变化。大量分节基因的突变是致命的,表现在幼虫阶段死亡。进化的基本特点是,向中轴骨发育的骨节保留了原始分节的痕迹。很多高级生物的特殊部位是由某些节段器官发育而来。中枢神经系统的检查,利用了颅神经和脊神经肌节或皮节支配的特点,说明了人类和其他脊椎动物是由分节动物构建起来的这一永恒的事实。

　　在人体,有各种类型的先天性脊椎融合。如Klippel-Feil综合征,很多报道只看到单发病例,没

看到家庭或家族发病,认为是早期发育过程中自动突变所致。但也有人报道了很多具有家族史的病例。其中一例家族患病 11 人中,Ⅱ型综合征中椎骨的融合仅限于 C_{2-3} 和 C_{5-6},这一同样节段的分节错误连续经历了几代,说明突变序列的基因控制了这些特定部位的分节。

糖尿病和脊柱的缺陷都与人类白细胞抗原(human leukocyte antigen,HLA)的组织相容性基因有关。人类白细胞抗原由一簇位于第 6 染色体的基因控制。如老鼠的 T-locus 基因,这一部位的基因与脊柱发育和胚胎形成有很大关系。这一组的每一个基因都有几个等位基因,大量基因编码的细胞表面抗原通过血清分离得到。个体产生的全部人类白细胞抗原代表着他的"HLA"个性。比较研究证明,由于人类 HLA 在染色体有特定的位置,它编码的抗原和对脊柱发育的影响,与鼠 T-locus 是一样的。

脊椎动物,和其他分节动物一样,有特定的基因序列控制节段形成。一旦完成,基因同源系统的同种产物很可能要特异化。这一系统在早期决定脊椎的骨节,因为这些细胞分节前表现为明显的"位置效应(position effect)"。在鸡胚证明了这一点,将 1 个早期的胸节植入颈节内,其肋关节发育的特点并没有因位置环境的变化而改变。位置的认同可能是早期细胞间的互相作用建立了脊椎动物胚胎模式,然后细胞分裂,通过抗原介导细胞表面的人类白细胞抗原识别和黏附。

人类脊柱不同区域不完全相同的现象支持区域性脊椎特异化的概念,是同源基因选择性退化的结果。除了胸椎有明显的肋椎关节,其余脊椎也显示了肋元素发育的潜能,只表现为一个不动的凸起。但在每一个脊椎水平都可见到与肋形成关节的部位,包括骶骨和尾骨。这说明脊椎早期分节的全能性。

第三节 常见畸形种类

一、颅底凹陷

构成枕骨底的斜坡,其下 1/2 是由第 1、2 枕节(occipital sclerotome)发育而来。外枕骨(exoccipital bone)形成颈静脉结节,源于第 3 枕节。斜坡的前结节由第 4 枕节的中枢形成,枕大孔前缘、枕骨髁和第 3 枕骨髁(the third condyle)由前寰椎神经弓的腹侧部形成。理论上,分析单一或多个枕节发育不全可以引起不同程度的畸形。枕节发育不良使枕骨发

育异常,表现为后颅窝狭小,容积减小,常合并上颈节发育或分节异常,表现为寰椎枕化、枕大孔及后颅窝在三维空间上狭小,也就是常说的颅底凹陷(basilar invagination)。颅底凹陷的严重程度很可能与枕节发育不全的数目有关,数目越多,颅底凹陷越严重。Chiari Ⅰ畸形(小脑扁桃体疝)的并发是颅底凹陷严重的标志。颅底凹陷患者后颅窝的容积变小,产生神经结构受压(延脊髓、低位颅神经)和脑脊液循环受阻后的一系列表现,如小脑扁桃体疝、脊髓空洞。

颅底凹陷常常合并寰椎枕化,齿突高耸。由于缺乏寰枕关节,寰枢关节承载了寰枢关节和寰枕关节的双重作用,随着年龄增长,必将发生寰枕关节的不稳定或脱位。也有人认为寰椎枕骨化的患者缺乏寰椎横韧带,存在先天不稳定的因素。缓慢发生的寰枢关节脱位加重了颅底凹陷的程度(高耸的齿突进一步上移),使得后颅窝的空间进一步狭小,若同时伴有寰枢关节不稳定,呈动态性地侵占后颅窝的空间,轻微的外伤即可触发神经功能损害。

因此,在治疗后颅窝狭小引起的神经功能损害、脊髓空洞、小脑扁桃体疝等问题时,要分析颅底凹陷的严重程度和原因。如果寰枢关节脱位或不稳定是主要原因,只针对寰枢关节脱位或不稳定进行治疗;如果主要因枕骨发育不全引起,应以枕大孔周围减压为主;如果两者并存,需要考虑同时进行治疗寰枢关节的问题和枕大孔减压。

Goel A 于 1998 年将符合 Chamberlain 标准诊断颅底凹陷的患者分为 2 种类型:①A 组:不合并 Chiari 畸形,病因是齿突直接压迫脑干;②B 组:合并 Chiari 畸形,病因是后颅窝狭小。

后来,Goel A 发现寰枢关节脱位是颅底凹陷产生发展的常见原因,而且极其重要,在 2004 年把上述颅底凹陷的分型进行了改良,提出:①A 型:合并寰枢关节脱位;②B 型:不合并寰枢关节脱位。尽管如此,Goel A 的分型还是没有将颅底凹陷的轻重程度和指导治疗的原则从其分型中体现出来。

Goel A 改良前提到的这 2 种类型的颅底凹陷患者,也是影像学资料中常见的 2 种颅底凹陷类型,从发生机制分析,A 组可能是第 4 枕节及第 1 颈节发育不全所致,斜坡及颅底两侧发育是正常的,即第 1、2 甚至第 3 枕节发育是正常的,后颅窝狭小的原因主要是齿突高位顶压脑干腹侧,治疗时以解除齿突对脑干腹侧压迫为主,即经口咽松解复位,枕颈固定融合术。B 组很可能是更多节段发育不全所致,即第 1、2 枕节同时发育不全,患者颅底斜坡短小水

平,后颅窝狭小的原因除了颅底高度减小后脑干腹侧受压外,颅底两侧和枕鳞部发育也受到阻滞。实际上,B组有2种情况:①Wackenheim's clivus line是正常的;②Wackenheim's clivus line是不正常,这种情况除了上一种情况外,齿突高位加重了病情。因此,将颅底凹陷分3型比较合适:①Ⅰ型:不合并Chiari畸形,病因是齿突直接压迫脑干(图50-3-1);②Ⅱ型:合并Chiari畸形,Wackenheim's clivus line正常,病因是后颅窝狭小(图50-3-2);③Ⅲ型:合并Chiari畸形,Wackenheim's clivus line不正常,病因是后颅窝狭小基础上齿突直接压迫脑干(图50-3-3)。对于第Ⅲ型,治疗时除了通过手术增加斜坡椎管角(clivus canal angle)外,扩大后颅窝的容积(枕大孔开大术)也是必须要进行的,这样才能最大程度地改善病情,减小脑干压迫,改善脑脊液循环,脊髓空洞变小或消失。

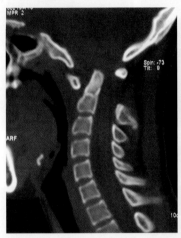
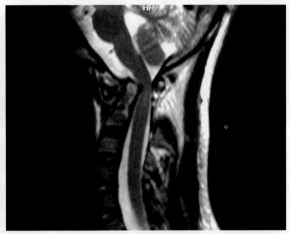

图 50-3-1　Ⅰ型

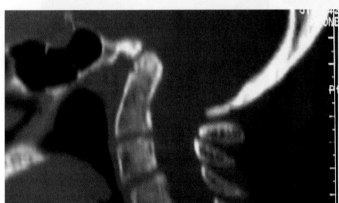
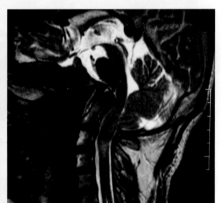

图 50-3-2　Ⅱ型

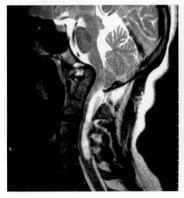
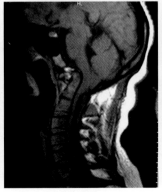
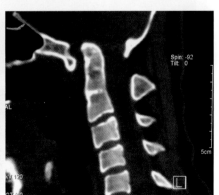

图 50-3-3　Ⅲ型

枕节的分节失败引起颅底凹陷,是发育畸形,称为原发性(primary)。继发性或获得性(acquired/secondary)颅底凹陷源于 osteogenesis imperfecta、hyperparathyroidism、rickets、Pagets disease 及其他颅底软化的疾病。颅底凹陷(basilar impression/invagination)与扁平颅底(platybasia)不是一个概念(有人说是同名的),扁平颅底可引起颅底凹陷,但颅底凹陷不一定伴有扁平颅底(图 50-3-4~50-3-6)。

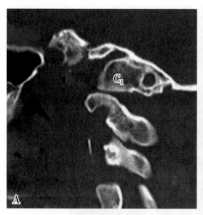
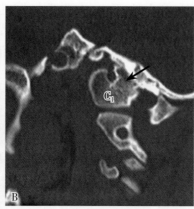
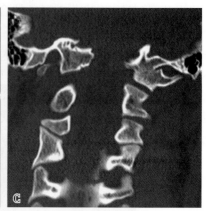

图 50-3-4　枕骨髁发育不全和寰椎枕骨化

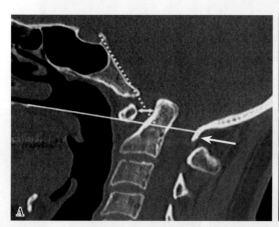
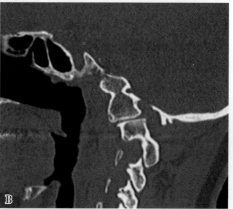

图 50-3-5　侧块,后弓融合,颅底凹陷

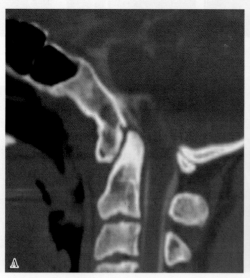
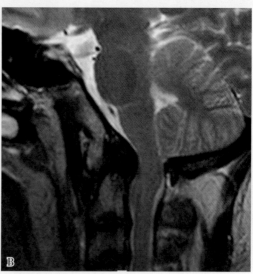

图 50-3-6　前弓斜坡融合

二、Chiari 畸形

小脑扁桃体异位,疝入颈椎管,称为 Chirari 畸形。病情的轻重与下疝的程度和合并不同脑结构畸形等情况有关。目前基本上依靠 MRI 矢状位扫描像来诊断此病,将枕大孔前缘中点(basion)与后缘中点(opisthion)连成直线,小脑扁桃体下疝超过此线 5mm,即可诊断。此外,诊断时除考虑小脑扁桃体下疝的程度,也要考虑小脑扁桃体下端的形状,失去下端圆弧形而变成楔形才有诊断意义。临界型 3~5mm 很可能无临床意义,尤其下端呈圆弧形。脊髓空洞的存在对诊断很有价值,约 50%~70% 的 Chiari I 畸形合并脊髓空洞。

(一)分型

1. I 型　即成人型,常于 20~30 岁以后发病,除小脑扁桃体下疝外,不合并脑部畸形,常合并枕颈区骨结构畸形。

2. II 型　即儿童型,生后早期即出现脑干功能不全,后颅窝狭小,小脑扁桃体甚至第四脑室下降至颈椎管,存在脑干和小脑畸形、脑积水和脊髓脊膜膨出等神经结构异常。

3. III 型　存在比 II 型更严重的脑结构畸形,患者在出生后很少存活。

4. IV 型　小脑发育不全。

I 型与 II 型有着根本的不同。II 型主要表现为脑、脊髓等神经结构的畸形,是胚胎期神经外胚层发育异常所致。而 I 型的始发因素是枕颈区骨结构畸形,是中胚层发育异常所致。

(二)合并畸形

脊髓空洞症是 Chiari 畸形最常见的并发症,是 Chiari 畸形产生临床各种表现的重要原因之一,也是影响和决定 Chiari 畸形治疗效果的重要因素。

Chiari II 畸形的脊髓空洞表现为脊髓中央管交通性空洞,脊髓中央管呈管腔状扩张,与第四脑室相通,合并交通性脑积水。由于中脑导水管和第四脑室出口(侧孔和正中孔)堵塞,脑脊液循环受阻,引起第四脑室和上颈髓中央管扩张。Chiari I 畸形的脊髓空洞表现为脊髓中央管非交通性空洞,脊髓空洞与第四脑室不相通,有报道 43% 的空洞可伸入脊髓实质内。其中 22% 经后外侧索通过软脑膜与蛛网膜下腔相通。由于空洞伸入脊髓实质内,容易产生脊髓损害。正常情况下,心脏收缩射血,脑组织充血,颅内压力增加,颅腔脑脊液经枕大孔流向椎管内;心脏舒张后期,脑组织血液回流,其体积缩

小,颅内压力下降,脑脊液经枕大孔流向颅腔,每一心动周期都会有脑脊液经枕大孔双向流动。Chiari I 畸形患者后颅窝狭小拥挤,蛛网膜下腔粘连,心动周期内颅内压力变化没有出现脑脊液经枕大孔的双向流动,取而代之是小脑扁桃体出现"活塞"样上下移动,由于心脏舒张期脑脊液不能经枕大孔流向颅腔,使椎管内蛛网膜下腔压力增高,这种随心脏搏动产生的压力波反复作用于脊髓表面,使脑脊液经脊髓实质内血管周间隙进入中央管,形成脊髓空洞。

(三)临床表现

主要是脑干、小脑和脊髓受压,脊髓空洞产生的脊髓损害以及脑脊液循环异常产生的表现。

1. 脑脊液循环异常产生的表现　81% 的患者有枕部头痛,呈沉重压榨感,向头顶和眼后放散,或向颈肩部放散,或呈"砰砰"状跳痛,其特点是在身体用力时、Valsalva 动作和突然改变姿势时加重。女性患者在月经期前 1 周疼痛加重。78% 的患者有眼部症状。眶后疼痛、眼前漂浮物、畏光、视物模糊、复视和视野缺失。所有这些症状的加重因素与头痛加重的因素相同。眼科学检查很少发现客观体征。74% 的患者有耳部症状。眩晕、平衡失调、耳鸣、耳内压迫感、听力下降和听觉过敏。所有这些症状的加重因素与头痛加重的因素相同。除眼球震颤外很少检查出客观体征。

2. 压迫症状　枕颈区神经组织受压,脊髓空洞使脊髓受到牵张、缺血和压迫或心动周期脑脊液压力波刺激脊髓均可产生临床表现。脑干和低位颅神经受压时产生吞咽困难、声嘶、睡眠呼吸暂停、心悸、构音困难、协调性差和震颤等。脊髓损害表现为四肢无力、痉挛、感觉过敏或障碍、烧灼感和位置觉障碍等。

三、寰枢椎发育畸形

寰椎的畸形主要是寰椎枕骨化和寰椎环未闭。常见的如前弓或后弓未闭合(图 50-3-7、50-3-8)。未闭合的寰椎环对颅椎区的稳定性和活动性没有影响,但它的出现说明此区域骨结构胚胎发育不正常,很可能同时合并有其他椎骨的发育异常。

齿突小骨(os odontoideum)是枢椎的主要畸形。枢椎齿突发育不良(图 50-3-9)、齿突小骨(图 50-3-10)、寰椎横韧带失效(松弛、缺如或断裂)可以引起寰枢关节脱位或不稳定,寰椎横韧带失效时寰齿前间隙增大(图 50-3-11)。

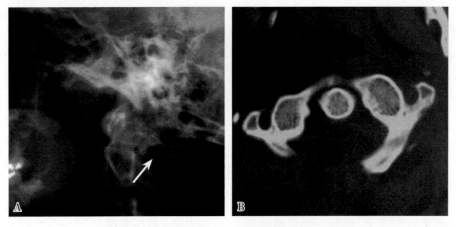

图 50-3-7 后弓未闭

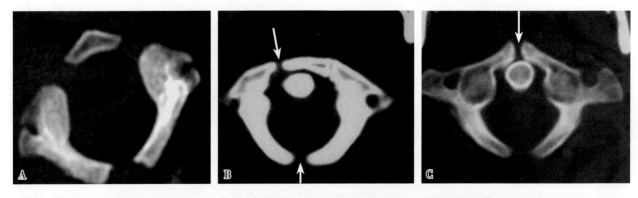

图 50-3-8 前后弓未闭

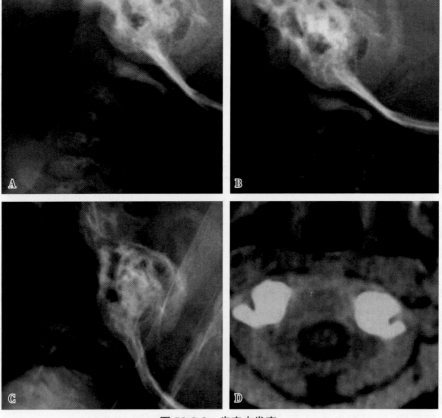

图 50-3-9 齿突未发育

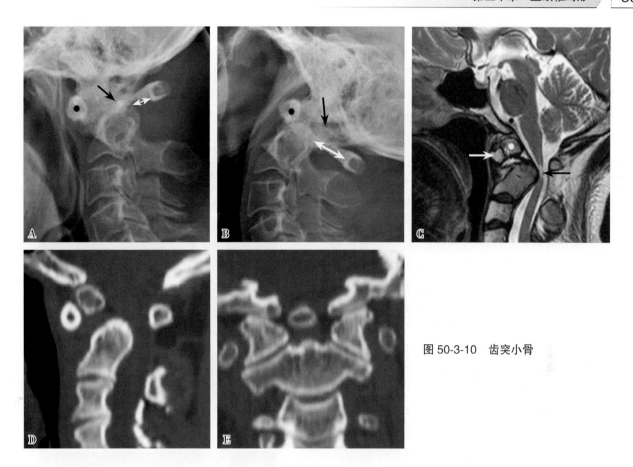

图 50-3-10　齿突小骨

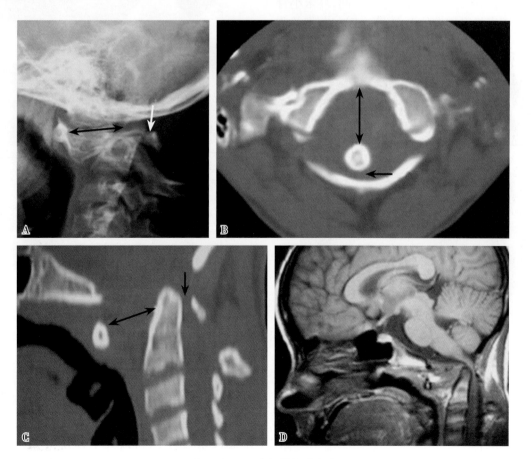

图 50-3-11　寰椎横韧带失效

四、齿突小骨

齿突小骨是枢椎最常见的畸形,是引起寰枢关节脱位或不稳定常见的原因。齿突与枢椎体分离,使寰椎横韧带无法限制寰枢之间的运动。寰枢之间在多平面处于不稳定状态,寰椎各方位的异常移动使上颈髓和椎动脉受到损害。至今无大宗病例研究其发生率。有 2 种关于其发病机制的说法:①先天畸形说:胚胎期齿突与枢椎体之间融合失败,没有软骨连接,也没有发生后来的骨化。其理由是观察到有些病例同时合并寰椎畸形,还有同卵双胞胎同时发病的情况。②外伤说:婴幼儿期颈部外伤引起齿突骨折后不愈合所致,其根据是有病例报道患儿出生后颈椎 X 线片正常,后来颈椎外伤史后出现齿突小骨。这 2 种说法都有令人信服的证据。

齿突尖胚胎来源于第 4 枕节,出生时没有骨化,可以在 3~6 岁以后出现成对的骨化中心,逐渐发育长大骨化,在 12 岁与齿突融合。终末小骨(ossiculum terminale)是齿突尖骨骺未闭形成的,没有与齿突融合,在 5~11 岁正常儿童,26% 可以见到此种情况(图 50-3-12),没有临床意义,与齿突小骨不同,终末小骨比较小,位于寰椎横韧带的上方,不会引起寰枢关节不稳定。

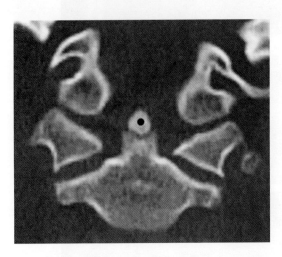

图 50-3-12 终末小骨

出生前齿突的 2 个骨化中心融合成一体,出生时与枢椎体之间通过较厚的软骨板连接,这一软骨板不是位于齿突基底部,而是其下方,说明齿突参与枢椎体的形成。4~5 岁儿童 50% 可见到软骨板。大多数 6 岁闭合。

齿突小骨的大小不一,但比正常齿突小,尤其

基底部。基于齿突尖的位置,齿突小骨有 2 种类型:原位(orthotopic)和异位(dystopic)。原位型(图 50-3-13),齿突位于正常解剖位置,与寰椎前弓固定在一起。异位型(图 50-3-14),齿突在其他位置,多数情况下位于枕大孔附近,可以与斜坡融合。

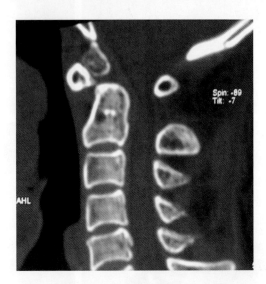

图 50-3-13 齿突小骨(原位型)

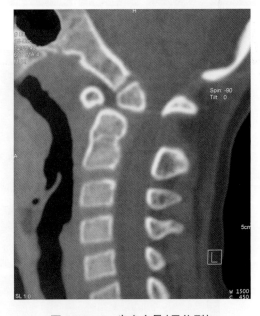

图 50-3-14 齿突小骨(异位型)

齿突小骨患者,在颈椎 X 线片可以看到,寰椎前弓发育肥大(hypertrophy),皮质骨厚实,同时后弓细小(hypoplasia)。可能原因为寰椎异常活动、长期慢性不稳定,异常应力刺激使得发育受到影响。

Matsui 根据冠状位枢椎体上缘与寰枢侧块关节形态关系(22 例),将齿突小骨分 3 种(图 50-3-15):①圆形:枢椎体上面圆滑,寰枢侧块关节与齿突基底

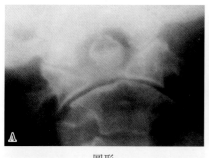　　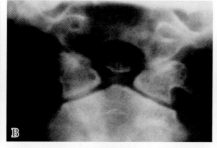　　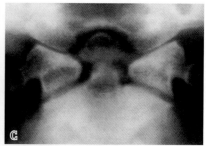

圆形　　　　　　　　　椭圆形　　　　　　　　　钝齿形

图 50-3-15　齿突小骨分类

间看不到关节面边缘;②椭圆形:枢椎体上面即齿突基底呈三角形;③钝齿形(blunt-tooth):枢椎体上面即齿突基底呈小的凸起。圆形很常见有脊髓病。颈椎屈曲 - 伸直侧位 X 线片(flexion-extension lateral X-ray)可以判定前不稳定 / 脱位、后不稳定 / 脱位或前 - 后不稳定。

　　齿突小骨引起寰枢关节脱位或不稳定,在病程早期,仅有不稳定,大多数是前向不稳定,即寰椎向前移位,尤其屈颈时更加明显,当颈椎后伸时寰椎可以回复到正常位置,即复位。极少数是后向不稳定,即寰椎向后移位,颈椎后伸时明显,当颈椎屈曲时可以复位。随着病程延长,一部分患者逐渐由不稳定演变成脱位,即寰椎固定在前(或后,极少)脱位的位置上,颈椎后伸也不能复位,需要在全身麻醉下颅骨牵引(6kg 以上)甚至需要做寰枢关节松解手术后才能复位。脱位对脊髓产生压迫,使椎动脉行程迂曲,产生相应的临床表现。这部分患者需要先进行复位处理,再做寰枢间固定融合术。另一部分患者始终处于不稳定状态,使脊髓受到动态压迫或血供受到影响,颈椎 MRI 可以显示此水平的脊髓明显萎缩变细,有异常信号,患者出现相应脊髓损害的临床表现,这部分患者需要做寰枢之间的固定融合术,来阻止脊髓受到进一步损害。至于哪部分患者可以发展到脱位状态,哪部分患者始终处于不稳定状态,还不清楚。出现脊髓损害症状后,经过治疗脊髓损害的症状都会有不同程度改善,尤其儿童,恢复效果更好。

五、寰枢关节旋转固定

　　寰枢关节活动力学正常时,头颅由中立位向一侧旋转过程中,寰椎先单独转动约 20°,然后枢椎也开始向同侧转动,此时枢椎转动慢于寰椎,寰枢之间的夹角仍在扩大,直到寰枢之间夹角达到 45°左右时,寰枢之间转动停止,此时头的位置已经向此侧旋

转约 65°。当返回中立位或转向另一侧时,逆向重复同样的轨迹。病理状态时,如寰枢关节旋转固定(图 50-3-16)时,寰椎和枢椎之间处于"绞锁"状态,严重情况下寰枢之间出现旋转固定性脱位(一侧寰椎侧块向前下方脱位,另一侧的寰椎侧块翘起,关节间隙增大,寰齿前间隙增大)。出现寰枢关节旋转固定时,寰枢之间不能或只能部分按照上述正常运动学活动,患者表现为持续的斜颈、颈痛、颈椎旋转活动受限,多见于儿童(Grisel 征),上呼吸道感染、头颈咽部手术后是易患因素。有人通过影像学分析寰枢关节运动学异常的严重程度,将寰枢关节旋转固定分为 3 型(寰枢之间夹角正常最大范围约 45°):

　　1. Ⅰ型　头颅由一侧转向另一侧时,寰枢之间夹角变化小于正常最大范围的 20%。

　　2. Ⅱ型　头颅由一侧转向另一侧时,寰枢之间夹角变化大于正常最大范围的 20%。

　　3. Ⅲ型　头颅由中立位转向患侧时,寰枢之间夹角变化小于 20°。

　　关于治疗,要综合考虑年龄、发病时间和严重程度等因素。如果发病时间在 1 周之内,年幼,旋转程度多数不重,可以让患儿卧床,也可辅以颌枕带牵引,并服用镇痛消炎药物。如果病程在 3 周以内,需要颅骨牵引至少 2 周,同时服用镇痛消炎药物,然后颈围领保护一段时间。若病程在 3 周以上,往往随着病程增加,旋转固定的程度也加重,此时可以先尝试颅骨牵引,如果可以复位并且经过一段时间观察不再复发,说明有效。如果复位后复发或根本不能复位,只能通过手术复位和固定融合寰枢关节。

六、椎动脉畸形

　　颅椎区的椎动脉畸形有 2 种情况:①椎动脉行程异常;②椎动脉高跨(high riding)。

　　椎动脉行程异常分 3 类(图 50-3-17):

　　1. Ⅰ型(C₂ segmental type of the VA;persistent

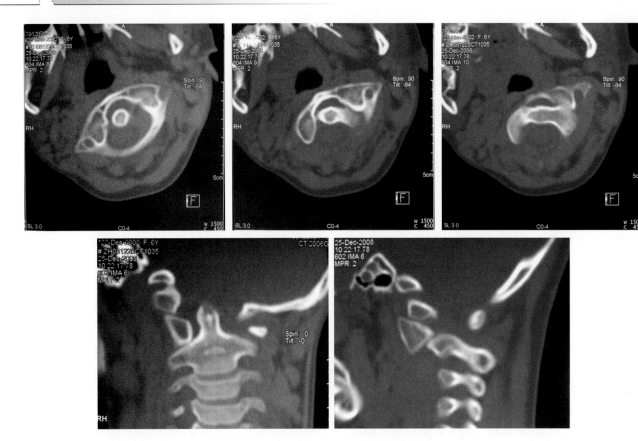

图 50-3-16　AARF,CT 平扫与矢状面、冠状面扫描

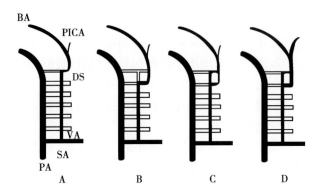

图 50-3-17　正常椎动脉发育示意图

A. 正常时(正常发育椎动脉);B. Ⅰ型(C₂ 节段型椎动脉);
C. Ⅱ型(复合型椎动脉);D. Ⅲ型(C₂ 水平起始的小脑后下动脉);VA:椎动脉;SA:锁骨下动脉;BA:基底动脉;DS:1~7 节段背动脉;PICA:小脑后下动脉;PA:成对背主动脉(胚胎)

first intersegmental vertebral artery) 椎动脉出枢椎横突孔后没有进入寰椎横突孔,而是从寰椎后弓与枢椎椎板之间进入椎管内入颅。发生率约 0.6%。

2. Ⅱ型(the duplicated VA) 复合椎动脉,椎动脉出枢椎横突孔后分 2 支,1 支按正常走行经寰椎横突孔和椎动脉沟入颅,另 1 支从寰椎后弓与枢椎椎板之间进入椎管内入颅与第 1 支汇合。发生率 1%。

3. Ⅲ型 小脑后下动脉 PICA 起始于枢椎水

平,经从寰椎后弓与枢椎椎板之间进入椎管内入颅。发生率 0.6%。

以上是正常人群的变异情况,颅椎区骨结构异常时,上述变异情况发生率明显增加。我院统计 36 例寰椎枕化患者,72 条椎动脉。Ⅰ型占 33.3%;寰椎枕化后寰枕间形成一骨孔供椎动脉入颅,占 61.1%;另有 5.6% 患者一侧椎动脉缺如。

枢椎椎动脉"高跨"指枢椎横突孔位置偏上偏内,几乎位于枢椎体内。走行其间的椎动脉恰位于枢椎椎弓根螺钉植入的通道上,强行植钉容易损伤椎动脉(图 50-3-18)。

椎动脉损伤会产生灾难性后果。颅椎区椎动脉(即椎动脉第 3 段)行程变异和枢椎椎动脉"高跨"的最大问题是安放内置物时容易受到损伤。现在普遍认同经寰椎侧块、枢椎椎弓根固定技术是寰枢间固定的最佳方法,但寰椎侧块植钉的入点就处在椎动脉周围,枢椎椎弓根螺钉位置就在"高跨"的椎动脉行程中。如果遇到椎动脉行程变异和枢椎椎动脉"高跨"的情况,术前又不知情,对椎动脉损伤的几率会大大增加。目前,了解颅椎区椎动脉(即椎动脉第 3 段)行程变异的最好方法是 CTA,可以清楚显示血管的走行和大小,但可能会因发生率相对较

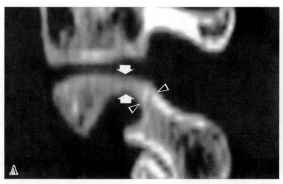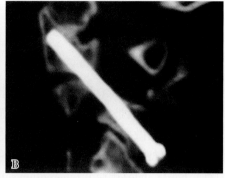

图 50-3-18 枢椎椎动脉"高跨(high riding)"

小或费用昂贵等原因不能作为常规检查。矢状位的 CT 重建扫描可以确定有无枢椎椎动脉"高跨"的情况,可以作为常规术前检查确定植钉的可行性。

七、寰枕关节脱位或不稳定

寰枕关节脱位或不稳定分创伤性和非创伤性两种。非创伤性寰枕关节脱位或不稳定的原因目前尚不清楚。上段颈椎先天性融合使寰枕关节受异常应力的反复作用,引起寰枕关节脱位或不稳定。枕骨髁先天畸形、类风湿性关节炎和一些先天性疾患(如 Down 综合征),均可出现寰枕关节和寰枢关节不稳定。创伤性寰枕关节脱位或不稳定是一种并非罕见的致命性损伤,患者多死于事发现场而未得到救治,文献多以个案病例的形式来报道。1979 年,Bucholz 等报道 100 例摩托车交通伤死亡者中,24 例颈椎外伤,上颈椎占 20 例,其中 8 例死于寰枕关节脱位。寰枕关节脱位约占颈椎外伤死亡人数的 20%~35%,占交通伤死亡人数的 8%。寰枕关节脱位或不稳定多发生于儿童,约为成人的 2~3 倍,占颈椎外伤人数的 0.7%~1%。随着现场急救技术的普及和提高以及转运条件的大大改善,在美国约 80% 的寰枕关节脱位的患者能被送达医院急救中心。

常见分型:前脱位(图 50-3-19A),纵向脱位(图 50-3-19B),后脱位(图 50-3-19C),也有文献报道侧方脱位。

寰枕关节脱位或不稳定的治疗原则是枕颈固定融合术。对创伤性而言,患者急救搬运过程和手术时体位摆放过程尤为重要,很可能会引起脱位加重,压迫延脊髓而突然死亡。

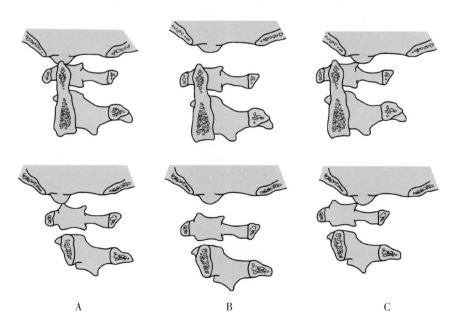

A   B   C

图 50-3-19 常见分型:前脱位(图 A),纵向脱位(图 B),后脱位(图 C),也有文献报道侧方脱位

第四节　上颈椎畸形的影像学测量

测量主要依靠 X 线片、CT 和 MRI。由于骨结构标志点的位置高,确定困难,X 线片测量的准确性问题颇多。最理想的是做 CT 和 MRI 测量。需要的测量标志点有 basion(枕大孔后缘中点)、opisthion(枕大孔后缘中点)、hard palate(硬腭)、tuberculum sellae(鞍结节)等。

一、颅底凹陷常用的指标

1. Chamberlain's line　posterior margin of hard palate to opisthion,齿突尖不能超过此线 5mm,C_1 前弓在此线下方(图 50-4-1)。

2. Wackenheim's clivus line　line extrapolated along dorsal surface of the clivus,此线与齿突后 1/3 相切或相交(图 50-4-2)。

3. the basal angle　angle subtended by the junction of the nasion-tuberculum and tuberculum-basion tangents,平均 134°~135°,最小 121°,最大 148°~149°,扁平颅底大于 150°(图 50-4-3)。

4. clivus canal angle　angle formed at junction of Wackenheims line and posterior vertebral body line,范围-屈曲 150°,伸 180°,小于 150° 为异常(图 51-4-4)。

5. McGregor's line　posterior margin of hard palate to undersurface of occipital squamosal surface(图 50-4-5)。

二、寰枕关节常用的指标

1. BD 间距　正常颈椎侧位 X 线片,中立位时齿突与枕大孔前缘中点在一条垂线上,成人两者间距为≤12mm。屈伸活动时,最大位移水平 <1mm,超过此值视为寰枕关节不稳定(图 50-4-6)。

2. 枕骨髁与寰椎上关节面的距离　儿童 <5mm,≥5mm 为异常。

3. Powers 指数(图 50-4-6)　寰椎前弓后侧皮质(A),枕大孔后缘中点(O);枕大孔前缘中点(B),寰椎

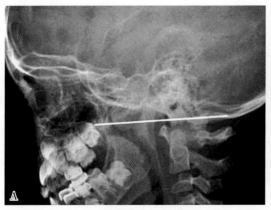
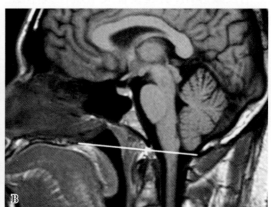

图 50-4-1　A 和 B Chamberlain's 线

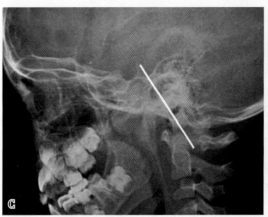
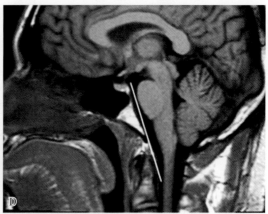

图 50-4-2　C 和 D Wackenheim's 斜坡线

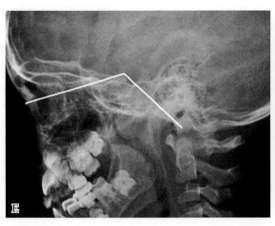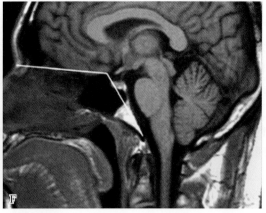

图 50-4-3　E 和 F 基角

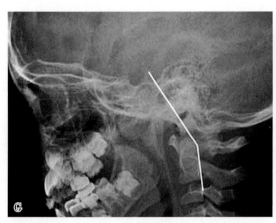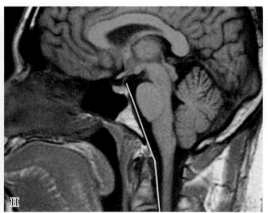

图 50-4-4　G、H 斜坡椎管角

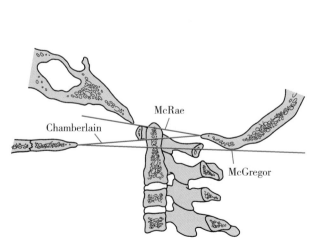

图 50-4-5　McGregors 线

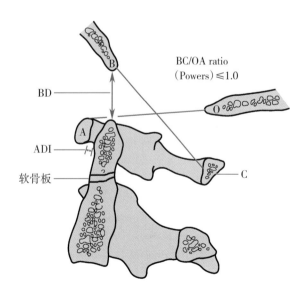

图 50-4-6　寰枕关节和寰枢关节的关系

棘突椎板间线（C）；BC 与 AO 的长度比（BC/AO）在正常人为 0.77，若比值≥1，可诊断寰枕关节前脱位。Powers 指数在文献中被广泛引用，其优点是不受 X 线相放大率的影响，缺点是不适用于枕大孔先天畸形和寰椎有骨折者。

三、寰枢关节常用的指标

前寰齿间隙（ADI）：寰椎前弓后侧皮质与齿突前侧皮质之间的距离，正常成人小于 2mm，儿童小于 5mm。多用于齿突完整情况下寰枢关节脱位的诊断（图 50-4-6）。

（闫　明）

参 考 文 献

1. Menezes AH, Traynelis VC. Anatomy and biomechanics of normal craniovertebral junction and biomechanics of stabilization. Childs Nerv Syst, 2008, 24: 1091-1100

2. Menezes AH. Craniocervical developmental anatomy and its implications. Childs Nerv Syst, 2008, 24: 1109-1122

3. Menezes AH. Craniovertebral junction database analysis: incidence, classification, presentation, and treatment algorithms. Childs Nerv Syst, 2008, 24: 1101-1108

4. Fenoy AJ, Menezes AH, Fenoy KA. Craniocervical junction fusions in patients with hindbrain herniation and syringohydromyelia. J Neurosurg Spine, 2008, 9: 1-9

5. Smoker WRK, Khanna G. Imaging the craniocervical junction. Childs Nerv Syst, 2008, 24: 1123-1145

6. Greenlee JDW, Donovan KA, Hasan DM, et al. Chiari I malformation in the very young child: the spectrum of presentations and experience in 31 children under age 6 years. Pediatrics, 2002, 110: 1212-1219

7. Goel A. Atlanto-axial joint distraction in the treatment of select cases of basilar invagination, syringomyelia and fixed atlanto-axial dislocation. Nepal Journal of Neuroscience, 2005, 2: 1-6

8. Goel A, Bhatjiwale M, Desai K. Basilar invagination: a study based on 190 surgically treated Patients. J Neurosurg, 1998, 88: 962-968

9. Goel A. Progressive basilar invagination after transoral odontoidectomy: treatment by atlantoaxial facet distraction and craniovertebral realignment. Spine, 2005, 30: E551-E555

10. Shah A, Goel A. Clival dysgenesis associated with Chiari Type 1 malformation and syringomyelia: Case Reports. Journal of Clinical Neuroscience, 2010, 17: 400-401

11. Goel A, Kulkarni AG. Mobile and reducible atlantoaxial dislocation in presence of occipitalized atlas. Report on treatment of eight cases by direct lateral mass plate and screw fixation. Spine, 2004, 29: E520-E523

12. Pang D, Li V. Atlantoaxial rotatory fixation: Part 2—New diagnostic paradigm and a new classification based on motion analysis using computed tomographic imaging. Neurosurgery, 2005, 57: 941-953

13. Pang D, Li V. Atlantoaxial rotatory fixation: Part 3—a prospective study of the clinical manifestation, diagnosis, management, and outcome of children with alantoaxial rotatory fixation. Neurosurgery, 2005, 57: 954-972

14. Gosselin MPF, Fehlings MG, Arvin B. Os Odontoideum: Etiology and surgical Management. Neurosurgery, 2010, 66 (Suppl): A22-A31

15. Kirlew KA, Hathout GM, Reiter SD, et al. Os odontoideum in identical twins: perspectives on etiology. Skeletal Radiol, 1993, 22: 525-527

16. Klimo Jr P, Kan P, GaneshRao, et al. Os odontoideum: presentation, diagnosis, and treatment in a series of 78 patients, Clinical article. J Neurosurg Spine, 2008, 9: 332-342

17. Hawkins RJ, Fielding JW, Thompson WJ. Os odontoideum: congenital or acquired. A case report. J Bone Joint Surg Am, 1976, 58: 413-414

18. Morgan MK, Onofrio BM, Bender CE. Familial os odontoideum. Case report. J Neurosurg, 1989, 70: 636-639

19. Hisao M, Koichi I, Haruo. Radiographic classification of os odontoideum and its clinical significance. Spine, 1997, 22: 1706-1709

20. Fielding JW, Hensinger RN, Hawkins RJ. Os Odontoideum. J Bone Joint Surg Am, 1980, 62: 376-383

21. Holt RG, Helms lA, Munk L, et al. Hypertrophy of C-1 anterior arch: useful sign to distinguish os odontoideum from Acute Dens fracture. Radiology, 1989, 173: 207-209

22. Wang C, Yan M, Zhou HT, et al. Open reduction of irreducible atlantoaxial dislocation by transoral anterior atlantoaxial release and posterior internal fixation. Spine, 2006, 31: E306-E313

23. Hwang SW, Heilman CB, Riesenburger RI, et al. C_1-C_2 arthrodesis after transoral odontoidectomy and suboccipital craniectomy for ventral brain stem compression in Chiari I patients. Eur Spine J, 2008, 17: 1211-1217

24. Hong JT, Lee SW, SON BC. Analysis of anatomical variations of bone and vascular structures around the posterior atlantal arch using threedimensional computed tomography angiography. J Neurosurg, Spine, 2008, 8: 230-236

25. Bruneau M, Cornelius JF, Marneffe V, et al. Anatomical variations of the V2 segment of the vertebral artery. Neurosurgery, 2006, 59 (ONS Suppl 1): ONS 20-ONS 24

26. Hong JT, Park DK, Lee MJ, et al. Anatomical variations of the vertebral artery segment in the lower cervical spine. analysis by three-dimensional computed tomography

angiography. Spine,2008,33:2422-2426

27. Tokuda K,Miyasaka K,Abe H,et al. Anomalous atlantoaxial portions of vertebral and posterior inferior cerebellar arteries. Neuroradiology,1985,27:410-413

28. Wang Sl,Wang C,Liu Y,et al. Anomalous vertebral artery in craniovertebral junction with occipitalization of the atlas. Spine,2009,34:2838-2842

29. Bruneau M,Cornelius JF,George B. Anterolateral approach to the V1 segment of the vertebral artery. Neurosurgery, 2006,58(ONS Suppl 2):ONS 215-ONS 219

30. Bruneau M,Cornelius JF,George B. Anterolateral approach to the V2 segment of the vertebral artery. Neurosurgery, 2005,57(ONS Suppl 3):ONS 262-ONS 267

31. Bruneau M,Cornelius JF,George B. Anterolateral approach to the V3 segment of the vertebral artery. Neurosurgery,

2006,58(ONS Suppl 1):ONS 29-ONS 35

32. Neo M,Matsushita M,Iwashita Y,et al. Atlantoaxial transarticular screw fixation for a high-riding vertebral artery. Spine,2003,28:666-670

33. Lee JH,Jahng TA,Chung CK. C1-2 transarticular screw fixation in high-riding vertebral artery:suggestion of new trajectory. J Spinal Disord Tech,2007,20:499-504

34. Sanelli PC,Tong S,Gonzalez RG,et al. Normal variation of vertebral artery on CT angiography and its implications for diagnosis of acquired pathology. Journal of Computer Assisted Tomography,2002,26(3):462-470

35. Yamazaki M,Koda M,Aramomi Ma,et al. Anomalous vertebral artery at the extraosseous and intraosseous regions of the craniovertebral junction.analysis by three-dimensional computed tomography angiography. Spine,2005,30:2452

第五十一章

上颈椎畸形的外科治疗（手术学）

第一节　总论

　　上颈椎畸形是指寰枢关节异常对位而形成的疾病状态，可能缘于先天性疾病，也可能是发育性的，还可能是陈旧创伤的继发性改变。无论发自何种原因，上颈椎畸形都是随着病程的延续逐渐形成的。寰枢关节在疾病的初期处于不稳定状态，随着时间的推移，寰椎相对于枢椎，移位程度逐渐增加，最终往往演变成固定性脱位。如果在疾病的早期寰枢关节处于不稳定期时，就积极地实施手术治疗，将可避免脱位的形成，也就不必实施更复杂的手术了。

　　上颈椎畸形的表现形式主要为寰枢关节脱位，几乎所有病例都是寰椎前脱位，寰椎后脱位极罕见，这是由于我们日常生活中低头动作远多于仰头动作。随着病程的迁延，寰枢关节不稳定病例的寰椎会向枢椎的前下方滑移。在日常生活中，为保持平视，下颈椎生理前凸代偿性增大，这样就逐渐形成了鹅颈畸形（图51-1-1）。已经形成鹅颈畸形的病例，其中大多数的寰椎已从不稳定演变成了固定性脱位。将脱位的寰椎复位是鹅颈畸形手术治疗的中心环节，寰椎复位了，下颈椎的过度前凸自然被纠正，颈椎的顺列即得以完全恢复，是最合理的治疗方略。

　　对严重鹅颈畸形的病例，须实施前后路联合手术。经口咽入路松解椎前挛缩的肌肉、韧带组织，分离由于脱位而形成的"侧块关节"，然后一期行后路手术，将寰枢关节复位并固定，同时植骨于寰枢椎后弓间（对寰椎枕化的病例，植骨可能涉及枕骨鳞部），

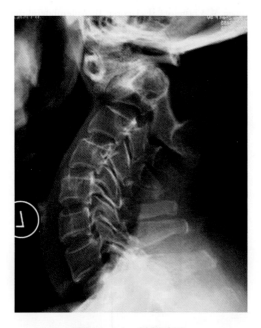

图 51-1-1　鹅颈畸形

以获得寰枢关节永久的稳定。

　　在寰枢关节脱位的病例中，有些鹅颈畸形还不很严重，椎前挛缩组织还比较松软，有望通过颅骨牵引获得复位。牵引复位应在全麻下实施，这样，就可以在肌肉松弛状态下充分发挥颅骨牵引力的功效。只有麻醉下牵引寰椎不能复位的病例，才须做经口咽入路的松解术（图51-1-2~51-1-4）。牵引重量应不低于受术者体重的1/6。若这样的重量不能使寰椎充分复位，则增加牵引重量以期得到进一步复位的尝试是徒劳的。若以更大的牵引力量结合后路内固定器械做强力复位，即使获得了暂时复位，术后也容易出现枢椎椎弓根骨折或断钉。

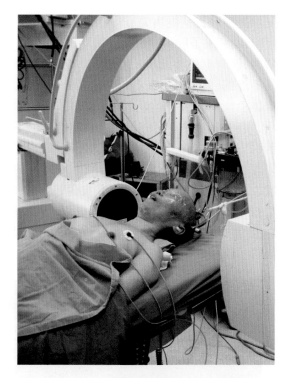

图 51-1-2　全麻后在颅骨牵引下透视

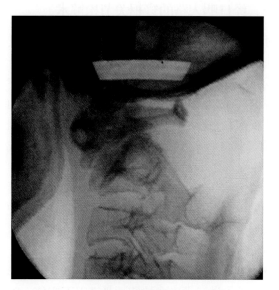

图 51-1-3　透视见寰枢关节未得到复位

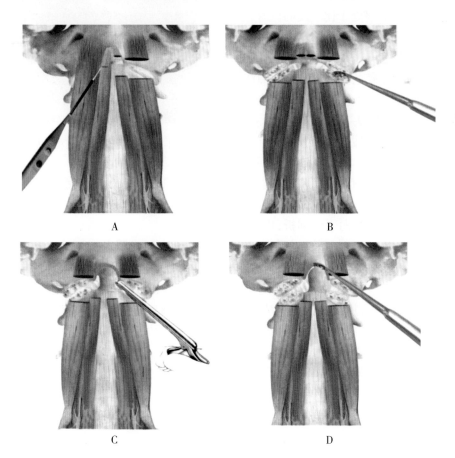

图 51-1-4　经口咽松解示意图

A. 横断椎前挛缩的软组织（前纵韧带、颈长肌、头长肌）；B. 将刮匙插入寰枢侧块关节腔内分、撬拨；C. 用椎板咬骨钳沿齿突侧缘向头端咬断翼状韧带；D. 横断齿突尖韧带后，用刮匙将齿突向前下方挑起

第二节   上颈椎畸形的外科治疗

一、经口咽入路的寰枢关节松解术

对寰枢关节脱位的手术治疗,以往被普遍接受的方法为:在病房先做一段时间(一般 2 周)颅骨牵引,若不能复位,则经口咽入路切除压迫脊髓的齿突或部分枢椎体(在齿突不连的病例)。由于要切除的骨质位置深在,这种切骨减压的手术方法操作很困难,也很危险。在脱位严重的病例,仅仅切除齿突或枢椎体后上部是不够的,不能彻底恢复延颈髓角。

用矫形术纠正上颈椎的对位,从而彻底解除延脊髓的压迫,是寰枢关节脱位治疗的新观念。这种新的治疗理念比传统的、对受压区域的切骨减压术更合理。

经口咽入路寰枢关节松解术是鹅颈畸形矫形术的第一步。松解术应在持续颅骨牵引下实施。随着挛缩组织依次被横断,在颅骨牵引的作用下,寰椎会逐渐复位,手术操作区始终处于比较浅的位置,手术操作并不困难,也较安全。

(一)术前准备和体位

术前 3 天用不刺激黏膜的消毒溶液(如 0.02% 的氯己定)漱口。先仰卧于手术床上,经口插管全麻,装上颅骨牵引弓,将手术床头高脚低倾斜约 30°。在使用肌松剂后,用颅骨牵引做复位的尝试。颅骨牵引重量应达到受术者体重的 1/6。约 5 分钟后,用 X 线透视机观察寰枢关节的对位情况。若寰椎相对于枢椎不能上升至正常水平,即说明寰枢关节松解复位术是必要的。将气管导管向下颏翻折,用透明贴膜将气管导管牢固固定,安置鼻饲管,对手术区域消毒铺单。

(二)显露

用碘伏消毒鼻孔和口腔,用稀碘伏液冲洗鼻咽腔。用 Codman 撑开器将口腔撑开。用 2 根细硅胶管从鼻孔插入口咽腔,与软腭缝合固定,将导管从鼻孔拉出,打结,使软腭和悬雍垂向鼻咽腔内翻转悬吊,咽后壁即被充分显露。用副肾溶液注射于咽后壁,以减少出血。做咽后壁正中纵切口,切开黏膜和肌肉,将其向两侧分开,显露骨面。这时可见寰椎前结节和枢椎体前面。

(三)寰枢关节松解

沿寰椎前弓下缘横断颈长肌、头长肌和前纵韧带。此时在颅骨牵引的作用下,寰枢关节即可部分复位。横断寰枢侧块关节囊,用刮匙插入侧块关节腔中,刮断关节腔内的粘连组织,用刮匙在关节腔内撬拨,使寰枢关节进一步复位。如果齿突与枢椎体是不连的,此时可用椎板咬骨钳横断齿突底面与枢椎体上面间的瘢痕组织,直至后纵韧带被显露。最后,用刮勺勾住枢椎体后上缘,将枢椎向前下挑起,若阻力不大,则提示松解程度已经够了。若齿突是完整的,则应用椎板咬骨钳将寰椎前结节的下 1/2 咬去,然后紧贴着齿突侧缘向齿突尖部行进,咬除翼状韧带,最后横断齿突尖韧带。用刮匙钩住齿突尖后上缘,向前下方撬拨,若可轻松将齿突挑起,说明松解术已经做得充分了(图 51-2-1、51-2-2)

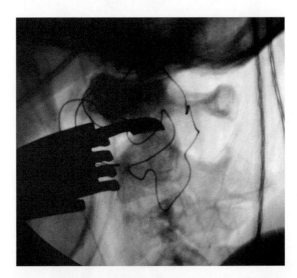

图 51-2-1   用刮勺勾住枢椎体后上缘,向前下方撬拨

用碘伏液及无菌盐水冲洗手术区域,用明胶海绵填塞在切口深部。用细丝线将咽后壁组织全层缝合。

(四)手术要点

横断颈长及头长肌时,可用电刀沿寰椎前弓表面进行,不要在寰枢椎侧块之间用电刀横断肌肉,以免损伤椎动脉。椎板咬骨钳插入寰枢侧块关节隙后,应向中线方向切割,不可向外操作,以防将椎动脉钳伤。

二、后路复位固定、植骨融合术

(一)术前准备和体位

松解术完成后,寰枢关节处于高度不稳定状态,应立即实施后路复位固定术。后路手术以俯卧位施行。在改变体位过程中有一定风险,应谨慎行事。在翻身时,术者应始终以轴向牵拉颅骨牵引弓,持续保持寰椎与枢椎的正确对位。改为俯卧位后,

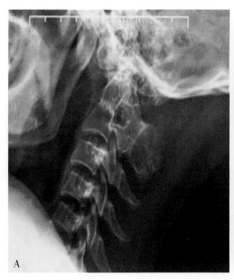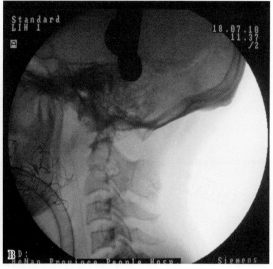

图 51-2-2　经口咽入路寰枢关节松解复位

A. 寰椎枕化、寰枢关节脱位;B. 经口咽入路寰枢关节松解术完成后透视,见寰椎在颅骨牵引的作用下升高了

受术者的额部应置于与手术床相接的头托上,然后立即将颅骨牵引装置加上重量。牵引重量应与前路手术相同。将手术床调成头高脚底状态。应以胸枕及圆柱状软枕将受术者胸部及双侧髂前上棘垫起,使腹部悬空。体位摆好后做寰枢关节侧位透视。尽管对寰枢关节做了充分的松解,在俯卧位、颅骨牵引作用下,寰枢关节不一定是完全复位的。寰枢关节的解剖复位有赖于后路术中内固定器械的使用。透视的目的在于明确俯卧位下寰枢椎后弓的间距,使手术显露时心中有数。

(二) 后路寰枢侧块钉板固定植骨融合术

回顾以往,早期的后路寰枢关节融合术都是对寰枢椎后弓做固定。作为一种经典术式,自 1939 年以来,Gallie 的寰椎后弓与枢椎棘突钢丝固定法被应用了近 50 年。之后,虽然有了 Brooks 钢丝固定、Halifax 椎板夹、Apofix 椎板夹固定,但都没有使固定原理根本改变,用这些方法重建寰枢关节稳定性的效果均不理想。1987 年,Magerl 将椎弓根钉技术首先应用到上颈椎,他从后路用 2 枚螺钉经枢椎椎弓峡(根)穿入寰椎侧块。这种固定方式在稳定性上超越了上述任何一种,一度成为寰枢关节稳定术的经典术式。Magerl 术虽然固定效果很好,但适合应用的病例有限。有严重鹅颈畸形的病例,以 Magerl 的方法,很难以理想的角度把螺钉置入。有鹅颈畸形的病例,由于病程很长,下颈椎背侧的软组织(棘间、棘上韧带及颈骶棘肌)已经挛缩,手术时下颈椎不可能形成后凸。在这种情况下,欲使螺钉经枢椎

椎弓峡进入寰椎侧块是不可能的。如果不以一枚螺钉经寰枢侧块关节穿过,而是以 2 枚螺钉分别安置在寰、枢椎,然后再用固定板连接,完成寰枢关节的固定,这样的固定方法几乎不受下颈椎曲度的影响,几乎适用于所有病例。这种被称为寰枢椎侧块钉板(棒)固定的方法是印度的 Goel 在 1994 年首先报道的。近几年,相同原理固定术的临床报道陆续出现。Goel 的临床报道中使用的是普通螺钉和连接板,螺钉和连接板间没有锁定装置,是靠螺钉把板压在骨面上的方式达到固定的,稳定性并不可靠,而且不能利用内固定装置对寰枢关节进行复位。为了使固定板更贴近骨面,Goel 在术中常规切断双侧颈 2 神经根,结扎伴随的静脉丛,还要在骨面上磨出骨槽,手术创伤较大。Harms(2001)使用椎弓根钉和连接棒构成寰枢关节间的钉棒固定,这样既可以用连接棒的预弯曲度调整寰枢关节的对位,又可以通过椎弓根钉尾端的锁定装置对寰枢关节牢固固定。党耕町于 2003 年报道了后路寰枢关节钉板固定术,用椎弓根钉分别固定寰椎侧块和枢椎椎弓根,在用螺母将固定板与椎弓根钉锁定时,利用固定板的预弯曲度,使寰枢关节充分复位并稳定。这种钉板固定装置结构简单、固定板易于弯成合适的曲度、锁定装置可靠,是一种比较理想的固定器械(图 51-2-3)。

1. **显露**　做颈后正中纵切口,从枕大孔下缘至颈 3 棘突。由中线分开枕下小肌群,剥露出寰枢椎后弓。在显露枢椎椎板及寰椎后弓时,小心剥离肌肉,勿损伤膨起的静脉丛。

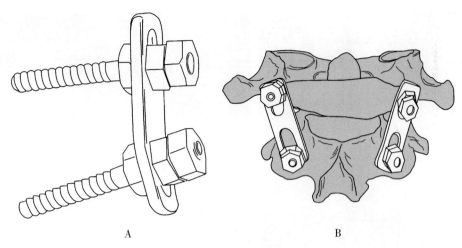

图 51-2-3　寰枢侧块钉板固定

A. 用于完成寰枢关节融合术的钉板固定装置;B. 将螺钉固定于寰椎侧块与枢椎椎弓根,
以两孔板连接,用螺母将板钉锁定

2. 钉板固定技术　先用电凝器将枢椎下关节突的骨膜去除干净,用神经剥离器沿椎板上缘向椎弓峡(根)部做骨膜下剥离,将颈 2 神经根和伴行静脉丛挑起,即可见椎弓峡的上面。在枢椎下关节突根部中点(在椎弓峡纵轴的延长线上)选定穿刺点,用磨钻磨出一个洞,用直径 2.5mm 的细手锥由此向椎弓峡的髓腔内穿刺,走向与椎弓峡的纵轴一致,深达 28mm。退出手锥,用磨钻将孔道下侧周沿的骨质磨去一些,以使椎弓根螺钉的肩可以和骨床有最大的接触面积,使螺钉的全部螺纹可以进入骨质中。最后将直径 3.5mm、长 26 或 28mm 的椎弓根螺钉拧入。用神经剥离器沿寰椎后弓做骨膜下剥离,依次探及寰椎后弓下面、侧块的内缘和下面,这样就可明确寰椎后弓表面对应侧块中轴的部位,椎弓根钉的进钉点就在此处。用磨钻在选定的进钉点磨出一个洞,用直径 2.8mm 的尖手锥由此经椎弓根向侧块的中轴穿刺。做侧位 X 线透视观察,穿刺手锥应对准寰椎前结节中点,才能获得最好的钉道走向。以寰椎后弓表面为界,手锥应钻入骨质约 28~30mm。退出手锥,将直径 3.5mm、长 30mm 的椎弓根螺钉拧入。若寰椎椎弓根很薄,则可用手锥在寰椎椎弓根下面与侧块交界的部位,直接向寰椎侧块穿刺,拧入同样长度的椎弓根钉。两侧寰枢侧块共 4 枚螺钉均装好后,将枢椎棘突向前推,在寰枢关节充分复位的情况下,观察寰、枢椎螺钉肩面的对应关系,以决定连接板的预弯曲度。将折弯好的两孔固定板套入同侧寰、枢椎固定螺钉尾端的螺杆。在用螺母锁定固定板与钉时,借助于板的预弯曲度使寰枢关节复位。侧位透视观察寰枢关

节的复位情况,如果复位不够或过度复位,即旋下螺母,取下连接板,改变板的预弯曲度,将寰枢关节固定于解剖复位状态(图 51-2-4)。

3. 植骨　沿髂后上棘上缘切一 2~3cm 的切口,显露髂后上棘外侧骨面。用骨刀开一长 2cm、宽 1cm 的骨窗,用刮勺刮出松质骨,总量约 20g。取骨后的髂骨空洞用明胶海绵填塞,关闭切口。将取出的松质骨剪成 2~4mm³ 的颗粒。将寰椎后弓、枢椎椎板及棘突的表面用高速磨钻磨糙。将颗粒状松质骨置于寰枢椎后弓表面,压实(图 51-2-5)。

4. 手术要点和技巧

(1) 钉板装置有很强的复位作用,连接板的预弯曲度决定了最终寰枢关节的对合状态。一些麻醉下牵引不能解剖复位的病例,在钉板装置的复位作用下有可能获得解剖复位。

(2) 若预计术中须以钉板装置复位,枢椎椎弓根钉一定要安置得非常牢固,螺钉的头端应进入或突破对侧骨皮质。

(3) 在一侧寰椎侧块、枢椎椎弓根螺钉装好后,应以连接板暂时固定,此后做对侧寰椎侧块穿刺置钉就更稳定了,出血会更少。

(4) 连接板不仅须折弯,有时还须在其纵轴上扭转,以使固定板能很贴切地坐在椎弓根钉的肩(对固定板的承载面)上。

5. 术后事项　枕颈部切口深部的引流管应维持负压状态,48 小时后拔管。术后应鼓励患者尽早起床活动,不须使用任何头颈支具。术后 4 个月做中矢面重建 CT,观察寰枢椎后弓间植骨的融合情况。

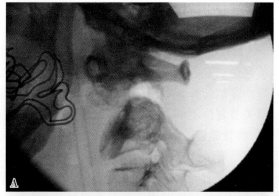

图 51-2-4　枢椎椎弓根及寰椎侧块安置螺钉
A. 经口咽入路寰枢关节松解术后，俯卧位，在颅骨牵引下，透视见寰椎仍处于前移状态；B. 在枢椎椎弓根及寰椎侧块安置螺钉；C. 利用连接板的预弯曲度，将锁定螺母旋紧，寰枢关节即可获得解剖复位

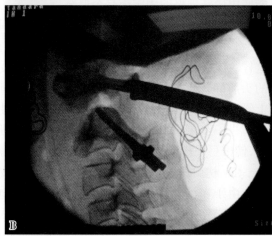

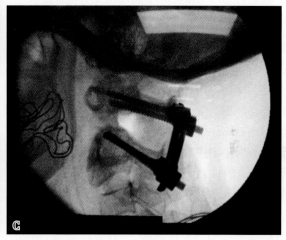

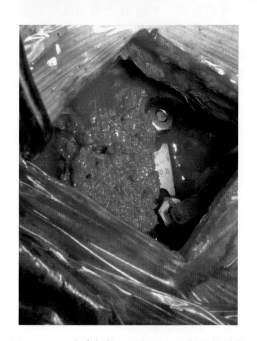

图 51-2-5　在寰枢椎后弓间植入颗粒状松质骨

（三）使用枢椎椎弓根钉的枕颈固定植骨融合术

在寰枢关节脱位的病例中有相当多的一部分合并有寰椎枕化，换句话说，寰椎枕化的病例由于寰枢关节的韧带组织承受更多的应力，容易松弛而失用，导致寰枢关节脱位。对这样的病例做枕骨和枢椎间的固定与做寰椎枢椎间的作用相同。比较起来，在枕骨做固定的难度要远低于寰椎侧块。所以，对上述病例，可施行枕骨和枢椎间的短节段枕颈固定。

1999 年，Abumi 等报道了使用枢椎椎弓根螺钉的枕颈固定术。Abumi 将特制螺钉安置在枢椎椎弓根，将连接棒的一端固定于枕骨，在与椎弓根钉连接时，通过压棒使枕骨（连同寰椎）后仰，再利用撑开器将枕骨与枢椎纵向撑开，最后将寰枢关节复位固定。

笔者根据 Abumi 技术的原理设计了枕枢固定的钉板装置。与 Abumi 的器械相比，这种钉板装置结构更简单，使用更方便。枕骨固定板比较薄，容易折曲、扭转塑形，以适应枕骨的形态。在固定板尾端有长椭圆形孔，可以直接与椎弓根螺钉连接，以双层螺母锁定，几乎不会松动。钉板装置轮廓很低，占用空间小，不会增加切口的闭合张力。枕骨板头端的马蹄形设计，给植骨床留出了充足的空间。特别是，利用枕骨板的预弯曲度，可以更精确、更容易地将寰枢关节复位（图 51-2-6）。

1. 显露　由枕外隆突至颈 3 棘突，做后正中纵切口。自中线分开枕下小肌群，依次剥露出枕骨鳞部、枢椎棘突、椎板。

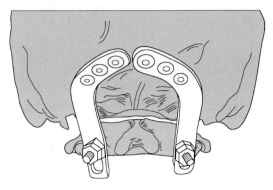

图 51-2-6　用于完成枕颈(枕枢)固定的钉板装置

2. 枕枢钉板固定技术　将颈 2 神经根和静脉丛挑起,显露出枢椎椎弓峡上面,在枢椎下关节突中心点选定穿刺点,用钻磨出一个洞,用细手锥由此沿枢椎椎弓峡髓腔钻入,拔出手锥,拧入直径 3.5mm(儿童可用 3.0mm)、长 26 或 28mm 的椎弓根螺钉。对侧同样操作。用枕颈固定板(有多种长度可供选用)弯成合适的曲度,尾端套入枢椎椎弓根螺钉的尾部螺杆,将螺母锁定,下压固定板的头端,使贴附枕骨,先用 2 枚短螺钉将两侧的固定板固定于枕骨。透视观察寰枢关节的复位情况,一旦复位满意,则将其余 4 枚短枕骨钉钻孔固定(图 51-2-7)。

3. 植骨　用高速磨钻将枕骨鳞部、枢椎棘突以及部分椎板磨糙。从髂后掏取约 20g 松质骨,剪成颗粒状,置于枕骨至枢椎后弓的表面,压实。切口深部置硅胶引流管,皮肤另切口引出,接负压球。

4. 手术要点和技巧

(1) 可以利用枕颈固定板的预弯曲度使寰枢关节复位。在完成枕骨端的固定前,要把固定板的预弯曲度估计好,一旦整个固定装置安装好,透视见寰枢关节复位不够,再将固定板取下,改变固定板的曲度,枕骨螺钉的固定点就会略有改变,有可能与前次固定钻好的骨孔相连,导致螺钉松动。对此种情况,换用另一种规格的枕颈固定板是补救方法,但不再能使用最佳规格的固定板是个遗憾。

(2) 将枕骨固定板与枢椎椎弓根钉连接时应注意,将固定板尾端长圆孔的远端与椎弓根钉接触。这样,在枕骨钉完成固定后,将螺母松动,将受术者的头后仰,椎弓根钉的尾端螺杆会滑向长椭圆孔的上缘,此时再旋紧双侧螺母。这一步骤可以使寰枢关节进一步复位,可以消除寰枢侧块关节的纵向分离,使椎弓根螺钉承受的应力减小(图 51-2-8)。

(3) 枕骨螺钉应穿透枕骨内板,形成双皮质固定。由于在枕骨端用的是自攻螺钉,所以用电钻钻孔时不必钻透内层皮质,旋紧螺钉时可以将内板顶穿,这样可以避免钻头损伤枕部硬膜及硬膜外血管。

5. 术后事项　术后 48 小时拔除枕部切口引流管。不须使用头颈支具,患者可随意活动。术后 4个月做中矢面重建 CT,观察枕骨与枢椎后弓间的植骨是否融合(图 51-2-9)。

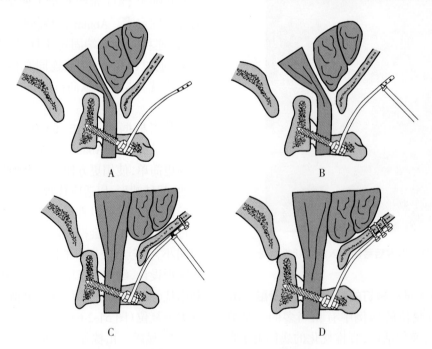

图 51-2-7　利用枕颈钉板装置可以将寰枢关节复位

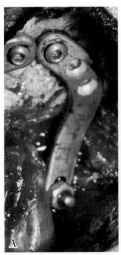
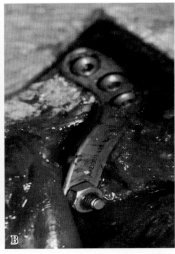
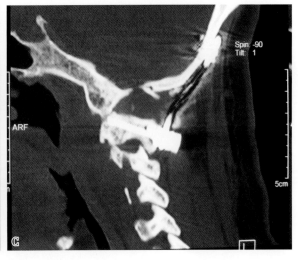

图 51-2-8　枕颈钉板装置

A.在用短螺钉将连接板固定于枕骨时,应将枢椎椎弓根钉与连接板滑槽的最远端相接触;B.旋松锁定螺母,将头后仰,使枢椎椎弓根钉的尾端向连接板滑槽的头端移动,将螺母锁定;C.用枕颈钉板装置完成复位后,寰椎侧块即向枢椎上关节突后上方移位

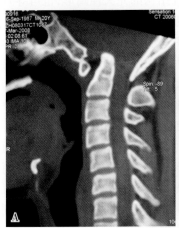
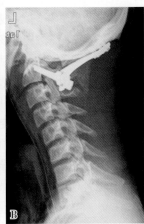
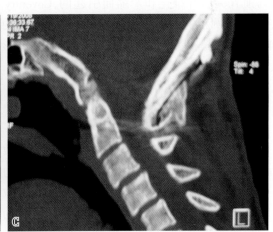

图 51-2-9　术后植骨融合情况

A.术前的中矢面重建CT显示寰椎枕化、寰枢关节脱位;B.经口咽入路寰枢关节松解术及后路枕颈固定植骨融合术后1周,可见枕骨鳞部与枢椎后弓间植入的颗粒状松质骨;C.术后4个月中矢面重建CT显示枕骨与枢椎后弓间的植骨已经充分融合了,寰枢关节获得了解剖复位

（王　超）

参 考 文 献

1. Wolinsky JP,Sciubba DM,Suk I,et al. Endoscopic image-guided odontoidectomy for decompression of basilar invagination via a standard anterior cervical approach. Technical note. J Neurosurg spine,2007,6:184-191

2. Wang C,Yan M,Zhou HT,et al. Open reduction of irreducible atlantoaxial dislocation by transoral anterior atlantoaxial release and posterior internal fixation. Spine,2006,31(11): E306-E313

3. Wang SL,Wang C,Yan M,et al. Syringomyelia with irreducible atlantoaxial dislocation,basilar invagination and Chiari I malformation. Eur Spine J,2010,19(3):361-366

4. Goel A,Desai KI,Muzumdar DP. Atlantoaxial fixation using plate and screw method:a report of 160 treated patients. Neurosurgery,2002,51(6):1351-1357

5. Harms J,Melcher RP. Posterior C1-C2 Fusion With Polyaxial Screw and Rod Fixation. SPINE. 2001,26(22):2467-2471

6. 党耕町,王超,闫明,等. 后路寰枢椎侧块钉板固定植骨融合术的临床初探. 中国脊柱脊髓杂志,2003,13(1):7-10

7. Abumi K,Takada T,Shono Y,et al. Posterior occipitocervical reconstruction using cervical pedicle screws and plate-rod systems. Spine,1999,24(14):1425-1434

第五十二章

颈椎畸形

第一节　先天性斜颈

先天性斜颈大多为先天性肌性斜颈,是由于一侧胸锁乳突肌纤维化和挛缩而引起的,Coventry曾统计7835例新生儿,先天性肌性斜颈的发生率约为0.4%左右;另一少见的原因为颈椎的半椎体畸形等先天性颈椎的骨性畸形因素所导致的,较少见。本文仅讨论先天性肌性斜颈。

一、病因

先天性肌性斜颈的病因目前仍有争议。多数学者认为可能与怀孕时胎儿胎位不正或子宫内压力异常,而阻碍一侧胸锁乳突肌的局部血液循环,导致该肌缺血、萎缩、发育不良,进而挛缩;也有学者认为出生时难产及使用产钳导致一侧胸锁乳突肌损伤、出血,而后瘢痕性挛缩所致。

二、临床表现和诊断

新生儿在出生后可发现其头部向患侧倾斜,面部和下颌向健侧旋转,用手可将其扳正,但松手后又恢复原状。在其胸锁乳突肌中下段肌腹内可触及质硬韧的椭圆形肿块,在生后2个月左右肿块开始缩小,至6个月左右肿块可完全消失。此后胸锁乳突肌的乳突处及胸骨锁骨附着处可出现纤维索条及挛缩。如不及时治疗,将出现进一步的斜颈畸形,并导致头颅和面部发育的不对称。患侧面部发育较小,颈部扭转,头枕部偏向患侧,下颌偏向健侧。长期未治疗的晚期患者,将出现颈部其他肌肉的相应挛缩,颈椎也将发生形态和结构上的改变,此时即使通过手术矫正了斜颈畸形,也难以恢复面部的正常形态。

三、鉴别诊断

(一)颈椎先天性骨性畸形

包括Klippel-Feil综合征、颅底凹陷、Down综合征、寰枕畸形等骨性结构的先天性畸形,也可导致斜颈畸形。通过X线片、CT等检查不难鉴别。

(二)颈椎结核

可导致颈部活动受限、僵硬,并因颈部肌肉痉挛而可出现斜颈表现,但无胸锁乳突肌的挛缩。X线片及CT检查可见椎体破坏及椎前脓肿表现。

(三)寰枢椎旋转固定性脱位

多因轻微的颈部外伤、上呼吸道感染或颈项部急性肌肉筋膜炎导致一侧颈项肌的肌肉痉挛,而出现斜颈。病史中患者的颈部外伤史、上呼吸道感染史,体检时可见一侧肌肉痉挛和压痛,有助于鉴别诊断,且患儿无胸锁乳突肌的挛缩表现。

(四)眼肌异常及斜视

患儿由于眼外肌的肌力不平衡而导致斜视,且患儿视物时须倾斜颈部以避免复视,眼科检查有助于鉴别诊断,且无胸锁乳突肌的挛缩表现。

四、治疗

治疗越早预后越好,患儿一经诊断,就应当尽早治疗。在婴儿期采用非手术治疗,部分患儿可获治愈;儿童或成人期大多数需采用手术治疗,如胸锁乳突肌已挛缩,且已出现颜面不对称表现者,手术治疗对颈部外观的改善只能有一定效果。

(一)非手术治疗

对0.5岁以内的患儿,应当由其父母在医生的指导下被动牵伸患侧的胸锁乳突肌,并轻柔按摩和热敷胸锁乳突肌,目的在于促进局部肿块早期消散,防止肌纤维挛缩。非手术疗法要坚持3~6个月才可

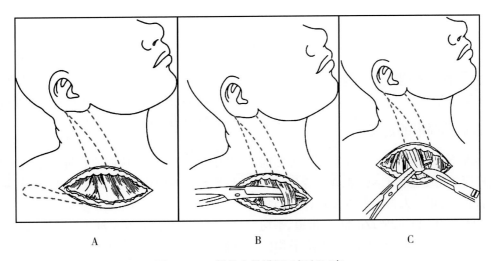

图 52-1-1　锁骨上做横切口解剖示意
A. 胸锁乳突肌切断；B. 切断胸骨头肌腱；C. 游离并切断锁骨头肌腱

能收到效果。

（二）手术治疗

在 0.5 岁以内，若采用非手术治疗 4~6 月无明显效果，在 1.5 岁以上，可考虑采用手术治疗矫正畸形。对年龄较大的患儿或成人，如已合并颜面的不对称畸形，也可考虑手术矫治，但颜面畸形无法改善。

常用的手术方法是在直视下切断胸锁乳突肌的胸骨头及锁骨头，如畸形严重者，可同时切断胸锁乳突肌的乳突头。

手术方法：可选择局麻或全麻，在锁骨上做横切口，切开颈阔肌，显露胸锁乳突肌在锁骨和胸骨附着的肌腱，用长弯止血钳在肌腱深方分离并保护深方的软组织结构后，在锁骨及胸骨上 2cm 处将该肌的锁骨头和胸骨头一并切断（图 52-1-1），不宜在肌腱的下止点处切断肌腱，否则局部容易发生骨化，影响疗效。手术时应注意勿损伤深方的颈动静脉、锁骨下动静脉及甲状颈干的颈横动脉和肩胛上动脉等重要结构（图 52-1-2）。

如上述手术处理后，畸形仍矫正不满意，可同时切断胸锁乳突肌的乳突头。在乳突部与外耳道下缘平面作一稍向上的弧形切口，切口皮下组织后，用骨膜剥离子自乳突向下分离胸锁乳突肌在乳突的止点，并可小心切断，注意保护勿损伤颈外动脉的耳后动脉及枕动脉，保护面神经及副神经（图 52-1-3）。

（三）术后处理

术后应将头颈部固定矫枉过正的位置 4~6 周，即头偏向于健侧，面部略偏向于患侧的位置。以往采用头颈胸石膏固定，但固定效能较差，患者的舒适

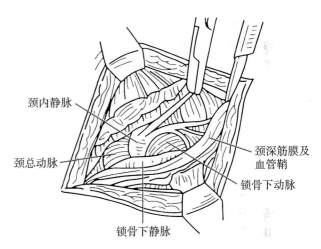

图 52-1-2　胸锁乳突肌下端深方的解剖结构

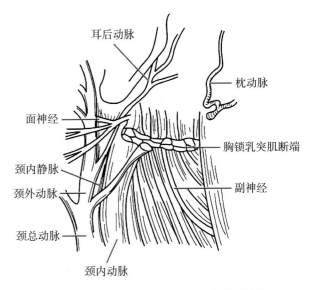

图 52-1-3　胸锁乳突肌上端深方的解剖结构

性也较差,近年来采用 Halo-vest 固定,固定可靠,患者的舒适度也较好。

第二节 颈椎后凸畸形

一、颈椎后凸畸形的定义

在正常情况下,颈椎存在一定程度的生理性前凸。颈椎生理前凸角度是指 $C_2 \sim C_7$ 椎体后缘延长线交角。Gore 报道告,正常人群的颈椎生理性前凸角度,男性 16°~22°,女性 15°~25°;Zdeblick 报道,平均 14.4 度;Bridwell 报道,$C_2 \sim C_7$ 的正常矢状位平均的生理性前凸角是 14.4°。

正常颈椎生理性前凸的任何程度的扁平称为颈椎前凸减少;而颈椎前凸的任何程度的反转则称为颈椎后凸(cervical kyphosis),颈椎后凸畸形可见于成人及儿童,其中以青少年患者居多,程度也较重。

二、导致颈椎后凸临床常见的原因和病理机制

多种因素可以引起颈椎的后凸畸形,包括先天性发育畸形(如椎体发育不良、椎体分隔不全等)、医源性(如后路椎板切除术后、放射后发育畸形)、退变性、创伤性、肿瘤性、感染性因素均可引起。

颈椎后凸畸形可分为角状后凸(angular kyphosis)和非角状后凸(又称弓状后凸,round kyphosis),角状后凸多见于神经纤维瘤病 I 型、陈旧性颈椎损伤、陈旧性颈椎结核、肿瘤以及前路手术固定节段交界区后凸的患者,弓状后凸多见于先天性多个椎体发育不良、退变性因素、强直性脊柱炎及后路椎板切除术后的患者。

三、导致颈椎后凸的病理机制

在颈椎正常的生理性前凸状态下,人体从头部向下的重力线应该通过 C_1、T_1、T_{12} 和 S_1 的椎体;在颈部,头部的重力线应该从 C_{2-7} 椎体后方通过。颈椎在正常生理性前凸状态下时,颈椎前部处于张力状态,颈椎后部处于压力状态;颈椎前柱的支撑结构(椎体、椎间盘)及颈椎后方的张力结构(关节突、椎板、肌肉韧带复合体)共同维持颈椎在屈伸位的稳定性。头部重心位于脊柱矢状位轴的垂线上,头部重力与后方肌肉收缩力相平衡,头部的支点位于脊柱矢状位轴的垂线上,从而维持头部于直立位置。

在各种病理因素影响下,颈椎前柱的支撑结构(椎体、椎间盘)损伤或是后方张力结构(关节突、椎板、肌肉韧带复合体)损伤,或前后方结构同时损伤,从而导致颈椎力学平衡的丧失,开始出现轻度的颈椎后凸畸形;其后,头部重心前移,颈椎屈曲力矩加大,在头颅重力作用下,颈椎前方的椎间盘、椎体前部的支撑结构进一步压缩塌陷,后方的肌肉韧带复合体结构进一步薄弱,从而使颈椎后凸呈逐渐进展的恶性循环式的恶化进展,颈椎后凸可以持续恶化加重。因此,重度颈椎后凸畸形患者,前后方的结构改变以后,其畸形程度往往呈渐进性进展,部分患者可以出现脊髓神经根损害。Breig 证明:脊髓动脉在颈椎屈曲位置时充盈减少,后凸畸形继续发展,脊髓软化和脊髓萎缩将会进展,导致脊髓病和脊髓的永久性损伤。Breig 还发现:脊髓型颈椎病伴颈椎后凸畸形时,颈部的屈伸运动,将损伤处于曲线顶部的脊髓。

正常脊柱的力学结构受到破坏,也是颈椎后凸畸形发生的原因。Caspar 和 Geisler 发现,颈椎前路植骨融合手术后假关节形成,可以直接导致后凸畸形。Kaptain 发现,后路手术后,颈椎可以因为后方张力带结构被破坏而出现后凸畸形。他发现,椎板切除术后后凸畸形的发生率为 21%。Masini 和 Maranhao 认为,后凸畸形的进展增加了脊髓前方的机械张力。Albert 研究发现:随着后凸畸形的进展,颈脊髓位于椎管的前部,正好处于颈椎后凸畸形的顶点,随着椎间盘的退行性改变加速,最终导致脊髓紧贴在椎体的后缘。Raynor 认为:椎板 - 小关节复合体承受大部分颈椎的轴向负荷,椎板切除后导致承重轴前移,造成不稳定、后凸畸形。Spivak 认为:颈椎后凸时,承重轴移于前方,前柱所受轴向负荷增加,进一步加重后凸畸形。

在导致颈椎后凸畸形的医源性因素中,椎板切除术仍然是导致颈椎后凸畸形的最常见的原因之一,其中儿童青少年椎板切除术后的颈椎后凸畸形发生率远远高于成年人。颈椎侧块关节在预防椎板切除术后颈椎后凸方面具有重要作用。Munechika (1973) 发现:切除实验动物的小关节,易于发生术后颈椎后凸畸形。Raynor 报道:双侧小关节切除 50% 以上,可以明显削弱对剪性负荷的抵抗力。Cusick 研究发现:切除小关节,颈椎伸屈负荷下的稳定性下降,单侧切除可以降低 32% 的稳定性,双侧切除则降低 53% 的稳定性。Zdeblick 认为:切除 50% 以上小关节,明显增加颈椎屈、伸、轴位扭转和侧屈的运动幅度。而 Nowinski 认为:切除双侧 25% 或者以上

小关节,就可以明显降低颈椎的屈曲和扭转的稳定性。椎板切除后畸形发生的基本原因有以下可能因素:Satio(1991)认为,椎板切除以后,造成颈椎后方张力带丢失。切除一个和多个棘突或后方的韧带,可以使张力转移到小关节,导致小关节迅速退变最终衰竭。Pal(1988)认为,椎板切除直接导致颈椎后柱损伤。当颈椎处于前凸生理状态时,承重轴受力作用于$C_2 \sim C_7$椎体的后部,36%轴向载荷由前柱传导,64%的轴向负荷由后柱传导。当切除椎板造成后柱损伤以后,承重轴逐步前移,引起后方肌肉组织疲劳,发生后凸并逐渐加重。异位骨化和塑形也是椎板切除术后颈椎后凸畸形发生的原因。Yasouka(1981)发现:即使未损伤小关节和关节囊,儿童仍可发生椎板切除后颈椎后凸。由于小关节韧带的黏弹性过大,导致过度活动。当缺乏后方张力带时,椎体终板前部软骨承受压力过大,导致椎体前缘异常塑形,椎体前缘发生楔形变。缺乏后部的骨性和韧带支持下的持续生长和发育,将导致椎体发育不平衡和随后的畸形。Goto(1988)临床和试验研究发现:后凸节段椎体前缘皮质,很快转为向前方生长,导致椎体前缘皮质的高度逐渐降低。另外,椎体发育不平衡造成脊柱重新塑形、异常的黏膜骨化和异常的软骨内生长、正常脊柱的力学结构受到破坏,也是后凸畸形的原因。

四、颈椎后凸畸形常用放射学测量方法

(一)颈椎局部后凸成角(Zdeblick 和 Bohlman)

在侧位平片上,在后凸畸形部分最头侧的椎体(上端椎)的下终板做一条平行线,同时在后凸畸形的最尾侧椎体(下端椎)的下终板做一条平行线,两者之间所成的角度,即为颈椎局部后凸成角(local kyphosis)。

(二)总后凸成角(Kota)

侧位 X 线平片上,分别沿 C_2 和 C_7 椎体后缘做平行线,其相交的角度。

(三)颈椎后凸定义(Kota)

局部后凸成角大于5°,同时总后凸成角($C_2 \sim C_7$后凸成角)超过0°,可以定义为颈椎后凸畸形。局部后凸角度大于5°的患者,术后改善率要远远低于没有局部后凸的患者(Kota)。

五、颈椎后凸畸形的临床表现和治疗目标

颈椎后凸畸形是一种非生理状态,颈椎后凸畸形不利于颈部肌肉和其他支持结构的作用,还可以加速相邻椎间盘退行性改变;可以促使腰椎出现代偿性前凸加大和胸椎的生理性后凸减少,继而可能腰椎间盘的退变加速。

轻度的颈椎后凸畸形可以无临床症状,仅在 X 线检查时发现颈椎生理曲度消失、颈椎反弓或轻度的颈椎后凸畸形;后凸程度稍重者可以出现颈部的酸痛、僵硬、无力、疲乏感,还可以出现颈部后伸受限;重度的颈椎后凸畸形患者不能仰视甚至不能平视前方,同时可影响患者的吞咽和呼吸功能,还可以出现代偿性的胸椎生理后凸消失及腰椎前凸加大,从而可以出现胸腰背部酸痛无力;部分严重的颈椎后凸畸形可以合并慢性颈脊髓损害。

颈椎后凸畸形总的治疗目标是通过矫正颈椎后凸畸形,达到缓解和改善由此引起的上述症状的目标。轻中度的颈椎后凸畸形患者从颈部的外观难以发现颈部的畸形,重度的颈椎后凸畸形患者,也大多出现代偿性的胸椎生理后凸消失及腰椎前凸加大,而颈部仅轻度的后凸外观表现。因此,颈部外观的改善并非治疗的目标。其治疗目标在于缓解颈椎后凸后继发出现的颈部的酸痛、僵硬、无力、疲乏以及颈部后伸受限的症状,防止颈椎后凸进一步加重后出现的颈脊髓损害,缓解由此而引起的继发性腰背部酸痛无力症状,防止及减缓继发性的腰椎间盘退变加速。

对于已经出现脊髓压迫症状者,通过手术矫形,可以解除颈脊髓压迫、改善脊髓功能。

六、不同后凸畸形的治疗原则

后凸畸形的矫正是脊柱外科挑战性的问题。不同程度的颈椎后凸畸形,其临床表现、治疗目标和治疗原则是不同的。

对于青壮年,由于颈项肌劳损、颈项肌筋膜炎所导致的颈椎生理曲度消失、颈椎反弓甚至轻度的颈椎后凸,可以出现颈部的酸痛、僵硬、无力、疲乏感,颈部的外观可以无异常,仅仅在 X 线检查时发现颈椎生理曲度消失、颈椎反弓或轻度的颈椎后凸畸形。需要强调的是,此类患者治疗的目标在于缓解临床症状,而非 X 线检查时颈椎反弓的改善和生理曲度的恢复,X 线检查的前后对比也并非这类患者治疗效果的评价标准;颈部的僵硬和活动受限也不一定是由于颈椎后凸畸形导致的,而有可能与颈部的酸痛、肌肉无力有关。因此,这类患者仅需采用保守疗法,加强项背部肌肉的锻炼、休息、局部理疗、口服消炎止痛药物或解痉药、轻手法的按摩治疗可

以改善症状,颈部的酸痛、僵硬、疲乏感的症状缓解和改善后,其颈椎反弓和轻度的后凸也可以有所改善;手术治疗不仅无助于改善颈部的上述局部症状,反而由于局部结构的破坏、肌肉软组织的剥离,部分患者甚至可能加重颈部的酸痛、僵硬、疲乏无力的症状,甚至出现顽固性的颈部疼痛,因此属于相对的手术禁忌证。

中老年人的退变性颈椎后凸畸形,其后凸程度大多较轻,其症状表现也大多是颈部的酸痛、僵硬、无力、疲乏感,颈部的外观可以无异常,颈部活动亦可以不受限或仅有轻度的后伸受限,X 线检查可发现颈椎的退变、椎间隙的变窄、颈椎的后凸畸形,这种后凸畸形一般程度较轻。对于不伴有脊髓神经损害者,其治疗目标也是改善和缓解颈部的酸痛、僵硬、无力、疲乏感的症状,而非后凸畸形的矫正,其治疗方式也应当以保守治疗为主,加强项背部肌肉的锻炼、休息、局部理疗、口服消炎止痛药物或解痉药、轻手法的按摩治疗可以改善症状。治疗后颈项部局部症状可获得一定改善,但 X 线片上的颈椎退变性后凸往往无明显改善;如伴有严重的、顽固性的颈部疼痛,保守治疗无效者,在先行椎间盘造影,明确导致颈部疼痛的责任椎间盘后,可以行相应间盘切除植骨融合术,手术的同时可以矫正颈椎的后凸畸形。

中老年人的脊髓型颈椎病可以同时伴随有一定程度的退变性颈椎后凸畸形,这类患者应当采用手术治疗,治疗的目标主要在于解除脊髓受压,改善脊髓功能,而不要强求矫正畸形。同时,老年人的退变性颈椎后凸畸形,由于可能合并一定程度的骨质疏松,在矫形固定时,固定的节段要足够长,要有更充分的松解,矫正的角度不宜过大。

陈旧性的颈椎骨折脱位、先天性颈椎畸形、肿瘤、陈旧性结核,还有强直性脊柱炎和类风湿性关节炎晚期出现的颈椎后凸,以及继发于颈椎后路全椎板切除术的医源性颈椎后凸,一般后凸畸形的程度为中~重度,如出现脊髓损害的并发症,可手术矫形治疗,同时改善脊髓功能。

青少年重度的颈椎后凸畸形(Cobb 角 >40°),其原因以继发于神经纤维瘤病 I 型、颈椎后路全椎板切除术后的医源性颈椎后凸等原因,往往畸形程度较重,往往合并脊髓损害,处理十分困难,应当手术治疗。但其手术入路及方式的选择仍属世界性难题。

矫形时应注意矫正角度不宜过大,对于严重后凸的患者,不宜追求矫正到恢复生理性前凸;前路固定的钛板也应预弯至合适的形状,有时为了与矫形后的颈椎贴伏,需要将钛板反向折弯。严重颈椎后凸患者,矫形固定的节段应充分,否则,手术后上下相邻节段易于出现代偿性退变加速,远期出现新的局部后凸。

七、手术入路和方式的选择

对于颈椎后凸畸形的手术方式,前路、后路以及前后联合三种入路方式仍存在争议。近年来,颈椎手术技术及内固定系统获得了较大的发展,使重度颈椎畸形的矫正效果也得到了很好的提高。袁文认为大多数的颈椎后凸畸形可以单纯前路手术解决,即使是严重的畸形都能通过前路手术获得满意的矫形,避免后路手术的并发症;Yung Park 等报道了椎板切除术后颈椎后凸畸形的手术治疗,提示多节段前路颈椎减压(椎体切除和间盘切除)及融合手术可以获得可以接受的临床及神经学上的改善以及颈椎后凸的有效矫正。张宏其等认为,先通过规范的颈椎牵引,后行小关节松解植骨钉棒矫形内固定术治疗重度僵硬型非角状颈椎后凸畸形方法可行,疗效满意;Abumi 报道后路椎弓根螺钉内固定手术矫正颈椎后凸效果良好(后凸角度由术前 29.4°矫正至术后 2.3°),但病例后凸程度较轻,且置入椎弓根螺钉的相关风险仍然限制该手术入路的选择。贾连顺等认为,颈椎后凸畸形对脊髓的压迫主要来于前方,手术入路多采用单纯前路和后前路联合,对于严重僵硬型的后凸畸形患者,分期前后路手术及手术间期持续牵引是较佳的选择;Mummaneni 通过前后联合手术治疗 30 例颈椎后凸畸形患者,矫形效果满意,但并发症出现率接近 50%,其中 4 例患者死亡,并未能提示前后联合入路优于单纯前路或单纯后路手术方式。

我们认为:对于脊髓型颈椎病合并退变性颈椎后凸的患者,如脊髓压迫及后凸较为局限者,通过前路的多个间盘的切除及椎体次全切除、多平面撑开,可以较好地解除脊髓压迫,并同时矫正后凸畸形。部分合并发育性椎管狭窄的患者,前路手术矫形后,椎管后方的骨性结构易于对脊髓背侧产生新的压迫,导致术后脊髓损害症状加重。妥善的方法是可以先行后路的椎管扩大成形术,而后再行前路的脊髓减压矫形手术,但前后路联合手术的并发症较大,应予注意。

而多节段脊髓受压伴有退变性颈椎后凸畸形患者,治疗较为困难,单纯前路手术因减压固定节段过多;难以达到脊髓充分减压及矫形的目的,而且长节段的固定其稳定性较差;而多节段脊髓受压虽是后路椎板成形术的适应证,但后凸又是后路椎板成形术的禁忌;后路多节段的椎板成形术结合后路椎弓根钉矫形固定术,一个手术切口即可达到广泛的脊髓减压及矫正畸形的作用,效果良好;也可以采用后路椎板成形术结合前路减压固定矫形手术,达到脊髓减压及矫形的目的,但前后路联合手术的并发症大于单纯后路手术者。

严重的颈椎后凸畸形患者前方结构多因椎体前方结构缺如、椎体楔变等原因导致的椎体前方支撑结构破坏,由于颈椎后凸畸形脊髓相应前屈,压迫主要来自前方,且前路手术的手术创伤、手术时间、出血量及手术技术难度等方面均优于前后联合手术。因此,对于后凸畸形程度较轻、所累及的节段较少的患者,宜首选前路手术矫形固定。

由于重度颈椎后凸畸形大部分患者存在先天的畸形或骨性的融合,后凸非常僵硬,且部分患者后凸所累及的椎体节段较多,前路手术的显露较困难,长节段的固定并发症较多,且稳定性较差。可以采用后路矫形椎弓根钉固定或前后路联合矫形内固定术。前后联合手术矫形的效果一般优于单纯前路或单纯后路矫形固定,但并发症也大于单纯的前路或后路手术,应予注意。部分严重或复杂的颈椎后凸畸形,可以先行单纯前路、单纯后路或前后路的联合松解术,而后进行颈椎悬吊牵引预矫形,此时再进行颈椎的单纯前路、单纯后路或前后路的联合矫形固定术,可以提高矫形的效果,降低直接行矫形复位固定手术的难度和风险。

我们对于 Cobb 角 >90° 的青少年严重颈椎后凸患者,通过前后路联合手术或单纯后路矫形椎弓根钉固定,均取得了良好的效果。

颈椎椎弓根钉具有强大的固定效能,生物力学实验结果表明,其固定强度优于单纯的前路带锁钢板、后路侧块螺钉固定,甚至优于上述两者结合的前后路联合固定。在颈椎后凸矫形固定的手术中可以产生强大的矫形复位固定作用。

由于侧块固定矫形及复位的能力较弱,固定强度不足,甚至远期有加重后凸的可能性,因此,颈椎后凸的矫形固定术,一般不主张单纯后路矫形及侧块固定术,如有必要,可先行后路矫形侧块固定术后,随后再行前路的矫形固定术。但前后路联合手术的并发症和手术创伤高于单纯的前路或后路手术,选择时应予注意。

合并严重骨质疏松的颈椎后凸畸形,矫形复位固定时,内固定物易于松脱而导致固定失败,选择手术入路及固定方式时应当予以特别注意。

八、颈椎悬吊牵引预矫形在颈椎后凸矫形治疗中的作用

(一)颈椎悬吊牵引的机制及预矫形效果

传统的轴向颅骨牵引、头环牵引或 Halo-vest 牵引,颈椎的前后及两侧都被牵长,凹侧牵引作用大于凸侧,而使颈椎的前方挛缩的软组织被牵开,有利于术中的矫形。但也正由于颈椎的全长都被不同程度地牵长,反而使前方挛缩的软组织牵开受到限制,而且脊髓神经根也相应受到牵拉作用而易于出现神经损害加重,甚至有出现椎动脉损伤的报道。

我们设计的颈椎悬吊牵引(图 52-2-1),牵引的机制以及施加作用力的方向、位置均与传统的轴向颅骨牵引、头环牵引或 Halo-vest 牵引不同。颈椎悬吊牵引中,通过颈项部牵引兜带产生竖直向上的牵引力,实际上是在颈椎后凸的顶点直接顶压,依靠头颅的重量,以颈椎的关节突关节为旋转轴,产生向颈后部的旋转牵引力,使颈椎前方挛缩的前纵韧带、颈长肌以及椎间盘的前纤维环易于被牵开,而颈椎后方及两侧的结构无须牵开。可以使矫形固定融合手术前的颈椎后凸角度大大纠正,产生强大的预矫形效果,降低了手术矫形的难度以及手术时需要矫形的角度,将一个极其复杂的矫形手术变为一个相对简单和安全得多的手术。在手术时,手术医生只需进行极小的手术矫形,甚至将颈椎固定于牵引时达到的预矫形角度就可达到满意的最终矫形效果,极大地降低了手术导致神经损害的风险。我们的局部后凸角大于 90° 的青少年严重颈椎后凸畸形患者,经 2 周左右的悬吊牵引预矫形后,其牵引位的局部后凸角可以改善至 30° 左右,显示其良好的预矫形作用。同时,由于颈椎悬吊牵引的作用力为向后的旋转牵引力,颈椎的全长并不被牵长,脊髓神经根也

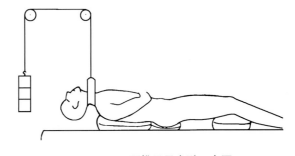

图 52-2-1 颈椎悬吊牵引示意图

不会受到牵拉的作用力而导致损害。由于牵引的预矫形作用,颈椎顺列初步恢复后,牵引前的神经损害还可得到一定程度的恢复。我们的病例悬吊牵引过程中无一出现神经损害,部分在牵引前有轻度四肢不全瘫的患者在牵引过程中其症状可获得逐渐改善。

颈椎悬吊牵引可以预测手术后后凸矫形的效果及安全性,采用悬吊牵引后颈椎后凸角稍大于术后的颈椎后凸角,且在牵引期间患者未出现神经损害,提示最终手术时将颈椎矫形固定至该矫形角度对于脊髓和神经根是安全的。

传统的轴向颅骨牵引、头环牵引或 Halo-vest 牵引要在头皮和颅骨上钻孔,增加创伤和感染的机会,而且有文献报道可引起颞浅动脉损伤、脑脓肿以及硬脑膜下脓肿。同时,颅骨牵引或头环牵引后,患者需持续卧床,基本上需要在平卧位进食及大小便,某些患者难以忍受长期的持续牵引。而采用我们设计的悬吊牵引,患者头皮及颅骨没有损伤,而且患者可以自由牵引,即如果患者感牵引疲劳或需进食及大小便,则可以暂时停止牵引,甚至可以下地活动;夜间患者可以无须牵引,而像平常一样采用正常的睡眠姿势。传统的轴向颅骨牵引、头环牵引或 Halo-vest 牵引由于颈椎全长被牵长,除前方结构外,后方的关节囊、项背肌群也受到牵引的力量而被拉长,使患者在牵引过程中易于出现颈部的疼痛不适感;而悬吊牵引时,颈椎后方的关节囊、项背肌群等结构并不受到牵张应力而产生疼痛不适感。

与现有的治疗方法相比,颈椎悬吊牵引结合手术融合内固定对于青少年颈椎严重角状后凸畸形可以产生更好的矫形效果,治疗过程更加安全简单,患者更加易于耐受。

但是,悬吊牵引也有其自身的缺点:对颈后部的皮肤有一定的压迫,严重者可出现压疮,需要随时观察颈后部皮肤情况,牵引带上需要加软垫,要防止颈后部皮肤的压疮形成;我们的一例病例颈项部皮肤神经纤维瘤牵引时压破皮肤,耽误手术时间一周多;进行后路松解手术后再进行悬吊牵引者,可导致颈后部的皮肤切口愈合延迟,应予注意。另外,部分患者进行悬吊牵引时出现头晕、头胀、头痛的症状而不能耐受,则应缩短悬吊牵引的持续时间,延长休息间期,无法耐受悬吊牵引者则需停止牵引;目前认为,悬吊牵引预矫形对青少年严重颈椎后凸效果良好,且总体耐受性好;而中老年人的退变性颈椎后凸畸形采用悬吊牵引预矫形效果较差,且部分患者牵引时耐受性较差。

(二)颈椎悬吊牵引方法

颈椎悬吊牵引方法是让患者仰面平卧于普通的骨科牵引床上,用宽约 10cm 的颈项部牵引兜带围兜颈项部,通过 2 个牵引滑轮使颈项部产生竖直向上方向的牵引力,颈项部须牵引离开床面一定高度,肩背部可用枕头或被子垫高约 5~10cm。牵引重量约 6~12kg,根据患者体重不同及对牵引的耐受程度不同有所差别。刚开始牵引时,牵引重量可较轻,头枕部不离开床面;待患者耐受后,可加大牵引重量,使头枕部能离开床面为宜。牵引后即刻及每周均床边拍颈椎侧位片观察牵引后颈椎后凸的预矫形效果,待颈椎预矫形效果满意后再进行矫形内固定手术。颈椎悬吊牵引期间,患者可自由控制牵引时间,无须绝对卧床。一般白天持续牵引,夜间卸除牵引重量,停止牵引,有利于夜间睡眠;白天进食时可卸除牵引正常坐起进食,也可卸除牵引下床大小便;甚至白天感牵引疲劳后也可卸除牵引下地休息。

九、颈椎后凸畸形的矫形复位固定手术方法

(一)术前准备

术前应当拍摄颈椎的正侧过伸过屈片、全脊柱正侧位片、颈椎 MRI、颈椎 CT 的横断面扫描、矢状位重建和表面重建片,同时应当拍摄全身及颈部的正侧位大体像片、颈部过伸过屈时的大体像片,以有利于手术前后的对照。通过影像片,仔细分析确定矫形融合固定的节段和范围。

后凸畸形程度较轻者可以直接进行颈前路矫形内固定融合手术。

后凸畸形程度较重者可以先在悬吊牵引状态下拍床边颈椎侧位片,测量此时的颈椎后凸角,如在悬吊牵引状态下颈椎后凸矫形满意,则可直接准备进行颈前路或后路矫形内固定融合手术;如在颈椎悬吊牵引状态下拍颈椎侧位片见颈椎后凸矫形不满意,则可持续进行颈椎悬吊牵引 1~2 周,或先行颈椎的前方或后方松解手术后进行颈椎悬吊牵引 1~2 周,而后再行颈椎的前路、后路或前后路联合矫形固定融合术。

(二)手术体位

后路手术的体位大致同一般的颈后路手术,但由于要矫正后凸畸形,颈部不能过于屈曲;但过于后伸时切口内又难于显露。在手术过程中,头架或固定颅骨的 Mayfield 头架应当按手术的要求进行一定程度的调整,显露及置钉时可使颈椎适当屈曲,复位

及进行钉棒连接时可调整头架或 Mayfield 头架使颈部适当后伸。

如单纯进行颈前路的矫形内固定术，或预先进行颈前路的软组织松解术，或已完成后路的矫形固定术时，患者取仰卧位，应当将患者的背部及颈项部充分垫高，使头枕部接近悬空，颈部充分后伸。再在枕部垫一薄枕，术中必要时可以抽出此薄枕，使颈部进一步后伸，以利于进一步的颈前路松解或矫形。

（三）手术操作过程

1. 软组织松解术

（1）后凸畸形程度较轻者或经悬吊牵引矫形满意者，无需松解，可直接行前路矫形固定术。

（2）后凸畸形程度较重、经悬吊牵引预矫形不满意者，可先行颈前路、后路或前后路联合的软组织松解术，术后再行悬吊牵引，可获更为良好的悬吊牵引预矫形效果。

1）前路松解时切口最好选用右侧胸锁乳突肌内侧的斜切口，该切口虽后期瘢痕较大，但手术时能满足充分显露及多节段的矫形固定操作。松解手术时向两侧、上下及深方应当充分，应当部分或完全切断颈长肌，向两侧充分松解可小心切开钩椎关节的外侧关节囊，但应注意防止椎动脉损伤；向上下可应包括计划融合固定的节段。

2）后路松解时应当切除后凸节段的部分下关节突及关节囊。正常情况下，颈椎没有后凸畸形，颈椎椎板是有部分重叠的，后路松解及矫形固定手术显露时，一般不易伤及黄韧带、硬脊膜及脊髓；而颈椎后凸畸形患者，在后凸节段，颈椎椎板无法重叠保护黄韧带，在后路松解及矫形固定手术显露时应注意小心操作，防止误伤黄韧带，甚至器械滑入椎板间隙导致硬脊膜及脊髓的损伤。

2. 颈椎前路矫形固定融合术 颈椎前路矫正固定时最好采用多个间盘切除，或多个间盘切除结合椎体次全切除、多平面撑开、多个椎体固定的手术方法。间盘切除后椎间隙的植骨融合材料可选用椎间融合器，但如椎间融合器的高度或形状不合适时，应当选用自体髂骨或钛网；应仔细选用固定坚强的钛板及螺纹较深的螺钉。

前路手术切除间盘，刮除软骨板时应注意保留终板，否则植骨材料易于向椎体中沉陷，导致矫形角度的晚期丢失。

即使较严重的颈椎后凸畸形的患者，多数情况下采用颈椎悬吊牵引预矫形结合前路矫形内固定手术可达到满意的效果。

继发于神经纤维瘤病Ⅰ型的青少年颈椎后凸畸形，前路松解及前路矫形固定融合术时，椎前静脉丛出血较多，应予注意，应足量备血。

前路松解或矫形固定手术时，后凸局部显露较为困难，应予注意。

3. 前后路联合矫形固定融合术及后路矫形固定融合术 严重的后凸畸形以及合并有骨质疏松者，可以选用前后路联合矫形固定融合手术，可以获得更为可靠的融合固定。手术前最好先采用颈椎悬吊牵引预矫形，如有必要，还可以先行颈椎的前路、后路或前后路的联合松解手术。前后路联合矫形固定融合手术应当先行后路手术，再行前路手术。后路固定时可选用侧块钉板或钉棒固定。后路手术开始显露及置入内固定钉时，可以先用头架使颈部适当前屈，以利于切口显露及椎弓根螺钉或侧块螺钉的置入。使用钉棒或钉板器械矫形复位前，应当调整头架，使颈部充分后伸，在需要固定的各棘突根部打孔，而后用 0.8~1mm 的钢丝从各相邻棘突根部打的孔中穿过，用手将后凸的顶点向下（前侧）按压，依次拧紧钢丝，可使颈椎后凸得到部分复位并达到临时固定的作用。根据复位的需要将固定板或棒折弯成需要的形状（对于严重的后凸畸形者不一定要恢复至生理前凸），同时使用专用的提拉复位钳依次将头侧和尾侧的螺钉提拉复位，或用手将后凸的顶点进一步向下（前侧）按压后固定。固定后可行侧位透视或拍片观察矫形复位的情况，如矫形复位不满意，可松掉钉棒连接，进一步采用使颈部充分后伸的体位复位结合器械复位的方法来达到复位的目的。

青少年的严重后凸畸形虽可合并脊髓损害，但往往都是由于颈椎后凸后，脊髓前方结构对脊髓造成压迫所致，颈椎后凸矫正后，神经功能即可改善，多数患者无须同时行椎板成形术或椎板切除脊髓减压手术。

多节段脊髓受压的脊髓型颈椎病伴有退变性颈椎后凸，采用后路椎弓根钉矫形复位固定＋单开门椎板成形术时，应当先进行椎弓根钉的置钉、上棒、矫正后凸畸形，而后再行椎管扩大脊髓减压。否则，如先行椎管开大减压而后再行置钉上棒操作，如操作不慎器械滑入椎管，将出现灾难性的脊髓损伤的后果。

和其他的颈后路固定融合术一样，也应当进行侧块关节的关节间隙和椎板间充分植骨。

后路矫形固定后，参照前述的前路矫形内固定融合手术操作。应当注意，此时的前路手术应当以固定为主,撑开矫形力量不能太大,否则可能导致后路的固定物松脱;另外,如后路行椎弓根钉固定,前路钉板固定的螺钉可能受椎弓根钉的干扰而置钉困难,必要时可变换进钉方向解决。后路椎弓根钉固定后,因矫形固定效能强大,可不必再行前路固定。

后路侧块因螺钉短小,固定强度差,单纯后路侧块固定矫形复位难以达到牢固的固定,一般较少采用。

(四) 术后处理

后凸畸形程度较轻、矫形复位容易、无明显骨质疏松者,术后可用前方较高的颈围领或头颈胸支具固定,保持颈部处于适当的后伸位,外固定需 3 个月左右。

后凸畸形程度较重、矫形复位较困难、合并有骨质疏松者,术后最好采用 Halo-vest 外固定,保持颈部处于适当的后伸位,外固定需 3 个月左右。

手术后应当加强项背肌的锻炼。

(五) 典型病例介绍

病例 1(图 52-2-2):男,15 岁,神经纤维瘤病合并颈椎后凸畸形($C_{4\sim6}$)伴颈脊髓病(A、B、C),颈部疼痛,四肢无力,单纯行颈椎前路矫形融合内固定术,术中切除 C_5 及 C_6 椎体,撑开矫形(D)。术后颈椎畸形获得满意矫正,四肢无力症状得到改善(E、F、G)。

病例 2(图 52-2-3):男,25 岁,4 年前因颈髓内肿瘤,行颈后路椎板切除、髓内肿瘤切除术,术后逐渐出现颈椎后凸畸形、疼痛、慢性脊髓损害而入院(A)。入院后先行颈前路间盘切除松解,行颅骨牵引 1 周后行颈后路矫形侧块固定融合、颈前路固定融合术,术后颈椎后凸畸形矫正满意,脊髓功能改善(B)。

病例 3(图 52-2-4):男性,14 岁,1.5 年前因颈椎椎管内肿瘤行 $C_{2\sim3}$ 椎板切除、椎管内肿瘤切除术,术后逐渐出现颈椎后凸畸形,合并慢性颈脊髓病(A)。入院后先行颅骨牵引 2 周后,颈椎后凸畸形获得大部矫正,再行颈前路 $C_{2\sim5}$ 椎间盘切除,多平面椎间撑开后凸畸形矫正术,术后畸形基本矫正,脊髓功能改善(B)。

病例 4(图 52-2-5):18 岁男性,继发于神经纤维瘤病 I 型的颈椎角状后凸畸形,(A)治疗前 $C_{3\sim6}$ 后凸角 125°,伴四肢麻木无力、活动不灵活的症状,JOA 评分为 5 分;(B)采用前后路颈椎松解后,进行颈椎悬吊牵引 2 周,$C_{3\sim6}$ 后凸角 27°;(C)颈椎前后路

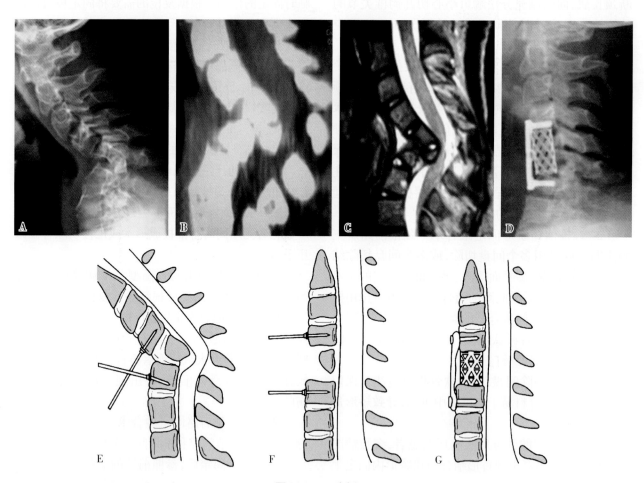

图 52-2-2 病例 1

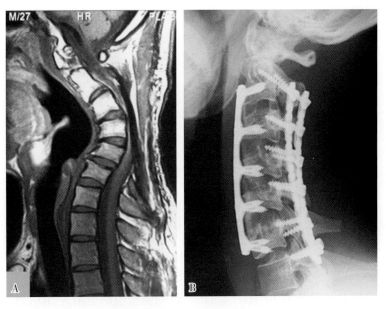

图 52-2-3　病例 2

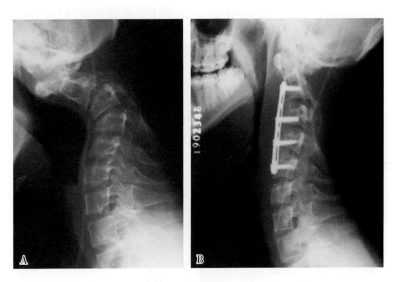

图 52-2-4　病例 3

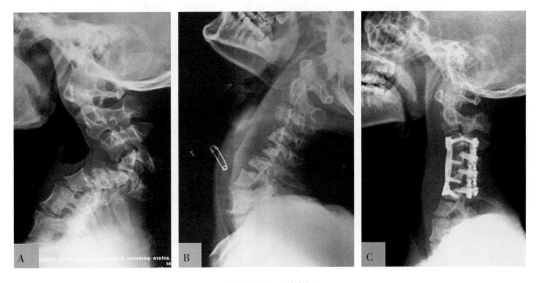

图 52-2-5　病例 4

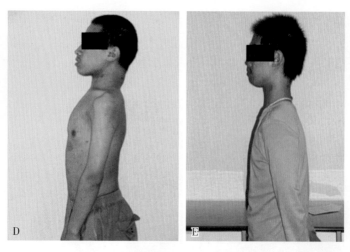

图 52-2-5(续)

联合入路融合固定手术后 $C_{3\sim6}$ 后凸角 30°;(D)术前
外观侧位,颈部后凸,胸椎代偿性前凸;(E)术后 3 个
月复查时,侧位外观大体像显示颈椎后凸消失,代偿

性的胸椎前凸也消失,JOA 评分为 17 分。

　　病例 5(图 52-2-6):男,15 岁,继发于神经纤维
瘤病Ⅰ型的颈椎角状后凸畸形,(A)治疗前 $C_{3\sim6}$ 后

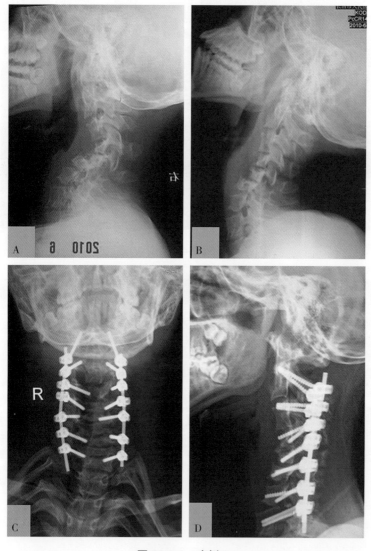

图 52-2-6　病例 5

凸角 93°,四肢活动正常;(B)未行颈椎松解,直接行颈椎悬吊牵引 2 周,C$_{3\sim6}$ 后凸角 36°;(C)颈椎后路复位 C$_2\sim$T$_1$ 椎弓根钉融合固定手术后,C$_{3\sim6}$ 后凸角 42°,术后 3 天后出现一过性一侧上肢三角肌无力,经脱水激素及康复训练后 1 个月,三角肌肌力恢复正常。

病例 6(图 52-2-7):女,49 岁,脊髓型颈椎病、多节段脊髓受压伴退变性颈椎后凸(A、B、C)。采用

C$_{3\sim7}$ 单开门椎管扩大成形术 +C$_{3\sim7}$ 椎弓根螺钉矫形固定、植骨融合术。术后患者神经症状改善满意,退变性颈椎后凸得到矫正,脊髓减压满意(D、E、F、G)。

病例 7(图 52-2-8):女 69 岁,脊髓型颈椎病伴退变性颈椎后凸畸形(A、B),行前路多节段间盘切除撑开植骨融合内固定术,术后仅用颈围领外固定。术后第 4 天患者起床时,家属用力扳头时,前路钢板

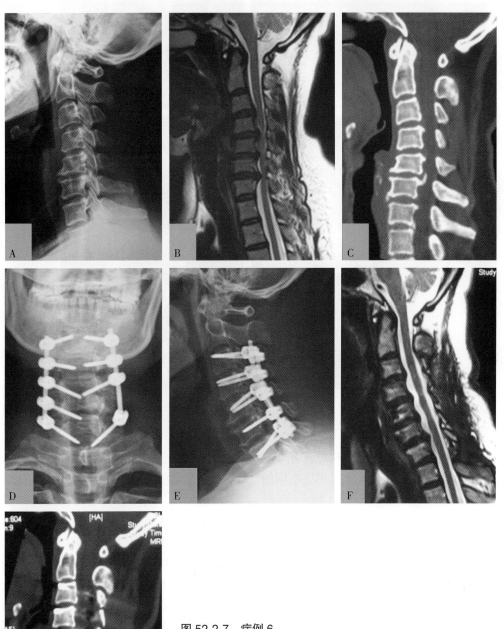

图 52-2-7 病例 6

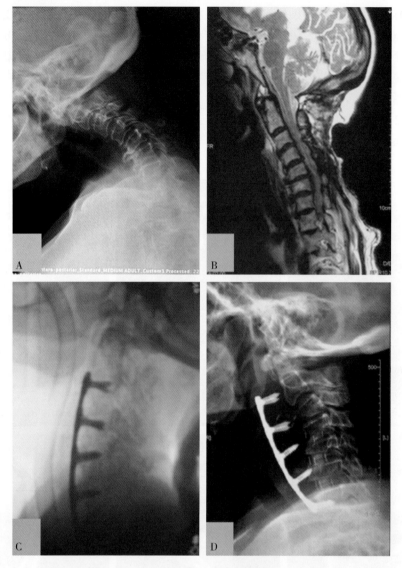

图 52-2-8   病例 7

脱出(C、D)。钢板脱出原因可能与老年患者骨质疏松有关。因此,对于老年人,应当考虑采用更牢固的固定方法。

第三节   Klippel-Feil 综合征

一、概述

Klippel-Feil 综合征是指颈椎的先天性融合,也称为颈椎先天性分隔不全。部分患者伴有短颈、后发际低和颈蹼表现。1912 年,Klippel 和 Feil 在尸检中发现,具有上述表现的患者伴有先天性颈椎融合,并于 1919 年报道了 13 例,此后,该病被称为 Klippel-Feil 综合征。

先天性的颈椎融合是在胚胎第 3~8 周时颈部体节没能正常分节的结果。在这个时期,骨骼可能不是唯一受累的系统,心、肺、泌尿生殖器和听觉系统也常被侵及。对多数患者而言,确切的发病原因尚不清楚。有人认为,早期在胚胎发育期的血管破裂可能是导致颈椎融合以及相关畸形的原因。颈椎的先天融合可以涉及 2 个椎体、多个椎体或整个颈椎,颈椎的融合可发生于上颈椎,也可发生于下颈椎,还可以有跳跃式的融合(图 52-3-1)。

许多人往往仅仅因为非特异的颈部疼痛不适或体检而偶然发现有颈椎的先天融合畸形存在,因为许多患者无症状,实际发生率并不清楚。据文献估计,其发病率为新生儿的 1/42 400~3/700 之间,男性比女性稍多(1.5∶1)。

Klippel-Feil 综合征患者根据融合部位可分为上颈椎融合、下颈椎融合以及跳跃式融合,上颈椎

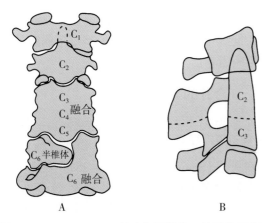

图 52-3-1 Klippel-Feil 综合征颈椎先天性融合示意图

融合易于合并出现枕大孔区畸形（如寰枕融合）。我院于 1988 年统计 150 例合并脊髓神经根损害的 Klippel-Feil 综合征患者，发现融合部位以 C_{2-3} 最为常见（52.9%），C_{3-4} 为其次（27.6%），而发生在下颈椎者较少见，部分病例分别发生上颈椎和下颈椎的融合，其间尚有正常节段。

Klippel-Feil 综合征患者 3 节及以下融合者占 74.4%，2 节融合者占 65.5%，而 3 节以上融合者仅占 29.9%。

二、临床表现

Klippel-Feil 综合征的临床表现主要为外观表现和继发的脊髓神经根损害。其临床表现与融合的部位、节段有关。上颈椎融合、跳跃式融合及多节段融合者易于早期出现脊髓神经根损害，上颈椎融合常常合并寰枕融合或颅底凹陷，这种情况易于出现典型三联症表现，即短颈、后发际低及颈部活动受限表现（图 52-3-2）；而下颈椎融合及 2 节段融合者出现脊髓神经根损害较晚或无脊髓神经根损害表现，尤其是 C_{6-7} 融合者对颈椎的运动及应力分布改变影响更小，更不易出现脊髓神经根损害，也一般不出现颈部的畸形外观。

Klippel-Feil 综合征的典型外观表现是短颈、后发际低及颈部活动受限三联症，但是，只有少数患者有此三联症表现。如果患者同时具有上述的全部典型的三联症表现，则提示颈椎的先天性融合几乎累及全部颈椎，并且出生时就有明显的异常，颈椎融合越广泛，上述的典型畸形表现也越明显。许多人并无上述畸形的外观表现，往往仅仅因为非特异的颈部疼痛不适或体检而偶然发现有颈椎的先天融合畸形存在，大多数患者是因继发性的脊髓神经损害进行影像学检查时才发现存在颈椎融合畸形。短颈和后发际低虽是 Klippel-Feil 综合征患者的典型表现，但并不常见，因此可能被忽略；在严重病例可见颈蹼（颈部皮肤如翼状）。长节段颈椎融合的病例可见颈部活动受限，旋转与侧屈比屈伸更易受到影响。若少于 3 个椎体的融合或下部颈椎融合，则只有轻度的颈椎活动受限而往往为患者本人所忽略。

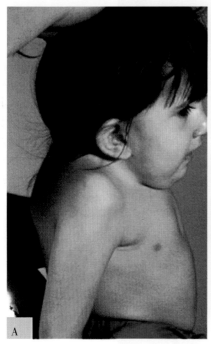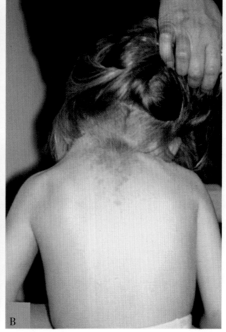

图 52-3-2 Klippel-Feil 综合征的典型表现

A. 短颈；B. 短颈、后发际低及颈蹼表现

颈椎先天融合后,融合的相邻节段因应力增加、过度活动而易于过早出现退行性变以及局部不稳定、椎间盘及侧块关节易于在早期出现退行性关节炎,而可以产生颈项部的疼痛症状;其后,其相邻节段过度活动后,间盘退变突出、椎体后缘及钩椎关节退变增生、骨赘形成以及节段性不稳定,可以导致脊髓神经根受到直接刺激、压迫而出现脊髓神经根损害,并出现相应的脊髓神经根损害的临床表现,如上肢的放射性麻木疼痛无力,或四肢的麻木无力活动不灵活症状及四肢腱反射亢进、病理征阳性等锥体束损害表现。出现脊髓神经根损害者可称为神经根型颈椎病或脊髓型颈椎病合并 Klippel-Feil 综合征;颈椎先天性融合并伴有相邻节段退变的患者,在轻微的颈部损伤中,更易于出现无骨折脱位型颈髓损伤。

脊髓型颈椎病或神经根型颈椎病是基于颈椎退变而产生的疾病,因此多发生于中老年人群;而 Klippel-Feil 综合征合并出现的神经根型颈椎病或脊髓型颈椎病患者,因颈椎先天融合后,其相邻节段因过度活动而过早退变,因而其出现脊髓神经根损害症状的发病年龄要早于一般脊髓型颈椎病或神经根型颈椎病患者。

三、合并的其他畸形

许多先天疾病与先天性颈椎融合一并发生,最常见的有:①脊柱半椎体畸形及侧凸(72%);②高肩胛症(Sprengel 畸形,23%~25%)多见于上颈椎融合同时多节段颈椎融合者,女性较多见;③颈肋(12.7%);④脊柱裂(后脊柱裂 45.3%,前脊柱裂2.2%,前后均有者 3.8%);⑤其他的肾脏畸形、泌尿生殖系畸形、耳聋、联带运动、心血管畸形、呼吸系统畸形等表现。

四、影像学表现

常规 X 线平片、CT 扫描和 MRI 均有助于对 Klippel-Feil 综合征的评价,检查可直接发现颈椎的融合畸形表现,可发现颈椎融合的部位、融合的节段,并可见融合节段的相邻节段的退变(图 52-3-3)。

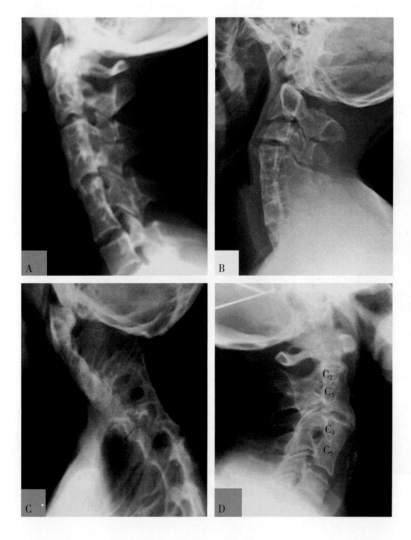

图 52-3-3 Klippel-Feil 综合征颈椎先天融合的影像学表现
A. C_{3-4}, C_{5-6} 跳跃式融合;B. C_{4-7} 多节段融合;C. 整个颈椎融合为一体;D. C_{2-3}、C_{3-4} 跳跃式融合,因颈椎融合后在 C_{3-4} 间隙可见因活动过度及应力过大而退变增生明显

应当拍摄颈椎的正侧位片及过伸过屈侧位片，过伸过屈侧位片对确定寰枢关节不稳定或两个先天融合区域之间相邻节段的不稳定最为重要。除了退行性骨赘所致的局部节段性椎管狭窄外，椎管直径多为正常。若在 X 线片上有椎管扩大，应怀疑有脊髓空洞症、脊髓积水或 Arnold-Chiari 畸形。全脊柱的 X 线检查，有助于确定是否合并先天性或特发性脊柱侧凸。除了颈椎融合，受累椎体变平变宽和没有椎间隙均是常见的表现。年幼儿童可因脊柱没有骨化而表现正常，颈椎后侧结构通常最早骨化和融合，因此有助于早期诊断 Klippel-Feil 综合征。

颈椎 CT 检查比 X 线平片能更好地判断和了解颈椎融合的情况，融合的相邻节段退变后椎间隙的狭窄、骨赘的增生等情况。

颈椎 MRI 检查有时不易显示出颈椎融合的骨结构的变化，但可以更好地了解颈椎融合的相邻节段间盘的退变、椎间关节炎的表现以及有无间盘突出及骨赘对脊髓神经根的压迫情况，还可以通过脊髓信号的改变，反映其受压后反应性的缺血表现，有助于对继发的脊髓损害的诊断。

五、治疗

因融合的相邻节段退行性关节病所致的颈项部疼痛症状，通常采用常规的休息、牵引、颈围领制动、理疗和消炎止痛药等非手术治疗，一般疗效满意；对持续性疼痛患者，可以考虑受累节段的椎间盘

及侧块关节采用微创治疗，包括激光、射频或封闭治疗；长期非手术治疗无效的顽固性疼痛患者，采用微创治疗后有一过性症状改善，或经关节突封闭、间盘造影，能证实颈项部的疼痛的确源于融合的相邻节段退变者，可以考虑将过度活动而退变的相邻节段予以固定融合。但由于颈项疼痛往往与多种因素有关，决定手术应当严格掌握适应证，除外因其他因素所致的颈项部疼痛。

因融合的相邻节段退变后产生的脊髓神经根损害，大多数需要进行减压及固定融合手术。手术前需详细询问病史并进行神经系统查体，确定有无脊髓神经根损害；拍摄详细的颈椎正侧位 X 线片和过伸过屈侧位片，还需进行颈椎 CT 平扫及矢状位重建片检查、颈椎 MRI 检查，仔细评价以确定病变部位，手术方式可参照一般的神经根型颈椎病和脊髓型颈椎病的手术治疗方式。如脊髓神经根受压的节段范围较局限，可以采用前路的减压固定融合术；如除了融合的相邻节段退变并导致脊髓压迫外，还有其他的活动的椎节退变并导致多节段的脊髓受压，可以考虑行后路的广泛的椎板成形术，但同时应当在融合的相邻节段行后路的侧块或椎弓根钉固定（图 52-3-4）。

对在体检中偶然发现颈椎存在先天融合，且在过伸过屈侧位平片上发现其相邻节段已经出现了明显或严重的活动度过大，MRI 及 CT 也发现了明显退变的影像学证据，如患者既没有脊髓神经根损害

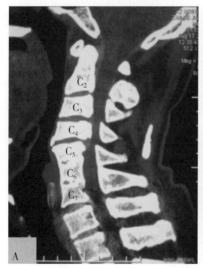
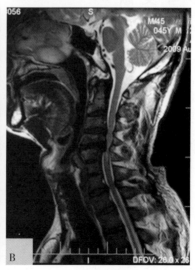

图 52-3-4

病例：男，46 岁，Klippel-Feil 综合征、C_{5-7} 先天融合（A），无骨折脱位型颈髓损伤四肢不全瘫。MRI 见 C_{5-6} 间隙退变增生明显，C_{4-5}、C_{5-6} 间盘突出，颈髓受压；C_7~T_1 间盘轻微突出，颈髓轻微受压；T_2 加权相上显示在 C_{4-5}、C_{5-6} 颈髓受压的相应节段有高信号表现（B）。手术：C_3~T_1 单开门椎管开大成形术 C_{4-5} 椎弓根钉固定融合术。术后患者脊髓损伤症状有明显改善（C、D）

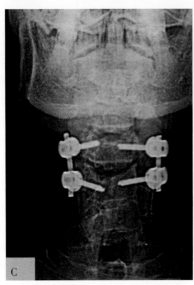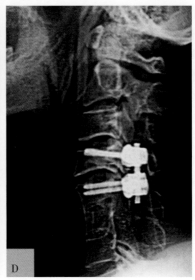

图 52-3-4（续）

的症状，也没有与此相关的颈项部疼痛症状，一般无需预防性地融合固定活动过大的相邻节段。但应当告诫患者加强项背肌的锻炼、加强颈项部保护、减少颈项部的活动、注意保暖、防止受伤受凉等保健措施，以延缓相邻节段的退变。

而对于多节段颈椎融合患者的短颈畸形等外观不良，一般不建议采用手术矫治；但采用手术矫正高肩胛症畸形则有较好效果。

（张 立 刘忠军 钟沃权 孙 宇 姜 亮）

参 考 文 献

1. 张立, 孙宇, 李锋, 等. 悬吊牵引预矫形手术融合内固定治疗青少年颈椎严重角状后凸畸形. 中国脊柱脊髓杂志, 2008, 18(3): 206-211

2. 张宏其, 袁丹, 刘少华, 等. 重度僵硬型非角状颈椎后凸畸形的手术治疗. 中国脊柱脊髓杂志, 2008, (4): 266

3. 刘洋, 袁文. 颈椎后凸畸形的研究进展. 中国脊柱脊髓杂志, 2007, (11): 873

4. 王磊, 陈维善. 颈椎后凸畸形手术治疗. 国外医学. 骨科学分册, 2005, (6): 362

5. 桂斌捷, 叶晓健, 贾连顺, 等. 特发性颈椎后凸畸形的手术治疗. 中国矫形外科杂志, 2004, (9): 665

6. 郭世绂. 临床骨科解剖学. 天津: 天津科技出版社, 1989

7. 胥少汀, 葛宝丰, 徐印坎. 实用骨科学. 第3版. 北京: 人民军医出版社, 2005

8. 田慧中, 项泽文. 脊柱畸形外科学. 乌鲁木齐: 新疆科技卫生出版社, 1994

第五十三章

先天性脊柱侧凸

先天性侧凸是由于椎节的先天发育异常而产生的脊柱三维畸形,可造成脊柱生长过程中的失衡。先天性侧凸类型多样,畸形复杂,临床治疗难度较大。

一、分类

基于胚胎学的成因,先天性侧凸可以分为两大类:形成不全和分节障碍。

(一)形成不全

椎节形成不全又称为I型畸形,可以是部分的,形成一个楔形椎,或是完全的,形成半椎体。

椎体的纵向生长归因于上下两端的骨骺软骨,半椎体上下两端的生长能力和导致畸形的严重程度与其具体形态有关(图53-0-1)。

1. 分节良好的半椎体 其上下两端均具有生长潜力,相邻椎体的形态正常(图53-0-1A)。

2. 部分分节的半椎体 半椎体的上端或下端具有生长潜力,而另一端与相邻椎体融合(图53-0-1B)。

3. 未分节的半椎体 上下端均没有生长潜力,半椎体完全与上下椎体相融合(图53-0-1C)。

4. 蝴蝶椎 在两侧形成较为对称的半椎体,两侧上下端均具有生长潜力(图53-0-1D)。

5. 嵌入型半椎体 半椎体上下两端均有生长潜力,但相邻椎体对其有代偿,这种半椎体相当于"切入"相邻节段中(图53-0-1E)。

(二)分节障碍

分节障碍又称II型畸形,可以是部分的,或者是完全的(阻滞椎)。对于部分分节障碍,其位置可以在前方、后方、侧方或是混合型。对于一侧骨桥形成或者不对称性骨桥,由于有骨桥的一侧发育受阻,可以引起严重的脊柱侧凸(图53-0-2)。

在很多病例中,上述不同种类的畸形常合并存在,有的涉及数个节段,形成混合型畸形,如形成不

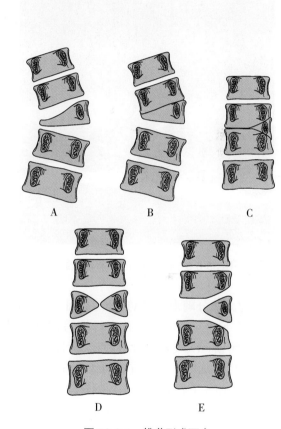

图53-0-1 椎节形成不全

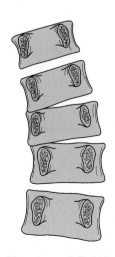

图53-0-2 分节障碍

全合并分节障碍（Ⅲ型畸形）。

（三）合并畸形

脊柱的胚胎发生与许多器官系统的发生在同一时间，因此合并存在其他器官系统的畸形并不少见。30%~60%的先天性脊柱畸形儿童合并有其他器官系统畸形[2-4]。最常见的合并存在的是脊髓和泌尿生殖器畸形。脊髓畸形包括脊髓栓系、脊髓纵裂（图53-0-3）和脊髓空洞症等。最常见的泌尿生殖器畸形是肾脏发育不全和异位肾。

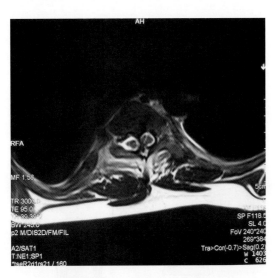

图 53-0-3　先天性侧凸伴脊髓纵裂

上述大部分畸形是 VATER 综合征的一部分。VATER 是下述几种畸形的首字母缩写：脊椎畸形（V）、肛门闭锁（A）、气管食管瘘（TE）、桡骨变形和肾脏缺陷（R）。VATER 这一首字母缩写随后修改为 VACTERL，加入了心脏缺陷（C）和肢体缺陷（L）。

先天性椎体畸形也常见于 Klippel-Feil 综合征，其特点为颈椎先天融合，颈部活动受限，短颈和后发际变低。最近，还有报道先天性侧凸见于其他畸形，如：Sprengel 畸形、Mayer-Rokitansky-Küster-Hauser 综合征、Jarcho-Levin 综合征、Goldenhar 综合征和 Genoa 综合征。

二、病因

先天性侧凸在一般人群中并不多见，其确切发病率并不清楚，多数病例为零星发现，但是家族发病率文献报道为 1%~5%。女性患者比男性患者稍多，女性和男性之比约为 3 或 2:1。

有文献认为先天性侧凸的发生与遗传和环境因素有关。近期又有学者认为基因突变也是先天性侧凸的原因之一。环境因素的影响也有相关的研究。

有学者发现，在鼠和兔的胚胎发育模型中，如果体节形成过程中母体暴露于一氧化碳，则会诱发椎体的畸形。但是，一氧化碳的作用机制尚不清楚。目前已知的是一氧化碳可以通过造成低氧血症或基因突变而影响脊柱的软骨。另外，还有学者发现先天性侧凸的家族中特发性侧凸的发生率也有增高。

三、自然病程

不管是何种病因所引起，先天性侧凸倾向于在生长发育过程中持续加重。侧凸加重的风险与骨骺生长区数量的不平衡和椎体畸形的部位有关。在不进行任何治疗的情况下，大约85%的先天性侧凸患者在发育成熟时弯曲加重大于41°。例如，分节的半椎体由于在生长过程中持续长大，因此具有较明显的加重趋势。同样道理，由于在生长阻滞侧没有一点儿生长潜力，最容易加重的畸形是存在凹侧单侧分节障碍伴有凸侧分节良好的半椎体。相反的，楔形椎有较轻的加重风险，而完全阻滞的半椎体或嵌入的半椎体并不产生有进展的侧凸。因此，可以认为双侧生长潜力越不平衡，其畸形发展就越严重。

另外，畸形所在的部位也对侧凸的进展产生影响。位于胸腰段的侧凸所引起的畸形最为严重，而上胸椎的畸形相对较轻。

对于先天性侧凸的自然病程，需要考虑以下几个问题：畸形类型、畸形部位、畸形数量、侧凸最初的严重性和上下总体生长趋势。对于上述问题的分析可以有助于确定侧凸的进展可能性，并选择合适的治疗方法。

四、畸形的评价

（一）体格检查

先天性侧凸的体格检查要包括可能发生的脊髓和其他器官系统畸形。在评价脊柱的畸形状态时，要注意总体的冠状位和矢状位平衡情况、肩膀的高度、头部和躯干偏离骨盆中线的距离。对患者的神经功能进行检查和记录非常重要，包括肌肉力量、肌容积、反射和感觉障碍等。另外，要检查畸形的柔韧性、步态和肢体长度。如果存在疼痛，应检查其部位并进行量化。应注意患者后背有无局部凹陷或皮肤斑块。检查者要注意颈部的活动是否有异常，四肢（特别是桡骨）有无畸形。

（二）影像学

1. X 线片　对先天性侧凸患者进行早期 X 线片检查对确定其畸形有帮助，多余的椎弓根、椎间隙不对称或消失、肋骨的融合或缺如都有助于诊断。最好在4岁之前进行检查,易于明确其畸形的类型。如果患者在4岁之后就诊,需要查找以往的胸片或腹平片来确定其畸形类型。较大患儿的平片对于评价畸形类型的价值下降,因为椎体已有过多的骨化,尤其是在融合或生长阻滞的区域。

站立位全脊柱正位和侧位平片有助于判断畸形的类型和位置,测量弯曲的大小,判断脊柱的平衡状况(冠状位和矢状位)。在先天性侧凸采用Cobb法测量弯曲的大小有时会因为椎节分界不清而造成不精确,所以将不同时间的测量进行对比是很重要的,可以判断弯曲的进展情况。在将不同时间的影像进行对比时,常常因为主弯包含有畸形椎而测量困难,而代偿弯是由正常的椎节所形成,其测量较为准确。所以,在主弯测量困难时,可以通过代偿弯的测量间接推测主弯的变化,如果代偿弯没有发展,则预示主弯也没有发生明显的进展。

2. MRI　先天性侧凸常伴有脊髓的畸形。在MRI问世之前,采用脊髓造影和CT所观察到的合并脊髓畸形发生率为5%~58%;而MRI广泛使用后使脊髓畸形的发生率得到更精确的判断,为30%~41%。最常见的畸形为脊髓栓系、脊髓空洞和脊髓纵裂(见图54-0-3)。

MRI是否需要常规应用于每一个先天性侧凸患者是一个问题。尽管在特发性侧凸患者,MRI只用于少见弯曲类型或神经系统检查有异常者,但在先天性侧凸患者有理由作为常规检查,因为脊髓畸形在先天性侧凸患者中占比高达1/3,其中一些畸形本身需要接受神经外科手术治疗,而其他一些畸形在侧凸矫形手术过程中要进行相应处理,如脊髓纵裂。及时发现这些畸形有助于治疗方法的选择,减小侧凸矫形手术可能发生的风险。当然,如果不是准备手术治疗,而患者又没有神经损害的临床表现,则并不急于马上进行MRI检查,因为对于很小的患儿,在检查中不能有效配合,有时需要进行全身麻醉,所付出的成本较高。而对于有异常的神经系统发现或是侧凸进行性加重以及要准备手术的患者,则需要进行MRI检查。

最后,有必要对患者进行泌尿生殖系统检查,可以通过肾脏超声来精确判断,在必要时请相关科室会诊。

五、治疗

(一) 非手术治疗

先天性侧凸需要持续和密切的临床观察,这种观察要在生长发育过程中定期进行。在临床观察中要注意对弯曲的进展进行评价,判断是否需要手术治疗。对于复杂的畸形,尽早治疗常常更为简单而安全。

与特发性侧凸相比,先天性侧凸的保守治疗价值较小。仅对于蝴蝶椎、未分节的半椎体或完全阻滞的分节障碍以及少数上下多发半椎体正好位于两侧而具有相互代偿性者,可以进行较长期的保守治疗并严密观察。对于有一定柔韧性的弯曲,支具是唯一可能有效的保守治疗方法。对于少数有较长且柔韧性好的弯曲的患者,可以采用支具治疗。然而,多数先天性侧凸的弯曲是较短且僵硬的。由于这一特点,并且在骨骼发育成熟之前需要较长的时间,所以支具常常仅作为一个临时的处理方法。

因此,先天性侧凸的治疗有2种选择:①对于静态的畸形进行临床观察;②对持续加重的侧凸进行手术治疗。

(二) 手术治疗

先天性侧凸的患者大多需要进行手术,以避免在骨骼发育成熟时出现严重的弯曲和脊柱失平衡,其治疗与特发性侧凸具有很大不同,由于其手术方式和时机受多种因素所决定,所以术者需要根据每个患者的特点,在完善评价畸形的类型及其潜在进展风险后,制订个体化的治疗方案。

先天性侧凸的进展原因是脊柱一侧的生长快于另一侧,所以手术治疗的主要原理是阻止这种不平衡的生长,可以同时进行畸形的矫正。目前共有4种主要的手术方式:后路脊柱融合、前后路联合脊柱融合、凸侧半椎体骨骺融合和半椎体切除。

1. 后路脊柱融合　后路原位融合是最简单和安全的手术方式。当然,尽管是这种最简单的手术也需要仔细操作,因为可能有潜在的后方椎板缺如,存在神经损伤的风险。在作后方暴露前仔细分析影像资料可以帮助我们注意到上述缺陷。即使在后方结构已经暴露好后,也要仔细判断手术区域的异常结构,并与影像资料相对照,因为影像所见的前方半椎体和生长阻滞节段可能在后方结构中并没有相应的表现。融合范围应该包括整个侧凸区域,在侧方要达到横突。术后需要坚强的支具外固定4~6个月来获得坚强的融合。

该手术方式可能发生的几点问题:

(1) 由于前方的脊柱结构是完整的,仍然保留生长能力,因此可能在随后出现旋转畸形加重和融合部位的弯曲,称为"曲轴现象"。其风险因素包括手术时年龄较小和融合后残存明显弯曲。

（2）存在假关节形成的风险，尤其是在术后制动时间较短者。

（3）存在延长融合节段的风险，主要是由于定位不准或融合范围不够。

为了避免假关节的形成，并且在术中获得更好的矫形效果，可以采用后方固定，但是神经损伤的风险可能有所增加，需要进行术中脊髓功能监测，并在必要时进行唤醒试验。另一个问题是内固定的大小对于患儿来说不易选择，异常的椎弓根和椎板可能造成固定的困难。

2. 前后路联合脊柱融合　前路手术可以进行间盘和终板的切除，通过这种松解方式增加脊柱的柔韧性，获得更好的畸形矫正。同时，应进行前路植骨融合。

前后路联合手术与单纯后路手术相比减少了假关节和曲轴现象的发生。在一些病例，可以通过后路进行前方的融合。位于胸腰交界处的畸形适合于后路的手术方式，胸膜返折处有良好的视野，便于进行间盘切除和融合。另外，有学者采用胸腔镜进行间盘的切除和植骨融合，获得了较好的效果，可作为一种选择。当从前方到达畸形部位时，应当注意脊髓供血血管的畸形可能导致血管结扎后脊髓缺血。

3. 凸侧半椎体骨骺融合　凸侧半椎体骨骺融合的原理与长骨畸形的治疗方法类似。手术减慢凸侧生长的同时，凹侧的继续生长可以产生持续而安全的侧凸矫正。实施手术的先决条件包括：患儿年龄较小（小于 6 岁），有足够的生长潜力供持续矫形所需；侧凸范围内的椎体小于 7 个；凹侧有明显的生长潜能。这一技术需要前后路联合暴露，前路切除凸侧的椎间盘和终板软骨，并进行凸侧的植骨融合，后路手术包括单侧小关节的切除和融合。这一矫形方法的效果较为适中，在骨骼成熟时能够达到的矫正角度在 0°~20° 之间。

在后路或者前后路联合手术中，内固定的使用可以为凹侧提供牵张力，为凸侧提供加压力，使手术获得更好的矫形效果。但是，术后的制动仍然是必要的。

由于这一治疗方式利用了患者的剩余生长潜力，所以需要其具有完整有效的脊柱生长能力，弯曲并不严重，并且所涉及的椎体较少。

4. 半椎体切除（图 53-0-4）　这一手术方式通过将半椎体完全切除的方式，彻底去除畸形节段，再通过内固定矫正局部畸形，重建平衡，是最为彻底的一种术式。

手术可以通过前后路联合进行。在前方的凹侧进行植骨有助于维持矢状位的顺列。除非植骨和固定非常坚强，否则术后的制动是必需的，一般采用支具即可。

近年来，随着后路截骨矫形技术的不断改进和

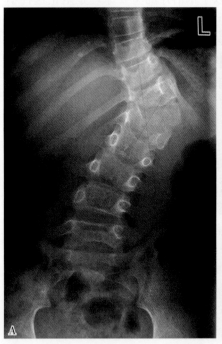
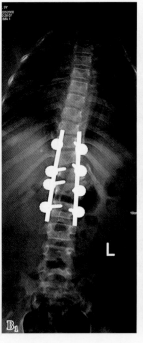
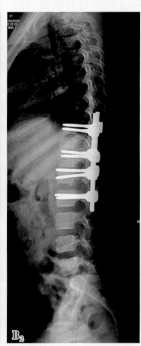
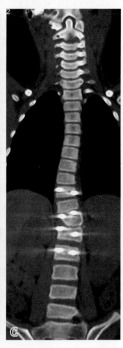

图 53-0-4　女性，8 岁，先天性侧凸，T$_{12}$ 半椎体畸形

A. 术前正位 X 线片；B. 行后路半椎体切除，侧凸矫形，T$_{10}$~L$_2$ 固定，术后正侧位 X 线片；C. 术后 CT

成熟,单纯通过后路进行半椎体切除成为普遍采用的方法。通过后路一个切口,先切除后方发育不良的附件结构,再剥离并暴露前方畸形的椎体,在有效保护神经结构的基础上,彻底切除半椎体,并切除上下软骨板,然后进行残留间隙的闭合矫形,可根据畸形矫正的需要加行凹侧的撑开植骨。该术式的主要风险为神经损伤,尤其是在胸椎区域,因为靠近脊髓,所以风险更大。因此,虽然手术可以获得良好效果,仍然不能忽视其风险。

在复杂的合并多节段融合的畸形中,或者原来进行过融合手术的患者,可能存在明显的躯干失平衡。对这种患者,可能需要在术中进行截骨,以获得较好的畸形矫正。在截骨后,可以一期完成矫形,或者在一段时间的牵引后进行矫形手术。

(三) 治疗方案的制订

对于先天性侧凸的治疗,其问题往往不是是否需要手术,而是需要怎样手术和何时手术。与特发性侧凸尽量延迟融合时间不同,先天性侧凸要在其进展过程中尽早手术,以矫正畸形,避免其进展为结构性的脊柱失代偿,并且尽量减少融合的节段和对以后脊柱生长发育的影响。患者在骨骼成熟后的身高并不是要考虑的主要问题,因为如果任由一个进展的弯曲生长,其生长方式为畸形的生长(合并有旋转加重和代偿弯的出现),而不是正常的纵向生长。早期进行正确的手术将最终使患者长的更高,姿态更正常。在手术决策中还要注意的是患者对手术的耐受情况、骨骼的发育程度以及是否有合适的内固定材料,上述问题在年龄过小患儿的诊治时尤为突出,往往需要被迫等待患儿长大一些后才能施术。

手术方案需要根据患者的具体情况制定,包括椎体畸形的类型、畸形部位、弯曲的大小和柔韧性以及患者的年龄。后路融合适用于较小的弯曲且脊柱前方未融合节段生长潜力有限者,以避免曲轴现象的发生。所以,手术区域存在前凸应该作为其禁忌证,因为其后的生长将使前凸持续加重。前后路联合手术的主要适应证是有较大生长潜力的侧凸,如单侧分节不全合并对侧半椎体。凸侧半椎体骨骺融合是一个理论上可行的方法,但是应注意其先决条件:所涉及的椎节少于7个;弯曲小于70°;年龄小于6岁,脊柱的生长在该年龄已完成了2/3;没有病理性的后凸或前凸。目前,国内外的学者对于其应用效果仍有争议,在手术决策中应该慎重。半椎体切除适用于不可接受的畸形,固定性的躯干侧方倾斜和半椎体位于侧凸顶端者。该手术最安全的区域

在腰椎和腰骶交界处。

内固定的使用依赖于术者的选择,但在年龄大于5岁的较大侧凸患者通常需要使用,因为其单纯通过外固定难以获得和维持畸形的矫正。在合并存在脊髓畸形,如脊髓纵裂、脊髓栓系或脊髓空洞等情况时需要慎重应用内固定,因其可能增加神经损伤的风险。另外,在矫形过程中也应对上述脊髓畸形所存在的风险有充分认识。

(曾　岩　陈仲强)

参 考 文 献

1. Winter RB, Moe JH, Eilers VE. Congenital scoliosis: A study of 234 patients treated and untreated. J Bone Joint Surg Am, 1968, 50: 1-47

2. Jaskwich D, Ali RM, Patel TC, et al. Congenital scoliosis. Curr Opin Pediatr, 2000, 12: 61-66

3. Shahcheraghi GH, Hobbi MH. Patterns and progression in congenital scoliosis. J Pediatr Orthop, 1999, 19: 766-775

4. Jog S, Patole S, Whitehall J. Congenital scoliosis in a neonate: Can a neonatologist ignore it? Postgrad Med J, 2002, 78: 469-472

5. Winter R, Moe J, Lonstein J. The incidence of Klippel-Feil syndrome in patients with congenital scoliosis and kyphosis. Spine, 1984, 9: 363-366

6. Chaumien JP, Rigault P, Maroteaux P, et al. The so called Klippel-Feil syndrome and its orthopedic incidence. Rev Chir Orthop, 1990, 76: 30-39

7. Wynne-Davies R. Congenital vertebral anomalies: Aetiology and relationship to spina bifida cystica. J Med Genet, 1975, 12: 280-288

8. Winter RB. Congenital scoliosis. Orthop Clin North Am, 1988, 19: 405-418

9. Purkiss SB, Driscoll B, Cole WG, et al. Idiopathic scoliosis in families of children with congenital scoliosis. Clin Orthop, 2002, 411: 27-31

10. Bulman M. Notch signaling pathway defects in spondylothoracic dysplasia. Nat Genet, 2000, 24: 448-452

11. Imaizumi K, Masuno M, Ishii T, et al. Congenital scoliosis (hemivertebra) associated with de novo balanced reciprocal translocation, 46, XX, t (13; 17) (q34; p11.2). Am J Med Genet, 1997, 73: 245-246

12. Farley FA, Loder RT, Nolan BT, et al. Mouse model for thoracic congenital scoliosis. J pediatr Orthop, 2001, 21: 537-541

13. McMaster M, Ohtsuka K. The natural history of congenital scoliosis: A study of two hundred and fifty-one patients. J Bone Joint Surg Am, 1982, 64: 1128-1147

14. Klemme WR, Polly DW Jr, Orchowski JR. Hemivertebral excision for congenital scoliosis in very young children. J Pediatr Orthop, 2001, 21: 761-764

第五十四章

发育不良性腰椎滑脱

发育不良性腰椎滑脱(developmental spondylolisthesis)是儿童和青少年腰骶椎发育异常而导致的一类疾病,发病机制不很清楚。主要病理表现包括有椎体向前滑移、关节突结构异常、关节突间的峡部裂,严重者可见 L_5 椎体和骶骨的形态异常以及腰骶部后凸畸形,并可导致患者腰腿痛、神经压迫及脊柱发育和姿势的异常。了解其产生的原因和发展规律,正确把握处理原则与治疗方法对于获得临床满意疗效是十分重要的。

一、流行病学

针对"发育性腰椎滑脱"而进行的流行病学研究并不多见。早先曾有学者对新生儿进行普查,发病率为 0。Taillard 于 1976 年报道了一例 3.5 个月的小儿先天性腰椎滑脱,这是能够找到的发病最小的一例报道。Fredrickson 对一组 500 例 6 岁的儿童进行了观察随访,发现 4.4% 的儿童有峡部缺损,其中过半数的患儿发生了腰椎滑脱,男性患儿多见,病变主要集中在 L_5、S_1 节段;成年后,峡部缺损的比例增加至 5.4%,椎体滑脱的比例为 4%,峡部裂很少融合;椎体滑脱进展最快的时期是在青少年时期。Wiltse 对于特定的青少年人群研究发现,这群人在 5~7 岁的年龄段发生滑脱约为 5%,到了 18 岁年龄,这群人的发病率增加到了 6%~7%,在以后基本稳定于这个数字,其中多出来的约 1% 的患儿,主要出现于 11~15 岁时的生长高峰期。

对于发育不良性滑脱的发病率,我国没有相应研究报告。根据美国人群的调查资料,一般人群峡部裂性腰椎滑脱总的患病率约为 5%~7%,但是存在人种差异。白人男性的患病率为 6.6%,白人女性为 2.3%;黑人男性为 2.8%,女人仅为 1.1%;而在爱斯基摩人青少年可达 13%,成人高达 54%。从事特

殊职业的人群与腰椎峡部裂性滑脱的发病率密切相关,如举重、游泳、体操运动员的腰椎峡部裂性滑脱远远高于普通人群,司机、飞行员也较正常人群有着更高的发生率。这一类椎体滑脱,在病因学上应该主要与关节突间的峡部长期承受过大应力损伤有关。

发育不良性滑脱是否进展是被普遍关注的问题。Danielson 等人连续观察了 311 例青少年腰椎滑脱的患者,均通过保守治疗,平均随访为 3.8 年,他发现滑脱程度重与较高的滑脱角度、骶骨拱顶型改变、L_5 椎体楔形改变等因素有关,但没有发现明确的促进滑脱进展的因素。Sairyo 等人针对一组青少年腰椎滑脱保守治疗的患者进行观察,发现在滑脱进展过程中,80% 的进展发生于椎体软骨形成期,17% 的进展发生于骨骺环封闭期,骨发育成熟后,腰椎的滑脱不再进展。此外,腰骶部强有力的肌肉力量和较为粗大的 L_5 横突对于防止腰骶部滑脱的发生也具有阻止作用。

二、病因学

关于发育不良性椎体滑脱的病因有多种解释,但是没有一种学说能够解释所有病变。有学者提出是由于神经弓内各骨化中心在发育过程中未能融合在一起导致了峡部缺损,可是没有得到形态学研究的支持。究竟是椎体发育不良导致了滑脱还是滑脱导致了关节突与 L_5 椎体和骶骨形态异常仍然存在很大争论。

Wiltse 在其分型中划分出了先天性椎体滑脱类型,但是在文献中罕有新生儿中出现的所谓的先天性腰椎滑脱的报道,在一些大样本研究的结果也没有找到新生儿出现先天性腰椎滑脱的证据,因而该分型受到质疑。流行病学研究和临床观察显示椎体

滑脱的发病率伴随着直立活动的出现而增加,某些特殊运动如体操、举重、潜水、排球等运动可以导致更高的峡部裂发病率,患有 Scheuermann 后凸畸形继发腰椎过度前凸的患者峡部缺损发生率较高。这些事实提示,在直立状态下和腰椎过伸时,腰椎峡部可能遭受反复发生的微小应力创伤而导致缺损。生物力学研究也证实,在腰椎仰伸或持续的过度前凸状态下,椎体峡部承受更大应力与剪切应力。

但是,在临床上确实存在很少一部分病例,其 L₅ 椎体和骶骨结构及关节突形态异常,通常合并脊柱裂、椎体畸形等,与常见的峡部裂性椎体滑脱有显著不同。这类椎体滑脱的病因可能与先天性或发育性因素关系更为密切。

三、滑脱的特点与分类

腰椎滑脱的分类方法有多种,被广泛应用的有 Wiltse 等人在 1976 年提出的病因病理学分类方法以及 Marchetti 在 1991 年提出的临床学分类方法。前者注重滑脱节段的局部病变,后者注重腰椎的整体形态改变。Wiltse 将腰椎滑脱分为 6 型(表 54-0-1),其中 I 型腰椎滑脱与 II 型腰椎滑脱的发病以青少年为主,认为与生长发育密切相关(图 54-0-1、54-0-2)。

由于影像学的发展以及对于腰椎滑脱病因的重新认识,Marchetti 与 Bartolozzi 提出了新的腰椎滑脱的临床分型指导原则,将腰椎滑脱分成发育不良性与获得性两大类型,前者主要以青少年发病为主,与

表 54-0-1 腰椎滑脱的 Wiltse 分型

分 型		亚 型
I型	先天性腰椎滑脱	Ia 腰骶小关节先天型发育不良并伴有水平位旋转
		Ib 腰骶小关节先天型发育异常并伴有矢状位旋转
		Ic 其他类型的发育异常(如先天型后凸或椎体形成异常)
II型	峡性腰椎滑脱	IIa 峡部慢性应力性断裂缺损
		IIb 慢性应力重建导致的峡部延长
		IIc 急性峡部骨折
III型	创伤性腰椎滑脱	
IV型	退变性腰椎滑脱	
V型	病理性腰椎滑脱	
VI型	手术后腰椎滑脱	

Wiltse 分型的前两型相对应;后者成年人居多,基本等同于 Wiltse 的后 4 种分型。同时,按照患者外观与影像学的整体表现,发育性腰椎滑脱又被进一步分成了高度发育不良与低度发育不良性椎体滑脱。高度发育不良性滑脱在 X 线片上具有明显的腰骶部后凸畸形、拱顶样骶骨,并多数伴有姿势异常(表 54-0-2)。这种以临床表现和影像学特征为基础的分型系统更为准确,同时根据腰骶关节形态对腰椎滑脱所做轻重分型能够反映其发展趋势,对临床治疗更具指导意义,因此这种分型方法得到更多认可。

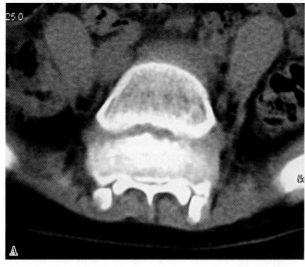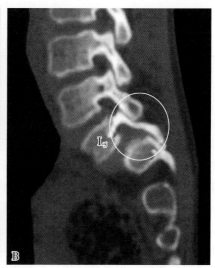

图 54-0-1

A. 发育不良性腰骶椎滑脱,腰骶关节突发育异常并伴有矢状位旋转。相当于 Wiltse 分型 Ib;B. 发育不良性腰骶椎滑脱,L₅ 峡部显著拉长。相当于 Wiltse 分型 IIb

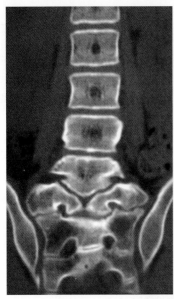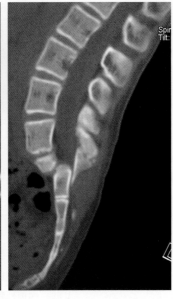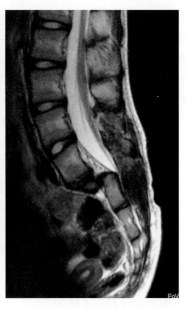

图 54-0-2　发育不良性椎体滑脱。骶骨发育畸形,S$_1$ 椎体滑脱。相当于 Wiltse 分型 Ic

表 54-0-2　腰椎滑脱的 Marchetti 分型

	分 型	
发育性腰椎滑脱	低度发育不良	合并峡部断裂
		合并峡部延长
	高度发育不良	合并峡部断裂
		合并峡部延长
获得性腰椎滑脱	创伤性腰椎滑脱	急性骨折
		应力性骨折
	退变性腰椎滑脱	原发性退变
		继发性退变
	病理性腰椎滑脱	局部疾病
		全身系统性疾病
	手术后腰椎滑脱	直接由手术导致
		间接由手术导致

四、临床表现

(一)症状与体征

大部分青少年发育不良性椎体滑脱的患者没有临床症状,少数患者表现有慢性腰疼或腿痛或两者兼而有之。其中,部分患者因为某种外伤或过度活动后引发急性腰背疼痛等原因检查而发现,极少有发生马尾神经的损害。腰腿痛多为持续性,与活动和姿势相关,卧位疼痛消失或减轻,但与椎体滑脱程度并无紧密的关联。相当部分峡部裂性滑脱的患者是在成年时期由于慢性腰背疼痛拍摄 X 线片时才发现峡部的缺损。仔细查体可以发现患者通常存在腘绳肌紧张,导致在进行直腿抬高试验时腘窝部

大多不能伸直。椎体滑脱较重的患者可以表现有特殊的异常姿势,即当患者站立或行走时髋关节和膝关节呈现屈曲状态(图 54-0-3)。这可能是由于病变节段椎体间的不稳定性活动对神经的慢性压迫和刺激导致了腘绳肌紧张以及由于骨盆的向后旋转限制了髋关节的后伸,此时患者只有屈膝才能够保持身体的平衡。此外,腰部检查可以发现有 L$_5$ 棘突明显凸起、腰椎过度前凸。部分患者可以合并有脊柱侧凸畸形等。

(二)影像学检查

X 线片是最重要的基本检查。正位片可以显示滑脱节段椎体结构重叠紊乱和脊柱是否存在侧凸畸形;侧位片可以显示椎体滑移程度、椎体形态与畸形程度、腰椎矢状面平衡及有无后凸畸形;斜位片可以显示有无椎板峡部裂或峡部被拉长等(图 54-0-4)。卧位与站立位 X 线片和屈伸位 X 线片对于判定滑脱的稳定程度和脊柱矢状面的代偿是必不可少的检查。近年来的研究发现两侧股骨头连线中心点相对于骶骨终板中点的关系(骨盆入射角,PI)对于判定滑脱发展趋势有一定价值,我们的研究也证实重度腰椎滑脱患者拥有更大的 PI、更小的骶骨曲度,并且多数伴有穹顶形骶骨。因而建议在摄取腰椎片时应包括完整的骶骨和髋关节,以测量 PI 并观察其与椎体滑脱的关系。普通 CT 检查可以清楚显示峡部病损、关节突结构异常及由于椎体滑脱导致的椎管狭窄,CT 矢状面重建则对峡部断裂或异常、椎间孔状况、椎体和骶骨形态异常、滑脱节段后凸程度判定

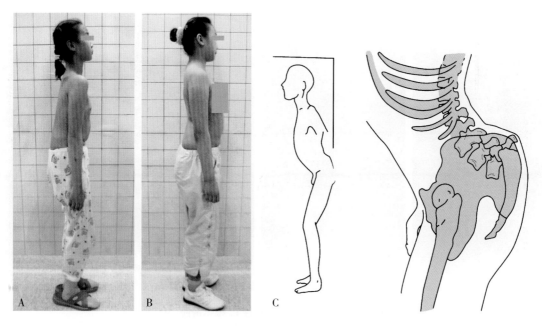

图 54-0-3　发育不良性腰骶椎滑脱患儿

A. 术前：站立时，腰骶部后凸，膝关节不能伸直，处于屈曲状；B. 术后：腰椎恢复正常曲度，膝关节完全伸直；C. 解剖图示

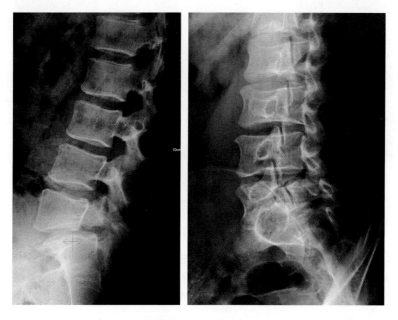

图 54-0-4　低度发育不良性椎体滑脱。侧位 X 线片显示 L₅ 椎体向前滑移
Ⅱ°，峡部断裂；斜位 X 线片可见典型的表明峡部断裂的"狗颈断裂征"

等有特殊价值；MRI 对于了解病变节段椎间盘和周边软组织异常提供重要信息（图 54-0-5）。

（三）椎体滑脱程度的测量

与椎体滑脱相关的测量方法很多。Meyerding 法（图 54-0-6）是用于划分椎体滑脱程度轻重的一种简便方法。但对于严重发育不良性椎体滑脱的测量，难以准确测量，一般推荐采用 Danielson 法或 Taillard 法（图 54-0-7）。对于椎体滑脱合并有显著拱顶形骶椎时的测量很困难，可以使用 Hubert 推荐的方法划定骶骨终板（图 54-0-8），即沿骶骨后壁划一线，拱顶形骶骨面与此线交点作一垂线，至骶骨前缘的距离即为假定的骶骨上缘的矢状径，然后以此为基础进行测量。

还有很多与椎体滑脱相关的影像测量，主要用于研究椎体滑脱的发生机制或判定椎体滑脱的趋势。如：骨盆倾斜角（PT）（图 54-0-9），即股骨头中

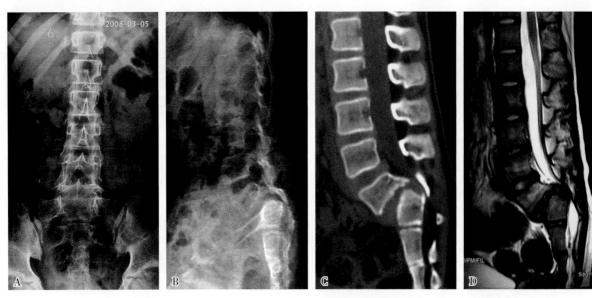

图 54-0-5　高度发育不良性 L₅ 椎体滑脱，Ⅴ°

A 和 B. 腰椎正侧位 X 线片；C. 腰椎 CT 矢状位重建影像；D. 腰椎 MRI 矢状位图像

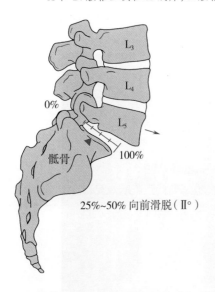

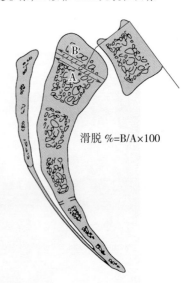

滑脱 %=B/A×100

图 54-0-6　椎体滑脱程度的测量，Meyerding 法：将椎体上终板分为四等分，椎体向前滑移至第二格内即为Ⅱ度滑脱，以此类推。如超过第四格，即为Ⅴ度滑脱

图 54-0-7　Taillard 法：骶骨终板矢状径为 A，滑移椎体后下缘向 A 作垂线交点得到滑移距离 B，B/A×100% 即为椎体实际的滑移程度

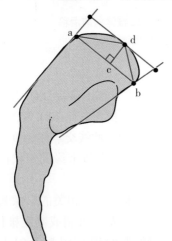

图 54-0-8　Hubert 法用于不规则骶骨上终板的矢状径的确定与测量，即沿骶骨后壁画一直线，直线与骶骨上端的交点为 a，由此向前做一垂线与骶骨前方的交点为 b，ab 可作为骶骨上终板的矢状径，ab 的中点 c 到穹顶样骶骨 d 的高度表示骶骨畸形的程度

时候,会通过骨盆向前旋转(增大 SS,更加翘臀)来维持一个较小的 PT,从而引发腰骶角度增大、腰椎曲度加大等一系列姿势变化,使腰骶关节承受更大的剪切力,容易导致腰椎滑脱的发生。同样,一旦椎体发生滑脱后,通过自身调节使骨盆前倾和腰椎前凸加大以维持一个较小的 PT 而保持脊柱平衡状态,使身体仍然能够保证正常的站立。在重度腰椎滑脱的患者当中,有一部分患者与轻度滑脱一样,通过自我调节能够维持较小的 PT,还有一部分患者的 PT-SS 补偿机制被彻底打破,身体不能维持正常平衡,影像学上表现为 PT 增大、SS 减小,结果出现了腰骶部后凸、脊柱矢状面失衡。Hresko 与 Hubert 等人据此提出了两种平衡方式的划分标准(图 54-0-10),后一种类型对应的就是 Merchatti 所指出的高度发育不良性腰椎滑脱。

五、治疗

(一) 非手术治疗

多项对于儿童或青少年的椎体峡部裂和滑脱的流行病学研究显示有症状的椎体滑脱只是少数;儿童和青少年的峡部裂和低度滑脱在他们骨骼发育成熟后,从患者群总体上讲,滑脱进展的风险也很小;如果当椎体滑脱超过 50%、腰骶角小于 100°或合并肌肉营养不良性椎体滑脱,则病变进展的可能性增大;临床观察显示大多数低度滑脱通过非手术治疗可以取得很好的临床疗效。上述研究结果为非手术治疗的安全性和有效性提供了可靠的证据和支持。

非手术治疗的方法主要包括:24 小时穿戴腋下

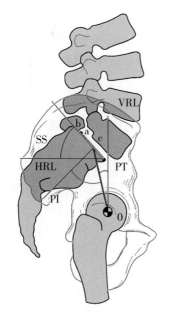

图 54-0-9　PT. 骨盆倾斜角;PI. 骨盆入射角;SS. 骶骨倾斜角

点与骶骨上终板中心点连线与垂直线之间的夹角;骶骨倾斜角(SS)指骶骨终板与水平线之间的夹角。人体处于站立位姿势的时候,下肢的支撑力线与躯干的重力线并不完全重合,骨盆是这两个力线衔接的地方。下肢作用于骨盆的中心点可以看做是股骨头中心,躯干重力作用于骨盆的中心可以看做是骶骨平台中点。身体为了保持正常的站立位姿势,骨盆需要进行前旋转以使上下肢的力线尽量重合。通常,股骨头与骶骨终板的相对位置处于恒定,这个位置不同个体之间会有差异。在某些人群当中,股骨头的位置距离骶骨终板更远,这样在他们站立的

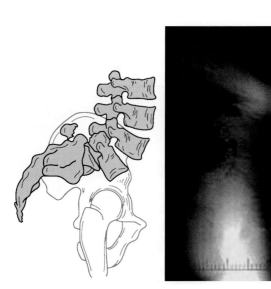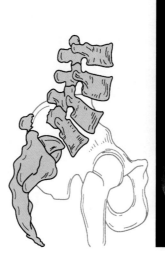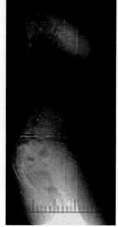

骨盆旋前平衡亚组　　　　　　　骨盆旋后亚组

图 54-0-10　Hresko 等人提出腰骶部椎体滑脱后可能出现的两种平衡方式

至腰骶部的支具(图54-0-11)3~6个月,同时进行背部与腹部肌肉锻炼。Bell报道一组28例I°和II°青少年滑脱患者采用运动调整、肌肉锻炼和支具治疗的结果,所有患者疼痛消失,滑脱没有明显进展。如果症状缓解,椎体滑脱没有加重,可以再继续部分时间穿戴支具,之后逐渐恢复各种活动,但是应避免反复腰背部过度伸展类型的运动。此外,对于因外伤导致的峡部骨折或损伤,支具治疗也可以获得很好的结果。

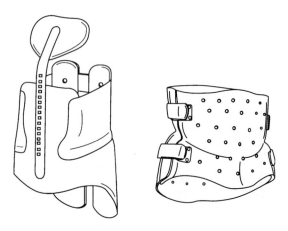

图54-0-11　腰椎滑脱保守治疗所经常使用的固定背心

(二)外科治疗

外科治疗的主要目的是解除椎体滑脱节段的神经压迫并通过植骨融合消除病变节段的不稳定以防止其进一步滑脱。尽管由于技术手段的提高使椎体滑脱复位变得容易,但是几乎一致的认同是不应追求椎体滑脱复位,因为这并不能提高临床疗效,反

而会增加相应的并发症。由于重度椎体滑脱合并局部显著的后凸畸形和骨盆旋转并导致患者姿势与步态异常,因而在神经减压与节段固定融合的同时必须要矫正节段的后凸畸形。

1. 适应证　经过系统非手术治疗症状不能缓解的峡部裂性椎体滑脱;明显不稳定性椎体滑脱;呈现进展性的椎体滑脱;大于II°的椎体滑脱;合并有显著神经根损害或马尾神经损害的椎体滑脱。

2. 原位植骨融合技术　曾经是椎体滑脱(特别是青少年椎体滑脱)治疗的广泛应用的经典方法,适用于各种类型包括高度发育不良性重度椎体滑脱的治疗。采用脊柱后正中入路或劈开椎旁肌肉的入路均可,植骨融合的范围包括滑脱椎体的棘突、椎板、关节突、横突、骶骨和骶骨翼,L_5~S_1重度滑脱的融合通常需要向上融合至L_4椎体。植骨床的准备十分重要,一定要使上述结构的骨皮质去除,显露松质骨,同时要进行充分的自体骨植骨,必要时应添加异体骨植骨。术后需要卧床3~4个月,或采用包括人字石膏、腰骶石膏等支具固定。但有文献报道采用单独植骨融合术后不进行制动而早期活动治疗的病例,可以获得同样满意的植骨融合率。植骨融合同时进行内固定可以提高融合率并早期活动。以往文献报道,对于青少年椎体滑脱治疗,单独的原位融合安全,腰痛和神经根症状缓解满意,极少需要进行椎板切除和神经减压。我们曾经对一位34岁L_5椎体脱垂患者单纯采用原位融合治疗,术后腰部疼痛完全缓解并正常工作与生活,25年后感觉腰痛,但不影响工作(图54-0-12)。原位融合的缺点是手术创

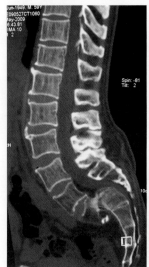
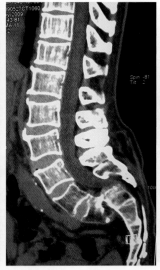
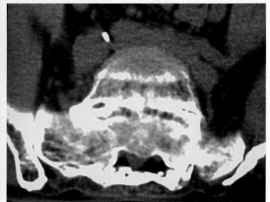

图54-0-12　患者,男性,59岁。因重度发育不良性椎体滑脱,腰痛,25年前行腰骶部后外侧原位融合,腰痛消失。近1年腰部出现酸胀不适感,肌力感觉正常。继续保守治疗

伤较大,需要植骨量大。尽管文献报道原位融合率效果不错,但是也发现不融合率较高,对于一些良好融合的病例,特别是重度滑脱的,术后仍然存在滑脱的进展或滑脱角加重。Grzegorzewski 对 21 例重度滑脱患者采用原位融合、术后应用 Pantaloon 管型石膏、卧床 4 个月治疗,全都获得良好融合。然而,术后 1 年有 5 例患者滑脱进展,2 例滑脱角加重。但是,平均 12.8 年的随访显示,21 例中仅有 4 例患者有轻微的腰痛。尽管原位融合是一项"古老"的方法,并不能矫正畸形,但是它安全、有效、可靠,仍然可以作为椎体滑脱(特别是青少年椎体滑脱)治疗的重要选择。

3. 经后路穿行骶骨至 L5 椎体的植骨固定融合技术　Bohlman 于 1990 年报道了一种用于治疗重度椎体滑脱的方法:经后方广泛椎板、关节突切除减压后,切除骶骨弓形的上端,与 L5 和 S1 神经根之间,用粗钻头经由骶骨钻向 L5 椎体前缘,不穿透皮质骨,然后取自体腓骨植入,后来有学者采用粗大螺钉替代柱状骨穿过 L5 和 S1 椎体进行固定。再辅以单独的后外侧融合或同时进行椎弓根固定。本质上也是一种原位融合,不进行复位。该方法的缺点是手术过程中对神经根和硬脊膜囊的牵拉有损伤神经的风险。此外,植入的腓骨虽然对前柱有支撑作用,但由于和脊柱力线不在一个方向上,容易产生植骨的塌陷或折断。至今,该方法并未得到广泛应用(图 54-0-13)。

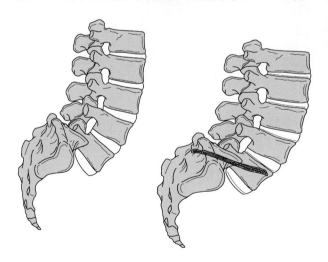

图 54-0-13　Bohlman 于 1990 年报告了一种用于治疗重度滑脱的方法

4. 峡部裂修补技术　主要适用于无椎体滑移或滑移轻微的关节突间峡部裂的治疗。患者年龄较轻,无明显椎间盘退变,经保守治疗疼痛不缓解时即可考虑采用此方法治疗。有多种手术方法可供选择,

要点在于峡部裂瘢痕的彻底刮除、将骨裂断端硬质骨面刮除使松质骨露出,局部植入松质骨;可以采用螺钉直接固定椎板峡部裂(Buck)、用钛缆缠绕双侧横突与棘突的技术(Scott)、椎弓根螺钉 - 椎板钩技术等,使骨断端加压,同时并不影响椎体节段间的活动。术后可以早期下地锻炼,逐渐恢复至正常的各种活动。北京大学第三医院的方法:首先行峡部裂局部的清理,于断端填放松质骨,于峡部裂的椎体安放椎弓根螺钉,然后安放椎板钩,用固定棒连接螺钉和椎板钩并进行加压固定,使峡部裂断端尽量闭合。该方法技术简单,采用通用的螺钉与椎板钩即可,疗效满意(图 54-0-14)。

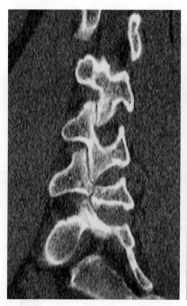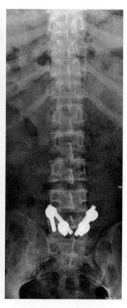

图 54-0-14　L₅椎体双侧峡部裂,经后方入路椎板峡部清理、植骨,L₅椎弓根螺钉与椎板钩固定

5. 经前方或前后联合融合的技术　从前方经腹膜外或经腹腔显露椎间盘进行椎体间融合是一种经典的融合方法,在国外应用较多,国内应用极少。临床报道可以获得较高的融合率和临床效果。主要步骤包括椎间盘及软骨板切除,经前方撑开椎体间隙以尽可能减小椎体滑脱角,然后植入自体髂骨或异体柱状骨(图 54-0-15)。为提高融合率,可以进行椎体间的固定。该方法主要用于中度以下椎体滑脱。对于椎体滑脱后路手术失败的翻修治疗可以考虑采用前后联合的手术,特别是在后方局部瘢痕严重、植骨困难、固定不牢靠时。此时,首先经后方松解,重新进行固定;然后经前方进行椎体间融合(图 54-0-16)。虽然需要 2 个手术入路,但是降低了神经损伤的风险,提高了固定融合效果。对于重度椎体滑脱

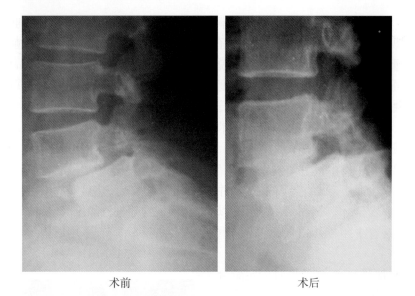

术前　　　　　　　　　术后

图 54-0-15　L_{4-5} 峡部裂性椎体滑脱,经前路腹膜外入路椎体间自体髂骨植骨融合

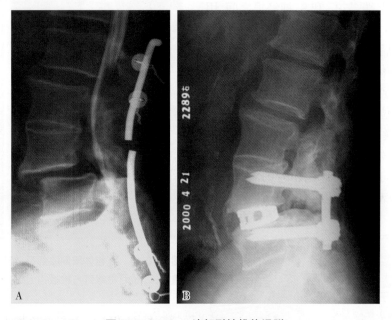

图 54-0-16　L_{4-5} 峡部裂性椎体滑脱

A. 棘突内固定棒断裂,L_{4-5} 节段不稳定;B. 经后路取出内固定棒,于 L_{4-5} 采用椎弓根螺钉先行椎体滑脱复位,再经前路进行 L_{4-5} 椎体间隙椎间融合器植入及植骨融合

的治疗,首先经前方进行椎体部分或全部切除、滑脱椎体间的松解,可以实现较好的滑脱角的矫正和后方的良好复位固定;或经前后联合处理提高固定强度与融合率。

经前方入路手术的并发症主要有植骨块下沉、植骨块吸收、矫正丢失。此外,逆行射精或阳痿、椎体前方大血管损伤也是必须要考虑的潜在并发症。虽然临床上绝大多数患者经后路手术可以获得满意效果,但是在某些特殊情况下,经前方入路手术还是有其重要实用价值的。

6. 经后方椎体滑脱复位与融合术　20 个世纪 30 年代开始,有人采用头颅 - 骨盆或头颅 - 股骨牵引等方法逐渐闭合复位后再行后外侧融合治疗青少年椎体滑脱。后来相继有一些采用 Harrinton 支撑棒固定技术和 Luque 棒固定技术等治疗椎体滑脱的报道。椎弓根螺钉固定技术广泛应用后,使得针对椎体滑脱复位的技术有了显著提高。对于Ⅱ°及Ⅱ°以下的轻中度滑脱,很少合并有椎体畸形和局部的后凸,采用椎弓根螺钉技术一般都可以获得满意复位,并通过后外侧植骨或椎体间植骨有效提高了植骨融合率(图 54-0-17)。对于Ⅲ°及以上椎体滑脱进行单纯复位要小心神经根牵拉性损伤,尤其是对于高度发育不良性椎体滑脱不宜直接进行复位,否则很容易引发神经损害。多数仅对滑脱节段的上下两椎体进行固定融合即可,如果滑脱椎体的椎弓根细小或固定不够牢靠,可上延至 L₄ 椎体。L₅~S₁ 椎体间后外侧融合的植骨床准备通常不太理想,且显露创伤较大,并需要较大植骨量。我们通常更倾向于联合采用椎体间放置融合器(PLIF)或同时加后外侧植骨(PLF)的方式进行植骨融合。由于椎体滑脱复位,椎体间隙植骨床面积加大,为植骨融合提供了很好的条件;同时,椎体间隙放置融合器,有效提高了前柱应力载荷而减少后方内固定的失败。在术中应注意神经根的保护,特别是在放置椎体间融合器时向对侧牵拉硬脊膜囊不要超过椎管中线以防神经损伤;在放置上位椎体椎弓根螺钉时小心保护邻近关节突关节,以免术后发生邻近节段的不稳定或后凸畸形;不要强求复位,为此反复操作无益,还会增加并发症的风险;进行椎体间融合时,椎间盘与软骨板要彻底刮除,经椎间隙植入碎骨片后再安放椎体间融合器可提高植骨融合率。椎体间撑开不要超过邻近椎间隙高度,以避免增加邻近节段应力。经椎间孔椎体间隙植骨(T-LIF)可以大大减少对硬脊膜囊和神经根的牵拉而有效避免损伤,特别对椎体滑脱的翻修手术有较大帮助。几种方式的手术术后均可以早期下地,术后 3 个月即可逐步恢复至正常的活动。术后 1~2 年后可以行内固定的取出。

7. 椎体部分切除与滑脱复位术　Ⅲ°或Ⅲ°以上的椎体滑脱属重度滑脱,导致神经损害的可能较大,多数患者 L₅ 椎体呈楔形和 S₁ 椎体穹顶样改变,椎体严重滑移甚至脱垂,滑脱角显著增大,导致腰骶部后凸畸形和躯干矢状面失衡。矫正局部后凸畸形,恢复躯干矢状面平衡以改善患者行走步态是手术治疗的主要目的。临床研究证实采用单纯的原位融合治疗重度椎体滑脱即使融合很好,也仍然会发生椎体滑移和滑脱角的继续加重;神经症状不能缓解;假关节发生率可高达 50%;长期随访,部分患者因局部椎管狭窄而再次手术。有学者采用前后路联合手术、环周融合、延长后方融合范围,可以提高植骨融合率。但是,与手术入路相关并发症较多。

在临床上,大于 50% 的重度椎体滑脱更多的属于低度发育不良性滑脱,即所谓峡部裂性椎体滑脱,局部解剖结构变异不大,椎体呈前后水平滑移,腰骶部后凸较轻,手术复位相对容易,较少发生神经损害。而高度发育不良性重度椎体滑脱或椎体脱垂局部有显著解剖结构变异,均合并有腰骶段后凸畸形,对滑移的 L₅ 椎体复位时,椎体自骶骨前下方被拉向后上方与骶骨上面对合,同时改善腰骶部前凸。这一复位过程,L₅ 神经根受到的牵拉要显著大于呈水平滑移的低度发育不良性重度椎体滑脱,所以发生神经损害的风险很高。因而,在复位时短缩脊柱以减小对神经根的牵张十分重要。Michael Rof 采用经后路 L₅ 椎体部分切除、S₁ 椎体上的穹顶切除及 L₅~S₁ 椎间盘切除、L₄~S₁ 临时固定、行 L₅~S₁ 滑脱

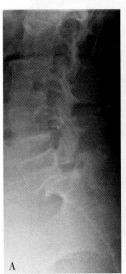 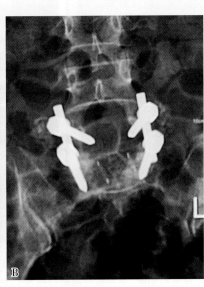 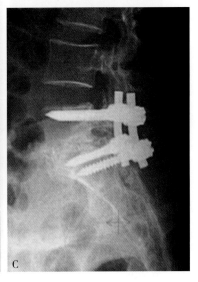

图 54-0-17　L₅ 椎体低度发育不良性滑脱,Ⅱ°,经后方入路,采用椎弓根螺钉技术进行复位固定,同时行 TLIF 椎体间植骨融合及后外侧椎管融合
A. 术前腰椎侧位片;B. 术后腰椎正位 X 线片;C. 术后腰椎侧位 X 线片

复位及椎体间融合器植入的方法治疗27例Ⅲ°和Ⅳ°的椎体滑脱患者，有6例患者出现神经损害，最终有1例没有恢复。我们的方法是(图54-0-18)：切除椎板、关节突，充分显露神经根并予以保护，切除L₅椎体下终板、L₅~S₁椎间盘及拱顶形骶骨，用窄的剥离子分别于两侧纤维环后侧方推至前方并切断纤维环。进行椎体复位，将椎间融合器植入椎体前半部，或仅于椎间填入碎骨以更好地短缩脊柱，于L₅~S₁间螺钉加压闭合椎体间隙。采用该方法治疗发育不全良

性重度椎体滑脱10例，椎体滑脱由术前的91%矫正至术后的15%；腰骶部后凸畸形显著改善。术后10例中有5例出现神经损害，4例于术后2~4个月完全恢复，1例虽有所恢复但左侧遗留足内翻。

8. L₅脱垂椎体切除、L₄与骶骨连接固定融合术　该手术需要前后路联合完成，一般先经前方左侧腹膜外入路显露脱垂或严重滑脱的L₅椎体，结扎左侧腰动静脉后，将腹主动静脉与髂总动静脉游离并拉向右侧，充分显露出脱垂的椎体，采用磨钻或锋

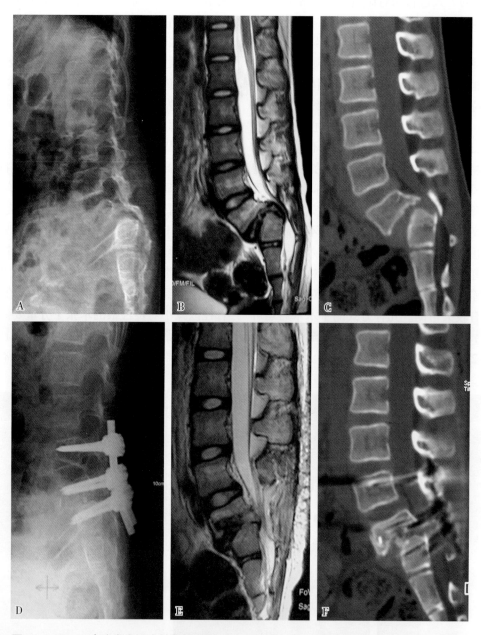

图54-0-18　L₅高度发育不良性椎体滑脱，Grade Ⅴ°，LSA 42°。经后路行L₅椎板、双侧关节突切除、L₅~S₁椎间盘与S₁拱顶样终板切除，采用椎弓根螺钉技术L₅椎体滑脱复位、椎体间隙PLIF植骨，L₄~S₁固定术。L₅椎体滑脱完全复位，L₅~S₁后凸畸形纠正

A. 术前腰椎侧位线片；B. 术前腰椎MRI；C. 术前腰椎CT矢状位重建；D. 术后线片；E. 术后腰椎MRI；F. 术后腰椎CT矢状位重建

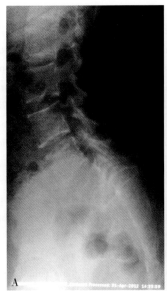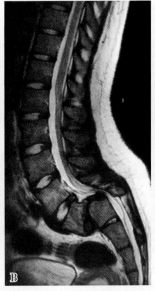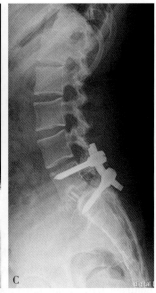

图 54-0-19　女性，14 岁。8 年前外伤后即感腰痛，近 1 年来伴有双下肢疼痛，休息后缓解。体检发现双侧小腿外侧针刺觉过敏，SLR45°，余未见异常。采用前方经腹膜外入路 L$_5$ 椎体切除，经后方入路 L$_5$ 椎体附件切除，L$_4$、S$_1$ 置入椎弓根螺钉，将 L$_4$ 与 S$_1$ 椎体对合，并与两椎体间放入椎间融合器植骨固定。术后患儿出现右侧腓骨长短肌力量轻微减弱，2 周后恢复

A、B. 术前腰椎 X 线片与 MRI 显示 L$_5$ 重度发育不良性滑脱，Ⅵ°；C. 术后 6 个月腰椎 X 片显示 L$_4$ 与 S$_1$ 完全对合，融合良好，曲度正常

利骨刀切除 L$_5$ 椎体及相邻上下椎间盘至椎体后缘，关闭伤口。之后，患者改俯卧位，显露并切除棘突和椎板。于右侧 L$_4$、S$_1$ 椎弓根拧入螺钉并行临时固定，切除 L$_5$ 左侧上下关节突、横突及残留椎体和椎间盘；于左侧进行同样的操作，使得 L$_5$ 椎体与附件全部切除。最后，通过内固定器械将 L$_4$ 复位至 S$_1$。复位过程中要特别避免神经根的牵扯或挤压，术者要始终确保神经根在自己的视线之内。为保证 L$_4$ 与骶骨的融合，可于 L$_4$ 与 S$_1$ 间放置椎体间融合器并植骨。

　　Gaines 采用同期或分期 L$_5$ 椎体完整切除，之后将 L$_4$ 椎体复位到骶骨并与之固定融合的方法治疗重度滑脱 30 例。虽然采取短缩脊柱以避免复位对神经的牵拉损伤，但是术后神经损伤率仍然高达76%，尽管一年后大部分患者基本上恢复。我们采用该术式治疗重度椎体滑脱取得初步较好的效果（图 54-0-19）。

　　总之，发育不良性重度椎体滑脱的治疗仍然是摆在我们面前的一个非常棘手、风险很大的挑战。

（陈仲强）

参 考 文 献

1. Wiltse LL, Nweman PH, MacNab I. Classification of spondylolysis and spondylolisthesis. Clin Orthop, 1976, 117: 23-29

2. Marchetti PG, Bartolozzi P. Classification of spondylolisthesis as a guideline for treatment. In: Bridwell KW, de Wald RI, et al. The Textbook of Spinal Surgery. 2nd ed. Philadelphia, PA: Lippincott-Raven, 1997: 1211-1254

3. MacThiong JM, Labelle H, Berthonnaud E, et al. Sagittal alignment of the spine and pelvis during growth. Spine, 2004, 29: 1642-1647

4. Duval-Beaupe're G, Schimdt C, Cosson P. A barycentremetric study of the sagittal shape of spine and pelvis: the conditions required for an economic standing position. Ann Biomed Eng, 1992, 20: 451-462

5. Taillard W. Etiology of Spondylolisthesis. Clin.Orthop, 1976, 115: 30-39

6. Danielson BI, Frennered AK, et.al. Radiologic progression of isthmus lumbar Spondy- lolisthesis in young patient. Spine, 1991, 16: 422-425

7. Whitesides TE, Horton WC, Hutton WC, et al. Spondylolytic pondylolisthesis: a study of pelvic and lumbosacral parameters of possible etiologic effect in two genetically and geographically distinct groups with high occurrence. Spine, 2005, 30: S12-21

8. James W. Complications in Spondylolisthesis Surgery. Spine, 2005, 30: S97-S101

9. Boulay C, Tardieu C, Hecquet J, et al. Sagittal alignment

of spine and pelvis regulated by pelvic incidence：standard values and prediction of lordosis. Eur Spine J,2006,15：415-422

10. Vialle R,Ilharreborde B,Dauzac C,et al. Is there a sagittal imbalance of the spine in isthmic spondylolisthesis? A correlation study. Eur Spine J,2007,16：1641-1649

11. Fredrickson BE,Baker D,Mcholick WJ,et al. The natural history of spondylolysis and Spondylolisthesis. J Bone Jiont Surg,1984,66A：699-707

12. Seitsalo S,Hyvarinen H,et al. Progression of Spondylolisthesis in children and adolescents-a long-term follow-up of 272 patients. Spine,1991,16：417-421

13. Grzegorzewski A,Kumar SJ. In situ posterolateral spine arthrodesis for grade Ⅲ,Ⅳ,and Ⅴ spondylolisthesis in children and adolescents. J Pediatr Orthop,2000,20：506-511

14. Smith MD,Bohlman HH. Spondylolisthesis treated by single-stage operation combining decompression with in situ posterolateral and anterior fusion. J Bone Joint Surg Am,1990,72：415-420

15. Michael R,Hannjörg K,Robert PM,et al. Anatomic Reduction and Monosegmental Fusion in High-Grade Developmental Spondylolisthesis. Spine,2006,31：269-274

16. Hubert Labelle,Ierre Roussouly,Deniel Chopin,et al. Spino-pelvic alignment after surgical correction for developmental Spondylolisthesis. Eur Spine J,2008,17：1170-1176

17. Bradford DS,Gotfried Y. Staged salvage reconstruction of grade Ⅳ and Ⅴ Spondy- lolisthesis. J Bone Jiont Surg,1987,69A：191-202

18. Bartolozzi P,Sandri A,Cassini M,et al. One-stage posterior decompression stabilization and trans-sacral interbody fusion after partial reduction for severe L5-S1 spondy-lolisthesis. Spine,2003,28：1135-1141

19. Molinari RW,Bridwell KH,Lenke LG,et al. Anterior column support in surgery for high-grade,isthmic spondylolisthesis. Clin Orthop,2002,394：109-120

20. Petraco DM,Spivac JM,Cappadona JG,et al. An anatomic evaluation of L5 nerve stretch in spondylolisthesis reduction. Spine,1996,21：1133-1138

第五十五章

青少年特发性脊柱侧凸畸形

特发性脊柱侧凸是指脊柱的侧凸和旋转畸形，而无任何其他脊柱本身发育异常或神经肌肉等异常，是脊柱侧凸中最常见的一种，约占70%。

特发性脊柱侧凸的治疗需要医生对其病因、自然病程和各种治疗方法的灵活选择有深刻的理解。尽管特发性这一定义较为确切，但是对其病因和自然病程的了解在逐渐增多。近来对基因的研究有助于发现基因的变化在特发性脊柱侧凸的发展中是如何起作用的。对自然病程的研究使我们了解到侧凸加重的危险因素，以指导其治疗选择。支具治疗仍然是重要的非手术治疗方法，一些新型的支具也给了医生和患者更多的选择。手术治疗在过去一些年来改进很大，随着对侧凸畸形理解的逐渐深刻、手术和麻醉方法的改进、器械的不断更新，手术技术呈现跨越式的发展。这些新技术的采用使矫形效果更好，并发症更少，术后恢复更快。本章的目的是总结特发性脊柱侧凸的最新治疗概念，介绍目前常用的各项治疗方法。

一、特发性脊柱侧凸的发病率

对脊柱侧凸的发病率研究曾经采用对筛选结核病所进行的胸部平片进行观察，或者对在校生进行筛查。在多数研究中，均采用脊柱X线片上弯曲程度大于10°作为侧凸的标准。Shands和Eisberg回顾了50 000人的胸片，发现有1.9%存在>10°的脊柱侧凸。≥20°的侧凸在人群中约占0.5%。Duhaime发现14 886名被检者有1.1%存在脊柱侧凸。在学校中进行脊柱侧凸发病率的大面积普查的方式也有报道。最大规模的一次研究是Lonstein在1982年所报道，在1973—1980年期间观察了明尼苏达州的1 473 697名学生，发现1.1%存在脊柱侧凸。在其他国家也有相应的发病率调查。Inoue

报道日本的脊柱侧凸发病率为1.37%。在南非，Dommisse发现1.66%的学生存在>10°的脊柱侧凸。Willner和Uden对瑞典的一组学生进行了分析，发现3.2%的女孩和0.5%的男孩有至少10°的脊柱侧凸。我国的资料中，青岛医学院对4770名中学生进行普查，发现10°以上的侧凸患者为2.0%；协和医院对北京市21 759名8~14岁的学生进行筛查，发现10°以上的侧凸患者为231人，占1.06%。上述结果似乎显示在校学生的侧凸发病率较为恒定，平均在1%~2%左右。研究中发现，在侧凸角度为10°左右时，男女比例相当，而当侧凸角度逐渐增大时，女孩所占的比例明显增加（表55-0-1）。

表 55-0-1　特发性侧凸的发病情况

Cobb 角度	女孩：男孩	发病率
>10	1.4：2.1	2.3%
>20	5.4：1	0.3%~0.5%
>30	10：1	0.1%~0.3%
>40		<0.1%

注：摘自 Rothman-Simeone. The Spine. 5th ed. Chapter 33，P 516

在对青少年进行普查时可以及时发现脊柱侧凸，其中少部分可能发展到较为严重的畸形。早期对这些患者进行及时治疗的意义在于：减少可能导致死亡的心肺并发症；减少成年后的腰背疼痛；改善外形，减轻患者的心理负担，恢复其社会认同感；早期治疗简单，费用较低。

二、特发性脊柱侧凸的病因

对于特发性脊柱侧凸的病因已经进行了很多研究，但是仍然不明确。可能的病因包括：结缔组织异常、中枢神经系统改变、内分泌失调、生长不对称和肌肉力量不平衡等。虽然病因还不能确定，但是可以肯定的是与遗传和基因因素有关。Harrington发现侧凸超过15°的患者其女儿罹患脊柱侧凸的风险为27%。其他研究显示同卵双生者其侧凸发生率相近。Wynne-Davies 和 Riseborough 分别发表了两篇不同的文章,提示了多遗传因素的作用。Wise对一个单一家族进行基因研究,显示可能相关的染色体为 6、10、12 和 18。Hadley-Miller 对侧凸的基因起源进行了多年的研究,其最近的研究受到 SRS 的资助。其研究显示侧凸与基因有关。目前的数据显示基因因素在侧凸的发展中起一定作用,而问题是基因是以何种形式起作用的。

在 1993 年,Machida 和 Dubousset 发现切除了松果体的小鸡出现了脊柱侧凸。他们还发现这些小鸡的褪黑激素水平降低。Machida 指出进展性脊柱侧凸患者夜间褪黑激素的分泌水平比正常人减少了35%。Bagnall 等报道了生长激素可能控制和调节褪黑激素的产生。褪黑激素的缺乏好像并不是进展性脊柱侧凸的唯一原因,而褪黑激素的代谢在弯曲进展过程中可能是一个继发性的因素。

结缔组织和骨骼肌被认为是侧凸的病因之一。但是,到现在为止,还没有研究能够显示其因果关系。多数研究的结论是在侧凸已经进展之后,从结果再回溯病因是很困难的。研究发现,多数脊柱侧凸患者椎体和椎间盘呈楔形改变,以椎间盘改变为重。椎间盘包括胶原和糖蛋白。Pedrini 等发现髓核中多聚氨基葡萄糖水平降低,胶原水平增高,这些变化继发于间盘应力异常。而 Harrington 认为椎体的这些变化是继发于畸形的产生,而不是脊柱侧凸的病因。

Lowe 所作的研究显示血小板的异常与侧凸有关。钙调蛋白是一种钙结合受体蛋白,调节肌肉的收缩特性和血小板的功能。Lowe 的研究显示侧凸大于 30°的患者钙调蛋白的水平升高,这些数据提示特发性脊柱侧凸的患者可能存在细胞膜的缺损。

侧凸领域的大量研究还在进行中。即使目前所有的数据都可以利用,仍然不能找到侧凸的明确病因。目前能够接受的观点是,病因是复杂而多因素的,还需要进一步的研究。对病因的更好理解将有助于患者的治疗选择。

三、特发性脊柱侧凸的病理

正常脊柱在冠状位上左右两侧的负荷相同,当出现侧凸时,凹侧所受的压力增大,凸侧不但没有受到压力,反而受到牵张力,在这种异常力的持续作用下,骨骼的发育受到影响,可以出现椎体或椎间盘的楔变,这种继发性改变又反过来加重畸形。同时,由于肋骨的继发变形,附着在凹侧肋骨上的躯干肌肉的作用力线远离中心轴,而凸侧肌肉的作用力线靠近中心轴,双侧力臂的不对称以及躯干的重心移向凹侧,进一步破坏了脊柱两侧的力学平衡,加重了畸形。

患者由于侧凸的存在,身体两侧的负重是不平衡的,凸侧负重较少,凹侧负重较多,常表现为凸侧肩部高于凹侧,而凹侧的髂嵴较为突出。患者可以出现脊柱冠状位的失衡,表现为经过枕后粗隆的垂线与臀中皱襞不重合。这种失衡可以由于机体的自身调节,在侧凸的近端或远端产生代偿性弯曲,逐渐修正其力线,重新达到冠状位的平衡。

在侧凸凹侧,椎间隙变窄,周围肌肉和韧带挛缩,肋间隙变窄并向前伸展而构成胸廓前壁隆起、后壁平坦;在凸侧,由于椎体和横突的旋转而出现胸廓后壁的隆起和胸廓前壁的凹陷。这种胸廓外形的变化使患者的外形产生明显的不对称,也是很多患者就诊的主因。

四、特发性脊柱侧凸的自然病程

脊柱侧凸患者最关心的问题是脊柱畸形的加重,治疗决策大多也是基于预防或治疗侧凸的加重。对特发性脊柱侧凸自然病程的了解可以帮助我们将经过治疗的患者与未治疗的患者进行比较,判断该治疗方法的效果,有效选择其治疗方法,估计其预后。一般来说,在所有筛查的在校学生中有 <1% 需要治疗,在筛查结果为阳性的学生中有 10% 需要治疗。对于骨骼尚未发育成熟的青少年患者,影响侧凸自然病程的主要有两方面因素:脊柱的生长潜能和侧凸本身的相关因素。侧凸本身的因素包括侧凸的类型和大小,双弯比单弯容易加重,侧凸角度越大越容易进展。生长潜能方面的因素包括年龄、性别、女孩的初潮年龄和 Risser 征。初诊年龄越小,侧凸越容易发展;女孩比男孩更容易发展,并且在月经初潮前最易发展;初诊时 Risser 征越低也越容易发展。Lonstein 和 Carlson 在一篇经典的文章中采用站立位 X 线片中 Risser 征和侧凸角度作为指标评价侧凸进展的危险性(表 55-0-2)。他们的数据提示较年轻的、尚未发育并且有较大角度的患者其进展的风险较大,对评价一个侧凸患者具有重要意义。对于患者经常要问的问题“我的侧凸进展风险怎样”,上述研究可能给出一个粗略的答案,并提示可能需要的治疗手段。

表 55-0-2 侧凸进展的危险性

Risser 征	5°~19°侧凸	20°~29°侧凸
0~1	22%	68%
2~4	1.6%	23%

注:摘自 Rothman-Simeone. The Spine. 5th ed. Chapter 33,P 516

目前,有关在青少年时期未经治疗的侧弯进展长期随访结果的文献很少,多数文献是回顾性的。1968 年,Nachemson、Nilsonne 和 Lundgren 报道了一组未经治疗的侧凸的长期随访结果,其数据显示侧凸在未经治疗条件下预后很差。患病组与正常人群相比其死亡率、腰背痛和心理疾病大大增加。然而,其病例中还包括了先天性侧凸、麻痹性侧凸、结核、神经纤维瘤病和其他各种病因,而多数预后不佳者为非特发性侧凸患者。Nilsonne 和 Lundgren 报道了113 例患者的 50 年随访结果,其中 46 例死亡,死亡年龄平均 46.4 岁,45 岁以后死亡率增加,比正常人高 1 倍,其中 60% 死于心肺疾病,半数失去工作能力,76% 没有结婚,30% 靠残疾救助金生活,90% 存在腰背痛,其缺陷是没有影像学来证实侧凸的病因及其程度。该研究提示侧凸可能持续进展,需要早期诊断和治疗,避免严重畸形的出现。Bunnell 报道诊断为脊柱侧凸后有 30% 的病例无进展,65% 的病例进展 5° 以上,40% 可进展 10°,不到 20% 的病例进展 20°,但是其未按照原有侧凸的大小及其类型作细致的分类。

总的来说,具有较高进展风险特点的侧凸为具有双胸或腰弯以及侧凸角度较大。此外,生长因素在侧凸进展过程中也有较大作用。Lonstein 和 Carlson 采用侧凸角度和发现时的年龄来判断其进展的风险,对于指导其治疗有较大帮助。总的来说,当患者达到骨骼成熟时,其侧凸将趋向稳定而不再发展。Collis 和 Ponseti 以及 Weinstein 的长期随访显示侧凸将继续发展。Weinstein 提出,在长期随访过程中,有 68% 的骨骼成熟患者仍有侧凸进展。侧凸最易进展的是在 50°~70° 范围内。胸弯的进展速度是 0.75°~1°/年,并且可以持续整个生命。大于30° 的腰弯倾向于持续进展,并可以在下腰椎出现侧向滑移,尤其是在 L$_{3~4}$ 和 L$_{4~5}$ 节段。

值得注意的是,脊柱生长过程是受遗传、环境、营养和健康状况等多种因素影响的复杂过程,个体之间差异较大,由此会对特发性侧凸的自然病程造成明显影响,所以在预测其发展趋势时应该综合各方面因素,进行全面考虑,才能作出正确判断。同时,密切的随访十分重要,可以在帮助我们修正原有判断的同时,及时发现病情的发展变化,并采取相应治疗措施。

五、特发性脊柱侧凸的分型

1. 婴儿型 为 0~3 岁的侧凸,主要位于胸椎,男孩居多,多数向左侧突出。其发展有两种可能:第一种随患儿长大而自行减轻或停止发展,无需治疗,约占 85%;第二种逐渐加重,需积极治疗,约占15%。两者早期表现有相似之处,应注意鉴别。肋椎角的测量有助于两种侧凸的鉴别,其测量方法为:先确定侧凸顶椎,作经过顶椎中点的垂线,另作其双侧肋骨长轴的延长线与其相交,所成的角度即为肋椎角,如果凸、凹侧的肋椎角相差小于 20°,且 3 个月后复查时角度差距减小,则多数患者的侧凸为自限性,可以自行好转;如果凸、凹侧的肋椎角相差大于 20°,且 3 个月复查时角度差距继续增加,并且凸侧肋骨头更加靠近顶椎或与顶椎重叠,则侧凸往往为进展型,需要及早治疗。

2. 少儿型 年龄在 4~10 岁之间,约占所有特发性侧凸病例的 15%,侧弯多凸向右侧,女性多见。一般来说,少儿型侧凸进展的风险较大,往往比青少年型更需要手术治疗。

3. 青少年型 10 岁以上的侧凸,是手术治疗的最佳年龄段,占手术病例的绝大多数,部分由少儿型发展而来。

六、患者的评价

最初的患者评价应该包括详细的病史,仔细的体格检查和影像学分析。就像其他疾病一样,详细的病史是了解侧凸情况的第一步。在做体格检查时应做到全面,尤其是下肢可能出现的异常,如爪形足畸形、小腿萎缩或明显的双下肢长度不对称可能提示脊髓本身的疾病,或神经肌肉型侧凸,需要进行全面的神经系统检查。

病史需要包括患者如何发现其侧凸、是否存在疼痛或神经症状。一般来说,特发性脊柱侧凸没有明显的疼痛,有些仅有轻微的不适。如果病史中存在明显的或严重的疼痛,应该努力寻找其他潜在的原因,如肿瘤、感染、椎间盘突出或其他非特发性的病因。对于夜间腰背疼痛的患者需要进行骨扫描、MRI 和相应的实验室检查,排除其他可能的疾患。

对家族史的了解是有帮助的,基因因素是病因之一。虽然不能对侧凸的进展状况进行判断,但是可以预测家族其他成员罹患该病的风险。有共济失调、进行性神经性腓骨肌萎缩症、马方综合征或神经纤维瘤病家族史者应注意其出现脊柱侧凸的可能。除非医生询问这些相关疾病，否则患者及其家属不会主动提供这些信息。

病史中还应该注意到患者的生长发育情况，如：第二性征的出现，月经初潮的年龄等。一般来说，多数女孩从月经初潮开始其纵向生长期还要持续18~24个月。如果一个孩子出现生长延迟的情况，可能提示其侧凸为非特发性。对步态、协调性和直肠膀胱功能，了解其他可能潜在的问题。与年龄不相称的夜间尿床可能提示脊髓疾病。

对侧凸的体格检查应该包括全身检查和骨科检查两方面。对患者的全身检查应该包括身高、坐高、体重，作为治疗前后的对比；其次应注意内脏器官是否正常，并了解其功能代偿情况。对于60°以上的侧凸，要注意患者的心肺功能。骨科的检查应该让患者脱掉衣服，只保留裤衩。首先令患者站立，医生从背面观察其体型，注意患者的颈肩部和胸廓的形态，观察其头、颈、脊柱和臀中皱襞是否在一条直线上。可以用一条垂有重物的线放在患者第七颈椎的棘突上，观察其偏离臀中皱襞的程度。然后行Adams前屈试验，评价脊柱的运动和旋转隆起畸形。令患者双腿伸直，双足并拢，向前弯腰近90°，双上肢自然下垂并双掌合拢，医生从其头端或尾端进行观察，双眼平视，呈切线位观察患者背部，看脊柱两侧是否对称，有无剃刀背畸形，并对两侧高度差进行测量。接下来令患者于站立位作左右侧弯的动作，观察弯曲的变化，了解其柔韧度。在体格检查过程中，还要注意脊柱的矢状位轮廓，有无合并的后凸或者前凸畸形，查看下肢是否等长，所有关节的活动情况，足部是否正常，步态是否有缺陷。当检查脊柱时，要注意皮肤的任何异常，是否有凹陷、毛发或牛奶咖啡斑，鞍区有无感觉改变，有无腱反射亢进，有无病理反射、膝阵挛和踝阵挛，其可以作为神经本身异常的证据，并且有必要行进一步检查，如MRI、CT或脊髓造影。

当患者向前弯腰时，要注意脊柱的运动情况。任何倾斜、不协调运动或固定性的腰椎前凸应该被认为存在异常，有必要进行仔细的神经系统检查和MRI，排除脊髓本身的疾病。对患者的步态进行仔细观察很有必要，异常的步态提示侧凸可能为神经肌肉来源。在神经检查过程中，要仔细了解肌肉力量、反射和感觉。如果双侧反射不对称，腹壁反射存

在异常，也提示脊髓本身可能存在问题。Hugus指出腹壁反射不对称可以是脊髓空洞症性侧凸的唯一体征。如果有反射不对称，我们通常进行颈、胸和腰椎的MRI检查。

对于脊柱侧凸的患者，应该常规进行正侧位X线检查，部分患者存在明显的矢状位畸形，并且可能合并退变性滑椎。侧屈X线片对于术前确定弯曲的柔韧性至关重要。很少需要拍摄手和腕部的骨龄片，除非在脊柱和骨盆区域观察生长板和年龄存在差异或矛盾。Cobb法被常规应用于侧凸角度的测量，但Morrissy指出其精确性存在差异，因此应在每次测量时在同一椎节水平，尽可能使测量标准化。

如果患者有明显的腰背痛病史，神经系统检查存在异常，或者弯曲的类型较为少见，则需要进一步的影像检查。CT可以更为清晰地显示骨性结构的情况，对于存在椎节分割不全或形成不良以及滑椎者有较高诊断价值。MRI用于评价神经和软组织情况，对于发现肿瘤、感染、脊髓空洞等异常敏感性高。Gupta建议对小于10岁和弯曲大于20°的患者常规行MRI检查。

七、影像学检查

常规拍摄站立位脊柱全长正侧位片和左右侧屈片。对于手术可能矫正的度数，可以通过侧屈时所能矫正的角度来判断。也可以采用俯卧位挤压侧凸顶点的方法，在侧凸顶点施加作用力，同时患者反向侧屈，所得到的矫正角度即为手术可能达到的矫正效果。

（一）Risser征的判断（图55-0-1）

髂骨嵴骨骺从青春期开始出现，首先出现的部位在髂前上棘，随着年龄的增长，该骨骺逐渐向后方

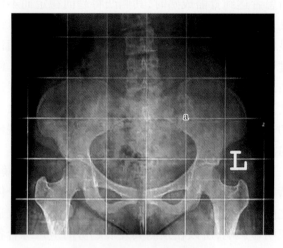

图55-0-1　Risser征的判断

延伸扩大,达到髂后上棘,此时标志着脊柱停止发育。骨骺的这一发展过程称为 Risser 征,分为5级:髂前上棘到髂后上棘分为4段,骨骺出现在哪一段即为哪一级,骨骺与髂骨完全融合是第5级。髂骨骨骺完全表现出来时的骨龄,在女性一般为15.5岁,在男性则为16.5岁,再过1.5~2.5年,该骨骺即与髂骨融合,表示患者已经成年,脊柱侧凸继续发展的可能性较小。

(二) 脊柱侧凸角度的测量

在测量脊柱侧凸畸形角度之前,必须先找出上端椎和下端椎。一般认为,端椎是侧凸范围内倾斜度最大的椎节。在侧凸弯曲之内各椎间隙在凹侧较窄而凸侧较宽,在端椎以外则发生变化,凹侧变宽,凸侧变窄。测量侧凸角度有2种方法:

1. Cobb 法(图55-0-2) 分别沿上端椎的上终板和下端椎的下终板作切线,再分别作此二线的垂线,两垂线的纵向交叉角即为侧凸角度。如果不作垂线,只将两端椎的切线交叉,则其水平交角也是侧凸角度。此方法已为 SRS 所采用,是目前通用的方法。

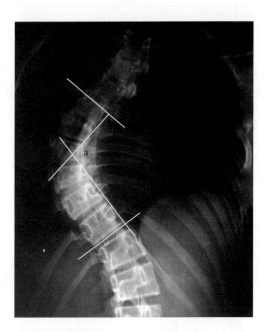

图55-0-2 Cobb角的测量

2. Ferguson 法 由上端椎和下端椎的中心点到顶椎的中心点各作一条连线并延长,两线交叉于顶椎的中心,其纵向交叉角即为脊柱侧凸角度。

(三) 脊椎旋转度的测量

侧凸范围内的椎节常常出现程度不同的旋转,通常为向凸侧旋转。脊椎旋转度的测量一般采用 Nash-Moe 方法。

1. 0度 椎节无旋转。

2. I度 凸侧的椎弓根向内移动半个椎体的1/3,凹侧椎弓根向外移到椎体边缘。

3. II度 凸侧的椎弓根向内移动半个椎体的1/2,接近中线,凹侧椎弓根向外移动大部分超过椎体边缘。

4. III度 凸侧的椎弓根向内移动到达椎体中线,凹侧椎弓根向外移至椎体边缘外。

5. IV度 凸侧的椎弓根向内移动超过椎体中线到达对侧。

(四) 躯干不平衡的X线测量

拍摄站立位脊柱骨盆X线片,由第七颈椎至第一骶椎作连线,从该连线的中点作一水平线与两侧胸廓的肋骨相交,胸廓内的线段即为躯干的横径,由横径的中点作垂线,该垂线与第七颈椎至第一骶椎连线的垂直距离为躯干偏离中线的程度,即躯干歪斜度。

八、侧凸的影像学分型

(一) King 分型

于1983年由 King 和 Moe 提出,其分型基于 Harrington 内固定方式。侧凸被分为5型:①胸弯+腰弯,腰弯>胸弯;②胸弯+腰弯,胸弯>腰弯;③单胸弯;④长胸弯,L_4倾斜;⑤双胸弯(图55-0-3)。

(二) Lenke 分型

由 Lenke 在2001年提出,其分型全面,兼顾冠状位和矢状位的畸形形态,对手术融合范围的指导性强。包括3个主要方面:①弯曲的类型:以结构弯为主要标准;②腰弯顶椎与骶骨中线的关系;③胸椎矢状位曲度。每一病例的分型是含有上述三方面分型的组合(图55-0-4)。

九、非手术治疗

多数患者在被发现侧凸时,其弯曲很轻,在跟踪随访整个生长期后也没有明显进展。对于小于20°的侧凸,如果骨骼发育尚未成熟,且在月经初潮之前,应该每4~6个月复查一次。如果侧凸超过20°或25°,或者两次复查比较侧凸进展超过5°,则应该行支具治疗。

物理治疗方法仍有争议。Stone 采用前瞻性研究来观察无力治疗的效果,发现其对预防侧凸进展没有作用,并且指出物理治疗的依从性较差。总的来说,某种特定的物理治疗方法是不能对进展性侧

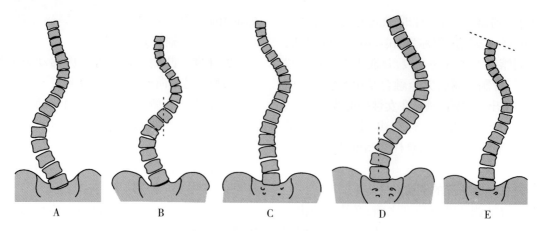

图 55-0-3　脊柱侧凸的 King 分型

A. King Ⅰ型弯曲,腰弯大于胸弯,或者在 Bending 相上胸弯柔韧性更好;B. King Ⅱ型弯曲,胸弯大于腰弯,腰弯向反方向跨过骶骨中线,在 Bending 相上腰弯柔韧性更好;C. King Ⅲ型弯曲,单胸主弯,腰弯在 Bending 相上是柔韧的,腰弯未跨越中线;D. King Ⅳ型弯曲,长胸弯,达到腰椎,L_4 通常为倾斜的;E. King Ⅴ型弯曲,双胸弯,T_1 是上胸弯的一部分,腰弯的特点可以是Ⅱ、Ⅲ或Ⅳ型中的一种,上胸弯在术前应认真评估,如果被忽略,可能引起双肩失平衡

类型	弯曲类型			结构弯部位
	上胸弯	主胸弯	胸腰弯 / 腰弯	
1	非结构	结构(主弯)	非结构	主胸弯(MT)
2	结构	结构(主弯)	非结构	双胸弯(DT)
3	非结构	结构(主弯)	结构	双主弯(DM)
4	结构	结构(主弯)	结构	三主弯(TM)
5	非结构	非结构	结构(主弯)	胸腰弯 / 腰弯(TL/L)
6	非结构	结构	结构(主弯)	胸腰弯 / 腰弯 + 主胸弯(TL/L-MT)

结构弯的标准

上胸弯:侧方 Bending Cobb 角≥25°
　　　　$T_2 \sim T_5$ 后凸角≥+20°
主胸弯:侧方 Bending Cobb 角≥25°
　　　　$T_{10} \sim L_2$ 后凸角≥+20°
胸腰弯 / 腰弯:侧方 Bending Cobb 角≥25°
　　　　　　　$T_{10} \sim L_2$ 后凸角≥+20

顶点的位置

弯曲	顶点
胸弯	$T_2 \sim T_{11/12}$ Disc
胸腰弯	$T_{12} \sim L_1$
胸腰弯 / 腰弯	$L_{1/2}$ Disc$\sim L_4$

腰弯分型	骶骨中线与腰弯顶椎的关系
A	骶骨中线在椎弓根之间
B	骶骨中线位于椎弓根内缘与椎体侧缘之间
C	顶椎与骶骨中线完全分离

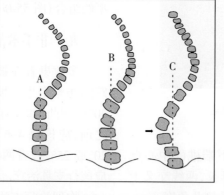

胸椎矢状位曲度 $T_5 \sim T_{12}$	
−(后凸减小)	<10°
N(正常)	10°~40°
+(后凸增大)	>40°

弯曲类型(1~6)+ 腰弯分型(A、B、C)+ 胸椎矢状位曲度(−、N、+)
分型(例如:1B+)

图 55-0-4　脊柱侧凸的 Lenke 分型

凸起作用的。

脊柱电刺激疗法是另一种治疗选择。最开始是采用植入式电极,因为其易发感染和电极断裂等并发症而未得到广泛应用。后来改为表面电极,早期的研究报道了很好的效果,并且患者的依从性高。然而,Nachemson 和 Peterson 所作的前瞻性研究发现电刺激并不比单纯观察有更好的疗效。目前来说,进展性侧凸并不是电刺激治疗的指征。

支具治疗是轻度进展性侧凸的最重要的非手术治疗方法。较早采用的是 Milwaukee 支具,即经典的颈胸腰骶支具(CTLSO),在 1945 年由 Blount 和 Schmidt 所设计,其组成包括骨盆托、支架(背面 2 条、腹面一条)和颈托(一块颌下托和 2 块枕托),根据脊柱侧凸的部位和方向,在胸部和腰部添加衬垫,对脊柱具有牵引和侧方压迫的作用。为了改善美观和依从性,切迹更低的支具逐渐发展起来。目前最常用的是胸腰骶支具(TLSO),如 Boston 支具、Miami 支具和 Wilmington 支具等,对于自我意识逐渐形成的青少年来说,其依从性大大提高。在 1980 年代出现 Charleston 支具,其特点为具有侧屈矫正功能,只需要夜间佩戴。

支具使用的适应证并不完全统一。一般来说,其适用于侧凸进展且骨骼未成熟的患者。对于侧凸大于 20°或者在复查时进展超过 5°、Risser 征Ⅱ级以下者,应该支具治疗。对于侧凸在 35°~40°之间者,仍可试行支具治疗,而当侧凸大于 45°时,则应手术,因为其可能在成年期继续进展。对于侧凸顶椎在 T$_7$ 以下者,可采用胸腰骶支具,而当顶椎高于 T$_7$ 时,则应选用颈胸腰骶支具。许多学者质疑支具对于上胸弯的作用,为了能够控制上胸弯的发展,应采用带有梯形衬垫和腋窝悬吊绳的颈胸腰骶支具,但此类支具往往不舒适。如果上胸弯已经大于 45°,应该手术治疗。

关于支具佩戴的方式有不同的观点。Green 对 44 例患者应用每天佩戴支具 16 小时的方法,效果优良率达到 89%,依从性达到 90%。Price 采用夜间佩戴 Charleston 支具的方法,获得了较好的效果。Carr 采用 Milwaukee 支具进行治疗并对患者进行超过 5 年的随访,发现 24 小时佩戴对于超过 30°的侧凸仍有效果。Lonstein 和 Winter 报道了对 1020 例患者应用 Milwaukee 支具治疗的效果,发现 24 小时佩戴可以有效控制范围在 20°~29°之间的侧凸的进展。

Nachemson 和 Peterson 对单纯观察、支具治疗和电刺激疗法进行了长期前瞻性对比研究,发现支具治疗的进展危险性为 26%,单纯观察的进展危险性为 66%,电刺激的进展危险性为 67%,因此得出结论支具治疗可以改变进展性侧凸患者的自然病程。因此,支具治疗是一种针对儿童和青少年的有价值的治疗手段。

十、手术治疗

脊柱侧凸的手术治疗在过去 50 年中有较快发展,尤其在近 10~15 年,随着新技术的进步,发展极其迅速。从 20 世纪早期到 50 年代末,手术方式为后路融合,术后石膏固定。Harrington 使用脊柱内固定下的融合式式,是侧凸手术的一大进步。Harrington 内固定系统采用撑开和加压力来作为矫正脊柱畸形的主要方法,其优势在于可以进行侧凸的矫形,患者可以在支具保护下早期活动,而不用进行严格的石膏固定。在 70 年代后期,Luque 采用固定棒和椎板下钢丝进行内固定,首创了节段固定的概念,并第一次应用平移和去旋转技术取代撑开技术作为侧凸矫形的基本方式。到 80 年代中期,节段固定方式已经发展到包括多种钩棒内固定系统。进入 90 年代以后,随着采用椎弓根螺钉进行多节段固定的出现,侧凸矫形和稳定技术大大提高。椎弓根螺钉在最初主要用于腰椎和胸腰交界区域,Suk 将其应用扩展至胸椎。随着多节段固定的逐渐应用,矫形效果更加满意,患者可以早期去掉外固定和支具,对自我意识较强的青少年显得格外重要。新一代的内固定系统使我们更加有能力在矫形手术后获得早期的稳定,但是获得坚强融合和脊柱稳定平衡的基本概念与早期的脊柱融和术相比并无本质不同,进行细致的去皮质化和植骨融合对于获得脊柱的长期稳定和良好效果仍然是至关重要的。自体植骨被认为是获得坚强融合的金标准,同种异体骨也被认为是自体植骨的良好替代品。从髂后上棘取骨进行植骨可能造成多种并发症,包括动脉损伤、外观畸形、血肿、感染、疼痛、骨折和骶髂关节损伤等,而同种异体骨可以避免上述并发症,且植骨量不受限制。

在内固定系统不断进步的同时,围术期处理也在发展。麻醉技术和术后处理能力的提高使更复杂的手术成为可能,包括一期的前后路联合手术。对于常规的侧凸矫形,术后的住院时间也从最初的数周缩短至少于 1 周。

(一)手术指征

如果侧凸超过 50°,支具治疗不能控制,则需要手术,因为有研究显示其在成年后将会持续进展。需要注意的是,脊柱侧凸是一种三维畸形,需要在冠状面和矢状面上进行仔细的分析。存在严重胸椎前凸的患者可能没有很大的冠状面畸形,但是其前凸可能需要手术,以避免对肺功能的影响。对于存在双胸和腰弯的患者,如果平衡良好,即使超过50°,也可能选择观察而不是手术,除非发现进展的征象。作出手术决定前,医生需要对侧凸进行仔细分析,观察其类型和柔韧性,因为每个患者都有其特点,应该进行仔细的评估,制定详细的手术方案。

(二) 术前评价

术前评价对制定手术计划非常重要。要对患者的病史有详细了解,并作细致的查体。医生需要注意肩膀和腰部的对称性,因其可以提示侧凸的类型。前面提到的 Adams 前屈试验很重要。医生还应该注意脊柱每一节段的旋转角度。一般来说,越大的结构性侧凸引起的旋转畸形也越重。如果在查体中发现腰弯的旋转程度大于胸弯,医生要考虑是否进行双弯的融合。

术前影像学的评价极其重要,应该包括站立位全脊柱正侧位片和卧位侧屈正位片。站立位 X 线片帮助确定脊柱侧凸的类型和矢状位的平衡状况,以选择融合的节段。侧屈正位片可以评价弯曲的柔韧性,并帮助判断侧凸的类型。Cheung 报道利用支柱获得最大侧屈效果,拍摄侧屈正位片,以此来评价弯曲的柔韧性,认为在支柱阻挡下侧屈可以得到更真实的侧凸柔韧性,以此来预测最大的矫正效果。Lenke 比较了不同的技术手段,认为对于 Lenke 1B或 1C 型弯曲行后路或前路融合手术,push-prone 试验可能是胸弯和腰弯矫正度最为准确的判断方法。对于判断侧凸的柔韧性有许多方法,每位医生应该在自己的实践中使用统一的标准,以获得最大的准确性和连贯性。

侧凸手术的最大目标是矫正主要的结构性弯曲,并避免融合柔韧性良好的代偿性弯曲。在早期,手术节段往往包括所有胸弯和腰弯。Moe 是最早采用有限融合概念的脊柱外科医生之一,将弯曲的柔韧性和旋转程度作为选择融合节段的标准。Moe 的方法是融合主结构性弯,避免融合代偿性或平衡性弯,在当时是一种新的概念。Harrington 提出了稳定区的概念,其目的是在骶骨上的融合末端和重心之间建立平衡。他认为,通过在重心区域进行融合,可以建立和维持良好的脊柱平衡。随着脊柱内固定技术的进步,选择合适的固定和融合节段显得更为重要。在早期脊柱手术时,侧凸的类型被简单定义为胸弯、腰弯、胸腰弯或胸弯腰弯合并存在,选择性融合的标准并不统一。1983 年,King 和 Moe 在超过1000 例患者的治疗经验的基础上,提出了一种更为详细的分类方法,将胸椎侧凸分为 5 种类型,以指导选择性融合的手术节段(图 56-0-3),其数据是基于使用 Harrington 内固定系统进行胸弯的矫形。Moe认为,在固定融合主弯后,代偿弯可以自发矫正,获得最好的长期效果。King 分型的可重复性很好,但不够全面,未包括胸腰弯和腰弯。Coonrad 将 King分型扩展至包括腰弯、胸腰弯和三弯等侧凸类型。Lenke 提出了另一种新的包括胸腰弯和腰弯的侧凸分类方法,兼顾了脊柱冠状位和矢状位的形态(图 55-0-4)。Lenke 通过对各分类系统可信性的研究,认为其分类的组内差异和组间差异最小,可重复性最好。根据 Lenke 分型理论,1 型患者应选择性融合主胸弯;2 型患者融合双胸弯,上端一般融合至 T_2或 T_3;3 型患者融合主胸弯和胸腰弯 / 腰弯,有时可以单纯融合主胸弯;4 型患者融合 3 个弯曲;5 型患者融合胸腰弯,常常选择前路手术;6 型患者融合主胸弯和胸腰弯 / 腰弯,有时可以单纯融合胸腰弯 / 腰弯。侧凸分型最重要的意义在于区分各种不同的弯曲类型,并帮助医生选择正确的融合节段。其中最难的是区分合并存在的胸弯和腰弯以及右胸弯和代偿性腰弯。合并存在的胸弯和腰弯比其他胸弯类型少见,但是两个弯曲都需要融合。在融合范围的选择上,目前普遍遵循融合至稳定椎。稳定椎是指在全脊柱站立正位片上被骶骨中线平分或接近平分的椎体,脊柱的平衡和稳定性在融合至稳定椎的情况下可以较好地维持,经过随访证实能够有效控制侧凸的进展。如果融合范围超过稳定椎,则下方未融合的腰弯有继续进展的风险。另一方面,如果融合范围未达到稳定椎,则远端的椎节可能加入到侧凸范围内,使侧凸范围扩大,侧凸继续进展。目前所有的分型系统都提倡选择性融合,医生可以选择任何一种分型作为选择性融合的依据(图 55-0-5、55-0-6)。

近年来,协和医院在总结以往分型的优势和不足的基础上,提出了特发性脊柱侧凸协和分型,首先按照弯曲的数量将侧凸分为 3 型,再根据其弯曲的大小、柔韧度以及是否伴随后凸决定选择性融合的范围,获得较好疗效。

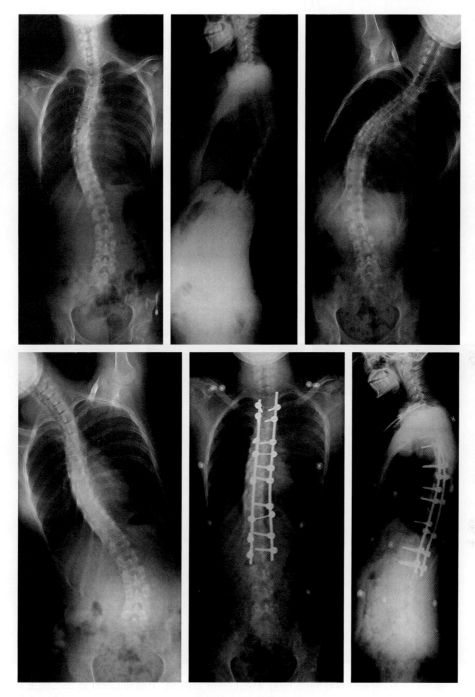

图 55-0-5　女性,16 岁,特发性脊柱侧凸,King Ⅱ型,Lenke 1AN 型,胸弯 Cobb 角 45°,
行后路 T₃~L₂ 侧凸矫形固定,植骨融合术,术后 Cobb 角 10°

十一、手术技术

一旦患者符合手术指征,准备手术治疗,医生需要选择最合适的手术方法。在过去 25 年中,手术方法发展很快,最常用的是后路手术,而前路手术作为另一种选择也有其优点。在手术治疗中最重要的概念就是选择性融合,即融合主弯,使柔韧性好的代偿弯自发矫正。

在侧凸类型的辨别和手术选择上最困难的就是 King Ⅰ 和 King Ⅱ 型侧凸。King Ⅰ 型侧凸是腰弯和胸弯同时存在,腰弯大于胸弯,常常需要同时融合两个弯曲,融合的范围通常是 T₄~L₃/L₄,尽量避免融合至 L₄ 以下,以免引起腰痛或融合下方节段间盘的过早退变。King Ⅱ 型侧凸是胸弯和腰弯同时存在,胸弯大于腰弯,在腰弯柔韧性较好的情况下可以选择性融合胸弯至稳定椎。术前侧向 Bending

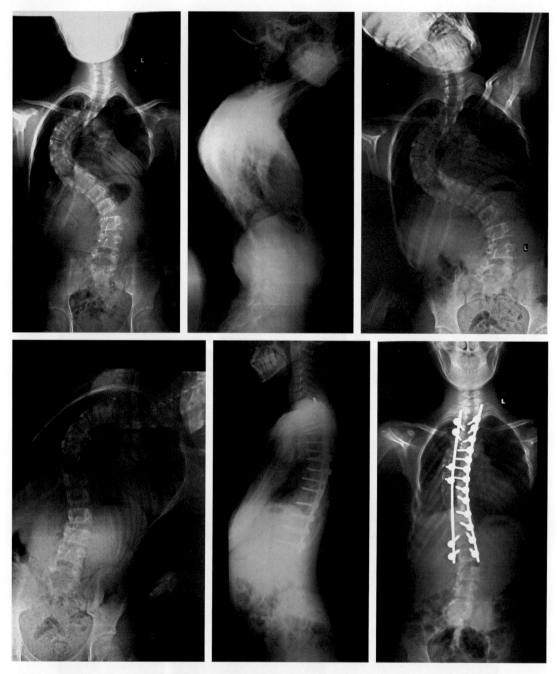

图 55-0-6 　男性，17 岁，特发性脊柱侧凸，King Ⅱ型，Lenke 2BN 型，上胸弯 Cobb 角 35°，胸主弯 Cobb 角 105°，胸腰弯 Cobb 角 56°，在 Bending 相上胸腰弯可矫正至 20°，行后路 T_2~L_2 侧凸矫形固定，植骨融合。术后上胸弯 Cobb 角 23°，主胸弯 Cobb 角 38°，胸腰弯 Cobb 角 20°

相有助于判断腰弯的柔韧性，并与 King Ⅰ型侧凸相鉴别。在采用多节段椎弓根螺钉固定并进行去旋转时，有报道下方的腰弯出现失衡或侧凸进展。最初的概念是去旋转操作可以在冠状位、矢状位和轴位进行矫形。但是，Wood 指出去旋转实际上发生于融合远端的椎节，腰弯不能够随着胸弯的矫正而自发矫正。过度矫正结构性弯曲可能造成代偿弯失去平衡脊柱的作用。

十二、前路手术

前路手术可以用于严重僵硬性侧凸的前路松解，或者胸腰段或腰段侧凸的前路融合。现在，也有将其用于胸弯的融合。

一般的胸弯单纯经后路矫形固定融合即可，如果侧凸角度超过 80°，为了获得良好的矫形，应该行前后路联合手术，先进行前路的松解，手术可以通过开胸或胸腔镜进行。另外，部分学者还应用胸腔镜进行前路胸弯矫形固定，获得较好效果。

前路矫形固定已经成为胸腰段或腰段侧凸的标准手术方法，有良好的矫形效果，并且比后路手术固定融合的节段要少。Hall 和 Millis 提出了针对柔韧性良好的侧凸的超短节段固定方法，如果顶点位于椎体，则融合其上下各一个节段，即 3 个椎体和 2 个间盘；如果顶点位于椎间隙，则只融合其上下各两个椎体即可获得很好的矫形和脊柱的平衡。在矫形完成后，应该进行椎间隙的支撑植骨，以防止出现后凸。

十三、胸廓成型

侧凸患者就诊时的一个很重要主诉就是在侧凸凸侧的肋骨隆起畸形。然而，该畸形并不总是随着脊柱矫形而减轻。将隆起的肋骨切除可以改善外观，获得良好的患者满意度。肋骨的切除可以从前方或者后方进行，后方手术能够切除较长的肋骨段，需要注意的是切除肋骨最突出的部分，以免产生一个突出的边缘。也有学者在切除肋骨的突出部分后将剩余部分进行固定，以维持胸廓的稳定性。但是，肋骨的切除会至少暂时降低患者的肺功能，对存在肺功能障碍的患者使用时需慎重。

十四、并发症

侧凸矫形手术的主要并发症有神经损伤、感染、内固定失败和假关节形成等。神经损伤对于青少年特发性脊柱侧凸的手术并不常见，但却是最严重的。神经损伤更易发生于侧凸较重且僵硬，伴随明显后凸，或行前后路联合手术者。为了神经的安全，可以采用术中神经电生理监测，如体感诱发电位（SEP）和运动诱发电位（MEP）。唤醒实验结果可靠，但不能实时监测，明显延长手术时间，患者不易配合，现已少用，仅作为神经电生理监测的补充。在术中监测出现异常时，要及时暂停手术并寻找原因，如血压降低、器械干扰、内固定位置不良或矫形过度等，采取相应措施。

伤口感染在青少年脊柱侧凸患者中较少见。术后早期感染通常可以采用清创冲洗引流和抗生素的治疗方法，效果良好。术后晚期感染常于术后数月或 1 年发病，是低毒力细菌的感染，其治疗常常需要取出内固定。

术后假关节形成也较为少见，其发生常常由于植骨技术不良或内固定不充分。假关节形成的诊断有时较为困难，而术后晚期内固定的松动或断裂往往是由于假关节形成。如果患者出现疼痛或侧凸的进展，可能需要再次手术，重新进行固定和植骨融合。如果患者没有任何不适，侧凸也没有进展，则可以继续观察。

（曾　岩　陈仲强）

参 考 文 献

1. Lonstein JE, Carlson J. The prediction of curve progression in untreated idiopathic scoliosis during growth. J Bone Joint Surg Am, 1984, 66:1061
2. Nachemson A. A long-term follow-up study of non-treated scoliosis. Acta orthop Scand, 1968, 39:466
3. Nilsonne U, Lundgren KD. Long-term prognosis in idiopathic scoliosis. Acta orthop Scand, 1968, 39:456
4. Collis D, Ponseti I. Long-term follow-up of patients with idiopathic scoliosis not treated surgically. J Bone joint Surg Am, 1969, 51:425
5. Weinstein S, Ponseti I. Curve progression in idiopathic scoliosis:Long-term follow-up. J Bone Joint Surg Am, 1983, 65:447
6. Weinstein S, Dolan L, Spratt K. Health and function of patients with untreated idiopathic scoliosis:A 50-year natural history study. JAMA, 2003, 289:559-567
7. Morrissy RT, Goldsmith GS, Hall EC. Measurement of the Cobb angle in radiographs of patients who have scoliosis: Evaluation of intrinsic error. J Bone Joint Surg Am, 1990, 72: 320-327
8. Gupta P, Lenke LG, Bridwell KH. Incidence of neural axis abnormalities in infantile and juvenile patients with spinal deformity:Is magnetic resonance imaging screening necessary? Spine, 1998, 23:206-210
9. Axelgard J, Brown JC. Lateral electrical surface stimulation for the treatment of progressive idiopathic scoliosis. Spine, 1983, 8:463-481
10. Nachemson A, Peterson L. Effectiveness of treatment with a brace in girls who have adolescent idiopathic scoliosis. J Bone Joint Surg, 1995, 77:815-822
11. Edgar M. The natural history of unfused scoliosis. Orthopaedics, 1987, 10:931-939
12. Edgar M, Mehta M. Long-term follow-up of fused and unfused idiopathic scoliosis. J Bone Joint Surg Br, 1988, 70:712-716
13. Cheung K, Luk K. Prediction of correction of scoliosis with use of fulcrum bending radiograph. J Bone Joint Surg Am, 1997, 79:1144-1150
14. Dobbs MB, Lenke LG, Walton T, et al. Can we predict the ultimate lumbar curve in adolescent idiopathic scoliosis

undergoing a selective fusion with undercorrection of the thoracic spine? Spine,2004,29:277-285

15. Moe J. Methods of correction and surgical techniques in scoliosis. Clin Orthop North Am,1972,3:17-48

16. Harrington P. Technical details in relation to the successful use of instrumentation in scoliosis. Clin Orthop North Am, 1972,3:49-67

17. King HA,Moe JH,Bradford DS,et al. The selection of fusion levels in thoracic idiopathic scoliosis. J Bone Joint Surg Am, 1983,65:1302-1313

18. Coonrad R,Murrell G,Motley G. A logical coronal classification of 2000 consecutive idiopathic scoliosis cases based on Scoliosis Research Society-defined apical vertebra. Spine, 1998,23:1380-1391

19. Lenke LG,Betz RR,Harms J,et al. Adolescent idiopathic scoliosis:A new classification to determine extent of spinal arthrodesis. J Bone Joint Surg Am,2001,83:1169-1181

20. Wood JB,Transfeldt EE,Ogilvie JW,et al. Rotational changes of the vertebral pelvic axis following Cotrel-Dubousset instrumentation. Spine,1991,16(Suppl):404-408

第五十六章

神经肌肉性脊柱侧凸

神经肌肉性脊柱侧凸是一种严重的脊柱畸形，病因为神经或肌肉的缺陷，畸形呈现进行性加重，治疗很具挑战性。其可以分为神经性（如脑瘫）或肌肉性（如肌营养不良）。其中神经性可以进一步分为上运动神经元性（如脊髓脊膜膨出）或下运动神经元性（如椎旁肌萎缩）。其特点为：

1. 年幼时即出现较严重的弯曲，并且迅速进行性加重。

2. 弯曲僵硬　由于较早出现的神经肌肉缺陷造成，导致活动受限和继发性挛缩。

3. 侧凸进行性加重　特发性侧凸在快速生长期时进展最快，而神经肌肉性侧凸由于持续存在肌肉不平衡或无力加重，弯曲常持续进展，与生长发育无关。

4. 弯曲范围大　较轻患者可表现为 S 形双弯，平衡良好；较重患者常表现为长 C 形不平衡弯曲。

5. 骨盆倾斜　下肢挛缩和失衡的脊柱畸形产生骨盆倾斜，使患者产生坐位不适感。

6. 矢状面畸形　重力和肌肉缺陷还可导致矢状面畸形，包括胸椎或腰椎的过度后凸，也可产生腰椎过度前凸。此外，有的患者以颈椎后凸为主要表现，其特点是低龄、重度和僵硬。

由于畸形的复杂性和患者整体耐受性较差，所以手术治疗难度很大，需要丰富的经验和整个团队的有力配合。

一、自然病程和相关并发症

神经肌肉性侧凸通常发病较早，进展较快，畸形明显，很多患者很早就不能行走或者一直无法行走，脊柱的畸形进一步限制其坐位的舒适感，降低患者的生活质量。不平衡的弯曲和明显的骨盆倾斜导致疼痛，侧凸顶部所形成的突起可能造成皮肤的压

疮，而凹侧的皱褶使皮肤不能充分接触空气而溃烂。大的僵硬性侧凸限制肺通气，影响呼吸功能，造成患者肺功能不全。神经肌肉性侧凸的治疗目的是尽可能维持其独立性，改善其功能。一旦患者不能舒适地坐起，其生活质量就会显著下降。

二、常见病因

（一）脊髓空洞症型侧凸

脊髓空洞症常见于颈段或上胸段，引起脊柱一侧或双侧受累区域痛温觉障碍，椎旁肌肉的神经支配和营养障碍。当此种改变为非对称性时，两侧肌力不平衡造成脊柱侧凸。侧凸常发生于胸段，常被误诊为特发性侧凸。进行仔细的神经系统查体有助于明确诊断。

（二）脑瘫所致侧凸

脑瘫常见于妊娠期、分娩时或出生后患儿颅脑组织受损而引起肌肉运动功能障碍。患者常有肌肉痉挛，不对称性的肌肉痉挛易于导致脊柱侧凸，为脑瘫的常见并发症。

（三）麻痹性侧凸

多种原因所致的两侧躯干肌肉不平衡、萎缩或失去功能，可以导致麻痹性侧凸。在我国常见的原因为小儿麻痹症。此外，还有高位截瘫或进行性肌营养不良症。本型侧凸的特点为：可发生于任何年龄，发展较快，侧凸形式多样，典型为长 C 形胸弯，卧位时侧凸明显改善，严重时患者不能坐起。

三、治疗原则

神经肌肉性侧凸的治疗手段主要是观察、支具治疗和手术融合，其应用的原则与青少年特发性侧凸类似。在弯曲很轻时可以定期观察，如果出现弯曲进展可以先采用支具治疗，在患者生长过程中起

到坐位支撑的作用。最后,许多患者需要进行固定融合手术。

(一)支具治疗

与特发性侧凸不同,支具难控制神经肌肉性侧凸的进展。在一组 23 例脑瘫患者的研究中,Miller 采用硬质 Wilmington 胸腰骶支具平均治疗 67 个月,认为支具不能减缓畸形的发展。Olafsson 随访了 90 例不同类型神经肌肉性侧凸的患者,采用软质 Boston 支具平均治疗 3 年,认为支具治疗仅适用于一组特殊类型患者,即存在肌张力减退的可行走患者,其侧凸为范围较小的胸腰弯(小于 40°)。在其他患者,支具不能改变其进展,但可以帮助患者维持坐姿。

(二)手术治疗

1. 术前评估

(1) 神经评估:许多神经肌肉性侧凸患者正在进行长期的抗痉挛治疗,对手术产生一定影响。抗癫痫药苯妥英钠和丙戊酸钠可以降低骨质更新速度,减少小肠对钙的吸收,从而导致骨质减少,影响内固定效果。另外,丙戊酸钠还会抑制凝血Ⅷ因子相关蛋白,使出血量增加。在条件允许时,应该让患者停用相关药物,或者至少预备充足的血量,以备术中出血较多时及时补充。术前的凝血功能检查可能难以预测术中的凝血异常。

(2) 肺功能评估:神经肌肉性侧凸患者易于出现肺部并发症,术前需要全面的肺功能评价。上呼吸道通气不良将增加术中或术后呼吸道梗阻的风险,还可出现肺不张或肺部感染。患者常常还存在反应性气道疾病,术前可能需要支气管扩张器或吸入激素类药物。另外,患者可能还存在慢性肺换气不足、二氧化碳蓄积和氧化不足。

肺功能的评价应该包括胸片、血气分析和肺功能检查。如果肺活量超过 500ml,峰值呼气速度超过 180ml/min,则围术期肺部并发症的几率会明显减小。如果患者无法进行正规的肺功能检查,必须通过其他通气功能征象来判断,包括哭、笑和其他发声的动作。

(3) 营养状况:神经肌肉性侧凸矫形手术复杂,创伤较大,而此类患者常常由于严重的畸形而影响胃肠道消化功能,摄入不足,或者因为伴随疾病而处于高代谢水平,术后易于出现伤口不愈合、伤口感染和肺部并发症。营养状况可以通过术前血清清蛋白水平来判断,清蛋白应该大于 3.5g/L。当患者血清清蛋白水平大于上述标准时,其术后感染率较低。

(4) 胃肠道评估:由于神经肌肉性侧凸患者易于出现胃肠道功能异常,术后易于出现肠梗阻,需要积极补充水分、改善营养状况以及严格的饮食疗法。另外,一些患者非常瘦,手术使畸形的脊柱迅速变直,引起肠系膜上动脉综合征的风险显著增加,引起十二指肠的梗阻。尽管随着节段内固定的出现和支具应用的减少使此种并发症的发生率明显减少,但其仍然时有发生。因此,术前判断患者出现该并发症的风险,术后在患者出现较长时间的呕吐时警惕此种情况是十分重要的。

(5) 心血管的评估:患者可能由于脊柱畸形而继发心脏疾病,或者合并存在心脏问题。由于侧凸而产生的胸廓畸形可以引起肺换气不足,从而肺血管阻力增加,逐渐出现右心室肥大,最终导致肺心病。另外,Duchenne 肌营养不良患者可能存在心肌病和心律不齐,肌强直性营养不良患者可能也存在心律不齐,左心室肥大则与 Friedreich 共济失调有关。

(6) 血液学评估:研究资料显示神经肌肉性侧凸患者在术中会比特发性侧凸有更多的失血,这是由于前者往往需要更广泛的固定融合,因此术前准备充足的血量是非常重要的。患者以往手术时的出血量是一个重要参考指标。另外,术前需要对患者进行凝血功能和血小板的测定。在患者身体条件允许时,应该进行术前自体血预采集,4 个单位的浓缩红细胞对于后路手术通常是充足的,但是如果需要行前后路联合手术,则需要更多的准备。另外,术中可能需要输注新鲜的冷冻血浆、血小板或凝血因子。

(7) 影像学评估:患者术前需要拍摄站立位全脊柱正侧位 X 线片和卧位侧方 Bending 像,评价弯曲的大小、脊柱的平衡(冠状位和矢状位)、骨盆的倾斜、弯曲的柔韧性。为了观察神经的影像学改变,并排除先天性脊髓畸形或脊髓栓系,如脊髓脊膜膨出,需要行 MRI 检查。CT 对于严重的或先天性的畸形有较大价值。

2. 治疗方法　手术治疗的时间受弯曲严重程度和其他因素影响。其手术选择大致遵循特发性侧凸的原则。通常来说,对于大于 40°~50° 的弯曲并伴有显著功能恶化的患者需要手术治疗。手术的目的是矫正畸形,重建冠状位和矢状位的平衡,恢复骨盆的正常倾斜度,并获得坚强的融合。Duchenne 肌营养不良(DMD)是一个例外,由于肺功能的影响,当畸形达到 20° 时就需要手术。矢状位的顺列是手术时需要考虑的另一重要因素,因为前凸和后凸畸形也会损害坐位的平衡和肺功能。其他手术需要考虑的因素还包括患者年龄、弯曲的进展、并存的疾病以及护理支持。具体的手术指征包括:侧凸进一步加重,心肺功能受到影响,不用手不能维持坐姿,骨盆明显倾斜,侧凸引起明显疼痛等。对于严重畸形伴有骨盆倾斜、维持坐姿困难者,融合往往要达到髂骨。

如何保持脊柱的生长能力是一个挑战。侧凸在快速生长期时进展最快。对于 60°~90° 的侧凸,当侧凸较为僵硬时,即使还有潜在的生长能力,也应该

及时手术治疗。如果脊柱一直保持较好的柔韧性,可以适当推迟手术。对于 <90° 的侧凸,通常仅采用后路手术即可获得较好效果(图 56-0-1)。

如果侧凸 >90° 或者很僵硬,为了获得足够的矫形所需的柔韧性,有必要在侧凸顶椎区域进行前方松解。前路手术可能增加并发症的发生率,并且对于分期进行前路和后路手术还是在同一天施术尚未有定论。通常认为,对于体质较弱、伴随疾病较多者应分期手术;对于身体条件相对良好,并且在前路松解后患者失血不多、状况稳定者,同期手术似乎是更好的选择。

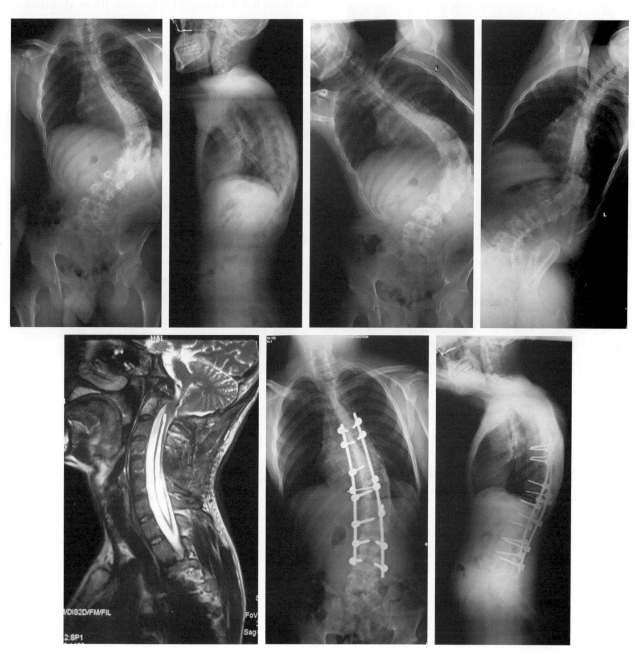

图 56-0-1 男性,21 岁,神经肌肉型脊柱侧凸,Chiari 畸形,脊髓空洞,主胸弯 Cobb 角 83°,行后路 T₇~L₄ 侧凸矫形固定,植骨融合术,术后 Cobb 角 37°

矢状位的畸形,如病理性的过度后凸或前凸也可在神经肌肉性侧凸患者中出现,应该一并获得矫正,但其可能需要进行截骨操作,增加了手术的难度、时间和出血量,需要在术前认真评估患者的身体状况。

神经肌肉性侧凸的手术存在较大风险,很多患者术前存在肺功能不全,易出现围术期并发症。较大的僵硬畸形需要广泛的暴露和较长的手术时间,可能导致过多的失血。尽管一些患者已经存在神经损害症状,手术在矫正畸形的同时可能对神经造成进一步的损伤。尽管目前有更强有力的内固定手段来减少术后失代偿或假关节的发生,术后仍可能出现弯曲的进展,需要翻修手术。

尽管矫形手术存在风险,但也具有良好的效果。阻止或者减缓弯曲的进展有助于改善活动能力,提高舒适度和整体生活质量。Lonstein 和 Akbarnia 报道超过 50% 的患者术后得到功能改善。在一项 79 例全身痉挛性脑瘫患者的研究中,Comstock 发现 85% 的护理者对手术效果满意,其舒适度、坐的能力和外观都有改善。Bridwell 在另一组 54 例神经肌肉性侧凸患者的研究中观察到类似的结果,所有护理者都报道了手术的良好效果,尤其是患者更易于护理,舒适度增加,肺功能改善。Askin 对 20 例神经肌肉性侧凸的患者进行了术前和术后 6 个月、12 个月和 24 个月时的临床评价,发现在术后 6 个月时其活动能力下降,而在术后 12 个月时恢复至术前水平,因此认为该类患者侧凸手术只能稳定功能,而不能改善功能。但是,有 75% 的患者和护理者对手术所带来的外观改善极其满意。因此,尽管多数患者在手术后都要经历一个活动能力下降的过程,但脊柱畸形的矫正最终还会改善其生活质量。由于手术的目的是保护功能,维持行走能力、坐的能力和提高舒适感,所以手术的决定是高度个体化的过程,需要就手术的目的和风险与患者及其家属进行充分和坦诚的沟通和讨论。

（曾　岩　陈仲强）

参 考 文 献

1. Miller A, Temple T, Miller F. Impact of orthoses on the rate of scoliosis progression in children with cerebral palsy. J Pediatr Orthop, 1996, 16:332-335

2. Olafsson Y, Saraste H, Al-Dabbagh Z. Brace treatment in neuromuscular spine deformity. J Pediatr Orthop, 1999, 19:376-379

3. Farhat G, Yamout B, Mikati MA, et al. Effect of antiepileptic drugs on bone density in ambulatory patients. Neurology, 2002, 58:1348-1353

4. Sheth RD, Wesolowski CA, Jacob JC, et al. Effect of carbamazepine and valproate on bone mineral density. J Pediatr, 1995, 127:256-262

5. Jevsevar DS, Karlin LI. The relationship between preoperative nutritional status and complications after an operation for scoliosis in patients who have cerebral palsy. J Bone Joint Surg Am, 1993, 75:880-884

6. Sussman M. Duchenne muscular dystrophy. J Am Acad Orthop Surg, 2002, 10:138-151

7. Comstock CP, Leach J, Wenger DR. Scoliosis in total-body-involvement cerebral palsy: Analysis of surgical treatment and patient and caregiver satisfaction. Spine, 1998, 23:1412-1424, Discussion 24-52

8. Bridwell KH, Baldus C, Iffrig TM, et al. Process measures and patient/parent evaluation of surgical management of spinal deformitiesin patients with progressive flaccid neuromuscular scoliosis (Duchenne's muscular dystrophy and spinal muscular atrophy). Spine, 1999, 24:1300-1309

9. Sink EL, Newton PO, Mubarak SJ, et al. Maintenance of sagittal plane alignment after surgical correction of spinal deformity in patients with cerebral palsy. Spine, 2003, 28:1396-1403

10. Lonstein JE, Akbarnia A. Operative treatment of spinal deformities in patients with cerebral palsy or mental retardation: An analysis of one hundred and seven cases. J Bone Joint Surg Am, 1983, 65:43-55

11. Askin GN, Hallett R, Hare N, et al. The outcome of scoliosis surgery in the severely physically handicapped child: An objective and subjective assessment. Spine, 1997, 22:44-50

第五十七章

神经纤维瘤病与脊柱畸形

神经纤维瘤病是人类最常见的单基因病,为常染色体显性遗传病,是基因缺陷使神经嵴细胞发育异常导致多系统损害。临床上通常表现为神经纤维瘤、神经鞘瘤和牛奶咖啡斑,可以出现在身体的任何器官,但以骨骼、软组织和皮肤为著。该病的患者在过去曾广受关注,主要归因于其皮肤的显著表现、过度生长的肢体、引起令人震惊的外观和严重的脊柱畸形。雨果的小说"钟楼怪人",丑陋驼背的 Quasimodo 可能患有神经纤维瘤病。John Merrick 写过名为"象人"的书和戏剧曾引起过公众注意,"象人"被认为患有神经纤维瘤病,然而,现在认为更可能的诊断是 Proteus 综合征。

历史上,神经纤维瘤病的临床综合征早在 14 世纪就被描述过。Virchow,德国著名的病理学家,150 多年前曾报道过同一家族中数个成员的临床表现,35 年后,他的学生 von Recklinghausen 研究了该病的组织学特征,并以他的名字命名该病。

一、分类和诊断

根据临床表现和基因定位,神经纤维瘤病分为 I 型(NF-I,又称周围型)和 II 型(NF-II,又称中枢型)。中枢型的患病率为 1/50 000,以双侧听神经瘤为特征,与原发性骨病和骨科并发症无关,所以本章重点讨论 I 型。NF-I 型最为常见,发病率为 1/4000~1/3000,所有人种均有发病,全球患者超过 1 000 000 人。由于该病是常染色体显性遗传,外显度高,在 5 岁时接近 100%,是已知的人类疾病中最高的突变率。然而,约 50% 的患者是由于新发的突变而零星发病。另外,患儿父亲在生育时年龄较大也是 NF-1 基因突变的前置因素。

NF-1 基因相当大,接近 300 000 碱基对。它的突变率很高,表达性多变,并且不表现基因型和表现型的清晰关系。这是为什么尽管鉴定出神经纤维瘤蛋白基因,但产前基因诊断在临床上并不适用的原因。对病例的诊断仍然基于 1987 年 Consensus Development Conference of the National Institutes of Health 制定的 NF-1 临床诊断标准[6]。目前,诊断的确立至少应符合以下 2 条标准:①有 6 个或更多的牛奶咖啡斑,成人每个斑至少 15mm,儿童 5mm 大小;②有 2 个或更多的任何类型的神经纤维瘤,或至少有 1 个呈丛状;③腋窝或腹股沟区有色素斑;④视神经胶质瘤;⑤裂隙灯检查发现有 2 个或更多的 Lisch 结节;⑥独特的骨骼改变,像蝶骨发育不良或长骨皮质变薄,伴或不伴假关节;⑦按以上标准,直系亲属(父母、兄弟姐妹或后代)患有 NF-1。

二、NF-1 的临床表现

NF-1 患者的临床表现多种多样,并非出生后很快地表现出来。90% 以上的患者有牛奶咖啡斑,通常儿童早期出现,并表现为典型的 California 海滩表现。腋窝或腹股沟区有色素斑对诊断 NF-1 的患儿有高度的特异性。6 岁以上的儿童常出现虹膜的 Lisch 结节,30 岁以上的患者更为明显。相对而言,视神经胶质瘤并不常见。然而,部分肿瘤可迅速增大并引起眼球突出症和视觉损伤。神经纤维瘤于青春期出现,可位于皮肤或更深的位置,以至于浸润周围组织并影响周围神经或脊髓。这些损害在青春期或孕期,无论在数量还是体积上,有增长潜能,尤其 30 岁以上更明显。

在儿童期,约 50% 的 NF-1 患者出现脊柱侧凸畸形和先天性胫骨假关节等严重的骨科并发症,治疗非常有挑战性。近期的研究报道 70% 的患者需住院处理与神经纤维瘤直接相关的问题。因此,熟悉 NF-1 在不同部位的不同临床表现,对于及早诊断和优化治疗极为关键。护理重点在于针对其并发症的对症处理。疾病可能的并发症会在患者很小的时候即开始影响生活质量,因此有针对性地辅导患者和家属,让其掌握相关的足够信息,有助于多数NF-1患者拥有正常的寿命,并过上有意义的生活。

三、NF-1 患者的脊柱侧凸畸形:分类和影像评价

NF-1患者最常见的肌肉骨骼畸形表现是侧凸,通常发生于胸椎。早在1个世纪前,Gould和Weiss就呼吁关注神经纤维瘤患者高发的脊柱畸形。然而,NF-1患者真正的脊柱畸形患病率仍不清楚,文献报道为2%~69%。相反,严重的脊柱侧凸患者中有2%~3%伴有神经纤维瘤。脊柱侧凸的病因理论上包括局限性神经纤维瘤、原发性中胚层发育不良、软骨病和内分泌疾病引起骨的侵蚀和破坏。

依据X线片上是否存在骨发育不良,神经纤维瘤患者冠状面侧凸通常分为非营养不良型和营养不良型,其中非营养不良型无论在临床还是影像特征上都与特发性脊柱侧凸相似(图57-0-1)。

由于对神经纤维瘤病性脊柱侧凸的预后和处理很大程度上依赖于骨骼是否存在发育不良特征,所以对所有患者应仔细寻找发育不良改变的证据。

发育不良性特征包括椎体边缘扇形改变(前缘、后缘或侧缘)(图57-0-2)。肋骨铅笔样变(图57-0-3)或横突细长,一个或多个椎体楔形变(图57-0-4),椎旁或椎管内软组织团块,伴顶椎严重旋转的短弯,有时候引起椎体的半脱位或脱位,神经孔扩大和椎弓根变长变薄。发育不良性改变或为先天性,或与椎管

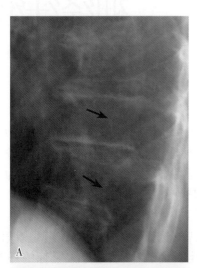

图 57-0-2　椎体边缘的扇形改变
A. 后缘;B. 前缘

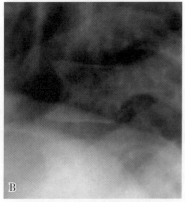

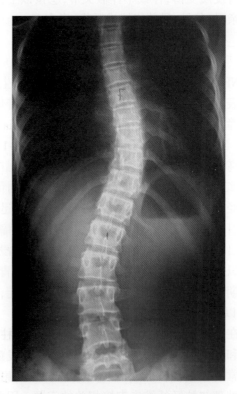

图 57-0-1　非营养不良性侧凸的影像学表现与特发性侧凸相似

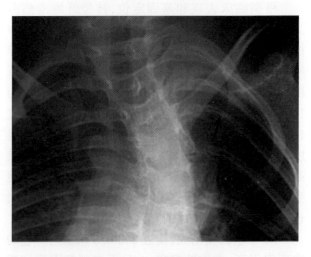

图 57-0-3　肋骨铅笔样变

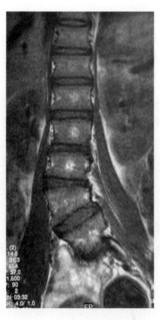

图 57-0-4　腰椎椎体楔形变

内畸形有关,像硬膜组织的异常(如硬膜扩张),或哑铃型神经纤维瘤出入椎间孔并引起神经孔扩大。通常讲,椎体发育不良的改变越严重,脊柱侧凸恶化的可能性越大。在关于 NF-1 脊柱畸形进展的研究发现,当合并 3 个或更多发育不良性改变,85% 的患者的畸形程度会显著增加,肋骨铅笔样变是唯一与脊柱侧凸恶化有统计学关联的发育不良性因素。

NF-1 患者的硬膜扩张指硬膜囊向周围膨胀,并侵蚀周围的骨和韧带组织,可导致椎体后缘扇形改变(图 57-0-5)和侧方胸内脊膜膨出(图 57-0-6),经

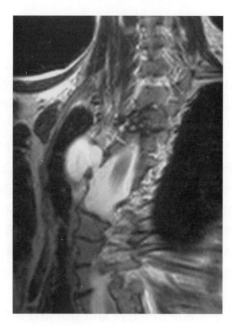

图 57-0-6　冠状位 MRI 的 T_2 像显示上胸椎区域硬膜扩张和脊膜膨出

常引起椎节不稳,以至于出现自发性的半脱位或脱位,突出的肋骨亦可脱离肋横突关节而穿入椎管。由于硬膜扩张引起的椎管变宽,可以解释为何严重的角状畸形可以不出现脊髓损害和神经功能障碍。相反,如果椎管扩张是由椎管内神经纤维瘤引起,像其他的占位损伤一样,会引起脊髓压迫(图 57-0-7)。

若 X 线片上观察到发育不良性改变,MRI 对进一步观察椎管内情况有关键性作用,尤其是在有手术指征的脊柱侧凸。建议对神经纤维瘤患者术前常

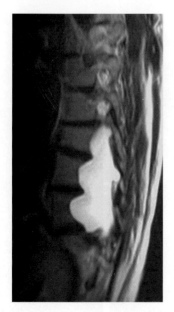

图 57-0-5　矢状位 MRI 的 T_2 像显示硬膜扩张和相应椎体后缘的扇形改变

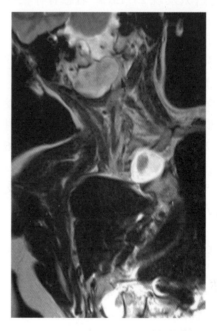

图 57-0-7　冠状位 MRI 显示颈段神经纤维瘤压迫脊髓

规行全脊柱 MRI,以发现椎管内团块。值得注意的是,对于伴有严重椎体旋转和锐性后凸的复杂畸形,MRI 成像的观察有时会比较困难。

NF-1 脊柱侧凸的患者应常规在初诊时拍摄 X 线片,以观察冠状位和矢状位畸形,并明确有无发育不良性改变。无论是否合并神经症状,应常规行 MRI 评价椎管内和椎旁情况,并有助于脊柱畸形组成部分的辨识。最初根据 X 线片评价为非发育不良性改变的 NF-1 患者中,有 36.3% 的病例经全脊柱 MRI 确定存在椎体发育不良,其中又有 25% 的患者由于畸形快速进展,有必要尽早手术治疗。这就体现出全脊柱 MRI 在描述病变和对脊柱畸形弯曲类型的分类及辅助治疗计划制订上有重要价值。

对于术前应用全脊柱 MRI 除外潜在的椎管内病变,目前的意见较为统一。然而,对于不准备手术的合并脊柱肿瘤的 NF-1 患者是否行影像观察仍有争议。有学者应用 X 线片和 MRI 来发现 NF-1 患者是否有脊柱肿瘤。Khong 对 62 名 NF-1 患者行全脊柱 MRI,报道脊柱神经纤维瘤的发病率为 13.2%,与脊柱侧弯、局限性皮肤神经纤维瘤、巨大的软组织神经纤维瘤密切相关。Egelhoff 等应用 MRI,对不合并脊柱畸形的成人和儿童的混合人群做调查,发现高达 35.7% 的患者存在脊柱肿瘤,建议脊柱 MRI 应作为常规检查。相反,其他的研究人员并不支持脊柱 MRI 作为常规检查,认为其应用指征取决于临床的需要。Thakkar 等对 1400 名儿童和成人行 MRI 检查,只发现 23(1.6%)名患者存在症状性脊柱肿瘤。

四、NF-1 脊柱畸形的治疗

(一)非营养不良型侧凸

非营养不良型侧凸的处理原则与特发性脊柱侧凸相似,对治疗的反应亦相仿。如果脊柱畸形角度不足 20°~25°,对患者需要密切观察,每 6 个月复查一次。如果患者仍然有很强的生长潜力的话,可以对 20°~40° 的患者行支具治疗。但当支具治疗为首选方式时,患者的依从性值得特别的关注,毕竟 NF-1 的儿童常伴有认知障碍、智力障碍、注意力缺陷、痉挛发作以及更大程度的社会/情感和心理问题。

如果畸形角度超过 40°,需要通过后路脊柱融合及节段性固定进行治疗。与特发性脊柱侧凸相比,由于 NF-1 侧凸有较高的植骨不融合率,建议应用

自体髂嵴移植以实现坚强骨性融合。对于角度超过 55°~60° 的患者,由于畸形的僵硬度增加,常常需要先行前路松解和植骨,再行后路固定,以恢复脊柱平衡。

非营养不良型侧凸有可能转变为营养不良型侧凸,或者椎管内神经纤维瘤生长,由于压力导致的椎管膨胀,出现椎体继发性发育不良性改变,需要密切观察其进展。非营养不良型向营养不良型脊柱侧凸的转变主要发生于神经纤维瘤病的患儿,发病率差异很大,7 岁前诊断的患儿其转变率高达 81%,7 岁后诊断的患儿转变率为 25%。对最初诊断为 NF-1 非营养不良型侧凸的患者进行观察,发现相对于特发性脊柱侧凸,脊柱畸形进展的倾向性更高。随着生长发育,部分患者出现营养不良性改变,但是这种表现并不恒定。可能类似于特发性的侧凸患者,其骨骼尚未发育成熟,营养不良性改变还没有发展。然而,另一种解释是,在最初应用 X 线片评价为非营养不良型患者中,其实部分已经存在营养不良性改变,只是被忽略了。这种解释引起对 Durrani 等提出的转变理论的怀疑。

(二)营养不良型侧凸

营养不良型侧凸相对少见,但更加难以治疗。这种畸形的特点是:短节段,成角锐利,涉及 4~6 个椎节的单胸弯,伴有 3 种以上营养不良性改变。营养不良型侧凸可合并矢状位畸形,如胸椎的角状后凸(图 57-0-8)或少见的胸椎前凸。这些共存的畸形应早期识别,以利于手术计划的制订。

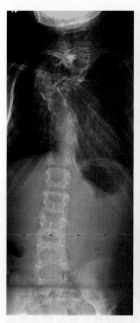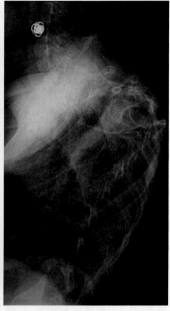

图 57-0-8　上胸椎营养不良性侧后凸畸形

营养不良型侧凸应把握积极治疗的原则,因为即便是在脊柱融合的情况下,侧凸进展的可能性仍然非常大。若未经治疗,尤其是 6~18 岁患者的自然病史将是残酷的。由于病变进展贯穿于儿童期,被动的观察不仅不够,而且不合理。支具治疗已被证明无效,早期积极手术治疗值得肯定,即便是幼龄儿童也是如此。由于侧凸通常涉及短节段,其生长潜力有限,行早期的脊柱融合并不会引起躯干高度的明显丢失。鉴于此,引起高度丢失的是畸形的进行性加重,而不是过早的融合术。除了营养不良性改变,其他影响畸形进展的因素包括:年龄小,起病为重度畸形,超过 50° 的病理性后凸,侧凸顶椎在下胸椎,椎体旋转超过 11° 和椎体前缘严重的凹陷。

营养不良型脊柱侧凸角度小于 20° 的应行 6 个月一次的密切观察,一旦有突然加快的进展,应尽快予以手术治疗。对于侧凸角度为 20°~40°,后凸小于 50° 的患者,建议应用多节段的椎板下钢丝或钉棒系统的节段性后路固定,结合自体髂骨取骨植骨。在没有椎弓根发育不良的情况下,在胸腰椎和腰椎可以应用椎弓根钉实现更坚强的固定。有学者认为,除了小部分患者可以通过单独的后路固定融合术得到治疗外,不管矢状位失衡的程度,绝大多数的进展性营养不良性侧凸需要行前后路融合术,疗效更为确切。但据我们的经验,单纯行后路手术也可得到良好效果(图 57-0-9)。

五、手术中需要注意的问题

对每一个脊柱外科大夫来说,神经纤维瘤病患者的处理会面临几个难题。由于存在椎旁神经纤维瘤及环绕脊柱软组织中的丛状静脉,手术可引起大量失血,尤其是行前入路时。神经纤维瘤软组织中血管分布不均也会增加术后出血及血肿形成的几率。仔细的止血及伤口引流可以处理这个问题。再者,NF-1 的患者通常合并高血压,偶尔由肾动脉狭窄或嗜铬细胞瘤引起。因此,对高血压的病因应行彻底的检查以明确。

对神经纤维瘤的患者的融合区一定要广泛。脊柱手术失败通常的原因是前路手术技术上的缺陷,像短节段融合或植骨量不足。对整个畸形区域应行前方间盘切除,椎间行髂嵴和肋骨颗粒状植骨,若有后凸,应行腓骨或肋骨的结构性植骨。所有的植骨均应与脊柱骨直接接触,应仔细去除影响接触的任何软组织。被异常神经纤维瘤软组织包绕的植骨块中部会出现再吸收。前路完成后,应用后方节段性固定及自体髂骨植骨,以保证坚强固定。融合范围应包括两端的中立椎。椎管内肿瘤或硬膜扩张可以引起后方骨性结构变薄,在行脊柱后方暴露时,一定要格外小心,避免侵入椎管及损伤脊髓。

有时行节段性固定很困难,因为严重变形的椎体无法为固定提供有效的锚定点。若无法行内固定,则应用配合术后石膏或支具的原位自体骨融合术。如果有严重的角状后凸或由于骨发育不良引起椎体薄弱,即便是应用了内固定,仍建议术后应用矫形支具,以削弱近端置钩区过度的牵张力,并防止植入物移位。鉴于假关节的高发生率,术后 6 个月常规对融合块进行评价。若发现融合块不足,应行后路探查并增加植骨量。

六、合并神经功能障碍的处理

神经纤维瘤病的年轻患者出现神经功能障碍,通常由后凸进展引起。其他的影响因素包括突入椎管的肋骨、椎体不稳、营养不良改变加重或椎体的破坏、纤维脂肪组织反应、椎管内肿瘤或硬膜扩张。后凸产生病理性脊柱屈曲,这会引起脊髓实质变薄变形并引起神经症状,在神经损伤的程度上,后凸比侧凸后果更严重。对后凸畸形进展引起的脊髓受压,应选择前方凹侧椎体切除结合环形植骨融合术。对严重成角的脊髓,单纯行椎板切除术是无效的。对在伸位片上有柔韧性且神经功能轻度异常的角状后凸,可考虑行术前的 halo 架牵引,不仅可以实现前方减压时最大弯曲角度的矫正,也有利于支撑植骨的放置。

椎管内肿瘤也会引起脊髓受侵并引起神经功能损害,尤其是老年患者,可行椎板切除术并肿瘤切除予以治疗。如果有可能,应保留尽可能多的骨性结构,最好应用半椎板切除术。在病变切除的同时,应配合行预防性的内固定和脊柱融合术,以稳定脊柱并防止椎板切除术后后凸的发生。

七、合并腰椎和颈椎畸形的处理

NF-1 患者中腰椎侧凸相对少见,然而处理原则是一样的。对腰椎侧凸的手术治疗,需要除外是否有滑椎,其发生率与非神经纤维瘤病相近。NF-1 患者,椎管径增宽引起病理性椎弓根拉长变薄并脊椎前方骨性结构的前脱位,产生滑椎。椎弓根变形妨碍了应用椎弓根钉行复位术,即便应用自体骨植骨,后方的融合也可能延迟,6 个月时若影像提示愈合不良,需要增加植骨区骨量。

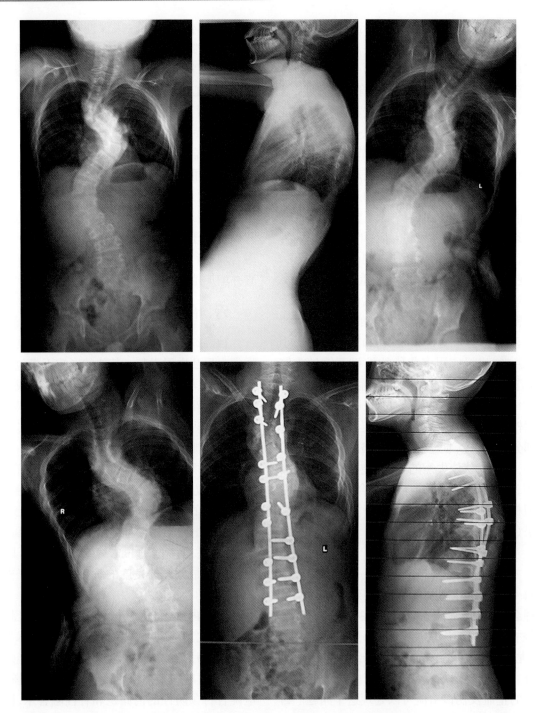

图 57-0-9 男性,12 岁,神经纤维瘤病性脊柱侧凸,上胸弯 Cobb 角 62°,主胸弯 Cobb 角 81°,胸腰弯 Cobb 角 63°,Bending 相均不能矫正,行后路 T₂~L₃ 侧凸矫形固定,植骨融合术,术后上胸弯 Cobb 角 40°,主胸弯 Cobb 角 47°,胸腰弯 Cobb 角 26°

文献中对 NF-1 患者的颈椎畸形的关注很少。颈椎畸形可引起颈痛,偶尔引起神经并发症,包括神经根损害和完全或部分的脊髓功能缺陷。然而,大部分的颈椎畸形患者并无症状,因此应拍摄前后位和侧位 X 线片,尤其是对准备行胸腰椎内固定融合或 halo 架牵引的患者。若存在营养不良性特征,斜位 X 线片可发现哑铃型病变。在漏诊了颈椎管内

病变的情况下对脊柱行内固定和相关操作是极度危险的。神经纤维瘤病颈椎畸形中,后凸最为常见(图 57-0-10)。这通常由于先前对椎管内肿块切除时,对椎板及后方结构进行切除,由此造成椎体继发性不稳及椎板切除术后后凸。辅助 halo 架或石膏的自体髂骨和腓骨的前方融合能取得满意的疗效。作为另一种选择,前后路联合脊柱节段性固定融合能提

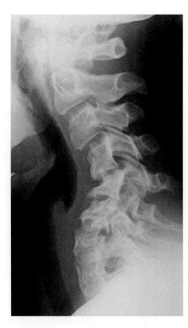

图 57-0-10　侧位 X 线片显示 NF-1 型患者的颈椎后凸

供足够的稳定性,术后无需外固定制动。寰枢椎不稳亦有可能存在,通过行侧位屈伸位片可以明确,尤其是准备行 halo 架牵引时。

　　总而言之,NF-1 型患者的脊柱畸形造成诊断和治疗难题。在 X 线片和 MRI 上仔细甄别营养不良性改变是必需的,这有助于判断预后及选择治疗方案。全脊柱 MRI 能显示椎管内容物并发现对畸形矫正有干扰的椎管内病变。非营养不良型的治疗原则与特发性脊柱侧凸相同。相反,营养不良型侧凸或伴严重矢状位失衡的多维脊柱畸形需要早期积极外科治疗,包括应用节段性固定及充足自体骨移植的前后路联合脊柱融合术。对这些病例行外科治疗的主要目的是稳定脊柱,阻断组织畸形的进一步发展,而不是试图行可能导致永久神经损伤的矫形术。

(吴奉梁　曾　岩)

参 考 文 献

1. Kim HW,Weinstein SL. Spine update:the management of scoliosis in neuroflbromatosis. Spine,1997,22:2770-2776

2. Ogilvie JW. Neuroflbromatosis. In:Bradford DS(ed)Moe's textbook of scoliosis and other spinal deformities,3rd ed. Saunders,Philadelphia,1995:pp337-347

3. Crawford AH. Neuroflbromatosis. In:Weinstein SL(ed)The pediatric spine:principles and practice,2nd ed. Lippincott Williams & Wilk-ins,Philadelphia,2001:pp471-490

4. Neuroflbromatosis. Conference statement. National Institute of Health Consensus Develpment Conference. Arch Neurol, 1987,45:575-578

5. Lubs ML,Bauer MS,Formas ME,et al. Lisch nodules in neuroflbromatosis type 1. N Engl J Med,1991,324:1264-1266

6. Funasaki H,Winter RB,Lonstein JB,et al. Pathophysiology of spinal deformities in neuroflbromatosis. J Bone Joint Surg, 1994,76A:692-700

7. Winter RB,Moe JH,Bradford DS,et al. Spine deformity in neuroflbromatosis. A review of one hundred and two patients. J Bone Joint Surg,1979,61A:677-694

8. Durrani A,Crawford AH,Choudhry SN,et al. Modulation of spinal deformities in patients with neuroflbromatosis type 1. Spine,2000,25:69-75

9. Khong P-L,Goh WHS,Wong VCN,et al. MR imaging of spinal tumours in children with neuroflbromatosis 1. Am J Roentgenol,2003,180:413-417

10. Egelhoff JC,Bates DJ,Ross JS,et al. Spinal MR flndings in neuroflbromatosis types 1 and 2. Am J Neuroradiol,1992, 13:1071-1077

11. Gutmann DH,Aylsworth A,Carey JC,et al. The diagnostic evaluation and multidisciplinary management of neuro- flbromatosis 1 and neuroflbromatosis 2. JAMA,1997,278: 51-57

12. Thakkar SD,Feigen U,Mautner V-F. Spinal tumours in neuroflbromatosis type 1:an MRI study of frequency, multiplicity and variety. Neuroradiology,1999,41:625-629

13. Crawford AH. Neuroflbromatosis. In:Weinstein SL(ed)The pediatric spine. Raven Press,New York,1994:pp619-649

14. Aegeter E. The possible relationship of neuroflbromatosis, congenital pseudoarthrosis and flbrous dysplasia. J Bone Joint Surg,1950,32A:618

15. Jacobsen FS,Crawford AH. Complications in neuroflbromatosis. In:Epps CH,Bowen JR(eds)Complications in pediatric orthopaedic surgery. JB Lippincott,Philadelpia,1995: pp649-683

16. Calvert PT,Edgar MA,Webb PJ. Scoliosis in neuroflbromatosis. Natural history without operation. J Bone Joint Surg,1989, 71B:246-251

17. Winter RB,Lonstein JE,Anderson M. Neuroflbromatosis hyperkyphosis. A review of 33 patients with kyphosis of 80 degrees or greater. J Spinal Disord,1988,1:39-49

18. Hirschfeld SS,Rudner C,Nash CL Jr,et al. Incidence of mitral valve prolapse in adolescent scoliosis and thoracic hypokyphosis. Pediatrics,1982,70:451-454

19. Craig JB,Govender S. Neuroflbromatosis of the cervical spine. J Bone Joint,Surg,1992,74B:575-578

20. Yong-Hing K,Kalamchi A,MacEwen GD. Cervical spine abnormalities in neuroflbrmatosis. J Bone Joint Surg,1979, 61A:695-699

第五十八章

僵硬性脊柱后凸及侧后凸畸形的截骨矫形

脊柱后凸或侧后凸畸形不但可导致躯体矢状面平衡丧失及腰椎代偿性过度前凸而引发患者腰背部顽固性疼痛，同时还可造成患者严重的心理障碍及工作与生活上的困难。此外，严重后凸畸形（尤其是角状后凸畸形）还可影响心、肺功能，并可导致脊髓损害。因而，矫正脊柱畸形不仅是为了改善畸形的外观，而且对于因脊柱畸形导致的神经或其他重要脏器功能的障碍可以发挥关键的预防与治疗作用。伴随着技术手段的提高，各种方式的脊柱截骨技术越来越多地用于不同类型的脊柱畸形的矫正，并获得了很好的矫正结果，特别是对于严重僵硬性后凸畸形的治疗取得了重大突破。但是，脊柱截骨矫形创伤大、技术复杂、风险高，稍有不慎即可导致患者神经功能的严重损害。因而，必须严格掌握手术适应证及相关手术技术。

第一节　脊柱后凸畸形的主要病因与相关临床问题

一、脊柱后凸畸形的原因

多种原因或疾病都可以导致脊柱在矢状面上超过生理曲度的后凸畸形或者同时合并冠状面的侧凸畸形。主要有几类原因：

1. 先天性脊柱发育畸形，可因若干椎体分节不良导致脊柱前方骨桥连接或因椎体发育畸形而形成了位置偏后的半椎体所致，后一种情况特别是完全分节的半椎体可以导致严重的脊柱后凸畸形。

2. 由于椎体感染影响了椎体正常生长所致的脊柱畸形，主要见于脊柱结核。通常所说的结核性脊柱后凸畸形是指椎体结核治愈后逐渐形成的畸形，所以又有人称其为治愈型脊柱结核性后凸畸形，

以与脊柱活动性结核所致椎体破坏引起的脊柱畸形相区别。幼儿或青少年时期感染的椎体结核，虽经化疗或同时手术治疗而治愈，但由于多个椎体受到了破坏并融合在一起，抑制了椎体的发育生长，可以导致很严重的脊柱后凸畸形。

3. 陈旧脊柱创伤性后凸畸形，主要见于胸及胸腰段的椎体骨折畸形愈合或初期治疗不当所致。

4. 强直性脊柱炎，由于自身免疫性疾患使得脊柱韧带骨化，椎间关节强直于屈曲位而导致脊柱后凸。

5. Scheuermann 病，由于椎体骨骺发育缺陷而导致连续多个椎体呈楔形生长，形成了脊柱后凸畸形。

6. 退变性脊柱侧凸或后凸，则主要是因为椎间盘不对称的退变所致。

7. 严重的特发性脊柱侧凸畸形亦同时合并有显著的脊柱后凸。

此外，还有神经纤维瘤病、神经肌肉性疾病等多种原因，不再一一赘述。不同疾病或病因造成的畸形外观亦有不同，如陈旧脊柱创伤性后凸畸形、结核性后凸畸形、半椎体所致脊柱畸形等主要表现为角状后凸畸形；强直性脊柱炎、Scheuermann 病等，则主要以弓状后凸畸形为特征；先天性脊柱侧凸畸形、成人脊柱侧凸畸形等既可以有显著的脊柱侧凸，也可同时合并脊柱的后凸。

二、脊柱后凸畸形与神经损害的关系

一般来讲，轻中度脊柱后凸畸形很少引发神经的损害，随着畸形的加重，神经损伤的风险加大。但是，在临床上发生神经损害受多种因素影响，并不完全取决于畸形的严重程度。

1. 相对于特发性脊柱侧凸或弓状后凸畸形而

言,角状后凸对神经具有更大的危害性,这与脊髓在脊柱后凸畸形时受到牵张状态下同时受到局部的角状凸起的直接压迫相关。Bardlelli 等报道了一组 94 例先天性后凸畸形病例,其中有 11 例瘫痪。James 报道的 21 例患者中有 5 例瘫痪。在我们治疗的因畸形引发神经损害的病例中,主要见于先天性后凸和结核性后凸。其中,先天性后凸畸形出现神经损害症状的年龄平均在 20 岁左右,主要为椎体形成不良型;治愈型结核性后凸畸形出现神经损害的平均年龄在 27 岁上下,均是儿童时期患脊柱结核并治愈,而后继发严重畸形所致。提示对这类患者应早期作出相应处理,以防止后期的严重后凸与神经损害。

2. 相对于胸腰段,上胸椎的后凸畸形对神经损害有显著影响。我们对一组 22 例治愈型结核性后凸畸形病例进行分析,发现患者自儿童感染脊柱结核后,随着年龄增长,出现神经损害的几率提高,两者间隔时间平均为 24 年。尽管上胸椎畸形不如下胸椎或胸腰椎严重,但引发神经损害的几率显著大于后者。这可能与上胸椎血运较差、脊髓更易于遭受压迫的损害有关。临床上,上胸椎畸形因在外观上表现不明显而常被忽视,多因有神经损害而就诊时才被发现(图 58-1-1)。因而,应当更加重视上胸椎后凸畸形的预防和早期处理。此外,研究还发现畸形严重程度与椎体受累节段数相关,但是椎体受累节段的多少与神经损害发生几率无关。而在活动性脊柱结核,两者显著相关。其原因可能为:当多个椎体感染塌陷最终融合一体后,脊柱短缩,脊髓松弛,反而在伴随后凸畸形逐渐加重时,相对能够适应这种变化;而活动性脊柱结核,累及椎体越多越不稳定,使神经风险增加。

3. 后凸畸形及局部的脊柱节段不稳定是导致脊髓损害的重要因素。Malcolm 对创伤性后凸畸形的临床研究发现 1/3 的患者神经损害加重与此有明确关系;而通过脊柱融合仅予部分矫形,98%的患者术后疼痛缓解或消失。我们的临床病例研究也证实病变节段不稳定对于神经损害加重和疼痛密切关联(图 58-1-2)。对于所谓僵硬性后凸畸形,一方面表现在畸形整体的僵硬,另一方面在畸形局部常常有显著的过度活动。由于后凸畸形使脊髓受到牵张和压迫,再附加局部的这种不稳定活动可以加重畸形局部对脊髓的压迫和动态损伤性刺激。

4. 脊柱弓状畸行合并脊髓损害时要注意有无其他病因,如:强直性脊柱炎有无应力骨折,在畸形应力集中区域有无 OLF,后者在其他畸形中也很常见;Scheuermann 病有无椎间盘突出或椎管狭窄;脊柱侧后凸畸形有无脊髓空洞症等。明确病因,整体把握,才能为患者实施正确治疗。

三、脊柱后凸畸形对脊柱矢状面平衡和邻近节段的影响

1. 不同类型后凸畸形对脊柱整体矢状位的影响不同。强直性脊柱炎因脊柱椎间关节强直于屈曲位,脊柱后凸并向前屈,可导致显著的脊柱矢状位平衡丧失;退变性脊柱侧凸或后凸,因腰椎生理前凸减小或消失,可导致脊柱向前倾斜。而对于胸腰段陈旧创伤性、先天性或结核性的角状后凸畸形,大多数病例则主要通过腰椎的过度前凸和部分胸椎生理后凸减小甚至变为前凸的代偿,来维持脊柱铅垂线在腰骶椎间隙的后方,甚至超过小关节的后方,脊柱这种代偿变化在青少年或病史长的患者中表现的尤为突出。但是,当角状后凸畸形位于上部胸椎时,畸形上方胸椎已无代偿余地,可表现为颈椎前凸加大,畸形下方的胸椎与腰椎曲度消失,呈高度平背状(图58-1-3)。这类患者外观上畸形不明显,容易漏诊并延误治疗。

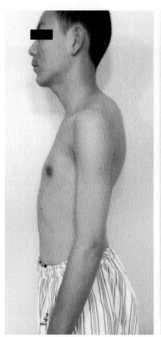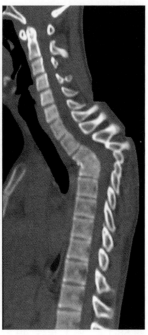

图 58-1-1 男性,16 岁,2 岁时患结核,治愈。感觉行走困难 6 个月。外观显示颈胸部后凸,但畸形较轻。CT 矢状面显示 T$_{2-4}$ 融合为一体,Cobb 角 48°。上胸椎畸形容易被患者和医生忽视,直到有神经症状而就诊时才发现

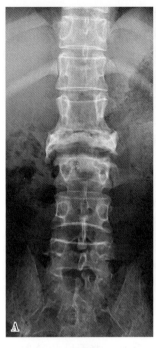
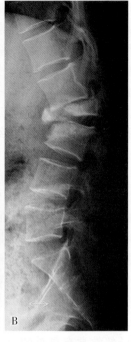
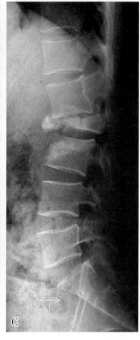

图 58-1-2　患者 L₂ 椎体爆裂骨折，双下肢截瘫，经历一次失败的手术，内固定取出后，患者腰背疼痛，坐立困难。腰椎 X 线片显示 L₂₋₃ 节段显著失稳，L₁₋₃ 局部后凸畸形。屈曲位 Cobb 角 52°，仰伸位为 28°

A. 腰椎正位 X 线片；B. 腰椎屈曲位 X 线片；C. 腰椎仰伸位 X 线片

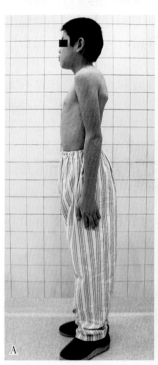
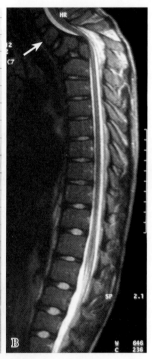

图 58-1-3　当角状后凸畸形位于上胸椎时，可表现为颈椎前凸加大，畸形下方的胸椎与腰椎曲度消失，呈高度平背状

A. 患者站立侧位像；B. MRI 矢状位影像

2. 后凸畸形对腰椎的影响及意义。对于胸腰段后凸畸形，脊柱需要通过加大胸椎和腰椎的前凸来维持矢状面平衡。由于胸廓的保护，胸椎的代偿有限，主要依靠加大腰椎的前凸进行调整。通过观察，我们发现畸形下方各个椎体间隙的夹角加大；腰椎前凸顶椎下方由于腰椎过度前凸，脊柱矢状平衡线后移，脊柱的应力显著移向后方的关节突关节；畸形上方各个椎体间隙显著向后下倾斜，脊柱功能单位结构的稳定丧失，椎体发生明显的后方滑移（图 58-1-4）。矫正胸腰段后凸畸形可使腰椎的上述过度代偿显著减小，同时使患者的腰背部疼痛得以消除或明显缓解。提示腰椎的过度前凸等继发性改变可能是脊柱后凸畸形容易引发下腰痛的重要原因（图 58-1-5）。

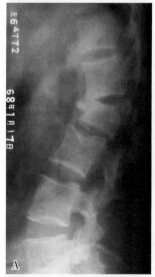
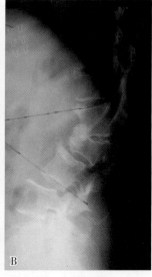

图 58-1-4　例 1，男性，49 岁。30 年前 L₂ 屈曲牵张性骨折，经保守治疗恢复正常工作。1 年前出现腰背疼痛，下肢无力。30 年后的 X 线片显示上腰弯后凸加重，下腰弯前凸加大，L₂ 和 L₃ 椎体向后滑移

A. 30 年前腰椎侧位 X 线片；B. 30 年后腰椎侧位 X 线片

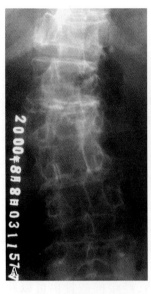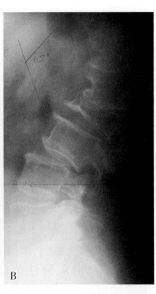

图 58-1-5　例 2，男性，50 岁，20 年前因外伤致 L$_2$ 椎体屈曲压缩骨折，经保守治疗后正常工作与生活。近 2 年腰背部疼痛，没有神经损害体征。拍摄正位 X 线片显示腰椎以 L$_{1~2}$ 为中心向右侧凸；侧位 X 线片显示 L$_2$ 椎体楔形压缩，以 L$_{1~2}$ 为中心的后凸畸形，以及由此而产生的腰椎过度前凸、L$_2$ 和 L$_3$ 椎体向后滑移的代偿性改变。由于 L$_{4~5}$ 和 L$_5$~S$_1$ 椎间隙过度前凸，后方小关节承受应力增加

3. 骨盆在维持脊柱的矢状位序列方面具有重要的临床意义。研究证实每个个体的骨盆与腰骶关节有一相对固定关系，骨盆入射角（PI）是反映这种关系的重要参数。理论上，在成年之后发生的脊柱后凸，因骨盆此前已经停止发育，骨盆因胸腰段后凸的大小改变可能有相应的旋转，但骨盆的形态不会发生改变，即 PI 不会改变。在我们的研究中发现胸腰椎角状后凸畸形发生于儿童时期（平均年龄 6.1 岁）的成人或青少年患者中（平均年龄 29.6 岁），PI 平均为 34.8°，明显小于正常成年人群；骨盆倾斜角（PT）−0.7°，显著小于正常人群；提示在生长发育期骨盆形态可能因胸腰椎角状后凸畸形而出现异常变化，且骨盆参与了脊柱矢状面平衡的调整。多因素回归分析显示后凸节段以及后凸角度是 PI 的独立影响因素，且胸腰椎后凸畸形的部位越低、后凸角度越大，对骨盆形态的影响越大。其发生机制与临床意义还有待进一步研究。

第二节　患者评估与术前准备

详细的患者评估和充分的术前准备对于确保手术安全并获得满意疗效至关重要。应做好下面几项工作：

1. 评估患者的一般情况　应仔细评估患者心肺功能、全身营养状况与耐受力以及有无重要伴随疾病。强直性脊柱炎患者在疾病活动期不适于手术；陈旧结核性后凸畸形术前应予规范抗结核药物治疗，并于术后继续应用药物 1~2 个月并确认无结核病复发。

2. 评估患者的腰背疼痛情况　仔细检查患者疼痛部位，确定疼痛产生的原因及与畸形的关系。使用 VAS 量表或 Oswestry 表进行疼痛的量化评分。

3. 评估患者的神经功能　仔细检查、详细记录患者深浅感觉、运动、反射及括约肌功能有无异常，并使用 Frankel 分级或 JOA29 评分评价患者的神经功能状况。

4. 畸形的影像学评估　站立位局部 X 线片及全脊柱 X 线片测量脊柱后凸或侧后凸 Cobb 角，观察脊柱矢状面和冠状面的平衡情况；全脊柱 CT 矢状面重建观察后凸部位畸形或病变的椎体结构，确定是否合并 OLF 或 OPLL，初步判断截骨矫形及固定、融合范围；MRI 观察后凸节段脊髓和神经情况，脊髓有无压迫或畸形，是否合并椎间盘突出；胸腹部 CTA 观察大血管情况，与脊柱关系是否正常，有无粘连。拍摄大体像，观察整体姿态，测量身高。

5. 根据不同类型畸形，术前制定周密详尽的手术治疗方案，包括麻醉方式选择、体位摆放、术中血压控制、神经电生理监测方法、切除椎体的部位及数量、后凸矫正及融合方法、脊柱固定的节段等。术者应对手术所有环节做到心中有数，甚至包括备选方案。同时做好术后的康复计划。

6. 术前谈话　这是极其重要的环节。要充分评估患者的心理状况，是否存在焦虑或抑郁，是否对手术效果有不切实际的期望。并要充分反复与患者及家属沟通，使其了解该手术的高风险性和可能出现的严重并发症及其预后，以取得患者的充分理解和配合。

第三节　脊柱截骨技术

由于技术进步，脊柱截骨技术越来越广泛地应用于脊柱畸形的矫正，文献有多种多样截骨方法报道，但基本上是以下述三类方法为基础演变而来，即：经后路椎板双侧关节突楔形切除、椎间隙前方张开截骨术（SPO）；经后路椎弓根椎体楔形切除闭合截骨（PSO）；脊柱节段切除后凸畸形矫正术（VCR）。

一、经后路椎板双侧关节突楔形切除、椎间隙前方张开截骨术

20世纪40年代，Smith-Petersen首先报道了采用经后方入路行椎板与关节突楔形切除，并通过由后方向前的局部加压使得椎体间隙前方张开而矫正后凸畸形的方法(图58-3-1)，主要用于治疗强直性脊柱炎并发后凸畸形的矫形并取得较好的效果。该技术的最大优点是手术方法简单；截骨部位主要选择在L_{3-4}或L_{4-5}椎体间隙，矫正脊柱整体圆弧形后凸畸形所致矢状面失衡的效率高。但是也存在显著

缺点，如：椎体前缘张开时可能导致的大血管撕裂、大血管血栓等而引发的致命并发症；手术过程中截骨节段断裂错动而导致的神经损伤；为稳定脊柱通常需要长节段脊柱固定等。在Smith-Petersen截骨技术基础上，许多学者进行了改进，用于其他畸形的治疗，并将这类技术统称为SPO。

(一) 手术适应证

SPO技术主要适用于强直性脊柱炎并发后凸畸形的矫正，以解决患者不能向前直视的问题。国外有学者认为胸腰段后凸大于70°、整个脊柱后凸大于55°或腰椎后凸大于15°的需要手术矫形。尽管于畸形的主要平面行截骨可获得满意的外形矫正效果，但对脊柱整体平衡恢复而言，即使胸椎或颈胸椎存在显著后凸，经腰椎截骨也可以获得显著的效果。有学者采用胸腰椎长节段固定、多节段的Smith-Petersen截骨获得更理想的矫正，但是加大了手术创伤，手术时间更长、出血会更多。对于其他弓形的脊柱后凸或侧后凸畸形，如Scheuermann病、特发性僵硬性脊柱侧凸畸形、重度退变性脊柱侧后凸畸形等，也可局部采用SPO技术提高矫正效果，但是需要在椎板关节突楔形切除后进行椎体间隙的松解，方能使椎体间隙前方或侧方张开而达到矫正目的(图58-3-2 脊柱侧后凸畸形例子)。

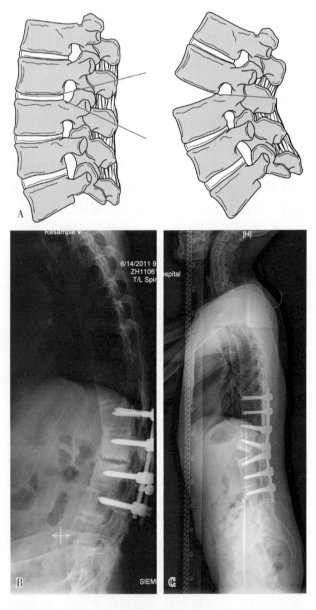

图 58-3-1

A. Smith-Petersen 截骨示意图；B. 强直性脊柱炎矫形术后，L_{2-3}节段假关节形成合并后凸畸形；C. 于L_{2-3}节段行SPO截骨矫形，L_{2-3}椎体前缘张开、后方闭合，脊柱后凸显著矫正

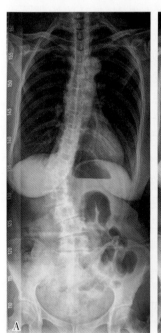
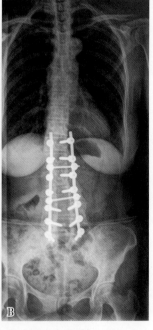

图 58-3-2 SPO 技术用于成人脊柱侧凸畸形的治疗可以显著提高矫正效果

A. 术前；B. 术后

（二）手术禁忌证

椎体前方大血管显著钙化可能因椎体前缘张开而撕裂的；强直性脊柱炎病情控制不良、血沉仍然较快的；脊柱严重骨质疏松的；全身状况较差不能够耐受手术的等。

（三）手术体位

患者取俯卧位，对严重后凸畸形患者，通过手术床的调整，以适应患者脊柱的畸形体位。摆放体位时，特别是对强直性脊柱炎患者，一定注意整体水平良好保护下翻转，以避免脊柱骨折的发生。胸部及髂部垫枕，避免髂部血管的压迫，这对于减少术中出血、避免下肢静脉血栓的发生十分重要。保护头颈部，避免眼部受压。由于脊柱截骨手术时间较长，良好的体位摆放对于确保手术过程顺利和避免并发症具有重要价值。

（四）手术主要步骤与技巧

SPO 用于矫正强直性脊柱炎性后凸畸形的截骨部位一般选择在靠近腰椎后凸顶点部位，通常在 L_{3-4} 或 L_{4-5} 水平，这样可以获得最大的矫正效率并恢复腰椎生理前凸；对于显著颈胸段后凸畸形的矫正，截骨面选择在 $C_7 \sim T_1$；对于以胸椎为主的后凸畸形，通常需要采用多节段 SPO 截骨。对于其他类型的畸形可选择在畸形的顶椎水平。

取后正中切口，常规方法显露棘突与椎板。于拟固定节段椎体安放椎弓根螺钉，对于强直性脊柱炎性后凸畸形的矫正至少需要在截骨面上下各固定 3 个节段，更长节段固定有利于脊柱整体曲线恢复，同时可避免截骨部位的塌陷或螺钉的拔出。应避免上方固定点终止在胸椎后凸的顶点，椎弓根螺钉方向应与椎体终板平行，螺钉长度应达到椎体前缘。于截骨部位 V 形切除棘突、椎板与双侧关节突，显露出硬脊膜囊并用脑棉片加以保护。至少需要切除截骨面上位椎体的下 2/3 椎板和下位椎体的上 1/3 椎板，以防止截骨面闭合时对脊髓的嵌压。之后，有控制地小心按压截骨部位的上下端椎体，或调整手术床使其恢复水平位或仰伸位，此时常常可听及前纵韧带撕裂声，椎体前方张开同时后方楔形截骨面显著减小。若局部仍僵硬，则可用骨刀于椎间孔区经椎间隙进行椎体间松解、撬拨使其张开。取 2 个固定棒，根据所需矫正度数进行预弯，分别与截骨面两端的螺钉连接固定，螺钉间纵向加压，确定达到预期的截骨矫正要求后拧紧螺帽。进行此步骤时特别要注意把控截骨面两端，防止截骨端的断裂和错位。将切除的骨质剪碎进行后外侧植骨。最后探查确认

硬膜囊是否存在过度短缩堆积、脊髓神经根有无压迫。用明胶海绵覆盖硬脊膜囊。放置引流管并关闭伤口。

术后卧床 1~2 周，之后在支具保护下可以下地活动。佩戴支具时间一般需要 3~6 个月，经拍片证实截骨面愈合后可以去除支具。

（五）SPO 技术在其他畸形矫正中的应用要点

僵硬的特发性或成人脊柱侧凸畸形的矫正，如在畸形最重部位结合应用 SPO 技术可以显著提高矫正效果；也可以用于陈旧创伤性后凸畸形的矫正。方法与 SPO 用于强直性脊柱炎畸形的矫正相似，只是截骨方向不同，而且在椎板及双侧关节突切除后，需要进行椎体间隙的松解。我们的经验是：在切除关节突后，显露神经根并予以保护，沿椎间盘纤维环后外侧向前将腹膜或胸膜壁层推开至椎体前缘，并从两侧切除椎间盘及软骨板，将脊柱前纵韧带切断，然后用骨刀撬拨使其松动。之后，通过器械矫正使截骨面以椎体后壁或侧后壁为轴产生向前方或侧方的张开而达到矫正效果。同时，可以经张开的椎体截骨面侧方植入碎骨，以促进骨融合。我们将此方法用于僵硬性成人脊柱侧凸畸形或陈旧创伤畸形的治疗都获得较好的疗效（图 58-3-2）。

二、经椎弓根椎体楔形闭合截骨术（PSO）

Thomasen 于 1985 年报道了此术式用于强直性脊柱炎合并后凸畸形的矫正。由于该方法简单安全，而后被广泛应用于各种类型的脊柱畸形的治疗。PSO 的基本要点是：经椎弓根行椎体的楔形截骨，通过截骨面的闭合、脊柱短缩而获得畸形的矫正（图 58-3-3）。其优点是：方法简单，相对安全；截骨面骨对骨面闭合，局部较为牢固，短节段固定即可，骨愈合率高；一般可获得 40° 左右的矫正。缺点是：如果楔形截骨过度则可导致脊髓扭曲而使神经损伤风险加大。

（一）适应证

适用于各种类型轻中度的脊柱后凸（Cobb 角在 50° 左右）、侧后凸畸形的矫正，尤其是局部角状后凸畸形的矫正。

（二）禁忌证

脊柱严重骨质疏松或全身情况差不能耐受手术者。此外，拟截骨部位局部硬脊膜广泛骨化或严重粘连的，操作时会增加神经损伤的风险，应慎用 PSO。

（三）术前准备及手术体位

同 SPO。

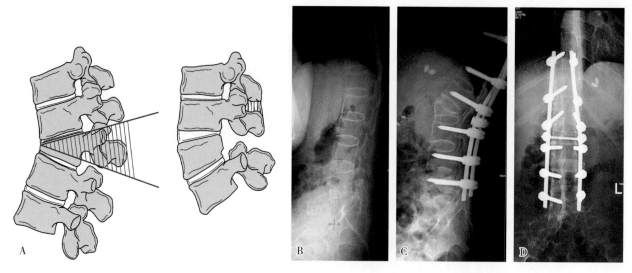

图 58-3-3 强直性脊柱炎合并后凸畸形,经 L₂ 椎弓根椎体楔形闭合截骨,使躯干整体重新获得矢状面平衡

A. POS 截骨示意图;B. 术前腰椎侧位 X 线片;C. 术后腰椎侧位 X 线片;D. 术后腰椎正位 X 线片

(四) 手术主要步骤与技巧

俯卧位,后正中切口,常规方法显露棘突与椎板。于拟固定节段椎体安放椎弓根螺钉,固定节段数一般为上下各两节,如畸形矫正好且截骨面完全闭合,上下各固定一个节段也可。于拟行截骨的椎体切除棘突、椎板、双侧上下关节突,于椎间孔区显露两侧的神经根并予以保护,显露出双侧椎弓根。于腰椎横突根部将其切断,在胸椎则需要切除肋横突与肋椎关节,沿椎弓根外侧壁将腹膜或胸膜壁层推开至椎体前缘,同时椎体前方大血管即被推开,填入骨皮纱予以保护。此步骤如发现椎体节段血管,则以结扎或电凝烧结。经椎弓根 V 形切除椎弓根与椎体,截骨面的顶点位于椎体前 1/3 或前缘,并使两侧贯通,最后切除椎体后壁。为减少出血,也可采用蛋壳样截骨技术或去松质骨截骨技术。按此方法截骨,椎体后壁每切除 1mm,可获得 2°~2.5° 的矫正。截骨顶点越靠后,截骨矫正效率越高,但是柔韧性越差,矫正畸形也越困难。建议操作时安放临时固定棒以减小手术震动对脊髓的影响。椎体截骨完成后,理想的状态是:手压截骨两端或调整手术床位,即可见截骨面的显著闭合。取 2 个固定棒,根据所需矫正度数进行预弯,将一固定棒安装于头侧椎体的两个椎弓根螺钉上,另一固定棒与对侧的尾侧螺钉连接,然后交叉下压固定棒及截骨面两端的椎体使截骨面闭合,同时借助于复位器械将固定棒与两端的椎弓根螺钉相连。于截骨面上下的螺钉间纵向加压使截骨面进一步闭合,拧紧螺帽。将切除的骨质剪碎进行后外侧植骨。探查证实闭合后硬膜囊没有存在过度短缩堆积、神经根无压迫。用明胶海绵覆盖硬脊膜囊。放置引流管并关闭伤口。

通常闭合截骨较为稳定,术后卧床 1 周后即可在支具保护下下地活动。佩戴支具时间一般需要 3 个月,经拍片证实截骨面愈合后可以去除支具。

(五) 改良 PSO 技术

我们称之为经双侧关节突、椎体间隙楔形闭合截骨技术(图 58-3-4)。脊柱陈旧创伤后凸畸形,后

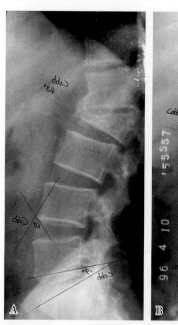
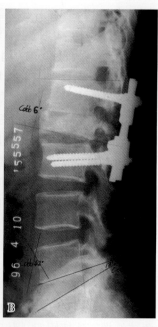

图 58-3-4 改良 PSO 截骨技术,即经双侧关节突、椎体间隙楔形闭合截骨技术

A. L₂ 椎体屈曲压缩骨折继发后凸畸形,术前 X 线片;B. 经 L₁₋₂ 椎体间隙闭合截骨术后 X 线片

凸顶点在椎体间隙，并且经常合并有突入椎管的椎间盘或陈旧骨折块，为此我们将截骨方法进行了改进，将楔形截骨面移至椎体间隙水平，通常在骨折椎体上方的椎间隙楔形切除椎间盘及上下椎体的部分终板和松质骨，通常还需要切除下位椎体的上 1/3 或 1/2 部分椎弓根，同时将突入椎管的骨块或椎间盘一并切除。该技术用于临床得到很满意的效果。该方法不但适用于创伤所致畸形矫正，对于其他类型特别是畸形顶点位于椎间隙水平的也可应用。

三、经椎弓根楔形截骨前缘张开、后方闭合矫正术

小于 50° 的轻中度脊柱角状后凸畸形，采用 PSO 技术可以获得满意的矫正，但是过度的短缩脊柱则有可能因脊髓进一步增粗、扭曲而发生脊髓损伤。日本学者研究证实狗脊柱轻度短缩时脊髓供血略有增加，但是当短缩超过 10mm 时，脊髓供血下降。多数学者们认为采用 PSO 技术将后凸畸形矫正控制在 40° 以内是安全的。如何提高截骨效率同时又确保安全而且不显著增加手术创伤？我们在 PSO 技术基础上进行了改进，设计了经椎弓根椎体楔形截骨前缘张开、后方闭合的截骨术式（图 58-3-5）。采用该技术对一组后凸畸形平均 72° 的患者进行治疗，获得平均 60° 以上的矫正，既避免了脊髓的过度短缩，又显著提高了截骨矫正的效率，手术安全、方法简单易行。主要适用于 Cobb 角在 40°~80° 的中重度后凸畸形的矫正。

手术主要步骤与技术要点：手术体位、脊柱显露同 PSO 技术。在有临时固定棒的保护下，首先行经椎弓根椎体楔形截骨。之后，采用骨刀沿楔形截骨面的顶端将椎体前 1/3 切断，用撑开钳使截骨面前缘张开下，通过钉棒系统进行畸形的复位，同时将固定棒与螺钉连接，由后方将碎骨植入截骨断面间隙的前部，然后将楔形的椎体间融合器安放至椎体前 1/2，最后于截骨面两端的螺钉间进行加压，闭合截骨面的后部，同时获得进一步矫正。采用该方法使截骨矫正效率倍增。我们经过手术前后对比测量，证实椎体后壁每切除 1mm 可获得 6° 以上的后凸畸形的矫正，大大高于单纯闭合截骨的矫正效率。但是，由于该术式需要完全截断脊柱，在矫正畸形时要特别注意防止断端的错动；固定节段至少要达到截骨面上下各 2 个节段。

此外，也可以在行楔形截骨的基础上，沿截骨面顶部切断椎体前缘 1/3 后，先行闭合截骨面，再通

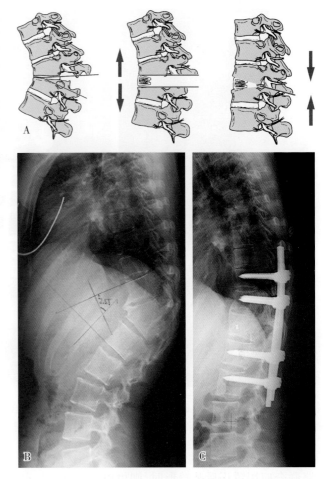

图 58-3-5　经后路椎体楔形截骨、前缘垫高、后方闭合矫正技术

A. 改良截骨技术示意图；B. T_{11}、T_{12}、L_1 椎体陈旧结核继发后凸畸形，术前 X 线片；C. 采用改良技术矫正术后的 X 线片

过进一步矫正后凸使截骨面前缘张开的技术，用于后凸畸形的治疗（图 58-3-6）。手术中，如果截骨面闭合而前缘没有张开时，可考虑用器械沿截骨面将其撬开。我们在临床应用中体会该方法的主要优点是骨面对骨面闭合，利于融合。缺点是一般需要较长节段固定才有可能在矫形时使椎体前缘张开。

四、前后联合入路后凸畸形矫正技术

经前路松解，椎体间隙植骨及于畸形区域的柱状支撑植骨曾经是治疗后凸畸形的主要方式之一。由于该方法创伤大、畸形矫正效果差，现在临床已经很少单独用于以矫形为目的的治疗。但是，当后方关节突在以前的手术中已经被大部切除了，经前路减压、松解和支撑还是可以获得良好的后凸畸形的矫正，只是符合这种条件的病例很少。因而，我们主要把脊髓前方压迫为主、脊柱后凸畸形小于 20° 的病例作为单纯前路手术的适应证。但是，当前后

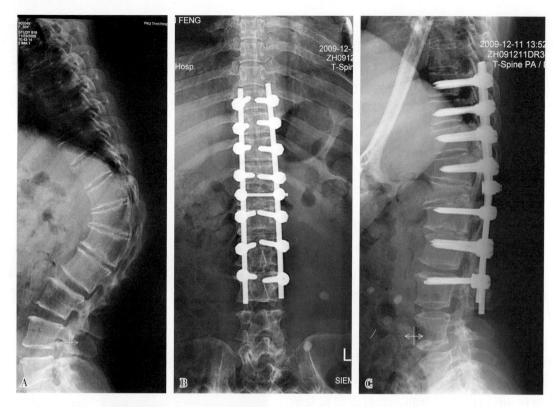

图 58-3-6   胸腰段创伤性后凸畸形,采用椎体楔形截骨,后方闭合、前缘张开技术矫正畸形

A. 术前胸腰段侧位 X 线片;B. 术后胸腰段正位 X 线片;C. 术后胸腰段侧位 X 线片

路联合应用矫正后凸畸形时,则可以有效提高后凸畸形的矫正水平。我们将单独应用 SPO 或 PSO 技术治疗的病例与前后路联合手术治疗的病例进行比较,结果表明,无论是在治疗病例的严重程度上,还是获得矫正的度数上,都超过了单纯采用 SPO 和 PSO 技术治疗的结果。

前后联合入路技术要点:一般先行前路松解,患者多取左侧卧位,经胸腔或腹膜外入路,切除椎间盘、软骨终板,切断前纵韧带,用器械撬拨椎间隙,使其进一步松动。关闭切口后改俯卧位,后正中入路,采用 SPO 技术楔形切除拟截骨部位椎板及双侧关节突,按压截骨部位上下端使截骨面闭合。将固定棒与螺钉连接,对截骨面进行加压后拧紧螺母。从后方显露张开的椎体间隙,将自体骨植入椎体间隙。关闭切口。

该方法的显著优点是:由于前方充分的松解,在经后方 SPO 截骨后,后凸矫正容易,矫正效率较高;不需要脊髓腹侧操作,手术出血少,提高了手术安全性。其缺点是需要 2 个手术,手术时间有所延长。该方法适合于 40°~60° 角状后凸畸形的矫正,尤其适合创伤性后凸再次手术治疗的患者(图 58-3-7)。

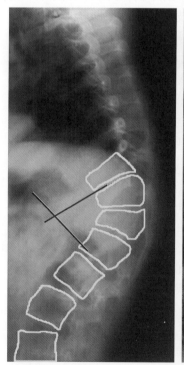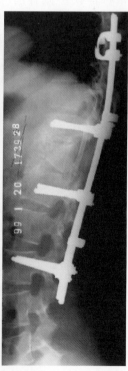

图 58-3-7   女性,13 岁,9 岁时因车祸至双下肢截瘫,2 次 T_{11}~L_1 椎板切除手术,继发严重后凸畸形,Cobb 角 82°,腰背疼痛,不能久坐。行前方 T_{11-12}~L_1 椎间盘切除松解、后方经关节突截骨矫形内固定术及植骨融合术。矫形获得完全矫正,疼痛消除,恢复正常坐立

五、脊柱椎体楔形切除闭合矫正术（VCR）

对于严重后凸畸形，特别是后凸角度 >90° 的畸形以及后凸局部合并严重侧凸的病例，后凸局部由多个畸形的椎节构成，畸形僵硬，矫正困难。自 20 世纪 80 年代以来，截骨技术逐渐推广应用，但是，无论前路、后路即或前后联合的各种截骨方法对于严重畸形的矫正效果不甚理想。本世纪初，Kavahara 等（2001）采用脊柱节段切除闭合张开截骨技术和 Shimode（2002）采用脊柱节段切除闭合截骨技术用于严重后凸畸形治疗，获得 50% 左右的矫正率。Suk 等（2005）采用脊柱节段楔形切除闭合截骨的方法治疗严重侧凸畸形，将矫正率提高至近 60%。还有一些学者也先后报道了相似的结果，但同时也显示有较高的神经损伤并发症。我们在临床应用中发现该方法存在一些问题：一是闭合截骨面使得脊髓过度短缩，脊髓损伤风险加大；二是重叠交叉的肋骨阻碍截骨面的闭合与融合，前柱支撑不够，后方固定可能因应力承载过大而断裂；三是操作时先行闭合反而使截断的脊柱畸形又变得较为僵硬而增加了矫正的难度。为此，我们在临床成功应用单纯后路椎体间前缘张开—后方闭合矫形术的基础上，对 VCR 截骨矫形技术进行了改进，即在行脊柱畸形的楔形节段切除后，切断椎体前方的瘢痕与前纵韧带，用撑开钳适当撑开并维持截骨面前缘张开状态下进行畸形矫正，我们称之为截骨断端的双轴旋转复位技术。采用该方法治疗脊柱角状后凸或合并侧后凸 >90° 的畸形，可以获得平均 60° 以上的矫正，矫正率达到 70%，较以往的方法显著提高了矫正效果。

（一）手术适应证

适用于严重僵硬性后凸畸形，特别是 >90° 的后凸以及侧后凸畸形。

（二）麻醉与体位

全身麻醉后，将手术床调成与畸形相适应的角度，患者取俯卧位，胸部及髂部垫枕，特别注意保护头颈部及眼部。

（三）手术关键步骤与要点

行后正中入路，显露棘突、椎板及双侧关节突后，主要分以下 3 个步骤完成手术：

1. 经后路脊柱节段切除技术（图 58-3-8A）　于拟行截骨的部位切除棘突与椎板，椎体的侧方与前方的显露方法同单纯后路闭合截骨术。但是，对于严重角状后凸，特别是结核性后凸，肋骨紧密重叠在一起，显露椎体时通常需要切除双侧 2~3 个肋骨的肋横突与肋椎关节及 3cm 左右长度的后肋。用 S 形拉钩将椎旁、椎前软组织及大血管与椎体隔开予以保护。咬除椎体上下关节突，显露出神经根并注意保护。于右侧安放临时固定棒，切除左侧椎弓根，然后于椎体后方皮质的前面切除畸形或病变的椎体（所谓蛋壳切除技术）及相邻的上下椎间盘，直至脊柱前纵韧带显露并切断。之后将临时固定调至左侧，同样方法切除右半侧椎体及相邻的上下椎间盘，使两侧相通。最后潜行将椎体后壁及后方椎间盘纤维环切除，完成后凸顶椎椎体及附件的彻底切除，此时脊髓局部得到环形减压并完全裸露。根据矫形需要确定切除椎体数量。施行此步骤时特别注意要用神经剥离子或拉钩充分保护硬脊膜囊，不要牵拉脊髓。对明显影响手术操作的胸神经根，必要时可以切断，但应尽量避免双侧神经根同时切断，以减轻患者术后的束带感。

2. 双轴旋转矫正技术（图 58-3-8B）　用把持器抓住固定在脊柱截断两端的椎弓根螺钉防止其过度错动，拆除临时固定棒，先将预弯好的一固定棒与截骨近端脊柱的一侧螺钉连接固定，用另一固定棒与

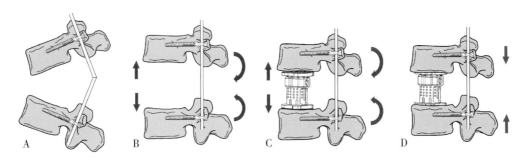

图 58-3-8

A. 临时固定下行后凸顶椎切除；B. 前缘撑开下行截断的脊柱两端由后向前的旋转复位矫正后凸畸形，然后由后方植入自体骨及椎体间融合器；C. 最后于截骨两端椎弓根螺钉加压，卡紧融合器并可获得进一步畸形的矫正

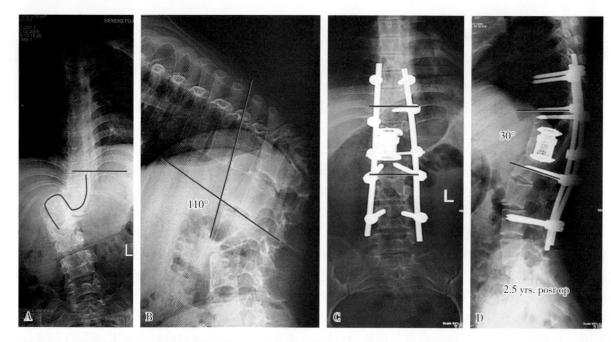

图 58-3-9　女性,21 岁,治愈型结核性后凸畸形,自诉腰背疼痛 1 年,无明确神经损害表现。影像检查发现 T$_{10}$、T$_{11}$、T$_{12}$、L$_1$ 多个椎体因幼年感染结核融合为一体,并与 T$_{12}$~L$_1$ 节段间发生侧向移位,形成严重的角状后凸畸形的同时合并有局部的重叠扭曲。经后方入路,采用 VCR 技术截骨,对截骨两端的脊柱通过双轴旋转复位技术矫正后凸与侧向畸形,并由后方植入自体骨和人工椎体进行脊柱前柱重建,最后进行加压固定,胸腰段畸形得到完全矫正。术后患者康复顺利,正常生活与工作。术后 2.5 年 X 线片显示脊柱截骨部位骨愈合良好

A. 术前脊柱正位 X 线片;B. 术前脊柱侧位 X 线片;C. 术后脊柱正位 X 线片;D. 术后脊柱侧位 X 线片

对侧截骨远端的螺钉连接。用撑开钳由后方深入至截骨前方的腔隙中使截骨面保持在适当撑开状态下,同时借助器械和固定棒下压截断的脊柱两端使其各自发生由后向前的旋转以矫正后凸畸形,再用复位钳将固定棒依次连接到脊柱截骨上下两端的螺钉上,完成对畸形的初步矫正。在截骨上下端至少需要固定 2 个椎体,对严重僵硬性畸形可延长固定至 3~4 个椎体。在进行此步骤时特别要防止截骨端的错动对脊髓的牵扯损伤。矫正畸形时需要将手术床同步调至正常状态。

3. 脊柱前柱重建技术(图 58-3-8C) 将神经根拉开保护,经后方将碎骨填入截骨断端间,再将填充碎骨的人工椎体或钛网植入脊柱截骨断端间,并于后方椎弓根螺钉间进行加压固定,此时可获得进一步的畸形矫正并确保前方植入物的牢固,再将碎骨填放在植入物的两侧方。最后探查证实内置物位置良好,脊髓无压迫后,用明胶海绵覆盖硬脊膜囊环周。放置引流管并关闭伤口。此步骤也可采用经侧前方入路放置人工椎体并撑开固定及植骨融合。

术中采用脊髓动作诱发电位监测患者的神经功能,有利于避免在截骨矫形过程中出现神经损伤。

（四）术后处理

术后应密切观察下肢血运,防止深静脉血栓的发生;密切观察下肢神经功能变化,如有进行性功能减退,应及早处理;注意保持水平搬动或翻身,防止内置物移位;及时处理因畸形矫正引发的后腹膜刺激;尽早为患者佩戴胸腰部支具,对早期康复十分重要;术后 2~3 天拔除伤口引流,术后一周可以佩戴支具下地活动,6 个月后可撤掉支具正常活动。

总之,上述各种术式均有相应的适应证,其优缺点各不相同。对胸腰段角状后凸的手术治疗而言,无论何种术式对手术技术的要求均较高,因此在严格掌握适应证的前提下,尚应考虑到术者对不同术式手术技术的掌握程度,充分评估手术风险后选择一种相对安全有效的术式。

(陈仲强)

参 考 文 献

1. 陈仲强,党耕町,郭昭庆,等. 胸腰段僵硬性角状后凸畸形对下腰椎的影响及外科治疗. 中华外科杂志,2000,38(11):824-826
2. 周方,田耘,刘忠军,等. 胸腰椎陈旧骨折手术原因分析. 中国脊柱脊髓杂志,2003,13(8):471-473

3. Malcolm BW, Bradford DS, Winter RB, et al. Post-traumatic kyphosis. J Bone Joint Surg, 1981, 63(6):891-899

4. 陈仲强, 李危石, 郭昭庆, 等. 胸腰段陈旧骨折继发后凸畸形的外科治疗. 中华外科杂志, 2005, 43(4):201-201

5. 李危石, 陈仲强, 郭昭庆, 等. 前后路联合手术治疗治疗胸腰段后凸成角畸形. 中国脊柱脊髓杂志, 2004, 14(11):645-648

6. Heinig. Egg shell procedure. In:Luque ER. Segmental spinal instrumentations. Slack, Thorofare, NJ, 1984:221-230

7. Gertzbein SD, Harris MB. Wedge osteotomy for the correction of post-traumatic kyphosis. Spine, 1992, 17(3):374-379

8. Lehmer SM, Keppler L, Biscup RS, et al. Posterior transvertebral osteotomy for adult thoracolumbar kyphosis. Spine, 1994, 19(18):2060-2067

9. Kawahara N, Tomita K, Baba H, et al. Closing-opening wedge osteotomy to correct angular kyphotic deformity by a single posterior approach. Spine, 2001, 26(4):391-402

10. 齐强, 陈仲强, 郭昭庆, 等. 脊柱前方垫高—后方闭合截骨矫形术治疗胸腰段脊柱后凸畸形的初步报道. 中华外科杂志, 2006, 44(8):551-555

11. Leong JCY, Yau AC, Hsu LCS. Transpediclular decancellisation osteotomy for correction of kyphosis in ankylosing spondylitis. Paper 16th Int. Congress of Rheumatology, Sydney, Australia, 1985

12. Thomasen E. Vertebral osteitomy for correction of kyphosis in ankylosing spondylitis.Clin Orthop, 1985, 194:142

13. Zeng Y, Chen Z, Sun C, et al. Posterior Surgical Correction of Posttraumatic Kyphosis of the Thoracolumbar Segment. J Spinal Disord Tech, 2011, Sep 29.[Epub ahead of print]

14. Chen Z, Zeng Y, Li W, et al. Apical segmental resection osteotomy with dual axial rotation corrective technique for severe focal kyphosis of the thoracolumbar spine. J Neurosurg Spine, 2011, 14(1):106-113

15. 陈仲强, 郭昭庆, 齐强, 等. 脊柱节段切除截骨、双轴旋转矫形固定植骨融合术治疗严重脊柱角状后凸畸形. 中华外科杂志, 2008, 46(2):104-108

16. Winter RB. Severe Neurofibromatosis Kyphoscoliosis, Posterior Wedge Osteotomy, Halo-traction, and Anterior Autograft Strut Fusion, With 28-Year Follow-up. Spine (Phila Pa 1976), 2011, 36(26):E1774-1777

17. Yagi M, Akilah KB, Boachie-Adjei O. Incidence, risk factors and classification of proximal junctional kyphosis:surgical outcomes review of adult idiopathic scoliosis. Spine (Phila Pa 1976), 2011, 36(1):E60-68

第五十九章

脊 髓 畸 形

第一节 脊髓空洞症

一、定义

脊髓空洞症（syringomyelia）是由多种原因引起的缓慢进行性脊髓退行性疾病，是以充满液体的异常空腔为特征的脊髓内异常液体积聚状态。最常见于颈段，在某些病例可向上延伸至延髓和脑桥（延髓空洞症）。多伴随颅颈交界畸形如 Arnold-Chiari 畸形，也可由外伤、感染及肿瘤引起（图 59-1-1）。

二、发病机制及分型

（一）发病机制

有关脊髓空洞症的发病机制目前仍无定论，多认为与脊髓局部的脑脊液（CSF）循环障碍有关。导致 CSF 循环不畅的原因多由于小脑扁桃体下疝所致。当小脑扁桃体疝入枕骨大孔成为活塞时，可以引起明显的 CSF 循环障碍，脊髓内的 CSF 与第四脑室 CSF 流动不畅。所以，判断脊髓空洞症患者是否合并小脑扁桃体下疝等导致脑脊液循环障碍的原因十分重要。

有学者认为胚胎期第四脑室出口部分或完全梗阻使神经管过度扩张，导致小脑扁桃体逐渐下疝，是脊髓空洞的成因。

（二）分型

脊髓空洞可以根据 MRI 征象分为 3 型：

1. 交通型脊髓空洞。

2. 非交通型脊髓空洞 按病因又可分为以下几类：①Chiari 畸形所致空洞；②髓外压迫病变所致空洞；③脊柱肿瘤所致空洞；④髓内肿瘤和感染所致空洞；⑤多发硬化所致空洞。多数脊髓空洞继发于

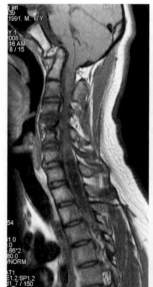
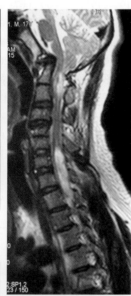
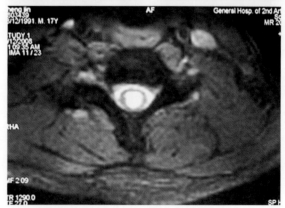

图 59-1-1　脊髓空洞：MRI 显示 Chiari 畸形，C_{2-3} 和 C_6~T_4 脊髓空洞形成

枕大孔区的病变，如小脑扁桃体下疝，表现为后颅窝小、颅底凹陷、齿状突后移等。交通型空洞占所有脊髓空洞的不足 10%。MRI 发现脊髓空洞常伴发于其他先天性和后天性病变，如 Chiari 畸形、后颅窝囊肿、枕大孔区肿瘤、髓外肿瘤和囊肿、髓内肿瘤、蛛网

膜炎、脊椎肿瘤、一过性脊髓炎、顶部脊柱炎、椎间盘变性性疾病、变形性骨炎和脑积水。此外，还有脊髓外伤、脊髓放射性损伤以及脊髓蛛网膜下腔出血。

3. 萎缩型脊髓空洞。

三、临床特点

脊髓空洞的临床特点主要表现为以下几个方面：

（一）空洞压迫所致的神经系统症状

神经纤维破坏区域形成的空洞，累及穿过脊髓中央管前方的痛觉纤维及脊髓前角运动神经元细胞，导致受累节段的痛温觉丧失、肌肉萎缩、肌力下降，而触觉保留，并随疾病的进展而加重。感觉丧失常发生在下运动神经元破坏的体征出现之前。

MRI 矢状位常可显示不对称的空洞或其分隔，因此，即使轴位上呈圆形的空洞，其在脊髓内也可能是不对称的。因此，神经功能障碍也常常是不对称的。在疾病初期，感觉功能障碍常位于一侧肢体。由于脊髓空洞好发于颈部，上肢及手部的肌肉萎缩、肌力下降常常为首发表现。

（二）动力学障碍所致的症状

最常见的症状是头痛。典型的头痛区域位于后枕部或上后颈部，可放散至顶部、乳突，常为阵发性。Valsalva 动作可引起头痛加重。

（三）其他

当脊髓空洞症合并有小脑扁桃体下疝等畸形时，常合并有眼球震颤、一过性视物模糊、面部感觉麻木、吞咽障碍或声音改变等颅神经受累症状。

随着 MRI 的普及，脊髓空洞症的检出率有了明显提高。目前 MRI 已成为脊髓空洞症的主要检查手段。轻者以颈段多见，重者可达胸腰段，其典型征象为髓内沿脊髓纵轴在某个或多个脊髓节段上不规则的囊状空洞，T_1 像空洞呈低信号，空洞段脊髓横径明显增宽，边界清楚，而 T_2 像空洞则呈高信号。合并 Chiari 畸形者可见小脑扁桃体下疝，主要标准为小脑扁桃体下降，低于枕骨大孔 5mm，且小脑扁桃体低位、变尖，呈楔形。若 MRI 未见小脑扁桃体下疝，患者也无明确脊髓外伤病史及其他诱因，应考虑脊髓肿瘤的可能。

四、治疗

保守治疗主要以神经营养为主，但效果不理想；放疗也因远期疗效不确切而已停用。目前的治疗方法主要是手术治疗。手术治疗的目的在于解除空洞产生和发展的机制，同时解除空洞内液体对脊髓的压迫，防止术后空洞重新闭合使空洞内液体重新积聚。

手术方式主要有蛛网膜下腔减压术及空洞分流术、空洞穿刺术。

（一）蛛网膜下腔减压术

蛛网膜下腔减压术主要适用于枕颈交界区畸形（Chiari 畸形）所致的脊髓空洞，也即后颅窝减压术。Chiari 畸形阻碍了枕骨大孔上下方脑脊液压力的平衡，是脊髓空洞形成的重要机制之一。手术的目的即为恢复枕颈区的脑脊液循环。手术时在枕外隆凸和 $C_3 \sim C_4$ 棘突间作正中切口，咬除枕鳞部骨质，切除枕骨大孔后缘，必要时咬开 $C_2 \sim C_4$ 椎板，切开硬膜。

该术式主要存在的争议有：①是否切开硬膜：由于部分切开硬膜的患者术后出现了小脑下垂，因此，在后颅窝较窄的前提下，一部分学者主张行较广泛的后颅窝骨质切除，而不切开硬膜。但是，该法的长期预后效果尚不得知。②是否切开蛛网膜：切开蛛网膜，势必导致渗血进入颅内，导致脑膜刺激症状，甚至可能引起蛛网膜粘连。因此，对于小脑扁桃体下疝较轻，不伴有脊髓空洞的患者，可以考虑不切开蛛网膜。而对于合并有脊髓空洞的 Chiari 畸形，则有必要切开蛛网膜。有研究证实，此类患者术后的小脑扁桃体可逐渐上升复位，且楔型的小脑扁桃体逐渐圆润。③骨性减压的范围：骨性减压范围过大导致的并发症较多，如小脑下垂、颈部活动受限、疼痛等，目前一般多采用相对较小的枕下颅骨切除（枕骨大孔上缘 3cm × 3cm）。但在 Chiari 畸形患者后颅窝过窄时，一些学者主张行较广泛的后颅窝骨质切除，而不切开硬膜，但本法目前尚缺乏长期预后的报道。④下疝的小脑扁桃体是否切除：切除的目的是使得脑脊液从第四脑室流出通畅，但由于部分未切除下疝的小脑扁桃体患者在减压术后可逐渐上升复位，因此是否切除下疝的小脑扁桃体尚存在较大争议。

蛛网膜下腔减压术也适用于创伤或术后蛛网膜反应等原因所致的蛛网膜下腔瘢痕的治疗，此类瘢痕常较局限。而对于炎症所致的蛛网膜下腔瘢痕，通常累计节段较多，因此较多采取保守治疗。对外伤性脊髓空洞的治疗，首先要除外其他病理情况，如髓内肿瘤或多发硬化等原因。蛛网膜下腔瘢痕通常位于脊髓空洞的头侧，术前可利用 MRI、脊髓造影的技术定位瘢痕的部位，术中取椎板入路，显微镜下切除瘢痕。缺损的硬膜部分以移植物修补，常用的移植物有自体的阔筋膜和牛心包膜。

（二）空洞分流术

空洞分流术通常应用于没有明显后颅窝畸形或者由于蛛网膜粘连形成的脊髓空洞。但目前空洞分流术尚无明确的适应证。有学者认为与空洞本身特质相关，如连续性张力空洞、轴位上空洞最大横径超过同一平面脊髓宽度的 70% 等等。而对于脊髓空洞症合并 Chiari 畸形的患者行枕颈部减压的同时是否应用分流术处理合并的脊髓空洞尚有分歧。分流的去向有蛛网膜下腔、后颅窝蛛网膜下腔池、胸腔或腹腔。空洞 - 腹腔分流术可避免反流现象，且对空洞内液体有较强的吸附作用，手术创伤小，是目前比较常用的术式。分流术的短期效果显著，但长期分流管堵塞风险较高，且有牵拉脊髓加重神经功能障碍的可能。因此，分流术应在其他治疗方法失败的情况下使用。

（三）空洞穿刺术

对于散在的、较大的、位于上颈段或延伸到延髓的空洞，可在减压术的同时行空洞穿刺术，抽出空洞内液体，行内减压。此方法安全有效，无需探查蛛网膜下腔，创伤小，对延颈髓、小脑等神经功能干扰小，术后恢复较快，能够快速缓解临床症状。同时，也可在 CT 引导下穿刺抽吸空洞内液体，通过观察抽吸后临床症状是否缓解，作为一种诊断性治疗。有研究认为，枕颈部手术减压后即见膨隆脊髓且无搏动者，宜行空洞穿刺术。

第二节　脊髓纵裂

一、定义

脊髓纵裂（split cord malformation，SCM）是一种较为少见的由胚胎发育过程中神经管闭合不全所引起的脊髓先天性异常，表现为脊髓或马尾被一骨性或纤维性间隔纵向裂成为对称或不对称的两半。本病于 1937 年由 Ollivie 首次发现并命名，其发病率约占先天性脊髓畸形的 4%~9%（图 59-2-1）。

二、发病机制及分型

具体不详，较为广泛认同的机制有 Pang 等提出的"统一学说"：所有的脊髓纵裂都是源于胚胎神经管闭合时期的异常发育所致，即在神经管闭合时，卵黄囊和羊膜之间形成一被中胚层所包围的副神经管，并形成一劈开脊索和神经板的内胚层管道，导致

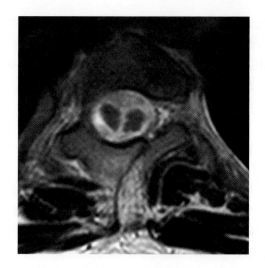

图 59-2-1　脊髓纵裂

2 个神经管的出现。Emura 等利用外科手段在两栖类动物的神经胚形成初期，在其背部中线处人为地制造一瘘管，从而成功地诱导出脊髓纵裂的生物模型，其临床表现及并发症与人脊髓纵裂基本一致，因此认为脊髓纵裂的产生可能与异位的神经管畸形有关。

脊髓纵裂的分型也是国内外学者争论的焦点之一。目前较为统一的是 Pang 分型，与其他分型方法相比，其有在影像学上不易混淆的优点，对手术方案选择具有较大指导意义。其根据硬脊髓膜的形态与脊髓的关系及纵隔的性质将脊髓纵裂主要分为 2型：两个半侧脊髓拥有各自独立的硬脊膜管，中间隔膜为骨性或软骨组织者为 Ⅰ 型；两个半侧脊髓都位于一个共同的硬脊膜内，中间隔膜为纤维性组织者为 Ⅱ 型。亦有复合型脊髓纵裂，即存在 2 处或 2 处以上的畸形，有文献等报道其发生率不到 1%。

三、临床特点及辅助检查

脊髓纵裂大多数发生于腰椎，有文献报道 85% 发生于 T_9~S_1 之间，多数两个半脊髓在分隔的上方或下方再联合。其临床表现主要有：

1. 神经功能障碍　发生率高，常表现为病变平面以下非特异的肢体感觉或运动障碍。少数或者可以有二便功能障碍，尤以小便功能障碍常见。与脊髓栓系难以区别。

2. 皮肤表现　多于 50% 的病例出现包括多毛、皮下脂肪瘤或色素沉着斑等畸形。

3. 足部病变　约半数患者出现足部病变，如弓形足、外翻足或爪形趾等畸形。

4. 脊柱畸形　部分病例可合并脊柱侧弯。

对于符合上述临床特点的病例,CT、CTM 和 MRI 对本病的诊疗有重要意义,目前 MRI 已成为该病的首选检查手段。

MRI 通过显示蛛网膜下腔形态,有助于分辨硬膜结构和显示脊髓纵裂的性质以及周围硬膜的情况。随着影像学技术的进步,在二维重建图像上能更加清楚地显示椎管内骨性分隔的特征,可以从多个角度对病变进行观察,为手术方案的选择及治疗效果的判断提供丰富的资料。

四、治疗

脊髓纵裂对脊髓的最大威胁是骨性间隔对脊髓的牵拉和压迫。手术治疗的主要目的是解除硬膜鞘对脊髓的束缚,同时去除可能导致脊髓栓系的因素。阻止原有的神经系统症状加重,防止发生新的神经症状。但对已经存在症状的改善则不明显。另外,由于部分脊柱畸形的患者合并有脊髓纵裂,在进行手术矫形前应进行 CT 和 MRI 检查,对脊髓纵裂进行评估,如果纵裂之间为骨性间隔,则手术矫形应慎重,防止出现术中脊髓的损伤。

对于 I 型脊髓纵裂的患者,手术的基本要点是切除骨嵴,松解粘连和解除栓系,恢复硬脊膜内脊髓正常结构,同时治疗相关并发症。Ⅱ型脊髓纵裂患者通常无明显症状或症状轻微,所以是否需要手术干预尚未达成统一意见。

关于手术时机的选择,国内外学者的看法不一。较早的观点认为,无症状患者或神经系统症状保持稳定无进展者应随访观察,可以不行手术。目前的观点并不统一,有一部分学者认为一旦确诊,无论有无症状,都应行手术切除骨性间隔;另一部分人则认为只有当患者产生新的神经症状或原有的神经症状进行性加重时,才需手术干预。Pang 认为,对无症状患者,如其生活方式较积极,则可行手术治疗,避免因创伤导致神经症状加剧;对年老活动较少的无症状患者,可行观察。Akay 等认为,如患者有持续的疼痛或感觉、运动的缺陷则为手术的适应证。Zuccaro 认为,症状进行性加重者为明确手术适应证,但伴有严重的脊髓脊膜膨出患者,常不能耐受手术治疗。对于脊髓纵裂合并脊柱侧凸患者,如需行手术矫形治疗脊柱侧凸,术前须将骨嵴切除,这不仅为进一步矫形手术清除了障碍,也可避免矫形时牵拉脊髓造成神经损害。

脊髓纵裂术后并发症主要有神经损伤、脑脊液漏、血肿形成、脑室或脊髓蛛网膜炎等。故术前应全面检查、术中操作轻柔仔细、术后注意防止并发症的发生,这对改善本病的预后有积极意义。

第三节　脊髓脊膜膨出

一、定义

脊髓脊膜膨出(myelomeningocele,MMC)是胚胎期神经管闭合障碍导致椎板融合不全,脊髓和(或)神经根自椎板缺损处膨出的先天发育畸形。幼儿多见,常发生于脊柱背侧中线部位,以腰骶部多见。也有经椎间孔突出于脊柱侧方或者直接突向脊柱前方。其临床症状较单纯脊膜膨出重,常伴有不同程度的双下肢无力和大小便功能障碍。

二、病因及分型

后神经孔闭锁不完全可以导致脊髓脊膜膨出等先天畸形,该过程大约发生在妊娠的第 26 天。后神经孔闭锁不完全可能与基因突变及早期胚胎发育中发生在神经系统的细胞凋亡、机体叶酸缺乏、叶酸代谢相关酶异常或机体抗氧化酶代谢失调等因素相关。有研究证实,叶酸的缺乏是该病的重要致病因素。其他可能相关物质包括长春碱、磷脂酶、羟基脲、维 A 酸等。

脊髓脊膜膨出可根据病理形态分为 3 型:单纯脊膜膨出者称为脊膜膨出;如脊髓神经组织与脊膜同时膨出为脊膜脊膜膨出;脊髓与神经组织直接膨出,外表仅被覆一层蛛网膜则为脊髓膨出。

三、临床特点及诊断

该病可能出现的临床症状有:①神经系统损害表现:如神经源性膀胱功能障碍、自主神经功能障碍、节段性神经损害、神经根性疼痛等,腰骶部病变引起严重神经损害的几率较高,脊髓膨出临床症状常较重;②局部皮肤异常:常于患儿腰骶部背侧正中可见类圆形膨出,表面有较多毛发和色素沉着,皮肤菲薄,多合并脂肪瘤,若无脂肪瘤的遮挡,偶可透过皮肤看到呈蓝紫色的脊髓膨出部分;③其他:脊髓脊膜膨出常合并如脑积水、Chiari Ⅱ畸形等其他中枢神经系统畸形,可能表现出其相关的临床症状。

CT 和 MRI 的应用为诊断脊髓脊膜膨出提供了最佳手段,可以分辨膨出囊与蛛网膜下腔的关系,并评估囊内是否有脊髓或神经组织疝入。X 线可见在病变水平的椎管或椎间孔扩大,椎板缺损。B 超可见囊内充满液体,有时可见脊髓及神经贴附于囊壁。

该病的产前预防同样重要。母体血浆或羊水穿刺查甲胎蛋白对预测本病有一定意义。产前高分辨B超对该病有相当高的检出率。

鉴别诊断有:①畸胎瘤:骶尾部畸胎瘤位置常较低,形状不规则,内常含实质性组织。如骨骼、牙齿、软骨等;X线片显示相应节段椎板无缺损。②脂肪瘤:质地柔软,呈分叶状,可多发,穿刺无脑脊液。③皮样囊肿:囊内含皮脂腺、汗腺、毛发等;囊肿可与皮肤紧密相连,与椎管不交通。

四、治疗

手术是治疗脊髓脊膜膨出的唯一方法。手术的原则是修补膨出部的缺损,将脊髓神经根还纳入椎管内。

脊膜膨出仅有薄层皮肤覆盖,早期手术能避免囊壁破裂和继发的化脓性脑膜炎。脊髓脊膜膨出手术可以保存神经组织,防止发育过程中神经继续受牵拉和压迫,以免畸形发展加剧神经功能障碍。但已有神经肌肉功能缺损者,手术不能使其恢复。

(一) 手术时机的选择

对新生儿的手术治疗,一般认为病程越短手术效果越好,且即使患儿有轻度的下肢瘫痪和大小便失禁时,仍建议早期手术,术后再做功能重建及括约肌成形术。早期手术的优势主要有:①新生儿脊柱裂孔较小,突出物未进一步增大,手术操作相对容易、手术时间短、创伤小;②新生儿膨出神经组织与囊壁粘连程度轻,早期手术可避免由于脊柱较脊髓生长迅速而造成的脊髓栓系,为保留与恢复神经功能创造有利条件;③患儿由于下肢活动障碍,椎旁肌肉、筋膜发育较差,裂孔处组织修复能力差。早期手术后患儿能正常活动,有利于组织修复和减少术后复发。

但新生儿手术耐受能力差,也是术前必须考虑的因素。有研究认为,若脊膜膨出处有正常的皮肤覆盖,无溃破危险时,可等待患儿6个月大左右时施行手术。但若脊膜膨出的表面皮肤有溃破风险,应行急诊手术治疗,以免感染;若膨出的部位已合并感染,则应积极处理创面,应用抗生素控制感染后,限期手术治疗。

(二) 手术方式

患儿取俯卧位,膨出部纵向正中切口或倒S形切口。沿深筋膜游离膨出的脊膜囊,向上扩大探查椎管。咬除邻近椎板缺损的部分椎板以扩大椎管。

充分暴露圆锥末端、马尾及终丝。游离椎管裂开处的脂肪瘤样组织(其内一般不夹杂神经组织),切除脂肪瘤,以充分暴露畸形的棘突及椎板。切开残存畸形的棘突、椎板,沿膨出硬脊膜基底部打开椎管。探查硬膜囊,多见膨出部位硬膜纤维化明显增厚,脊髓圆锥、马尾神经及脂肪组织相互粘连。在镜下显微器械仔细分离,以免误伤。充分游离椎管内粘连,不轻易切断终丝。切除硬脊膜内多余的脂肪和纤维结缔组织,彻底松解脊髓圆锥和马尾神经。尽量保护脊髓及圆锥的完整性,辨别保护终丝,松解并理顺粘连的马尾神经或脊神经直至脊神经孔处,并在椎管空间充裕的前提下,将脊髓还纳。如椎管空间狭小,还需扩大探查椎管,将脊髓松解,这样才能避免术后脊髓嵌顿。充分止血,切除多余的硬膜囊。连续紧密缝合硬膜囊。关闭椎管后逐层缝合切口。

(三) 并发症的诊治

术后并发症有脊膜炎、急性脑积水、脑脊液漏和术后尿潴留等。相应的预防及治疗方法如下:

1. 脊膜炎　术中严格无菌操作,预防性应用抗生素;切口缝合时张力不宜过高;术后患儿取俯卧位,保持伤口清洁干燥,勤换药。

2. 急性脑积水　术中仔细操作,减少血性物质及气体进入脑室系统;对病情严重者可行脑室穿刺,控制入量,静点甘露醇脱水降低颅内压。

3. 脑脊液漏　术后护理、保持切口卫生、安抚患儿情绪、避免哭闹等都可预防脑脊液漏的发生,防止粘连。需修补的囊壁一般较薄,缝合时张力不宜过高,以免撕裂;而肌肉层缝合需紧密,以防脑脊液渗出;治疗取俯卧位或侧卧位;必要时再次修补或行脑室外引流。

4. 术后尿潴留　定期按摩膀胱;针灸治疗;对并发上行尿路感染者宜行膀胱造口术。

第四节　脊髓栓系

一、定义

脊髓栓系综合征(tethered cord syndrome,TCS)是指由于各种先天或后天因素造成的脊髓纵向牵拉、圆锥低位、脊髓发生病理改变而引起的神经损害综合征,包括下肢感觉运动功能障碍、畸形、大小便功能障碍等。TCS多见于幼儿及青少年,成人少见(图59-4-1)。

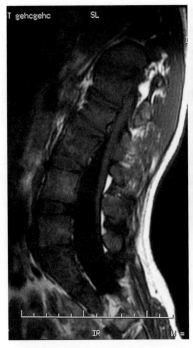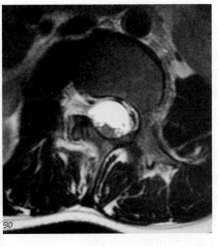

图 59-4-1 脊髓栓系:脊髓最下端延伸至 L_5~S_1 椎间隙水平,横断面可见硬膜囊内脊髓结构

二、病因及分型

TCS 属于神经管畸形,多为胚胎背侧外胚层的神经板发育障碍所致。随着神经管的发育,脊索在胚胎体节的两侧伸出前后突起分别形成椎体及肋骨、横突、椎弓、椎板及棘突,最后形成椎管并包绕脊髓。虽然椎管生长速度快于脊髓,但由于附着于第一尾椎背侧的终丝细软,能允许圆锥的缓慢上升,3个月大时圆锥尾端位于 L_1 椎体下缘或者 L_2 椎体上缘,以后维持此位置不变。若终丝受到各种因素的牵拉导致脊髓上升障碍,即可由于受牵拉的脊髓微循环障碍,出现进行性的神经功能障碍。

临床上常将脊髓栓系分为原发型和继发型:原发型主要指各种先天性发育异常导致的脊髓栓系,较为常见,又可分为:①脊膜膨出型;②脂肪瘤型;③脊髓纵裂型;④肿瘤型;⑤脊髓末端位置正常型;⑥混合型。继发型主要见于腰骶部脊髓脊膜膨出修补术后或外伤,该部位瘢痕、脂肪组织与脊髓和马尾粘连造成对脊髓的牵拉,引起 TCS。

三、临床特点及诊断

TCS 的临床特点主要为圆锥受牵拉引起,包括:

1. 疼痛 为 TCS 最常见的症状,可出现腰背部、会阴区和双下肢的广泛疼痛。

2. 感觉运动功能障碍 包括进行性双下肢无力和步行障碍。可表现为上运动神经元损害症状,亦可表现为下运动神经元损伤表现。感觉障碍包括鞍区和双下肢麻木和感觉减退。

3. 二便功能障碍 包括大小便困难或失禁。神经源性膀胱导致的尿失禁对患儿心理影响较大,还可因其合并肾功能损害进而危及生命。

4. 皮肤异常 常见腰骶部多毛、皮肤窦道等皮肤异常。

5. 合并其他脊柱脊髓畸形 如脊髓脊膜膨出、脊柱侧弯、半椎体等等。

MRI 是诊断 TCS 的首选方法,可清楚分辨脊髓的位置和形态,确定圆锥位置,发现脂肪瘤和增粗的终丝,并且还能发现如脊髓空洞症、脊髓脊膜膨出等脊柱脊髓畸形。胚胎早期脊髓与椎管等长,胎儿晚期和新生儿期脊髓末端已上升至接近成人水平。成人脊髓末端主要位于 L_1、L_2 椎间盘水平,绝大多数 TCS 是由于胚胎期脊髓末端受到牵拉未上升至正常水平,虽然诊断标准尚不统一,但更多学者将脊髓末端低于 L_2 作为 TCS 的诊断标准。

有学者认为 MRI 不能动态观察硬膜搏动,由于术后患者圆锥位置多无明显改变,因此不利于进行手术前后的比较分析。而 B 超可较好显示低龄患儿的脊髓圆锥,对预测疗效、确定术后是否复发有较高价值。脊柱正侧位 X 线片主要用于术前椎体定位,CT 可用于合并有复杂的脊柱先天畸形的患者。

对于合并有二便功能障碍的患者,可以进行膀胱功能检测。近年来,随着尿流动力学检测的发展,已可以客观地检测神经源性膀胱的类型、性质、病变程度,预测上尿路损害,为临床诊治提供了客观的指标。此外,由于有时患儿的下肢症状表现不明显,可以行双下肢肌电图明确诊断。

随着对 TCS 认识的深入,脊髓位置正常型 TCS 越来越受到重视。该型脊髓末端位于 L_2 以上,是由于终丝病变所致,也称为终丝紧张综合征。近年不少研究表明,脊髓位置正常型 TCS 的发病机制主要为出生后终丝发生变性,失去弹性或脂肪变。脂肪变的终丝通过 MRI 易诊断,而非脂肪变的终丝即使 MRI 也难以诊断,这也是亟待解决的问题。

四、治疗

脊髓栓系松解术是治疗 TCS 的主要方法。手术目的是松解粘连,消除脊髓圆锥所受的张力,以最大限度恢复受损的神经功能。由于神经损害常呈不可逆性,因此多数人认为手术时机越早越好,因此多数学者认为对于无临床症状的圆锥低位者也宜尽早手术治疗。

手术方式的选择根据脊髓栓系的病因的不同有所差别。手术在全麻下进行,术中可应用神经电生理监测,以提高手术的安全性和精确性,切除椎板后,显微镜下分离圆锥和马尾神经。若栓系由粗大的终丝引起,则可切断紧张的终丝达到治疗目的;合并脂肪瘤、畸胎瘤的患者,同期予以切除;合并脊髓脊膜膨出者,较易复发,可在硬膜与脊髓之间应用人工防粘连的移植材料;合并脊髓纵裂畸形者,则需切除骨性、软骨性或纤维纵隔以及附着于纵隔的硬膜

粘连带。对于脊髓位置正常型 TCS,一旦确诊,建议早期手术。有初步研究证实对于此类患者的手术可成功控制其神经症状和体征。对合并有皮毛窦的瘘管应完整切除之,因其常延续至硬膜囊内。若终丝粗大难以与圆锥鉴别,术中可用电刺激法辨认,防止误伤神经。栓系松解后需修补缺损的硬膜。术后皮下放置引流。

再栓系是脊髓栓系松解术的常见术后并发症之一,为防止其发生,可以用人工补片替代传统的自体筋膜移植。也有人提倡患者术后保持俯卧位,但并无严格依据。

多数患者术后疼痛可缓解或消失,感觉运动功能亦可能有一定恢复,但二便功能障碍恢复常不满意。预后效果与患者的病程长短、栓系的病因、神经损害程度和手术操作等因素相关。

(曾　岩)

参 考 文 献

1. 邱贵兴.脊柱畸形外科学.北京:科学技术文献出版社,2008
2. 前元忠行.脊柱脊髓 MRI.何志义,译.沈阳:辽宁科学技术出版社,2006
3. 杨树源,高永中.脊髓空洞症外科治疗的现状及展望.中华神经外科杂志,1998,14(6):327
4. 贾连顺.现代脊柱外科学.北京:人民军医出版社,2007
5. 马雄君,杨连发,张光柏.脊髓纵裂的分型与治疗.中国脊柱脊髓杂志,1995,5(5):237-238
6. 梅海波.儿童腰骶部脊髓脊膜膨出手术方法探讨.中华小儿外科杂志,2004,25(5):397-399

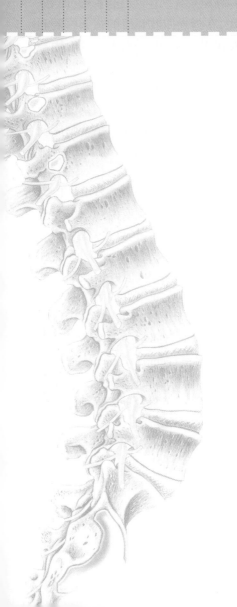

第五篇

脊柱肿瘤

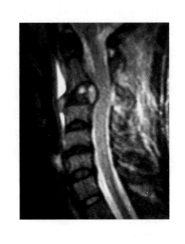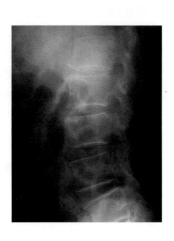

第六十章

脊柱肿瘤的概况、各论与手术治疗

第一节 概况

一、概述

脊柱肿瘤是一种危害性很大的疾病。由于肿瘤组织可直接破坏脊椎骨质，导致脊柱生物力学结构损毁，并常殃及脊髓、神经根等重要结构，造成神经功能障碍，故使脊柱肿瘤的致残和致死率均较高。与四肢肿瘤相比，脊柱肿瘤所处解剖部位比较特殊，毗邻器官或组织结构复杂，给临床诊断和手术切除带来很大困难，以往疗效一直欠佳。近年来，随着医学整体水平的提高，特别是外科手术技术的显著进步，脊柱肿瘤诊断和治疗的状况得到较大改观，但总体而言，在脊柱肿瘤诊断和治疗领域尚未解决的难题仍然较多，有待大力研究及逐步解决。

关于脊柱肿瘤的发生情况，因国内外不同作者所研究的病例来源不同，故所报道的数据和结果也相差较大。一般认为，原发性脊柱肿瘤约占原发性全身骨肿瘤的近 10%。而脊柱转移性肿瘤发生率相对更高，若干对因肿瘤死亡的患者进行尸检的观察结果表明，高达 30%~40% 的病例已发生脊柱转移，由此可见脊柱肿瘤尚有一定罹病人群，诊断与治疗问题不容忽视。

二、脊柱肿瘤的分类与分期

脊柱肿瘤按其来源可划分为原发性和转移性。原发性脊柱肿瘤因其性质不同又可划分为良性和恶性。然而，由于肿瘤细胞生物学行为的差异以及脊柱肿瘤生长部位的特殊性，无论用原发性或转移性的概念，还是用良性与恶性的概念，都难以准确描述脊柱肿瘤的实际危害和临床预后，除恶性程度以外，

肿瘤所在节段、侵犯范围大小及软组织或椎管受累情况等都是疾病转归至关重要的影响因素。因此，采纳现有的临床分类系统或重新研究制定新的临床分类系统，以便于对脊柱肿瘤的存在状况作出准确评估和判断，并进而选择正确的治疗策略和适宜的治疗方法，具有重要临床意义。

Enneking 外科分期系统已在四肢骨肿瘤的临床分期中被广泛应用，在指导四肢肿瘤的临床诊断和治疗方面发挥重要作用。该分期系统基于 3 个因素对骨肿瘤进行描述：

1. 肿瘤分级 Grade，用 G 表示。从组织学上区分，良性肿瘤为 G_0，低度恶性肿瘤为 G_1，高度恶性为 G_2。除根据组织学的划分外，还可结合临床及放射线资料（如血管造影、骨扫描、CT、MRI 等）对肿瘤的特性作出判断。

2. 肿瘤的解剖学位置 Site，用 T 表示。T_0 为良性肿瘤，由成熟纤维所形成的囊或由骨组织完全包绕；T_1 是一种靠短的指状突穿透（良性）或在周围的反应层中（假膜）有许多小的卫星结节（恶性肿瘤），其发生在解剖学上的间室内，但并不破坏间室的自然屏障；T_2 是一种发生在间室外或由于自身生长、创伤（病理骨折）或与手术有关的创伤（病灶内或边缘切除活检）而超越原有间室的屏障向外扩散的肿瘤。这里所说的间室（compartment）是指在骨膜内的骨、囊内的关节、未穿透筋膜外的皮下组织、肌肉等。一般而言，骨膜、关节囊及筋膜等结构可以被看做是阻止肿瘤侵袭的保护屏障。

3. 肿瘤的转移情况 Metastasis，用 M 表示。无转移者为 M_0，有局部或远处转移者为 M_1。

Enneking 借助对上述 3 种因素的研究，制定出骨与软组织良性和恶性肿瘤的分级（表 60-1-1、60-1-2）。

需要强调，无论将良性肿瘤区分为 1、2 或 3 期，

表 60-1-1　良性肿瘤分期（Enneking，1983）

分期	1.(静止)	2.(活动)	3.(扩散)
级别	G_0	G_0	G_0
解剖部位	T_0	T_0	T_{1-2}
转移	M_0	M_0	M_0
临床病程	无症状	有症状	扩散
	不生长	逐渐增大	侵蚀周围组织
	趋向自愈	向周围组织扩张	
放射线分级	I	II	III
骨扫描	阴性	阴性病灶	病灶边缘及远处阳性
血管造影	无反应性新生血管	中等反应性新生血管	多量反应性新生血管
CT,MRI	边界清楚	边界清楚但有扩张	边界不清
	壁厚	壁薄	无囊壁
	均质	均质	质地不均

表 60-1-2　恶性肿瘤分期（Enneking，1983）

期别	I A	I B	II A	II B	III A	III B
级别	G_1	G_1	G_2	G_2	G_{1-2}	G_{1-2}
解剖部位	T_1	T_2	T_1	T_2	T_1	T_2
转移	M_0	M_0	M_0	M_0	M_1	M_1
临床病理	慢	慢	快	快	(—)	(—)
骨扫描	阳性	阳性	X线病灶外阳性	X线病灶外阳性	(骨转移)	
X线级别	I	II	III	III	II	III
血管造影	中等量反应性新生血管	中等量反应性新生血管(累及其边缘)	大量反应性新生血管	大量反应性新生血管(累及其边缘)	血管丰富的淋巴结	
CT及MRI	边缘不清但在间室内	间室外来源或扩散	边缘不清但在间室内	间室外来源或扩散	肺结节或转移至淋巴结	

还是将恶性肿瘤区分为 G1 和 G2 级，除了组织学检查，临床及放射学资料亦同样具有重要价值。

应用 Enneking 外科分期系统对脊柱肿瘤进行描述虽在一定程度上也能提供很多有用信息，但鉴于脊柱肿瘤的诸多自身特点，其在许多情况下很难依照 Enneking 系统进行划分。比如："间室"在四肢肿瘤分期乃至手术切除方式的确定中是一个十分重要的概念，但在脊柱肿瘤的分期和切除范围确定上则很难实际应用。如当脊柱肿瘤侵入椎管时，间室外切除就意味着连同整个硬膜一并切除，这在临床实际中难以做到，也不必做到。由此可见，Enneking 分期系统在很大程度上尚不能满足脊柱肿瘤外科分期的需要。

WBB（Weinstein-Boriani-Biagini）分期系统着重于描述肿瘤在脊椎局部的侵占情况，旨在据此来确定手术切除的范围与方式。该系统首先将脊椎在横断面上按时钟的形式分成 12 个扇形区域，其中 4~9 区为前方结构，其余区为后方结构；然后根据解剖结构从脊椎周围至椎管分成 A~E 五个不同层次：A 为脊椎周围软组织，B 为骨组织浅层，C 为骨组织深层，D 为椎管内硬膜外部分，E 为硬膜内；最后再记录肿瘤侵占脊椎的节段。采用这一系统，可以从横向、矢向和纵向三个角度对肿瘤的病变范围作出清楚判断，继而确定相应手术方案（图 60-1-1）。例如，根据肿瘤所侵占的"时区"来确定是行椎体切除、后方结构切除，还是矢状半脊椎切除。

Tomita 评分系统则主要用于对转移性脊柱肿瘤的临床评估。该系统以 3 种因素作为评分依据：①原发性肿瘤的组织学分级：生长缓慢 1 分，生长中度 2 分，生长迅速 4 分；②全身脏器转移情况：可治

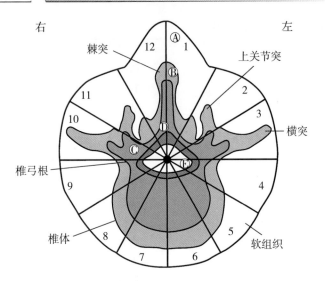

图 60-1-1　WBB 脊柱肿瘤分区示意图

疗者 2 分,不可治疗者 4 分;③骨转移情况:单发或孤立性 1 分,多发性转移 2 分。参照以上评分系统,如患者预计生存期长,评分为 2~3 分者,行肿瘤的广泛性或边缘性切除;预计生存期中等,评分为 4~5 分者,行肿瘤的边缘性或病变内切除;预计生存期短,评分为 6~7 分者,仅行姑息性肿瘤切除;而对于肿瘤晚期患者,评分达 8~10 分者,宜放弃手术,选择非手术支持疗法。

综合应用上述几种分期或分级方法可从不同角度对脊柱肿瘤的性质、部位或预后作出一定判断,并以此作为确定治疗方案的重要依据。但应当指出,由于脊柱肿瘤的特殊性和复杂性,现行使用的上述方法均存在各自的局限性,尚需要研究更完善的临床分类系统。

第二节　脊柱肿瘤的诊断

历经对脊柱肿瘤几十年来的深入研究,尽管诊断技术取得显著进步,但迄今,国内外学者的诊断原则共识依然未发生根本性改变,即:脊柱肿瘤诊断的确立需要经临床表现、影像学检查及组织学检查三方面资料的综合分析才能做出。

一、脊柱肿瘤的临床表现

1. 疼痛　背部疼痛往往是脊柱肿瘤的最初症状,有时是患者就诊时的唯一症状。疼痛主要由肿瘤侵犯局部组织造成组织内张力增高所致。当肿瘤侵及邻近神经根时则可出现相应神经根支配部位的疼痛。

2. 神经功能障碍　除疼痛以外,脊柱肿瘤最常见的临床症状。主要由肿瘤组织压迫脊髓或神经根所引起,少数情况源自肿瘤(如瘤栓)造成的脊髓血液循环障碍。

3. 局部肿块　多见于位于脊柱后方结构上的较大肿瘤。可于背部看到皮肤和软组织隆起并触及包块。

4. 脊柱畸形　可由于肿瘤造成的局部神经根刺激出现脊柱侧弯,也可由于椎体病理性骨折而出现脊柱后凸。

5. 全身恶病质表现　同其他系统恶性肿瘤一样,在脊柱肿瘤晚期出现消瘦、乏力、贫血及低热等全身消耗症状。

(详见后面有关章节的论述)

二、脊柱肿瘤的影像学诊断

影像学检查是脊柱肿瘤最重要的诊断手段。脊柱肿瘤在出现相关症状之前,于常规身体检查过程中或因其他疾病就诊并行影像学检查时偶然发现的病例并不鲜见。此外,通过影像学检查对脊柱肿瘤部位及范围的判定,也是制定治疗策略,尤其是手术切除方案不可或缺的依据。

影像学技术中,X 线平片、CT、MRI、全身骨扫描、血管造影及 PETCT 等检查各具特点,并无优劣之分,往往也难以完全相互取代,应根据具体病例的诊断需要进行选择。

(详见后面有关章节的论述)

三、脊柱肿瘤的组织学检查

尽管综合临床症状、体征和影像学特点可以对某些脊柱肿瘤提出初步临床印象,但在实际中,多数肿瘤病例很难通过上述常规方法得到组织学意义上的肯定性诊断。而另一方面,脊柱肿瘤的组织学诊断在很大程度上影响着治疗策略,特别是手术切除方案的制订。因此,采用某些特殊技术,设法在脊柱肿瘤治疗前就能明确其组织学类型甚为重要。肿瘤的活组织检查无疑是最为准确的诊断手段。

(具体技术及方法选择详见后面有关章节)

四、脊柱肿瘤的实验室检查

某些血或尿的化验检查指标有助于对脊柱肿瘤性质的判断。如:碱性磷酸酶升高常提示成骨性肿瘤转移的可能性;酸性磷酸酶升高则常提示前列腺癌转移;而本 - 周(Bence-Jones)蛋白异常出现为骨髓瘤较具特征性的反应。此外,血中钙和磷的变化以及一些肿瘤相关抗原的出现,也可对某些类型脊柱肿瘤的诊断起到提示或辅助作用。

第三节　脊柱肿瘤的治疗

对脊柱肿瘤个例进行彻底性手术切除的历史或许可以追溯到 20 世纪 60~70 年代。Livere 于 1968 年报道腰椎巨细胞瘤的全脊椎切除。Stener 于 1971 年及 1977 年报道胸椎巨细胞瘤的全脊椎切除。国内也有学者在 70 年代末探索胸椎肿瘤的广泛性切除。但对脊柱肿瘤彻底性切除技术及相关治疗进行专题性较大规模研究的时间可能不过 20 年,即从 20 世纪 90 年代起,有些学者才真正开始对脊柱肿瘤的彻底性切除技术进行系统性研究。然而,令人感到鼓舞的是,在过去短短的十几年里,脊柱肿瘤手术治疗从理念到技术都发生了十分深刻的变化,这些变化使脊柱肿瘤临床治疗的状况显著改观。采用彻底性切除方式实施脊柱肿瘤手术,已使一些患者获得比以往好得多的疗效。

回顾世界范围内脊柱肿瘤外科治疗领域近十几年来的发展,以下几方面的变化无疑对脊柱肿瘤的诊治理念和技术进步起到了重要的影响作用:

1. 脊柱肿瘤外科分期或分级方法的提出在一定程度上规范了脊柱肿瘤诊断治疗方案或术式的选择。1980 年,Enneking 提出的骨肿瘤外科学分期对四肢骨与软组织肿瘤产生广泛影响,该分期系统虽难以完全适用于脊柱肿瘤的评估与治疗,但在一定程度上仍具有临床参考和借鉴作用。1997 年,意大利学者 Boriani 等人提出了胸腰椎脊柱肿瘤外科分期,即 WBB 分期。该分期将脊椎的横断面划分为像钟表一样的 12 个时区,提出根据肿瘤所侵及的范围不同,分别进行相应的椎体切除、矢状半脊椎切除或全脊椎切除的理念,对指导脊柱肿瘤手术方式的合理选择起到积极作用。同时期,日本学者 Tomita 等人提出的针对转移性脊柱肿瘤的评分方法,则根据原发性肿瘤控制情况、转移部位、患者全身状况及预期生存时间等指标,作出疾病进程的综合评估,从而对转移性脊柱肿瘤采取保守治疗、姑息性手术甚或彻底性切除等策略的制定提供了可以量化的依据。上述外科分期、分级方法的提出使脊柱肿瘤的外科治疗从个案经验积累和探索阶段进入到在一定理论指导下的系统性治疗和研究阶段。当然,现行脊柱肿瘤的外科分期、分级系统还存在诸多不尽人意之处,有待进一步补充和完善。

2. 整块全脊椎切除(en bloc spondylectomy)概念的提出,使脊柱肿瘤手术切除理念发生了根本性转变,也使手术技术水平出现巨大飞跃。以往脊柱肿瘤的手术方式普遍以不彻底性切除为主。其中刮除术是被最为广泛并堂而皇之使用的传统手术操作技术。与之相伴的是手术后肿瘤的很快复发以及患者较短的生存时间。整块全脊椎切除术的问世颠覆了那种认为脊柱肿瘤因解剖结构所限只能分块切除的传统观念。近年来,越来越多成功病例的报道也印证了脊柱肿瘤整块切除的可行性和由此带来的可靠疗效。目前,整块全脊椎切除技术的施行主要包括 2 种方式:一种是以日本学者 Tomita 为代表的经后路整块全脊椎切除技术。该术式的典型做法是经胸腰椎后正中切口入路,从后向前 360° 剥离并显露肿瘤所在节段的整个脊椎,然后用钢丝锯将两侧椎弓根和病椎上下相邻的椎间盘锯断,使前方的椎体与后方的附件结构完全分开,最终将椎板及附件结构作为一个整块,而椎体作为另一个整块取出,完成所谓"全脊椎切除"。该术式的优点为:比较标准化;只经一个手术入路便将肿瘤所累的脊椎全部切除。其缺点为:如果椎弓根已被肿瘤累及,则切除过程中肿瘤外露,仍有瘤组织污染周围正常组织的潜在机会。与 Tomita 术式有所不同的另一种也被称为整块全脊椎切除的方法为欧美一些学者所推崇。这种手术方法的核心技术为:经包绕肿瘤周围的正常骨组织或软组织做切除,尽力不使肿瘤外露,必要时连同壁层胸膜甚至硬脊膜一并切除。而同一节段脊椎未被肿瘤累及的正常骨质则不一定强调整块切除。就整块切除即英文所指"en bloc resection"的定义而言,后者似乎更符合整块切除的理念。其最大优势为,所切除的肿瘤完全被包绕在正常组织结构内。虽然有时会因此增加对肿瘤周围正常组织或结构的损伤范围,但确实在一定程度上减低了手术过程中肿瘤污染的潜在机会。

从脊柱肿瘤的外科治疗角度而言,整块全脊椎切除技术的临床应用具有划时代的意义,尽管在很多情形下该技术还存在一定局限性,远未能解决脊柱肿瘤的所有难题,但应用该技术之后所取得的显著临床疗效有目共睹。更重要的是,整块全脊椎切除理念为我们拓宽了应用外科手术技术治疗脊柱肿瘤的未来思路。

3. 国际脊柱肿瘤研究组织的形成给脊柱肿瘤的未来研究与治疗模式带来有益启发。脊柱肿瘤具有其显著特殊性:一方面,它包括了多种病理类型,与身体其他部位的肿瘤,尤其四肢骨肿瘤,有着密不可分的内在联系,有必要从肿瘤学角度进行相应研究,包括除手术治疗环节以外的放疗及化疗等研究;另一方面,由于肿瘤位于脊柱这样一个相对复杂并独特的解剖结构当中,从手术治疗角度又离不开脊柱外科的相关技术,许多相关难题的解决在很大程度上有赖于从脊柱外科手术技术角度取得突破。以上两方面的特点大大增加了我们对脊柱肿瘤进行科学研究的难度。脊柱肿瘤的病例数量本来就少于其他常见病,按颈椎、胸椎、腰椎和骶椎几个部位划分之后,每个部位肿瘤病例的数量就变得更少。如果再把每个相同部位不同病理类型的肿瘤进一步分类,则病例数量会变得寥寥无几。因此,单个医疗单位,即便那些具有脊柱外科中心地位的医疗单位也很难收集到足够数量病例对某一部位(脊柱节段)同一种病理类型的脊柱肿瘤进行循证医学意义上的大宗病例研究。这从客观上造成了脊柱肿瘤个案或小宗病例临床治疗经验报道较多,而大宗病例系统性研究报告比较缺乏的现状。众所周知,对于肿瘤类疾病,具有循证医学意义的大宗病例前瞻性、对比性研究才更真实可靠并令人信服。正是在这种背景下,近几年来,欧美及亚洲一些在脊柱肿瘤外科治疗领域颇有建树的专家已经达成共识,成立了脊柱肿瘤研究和治疗小组,旨在共享病例资源,在相同理念和技术下治疗和随访患者,以期在相对较短的时间里获得具有循证医学水准的研究成果,并使脊柱肿瘤治疗的规范性、合理性和有效性不断提高。

上述专业研究小组或研究同盟联合作战的模式或许是攻克脊柱肿瘤外科治疗领域难题的明智之举。相信此举对世界范围内脊柱肿瘤领域的深入研究和相关理论的形成会起到积极的推动作用。

脊柱肿瘤的外科治疗

(一)手术目的和指征

对于不同类型或同一类型但处于不同时期的脊柱肿瘤,手术治疗的目的和指征可能会有很大差别。手术治疗的主要目的包括:①彻底切除肿瘤组织并建立脊柱的长久稳定性,最终使患者得到治愈。此为脊柱肿瘤治疗的最高目标。不少良性肿瘤,某些侵占较局限的低度恶性肿瘤可通过彻底性手术切除达到这样的临床效果。近年来的一些临床研究表明,少数同时侵及脊椎前、后部结构的肿瘤也有可能得到彻底性切除。②保持或恢复脊髓及神经根功能,并有效延长患者的生存期。对于大多数转移性肿瘤

和恶性程度较高、侵及范围较广或复发倾向明显的原发性肿瘤,当彻底性切除已较难实现时,可争取行肿瘤的次全切除或大部切除,解除其对脊髓或神经根的压迫,同时用内固定技术使脊柱重新获得稳定,从而使患者的神经功能得到保护,生存期得以延长。③减轻痛苦,改善患者生存质量。对于肿瘤晚期,肿瘤组织已无法被全部或大部切除,而患者又存在剧烈疼痛或严重神经功能障碍者,仍可考虑行姑息性手术,使脊髓和神经获得减压,从而使患者在短时间内的生存质量得到改善。但无论出于上述何种目的,手术指征均应以患者全身状况能够耐受手术作为重要前提,否则应视为手术禁忌。

(二)手术前准备和手术中注意事项

常规准备同其他外科手术。由于脊柱肿瘤往往手术创伤较大,手术时间较长,术中出血亦较多,而脊柱肿瘤患者的一般状况又常常较差,故于手术前应注意纠正患者的贫血及恶病质等情况,尤其应注意患者的凝血功能,脊柱肿瘤因术中失血多出现DIC的病例时有所见,故术前备血应充足。对于某些血管性肿瘤及血运极为丰富的肿瘤,必要时还应考虑采用肿瘤血管栓塞等手段,以减少术中出血。鉴于脊柱肿瘤切除手术的复杂性,手术前应制订比较周密的方案,尽量考虑到术中可能出现的各种情况及相应对策。

考虑到手术中有可能出现短时间内大量失血的情况,开放2条以上较大静脉供输液用以及术中进行动脉压监测应作为常规,以应付术中及时、快速输血的需要。

在条件允许的情况下,尽量争取做肿瘤组织术中冷冻病理切片的机会。尽管术前穿刺活检的准确度相对较高,但由于取材较少,仍存在一定误差。明确病理诊断将有助于实施或调整手术方案。

(三)脊柱肿瘤手术切除的相关概念

1. 刮除(curettage) 是一种于病灶内(intralesional)将肿瘤分块切除(piecemeal)的方式。适用于某些膨胀性生长的良性肿瘤切除或姑息性肿瘤切除。对于侵袭性生长的肿瘤,刮除往往难以达到彻底清除肿瘤组织的目的。

2. 彻底性切除 所谓彻底性切除,是指通过外科手术将肿瘤组织彻底清除干净的方法,其所包含的主要手术技术包括:

(1) 边界性切除(marginal resection):将肿瘤包膜或肿瘤周围反应区组织进行切除。

(2) 广泛性切除(wide excision):将肿瘤连同其

周围的部分正常组织进行切除。

（3）整块切除（en bloc excision）：意指将肿瘤及其周围部分正常组织以整体的形式进行切除。按照整块切除的概念，切除的组织不应有任何肿瘤外露，于该切取物周围取活检不应发现肿瘤细胞。事实上，该技术在很多情况下难以施行，在颈椎部位则更难实现。

（4）根治性切除（radical resection）：对于四肢肿瘤，根治性切除系指将肿瘤连同其所在间室一并切除。由于在脊椎部位所谓"间室"常涉及硬膜结构，故肿瘤根治性切除的概念须谨慎使用。

3. 椎体切除术（corporectomy 或 somectomy）　是指将一节或数节椎体做全部切除。该技术适合于位于椎体内的肿瘤。

4. 全脊椎切除术（total spondylectomy 或 vertebrectomy）　是指将一节或数节脊椎做全部切除。该技术主要用于那些脊椎前、后方结构均遭肿瘤破坏的病例，旨在彻底清除肿瘤组织。该种手术大多采用前、后方分别入路的方式施行。也有人采用单一后方入路，从两侧肋骨与横突包绕至前方切除椎体的方式。

5. 脊柱稳定性重建（reconstruction of spinal stability）　是指应用脊椎间植骨及内固定技术，使因肿瘤切除后出现结构缺损的脊柱重新获得力学结构和功能的方法。对于侵及范围较广、严重破坏脊柱结构的肿瘤，稳定性重建是肿瘤切除手术必不可少的组成部分。关于内固定技术的应用指征也可参考下述脊柱稳定性的判断标准。

（四）脊柱稳定性的判断

尽管一些脊柱肿瘤已经能够用手术切除的方法进行彻底性根治，但无法根治或失去彻底性治疗机会者仍为数不少，对这些病例中存在显著脊柱不稳情况者，往往需要行稳定性手术，恢复脊柱的力学支撑功能，使脊髓和神经根得到保护，并使患者维持一定的活动能力。而对脊柱稳定性的判断则在一定意义上成为选择脊柱稳定性手术的重要依据。

Bridwell 评估系统对脊柱肿瘤时脊柱稳定性的判断具有一定参考价值。Bridwell 认为脊柱稳定性有赖于以下 3 种脊椎结构的完整：①中线复合体（包括椎板、棘突及其连接韧带）；②双侧关节突复合体；③椎体后壁、椎间盘及纤维环复合体。上述复合体当中的 2 个或上述结构中的 50% 遭到破坏时，脊柱应被视为不稳；当椎体压缩超过 50%、脊柱出现滑椎、脊柱后凸角超过 20°，或脊椎的前、后方结构均

受累时，也可判定脊柱为不稳。

2010 年，国际脊柱肿瘤研究学组（Spine Tumor Study Group）制定了全新的、专门用于评价脊柱肿瘤稳定性的评分标准。评分系统包含 6 大项，总分 18 分：0~6 分为稳定；7~12 分为可能即将发生不稳定；13~18 分为不稳定。具体见表 60-3-1。

表 60-3-1　脊柱肿瘤稳定性评分系统

评分内容	分数
部位	
交界区（枕骨 ~C_2，C_7~T_2，T_{11}~L_1，L_5~S_1）	3
脊柱活动区域（C_3~C_6，L_2~L_4）	2
半固定区域（T_3~T_{10}）	1
固定区域（S_1~S_5）	0
疼痛卧床时缓解和（或）脊柱活动时加重	
是	3
否（偶尔疼痛，且非机械性疼痛）	1
无疼痛	0
骨病损	
溶骨性	2
混合性（溶骨性 / 成骨性）	1
成骨性	0
影像学脊柱顺列	
半脱位 / 滑移	4
新发的畸形（后凸 / 侧凸）	2
正常顺列	0
椎体塌陷	
塌陷 >50%	3
塌陷 <50%	2
椎体受累 >50% 但无塌陷	1
以上情况均无	0
脊柱后外侧结构受累情况	
双侧	3
单侧	1
以上情况均无	0

（五）脊柱肿瘤行全脊椎切除的技术要点

脊柱肿瘤手术治疗所涉及的基本问题包括手术入路的选择、肿瘤的显露、肿瘤彻底性切除的方法以及肿瘤切除后脊柱稳定性重建技术的应用。因施行全脊椎切除术的过程中将不可避免地遇到上述所有相关内容，故本节拟在介绍颈椎、胸椎与腰椎的全脊椎切除技术的同时对上述问题进行扼要讨论。对于脊椎前、后部结构均遭肿瘤破坏的病例，通过一期手术，分别经前方及后方入路将病变组织彻底切除并应用内固定技术重建脊柱稳定性，是脊柱全脊椎

切除术的最常见方式。当然,遇患者全身情况难以耐受两侧入路手术,或遇一侧入路手术出血过多、时间过长的情况,也可采用分期手术的方式,于2周内通过2次手术完成全脊椎切除。

1. 颈椎肿瘤的全脊椎切除术

(1) 手术显露与肿瘤切除:肿瘤病变组织的充分显露是手术能够将其彻底切除的重要前提。后路显露一般并不困难,但要求在实施切除之前将棘突、椎板及关节突等均暴露无遗,并将关节突及横突周围附着的肌肉和韧带进行剔除或剥离。如肿瘤已突破骨皮质侵及软组织,则应于肿瘤的假包膜外面分离,避免瘤组织外露。然后将肿瘤连同其所占据的骨性椎节一并切除。最好能以大块切除的方式将欲切除的椎板及关节突侧块整体或分成几大块进行切除。关键的操作是从后方彻底切除两侧侧块和椎弓根,显露神经根和椎动脉。在直视椎动脉的情况下,彻底切除横突的后壁和外侧壁,为颈椎前方的椎体切除提供便利条件。

颈椎前路显露的要点在于尽可能充分地游离胸锁乳突肌前缘与中线结构(包括气管、食管等)之间的间隙,在纵行切开椎前筋膜后,向两侧暴露出颈长肌。先于欲切除椎体的横突水平切断颈长肌并将颈长肌向两侧剥离,显露并分块切除横突后使两侧椎动脉得以游离,然后在保护好椎动脉的情况下再行整个椎体切除,一般对椎动脉进行游离并不十分困难,如万一在手术过程中将椎动脉损伤,可予以结扎。实践结果表明,一侧椎动脉结扎很少造成脑供血障碍。将椎体以整体方式切除无疑最为理想,但在较困难的情况下也不必强求,在将周围组织加以良好保护的前提下,分块切除椎体同样能够做到完全彻底。

(2) 植骨及内固定:颈椎整个椎节被切除后,后方尚无很好的植骨融合方法,故一般多采用前路椎体间的植骨融合。可选择的椎体间植入材料包括自体骨块、同种异体骨块或人工椎体(人工椎间融合器)等。取自自体髂骨的骨块融合能力和可靠性最强;异体骨使用简便,但融合能力不如自体骨;而人工椎间融合装置(例如填充以自体松质骨的圆柱状钛网)能提供较好的力学支撑作用,据临床观察融合率也较高,故在条件允许时应鼓励使用。颈椎后方的内固定目前以侧块螺钉及连接棒或钛板固定技术应用最为普遍,如病变部位在上颈椎,可替代以枕骨与下颈椎侧块螺钉之间钉棒固定。颈椎椎弓根螺钉技术或许能提供更为理想的力学固定强度,但手

术操作的难度与风险也随之增加。也有研究报告称,颈椎椎弓根螺钉与侧块螺钉的固定强度及临床效果并无显著差别。颈椎前方的内固定目前多采用钛板与螺钉技术(图60-3-1所示为颈椎全脊椎切除手术前后的影像学资料)。

(3) 手术注意事项:

1) 行颈椎全脊椎切除手术前应常规做CTA或MRA检查,以了解颈部两侧椎动脉的解剖部位与形态,为术中椎动脉的显露与处理提供参考依据。

2) 经颌下入路行上颈椎肿瘤的全脊椎切除术时,须先进行前方的手术,如先做了后方的枕-颈内固定,则无法再使颈部过度仰伸,致前方几乎无法显露。鉴于上颈椎尚缺乏坚强可靠的前路内固定技术,上颈椎的全脊椎切除术可在头-胸外固定架(Halo-Vest)保护下完成。

3) 位于上颈椎前部的肿瘤如采用经口腔入路完成,应常规行气管切开,以利于手术后早期呼吸道的护理。

2. 胸椎肿瘤的全脊椎切除术

(1) 手术显露与肿瘤切除:胸椎肿瘤的后路显露及切除与颈椎相仿,不同之处在于胸椎的关节突侧块的大小、形状与颈椎不甚相同,横突与肋骨之间形成肋骨-横突关节。一般来说,横突更容易经后路切除。另外,在行胸椎后部结构切除时,往往需要将肋骨小头做全部或部分切除。胸椎手术的出血也似乎更多。在切除胸椎后部结构时,应注意将关节突与横突周围的肌肉、韧带以及前方的胸膜进行剥离。与颈椎后路手术一样,应尽量从靠近椎体后缘处切除椎弓根,以便于前路的椎体切除术。

胸椎椎体的切除多采用经胸腔途径进行,一般从侧前方暴露椎体。如椎体病变偏向一侧,宜从病变较重的一侧进行切除。如两侧病变相同,则依个人见解选择左侧或右侧经胸腔入路。由于心脏及主动脉略偏于左侧,因此右侧胸腔空间显得更宽敞些,便于手术操作,故不少人习惯经右侧胸腔入路。而喜欢左侧入路者认为,动脉虽偏于左侧,但因其管壁较厚,比较易于保护,在右侧胸腔操作反而容易损伤静脉及胸导管。显露椎体侧前方并切开壁层胸膜后,首先应小心游离并牢固结扎横行于椎体中央的节段动、静脉血管。病椎头端及尾端相邻椎体上的节段血管也应做同样处理,以备做内固定之用。然后沿壁层胸膜下方做病椎椎体游离。于彻底切除病椎头及尾侧相邻的椎间盘后,行椎体切除。能将病椎椎体完整切除最为理想,如有困难,可采用分成几块切

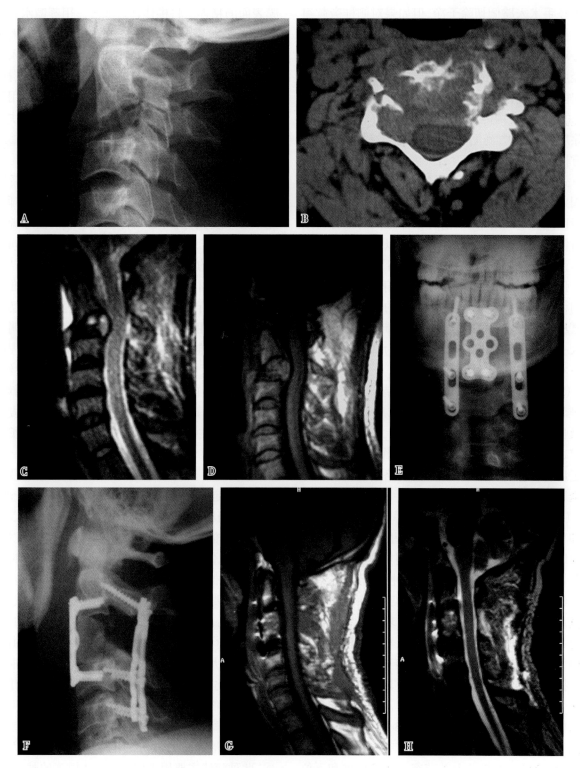

图 60-3-1 女 38 岁,双上、下肢无力 1 个月,巨细胞瘤

A~D. X 线片、CT 及 MRI 示 C_3 椎体及附件结构破坏。CT 监测下经皮穿刺活检病理报告为巨细胞瘤;E~H. 一期手术,分别经后方及前方入路行 C_3 全脊椎切除术。前路采用 $C_{2\text{~}4}$ 椎体间自体髂骨块植骨及钛板与螺钉内固定,后方采用关节侧块钛板及螺钉内固定。术后 8 个月,X 线片示植骨融合。MRI 示脊髓压迫已完全解除。患者神经功能完全正常

除的方式。一般如病椎对侧缘骨皮质如破坏不严重，多可经手术入路侧切除干净，但如果对侧椎旁软组织已被侵蚀，则有可能造成切除困难，必要时，可考虑经对侧胸腔入路予以切除。上述手术操作也可采用经胸膜外途径进行，此时需要将胸膜充分游离并推向前方，其余操作相同。

（2）植骨及内固定：与颈椎情况相同，行全脊椎切除后，胸椎后方尚无适宜植骨融合方法，一般依靠前方椎体之间植骨进行融合。胸椎后方常用的内固定方式包括椎弓根内固定及 Luque 棒＋椎板下钢丝内固定。因椎弓根内固定强度相对较高，可实现短节段固定，故多被采用。前方椎体之间的植骨可用取自髂骨的骨块，但最好使用充填以松质骨的人工椎体，尤其在负重较大的下胸椎，人工椎体可以提供足够强度的支撑力。因人工椎体自身并无足够固定作用，所以同时还应行相邻椎体间的内固定。一般在已从后方拧入两枚椎弓根螺钉的椎体侧方仍可再拧入一枚固定螺钉（图 60-3-2 所示为胸椎全脊椎切除手术前后的影像学资料）。

（3）手术注意事项：如无特殊情况，行胸椎全脊椎切除术时，宜先经后路行脊椎后部结构的切除及固定。因为胸椎后方内固定，尤其椎弓根内固定，具有抗屈伸和抗旋转的双重作用，先行后路固定后脊柱获得可靠稳定性，使前路手术相对更为安全。

（4）单纯后路整块全椎切除手术：对于累及椎体和（或）椎弓且基本局限在骨质里的原发性肿瘤和预后良好的孤立性转移癌可采用单纯后路的整块全椎切除手术。该方法能够保证肿瘤切除的边界，减少经瘤手术造成的肿瘤细胞污染，从而减少肿瘤复发。但手术创伤大，手术技术要求高。患者在手术前 24~48 小时内接受病椎及上下相邻节段两侧节段血管的栓塞手术。手术采用后正中入路，切口长度包括肿瘤累及节段上下各 2 个节段。首先在上下各 2 个健康椎体内植入椎弓根螺钉。向外侧充分显露病椎及上下 1 个节段的肋骨约 3cm 并予以切除。切除病椎头端椎板下 1/2 和下关节突以及椎板间黄韧带，充分显露病椎的上关节突。切除病椎和下位椎板间的棘上、棘间韧带和椎板间黄韧带。用线锯锯断病椎双侧的椎弓根，整块切除后方结构。用骨蜡封闭椎弓根减少肿瘤细胞污染。结扎双侧神经根。钝性剥离双侧胸膜使双手在病椎椎体前方汇合。安装一侧椎弓根连接棒予以临时固定。在病椎上下椎间盘水平用线锯切断。此时需严格保护硬膜避免线

锯在锯断椎间盘时损伤脊髓。分离椎管内肿瘤和硬膜表面的粘连。将椎体整块取出。用蒸馏水和顺铂溶液（0.5mg/ml）分别浸泡 3 分钟。裁剪合适大小的钛网，将先前切除的肋骨剪碎填入钛网并植入相邻椎体间。安装另一侧的椎弓根连接棒并加压、拧紧。如果肿瘤突破椎体皮质与胸膜粘连，可先采用侧前方入路分离肿瘤边界，而后再行后路手术整块将肿瘤切除。

3. 腰椎肿瘤的全脊椎切除术

（1）手术显露与肿瘤切除：腰椎肿瘤的后路显露和切除与胸椎类似，所不同的是，在腰椎节段，神经根必须受到保护，否则将会引起永久性感觉或运动功能丧失。为便于经前路手术切除椎体，同样应在靠近椎体的部位切除椎弓根。

腰椎椎体的显露与切除一般经腹膜后椎体侧前方入路进行。腰椎节段血管的处理及椎体切除的方式与胸椎相同。但在 L_2 水平以下，腰大肌明显覆盖并附着于椎体侧前方，故在剥离或切开过程中需格外小心，以免损伤走行于腰大肌之内的神经根。如行 L_4 或 L_5 的椎体切除，侧前方入路恐较困难，可采用前侧切口及入路，经腹膜后到达椎体前方。此时，除保护腹主动脉及静脉外，尤其应注意保护髂部血管。

（2）植骨及内固定：腰椎后方常规以椎弓根螺钉进行固定。与胸椎相同，需采用椎体间植骨融合。鉴于腰椎比胸椎负重更大，故更宜选择充填以松质骨的人工椎体做为椎体间植入物，以防止脊椎塌陷。如为 L_5 椎体切除，前方内固定较为困难，有时只能行单纯的椎体间植骨或人工椎体植入，此种情况下，手术后需要患者卧床 6~8 周以上，并建议佩戴支具。

另外，与胸椎相似，L_1~L_3 局限在骨质内的肿瘤可经后路行整块的全椎切除手术。L_4 和 L_5 由于椎体与前方大血管邻近、髂骨的影响以及神经根功能重要，因此适合前后路联合的方式行全椎切除（图60-3-3、60-3-4）。

（六）脊柱肿瘤的放射治疗

放射治疗是脊柱肿瘤的重要辅助治疗方法之一。此种疗法主要用于那些对射线敏感的肿瘤类型，如血管性肿瘤、骨髓瘤、淋巴瘤、嗜酸细胞性肉芽肿以及来源于肺、肾、前列腺、乳腺等的多种转移性肿瘤。巨细胞瘤被认为放疗后有肉瘤变可能，但实际上发生率很低。脊索瘤过去被认为对放疗不敏感，而现在不少人发现对脊索瘤行放疗后仍可取得一定疗效。

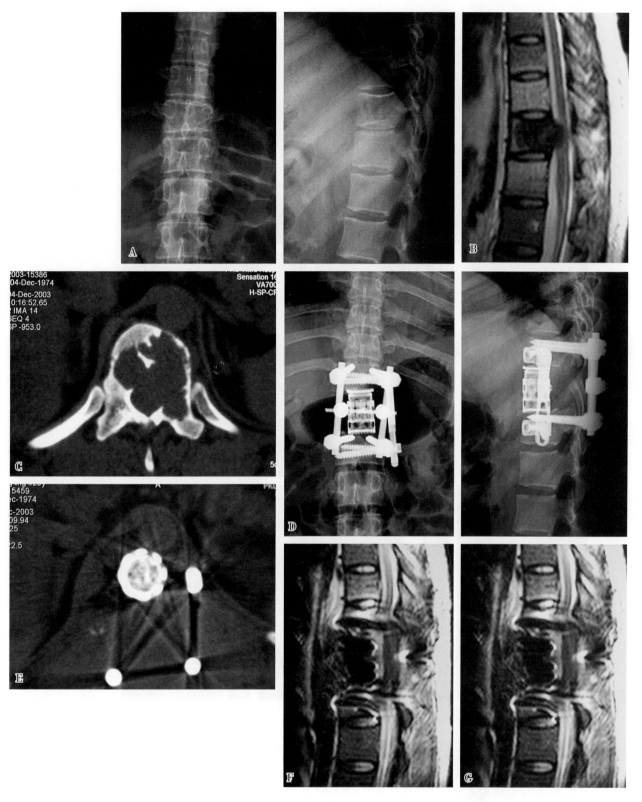

图 60-3-2 女,29 岁,双下肢无力 2 个月,巨细胞瘤

A~C. X 线片、CT 及 MRI 示 T_{11} 椎体及附件结构破坏。CT 监测下经皮穿刺活检病理报告为巨细胞瘤;D~G. 一期手术分别经后路和前路行 T_{11} 全脊椎切除术。手术后 1 年,患者神经功能完全正常。X 线片示 $T_{10~12}$ 后路椎弓根螺钉固定和前路 $T_{10~12}$ 间人工椎体植入及采用 VentroFix 单棒系统行内固定情况;CT 横断面扫描示肿瘤已切除彻底,人工椎体位置良好;MRI 示全脊椎切除后脊髓获得充分减压

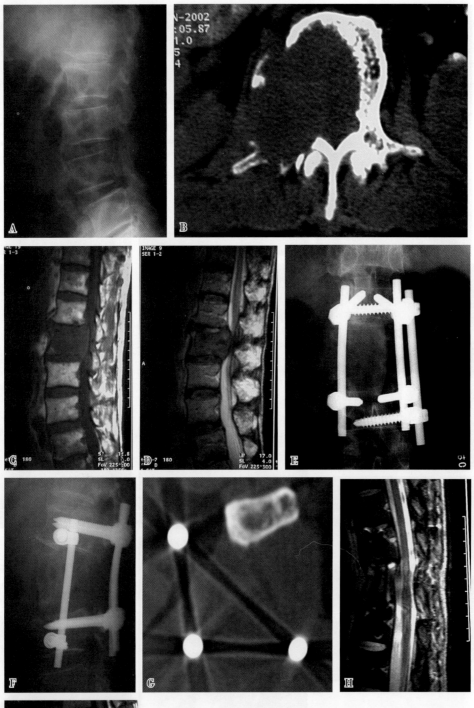

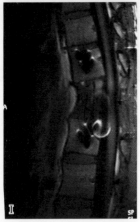

图 60-3-3   男,69 岁,右下肢无力伴疼痛 2 个月,巨细胞瘤

A~ D. 男,69 岁,右下肢无力伴疼痛 2 个月。X 线片及 CT 示 L_2
椎体和附件破坏,椎管被侵占;MRI 示 L_2 椎体病变之软组织团
块向后压迫硬膜囊。CT 监测经皮穿刺活检病理报告为巨细胞
瘤;E~G. 一期手术分别经后路及前路行 L_2 全脊椎切除、L_{1-3} 椎
体间自体髂骨块植骨。后方采用 L_{1-3} 椎弓根内固定,前路采用
VentroFix 单棒系统行内固定。手术后 3 周患者右下肢无力及疼
痛症状缓解。术后 1 年 X 线片示植骨及内固定情况;CT 示肿瘤
切除情况及植骨块位置;H~I. 手术后 1 年,患者神经功能完全正
常。MRI 检查示 L_2 全脊椎切除后脊髓减压情况

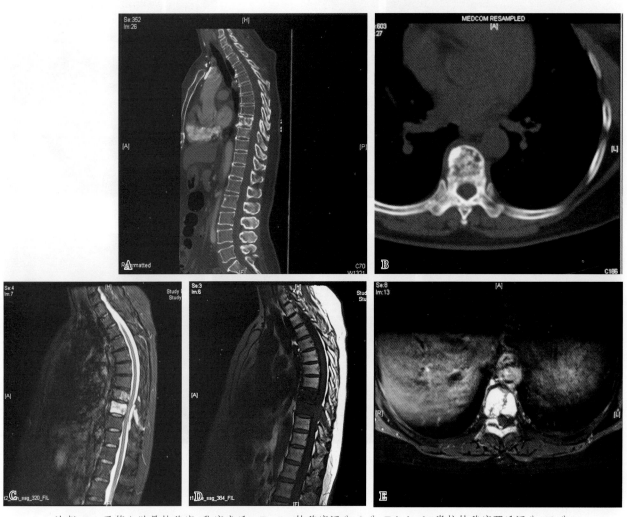

诊断：T$_{8,9}$及第六肋骨转移癌，乳癌术后。Tomita 转移癌评分：3 分；Tokuhashi 脊柱转移癌预后评分：12 分

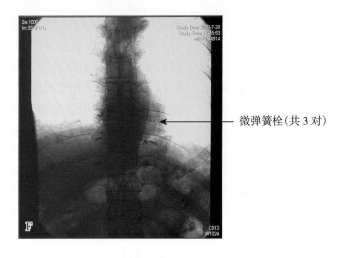

微弹簧栓(共 3 对)

图 60-3-4　患者，女性，53 岁，主因背痛 3 个月，伴双下肢麻木行走受限 2 个月。10 年前曾于我院行乳癌根治术，术后放疗
A~B. CT 矢状面和轴状面显示 T$_{8,9}$椎体和椎弓溶骨性破坏；C~E. MRI 增强及 T$_1$加权像显示 T$_{8,9}$椎体肿瘤，肿瘤侵及椎管压迫脊髓；F. 术前 1 天，经股动脉肿瘤动脉栓塞

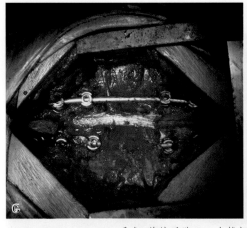
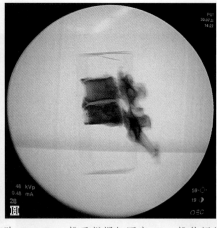
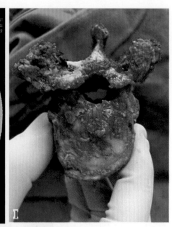

手术:单纯后路 T$_{8,9}$ 全椎切除,T$_{6-7}$~T$_{10-11}$ 椎弓根螺钉固定,T$_{7-10}$ 椎体间钛网植入术

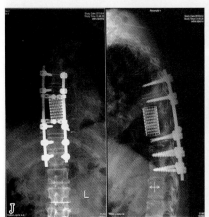
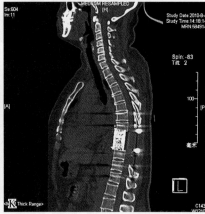
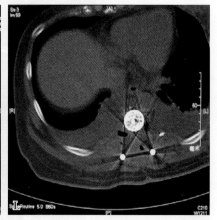

术后病理证实为黏液腺癌转移(与当年乳癌病理性质相同),ER(+)
术后免疫治疗

图 60-3-4(续)

G~I. 术中 T$_{8,9}$ 全椎切除,T$_{8,9}$ 整块切除后标本的透视及大体标本像;J~L. 术后 X 线片及 CT 显示 T$_{8,9}$ 全椎体切除及重建

放射治疗的应用指征包括:

1. 对某些放疗敏感性肿瘤行手术前放疗,以使肿瘤体积缩小并减少其血运,为肿瘤的彻底性切除提供更有利条件。放疗还可在一定程度上减少肿瘤复发的机会。因放疗后早期肿瘤周围组织会出现水肿等不良反应,影响手术和伤口愈合,故一般应于放疗结束 2 周后再行手术。

2. 对于已失去手术治疗机会的患者,放射治疗可在一定程度上起到延缓病情进展的作用,并有可能通过放疗暂时减轻脊髓压迫症状及神经根性疼痛。

3. 对放疗敏感性肿瘤进行手术后放疗的目的主要是为了减少肿瘤的术后复发。放疗最严重的并发症为放射性脊髓病,为减少此种并发症的发生,需严格控制放疗剂量。

采用放射性粒子植入进行局部放疗也是一项比较有前途的技术。该技术最早被应用于前列腺癌的治疗并取得成功经验。将该技术应用于复发性或丧失手术机会的脊柱肿瘤同样可取得较好疗效。放射性粒子可采用经皮穿刺的方法进行植入,主要步骤为在影像(如 CT)监测下通过经皮穿刺技术将放射性粒子放置于肿瘤组织内,其优点在于放疗部位比较局限,避免了全身放疗的弊端。现行常用的放射性粒子多为 I 131 或 Sr,其直径 0.6mm,放射半径为 5~10mm,有效放射性周期为 3~6 个月。为达到预期疗效,应根据肿瘤大小,确定所需植入的粒子数量,并力求根据粒子放射性作用半径将其均匀植入。

(七)脊柱肿瘤的化学治疗

作为脊柱肿瘤的治疗方法之一,化学疗法适用于那些对化学药物敏感的肿瘤,应当认识到,在某些肿瘤(如骨髓瘤、淋巴瘤及成骨肉瘤等)的治疗中,化疗甚至比手术切除更为重要,在很大程度上决定着肿瘤的最终疗效。对于不少转移性肿瘤,化疗也发挥着十分重要的作用。因化疗药物具有一定特异性,往往作用于不同肿瘤细胞或肿瘤细胞的不同周期,且常需联合用药,加之毒副作用比较大,故应在有经验的肿瘤学专家指导下应用。

第四节　脊柱肿瘤各论

一、良性肿瘤

发生于脊柱的良性肿瘤约占全身良性骨肿瘤的8%,根据不同资料的统计,在所有脊柱肿瘤(包括转移性肿瘤)中,20%~40%为原发性良性肿瘤。60%的良性脊柱肿瘤发生于20~40岁人群,但发生于骶骨的肿瘤例外,骶骨肿瘤以恶性居多。原发性脊柱肿瘤的另一特点为,良性肿瘤多位于脊椎后方,而位于脊椎前方者则以恶性为多。

(一)骨样骨瘤

骨样骨瘤(osteoid osteoma)由Jaffe于1935年最先报告。骨样骨瘤可见于全身骨骼,发生于脊柱者约40%,多见于20~30岁人群,发病以男性较多。肿瘤绝大多数位于脊椎后方,鲜见位于椎体者。发生节段以腰椎最多,其次为颈椎和腰椎。骨样骨瘤生长为非侵袭性,一般直径不超过2cm,直径大于2cm者则诊断为骨母细胞瘤(详见相关内容)。

1. 临床表现　80%以上患者以疼痛为主要症状,疼痛以夜间为重,严重时可使患者疼醒。因肿瘤常位于椎弓与关节突部位,故除背部疼痛外,部分患者可出现神经根性疼痛。阿司匹林可使不少患者的疼痛缓解,为骨样骨瘤的特点之一。另外,骨样骨瘤患者中约1/3可出现脊柱侧弯,其特点为痛性、进展快、脊柱僵硬,但一般不伴有旋转,据此可与特发性脊柱侧弯进行鉴别。肿瘤多位于侧弯的凸侧。

2. 诊断　因病变早期不容易在X线片上被发现,使诊断比较困难。病变明显时可见到椎弓根处硬化性表现,X线斜位片有助于观察椎弓根、椎弓及关节突结构。CT可显示病变中央低密度区及周边的硬化。放射性核素检查有助于确定病变部位。

3. 治疗　对症状不缓解或脊柱侧弯逐渐加重者应行手术切除。疼痛消失可视为治疗有效的标志。对于存在脊柱侧弯者,术后不一定能够得到恢复。尤其在青春期患者,约1/4术后脊柱侧弯仍可遗留。除手术外,也有人尝试用高频电波、高温电凝等方法治疗,但疗效尚未得到认可。

(二)骨母细胞瘤

骨母细胞瘤(osteoblastoma)约占所有脊柱肿瘤的10%。同骨样骨瘤相仿,20~40岁患者多见,男女发病比例为2∶1,几乎所有病变均发生于椎弓根和脊椎后方结构,可累及相邻的两节脊椎。好发部位依次为颈椎、腰椎、胸椎和骶椎。肿瘤一般直径大于2cm,此为与骨样骨瘤的重要区别之一。

1. 临床表现　局部疼痛及神经根性疼痛为最多见的症状,与骨样骨瘤有相似之处。

2. 诊断　X线可显示伴有骨质破坏的膨胀性病变,周边为薄层皮质骨壳。1/2病例呈现溶骨性改变,20%左右表现为成骨。MRI有助于显示软组织团块,但有时易使病变同恶性肿瘤相混淆。放射性核素骨扫描的阳性率常很高,对诊断较有用。而在确定病变形态及范围方面,CT最具价值。

3. 治疗　在可能的情况下进行广泛性手术切除是治疗骨母细胞瘤的最佳选择。据有关资料报道,对骨母细胞瘤以病变内切除方式行切除的病例,术后复发率达10%~20%,术后9年仍有出现复发的可能。骨母细胞瘤对放射治疗敏感性较低,一旦复发,手术切除仍应作为主要治疗手段。

(三)骨软骨瘤

最常见的原发性良性肿瘤之一。年轻人多见,20岁以下患者占1/2以上。男性发病为女性的3倍。脊柱骨软骨瘤(osteochondroma)一般生长于脊椎附件部位,发生于颈椎和上胸椎者达90%以上,发生于腰椎和骶椎者不足10%。

1. 临床表现　发生于颈椎和上胸椎者多因脊髓及神经根压迫而出现相应症状。而发生于腰椎和骶椎者常因未引起症状而难以得到早期诊断。少数患者也可因无痛性包块为最先症状。

2. 诊断　X线片可发现脊椎附件上与正常骨质无明显界限的突起物,但不能显示突起顶端的软骨帽。CT可显示肿物的实际大小。MRI则可进一步显示肿物压迫神经组织的情况。

3. 治疗　出现临床症状者可行肿瘤切除。切除范围应包括与肿物相连的部分正常骨组织。骨软骨瘤恶变率不到1%,原肿物突然迅速增大或软骨帽大于1cm则提示恶变的可能性,应积极行手术切除。

(四)动脉瘤样骨囊肿

所有动脉瘤样骨囊肿(aneurysmal bone cyst)中约20%发生于脊柱。发病以20岁以下年轻人居多,男性略多于女性。动脉瘤样骨囊肿多位于脊椎后部结构,少数可位于椎弓根及椎体。

1. 临床表现　95%以上以背部疼痛为主要症状,有时可影响脊髓或神经根并引起相应症状。多起病缓慢,少数可伴随背部包块和脊柱侧弯等表现。

2. 诊断　X线片可显示气球样膨胀性改变,囊内为多房分隔的透亮区,囊壁为反应性硬化骨。病变可累及相邻节段。动脉造影可见多房分隔内为血液灌注。CT 和 MRI 能清晰显示病变范围,如采用增强的 MRI 同样可显示囊内血液灌注的情况。

3. 治疗　动脉瘤样骨囊肿对放射治疗比较敏感,约50% 可经放疗得到良好疗效。经放疗未能获得预期效果者,应行手术进行病灶刮除及植骨。对于发育未成熟者,还应考虑单节段融合手术。经病灶刮除手术后的复发率据报道约为 10%。也有人对动脉瘤样骨囊肿做血管栓塞治疗,或将血管栓塞作为手术前准备,以减少术中出血。

(五) 血管瘤

血管瘤(hemangioma)比较常见,据尸体解剖观察结果,其发生率高达 10% 以上。血管瘤可发生于整个脊柱,但在下胸椎和上腰椎相对较多。血管瘤可累及单或多节脊椎,以发生于椎体者占大多数,约10%~15% 发生于脊椎后部结构,多为侵袭性病变。偶可见硬膜外海绵状血管瘤,其可造成脊髓损害。

1. 临床表现　大多数血管瘤并无临床症状,常为在检查其他疾病时被偶然发现。少数可引起疼痛,侵袭性血管瘤或病变椎体出现病理骨折时可造成脊髓或神经根损害症状。

2. 诊断　X线片显示病变椎体内粗大骨小梁形成纵行条纹,呈现所谓"栅栏"样改变。侵袭性血管瘤则会出现膨胀性变化。横向 CT 扫描可见"圆点花纹"图案。而在 MRI 图像,典型的血管瘤无论在 T_1 还是 T_2 加权像上,均呈高信号改变。侵袭性血管瘤则表现为 T_1 像高信号及 T_2 像低信号。放射性核素骨扫描的诊断作用并不重要,因核素在血管瘤病变中可呈浓聚,也可不浓聚。

3. 治疗　大多数血管瘤不需要治疗。对少数出现症状的病例可进行放疗、血管栓塞、椎体成形或手术治疗。放疗对 2/3 以上病例有效。对于侵袭性血管瘤,应用血管栓塞技术或采用向病变椎体体内注射骨水泥行椎体成形术均有可能获得较好疗效。有人将乙醇直接注射进有血管瘤病变的椎体,据称效果良好。对于神经损害持续加重及出现病理骨折者应考虑行手术治疗,手术前行血管栓塞有利于减少术中出血。

(六) 嗜酸细胞性肉芽肿

Lichtenstein 和 Jaffe 于 1940 年最早报道嗜酸细胞性肉芽肿(eosinophilic granuloma)。该病被认为是一种瘤样病变,多发病于 10 岁以下儿童,可单发或多发,男女之比为 2：1。全身骨均可发病,而发生于脊椎者约为 10%。

1. 临床表现　脊柱患部疼痛及活动受限为多见症状,少数可由于病变组织压迫或局部脊柱后突等因素影响脊髓及神经根而引起相应症状,一般不很严重。

2. 诊断　X线侧位片显示椎体内为溶骨性病变,出现圆形或类圆形透亮区,椎体整体塌陷后则形成扁平椎。MRI T_2 加权像上可出现"火焰样"反应,并因此而易与恶性肿瘤相混淆。放射性核素骨扫描无浓聚现象。影像学诊断困难时应行活组织检查。血液化验,部分病例可出现嗜酸细胞计数增多。

3. 治疗　经确诊后,可行制动并观察随访。不少患者经过一段时间后可自愈,扁平椎体的高度可部分恢复。对于放射治疗的应用尚存在某些争议,多数人认为有效并主张应用。病变造成脊髓损害或脊柱不稳者可行病变组织刮除及植骨融合术,术后很少复发。但鉴于患病者多为尚未发育成熟的儿童,手术应慎重。

(七) 巨细胞瘤

最常见的原发性脊柱肿瘤之一。占全身骨巨细胞瘤的 10% 左右,占脊柱原发性肿瘤的近 20%。该肿瘤以溶骨性病变为主,一般被归类为良性,但其常破坏骨皮质及周围软组织,具有侵袭性等恶性肿瘤特征。过去习惯依据肿瘤组织中基质的多少将巨细胞瘤(giant cell tumor)分为 I、II、III 级,认为 I、II 级偏向良性,II、III 级偏向恶性,实践表明这种分级与临床实际情况并不完全符合,故现在已很少有人再作分级。巨细胞瘤可侵及脊柱各个节段,以侵及骶骨者相对较多,脊椎前后部结构均可受累,部分病例仅见椎体病变。据报道,巨细胞瘤有出现转移或转变成骨肉瘤的可能性,然而发生率较低。

1. 临床表现　疼痛为最常见的症状,因肿瘤侵及椎管引起脊髓及神经根损害症状者也不少见。

2. 诊断　X线片显示椎体内膨胀性破坏,典型者呈"肥皂泡样"改变,边缘无硬化,一般不出现骨膜反应。发生于骶骨者多为偏心性生长。CT 和 MRI 可清晰显示肿瘤范围、软组织团块及神经组织受压情况。放射性核素骨扫描显示病变部位为浓聚区,且浓聚多分布于病变周围部。

3. 治疗　边界外切除为治疗脊柱巨细胞瘤比较可靠的方法。而采用刮除手术往往复发率很高,甚至有报道复发率可高达 50% 者。巨细胞瘤对放射性治疗敏感,故有人认为在肿瘤难以完全切除干净或彻底性切除会造成较大功能障碍时可作为一种治疗选择，放射剂量以 3500~4500cGy 为宜。手术前或手术后行放疗也有利于减少肿瘤复发。手术前进行肿瘤血管栓塞则可减少手术中出血。

（八）骨纤维异常增殖症（fibrous dysplasia of bone）

也称骨纤维结构不良，一般被归类于瘤样病变。以大量增殖的纤维组织取代正常骨组织为病理特征。多发生于四肢长骨，少数发生于脊椎，位于颈椎者常累及上颈椎。好发于青少年。个别可恶变。

1. 临床表现　多表现为轻度疼痛，病程一般较长，也可因病理骨折影响神经而出现相应症状者。

2. 诊断　X 线片可见椎体呈多囊性膨胀改变，其内可见溶骨区呈磨砂玻璃样外观。CT 或 MRI 可显示病变范围，在病理骨折病例还可显示病变与脊髓或神经根之间的关系。

3. 治疗　一般行病灶刮除及植骨即可。对少数复发者，可再次手术。

二、恶性肿瘤

（一）骨肉瘤

也称成骨肉瘤，原发于脊柱者约占全身骨肉瘤的 2~3%。10~20 岁青少年好发，发病率男略多于女。肿瘤侵犯椎体者占 95%，也可侵及脊椎附件结构。

1. 临床表现　开始为间歇性局部疼痛，随病情迅速进展，疼痛转为持续性，并出现脊髓或神经根受累症状。患病局部可有叩痛，常伴有乏力、消瘦、低热及贫血等全身症状。

2. 诊断　X 线片可显示病变中存在成骨、溶骨或混合性骨质破坏。典型者可见日光射线征及骨膜反应。CT 及 MRI 可同时清晰显示骨破坏和软组织侵蚀范围以及脊髓与神经根受压迫情况。放射性核素骨扫描显示病变区浓聚。血化验检查可见血沉增快、碱性磷酸酶升高（该化验指标还可作为治疗有效性的监测指标）。

3. 治疗　骨肉瘤（osteosarcoma）对放疗及化疗均较敏感，应作为基本治疗。边界外切除可使治疗效果提高，而采取病变内切除的方式很容易造成肿瘤局部复发。已有人报道对骶骨骨肉瘤行全骶骨切除及稳定结构重建取得成功的病例。也有人用血管灌注化疗治疗骨肉瘤取得一定疗效。

（二）软骨肉瘤

发生于软骨细胞的恶性肿瘤，恶性程度不一。脊柱各个节段均可发病，椎体及附件均可受累。多为成年人发病，男性多于女性。

1. 临床表现　局部疼痛或脊髓、神经受累症状。

2. 诊断　X 线片可见骨质呈溶骨性破坏，其内可见不规则钙化影。CT 及 MRI 可确定病变骨质与软组织破坏的范围以及椎管或脊髓受侵及的情况。放射性核素扫描可见病变区核素浓聚。但影像学检查有时难以完全确定诊断，CT 监测下经皮穿刺活检较有助于确定诊断。

3. 治疗　彻底性切除术是软骨肉瘤（chondrosarcoma）治疗最有效的手段。鉴于软骨肉瘤切除后容易复发的特点，力求以广泛性或边界外切除的方式进行手术，对于降低复发率具有实际意义。关于放疗和化疗对软骨肉瘤的作用目前尚存在不同看法，有采用放疗或化疗取得较好疗效的报道。于手术前、后辅以放疗或化疗，可能有利于提高疗效。

（三）尤因肉瘤

Ewing 于 1921 年首先报道该肿瘤。肿瘤组织及细胞来源不明，多发生于青少年，原发于脊柱者占全身相同肿瘤的 5% 左右，约半数发生在骶骨。

1. 临床表现　开始为轻度疼痛，渐转为剧烈疼痛及夜间痛，常伴有较严重的脊髓或神经受损症状及全身消耗症状。

2. 诊断　X 线片显示广泛性溶骨性破坏，呈虫蚀样，可同时破坏多个椎体或附件，骨膜反应少见。CT 及 MRI 可显示软组织侵蚀范围，MRI 还可显示脊髓与神经根受压情况。放射性核素骨扫描示病变区核素浓聚。化验检查可见贫血、血沉增快、血乳酸脱氢酶升高及尿儿茶酚胺呈阳性等现象。

3. 治疗　Ewing 肉瘤（Ewing sarcoma）对放疗及化疗均敏感。一般认为手术行肿瘤切除结合放疗及化疗是该肿瘤比较有效的治疗方法。对脊髓及神经压迫症状显著者宜先行手术，然后行放疗及化疗；如神经损害症状不明显，则可先行放疗及化疗，然后行肿瘤切除。

（四）脊索瘤

脊索瘤（chordoma）起源于胚胎时期残留的脊索组织。均发生于中轴骨。脊索瘤为常见的原发性脊柱肿瘤之一，可发生于脊椎各个节段，但以发生于骶骨和上颈椎者居多，为其特点。该病多见于中老年人，但发生于儿童者常具有更强的侵袭性。男性发病略多于女性。脊索瘤可发生血行转移，但发生率很低。

1. 临床表现　起病缓慢，位于骶尾骨者可先出现伴有轻度疼痛的局部肿物,直肠指诊可触及骶前肿物。随肿瘤生长及对骶神经的影响可出现相应症状。位于上颈椎者早期多出现局部疼痛和颈部活动受限,当肿瘤侵及椎管后可出现脊髓压迫症状。

2. 诊断　X 线片显示骨质膨胀区内大片状不规则的溶骨性破坏,可伴有成骨硬化或钙化。CT 可更清楚地显示骨质破坏的情况,而 MRI 对软组织受累及脊髓或神经受压迫的情况能提供最丰富的信息。放射性核素骨扫描往往为阴性。

3. 治疗　迄今,手术切除仍然是脊索瘤最有效的治疗方法。但脊索瘤是一种复发性很强的肿瘤,行病变内切除后的复发率甚高。因此,发生于骶骨者应争取行肿瘤的整块性切除。一般而言,如能完整保留双侧 S_2 神经及一侧 S_3 神经,大小便功能可维持。发生于其他部位者,也应力争行肿瘤的边界外切除,以减少肿瘤的复发机会。脊索瘤对放疗似不甚敏感,但近年来不少临床研究则显示,放疗对脊索瘤有明显疗效,手术结合放疗可提高脊索瘤的 5 年生存率。

(五) 多发性骨髓瘤 (multiple myeloma)

骨髓瘤,也称浆细胞瘤 (plasmacytoma),起源于骨髓造血细胞,一般为多发性,单一部位发生病变者据报道仅有 3%~5%,且存活者数年后多又逐渐转变成多发性。骨髓瘤发病以 40~60 岁人群居多,男性发病多于女性。于脊椎发病者占全身发病的 15%,胸及腰椎为好发部位。几乎不发生于骶骨。

1. 临床表现　逐渐加重的背部疼痛,并常伴有贫血、乏力、消瘦等全身症状。合并病理骨折时可产生脊髓压迫症状。

2. 诊断　X 线片可见病椎骨质疏松和溶骨性破坏,病变可累及多个椎体。椎体压缩骨折的情况也较常见。CT 可显示肿瘤的大小及轮廓,MRI 于早期能显示骨髓内的变化,当肿瘤生长后可显示其侵及软组织及脊髓的情况。化验检查可见贫血、血沉增快、球蛋白含量升高、A/G 比例倒置及出现本 - 周蛋白 (Bence-Jones) 等异常,骨髓涂片则可见多量浆细胞 (超过 10%)。放射性核素骨扫描有助于显示多发性病变的数量和具体部位。

3. 治疗　近年来,化疗已显示出对骨髓瘤的可靠疗效。鉴于骨髓瘤从本质上为多发性,化疗应视为基本治疗。对于脊柱骨髓瘤,放疗也能获得较好疗效。而对于出现脊髓和神经损害症状者、出现病理性骨折者或仅发现单个病变部位者,则应积极行手术清除肿瘤组织,术后再辅以化疗及放疗。

三、转移性肿瘤

脊椎骨为转移瘤易累及的部位。脊柱转移瘤约占全身骨转移瘤的 20% 左右,其多见于中老年人,40~60 岁人群组占发病的 50% 以上。男性发病多于女性。常见的转移瘤来源包括乳腺、肺、前列腺、肾、胃肠及甲状腺等。其中女性脊柱转移瘤的 50% 以上来源于乳腺。脊柱从上颈椎至腰骶椎均有受累机会,但以胸腰椎受累者相对多见。据一份 1585 例有症状脊柱转移瘤病例的调查,发生于胸椎及胸腰椎者占 70.3%,腰椎及骶椎占 21.4%,颈椎占 8.1%。一般认为转移瘤到达脊柱的途径包括腔静脉系统、肝门静脉系统、肺静脉系统及脊椎静脉丛系统。

(一) 临床表现

胸背部、腰背部及项背部疼痛是脊柱转移瘤最常见的症状。起初疼痛多为轻度,随病程进展疼痛可逐渐转为持续性及夜间痛。当肿瘤增大压迫脊髓及神经时可产生相应神经损害症状。如病椎出现病理性骨折,上述疼痛或神经损害症状也可突然出现或加重。

(二) 诊断

脊柱转移瘤在 X 线片上多表现为溶骨性破坏,前列腺癌转移等少数情况也可表现为成骨性病变。CT 及 MRI 除显示骨质破坏的不同特点外,还可清晰显示软组织受累及脊髓受压的程度。CT 在判断骨质疏松性椎体压缩性骨折和转移瘤破坏所致的椎体压缩骨折方面具有较高价值,前者在 CT 图像上表现为受累椎体骨皮质破坏不显著,骨质密度相对均匀,病变范围较局限,且周围无软组织团块。MRI 在显示软组织、神经组织和椎体病变方面具有更多优势。转移性脊柱肿瘤典型特征为,在 MRI 的 T_1 与 T_2 加权像以及增强扫描图像上均呈现为低信号。然而,依转移瘤的性质与来源不同,影像学检查可表现为多种多样的病变特征,单纯依靠影像学检查在很多情形下很难判断出病变的性质及转移瘤的来源。此时,恶性肿瘤的患病史会成为重要诊断依据。对于无恶性肿瘤患病史者,CT 监测下经皮穿刺活检则具有重要诊断价值。不过,脊柱转移瘤最终也未能找到转移来源者并不少见。放射性核素骨扫描对脊柱转移瘤的阳性显像率较高,除发现脊柱病变的部位和数量外,还可显示全身骨转移的情况,对制定治疗策略及判断预后有较高价值,应常规应用。

(三) 治疗

脊柱转移瘤根据转移来源及其肿瘤细胞生物

学特性,在危害程度和临床转归方面存在较大差别。因此,对于不同类型的脊柱转移瘤,或虽然类型相同但处于不同时期的脊柱转移瘤,在治疗方法的选择上也不尽相同。随着医学水平的不断提高,特别是外科学技术的不断进步,越来越多的脊柱转移瘤已能够通过手术干预取得显著疗效,但尽管如此,为数不少的脊柱转移瘤病例目前还只能以非手术方法加以控制。现行脊柱转移性肿瘤非手术治疗的手段主要包括放射治疗、化学治疗、激素治疗及生物治疗。无论采用手术或非手术治疗,总体治疗目标均旨在控制肿瘤进展、延长患者的生存期限以及减少患者痛苦、改善其生存期的生活质量。

1. 放射治疗　大多数转移性脊柱肿瘤对放疗比较敏感。放疗可以通过减少肿瘤血运、直接杀伤肿瘤细胞等作用使肿瘤体积缩小,减轻由肿瘤软组织团块对脊髓和神经根所产生的压迫或刺激,从而使疼痛与神经损害症状得到不同程度缓解。因此,在椎管受侵占以软组织团块因素为主时,放疗多可取得良好疗效。但应注意,放疗可以引起肿瘤骨的坏死并有进而造成其塌陷的潜在可能性。故在选择放疗时须考虑到脊柱的稳定性,并在必要时采取相应措施(如佩戴支具、行手术内固定等)。肿瘤骨坏死后形成新骨需要 2 个月,转变为编织骨需要 4 个月,而改建为较成熟的骨组织需要 6~12 个月。

2. 化疗及激素治疗　不少脊柱转移瘤对化疗药物具有较高敏感性,如乳腺癌、肺癌转移等,对这类肿瘤应积极发挥化疗的应用。某些肿瘤则对激素治疗比较敏感,如甲状腺癌转移可通过应用甲状腺素得到控制,而前列腺癌转移可通过去势或雌激素治疗等取得效果。

3. 手术治疗　对于原发肿瘤已得到很好控制,而脊柱转移瘤仅局限于单一部位者,仍不应放弃彻底性切除肿瘤的机会。选择手术治疗的其他指征包括:①病理性骨折造成脊柱不稳、疼痛及椎管内侵占者;②对化疗不敏感的脊柱转移瘤,如消化道或肾脏来源的转移瘤等;③已做过放疗或其他辅助性治疗神经损害症状仍继续加重者;④脊柱有潜在不稳定倾向者。

脊柱转移瘤的切除手术往往创伤较大,出血较多,因此在决定施行手术之前,必须对患者的全身状况能否耐受手术作出评估。对于以姑息性神经组织减压或脊柱稳定目的为主的患者,则应预测其可能的生存时间。如预期存活时间短于 6 周,一般不倾向于再行手术治疗。另外,对于预期生存时间较长

者,肿瘤切除后的缺损应以植骨填充为宜,手术后如需放疗,应在 3 周以后再开始,以尽量减小放疗对植骨融合的影响。而预期生存时间较短者,也允许用骨水泥代替植骨块来填充肿瘤切除之后的缺损。有关研究显示,骨水泥平均于 6 个月后会发生松动。鉴于此,一般主张预期生存时间超过 3~6 个月者,仍应以植骨作为缺损区的填充材料。

对于需要进行脊髓减压的脊柱转移瘤,减压手术入路应视具体压迫情况而定。当脊髓压迫主要来自前方肿瘤团块时,椎板切除并不能有效地使脊髓得到减压,相反还会加重脊柱不稳的程度。因此,椎板切除术仅适用于肿瘤从后方压迫脊髓者。而在大多数情况下,应行脊椎前部椎体肿瘤的切除,使来自脊髓前方的压迫得到解除。当然,在脊髓前后方均存在压迫时,也可根据需要,采用前、后方联合入路进行肿瘤切除及减压。

椎体成形术是治疗转移性脊柱肿瘤的另一种选择。该方法的主要作用是通过向被肿瘤破坏的椎体内注入骨水泥或类似物质,恢复椎体的支撑功能,从而在一定程度上改善脊柱的稳定性,防止椎体塌陷及脊椎后凸畸形。通过该种治疗,往往能使患者的疼痛症状得到明显缓解。椎体成形术的优点在于其手术操作可采用经皮穿刺技术完成,创伤比较小,见效比较快。但从其特点上不难理解,此种治疗为姑息性,旨在于有限时间内减轻患者的疼痛症状,并在一定程度上改善活动功能。应注意,当椎体后缘骨皮质已遭到破坏时,不宜再行椎体成形术,因在此种情况下,骨水泥有被注入椎管造成脊髓损伤的危险。

(刘忠军　韦峰)

参 考 文 献

1. Chung JY, Kim JD, Park GH, et al. Occipito-cervical Reconstruction Through Direct Lateral and Posterior Approach or the Treatment of Primary Osteosarcoma in the Atlas: A Case Report. Spine (Phila Pa 1976), 2011. [Epub ahead of print] PubMed PMID: 21629174

2. Papanastassiou ID, Jain S, Baaj AA, et al. Vertebrectomy and expandable cage placement via a one-stage, one-position anterolateral retroperitoneal approach in L5 tumors. J Surg Oncol, 2011, 104 (5): 552-558. doi: 10.1002/jso.21910. Epub 2011 Apr 25. PubMed PMID: 21520091

3. Munk PL, Murphy KJ, Gangi A, et al. Fire and ice: percutaneous ablative therapies and cement injection in

management of metastatic disease of the spine. Semin Musculoskelet Radiol, 2011, 15 (2): 125-134. Epub 2011 Apr 15. Review. PubMed PMID: 21500132

4. Stuckey RM, Marco RA. Chondrosarcoma of the mobile spine and sacrum. Sarcoma, 2011: 274-281. Epub 2011 Mar 3. PubMed PMID: 21437218; PubMed Central PMCID: PMC3061278

5. Katonis P, Alpantaki K, Michail K, et al. Spinal chondrosarcoma: a review. Sarcoma. 2011; 2011: 378957. Epub, 2011. PubMed PMID: 21437176; PubMed Central PMCID: PMC3061459

6. Zaikova O, Fosså SD, Bruland OS, et al. Radiotherapy or surgery for spine metastases? Acta Orthop, 2011, 82 (3): 365-371. Epub 2011 Mar 24. PubMed PMID: 21434789

7. Schaffer V, Wegener B, Dürr HR. Classical surgical resection of osteoid osteoma of the cervical spine. Acta Chir Belg, 2010, 110 (6): 603-606. PubMed PMID: 21337841

8. Werner MK, Aschoff P, Reimold M, et al. FDG-PET/CT-guided biopsy of bone metastases sets a new course in patient management after extensive imaging and multiple futile biopsies. Br J Radiol, 2011, 84 (999): e65-67. PubMed PMID: 21325361

9. Haley ML, Gerszten PC, Heron DE, et al. Efficacy and cost-effectiveness analysis of external beam and stereotactic body radiation therapy in the treatment of spine metastases: a matched-pair analysis. J Neurosurg Spine, 2011, 14 (4): 537-542. Epub 2011 Feb 11. PubMed PMID: 21314284

10. McGirt MJ, Gokaslan ZL, Chaichana KL. Preoperative grading scale to predict survival in patients undergoing resection of malignant primary osseous spinal neoplasms. Spine J, 2011, 11 (3): 190-196. Epub 2011 Feb 2. PubMed PMID: 21292561

11. Wibmer C, Leithner A, Hofmann G, et al. Survival analysis of 254 patients after manifestation of spinal metastases: evaluation of seven preoperative scoring systems. Spine (Phila Pa 1976), 2011, 36 (23): 1977-1986. PubMed PMID: 21304424

12. Sucu HK, Bezircioğlu H, Rezanko T. Partial spondylectomy for primary leiomyosarcoma of C2 vertebra. Spine (Phila Pa 1976), 2011, 36 (21): E1422-1426. PubMed PMID: 21311408

13. Mukherjee D, Chaichana KL, Gokaslan ZL, et al. Survival of patients with malignant primary osseous spinal neoplasms: results from the Surveillance, Epidemiology, and End Results (SEER) database from 1973 to 2003. J Neurosurg Spine, 2011, 14 (2): 143-150. Epub 2010 Dec 24. PubMed PMID: 21184634

14. Rimondi E, Rossi G, Bartalena T, et al. Percutaneous CT-guided biopsy of the musculoskeletal system: results of 2027 cases. Eur J Radiol, 2011, 77 (1): 34-42. Epub 2010 Sep 15. PubMed PMID: 20832220

15. Fisher CG, Saravanja DD, Dvorak MF, et al. Surgical management of primary bone tumors of the spine: validation of an approach to enhance cure and reduce local recurrence. Spine (Phila Pa 1976), 2011, 36 (10): 830-836. PubMed PMID: 20714276

16. Hsu W, Nguyen T, Kleinberg L, et al. Stereotactic radiosurgery for spine tumors: review of current literature. Stereotact Funct Neurosurg, 2010, 88 (5): 315-321. Epub 2010 Aug 13. Review. PubMed PMID: 20714211

17. Poleksić ZR, Lalosević VJ, Milinković ZB. Osteoblastoma of the spine. Acta Chir Iugosl, 2010, 57 (1): 63-68. PubMed PMID: 20681202

18. Cloyd JM, Acosta FL Jr, Polley MY, et al. En bloc resection for primary and metastatic tumors of the spine: a systematic review of the literature. Neurosurgery, 2010, 67 (2): 435-444. discussion 444-445. Review. PubMed PMID: 20644431

19. Gallia GL, Suk I, Witham TF, et al. Lumbopelvic reconstruction after combined L5 spondylectomy and total sacrectomy for en bloc resection of a malignant fibrous histiocytoma. Neurosurgery, 2010, 67 (2): E498-502. PubMed PMID: 20644377

20. Ruggieri P, Angelini A, Ussia G, et al. Surgical margins and local control in resection of sacral chordomas. Clin Orthop Relat Res, 2010, 468 (11): 2939-2947. PubMed PMID: 20635173; PubMed Central PMCID: PMC2947680

21. Kawahara N, Tomita K, Murakami H, et al. Total excision of a recurrent chondrosarcoma of the thoracic spine: a case report of a seven-year-old boy with fifteen years follow-up. Spine (Phila Pa 1976), 2010, 35 (11): E481-487. PubMed PMID: 20421855

22. Onishi H, Kaya M, Wada T, et al. Giant cell tumor of the sacrum treated with selective arterial embolization. Int J Clin Oncol, 2010, 15 (4): 416-419. Epub 2010 Mar 4. PubMed PMID: 20198397

23. Hsieh PC, Li KW, Sciubba DM, et al. Posterior-only approach for total en bloc spondylectomy for malignant primary spinal neoplasms: anatomic considerations and operative nuances. Neurosurgery, 2009, 65 (6Suppl): 173-181. discussion 181. Review. PubMed PMID: 19934992

24. Sciubba DM, Petteys RJ, Shakur SF, et al. En bloc spondylectomy for treatment of tumor-induced osteomalacia. J Neurosurg Spine, 2009, 11 (5): 600-604. PubMed PMID: 19929364

25. Harrop JS, Schmidt MH, Boriani S, et al. Aggressive "benign" primary spine neoplasms: osteoblastoma, aneurysmal bone cyst, and giant cell tumor. Spine (Phila Pa 1976), 2009, 34 (22 Suppl): S39-47. Review. PubMed PMID: 19829276

26. Cloyd JM, Chou D, Deviren V, et al. En bloc resection of primary tumors of the cervical spine: report of two cases and systematic review of the literature. Spine J, 2009, 9 (11): 928-935. Epub 2009 Aug 28. Review. PubMed PMID: 19716772

27. Nishida K, Doita M, Kawahara N, et al. Total en bloc spondylectomy in the treatment of aggressive osteoblastoma of the thoracic spine. Orthopedics, 2008, 31 (4): 403. PubMed PMID: 19292265

28. Schaser KD, Melcher I, Luzzati A, et al. Bone sarcoma of the spine. Recent Results Cancer Res, 2009, 179: 141-167. Review. PubMed PMID: 19230539

29. Alamin T, Mayle R. Lumbar tumor resections and management. Orthop Clin North Am, 2009, 40 (1): 93-104, vii. Review. PubMed PMID: 19064058

30. Sundaresan N, Rosen G, Boriani S. Primary malignant tumors of the spine. Orthop Clin North Am, 2009, 40 (1): 21-36, v. Review. PubMed PMID: 19064053

31. Gasbarrini A, Cappuccio M, Donthineni R, et al. Management of benign tumors of the mobile spine. Orthop Clin North Am, 2009, 40 (1): 9-19, v. Review. PubMed PMID: 19064052

32. Berry M, Mankin H, Gebhardt M, et al. Osteoblastoma: a 30-year study of 99 cases. J Surg Oncol, 2008, 98 (3): 179-183. PubMed PMID: 18561158

33. Liljenqvist U, Lerner T, Halm H, et al. En bloc spondylectomy in malignant tumors of the spine. Eur Spine J, 2008, 17 (4): 600-609. Epub 2008 Jan 24. PubMed PMID: 18214553; PubMed Central PMCID: PMC2295282

34. Gottfried ON, Dailey AT, Schmidt MH. Adjunct and minimally invasive techniques for the diagnosis and treatment of vertebral tumors. Neurosurg Clin N Am, 2008, 19 (1): 125-138. Review. PubMed PMID: 18156055

35. Chi JH, Sciubba DM, Rhines LD, Gokaslan ZL. Surgery for primary vertebral tumors: en bloc versus intralesional resection. Neurosurg Clin N Am, 2008, 19 (1): 111-117. Review. PubMed PMID: 18156053

36. Kan P, Schmidt MH. Osteoid osteoma and osteoblastoma of the spine. Neurosurg Clin N Am, 2008, 19 (1): 65-70. Review. PubMed PMID: 18156049

37. Binning M, Klimo P Jr, Gluf W, et al. Spinal tumors in children. Neurosurg Clin N Am, 2007, 18 (4): 631-658. Review. PubMed PMID: 17991588

38. Vidal JA, Murphey MD. Primary tumors of the osseous spine. Magn Reson Imaging Clin N Am, 2007, 15 (2): 239-255, vii. Review. PubMed PMID: 17599642

39. Fenoy AJ, Greenlee JD, Menezes AH, et al. Primary bone tumors of the spine in children. J Neurosurg, 2006, 105 (4 Suppl): 252-260. PubMed PMID: 17328273

40. Zileli M, Kilinçer C, Ersahin Y, et al. Primary tumors of the cervical spine: a retrospective review of 35 surgically managed cases. Spine J, 2007, 7 (2): 165-173. Epub 2006 Nov 20. PubMed PMID: 17321965

41. Meyer A, Bastian L, Bruns F. Benign giant cell tumor of the spine: an unusual indication for radiotherapy. Arch Orthop Trauma Surg, 2006, 126 (8): 517-521. Epub 2006 Jun 21. PubMed PMID: 16810546

42. Boriani S, Bandiera S, Biagini R, et al. Chordoma of the mobile spine: fifty years of experience. Spine (Phila Pa 1976), 2006, 31 (4): 493-503. PubMed PMID: 16481964

43. Simmons ED, Zheng Y. Vertebral tumors: surgical versus nonsurgical treatment. Clin Orthop Relat Res, 2006, 443: 233-247. Review. PubMed PMID: 16462447

44. Liu FY, Chang JT, Wang HM, et al. [18F]fluorodeoxyglucose positron emission tomography is more sensitive than skeletal scintigraphy for detecting bone metastasis in endemic nasopharyngeal carcinoma at initial staging. J Clin Oncol, 2006, 24 (4): 599-604. Erratum in: J Clin Oncol, 2006, 24 (21): 3515. Ng, Shu-Kung [corrected to Ng, Shu-Hang]. PubMed PMID: 16446332

45. Fourney DR, Rhines LD, Hentschel SJ, et al. En bloc resection of primary sacral tumors: classification of surgical approaches and outcome. J Neurosurg Spine, 2005, 3 (2): 111-122. PubMed PMID: 16370300

46. Fung KY, Law SW. Management of malignant atlanto-axial tumours. J Orthop Surg (Hong Kong), 2005, 13 (3): 232-239. PubMed PMID: 16365485

47. Mohit AA, Eskridge J, Ellenbogen R, et al. Aneurysmal bone cyst of the atlas: successful treatment through selective arterial embolization: case report. Neurosurgery, 2004, 55 (4): 982. PubMed PMID: 15934182

48. Gille O, Soderlund C, Berge J, et al. Triple total cervical vertebrectomy for a giant cell tumor: case report. Spine (Phila Pa 1976), 2005, 30 (10): E272-275. PubMed PMID: 15897818

49. Pans S, Brys R, Van Breuseghem I, et al. Benign bone tumours of the spine. JBR-BTR, 2005, 88 (1): 31-37. Review. PubMed PMID: 15792167

50. Fong YC, Pairolero PC, Sim FH, et al. Chondrosarcoma of the chest wall: a retrospective clinical analysis. Clin Orthop Relat Res, 2004, 427: 184-189. PubMed PMID: 15552156

51. Benzil DL, Saboori M, Mogilner AY, et al. Safety and efficacy of tereotactic radiosurgery for tumors of the spine. J Neurosurg, 2004, 101 (Suppl 3): 413-418. PubMed PMID: 15537198

52. Sundaresan N, Boriani S, Rothman A, et al. Tumors of the osseous spine. J Neurooncol, 2004, 69 (1-3): 273-290. Review. PubMed PMID: 15527096

53. Zileli M, Hoscoskun C, Brastianos P, et al. Surgical treatment of primary sacral tumors: complications associated with

sacrectomy. Neurosurg Focus, 2003, 15 (5): E9. Review. PubMed PMID: 15323466

54. Zileli M, Cagli S, Basdemir G, et al. Osteoid osteomas and osteoblastomas of the spine. Neurosurg Focus, 2003, 15 (5): E5. Review. PubMed PMID: 15323462

55. Liu JK, Brockmeyer DL, Dailey AT, et al. Surgical management of aneurysmal bone cysts of the spine. Neurosurg Focus, 2003, 15 (5): E4. Review. PubMed PMID: 15323461

56. Sakaura H, Hosono N, Mukai Y, Ishii T, Yonenobu K, Yoshikawa H. Outcome of total en bloc spondylectomy for solitary metastasis of the thoracolumbar spine. J Spinal Disord Tech. 2004 Aug; 17 (4): 297-300. PubMed PMID: 15280758.

57. Ilaslan H, Sundaram M, Unni KK, et al. Primary Ewing's sarcoma of the vertebral column. Skeletal Radiol, 2004, 33 (9): 506-513. Epub 2004 Jun 30. PubMed PMID: 15232658

58. Leggon RE, Zlotecki R, Reith J, et al. Giant cell tumor of the pelvis and sacrum: 17 cases and analysis of the literature. Clin Orthop Relat Res, 2004, (423): 196-207. Review. PubMed PMID: 15232449

59. Ilaslan H, Sundaram M, Unni KK, et al. Primary vertebral osteosarcoma: imaging findings. Radiology, 2004, 230 (3): 697-702. Epub 2004 Jan 28. PubMed PMID: 14749514

60. Drevelegas A, Chourmouzi D, Boulogianni G, et al. Imaging of primary bone tumors of the spine. Eur Radiol, 2003, 13 (8): 1859-1871. Epub 2002 Sep 25. Review. PubMed PMID: 12942286

61. Doita M, Harada T, Iguchi T, et al. Total sacrectomy and reconstruction for sacral tumors. Spine (Phila Pa 1976), 2003, 28 (15): E296-301. PubMed PMID: 12897508

62. Cohen ZR, Fourney DR, Marco RA, et al. Total cervical spondylectomy for primary osteogenic sarcoma. Case report and description of operative technique. J Neurosurg, 2002, 97 (3 Suppl): 386-392. Review. PubMed PMID: 12408399

63. Krepler P, Windhager R, Bretschneider W, et al. Total vertebrectomy for primary malignant tumours of the spine. J Bone Joint Surg Br, 2002, 84 (5): 712-715. PubMed PMID: 12188490

64. Abe E, Kobayashi T, Murai H, et al. Total spondylectomy for primary malignant, aggressive benign, and solitary metastatic bone tumors of the thoracolumbar spine. J Spinal Disord, 2001, 14 (3): 237-246. PubMed PMID: 11389375

65. Bilsky MH, Boland P, Lis E, et al. Single-stage posterolateral transpedicle approach for spondylectomy, epidural decompression, and circumferential fusion of spinal metastases. Spine (Phila Pa 1976), 2000, 25 (17): 2240-2249, discussion 250. PubMed PMID: 10973409

66. Abe E, Sato K, Murai H, et al. Total spondylectomy for solitary spinal metastasis of the thoracolumbar spine: a preliminary report. Tohoku J Exp Med, 2000, 190 (1): 33-49. PubMed PMID: 10750738

67. Boriani S, De Iure F, Bandiera S, et al. Chondrosarcoma of the mobile spine: report on 22 cases. Spine (Phila Pa 1976), 2000, 25 (7): 804-812. PubMed PMID: 10751291

68. Hasegawa K, Ogose A, Kobayashi H, et al. Simultaneous anterior-posterior approach for excision of malignant paraspinal tumor and subsequent reconstruction. Technical note. J Neurosurg, 1999, 91 (2 Suppl): 236-240. PubMed PMID: 10505513

69. Jackson RJ, Gokaslan ZL. Occipitocervicothoracic fixation for spinal instability in patients with neoplastic processes. J Neurosurg, 1999, 91 (1 Suppl): 81-89. PubMed PMID: 10419373

70. York JE, Berk RH, Fuller GN, et al. Chondrosarcoma of the spine: 1954 to 1997. J Neurosurg, 1999, 90 (1 Suppl): 73-78. PubMed PMID: 10413129

71. Abumi K, Kaneda K, Shono Y, et al. One-stage posterior decompression and reconstruction of the cervical spine by using pedicle screw fixation systems. J Neurosurg, 1999, 90 (1 Suppl): 19-26. PubMed PMID: 10413121

72. Kawahara N, Tomita K, Shinya Y, et al. Recapping T-saw laminoplasty for spinal cord tumors. Spine (Phila Pa 1976), 1999, 24 (13): 1363-1370. PubMed PMID: 10404580

73. Spiegel DA, Richardson WJ, Scully SP, et al. Long-term survival following total sacrectomy with reconstruction for the treatment of primary osteosarcoma of the sacrum. A case report. J Bone Joint Surg Am, 1999, 81 (6): 848-855. Review. PubMed PMID: 10391550

74. Ozdemir MH, Gürkan I, Yildiz Y, et al. Surgical treatment of malignant tumours of the sacrum. Eur J Surg Oncol, 1999, 25 (1): 44-49. PubMed PMID: 10188854

75. Heary RF, Vaccaro AR, Benevenia J, et al. "En-bloc" vertebrectomy in the mobile lumbar spine. Surg Neurol, 1998, 50 (6): 548-556. PubMed PMID: 9870815

76. Gokaslan ZL, York JE, Walsh GL, et al. Transthoracic vertebrectomy for metastatic spinal tumors. J Neurosurg, 1998, 89 (4): 599-609. PubMed PMID: 9761054

77. Kawahara N, Tomita K, Matsumoto T, et al. Total en bloc spondylectomy for primary malignant vertebral tumors. Chir Organi Mov, 1998, 83 (1-2): 73-86. English, Italian. PubMed PMID: 9718817

78. Hart RA, Boriani S, Biagini R, et al. A system for surgical staging and management of spine tumors. A clinical outcome study of giant cell tumors of the spine. Spine (Phila Pa 1976), 1997, 22 (15): 1773-1782; discussion 1783. PubMed PMID: 9259790

79. Boriani S, Weinstein JN, Biagini R. Primary bone tumors of the spine. Terminology and surgical staging. Spine(Phila Pa 1976), 1997, 22(9): 1036-1044. Review. PubMed PMID: 9152458

80. Tomita K, Kawahara N, Baba H, et al. Total en bloc spondylectomy. A new surgical technique for primary malignant vertebral tumors. Spine(Phila Pa 1976), 1997, 22 (3): 324-333. PubMed PMID: 9051895

81. Boriani S, Biagini R, De Iure F, et al. En bloc resections of bone tumors of the thoracolumbar spine. A preliminary report on 29 patients. Spine(Phila Pa 1976), 1996, 21(16): 1927-1931. PubMed PMID: 8875727

82. Boriani S, Chevalley F, Weinstein JN, et al. Chordoma of the spine above the sacrum. Treatment and outcome in 21 cases. Spine(Phila Pa 1976), 1996, 21(13): 1569-1577. PubMed PMID: 8817786

第六十一章

脊柱肿瘤的临床表现与诊断方法

脊柱肿瘤属于骨肿瘤的范畴,是指原发于或转移至脊柱部位的所有肿瘤的总称。所有病理类型的骨肿瘤都可见于脊柱部位;而发生于脊柱部位的转移瘤,多是通过血行途径转移而来。严格地讲,由脊柱邻近的软组织肿瘤直接侵犯脊柱,而发生继发性骨损害者,不属于脊柱肿瘤。但因脊柱手术的专科技术要求较高,这类患者又常常需要骨科医师参与治疗。与四肢肿瘤相比,脊柱肿瘤所处解剖部位特殊,毗邻脊髓、神经根、椎动脉等重要结构,使其诊断、治疗上具有一定的特殊性。近年来,随着临床诊疗水平的提高,特别是治疗理念的更新、手术技术的发展和手术器械的改进,脊柱肿瘤的治疗方式也逐步由消极向积极转变,对应的治疗方案也日趋合理。但从总体而言,脊柱肿瘤的诊疗过程中仍存在较多尚未解决的难题,有待进一步的研究、解决。

第一节 分类与流行病学特征

脊柱肿瘤按其来源可分为脊柱原发肿瘤和转移性肿瘤。脊柱原发肿瘤因其生物学行为的差异又可分为良性和恶性肿瘤以及瘤样病变。而脊柱转移瘤几无例外均为恶性肿瘤所致。根据肿瘤组织起源和病理学特点的不同,可进一步对脊柱肿瘤进行病理学分类。目前,脊柱原发肿瘤的病理学分类同四肢骨肿瘤,均采用 WHO 骨肿瘤第 3 版分类方法(表61-1-1)。此外,根据肿瘤发生部位的不同,也可将脊柱肿瘤按发病脊柱节段、侵占解剖结构进行分类,如颈椎椎体肿瘤、腰椎附件肿瘤。

原发脊柱肿瘤的发病率较低,占全身肿瘤的0.04%,占全身骨肿瘤的 2.8%~13%,年人群发病率为每 10 万人中 2.5~8.5 人患病。肿瘤的总体发病率无性别差异,但某些特殊病理类型认为具一定的性别倾向性,如骨巨细胞瘤在女性的发病率约为男性的 2 倍,骨样骨瘤和骨母细胞瘤在男性的发病率约为女性的 2~4 倍。脊柱原发良性肿瘤和瘤样病变多见于青少年人群,如骨样骨瘤、骨母细胞瘤、嗜酸性肉芽肿、动脉瘤样骨囊肿。而恶性肿瘤更多见于 40 岁以上患者,常见的有骨髓瘤、脊索瘤等。发生于青少年患者的脊柱恶性肿瘤主要为 Ewing 肉瘤、骨肉瘤等。总体而言,原发脊柱肿瘤最多见于胸椎(40%),其次分别为骶椎(30%)、腰椎(20%)和颈椎(10%)。原发肿瘤中近 70% 发生于椎体,且多为恶性病变(约75%);而仅见于脊椎后方附件结构者较少见,且以良性肿瘤或瘤样病变(65%)多见(表61-1-2)。好发于脊柱部位的原发良性肿瘤主要为骨巨细胞瘤、骨软骨瘤、骨血管瘤、骨母细胞瘤、骨样骨瘤等;瘤样病变主要为:嗜酸性肉芽肿、动脉瘤样骨囊肿、纤维异样增殖症等;原发恶性肿瘤主要为:骨髓瘤、恶性淋巴瘤、脊索瘤、软骨肉瘤等。

脊柱是仅次于肺脏和肝脏之后,转移瘤第三高发部位,约 36%~70% 的恶性肿瘤患者死亡前已存在脊柱转移。脊柱转移瘤的发病率远高于脊柱原发肿瘤,约占所有脊柱肿瘤的 90%。大部分脊柱转移瘤患者年龄在 50 岁以上,总体发病率无明显性别差异。总体而言,转移瘤好发部位依次为胸椎(70%)、腰椎(20%)、颈椎和骶尾骨(共 10%)。但部分肿瘤类型常倾向于转移至较为特定的脊柱节段,如乳腺癌好发于胸椎,而盆腔肿瘤多见于腰骶椎。转移瘤病灶 85% 侵至椎体,仅 15% 单发生于附件。常见的脊柱转移瘤病理类型依次为:乳腺癌、肺癌、前列腺癌、肾癌、甲状腺癌、胃肠道肿瘤、妇科生殖道肿瘤、黑色素瘤等。

表 61-1-1 WHO 骨肿瘤第 3 版分类(2002)

一级分类	二级分类	三级分类	一级分类	二级分类	三级分类
软骨肿瘤				尤因肉瘤	
	骨软骨瘤		造血系统肿瘤		
	软骨瘤	内生软骨瘤		浆细胞骨髓瘤	
		骨膜软骨瘤		恶性淋巴瘤	
		多发性软骨瘤病	巨细胞瘤		
	软骨母细胞瘤			骨巨细胞瘤	
	软骨黏液样纤维瘤			巨细胞瘤中的恶性肿瘤	
	软骨肉瘤	中心型:原发和继发	脊索肿瘤		
				脊索瘤	
		边缘型	血管肿瘤		
		去分化型		血管瘤和相关病变	
		间叶型		血管肉瘤	
		透明细胞型	平滑肌肿瘤		
成骨性肿瘤				平滑肌瘤	
	骨样骨瘤			平滑肌肉瘤	
	骨母细胞瘤		成脂肪性肿瘤		
	骨肉瘤	传统型:成软骨细胞型,成纤维细胞型,成骨母细胞型		脂肪瘤	
				脂肪肉瘤	
		毛细血管扩张型	神经肿瘤		
		小细胞型		神经鞘瘤	
		低度恶型中心型	其他肿瘤		
		继发型		造釉细胞瘤	
		骨旁型		转移性肿瘤	
		骨膜型	骨病变		
		骨表面高度恶型		动脉瘤样骨囊肿	
成纤维性肿瘤				单纯性骨囊肿	
				纤维结构不良	
	骨成纤维性纤维瘤			骨化性纤维瘤	
	纤维肉瘤			朗格汉斯细胞组织细胞增多症	
纤维组织细胞性肿瘤				Erdheim-Chester 病	
	良性纤维组织细胞瘤			胸壁错构瘤	
	恶性纤维组织细胞瘤		关节病变		
尤因肉瘤/原始神经外胚层肿瘤				滑膜软骨瘤	

表 61-1-2 各种类型脊柱原发肿瘤的好发部位

发生部位	肿瘤类型
脊椎前方椎体	多发性骨髓瘤,血管瘤,骨 Paget 病,组织细胞增多症,骨巨细胞瘤,Ewing 肉瘤/PNET,淋巴瘤,修复性肉芽肿,恶性纤维组织细胞瘤,脊索瘤,软骨肉瘤等
脊椎后方附件	骨样骨瘤,骨母细胞瘤,动脉瘤样骨囊肿

第二节 临床表现

脊柱肿瘤缺乏特异的症状和体征,患者来诊时表现各异。有的患者无任何症状体征,因体检时偶然发现;有的患者经历长期疼痛折磨,反复就诊后才能明确诊断;有的患者来诊时,在无任何前驱症状下,突发病理性骨折而出现四肢瘫痪。无论是原发性或脊柱转移瘤,其临床表现主要有:局部疼痛、神经功能障碍、局部包块或脊柱畸形(表61-2-1)。

表61-2-1 脊柱肿瘤的主要症状、体征及其发生率

症状/体征	发生率(%)
疼痛	80~95
无力	40~75
反射变化	35~45
自主功能障碍	5~20
感觉缺失	30~50
包块	15~60
侧凸/后凸畸形	10~40

1. 疼痛 背部疼痛往往是脊柱肿瘤的最初症状,有时是患者就诊时的唯一症状。脊柱肿瘤患者中约70%以上存在不同程度的颈、胸、腰背部疼痛。一般持续剧烈的疼痛多能够引起患者和医生注意,从而在进一步检查中得到确诊。而一些疼痛轻微、间断者,因为患者和医生重视不够,常常延误诊断。如果没有继发骨折,一般局部疼痛起病较缓慢,并呈进行性加重。初期,疼痛可能仅呈间歇性发作,于休息时或睡前明显。但随着病情不断发展,疼痛程度可逐步加重,发作时间和发作频率也出现变化。严重者可痛不欲生、坐卧不宁、彻夜不寐,即使服用强效镇痛药物都无法缓解。疼痛程度及进展快慢取决于肿瘤的病理类型、发病部位、生长速度和患者对于疼痛的耐受性以及是否继发骨折、是否给予治疗等。如果患者出现持续性疼痛,休息无法缓解,并伴有夜间痛时,要高度怀疑脊柱肿瘤的可能。当肿瘤侵袭突破骨皮质,进入椎管或神经根管,压迫神经根后,可出现对应神经根放射痛。颈、腰椎神经根受累后,除出现放射痛外,可同时伴有肢体的麻木及肌肉力量的改变。轻微活动或轻微外力作用后,突然出现的背部疼痛性质改变、程度加重,脊柱活动受限,甚至合并神经功能改变时,常常提示出现病理性骨折。

2. 神经功能障碍 是除疼痛以外,脊柱肿瘤最常见的临床症状,主要是由肿瘤组织压迫或侵及脊髓或神经根所引起,少数情况系因肿瘤压迫或瘤栓阻塞脊髓、神经根供血血管而出现。颈椎及胸椎肿瘤压迫脊髓感觉或运动传导束后,可出现病变平面以下1~2个髓节对侧躯体的感觉消失或减退;或同侧上运动神经元损害表现,临床体征表现为肌张力增高、肌腱反射亢进、病理征阳性等。颈4平面以上脊髓受压,可同时出现心慌、呼吸困难等症状。腰椎肿瘤多因压迫马尾神经或神经根,而出现支配区域麻木、疼痛和下肢无力及大小便功能障碍等,临床体征主要为肌张力降低、肌容积减小、肌力减弱、生理反射减弱或消失等。胸、腰椎交界区的肿瘤,可同时压迫脊髓圆锥和马尾神经,而混杂出现上、下运动神经元损害的表现。一般,胸椎肿瘤患者较早出现神经功能障碍者,这可能同胸椎椎管相对狭窄、脊髓周围缓冲空间较小及胸椎段脊髓血液供应相对较少、脊髓易出现缺血等因素有关。

3. 局部肿块 因脊柱部位深在,常难以触及肿块。临床能自体表触及到的脊柱肿瘤包块,多发生在骶尾部和颈胸交接这些位置表浅、覆盖组织欠发达的部位。此外,突出于尾骨或上颈椎前方的肿块,通过肛门或口腔也可触及。根据肿瘤性质不同,局部温度可为正常或升高,肿物压痛常较轻或不明显。

4. 脊柱畸形 可由于肿瘤造成的局部神经根刺激出现姿势性脊柱侧弯,也可由于椎体病理性骨折而出现结构性的脊柱侧弯或后凸。

5. 其他症状 在转移瘤、多发性骨髓瘤或原发肿瘤晚期的患者可出现消瘦、乏力、贫血及低热等全身恶病质表现。脊柱转移瘤患者可合并有原发部位肿瘤所致结构破坏和功能障碍等表现。

第三节 辅助检查

(一)影像学检查

影像学检查是术前判断肿瘤性质和肿瘤分期,确定手术部位、范围和方式的重要参考依据;也是术后对比观察疗效、追踪随访观察的主要手段。此外,许多介入性的诊断、治疗操作都需要影像学检查方法的协助。目前常用的影像学诊断方法有X线、CT、MRI、骨扫描、PET/PET-CT等。

1. X线检查 是脊柱肿瘤诊断常规的检查方法,能够对病变及其周边结构的全貌整体显示,且价格低廉;存在的缺点是结构重叠、显像不清楚、敏感

性较低。一般认为椎体破坏超过 30%~50％才能在 X 线片上发现骨质破坏；而且，皮质骨破坏较松质骨破坏更易被发现，成骨性病变较溶骨性病变更易被发现。临床见到可疑脊柱肿瘤患者，应常规行病变节段正位、侧位 X 线片检查。为了了解脊柱稳定性，可同时加做动态屈伸位 X 线片。

一般，X 线片上显示缓慢生长、界限清晰的膨胀性病变，多是良性病损；生长更为迅速的骨肿瘤表现为虫噬样；快速进展的高度恶性骨肿瘤多表现为弥漫性骨破坏。椎弓根受累是恶性肿瘤的特征之一，常因一侧椎弓根侵袭破坏，在前后位 X 线片上表现为"猫眼"征（winking owl）。而当椎体发生病理性骨折后，X 线片可表现为楔形变、双凹变，甚至呈"扁平椎"，并可出现局部后凸畸形。治疗过程中检查 X 线片出现新的骨质硬化，往往是对治疗反应良好的表现。一些特定类型的脊柱肿瘤具有典型的 X 线表现，例如：骨样骨瘤和骨母细胞瘤表现为圆形或椭圆形低密度瘤巢周围存在程度不等的硬化边缘；血管瘤显示骨小梁增粗，呈栅栏样改变；嗜酸性肉芽肿多呈扁平椎；动脉瘤样骨囊肿和骨巨细胞瘤多为膨胀性的溶骨性改变。

2. CT 检查　是目前所有影像学检查技术中，对骨质结构分辨率最高的一项检查，可明确骨皮质及小梁的微小破坏，准确显示椎体的溶骨性或成骨性病灶，并评估病理性骨折及不稳定的发生。通过调整合理的窗宽、窗位，CT 也可较好地显示侵入硬膜外腔或椎旁的肿瘤软组织；通过增强扫描，了解病灶血供、周围血管走行，并增进肿块与周围正常组织的分辨率；通过重建技术构建矢状位和冠状位断层图像以及局部表面立体图像，这都为确定肿瘤性质和分期、明确肿瘤与周边结构的解剖关系、设计合理的手术方案提供更加详细的信息。CT 检查缺点是放射线剂量较 X 线片高，且易受到金属内植物的干扰，软组织显像不及 MR 敏感、清晰。

在 X 线或骨扫描确定部位后，CT 应作为判断病变范围的首选方法，是明确骨破坏范围、肿瘤内的成骨与钙化、瘤周成骨反应情况以及是否合并病理骨折等的最佳检查方法。除了应常规行 CT 的轴位像外，应同时行矢状位和冠状位重建图像，以利于确定病变的解剖位置与范围。

3. MRI 检查　MRI 具有较高敏感性和分辨力，可以发现大于 3mm 的病变，有助于脊柱肿瘤的早期诊断。MRI 成像能准确显示整个脊椎、硬膜外腔以及椎旁的肿瘤；当肿瘤侵入椎管后，MRI 能够更加准确地反映肿瘤同脊髓和神经根的相互关系以及神经组织受损害的程度。利用增强 MRI、压脂成像技术等特殊技术，可进一步提高病变的分辨率和对比度，利于掌握病变与周边结构的关系。

MRI 对软组织有良好的分辨能力，是临床观察溶骨性肿瘤实质、瘤旁软组织肿块以及神经受压情况的最佳手段。多数脊柱肿瘤病灶在 T_1WI 像上为中低信号影，这恰与正常骨髓（黄骨髓）T_1WI 像上高信号影产生明显对比，因而观察肿瘤在骨松质内侵袭范围应以 T_1WI 像为主。多数肿瘤在 T_2WI 像上为中高信号影，高于周围肌肉组织信号，而低于脑脊液和椎间盘信号，因此，观察肿瘤在椎旁软组织中的侵袭范围以及脊髓和神经根的受压情况等，应以 T_2WI 像为主。骨样骨瘤、骨母细胞瘤、嗜酸性肉芽肿等肿瘤周围组织反应强，其 MRI 显示的病变范围多较 CT 要大，呈现 T_2WI 像高信号，因此，在利用 MRI 判断这些病变的侵袭范围时需格外注意。我们观察发现，在病灶清除后，这种高信号至少需 1~2 年后才能逐渐消失。在术前确定肿瘤侵袭范围时，我们建议将 MRI 与 CT 联合起来进行综合评判，避免单一手段造成判断失误。

4. 全身骨扫描　骨扫描敏感性强，可在 X 线发现病灶前 2~18 个月就可检出病灶，有助于脊柱肿瘤早期诊断。应用放射性核素技术对全身骨骼系统进行检查，对了解肿瘤为单发或多发以及确定病变部位均有重要意义，应作为脊柱肿瘤患者入院检查的常规项目。其优点是能够对整个骨骼进行扫描，并成像在一张图片上，敏感性高。但由于骨扫描反映成骨细胞活性而非肿瘤细胞的增生，因此骨扫描的特异性不高。在成骨性病变、发生病理骨折、骨生长、骨愈合和骨感染时，骨扫描多呈阳性。当病变仅破坏骨质而没有或仅有很少成骨时，骨扫描显示阴性结果，可见于多发骨髓瘤、血管瘤、小细胞肺癌及肾癌转移。

5. PET-CT　PET-CT 把 PET 所获得的功能性信息与 CT 所获取的解剖学信息进行巧妙融合，实现优势互补，从而为临床提供更丰富、准确的诊断依据。CT 扫描建立在 X 线成像基础上，利用人体各种组织和器官对 X 线吸收的差异转换为图像对比度。PET 作为正电子发射计算机断层显像，以正电子核素标记的放射性药物为示踪剂，注入人体后随血流分布于全身，参与结合、转运、代谢、排出等特定的生物过程。其主要应用于脊柱病灶筛查、良恶性病变鉴别、原发瘤与转移瘤鉴别以及原发灶寻找、患者全身状况评估等。

与常规 PET 相比，PET-CT 提高了病变定位的精确性，有利于对 PET 图像作出更好的解释，减少 PET 的假阳性与假阴性。PET-CT 实现了分子影像与解剖影像的同机融合，提高了诊断的特异性和准确性，符合临床影像学诊断"四定"（即定位、定性、定期和定量）的原则。但缺点是费用高昂。

6. 脊髓造影　已基本被 MR 扫描所取代，但在患有幽闭综合征、无法配合完成 MR 扫描的患者；装有心脏起搏器或体内携有顺磁性金属等材料、不能行 MR 扫描的患者，在需要了解椎管内情况时，仍需行脊髓造影术。

7. 血管造影　对血管性肿瘤的诊断有一定临床价值。对于了解肿瘤的血液供应以及在某些情形下进行选择性肿瘤血管栓塞时具有实际意义。该项技术有时也可用于手术前肿瘤血管栓塞或肿瘤血管的灌注化疗。

（二）经皮穿刺活检技术与病理学检查

尽管综合临床症状、体征和影像学特点可以对某些脊柱肿瘤提出初步临床印象，但在实际中，多数肿瘤病例很难通过上述常规方法得到组织学意义上的肯定性诊断。而另一方面，脊柱肿瘤组织学诊断在很大程度上影响着治疗策略，特别是手术切除方案的制订。因此，采用某些特殊技术，设法在脊柱肿瘤治疗前明确其病理学类型甚为重要。肿瘤的活组织检查无疑是最为准确的诊断手段，但对于脊柱这样的特殊部位，切开活检损伤太大，常规穿刺又带有较大难度和风险。

近年来，逐步推广临床应用的 CT 监测下经皮穿刺活检术，较好地弥补了切开活检和常规穿刺活检的不足，在脊柱肿瘤术前诊断中发挥着重要作用。该技术主要步骤包括：先对脊柱肿瘤的病变节段进行 CT 扫描；根据肿瘤所在部位的解剖学特点选择适宜穿刺路径，旨在避开重要器官或组织；根据肿瘤的硬度选择穿刺活检器械（骨组织穿刺套管或软组织穿刺套管）；然后，在 CT 图像的监测下实施穿刺并取得所需肿瘤组织。

CT 监测下穿刺技术总体而言是一项实用且安全的技术。北京大学第三医院截至 2009 年完成 700 余例 CT 监测下脊柱病变穿刺活检术，病例涉及的病变节段几乎包括从寰枢椎至骶椎的所有椎节。结果显示，穿刺与手术后病例诊断的符合率达 93.54%，未发生严重并发症，也未发生种植性转移等情况。当然，严格掌握穿刺活检应用特征和相关

技术是保证其安全性和有效性的重要前提。穿刺活检毕竟是一种有创伤的检查，因此，对于体质显著虚弱和伴有严重心、脑血管疾患的患者以及具有明显出血性倾向的患者不宜贸然采用；对于血管性肿瘤应慎重使用；出、凝血时间检查应作为穿刺活检前的常规化验项目。在穿刺活检取材技术方面，应尽量窃取比较靠近肿瘤边缘的组织，并且最好能在肿瘤的不同部位切取 2~3 块以上组织块，以提高肿瘤组织学诊断的阳性率和准确性，详见第六十二章。

病理学诊断是临床诊断的最后步骤，是目前公认的肿瘤确诊标准。无论是术前经皮穿刺活检获得标本，还是手术切除标本，都应该常规行病理学检查。对于疑似感染性疾病，应同时送细菌学或寄生虫检查及相关药敏实验。为获得即刻病理诊断，术中常送检冷冻切片检查，但冷冻切片镜下形态学成像效果差，往往很难作出准确判断。石蜡切片与冷冻切片相比，具有镜下组织形态结构完整、组织着色对比度好、可长期保存等优点。临床病理诊断常以石蜡切片为基础，经常规 HE 染色或免疫组化染色后，由病理医师认真阅片后获得。当然，最终病理学结果的准确性，不只取决于病理技师的制片技术和病理医师的阅片水准，送检标本是否具有代表性、标本固定和送检是否及时等，同样对最终病理结果产生重要影响。

（三）实验室检查

某些血或尿的化验检查指标有助于脊柱肿瘤性质的判断。恶性溶骨性破坏可出现血钙和尿钙增高；碱性磷酸酶升高常提示成骨性肿瘤的可能；酸性磷酸酶升高则常提示前列腺癌转移；而本 - 周（Bence-Jones）蛋白异常为骨髓瘤较具特征性的反应。此外，一些肿瘤相关抗原的出现（如 CA125、CA199、CEA、AFP 等），也可对某些类型脊柱肿瘤的诊断起到提示或辅助作用，如 AFP 升高常提示为肝癌转移、PSA 升高常提示前列腺癌转移。

第四节　脊柱肿瘤的诊断与鉴别诊断

（一）诊断

脊柱肿瘤的诊断遵循临床、影像和病理三结合的原则。不仅需要对脊柱肿瘤进行准确的定性诊断，而且还需要明确定位诊断，包括：脊柱受累的节段，肿瘤各个方向侵袭范围，脊髓、神经根、椎动脉是否受压或被包绕及其程度，椎旁软组织的受侵范围等。

应该讲,脊柱肿瘤病种繁多,发病隐匿,缺乏特征性的临床表现,诊断存在诸多困难,常难以被早期发现而延误治疗。为了提高诊断效率,减少误诊、漏诊发生,使患者及时明确诊断后,能够规范开展后续治疗过程,我院骨科结合自身实践经验,总结了脊柱肿瘤诊疗流程,详见图61-4-1。

（二）鉴别诊断

脊柱肿瘤的鉴别诊断应先进行肿瘤与非肿瘤性疾病(炎症、代谢性骨病等)的鉴别;确定为肿瘤后,进一步明确是原发性还是转移性。原发肿瘤需进一步明确良恶性及病理类型;转移瘤应尽可能明确原发部位及其病理类型。

1. 脊柱肿瘤与非肿瘤性疾病的鉴别　常需要与脊柱肿瘤相鉴别的非肿瘤性病变有:

（1）脊柱结核:脊柱结核常继发于肺结核,多伴有全身乏力、午后低烧、夜间盗汗等慢性中毒症状;影像学检查显示,病变侵蚀椎间盘与相应椎体缘,并可形成椎旁寒性脓肿。MRI显示结核病灶T_1加权像为低信号影,T_2加权像为高信号影,增强后脓肿周缘有强化;给予短期正规抗结核治疗后,症状多有缓解。确诊应行穿刺病检和菌检。

（2）脊柱退变性病变:是脊柱部位的常见病,常作为颈肩痛、腰背痛及肢体感觉、运动功能异常首要排查的疾病。一般而言,脊柱退行性病变产生的疼痛症状,多经过卧床休息可逐步缓解,少有夜间痛。而脊柱肿瘤产生的疼痛症状,卧床休息多不能缓解,并呈缓慢进行性加重,常合并有夜间痛。影像学检查,对于两者鉴别诊断有重要意义。一些破损脱出、

进入椎管的椎间盘组织,MRI检查T_1像为中低信号影,T_2像为高信号影,与肿瘤相似。但通过仔细阅片,常可发现其与发出椎间隙以蒂相连。行CT或MRI增强,脱出椎间盘组织常无强化或周边轻度强化;而肿瘤组织内多可见明显强化。

（3）骨质疏松骨折:老年人群是脊柱恶性肿瘤(特别是转移瘤)的好发人群,同样也是骨质疏松的高发人群,而两类疾病均可导致椎体发生病理性骨折(分别称为恶性骨折和良性骨折)。因此,在老年人出现椎体病理性骨折,无论既往有无恶性肿瘤病史,都应对两类疾病进行鉴别。一般地讲,骨质疏松多见于绝经后老年女性,脊柱椎体普遍受累及。由其引起椎体骨折后,X线片上表现为椎体呈鱼尾状或哑铃状。MRI有助于两者鉴别,脊柱肿瘤椎体压缩骨折,弥散加权像表现为高信号影,且可以强化,骨破坏严重,可有软组织肿块影。

（4）脊椎化脓性炎症:发病前,患者多有皮肤疖肿或其他化脓灶病多骤起、体温高,中毒症状明显,受累部疼痛明显,活动受限,局部软组织肿胀和压痛。X线摄片椎体可见骨质破坏,椎间变窄,常有死骨形成,多无脓肿形成,应行细菌和组织学检查确诊。

（5）其他:通过病史、临床表现和辅助检查手段可以与脊髓肿瘤、强直性脊柱炎等占位性病变相鉴别。

2. 脊柱原发肿瘤与转移瘤的鉴别　脊柱原发肿瘤与转移瘤鉴别要点:①既往是否有肿瘤病史,既往有肿瘤病史者,需高度怀疑脊柱转移瘤可能。②病情进展速度:一般而言,脊柱转移瘤患者病情进

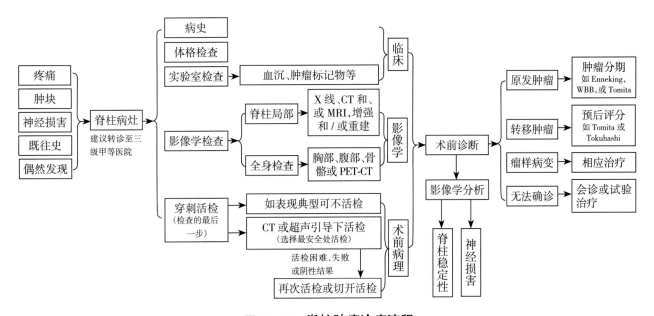

图61-4-1　脊柱肿瘤诊疗流程

展更为迅速,可出现剧烈疼痛,夜间痛明显,强效止痛药物镇痛效果差,可同时合并有恶病质表现。③病变数目与发病部位:除多发性骨髓瘤、多发软骨瘤病、多发嗜酸性肉芽肿等特殊类型外,原发脊柱肿瘤多为单发病变;骨样骨瘤、骨母细胞瘤、动脉瘤样骨囊肿等部分类型肿瘤常发病于脊椎附件结构。脊柱转移瘤多为多发病灶,在多个节段呈跳跃式分布,并常合并有肺脏、肝脏转移灶;全身骨扫描有助于明确骨内病变的数目与部位,PET-CT 有助于明确肿瘤的全身发病情况。④合并症状:脊柱转移瘤患者可合并有原发部位肿瘤所致结构破坏和功能障碍等表现。

3. 脊柱原发良性肿瘤与恶性肿瘤的鉴别 见表 61-4-1。

表 61-4-1 脊柱原发良、恶性肿瘤的鉴别要点

鉴别要点		原发良性肿瘤	原发恶性肿瘤
症状	肿瘤生长速度	缓慢	迅速
	疼痛程度	无或轻	剧烈
	神经受压情况	无或轻	有且呈进行性加重
	全身变化	无	可有消瘦、发热,晚期可出现恶病质
体征	脊柱活动受限	可有	有
	继发脊柱畸形	可有	有
影像	骨破坏	局限	广泛
	肿瘤边界	清晰、规则	模糊、不规则
	周边成骨反应	明显	轻或无
	软组织影像	少见	多见
	相邻椎节破坏	无	有
	转移	无	晚期可有
实验室检查		多正常	贫血、血沉加快,碱性磷酸酶增高
病理学	分化程度	高	低
	核分裂象	低	高
	病理核分裂象	少或无	多

第五节 治疗

脊柱肿瘤的治疗,同其他部位的肿瘤一样,应遵从早期诊断、早期治疗的原则。目前,除小圆细胞性肿瘤及鼻咽癌、宫颈癌等部分转移瘤外,多数脊柱肿瘤仍以手术切除为主要的治疗方式。近年来,随着放射治疗、化学治疗以及免疫治疗等治疗手段的

长足发展,其在脊柱肿瘤治疗中的作用也在不断放大。但我们必须认识到,任何单一治疗手段都有其不足之处,都难以彻底治愈肿瘤,特别是恶性肿瘤。因此,对脊柱肿瘤的治疗也应遵循多学科综合治疗的理念,根据患者的身体状况以及肿瘤的病理类型、侵袭范围和发展趋势,有计划地、合理地应用现有的治疗手段,以期达到提高治愈率、减少复发和转移;延长无瘤生存期和总生存期;减少不必要的组织结构损害和相关不良反应;提高患者生活质量;获得最佳治疗成本效益。

脊柱肿瘤治疗方案的确立,应建立在明确的诊断和完善的评估基础上,应是多学科专家共同讨论、集体决定的结果。对于多数脊柱原发肿瘤,在患者身体情况能够耐受的前提下,应尽量争取手术治疗,并根据肿瘤特点选择性应用辅助治疗。对于小圆细胞性肿瘤,在保证脊柱稳定性和无明显神经压迫的情况下,应以放、化疗为主。而对于血管瘤、骨软骨瘤、骨岛等生长相对静止的良性肿瘤或瘤样病变,可予以长期观察、随访。对于脊柱转移瘤,应根据 Tomita 等分级、评分法,综合评定患者情况来选择治疗方案。

一、脊柱肿瘤的手术治疗

脊柱肿瘤手术分为开放手术和微创手术两类。前者根据去除肿瘤方式不同可分为刮除、分块切除和整块切除;亦可根据切除范围不同分为全脊椎切除术、全椎体切除术、脊椎附件切除术、半侧脊椎切除术。后者常包括放射性粒子植入术、经皮椎体成形术、射频消融术等。

(一)开放手术

脊柱肿瘤开放手术基本指征:全身情况耐受手术,生存期 >3~6 个月的患者,满足以下一项条件,可考虑手术治疗:①孤立的原发脊柱肿瘤或转移性病灶,或者单一的复发病灶;②出现神经压迫症状、体征,并能够与影像学检查结果相对应;③病理性骨折,脊柱稳定性破坏;④放化疗抵抗或无效的原发或转移瘤。

就脊柱原发肿瘤而言,在明确肿瘤病理类型后,应对肿瘤的生物学行为、肿瘤局部累及范围和肿瘤全身转移情况进行评估,以明确是否手术、手术应采用何种切除方式和切除范围。目前应用最为广泛的是 Enneking 外科分期系统(亦被称为骨肿瘤 GTM 分期)。该系统最早于 1980 年针对四肢骨与软组织肿瘤而提出,但后续研究显示,其对于脊柱肿瘤的治疗同样具有指导价值。但因脊柱部位解剖结构特

殊,Enneking 分期原则并不完全适用于脊柱部位,需要进行一定的调整。根据我院经验,总结脊柱部位 Enneking 外科分期原则于表 61-5-1。

多数瘤样病变和部分良性骨肿瘤(如骨样骨瘤、骨软骨瘤等)生长缓慢、进展有限,属于静止期(1 期)肿瘤,此类肿瘤在不满足前述手术基本指征同时疼痛尚可控制者,一般无需治疗,定期复查即可;对于需要手术治疗者,也仅需行病灶内刮除。而对于良性活动期肿瘤(2 期),我们认为仅行病灶内刮除或加以辅助治疗手段,即可达到彻底治疗的目的,此类肿瘤包括软骨母细胞瘤、动脉瘤样骨囊肿等。过去习惯将骨母细胞瘤和骨巨细胞瘤划分在该期,但临床证据已证明这两类肿瘤的个体间生物学行为差异大,仅行瘤内刮除后复发率高,我们认为这两类肿瘤应至少列为良性侵袭性(3 期)肿瘤。对于 3 期肿瘤,应至少予以边缘性切除。为了减少肿瘤种植可能,应行整块切除而非刮除。

一般认为,由完整骨皮质、骨膜、软骨终板包绕的脊椎,可以被视为是一个间室。因其完全包绕脊髓,当严格按照 Enneking 制定的原则,行Ⅰ、Ⅱ期肿瘤根治性切除时,必然要横断脊髓,这显然是不合理也无法常规实现的。特别是在颈椎,因为脊髓、椎动脉的影响以及可切除组织量有限,几乎无一例外都是经瘤手术。因此,我们根据实际情况,提出在行Ⅰ、Ⅱ期恶性肿瘤切除时,应达到广泛性切除的要求。在条件容许情况下,应在正常组织内游离并整块切除肿瘤,此类术式以 total en-bloc spondylectomy(TES)为代表。为了保护神经结构或椎动脉而无法完成整块切除情况下,应予以分块切除而非刮除,分块数目

应越少越好。在处理几个重点部位结构时,我们提出如下建议:①硬膜囊与脊髓脊柱肿瘤侵入椎管内时,行边缘性切除(保留硬膜囊)或广泛性切除(切除受累硬膜囊)。②各节段神经根相比之下,$C_{1~4}$、$T_{2~12}$ 的神经根功能不太重要,可以切断。例如,在 TES 手术中需常规切断病变节段相应的一对胸椎神经根。C_5~T_1、L_3~S_2 神经根切断会带来明显的神经功能损害,需慎重。如拟广泛切除,必要时也需切断。③椎动脉:一般应尽可能保留,在术中意外出血情况下,如确定非优势侧,亦可结扎。

不得不提到的是,在某些情况下,某些手术确实无法实现上述外科学治疗原则规定的切除方式和切除范围,对这类患者进行手术主要以神经减压、稳定、减瘤为目的,后续亦继续放化疗。而某些手术治疗本身是姑息的,其意义仅在于减少患者疼痛等不适、重建脊柱稳定性、最大限度保留功能、提高患者生活质量。脊柱肿瘤因发病部位特殊,毗邻脊髓、神经根、椎动脉等重要结构,手术难度大,风险高,首次手术应尽量彻底切除。如切除不彻底导致肿瘤复发再手术非常困难,从而使患者彻底失去治愈的机会。

除 Enneking 分期系统外,临床应用较广泛的还有 WBB 分期和 Tomita 分期系统。前者是 1997 年 Weinstein、Boriani 和 Biagini 联合提出的脊柱肿瘤外科分期系统,该分期将脊椎的横断面划分为钟表样的 12 个区域,提出根据肿瘤所侵及的范围不同,分别进行相应的椎体切除、矢状半脊椎切除或全脊椎切除的理念,对指导脊柱肿瘤手术方式的合理选择起到积极作用。Tomita 外科分期系统是日本学者 Tomita 于 1997 年前后提出,他将脊柱肿瘤按照肿瘤发病部位、侵袭范围和病灶分布情况,分为 3 类 7 个亚型,针对不同亚型提出了合理的切除方式和范围要求,并大力倡导和推广 TES 术式。这两类分期系统在后续章节中详细介绍,在此不做赘述。

对于脊柱转移瘤,明确病理类型的同时,应该对肿瘤原发部位情况、全身其他脏器转移情况、脊髓神经根受压情况、患者目前身体状况等进行综合评判,以预测患者预期生存期,制订合理的治疗方案。国外学者设计了多种脊柱转移瘤评分和分级系统,具有代表性的是 tokuhashi、tomita 和 karnofsky 评分、分级系统。其中,Tomita 评分法简便、准确,在国内应用广泛。该评分法根据原发性肿瘤控制情况、转移部位、患者全身状况及预期生存时间等指标,作出疾病进程的综合评估,从而为脊柱转移瘤采取保守治疗、姑息性手术甚或彻底性切除等策略的制定提

表 61-5-1　脊柱 Enneking 外科分期与治疗原则

Enneking 分期			治疗原则
良性	1	静止 $G_0T_0M_0$	观察,一般无需手术,偶需稳定或减压
	2	活动 $G_0T_0M_0$	瘤内刮除±辅助治疗
	3	侵袭性 $G_0T_{1~2}M_0$	边缘性整块切除
恶性	ⅠA	$G_1T_1M_0$	广泛性整块切除
	ⅠB	$G_1T_2M_0$	广泛性整块切除
	ⅡA	$G_2T_1M_0$	广泛性整块切除+辅助治疗
	ⅡB	$G_2T_2M_0$	广泛性整块切除+辅助治疗
	ⅢA	$G_{1~2}T_1M_1$	姑息手术
	ⅢB	$G_{1~2}T_2M_1$	姑息手术

供了可以量化的依据。对于预期生存期长、无重要脏器转移、原发病灶已得到控制或 PET-CT 未查明原发病灶者,如果脊柱为孤立转移灶,Tomita 等认为可按Ⅱ期原发肿瘤对待,施行 TES 等广泛性切除。

(二) 微创手术

1. 放射性粒子植入近距离照射　放射性粒子近距离治疗(interstitial brachytherapy)肿瘤已有近百年的历史,但是由于放射性粒子的制备、使用、防护、粒子的物理特性等颇多难题使其临床应用受到限制。20 世纪 80 年代后,放射性粒子的生产技术获得重大突破,特别是永久性植入 ^{125}I 粒子的使用使恶性肿瘤的放射治疗进入了一个新阶段,^{125}I 粒子具有较长的半衰期(60.2 天),能达到低剂量率的持续照射,放射源集中,能作用于肿瘤细胞的 DNA 合成期,延缓肿瘤细胞增殖的周期进展。^{125}I 粒子的包鞘为钛合金,长度 4.5mm,直径 0.8mm,中间有金粒可用于 X 线定位。射线作用距离平均 1.0cm,易于防护和保存。目前在前列腺癌、头颈部软组织肿瘤、腹部肿瘤等领域都已取得较好的临床效果。而其作为治疗晚期脊柱肿瘤的一种新方法,北京大学第三医院骨科刘晓光等自 2002 年在国内外首次对于不宜手术治疗而又对放疗敏感的脊柱肿瘤采用植入放射性粒子近距离照射治疗。适应证:对放疗敏感的脊柱原发、转移肿瘤;手术或化疗的辅助治疗;单独用于放射治疗;失去手术治疗机会的患者,如多发转移瘤、机体功能无法耐受手术等;小的复发性肿瘤;对"外放疗抗拒"的患者;脊柱支撑功能差、不宜行动的患者。禁忌证:对放疗不敏感;肿瘤坏死严重粒子植入后易移位、丢失者;血管源性恶性肿瘤;粒子植入后有可能移位至椎管内者。粒子植入的技术要点包括术前均应行 CT 监测下经皮穿刺活检,获得明确病理诊断,从而确定肿瘤对放疗的敏感性。术前要按 CT 影像应用计算机三维治疗计划系统模拟出粒子三维空间分布及数量,术中粒子置入要注意与椎管保持 1.5cm 以上距离,避免放射性脊髓神经病发生。病变与脊髓之间若残留有薄的骨质,置入深度可接近骨质,因骨质密度较高,对射线有一定阻挡作用。术后要对粒子的分布进行效验,必要时补种。由于是永久性植入,因此术者应经过专业培训,熟练掌握穿刺植入技术,以防粒子的丢失、迁移和对正常组织的损伤。尽管粒子放射性较小,但术者仍应注意佩戴铅眼睛、围领加强眼睛和甲状腺的防护。放射性粒子植入后靶区内剂量很高,而周围正常组织由于射线迅速衰减而很低。此种方法操作上采用穿刺技术植入粒子,简单易行,采用 CT 监测,定位精确,对患者创伤小,患者容易接受,与外照射相比较具有放射作用时间长、放射源集中、并发症少,同时减少患者的移动、方便家属等优点。目前的结果显示可以延长生命、缓解疼痛、保持生活质量、防止并发症,是治疗晚期脊柱肿瘤的一种新方法。

2. 经皮椎体成形术　近年来,微创技术中经皮椎体成形术及后凸成形术在脊柱肿瘤(特别是脊柱转移瘤)治疗中逐渐发展起来,既可以作为独立的治疗手段,也可以作为手术治疗过程中的补充。此类手术通过增加椎体强度和恢复部分椎体高度达到缓解疼痛、预防骨折的目的;还可与脊柱后路内固定手术联合使用,进一步加强椎体强度。另外,骨水泥固化过程中产生的热量还可以对肿瘤细胞产生一定的杀灭作用,达到一定的杀伤肿瘤作用。手术指征包括:①溶骨性脊柱肿瘤或转移瘤,诊断明确,适合姑息性手术;②椎体全麻手术者;③由于椎体变形而引起严重疼痛,但不能耐受全麻手术者;④不存在明确的神经根受压的症状和体征;⑤其他治疗无效。并发症主要是骨水泥外漏造成硬膜受压或肺栓塞。手术常可在局麻或全麻下进行,和常规手术相比具有手术时间短、手术创伤小、费用低等优点,对于多处转移或一般情况比较差的患者尤其适用。

3. 射频消融术　对于不可切除的引发明显疼痛的溶骨性脊柱转移瘤,射频消融治疗能够明显缓解患者疼痛并提高生活质量;对于病灶范围小、术中定位困难或解剖部位特殊难以实施开放手术者,射频消融治疗可起到有效控制局部肿瘤的作用。射频对于痛性溶骨性脊柱转移瘤的止痛原理:①损毁肿瘤边缘及骨膜下神经末梢;②消融肿瘤减少肿瘤分泌细胞因子;③稳定脊柱结构减少病理性骨折几率及骨内微结构的破坏。射频消融仅适用于肿瘤边缘距离椎体后缘 1cm 以上、直径小于 5cm,或切开手术后部分有肿瘤残存直径 1~1.5cm 的病变。在肿瘤伴有椎体后壁破损或椎弓根受侵时,射频治疗有损伤脊髓及神经根的危险,应谨慎选用。部分学者认为在椎管内温度监控下可做到最大限度的肿瘤消融。部分学者认为肿瘤消融的范围与疼痛缓解没有必然联系,对于提高患者生存率意义不大。此技术兴起较晚,现文献随访年限较短,有待长期随访进一步研究。

二、脊柱肿瘤的非手术治疗

同全身其他系统的肿瘤一样,未来彻底治疗脊柱肿瘤,并预防其发生和复发,根本的还是依赖于基础研究领域的重大突破,继而带动治疗理念的革新,以及相关放疗、化疗、免疫治疗、生物治疗等治疗手段的发展,而绝非外科手术方法所能完全成就。

(一)放射治疗

放射治疗分为外照射和近距离放疗两种,其原理都是利用放射线电离辐射的生物学效应来"杀死"肿瘤细胞。处于分裂期的肿瘤细胞对放射线最敏感,而处于DNA合成期时敏感性最低。外照射放疗具有治疗范围大、剂量分布均匀性好以及照射剂量、部位和时间可调节等优点。与远距离放射治疗相比,近距离放射治疗的优点为治疗范围相对局限、正常组织损伤小、作用直接且持续时间长、患者不适反应少。

放疗可以单独使用,也可和外科手术联合,于术前、术中或术后使用。术前放疗的目的是缩小肿瘤侵袭范围和体积,使某些不能手术的病例可以手术治疗;使血管栓塞,减少术中出血;降低肿瘤细胞活性,减少术中操作带来的肿瘤种植和转移。术后放疗的主要目的是,杀伤残存的肿瘤细胞,避免或延缓术后肿瘤复发。此外,放疗也具有止痛作用,总体有效率达60%~80%。因放射性粒子对术者产生损害,一般近距离放疗不作为术前放疗使用。

放疗适用于:①对放疗敏感的肿瘤类型,包括Ewing肉瘤、淋巴瘤、骨髓瘤、血管瘤。在条件容许的情况下,这些肿瘤应先行放疗。对放疗中等度敏感肿瘤也可先行放疗,如动脉瘤样骨囊肿、乳腺癌、前列腺癌骨转移等。②手术切除困难,肿瘤术中未能完全切除者。③失去手术治疗机会的患者。④多发转移瘤、机体无法耐受手术者。⑤小的复发性肿瘤患者。对体外放疗抗拒的患者和脊柱支撑功能差、不宜行动的患者,应优先选用近距离放疗。

放疗中出现的反应主要是急性反应,使增殖能力强的组织受到损伤,例如常规照射3~4周出现黏膜溃疡、皮肤红斑等。放疗对骨骼的晚期影响主要有以下几点:照射区域内骨组织、生长期的骨骺对放射线敏感,影响骨生长。晚期并发症为放射性骨炎,表现为骨质硬化和骨质疏松,甚至骨坏死或病理性骨折。放疗对于植骨的影响,可以引起骨融合延缓或不融合,严重者出现植骨吸收,一般认为脊柱手术后4~8周是比较理想的放疗时间,对皮肤和植骨融合影响较小。术前放疗4周后再手术并不增加感染率和植骨融合失败率。对于神经组织的影响,一般认为分次小剂量照射可以预防神经或脊髓的急性或晚期损伤;放疗60Gy后数月可发生脊髓病,脊髓放疗总量应控制在50Gy以内较为安全;其他还有放

射性膀胱炎和放射性肠炎等,前者发生率3%~6%,74%出现在放疗后1~6年,9年后再出现占13%,持续时间较放射性肠炎要长,且反复发作,大部分在4年内恢复。放疗后恶变是指发生在原放射区域内、有较长潜伏期、有病理学依据且排除复发和转移的恶性肿瘤。

(二)化学治疗

化学治疗(简称化疗,chemotherapy)是利用化学药物杀死肿瘤细胞、抑制肿瘤细胞生长、促进肿瘤细胞分化的一种全身性治疗手段。其主要是在细胞分裂期发挥杀伤作用,作用机制主要有抑制细胞DNA和蛋白质合成、破坏DNA的结构和功能、改变机体激素平衡等。一般增殖分裂越活跃的肿瘤,对化疗越敏感,化疗效果越好。常用的化疗药物分为抗代谢类、烷化剂类、抗生素类、植物药、激素药等。

全身化疗的作用:①利于降肿瘤分期,使手术方便顺利;②晚期不能手术的可以化疗,控制全身转移,使患者带瘤生存,延长生存期;③手术前、中、后用,提高手术这一局部治疗效果;④杀死全身的微转移灶,避免远处转移;⑤综合治疗的一部分。

化疗对于肿瘤原发病灶、转移灶及微小转移灶均有治疗作用。对于化疗敏感的肿瘤,如Ewing肉瘤、淋巴瘤、骨髓瘤、精原细胞瘤、神经母细胞瘤等,化疗可以作为一线治疗。只有当肿瘤造成骨质破坏,已出现或预计出现椎体病理性骨折时;或肿瘤压迫脊髓,出现相应功能损害时,才考虑结合手术治疗。而对于多数脊柱肿瘤,特别是原发脊柱肿瘤,对化疗多不敏感,较少采用或单一采用化疗。对于转移性肿瘤,需根据原发病灶情况,决定化疗方案。

(三)疼痛治疗

疼痛是脊柱肿瘤最常见,也是令晚期恶性肿瘤患者最痛苦的症状。晚期恶性肿瘤患者中至少80%伴有疼痛,其中50%属于剧烈疼痛,30%为难以忍受的疼痛。剧烈持续的疼痛严重影响肿瘤患者的生活质量、身体状况和治疗信心,降低患者生存率和生存时间;同时也给患者家属带来了很大的痛苦和负担。因此,无论作为综合治疗的一部分,还是出于人道主义、临终关怀的需要,都应该积极、安全、有效地控制脊柱肿瘤所引起的疼痛。

脊柱肿瘤引起疼痛的机制主要有:①肿瘤膨胀生长推挤或侵袭生长,直接刺激局部物理痛觉感受器引起局部疼痛;②肿瘤直接释放或机体反应性释放炎性介质,作用于化学痛觉感受器引起疼痛;③肿瘤侵犯邻近神经,对神经造成压迫或牵拉引起疼痛;

④瘤栓阻塞血管,造成相应神经或组织缺血坏死,引发疼痛;⑤椎体发生病理性骨折,脊柱稳定性破坏、神经受压,引发疼痛。因此,治疗脊柱肿瘤源性疼痛,最有效、最根本的方法应是去除肿瘤组织,恢复脊柱稳定性,而药物止痛往往仅作为辅助手段。但恶性脊柱肿瘤晚期患者,生存期有限、一般状况差,已无法耐受手术及放化疗。对于这类患者,仅能通过药物缓解疼痛。

脊柱肿瘤源性疼痛的药物止痛,同样应遵循WHO推荐的三阶梯疗法,即根据疼痛程度由弱到强,按阶梯式选择镇痛药物。一级阶梯为非阿片类药物,以非甾体类消炎止痛药阿司匹林、双氯芬酸、西乐葆等为代表。若疼痛仍不能缓解,可升级至二级阶梯,给予弱阿片类药物,以可待因为代表。第三阶梯采用强阿片类药物,以吗啡为代表。同时可以联合使用二、三阶梯的药物,以加强止痛效果,减少强阿片类药物使用剂量。目前,有学者提出了第四阶梯治疗,即神经镇痛装置的植入和神经介入毁损治疗。除上述药物外,抗破骨细胞活性的药物同样具有很好的止痛作用,如二磷酸盐类、降钙素类药物。

第六节　脊柱肿瘤的预后与随访

除血管瘤、骨样骨瘤等1期良性脊柱肿瘤或瘤样病变外,多数脊柱肿瘤一旦发生,多呈进行性生长,少有静息或自愈者。因脊柱解剖的特殊性,手术彻底切除非常困难,导致术后复发率居高不下,其中尤以原发良性侵袭性和恶性脊柱肿瘤最为突出。影响肿瘤复发的因素众多,包括肿瘤的生物学性状、患者的机体状态、是否辅以放化疗等。这其中,手术切除的彻底性对患者预后影响最为直接。据报道,切缘有肿瘤残余的患者术后复发率为无肿瘤残余者的3.3倍。

完整而系统的脊柱肿瘤治疗计划,应同时包括术后定期复查、随访制度。其意义在于:①早期发现肿瘤复发并在复发肿瘤较小时早期处理,有助于肿瘤的长期控制,延长患者的生存时间;②脊柱肿瘤患者病情多复杂、术后并发症较多,术后治疗恢复过程较长,定期复查、随访,有助于全面掌握患者全身及手术局部状况,根据情况及时调整治疗方案,及时发现并处理相关并发症;③为患者和家属提供必要的康复指导和心理支持;④有助于医师总结病例,提高诊疗水平。复查随访需通过监测症状或体征和辅助检查来完成。随访频率为治疗后2年内每3个月一次,2~5年每6个月一次,5年后每年一次。一般而言,原发病部位疼痛再次出现,甚至出现神经受压症状,常提示复发可能。而最终确诊复发与否,还需依靠影像学检查甚至穿刺活检结果来确定。

(刘晓光　兰杰　胡星)

参 考 文 献

1. Weinstein JN, McLain RF. Primary tumors of the spine. Spine (Phila Pa 1976),1987,12:843-851
2. Kelley SP, Ashford RU, Rao AS, et al. Primary bone tumours of the spine:a 42-year survey from the Leeds Regional Bone Tumour Registry. Eur Spine J,2007,16:405-409
3. Biagini R, Boriani S, De Iure F, et al. Vertebral tumors: differential diagnosis between primary and secondary neoplasms. Chir Organi Mov,1998,83:5-6
4. 刘晓光,刘忠军,党耕町,等. CT监测下经皮脊柱穿刺活检352例分析.中国脊柱脊髓杂志,2004,2:82-85
5. Sundaresan N, Boriani S, Okuno S. State of the art management in spine oncology:a worldwide perspective on its evolution, current state,and future. Spine(Phila Pa 1976),2009,34:S7-20
6. Boriani S, Weinstein JN, Biagini R. Primary bone tumors of the spine. Terminology and surgical staging. Spine(Phila Pa 1976),1997,22:1036-1044
7. Tomita K, Kawahara N, Murakami H, et al. Total en bloc spondylectomy for spinal tumors:improvement of the technique and its associated basic background. J Orthop Sci, 2006,11:3-12
8. Fisher CG, Keynan O, Boyd MC, et al. The surgical management of primary tumorsof the spine:initial results of an ongoing prospective cohort study. Spine(Phila Pa 1976),2005,30: 1899-1908
9. Szpalski M, Gunzburg R, Aebi M. Vertebral tumorsed: Lippincott Williams and Wilkins,2008
10. 郭卫. 中华骨科学 骨肿瘤卷.北京:人民卫生出版社, 2010
11. Tomita K, Kawahara N, Baba H, et al. Total en bloc spondylectomy. A new surgical technique for primary malignant vertebral tumors. Spine(Phila Pa 1976),1997,22:324-333
12. 刘晓光,袁慧书,刘忠军,等. 放射性粒子置入近距离照射治疗脊柱肿瘤.中国脊柱脊髓杂志,2007,5: 346-349
13. Simmons ED, Zheng Y. Vertebral tumors:surgical versus nonsurgical treatment. Clin Orthop Relat Res,2006,443: 233-247
14. Swift PS. Radiation for spinal metastatic tumors. Orthop Clin North Am,2009,40:133-144,vii
15. 韦峰,刘忠军,马庆军,等. 脊柱原发肿瘤术后复发的早期诊断及再手术的意义.中华外科杂志,2006,12: 801-804

第六十二章

脊柱肿瘤的影像学和活体组织检查技术

第一节 总论

一、肿瘤的定位

肿瘤的定位有很重要的提示作用,具体见图62-1-1。一些肿瘤好发于脊柱末端(颅骨、骶尾部),如脊索瘤是最常见的上颈椎肿瘤,需和关节面血管翳、上颈椎结核鉴别。巨细胞瘤好发于骶尾部。骶骨由于成人存在造血干细胞和红骨髓,也常见转移癌和其他血液学恶性肿瘤,包括骨髓瘤、淋巴瘤、浆细胞瘤、尤因肉瘤。

二、平片

平片应该作为所有怀疑脊柱肿瘤病例的初步检查手段。正侧位X线可以提供脊柱肿瘤生物学特性分析的可靠依据。虽然脊柱肿瘤的影像学特征不能从平片上完全得出,但是可以通过骨质的破坏特征大致判断脊柱肿瘤的良恶性。缓慢扩张性病变表现为良性特征;生长较快的肿瘤表现为虫食征;高度恶性、快速生长肿瘤表现为弥漫型骨质破坏。但是,平片上小于30%~50%骨小梁损坏不表现为骨质破坏,所以不能作为早期影像学诊断方法。26%脊柱转移瘤患者在平片上表现隐匿,不被发现。

早期典型征象是脊柱正位片上由于病变侵蚀椎弓根造成的"眨眼征"。由肿瘤侵蚀骨质造成椎体溶解是另一征象。平片上病理性骨折难同外伤性骨折鉴别,尤其在骨质疏松患者身上。软组织肿胀和软组织钙化需警惕骨肿瘤。骨髓炎椎体破坏和脊柱肿瘤有着相似表现,但是脊柱肿瘤椎间隙高度常常保持不变。

三、骨扫描

锝99m在骨肿瘤系统检查中已经广泛应用,用来探索有症状的X线和CT阴性的患者,敏感度高。全身骨扫描有助于选取活检最有利部位,但是骨扫

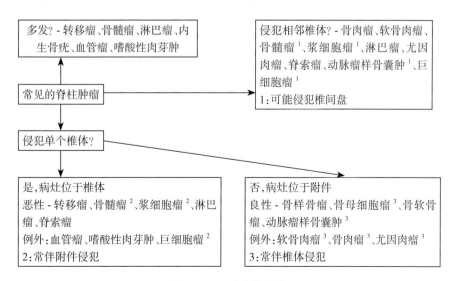

图 62-1-1 肿瘤的定位

描特异性差。非肿瘤病变,最常见的是骨性关节炎,局部摄取率也可以提高。

四、CT 及 PET-CT

CT 提供了脊柱肿瘤诊断的特异性。CT 对骨钙化高度敏感,有助于早期诊断,病变也许能在骨质破坏、硬膜外肿块形成和骨皮质破损、病理骨折前被发现。骨扫描有助于选取 CT 扫描部位。良性肿瘤常表现为局部骨质破坏和边缘硬化;相反,恶性肿瘤常表现为边界不清、弥漫骨质破坏和软组织团块。原发肿瘤可伴相邻的骨髓、软组织水肿,需鉴别软组织包块。PET-CT 在多病灶病变,如多发骨髓瘤、转移癌等肿瘤中常被应用,有助于解剖定位,明确全身情况,但是费用较高,且在国内设备较少。

五、脊髓造影术

脊髓和神经受压可以结合 CT 选取脊髓造影术,过去曾是评价神经压迫的首选,现在主要针对不能做 MRI 的患者。

六、MRI

MRI 是最好的神经系统影像学工具,用于诊断髓内、硬膜外、硬膜内压迫病变。

磁共振信号对于肿瘤有一定的指向性,骨母细胞瘤表现为 T_1T_2 相低信号,需鉴别骨岛、成骨转移、淋巴瘤、成骨肉瘤。软骨分叶富含水分,表现为 T_2 相高信号,需鉴别软骨形成性肿瘤,包括软骨瘤、软骨母细胞瘤、软骨肉瘤、动脉瘤样骨囊肿和脊索瘤。纤维组织的表现不具有特异性,常表现为 T_1 相中等偏低信号,T_2 相信号多变,纤维组织发育不良可通过 CT 诊断。增强 MRI 有助于区分病理骨折和骨质疏松性骨折,对血供丰富肿瘤具有提示性。恶性病变边界不清,侵袭椎弓根,强化,常伴椎旁软组织团块。良性病变引起的脊髓压迫,有脂肪信号,少侵袭椎弓根,多表现为局部水肿。感染多侵袭椎间隙和终板,伴水肿信号。肿瘤多不侵袭椎间隙和终板,只有局限性水肿。

如果病变为颈椎,需要强化明确和椎动脉关系,胸椎需要明确病变和肋骨、纵隔、硬膜关系,腰椎肿瘤可能会侵及后腹膜,骶骨肿瘤需要明确骶髂关节和骨盆情况。

七、活检技术

切除病理活检、切开活检和穿刺活检是活检的三种形式。后方病变适合切除活检,但是多数脊柱病变需要切开或者穿刺活检。细针穿刺易产生样本误差。细针穿刺最初的用途是用来确诊转移癌、复发病变、骨肉瘤。

切开活检应该在可能切除肿瘤时进行。应避免横向切开活检,应小心止血,避免血行转移。骨组织除非不得已,不应被移除或者开窗。标本应足够大块,边界是最有诊断意义的,中心多为坏死,故切开活检和穿刺活检多采用边界标本。术者不能压碎或扭曲标本,防止破坏形态。如果软组织存在,应该做冷冻病理。原位缝合创面时应更换手套,并注意脊柱稳定性重建。

近年来,由于 CT 引导下穿刺的应用,脊柱肿瘤的诊断有了安全、有效的方法。我院刘晓光、袁慧书等人于 2004 年和 2008 年分别报道了 CT 引导下脊柱病灶的穿刺活检结果。准确率为 93.75%。如考虑病变血供丰富,穿刺取材部位应远离椎管,避免出现椎管内血肿。活检进针入路应注意与椎管相切,避开椎管及大血管,保证手术安全。胸腰椎主要采取椎旁入路和经椎弓根入路,经肋椎关节入路只适用于胸椎椎体,椎弓根未受累,病灶较小,穿刺部位只能位于肋椎关节水平。上腰椎应注意避开肾脏。常见并发症包括疼痛、局部血肿、一过性感觉减退、神经症状加重、穿刺针断裂等,严重的疼痛主要在胸椎椎体病变经肋椎关节时发生,可追加麻药。Chiristodoulou 等人报道了结核穿刺后疾病进展的病例,但多数学者都认为很少发生严重并发症。

CT 引导下脊柱病变的穿刺活检

一、器械设备及穿刺针

西门子 Somato-plus S 型及 Somato-AR Star 型 CT 扫描机,德国 Angiomed 公司的 Ostycut 骨活检针(14.5G,15G,75mm,150mm),Atovac 环切式活检枪(18-20G,150-200mm)。美国 Cook 公司 Ackermann 骨活检针(14G,75mm),Qick-core 弹道式活检枪(18G-9-20T,18G-15-20T,16G-9-20T,16G-15-20T)。

二、技术方法

术前患者要行血常规检查,出、凝血时间测定以排除出血性素质。对于一些因病痛或呼吸受限等影响取材时体位的患者,要进行必要的体位练习。术前要给患者及家属交代病情,签字,并消除他们对穿刺的紧张、恐惧心理。

患者先行常规的 CT 扫描,扫描层厚为 3mm,层距为3mm,扫描时的体位根据术前已有的影像资料确定,原则为病灶易于取材且安全,颈椎常用的穿刺体位为仰卧位、侧卧位及俯卧位。胸、腰、骶椎常用为俯卧位及侧俯卧位。根据预扫的CT图像,选择病变明显而且操作相对安全的平面为穿刺平面;于CT监视屏上,设计好皮肤的穿刺点,穿刺所经过的路径,进针的角度,针壳进入的深度以及取材的深度。注意避开重要的血管,周围的重要组织及神经等,并尽可能沿病变的长轴进行取材,以保证取材量足够。当以上血管等结构显示不清时,为保证穿刺时的安全,有些病例可采用静脉推注优维显等造影剂,帮助分辨血管和确定取材界限。用碘酒、酒精做皮肤常规消毒,铺无菌孔巾,用2%的利多卡因或普鲁卡因自皮肤至骨膜或病灶边缘做局部麻醉,患者为儿童辅以基础麻醉。用小尖刀或破皮针将皮肤表面至真皮层切开1~2mm小口,以利于穿刺针进入。将穿刺针按预定方向刺入,缓慢进针,进针过程中要注意观察和询问患者的反应,当穿刺针进入预定深度的一半左右时,要进行CT复扫,及时纠正进针时的偏差,防止损伤重要结构。当穿刺针进针刻度到达设定的深度时,再次复扫确认针尖的正确位置,然后将活检针的针芯或骨钻针的环锯芯推入病灶内,CT扫描并留下针尖位置的图像后,开始取材。一般取材3~4针。取材时穿刺针的选用应根据病灶内含骨性成分的多少及骨性成分的致密度而定,溶骨性病变一般选用18~20G的真切式活检枪或切割针;成骨性病变及混合性病变选用骨活检针;混合性病变,以软性成份居多,所含的骨片较疏松、细碎时可选用16G真切式活检枪;骨皮质外壳完好,其内为溶骨性破坏或是骨质破坏不完全,但其内有较多量的软性瘤组织时,用骨钻针和真切式活检枪联合取材。取出的标本放入盛有10%甲醛的小瓶内固定,送病理科检查。怀疑感染的病变,标本还需要送培养。穿刺后,再进行CT复扫,排除局部有血肿形成。穿刺后患者应卧床12~24小时,并在4小时内观察神经功能及伤口局部情况。

第二节　各论

原发脊柱骨或软组织肿瘤并不常见。回顾单中心50年的82种原发肿瘤,31种良性和51种恶性被定义。表现为8种良性和9种恶性分型。全部颈椎肿瘤表现为良性,但是2/3胸椎、腰椎和骶骨肿瘤为恶性。75%椎体肿瘤是恶性的,35%后方附件为恶性。脊柱肿瘤同样具有年龄分布特征:>18岁患者,80%原发肿瘤为恶性,儿童和年轻人只有32%为恶性。良、恶性肿瘤的5年生存率分别为86%和24%[1]。Bohlman回顾了23个颈椎原发肿瘤患者,也表现了年龄的显著差异。<21岁为良性肿瘤,10/14(71%)>21岁的患者为恶性肿瘤。

一、良性肿瘤和肿瘤样病变

(一)骨样骨瘤

骨样骨瘤10%累及脊柱,10~20岁为好发年龄,男性好发(2:1~3:1)。发病部位上,骨样骨瘤75%发生于后方附件,7%发生于椎体,腰椎多见(59%),其次是颈椎(27%)、胸椎(12%),骶骨为2%。临床症状包括痛性侧弯、局灶或者放射痛,步行障碍和肌肉萎缩。患者存在痛性侧弯对骨样骨瘤具有提示意义,因为特发脊柱侧弯不伴疼痛。一个大样本研究中,78%的骨样骨瘤患者存在脊柱侧弯。侧弯多是由于肌肉痉挛导致,多数可以在去除病灶后缓解。骨样骨瘤的疼痛夜间加重,解热镇痛药应用可好转。

典型的骨样骨瘤病灶影像学表现为圆形或椭圆形的不连续透亮病灶(图62-2-1),伴不同程度的侧弯,中心钙化也许会出现。但是,平片上的重影常导致只能看见脊柱侧弯或者高密度椎弓根。高密度椎弓根影需鉴别成骨性转移瘤、内生骨疣、感染、淋巴瘤和反应性硬化波及小关节面。如果骨样骨瘤出现侧弯,病灶常位于凹侧。

骨样骨瘤磁共振表现多样化,可能诊断困难。病灶中心常由于富含血管表现为T_1相中低信号,T_2相中等偏高信号。但是,钙化在不同时相上均表现为低信号。如果病灶位于椎弓根或者椎板,MRI可能会误诊。病灶中心可能会因为周围的硬化、骨髓水肿和软组织炎症而模糊不清。

骨扫描能增加骨样骨瘤的检出率,呈现小但病灶中心高摄取表现。

组织学宏观上骨样骨瘤是以皮质为基础的,红色、带沙砾病变,外带乳白色硬化骨。虽然骨样骨瘤病灶直径一般小于1.5~2cm,但超过1cm几乎是它的最大直径。如超过2cm应考虑为骨母细胞瘤。标本中心可见血管化结缔组织,区分于骨母细胞瘤,能产生骨样组织甚至骨组织。如果存在骨质组织产生,也许可见破骨细胞,但是病灶中心还是表现成骨活性为主。病灶中心骨小梁常由丰满的成骨细胞排列而成。骨样骨瘤不可见异型性,少见软骨组织。肿瘤组织周围常富含血管化的硬化骨组成。骨样骨瘤和周围的反应骨之间是不连贯的、局限的。如

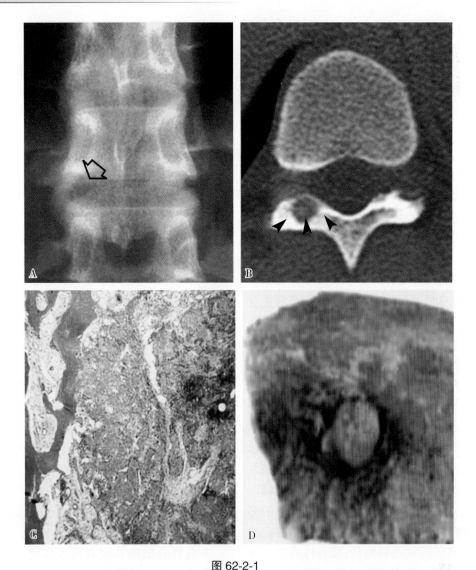

图 62-2-1

A. 男,17 岁,痛性侧弯,可见 T_{11} 右侧透亮区;B. 该患者 CT 可见右侧附件病灶;C. 病理上可见
纤维血管背景下交联的骨小梁;D. 骨样骨瘤典型的中心富含血管病灶区伴周围硬化

果切片上没有取到肿瘤组织和反应骨的中间地带,需要通过影像学检查修正诊断。

治疗上应完整切除病灶。由于术中找寻病灶困难,术中扫描或者四环素标记(可以被紫外线荧光检测)也许应该在术中采用。术前 CT 针刺定位也已经被采用。新的治疗方法包括 CT 引导下经皮射频消融、电极、激光、乙醇治疗。

(二) 骨母细胞瘤

骨母细胞瘤和骨样骨瘤是相似但不同的病变,可以通过临床和影像学征象区分。骨母细胞瘤在年轻人,尤其是 20~30 岁人多发,但是目前文献报道的人群从 3~72 岁均有,男性多发(2:1)。临床症状可以和骨样骨瘤区别。骨母细胞瘤为钝性固定位置疼痛,与骨样骨瘤的夜间痛相反。与骨样骨瘤不同,骨母细胞瘤多存在神经症状,包括感觉异常、轻瘫、截瘫。骨母细胞瘤引起脊柱侧弯较少,且病灶多位于凸侧。脊柱骨母细胞瘤占骨母细胞瘤的 30%~40%,颈椎、胸椎、腰椎发病率均等。多侵及后方附件,侵入椎体的也很常见(42%),但是只侵袭椎体的非常少见。

骨母细胞瘤有 3 种影像学征象:第一,中心透射区伴周围硬化(图 62-2-2),和骨样骨瘤有相似表现,但是直径大于 1.5cm;第二,脊柱骨母细胞瘤常为一个扩张病变伴多发钙化和周围轮廓硬化;第三征象是更具侵袭性表现,有骨组织扩张,周围软组织渗透,混合有间质钙化。

骨扫描上,骨母细胞瘤表现了显著的放射核素高摄取率。CT 上病变表现为局部的矿化作用、扩张

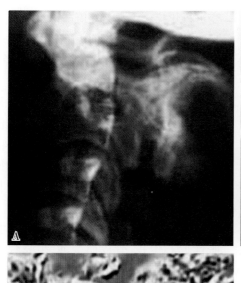
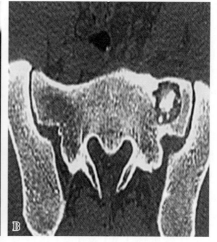
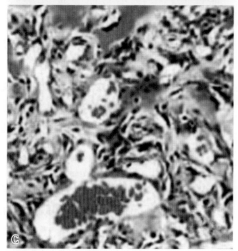

图 62-2-2
A.典型的后方附件透亮病变伴周围轮廓硬化,病灶位于 C_2 ;B.骶骨骨母细胞瘤可见中心沙砾样物质伴边缘硬化; C.肿瘤中心可见血管化和不规则的骨样骨母细胞瘤和巨细胞

骨组织改变和边界薄骨硬化壳。

虽然骨母细胞瘤的磁共振表现没有被广泛报道,普遍没有特异性,T_1 相中等偏低信号,T_2 相中等偏高信号。MRI 是观察椎管内和肿瘤周围的软组织团块、肿瘤周围组织水肿的最佳方法。

病理上骨母细胞瘤直径大于 1.5~2.0cm,组织学上和骨样骨瘤很相似(交联的骨小梁和纤维血管间质),但是微观上分化不如骨样骨瘤良好。临床上骨母细胞瘤生长缓慢,而骨样骨瘤病灶体积常不变。Mayer 在 1967 年开始描述了侵袭性骨母细胞瘤,它和骨肉瘤有相似的表现,以上皮样骨母细胞为主。

宏观上骨母细胞瘤由于富含血供,表现为红色、富含沙砾或砂纸样稠密物质。肿瘤常表现为圆形或者卵圆形,周围有增粗的皮质或者反应骨。囊状病变中由血液填塞。肿瘤和骨髓边界清晰且有反应骨。肿瘤有一个"推顶"边界。组织学上骨母细胞瘤和骨样骨瘤有相同的特点。肿瘤由编织好的骨片和骨小梁组成。每层骨片由单层的骨母细胞混乱排列而成,血供丰富。骨母细胞也许有有丝分裂,但是没有异

型性。也许可见破骨细胞和多核巨细胞的出现。一些标本中编织骨组织可能聚积成团,需要和骨肉瘤相鉴别。一些病例中可见大的血管腔,需要和动脉瘤样骨囊肿鉴别。因为 10%~15% 的骨母细胞瘤可以继发动脉瘤样骨囊肿。病理医生在大标本上需要明确标本边界,骨母细胞瘤是不浸润生长的,和之前的板层骨组织相隔离,和骨肉瘤一样,两者有时很难鉴别。

治疗骨母细胞瘤的方法为手术切除,一般来说,复发率在 10%~15%,诊断侵袭性骨母细胞瘤很重要,它们的复发率约为 50%,这和它们体积较大难以完全切除可能有关。侵袭性骨母细胞瘤局部反复复发可以导致患者最终死亡,向骨肉瘤恶变和转移已经有文献报道。

(三)嗜酸性肉芽肿

嗜酸性肉芽肿是一种良性、引起局部骨质破坏的自限性疾病。无法论证流行病学。<10 岁儿童多发,任何骨组织都可被侵犯,颅骨最常见,脊柱侵犯发生率 10%~15%。椎体侵犯为典型,胸椎、腰椎多见,患者多表现为疼痛、局部痉挛、轻中度后凸。神

经损害患者并不少见。

平片早期表现为中心溶骨、边界模糊和渗透性骨破坏。有典型的骨膜反应，无法区别于骨髓炎或尤因肉瘤。由于椎体溶解和下沉，形成"扁平椎"表现。感染和高度恶性骨肉瘤都有类似表现。病变常常只累及一个椎体，不累及附件和终板、椎间盘(图62-2-3)。

脊柱 LCH 的 MRI 信号一般在 T_1 加权相上呈低或等信号，T_2 加权相上呈高信号，短时反转恢复序列(STIR)上呈高信号，增强时(Gd-DTPA 钆 - 二乙烯三胺五乙酸)有较明显的均匀或不均匀的强化，椎间盘信号一般正常。Aizawa 认为，当脊柱 LCH 处于修复时期，MRI 上病变椎体 T_1WI 及 T_2WI 将恢复至等信号，注射造影剂亦不显示增强信号。

宏观上，嗜酸性肉芽肿为红色病灶。病理诊断主要是大量朗格汉斯细胞成片块状增生及多量嗜酸性粒细胞浸润(局限性肉芽肿形成)，可混有淋巴细胞、中性粒细胞和浆细胞。免疫组化上，嗜酸性肉芽肿在细胞核和胞质上常表达为特异性抗原 CD1a 和 S100 阳性，CD45 阴性。

嗜酸性肉芽肿的治疗存在争议，很多患者只是做了活检就自愈了，多恢复了椎间隙高度。但是，多病灶预后较差。由于该病变对放疗、化疗敏感，首选保守治疗；支具制动基础上，单发病变可行放疗，多发病变可行化疗。手术治疗应严格掌握指征，仅对保守治疗无效而进展迅速、难以确诊而怀疑恶变、明显脊柱不稳、颈椎畸形和(或)神经损害才选择手术治疗。

(四)骨巨细胞瘤

脊柱骨巨细胞瘤不多见，大约占所有骨巨细胞瘤的7%。多发生在骶骨，从胸椎、颈椎、腰椎逐渐减少。脊柱骨巨细胞瘤女性多见，20~40 岁多发。临床症状包括疼痛(放射分布)、无力和感觉减退。显著的病灶体积增大有时和妊娠相关，推测和激素分泌相关。

影像学上脊柱 GCT 表现为溶骨性囊性病变，膨胀性偏心生长，骨皮质变薄，生长快者可突破骨皮质，无骨膜反应，病理性骨折除外。附件 GCT 不表现为间质钙化，在骶骨，病变常表现为骶骨孔线的巨大破坏(图62-2-4)，但这不是特异性征象。骶骨往上的脊柱部位，病变多发生于椎体。可侵入后方附件和椎旁软组织肿块，椎体溶解也很常见。GCT 的侵袭性，可跨过骶髂关节和椎间盘，在其他肿瘤中少见。但是，四肢长骨的 GCT 却不表现为像脊柱 GCT 一样的侵袭性，很少跨过关节软骨。区域的出血或者坏死也许会产生不同成分，产生病灶中心低摄取。MRI 上表现为不同时相的不同信号，肿瘤的 T_1 相常表现为中等偏低信号。有趣的是，GCT 63%~96% 为 T_2 相

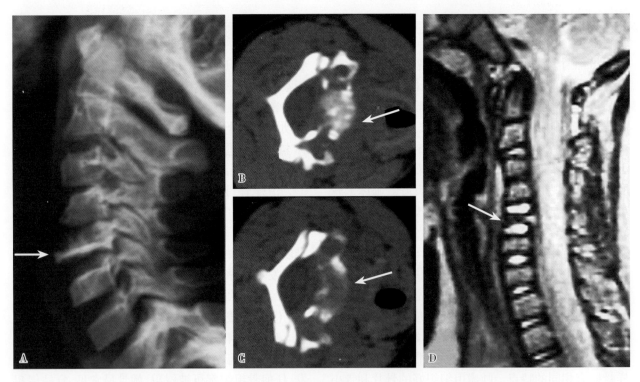

图 62-2-3

A. X 线片显示椎体严重压缩变扁呈硬币样，椎体前后径增加，密度增高；B、C. CT 清楚显示病灶呈溶骨性破坏，病变累及双侧椎弓根；D. MRI 显示 C_5 椎体压缩变扁，邻近椎间盘信号正常，病变未侵至椎管内

中等偏低信号,可能和纤维组分的蛋白质内容物以及 GCT 内的含铁血黄素相关。这些非常有助于鉴别脊柱别的肿瘤,其他多数脊柱肿瘤常表现为长重复时相的高信号。病灶出血区域常表现为 T_1 相高信号、T_2 相高信号(图 62-2-4)。低信号假包膜也很常见。

骨扫描上,GCT 表现为弥漫性的高摄取率,骶骨 GCT 常表现为"真空征",中心摄取率低而周围高摄取。CT 和 MRI 在静脉内注射造影剂上表现为病灶强化,提示血供良好。

病理上,巨细胞瘤由丰富的破骨巨细胞混合纺锤间质组成。可以见到囊状区域和之前出血形成的含铁血黄素。有时发现显著的纤维组织区域富含蛋白质成分,在这些区域,巨细胞瘤不常见。虽然巨细胞瘤绝大多数为良性,恶性骨巨细胞瘤发生率大约为 5%~10%(组织学上含肉瘤间质)。很多恶性骨巨细胞瘤和之前的放疗有关,需警惕为放疗后肉瘤变。少数可出现转移,有人汇报发生肺转移率为 13.6%(7/51)。

GCT 的治疗现状并不让人满意。这些病变常表现为局部侵袭性,而病灶生长部位不利于完整切除。影像学评估在术前极其重要。是否侵犯骶髂关节由冠状位 CT 或者 MRI 评估,而矢状位 MRI 是评估是否有向上侵犯的最佳方法。如果不能完整切除,不论是放疗、刮除,还是刮除 + 放疗,复发率都在 46%~49%。选择性血管栓塞也已经被用作术前准备或者无法切除的肿瘤的治疗方法。如出现复发,影像学上表现为新发骨质破坏。

(五)动脉瘤样骨囊肿

ABC 好发于年轻患者,80% 为小于 20 岁患者,女性为主。脊柱发病率 12%~30%。胸椎侵犯最常见,其次为腰椎和颈椎。骶骨少见。主诉常为后背痛和侵入椎管引起神经症状。

病理上,ABC 常表现为由多发小腔空间充满血液填塞。手术常描写它为充满血液的海绵。血液填充空间不是由内皮排列,因此不代表血管床。很多学者相信 ABC 源于外伤导致局部循环障碍或者继发于其他肿瘤(包括 GCT、骨母细胞瘤、软骨母细胞瘤和骨肉瘤),导致静脉阻塞和动静脉漏。65%~99% 的 ABC 考虑为原发病变。坚硬的成分常插入分隔血液,由纤维组织、反应骨和巨细胞组成。5%~7.5% 的病例,坚硬组织为组织学主要成分,这样的病变被

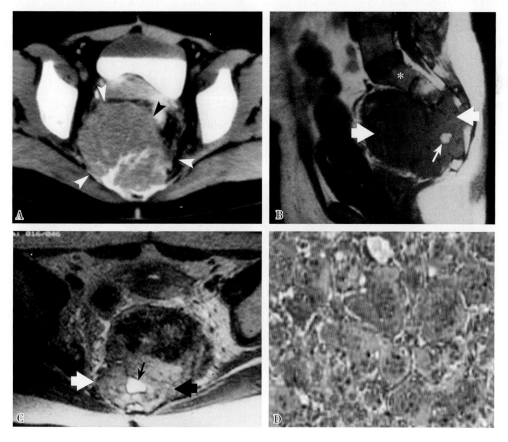

图 62-2-4

A. 骶骨区域巨大扩张性包块;B. MRI 病灶 T_1 相低信号,出血区域为高信号;C. MRI 病灶 T_2 相表现为混杂中等偏低信号,中间可见高信号的出血灶;D. 病理上可见大个破骨细胞

Sanerkin 等人称为 ABC 的硬变,好发于脊柱。

影像学上骨组织的扩张和重建集中在后方附件,虽然侵袭椎体也很常见,占 75%~90%。扩张最常发生在横突和棘突,其次是椎弓根和椎板,这些常是病变早期的表现,因为临床症状出现常和椎管内受压有关。病灶也许会表现变薄的外围轮廓和分隔。脊柱 ABC,类似 GCT 和脊索瘤,也许会侵袭椎体、间盘、后肋和椎盘软组织。

骨扫描上,ABC 常表现周围高摄取率,真空现象发生概率为 64%,在 GCT 上也常见(无特征意义,Hudson)。75% 病例造影提示多血管病变,在骨扫描上,主要为外周高摄取。

CT 和磁共振是最常用的评价 ABC 的方法,因为表现提示囊状病变特性。CT 和磁共振多表现为液 - 液平面,提示为出血沉降(图 62-2-5)。观察到液 - 液平面,需患者平卧坚持大约 10 分钟,镜像平面垂直液体平面。Hudson 等人研究中,35% 的 ABC 在 CT 表现液 - 液平面。由于高铁血红蛋白的存在,在 T_1、T_2 相均表现为高信号。液 - 液平面不是特异性的,但是对诊断有高度提示作用。尤其整块病变都由此组织组成的时候。ABC 的其他区域多表现为 T_2 相高信号。虽然影像学上表现为侵袭性扩张破坏,病变常伴软组织衰减和周围边界低信号,和周围完整的增粗的骨膜有关。钆强化 MR 上,分隔和边界强化,囊腔无强化。

原发 ABC 很局限,由富含血液、伴纤维分隔的囊腔组成。纤维分隔由中等密度的成纤维细胞增生形成,伴多核破骨样细胞和成骨细胞形成的反应编

制骨轮廓。很少出现坏死,除非出现病理性骨折。原发 ABC 占总数的 70%。继发 ABC 主要和良性骨肿瘤相关,常见的有骨母细胞瘤、软骨母细胞瘤、骨巨细胞瘤和骨纤维结构不良。

虽然 ABC 是良性的,但是治疗是存在疑问的。也许不需要完整切除,复发率大约为 25%,而且是由于不完整切除所致。复发时影像学上可见骨质破坏和病灶增大。辅助治疗包括栓塞 + 放疗、栓塞。ABC 对放疗敏感,但是有放疗导致肉瘤变的报道。

(六)骨软骨瘤

脊柱的骨软骨瘤不常见,占孤立性外生骨疣的 1%~4%,占脊柱单发病变的 4%。脊柱单发骨软骨瘤好发年龄 20~30 岁,多发遗传性外生骨疣好发年龄为 <10 岁。男性多发,孤立性外生骨疣较遗传性外生骨疣明显更多。脊髓损害,孤立性外生骨疣为 34%,遗传性多发性外生骨疣为 77%,但是症状在没出现创伤时可能不会出现。引起脊髓压迫患者,56% 为颈椎,38% 为胸椎,6% 为腰椎。可以在脊柱任何部位发生,但是好发于颈椎,尤其是 C_2,这增加了髓软骨移位和微小创伤的机会。最常见是由后方附件发出,常可触及,如果病灶位于前方时常伴吞咽困难、嘶哑和血管源性症状。

成因:当骨骺软骨生长在骺板之外时,骨软骨瘤生长。放疗不是骨软骨瘤形成的常见原因,病灶出现放疗区域边缘,和 >25Gy 放疗相关。放疗引起骨软骨肉瘤常在 <2 岁患者发生,潜伏期为 17 个月 ~9 年。

骨软骨瘤由正常骨质伴软骨帽组成。病理和影

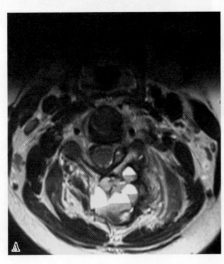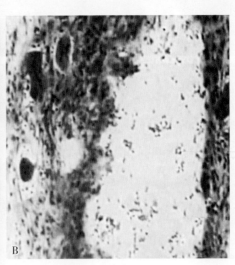

图 62-2-5

男,15 岁,外伤后颈部疼痛 15 个月。A. MRI 病灶 T_2 相可见明显的液 - 液平面;B. 典型的动脉瘤样骨囊肿病理,可见囊腔和纤维分隔

像学上骨软骨瘤的标志病变可延生到骨髓质和皮质下。脊柱骨软骨瘤可以是有柄或者无柄的。

脊柱骨软骨瘤只能在平片上明确诊断一小部分(21%),常为大病变从棘突后方突出、皮质和髓质可以很容易确认的病例。小病变连接椎板和椎弓根,部分突入椎管,很难从影像学上发现。15%的脊柱骨软骨瘤,影像学提示为正常。MRI 常表现着中心黄骨髓(T_1 相高信号 T_2 相等信号)伴皮质低信号。透明软骨帽常为小、薄病变,T_1 相中等偏低信号,T_2 相高信号(图 62-2-6)。成人中,如果脊柱病变表现为显著增厚的软骨帽,应该怀疑向软骨肉瘤恶变的可能。

组织学上,骨软骨瘤由软骨膜、软骨和骨三层组成,最外层软骨膜是下面骨膜的延续。软骨帽下软骨细胞簇生。如果出现恶变,可能继发失去软骨结构,形成大纤维束和黏液变,增加软骨细胞构成,表现为有丝分裂相增多、明显的异形性和坏死[29]。

手术切除骨软骨瘤可治愈。我院总结脊柱骨骨瘤手术后随访患者 17 例,均情况良好,未见复发征象。不全切除可能导致复发,但是不常见。

(七) 骨纤维结构不良

骨纤维结构不良是一个良性的纤维 - 骨病变,由不规则骨小梁组织的编制骨和纺锤细胞组成的纤维成分构成,属于肿瘤样病变。儿童和成人均可见,男女发病率均等。椎体侵犯少见,但是在多骨病灶时不少见。多数情况下无症状,但是疼痛和骨折为可能出现的主诉。

CT 上表现为中等程度的骨质扩张,表现为"吹出"的骨皮质壳或者溶骨性病变伴轮廓硬化。"毛玻璃样"间质常见,为特征表现。病灶有时还可见软骨岛。骨纤维结构不良 MRI 表现多变,典型的 T_1 相中低信号,T_2 相信号多变。骨扫描中病灶为中等到显著高摄取。

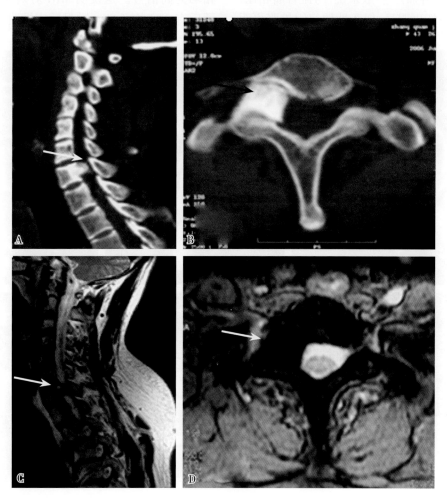

图 62-2-6

A、B. CT 轴状位和矢状位示 $C_7 \sim T_1$ 右侧关节突骨性肿物,累及右侧椎间孔;C、D. MR T_2 相轴状位和矢状位示瘤体为中等偏低信号,外周有高信号(即软骨帽)

临床症状轻微者可采取保守治疗。骨纤维结构不良很少肉瘤变。如果出现皮质破损，特别是软组织包块时，应考虑恶变。

（八）血管瘤

脊柱血管瘤是常见病变，尸检及大样本放射学检查证明 10% 人群发生，少出现临床症状。好发于椎体，少侵袭附件。

CT 对评价血管瘤的骨内病变是最有效的。因血管瘤所在椎体的骨小梁增粗形成结节，在横断面上表现为高密度的"圆点征"或"蜂巢样改变"（honeycomb）；在矢状面上呈"栅栏样"改变。1986 年 Laredo 指出了脊柱血管瘤侵袭征象包括 6 个：1）侵犯整个椎体；2）侵犯神经弓；3）不规则结节；4）骨皮质扩张、破损；5）软组织团块；6）多位于 T3-T9。一个病例具有 6 个征象中的 3 个以上，提示为侵袭性脊柱血管瘤[32]。但是恶性血管病变也可有类似的影像学表现。CT 难以鉴别带有侵袭性的血管瘤（血管畸形）和血管肉瘤（恶性肿瘤）。一般来说，与血管瘤相比，血管肉瘤骨质破坏更明显、侵袭性软组织扩张更明显（尤见于恶性度高的血管肉瘤），且造成脊柱侧弯畸形、椎体溶解概率较高，但有时也可见硬化带。

MRI 可以用来评价椎体外软组织浸润的程度、脂肪成分比例和脊髓受压程度。在矢状面的 MRI 上，无症状的脊柱血管瘤（I型）常显示为 T_1 高信号、T_2 高信号。在 MRI 的横断面上，普通的血管瘤中脂肪成分较多，表现为高信号；血管成分相对少，表现为低信号；增粗的骨小梁结节也表现为低信号。因此，在 MRI 横断面上，I型血管瘤的典型表现是"盐粒混合胡椒粉状"（salt and pepper appearance，白点与黑点混杂）。侵袭性脊柱血管瘤（III型）中血管成分多、脂肪成分少，常在 T_1 相表现为低信号，T_2 相为高信号（图 62-2-7）。这对判断侵袭性 VH 有一定意义。北京大学第三医院回顾了 13 例侵袭性 VH 患者中的 MRI 检查，其中 10 例表现为 T_1 相低信号、T_2 相高信号。我们还总结了同期门诊诊断的 20 例 I型脊柱血管瘤病例，其中 18 例表现为 T_1 相和 T_2 相均为高信号。这说明 MRI 对判断脊柱血管瘤的预后有一定的意义。增强后病椎明显强化，尤其是

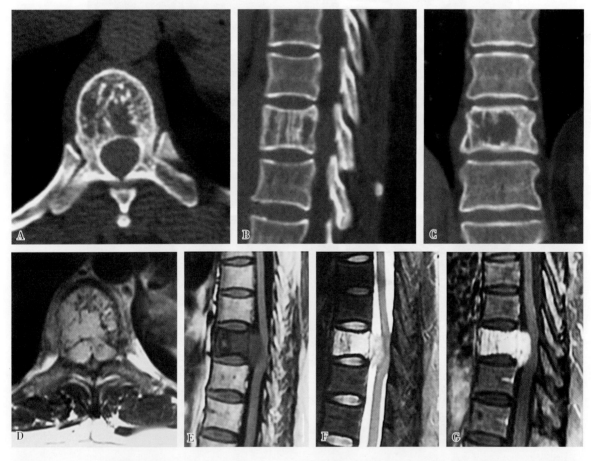

图 62-2-7　A. CT 横断面显示圆点征，但不典型；B、C. CT 矢状面、冠状面显示 T_{10} 椎体破坏（偏右侧），呈不典型的栅栏样；D. MRI 横断面上椎体中的低信号为增粗的骨小梁结节，高信号为血管瘤；E~G. 矢状面 MRI，T_1 相低信号、T_2 高信号，增强时广泛强化（椎管内软组织肿块显示清晰）。病理证实为血管瘤

椎旁和椎管内的软组织。其优点是创伤小，费用低，易于获得。转移癌等病灶也可显示明显强化，需要鉴别。

病理上主要根据显微镜下扁平内皮细胞排列成的血管床和血管腔诊断，并根据血管床形态分型。脊柱血管瘤中组织成分较少，有效的活检取材有限，可能导致误诊。我院总结的脊柱血管瘤 20 例病例中，5 例行术前穿刺活检，2 例误诊，1 例出血多，临床考虑血管瘤。所以，血管瘤主要还是根据影像学诊断。

治疗上，脊柱血管瘤仅出现疼痛时，可选择放疗、椎体成形术、无水乙醇注射。硬膜外或椎旁侵犯且神经损害轻微或进展缓慢时，可行放疗、无水乙醇病椎注射或者手术切除。存在硬膜外或椎旁侵犯、神经损害进展迅速者，采用手术根治性或广泛性切除；也可部分切除或单纯减压术，再辅以病椎放疗、无水乙醇注射或椎体成形术。

二、恶性肿瘤

（一）浆细胞瘤

多发骨髓瘤和 SPC 是两种连续的 B 淋巴组织异常增生疾病。真正的 SPC 只占所有浆细胞瘤的 3%。

70% 浆细胞瘤患者超过 60 岁。受累节段以胸椎为主，腰椎、颈椎次之，骶尾骨相对少见。由于浆细胞瘤富含红骨髓成分，椎体最常侵犯，病变有时也侵犯椎弓根。

影像学上 2/3 的浆细胞瘤表现典型，混合的主要为溶骨改变病灶。多替代松质骨，而骨皮质多完好甚至硬化，最后形成了椎体或者椎弓根空洞。CT 矢状位上呈"小脑"样改变。1/3 的患者影像学无特异性，表现为多发溶骨类似血管瘤样的"肥皂泡"改

变或者就是单纯的溶骨改变。MRI 上浆细胞瘤为 T_1 低信号、T_2 高信号，且 T_1 相表现为均一的强化（图 62-2-8）。终板骨折常见。侵犯椎间盘和相邻椎体有助于将浆细胞瘤和转移瘤鉴别。FDG-PET 可以在一个适当的时间框内通过一次检查对全身进行扫描，对检测骨髓瘤浸润病灶具有很高的敏感性（85%）和特异性（92%），而且可以发现和区分出髓内和髓外病灶。

对怀疑骨髓瘤的患者，需要对血、尿 M 蛋白进行检测。血清蛋白电泳为 M 蛋白的定性检查手段，MM 患者由于 M 蛋白大量产生，表现为一窄底的高峰，最常见出现在 γ 区内。而尿本 - 周蛋白（Bence-Jones protein）为尿轻链的定性检查。但两者无法区别 M 蛋白的具体类型。当两者出现异常时，需进一步检查。血清免疫电泳可区分 M 蛋白的具体类型，其中 IgG 最常见，其次为 IgA，而血清免疫球蛋白及轻链测定可进一步对 M 蛋白水平进行定量测定。另外，有 20% 的患者无法检测到 M 蛋白产生，这类患者属于不分泌型。有不到 1% 患者可产生 2 种或 2 种以上完整的 M 蛋白，称为双克隆、三克隆型。

穿刺或分块切除标本表现为灰褐色软组织碎片。尸检中，粉红色或者灰色包块为典型表现。可见骨髓弥漫侵犯和不连续小结节。组织学上浆细胞瘤是圆形或卵圆形浆细胞排列而成的肿瘤。根据分化情况，有丝分裂象、细胞核、异形性也有所不同。免疫组化上，骨髓瘤细胞表现为特异抗原 PCA、CD38 阳性。浆细胞骨髓瘤特异表达单型细胞质免疫球蛋白而缺少表面免疫球蛋白。85% 肿瘤重链和轻链都有所表达，但是剩下的只表带轻链（本 - 周骨髓瘤）。单型表达 kappa 和 lambda 免疫球蛋白的肿瘤细胞提示恶性。多数的骨髓瘤缺乏 pan-B 抗原

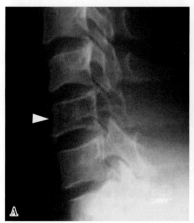
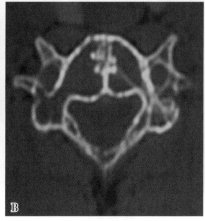
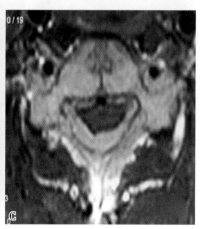

图 62-2-8

A. 矢状位 CT 可见 C_6 多发溶骨性改变；B. CT 平扫可见椎体呈空洞改变；C. MRI T_1 相可见均一强化

CD19 和 CD20,免疫球蛋白相关抗原 CD79a 多数病例均表达。CD138 是石蜡切片上鉴别正常浆细胞和肿瘤细胞的可靠指标。有些病例可能 EMA 为阳性。

虽然多发骨髓瘤常进展很快、致命,但是 SPC 如果局部控制良好,能延长生存期。脊柱多发性骨髓瘤 1 年死亡率为 76%,4 年为 100%。SPC 的 5 年生存率为 60%。骨髓瘤对放疗和化疗都很敏感,化疗和放疗常为有症状的脊柱骨髓瘤的首选治疗。SRS 因其可大剂量集中病灶进行放疗而对周围组织损伤较小,成为距脊髓 >5mm 病灶的治疗的选择。椎体成形术和后凸成形术对治疗疼痛性椎体压缩骨折是一种安全、有效的微创手段。由于骨髓瘤患者骨质破坏和骨质疏松等问题,加之其对放疗敏感,手术往往不作为其首选治疗。免疫纤溶蛋白酶是肿瘤播散的指标,术后复查应监测,如果播散发生,应系统化疗。

(二)脊索瘤

脊索瘤不是常见肿瘤,占原发恶性肿瘤的 2%~4%,由残余脊索生长而成。每百万人口发病率约 0.51。近年来,国外文献报道的颈胸腰椎脊索瘤比例增多。例如,美国的流行病研究调查了 400 例脊索瘤,其患病比例改变为:颅底占 32%,骶尾部占 29%,中轴骨外占 6%,而活动脊柱(mobile spine,即颈、胸、腰椎,不含骶尾骨)的比例提升至 33%。2006 年,Boriani 报道的 52 例活动脊柱脊索瘤中,颈椎占 29%,胸椎占 13%,腰椎 58%。

脊索瘤最常在中年人发生(30~60 岁),峰值为 40~50 岁。不像蝶枕病变(男女发病率相等),脊柱脊索瘤男女发病率为 2:1~3:1。骶骨脊索瘤临床表现为逐步的进行性的神经损害,包括疼痛、麻木、无力、失禁或者便秘。脊索瘤生长缓慢,不幸的是,肿瘤在转移前可以生长的很大,患者在就医前可以出现尿频、便秘或者神经根受压表现。肛查常可触及坚硬、固定的骶骨前包块。

影像学上最常见的是中轴骨骨质破坏,伴大块、相连的软组织包块。骨质扩张常见,瘤内钙化在骶尾部病变,平片发现率为 50%~70%,CT 发现率为 90%。钙化是非定型的,主要在病变周围出现。但是,骶骨以上脊柱较少扩张,钙化率为大约 30%,也许包含硬化(43%~62%)。在一些病例中,硬化为主,导致椎体"象牙征"。这些也许包含椎间盘,而在多数脊柱肿瘤和感染不常见。脊索瘤的侵袭性让其也许会侵袭相邻的椎体水平,骶尾部脊索瘤也许会跨越骶髂关节。

CT 可显示脊索瘤的骨质和软组织成分以及周围侵犯的软组织结果。冠状位 CT 是评价神经弓侵犯和骶髂关节情况的最佳方法。超过 50% 的病例,CT 表现为软组织包块低密度,这些是由于透明样组织表现形成的。周围也常可见高密度纤维组织假包膜。MR,由于多维和对比的存在,对评价脊索瘤的范围效果更好。脊索瘤表现为 T_1 相稍低、T_2 相很高的信号。这是由于病灶富含液体导致的(图 62-2-9)。T_1 相高信号有时也在颅内和蝶 - 枕部脊索瘤中被报道,这是由于黏液材料中富含蛋白质所致。脊索瘤 CT 和磁共振常可见强化。由于脊索瘤生长缓慢,如术后复发,单凭症状或普通 CT 往往难以及

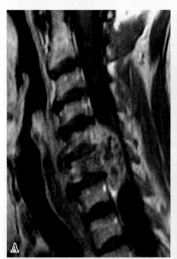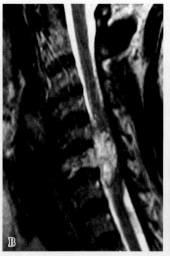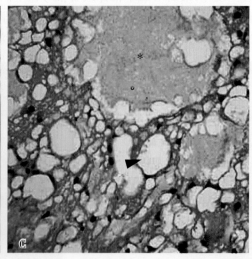

图 62-2-9

A. C_6 脊索瘤可见 MRI T_1 相病灶跨过椎间盘、突入椎管,病灶均匀强化;B. T_2 相高信号,表现为"浓粥样"改变;C. 组织学上可见典型空泡细胞

时发现,增强 CT 或 MRI 有助于较早发现复发。

病理上,分叶肿瘤常包含假包膜。组织学分析,表现为伸长的清楚细胞伴胞质内空泡(空泡细胞,图 62-2-9)。不管是胞质内还是胞质外均富含黏蛋白。肉瘤成分也许也能在脊索瘤内发现(纤维的、骨的、软骨的),这是由于脊索瘤分化所致。

脊索瘤的预后取决于是否可以完整切除,但是,由于肿瘤的发生部位和发病时的大体积,常导致不完全切除,辅助放疗也被用作治疗脊索瘤。美国统计 1973—1995 年 400 例脊索瘤,生存期中位数为 6.3 年,女性较男性稍长(分别为 7.3 年和 5.9 年)。颅底、脊柱和骶尾骨脊索瘤的生存期中位数分别为 6.9、5.9 和 6.5 年,5 年和 10 年生存率分别为 67.6% 和 39.9%,估计 20 年生存率为 13.1%。死亡常由于局部侵袭复发有关。转移率为 5%~43%,转移部位包括肝、肺、区域淋巴结、腹膜、皮肤和心脏。

(三) 软骨肉瘤

软骨肉瘤是脊索瘤后第二常见的成人非淋巴组织增生性原发脊柱恶性肿瘤,占这些肿瘤的 7%~12%。脊柱占骨软骨肉瘤的 3%~12%。患者典型表现为疼痛和可触及的包块,神经症状在 45% 的患者中发生。男女发病比率为 2~4∶1。骨软骨肉瘤可以在脊柱任何部位发生,但是胸椎是最常见的部位。

软骨肉瘤是一个相对低度恶性肿瘤,表示患者有长期的生存率。多数病变为原发软骨肉瘤,但是也存在软骨瘤(单发及多发遗传性外生骨疣)恶变可能。病变可以来自于任何椎体(15%)、后方附件(45%)或者两者都有(45%)。

影像学上,脊柱骨软骨肉瘤典型表现为骨质破坏。典型表现为软骨间质矿化作用(图 62-2-10),70% 患者平片可见,CT 会更明显。皮质破坏是一定的,扩张入周围软组织也常见,软组织团块可伴絮状钙化。病变扩张超过椎间盘、相邻椎体节段在大约 35% 患者出现,相邻的肋骨也可能被侵犯。软骨肉瘤也许从骨肉瘤的周围软骨帽生长而来,这些部位也可能长出大包块。CT,病变的非矿化部分衰减较肌肉低,这是由于透明软骨含水分多导致的。相似的,磁共振上骨和软组织表现为 T_1 相中等偏低信号、T_2 相很高的信号(图 62-2-10)。钙化部分在任何

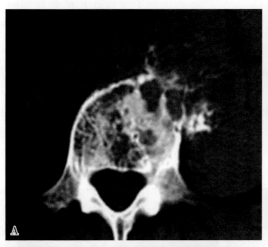
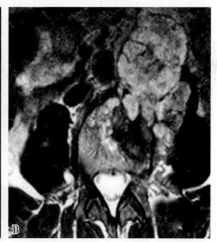
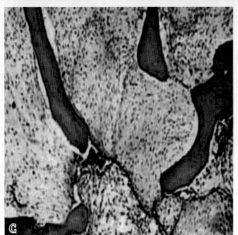

图 62-2-10

A. L_1 软骨肉瘤 CT 平扫可见椎体巨大病灶伴絮状钙化;B. MRI T_2 相可见病灶呈高信号,椎旁可见巨大软组织团块伴分叶;C. 病理可见骨小梁中弥漫的软骨细胞,根据软骨肉瘤 WHO2002 分级分为 2 级

时相均表现为低信号,因此骨软骨肉瘤和软骨肉瘤在长重复时相上的表现常是不同的。

宏观上,软骨肉瘤的切面由于透明软骨的存在,为半透明、蓝灰色或白色。几乎均可见小叶生长。这些也许可包含类黏蛋白或者黏液材质区域。标本中也许可见黄白色或者白色的钙化。骨质侵蚀和破坏伴软组织侵犯在骶骨多见。

病理上,低倍镜下软骨肉瘤表现为富含蓝灰色软骨基质产物,软骨肉瘤和骨软骨瘤的不同,表现为缺少茎、弥漫出现分叶的软骨团块,这些小叶可以被纤维束或者骨小梁隔开,可伴周围软组织侵犯。软骨肉瘤可以通过细胞数量、核异形性、染色深度和细胞核大小分为 3 级。骨膜外的软骨肉瘤可能表现有帽,但是影像学和病理上可以和软骨瘤鉴别。因为在骨软骨瘤上看不到纤维增生和细胞异形性。

骨软骨肉瘤的治疗是手术切除,如果病变接受了完整切除,可能能治愈,在 Shives 等人的研究中 26% 治愈。但是,扩大切除如果不能进行,肿瘤复发导致了大约 74% 患者死亡。由于肿瘤有时是低级别病变,生存期是经常较长的,平均生存期在 Shives 的研究中为 5.9 年。辅助性放疗常被应用,但是疗效存在争议。化疗也许应该被用在高度恶性和低分化软骨肉瘤。远处转移(肺转移常见)在低度恶性脊柱软骨肉瘤中并不常见。

(四)尤因肉瘤和 PNET

尤因肉瘤和 PNET 是病理上不同的实体,有相似的临床和放射学特性。事实上,没有描述影像学上的差异,据我们所知,它们的影像学表现因此常一起描述。这些肿瘤是儿童最常见的非淋巴组织增生性原发恶性脊柱肿瘤。脊柱病变大约占全部尤因肉瘤和 PNET 的 3%~10%,这两种病变的发病年龄为 10~30 岁,但 PNET 的发病年龄较不确定。尤因肉瘤和 PNET 最常发生部位为骶尾部,其次是腰椎和胸椎,颈椎少见。病变典型发生在椎体中心,虽然侵犯入后方附件也不是罕见的。临床症状为疼痛和神经症状,包括失去肠道和膀胱功能。

影像学上,尤因肉瘤和 PNET 也许会表现为弥漫的骨质溶解、骨质扩张或者硬化(图 62-2-11)。在 Shirley 等人的研究中,69% 脊柱病变可见弥散硬化伴发骨质坏死。CT、特别是磁共振显示骨质和周围的软组织最为有利。脊柱周围的软组织包块在这些病变常很明显。磁共振上为 T_1 相等信号、T_2 相中等偏高信号。

组织学病理上,尤因肉瘤和 PNET 多变。多数情况下由均一的带圆形核、细染色质的小圆细胞组成(图 62-2-11),极少出现嗜酸细胞质。肿瘤细胞质多包含 PAS 阳性糖原。骨质坏死常发生在脊柱区域。尤因肉瘤细胞形态单一,细胞密集,胞质少,间质及血管增生少。PNET 细胞形态多样,可见大量菊形团,间质与血管增生较明显。

免疫表型上,CD99 几乎都是阳性,但是无特异性。波形蛋白染色剂,例如 NSE,多数的肿瘤也为阳性。一些病例中角蛋白也是阳性的。这两种病变有相似的细胞生成特性,t(11;22)(q24;q12)的染色体易位。

在化疗出现之前,尤因肉瘤和 PNET 的生存率很不理想,因为这些脊柱病变很难完整切除。但是,放化疗是现在脊柱病变治疗的骨干疗法,非骶骨肿

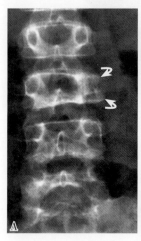
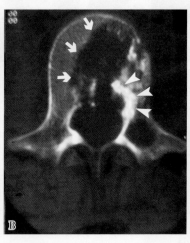
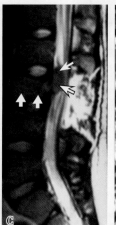
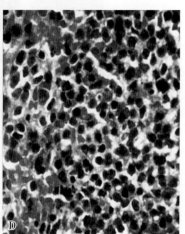

图 62-2-11

A. 平片可见 L_3 骨质破坏,侵袭椎体,左侧椎弓根消失;B. CT 平扫可见弥漫骨质溶解伴边缘硬化;C. 磁共振 T_2 相可见病灶侵袭 L_3 椎体骨髓,侵入椎管(硬膜背侧高信号影为之前手术造成);D. 病理可见大量蓝色均一小圆细胞,提示为尤因肉瘤

瘤大约 100% 局部控制,86% 长期生存。患者伴不稳定和神经主诉仍需要手术减压和稳定。骶尾部肿瘤预后较差,62.5% 局部控制和 25% 远期生存,常和肿瘤体积较大有关,这是由于临床症状迟发导致的。北京大学人民医院李晓等人在 COA2009 总结了 15 例脊柱尤因肉瘤和 PNET,所有患者均接受化疗 + 手术,10 例接受术后放疗,2 年生存率 73.3%,5 年生存率 53.3%(壁报交流)。更小的骶尾部病灶也许能接受完整切除。

(五) 骨肉瘤

脊柱骨肉瘤少见,大约占所有骨肉瘤的 0.6%~3.2%,占所有脊柱恶性肿瘤的 5%。脊柱骨肉瘤患者常为附件病变,在更大年龄发病(大约 40 岁),男性多发。患者常表现为疼痛和可触及的包块,70%~80% 有神经症状。血清碱性磷酸酶水平常被测定。WHO2002 中骨肉瘤包含一般骨肉瘤、毛细血管扩张性骨肉瘤、小细胞骨肉瘤、低度恶性中央型骨肉瘤、继发骨肉瘤、骨旁骨肉瘤、骨膜骨肉瘤、高度恶性表面型骨肉瘤。其中一般骨肉瘤又划分为成骨性、成软骨性和成纤维性。

骨肉瘤在脊柱任何水平都被报道,虽然常好发在腰骶部水平。多数病例,椎体原发,虽然反

常,但是继发于后方附件也常见。原发于附件为 17%~18%。

脊柱骨肉瘤常由于放疗后继发,可持续 5~20 年。更多的,脊柱骨肉瘤可以继发于 Paget 病。影像学上骨肉瘤常表现为稠密的间质矿化(图 62-2-12A),有时椎体呈乳白色“象牙椎”(图 62-2-12B)。椎体高度丢失、侵犯相邻的椎体也很常见。单纯溶骨病变也有,不常见,而且很难和其他脊柱孤立性病变鉴别。CT 和磁共振对评估病变界限和软组织侵犯很重要,80% 的病灶表现为间质钙化。病变伴间质钙化在磁共振任何时相上均为低信号。毛细血管扩张性骨肉瘤可以出现液 - 液平面。

病理学上,由于多数脊柱骨肉瘤都是成骨性的,但是成软骨性和成纤维性组织学分型也被报道过。在成骨肉瘤中,骨组织和骨化组织是最主要的基质。基质末端产物薄,呈树叉分支状骨样密度(图 62-2-12)。有时,骨肉瘤很难和骨母细胞瘤区分。

免疫组化结合显微电镜表现有助于鉴别滑膜肉瘤和肉瘤样癌转移。骨肉瘤细胞角蛋白也许为阳性和肌纤维蛋白抗体常为阳性,胞质内染色 CD99 中强度阳性。骨钙素和骨结合素可以作为骨样物质标记。

骨肉瘤的预后不乐观。多数 1 年内死亡,很少

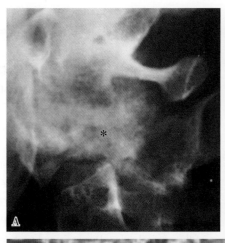

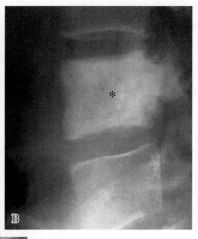

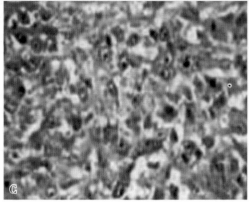

图 62-2-12
A. 平片可见 C_2 成骨性改变,侵入 C_1;B. 平片可见 L_4 成骨性病灶,呈“象牙椎”改变;C. 成骨肉瘤镜下表现可见大量骨化基质,成分叉骨样改变

患者活过 2 年。原发病灶预后较差,这是由于病变发病时病灶大,不能局部完整切除。辅助放化疗常被采用。

(六) 淋巴瘤

淋巴瘤是一个系统疾病,骨原发淋巴瘤是非霍奇金淋巴瘤的一种少见结节外表现,大约占所有淋巴瘤的 1%~3%。原发骨淋巴瘤主要是弥漫的大 B 淋巴细胞。主要发病年龄为 50~70 岁,男性多发(8:1)。侵犯脊柱多已经为晚期播散。椎体、硬膜外、椎旁都可以侵犯。传播途径有血源性、淋巴途径和直接侵犯。

影像学上也许表现为硬化、溶骨或者混合表现。CT 以及 MRI 表现没有特异性。骨扫描几乎所有患者均表现为高摄取。穿刺活检困难,标本细胞易碎,有时需要大块活检。

组织学上侵犯骨的淋巴瘤表现为弥漫生长模式。淋巴瘤标本中细胞易碎,如果一个穿刺活检提示标本压碎,应怀疑淋巴瘤。李斯特细胞有时不能在涂片上找到。细胞形状多变,特别是存在浆细胞和嗜酸细胞应怀疑霍奇金淋巴瘤。免疫组化上所有原发淋巴瘤侵犯骨,都是 B 细胞肿瘤,因此 CD20 阳性。霍奇金淋巴瘤 CD15 和 CD30 染色剂是阳性的。如髓过氧化物酶阳性则支持粒细胞肉瘤。

治疗由放疗加或不加化疗组成,虽然放疗后可能仍需要手术,但是手术治疗一般限于活检、脊髓减压、病理骨折固定。

(七) 转移瘤

转移瘤是骨科医生最常见到的骨肿瘤,脊柱是转移瘤最常见的发生部位。转移瘤可以由任何恶性肿瘤产生,但是最常见的是继发于乳腺、肺、前列腺癌,其次是肾癌、甲状腺癌、胃肠癌。多发骨髓瘤和淋巴瘤为多发骨质破坏,有人认为原发,有人认为转移。乳腺、肺、前列腺癌、淋巴网状内皮疾病占据大约脊柱肿瘤的 60%。

影像学上,MRI 对于脊柱转移瘤的诊断十分重要,平片、CT、脊髓造影、PET 也都有其作用。但上述检查方法无一完美。平片是诊断进行性疼痛的最先检查,但是只有超过 50% 的椎体骨质破坏时才会显示。而且,转移瘤更多的浸润骨髓而不是破坏骨皮质。但是,可以用来观察脊柱的后凸和侧弯,因为 CT、MRI 检查时患者仰卧,畸形会有所减少。动态 X 线可以检查脊柱稳定性,但是有可能造成脊髓损伤。平片还可以检查术后内固定的位置情况。

骨扫描较平片更为敏感,但是需要有成骨反应存在或者骨质沉积才能探及转移瘤。所以,如果为发展很快的破骨性肿瘤,骨扫描也许就没办法检出了。而且骨扫描特异性不高、无法观察神经压迫情况。

在 MRI 出现之前,CT 和脊髓造影是诊断神经压迫的最好办法。因为钛金属固定手术后,MRI 显像不满意,所以 CT 可用作术后评价。转移瘤中溶骨性的多为肺癌、乳腺癌、甲状腺癌、肾癌、结肠癌和神经母细胞瘤。成骨性病变常在老年前列腺癌或者女性乳腺癌中可见。其他成骨性转移瘤还包括淋巴瘤、类癌、胃肠道黏蛋白腺癌、胰腺癌、膀胱癌、神经母细胞瘤和儿童髓母细胞瘤。

MRI 虽然诊断转移瘤很好,有助于区分肿瘤边界,了解之前未被怀疑病灶部位情况,有助于肿瘤科医生选取放疗治疗剂量。但是,对于鉴别肿瘤与骨质疏松性压缩骨折、骨髓炎以及经过治疗的肿瘤较困难。这些时候 T_1、T_2 相相似。PET-CT 对于诊断转移癌很重要,也有助于选取穿刺活检区域。

目前,脊柱转移瘤的治疗主要根据 Tomita 评分选取手术方案,再结合放化疗,肿瘤性质导致生长速度差异、是否多发、是否转移都影响着患者的治疗方法选择和预后。

(刘晓光　李　杰)

参 考 文 献

1. 刘晓光,刘忠军,光耕町,等. CT 监测下经皮脊柱穿刺活检 325 例分析. 中国脊柱脊髓杂志. 2004,2:82-85
2. 袁慧书,刘晓光,庞超楠,等. CT 监视下穿刺活检在脊柱病变鉴别诊断中的应用. 中国脊柱脊髓杂志,2008,18(2):85-89
3. Christodoulou A,Zidrou C,Savvidou OD,et al. Percutaneous harlow wood needle biopsy of the spine:a retrospective analysis of 238 spine lesions.Orthop,2005,28(8):784-789
4. Bohlman HH,Sachs BL,Carter JR,et al. Primary neoplasms of the cervical spine. Diagnosis and treatment of twenty-three patients. J Bone Joint Surg Am,1986,68(4):483-494
5. Kransdorf MJ,Stull MA,Gilkey FW,et al. Osteoid osteoma. Radiographics,1991,11:671-696
6. Saifuddin A,White J,Sherazi Z,et al. Osteoid osteoma and osteoblastoma of the spine. Factors associated with the presence of scoliosis. Spine(Phila Pa 1976),1998,23(1):47-53
7. Murphey MD,Andrews CL,Flemming DJ,et al. From the archives of the AFIP. Primary tumors of the spine:radiologic pathologic correlation. Radiographics,1996,16(5):1131-1158

8. Rodallec MH, Feydy A, Larousserie F, et al. Diagnostic imaging of solitary tumors of the spine: what to do and say. Radiographics, 2008, 28 (4): 1019-1041

9. Fletcher CDM, Unni KK, Mertens F. World Health Organisation classification of tumours. Pathology and genetics of tumours of soft tissue and bone. Lyon: IARC Press, 2002: 260-261

10. Kroon HM, Schurmans J. Osteoblastoma: clinical and radiologic findings in 98 new cases. Radiology, 1990, 175: 783-790

11. McLeod RA, Dahlin DC, Beabout JW. The spectrum of osteoblastoma. AJR 1976, 126: 321-335

12. Mayer L. Malignant transformation of benign osteoblastoma. Bull Hosp Jt Dis, 1967, 28: 4-13

13. Shaikh MI, Saifuddin A, Pringle J, et al. Spinal osteoblastoma: CT and MR imaging with pathological correlation. Skeletal Radiol, 1999, 28 (1): 33-40

14. Fletcher CDM, Unni KK, Mertens F. World Health Organisation classification of tumours. Pathology and genetics of tumours of soft tissue and bone. Lyon: IARC Press, 2002: 262-263

15. Lucas DR, Unni KK, McLeod RA, et al. Osteoblastoma: clinicopathologic study of 306 cases. Hum Pathol, 1994, 25: 117-134

16. Jiang L, Liu ZJ, Liu XG, et al. Langerhans cell histiocytosis of the cervical spine: a single Chinese institution experience with thirty cases. Spine, 2010, 35 (1): E8-15

17. Aizawa T, Sato T, Tanaka Y, et al. Signal intensity changes on MRI during the healing process of spinal Langerhans cell granulomatosis: report of two cases. J Spinal Disord Tech, 2005, 18 (1): 98-101

18. Fletcher CDM, Unni KK, Mertens F. World Health Organisation classification of tumours. Pathology and genetics of tumours of soft tissue and bone. Lyon: IARC Press, 2002: 345-346

19. Bidwell JK, Young JWR, Khalluff E. Giant cell tumor of the spine: computed tomography appearance and review of the literature. J Comput Tomogr, 1987, 11: 307-311

20. Resnick D. Tumors and tumor-like diseases. In: Diagnosis of bone and joint disorders. 3rd ed. Philadelphia, Pa: Saunders, 1995: 3785-3806

21. Donthineni R, Boriani L, Ofluoglu O, et al. Metastatic behaviour of giant cell tumour of the spine. Int Orthop, 2009, 33 (2): 497-501. Epub 2008 May 7

22. Harrop JS, Schmidt MH, Boriani S, et al. Aggressive "benign" primary spine neoplasms: osteoblastoma, aneurysmal bone cyst, and giant cell tumor. Spine (Phila Pa 1976), 2009, 34 (22 Suppl): S39-47

23. Kransdorf MJ, Sweet DE. Aneurysmal bone cyst: concept, controversy, clinical presentation, and imaging. AJR, 1995, 164: 573-580

24. Koci TM, Mehringer CM, Yamagata N, et al. Aneurysmal bone cyst of the thoracic spine: evolution after particulate embolization. AJNR, 1995, 16: 857-860

25. Hudson TM. Fluid levels in aneurysmal bone cysts: a CT feature. AJR, 1984, 142: 1001-1004

26. Fletcher CDM, Unni KK, Mertens F. World Health Organisation classification of tumours. Pathology and genetics of tumours of soft tissue and bone. Lyon: IARC Press, 2002: 338-339

27. Papagelopoulos PJ, Currier BL, Shaughnessy WJ, et al. Aneurysmal bone cyst of the spine. Management and outcome. Spine, 1998, 23: 621-628

28. Roblot P, Alcalay M, Cazenave-Robolot F, et al. Osteochondroma of the thoracic spine: report of a case and review of the literature. Spine, 1990, 15 (3): 240-243

29. Fletcher CDM, Unni KK, Mertens F. World Health Organisation classification of tumours. Pathology and genetics of tumours of soft tissue and bone. Lyon: IARC Press, 2002: 234-235

30. 姜亮, 崔岩, 刘晓光, 等. 脊柱骨软骨瘤的诊断与外科治疗. 中国脊柱脊髓杂志, 2011, 2: 103-107

31. Acosta FL Jr, Sanai N, Chi JH, et al. Comprehensive management of symptomatic and aggressive vertebral hemangiomas. Neurosurg Clin N Am, 2008, 19 (1): 17-29

32. Laredo JD, Reizine D, Bard M, et al. Vertebral hemangiomas: radiologic evaluation. Radiology, 1986, 161 (1): 183-189

33. Aflatoon K, Staals E, Bertoni F, et al. Hemangioendothelioma of the spine. Clin Orthop Relat Res, 2004, 418: 191-197

34. 姜亮, 李杰, 刘忠军, 等. 脊柱血管瘤的诊断与治疗. 中国脊柱脊髓杂志, 2011, 1: 38-54

35. Kelley SP, Ashford RU, Rao AS, et al. Primary bone tumours of the spine: a 42-year survey from the Leeds Regional Bone Tumour Registry. Eur Spine J, 2007, 16 (3): 405-409

36. Bredella MA, Steinbach L, Caputo G, et al. Value of FDG PET in the assessment of patients with multiple myeloma. AJR Am J Roentgenol, 2005, 184 (4): 1199-1204

37. Bilsky MH, Azeem S. Multiple myeloma: primary bone tumor with systemic manifestations. Neurosurg Clin N Am, 2008, 19 (1): 31-40

38. Fletcher CDM, Unni KK, Mertens F. World Health Organisation classification of tumours. Pathology and genetics of tumours of soft tissue and bone. Lyon: IARC Press, 2002: 301-305

39. McMaster ML, Goldstein AM, Bromley CM, et al. Chordoma- incidence and survival patterns in the United States 1973-1995. Cancer Causes and Control, 2001, 12: 1-11

40. Boriani S, Bandiera S, Biagini R, et al. Chordoma of the mobile spine: fifty years of experience. Spine, 2006, 31 (4): 493-503

41. Fletcher CDM, Unni KK, Mertens F. World Health Organisation classification of tumours. Pathology and genetics of tumours of soft tissue and bone. Lyon: IARC Press, 2002: 316-318

42. Bjornsson J, Wold LE, Ebersold MJ, et al. Chordoma of the mobile spine: a clinicopathologic analysis of 40 patients. Cancer, 1993, 71: 735-740

43. Fletcher CDM, Unni KK, Mertens F. World Health Organisation classification of tumours. Pathology and genetics of tumours of soft tissue and bone. Lyon: IARC Press, 2002: 247-251

44. Shives TC, McLeod RA, Unni KK, et al. Chondrosarcoma of the spine. J Bone Joint Surg, 1989, 71: 1158-1165

45. Sharafuddin MJA, Haddad FS, Hitchon PW, et al. Treatment options in primary Ewing's sarcoma of the spine: report of seven cases and review of the literature. Neurosurgery, 1992, 30: 610-619

46. Fletcher CDM, Unni KK, Mertens F. World Health Organisation classification of tumours. Pathology and genetics of tumours of soft tissue and bone. Lyon: IARC Press, 2002: 298-300

47. Fletcher CDM, Unni KK, Mertens F. World Health Organisation classification of tumours. Pathology and genetics of tumours of soft tissue and bone. Lyon: IARC Press, 2002: 259-286

48. Wright NB, Skinner R, Lee REJ, et al. Osteogenic sarcoma of the neural arch. Pediatr Radiol, 1995, 25: 62-63

49. Ilaslan H, Sundaram M, Unni KK, et al. Primary vertebral osteosarcoma: imaging findings. Radiology, 2004, 230 (3): 697-702

50. Fletcher CDM, Unni KK, Mertens F. World Health Organisation classification of tumours. Pathology and genetics of tumours of soft tissue and bone. Lyon: IARC Press, 2002: 259-286

51. Fletcher CDM, Unni KK, Mertens F. World Health Organization classification of tumours. Pathology and genetics of tumours of soft tissue and bone. Lyon: IARC Press, 2002: 306-308

52. Harrington KD. Metastatic disease of the spine. J Bone Joint Surg Am, 1986, 68 (7): 1110-1115

53. Tomita K, Kawahara N, Murakami H. Total en bloc spondylectomy for spinal tumors: improvement of the technique and its associated basic background. J Orthop Sci, 2006, 11 (1): 3-12

第六十三章

脊柱肿瘤的外科分期与外科原则

第一节 简介

脊柱肿瘤的外科分期与外科原则仍未完整确立,有以下主要原因:

1. 脊柱肿瘤比较罕见,病理类型多种多样,临床表现和累及结构千差万别,因而难以全面评估、认识、比较。

2. 脊柱肿瘤属于骨肿瘤与脊柱外科的交叉领域。外科分期、外科原则理应遵循肿瘤外科的一般原则。但是,脊柱肿瘤部位深在、解剖结构复杂、与周边神经和血管等结构关系密切,肿瘤治疗与功能保护常存在尖锐矛盾,肿瘤外科分期与原则难以实施于脊柱肿瘤领域。

3. 脊柱肿瘤的分类和手术技术源于脊柱矫形、神经肿瘤外科。侧重于各种各样的治疗技术,忽视了肿瘤外科的基本原则。

4. 随着影像学技术、脊柱外科理念、手术技术、内固定器械的快速发展,以往尚未完善的理念、原则往往又面临新的改变。

第二节 脊柱肿瘤的外科分期

每例疑似脊柱原发肿瘤的患者都应该进行详细的局部检查和全身系统性检查,以便分期。目前,全身检查中 PET-CT 最为全面;而局部检查中组织病理学检查(活检)最为关键。活检应该放在最后一步(详见第六十四章《影像学检查与活体组织检查》)。

1980 年,Enneking 提出了骨肿瘤外科学分期,广泛用于四肢骨与软组织肿瘤,但难以用于脊柱肿瘤。脊柱肿瘤外科医师越来越多地面对很多疑难病例,原因是以往的瘤内刮除或者切除活检。1997 年,

意大利的 Boriani 等人提出了胸腰椎的 WBB 脊柱肿瘤外科分期。而日本的 Tomita 等人则将胸腰椎肿瘤分为 7 个亚型。这些努力为规划手术式和入路、比较手术疗效提供了参考标准。近年来,多家医学中心的研究结果都证实了 WBB 分期和肿瘤整块切除术治疗脊柱原发恶性肿瘤的有效性。

脊柱肿瘤发病率低,病理类型多样,绝大多数医学中心经过 50 年的积累才能获得数十例类似病例;因为时间跨度长,检查方法、治疗理念又各不相同。临床经验总结大多难以全面、客观,因此多中心研究显得极为重要。基于这种现状,美洲、欧洲、日本的医师组成了脊柱肿瘤研究组织(简称 SOSG),正在逐步汇总、发表大宗病例研究。

在有条件开展脊柱肿瘤治疗的三级医院中,应建立肿瘤会诊中心,通过多学科会诊来完成脊柱肿瘤分期。参与科室应包括:脊柱外科、肿瘤内科、放疗科、放射科、病理科。在决定手术及其他治疗方法时,应对肿瘤分期、手术可行性全面分析。术毕,根据最终病理结果、间室完整性再次进行肿瘤分期。

(一) Enneking 分期

Enneking 分期(图 63-2-1)是建立在肿瘤的生物学特性(G,分为:良性、低度恶性、高度恶性)、肿瘤局部累及的范围(T,分为:囊内、囊外间室内、间室外)、肿瘤全身转移情况(M)的基础上。根据这一分型,可选择相应治疗方案(表 63-2-1)。

(二) 胸腰椎肿瘤的 WBB 分期

Boriani 等人首先在 Enneking 外科分期基础上引入了 WBB 分区,包括 12 个象限和 5 层(A~E)(图 63-2-2)。在横断面上,以脊髓为中心,顺时针分为 12 个象限。其中 4~9 象限为前部椎体,1~3 象限和 10~12 象限为后方附件结构。每个象限由外至内分为 5 层:A 椎旁软组织;B 外层骨皮质;C 骨质深层;

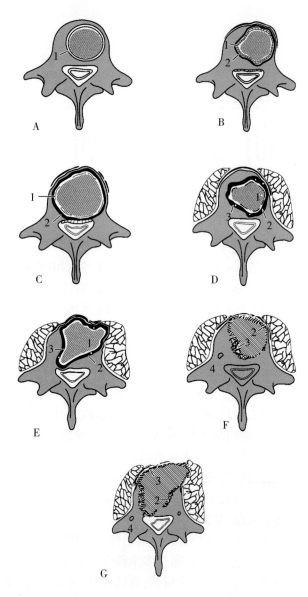

图 63-2-1

A. S1,良性肿瘤,静止,外有包膜;B. S2,良性肿瘤,活跃,外有假包膜;C. S3,良性肿瘤,侵袭性,假包膜中有指状突起或跳跃卫星灶;D. ⅠA,低度恶性,脊椎间室内,有假包膜;E. ⅠB低度恶性,脊椎间室外(椎旁或椎管内);F. ⅡA,高度恶性,间室内,椎体内卫星灶;G. ⅡB高度恶性,间室外,卫星灶,无远处转移;(1. 反应带;2. 假包膜;3. 假包膜内病灶;4. 卫星灶)

D 椎管内硬膜外;E 硬膜下。因为外层骨皮质较厚、完整,可列为一层屏障;而内层骨皮质在椎体后壁滋养孔处多不完整,椎体肿瘤多经此进入硬膜外腔,因此不单独列为一层屏障。在椎体区,骨髓腔宽大,肿瘤播散较容易;在椎弓根区域,骨皮质厚、骨髓腔小,肿瘤扩张较困难。WBB 分期为外科医师选择术式提供了依据(表 63-2-2)。

实际上,WBB 分类系统不是分期或分型,而是分区,在使用上比较困难。

表 63-2-1   Enneking 肿瘤学分期与治疗原则

	Enneking 分期			治疗原则
良性	1	静止	$G_0T_0M_0$	观察,一般无需手术,偶需稳定或减压
	2	活动	$G_0T_0M_0$	瘤内刮除 ± 辅助治疗
	3	侵袭性	$G_0T_{1-2}M_0$	边缘性整块切除
恶性	ⅠA		$G_1T_1M_0$	广泛性整块切除
	ⅠB		$G_1T_2M_0$	广泛性整块切除
	ⅡA		$G_2T_1M_0$	广泛性整块切除 + 辅助治疗
	ⅡB		$G_2T_2M_0$	广泛性整块切除 + 辅助治疗
	ⅢA		$G_{1-2}T_1M_1$	姑息手术
	ⅢB		$G_{1-2}T_2M_1$	姑息手术

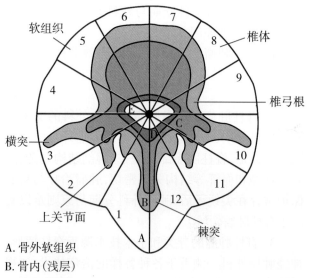

A. 骨外软组织
B. 骨内(浅层)
C. 骨内(深层)
D. 骨外(硬膜外)
E. 管外(硬膜内)

图 63-2-2   WBB 分期

(三)胸腰椎肿瘤的 Tomita 分型

共 3 类 7 个亚型(图 63-2-2)。与 WBB 分区相比,更为简单、直观、易于实施。

A 病变局限在脊椎骨质内。Ⅰ型:单纯前部或后部的原位病灶(1 或 2 或 3);Ⅱ型:前部或后部病灶累及椎弓根(1+2 或 3+2);Ⅲ型:前部、后部及椎弓根均受累(1+2+3)。

B 病变累及脊椎骨质外。Ⅳ型:侵及椎管(硬膜外,任何部位 +4);Ⅴ型:侵及椎旁;Ⅵ型:侵及相邻椎体(任何部位 +5)。

M 转移。Ⅶ型:多节段或跳跃性病灶。

表 63-2-2　颈椎哑铃形肿瘤北京大学第三医院（PUTH）分型横断面分区的定义及手术入路选择

矢状轴（由后至前）			神经轴（由内至外）		
区域	解剖结构	手术入路	区域	解剖结构	手术入路
Ⅰ	椎板背侧软组织	后路	A	硬膜下，脊髓外侧	首选后路，偶可前路或前外侧入路
Ⅱ	椎板及小关节	后路	B	硬膜外至椎间孔的软组织	首选后路，也可前外侧入路
Ⅲ	椎管内脊髓背侧	后路	C	椎间孔外距硬膜囊外缘 <4cm	首选后路，也可前外侧入路
Ⅳ	椎管内脊髓腹侧	前路	D	椎间孔外距硬膜囊外缘 >4cm	前外侧入路
Ⅴ	椎体和横突	前路			

（四）颈椎肿瘤

对于原发性颈椎肿瘤，也可尝试将 WBB 分期推广使用，但是颈椎的横突孔、椎动脉更为复杂。

（五）环枢椎

环枢椎的解剖结构更为特殊：环齿突关节、环枕关节、椎动脉在 C1/2 处形成"襻"。2010 年，北京大学第三医院骨科报道了环枢椎肿瘤的分区。

（六）哑铃形肿瘤

"哑铃形肿瘤"是一个形态学概念，指脊柱肿瘤生长遇到解剖学结构［椎间孔和（或）硬膜］的阻挡，而呈现哑铃形或沙漏状（dumbell/hourglass）外观。也就是说，肿瘤连接了 2 个或 2 个以上的区域：

硬膜下、硬膜外、椎间孔、椎旁。它占脊柱肿瘤的 13.7%~17.5%。在成人中，约 80% 为神经鞘细胞肿瘤（神经鞘瘤、神经纤维瘤及恶性外周神经鞘膜瘤）。它累及骨质有 3 种表现形式（图 63-2-3）：外压性改变（无需切除骨质）、肿瘤突入骨质形成小的憩室（建议切除受累骨质）、侵蚀性改变（建议广泛切除），需要区别对待。

2009 年，北京大学第三医院提出了 PUTH 分型，根据肿瘤横断面影像做 2 条轴线：一条为正中矢状轴，一条为沿神经根走行的神经轴（图 63-2-4A）；根据肿瘤与骨性椎管的关系沿正中矢状轴从背侧向腹侧分为 5 个区域（Ⅰ~Ⅴ），沿神经轴分为 4 个区域

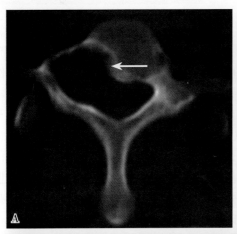
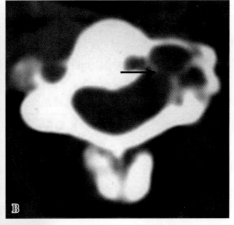
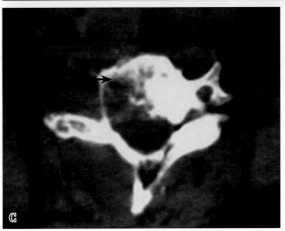

图 63-2-3　哑铃形肿瘤累及骨质的影像学表现形式

A. 外压性改变；B. 肿瘤突入骨质形成小的憩室；C. 侵蚀性改变

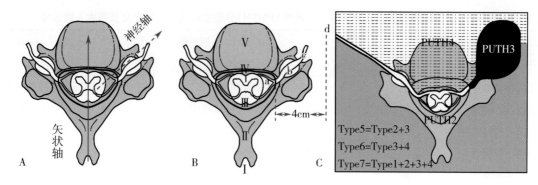

图 63-2-4　PUTH 分型

A. 由背侧至腹侧的"矢状轴"与沿神经根走行的"神经轴";B. 根据肿瘤与骨质结构的关系沿正中矢状
轴从背侧向腹侧分为 5 个区域(Ⅰ:椎板背侧软组织;Ⅱ:椎板及小关节;Ⅲ:椎管内脊髓背侧;Ⅳ:椎管
内脊髓腹侧;Ⅴ:椎体和横突),沿神经轴分为四个区域(a:硬膜下,脊髓外侧;b:硬膜外至椎间孔的软组
织;c:椎间孔外距硬膜囊外缘 <4cm;d:椎间孔外距硬膜囊外缘 >4cm);C. 分为 7 个亚型

(A~D)(图 63-2-4B,表 63-2-2);根据分区将肿瘤分为 7 型(图 63-2-4C)。

椎间孔外距硬膜囊外缘 >4cm 时,肿瘤往往穿过斜角肌间隙,到达胸锁乳突肌深方。此时单纯后路手术,往往达不到肿瘤前外缘,而辅以侧前方或前方入路较为便利。根据分型提出术式:1、2、5 型适于后路;4 和 6 型选择前路或前外侧入路;7 型需前后联合入路;对于 3 型的手术入路存争议,可根据术者手术习惯而定,推荐采用后路(表 63-2-3)。

2009 年,郭卫提出骶骨神经源性肿瘤分为 4 型,与其骶尾骨肿瘤的一般分型大致相同:Ⅰ型肿瘤局限于骶管内,Ⅱ型肿瘤经骶孔延伸至骶骨前方,Ⅲ型

肿瘤延伸至骶骨前后两侧,Ⅳ型肿瘤仅位于骶前。对于Ⅰ型选择单纯后路;Ⅱ、Ⅲ型如肿瘤低于 S_1 水平,单纯后路即可,如高于 S_1 水平则需前后联合入路;Ⅳ型单纯前路即可。但作者未区分肿瘤的良恶性。良性肿瘤多数无需切除骶尾骨——剥离即可,恶性则必须广泛切除。

第三节　脊柱肿瘤的外科原则

应该首先明确诊断、做出初步分期。虽然当前手术治疗仍是脊柱原发肿瘤的主要治疗方式,但术前应在脊柱肿瘤外科主导下、多学科协作决定治疗方案:介入科实施栓塞或主动脉球囊,减少术中出血;血管外科协助游离血管显露肿瘤,甚至血管搭桥(主动脉、椎动脉等);麻醉科控制降压、减少术中出血,监测神经电生理;肿瘤切除后,成形科协助转移皮瓣或肌皮瓣减小空腔、关闭切口;重症监护病房加强术后管理、支持;肿瘤内科决定药物治疗的方案和时机;放疗科决定放疗的方式与时机。

Enneking 分期可很好地指导四肢肿瘤的治疗。四肢原发恶性骨肿瘤中常见骨肉瘤、软骨肉瘤、Ewing 肉瘤,多为高度恶性,早期转移多;而脊柱肿瘤中常见的是脊索瘤、骨巨细胞瘤,多为低度恶性或交界性,易于局部复发,转移相对少见。

因为上述差异,脊椎与四肢肿瘤的治疗方式差异较大。四肢骨肿瘤术前往往先需化疗,手术多为根治性或广泛性切除。而脊柱肿瘤多数化疗无效,类似神经肿瘤外科,最高的理想虽是根治性切除,多数是经瘤手术,也有保留神经功能的反复减瘤手术。部分学者认为,对于那些难以彻底切除的脊柱肿瘤,

表 63-2-3　北京大学第三医院 PUTH 分型与手术入路选择

PUTH	肿瘤位置	累及区域	手术入路
1 型	椎管内脊髓外侧(可跨越硬膜内外)	A	后路
2 型	脊髓背侧	Ⅰ、Ⅱ、Ⅲ,伴或不伴 A	后路
3 型	椎间孔和(或)椎间孔外区或椎间孔内外	B、C,伴或不伴 A	后路,伴或不伴关节突切除,或前外侧入路
4 型	脊髓腹侧和(或)椎间孔极外侧区	Ⅳ、Ⅴ和(或)D	前路或前外侧入路
5 型	背侧和外侧	2+3 型	后路,伴或不伴关节突切除
6 型	腹侧和外侧	3+4 型	前路或前外侧入路
7 型	腹侧、背侧和外侧	1+2+3+4 型	联合入路

姑息手术可使患者在生存期内改善生活质量,有一定的积极意义。

对于恶性或侵袭性脊柱肿瘤,目前公认的、最彻底的治愈方法仍是经间室外(或包膜外)的整块切除(extracompartment En-bloc excision);而在当前的实际工作中,先在肿瘤包膜外游离,再分块切除,达到"包膜外、经瘤的广泛切除"(intralesional extracompartment excision)往往是最为彻底而又可行的手术。相比之下,局限于骨间室内的脊柱肿瘤相对容易切除;而脊柱周边毗邻重要结构,累及软组织的脊柱肿瘤则难以切除;而手术种植或残留的肿瘤则更难切除。西方有些学者称这种脊柱肿瘤的手术为"one shot surgery",即此类肿瘤只有一次手术治愈机会,如第一次手术切除不彻底,就丧失了治愈机会。

仔细的术前计划(肿瘤学分期、术式、入路)是手术成功实施的必要条件,详见第六十四章《影像学检查与活体组织检查》。

(一)专业术语

脊柱肿瘤外科领域中,专业术语的使用仍比较混乱,原因是脊柱解剖复杂、脊柱肿瘤各异、手术理念与手术技术的快速发展。有些作者使用了刮除术、破坏了肿瘤包膜,却仍旧使用"根治性(radical)切除"一词,并不恰当。为了规范脊柱肿瘤外科治疗,就需要推广外科分期的应用、严格专业术语的使用。

En-bloc 意为整块切除肿瘤,且肿瘤完全被一层正常组织包绕。Piecemeal 即"刮除"(curettage),意味着分块切除肿瘤。单纯强调"整块"还是"分块"不能预测恶性肿瘤的复发率和生存期,还需区分肿瘤的切除边界——瘤内、边缘性、广泛性。"瘤内"(intralesional)切除是指在肿瘤内部"经瘤"切除,意味着残留肿瘤被膜和部分瘤体。"边缘性"(marginal)切除是指沿肿瘤假包膜(反应性组织)外切除。"广泛性"(wide)切除是指切除的肿瘤的假包膜外还有一层正常组织包绕。"根治性"切除需整块切除这个肿瘤间室,在脊柱肿瘤中很难达到。

肿瘤边界是否完整的评估分为3个阶段:①术前根据影像学(CT、MRI、PET-CT)分析肿瘤边界、制定切除范围、决定切除方式;②术中肉眼初步评估包膜是否完整;③最重要的是,术后对切除标本进行仔细的大体观察和组织学检查。标本上多点取材、病理检查,最终,才能确认术式是"边缘性"还是"广泛性"。

根治性脊柱手术仅见于瘤体较小、局限于椎体

内——早期发现并确诊的罕见病例。例如,颈椎脊索瘤整块、全脊椎切除的文献报道在文献中仅有2例。

(二)术式发展史

国外于1972年最早出现了首例胸腰椎脊柱肿瘤的"全脊椎切除术"(spondylectomy)的个案报道,全部切除椎体及附件的肿瘤。北京大学第三医院同期也开展了相同的手术。

为了确保大块切除肿瘤,Boriani 将术式分为3种(表63-3-1):椎体切除(vertebrectomy,肿瘤位于椎体内或仅累及一侧椎弓根)、矢状切除(sagittal resection,肿瘤累及一侧的椎体和附件)和后方附件切除术(resection of the posterior arch)。

表 63-3-1　WBB 脊柱肿瘤外科分区与术式选择

WBB 分区	相应建议术式与入路
4~8 或 5~9	椎体切除(后路—前路)
2~5 或 7~11	矢状切除(后路—前路)
1~3 和 10~12	后方附件切除(后路)

1997年,日本的 Tomita 及其团队提出胸腰椎肿瘤的"整块切除(total En-bloc spondylectomy,TES)"。这种激进的术式已被国内外很多学者接受。TES 实际上是将肿瘤分成前后两块切除——在椎弓根处 T-saw 线锯锯断——也就是说是经肿瘤间室内切除,大多数病例甚至是经瘤切除。多数 TES 是一期后路切除胸腰椎脊柱肿瘤,少量是"前-后"联合入路切除,而下腰椎肿瘤则需"前-后-前"联合入路切除。

TES 这一名称是为了有别于原来流行的瘤内分块刮除,在尽可能彻底切除肿瘤上迈出了很大的一步。但是,对于多数四肢骨肿瘤医师来说,这依旧达不到四肢骨肿瘤意义上的"间室外"切除。一些学者质疑 TES 术式,认为:①属于经瘤手术,违背了肿瘤外科学原则;②线锯经瘤切割,可能造成肿瘤污染术野甚至肿瘤种植。

Tomita 认为,虽然在椎弓根处经瘤,TES 仍旧是目前最理想的术式,理由如下:① TES 手术首先是包膜外游离,然后才经瘤横断椎弓根,此种做法虽有肿瘤种植的可能,但非肿瘤残留——残留必然复发,种植则不一定复发;② Tomita 发明的 T-saw 线锯很细,直径仅 0.59mm,在适当的周围软组织保护下,肿瘤种植可能性比骨刀等方式小;③肿瘤切除后,局部化疗(蒸馏水、0.5mg/ml 顺铂溶液 300ml 依次浸泡术野 2.5 分钟)可减小肿瘤种植可能。Tomita 团队经过 20 年的努力,已经积累了 200 多例 TES 手术的经验,将胸腰椎脊柱的局部复发率控制在 5%,原发

肿瘤的 5 年生存率提高到 80%,转移瘤 45%。

TES 手术的适应证主要为 Tomita 分型的 2~5型,而 1 型和 6 型为相对适应证,不适合 7 型;Enneking 分型中良性肿瘤的 S3 型及 I 或 II 型肿瘤;对于转移瘤适于 Tomita 评分 2~4 分、预计生存期≥2年的患者。Tomita 强调 TES 手术创伤大、风险高(死亡率 0% ~7.7%);术前应向患者及家属详尽介绍手术的利弊;是患者和家属,而非手术医师,决定最终的治疗方案。

美国的 Gokaslan 等人报道劈开下颌骨、整块切除上颈椎肿瘤,手术难度与风险更高。

(三)外科原则

在制订脊柱肿瘤的手术计划时,如何在保留功能(稳定性、神经功能)与切除肿瘤中找到最佳的平衡? 这一问题仍旧苦苦地困扰着脊柱外科医师。在四肢肿瘤外科的发展过程中,骨肿瘤外科医师也曾被此问题困惑。他们起初也竭尽全力保留肢体,而代价却是肿瘤的复发与转移——原本希望保留的没有保留住,还失去了更多的功能,甚至生命。惨痛的经历所带来的血的教训是:不应关注什么是切除的,更应该关心什么是留下的(肿瘤)。手术边缘无瘤往往比保留神经功能、保持脊柱稳定性更为重要。

1. 硬膜囊与脊髓　脊柱肿瘤侵入椎管内时,绝大多数医生只能做到边缘性切除——保留硬膜囊;极少数医师可以做到广泛性切除——切除受累硬膜囊;而根治性切除无法达到——硬膜外间室从颅底延续至尾骨,范围太广。

Boriani 曾报道肿瘤累及硬膜、行部分硬膜切除并人工硬膜修补的病例,还曾报道胸椎骨肉瘤、受累脊髓切断、整块切除病灶的病例。这些手术虽很激进,但以肿瘤外科学而言,仅为广泛性(甚至是边缘性)切除,谈不上根治性切除。

北京大学第三医院也曾经对一位已经历 3 次手术复发的未分化型骨肉瘤实施了切除 5 个节段脊椎及相应脊髓的手术。但这种手术创伤大,患者神经功能无法恢复,仅在最大程度上增大了生存可能性,在伦理上也有困惑。术前需经律师公证,与患者及家属反复沟通,最终由已熟知利弊的患者与家属决定。医师不能简单代替患者做出术式选择的决定,需要做的是:详尽的告知、充分的术前准备、精心手术、全面的术后处理。

2. 神经根　相比之下,$C_{1~4}$、$T_{2~12}$ 的神经根功能不太重要,可以切断。例如,在 TES 手术中需常规切断病变节段相应的一对胸椎神经根。$C_5~T_1$、$L_3~S_2$ 神经根切断会带来明显的神经功能损害,一定需要慎重。如拟广泛切除,必要时也需切断。

Tomita 曾报道颈椎脊索瘤整块切除,因肿瘤突破椎体骨皮质,累及 C_7 神经根,术中骨质切除彻底,保留了 C_7 神经根。术后 11 年神经根处复发,再次切除后又复发。

哑铃形肿瘤中的神经纤维瘤、神经鞘瘤属良性肿瘤,一般认为术后复发率低。实际上,其 5 年局部复发率为 10.7%,10~15 年则高达 28.2%。原因有 2个:①当瘤体较大时,往往难以与载瘤神经区分开,且肿瘤的包膜薄厚不一,可薄至 3~5μm,肉眼难以区分,为保留神经极易残留肿瘤;②肿瘤可在骨质中形成小的憩室,为保留骨性结构,也易残留。因而为避免复发,往往需切除载瘤神经或受累骨质。神经外科医师倾向于保留受累神经根,在大宗病例报道中,肿瘤完全切除率仅为 86%~94%。

另一些较激进学者倾向于切断载瘤神经,理由是:即使是良性神经源性肿瘤残留,50% 的患者将再次出现症状。另外,功能性载瘤神经切断后,7.4%~23% 的患者会表现出一过性根性损害,多数术后 1 年恢复,仅 2.3% 的患者会出现持久性功能障碍。可能的原因是:①邻近节段的神经根代偿;②载瘤神经的功能已经丧失。

3. 组织重建　包括骨骼、皮肤或黏膜、血管等。随着内植物的迅猛发展,脊柱稳定性重建已经不是主要难题,仍是重要一环。在骶尾骨肿瘤切除后,皮肤并发症可高达 30%。经口咽环枢椎手术后,可能需前臂带血管的皮瓣移植。

目前,国内多数单位的大多数手术为经瘤的肿瘤刮除术,部分单位开展了经瘤的边缘性切除,有数家医院能够开展 TES 手术。对于大多数医院而言,不适于开展脊柱肿瘤手术,但年轻医师往往轻视病情,匆忙手术,结果肿瘤反复复发;对于有条件的医学中心而言,需注意避免盲目扩大手术,应严格掌握手术适应证。

即便在经验丰富的医学中心,实施整块肿瘤切除术的并发症发生率也较高。因此,此类手术应由经验丰富的多学科协作组来实施。

(刘忠军　姜亮)

参 考 文 献

1. Jiang L, Liu ZJ, Liu XG, et al. Upper cervical spine chordoma of C2-C3. Eur Spine J, 2009, 18(3):293-298

2. Zhou H, Liu Z, Liu C, et al. Cervical chordoma in childhood without typical vertebral bony destruction: case report and review of the literature. Spine, 2009, 34(14):E493-497

3. 杨墨松, 马俊明, 杨诚, 等. 脊柱活动节段脊索瘤的外科治疗及其预后. 中国矫形外科杂志, 2008, 16(3):175-178

4. McMaster ML, Goldstein AM, Bromley CM, et al. Chordoma-incidence and survival patterns in the United States 1973 ± 1995. Cancer Causes and Control, 2001, 12:1-11

5. Boriani S, Bandiera S, Biagini R, et al. Chordoma of the mobile spine: fifty years of experience. Spine, 2006, 31(4):493-503

6. Casali PG, Messina A, Stacchiotti S, et al. Imatinib mesylate in chordoma. Cancer, 2004, 101(9):2086-2097

7. Magenau JM, Schuetze SM. New targets for therapy of sarcoma Current Opinion in Oncology, 2008, 20:400-406

8. Sciubba DM, Chi JH, Rhines LD, et al. Chordoma of the spinal column. Neurosurg Clin N Am, 2008, 19(1):5-15

9. Jäkel O, Land B, Combs SE, et al. On the cost-effectiveness of Carbon ion radiation therapy for skull base chordoma. Radiother Oncol, 2007, 83:133-138

10. Boriani S, Weinstein JN, Biagini R. Primary bone tumors of the spine. Terminology and surgical staging. Spine, 1997, 22:1036-1044

11. Tomita K, et al. Total en bloc spondylectomy: A new surgical technique for primary malignant vertebral tumors. Spine, 1997, 22:324-333

12. Rhines LD, Fourney DR, Siadati A, et al. En bloc resection of multilevel cervical chordoma with C-2 involvement. Case report and description of operative technique. J Neurosurg Spine, 2005, 2:199-205

13. Neo M, Asato R, Honda K, et al. Transmaxillary and transmandibular approach to a C1 chordoma. Spine, 2007, 32(7):E236-239

14. Fujita T, Kawahara N, Matsumoto T, et al. Chordoma in the cervical spine managed with en bloc excision. Spine, 1999, 24:1848-1851

15. Leitner Y, Shabat S, Boriani L, et al. En bloc resection of a C4 chordoma: surgical technique. Eur Spine J, 2007, 16(12):2238-2242

16. Currier BL, Papagelopoulos PJ, Krauss WE, et al. Total en bloc spondylectomy of C5 vertebra for chordoma. Spine, 2007, 32:E294-E299

17. 姜亮, 刘忠军, 党耕町, 等. 脊柱转移瘤的预后分析. 中国脊柱脊髓杂志, 2005, 15(8):453-455

18. 姜亮, 刘忠军, 党耕町, 等. CT引导下经皮穿刺活检在脊柱转移癌诊断中的作用. 中国脊柱脊髓杂志, 2003, 13(2):82-84

第六十四章

脊柱肿瘤的全身化疗与局部治疗

原发性或继发性恶性脊柱肿瘤的专业治疗要求各学科间的合作,包括肿瘤内科医师、放射治疗科医师、介入放射科医师和脊柱外科医师。治疗策略和计划需要在上述专科医师的合作下完成,而肿瘤学专家应作为此医疗队伍的领导者。

手术治疗(详见六十七章)仍旧是脊柱肿瘤首选的治疗方法。近年来,药物治疗、放射治疗等辅助治疗也有了迅猛的发展。肿瘤内科医师、放疗科医师、介入科医师和脊柱外科医师的交流和合作也日益重要。然而,目前脊柱肿瘤的临床研究往往是多种治疗方法联合、多年临床实践的回顾性研究,治疗有待进一步标准化。非手术治疗包括放射治疗、化学治疗、血管栓塞、射频消融等。

第一节　原发性脊柱肿瘤

一、药物治疗

以往药物治疗在脊柱肿瘤的治疗中无足轻重。但近年来,这种情况有所改变。

1. 靶向治疗已成为肿瘤学药物治疗的研究热点。伊马替尼(iamatinib,格列卫)是酪氨酸激酶抑制剂,最初用于治疗肉瘤。意大利米兰肿瘤研究所使用伊马替尼治疗脊索瘤,取得了良好效果。其方案为 400~800mg/d,连续用药 1 年以上。89% 患者症状明显改善,影像学检查发现 61% 的病例肿瘤缩小。伊马替尼治疗脊索瘤的机制尚未清晰,可能是抑制了血小板衍生生长因子受体 β 和 α(platelet-derived growth factor receptor,PDGFR)的表达。但伊马替尼一年数十万的高昂药费令国人难以承受。

2. 干扰素(interferon,IFN)与二膦酸盐(bisphosphonate)在骨巨细胞瘤中的治疗作用日益受到重视。干扰素的作用机制可能是抗肿瘤和抗血管形成的作用。IFN-α2a 可使骨巨细胞瘤肺部转移灶体积缩小 50%。美国哈佛大学口腔医师对于颌骨骨巨细胞瘤先刮除,再给予皮下注射 IFN-α($3 \times 10^6 U/m^2$),直至新骨形成、充满病灶。其中 22 例随访 2 年以上,16 例治愈,6 例复发。美国 Anderson 癌症中心肿瘤使用 IFN-α2b 治疗了 12 例脊柱骨巨细胞瘤(脊柱、骶骨和骨盆),其中 4 例肿瘤进展。近期美国还出现针对骨巨细胞瘤的靶向药物(狄诺塞麦,denosu mad)尚处于临床实验节段。

二膦酸盐的作用机制是抑制骨巨细胞瘤中的基质细胞和巨细胞。唑来膦酸(zoledronic acid)比帕米磷酸钠(pamidronate)更为有效。术前使用二膦酸盐并不能影响骨巨细胞瘤的肿瘤细胞,但可有效缓解症状并降低复发率。

二、化学治疗(化疗)

化疗的药物分为抗肿瘤药物和阻止或改善肿瘤效应的药物。一些原发肿瘤,如尤因肉瘤、骨肉瘤(原发性和继发性),都对化疗敏感。但此类肿瘤在脊柱原发肿瘤中罕见。化疗对于高度恶性的肿瘤具有重要的抗肿瘤作用。即使已伴发硬膜外脊髓压迫,全身化疗也通常是此类肿瘤患者的一线治疗方法。

地塞米松可以减轻脊髓水肿和脊柱肿瘤引起的疼痛,对于脊髓损害有一定的保护作用。急性脊髓压迫患者的最佳药物剂量目前尚有争议。大剂量激素的并发症发生率明显增加,如高血糖、消化道溃疡、溃疡穿孔以及股骨头缺血性坏死。此外,激素可能会影响尚未确诊的脊柱病灶活检的准确率。淋巴瘤和胸腺瘤对甾体激素的溶瘤作用非常敏感,因此甾体激素可能会妨碍或延误此类肿瘤的诊断。

术中化疗:一般认为脊索瘤对全身化疗不敏

感,而术中局部使用可有效杀灭肿瘤细胞。甲氨蝶呤(MTX)或顺铂等加入骨水泥或明胶海绵充填缺损处,也可术中局部使用大剂量"浸泡"式化疗(如卡铂2g/L)。为了避免或减少术中肿瘤种植,日本的Tomita术中依次使用蒸馏水和顺铂(0.5mg/ml)各浸泡术野2.5分钟。希望蒸馏水使肿瘤细胞膜的通透性增加,便于顺铂进入肿瘤细胞。

三、放射治疗(放疗)

详见第六十一章《脊柱肿瘤的临床表现与诊断方法》的第五节《治疗》。

近年来,随着放疗技术的快速发展,放疗的疗效大幅提高。除了常见的外放射治疗,还出现了内放射治疗(放射性粒子植入、术中放疗等)。质子放疗、立体定向放疗、伽马刀等精准放疗技术,可安全地将放疗剂量提升至70Gy;短距离放疗(如放射性粒子植入)可将局部放疗剂量提升至120Gy。有些放疗科医生甚至提出肺癌、前列腺癌等原发肿瘤无需手术,单纯放疗即可达到外科手术切除的疗效。

在脊柱肿瘤的治疗中,放疗与手术面临相同的难题:如何彻底切除肿瘤,同时避免损伤周围重要结构——主要是脊髓、神经根。脊柱肿瘤的发病部位往往紧邻脊髓和神经根;在骶尾骨区,直肠等结构也不能耐受大剂量放疗。例如,治愈脊索瘤的有效放疗剂量应至少为70Gy;但为避免放射性脊髓病,常规的放疗剂量往往不能超过40~50Gy。脊索瘤患者适于使用质子放疗或者立体定向放疗。

目前,常规使用的是术后4~6周行小剂量局部放疗,目的是杀灭残留的肿瘤细胞、预防复发。目前,学术界的主要争论是:①是术前放疗,还是术后放疗;②是选择常规光子放疗、强子放疗(例如质子放疗),还是精确放疗;③放疗是辅助性治疗,还是根治性治疗。

1. 术前和术后放疗各有利弊。一般不主张术前放疗,因为术前放疗虽可使肿瘤体积缩小,但其危害是:①肿瘤组织与神经根的粘连更加紧密、不易分离,可导致手术难度增加,手术时间延长;②放疗易导致软组织瘢痕化,导致术后伤口不愈合及感染率增高。如使用放疗的目的仅仅是减少术中出血,相比之下,术前血管栓塞更加简便、快捷。而术后放疗必须面对的问题是:①术后局部解剖改变、难以明确肿瘤位置,经瘤手术可能出现肿瘤的播散或者种植,因而仅能泛泛照射、缺乏针对性;②术后金属内植物可能干扰射线而影响放疗效果、增加脊髓损伤的风险;③术后放疗可抑制成骨,导致延迟愈合或

不愈合。

2. 经典放疗是光子放疗(conventional photon beam radiation),如剂量达到40~60Gy,5年肿瘤局部控制率为10%~40%。自1970年后,出现强子(hadron,如质子、碳原子)放疗,它可有效提高照射能量。最常见的是质子放疗(proton beam radiation),5年局部控制率可达50%~60%。近几年来,调强放疗(intensity modulated radiation therapy,IMRT)和立体定向放疗(stereotactic radiotherapy)提高了照射精度,可将放疗剂量提升至70Gy——达到脊索瘤的治愈剂量,同时最大限度地减少了放射性脊髓损害的可能性。

新放疗方法需花费高昂的治疗费用。常规放疗一般治疗费约1万元,质子放疗和IMRT治疗费约5万元。据欧洲医疗经济学统计,碳原子放疗每花费7692欧元可延长脊索瘤患者生存期1年。

3. 脊柱外科医师倾向于将放疗作为脊柱肿瘤切除术的辅助治疗,而放疗科医师认为高能量的精确放疗可用作根治治疗。在颅脑肿瘤治疗中,神经外科和放疗科之间也存在类似的争论。放疗科医师认为:放疗的优点是创伤小、并发症少;外科医师认为:手术可能治愈脊柱肿瘤,而放疗因顾忌脊髓功能,无法彻底杀死硬膜外肿瘤,易于局部复发。尤其是当脊髓严重受压时,手术可切除硬膜囊外的肿瘤包膜,而放疗则投鼠忌器。折中的观念认为:高龄或并发症较多的患者适于首选放疗,反之适于手术;神经损害严重者应首选手术,反之则可先放疗。

决定患者需行放射治疗后,还需仔细考虑放射治疗的时机。研究证明,放射治疗不利于伤口愈合、骨愈合以及移植物的整合(graft incorporation)。放射治疗对皮肤愈合的负面效应已被证实。在制订放射治疗计划时,必须考虑到手术切口的位置,以免发生灾难性的伤口裂开或感染。此外,大量动物实验表明,术前放射治疗和术后即刻放射治疗对植骨融合具有最显著的负面效应。然而,延迟放射治疗(>21天)没有相似的负面效应。与前路植骨融合相比,放射治疗对后路植骨融合的负面效应更大。这可能是由于前柱血液供应的增加以及后路植骨融合对邻近组织的依赖(邻近组织也同样受到放射治疗的负面作用)。作者们主张手术植骨后延期3~4周再进行放射治疗。

近距离放射疗法(brachytherapy)治疗恶性肿瘤是一种经外科手术置入放射性粒子的局部放射治疗方法。放射源既可直接置于肿瘤内,也可置于肿

瘤切除后的瘤床。放射性粒子植入技术在国外已有 100 多年的历史，最初是由居里夫人进行的尝试。我国已开展此类技术约 10 年。其优越性在于：①局部治疗剂量高。它比常规外放疗剂量（40Gy）高数倍（120Gy），以往认为对放疗不敏感的肿瘤，可对放射性粒子敏感。②正常组织的放射性损伤小。粒子局部作用剂量虽然高，但仅在短距离内起效（<1cm）。随着距离的增加，其辐射剂量迅速衰减，所以周围的正常结构得到了最大程度的保护。这可避免常规外放疗的皮肤放射性损伤、正常组织坏死、白细胞下降等并发症，可用于传统治疗疗效不佳的部位肿瘤（如大血管、脊髓旁、尿道和直肠周围）。③治疗作用时间长。粒子的半衰期很长，比如常用的 ^{125}I 粒子，半衰期长达 2 个月。常规放疗是瞬间的照射，而粒子可对肿瘤产生持续的辐射作用。④治疗周期缩短。进行粒子植入手术一次性即可完成，而常规外放疗一般需 20 个工作日。粒子植入可为患者的后续治疗和康复赢得宝贵的时间。⑤粒子植入可重复进行。

粒子植入也是一种放疗，如同手术，之前需要详尽规划。放疗科医生需要将患者的影像学资料输入电脑，在软件的帮助下模拟肿瘤的空间形态，预先设计粒子在肿瘤中的合理分布。一般局部麻醉下即可完成，也可开放性手术的术中植入。单纯的粒子植入操作时间为 1~3 个小时。它适用于高龄的、身体状况差的、不能耐受麻醉和手术的肿瘤患者。可在 CT 或者超声引导下植入。

典型病例 1（图 64-1-1）：胸椎软骨肉瘤，75 岁，胸背部疼痛。瘤体主要位于椎旁。局麻 CT 引导下植入放射性粒子（^{131}I）。局麻下置入导针（左上图），CT 显示多枚导针呈矩阵样排列（左下图），顺导针植入放射性粒子（右上图），粒子顺导针方向排列、间距 0.5cm（右下图）。粒子植入后 10 个月，胸背部疼痛消失，且胸椎病变没有扩大，但其他部位出现远隔转移。

四、微创治疗

详见第六十一章《脊柱肿瘤的临床表现与诊断方法》的第五节《治疗》。

近来，射频等新技术迅速发展，已被应用于脊柱肿瘤。最为成功的是射频治疗脊柱骨样骨瘤。骨样骨瘤为良性肿瘤且体积小，以往的常规手术需切除较多骨质才能将其切除——创伤较大。在 CT 引导下将射频探头传入瘤体中，给予 90℃ 3~4 分钟，可治愈骨样骨瘤。因骨皮质是热的不良导体，且脑脊液的流动可保护脊髓，故此操作比较安全。

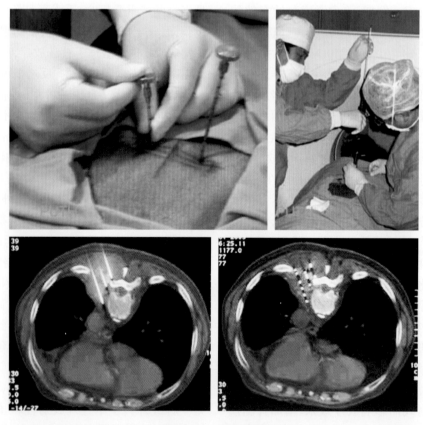

图 64-1-1　粒子植入

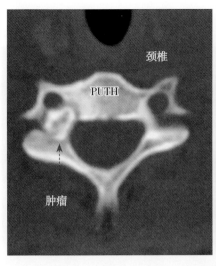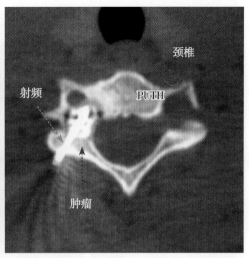

图 64-1-2 射频

典型病例 2（图 64-1-2）：患者 20 岁男性，持续颈部疼痛 2 年，夜间疼痛剧烈、难以入睡。CT 可见颈椎椎弓根病变，直径约 1cm（左图箭头）。临床诊断为骨样骨瘤。

局部麻醉下，在 CT 监视下置入导针，取病理活检（参看第六十四章 CT 引导下穿刺活检）。活检完成后，将射频针头（右图，蓝色箭头）插入瘤体正中。给予病灶射频治疗 3 分钟。射频和活检均在局部麻醉下进行，耗时 30 分钟。术后当晚患者下地活动，疼痛明显缓解。术后第一天出院。活检病理证实为骨样骨瘤。就这样一次局部麻醉 + CT 就解决了诊断和治疗的两个问题。

五、椎体成形术和后凸成形术

详见第 61 章《脊柱肿瘤的临床表现与诊断方法》的第五节《治疗》。

20 世纪 80 年代，最早由法国医师率先开展，首例是 C_2 血管瘤。一般来说，对于脊柱肿瘤，椎体成形术就能达到镇痛的疗效。相比之下，骨质疏松椎体压缩骨折中，恢复椎体高度、脊柱顺列更为重要。后凸成形术的优点在于可减少骨水泥渗漏等并发症。另外，椎体成形术也可与手术结合起来。

典型病例 3（图 64-1-3）：女性，56 岁，持续腰背痛 2 个月，逐渐加重。影像学显示 L_2 血管瘤（A、B

CT 矢状面和横断面显示骨小梁增粗呈栅栏状或者蜂窝状。行椎体成形术（C 术中 C 臂机所见），术后即刻腰背部疼痛缓解。

血管瘤实际上是血管畸形，并非真正意义上的原发肿瘤。以往的首选治疗是放疗，而国内近来椎体成形术流行。其主要原因是一些骨科医师认为放疗有恶变的可能。而放疗科医师并不同意这种意见，认为放疗导致的恶变罕见。相比之下，椎体成形术导致肺栓塞、骨水泥渗漏的并发症更为常见、严重。脊柱血管瘤的一般放疗剂量为 30~40Gy。美中不足是放疗之后再骨化比例仅为 26.2%，复发率为 14%。因骨科椎体成形术治疗的病灶均局限于椎体内，故疗效相对较好。

典型病例 4（图 64-1-4）：男性，40 岁，胸背痛 4 个月，影像学及活检病理均提示为血管瘤（A、B 横断面和矢状面的 CT）。因肿瘤累及椎管内、椎间孔区及椎旁（C、D 横断面和矢状面的磁共振），选择了放射治疗。因骨皮质缺损，椎体成形术渗漏的可能性很大。放疗后，上述症状消失。随访 2 年，椎旁软组织肿块缩小，但病椎内未见明显成骨（E、F 横断面和矢状面的 CT）。

六、其他治疗

详见第六十一章《脊柱肿瘤的临床表现与诊断方法》的第五节《治疗》。

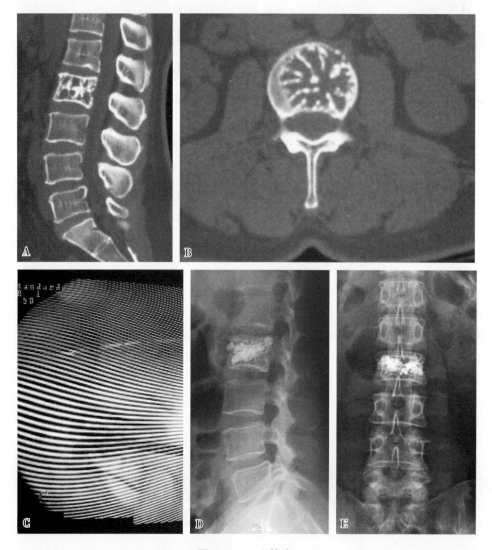

图 64-1-3 血管瘤

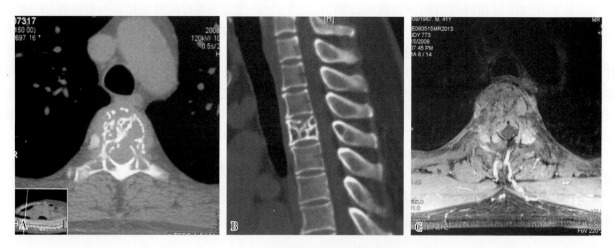

图 64-1-4 血管瘤

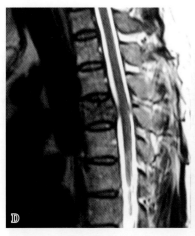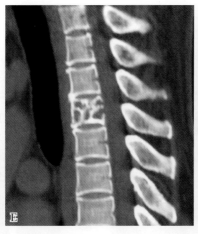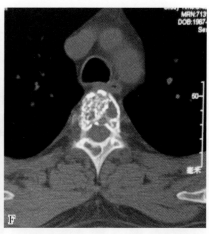

图 64-1-4（续）

第二节　脊柱转移瘤

　　脊柱转移瘤的非手术治疗比手术治疗更为重要。多学科协作尤为重要。肿瘤治疗团队需要按照肿瘤的来源，决定不同的治疗方法组合。目前国内还缺乏这方面的合作。例如，国外肿瘤治疗指南（NCCN）中，常规引入外科、放疗科专家，协商制定诊疗标准。而国内的 NCCN 方案往往是肿瘤内科自行起草，罕见外科参与。反过来，脊柱外科医师一般对于肿瘤内科缺乏了解，容易出现过度手术或者消极对待的情况。

　　近年来，肿瘤内科的靶向治疗飞速进展，日新月异，也给转移瘤患者带来了福音。如果一线化疗药物不敏感，肿瘤内科医师可结合患者的病理切片情况，分析肿瘤对靶向药物的敏感性，选择合适的治疗方案。

　　本节以低度恶性转移瘤（乳腺、甲状腺）、中度恶性转移瘤（肾脏）、高度恶性转移瘤（肺）为例简要介绍脊柱转移瘤的全身治疗与放疗（内放疗、外放疗）。

一、乳腺癌

　　一般的乳腺癌恶性程度较低（炎性乳腺癌恶性度高），出现脊柱转移后仍可长期存活。

　　一般雌激素、孕激素受体阳性的乳腺癌发生转移时，转移瘤对于化疗、放疗均敏感。往往单纯的化疗、激素治疗、化疗结合放疗即可解决脊柱转移瘤的问题，无需脊柱外科干预。当放化疗不敏感时，单发病灶首选根治性切除，多发病灶首选姑息性治疗。

典型病例 5：

　　患者，女性，58 岁，乳腺癌术后 5 年，股骨颈病理骨折、人工关节置换术术后 2 年。颈背部疼痛 5 个月，C_2 转移癌放疗后 3 个月，疼痛依旧。CT（图 64-2-1A、B 矢状面、横断面）显示 C_2 右侧椎体及侧块溶骨性骨质破坏（箭头），磁共振（图 64-2-1C 横断面）。给予颈后路枕颈固定。术后 CT 引导下行放射性粒子植入（图 64-2-1D、E 术后 X 线片正位和侧位，箭头显示粒子）。术后 3 个月 CT 检查显示明显成骨（图 64-2-1F 箭头所示）。

二、甲状腺癌

　　乳头状腺癌一般恶性度较低，即便脊柱转移，也可长期存活。

　　出现多发脊柱转移后，一般需要激素治疗和碘131 内放疗。首先行甲状腺全部切除，给予甲状腺素激素替代治疗，抑制转移灶的生长。在核医学科，间断给予碘 131 内放疗。使用前需要停用甲状腺素，提高机体摄取碘剂的能力。首次碘 131 治疗也可用于处理残余的甲状腺组织。碘 131 对于肺脏等软组织转移疗效更佳。

三、肾癌

　　一般属于中等恶性程度，一般出现脊柱转移后存活 1~2 年甚至更长。

　　出现脊柱转移后，首选肾癌根治性切除，肿瘤化疗科给予干扰素、白介素等药物治疗 1~2 个疗程，再处理脊柱病变。出现进行性脊髓损害、骨折时，可先处理脊柱病变，再行化疗，最后行根治性肾癌切除。肾癌对于普通放疗属于中度敏感。

典型病例 6(图 64-2-2):患者,男性,56 岁,下肢进行性不全瘫 2 周,入院时,下肢肌力 2 级。磁共振显示 T$_4$ 椎体占位、累及椎管。骨科急诊行胸后正中入路椎板切除、椎管内肿物切除减压、椎弓根固定。术后 4 周,患者下肢活动恢复正常。术后病理提示为肾透明细胞癌转移。术后 2 周在肿瘤科行白介素治疗 2 个疗程,病情平稳。随后,泌尿科医师行肾癌根治性切除。

因急诊手术未处理 T$_4$ 椎体病变,术后 12 个月,患者无明显不适,CT 显示病灶 T$_4$ 椎体骨质破坏进展(图 64-2-2A、B CT 矢状面和冠状面)。全身检查未见其他转移。给予三维立体定向放疗,放疗剂量 70Gy,放疗后 6 个月,CT 检查显示可见少量成骨反应。目前,随访患者 4 年,未见脊柱病变复发或其他转移。

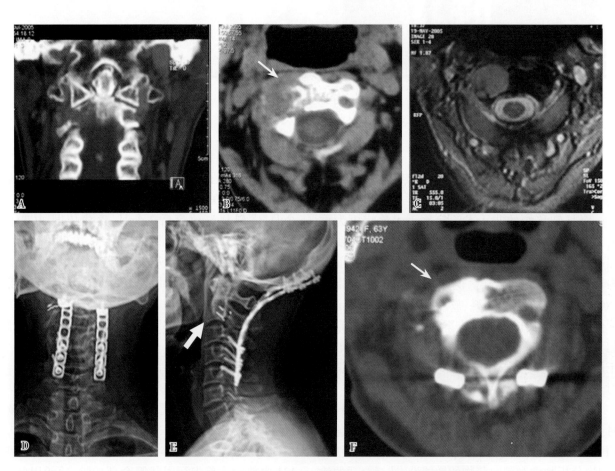

图 64-2-1 乳腺癌

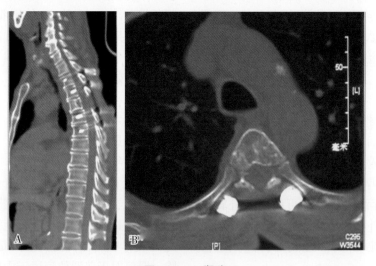

图 64-2-2 肾癌

四、肺癌

属于高度恶性转移瘤,出现脊柱转移时,平均存活期6~8个月。可选择常规化疗及靶向治疗。原发的肺癌可采用局部放疗,与肺叶楔形切除的疗效相仿。

第三节 血液源性肿瘤

常见的血液源性肿瘤包括骨髓瘤(也称浆细胞瘤)和淋巴瘤。血液源性肿瘤可以被称为原发性骨肿瘤,因为它们起源于骨髓——骨骼的组成成分之一;同时在性质上类似转移瘤。

骨髓瘤和淋巴瘤都可表现为多发(常见)和单发(少见),多发者以全身治疗(化疗和骨髓移植)为主,局部治疗(放疗和手术)为辅;而单发者以局部治疗为主,需监测是否转变为多发肿瘤。

以骨髓瘤为例,介绍血液学性脊柱肿瘤。

多发性骨髓瘤(multiple myeloma,MM)是以单克隆浆细胞异常增生为特点的一种血液源性恶性肿瘤。骨质破坏是其主要临床特点之一,80%以上患者有溶骨性骨质破坏的表现。在所有脊柱原发肿瘤中,骨髓瘤最为常见,占26%。受累节段以胸椎为主,腰椎、颈椎次之,骶尾骨相对少见。约15%患者仅表现为弥漫性骨质减少,70%以上患者诉骨痛,50%以上患者因肿瘤浸润及骨质疏松而出现椎体压缩骨折。部分患者还表现出神经功能损害的症状体征,严重影响患者的生存质量。

多发性骨髓瘤的平均生存期为3年左右。其治疗仍以化疗和骨髓移植为主,而随着许多新药(novel agents),如沙利度胺(thalidomide)、来那度胺(lenalidomide)、硼替佐米(bortezomib)及砷剂的出现和应用,明显改善了患者的预后,延长了其生存期。而大剂量化疗(high dose therapy,HDT)加干细胞骨髓移植(stem cell transplantation,SCT)的应用,也取得了显著的疗效。

骨孤立浆细胞瘤(solitary bone plasmacytoma,SBP)是骨髓瘤的另外一种类型,占骨髓瘤患者2%~5%。脊柱为最常见累及部位(32%~72%)。约2/3的SBP患者为男性,确诊时平均年龄55岁左右,比MM小大约10岁。患者预后相对较好,局部控制率可高达80%以上,平均生存期可达10年。2/3左右SBP患者可进展为MM,平均进展时间为2~3年,当然这其中包括部分在确诊为SBP时即存在多发

而未被发现的潜在病灶。

针对脊柱骨髓瘤患者骨骼相关并发症的治疗,主要包括二磷酸盐(biphosphonate)、放疗(radiotherapy)、手术(surgery)等。新近出现的立体定位放射外科手术(stereotactic radiosurgery,SRS)以及椎体成形术(vertebroplasty)和后凸成形术(kyphoplasty)在临床应用逐渐广泛,对一些患者来说具有其优势。

治疗原则:①首选血液内科化疗,多采用传统化疗方案,包括VAD(长春新碱、多柔比星、地塞米松)、MP(马法兰和泼尼松)、M2(长春新碱、卡莫司汀、马法兰、环磷酰胺、泼尼松)和TD(沙立度胺、地塞米松)等方案;顽固性MM可改用硼替佐米(商品名:万珂)相关的化疗方案;有条件者可选择骨髓移植(年龄<65岁,无严重心、肺、肝、肾等并存疾病,一般状况良好),平均生存期可达5年。②手术指征为神经损害严重(多为脊髓损害)或进展迅速,脊柱不稳定,且无手术禁忌。手术首选姑息性肿瘤切除、减压固定。手术入路的选择需结合病灶所在位置、患者年龄、一般情况等综合考虑。③椎体成形术指征:脊柱不稳定,有手术禁忌。④放疗指征:难以控制的骨痛,局部骨质破坏明显,且神经损害轻或者进展缓慢,可辅以局部放疗。

特别关注:

1. 神经功能损害的处理 血液科医生一般首选放疗,而骨科医生多建议手术。Rao等认为脊髓压迫轻、无神经症状时可单纯放疗。Bilsky等认为,即便存在脊髓严重受压,也可首选放疗;建议脊髓受压者首选放疗,且放疗应在脊髓受压诊断24小时内即应开始进行。而Zeifang等建议早期手术减压。Rades等认为,放疗前神经损害出现的时间是影响神经功能改善的因素,快速恶化者预后差——1~7天内恶化者28%神经功能恢复;如>7天则56%可恢复。本组手术和放疗者神经功能均有明显改善率。我们建议神经损害严重(多为脊髓损害)或进展迅速时首选手术,反之首选放疗。

2. 稳定性 MM的特点是全身继发性骨质疏松和局部的骨质破坏,导致脊柱稳定性下降。脊柱不稳定的患者,在治疗过程中有发生压缩骨折的风险,而成骨反应是病灶骨性愈合、脊柱重建稳定性的标志。骨质破坏不严重者可观察;破坏较轻可选择观察或支具保护;严重者可选择椎体成形术或手术。不能手术的患者,至少应在支具保护下进行放疗,尽可能避免病理骨折。

文献报道放疗后病灶成骨的比例仅为44.7%。

文献中未见化疗后病灶成骨现象的描述。北京大学第三医院报道：化疗患者中脊柱病灶影像资料齐全者7例，化疗平均9.1个月（3~30个月）后，未见明显的成骨反应，其中1例压缩骨折进一步加重。上述结果提示化疗的成骨作用不明显，如病灶骨质破坏严重，局部应给予相应的外科处理。

3. 手术方式　适合手术的患者，应简单地单纯前路或后路减压固定。前后路联合手术创伤大，手术时间长，出血多，花费高。北京大学第三医院的研究结果显示：单纯前路或者后路手术的患者与前后路联合手术者无明显差异。因此，一般认为若MM诊断明确，手术应力求简单，单纯前路或后路减压、稳定即可。

4. 二磷酸盐（biphosphonates）　可抑制破骨细胞的分化、成熟，诱导破骨细胞凋亡，并干扰其与骨的黏附，因此可以抑制甚至阻止进一步骨质吸收、破坏，减少骨骼相关并发症，但这类药物并没有促进新骨形成的作用。此外，还有文献报道帕米膦酸（pamidronate，商品名阿可达或博宁）和唑来磷酸（zoledronic acid）具有抗骨髓瘤的作用。

美国临床肿瘤学协会（American society of clinical oncology，ASCO）于2007年出版的二磷酸盐临床应用指南指出，影像学发现由骨质丢失导致的溶骨性骨质破坏或脊椎压缩骨折的MM患者，建议每3~4周静脉应用二磷酸盐90mg或唑来磷酸4mg一次。另外，X光片或骨密度检查发现有弥漫性骨质疏松而没有明显的溶骨性骨质破坏或压缩骨折病灶的患者，也建议开始二磷酸盐治疗。治疗时限建议为2年。而孤立性浆细胞瘤（solitary plasmacytoma）则不建议应用。

二磷酸盐的副作用包括肾功能损害、颌骨坏死（osteonecrosis of the jaw，ONJ）等。肾功能损害的发生率帕米膦酸和唑来磷酸类似。患者应在每次给药前检查血清肌酐（serum creatinine）水平，并且每3~6个月监测尿清蛋白水平。ONJ是一种相对少见但十分严重的并发症，Zervas等曾报道ONJ的发生率唑来膦酸比帕米膦酸高9.5倍。所有患者接受二磷酸盐治疗之前应该进行全面的口腔检查，控制口腔感染，并在治疗过程中保持口腔卫生，尽量避免有创操作。其他副作用包括一过性肌痛、关节痛和流感样症状等，帕米膦酸与唑来磷酸发生率类似，这些症状往往是一过性的，无需停药。

帕米膦酸和唑来磷酸在治疗MM所致的骨质破坏方面，疗效及安全性相似。单次给药时间上，帕米膦酸至少需2小时，而唑来磷酸则需至少15分钟。在平均总经济花费上，Shelby等曾报道唑来磷酸（$17 958）略高于帕米膦酸（$15 976）。

5. 放疗　单独化疗对缓解浆细胞瘤所引起的疼痛及治疗溶骨病灶效果欠佳。而通过放疗，75%~100%患者可获得疼痛缓解，40%~50%病灶可获得再钙化。对MM来说，放疗是非常有效的姑息治疗措施。放疗可致骨髓瘤细胞凋亡，可以迅速缩小肿瘤并解除脊髓压迫，所以对椎体骨髓瘤来说，即便高度硬膜外脊髓受压，也应首选放疗。而有研究报道浆细胞瘤所致的骨折为影响骨骼再钙化的预后相关因素，骨折部位放疗后再钙化不良，所以对发生骨折的病灶，应首选手术。

放疗是孤立性浆细胞瘤的首选治疗，在中等放疗剂量（40~50Gy）下，SP的局部控制率可达80%以上。对SBP来说，放疗的局部控制率也可达81%。

Rao等报道了35例颈椎骨髓瘤病例，其中23例仅行放疗，在获得随访的20例中有19例疼痛有所缓解；在这23例中有15例放疗前有不稳定，获得随访的10例在平均35.4个月的随访中，影像学上没有不稳定进展的表现。另外8例患者行手术治疗，其中6例术前或术后亦行放疗。作者认为放疗对颈椎骨髓瘤病灶来说是一种有效的姑息治疗，即便对于临床或影像学上存在不稳定的病例亦是如此。作者定义的"不稳定"采用Cybulski指南中的标准，而"不稳定进展"为进一步的椎体塌陷或脊柱畸形。但对于选择手术或放疗的指征，作者并没有明确指出。对于放疗的剂量，目前还没有统一的认识。

立体定位放射外科手术（SRS）通常指针对目标病变的单次、大剂量、精确定位的放射治疗。而关于是否只有"单次"才能称其为"radiosurgery"的问题目前尚有争论，因为近来最新的观点认为不超过5次者都可以纳入此概念之内。其主要特点是通过不同的特殊装置，使放射线在病变部位浓聚从而达到治疗剂量，而在病变周围放射剂量陡然下降，以免造成周围组织损伤。与传统放疗相比，SRS具有治疗时间相对较短、治疗过程可在门诊完成、副作用很小等优势。由于SRS可在几次之内完成，患者依从性较好。

对于距病灶脊髓>5mm的病例，可采用SRS治疗。如果硬膜外脊髓高度受压，应用SRS则可能会造成脊髓损伤。而脊柱不稳，神经受压而出现神经损害的表现以及肿瘤侵及椎管范围超过椎管25%者，不适用于SRS。

目前,SRS 应用于骨髓瘤或浆细胞瘤的报道并不多。Wong 等于 2006 年报道了一例病灶位于左侧斜坡并向尾端延伸至枕骨大孔的浆细胞瘤患者接受 Cyberknife 治疗的成功病例,患者接受 5 次总剂量 2000cGy 的 SRS,术后 1 个月 MRI 显示肿瘤完全控制,12 个月后仍然保持,没有明显的神经毒性。Jin 等统计了 24 例 MM 患者共 31 处病灶致硬膜外脊髓受压的临床病例,疼痛控制率达 86%,7 例神经功能损害的患者 5 例得到改善或恢复正常,影像学肿瘤局部控制率达 81%。患者没有明显不耐受的表现。

6. 椎体成形术(vertebroplasty)和后凸成形术(kyphoplasty)均属于经皮椎体强化术(percutaneous vertebral augmentation,PVA),它们对常规止痛手段治疗无效的疼痛性椎体压缩骨折来说,是一种安全、有效、耐久的治疗措施。两者的主要区别是后者包括一个椎体内球囊扩张的步骤,从而可以在一定程度上恢复椎体高度并纠正后凸畸形。有综述认为接受椎体成形术或后凸成形术的患者,从疼痛缓解、椎体高度恢复、并发症发生率方面来评价,两者临床反应没有明显差别,后凸成形术并未证明比椎体成形术更具优势。当然,这不只是针对 MM 患者进行评价。

MM 患者 PVA 的主要指征是椎体压缩骨折引起的疼痛,对其他常规治疗(阿片类和芬太尼等止痛药、二磷酸盐等)无效。还有作者将局限性溶骨病灶、具有椎体骨折风险(椎体破坏 >50%)也作为 PVA 的指征。其相对禁忌证包括椎体后方骨皮质破损、脊髓硬膜囊受压。

Astolfi 等报道 30 例 MM 患者 45 节段病灶后凸成形术回顾性研究结果,术后患者生活质量明显改善,SF-36 评分、VAS 评分及 ODI 评分均有明显改善;术前患者平均椎体高度丢失 9mm(2~17.3mm),术后椎体高度平均恢复 55%(0~100%),平均恢复值 3mm,5 年随访没有变化;术前患者平均后凸成角(Cobb angle)为 17°(6°~38°),术后平均后凸成角 10.8°(3°~30°),平均节段后凸成角改善 6.8°,5 年随访平均回退 1.7°(0°~2.5°)。一些患者出现一过性局部疼痛,2 例患者出现骨水泥外漏而没有临床症状。

Masala 等报道 94 例 MM 患者椎体成形术的随访结果,术前患者 VAS 评分 8.04±1.4,术后 1 个月改善为 1.82±1.84,术后 6 个月为 1.92±1.68,所有患者均未出现水泥外漏或肺栓塞等并发症。

Mcdonald 等报道 67 例 MM 患者共 114 节段椎体成形术随访结果,Roland-Morris 功能障碍调查(Roland-Morris disability questionnaire,RDQ)评分、静息及动态 VAS 评分分别改善 11.0(48%;$P<0.0001$)、2.7(25%;$P<0.001$)、5.3(48%;$P<0.0001$)。在 1 年的随访时间内保持改善效果。65% 患者止痛药的需要量减少,70% 患者活动有改善。

颈椎和上胸椎因其解剖原因往往 PVA 操作困难,所以大部分有关 MM 患者椎体成形术及后凸成形术的报道多集中在胸椎和腰椎。Mont Alverne 等曾报道 4 例 5 颈椎节段行椎体成形术后随访结果,所以患者均获得良好的疼痛缓解,1 例有脊椎不稳定,但无临床症状,也未进一步处理,3 个节段椎体出现骨水泥外漏,但均无临床症状。

目前,椎体成形术或后凸成形术多采用聚甲基丙烯酸甲酯(polymethylmethacrylate,PMMA)作为填充材料,应用 PMMA 所起的镇痛效果的机制尚不明确,可能与椎体机械性稳定恢复、放热反应及神经毒性有关。

关于存在神经损害的症状体征及椎体不稳定的骨髓瘤患者是否适用于 PVA,文献中报道并不多。有作者认为存在严重椎体不稳定者,应该通过手术来解决问题。何种程度的椎体压缩骨折或椎体破坏适用于椎体成形术或后凸成形术,还有待进一步研究。

(姜 亮 刘忠军)

参 考 文 献

1. Tomita K,Kawahara K,Kobayashi T,et al. Surgical strategy for spinal metastases. Spine,2001,26:298-306
2. Tokuhashi Y,Ajiro Y,Umezawa N. Outcome of treatment for spinal metastases using scoring system for preoperative evaluation of prognosis. Spine,2009,34:69-73
3. Rogers Cl,Theodore N,Dickman C,et al. Surgery and permanent 125I seed paraspinal brachytherapy for malignant tumors with spinal cord compression. Int J Radiation Oncology Biol Phys,2002,54:505-513
4. Nakatsuka A,Yamakado K,Takaki H,et al. Percutaneous radiofrequency ablation of painful spinal tumors adjacent to the spinal cord with real-time monitoring of spinal canal temperature:a prospective study. Cardiovasc Intervent Radiol,2009,32(1):70-75
5. Thanos L,Mylona S,Galani P,et al. Radiofrequency ablation of osseous metastases for the palliation of pain. Skeletal Radiol,2008,37:189-194
6. Gerszten PC,Welch WC. Combined percutaneous transpedicular tumor debulking and kyphoplasty for pathological compression

fractures. J Neurosurg Spine,2007,6:92-95

7. Fuentes S,Métellus P,Pech-Gourg G,et al. Open kyphoplasty for management of metastatic and severe osteoporotic spinal fracture. J Neurosurg Spine,2007,6:284-288

8. Chen YJ,Chang GC,Chen HT,et al. Surgical results of metastatic spinal cord compression secondary to non-small cell lung cancer. Spine,2007,32:E413-418

9. Lin CC,Chen PQ,Chen WJ,et al. Prognosis of operative treatment for metastatic hepatocellular carcinoma of the spine. Clin Orthop Rel Res,2006,444:209-215

10. Roodman G D. Mechanisms of bone metastasis. N Engl J Med,2004,350(16):1655-1664

11. Kelley SP,Ashford RU,Rao AS,et al. Primary bone tumours of the spine:a 42-year survey from the Leeds Regional Bone Tumour Registry. Eur Spine J,2007,16(3):405-409

12. Sezer O. Myeloma bone disease:recent advances in biology, diagnosis,and treatment. Oncologist,2009,14(3):276-283

13. Bilsky MH,Azeem S. Multiple myeloma:primary bone tumor with systemic manifestations. Neurosurg Clin N Am,2008, 19(1):31-40

14. Blade J,Rosinol L. Advances in therapy of multiple myeloma. Curr Opin Oncol,2008,20(6):697-704

15. Liebross RH,Ha CS,Cox JD,et al. Solitary bone plasmacytoma:outcome and prognostic factors following radiotherapy. Int J Radiat Oncol Biol Phys,1998,41(5): 1063-1067

16. Mendoza S,Urrutia J,Fuentes D. Surgical treatment of solitary plasmocytoma of the spine:case series. Iowa Orthop J,2004,24:86-94

17. Dimopoulos MA,Moulopoulos LA,Maniatis A,et al. Solitary plasmacytoma of bone and asymptomatic multiple myeloma. Blood,2000,96(6):2037-2044

18. Ozsahin M,Tsang RW,Poortmans P,et al. Outcomes and patterns of failure in solitary plasmacytoma:a multicenter Rare Cancer Network study of 258 patients. Int J Radiat Oncol Biol Phys,2006,64(1):210-217

19. Weber D M. Solitary bone and extramedullary plasmacytoma. Hematology Am Soc Hematol Educ Program,2005:373-376

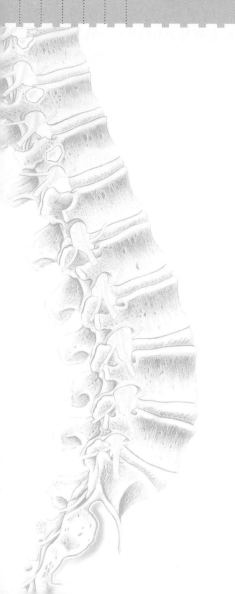

第六篇

脊柱感染与其他炎性疾病

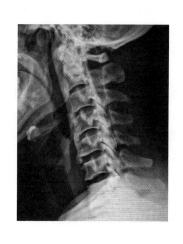

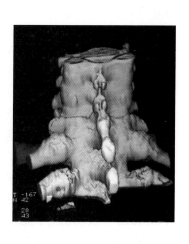

第六十五章

脊柱结核

第一节　概论

结核病(tuberculosis)是人类认识最早、最常见的传染病之一。早在智人时期，结核分枝杆菌就可能与人类共同生活在地球上。希腊与罗马文明将这种疾病认为是肺结核或是一种消耗性疾病。西方国家在公元前1000年就已经了解了结核病的临床特点和传染性。古生物病理学家在史前人类身上找到骨与关节结核的证据。希波克拉底(公元前400—300年)名声归功于描述了脊柱结核，他将膈肌上方和下方的隆起加以区别。在印度，Rig Veda《梨俱吠陀》和 Atharva Veda《阿闼婆吠陀》(公元前3500—公元前1800年)，还有 Charaka《揭罗迦本集》和 Sushruta《苏胥如塔·妙闻集》(公元前1000—公元前600年)，这些典籍中全部用"yakshma"这个词描述脊柱结核疾病。1779年，Percivall Pott 将脊柱结核性疾病描述成"那种下肢麻痹通常发现伴有脊柱弯曲的疾病"。法国内科医师 Laennec(1781—1826)发现了该病在显微镜下的基本病变，"tubercle"结核这个词从此得到广泛应用。1870年，鉴定了分枝杆菌作为结核病的致病微生物。1882年，法国科学家 Robert Koch(1843—1910)在结核病灶内找到结核分枝杆菌，给结核病的传染性以及将其作为一个独立的疾病带来了肯定和不可争辩的事实，也为现代结核病学的发展及成就奠定了基础。法国科学家 Calmette 与 Guerin 历经13年230代转代培育终于在1925年成功制造了无菌毒株——卡介苗，并证明它有免疫作用。20世纪30年代，卡介苗开始在世界各地推广使用。1948—1951年，抗结核药物的问世作为结核病治疗里程碑而被载入史册。

结核病的病原体包括不同种类的分枝杆菌。近年来，文献报道我国菌型分布以人型菌(82.9%~95.4%)为主，少数为牛型菌(1.6%~7.5%)感染。结核分枝杆菌可以通过飞沫传播引起肺结核，也可以通过血液或淋巴系统侵犯人体其他器官，引起肺部以外的结核病，即肺外结核。骨关节结核是最常见的肺外结核，约占19.8%~26.5%。其他常见的肺外结核还有淋巴结核、肠结核、肾结核、泌尿生殖器结核、结核性脑膜炎、结核性腹膜炎等。

脊柱结核占所有骨与关节结核的50%，主要侵犯身体负重较大、活动较多的关节，以胸椎最为常见(40%~50%)，腰椎(35%~45%)、颈椎(10%)次之，而骶尾椎则较罕见，男女比例为1.5~2：1。近年来，全球人口数量不断增加，区域内人口流动性加快，免疫抑制患者逐渐增多，在经济发展落后地区脊柱结核的发病率呈上升趋势，我们在临床过程中也发现，来自城市的脊柱结核患者数量也在逐渐递增。随着医疗设备的更新、诊疗水平的提高以及脊柱外科医生对脊柱结核病认识的逐渐加深，绝大多数脊柱结核患者可以通过应用单纯抗结核药物或抗结核药物联合手术获得治愈，脊柱结核患者的生存率也明显提升。脊柱结核病灶清除术及植骨融合术、前路或后路内固定术、前后联合入路、环形减压术等各种手术手段的改进和应用，使得脊柱结核患者的预后也大为改善。

第二节　流行病学

结核病的流行病学调查、研究及治疗作为一个专题受到世界卫生组织(WHO)的常年关注。自1997—2009年已发表的13份全球结核病控制情况年度报告，其主要目的是，围绕2015年全球目标，就结核病流行以及全球、区域和国家各级在控制这一疾病上取得的进展作出全面的最新评估。2009 年,WHO 全球结核控制报告:2007 年,据估计全球共有 927 万起结核发病病例,高于 2006 年(924 万例)、2000 年(830 万例)和 1990 年(660 万例)的水平。2007 年,多数估计病例发生在亚洲(55%)和非洲(31%),小部分病例发生在东地中海区域(6%)、欧洲区域(5%)和美洲区域(3%)。2007 年,病例数排名前五位的国家是:印度(200 万)、中国(130 万)、印度尼西亚(53 万)、尼日利亚(46 万)和南非(46 万)。在 2007 年 927 万发病病例总数中,约有 137 万例(15%)为艾滋病毒阳性;在艾滋病毒阳性病例中,非洲区域占 79%,东南亚区域占 11%。

随着抗结核药物的出现和公共卫生条件的优化,脊柱结核在发达国家已较少见。但在发展中国家,该疾病不仅仍处于高发状态,同时也是最常见的非创伤性致瘫原因。全世界约有 1/3 的人群受过结核分枝杆菌感染。根据初步估计,目前全球仍有数百万个活动性结核病患者。同时,因为结核病死亡的人数每年约 3 百万人以上,并且这个数字还在不断增加。

我国是世界上结核病高发国家之一,预计我国约 1/3 左右的人口感染过结核分枝杆菌,受感染人数超过 4 亿,并造成每年约 13 万人死亡,平均死亡年龄为 55.2 岁。我国农村结核病疫情高于城市。2000 年,农村活动性肺结核患病率和涂阳患病率是 393/10 万和 130/10 万,分别是城市的 1.86 倍(211/10 万)和 1.7 倍(78/10 万)。自 1992—2001 年,全国在湖南、湖北、河北、广东、海南、辽宁、山东、黑龙江、新疆、四川、重庆、宁夏、甘肃等 13 个省实施了世界银行贷款结核病控制项目,全面推行世界卫生组织宣传的现代结核病控制策略(简称 DOTS 策略)。2000 年,全国结核病流行病学抽样调查结果显示,除北京、上海、天津外,在 13 个 DOTS 策略实施的地区,肺结核患病率、涂阳患病率和菌阳患病率分别是 328/10 万、110/10 万和 150/10 万,而其他非 DOTS 项目地区分别是 423/10 万、141/10 万和 177/10 万。

脊柱结核可导致永久的神经损害和脊柱畸形。该病的发病率与人类生活环境及生存条件有直接联系。在发展中国家,由于营养不良及人口密度过高,脊柱结核病发病率一直居高不下。在发达国家,随着免疫抑制的患者的增加,脊柱结核的发病率也处于上升趋势。同时,不同地区患者的发病年龄也各不相同。在欧美等国家,脊柱结核主要见于成人,而在我国、亚洲、非洲等地区则主要见于儿童。

第三节 病原学

脊柱结核感染通常是由结核分枝杆菌引起的,但是任何种类的结核分枝杆菌都有可能引起该疾病。

一、分枝杆菌的分类

《伯杰细菌鉴定手册》将分枝杆菌分为两类——快速生长和缓慢生长,共 56 种。文献中仍有不断报道新种的鉴定。分枝杆菌经革兰染色后,菌体被染成蓝色,因而曾将分枝杆菌描述为革兰染色阳性细菌。另外,分枝杆菌属内各种菌具有抗酸染色性。

快速生长分枝杆菌常见的品种有偶然分枝杆菌(mycobacterium fortuitum)、龟分枝杆菌(mycobacterium chelonei)、草分枝杆菌(mycobacteriumphlei)和母牛分枝杆菌(mycobacterium uaccae)等。

缓慢生长分枝杆菌中较为常见的有结核分枝杆菌(mycobacterium tuberculosis)和牛分枝杆菌(mycobacterium bovis)以及非洲分枝杆菌(mycobacterium africanum)、田鼠分枝杆菌(mycobacterium microti)、麻风分枝杆菌(mycobacterium leprae)、堪萨斯分枝杆菌(mycobacterium kandasji)、鸟分枝杆菌(mycobacterium avium)和胞内分枝杆菌(mycobacterium intracellulare)等。

结核分枝杆菌,也称人型结核杆菌、结核菌等俗称。1882 年,柯赫发现结核分枝杆菌是人类结核菌的病原体。结核分枝杆菌是需氧菌,生长缓慢,侵入途径是空气微粒,可侵犯人体多种组织器官。

牛分枝杆菌,于 1896 年经鉴定,曾以牛型结核杆菌相称。牛分枝杆菌是牛结核病的病原菌,也对人类有致病力。牛分枝杆菌在含胆盐马铃薯培养基上多次传代减毒成无菌苗株,即卡介苗(BCG)。由于长期传代,其生物学形状与亲株有所改变,有人将卡介苗独立为一种卡介苗分枝杆菌。BCG 由于分别在不同实验室长期传代,也出现株的变异。

二、结核分枝杆菌病原和染色特质

在细菌分类学上,结核分枝杆菌属厚壁菌门,裂殖菌纲,放线菌目,分枝杆菌科,分枝杆菌属,在医学上常简称为结核杆菌。结核分枝杆菌的形态特征是细长稍弯曲或直的杆菌,呈分支生长。结核分枝杆菌是需氧菌,适宜生长温度是 37℃,生长缓慢,需要数周才能在固体培养基内长成菌落。结核分枝杆菌对有害物影响的抵抗力大于其他大多数细菌。

结核分枝杆菌具有不易着色和抗酸染色性特质。结核分枝杆菌难以着色，一般生物染色剂不易着色，在以苯酚为媒染剂辅助下被覆红着色。一经着色，不易被盐酸、乙醇脱色。因此，将此类细菌称为抗酸菌。分枝杆菌属内各种细菌均具有抗酸染色性。在临床标本镜检中，抗酸染色性仅提供了被检菌着色抗酸性特性，而抗酸染色性非排他唯一特性，所以不能作为结核分枝杆菌种鉴定的标准。

第四节　病理学及发病机制

一、概述

脊柱结核发病的早期阶段与脊柱化脓性感染相似，可以通过血液传播或病灶直接扩散而导致。脊柱结核以椎体结核较多见。因为椎体主要为松质骨，且其滋养动脉为终末动脉，所以结核分枝杆菌更易停留在此处。但现在也有相应研究表明，相比于动脉系统，静脉或淋巴系统在疾病的传播过程中扮演了更为重要的角色。Blacklock 曾经试图通过向动物椎骨内或左心室直接注入结核分枝杆菌来模拟疾病的产生过程，结果却失败了。

脊柱结核多数为单发，2 处及以上病灶较少见。同其他组织结核一样，脊柱结核也具有渗出、增殖和变性坏死三种基本病理变化。这三种变化在特定阶段可以某一种为主，但往往三种同时存在，且彼此之间可以互相转化。例如，在早期病变多以骨质破坏及脓肿形成为主，后期多以死骨形成、纤维化及钙化为主。

二、分型

根据病灶在椎体所处的不同部位及其与邻近组织的关系，脊柱结核主要分为 3 型：边缘型（也称骨骺型）、前侧型（骨膜下型）及中心型。国外分析了一组 914 个病例，其中边缘型占 33%，中心型占 11.6%，前侧型占 2.1%；有 52.8% 的病例因为病变侵犯范围过广而无法确定主要病灶。非典型脊柱结核较为少见，包括病变仅限于椎弓根、椎板、棘突或横突等处的结核，罕见没有骨侵犯的椎管内结核性肉芽肿。印度的 Moorthy 和 Prabhu 在 2002 年提出了一个相似的分型系统并详细阐述了各种分型的特异 MRI 表现。在他们提出的分型系统中，把脊柱结核分为边缘型、前侧型、中心型和后侧附件型 4 种类型。近年来，国内外有一些专家提出了不同的分型系统，例如 Oguz 和 Sehirlioglu 在 2006 年根据有无脓肿形成及后凸畸形、椎间盘退变、椎体塌陷及稳定程度、SI 指数（sagittal index）、有无神经损害把脊柱结核分为 3 型，并根据不同的分型提出了各自的治疗方法，在此就不一一赘述。

在边缘型脊柱结核中，感染从干骺端开始，并沿前纵韧带向相邻椎体扩散。不同于化脓性感染，椎间盘对感染较不敏感，甚至在大量骨质破坏缺损的情况下也能得以保留。椎间隙狭窄可能与病变的进展或终板功能改变引起的椎间盘脱水有关。MRI 上可以显示伴有间隙变窄的椎体终板和大范围的椎旁脓肿（偶尔为硬膜外脓肿）在 T_1 像上呈低信号，T_2 像上呈高信号。

在前侧型脊柱结核中，感染可沿前纵韧带波及到数个节段。X 线上表现为多个椎体前缘凹陷，呈扇形样侵蚀破坏，多见于胸椎，可与淋巴瘤或主动脉瘤造成的压迹相似。有人说这是主动脉搏动对前纵韧带下的椎前脓肿冲击造成的结果。然而，在颈椎也可以看到相似的影像学改变。还有一种说法是这种扇形破坏是因为椎体的局部血供变化所致。脓肿造成的压力增高和局部缺血共同导致了这种改变。MRI 上显示为韧带下脓肿形成、椎间隙尚正常和多个椎体信号异常。

在中央型脊柱结核中，菌栓可通过 Batson 静脉丛或椎体后部动脉分支到达椎体中央引起骨质破坏及楔形变。病变多局限于一个椎体，较少侵犯相邻椎间盘。但当骨质破坏穿透椎体皮质后即可出现椎间盘破坏和椎旁脓肿。因为同样可以引起椎体塌陷和严重的脊柱畸形，所以此型经常和脊柱肿瘤相混淆。这种病理性骨折也和更为常见的骨质疏松所导致的压缩骨折类似。MRI 上表现为单个椎体的信号异常。因为相邻椎间盘多不受累，所以椎间隙可正常。这种影像学表现也和淋巴瘤和脊柱转移瘤相似。

主要位于后侧附件区的脊柱结核的实际发生率目前尚不清楚，有人估计在 2%~10%。在 MRI 上，可以看到受累附件及相应的椎旁脓肿在 T_2 加权像上呈现出均匀的高信号。

综上，可以看出脊柱结核和化脓性感染在病理学改变上有明显不同。首先，椎间盘对结核分枝杆菌不敏感。因此，病变需要更长时间，而且往往导致更为严重的脊柱畸形。其次，大范围的椎旁脓肿在脊柱结核中更为常见。关于各类椎旁脓肿的特点会在后面进一步说明。

三、神经损害

脊柱结核导致的神经损害可与多种机制有关。Seddon 发现在疾病急性期或慢性期（例如经过规范治疗后）均可产生神经损害症状。他用"疾病活跃期引起的截瘫"来描述急性期神经损害，并认为这是由于外部压迫或硬膜囊侵犯所导致的结果。脊髓受压可能由以下原因所引起：①脓肿或硬膜外结核性肉芽肿产生的直接压迫；②坏死骨或坏死椎间盘产生的压迫；③病变所致的脊柱完全或不全脱位。急性期所致的神经损害如果能及时清除压迫因素，截瘫多可以完全恢复。若脓液进入椎管前半部并使脊髓前动脉发生栓塞，则可致脊髓永久性损害。慢性期所引起的截瘫可由硬膜外肉芽组织纤维化增生变厚或脊柱后凸畸形逐步进展使椎管前方骨嵴压迫脊髓所致。Sorrel 和 Sorrel-Dejerin 按脊柱结核病程把 2 年内出现截瘫者称早发截瘫，2 年以后出现截瘫者为晚发截瘫。这些发病机制已被一些学者通过手术或尸检所见证明。

硬膜外结核性肉芽肿的发病机制与化脓性感染引起的硬膜外脓肿类似。最常见的感染途径是由邻近病灶的感染扩散而来。例如，可由脊柱结核病灶突破后纵韧带后侵犯硬脊膜所致，多见于胸椎。直接由血行播散引起的硬膜外结核罕见。因为脊柱结核中以前侧型最为常见，所以脊髓压迫以前方受压居多。当后方椎弓受侵犯时，也可以出现后方受压。尽管椎弓结核较为少见，但是出现脊髓压迫并导致截瘫的概率可接近 10%。另外，在硬膜内结核瘤和结核性蛛网膜炎中，也可仅有神经损害而无骨质破坏。其他不伴有骨性病损而产生截瘫症状的病例不超过 5%。

四、结核脓肿

1871 年，Michod 第一次提出结核感染可以沿硬脊膜蔓延。后来，其他的学者也做出了详细的阐述。我们可以推测，不管病变是否源于椎骨，感染都可以沿硬脊膜进行扩散。

脊柱结核的病理学特点可因继发化脓性感染而发生改变。感染可继发于窦道形成或病灶清除术后。在抗生素发明以前，继发化脓性感染是很多想尝试进行病灶清除术的人最畏惧的并发症。但细菌性脓肿和脊柱结核脓肿有着明显不同。脊柱结核产生的脓肿也称寒性脓肿。不同于化脓性感染造成的脓肿，寒性脓肿无急性炎症的红、热等现象，故亦称为冷脓肿。其内除含有脓液外，还有大量的肉芽组织、干酪样物质及坏死的骨和椎间盘组织。椎旁脓肿不断积聚达到一定压力后，就会穿破骨膜并沿着肌肉筋膜间隙向远处流动，在其他部位出现脓肿。不同节段的流注脓肿及窦道有不同特点：

1. 颈椎　脓液常突破骨膜和前纵韧带，聚积于颈长肌及颈前筋膜深面的间隙内。C_4 以上病变的脓肿多汇集于咽后壁，称咽后壁脓肿；C_4 以下则多在食管后方汇聚，故称食管后脓肿。当咽后壁脓肿过大时，会影响呼吸和吞咽功能，如可致夜间睡眠时鼾声响亮；也可向后侵犯椎管产生脊髓压迫症状。咽后脓肿可以沿颈部两侧流注形成胸锁乳突肌旁脓肿，也可沿斜角肌表面流至锁骨上窝或进入后纵隔。下颈椎病变的脓肿可沿着颈长肌下降到上纵隔两侧，容易与纵隔肿瘤相混淆。咽后或食管后脓肿向口腔或食管破溃后会吐出脓液、干酪样物质和死骨碎片。

2. 胸椎　由于有前、后纵韧带的限制，脓液难以向前后扩展，故多突出于脊柱的两侧，形成广泛的椎旁脓肿，上可达颈根部，下可至腰大肌，通常大小不对称。早期脓肿以球形较多见，因为张力较大，故也称张力性脓肿，可穿破入肺；随着脓液的增多，加之胸主动脉搏动冲击，脓肿可上下蔓延呈梭状；慢性病例的脓肿则往往呈烟筒状，并伴有脓肿壁的钙化。椎旁脓肿可沿肋骨横突间隙向背部扩展，也可沿肋间神经及血管流向肋间隙的远端。若脓肿穿破胸膜则成为脓胸。

3. 胸腰椎　典型表现为上方胸椎椎旁脓肿连接着下方腰大肌脓肿。因重力原因，下方腰大肌脓肿较大，且多为单发，部分椎体严重破坏病例中亦可见双侧腰大肌脓肿。脓肿可沿肋间神经及血管下行流入腰背部，也可沿最下胸神经及最上腰神经流入腰上三角或腰三角，形成腰上三角脓肿或腰三角脓肿。当脓肿破溃时可形成窦道，多见于腰上三角。

4. 腰椎　腰椎结核形成的脓肿多不局限于椎旁，而往往向椎体两侧发展。脓肿常汇聚于腰大肌鞘内，形成腰大肌脓肿，多在椎体破坏严重的一侧。当两侧均有严重破坏时可见双侧脓肿形成。脓肿可沿肌纤维及神经血管间隙下行，形成腰大肌流注脓肿。脓肿向下蔓延至髂窝形成髂窝脓肿，进而继续向下，形成腹股沟部脓肿。腹股沟脓肿可绕过股骨上端的后方，流入大腿外侧，甚至沿阔筋膜流至膝上部位;或沿股深动脉在内收长肌下方流入大腿内侧;或沿髂腰肌下行,经梨状肌上下孔沿坐骨神经汇入臀部。若脓肿穿破髂腰肌滑囊进入髋关节则可能继发髋关节结核。少数情况下,腰大肌脓肿穿过腰背筋膜形成腰三角脓肿,罕见脓肿越过膈肌角形成胸椎椎旁脓肿。

5. 腰骶椎 多因重力作用汇于骶前。当脓肿压力较大时可向上侵入腰大肌内,继而向下流注形成大腿内侧和腹股沟脓肿。有时,脓肿可沿着梨状肌经坐骨大孔至臀部,甚至出盆腔经直肠后间隙到达会阴。当病变处于急性期时,脓肿可迅速增大并破溃入腹腔的空腔脏器(如结直肠、膀胱等)形成内瘘。

6. 骶椎 常为骶前脓肿,可沿梨状肌流至大转子附近,或经骶管流至骶骨后方,也可下坠到坐骨直肠窝及肛门附近。

第五节 脊柱结核的临床表现

一、概述

结核病可累及全身除了毛发和指甲外的几乎所有组织器官,而脊柱结核又多由其他部位的原发结核血行播散或直接扩散而来,因此,除了与脊柱相关的临床表现之外,还有复杂的原发灶的结核症状。又由于其发病缓慢、病程较长,早期症状及体征不特异,晚期脊柱结核又会导致一系列的并发症,因此症状表现极为多样化。

患者的经典主诉为脊柱疼痛,并呈慢性疾病的表现,如体重减轻、全身乏力以及间歇热。体格检查可发现局部触痛、肌肉痉挛以及运动受限等表现。有的患者也会出现脊柱畸形以及神经损害的症状。确诊前症状的持续时间从数月到数年不等,但多数病例都小于2年。在经济发达国家,这些临床表现可较早得到识别,而在不发达国家,脊柱结核可能要等到出现截瘫、脊柱后凸以及流注脓肿等并发症后才能被发现。

1995年,Eric等人对29个病例进行了回顾性研究,平均随访7.4年。他们发现,患者的临床表现按发生频率由多到少依次为腰背痛(79%)、轻瘫(66%)、后突畸形(52%)、发热(45%)、感觉障碍(34%)以及直肠或膀胱功能障碍(括约肌功能障碍)(31%)。其中22位患者(76%)有神经损害症状,16人(55%)有明显的椎体受累,9人(31%)有明显的椎体塌陷

及神经受累。11人(39%)有椎管内肉芽组织并伴有无骨缺损的神经功能损害,2人(7%)有髓内结核瘤。其中,12位患者(41%)的初步诊断是错的。另外,研究发现,累及颈椎的脊柱结核的临床表现随患者的年龄而变化。小于10岁的儿童,疾病侵犯范围通常较大,可形成大的寒性脓肿,但瘫痪发生率相对较低(17%)。在年龄大一些的患者中,疾病则更为局限且脓液较少,但瘫痪发生率可达到81%。

二、全身症状

脊柱结核的全身症状主要为结核毒血症状。骨和关节结核中50%发生于脊柱,其余50%分布于全身多处骨与关节。由于脊柱结核绝大多数是血源播散感染,因此病史中可有结核毒血症导致的午后低热、乏力、盗汗、食欲下降、体重减轻等症状。但往往由于病程较长(一份包含30例的研究表明病程在2个月~1年之间的患者占90%),结核感染中毒的病史容易被医生疏忽和遗漏,且相当一部分患者亦无明显感染中毒表现。如2005年国内一个对37例脊柱结核病例以及2006年的一个对30例病例的分析均得出,在结核病患者中,有全身毒血症状表现的只占16%。有人分析毒血症状不明显可能与生活水平的提高有关。但也有一份涵盖141例病例的研究表明,合并发热、盗汗、消瘦、乏力等全身中毒症状的有105例(74.5%)。原发性结核(有学者认为80%的脊柱结核为原发性结核,且原发灶多无法找到)以及肺外结核常常没有明显症状,可能表现出非特异性的全身或局部体征,而无发热、盗汗和体重减轻等典型表现。存在结核病危险因素的患者中,TST(结核菌素试验)结果阳性以及胸片中发现的肺上叶病变都与结核菌培养阳性有直接联系。症状表现的多样性以及较长的持续时间都提醒医生应对结核病引起高度重视。根据一份包含5个病例的研究报道,海洛因成瘾的脊柱结核患者表现有一个显著的特点,即都有急性的中毒反应,包括发热、腰背痛、体重减轻、夜间盗汗以及迅速进展的神经损害。所有患播散性结核的患者都有椎外受累。

三、局部症状

(一)局部慢性疼痛及活动受限

腰背部疼痛和脊柱活动受限在脊柱结核患者中较为普遍,往往较早即可出现,且病程较长。2005年,一组对37例患者的调查研究发现,伴有腰背痛的脊柱结核患者占78%。2010年,一组对74例患

者进行的分析发现,所有患者均有相应的颈、胸、腰部疼痛。而 2007 年一份对 18 例不典型脊柱结核病例分析也发现,尽管 18 例患者均否认结核病病史及结核接触史且只有 3 例有结核中毒症状,但却都以胸腰部疼痛为主要症状,并伴有脊柱活动不同程度的受限。早期疼痛和活动受限由于症状较轻微就诊时常容易被忽视。一般来说,局部的慢性疼痛是脊柱结核最常见的临床症状。由于结核是慢性炎症,背部疼痛常常很轻,多在劳累后加重,休息后可缓解,并且多不影响夜间睡眠,这一点可与脊柱肿瘤相鉴别。非甾体类抗炎药对缓解症状效果不佳。由于结核多以侵犯椎体和椎间盘为主,较少侵犯椎板和棘突,所以背痛常常表现为深部的隐痛和钝痛。同时,病变部位的压痛和叩痛也较轻微,因而早期症状较为隐匿。疼痛的部位通常与疾病的部位相一致,最常见于胸部,腰部次之,颈椎和骶部罕见。胸椎结核多表现为上背部的疼痛和胸椎活动受限,拾物试验结果阳性(即嘱患者弯腰拾物,从地上拾起物品时弯腰为正常,拾起物品时屈髋屈膝蹲下而不弯腰者为结果阳性,多见于胸椎和腰椎结核患者);腰椎结核症状类似,表现为下背疼痛、腰椎活动受限和拾物试验阳性。颈椎结核则有颈项部疼痛、头颈部活动受限、患者喜用双手托住下颌以防震动等表现。但有时也会出现患者主诉的疼痛部位与疾病部位不一致的情况,如胸腰段或上腰椎病变的患者可诉腰骶部疼痛,颈椎结核患者可诉肩背疼痛。胸椎后凸畸形的患者由于代偿性腰椎前凸导致下腰部劳损,可主诉下腰部疼痛。因此,医生需全面检查,防止遗漏真正的病变部位。当发现非外伤引起的腰背部疼痛的患者,特别是那些来自于偏远地区的患者,不管其伴或不伴神经系统症状,均应考虑结核以及其他感染性病灶。这一点经常在临床中被忽视,这也是导致一些患者从出现症状到得到确诊会花上 0.5 年甚至 2 年以上时间的原因。对于老年脊柱结核患者,因容易伴有骨质疏松和一定程度的脊柱退行性病变,可引起脊柱的压缩性骨折,腰背痛常可持续数月至数年,以致延误诊断,确诊时常常已合并有较重的神经损害和肢体无力。

脊椎旁肌肉的保护性痉挛可引起脊柱活动受限,即腰背僵硬。如颈椎结核有颈僵、胸椎结核有背僵、腰椎结核有腰僵等。有学者认为腰背僵硬是脊柱结核最基本的最早的阳性体征,是结核病变导致周围肌肉紧张从而使局部活动减少的一种自我保护机制。一组包含 37 个病例的研究分析中,有 35 例

患者具有腰背部活动受限,占全部患者的 95%。值得注意的是,在另一项包含 74 位患者的研究报道中,有腰背僵症状的患者仅占 39.2%。尽管腰背僵不是脊柱结核的特异性表现,但它为进一步追踪和检查提供了重要线索和依据。

(二)淋巴结结核

淋巴结,特别是颈部淋巴结,是肺外结核最为常见的病灶。淋巴结的肿大常呈慢性无痛性改变,且多不伴有局部发热。

(三)椎旁脓肿和流注脓肿

脊柱结核的中期表现主要是寒性脓肿。脓肿通常不红、不热、有波动感,或积存于患椎的周围,或沿肌肉和软组织间隙流注到较远的部位,如腰三角、髂窝、腹股沟、臀部等,穿刺可抽出脓液和干酪样物质以及结核肉芽组织。颈椎结核的寒性脓肿多见于颈前区和锁骨上窝,在脓肿压迫气管和食管时,可引起呼吸困难和吞咽障碍;胸椎寒性脓肿多见于胸椎两旁,X 线片上显示为梭形阴影,少数可穿透软组织而见于胸背部的表面;腰椎脓肿多见于髂窝和腰部。由于腰大肌附着于第 12 胸椎及第 1~5 腰椎椎体侧面,因此第 12 胸椎结核和腰椎结核的脓液,首先流注到腰大肌的肌膜腔内,表现为髂窝部及侧腰部的寒性脓肿。脓液沿腰大肌肌膜腔下行,可流注到股三角和股骨小转子附近,穿破肌膜,再绕经股骨后方,流注到股骨大转子附近,甚至沿阔筋膜的深层流注到大腿的外下方。浅表脓肿通常呈皮下包块,局部无红、肿,可有压痛、叩击痛,内含脓液,可有波动感。腰大肌脓肿由于深在,仅表现腰椎旁略丰满而无包块,有压痛、叩击痛,可被误诊为肾周脓肿。椎旁脓肿若位置较高,如位于上胸椎,在 X 线片中不易与肺部肿块区分,亦有因肋间隙疼痛而被误诊为肝脓肿的情况。因椎旁脓肿多伴有后凸畸形,且有脊柱压痛和叩击痛,因此体格检查非常重要。

四、神经损害

10%~47% 的患者会在病程中出现神经损害的症状,包括下肢麻木乏力、瘫痪以及括约肌功能障碍等。偶尔也可因为表现为坐骨神经痛和腰痛而导致误诊。在 2005 年一份对 37 例患者的分析中,有下肢疼痛、麻木的占 29.8%。在 2010 年一份涵盖 141 名病例的研究中发现,合并截瘫的患者(包括颈椎结核、胸椎结核、胸腰段结核)占全部患者的 21%。胸椎和腰椎处的脊柱结核有更高的截瘫发生率。胸椎结核发生截瘫的原因主要是寒性脓肿、结核性肉芽

肿、死骨或成角后凸的胸椎结核病变压迫脊髓导致。在脓肿或死骨压迫颈神经根时，可引起颈、肩和上肢的放射性疼痛，如颈椎结核。结核性骨髓炎在继发性骨髓炎中最为常见。与蛛网膜炎多发于年老者不同，大多数病例都在 30 岁前发病。临床上根据病变部位不同而表现出不同的放射性疼痛以及瘫痪。注射钆的 MRI 是针对此种情况的最佳影像检查。

五、脊柱畸形

骨质破坏常见于脊柱结核的中晚期，受累椎体在 MRI 上呈典型椎体骨炎表现，椎间隙在后期受累，进而缩窄，并可合并邻近部位的骨质破坏，如肋骨近端、枕骨、骶髂关节等。由于这种特殊的骨质破坏方式，晚期患者常出现受累椎体部位的后凸畸形。上述 2005 年涵盖 74 个病例的报道中发现，有胸背部及腰部畸形的患者占 23%。由于后凸畸形属晚期较重病变，所以合并脓肿、截瘫者均较多。在国内一份对晚期脊柱结核 22 例误诊的分析中显示，合并脓肿者有 7 例，其中至少 4 位体检可查到病变部位的后凸畸形。合并截瘫的情况已在神经损害中讲述。

第六节　脊柱结核的诊断

脊柱结核诊断的金标准主要包括 4 个方面：临床表现、实验室检查、影像学检查和病理诊断。缺乏其中任何一方面的检查均可为确诊带来一定的困难。临床症状、体征和实验室检查作为临床定性诊断时只能起辅助作用，不可作为确诊标准。病理检查才是作为临床定性诊断的主要方法，即所谓的金标准。当然，影像学检查在结核病的诊断中也是不可缺少的，主要应用于判断病灶的部位、性质、侵犯程度等，并为选择手术方式提供依据。只有综合以上所有检查结果才能更好地制定进一步治疗方案及手术入路等。

一、实验室检查

（一）红细胞沉降率（ESR）

ESR 检查主要用于间接检测人体炎症反应情况，但缺乏特异性。检测方法包括魏氏法（Westergren 法）、库氏法（Coulter 法）、温氏法（Wintobe-landsbrey 法）和潘氏法。我国主要以魏氏（Westergren）法为主。成年男性的 ESR 正常值范围是 0~15mm/h，成年女性是 0~20mm/h。当 ESR 值大于正常值但小于 25mm/h 时，为轻度增快；大于 25mm/h 但小于

50mm/h 时为中度增快；大于 50mm/h 时则为重度增快。脊柱结核患者的 ESR 可明显的增快（>100mm/h）。ESR 增快可以见于各种炎症、感染、高球蛋白血症、肿瘤、贫血等。所以，该检查缺少特异性。ESR 对处于活动期的脊柱结核变化较敏感，可用来判断病变程度。Myung-Sang Moon 等对 54 名颈椎结核患者应用抗结核药物，化疗前平均血沉 38mm/h（28~52mm/h），观察 3~6 个月，平均血沉将至正常范围内 12mm/h（10~16mm/h）。

（二）结核菌素试验（PPD）

PPD 主要是凭借细胞免疫引发迟发性变态反应（或Ⅳ型超敏反应），通过衡量其反应的直径大小来判断阳性程度，目前主要采用芒图（Mantoux）法，利用 5 结核菌素单位（0.1ml）进行皮内注射，并在 48~72 小时后观察结果。结果的判断需将测得的硬结横径（mm）乘以纵径（mm）除以 2，并进一步判断硬结情况，如有无水疱、坏死、淋巴炎等。硬结平均直径在 5mm 或 5mm 以上结果为阳性；5~9mm 为一般阳性；10~19mm 为中度阳性；20mm 以上或虽不到 20mm 但伴有局部水疱、出血、坏死或淋巴管炎的为强阳性。无硬结或硬结平均直径 <5mm 者为阴性。若患者曾感染过结核分枝杆菌亦可呈现阳性反应。PPD 在脊柱结核的患者中阳性率为 84%~95%。因为该检查不仅能表示现有感染，也可表示既往曾感染过结核菌（大多数既往感染过结核菌的成年人阳性结果可保持相当长的时间）或接种过卡介苗（BCG）。所以，就诊断价值而言，儿童 PPD 结果阳性的意义要大于成人。对于服用激素或伴有免疫抑制的患者结果可产生假阴性，但不代表病变处于非活动期。

（三）细菌培养、痰涂片、痰找结核分枝杆菌

传统的检测手段主要有结核分枝杆菌的培养、痰涂片和痰找结核分枝杆菌几种。培养标本可从咽喉部分泌物、胸水、腹水、尿液、脑脊液、胃液、脓液、粪便等标本处采取，但大多数主要从痰液或脓肿中获得。结核分枝杆菌培养结果呈阳性所需时间为 2~4 周，敏感性只有 50%。而若要诊断为阴性，则培养时间需延长至 4~8 周。痰标本涂片和痰找结核分枝杆菌方法的优点是简便易行，成本较低，而且所需时间短，但缺点是敏感性和特异性较低。当痰涂片的结核分枝杆菌密度大于 5000~10 000 个 /mm² 时才能有阳性发现，阳性率只有 50%~80%。

（四）分子鉴定

近几年，各种分子鉴定系统的出现进一步提高

了结核分枝杆菌诊断的准确率,典型代表为聚合酶链反应(PCR)检查。分子鉴定主要是通过检测分枝杆菌的 DNA 或 RNA 来确诊。特异性高达 98%,敏感性为 85%,阳性预测值为 95%,阴性预测值为 93%。该检测方法优点为所需时间短和准确性高。其中,有些分子鉴定系统可在 2 小时内通过痰标本或支气管肺泡灌洗标本得出诊断。分子鉴定系统也可检测是否存在对利福平、异烟肼、吡嗪酰胺、乙胺丁醇、链霉素等抗结核药物有耐药性的结核分枝杆菌。该检测系统主要缺点为花费较昂贵以及需严格防止标本的污染。

(五)结核抗原及抗体

结核菌抗原和抗体检测是采用 ELISA 法来测定痰或血标本中是否存在结核抗原,但因为其敏感性和特异性结果差异极大,所以对于诊断只能作为参考。例如,检测结核菌的 IgG 抗原,其敏感度为 24%~100%,特异度为 71%~100%。检测结果的差异可能与标本中结核抗原分布不均匀有关,也可与标本易受污染有关。结核抗体的检测阳性与 PPD 类似,可表示既往感染、现存感染或曾接种过卡介苗等,特异性不高。

二、影像学检查

(一)X 线检查

X 线检查是诊断脊柱结核不可缺少的一项手段,可用来确定结核病灶部位、侵犯范围、有无死骨及脓肿等一般情况,但对于早期病变的诊断作用有限。脊柱结核的平片在评价病理类型和病程的长短时可出现一定的差异。总体来说,对于不同类型的脊柱结核,早期 X 线片表现为椎体骨质变稀疏和椎旁阴影,而病变进一步进展可出现椎间隙变窄、椎旁阴影扩大、死骨形成、骨密度增高、椎体变形和继发畸形等改变。化脓性脊柱炎在 X 线上也可出现椎间隙变窄和骨质破坏等表现,与脊柱结核相似,有时不易区分,需结合发病急缓和临床表现来进行鉴别。当早期椎体骨质破坏区直径 <15mm 时,X 线片多不能显示出骨质的改变,直至 50% 以上椎体骨质受累时 X 线片才能显示出椎体骨质的改变。早期 X 线片主要用于判断和鉴别有无先天性疾病和骨质疏松性骨折等情况。椎体结核可分为:①中央型椎体结核:常见于儿童,以胸椎段最为常见,病灶起始于椎体前方,以椎体中央骨质疏松、破坏为主,可并发椎体塌陷,有时难于与椎体肿瘤相鉴别。椎间隙多无明显改变,但若病灶穿破椎体上下边缘可侵犯椎间

盘,也可向邻近椎体侵犯。②边缘型椎体结核:常见于成人,以腰椎段多见,病灶多位于椎体前缘,主要侵及骨膜下及前纵韧带下的椎体,病变多迅速破坏椎间软组织使得椎间隙狭窄或消失,但发生椎体塌陷的时间要慢于中央型。腰椎旁可出现腰大肌脓肿,病程较长时可出现腰大肌钙化。③前侧型椎体结核(骨膜下型):较少见,病灶主要累及椎旁韧带,其椎体旁常有明显的脓肿形成和边缘型椎体侵蚀,但椎体早期可无显著破坏。约 1/2 的患者胸片可见陈旧性病变,活动性病变较少见。结核病灶除了破坏骨皮质和骨膜,也可侵犯软组织形成窦道或继发感染[7]。

(二)CT 检查

CT 检查对于骨质破坏、骨膜反应、椎体塌陷和周围脓肿的强化优于 X 线平片,能较早发现骨骼的细微改变。CT 扫描对于显示病变范围、微小钙化灶、形成的窦道及椎管狭窄程度方面也较 X 线有优势,从而能更加清晰地显示脊椎整体破坏情况。螺旋 CT 的三维重建可应用冠状位、矢状位及水平面等不同界面去立体地观察骨质破坏情况及病变范围。但 CT 无法很好区分脓肿和肉芽组织,对于鉴别脊柱结核和脊柱肿瘤效果也较差。近年来,CT 引导下经皮穿刺活检已被公认为脊柱病变术前获得病理诊断的最佳方法,也是当脊柱结核诊断不明确又无表浅脓肿形成时的最佳诊断方法。我院在 2004 年总结了 352 例 CT 监测下经皮脊柱穿刺活检的病例,包括颈椎 155 例(寰枢椎 39 例)、胸椎 101 例、腰椎 81 例、骶椎 15 例,均用此方法获得病理诊断。其中 333 例获得明确病理诊断,阳性率 94.60%。手术 137 例,手术与穿刺标本的病理检查结果符合率 95.62%。平均随访 27 个月,证实活检准确率为 93.75%(330/352),且无并发症的发生,其安全、准确率高、费用低,对制订脊柱病变的综合治疗方案起重要的作用。

(三)MRI 检查

MRI 检查是不可缺少的常规影像学检查,可用来评估有无椎间隙感染及骨髓炎发生,是最有效的评价软组织侵犯范围、结核病灶范围及神经压迫情况的检查手段。MRI 对水分含量和蛋白质含量变化非常敏感,因此在结核病灶炎性水肿的早期诊断敏感性方面要优于其他影像学检查,敏感性可达 100%,特异性 88.2%。MRI 可清楚地显示早期的微小病变、受累椎体和范围、脊椎旁异常信号及不同病理改变等,对于有临床症状而 X 线及 CT 上未发现病灶的患者,可复查 MRI 以防止漏诊。脊柱结核

的病变主要分为 3 个部分:①椎体改变:包括骨质破坏和骨髓炎性水肿,表现为 T_1WI 呈现较低信号和 T_2WI 呈现混杂高信号,若出现干酪样脓肿时表现为长 T_2 信号。当病变严重时,椎体可出现压缩骨折,从而导致椎体塌陷和脊柱畸形。②椎间盘改变:可见骨质破坏、椎间盘变窄或消失,也可见椎间盘炎性表现。在 T_1WI 显示呈低信号、变窄的间盘组织,T_2WI 可见横行细缝的消失及不均匀混杂高信号。MRI 有助于早期发现椎间盘炎性改变。③椎体旁病变:结核脓肿在 T_1WI 呈低信号,T_2WI 呈混杂高信号,脓肿壁薄并且均匀为脊柱结核脓肿的特点。椎旁脓肿位于腰椎者为腰大肌脓肿,位于上颈椎者多为咽后壁脓肿,在骶骨则为骶骨脓肿。不同部位的椎旁脓肿大小也不一致,位于腰椎者较大,其次为胸椎和颈椎,且边界一般较清楚。也有人把脊柱结核的早期 MRI 表现分为三型:椎体炎症型;椎体炎症合并脓肿;椎体炎症、脓肿合并椎间盘炎。在椎体炎症期,若无椎间盘炎及椎体旁信号的异常改变,较难与椎体肿瘤鉴别,需活检来进一步明确性质。

MRI 的应用可进一步提高脊柱结核诊断的准确率,同时也能更好地跟其他疾病相鉴别。如增强 MRI 可用于鉴别脊柱结核和化脓性脊柱炎。脊柱结核的脓肿壁表现为周边较薄的环状强化,同时伴有光滑且边界清楚的脊柱旁异常信号,而化脓性脊柱炎脓肿壁表现为周边较厚的环状强化及边界不清的脊柱旁异常信号。对于硬脊膜结核病灶,若结核只限于硬脊膜而无骨质的侵袭时,不易与硬脊膜转移癌相鉴别,需术中或术后病理来进一步明确。MRI 的多平面重建成像能清楚地显示脊柱的整体形态,有利于观察脊柱和椎间盘的细微病理改变和病变的范围。特别是在矢状位时,多平面重建成像可显示椎管内的侵犯情况,从而更好地与其他疾病鉴别。

(四)超声检查

超声波检查由于无法穿透骨质结构,从而使脊柱结核的诊断受到限制。但仍可用来探查深部冷脓肿的位置和大小,也可用来反映冷脓肿病变的病理过程。冷脓肿通常位于椎旁或腰大肌,超声表现为液性暗区。死骨的超声表现为强回声斑,后方伴弱声影。超声检查在诊断冷脓肿方面的敏感性要优于 X 线,但在椎体破坏性病灶的诊断方面要低于 X 线。另一方面,超声检查也可用于超声引导下行冷脓肿穿刺抽取脓液来协助病理诊断或局部注入抗结核药物进行治疗。超声检查具有安全、价廉、无创、简便等优点。

(五)放射性核素骨扫描检查

放射性核素骨扫描检查可以显示出早期病灶。脊柱结核病灶可表现为核素浓集的热区,但用放射性锝(Tc-99m)、镓 67(Ga-67)等核素标记时缺乏特异性(特异度仅为 35%),假阴性率也较高(可达 70%)。因此,放射性核素骨扫描不能独立用作诊断,应结合临床表现和其他相关检查来作出综合判断。

三、脊柱结核的诊断依据

1. 既往有肺结核病史或结核患者接触史。

2. 有低热、盗汗、食欲缺乏、消瘦、全身疲乏无力等结核中毒症状。

3. 脊椎病变处有压痛和叩击痛,可出现后凸成角畸形及脊柱活动受限。拾物试验结果阳性。

4. 可有寒性脓肿形成。颈椎结核常在咽后壁;胸椎结核多在椎旁;腰椎结核除可形成腰大肌脓肿外,还可在腹股沟、股内侧、腰三角或臀部形成脓肿。若寒性脓肿破溃,可形成窦道,长期不愈。

5. 脊椎结核合并截瘫可在脊髓受压平面以下出现不完全或完全瘫痪。

6. 结核病变活动期血沉增快。

7. 脊椎 X 线正侧位片可显示椎体不规则骨质破坏,可伴椎体塌陷及空洞、死骨形成,可有椎间隙变窄或消失。椎旁多有寒性脓肿阴影。

8. CT 或 MRI 检查可显示病变范围、椎管内病变及脊髓受压情况。

第七节 鉴别诊断

一、化脓性脊柱炎

化脓性脊柱炎(pyogenic spondylitis)分为化脓性骨髓炎和化脓性椎间隙炎。多发生于成人,化脓性椎间隙炎既往多有外伤史或有脊椎手术病史。临床表现为发病急、病程短、症状重,高热和疼痛等感染中毒症状明显。病变多好发于腰椎,进展很快,其次为胸椎,颈椎发病少。受累的椎体及椎旁脓肿范围均少于脊柱结核。但也可形成腰大肌脓肿、咽后壁脓肿及骶骨脓肿等椎旁脓肿。血培养多可培养出金黄色葡萄球菌或白色葡萄球菌。X 线早期可无异常发现,但一旦出现病变进展较快。椎间隙感染的 X 线表现可分成 4 个阶段:①椎间隙变窄;②软骨下骨质进行性硬化,邻近椎体密度增加;③邻近椎体骨板呈进行性不规则改变,椎体缘出现反应型硬化；④椎间隙呈气球样改变伴椎体侵蚀。CT 和 MRI 可见信号较均匀的椎旁脓肿及椎体内破坏，T_2WI 椎体信号常脊柱结核高。增强 MRI 可见较厚的脓肿壁环状强化及边界不清的脊柱旁异常信号，而脊柱结核则表现为较薄的脓肿壁环状强化以及光滑和边界清楚的脊柱旁异常信号。

二、脊柱肿瘤

脊柱肿瘤（spinal tumor）包括原发性良恶性脊柱肿瘤、脊柱转移瘤、淋巴瘤等，以脊柱转移瘤为主。多见于老年人，转移瘤常伴有基础癌症。临床表现为疼痛逐日加重并伴有脊柱病理性压缩骨折。X 线可见椎体后部、椎弓根及横突的破坏，而椎间隙一般无破坏或狭窄，一般椎旁软组织影多较浅，上下范围较局限，边界较清晰，两侧多不对称，与破坏的椎体病灶密度相近。MRI 可见病灶信号强度较均匀，T_1WI 呈稍低信号，T_2WI 呈等信号或稍高信号，累及多个椎体，呈跳跃性骨质破坏，病灶边界多清晰。软组织影多为分叶状，增强可见病灶呈不规则强化，伴有"晕征"或"靶征"等转移瘤的特点。与脊柱转移瘤的鉴别点可总结为：①脊柱转移瘤病灶累及多个椎体，呈跳跃性骨质破坏，且边界多较清晰。而脊柱结核主要呈连续性骨质破坏；②脊柱转移瘤一般为椎体后缘发生破坏，而脊柱结核一般为椎体前缘发生破坏；③脊柱转移瘤不导致椎间盘的破坏及狭窄，而脊柱结核多伴有椎间盘的破坏，导致椎间隙狭窄甚至消失；④脊柱转移瘤椎旁软组织影较轻微，上下范围较局限，边界较清楚，两侧多不对称，与破坏的椎体病灶信号相近。而脊柱结核冷脓肿较弥漫，范围较广，信号与结核灶不同，T_1WI 呈等或稍高信号，T_2WI 呈高或稍高信号。⑤脊柱转移瘤病灶内无死骨，而脊柱结核病灶内可见死骨。

三、椎体终板骨软骨炎

椎体终板骨软骨炎（end-plate osteochondritis）简称椎体终板炎，是一种发生于软骨的无菌性炎症。椎体终板是与纤维环和髓核一起组成椎间盘的一层薄的致密骨。受累椎体常为腰椎，其次为颈椎，与局部活动和负重有关。临床表现以局部疼痛、活动受限为主，严重时可伴有肢体放射痛、麻木等症状，而无体温变化及血象和血沉异常，易误诊为转移瘤、感染或结核。典型者通过 MRI 易作出诊断。Modic 将其分为三型：Ⅰ型为邻近椎骨终板下带状影，T_1WI 呈低信号，T_2WI 呈高信号，提示终板的破坏和邻近骨

的血管化过程；Ⅱ型为 T_1WI 呈高低混杂信号，T_2WI 也呈高低混杂信号，提示病变处于过渡期，压脂像呈低信号，可提示脂肪的沉积；Ⅲ型为 T_1WI、T_2WI 均呈低信号，提示终板炎症处于稳定或愈合期。椎体终板骨软骨炎与脊柱结核和脊柱转移瘤的主要鉴别点为椎体终板炎活动期以疼痛为主而缺乏其他临床表现。影像学主要表现为血管化及无菌性骨髓水肿，随后出现终板增厚、脂肪化或骨硬化，可见 Schmorl 结节，无椎旁脓肿或其他改变。

四、许莫结节

许莫结节（Schmorl nodules）为椎体的软骨板破裂导致髓核经破裂的间隙突入椎体内，造成椎体内出现半圆形缺损阴影。可分为先天发育型和后天型，先天发育型主要为先天解剖缺陷而致；后天型主要见于腰椎间盘突出，多为单发，偶有多发。若无椎体后缘突出，临床可无任何临床表现；若神经根出现压迫可引起局部疼痛、放射痛及相应神经支配区域麻木。常无任何全身症状，亦无体温及血沉异常。CT 上可见典型 Schmorl 结节影。MRI 早期可见骨质水肿、纤维肉芽组织形成，结节周围强化在 T_1WI 呈低信号，T_2WI 呈高信号。随病情的进展，结节周围可出现脂肪的沉积，MRI 表现为半圆形影，T_1WI 呈高信号，T_2WI 呈略高信号，可被压脂像所抑制。当病情处于愈合期时，可见结节周围环形骨质硬化，MRI 表现为 T_1WI 低信号、T_2WI 低信号。

五、脊柱骨髓瘤

脊柱骨髓瘤（myeloma of the spine）起源于骨髓，可累及全身各个部位，为常见的脊柱原发恶性肿瘤。起病隐匿，临床表现复杂多样。影像学表现为广泛的骨质疏松及破坏，可伴有椎体塌陷及压缩骨折，但椎间隙多数正常。凭借典型 X 线的表现不难作出诊断，但 X 线敏感性较低，多数只能反映晚期及较大病变，容易漏诊早期病灶。CT 较 X 线敏感，但不能全面观察全脊柱病变。MRI 能敏感而直观地观察全脊柱变化，可早期发现骨髓瘤。MRI 可见椎体和（或）附件骨质破坏，病变脊髓内可见黑白相间斑点状异常信号形成典型的"椒盐征"，椎间盘多无受累，病变在 T_1WI 呈低信号，T_2WI 呈高信号。尿本-周蛋白检测多为阳性。

六、脊柱嗜酸性肉芽肿

脊柱嗜酸性肉芽肿（eosinophilic granuloma）是

一种以骨质破坏、组织细胞增生和朗汉斯巨细胞浸润表现为主的疾病。多发生于儿童,患者通常不满12岁。病变多位于胸椎及颅骨,具有自限性。临床症状较轻,表现为局部疼痛、肿胀,而无发热症状。多伴血沉升高和嗜酸性粒细胞增多。影像学特点为整个椎体被均匀地压扁成线条状,可累及单个或多个椎体,无邻近椎体发病,也不累及椎间盘。无论椎体塌陷、压扁程度多重,椎间隙通常不变窄。CT和MRI可进一步确认椎体情况及有无椎间隙变窄或椎间盘破坏。CT主要表现为受累椎体不规则溶骨性破坏,形态不规则,破坏区内残存有小碎骨片影,但椎间隙一般正常。附件可见骨质破坏以及椎旁软组织肿胀。MRI可以更清楚地显示椎体情况、椎旁软组织等形态改变、椎体信号异常及椎管内脊髓受累情况。MRI表现为T_1WI呈等信号,T_2WI呈稍高信号。脊柱结核MRI信号表现与其相似,但脊柱结核可有椎间隙变窄、椎间盘信号减低、椎体终板显示不规则等表现,受累部位椎旁软组织肿胀,增强像可见椎体及椎旁软组织均呈明显不规则分隔状增强。

七、布鲁氏菌性脊柱炎

布鲁菌性脊柱炎(Brucellar spondylitis)是由布鲁菌引起的人兽共患性传染病,是一种非常少见的脊柱炎。多伴有牛羊接触史,对于牧区的腰背痛患者应考虑本病。典型表现为腰背部疼痛、午后高热大汗、椎间隙及椎体感染症状。发热常发生于午后至午夜前,体温在38.5℃以上,持续1~3小时后可自行缓解,热退后伴有全身大汗。其发热特点也称为波浪热。血培养可培养出布氏杆菌,布鲁菌凝集试验阳性。病变多位于腰椎,其次为胸椎,以椎间盘炎症表现为主。病灶位于椎间盘前方,通常无椎体破坏,椎旁脓肿少见。X线以骨硬化和椎间隙变窄为主。CT可见骨小梁粗大紊乱,结构不清,破坏灶边缘有不同程度的骨硬化、增生的骨刺、棘间和前纵韧带钙化,严重时可见骨桥形成。MRI可见椎体呈不均匀信号,脊柱旁有时可见脓肿,T_1WI呈低信号,T_2WI呈高信号,当骨破坏明显时,压脂像可见椎体、间盘、附件及椎管内呈不均匀高信号以及相应平面的脊髓受压。

八、退行性脊椎骨关节病

退行性脊椎骨关节病(osteoarthritis)为老年人常患的脊柱损伤之一,通常是由外伤或骨质疏松所引起的,可累及单个或多个椎体。因胸腰段处于两

个生理弧度应力的交汇处,所以胸腰段脊柱压缩骨折最多见。临床上表现为背部疼痛及神经压迫症状,无全身症状,难与恶性肿瘤引起的压缩骨折和结核引起的压缩骨折区分。鉴别需结合有无肿瘤病史、结核病史和影像学诊断来综合考虑。X线可见椎体的压缩,但无骨质的破坏。若为骨质疏松引起的压缩,可见椎体密度减低,椎体内结构呈纵形条纹,周围骨皮质变薄。但X线不能显示出椎管有无受压,若有神经症状应行CT或MRI来明确椎管有无受压。CT可更清楚地显示出椎体结构及压缩情况、有无碎骨片突出于椎管内、压缩骨折的不同类型、骨密度的变化等,对于良性压缩骨折具有较高的诊断价值。但CT无法显示脊髓受损情况且对软组织的分辨率不高,对于椎旁软组织边界及范围显示不够精确,可发生漏诊情况。MRI表现可分为急性期和慢性期。急性期主要表现为骨髓内出血水肿和炎性反应,若为外伤所引起的压缩骨折则表现为椎旁软组织损伤、血肿等,T_1WI可见椎体压缩呈带状低信号影,T_2WI可见压缩椎体呈高信号影,增强后可见压缩椎体信号与邻近正常椎体信号基本相同。压脂像可见终板骨折处附近有局灶性线状或三角形高信号,称"液体征",为急性良性脊柱压缩性骨折的特点。慢性期T_1WI及T_2WI椎体基本趋向于正常信号,椎体上下软骨板完整,无椎旁软组织影,但椎间盘有变性、退变或后凸的表现。与脊柱结核病灶相比,可见邻近椎体终板受累、椎旁冷脓肿形成、椎间盘信号改变等。

九、强直性脊柱炎

强直性脊柱炎(ankylosing spondylitis)是一种以累及中轴骨关节为主的免疫性疾病。表现为脊柱的慢性进行性炎症。始发于骶髂关节,并逐渐向上蔓延至脊椎小关节及椎旁软组织,导致纤维性或骨性强直和畸形。好发于20岁左右的青、壮年,男女比为10:1,有明显家族史。临床表现为骶髂关节炎症,病变向上发展至脊柱可有驼背畸形,胸椎受累后会出现胸廓扩张受限等症状,无全身中毒表现。HLA-B27检测多为阳性。X线可见骶髂关节间隙模糊、变窄,骨密度增高及关节融合,脊柱可见椎间盘的纤维环及前后纵韧带发生骨化呈典型的"竹节样"改变,无骨质破坏或死骨。CT能更清楚地显示关节间隙的变化,便于测量关节间隙的宽窄及病变范围。MRI表现以脊髓水肿、关节骨皮质侵蚀、软骨下骨质硬化为主,也可见软组织韧带改变。当出现椎间盘

的侵蚀时,可见 T_1WI 呈低信号,T_2WI 呈高信号。

十、腰椎间盘突出

腰椎间盘突出(lumbar disc herniation)是腰腿痛最常见的原因之一,可由椎间盘变性、纤维环破裂、髓核突出刺激或压迫神经根、马尾神经共同导致。主要因椎间盘退行性病变或外伤所引起。男性较女性多。多数有弯腰劳动或长期坐位工作史,常发病于弯腰持重物时。临床表现主要为腰痛、坐骨神经痛及下肢麻木、肌力下降等,可伴有马尾神经受压症状,一般无全身症状。X 线可见椎体边缘增生及椎间隙变窄等退行性改变,不伴有骨质的破坏,亦无法直接反映是否存在椎间盘突出。CT 可显示椎体形态、椎管形态、黄韧带有无增厚、椎间盘是否异常、髓核是否突出、椎间盘对神经根有无压迫以及椎间盘有无钙化等。MRI 检查因对水含量和蛋白含量的变化敏感,因此对于椎间盘的变性及椎间盘突出的诊断优于 CT。MRI 能准确地反映脊髓压迫程度,T_1WI 可见脱出的髓核信号高于脑脊液,但低于硬膜外脂肪,分界明显,T_2WI 可见脱出的髓核信号低于脑脊液,但高于脊髓,比硬膜外脂肪略低或略高。

第八节 脊柱结核的治疗

脊柱结核治疗的目的是为了消除感染,防止神经损害及脊柱畸形的发生并及时对症处理。近年来,由于艾滋病的蔓延和结核分枝杆菌耐药性的提高等种种因素,全球结核病的发病率已呈上升趋势,发展中国家更是如此。肺外结核中,骨与关节结核约占35%。而脊柱结核又占到了骨与关节结核的 50%左右。同其他肺外结核一样,脊柱结核的治疗不能单纯依靠手术或单一方法,必须采取综合治疗的手段,才能达到最佳的治疗效果。

一、单纯非手术治疗

包括一般支持治疗、局部制动、中药治疗及心理治疗几个方面。

(一)一般支持治疗

在抗结核药物出现以前,医生对结核病的治疗主要是通过补充营养、充分休息和适当的户外运动来实现。因为脊柱结核为慢性消耗性疾病,患者大多有消瘦、贫血、低蛋白血症等表现,所以全身情况的好坏与疾病的转归有着密切联系。结核病多发于发展中国家,亦从侧面反映出结核病与人们的营养状况、居住环境及条件等息息相关。对于营养状况差的患者,应注意膳食中多补充蛋白、热量及纤维素。尽量避免劳累,适当休息,并经常接受充足的日晒和新鲜的空气。对于全身情况较差或行动不便者,应严格卧床休息。

(二)局部制动

局部制动是非手术治疗中的重要环节。适当的局部制动,不仅可以保护病变部位免受进一步损害,预防或避免畸形加重,也可以减少因脊柱运动引起的局部疼痛和脊椎旁肌肉的保护性痉挛(即腰背僵硬),同时还能防止病变进一步蔓延,减少体力消耗。更重要的是,通过局部制动和佩戴支具,可以为脊柱提供一个相对稳定的力学环境,有助于结核病的治愈和恢复。

(三)中药治疗

中医认为脊柱结核属于"骨痨"、"流痰"范畴。治法以温肾壮阳、益气健脾、滋阴养血、扶正祛邪、抗结核杀虫为主。疾病初期应养肝肾、补气血、温经通络、散寒化痰等。药方用阳和汤或大防风汤加减,还可加入抗结核中药。中期以扶正脱毒、补益气血、化瘀消肿为主。药方用托里散或托里透浓汤等加减。后期以补益气血、滋阴补肾、阴阳双补为主。药方用人参养荣汤或先天大造丸加减。

(四)心理治疗

因脊柱结核多病程较长,患者容易产生悲观、消极的情绪,所以应注意及时和患者沟通,了解患者的心理动向,继而辅之以心理疗法,促使其改善精神状态,增强战胜疾病的信心和对生活的向往,从而提高综合治疗的整体效果。经常采用的方法有心理分析疗法、暗示疗法及支持疗法等。

二、药物治疗

(一)发展

当代关于脊柱结核的治疗始于 1943 年 Waxmin 对链霉素的发现和使用。第一篇关于链霉素在治疗骨与关节结核中的应用的重要文献是由 Bosworth 和他的同事在 1950 年发表的。链霉素的使用大大降低了结核病的病死率。在链霉素应用前 5 年和应用后 5 年这 10 年的时间里,纽约 Sew View 医院中结核病患者的病死率降低了 72.5%。根据 Kondo 和 Yamada 的报道,在采取非手术治疗的患者中,链霉素的应用使结核病患者的病死率从 42.9% 降到了 9.3%。在接受 Albee 融合手术的患者中,未使用链霉素的患者的病死率是 32%,而使用后这个数字降到了 0。而在接受病灶清除术的患者中，链霉素的应用则使病死率由 71.4% 降为 2.1%。

1952 年，Bosworth 和他的同事们在一份初步报告中报道了异烟肼在结核病应用中的振奋人心的成果。这些抗结核药物的应用不仅大大降低了疾病传播的风险，有效阻止了病灶清除术后慢性窦道的产生，同时也使根治性手术变得相对安全。就算在那些没有接受手术的长期住院的患者中，这些药物也被证明是有效的。在尼日利亚，由于病床短缺和医疗设施的匮乏，Konstam 和 Blesovskky 不得不采取非制动抗结核化疗的手段。尽管在后来的随访中很多患者的资料都丢失了，但是就反馈回来的结果看，96% 的患者都得到了治愈。但是，这种疗法带来的一个重要问题就是脊柱畸形：骨融合率仅有 75%，脊柱后凸角度增加范围在 0°~10° 之间的为 49%，增加了 30° 以上的为 18%。其他很多学者也报道了单独应用抗结核化疗治疗脊柱结核的成功经验。1956 年，Hodgson 和 Stock 研究发现，在抗结核化疗的同时行前路根治性病灶清除术并植骨融合术（即香港手术）会有很好的效果。

1963 年，为了更好地研究热带地区的结核病，医学研究委员会（MRCC）开始着手调查关于结核病各种不同的治疗疗法。不久，脊柱结核分会就成立了。这个小组针对结核病的治疗方案开展了大规模的前瞻性研究。每项研究都基于各地不同的可以利用的资源而展开。最开始在韩国和罗德西亚进行的研究证明了非制动抗结核化疗是极为有效的。继而，医学研究委员会又开始研究短程化疗方案能否产生和标准化疗方案（18 个月）同样的效果。在此之前，所有的研究都是基于标准化疗方案上完成的。在中国香港，患者在接受根治性手术的同时，也应用了 6 个月或 9 个月异烟肼和利福平配合 6 个月链霉素的化疗方案。根据 3 年后反馈回来的随访资料，证明了这种短程化疗方案虽不能说和标准化疗方案效果完全一样，至少也是成功和可行的。在印度南部，专家们就单独应用 6 个月或 9 个月的非制动抗结核化疗方案与根治性手术同时配合 6 个月化疗的联合治疗方案进行了对比，并进行了 3 年的随访。结果证明，前一种方案中，接受 9 个月疗程的患者约有 97% 取得了令人满意的疗效，这个数字在接受 6 个月疗程的患者中是 93%。令人惊讶的是，在同时接受根治性手术和化疗方案的患者中，仅有 85% 的人取得了满意的疗效。

因此，医学研究委员会推断，在发展中国家，单独应用 6 个月或 9 个月异烟肼和利福平的短程非制动化疗方案在脊柱结核的治疗中要优于其他治疗手段。仅当需要行组织活检或处理脊髓炎、脓肿和窦道时才应该考虑手术。甚至在那些医疗技术手段发达的国家，他们也强烈建议所有的病例都不行手术治疗。

经保守治疗后病情无好转，且这 2 例患者经过前路减压和植骨融合术后也都得到了治愈。同时，他们还认为轻微的脊柱后凸畸形也可以采取保守治疗的方法。因为根据相关报道，尽管接受了规范的非手术治疗，儿童结核病患者的后凸畸形仍可以逐渐加重。但这种情况并没有在成年人中发现。

不管是否需要进行手术，抗结核化疗都是脊柱结核治疗的一个重要组成部分。只有在那些脊柱畸形不断进展进而导致迟发型瘫痪的非活动性脊柱结核患者中，化疗才是不必要的。化疗通常在手术前就开始，但是当组织活检时，化疗可放在术后进行。目前的抗结核化疗一线用药有异烟肼、利福平、吡嗪酰胺、链霉素和乙胺丁醇。其中，乙胺丁醇为抑菌药，仅对生长繁殖期的结核分枝杆菌有作用，对静止期细菌几乎无影响。还有一些二线用药只有在特定的条件下才会被使用，它们包括乙硫异烟胺、丙硫异烟胺、卡那霉素、卷曲霉素、环丝氨酸和对氨基水杨酸钠。具体的治疗方案及不同药物的用法及用量应该在医生的指导下进行。

（二）化疗方案制定的细菌学基础

病变程度、抗结核药物 MIC、菌群代谢特点和机体不良反应等是决定治疗药物剂量和方案的关键因素。

1. 结核分枝杆菌代谢类型与病变环境　Mitchison 和 Jindani 等根据结核分枝杆菌的代谢和繁殖特点将结核分枝杆菌分为 4 类：①A 类菌群数量最多，为代谢旺盛、处于生长发育期的菌群或可持续生长的菌群。多见于早期以渗出性病变为主的病灶区内，如浸润性病灶或血源播散性病变，也可存在于液化干酪空洞中。②B 类菌群存在于酸性环境中，如巨噬细胞内或急性炎症部位，数量少，大多处于休眠状态，代谢缓慢或基本上为静止状态。③C 类菌群可存在于干酪病灶内、空洞壁酸性环境中或淋巴结内，绝大多数为静止、不繁殖的半休眠状态，偶可短时间内突然生长，此类细菌数量少。④D 类是不繁殖、完全处于休眠状态的细菌，基本无代谢活性，数量极少，正常机体免疫力即可控制。

4 种类型的细菌对各种抗结核药物的敏感性也

不一样。如 A 类细菌易被异烟肼、利福平和链霉素杀死;B 类细菌则对吡嗪酰胺更为敏感;C 类细菌可被利福平杀灭;目前尚无作用于 D 类细菌的药物。但各种药物的杀菌作用也受外部条件的影响,如在低氧分压和酸性环境中,链霉素的抗菌能力可大大降低,而异烟肼和利福平变化不大。吡嗪酰胺则适合在酸性环境下发挥作用。

2. 结核分枝杆菌的延缓生长期　结核分枝杆菌在试管内短时间接触并除去抗结核药物后,处理的培养物需要经过一定时间才重新开始生长,称这段时间为延缓生长期。在一定条件下,对结核分枝杆菌来说,不同的药物具有不同的延缓生长期。

接触药物 6 小时,出现延缓生长的药物有链霉素、利福平和吡嗪酰胺;接触 24 小时,除氨苯硫脲外,其他抗结核药物均产生不等的延缓生长。因此,在结核病化疗中,特别是短程化疗中药物的延缓生长能力是药物选择的依据之一。

3. 血液内药物浓度　抗结核药物在血液内的浓度,特别是在病变部位的药物浓度,对疗效有很大影响。一般来说,应该了解各个抗结核药物的试管内最低抑菌浓度(MIC)。显然,血药浓度应大于 MIC 方可有效。在血药浓度大于 10 倍 MIC 时,临床治疗可能有效。但是,患者的血药浓度存在个体差异,往往达不到此浓度。

4. 耐药性和联合用药　在需要长期用药的结核病化疗中,耐药突变这一自然现象尤为重要。目前,耐药菌已经成为结核病化疗的重要障碍。

细菌产生耐药性机制一般包括药物失活酶、胞壁通透性改变、靶结构基因突变和代谢途径改变等。目前所知的结核分枝杆菌产生耐药性的机制主要是靶编码基因的突变所致。

对结核分枝杆菌而言,在长期用药的结核病化疗中,抗结核药物的耐药突变率是药物的属性,结核分枝杆菌的自然耐药突变率为 $10^{-10} \sim 10^{-5}$。和其他细菌一样,与药物有关的结核分枝杆菌编码基因发生突变后,其对药物敏感性表型发生改变。这样的突变是随机的、自发的,与药物的接触与否无关。在一个菌群里,耐药个体出现时以一定的频率产生,并因药物对敏感菌体杀灭的选择性作用,病变内菌数越多,出现耐药菌的概率越高。在敏感菌群陆续被药物灭杀后,耐药菌继续增殖代之成为优势菌群。

联合用药可减少耐药菌群的发育,发生多药耐药概率远低于单药耐药突变。此外,针对不同菌群的联合用药可发挥化疗方案的全面抗菌作用。因此,

联合用药是结核病化疗的一个基本原则。治疗初期对药物敏感,随着治疗过程中耐药性的产生而对药物不敏感的现象称为继发性耐药。与之相对的是原发性耐药,即未经过治疗的患者被耐药菌感染的现象。耐药菌感染可以通过一个患者传染给另一个患者。根据有关资料,在美国,1970 年,原发性耐药现象仅不到 3%,而到了 1980 年,这个数字升到了接近 9%。耐药性的产生在城区某些特定区域更为常见,特别是在那些流浪人员、药物成瘾者及 HIV 感染者身上更易见到。联合用药可减少单药耐药菌群的发育,故现在临床多采取此种方案。药物的配伍应基于不同药物的药理和毒理机制。同时,因为结核分枝杆菌可存在于不同的环境中,所以对各种药物的反应也不尽相同。异烟肼和利福平对细胞内和细胞外的结核分枝杆菌都有杀灭作用。利福平则对那些干酪样组织中那些代谢缓慢的细菌有更强的杀灭作用。吡嗪酰胺仅对细胞内的结核菌或干酪样组织内的结核菌起作用。与之相反的,链霉素只对细胞外结核分枝杆菌起作用,因此常和吡嗪酰胺搭配使用。乙胺丁醇对细胞内和细胞外的细菌均可产生抑制作用,已代替对氨基水杨酸应用于多种抗结核化疗方案中。

(三)化疗方案

1. 标准化疗　50 年代异烟肼问世后产生的化疗方案,以异烟肼和对氨基水杨酸钠为主,前 3 个月加用链霉素,整个疗程通常为 18 个月。根据同时期医学研究委员会(MMRC)的研究资料表明,该方法脊柱结核治愈率达到了 89%,复发率 3%,死亡率 1.4%。后来也有人用乙胺丁醇或氨硫脲代替对氨基水杨酸钠,也取得了良好的效果。

2. 短程化疗　早在 60 年代,医学研究委员会就针对短程化疗与标准化疗方案进行了比较。结果表明 6~9 个月的短程化疗方案与标准化疗方案在结果上并无统计学差异。美国胸科协会(ATS)建议脊柱与骨关节结核的疗程在成人为 6 个月,而儿童需延长至 12 个月。英国胸科协会(BTS)则建议,不论成人还是儿童,化疗疗程都为 6 个月。目前,西方国家通用的短程化疗方案是异烟肼、利福平与吡嗪酰胺的三联疗法,疗程为 6 个月。这种方法对绝大多数敏感菌感染导致的脊柱结核都有效。2002 年,J. H. van Loenhout-Rooyackers 等人对 1978 年 1 月到 2000 年 11 月的关于脊柱结核化疗的文献进行了检索分析,其中应用异烟肼、利福平与吡嗪酰胺 6 个月的三联化疗方案的文献有 4 篇,大于 6 个月疗程的

有 10 篇,另外还有一些是应用 9 个月以上异烟肼、利福平与乙胺丁醇治疗方案的。结果显示,在应用 6 个月异烟肼、利福平与吡嗪酰胺的 4 篇文献共 82 个患者中,脊柱结核的复发率为 0%。非典型的结核分枝杆菌感染导致的脊柱结核用常规化疗方案效果不佳。由于脊柱结核可以带来严重的危害,因此大剂量的化疗是必需的。在最近一份关于腰椎与腰骶椎脊柱结核的研究中发现,3 倍于常规剂量的治疗方案可以取得不错的疗效。在脊柱没有发生明显的破坏变形之前,所有原发灶的感染都得到了控制。经过 36 个月的随访,这些患者的后凸畸形的角度仅增加了 2.2°,Cobb 角仅增加了 5.4°。同时,骨融合率达到了 87.5%。Pertuiset 和他的同事们报道了他们在一个发展中国家治疗 103 例脊柱结核患者的经验。除去 2 例在治疗过程中死亡,剩下约有 74% 的患者可以通过非手术治疗获得治愈,只有不到 26% 的人需要接受手术。他们采用的疗程为 14 个月。这些结果也与印度等其他不发达国家所观察到的结果类似。

3. 耐多药以及非结核分枝杆菌的治疗　目前,关于耐多药以及非结核分枝杆菌的治疗尚无统一标准。根据国内有关文献报道分析,治疗方案应依据不同患者的具体情况来制订,方案中应至少包括 2~3 种敏感或未曾使用过的抗结核药物搭配用药,强化期最好由 5 种药物组成,巩固期至少由 3 种药物组成。首选药物有氧氟沙星、左氧氟沙星、对氨基水杨酸、对氨基水杨酸异烟肼和阿卡米星等。

（四）不良反应

任何抗结核化疗药物都有可能产生毒性反应。毒性反应可导致化疗中止甚至危及生命。例如,异烟肼和利福平的主要不良反应是肝功能损害。当联合应用异烟肼和利福平时,肝炎发生的概率是单纯应用异烟肼的 4 倍。异烟肼还可以导致末梢神经炎。链霉素的主要不良反应是听力损害和肾功能损害,而乙胺丁醇主要引起视神经炎。当出现不良反应时,应及时停药及对症治疗,以免危及生命。

三、脊柱结核的手术治疗

（一）概述

在抗结核药物应用之前,脊柱结核的治疗是以卧床和休养为主。Sedden 于 1935 年报道了 60%~90% 脊柱结核合并截瘫的患者,在空气清新的医院中经过长时间的卧床休息而获得康复。对于脊柱结核的手术治疗方面,前人进行了不断的探索。

1779 年,Pott 对结核脓肿的引流描述为:"这个最可怕疾病的治疗方法仅仅需要获得大量的引流物,在脓腔每个边的包膜下方将脓液引出来,持续引流直到患者完全恢复腿的功能"（The remedy for this dreadful disease consists merely in procuring a large discharge of matter, by suppuration from underneath the membrane adipose on each side of the curvature, and in maintaining such discharge until the patient shall have perfectly recovered the use of his legs）。他的观点过于乐观:许多患者在引流治疗结束之后并没有恢复神经功能,其他一些患者死于继发的化脓性感染。

1882 年,McCuen 描述第一例应用椎板切除术治疗结核性脊柱炎的患者。19 世纪,B. E. Hadra 首次将两个椎体的棘突绑起来治疗结核菌感染所致的脊柱后凸畸形。1911 年,Fred Albee 和 Russell Hibbs 分别以文章的方式描述了第一次尝试脊柱融合术的经过。在 20 世纪早期,椎板切除术成为治疗 Pott 截瘫的常规术式。1935 年,Seddon 谴责了这个术式,并宣布"椎板切除术是无效的",因为该术式破坏了后柱的完整性,导致脊柱的不稳定,进一步引起神经损害。1894 年,Menard 首次通过肋横突入路,试图对胸椎结核病灶行椎旁切开引流术,缓解脓肿对脊髓的压迫,患者症状得到意外改善。但很多按照这一方法治疗的患者死于继发感染。当时外科手术的死亡率高达 40%~70%,因而这种方法被放弃了。

许多学者认同"椎板切除术治疗不当"这个观点。患者病情在椎板切除术后实际上直接获得了改善,但是 Bosworth 和他的助手指出,如果脊柱前方和后方没有都做融合的话,截瘫不可避免地会再次发生。他们记录了 14 位经历椎板切除术的患者,除了 4 位采用环形融合的患者其余人都死亡了。目前,对于椎板切除术治疗脊柱结核截瘫的唯一指征是结核菌不典型地侵犯了椎弓导致脊髓后方受压迫。在某些少见情况下,该术式也适用于没有骨侵犯的后方硬膜外结核球的治疗。

20 世纪 40 年代以来,随着抗结核药物的逐渐问世,药物化学治疗在结核病治疗中的地位逐渐提升。脊柱结核的治疗开始了药物治疗与手术治疗联合应用的阶段。部分脊柱结核患者可以通过单纯保守治疗而获得痊愈,包括加强营养、休息、支具固定和应用化疗药物。当时多数学者认为抗结核药物与外科手术疗法联合使用是一个比较好的方法。后期的一些研究也证实了单纯应用化疗治疗脊柱结核时间长、疗效差,并不优于手术结合药物治疗。1976年,Tuli 通过 900 例脊柱结核患者的治疗发现,38%的单纯化疗患者获得神经功能恢复,31% 获得椎间骨性融合;而 80% 的手术患者神经功能恢复,89% 获得椎间骨性融合。1996 年,Moon 观察了 67 例脊柱结核患者,其中手术治疗 54 例,单纯药物化疗 13例,结果是手术治疗组神经功能损害在 2 个月内恢复,而单纯化疗组在 2~6 个月内恢复。

1956 年,Hodgson 和 Stock 于中国香港研究发现,在抗结核药物治疗的同时行前路根治性病灶清除并植骨融合与单纯手术清除病灶和单纯药物治疗相比,可以早期融合,同时脊柱畸形发生的可能性小。Hodgson 病灶清除的原则和方法,在中国香港得以广泛应用,被学界称为"香港术式"。该术式强调对脊柱结核病灶的彻底清除,并未界定手术切除的范围。

一些脊柱外科医生提倡单纯脊柱病灶清除而不融合。然而,同时期大多数学者同意医学研究委员会(MRC)的结论:前路彻底清除病灶、支撑植骨融合的香港术式效果优越。患者在病灶活动期手术治疗更加安全,与那些经过治疗脊柱结核患者的手术相比,前者的疗效出现的更早而且更好。

移植物的选择基于移植物相容性和结构支持的考虑。植骨材料经常选用髂骨嵴和肋骨。腓骨作为植骨材料可以提供好的结构支持,但是腓骨上大量的皮质骨在感染病灶中不符合要求。此外,应用长段的腓骨作为植骨材料可能会出现骨折。在一个有关 4cm 长狗腓骨移植材料的研究中,在移植后 6周~6 个月的时间内移植物出现明显变弱。总的相容时间需要花费几年时间;在 48 周时,将近 60% 的坏死物质已经被重建。尽管如此,在 1 年的时候植骨材料的强度接近正常。Bradford 和 Daher 描述了使用血管化肋骨用于稳定后凸畸形。植骨融合发生在 4~16 周(平均 8.5 周)。他们还描述了在 3 位患者的治疗中出于力学优势的考虑从前路应用 4cm或更长的内置物到顶椎,这些内置物没有出现骨折。也有报道称,在结核性后凸的治疗中,应用血管化肋骨可以获得高融合率。

Kemp 和他的同事发现成人患者不应当使用肋骨作为植骨。他们报道了植骨骨折发生率为 32%,后凸平均进展 20°。某些情况下,部分塌陷是由于肋骨穿透了椎间盘的终板。使用肋骨作为移植物总的融合率为 62%,应用整块的厚髂骨作为植骨材料,只要其直径达到椎体的冠状面直径,植骨融合率高达 94.5%。尤其对于那些有重大缺陷的患者而言,髂骨嵴也许比肋骨更好。

香港术式采用前方入路,这样可以最直接地处理受累节段。病灶内的死骨和干酪样物质必须被清除,直到上下骨面渗血及暴露后纵韧带。如果具有神经损害并且脊髓需要减压,那么减压的范围应达到硬脊膜。可以通过支撑植骨来矫正成角畸形。在成人和儿童中初次病灶清除术时应用自体骨移植是可靠的。术后 10 年自体骨移植的骨性融合率为97%,相比而言,单纯的病灶清除术的骨性融合率为90%。65%~79% 的病例单纯化疗可以达到稳定的骨性融合。部分患者术后远期随访发现后凸畸形矫正丢失较多。手术失败的原因是植骨的断裂、吸收、移位。1968 年,Lee 报道了 120 例前路病灶根治植骨手术,术后观察后凸畸形即时矫正率为 29.9%,术后 6 个月随访时矫正率为 12.8%,2 年随访时变为7.5%。王福寰、王怡等通过临床观察发现,脊柱结核术后脊柱的稳定性破坏,影响了病椎之间的骨性融合,导致植骨块易吸收、下沉和滑脱,后凸畸形和假关节的发生率较高。

20 世纪后期,随着内固定技术的不断完善,为脊柱结核的外科治疗奠定了基础。人们也逐渐认识到脊柱稳定性的维持与重建决定了脊柱结核远期的疗效,也是防止脊柱结核复发的重要因素。

感染病灶中应用内固定是否安全一直是学者关心的地方。Oga 和他的助手研究了在活动性结核病灶中应用脊柱内固定材料的风险。全部 11 名患者治愈了结核感染,并且术后没有形成后凸畸形。他们同时评估了结核分枝杆菌和表皮葡萄球菌对不锈钢的黏附特性。表皮葡萄球菌严重积聚在棒上,其表面覆盖一层厚的生物被膜,相反只观察到一些生物被膜覆盖着几群结核分枝杆菌上。这一发现推动了初次前路病灶清除的同时使用前方内固定的观点。3 个最新的研究揭示了这个一期手术技术的有效性。Benli 和同事报道了 63 位来自土耳其的胸椎和腰椎结核患者。所有这些患者接受了前方病灶清除减压同时自体髂骨块植骨的手术。在手术过程中,同时应用了侧方钢板。89% 的手术患者后凸得到矫正,在平均 51 个月随访时间内,手术效果得到维持。在有神经损害的患者中,80% 全部恢复神经功能,16% 患者部分神经功能恢复。没有观察到一例感染复发。Govender 报道了 41 例来自南非的患者。在这些患者中,前路移植物采用新鲜冷冻的同种异体移植物。与自体肋骨作为移植物相比,同种异体移植物的融合程度较慢。41位患者中的33位被观察到了融合和骨重塑,在平均随访6.4年的时间中,8位患者被观察到骨融合伴有部分骨重塑。没有一例患者出现骨折或迟发感染。Yimaz和同事报道了来自土耳其22位患者的相似的治疗结果。

(二)脊柱结核手术治疗目的

人们早期认为脊柱结核病的治疗目的是治愈结核病变,但这一观点并不全面,在治疗过程中人们逐渐关注诸如脊柱稳定性、神经功能恢复等诸多问题,哪些才是采取外科治疗脊柱结核的目的呢?

王自立提出现代脊柱结核的治疗目的至少包括下述4个方面:①治愈结核病变:包括营养支持疗法、使用抗结核药物、脓肿引流、进行局部彻底病灶清除手术等手段;②重建脊柱稳定性:包括卧床制动、矫形、植骨融合、器械内固定等;③恢复脊髓的神经功能:可以通过减压、矫形使其恢复;④早日康复:手术治疗与传统治疗方法相比,减少了卧床时间,缩短了疗程,使患者早日恢复生活和工作的能力。可以认为脊柱结核手术治疗的目的是病灶的彻底清除、脊柱稳定性的重建、神经功能恢复和缩短疗程。在制订脊柱结核的手术治疗方案时,应该施行个体化治疗,在每一名患者身上均要体现这四个治疗目的。

(三)脊柱结核手术治疗的适应证

传统脊柱结核手术把治愈病灶作为根本目的,以此来决定手术适应证。现代脊柱外科的迅猛发展,使人们逐渐加深对脊柱结核病的认识,许多学者认为,脊柱结核的治疗除了治愈结核病灶,更重要的是恢复患者脊柱的运动功能和神经功能。手术治疗目的的变化带来了适应证的变化。

关于手术指征,许建中认为脊柱结核手术治疗的绝对指征是:①脊髓受压、神经功能障碍;②脊柱的稳定性破坏;③脊柱严重或进行性后凸畸形。脓肿、死骨、窦道形成则是脊柱结核的相对手术指征,需要结合病变破坏程度、部位、患者年龄等综合考虑治疗方案。

脊柱结核手术适应证的选择,完全根据脊柱结核手术目的而定。①术前难以明确病理诊断,怀疑脊柱恶性肿物或非特异性感染;②脊髓或神经根受压出现神经损害,神经功能进行性损害,经保守治疗无效;③结核病灶破坏椎体导致明显脊柱不稳定;④保守治疗无效的慢性窦道存在继发感染;⑤椎旁脓肿或巨大死骨压迫周围解剖结构出现局部压迫症状(例如颈椎结核压迫气管出现呼吸困难),且保守治疗无效。

手术时机的选择要考虑患者的全身情况和局部病灶情况。首先需要保证全身重要脏器的疾病得到控制或无手术禁忌证,尤其是术前对心、肝、肺、肾的检查。全身情况较好的患者,术前应用抗结核药物至少2周;对于全身情况较差、合并全身重要脏器损害、结核中毒表现明显、营养状况较差的患者,术前用药时间则需延长至4~6周。ESR对机体病理变化不具备特异性,不能用于结核病的诊断,对疾病的发展变化和治疗效果的观察有一定意义,可作为评价结核转归的指标。C反应蛋白反应灵敏,可以作为疾病的活动和治疗反应的客观指标,但是以上2个指标易受其他疾病的影响而变化。有学者观察到患者术前血沉、C反应蛋白不降反升,尤其是术后短期内更有增高趋势,认为ESR和C反应蛋白不应作为选择手术时机的指标。

(四)脊柱结核术式的选择

手术方式应根据病灶部位、椎体破坏程度、椎管累及程度、脓肿的部位及大小选择不同的个体化术式。脊柱结核病灶多位于椎体,单纯从清除病灶的角度考虑,首选前路手术。该入路可以充分显露结核病灶局部,进行有效的病灶清除、脊髓减压。后路病灶清除、内固定术式对于椎体病灶塌陷小于50%,病变组织凸向后方,硬膜或神经根受累严重,椎体前方无巨大脓肿者较为适用,尤其适用于腰椎,在病灶清除时采用经椎弓根或椎旁入路,避免进入椎管。前路病灶清除、植骨、后路内固定术适用于椎体破坏严重致严重后凸畸形者以及部分上颈椎、颈胸段和腰骶段结核。

1. 单纯脊椎结核病灶清除术 早期的脊柱结核手术治疗方法,以清除结核病灶为目的。目前,大多手术在病灶清除的同时,结合其他方法共同治疗脊柱结核。

2. 脓肿引流术 文献中记录较早的术式,目的是通过引流使脓腔变小或闭合。脓肿引流术的指征是:患者因脓肿而产生脓毒血症;硬膜外脓肿导致神经损害;脓肿的范围极大。在脓肿引流术后,可以分层次闭合软组织,或者可以将创面开放包扎起来。胸椎的椎旁脓肿可以通过肋骨横突切除术有效地引流。巨大的腰大肌脓肿可以通过后腹膜入路来引流。在微创外科的发展下,部分学者尝试胸腔镜或CT引导下穿刺引流治疗脊柱结核。张西峰通过对脊柱结核进行分期,采用相应的微创治疗方法。微创治疗的特点包括提高病灶内药物浓度、切口小、费用低、持续引流。该方法可对无分隔脓肿内的稀薄脓液进行有效引流。微创治疗技术给脊柱结核治疗提供了新思路,是否所有的脊柱结核患者都适用微创治疗,目前其疗效还需大宗临床病例随访证实。

3. 单纯后路椎骨融合术 该术式适用于前路病灶已变稳定、后方需要通过椎骨融合治疗脊柱不稳定的情况。

4. 病灶清除、植骨融合术 传统的脊柱结核手术方法。以刮除病灶为主要手段,植骨以填充为主,有时也用镶嵌的方法,很少使用植骨。因病灶不能彻底清除,植骨融合比率不好。

5. 根治性病灶清除、植骨融合术("香港手术") 与传统病灶清除术相比,该术式可以充分暴露病灶,将病灶及其周围正常骨彻底清除。多数应用支撑植骨。

6. 前路病灶清除、植骨融合、前路器械内固定术 该术式优点为前方切口入路,充分暴露病灶,同时完成病灶清除、植骨融合,在同一切口内完成内固定。

7. 前路病灶清除、植骨融合、前路器械内固定术 对于前路无法完成内固定、多节段结核或跳跃性结核、需要固定节段较多的患者。

8. 后路病灶清除、植骨融合、后路内固定术 当病灶位于脊柱附件或局限于椎体后方一侧时可以应用此术式。一般通过椎弓根进入病灶,切除病变侧的椎弓根已达到前方。

(五)病灶彻底清除的范围

1934年,日本骨科学者Ito(伊藤)等报道采用病灶清除术疗法处理10例腰椎结核,当时因无抗结核药物支持,多数病例最后治疗效果不良,未被推广。1954年,方先之先生在其主编的《骨关节结核病灶清除疗法》一书中描述:早期采用适当的外科手术,直接进入病灶,清除寒性脓肿、结核性肉芽、病骨和死骨。根据高等学校教材,病灶清除术的定义是采用合适的手术切口途径,直接进入骨结核病灶部位,将脓液、死骨、结核性肉芽组织与干酪样坏死物质彻底清除掉,并放入抗结核药物,称之为病灶清除术。2008年第二届全国脊柱与骨关节结核病专题研讨会上,与会专家们达成共识,病灶清除术的名称以"彻底病灶清除术"为宜。那么,彻底病灶清除术的范围是什么?

目前,对于病灶彻底清除的范围,存在不同的观点。

王自立认为,彻底病灶清除术,除应清楚寒性脓肿、肉芽组织、干酪样坏死物质、死骨、坏死的椎间盘、窦道外,还应清除空洞、硬化壁、病变性骨桥等。若病变以溶骨性破坏为主,则以刮匙刮除边缘即可;若病变以硬化性破坏为主,尚需切除硬化壁边缘4mm左右的硬化骨,同时多发空洞要切除打通。其依据是硬化边缘4mm范围内小病灶出现的几率达80%以上,在该范围内测不到利福平等抗结核药物浓度。结核病灶组织及病灶边缘形成一道药物屏障,只有彻底切除硬化骨,切除直至正常骨质,才能破坏结核菌赖以生存、繁殖的封闭环境,同时消除药物进入的屏障,使抗结核药物有效地进入病变处,达到消灭细菌的目的,有利于植骨更快更好的融合。

瞿东滨认为:清除病变区内所有病变组织如脓液、干酪样物质、死骨、肉芽组织、坏死椎间盘、坏死液化组织等,保留健康和亚健康组织即是彻底;对于硬化骨只需部分切除,能够满足摘除死骨、植骨床准备以及抗结核药物的渗透即可,一般在手术显露的椎体一侧以及上下端植骨接触面的硬化骨需要清楚,直至创面有新鲜渗血,而对侧硬化骨如果不是死骨,完全可以保留。

宋跃明认为"彻底病灶清除"的标准是相对的,应该理解为:清除主要病变区内的所有病变组织;对于主要病变区外的病灶,如无法通过抗结核药物治疗而痊愈则应彻底切除;对于是否切除硬化骨要视其与病灶的关系而决定:硬化骨下方隐藏有较大病灶,则应切除硬化骨以确保清除彻底,若硬化骨下病灶微小,数量不多,则不需要特别处理硬化骨。

"彻底病灶清除术"本身即是一个相对的概念,无论怎样切除,病灶内都达不到无菌的环境,切除硬化骨是否可以降低复发率、提高治愈率目前还不清楚。在彻底清除病灶的同时根据手术的需要尽可能地保留"亚正常骨",抗结核药物治疗是成功治疗脊柱结核的保证。

(六)其他方面

在整个人群中颈椎结核合并脊髓受压的发生率超过40%,在成人中这个比率更高,因此这个部位的结核感染需要积极治疗。Hsu和Leong报道了结合药物治疗的情况下使用香港术式和Southwick-Robinson入路相比较的优异结果。如果寰枢椎部位受累,可以通过经口入路完成引流术,同时考虑是否进一步应用后路枕颈融合术。寰椎前后弓单纯受累可以通过化疗、脓肿的细针穿刺和halo支具固定得到很成功的治疗效果。病灶位于枕颈交界处非常罕见,在结核性脊椎炎的患者中仅占0.3%~1%。

Behari 和同事报道了 25 位颅颈交界处结核患者的不同治疗情况。他们将患者分类为：一级患者仅有颈痛，没有锥体束征；二级患者具有独立的神经学症状，伴有较少的残疾；三级患者伴有部分残疾，日常活动需要帮助；四级患者伴有严重残疾，包括呼吸受限。一级和二级患者使用支具固定和药物治疗。三级和四级患者现行前路减压再行后路融合。应用这个治疗策略，所有分级的患者都有明显改善。北医三院骨科在寰枢椎结核的治疗上采用手术及 Halo-Vest 架固定配合抗痨药物制疗也取得了较好的临床效果。

病灶位于 $C_3 \sim C_7$ 可以通过颈前三角或颈后三角入路。某些情况下使得后者更受欢迎，因为脓肿经常流注或汇聚到颈后三角，这使得手术解剖更加容易。当颈椎疾病合并后凸时，也许需要分期手术来治疗。如果颈椎畸形能被减少，前方植骨可以在病灶清除同时完成。如果颈椎畸形严重，那么在最终前方植骨之前也许需要进行牵引。在颈椎椎板切除术是禁忌的，因为会导致颈椎半脱位，并且可能进一步发生神经损害。

胸椎结核的清除、减压、植骨融合可以通过经胸腔入路，或通过肋横关节切除术，或通过胸膜外前外侧入路来完成。后者理论上具有避免形成结核性积脓的优势。但是，还没有研究证明胸膜外入路与标准的胸廓切开术相比拥有任何实际的优点。Kirkaldy-Willis 和 Thomas 证明了经胸入路与经外侧入路的椎管显露术（rachiotomy，改良的肋横关节切除术）更成功。前者的融合率为 95%，后者的融合率为 78%，相对来看两者的死亡率分别为 3% 和 8%。对于早期结核的治疗，他们推荐胸廓切开术，对于结核晚期导致截瘫同时伴有严重后凸畸形需要侧方暴露硬脊膜的，他们推荐外侧入路的椎管显露术。Kemp 和同事证实了这个概念。

脊柱结核导致骨膜增厚，通常病灶黏附在胸膜上。因此，为了显露病灶通常切开至骨膜下水平。如果在胸廓切开术术时发现肺脓肿，可以通过挖除坏死组织来清除脓肿。这种情况下，Yau 和 Hodgson 发现肺很少出现漏气，成功地将链霉素放入空洞同时缝合脏层胸膜。如果手术团队没有足够的经验处理肺损伤，术前应咨询胸外科医师。

应用内固定的单纯后路融合不能控制进展性后凸畸形，但是可以通过前路植骨来增加稳定性。如果采用椎板切除术来解决后方的神经压迫，只要有任何一个小关节被切除，就应该做融合。

尽管前方获得稳定融合，进展性后凸畸形仍可以发生于未发育成熟的脊柱上。一些作者建议，除了前路融合之外，完成后路融合来消除畸形进展的风险。Fountain 和同事在 31 个行前路稳定融合术的儿童患者中 3 个出现后凸进展。他们建议只要发现畸形进展就追加做脊柱后路融合术。前路的移植物也许提供不了稳定的固定作用，尤其是移植物的跨度超过 2 个间盘的空间。为了阻止畸形矫正的丢失，一些作者建议在行清理病灶清除植骨后二期行后路融合内固定术。

Mehta 和 Bhojraj 对胸椎感染的手术治疗提出了一个合理的分类系统。他们根据感染的部位提出 4 个治疗组。A 组是有椎间盘周围或中央受累但没有脊柱畸形的患者，他们接受经胸腔的病灶清除植骨融合术，并没有进一步用内固定器械。B 组是有椎间盘周围或中央受累同时伴有畸形的患者，他们接受经胸腔的病灶清除植骨融合术，同时行后路内固定术。C 组患者与 A 组患者条件相似，但是太虚弱而不能耐受经胸腔入路手术。这些患者接受后路经椎弓根减压后方内固定手术。D 组是只有后方附件受累但没有脊柱畸形的患者，接受单纯的后路减压，不做融合及内固定术。在这些治疗建议指导下，他们所有的患者都得到良好的治疗。

（七）手术治疗的并发症

手术治疗的并发症常见。伴有其他多种疾病的老年患者手术风险最大。在一个系列研究中，手术的死亡率为 2.9%，稍后又有 1% 的患者死于该病。早期的并发症包括手术切口感染、胸膜渗出、肺栓塞、脑脊液漏进胸膜腔、肠梗阻、进展性的神经损害、尿道损伤、移植物脱出或移植物骨折、肺不张、肺炎、气胸、Horner 综合征、任一大血管的损伤。当链霉素直接放在暴露的硬脊膜上，患者也可能会发生抽搐。晚期的并发症包括移植物吸收、移植物骨折、不融合、进展性后凸。结核菌侵犯肾上腺继发导致肾上腺素分泌不足。肾上腺素受到抑制应该被怀疑，尤其是影像学上发现肾上腺钙化。

第九节 预后

对于结核性脊柱炎，预后结果取决于患者的年龄和健康状况，神经损害的严重程度和持续时间以及所选择的治疗方案。

在化疗出现之前，非手术治疗的脊柱结核患者死亡率为 12%~43%。存在神经损害的患者死亡率接近 60%。有研究指出，死亡率与肺部受累直接

相关:有脊柱感染以及肺部不活动结核灶的患者中
9.4% 死亡,与之对比,有着活跃肺部结核病灶或者
转移至其他器官的患者中,死亡率为 51.3%。尝试
未使用抗生素的脊柱清创术相关死亡率高达 71%。
使用现有的化疗方案,如果确诊早,患者遵从治疗方
案,紧密随访,死亡率应该低于 5%。除抗生素外,
利用香港手术治疗的患者死亡率与神经损害的严重
程度相关。在有关研究中,在手术治疗的患者中,
轻微至中等神经损害的患者死亡率为 2%,中等程
度的患者为 6%,而严重损害的患者死亡率为 11%。
1952—1962 年间,利用当时抗生素的患者复发率为
21%。利用现有的医疗方案和密切的随访,复发率
应该接近 0。

进行性脊柱后凸是一种显著的影响美观的畸
形,但是更严重的是它会造成神经损害或者肺功
能受限导致的呼吸和心力衰竭。Rajasekaran 和
Soundarapandian 报道了一项与英国医学研究委员会
合作的研究成果。治疗小组包括只使用 6 或 9 个月
化学疗法,或者附加 6 个月化疗的根治性手术的两
组人。90 位患者(研究小组 98% 的成员)被随访了
至少 6 年。相比手术治疗的患者,利用非手术治疗
方式的患者有着统计学显著的更高的脊柱后凸残疾
率。畸形的角度与脊柱体最初的损失量直接相关。
10% 手术组患者的角度严重增加,而非手术组严重
增加的为 32%。手术组内的严重畸形与移植物失
败有关。

为了预测畸形发生的角度,研究人员设计了
一个公式:Y=a+bX,Y 代表最终的畸形角度,X 表
示椎体最初的损失量,a 和 b 是常量(分别为 5.5 和
30.5)。利用这个方程,最终的驼背角度便可预测,在
非手术组内患者中有着 90% 的准确性。如果预测
的角度很大,那么应该考虑早期手术。

Rajasekaran 和 Soundarapandian 还提供了进一
步的信息,有关 81 位利用香港手术治疗并且后续
跟踪随访了至少 8 年的患者;其中 19% 的患者驼背
角度增加最高达 20°,有 22% 的患者角度增加超过
20°。畸形增长的最大风险因素是椎体受到结核累
及,这会导致清创术后的大量缺损,从而需要超过 2
个间盘空间的移植物填充。存在胸椎缺损和手术
前明显的脊柱后凸的患者同样更易产生恶化。这些
作者总结到,当移植物长度达到 2 个间盘空间,手术
治疗需要增加延长卧床休息、支架或者臀部关节固
定。肋骨移植在很多进展性畸形的患者中运用,而
且有大量损伤的患者更适宜髂嵴移植。Hodgson 和

Stock 在治疗中专门使用髂骨嵴移植,这也许可以解
释他们的系列中脊柱后凸的发生率低。相较肋骨移
植,其他学者也推荐使用髂骨嵴移植。然而,对于小
损伤的患者,若可利用肋骨移植而避免另外的供体
问题,肋骨移植是一个很好的替代。

除移植失败之外,由于后来持续生长和此前的
生长延迟,儿童面临着前路病灶清除、融合造成的进
展性畸形。密切的随访是必需的,如果发生了进展
性畸形则需要进行后路融合治疗。一项研究显示,
对比 117 位因脊柱结核手术的 2~6 岁儿童的影像学
资料,较早的单纯前路融合相比后路融合、前后路融
合和单纯的前方病灶清除,会造成更大的脊柱后凸
成角。

患有神经损害的患者不经手术或者化疗,或者只
化疗,也会自然地改善。但是,一般情况下,预后会因
早期手术而改善。某研究显示,94% 的神经损害患者
在前路清除病灶后恢复了正常功能;只有 79% 的患
者在非手术治疗后完全恢复。当有神经损害的脊柱
结核患者应用抗生素治疗失败后接受手术治疗,总
的成功率为 78.5%。如所预期的,较轻的神经损害以
及发现神经症状及早治疗的患者有着更好的疗效。

长期截瘫的患者应该用更积极的方式治疗。
Hodgson 和他的同事们发现手术治疗后完全康复的
可能性会更高,虽然这需要患者花费更长的时间来
恢复。他们记录了一位患有 5 年神经损害的患者的
恢复。在迟发截瘫患者中,相比疾病经过治疗产生
坚硬的压迫脊髓的骨脊的患者,有活动病灶的患者
对手术的反应更快、更好、更安全。总的来说,患有
神经损害的患者在 6 个月内康复,但直接涉及脑膜
(硬脑脊膜炎)的患者恢复更慢。Govender 和同事发
现,术前在 CT 脊髓摄影中发现患有脊髓萎缩的患
者,在减压后效果不佳。颈椎结核患者有神经损害
的高风险率,但是在前路清除和融合之后效果较好。

对于椎板切除的唯一指征是脊髓后方受累。19
个有后方附件受累患者进行了椎板切除术,其中 16
位手术效果较好,3 位患者手术失败。对于没有骨侵
犯但是有硬膜外结核球的 10 名患者进行椎板切除
术,其中 6 位手术效果较好,3 位患者的平均结果中
有一位患者较差。那些持续时间较短、没有严重神
经损害的脊髓后路结核患者,他们总的预后会更好,
进展更慢,而且他们一般年龄较小,身体状况较好。
年龄方面总体而言,儿童比成人有着更好的预后。

卧床戴有塑料护具、没有手术或化疗的患者,
其自发骨融合率为 27%。采用单纯化疗的患者,18

个月时自发骨融合率是 24%,36 个月时自发骨融合率为 36%。一项医学研究委员会的前瞻性研究中,采用香港术式的患者,在术后 6 个月时,自发骨融合率为 28%,12 个月时自发骨融合率为 70%,18 个月为 85%,5 年为 92%。相对应的,那些只做病灶切除、没有做融合术的患者,他们的自发骨融合率分别为3%、23%、52%、84%。那些门诊的化疗患者,他们的自发骨融合率相对来说分别为 9%、26%、50%、85%。

(刘晓光　姜　宇)

参考文献

1. 严碧涯,端木宏谨.结核病学.北京:北京出版社,2004
2. 谢国安.现代结核病学.北京:人民卫生出版社,2000
3. 贾连顺.脊柱外科学.上海:第二军医大学出版社,2009
4. Seddon HJ. Pott's paraplegia: prognosis and treatment. Brit J Surg, 1935, 22:769
5. 张光铂,吴启秋.脊柱结核病学.北京:人民军医出版社,2007:31
6. 施建党.非典型脊柱结核的早期诊断.中国脊柱脊髓杂志,2010,20(5):432-434
7. 刘兴炎.非典型脊柱结核的诊断与治疗.中国脊柱脊髓杂志,2001,2:116
8. 何志辉.脊柱结核的临床特点与影像表现.实用医技杂志,2006,9:1459
9. 杨华.脊柱结核 74 例诊断分析.中国矫形外科杂志,2010,9:770
10. 陈谨.不典型脊柱结核的临床特点与诊疗体会.中国现代手术学杂志,2007,3:200
11. 张光铂.脊柱结核诊断中的几个问题.中国脊柱脊髓杂志,2003,11:645
12. 刘晓光,刘忠军,党耕町.CT 监测下经皮脊柱穿刺活检352 例分析.中国脊柱脊髓杂志,2004,2:82
13. 刘晓光,王超,刘忠军,等.寰枢椎结核的定性诊断和治疗,中华外科杂志,2007,45(6):409-411

第六十六章

脊椎化脓性骨髓炎与椎间隙感染

第一节　脊椎化脓性骨髓炎

一、流行病学

脊椎骨髓炎最早由 Hippocrates 在公元前 400 年描述,但是脊椎感染的证据却在公元前 3400 年的埃及木乃伊身上发现。在 20 世纪中叶抗生素前的年代,一直沿用着呼吸新鲜空气、休息、制动、营养支持的古老处理办法。随着诊断治疗技术的提高,脊椎感染的治疗和预后得到了很大的改善。但是,社会老龄化和免疫抑制患者的增多使脊椎化脓性骨髓炎的发生率在逐渐上升,近年来的报道显示脊椎化脓性骨髓炎占整个骨髓炎的 2%~7%。该病可在各个年龄段发病,但是主要见于老年人,在青壮年中常见于静脉毒品成瘾者,另外男女比例大约是 2:1。Bonfiglio 报道了 Iowa 大学医院收治的脊椎化脓性骨髓炎中,儿童的发病高峰在 2 岁前和 11 岁后,成人在各个年龄段都有发病,但是发病高峰在 60~70 岁。儿童脊椎感染集中在下段胸椎和腰椎,成人在各个节段都有发病,但是有超过 1/2 的患者是发生在腰椎。

二、病因学

任何导致菌血症的情况都可以引起血源性的脊椎骨髓炎,最常见的是继发于尿路感染和泌尿生殖道操作引起的隐匿感染,Keith T. Downing 报道了进行腹腔镜下阴道修补术引起脊椎骨髓炎的一组病例。根据文献报道的 198 例脊椎骨髓炎感染源的分析,泌尿生殖道占 29%,软组织感染占 13%,呼吸道感染占 11%,另外有 1.5% 的感染发生在静脉毒品成瘾者。脊椎化脓性骨髓炎也可以由穿透性外伤、脊柱手术、化学溶核、椎间盘造影等引起。另外,仍有 37% 病例的感染源不能明确。

免疫抑制患者更容易发生脊柱感染,特别是糖尿病患者由于血糖增高、血管病变和外周神经疾病而有较高的脊椎骨髓炎发生率,而艾滋病患者虽然容易发生感染,但是尚未有文献证明其脊椎化脓性骨髓炎的发生率升高。

Kulowski 认为创伤是脊椎化脓性骨髓炎的诱发因素。但是,更多的研究不支持这种相关性。Sapico 和 Montgomerie 通过复习文献,发现 207 例病例中只有 5% 有外伤史。

三、细菌学

Sapico 和 Montgomerie 发现 222 位脊椎化脓性骨髓炎患者的致病菌有 67% 是革兰阳性球菌,其中金黄色葡萄球菌占 55%。

革兰阴性细菌造成的感染在不断增加,如泌尿生殖系统操作后引起埃希肠杆菌、铜绿假单胞菌和变形杆菌属感染,静脉毒品成瘾后引起的铜绿假单胞菌感染。然而,Carragee 总结了脊椎化脓性骨髓炎的静脉毒品成瘾者,其中有 73.3%(11/15)细菌培养是金黄色葡萄球菌。

沙门菌较少引起骨髓炎,这通常发生在急性肠道感染之后,而且之间的间隔会相当长。

厌氧菌的感染不常见,通常与异物、开放性骨折、感染伤口、糖尿病、人咬伤有关。

脊椎感染很少是多重感染。那些凝固酶阴性的葡萄球菌等低毒性的细菌感染时症状轻而延误诊断,而且由于生长缓慢,所以细菌培养至少持续 10 天才能确定结果为阴性。对于临床怀疑有脊椎骨髓炎的患者不应当排除低毒性的细菌感染。在一组 111 例脊椎化脓性骨髓炎的病例中,61 位年龄大于

60 岁的患者和 44 位免疫功能不全的患者有低毒性的细菌感染。Tasher D 等报道了由于猫抓伤引起的脊椎化脓性骨髓炎的病例，病原菌是一种名为巴尔通体杆菌(bartonella henselae)的革兰阴性杆菌，同样表现为生长缓慢、症状不典型、初期细菌培养为阴性，直到行巴尔通体杆菌的 PCR 检测才证实为阳性。

四、病理机制

脊椎化脓性骨髓炎的血源性感染途径可能有 2 种：①病原菌通过脊椎旁静脉扩散到脊椎，Batson 的研究显示静脉注入染色剂后施加下腹壁压力可以使染色剂流入到没有瓣膜的脊椎静脉丛；②病原菌通过椎旁动脉、椎体滋养动脉进入椎体，Wiley 和 Trueta 发现椎旁动脉通过椎间孔，并且发出分支滋养远近端的椎体。椎体内有丰富的小动脉，并且在干骺端吻合成血管网。所以，感染首先发生于血流缓慢的椎体干骺端，并且可以扩散到邻近椎盘、椎盘终板和邻近椎体。不过，这两种感染途径的临床特征和治疗办法是一致的。

上颈椎有一套特殊的血液供应系统，Parker 研究显示在齿状突附近有一个咽静脉，通常形成淋巴静脉吻合，这是血源性感染扩散到上颈椎的主要途径。

感染形成的脓肿会流入椎旁的软组织或者椎管内，形成咽后脓肿、纵隔脓肿、腰大肌脓肿，甚至可以通过坐骨大孔进入臀部、肛周以及腘窝。如果脓肿进入椎管内将形成硬膜外脓肿；如果感染穿透硬膜，将形成硬膜下或者蛛网膜内脓肿以及脑膜炎。

感染破坏椎体以及椎间盘，导致椎体病理性骨折，容易造成脊柱畸形和不稳定，进而可能直接压迫脊髓和神经根引起神经并发症，后者也可以由脓栓形成的缺血或者硬脊膜的炎性渗出导致。

有作者研究了脊椎化脓性骨髓炎和继发于骨质疏松的椎体压缩骨折的关系。因为骨折形成了有利于感染的条件，进而发展成骨髓炎。同时，骨髓炎也可以发生在骨质疏松椎体的中央部位，可能与这部位血流丰富或者血流瘀滞有关。

五、临床表现

脊柱感染的临床表现决定于病原菌的毒力和机体的抵抗力，并可以分为 3 期：急性期(<3 周)、亚急性期(3 周 ~3 个月)、慢性期(>3 个月)。在抗生素时代之前，多数患者得的是急性骨髓炎，起病急，伴

有严重的毒血症，而慢性骨髓炎多为低毒性的、特异性的感染或者治疗不充分(如细菌耐药性强或者异物存留)，诊断通常延误数月。随着对此病的重视和诊断手段的提高，诊断周期缩短。Carragee 报道，在 111 位患者中有 68 人在出现症状 1 个月内得到诊断，只有 8 位患者在 3 个月后才得到诊断。

急性期的临床表现为发热、脊柱局部疼痛和活动受限、严重的肌肉痉挛。如果累及腰椎，还出现直腿抬高试验阳性、拒绝负重、腰大肌刺激引起的髋关节屈曲挛缩、腘绳肌紧张以及腰椎前凸消失等表现。如果颈椎受累，可能只表现为斜颈和发热。

亚急性和慢性脊椎感染将更加隐匿，患者病史模糊，症状不典型。唯一的症状也许就是疼痛，如胸痛、腹痛、腰痛、髋关节疼痛、下肢放射痛等，尤其是在低毒性病原菌感染的情况下更是如此，因而导致患者做了一些不必要的检查，而慢性感染的诊断延误更加常见。

脊椎感染主要集中在腰椎以及胸椎节段。Bonfiglio 统计了 53 例脊椎感染病例，儿童脊椎感染腰椎占 61%，胸椎占 28%，胸腰段和腰骶段各占 4.8%；成人脊椎感染在各个节段都有发病，胸椎占 40.6%，腰椎占 34.4%，胸腰段和腰骶段各占 9.4%，颈椎占 6.3%。这比例与 Sapico 和 Montgomerie 的统计接近。

接近 17% 的患者出现继发于神经根或者脊髓受压的神经症状，而患有以下疾病的患者是易感人群：糖尿病、风湿性关节炎、感染部位接近头侧。对于接受全身激素治疗和金黄色葡萄球菌感染的患者容易出现瘫痪。

随着抗生素的应用，现在很难看到脊椎感染造成的严重畸形，不过后突畸形还是屡见不鲜的。Frederickson 报道了一组 17 例脊椎感染的患者，有 5 例在最初 6~8 周内发生了明显的畸形，并且全部发生在胸腰段及邻近节段，最多达 50% 椎体遭到了破坏。椎旁脓肿也不像过去能够经常发现，形成部位在颈椎和胸椎要比腰椎更多一些。

大龄儿童的脊椎骨髓炎临床表现与成人类似，不难诊断，而幼儿的脊椎骨髓炎临床特征有：①拒绝行走或者坐下；②后背疼痛伴僵直；③哭闹不安；④发热。发病通常较急，经常伴随食欲缺乏、体重减轻。

静脉毒品成瘾者比其他患者出现症状要早，有作者统计 81% 的这些患者在发病 3 个月内出现症状，而普通患者只有 50%，作者推测是这些患者疼

痛的耐受性低,也可能是为了得到更多的麻醉药。

六、辅助检查

临床表现怀疑是脊椎化脓性骨髓炎的患者要进行常规的实验室检查。

血常规中的白细胞计数敏感性不高,Sapico统计只有42%的患者白细胞计数升高,而对于慢性感染的患者通常是正常的。

血沉的敏感性达到92%,在低毒性病原菌感染时是正常的。不过,血沉特异性差,在怀孕、恶性肿瘤、其他感染、结缔组织病、低蛋白血症中都有升高,并受血浆中纤维蛋白原和球蛋白影响。

C反应蛋白是肝脏合成的急性期蛋白,敏感性和特异性与血沉类似,但是C反应蛋白在细菌感染6小时后就升高,在感染得到控制后比血沉更快地恢复正常。所以,这2项检查还经常用来评估感染能否得到治愈。

血培养的敏感性不高,尤其是对于低毒力的感染或者已经使用抗生素的情况。

X线检查在发病2~4周后才有特征性表现,如椎间隙狭窄。3~6周后在椎体干骺端出现比较明显的溶骨性病灶并累及终板。2~3个月后出现反应骨和骨硬化,如果病原菌毒力强和治疗反应差,将出现进行性的骨破坏、塌陷和后突畸形,最终可能有50%的患者出现脊椎自发的融合。如果发现咽后区、胸椎旁软组织影、腰大肌影扩大,提示有椎旁脓肿或者肉芽肿。

CT比X线检查更早地发现邻近椎间盘部位的骨质疏松、骨破坏和椎体前方软组织肿块,这可以和脊柱结核、真菌性脊椎骨髓炎、脊柱肿瘤相鉴别,脊柱结核的椎旁软组织肿块更加明显,而脊柱肿瘤少有椎旁软组织肿块,骨破坏多累及椎体的后半部分。

MRI诊断脊椎化脓性骨髓炎优越性明显:无创、能发现早期病变,对神经、软骨、软组织分辨率好,能显示脊柱脊髓的解剖形态,敏感性、特异性、准确率高。在一组前瞻性研究中,对37例临床疑似脊椎感染的患者进行MRI检查,发现其敏感性为96%,特异性为93%,准确率为94%,这与放射性核素骨扫描的敏感性和准确性相似。使用Gd-DPTA增强后能进一步提高MRI对椎体、脊髓、神经根、硬膜外脓肿的分辨率,有助于判断感染程度和部位。因而MRI是诊断脊椎感染常用而有效的办法。

脊椎化脓性骨髓炎MRI的典型表现有:椎间盘高度下降、T_2加权像感染区域高信号、T_1加权像椎体终板低信号、椎体附件的水肿、椎旁和硬膜外的炎症或者脓肿。

MRI的不典型表现有:椎体终板的清晰、T_1加权像椎间盘没有强化和T_2加权像椎间盘信号正常。Gillams报道有28%的脊椎化脓性骨髓炎的患者在早期的MRI上有这些不典型的表现。

放射性核素全身骨扫描能早期发现并且定位脊椎骨髓炎。常用的放射性核素有锝(^{99m}T)和镓(^{67}Ga)。临床研究显示^{99m}T骨扫描的敏感性90%、特异性78%、准确率86%,^{67}Ga骨扫描的敏感性89%、特异性85%、准确率86%,如果联合使用这两种骨扫描,准确性达到94%,有作者推荐同时使用这两种骨扫描。出现假阴性的原因有:感染区域局部缺血、病原菌毒力低、白细胞炎性反应降低等。

以上检查方法都存在一定的假阴性,最终诊断还是需要基于组织的细菌学或者病理学检查。唯一不需要活检的情况是患者有脊椎骨髓炎的症状体征加上血培养阳性。

为了提高穿刺的安全性和取到合适的组织,一般提倡在CT引导下行穿刺活检。尽管如此,如果在穿刺期间使用了抗生素,那么穿刺活检将出现假阴性,如果病情许可则应当停用抗生素后再次行穿刺活检。如果仍然无法得出诊断,那么有必要行切开活检,这能取出大块组织并可以选择恰当的病变组织。Sapico发现穿刺活检有30%的结果阴性,而切开活检只有14%结果阴性。

七、鉴别诊断

脊椎化脓性骨髓炎的鉴别诊断包括脊柱结核、真菌性骨髓炎、转移瘤、多发性骨髓瘤、脊柱骨软骨病、创伤、骨质疏松引起的压缩性骨折、白血病引起的椎体破坏等。

八、治疗

在应用抗生素治疗脊椎骨髓炎之前的年代,传统的治疗是脓肿引流、支具或者石膏床制动、增加营养、改善卫生等,但是病死率高达25%~70%。抗生素的使用极大地改善了此病的预后,同样关键的是保持适当的营养、纠正代谢、血氧的紊乱、控制糖尿病等全身疾病。与此同时,需要积极治疗尿道、肺、皮肤等其他部位的感染。

治疗的目的有:①明确诊断和病原菌;②清除感染灶;③预防或者减轻神经并发症;④维持脊柱的稳定性;⑤提供对抗感染所需足够的营养。

（一）保守治疗

脊椎骨髓炎的治疗通常首选保守治疗,包括选用恰当、足量、足疗程的抗生素和佩戴支具制动保护预防畸形。在治疗前需要进行活检,唯一例外是患者有脊椎骨髓炎的典型临床表现加上血培养阳性。如果患者症状不重,可以等到细菌培养结果出来后再使用抗生素,但若是患者有严重的感染表现,则应在活检结束后立即给予足量的广谱抗生素,等细菌培养结果出来后改用敏感性高、不良反应少的抗生素。所有种类的抗生素进入骨组织中的浓度与血清浓度平衡,但是抗生素在髓核内的穿透力和分布差异极大,如万古霉素、庆大霉素、妥布霉素、林可霉素、替考拉宁在较高浓度下可以进入髓核。对于抗生素给药途径和疗程的研究不多,但是目前推荐使用静脉足量应用抗生素 6 周,然后改为口服抗生素直到骨髓炎治愈。也有作者推荐静脉应用抗生素 4 周后改为口服抗生素,而静脉应用抗生素少于 4 周时有较高的失败率。

骨髓炎的治疗效果通常用血沉和 C 反应蛋白来检测。骨髓炎得到有效治疗后,C 反应蛋白比血沉能更快地恢复正常,血沉能下降至治疗前的 1/2~2/3。如果治疗后血沉不降,那需考虑行再次活检。抗生素的不良反应必须注意监控,尤其是对于糖尿病患者和肾功能不全的患者。

佩戴支具能够缓解疼痛、预防畸形、防止神经损伤。常用的支具有颈椎和颈胸椎使用的 halo 支具、上胸段使用 Yale 支具或者附带下颌托的胸腰骶 TLSO 支具、下胸段和腰段使用 TLSO 支具。制动时间基于治疗的效果因人而异,多数作者建议至少制动 3~4 个月。

预测保守治疗能够成功的因素包括年龄大于 60 岁、免疫功能受损、金黄色葡萄球菌感染、血沉持续上升。但是,保守治疗存在一定的失败率,Carragee 报道保守治疗的 72 例脊椎化脓性骨髓炎患者有 25 例(35%)因为单独使用抗生素无效而进行了清创术。他回顾了治疗的 111 例脊椎化脓性骨髓炎中,有 42 例患者进行了手术治疗。其他作者也报道了类似的保守治疗失败率。

（二）手术治疗

手术治疗的指征包括:①当非切开活检不安全或者结果为阴性时为了取得细菌学诊断;②存在严重的脓肿症状如弛张热和脓毒血症;③保守治疗效果不佳,如血沉持续高位或者疼痛不缓解;④脊髓受压引起神经症状;⑤有明显畸形或者椎体破坏,特别

是颈椎。

脊椎化脓性骨髓炎手术基本原则是彻底清除感染和坏死组织、脓肿引流、维持脊柱的稳定性,如果出现脊髓受压的神经症状,需要及时进行减压手术。

前路脊椎手术适用于多数病例,因为这样能够直接到达椎体和椎间盘,方便清除感染灶和重建稳定性。在胸椎或者胸腰椎的病变中,多数作者倾向采用经胸腔的入路,方便暴露和手术操作。但是,该入路创伤大,有胸腔感染的并发症。微创治疗胸椎感染已经开展,Muckley 报道了在胸腔镜下进行胸椎感染灶清除和内固定的技术,手术创伤小,但是对术者胸腔镜技术要求高和需要相应配套的器械。后路手术方便脓肿的引流和放置后侧内固定物。Chen 统计了 312 例椎体感染手术中有 66% 采用了前后联合入路,由此降低了感染复发和翻修手术的发生率。

术者应根据自身的经验和患者的病情来决定是否行分期手术。

一期手术是指在清除脊柱感染灶的同时进行植骨和内固定。它的好处在于减少并发症、缩短住院时间、尽早恢复活动,尤其适用于不能耐受二次麻醉和手术的患者。

二期手术是指第一阶段是前路行清创、引流,术后予支具制动;待病情稳定后进行第二阶段手术:再次彻底清创后植骨和内固定。对于有严重后凸畸形的患者,第一阶段行前路清创后植骨术,第二阶段行后路内固定和融合术。它的好处在于能够缩短手术时间、减少出血量,尤其适用于一般情况较差、不能耐受长时间手术的患者。

椎体感染、清创后形成的骨缺损影响到脊柱的稳定性,这种情况通常需要同时进行植骨和内固定。植骨首选的就是自体髂骨,其次是肋骨、腓骨,也有作者选择异体骨。Chen 统计手术治疗的 312 例病例中感染复发率平均为 7.7%,植骨被挤出塌陷,内固定物失效引起的翻修率平均为 3.6%。

手术当中注意保护病灶旁水肿粘连的血管,并注意仔细寻找隐蔽的脓肿,如果是贯穿伤造成的脊椎感染,需要寻找和去除可能存在的窦道。

九、预后

随着抗生素治疗的规范和手术技术的进步,脊椎化脓性骨髓炎的病死率降到了 5.7%,感染复发率降低到 7.1%,翻修率为 2.7%。但是,高龄、糖尿病、类风湿性关节炎、免疫系统缺陷、金黄色葡萄球菌感

染患者的病死率要高。

脊椎化脓性骨髓炎经过治疗后多数在 1~2 年内发生自发性椎间融合，而且越靠近近端，自发性椎间融合率越高，其中颈椎感染几乎全部发生自发性椎间融合，但是上颈椎结构稳定性差，需要植骨融合。如果没有发生融合，椎体间也能形成纤维性强直，从而使疼痛消失。

脊椎感染后残留神经症状的患者在 7%~15%，而糖尿病和胸椎受累的患者的神经损伤恢复困难。不过，腰椎的感染造成的脊髓受压或者神经根性症状，患者进行保守或者手术治疗后的效果要乐观些。

婴儿脊椎化脓性骨髓炎的预后不佳，复发率高，后期出现类似于先天性脊柱后突。

静脉毒品成瘾者脊椎化脓性骨髓炎的预后好，文献报道抗生素治疗有效率达 92%，而未发生残留神经损伤和死亡。

第二节　椎间隙感染

随着抗生素的应用和手术方法的不断进步，椎间隙感染的发生率不断减少、治愈率不断提高，病因也不断被认识，从最初认为的单纯性感染所致到现在的国内外认可的 3 种机制，都是一种很大的进步，椎间隙感染（intervertebral space infection）又称椎间盘炎（spondylodiscitis），是一种可以侵及椎间盘的椎间隙或椎间盘的炎症。故早年有人曾用椎间盘炎来描述此病，椎间隙感染发现比较早，1954 年 Ford 和 Key 第一次报道，椎间隙感染早期是在儿童身上发现，而初期也就是 20 世纪 60 年代，对成人椎间隙感染的认识较低。椎间隙感染早期诊断较困难，这使得椎间隙感染后续治疗和预后在当时都很差，而当今，虽然本病的诊断仍较难，但随着科学技术的不断进步、MRI 和 CT 等的运用、各种手术方式的改进，都使得本病的诊断、治疗和预后有很大进展。

一、病因病理

椎体间隙由椎间盘和前、后纵韧带构成，连接紧密，外源性感染在完整椎间隙不容易发生，但是一旦有外源性破坏时椎间隙感染容易引起。椎间隙感染可分为原发性和继发性两种，原发性为无明确病因的椎间隙感染，目前国内外学者多认为系自身免疫反应所致。临床上继发性椎间隙感染多见，多数因椎间盘手术或椎管内的医疗操作之后继

而发生椎间隙组织感染，此种椎间隙感染发生率为 0.73%~4%，而继发性椎间隙感染多见于腰椎间盘，可分为无菌性感染和有菌性感染两种，而有菌性感染占其中大部分，继发性椎间隙感染的致病菌多为低毒性细菌，以金黄色葡萄球菌和白假丝酵母菌最常见，其次还有铜绿假单胞菌、表皮葡萄球菌、大肠埃希菌、结核分枝杆菌等，好发的原因可能与以下因素有关：①无菌操作不严格，如未严格执行无菌技术、手术器械消毒不彻底、手术室条件不达标等；②术后经伤口感染，常见的为厌氧菌感染，椎体间隙由椎间盘和前、后纵韧带构成，连接紧密，术后紧密关系被破坏，一旦有细菌侵入而引流或抗生素应用不到位则很容易引发感染；③血源性感染，椎间盘虽然血供不好，但是通过周围组织渗透还是有血液供应，菌血症可引起椎间隙感染，原发病灶多数来自皮肤黏膜或泌尿系感染，泌尿系感染可能通过 Batson 椎静脉丛的反流，以泌尿系感染引起多见；④术后残存破碎的椎间盘组织及血块也会使椎间隙感染的机会增加，椎间手术时残存的椎间组织过多刺激局部产生炎性反应，使细菌容易生长，感染机会增大；⑤微创手术应用切口减小同时使术后椎间隙血液及渗液不易引出和吸收，发生局部炎症；⑥破坏局部血液供应，发生无菌性坏死，椎间隙血液供应自成年后大部分靠周围椎体骨板渗透提供，术中骨质破坏较多，伤及松质骨，导致出血过多影响血液供应，发生无菌性缺血、坏死；⑦患者存在其他基础疾病，如糖尿病、营养缺乏、全身情况差、手术周边皮肤局部感染等。

本病特征性临床表现为剧烈腰痛、相应节段神经根刺激症状和腰肌痉挛性疼痛。椎体间隙由椎间盘和前、后纵韧带构成，该组织紧密结合，一旦发生感染炎性物质及坏死组织和出血使椎间隙压力很快升高，而椎间隙压力不容易向周边传递，使脊神经根受到强烈的压迫及坏死物质炎性刺激，因此本病一旦发生，患者则产生相应神经根支配区域肌肉的痉挛性剧烈疼痛，本病特征性临床表现就由此而来。椎间隙感染主要为椎间隙内的完全性坏死，使椎间隙内充满脓液和炎性增生组织，继而向外侵蚀造成骨质破坏，至病变后期相邻椎体表面被大量破坏，软骨板被腐蚀，软骨下有新骨或骨样组织形成，有骨小梁存在，周围有纤维组织填充，使得患者影像学检查可见骨化影。

二、临床表现

本病特征性临床表现为阵发性痉挛性剧烈腰

痛相应节段神经根刺激症状和低热。本症最突出的腰肌痉挛性疼痛为阵发性,夜间较重,可向两侧下腹部、髋部、腹股沟区、会阴部和下肢放射,疼痛较感染前神经根刺激症状不同。患者因剧烈疼痛常常采取强迫体位,身体僵直,如"门板"状,翻身或稍有震动患者便会诱发痉挛性疼痛,因此,患者常因疼痛而拒绝任何检查,口服止痛药可无任何作用,疼痛到极处患者甚至可产生精神症状。本病早期诊断较难,首发症状常为疼痛,术后椎间隙感染多发生在 2 天 ~ 10 周时,平均为一周,患者疼痛和体格检查往往不相符容易漏诊和误诊。

体格检查时患者腰部肌肉多张力较高,感染椎体部位多有深压痛和叩痛,但是术后切口多无红肿等感染表现。患者多数有低热,多在 38.5℃ 以下,高热可见于少数合并败血症患者,患者发热呈不规则型,下午和夜间较高。

临床可分为急性和慢性两型:①急性型:一般由金黄色葡萄球菌引起,起病急,可有寒战、高热、腰痛较剧烈,常常难以忍受,疼痛放射两侧下腹部、髋部、腹股沟区、会阴部和下肢,翻身或稍有震动患者便会诱发痉挛性疼痛,疼痛剧烈时患者拒绝任何检查,高热往往超过 38.5℃,实验室检查可有红细胞沉降率(ESR)升高,C 反应蛋白(CRP)增多,X 线早期可无改变;②慢性型:低毒性细菌(如白假丝酵母等)引起的感染多起病较缓,症状和体征都较轻,迁延时间较长,但是患者也有腰部活动受限,活动较大时也可诱发剧烈疼痛,患者有不规则低热,ESR 和 CRP 均可增高,合并其他感染时可转为急性型。

三、实验室及影像学检查

(一)实验室检查

1. 白细胞计数　非特异性指标,椎间隙感染时可轻度升高,但在年老患者或免疫应答缺陷患者白细胞计数往往正常,有报道称所有感染病例中白细胞升高的仅占 42.6%,而本病特异性较高的实验室检查指标为红细胞沉降率(ESR)和 C 反应蛋白(CRP)。

2. 红细胞沉降率(ESR)和 C 反应蛋白(CRP)　两者在椎间隙感染的诊断中敏感性和特异性均较高,两者相加诊断该病的敏感性和特异性分别为 88% 和 87%,本病特征性实验室检查就是此两项,ESR 多在感染后第 2 天升高,第 4 天达峰值,一般在 2 周后回到正常范围,ESR 和 CRP 升高时可达正常值的 2~4 倍甚至更高,ESR(45~175mm/h)平均 66mm/h,

CRP(25~212mg/L)平均 173mg/L。

(二)影像学检查

1. X 线片　早期椎间隙感染(1~2 周内)X 线往往无改变,X 线改变一般发生在感染后的第 4~6 周,X 线可见椎间隙变窄,并伴随感染间隙上下椎板缘的模糊和混浊,偶尔 X 线检查也可能数月才有改变,因此本病很容易误诊、漏诊和做一些其他不必要的检查。虽然 X 线早期诊断困难,但像 CT、MRI 和放射性核素检查对于本病早期诊断还是很有价值的。

2. 计算机断层扫描(CT)　CT 对于骨和终板的一些早期改变是一种有效的检查手段,但在本病早期诊断上并无特异性,主要表现为感染的终板和椎间隙的侵蚀性和破坏性改变,椎间盘密度减低。CT 对于软组织改变方面检查稍差,CT 的软组织窗可发现脊柱旁脓肿。

3. 磁共振成像(MRI)　MRI 在椎间隙感染的诊断中具有较高的敏感性和特异性,分别为 93% 和 97%,是一种安全可靠的方法。国外曾报道 MRI 对于本病的诊断优于镓 67 和锝 99 骨扫描,MRI 能很早发现术后椎间隙感染与正常椎间隙术后的不同,一般感染后 3~5 天就可有信号改变,信号改变为在 T_1 加权像邻近椎体、硬膜及除附近软组织的信号减低和 T_2 像邻近椎体的信号增强,晚期还可见椎间隙狭窄、椎体终板上下缘骨化等。

4. 放射性核素　放射性核素检查(镓 67 和锝 99)用于椎间隙感染检查时可见病灶处放射性物质的积聚,而镓 67 对于椎间隙感染诊断的敏感性和特异性分别为 89% 和 85%,而镓 67 对椎间隙感染的诊断要早于锝 99,尤其放射性骨扫描在 CT 和 MRI 不能对本病诊断时价值很大。

四、诊断及鉴别诊断

(一)诊断

椎间隙感染发病率很低,临床医师对本病的认识往往较少,所以本病的早期诊断较难,但本病的早期诊断很重要,直接关系本病的治疗方法和预后,一旦延误诊断和治疗,本病预后往往很差,本病一旦迁延将对患者造成极大伤害和痛苦。随着科学技术的不断发展,对本病的早期诊断帮助很大,可以从以下几方面来进行:

1. 临床表现　本病特征性临床表现为阵发性痉挛性剧烈腰痛,相应节段神经根刺激症状和低热。一般在术后 1 周左右出现腰肌痉挛性疼痛,夜间较重,可向两侧下腹部、髋部、腹股沟区、会阴部和下肢放射,疼痛较感染前神经根刺激症状不同,患者因剧烈疼痛常常采取强迫体位,翻身或稍有震动患者便会诱发痉挛性疼痛等症状应高度怀疑本病,行必要的相关辅助检查。

2. 辅助检查　本病早期常无影像学改变,实验室检查中红细胞沉降率(ESR)和C反应蛋白(CRP)在椎间隙感染的诊断中敏感性和特异性均较高,ESR单独对本病诊断无特异性,但可作为一种筛查指标,一旦术后出现相关临床症状后第2天即应常规检查ESR,如果ESR升高则应继续检查C反应蛋白,因为两者相加诊断该病的敏感性和特异性分别为88%和87%。ESR多在感染后第2天升高,第4天达峰值,一般在2周后回到正常范围,所以超过2周后ESR多可能正常,此时影像学检查可有改变。CT在早期主要表现为感染的终板和椎间隙的侵蚀性和破坏性改变,椎间盘密度减低,对于没有骨破坏的病变CT早期诊断意义不大。MRI能很早发现术后椎间隙感染与正常椎间隙术后的不同,一般感染后3~5天就可有信号改变,信号改变为在T_1加权像邻近椎体、硬膜及除附近软组织的信号减低和T_2像邻近椎体的信号增强,晚期还可见椎间隙狭窄、椎体终板上下缘骨化等。放射性骨扫描也可用于本病诊断。

本病早期诊断可遵循以下几条:①术后1周左右出现腰肌痉挛性疼痛,夜间较重,可向两侧下腹部、髋部、腹股沟区、会阴部和下肢放射,疼痛较感染前神经根刺激症状不同,患者因剧烈疼痛常常采取强迫体位,翻身或稍有震动患者便会诱发痉挛性疼痛。②持续性的不规则低热或高热。③红细胞沉降率(ESR)和C反应蛋白(CRP)升高。④CT在早期主要表现为感染的终板和椎间隙的侵蚀性和破坏性改变,椎间盘密度减低,对于没有骨破坏的病变CT早期诊断意义不大。MRI信号改变为在T_1加权像邻近椎体、硬膜及除附近软组织的信号减低和T_2像邻近椎体的信号增强。如果符合上述几条,本病基本可以明确诊断。

（二）鉴别诊断

椎间隙感染在症状、体征和相关辅助检查上缺乏特异性,故需与一些疾病相鉴别,早期如果仅有疼痛时应与术后神经根水肿、术前症状未缓解、恶性肿瘤或其他一些可导致剧烈疼痛的疾病相鉴别。恶性肿瘤也会有剧烈疼痛、夜间痛等症状,但肿瘤影像学检查病变多不累及椎间隙,病变也相对呈不对称。

而血沉增快和CRP升高则需要与一些能影响

两者的疾病相鉴别,如急性炎症、肿瘤、风湿性疾病等。另外,本病的影像学检查和结核病相似,应注意鉴别,结核病可有中毒性症状,而本病基本没有,抗结核药物试验性治疗也可鉴别。

五、治疗

术后抗生素广泛应用大大减少了椎间隙感染的发生,有报道称一旦发生椎间隙感染,则抗生素的作用就很小。Rohde等人曾做过一项这样的研究:椎体手术后常规用含有庆大霉素的明胶海绵放入椎间隙,术后感染率基本为零,研究有统计学意义。椎间隙感染的治疗方法国内外一直存在争议,至今未有相关治疗标准。有些学者认为,椎间隙感染后,抗生素无法阻止其进展,宜采用支具固定、密切随访的治疗方法,这种方法在儿童椎间隙感染广泛应用。但是,Gibson等研究发现头孢类和青霉素类可以渗透进椎间隙,并达到有效杀菌浓度,所以主张一旦怀疑有术后椎间隙感染要常规应用抗生素,而且术后应用抗生素常规可预防术后感染,现在国内外多数学者均采用这种方法,也取得良好效果,大大降低术后感染率。目前,多数人认为一旦怀疑椎间隙感染首先要积极行保守治疗,即严格卧床休息、支具固定、足量有效广谱抗生素应用、对症治疗和营养支持等。一直到临床症状消失和辅助检查完全正常后4~6周。保守治疗后2周患者症状不减轻或加重、实验室检查指标升高时,则应果断采取手术干预,缓解症状、清除感染灶,防止感染扩展造成严重后果等。

（一）非手术治疗

1. 严格卧床休息、支具固定,必要时行牵引治疗。

2. 足量有效广谱抗生素应用　术后一旦怀疑有椎间隙感染时,足量有效广谱抗生素就应该应用,也可穿刺后行药敏培养调整抗生素应用,直到患者症状减轻或消失后4~6周。

3. 对症治疗　患者剧烈疼痛时可给予止痛药,减轻患者痛苦。对于有腰痉挛患者,可给予相应止痉剂和镇静剂。如果患者有高热,可予冰敷、退热药等处理,患者不能耐受时可加用激素治疗。对症治疗时还可用中医中药进行治疗,扶正祛邪,也可取得良好效果。

4. 营养支持　患者因为需要长期卧床休息,饮食会受到限制,而体内感染则会大量消耗能量,患者营养常常跟不上,除加强食物调整外,必要时可行肠外营养支持。

5. 另外,患者长期卧床还应防止其他并发症发生,如褥疮、肺部感染等。

(二) 手术治疗

保守治疗后 2 周患者症状不减轻或加重、实验室检查指标升高时,则应果断采取手术干预,目前常用手术方法有:

1. 二次手术病灶清除术　保守治疗效果不好时,经原切口进入病变椎间隙,彻底清除病灶内感染组织。如果软组织已经感染则行清创术,术后大量生理盐水冲洗,可以常规用沾有庆大霉素的明胶海绵覆盖内部,术后放置引流管,便于冲洗和引出液体,同时静脉滴注抗生素治疗,直至患者症状和体征消失,引流管无渗液或渗液清亮后拔管,改口服抗生素继续应用 2 周。本方法优点主要有:原切口进入不增加患者身体组织损伤,避免形成多处手术瘢痕;术野暴露充分,可以彻底清除感染灶,避免损伤神经根和硬膜等;术后充分引流,还可以抗生素局部冲洗,抗生素直达病处。缺点为手术创伤较大、难以完全清除炎症病灶、术后恢复慢等。

2. 前路或侧方入路病灶清除植骨融合术　经前路或侧前方入路进入病灶所在,彻底清除周围炎症组织,充分减压,术中充分冲洗。对于不稳定患者还可行植骨融合术,该方法疗效确切,术后恢复快,目前国内外对于本病手术治疗多采用此术式。刘振华等研究显示:患者术后痉挛性疼痛马上缓解,在腰围保护下,术后 3~4 天可自行翻身,CRP 2 周内可转阴,ESR 4 周内降至正常,患者 8~10 周可恢复正常生活,目前可认为是本病的最佳手术方法。

3. 经皮旋切椎间病灶清除术　本方法为一种微创手术,多在电脑或透视引导下进行,定位精确,可行术中椎间盘活检、病变组织切除和病灶的抗生素注入治疗。此术式创伤小,操作方便,透视引导下可清除各个方向的感染病灶,术后可留置冲洗管进行抗生素冲洗治疗。有研究显示:经皮放置引流管间断抗生素冲洗疗效确切,一般可在术后 13 小时内缓解,本方法患者也宜接受。随着微创技术的发展,此术式有很好的发展前景,但本方法由于视野较小等限制,病灶清除不如前后路手术彻底,术后容易复发,还有待发展。

4. 其他　此外,还有一些其他治疗方法如中西医结合法、内镜下病灶清除术等,也可有不错疗效,但总体以以上 3 种手术方法最常用。

本病是以保守治疗为主还是以手术为主,国内外仍无统一标准证明哪种方法可使患者获益最大。作者认为手术与否应该视患者情况而定,对于慢性患者,症状不严重者可采取保守治疗,一旦诊断为急性则应手术治疗。

六、预后和预防

椎间隙感染预后直接取决于是否能早期诊断并进行有效的治疗,因为一旦引起骨质破坏和神经根或马尾的损坏,患者预后一般会很差,多数会留下不同程度后遗症,严重者可导致偏瘫。所以,早期诊断和治疗很重要,本病早期行有效治疗后大多预后良好,一般多在 6 个月内痊愈。另外,本病急症宜采用手术治疗,因为保守治疗病程较长,患者不得不忍受长期疼痛,所以本病急症宜手术治疗。

本病预防可从以下几方面进行:

1. 严格执行无菌操作。

2. 椎体手术合并泌尿系感染时要常规应用抗生素,防止可能通过 Batson 椎静脉丛的反流引起感染。

3. 术后充分引流,使局部积血、积液引出,减少细菌滋生环境。

4. 术中要动作轻,避免骨质破坏过多,伤及松质骨,导致出血过多影响血液供应,发生无菌性缺血、坏死。

5. 患者存在其他基础疾病,如糖尿病、营养缺乏、全身情况差、手术周边皮肤局部感染等时,要注意基础疾病的控制。

6. 术后注意患者的症状、体征及相关实验室检查,争取早期发现异常情况并进行处理。

(刘晓光)

■■■ 参 考 文 献 ■■■

1. B Jonsson, R Soderholm, B Stromqvist. Erythrocyte sedimentation rate after lumbar spine surgery. Spine, 1991, 16:1049-1050

2. Pilgaard S. Discitis (closed space infection) following removal oflumbar intervertebral disc. J Bone Joint Surg, 1969, 51A: 713-716

3. Jimenez-Mejias ME, de Dios Colmenero J, Sanchez-Lora FJ, et al. Postoperative spondylodiskitis: etiology, clinical findings, prognosis, and comparison with nonoperative pyogenic spondylodiskitis. ClinInfect Dis, 1999, 29:339-345

4. Bircher. Discitis following lumbar surgery. Spine, 1988, 13: 98-102

5. 叶欣,赵慧毅.原发性腰椎间隙感染的临床特点与治疗策略.中国骨与关节损伤杂志,2000,22(5):419-420

6. JS Silber,et al. Management of postprocedural discitis,The Spine Journal,2002,2:279-287

7. Hadjipavlou AG,Mader JT,Necessary JT,et al. Hematogenous pyogenic spinal infections and their surgical management. Spine,2000,25:1668-1679

8. B Fouquet,P Goupille. Discitis after lumber disc surgery. Spine,1992,17:356-358

9. Szypryt EP,Hardy JG,Hinton CE,et al. A comparison between magnetic resonance imaging and scinti-graphic bone imaging in the diagnosis of disc space infection in an animal model. Spine,1988,13:1042-1048

10. Bruschwein DA,Brown ML,McLeod RA. Gallium scintigraphy in the evaluation of disk-space infections: concise communication. J Nucl Med,1980,21:925-927

11. Jeff S Silber,D Greg Anderson. Management of postprocedural discitis. The Spine Journal,2002,2:279-287

12. Hadjipavlou AG,Mader JT,Necessary JT,et al. Hematogenous pyogenic spinal infections and their surgical management. Spine,2000,25:1668-1679

13. Meyer B,Schaller K,Rohde V,et al. The C-reactive protein fordetection of early infections after lumbar microdiscectomy. Acta Neurochir,1995,136:145-150

14. Jonsson B,Soderholm R,Stromqvist B. Erythrocyte sedimentation rate after lumbar spine surgery. Spine,1991, 16:1049-1050

15. Gebhard JS,Brugman DL. Percutaneous discectomy for the treatment of bacterial discitis. Spine,1994,19:855-857

16. 刘玉杰,卢世壁.腰椎间盘术后椎间隙感染.中国脊柱脊髓杂志,1994,44:94-95

17. 胡有谷.腰椎间盘突出症.北京:人民卫生出版社,1985: 251-253

18. Mylona E,Samarkos M,Kakalou E,et al. Pyogenic vertebral osteomyelitis: a systematic review of clinical characteristics. SeminArthritis Rheum,2009,39:10-17

19. Theodore Gouliouris. Spondylodiscitis: update on diagnosis and management. J Antimicrob Chemother,2010,65(Suppl 3):iii11-24

20. 贾连顺,何海龙.值得重视的腰椎间盘手术并发症——椎间盘炎.中国脊柱脊髓杂志,2000,10(6):325

第六十七章

胸椎后纵韧带骨化

第一节　概述

后纵韧带骨化(ossification of the posterior longitudinal ligament，OPLL)是发生在脊柱后纵韧带内的异位骨形成，可以慢性压迫脊髓或神经根产生相应临床症状。

早在 1838 年 Key 就报道过后纵韧带骨化。1942 年，Oppenheimer 报道了 18 例前纵韧带或后纵韧带骨化或钙化的病例。1960 年，日本学者 Tsukimoto 通过尸检结果首次报道 1 例由于后纵韧带骨化造成的颈脊髓压迫。此后，一些学者相继总结了类似病例，1964 年 Terayma 将这一病理改变命名为"颈椎后纵韧带骨化"。1967 年，Onji 等人回顾分析了 18 例 OPLL 患者的临床表现后，有关 OPLL 的报道迅速增加，OPLL 作为一种可以导致脊髓压迫的独立临床疾病逐渐为人们所认识。日本厚生省认识到问题的重要性，成立了专门的研究委员会(the Investigation Committee on the Ossification of the Spinal Ligaments of the Japanese Ministry of Public Health and Welfare，以下简称 ICOSL)，从病因学、流行病学、发病机制、诊断标准以及治疗等多方面研究脊柱韧带骨化，为 OPLL 的诊断和治疗作出巨大贡献。

近年来，有关 OPLL 的基础研究和临床研究均取得了显著的进展，许多与 OPLL 相关的生长因子和细胞因子被发现，尽管还不能完全阐明 OPLL 的发病机制，但目前普遍认为它是由多种遗传和环境因素共同作用而致病。

OPLL 在颈椎最为多见，本书前文已有介绍，本章节主要介绍胸椎后纵韧带骨化。

第二节　后纵韧带骨化

一、解剖概要

后纵韧带位于椎管内椎体的后面，起自枢椎并与覆盖枢椎椎体的覆膜相续，下达骶骨。后纵韧带可分为浅、深两层，浅层纤维可跨越 3~4 个椎体；深层纤维只连接相邻的 2 个椎体，与椎间盘纤维环及椎体上下缘紧密连接，而与椎体结合较为疏松，其间有椎静脉通过。后纵韧带的生理作用为限制脊柱过度前屈。

二、流行病学

日本进行过多次大规模的流行病学调查，30 岁以上人群中 OPLL 的发病率为 1.9%~4.3%，男女比例约为 2∶1。由于此病在日本中老年人群中高发，OPLL 曾一度被认为是"日本人病"。后来在其他亚洲国家和地区甚至白种人中也发现 OPLL 患者。亚洲人群中 OPLL 的发病率与日本相近，中国台湾省、韩国、中国香港、新加坡的发病率为 0.8%~3.6% 不等。美国和德国的发病率为 0.09%~0.23% 不等。但是，犹他州立大学对 599 例患者的一份调查显示，8 例患者患有颈椎 OPLL，发病率为 1.3%。虽然北美的 OPLL 病例大多为散发，但也有家族性 OPLL 被报道。

OPLL 最好发于中老年男性，目前还没有发现儿童或青春期少年患病。40 岁以上年龄组发病率显著提高，发病率最高的年龄段是 50~60 岁。其中颈椎发病率最高，男女发病比例约为 2∶1；胸椎 OPLL 女性比男性多发，主要发生在上中胸椎。Ohtsuka 等通过分析日本八千穗地区 1058 人的 X 线片，发现胸椎 OPLL 发病率为 0.8%,明显低于颈椎的 3.2%,颈胸椎均发现 OPLL 者占 0.28%。1998 年,ICOSL 的调查显示,接受胸椎 OPLL 手术的 207 例患者中有 62 名男性、145 名女性,平均跨越 4.8 个椎体,最突出部位位于 T_5。日本也有调查认为,胸椎 OPLL 很少单独发生,90% 合并颈椎 OPLL。

腰椎 OPLL 发病率相对较低,而且很少导致严重后果。

三、病理

OPLL 是发生在后纵韧带的异位骨形成,通常不累及齿状突。具有以下特点:①韧带中有异位骨形成;②伴有韧带组织增生和细胞增殖;③骨化前,相继发生纤维软骨细胞增殖、钙化以及伴有血管内生长的组织吸收;④有特殊的易感部位,常与 DISH 病并存;⑤并非都是软骨内成骨,有时也有膜内成骨。

Ono 等将骨化韧带分为:①成熟型骨化:由板层骨组成,哈弗斯系统(Haversian system)发育良好。移行区无或仅有少量散在的软骨细胞,韧带区无纤维软骨细胞。②非成熟型骨化:即软骨钙化区有编织骨结构,移行区有大量增殖的软骨细胞,韧带区有增殖的纤维软骨细胞。

骨化结构位于浅层,增厚的未骨化韧带组织位于深层。在骨化与未骨化部分之间常可见到骨化前缘,这些未骨化部分通过类似哈弗斯系统形成的办法,由纤维或非纤维组织增生,分化成软骨并钙化,继而血管内生长造成了很多小吸收腔,骨形成即围绕这些腔进行。CT 的矢状位可见在椎体后缘和骨化结构之间有未骨化区域,提示生长终板存在于椎体后的致密纤维组织与骨化结构之间。随着未骨化韧带组织的不断增厚,可能会抬高骨化结构对脊髓形成压迫。

四、病因学及发病机制

OPLL 的病因和发病机制尚未明确,但研究人员从流行病学、分子生物学、基因分析等多方面进行相关性研究,也取得了一定成果。总体上看,OPLL 由多种遗传和环境因素共同作用而致病。

1. 遗传因素　一些早期的研究显示 COL11A2 的多态性与 OPLL 相关。位于 2 号染色体 21q 的 *COL6A1* 基因也被发现在 OPLL 患者中高表达。也有研究发现 OPLL 患者的父母及同胞中患有 OPLL 的比率分别为 26% 和 29%,提示 OPLL 与遗传因素有关。

2. 代谢因素　与普通人群相比,患有以下代谢性疾病的人群 OPLL 的发病率更高:低甲状旁腺激素、低血磷性佝偻病、2 型糖尿病。在 OPLL 患者中,骨化的范围与空腹血清胰岛素水平显著相关,而与空腹血糖水平或 HbA1c 水平无关。

3. 环境因素　饮食习惯也是 OPLL 的危险因素,高盐低蛋白饮食在日本和中国台湾省人群中均被证实与 OPLL 显著相关。目前数据显示 OPLL 与烟酒嗜好无关。睡眠习惯不好可能也是 OPLL 的危险因素,每天睡眠 5 小时或不足 5 小时的人群与每天睡眠 6~8 小时的人群相比,患 OPLL 的危险性增加,每天睡眠 9 小时或超过 9 小时也可能增加患 OPLL 的风险。

4. 细胞因子和生长因子　组织化学研究表明 BMP-2 存在于邻近 OPLL 的软骨区的骨化基质、软骨细胞以及成纤维细胞中。BMP-4 和 BMP-7 可能也与 OPLL 相关。TGF-β 存在于邻近 OPLL 的软骨区的骨化基质、软骨细胞中,而在成纤维细胞中没有被发现。目前的研究结果尚未就 TGF-β 是否参与 OPLL 发病达成一致意见。其他与 OPLL 发病相关的生长因子及细胞因子包括胰岛素样生长因子、结缔组织生长因子、生长激素结合蛋白、甲状旁腺激素、血小板衍生生长因子、维 A 酸、雌激素以及 IL-1。但很少有研究再去证实这些发现,所以其作用并不清楚。一些转录因子(如锌指蛋白 145 或 Msx2)也被报道与 OPLL 发病相关。

此外,OPLL 患者的骨密度显著高于其他脊柱疾病的患者。骨吸收与形成的失衡可能与 OPLL 发病相关。

关于 OPLL 的基础研究主要利用 2 种动物模型 tiptoe walking mouse(ttw)和 Zucker fatty rat。ttw 在 6 周龄的时候自发形成脊柱韧带骨化并不断进展,导致严重的肢体运动障碍,研究发现其 NPPS 基因缺陷导致的焦磷酸盐的减少可能与异位骨化相关,但在人体尚无明确结论。还有学者利用 Zucker fatty rat 研究瘦素受体基因与 OPLL 的相关性,也无阳性发现。

胸椎的活动性远较颈椎小,所以动态因素并不是造成脊髓病的主要因素。胸椎 OPLL 好发于上中胸椎,由于胸椎存在生理后凸、胸椎管远较颈椎管狭窄、胸脊髓血供较差等多种原因,使脊髓更易受到来自前方的压迫(即静态因素)而致病。

五、临床表现

在疾病早期,骨化的韧带并没有压迫脊髓,患者可以无任何症状,或者仅有轻微的背部不适或疼痛。有些患者在受到轻微外伤时才出现症状。

当病变进展到一定程度(Miyasaka 等认为当骨化韧带的前后径达到 7mm 时),就会压迫脊髓产生症状。大多数患者的神经症状呈渐进性发展,也有患者短期内即出现截瘫。胸椎后纵韧带骨化的临床表现主要有:

1. 感觉障碍　束带感,躯干及四肢疼痛、麻木、发紧、发僵。体格检查可有痛温觉、轻触觉、振动觉、位置觉等深浅感觉障碍。感觉障碍平面多位于与骨化节段相应的皮节。当感觉障碍平面高于骨化最重节段相应的皮节时,需警惕是否存在颈椎 OPLL。

2. 运动障碍　双下肢行走无力,步态异常,下肢张力高,可有踩棉感或落空感,随着病变的进展可出现下肢完全瘫痪。

3. 自主神经功能障碍　大小便无力、尿潴留、便秘、大小便失禁等。

4. 反射异常　脊髓受压明显时,可有下肢腱反射亢进、髌阵挛、踝阵挛,病理征可为阳性。

临床上常采用 JOA 11 分法评估胸椎 OPLL。

六、分型

按照 ICOSL1994 年的标准,胸椎后纵韧带骨化分为 4 型:①线样型;②鸟嘴型;③波浪型;④连续型。

Matsuyama 根据形态将胸椎 OPLL 分为扁平型(flat)和鸟嘴型(beak)2 型,很多学者根据此分型进行手术疗效的研究。

七、辅助检查

1. 胸椎侧位 X 线片　理论上,胸椎 OPLL 在侧位片上应表现为椎管内椎体后缘的高密度影,形态各异,但由于肋骨的遮挡,有时想从 X 线片上发现胸椎 OPLL 也并不容易,需要一定的经验。应仔细观察各椎体后缘,如果在椎体后上角间盘水平或椎体后壁有高密度影遮挡而不容易确定椎体后缘时,应考虑存在 OPLL 的可能。中胸椎 OPLL 较易发现,上胸椎由于肩胛骨的遮挡,X 线检出比较困难。

2. CT 扫描　CT 图像是真正的断层图像,可以显示检查部位的组织密度分布,是明确 OPLL 的重要方法,目前在胸椎 OPLL 诊断方面已基本取代体层摄影技术,比平片具有更高的敏感性。在 CT 图像上,骨化韧带与骨的 CT 值相同,可清晰地看到椎体后缘有高密度影突向椎管,椎管变窄。轴位可观

察并测量骨化韧带的大小及突入椎管的程度,协助制订手术方案。矢状位重建可以更清晰地显示骨化韧带在椎管纵向、横向的发展情况,由于 OPLL 常累及多个节段,矢状位重建对帮助医生全面掌握患者病变节段制订治疗方案具有重要意义。

3. MRI　在平片或 CT 检测到 OPLL 后,有必要立即行 MRI 检查,虽然 MRI 在观察骨化韧带方面不如 CT 清晰,但在观察软组织方面具有不可替代的作用,如脊髓、韧带等,而且 MRI 本身更安全,不会对患者造成放射性伤害。在 T_1 和 T_2 加权像上,骨化后纵韧带常呈低信号强度突入椎管,并可见硬膜囊外脂肪减少及硬膜囊受压。在相应横断面上,可见椎体后缘呈低信号的后纵韧带骨化影从前方压迫脊髓及神经根,并可判断脊髓受压程度。矢状位重建可以更清楚地观察多节段受累,有助于制订手术方案及评估预后。如果骨化的韧带含有较多的骨髓和脂肪,在 T_1 加权像上也可表现为高信号。目前,在 OPLL 诊断方面,MRI 已基本取代脊髓造影。

八、诊断和鉴别诊断

ICOSL 曾制定颈椎 OPLL 的诊断标准,认为产生症状和体征的后纵韧带骨化才能诊断为 OPLL,行 CT 检查才能发现而平片不能发现的小病灶不应归为 OPLL。目前尚无胸椎 OPLL 的诊断标准,我们可以将影像学阳性而没有症状或体征的称为后纵韧带骨化,而有与影像学相对应的症状、体征者称为后纵韧带骨化症。

根据病史、体征及影像学结果不难诊断此病,但需注意与以下疾病鉴别:

1. 肌萎缩侧索硬化症　是运动神经元病最常见类型,累及脊髓前角细胞、脑干后组运动神经元及锥体束。中年以后隐袭起病,慢性进行性病程,首发症状常为手指不灵活、力弱,下肢症状可同时出现或较上肢迟发,表现为下肢痉挛性瘫痪,也有少数患者以下肢症状起病。本症患者无感觉障碍,括约肌不受影响,具有典型神经源性肌电图改变,通常可临床诊断。

2. 脊髓空洞症　是慢性进行性脊髓变性疾病,病变多位于颈、胸髓。多见于青壮年,起病隐袭,进展缓慢,表现为节段性分离性感觉障碍、肌无力和肌萎缩、皮肤和关节营养障碍等,常合并其他先天畸形,患者常发现损伤后无痛觉而就诊。晚期空洞扩展至脊髓丘脑束,出现空洞水平以下传导束性感觉障碍。MRI 检查是确诊本病的首选方法。

3. 颈椎病脊髓型　是颈椎病诸型中最严重的一型。患者有上肢或下肢麻木无力、僵硬、双足踩棉花感，足尖不能离地，触觉障碍，胸部束带感，双手精细动作笨拙，夹东西、写字颤抖，手持物经常掉落。后期出现大小便功能障碍。病史、查体结合影像学可诊断。

九、治疗

（一）保守治疗

包括休息、支具制动、口服非甾体类抗炎镇痛药物及神经营养药物等，但国内外文献报道保守治疗的最终效果不好，会导致患者下肢截瘫以及大小便失禁。

（二）手术治疗

同颈椎、腰椎减压手术相比，胸椎手术操作复杂、风险大。这主要由胸椎的解剖特点及胸脊髓易损伤的特性所决定：①胸椎脊髓由于血液供应的解剖学特点，大髓动脉不能延伸至此，属缺血区，手术中容易发生脊髓缺血，或者由于解除压迫以后缺血脊髓受到再灌注损伤，导致发生脊髓功能损害；②胸椎具生理后凸，单纯行后方减压，胸脊髓不似颈椎的弓弦原理，"退让"不明显，前方压迫依然存在；③术中改变患者体位或行椎板切除术可能导致患者后凸加重。ICOSL 于 1998—2002 年开展了多中心研究，报道胸椎手术并发症发生率为 18%，但数据未公布。很多患者和医生对是否行手术治疗都犹豫不决，但胸椎后纵韧带骨化症引起的脊髓损害非常严重，手术减压被公认为最主要和有效的治疗手段。

适应证：一般认为胸椎 OPLL 压迫脊髓产生临床症状或体征并进行性恶化，MRI、CT 脊髓造影可见脊髓前方压迫者是手术治疗指征。有学者认为胸髓压迫时，最影响患者生活质量的是步态异常和膀胱直肠功能障碍。因此，出现膀胱及直肠功能障碍应手术干预，仅有躯干或下肢感觉障碍以及反射异常的轻型脊髓病不是手术指征。也有学者认为，当 JOA 11 分评分小于 2 分时，即出现行走困难时应手术治疗，但这时多属于病程晚期，脊髓功能恢复的预后不好。

手术大致可分为两大类：一是单纯前路或单纯后路或前后联合入路直接切除 OPLL 减压；二是非直接切除 OPLL 行间接减压。选择何种治疗方案目前仍存在争议，因为无论何种手术并发症率都很高，目前尚无本症的手术治疗指南。本文重点回顾一些主要术式，比较各自的优缺点，同时阐释我院的"涵洞塌陷法"360° 脊髓环形减压术。

1. 直接切除 OPLL 减压　如果胸椎后凸角巨大，应考虑直接切除 OPLL 减压。采取单纯前路还是单纯后路减压主要取决于：OPLL 所处节段、需要减压的节段数以及术者的经验。单纯前路切除 OPLL 减压由于术野原因被限制在 3~4 个节段，当需要减压的节段超过 4 个时，需采用 Ohtsuka 发明的单纯后路切除 OPLL 减压，Ohtsuka 法同样适用于短节段减压。

（1）单纯前路切除 OPLL 减压：T_3 及以上节段选择经胸骨入路，T_4 及以下节段选择经胸入路。

1）经胸骨入路：患者取仰卧位，取胸骨柄和剑突之间的纵行切口，骨锯正中劈开胸骨，减压 T_1 有时需要切除左侧胸锁关节。将气管和食管拉向右侧，主动脉拉向左侧，头臂干拉向后方。仔细分离血管确保手术野的良好显露。使用显微镜、气钻行椎体切除前路减压，腓骨或髂骨植骨融合，冲洗后，放置负压引流管。术后予 Halo-vest 架制动。

2）经胸入路：患者取侧卧位，在预定切除的肋骨上方取切口，中上胸椎有时需要悬吊肩胛骨，胸腰段可能需要切断膈脚。切除覆盖椎体的壁层胸膜，用显微镜切除 OPLL。修剪切下的肋骨用于植骨。坚强内固定利于术后早期活动。修补胸膜并放置胸膜外引流。

Ohnishi 报道 9 例患者，经胸 5 例，经胸骨 3 例，联合 1 例，平均有效率 19.6%，术中出血经胸骨入路 671ml，经胸入路 1630ml。术后并发症包括皮下脓肿 1 例，术后后凸加重 1 例，喉返损伤 2 例。

单纯前路切除 OPLL 理论上是可行的，可以直接去除来自前方的压迫，但缺点很明显：①上中胸椎的大块 OPLL 很难显露并去除，因为术野非常深，术者手的长度有限，而且由于病灶很深 OPLL 很难用气钻切除；②与间盘疾病相比，胸椎 OPLL 的定位也更加困难，伴发 DISH 病时，椎体的形状不规则，容易导致错误定位；③容易损伤胸腔内重要脏器，包括大血管、神经、气管、食管等；④手术操作的技术要求高；⑤术中容易损伤脊髓或造成脑脊液漏入胸腔。

（2）单纯后路切除 OPLL 减压（Ohtsuka 法）：需要减压的节段超过 4 个时适用此方法。

患者取俯卧位，推荐使用 Mayfield 头架。①第一步椎板扩大切除，包括伴发的 OLF、内侧关节突关节以及椎弓峡部。必须显露至两侧横突尖，椎板切除的宽度椎弓峡部处要比椎弓根处窄，以保证峡部的骨连续性,提供植骨床,椎板切除的形状类似波浪形。②经侧方或前方挖掘椎体到达脊髓前方。挖掘椎体应使用高速磨钻,经椎弓根骨髓腔到达椎体后部。挖掘椎体形成 V 形空腔,使残存骨化韧带与椎体完全分离,保证脊髓前移以达到充分减压。③横突间植骨融合器械内固定。此术式减压节段长,大范围地切除后侧附件,导致减压节段的脊柱不稳定,为了保证疗效,应行内固定及横突间植骨。④摘除骨化韧带,此步骤可一期或二期完成。脊髓的前移保证了大多数患者的充分减压,但对于鸟嘴型 OPLL 前移并不能充分减压。对于韧带前移后脊髓功能恢复仍不满意的患者,应摘除骨化韧带进行补救。此术式允许一期切除 OLF。

Abumi 用此法治疗 30 例患者,其中 15 例行骨化韧带摘除,10 例一期完成,另 5 例作为漂浮手术后的补救措施,余下 15 例仅行漂浮手术。大多数患者神经功能恢复满意,JOA11 分评分术前平均 3.3分,术后末次随访时平均 7.1 分。5 例神经功能恢复不满意,3 例 JOA 评分同术前,2 例较评分低于术前。8 例神经功能恶化,8 例发生脑脊液漏。

此术式逻辑上可达到充分减压,但手术范围大,容易造成胸髓缺血损伤。在日本,此术式仅在少量经验丰富的医生中流行。同时,是否摘除骨化韧带仍存在争议。

(3)环形减压去后凸矫形固定术:Kawahara 认为,后路椎板切除减压可以为脊髓提供足够的退让空间,去后凸矫形可以维持脊柱稳定性,还可减少来自 OPLL 骨块的压力,改变脊柱顺列,减小脊髓张力。这些可能使脊髓的血供增加,从而促进脊髓恢复。手术主要分 2 期完成:

1)第 1 步:椎板切除范围至少在病变位置上下各一个椎体,而且必须切除所有产生症状或体征的 OLF。需要在硬膜后方及侧方同时减压,在关节突及椎弓根内侧钻 1cm 深入椎体,开平行骨槽。至少在减压范围上下各 2 个节段使用内固定,去后凸 5°~10°。

2)第 2 步:前入路切除椎体后 1/3,逐渐薄化至 OPLL,使用手术显微镜切除 OPLL。若硬膜存在骨化,可以选择漂浮骨化组织。当环形减压完成时,可看到硬膜搏动。

Kawahara 认为,当脊髓造影或 MRI 提示脊髓后方的蛛网膜下腔有间隙时,是单独前路手术的指征。当胸脊髓存在前后方同时压迫时,需要采取第 1 步手术。3 周后复查 CT 及 MRI,若减压效果好则不需要行第 2 步手术,否则需行环形减压。Matsuyama使用术中 B 超,证明胸椎后凸的矫正可以使受压脊髓有效退让。但 Tokuhashi 认为,当骨化后凸角大于 23° 时,后路椎板切除术不能提供有效的减压。

2. 非直接切除 OPLL 间接减压

(1)后路椎板切除术:目前,一般认为单纯后路椎板切除由于胸椎生理后凸退让不明显,难以达到充分减压。

(2)颈胸扩大椎板成形术(posterior extensive cervicothoracic laminoplasty,PECTL):

1)适应证:累及颈胸段椎体产生脊髓压迫的 OPLL 均适用,尤其是颈胸椎广泛的扁平型 OPLL 最适合此种术式。由于属于间接减压打开椎管,所以损伤脊髓的风险小。

2)手术方法:骨槽需要深入椎弓根,保留椎弓根内壁完整。咬开椎弓根基底部做铰链,将椎板和椎弓根内壁做双开门,使用自体髂骨块或羟基磷灰石开放劈开的棘突。

Nakagawa 报道 12 例患者 8 例仅接受 PECTL,4 例为切除 OLF 同时行椎板切除术。颈椎病 JOA11分评分术前 4.4 分,术后 7.2 分。

此术式的优点是避免直接去除 OPLL,可减少对脊髓的医源性损伤,但此术式属于间接减压,没有处理 OPLL,前方压迫依然存在,随着病灶增大产生压迫可能出现症状的复发。

(3)手术中面临的问题:有学者曾行多种术式,报道有效率椎板切除术 36.9%,椎板成形术 39.9%,单纯前路切除 OPLL26.6%,单纯后路切除 OPLL29.7%,环形减压 64.1%。

"单纯前路去除 OPLL"劈开胸骨或锁骨,从大血管间隙入路,手术操作复杂,风险度大,国内外文献报道术后脊髓损害即刻加重接近 30%。"去后凸矫形固定术"先行椎管后壁切除,之后采用"弓弦原理"行后路钉棒内固定矫形融合,人为造成"去后凸",前方 OPLL 压迫依然存在,国内外文献报道远期效果不佳,亦有术后脊髓损害即刻加重的风险。"单纯后路去除 OPLL"借鉴脊柱肿瘤手术的"EN BLOC"方法,可以去除前方 OPLL 压迫,但是对椎体节段动脉损伤过多,对于上胸椎脊髓缺血节段,出现术后脊髓损害即刻加重的风险较大。

此外,无论通过后路还是前路直接减压,都容易在减压节段和非减压节段形成台阶,导致交界区碰撞并进行性发展,造成术后脊髓功能恶化。局部椎板切除不能提供有效的减压,还会导致术中、术后后凸畸形加重。Matsuyama 等报道过椎板切除术后即刻脊髓电位下降的病例。

3."涵洞塌陷法"360°脊髓环形减压术　由北医三院骨科刘晓光报道取得较好疗效,大大降低了术后疾病率。

(1) 手术方式:操作从后路进行,暴露出胸椎的棘突、椎板、小关节突,然后再向外暴露出肋横突关节。在要减压的节段上下各选择 2 个节段,植入固定用的椎弓根螺钉。然后从小关节的 1/2 处做骨槽,采用高速磨钻将剩余的关节突和 OLF 完全磨透,提拉椎板,分离粘连,采用"揭盖法"去除椎管的后壁,完成后部减压。之后去除内侧的关节突,沿椎弓根至椎体用薄骨刀进行削切,至椎体后壁水平后,探查脊髓硬膜的粘连情况,分离并保护肋间神经,用自制的弯头骨刀、刮匙从椎体后壁两侧深层斜向内 60°,挖去椎体后 1/3 的松质骨,形成一个"涵洞"。此时脊髓硬膜前方为残留的椎体后壁和OPLL。根据粘连的程度采用锐性或钝性分离,严重者可以切除部分硬膜,使 OPLL 与脊髓分离,压塌涵

洞壁,取出 OPLL 块,完成脊髓前方的减压,连接椎弓根螺钉,结束手术。此术从后方去除前方 OPLL压迫,属于直接减压,同时仅切除椎体后部 1/3,对血供破坏少,附以椎弓根内固定,保证脊柱的稳定,有明显优点(图 67-2-1~67-2-12)。

(2) 手术中尽可能避免发生术后脊髓损害即刻加重的因素分析:①采用"揭盖法"去除椎管的后壁,避免椎板咬骨钳伸进椎管内进行蚕食;②挖"涵洞"时采用刮匙、高速磨钻避免脊髓震动;③压塌涵洞壁前,分离 OPLL 与脊髓的粘连,必要时可以切除部分硬膜,以防脊髓牵拉;④手术过程中保护椎体节段动脉、肋间动脉,保证动态失血量不超过 400ml,从而保证脊髓血供。

(3) 特殊手术工具的研制和开发:后路操作的器械要求做到薄锐,自主设计挖"涵洞"和分离OPLL 块的器械,减少脊髓刺激。

(4) 手术中脊髓功能的监测:采用体感诱发电位仪监测脊髓的功能变化,特别是操作时和血供发生变化时的波幅变化,防止脊髓损伤。另外,测定减

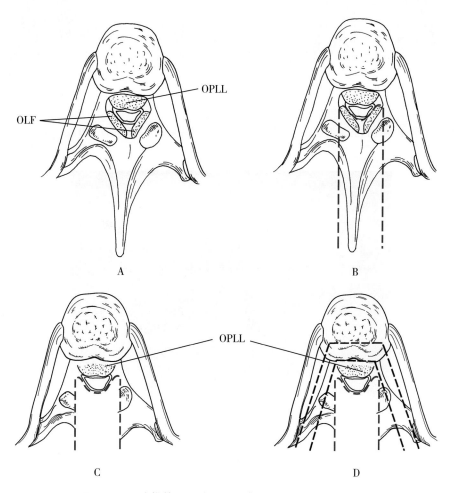

图 67-2-1　胸椎管环形减压手术步骤("涵洞塌陷法"):A~I
A. OPLL 及 OLF 压迫脊髓;B. 后壁切除入路;C. 后壁切除减压后;D. 在椎体后方 1/4~1/3 形成"涵洞"

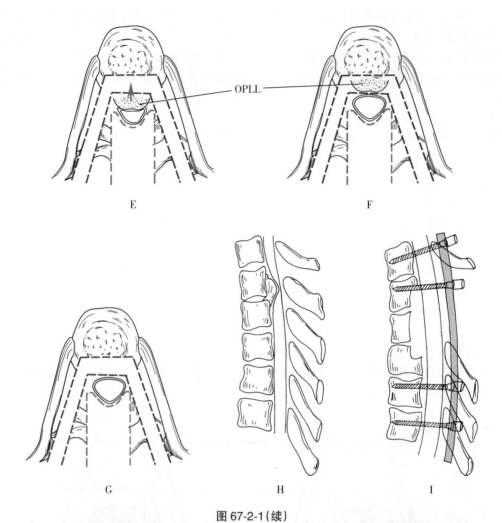

图 67-2-1（续）

E. 将 OPLL 块压塌；F. 将 OPLL 压塌后脊髓得到减压；G. 环形减压完成后；H. 胸椎 OPLL；I. 环形减压及内固定

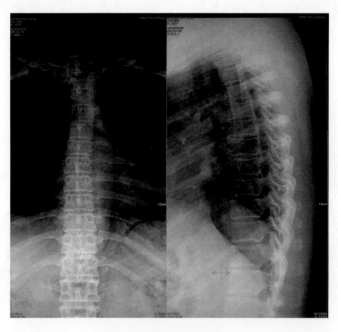

图 67-2-2　术前 X 线片

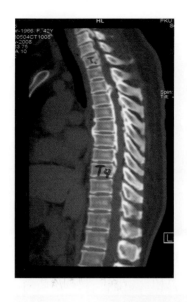
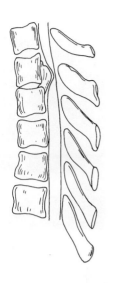
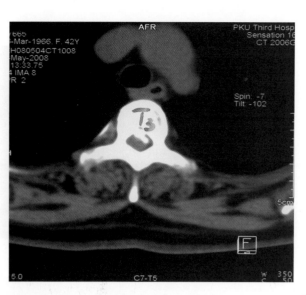

图 67-2-3 术前 CT 片

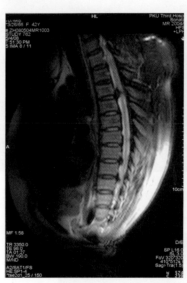
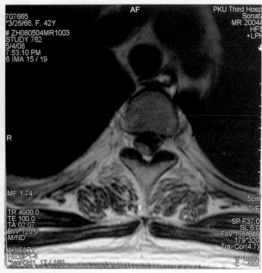

图 67-2-4 术前 MRI 片

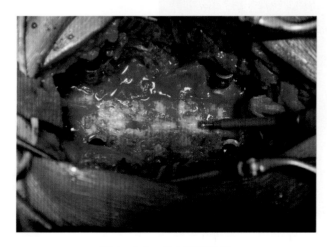

图 67-2-5 术中打磨骨槽

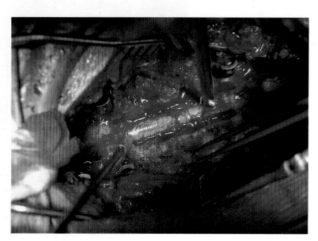

图 67-2-6 后壁揭盖减压

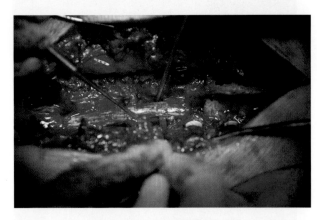

图 67-2-7   切除 OPLL 骨化块

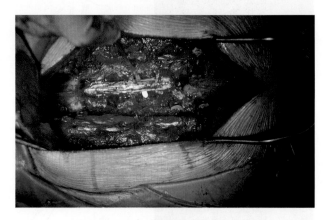

图 67-2-8   脊髓腹侧完全减压

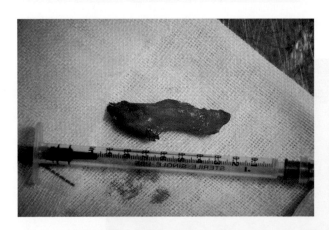

图 67-2-9   切下的 OPLL 骨化块

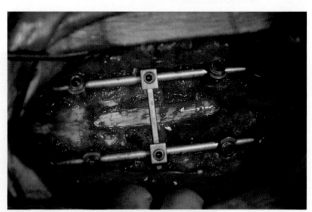

图 67-2-10   安装内固定

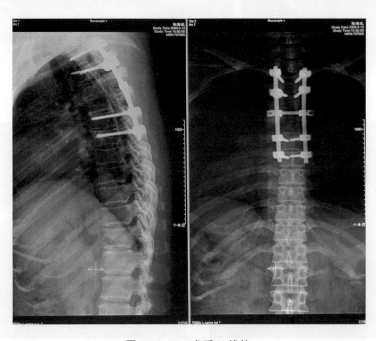

图 67-2-11   术后 X 线片

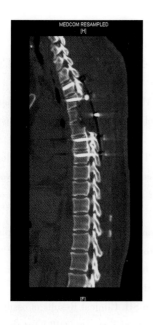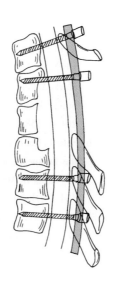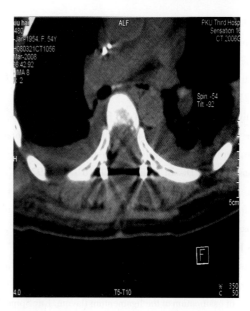

图 67-2-12 术后CT片

压节段的数量是否影响波幅变化,确定一次手术能减压的范围。

十、预后

患病时间长、骨块大、高龄、伴有其他韧带骨化的患者预后差。患病时间小于1年、小于50岁、采用环形减压的患者预后可能更好。

(刘晓光)

参 考 文 献

1. 刘晓光,蔡钦林,党耕町,等.胸椎管狭窄症漏诊误诊及再手术原因分析.中国脊柱脊髓杂志,2000,10(6):336-338

2. 赵建民,党耕町.胸椎黄韧带骨化症的影像诊断.中国脊柱脊髓杂志,2004,14(5):278-282

3. 周方,党耕町.颈椎后纵韧带骨化症合并胸椎黄韧带骨化症的诊断.中华骨科杂志,1995,15(9):575-577

4. 刘晓光,刘忠军,陈仲强,等."涵洞塌陷法"360°脊髓环形减压术治疗胸椎管狭窄症.中华骨科杂志.2010,30(11):1059-1062

5. 周方,党耕町.胸椎黄韧带骨化影像学与病理学对照研究.中华骨科杂志,2004,24(6):346-349

6. 王全平,陆裕朴,李稳生.胸椎黄韧带骨化(附26例报告).解放军医学杂志,1993,18(1):36-38

7. 刘宁,陈仲强,齐强,等.胸椎黄韧带骨化椎管侵占与神经损害的关系.中华骨科杂志,2007,27(7):481-484

8. 陈仲强,党耕町,刘晓光,等.胸椎黄韧带骨化症的治疗方法选择.中华骨科杂志,1999,19(4):197-200

9. Ono K,Yonenobu K,Miyamoto S,et al. Pathology of ossification of the posterior longitudinal ligament and ligamentum flavum. Clin Orthop,1999,359:18-26

10. Herkowitz HN,et al. Rothman-Simeone The Spine. 5th ed. Philadelphia,PA:Saunders Elsevier,2006:896-911

11. Ohtsuka K,Terayama K,Yanaqihara M,et al. A radiological population study on the ossification of the posterior longitudinal ligament in the spine. Arch Orthop Trauma Surg,1987,106(2):89-93

12. Yonenobu K,Nakamura K,Toyama Y. OPLL:ossification of the posterior longitudinal ligament. 2nd ed. Springer,Tokyo,2006:121-125,145-150,225-264,299

13. Okada K,Oka S,Tohge K,et al. Thoracic myelopathy caused by ossification of the ligamentum flavum:clinicopathologic study and surgical treatment. Spine,1991,16(3):280-287

14. Koga H,Sakou T,Taketomi E,et al. Genetic Mapping of ossification of the posterior longitudinal ligament of the spine. Am J Hum Genet,1998,62:1460-1467

15. Tanaka T,Ikari K,Furushima K,et al. Genomewide linkage and linkage disequilibrium analyses identify COL6A1,on chromosome 21,as the locus for ossification of the posterior longitudinal ligament of the spine. Am J Hum Genet,2003,73:812-822

16. Okamoto K,Kobashi G,Washio M,et al. Dietary habits and risk of ossification of the posterior longitudinal ligaments of the spine;findings from a case-control study in Japan. J Bone Miner Metab,2004,22:612-617

17. Sakou T,Matsunaga S,Koga H. Recent progress in the study of pathogenesis of ossification of the posterior longitudinal ligament. J Orthop Sci,2000,5:310-315

18. Akune T,Ogata N,Seichi A,et al. Insulin secretory response is positively associated with the extent of ossification of the posterior longitudinal ligament of the spine. J Bone Joint Surg

Am,2001,83: 1537-1544

19. Ishihara C,Kushida K,Takahashi M. The efficacy of biochemical markers in patients with ossification of posterior longitudinal ligament of the spine. Spinal Cord,2008,38: 211-213

20. Matsuyama Y,Yoshihara H,Tsuji H,et al. Surgical outcome of the posterior longitudinal ligament (OPLL) of the thoracic spine,implication of the type of ossification and surgical options. J spinal Disord Tech,2005,18(6): 492-497

21. Park JB,Chang H,Lee JK. Quantitative analysis of transforming growth factor-Beta 1 in ligamentum flavum of lumbar spinal stenosis and disc herniation. Spine,2001,26 (21): E492-E495

22. Nakase T,Ariga K,Yonenobu K,et al. Activation and localization of cartilage-derived morphogenetic protein-1 at the site of ossification of the ligamentum flavum. Eur Spine J, 2001,10(4): 289-294

23. Yamashita Y,Takahashi M,Matsumo Y,et al. Spinal cord compression due to ossification of ligaments: MR imaging.

Radiology,1990,175(3): 843-848

24. Sugimura H,Kakitsubata Y,Suzuki Y,et al. MRI of ossification of ligamentum flavum. J Comput Assist Tomoqr, 1992,16(1): 73-76

25. Mark A Palumbo,Alan S Hilibrand,Robert A Hart,et al. Surgical treatment of thoracic spinal stenosis. Spine,2001, 26(5): 558-566

26. Sato T,Kokubun S,Tanaka Y,et al. Thoracic myelopathy in the Japanese: epidemiological and clinical observations on the cases in Miyagi Prefecture. Tohoku J Exp Med,1998, 184(1): 1-11

27. Tsuzuki N,Hirabayashi S,Abe R,et al. Staged spinal cord decompression through posterior approach for thoracic myelopathy caused by ossification of posterior longitudinal ligament. Spine,2001,26: 1623-1630

28. Min JH,Jang JS,Lee SH. Clinical Results of ossification of the posterior longitudinal ligament (OPLL) of the thoracic spine treated by anterior decompression. J spinal Disord Tech,2008,21(2): 116-119

第六十八章

胸椎黄韧带骨化

脊柱韧带骨化包括黄韧带骨化(ossification of ligamentum flavum，OLF)、后纵韧带骨化(ossification of posterior longitudinal ligament，OPLL)和前纵韧带骨化(ossification of anterior longitudinal ligament，OALL)，是临床常见的一种异位骨化现象，早期可以没有任何症状，严重时可压迫邻近的脊髓、神经、血管等引起相应的临床症状和体征，即临床常见的颈椎病、胸椎管狭窄症等。从临床诊疗角度讲，无症状的脊柱韧带骨化与伴脊髓或神经损害的脊柱韧带骨化是两个泾渭分明的概念，需要区别对待。其中，OLF和OPLL是压迫脊髓导致颈椎病或胸椎管狭窄症的常见病理因素，两者在发病机制、病理特征、诊断方法及治疗原则等方面存在共性，并且经常会并存，故在此章一并陈述。而OALL常见于弥漫性特发性骨肥厚症和地方性氟骨症，详见第七十二章。

第一节　胸椎黄韧带骨化症的流行病学

截至目前，绝大多数临床研究报告的研究对象都是胸椎韧带骨化继发脊髓病的患者，此类患者在全球各个地区的分布极不均衡，绝大多数的病例报告源于东亚地区，尤其以日本报告数量最多，其次是中国和朝鲜半岛，而北美洲、欧洲、非洲以及西亚、南亚等地区仅有个案报告。日本宫城府在1988—2002年15年间行手术治疗的胸椎管狭窄症数量为265例，平均发病率为0.9/100 000人/年，其病理因素包括OLF(占52%)、OPLL(占12%)、OLF+OPLL(占9%)以及椎间盘突出、椎体后缘骨赘等。我国尚缺乏这类病例统计数据，但从文献报告情况看，我国的OPLL和OLF主要分布于华北、西北和东北等地区，华南地区也有病例报告。

无症状的胸椎黄韧带骨化须通过针对普通人群的大规模流行病学调查来发现，从目前已有的文献报告结果分析，黄韧带骨化这一现象在全球各地区人群中均有发生，但只有其中的很少一部分人最终会发展到脊髓受累的程度。1983年，日本的Kudo等针对普通人群以胸椎侧位X线片进行调查，共观察了1744人，结果发现6.2%的男性存在胸椎OLF，4.8%的女性存在胸椎OLF，但X线片的局限性决定了此调查结果必然低于真实的患病率。1984年，美国的Williams分析了100例白人的胸椎和腰椎CT，结果发现26%的患者存在OLF。1998年，沙特阿拉伯的Al-Orainy等分析了82例行腰椎CT扫描的患者，结果发现35.4%的患者存在OLF，但无一例患者由于OLF而导致临床症状。2009年，苏州医学院附属医院的郭炯炯等对1736例中国南方的志愿者进行全脊柱MRI检查，结果发现其OLF的患病率为3.8%。2010年，我院分析了993例因胸部症状而就诊的患者的胸部CT，结果发现胸椎OLF的标化患病率为63.9%，这组病例中亦无一例患者存在胸脊髓压迫症。上述流调结果说明胸椎黄韧带的骨化现象是非常普遍的，但严重骨化继发脊髓压迫症者仅仅是全部胸椎黄韧带发生骨化人群中的一小部分。日本宫城府15年间的病例资料显示，其男女之比为2.2∶1，其中男性患者以60~69岁最多见，其次是50~59岁和70~79岁，而女性患者中的80%分布于上述3个年龄段，但各年龄段之间没有显著差异。

第二节　胸椎黄韧带骨化症的病因与发病机制

一、胸椎黄韧带发生骨化的机制

截至目前,胸椎 OLF 的确切病因及发病机制仍未完全阐明。流行病学资料显示胸椎 OLF 主要累及亚洲黄种人,而白人和黑人很少见,如此明显的种族差异提示其发病很可能与遗传因素有关。多位学者在遗传学方面的研究已经发现了某些基因位点的多态性可能与 OLF 的发生相关,但胸椎 OLF 并无明显的家族遗传性,说明 OLF 并非遗传病,只能说其发病与遗传因素相关。临床研究发现,OLF 多数发生在胸腰段和颈胸交界部,并且脊柱后凸畸形患者的后凸顶点相邻节段常会并发 OLF,由此推测其发病可能与局部的应力刺激有关。我院通过实验研究发现 OLF 患者的黄韧带细胞在牵张应力刺激后大量分泌骨钙素,并且碱性磷酸酶活性明显增强,证实了局部应力刺激可促进黄韧带骨化的发展进程。除此之外,一些学者基于病例对照分析的结果,认为 OLF 的发病可能与退变、糖尿病、肥胖、微量元素代谢异常等因素有关,但至今尚没有一种学说能够完整地解释 OLF 的发病机制。学术界多数学者主张胸椎 OLF 的发生和发展是多种因素共同作用的结果。在临床工作中,当患者确诊弥漫性特发性骨肥厚症、强直性脊柱炎、下颈椎连续型或混合型 OPLL、地方性氟骨症、胸腰椎后凸畸形等疾患时,须警惕其合并 OLF 的可能。

二、胸椎黄韧带骨化继发脊髓病的机制

从黄韧带开始骨化到压迫脊髓再到出现脊髓功能障碍的确切病程长度尚不清楚,但可以推断这是一漫长的过程,至少需要数年甚至数十年。胸椎 OLF 继发的脊髓病属于慢性外压性脊髓病,其发病机制尚未完全阐明,可能包括以下两方面的因素:①机械压迫:动物实验证实,脊髓在经历慢性机械性压迫后,其灰质和白质均会出现一系列病理改变,包括脱髓鞘病变、运动神经元变性或坏死、灰白质界限消失、脊髓组织萎缩等。胸椎 OLF 从后方压迫脊髓,严重时会将脊髓钳夹于骨化块与椎管前壁之间,MRI 可显示脊髓受压变形并伴髓内局部信号异常,证实脊髓受压后可继发一些病理改变;②脊髓血供障碍:OLF 致椎管狭窄时,首先会压迫椎管内静脉丛,导致静脉回流不畅,血流淤滞,骨化严重时可压迫脊髓表面动脉,导致脊髓供血不足,而运动神经元对缺氧耐受力差,供血不足之后可继发神经元功能障碍。

第三节　胸椎黄韧带骨化的病理学改变与影像学表现

一、病理学改变

观察大体标本可见黄韧带骨化处明显肥厚,可达 10~12mm,表面颜色和质地近似皮质骨。不同节段、左右两侧的骨化程度可不一致,OLF 常以关节囊韧带部骨化最为严重。根据 OLF 的大体形态特征,可将其分为结节样、棘状、板状等类型。棘状 OLF 系黄韧带由上及下或上下同时由椎板向韧带中间方向骨化,如齿状,中间部分骨化最迟;板状 OLF 系黄韧带原位骨化;结节状 OLF 系黄韧带向椎管内增生、肥厚继而骨化,形成椎管内占位,压迫硬膜囊,骨化块与硬膜之间可形成致密的粘连带,甚至硬膜囊局部也发生骨化,与骨化的黄韧带成为一个整体,无法分开(图 68-3-1)。

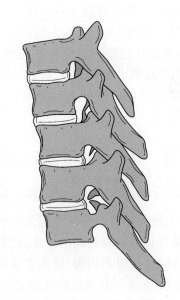

图 68-3-1　胸椎 OLF 大体病理形态示意图

胸椎 OLF 是一个动态演变的过程,从韧带组织演变成软骨组织,继而演变为骨组织,所以典型的胸椎 OLF 在光镜下可见其骨化块结构分三层:浅层弹力纤维减少、变性、断裂,胶原纤维大量增生;中间层为发育不同的软骨组织和钙化软骨组织,可见钙盐沉着,软骨细胞增生活跃;深层为骨化

组织,越接近硬脊膜骨组织越成熟,内表面为坚硬的板层骨。

根据 OLF 的病理学特征,目前业内多数学者主张其成骨方式为软骨内成骨。Ono 等根据病理学表现将胸椎 OLF 分为成熟型与非成熟型两种类型,成熟型骨化主要结构为板层骨,无编织骨结构,移行区无或仅有少量散在的软骨细胞,韧带区无纤维软骨细胞,其 CT 表现为均匀高密度、MRI T$_2$ 相表现为极低信号。非成熟型骨化即软骨钙化区有编织骨结构,移行区有大量增殖的软骨细胞,韧带区有增殖的纤维软骨细胞,其 CT 表现为骨化块内部密度高低不均,MRI T$_2$ 相可表现为(与脊髓信号相比)等信号、低信号或高信号。两型 OLF 代表了骨化的不同生长阶段,成熟型骨化的体积可能不再增大,不会对脊髓产生进一步的压迫;非成熟型骨化则可能会继续发展,体积可能逐渐增大。

二、影像学表现

对于 OLF 而言,胸椎正位 X 线片无诊断价值,胸椎侧位 X 线片由于肩关节重叠影的干扰对上胸椎的韧带骨化常常显示不够清晰,易于漏诊,因此仅能够发现一部分下胸椎或胸腰段骨化明显的患者,表现为椎间孔区的高密度影,其形态可以为棘状、结节状或板状(图 68-3-2)。

MRI 是诊断 OLF 的理想检查方法,其优点是视野广泛,全胸椎矢状位 MRI 平扫可一次性显示所有的病变节段,避免漏诊,同时还可以清晰地显示 OLF 的位置、骨化块的大小和形态、硬膜囊和脊髓的形态以及髓内信号,为临床诊断提供必要的信息。成熟的胸椎 OLF 在 MRI T$_2$ 相和 T$_1$ 相影像上均表现为极低信号,而不成熟的胸椎 OLF 在 T$_2$ 相可表现为(相对于脊髓而言)低信号、等信号或者高信号。骨化节段的 MRI 轴位影像可显示骨化块断面的形态、硬膜囊或脊髓断面的形态以及脊髓内部的信号。

CT 扫描也是一种诊断胸椎 OLF 的理想的检查方法,尤其适用于鉴别韧带退变性肥厚和韧带骨化。胸椎 CT 轴位平扫可以清晰地显示骨化块的形态、大小以及内部结构,还可以显示椎管的形态,测量椎管侵占率和椎管面积残余率,为临床确诊和决定手术节段提供参考。近年来,我们应用胸椎 CT 矢状位重建可以直观地确定胸椎 OLF 的节段、椎管形态以及各节段骨化块与椎体、椎板的位置关系(图 68-3-3、4)。

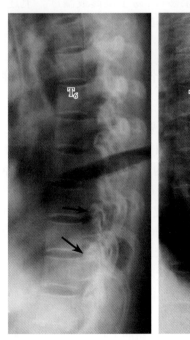
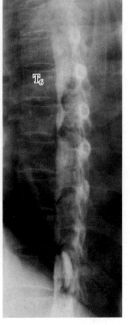

图 68-3-2　胸椎 OLF 侧位 X 线片及脊髓造影表现

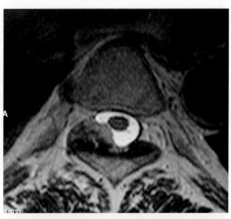
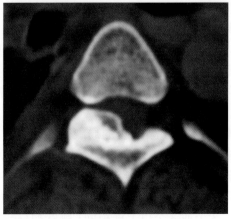

图 68-3-3　典型病例 1 的 MRI、CT 表现(非成熟型 OLF)

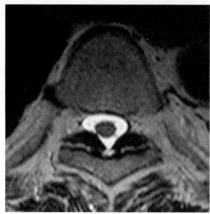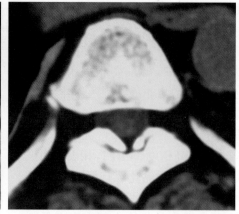

图 68-3-4　典型病例 2 的 MRI、CT 表现（成熟型 OLF）

第四节　胸椎黄韧带骨化的诊断与治疗

一、胸椎黄韧带骨化症的临床表现特点

绝大多数胸椎 OLF 患者起病隐匿，进展缓慢，早期常无任何症状，部分病例可有背痛、背胀等非特异性症状，至晚期骨化严重后可继发胸椎管狭窄、胸脊髓受压而出现脊髓功能障碍。偶有患者因外伤而急性起病，表现为急性完全性或不完全性截瘫，行影像学检查后才确诊胸椎 OLF。胸椎 OLF 的典型表现为双侧或单侧下肢的上运动神经元损害，即下肢无力、沉重、关节僵直、行走不稳等痉挛性瘫痪症状，可伴下肢麻木、踩棉感、束带感等感觉功能障碍和二便无力或失禁等括约肌功能障碍，体格检查可见下肢肌张力增高、肌容积正常、肌力正常、腱反射活跃或亢进，病理征阳性。但当 OLF 发生于胸腰段时，由于腰膨大或脊髓圆锥受累，可以表现为下肢的上、下运动神经元混合性损害或者广泛的下运动神经元损害。所以，仔细询问病史，全面的体格检查，对于胸腰段 OLF 的正确诊断至关重要。

胸椎 OLF 的范围，有的局限于某一节段，有的连续多节段骨化，有的会跳跃存在。根据其病变节段的分布特点可将其分为 3 种类型（图 68-4-1）：局灶型（骨化局限在 2 个椎板间）、连续型（骨化连续发生于 3 个或 3 个以上椎板间）、跳跃型（局灶或连续 OLF 间断地分布于各段胸椎，之间为无骨化的节段）。我院总结分析了 72 例胸椎黄韧带骨化症，结果其中局灶型 15 例（占 20.8%）、连续型 41 例（占 56.9%）、跳跃型 16 例（占 22.2%），其比例接近于 1∶3∶1。连续型和跳跃型胸椎 OLF 的各个骨化节段的椎管侵占率或脊髓受压程度常常各不相同，在临床诊疗过程中很难准确地判定责任节段或理清各节段分别引起的症状或在全部症状中所占的比例，对选择合理的治疗方案带来挑战。

我们的临床资料显示胸椎 OLF 病例中有近 40% 合并脊髓型颈椎病（cervical spondylotic myelopathy，CSM）或颈椎 OPLL，约 20% 合并胸椎 OPLL，约 10% 合并胸椎间盘突出，约 10% 合并腰椎间盘突出症或腰椎管狭窄症，这一特征导致胸椎黄韧带骨化症患者的临床表现复杂多样，易于误诊或漏诊。上述特征更加提高了详细而准确的病史和体征信息对于正确诊断的重要性。

二、胸椎黄韧带骨化症的诊断流程和诊断标准

首先，要根据病史资料和临床症状、体征进行分析，对于临床疑似胸椎管狭窄症者积极进行相关影像学检查。应怀疑为胸椎管狭窄症的病史包括：确诊 CSM，但下肢症状严重而上肢症状轻微；颈椎存在多节段连续型或混合型后纵韧带骨化；确诊弥漫性特发性骨肥厚症、地方性氟骨症或强直性脊柱炎；确诊 CSM 而行手术治疗 3 个月以后，其上肢症状明显缓解而下肢症状不缓解或进行性加重。应怀疑为胸椎管狭窄症的临床症状包括：双侧或单侧下肢沉重、无力、关节僵直、行走不稳；脊髓源性间歇性跛行（休息状态下或行走初期无症状，行走一段距离后出现下肢沉僵、无力等症状，而休息片刻后又可缓解，如此反复）；双侧或单侧下肢弥漫性麻木、疼痛；排尿无力或尿失禁。应怀疑为胸椎管狭窄症的体征

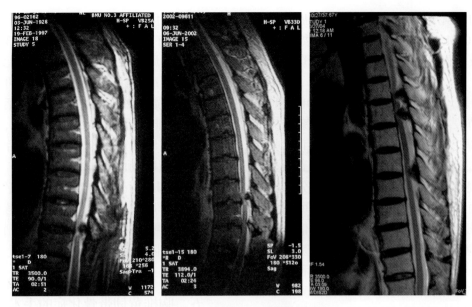

图 68-4-1　胸椎 OLF 的影像学分型

从左至右依次为:局灶型、连续型、跳跃型

包括:下肢呈上运动神经元损害而上肢功能正常;下肢呈上、下运动神经元混合性损害(例如:膝腱反射减弱,而同时 Babinski 征阳性)。

其次,对于临床怀疑为胸椎管狭窄症的患者,需积极完善胸椎相关影像学检查以助确诊。首选的检查项目是胸椎正侧位 X 线片和胸椎 MRI 平扫,对于因故不能进行 MRI 检查者可行胸椎 CT 平扫加矢状面重建。X 线片作为一项基本检查,对于诊断 OLF 的敏感度较低,但可以显示胸椎的曲度,还可明确有无强直性脊柱炎、弥漫性特发性骨肥厚症、地方性氟骨症或休门病等,可提示有无畸形、骨折、肿瘤等。胸椎 MRI 可确诊或排除胸椎管狭窄症,可一次性显示所有的骨化节段,据此可判断胸椎 OLF 的分型(孤立型、连续型、跳跃型),并清楚地显示各节段硬膜囊或脊髓受压的部位、程度以及脊髓内部信号的改变。在 MRI 确诊胸椎 OLF 之后,再针对骨化节段进行 CT 扫描,可以显示骨化块和椎管的形态、骨化块的密度等,根据临床需要还可进行胸椎 CT 矢状位重建,为明确诊断并制定合理的手术方案提供充分的信息(图 68-4-2)。

对于具备胸脊髓病的临床表现,影像学检查显示存在胸椎 OLF 并压迫胸脊髓,并且其临床表现和脊髓受压节段相符的患者,可以确诊为胸椎黄韧带骨化症。而对于仅影像学检查显示存在胸椎 OLF 但无相应的临床症状或体征者,可诊断"胸椎黄韧带骨化"而不能诊为"胸椎黄韧带骨化症"。

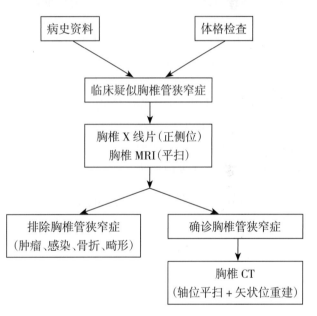

图 68-4-2　胸椎 OLF 诊断流程示意图

三、胸椎黄韧带骨化症的鉴别诊断和定位诊断

部分脊髓型颈椎病可表现为轻微的上肢症状和较严重的下肢症状,因此易于掩盖胸椎 OLF 而使其漏诊。我院进行的一项病例对照研究显示,当 CSM 患者的 JOA 脊髓功能评分的上肢功能评分构成比(上肢功能评分占总分的比例)超过 36% 时,70% 以上的病例合并胸椎 OLF,据此我们建议:当 CSM 患者上肢功能评分构成比超过 36% 时,应进一步检查胸椎 MRI 以防漏诊。对于影像学显示颈脊

髓和胸脊髓均有受压的患者,如果上下肢症状均明显,可以确诊 CSM 而不能除外胸脊髓病;如果上肢无症状而下肢症状明显,则应首先考虑胸脊髓病的可能。

对于多节段(连续型或跳跃型)胸椎 OLF 患者,明确其责任节段对于制订合理的手术方案至关重要,但目前尚缺乏可靠的定位诊断方法。目前,临床上首要的定位诊断方法是依据其影像学检查所显示的脊髓受压程度紧密结合临床症状综合分析。仅压迫硬膜囊而脊髓形态正常的 OLF 节段可能未参与临床症状,压迫脊髓致其发生形变甚至信号异常的 OLF 节段应高度怀疑为责任节段。我院通过一项病例对照研究发现,胸椎 OLF 椎管侵占程度与神经损害程度存在相关性,通过 CT 轴位像测量椎管面积残余率可以推测其脊髓损害程度,分析结果显示椎管面积残余率小于 80% 可作为判定胸椎 OLF 引发脊髓损害的标准。这个标准并非绝对准确,但在目前阶段对临床决策具有一定的参考价值。此外,神经电生理检查可能为定位诊断提供有价值的参考信息。其中,脊髓运动诱发电位(motor evoked potentials,MEP)可以客观地反映出脊髓的运动传导功能状态,理论上讲,通过分段检测 MEP 可以协助判定多节段胸椎 OLF 压迫脊髓的患者的责任节段,但因 MEP 检查结果易受多种因素的干扰,其定位诊断价值有限,目前主要应用于定性诊断和术中监测。

四、胸椎黄韧带骨化症的治疗策略

截至目前,对于胸椎 OLF 尚无有效的保守疗法,对于症状轻微者可以密切观察,对于 OLF 压迫脊髓导致明显的脊髓功能障碍者应建议积极手术治疗。外科治疗的基本原则是充分减压,即彻底切除压迫脊髓的全部 OLF 节段。

由于胸椎 OLF 常常合并颈、胸、腰段其他退行性疾患,导致其临床表现复杂,必须在综合分析所有致病因素的基础之上制订合理的手术方案。当胸椎 OLF 合并 CSM 时,如果上下肢症状均严重,原则上先行颈椎减压,二期行胸椎减压;如果 OLF 位于上胸椎,可同期进行颈后路椎板成形术和上胸椎的椎管后壁切除术;如果下肢症状严重而上肢症状轻微,则应先行胸椎管后壁切除术。当胸椎 OLF 合并腰椎间盘突出症或腰椎管狭窄症时,只要没有严重神经根或马尾神经的损害,原则上先行胸脊髓减压。

对于跳跃型或连续型胸椎 OLF,如果其中某节段 OLF 仅压迫硬膜囊,可予保留以减少手术创伤;

如果多个骨化节段明显压迫脊髓,可一期或分期手术,解除所有节段的脊髓压迫。胸椎 OLF 合并胸椎间盘突出或局灶性 OPLL 者,可行前后路联合入路手术(即先行后路胸椎管后壁切除,再行侧前方入路胸椎间盘或 OPLL 切除术)或单纯后路环形减压术(即在胸椎管后壁切除术的基础上,切除双侧关节突关节或磨除部分椎体后缘,然后经极外侧入路切除脊髓腹侧的压迫)。胸椎 OLF 合并多节段胸椎 OPLL 时,对于 OPLL 骨化块较平坦者可以单纯行胸椎管后壁切除术,但须于头尾端各多切除一节椎管后壁;对于 OPLL 局部明显凸起者可以在胸椎后壁切除的基础上选择性地对上述节段进行环形减压。

五、胸椎黄韧带骨化症的手术方式及技术要点

依据胸椎管解剖特点和 OLF 骨化块在椎管内的好发部位,我院首先提出了"胸椎管后壁切除术"的概念。从解剖学角度讲,椎管后壁包括棘突、椎板、黄韧带(或骨化的黄韧带)及双侧关节突的内侧 1/2,这正是胸椎 OLF 患者进行充分减压时所需切除的范围。同时,我院在大量临床实践的基础上建立了"揭盖式"胸椎管后壁整块切除的手术技术,其要点是:在双侧关节突中线以磨钻纵向开槽,从而切断椎管后壁与侧壁的连接,然后断开头端或尾端的连接部,一边将椎管后壁缓缓提起,一边分离椎管后壁与硬膜囊之间的粘连带,如此将椎管后壁整块切除,形同"揭盖",最终使硬膜囊后方获得充分减压。由于双侧开槽处正对硬膜囊侧方,其操作相对安全,并且"整块"切除的方法较蚕食、漂浮等方法的效率更高(图 68-4-3、4)。

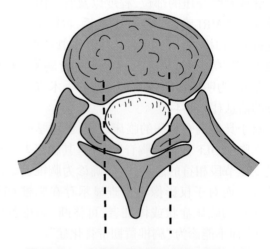

图 68-4-3　胸椎管后壁切除术切除范围示意图

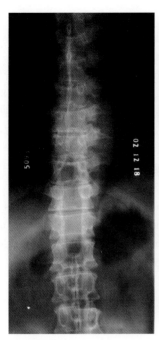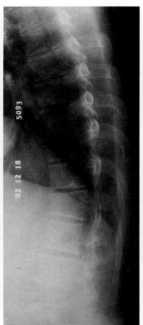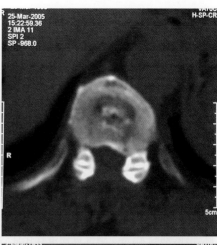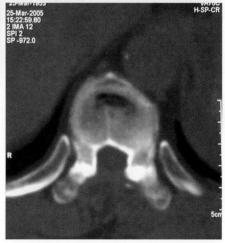

图 68-4-4　胸椎管后壁切除术后 X 线片及 CT 表现

六、胸椎黄韧带骨化症手术并发症的防治

硬脊膜损伤和脑脊液漏是胸椎 OLF 行胸椎管后壁切除术时最常见的并发症,术中硬脊膜损伤发生率接近 30%,而术后脑脊液漏发生率约为 21%,其主要原因是骨化块与硬脊膜之间形成致密粘连,甚至发生硬脊膜骨化。术中仔细操作,发现硬脊膜损伤应尽量修补并严密缝合伤口;术后确诊脑脊液漏者,应将伤口引流改为间断负压或持续常压引流,同时注意保持患者颅压正常和水电解质平衡,待引流液清亮后拔除伤口引流管。此外,围术期还存在术中脊髓损伤或神经根损伤、术后椎管内硬膜外血肿等并发症,可致术后即刻症状加重,应通过术中仔细操作、术后严密监测,力求避免发生或尽早发现尽早处理。远期可见切口感染、背痛等并发症。

七、胸椎黄韧带骨化症的手术疗效及其影响因素

我院对一组 82 例术后 2 年以上的胸椎 OLF 患者进行随访(平均随访时间 5.5 年),结果显示术后优良率为 74%,有效率为 93%,其中术前病程在 6 个月以内、年龄在 60 岁以下者的优良率达 90%。国内外多位学者的临床研究均证实,术前病程是影响胸椎 OLF 术后疗效的最主要因素之一。因此,对于胸椎 OLF 继发胸脊髓病的患者,尽早诊断并尽早手术是获得满意疗效的必要条件。而术前症状轻重、减压节段数多少可能不是影响远期疗效的决定性因素,对于症状较重、骨化节段较多的病例亦应积极手术治疗。

(孙垂国　陈仲强)

═══ **参 考 文 献** ═══

1. Aizawa T, Sato T, Tanaka Y, et al. Thoracic myelopathy in Japan: epidemiological retrospective study in Miyagi Prefecture during 15 years. Tohoku J Exp Med, 2006, 210(3): 199-208

2. Guo JJ, Luk KD, Karppinen J, et al. Prevalence, distribution, and morphology of ossification of the ligamentum flavum: a population study of one thousand seven hundred thirty-six magnetic resonance imaging scans. Spine, 2010, 35(1): 51-56

3. Epstein NE, Schwall G. Thoracic spinal stenosis: diagnostic and treatment challenges. J Spinal discord, 1994, 7: 259-269

4. 陈仲强,党耕町,刘晓光,等。胸椎黄韧带骨化症的治疗方法选择.中华骨科杂志,1999,19:197-200

5. 刘晓光,蔡钦林,党耕町,等.胸椎管狭窄症漏诊误诊及再手术原因分析.中国脊柱脊髓杂志,2000,10:336-338

6. 陈仲强,孙垂国,党耕町,等。手术治疗胸椎黄韧带骨化症的疗效及其影响因素.中国脊柱脊髓杂志,2006,16:485-488

7. Okada K,Oka S,Tohge K,et al. Thoracic myelopathy caused by ossification of the ligamentum flavum:clinicopathologic study and surgical treatment. Spine,1991,16:280-287

8. 孙垂国,陈仲强.胸椎黄韧带骨化症合并脊髓型颈椎病的临床诊断要点.脊柱外科杂志,2007,5:18-21

9. 孙垂国,陈仲强,刘晓光,等.胸椎黄韧带骨化症合并脊髓型颈椎病手术方案选择.中华骨科杂志,2010,30(11):1087-1090

10. 周方,党耕町.胸椎黄韧带骨化影像学与病理学对照研究.中华骨科杂志,2004,24:346-349

11. 刘宁,陈仲强,齐强,等.胸椎黄韧带骨化椎管侵占与神经损害的关系.中华骨科杂志,2007,27:481-484

12. 王自立,袁海峰,陈仲强,等.2006年全国胸椎管狭窄症专题研讨会会议纪要.中华骨科杂志,2007,27:39-42

13. 孙垂国,陈仲强,齐强,等.胸椎黄韧带骨化症手术并发硬脊膜损伤或脑脊液漏的原因分析及防治.中国脊柱脊髓杂志,2003,13:724-726

14. Miyakoshi N,Shimad Y,Suzuki T,et al. Factors related to long-term outcome after decompressive surgery for ossification of the ligamentum flavum of the thoracic spine. J Neurosurg,1999,Suppl 3:251-256

第六十九章

强直性脊柱炎

强直性脊柱炎（ankylosing spondylitis，AS）是脊椎本身及其附属组织的一种慢性进行性炎症疾病，主要影响中轴骨，常侵及骶髂关节、髋关节、脊柱关节突及其邻近韧带，引起局部疼痛及进行性关节僵硬，最终导致关节的骨性强直与畸形。本病由 Connor（1691）最早描述，其后，Strümpell（1897）、Marie（1898）首次将本病作为一种独立的疾病报道，因而强直性脊柱炎在欧洲的一些文献中被称为关节粘连性脊柱炎（Marie-Strümpell 病）或 Von Bechterew 病。风湿病学组的部分成员称之为血清学阴性的脊柱关节病。过去也有人称之为类风湿性脊柱炎，但现在发现它与类风湿性关节炎不同，是一种独特的疾病。1963 年，美国风湿病协会将之统一称为强直性脊柱炎，这一病名一直沿用至今。

第一节 强直性脊柱炎概论

一、强直性脊柱炎的病因

病因尚不明确。有遗传因素，男性多于女性，男女之比约为 14∶1。患者亲属的发病率比正常人群多 20~30 倍。约 96% 的患者含有血清组织相容性抗原 HLA-B27。据文献记载，单卵性双胞胎不一定都患本病，同时也有患典型强直性脊柱炎而血清中 HLA-B27 为阴性者，表明其发病除与遗传因素有关外，尚有环境因素（寒冷潮湿地区等）影响。

二、强直性脊柱炎的病理

脊椎的病变主要集中在代谢活跃的韧带附着部产生非特异性炎症，骨质被侵蚀破坏，被含淋巴细胞和浆细胞的结缔组织所替代。之后，病变沿韧带内的血管扩散。被破坏的骨部，产生反应性新骨，并

向附着的韧带延伸而成为骨赘。在纤维环与椎体软骨附着部，在椎间盘的前方和侧方，也有同样的改变，形成韧带骨赘，因而使椎间盘产生骨性强直，病变以前纵韧带最显著。在脊椎的节段之间，骨化韧带形成骨桥，形成"竹节样或轨道样"脊柱（"Bamboo or Railroad track" spine）。以后软骨板钙化，软骨内钙化，椎间盘也可逐渐骨化。这种骨化韧带的质地较脆，脊柱用力伸直时易断裂。

关节突关节、骶髂关节、胸骨柄体关节、耻骨联合等的病变表现为：先有轻度滑膜炎，然后关节囊骨化，关节突关节完全强直，相邻的软骨关节面逐渐被来自骨髓腔的血管所侵蚀，然后被新骨沉着所填充。

三、临床表现

患者以男性青壮年较多，70% 以上的患者年龄在 15~30 岁之间。起病缓慢，早期症状轻微，定位也不清楚，主要症状为腰背痛，渐渐感到腰部活动不灵活，晨起明显，活动后减轻，久坐后活动又不灵活。依病变的发展情况，分为上行型与下行型。

上行型 AS 较多见，症状始于双侧骶髂关节疼痛或腰部疼痛，部分患者的症状始于膝部。病变逐渐向上蔓延，症状加重，以致穿鞋脱裤均感困难。约在 0.5~1 年内，病变发展至胸椎。肋椎关节受累时，出现呼吸不畅，胸部感束带状疼痛。病变发展至颈椎时，头部不易转动，整个脊柱完全僵硬。在病变进展中，椎旁肌显著痉挛，因屈肌比伸肌拉力强，脊椎呈屈曲位，腰椎生理前突消失，成为圆形后突，以胸椎后突最为明显。最后颈椎前突也消失，整个脊柱呈僵硬的圆形驼背，头不能抬起，向前直视受限，仅能看到前面很短一段地面。部分患者有单侧或双侧髋痛，久之髋关节活动受限，呈屈曲性强直。双侧膝关节、肩关节也可能受累，开始时关节肿胀、疼痛、关

节腔内积液,其后逐渐发生僵硬或强直,膝关节处于半屈位,肩关节则处于内收内旋位。

下行型 AS 较少见。症状始于颈椎,逐渐向下累及胸椎、腰椎、骶髂关节及髋关节。

当脊柱完全强直时,AS 病变停止进展,症状即行消失。

体征方面,早期在骶髂关节可有局部压痛,骶髂关节试验阳性;其后,下腰活动受限;至后期,整个脊柱呈圆形驼背强直,胸廓呼吸运动受限,主要靠腹式呼吸,肺活量大为减少。

四、实验室检查及 X 线表现

本病患者的临床化验结果多数正常或仅有轻度改变。急性发作期患者,血红蛋白及红细胞较少;75% 的患者血沉加快,C 反应蛋白升高。白细胞略有增高,类风湿因子大部分为阴性,仅有 20% 的患者为阳性。血清组织相容性抗原 HLA-B27 阳性率,在日本人约 80% 的患者为阳性,认为对本病的诊断意义较大。

一般患者于起病后 3~6 个月甚至更长时间后才呈现 X 线变化。骶髂关节系本病最早侵犯的部位之一,常为双侧同时受累。表现为软骨下骨板模糊、关节面锯齿样破坏和邻近骨的硬化。病变最初在髂骨面更清楚,随着软骨下骨破坏的发展会形成骶髂关节间隙增宽的假象,继骨间骨桥和骨化出现后关节间隙逐渐变窄,数年后出现骶髂关节骨性强直,邻近骨硬化消失。

脊柱改变常发生于骶髂关节病变之后,由下向上发展,渐次呈现关节突间关节、胸肋关节和肋横突关节的轮廓模糊,关节突间关节软骨下骨质硬化。黄韧带、椎间纤维环、前纵韧带、棘上韧带逐渐由下至上开始骨化。因关节突关节的关节囊及棘上韧带的骨化,正位 X 线片上可见"两条平行的纵形致密带"及"单条正中致密带",椎体间的骨桥形成,最后脊柱呈"竹节样"强直(图 69-1-1)。

五、诊断标准

(一) 罗马标准(1961 年)

1. 临床标准

(1) 腰痛与僵硬持续 3 个月以上,休息后不缓解。

(2) 胸部疼痛与僵硬。

(3) 腰部活动受限。

(4) 扩胸度受限。

(5) 虹膜炎或其后遗症的病史或现在症状。

2. 放射学标准　X 线片显示双侧骶髂关节发生 AS 特征性改变。

3. 肯定的 AS

(1) 双侧 3~4 及骶髂关节炎,加上至少一条临床标准。

(2) 至少 4 条临床标准。

(二) 纽约标准(1966 年)

1. 临床标准

(1) 腰椎在所有 3 个方向的活动均受限:前屈、

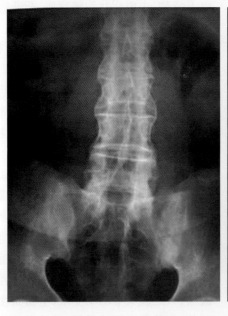
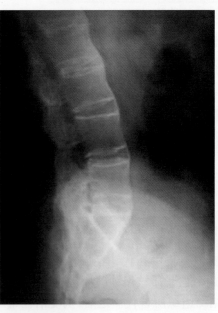

图 69-1-1　AS 的竹节样改变

侧屈及背伸。

(2) 腰骶部或腰部疼痛。

(3) 在第 4 肋间隙水平测量的扩胸度≤2.5cm。

2. 骶髂关节 X 线分级　正常,0;可疑,1;轻度骶髂关节炎,2;中度骶髂关节炎,3;强直,4。

3. 肯定的 AS

(1) 双侧 3~4 级骶髂关节炎,加上至少一条临床标准。

(2) 单侧 3~4 级或双侧 2 级骶髂关节炎,加上上述第 1 条或同时具备第 2、3 条临床标准。

4. 较可能的 AS　双侧 3~4 级骶髂关节炎而不具备任何临床标准。

(三) 1984 年修订的纽约标准

1. 临床标准

(1) 下腰痛持续至少 3 个月,活动(而非休息)后可缓解。

(2) 腰椎在垂直和水平面的活动受限。

(3) 扩胸度较同年龄、性别正常人减少。

2. 确诊标准　具备单侧 3~4 级或双侧 2~3 级骶髂关节炎,加上临床标准 3 条中至少 1 条。

六、治疗

本病病因不明,目前尚无特效疗法。以综合性保守治疗为主,手术疗法为辅。

保守治疗包括一般治疗和药物治疗。一般治疗主要有:休息,适当运动锻炼,定期做背部伸展运动,注意保持良好的体位和姿势,主张睡硬板床并去枕平卧,最好是仰卧或伸背俯卧,避免卷曲侧卧。

药物治疗包括:非甾体抗炎镇痛药物(NSAID)、糖皮质激素,病情缓解药物如柳氮磺胺吡啶(SSZ 或 SASP)、甲氨蝶呤(MTX)、帕米磷酸盐、阿米替林及沙立度胺等。

手术疗法主要适用于晚期有严重脊柱强直和畸形、需做矫形的患者,或者出现 AS 脊柱骨折的患者,具体将在下面分别详述。

第二节　强直性脊柱炎伴发的脊柱骨折

由于 AS 本身的病理特点,使 AS 患者易于伴发脊柱骨折,而且一旦发生骨折,常导致严重的后果。AS 伴发的脊柱骨折由 Abidi 于 1903 年首次报道,其在损伤机制、发生率、好发部位、影像学特征、诊断、治疗及并发症等方面,均有其特点,与一般的脊柱骨折有某些不同。因此,误诊、漏诊或处理不当的报道屡见不鲜。

一、AS 的病理特点及伴发脊柱骨折的发生机制

正常的椎间盘和韧带富有弹性,使脊柱有可能朝各方向活动,且有减缓震荡力的作用。AS 患者椎间盘和韧带骨化后,间盘和韧带弹性及活动度明显减少,加之这种骨化的韧带质地常较脆,脊柱用力后伸时易引起骨化的韧带断裂。此外,AS 还常引起椎体的骨质疏松,使椎体抗压及抗张能力明显减弱。这些变化均使 AS 患者发生脊柱骨折的危险性明显增加,轻微外伤或慢性劳损就可引起椎体横断骨折或骨化的椎间盘及韧带的断裂。

由于脊柱的前纵韧带、椎间盘、后纵韧带、棘间韧带及关节囊韧带等均可发生骨化,使强直的脊柱像一根长骨,因此,AS 患者一旦发生骨折,常同时累及脊柱的前、中、后三柱,使骨折非常不稳定。同时,由于 AS 常伴发后突畸形,使脊柱的杠杆力增大,强大的杠杆力集中于骨折线,使骨折容易引起脱位及假关节形成(pseudarthrosis)。

二、AS 脊柱骨折的发生率及好发部位

有关本病的发生率,各家报道不一。Weinstein 等对 150 例 AS 病例进行调查,发现 13 例有先前未发现的脊柱骨折。汪锡纯等复习了 500 余例 AS 患者,发现 6 例合并胸腰椎应力骨折(stress fracture)。Tico 等对 893 例脊柱骨折患者进行调查,发现 15 例有 AS,AS 伴发的脊柱骨折约占同期脊柱骨折患者的 2%。Rowed 等的 1578 例急性颈椎外伤患者中,21 例有 AS。Foo 等的一组 466 例脊柱骨折患者,7 例 AS,约占 1.5%。Bohlman 等复习了 300 例颈椎骨折的病例,其中 8 例有 AS 病史。Little 等报道,在 AS 患者中,胸腰椎应力骨折(假关节形成)的发生率约为 5%。Simmons 却指出,这个数值很可能被低估,他的经验约为 23%。尽管总的发生率并不算太高,但 AS 合并脊柱骨折的发生率比正常人发生脊柱骨折的几率高 3.5 倍。

本病最好发于下颈椎及颈胸交界处,主要在 C_5~C_7 间。下胸及胸腰段为其第二好发部位。C_{3-5} 为其第三好发部位。此外,也有齿状突骨折、骶 1 椎体骨折及其他处骨折的零星个案报道(图 69-2-1)。

有报道认为,本病的好发部位可能与该处的解剖特点有关,下颈椎、颈胸交界及胸腰段为相对固定

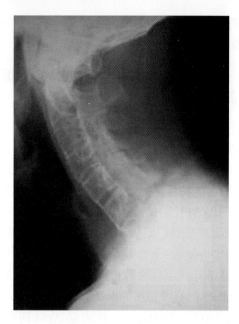

图 69-2-1　骨折好发于 C_{5-7}，图示为 C_{6-7} 经椎间隙骨折

的胸椎与活动度较大的颈椎、腰椎的交界处，应力相对集中。

本病一般好发于男性，这可能与强直性脊柱炎男性多于女性以及男性社会活动多、劳动强度大有关。多发生于强直性脊柱炎的晚期，平均病程多在 15 年以上。

三、AS 脊柱骨折的特点

1. 导致 AS 脊柱骨折的外伤往往较轻。多为平地跌倒、从床上摔下或在交通工具上突然刹车致颈部后伸损伤。Rowed 等的一组 21 例颈椎骨折患者，15 例的致伤原因为跌倒。Hunter 等报道 20 例 22 处骨折，14 例的致伤原因系在平地跌到，3 例在楼梯上跌倒。Detwiler 等的 11 例颈椎骨折患者，3 例为行走时跌倒，2 例为静止站立时跌倒。也有无明显外伤史的所谓"自发骨折(auto-fracture)"的文献报道。

2. AS 脊柱骨折的损伤机制多为过伸伤。Detwiler 等的 11 例颈椎骨折患者中，9 例为颈椎过伸伤。Rowed 等的一组 21 例颈椎骨折患者也大部分是过伸伤。有学者认为，这是由于 AS 患者均有驼背畸形。因此，除少数与躯干纵轴相一致的垂直暴力外，无论是仰卧位直接暴力作用于后突，还是俯卧位传达暴力作用于躯干上、下，均易造成"过伸型"的损伤，形成椎体或椎间盘横断骨折及分离。

3. AS 脊柱骨折多为三柱骨折，且容易伴发脱位。Fang 等复习了 40 例 AS 应力骨折的患者，其中

34 例在前方经椎间隙或经椎体骨折的同时，伴有后柱的骨折。Taggard 等报道的 7 例颈椎骨折也均累及脊柱的三柱。Rowed 等的一组 21 例颈椎骨折患者均为三柱骨折，且大部分伴有脱位，其中 14 例的前后脱位距离超过椎体前后径的 25%。Wade 等的一组 7 例 AS 脊柱骨折患者中，4 例伴有不同程度的脱位。

4. AS 脊柱骨折容易并发脊髓(神经)损伤，尤以颈椎骨折伴发颈脊髓损伤多见。Einsiedel 等的一组 12 例颈椎骨折患者中，11 例有颈脊髓损伤。Tico 等的 15 例 AS 脊髓损伤的患者中，13 例为急性颈椎骨折，8 例脊髓损伤为完全性，7 例为不完全性。Olerud 等的 31 例骨折患者中，2/3 伴发脊髓损伤，其中 50% 为骨折后立即出现脊髓损伤，另 50% 骨折后当时无明显脊髓损伤的表现，之后逐渐出现并进行性加重。Kiwerski 等复习一组 56 例 AS 脊柱骨折患者，53 例有脊髓(神经)损伤。Graham 等的 12 例颈椎骨折患者中，11 例有脊髓损伤。Rowed 等报道的 21 例颈椎骨折患者中，16 例有脊髓损伤，即 75% 的 AS 颈椎骨折合并脊髓损伤。Murray 等复习了一组 83 例 AS 颈椎骨折患者，58% 的患者有严重的脊髓损伤。而非强直性脊柱炎的脊柱骨折的神经损伤发生率仅为 18%。这可能是由于 AS 合并的脊柱骨折多同时累及前、中、后三柱，故骨折常常相对不稳定，加之骨化的脊柱像一根长骨，强大的杠杆力使骨折后容易伴发脱位。此外，强直性脊柱炎患者椎体骨质疏松，骨折后松质骨出血较多，容易并发硬膜外血肿，可能也是其骨折后易致神经损伤的原因之一。

5. AS 脊柱骨折多为经椎间隙骨折，此处为强直脊柱的最薄弱处。Fang 等复习了 40 例假关节形成或称应力骨折的病例，其中 37 例为经椎间隙骨折，经椎体骨折仅 3 例。Chan 等总结的 35 例患者中，32 例为经椎间隙骨折，3 例为经椎体骨折。Murray 等复习 83 例颈椎骨折患者后也发现大部分为经椎间隙骨折。Thorngren 等复习一组 27 例 AS 胸腰椎骨折患者，发现其中 19 例为经椎间隙骨折，经椎体骨折 8 例。

四、AS 脊柱骨折的影像学表现

AS 脊柱骨折在影像学上可表现为三类：新鲜骨折和(或)脱位，也有人称为剪力骨折(shearing fracture)；假关节形成或称应力骨折；椎体压缩骨折，此类骨折文献报道较少。

（一）新鲜骨折及其 X 线特征

此类骨折多发生在颈椎，常有较明确的轻外伤史，损伤机制多为过伸伤。伤后出现局部疼痛、活动受限等症状，多伴有神经（脊髓）损伤。Tico 等报道的13 例颈椎骨折均为新鲜骨折。由于其在骨折的发生机制及 X 线片上的表现类似四肢的剪力骨折，所以，也有学者将这种 AS 脊柱新鲜骨折称为剪力骨折。

新鲜骨折在 X 线平片上可见到骨折线，骨折通常累及三柱。前柱及中柱骨折经椎体时，在椎体上可见横行或斜行走向的骨折线。而当骨折经椎间隙时，椎间盘内常难以见到骨折线，但可见到骨化的前纵韧带断裂影。后柱骨折常表现为同节段的椎板骨折、同节段或相邻节段的关节突骨折，也可表现为骨化融合的棘突间韧带的连续性中断。由于脊柱生物力学性能的改变，骨折后常伴发移位，包括椎间隙前方的分离移位以及向后的成角移位，严重者可见脱位或半脱位，但移位及脱位程度常常较轻（图 69-2-2~69-2-4）。

（二）应力骨折（或称假关节形成）及其 X 线表现

此型病变常发生在胸椎和腰椎，尤以胸腰段多见。常没有明确的外伤史。多因腰背痛或其他疾病拍片时偶然发现。神经损伤不多见，即使有也常较轻。Chan FL 总结 35 例 40 个假关节形成病例中，有 39 个发生在胸腰段，颈椎仅 1 个。35 例中仅 3 例有神经损害。

强直的脊柱一旦发生骨折，骨折平面上、下侧的脊柱节段可成为僵直的杠杆臂，将应力集中于骨折处，使局部产生骨质增生和硬化，从而出现团状骨化和骨赘，形成假关节。应力骨折在 X 线平片上的特征性改变，为骨折平面的椎间盘处存在椎间盘 - 椎体的破坏性病损（Andersson's lesion），表现为两相邻椎体的终板面有广泛的软骨下骨质破坏，边缘不整，周围伴有骨质硬化。间盘间隙可不规则增宽（图69-2-5）。

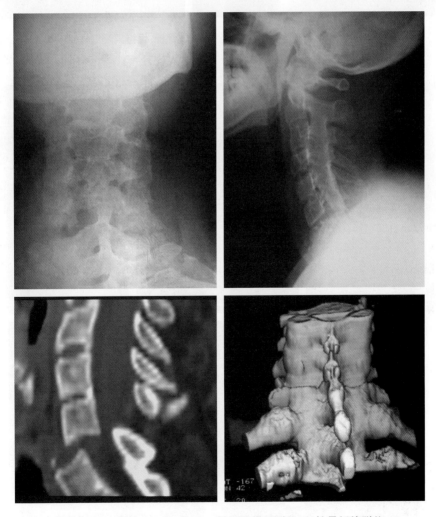

图 69-2-2　男性，31 岁，经 C_{6-7} 椎间隙骨折脱位，三柱骨折伴脱位

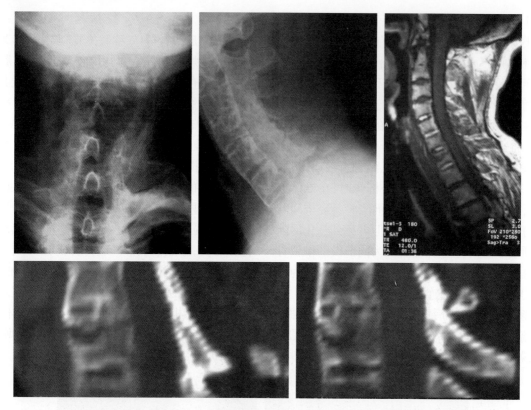

图 69-2-3   男性,52 岁,经 C₇ 椎体骨折,骨折累及三柱

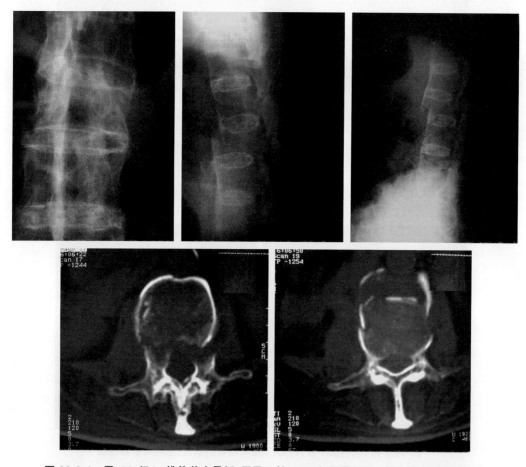

图 69-2-4   男,58,经 L₃ 椎体剪力骨折,累及三柱。CT 仅见骨折线,未见骨质破坏及增生

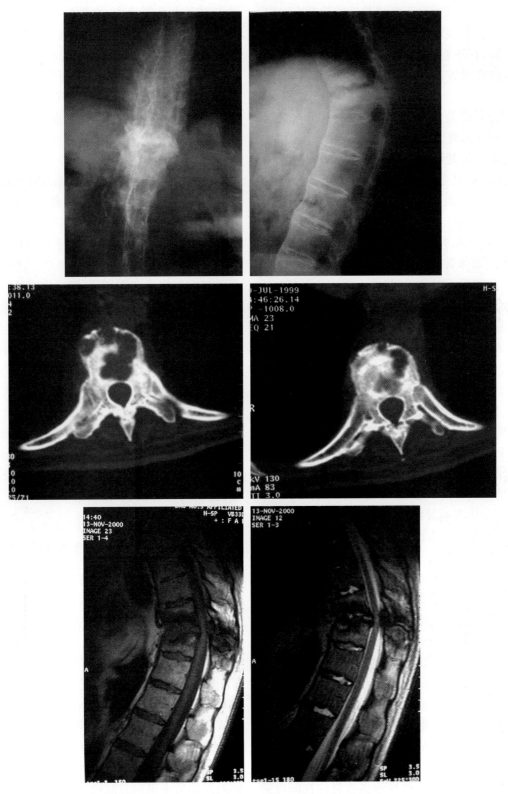

图 69-2-5　男性,40 岁,经 T_{10-11} 椎间隙应力骨折,骨折累及三柱。CT 示骨质破坏与骨质增生硬化并存。MRI 示 T_1 低信号 T_2 高、低信号影

（三）CT、MRI、断层摄片及骨扫描对 AS 脊柱骨折的诊断价值

CT 及断层 X 线片对于新鲜骨折的诊断有一定价值，它们有助于发现隐性骨折。MRI 对新鲜骨折的诊断价值，在于它可用来辨别是否有脊髓压迫以及压迫来自何方，有助于治疗方案及手术方式的选择。

CT 检查对假关节的诊断似乎更有价值。Chan FL 等通过对比研究后发现，普通 X 线片、断层片及 CT 三者均能较清楚地显示终板下及椎体的溶骨性破坏。但 CT，尤其是 CT 的三维重建，能更好地显示脊椎后方结构（如小关节等）的情况，发现是否有骨折或未融合，有助于了解假关节形成的机制，从而更好地指导临床治疗。假关节形成在 MRI 上可有两种表现：经椎体骨折时，T_1 及 T_2 加权像上均为低信号；经椎间隙骨折时，T_1 加权像上表现为低信号，T_2 加权像上因残留的间盘组织而表现为高信号。前纵韧带断裂也能在 MRI 上较好地显示出来。

由于 AS 椎体普遍的骨质疏松以及正常韧带结构的骨化，使 AS 患者的脊柱结构在普通 X 线片常难以辨清，尤其是下颈段及颈胸交界处，由于肩胛骨的阻挡，使发生于此处的骨折在普通 X 线片常难以作出正确的诊断，易造成漏诊或误诊。此时，X 线断层照片对 AS 脊柱骨折的诊断具有重要价值。它可以清楚地显示普通 X 线片难以发现的骨折线。Milicic 等的一组 8 例 9 处 AS 脊柱骨折患者中，有 4 处骨折在第一次普通 X 线片检查中未能发现，其中 2 例患者因诊断延误而出现了神经损伤加重，而后通过断层 X 线片才发现了骨折的存在。

有报道认为，如临床高度怀疑骨折，但在普通 X 线片及 CT 检查均未发现骨折，则骨扫描对诊断有帮助，在骨折部位可见放射性核素浓聚现象。Park 等的一组 16 例 20 处 AS 假关节形成的病例，7 例在普通 X 线片未能作出诊断，而通过骨扫描发现局部有放射性浓聚现象，最后通过断层摄片证实假关节形成的诊断。

（四）假关节形成的发生机制

Kanefield 等认为，AS 假关节形成患者的椎体破坏性病变，代表骨折的纤维愈合、延迟愈合或不愈合，并指出应力和活动可导致强直脊柱在间盘 - 椎体连接处产生假关节性病损。Fang 等同意这一观点，认为强直脊柱的长杠杆臂作用，使应力骨折产生骨不连，并建议称所有这些广泛性病损为"脊柱假关节病"。也有人称这种病损为"脊椎 - 间盘炎"。Fang 等通过对手术切除标本的病理检查，发现椎间盘上、下缘为极不规则的纤维组织取代，纤维组织中央血管稀少，有类纤维蛋白的坏死区，外围有不规则的胶原纤维束和血管聚集。纤维组织伸入椎体终板软骨下骨组织，软骨下成骨细胞活跃，周围有广泛的反应性骨硬化，并无感染存在。他同时认为，这是由于病变的局部有不稳定及异常活动，导致局部过度的应力刺激所致，尤其是当脊柱后方有小关节未融合或骨折时，更容易导致假关节形成。

有关假关节的形成机制，Wu PC 等认为可能有两种途径：① AS 常侵犯间盘，此时，如果有某一节段的小关节，在其他所有关节都已骨性强直的情况下，仍未融合而有异常活动，那么，当脊柱活动时，这一节段就会承受过多的应力刺激。这种机械创伤会引起间盘的退变和坏死，继而出现纤维修复。异常活动和强应力刺激的持续存在，将导致间盘组织不断损伤、纤维修复，最后在局部出现假关节形成。②强直的脊柱常伴有骨质疏松，甚至很小的外力就可导致骨折。换句话说，重复存在的应力刺激易使强直的脊柱出现疲劳骨折。脊柱强直，尤其是伴有后突畸形时，胸腰段所受应力最大，因此也最易出现骨折。骨折后局部的持续异常活动，最终将导致不愈合和假关节形成。Romanus 等则认为，假关节的形成与炎症反应有关，此种炎症反应起自椎间盘，逐渐向椎弓发展，但目前多数人对这种看法持反对意见。

五、AS 脊柱骨折的诊断及误诊原因分析

由于 AS 骨折多为不稳定骨折，容易出现骨折移位或伴发脱位，神经损伤的发生率也很高。因此，及时准确地作出诊断，对于及时地制订最佳治疗方案，防止损伤的进一步加重，显得十分重要。

尽管 AS 脊柱骨折并非疑难杂症，但由于引起骨折的创伤常较轻，甚至无明显外伤，因此临床很容易出现漏诊或误诊，特别在患者伤后未出现截瘫症状时更易发生。一旦漏诊或误诊，常可导致严重的后果。Trent 等报道的 7 例 AS 胸腰椎骨折患者，6 例在第一次检查中未能作出正确的诊断，其中 2 例因误诊后未得到及时的处理，导致四肢全瘫的严重并发症。Park 等一组 16 例 20 处 AS 脊柱假关节形成的病例，有 7 例延误诊断。Hunter 等的一组 20 例脊柱骨折病例有 6 例延误诊断。Broom 等报道 5 例 AS 颈椎骨折，4 例延迟诊断，延迟 2~35 天，平均

15.8 天,有 3 例因延迟诊断而死亡。Simmons 等报道的延误诊断的发生率也高达 36%。已分别有假关节形成误诊为椎体结核、椎体肿瘤报道,也有下颈椎骨折误诊为锁骨骨折的文献报告。

Murray 在复习总结了 83 例 AS 颈椎骨折患者后认为,产生延误诊断的原因主要有以下几个方面:①引起骨折的暴力常较小,大部分为行走时摔倒,有些则无明显外伤史,未引起患者及医生的重视;②强直性脊柱炎的长期疼痛使患者对疼痛的耐受性增强,骨折造成的疼痛或被 AS 本身的疼痛所掩盖,或被患者和医生误认为强直性脊柱炎"复发";③此类骨折好发于下颈椎及颈胸交界处,肩部的阻挡常使此处的骨折难以在普通 X 线片上被及时发现;④强直脊柱本身的韧带钙化及骨质疏松,有时会使骨折线难以辨认;⑤骨折端的缺血性坏死、创伤性骨硬化易被误诊为椎体慢性细菌性炎症;⑥部分医生对该骨折缺乏足够的认识。

因此,对于一个有 AS 病史的患者,如有新近出现或加重的颈痛、胸背痛或腰背痛,经卧床休息后无明显缓解,有或轻或重的(常常较轻)外伤史,则应高度怀疑伴发脊柱骨折的可能。对于没有明确外伤史的上述情况,也应想到脊柱骨折的可能。一旦临床怀疑脊柱骨折,则应在仔细的临床查体的基础上,常规拍摄全脊柱正、侧片,以明确是否有骨折及骨折的部位,同时避免遗漏症状较轻或无症状的骨折。如果临床高度怀疑有骨折,而普通 X 线片又未能提供骨折的证据,则应加照断层或进行 CT(包括三维重建)检查。如断层片和 CT 检查仍正常,而临床又不能完全除外骨折,则骨扫描可能有助于明确或排外诊断。对于伴发神经损伤的患者或有假关节形成的病例以及临床怀疑有硬膜外血肿者,MRI 也是十分有价值的一项辅助检查手段。

六、AS 脊柱骨折的治疗

对于有 AS 病史的患者,一旦出现急性外伤,则不论其是否有骨折,在整个急救转运过程中应按骨折处理。现场搬运及检查过程中,应密切注意患者的体位,头颈部垫高,保持颈椎屈曲位并防止旋转。曾有 AS 脊柱骨折患者伤后当时无明显神经损伤,转院途中或在转换体位过程中出现完全性脊髓损伤的个案报道。

关于本病的治疗,早期的文献多推荐保守治疗。主要是有学者认为,AS 是一种全身性疾病,常伴全身其他脏器(尤其是呼吸器官)的损害,手术并

发症多,风险大,死亡率高。近年来,随着麻醉技术及手术技巧的不断进步,主张手术治疗的学者越来越多,这些作者认为,较之保守治疗,手术治疗能更好地稳定脊柱,同时也能更直接地解除对神经的压迫,可更有效地避免因长期牵引及外固定引起的并发症。北京大学第三医院一组 19 例患者均做了手术治疗,术后 16 例患者的骨折愈合良好,8 例的神经功能均有不同程度的恢复。因此,我们认为,对于强直性脊柱炎合并脊柱骨折的患者,只要患者身体条件允许,主张早期手术治疗。

与一般脊柱骨折的手术方法类似,AS 脊柱骨折手术治疗的目的,主要也是减压、复位和融合固定,以稳定脊柱,改善预后。但由于疾病本身的特殊性,在手术方式的选择上又有差别。

减压手术的主要目的,是去除压迫脊髓神经的骨折块、间盘组织或硬膜外血肿。与其他脊柱骨折脱位的手术减压原则一样,对于后方没有明显压迫的 AS 骨折脱位患者,单纯的椎板切除减压术是不可接受的。尤其对于有后柱骨折者,单纯的椎板切除减压有可能使神经损害反而加重。

(一) AS 颈椎骨折的治疗

由于 AS 颈椎骨折多为不稳定骨折,常并发脊髓损伤,因此,一旦确立诊断,在转运及输送途中,应密切注意患者的体位,可靠地固定骨折部位,否则可能引起严重的后果。关于 AS 颈椎骨折的制动,应尽量避免使用硬质的颈围领,这样有可能导致骨折的前部分离,引起神经损伤。Halo-vest 是推荐使用的制动方法。

不同于一般的颈椎骨折,AS 颈椎骨折术前牵引的方向应与原畸形方向保持一致(图 69-2-6),重量也不宜过大,一般不超过 3~5kg。已有 AS 颈椎骨折患者在屈曲位牵引时脊髓损伤加重的文献报道。

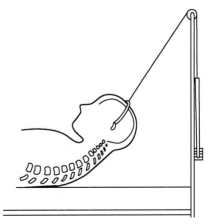

图 69-2-6　AS 颈椎骨折正确的牵引方向

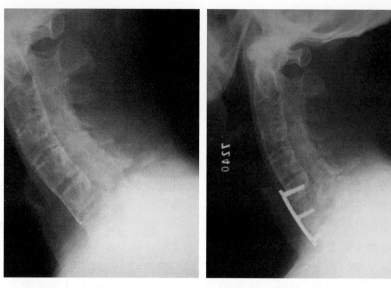

图 69-2-7　C₇ 经椎体骨折，颈前路 C₇ 椎体次全切除，椎体间髂骨植入，前路钢板内固定术

由于颈椎所受应力相对较小，加之 AS 颈椎骨折多为剪力骨折，因此单纯的前路椎体间融合加钢板固定可能也足以使骨折局部稳定，从而促进骨折愈合。北京大学第三医院报道的一组 9 例颈椎骨折患者，做了前路减压、椎间植骨、前路钢板内固定术，术后所有患者神经功能均有程度不等的恢复，植骨愈合良好，未出现不愈合及假体松动的情况。

因此，对于无明显脱位或虽有脱位但通过牵引已复位的 AS 颈椎骨折患者，采用前路椎体间植骨加钢板内固定，也可取得良好的治疗效果。但对于须从后方切开复位或合并颈椎管狭窄须做后路减压的患者，主张前、后路联合融合及固定。单纯的椎板切除减压或椎板成形术对于 AS 脊柱骨折是不可接受的（图 69-2-7）。

（二）AS 胸腰椎骨折的治疗

正常脊柱后凸的顶点位于 T₇，AS 患者的共同特点是后凸的顶点逐渐向远端移位至胸腰椎结合部，此处成为杠杆上两条长力的支点，一端是胸椎和肋骨胸廓，另一端是腰椎和骨盆。后凸的增大使胸腰椎结合部所受的应力增加，故 AS 胸腰段骨折与一般的胸腰段骨折不同，容易出现骨折不愈合及假关节形成。

正因为脊柱生物力学的上述变化，加之骨折的上、下端均已骨性融合，脊柱的活动集中于骨折处；且骨折又多累及三柱，属不稳定骨折；加之胸腰段所受应力远远大于颈椎。因此，与一般的胸腰椎骨折不同，AS 胸腰椎骨折对融合及稳定的要求更高。多

数学者主张对于三柱骨折及假关节形成的病例，应行 360° 融合。

内固定对于 AS 胸腰椎骨折也是必需的。为了减少内固定物所承受的应力，同时避免因骨质疏松引起的内固定物松动，我们主张，对于使用后方椎弓根内固定者，固定的范围不应仅局限于骨折的间隙，而应向上、下各延伸 1~2 个节段。

对于伴发严重后突畸形的病例，可做后路或前、后路联合截骨矫形，同时行前、后方联合植骨融合（图 69-2-8）。

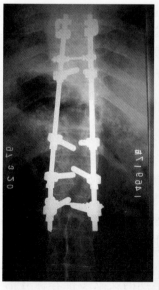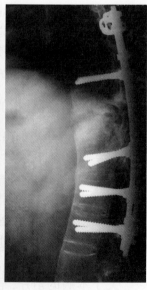

图 69-2-8　T₁₁～₁₂ 经椎间隙应力骨折，长节段内固定、椎体间植骨融合术

（三）并发症

由于 AS 是一种全身性疾病,在影响骨骼系统的同时,也会累及其他系统,尤其是心脏和呼吸系统。后突的脊柱可使胸廓减小,强直的肋骨使胸壁活动受限,这些均可导致患者出现限制性呼吸障碍,尤其在并发颈椎骨折颈脊髓损伤时,更易发生。因此,呼吸系统并发症,如肺部感染、肺不张、肺水肿、肺梗死等,是强直性脊柱炎脊柱骨折最常见的并发症,也是其最常见的死亡原因。其发生率远高于一般的脊柱骨折患者。

此外,也有胃肠道出血、急性心肌梗死、腹主动脉破裂、胸主动脉破裂、气管损伤、食管穿孔、深静脉血栓等并发症的个案报道。此外,尚有麻醉插管并发症的个案报道,Hunter 报道 1 例颈椎骨折患者,因麻醉插管引发颈椎新的骨折。

术中并发症主要是脊髓(神经)损伤加重。AS 患者椎体的骨质疏松使术中出血较多,韧带的骨化使正常的骨结构变得难以辨认,这些均使手术的风险性增大,易造成脊髓损伤。此外,胸段脊髓对缺血及术中刺激的耐受性差,可能也是易致脊髓损伤的原因。

第三节　强直性脊柱炎后凸畸形的治疗

大多数强直性脊柱炎患者不需要外科治疗。除 AS 脊柱骨折外,AS 的固定屈曲畸形也常需要脊柱外科治疗。强直性脊柱炎患者后期最突出的问题是全脊柱固定畸形,主要是严重驼背畸形。导致患者不能向前直视,严重影响工作和日常生活。严重者可能限制膈肌运动,胸肋关节强直引起肺功能受损,也可能造成腹腔脏器的压迫而产生腹部并发症。此类患者手术的目的不仅可改善外观,也可使患者便于日常工作和生活,改善心肺功能。

1945 年,Smith-Peterson 采用经腰椎附件 V 形截骨,然后使截骨面靠拢,前纵韧带和纤维环破裂,形成椎体前方张开,加大腰椎前凸,代偿性地竖直后凸的躯干(图 69-3-1)。1946 年,LaChapelle 报道了后前路分期的截骨方法。这两种方法的基本原理是腰椎附件截骨,代偿性矫正后凸畸形,截骨部位和截骨数目欠合理,可致腰椎前方大血管局部产生巨大牵拉力,以致血管撕裂,产生危及生命的大出血,且脊柱截骨后椎间张开而不稳定,易滑脱致脊髓神经损伤。该术式矫形效果差,并发症

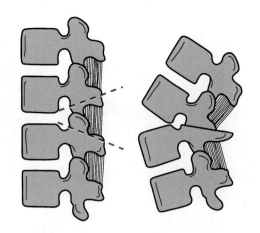

图 69-3-1　Smith-Peterson 截骨

多,死亡率高。据早期的资料统计,手术死亡率达 8%~10%,神经功能受损的发生率高达 30%。所以,此后许多学者在手术方法上不断进行改进。1985 年,Thomasen 报道了经椎弓根做椎体松质骨刮除使椎体后部骨质压缩的手术方法,在附件截骨的基础上切除椎体后 1/2~2/3 的部分骨质,即次全脊柱截骨术。此种方法增加了截骨后的骨性接触面和脊柱的稳定性。以后一些学者报道了经椎弓根或椎间隙周围椎弓椎体截骨术式,使手术效果有较大程度的提高。

为了避免术中神经并发症,理想的后路截骨方法应达到:在闭合截骨面时不需施加大的突然外力,如后凸顶点的加压力或躯干上下对抗牵引力;脊柱前柱不发生明显的伸长;截骨不造成术中脊柱明显失稳。因此,目前使用最多的后路截骨方法为单节段经椎弓椎体截骨(图 69-3-2)和 Zeilke 多节段 V 形截骨(图 69-3-3)。两者各有其优缺点。

以单节段经椎弓根椎体截骨为例,先切除截骨处后方的椎板,在截骨椎的上下进行关节突关节截骨,切除双侧椎板和整个椎弓根,用骨刀或磨钻逐步切除椎体内松质骨,对于横突可以把其推向外侧软组织内,然后对截骨处进行加压,造成截骨椎的压缩骨折。在闭合截骨面时,由于椎体发生塌陷而避免了脊柱前柱的延长,因而可防止发生主动脉并发症,适合于严重动脉粥样硬化、广泛腹部瘢痕的患者。该方法可以适用于椎间盘完全骨化、脊柱呈严重竹节样改变者。缺点是技术难度大、出血多和术后背部外观改善不如多节段 V 形截骨术,矫正度数也有限。理论上,脊柱在畸形矫正中不延长可降低神经并发症,但该截骨方法由于可造成椎管在矢状面上的成角、硬膜囊屈曲变形和术中脊柱失稳,神经并发症的可能性仍然存在,因而截骨节段一般选在 L₃ 或

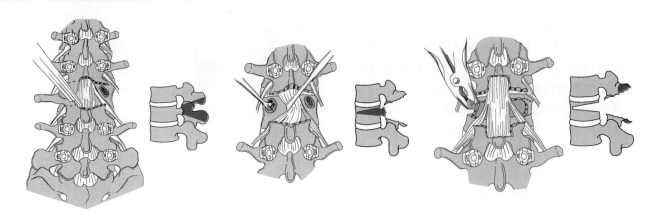

图 69-3-2　单节段经椎弓根椎体截骨

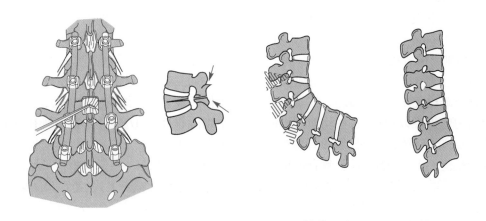

图 69-3-3　多节段经关节突 V 形截骨

L₂,以避开脊髓,减少神经损伤的发生。

　　由于单节段截骨的矫正角度受限,且增大到一定程度易产生脊柱滑脱、周围软组织过牵等严重并发症,故对重度驼背矫形效果差。多节段截骨最早由 Wilson 在 1949 年提出。1980 年,Zeilke 进行了多节段的后部截骨,同时还规范化了后部截骨技术,即经关节突的 V 形截骨。该截骨方法使后凸畸形的矫正分布在多个节段,更有利于恢复矢状面圆滑的生理曲线,既可用于腰椎,也可用于胸椎。从椎板间隙中央开始暴露椎管,沿关节突关节向椎间孔方向扩展,截骨与水平线成 30°~40° 角,截骨槽宽度 5~7mm,如伴有脊柱侧弯,凸侧的截骨面则可略为加宽,截骨槽底部的骨皮质必须切除,以免闭合矫正时压迫神经根,但尽可能保持下位椎弓根的完整,以不影响内固定强度。由于在闭合后部截骨面时,前方椎间隙产生不同程度的张开,因而要求脊柱前柱骨化轻、椎间隙无明显狭窄、无病理性骨折。采用多节段截骨可以矫正 Cobb 角达 90° 以上的后凸畸形。

　　强直性脊柱炎后凸的部位往往涉及整个胸腰椎,特别是下胸段或胸腰段,偶可见于颈部或上胸段,后凸的绝对顶点常难以判断,这就对手术部位的确定增加了难度。以往认为由于手术的目的是为了改善外观,使患者能够平视前方,所以对于截骨的部位,如患者无神经受损,可选择第 2~3 腰椎或第 3~4 腰椎之间,因为该部位已无脊髓,相对较为安全。截骨后,腰椎前凸增大,可以代偿胸腰段脊柱的过度后凸,并且由腰椎截骨所产生的躯干部角度变化(颌眉角)将大于截骨本身的角度。如果患者存在脊髓功能受损,且存在脊髓压迫,则应在引起压迫的畸形顶椎部位进行截骨,同时完成减压和矫形固定,但手术风险较大,易引起脊髓损伤。而近年来,随着手术技术的发展和术式的改进,越来越倾向于在后凸顶点进行截骨,并已将原来腰段截骨提高到胸段、颈段。在术式选择时,对后凸顶点在 T₁₀ 以下者均可采用椎弓椎体截骨术,后凸顶点在 T₁₀ 以上者,由于胸廓影响截骨面的闭合,在 T₁₀ 以上采用多节段附件小截骨,结合 T₁₀ 以下采用椎弓椎体截骨,这样手术创伤小,矫形效果好,而且胸廓可保护上胸段脊柱不易产生滑脱等并发症。对于颈椎后凸,应考虑到椎动脉走行,目前多数学者主张选择颈 7 截骨比较安全。

关于后凸截骨范围的选择,对于经椎弓根椎体截骨,一般只在一个节段进行,通常在 L$_3$ 或 L$_2$,L$_3$ 以远的椎体截骨困难,且矫正差,而 L$_2$ 以近的椎体截骨并发症高。对于多节段经关节突 V 形截骨,在腰椎每个截骨水平可产生约 10° 的后凸纠正。但在胸椎,由于肋横突和肋椎关节融合和椎管代偿空间小,纠正度数要小得多。一般可先截 3~4 个间隙,估计可纠正的程度,再决定是否增加截骨节段。截骨宜从尾侧间隙向头侧间隙进行,因为截骨后的可矫正性从尾侧向头侧依次降低。邱勇等[12]的经验是远端的 2~3 个间隙矫正度大,近端的 1~2 个截骨节段容易闭合不全,因而过多的截骨节段可增加形成假关节的可能和截骨本身的并发症。

关于内固定范围的选择。目前,内固定技术广泛应用于强直性脊柱炎的矫形手术中。不仅可帮助矫正,还可使截骨的脊柱在术中、术后保持稳定性,应用最多的是经椎弓根螺钉。由于强直性脊柱炎患者骨质较脆,易发生应力骨折,部分合并骨质疏松,且后凸矫正后局部所受的应力较大,所以内固定的范围应相对扩大。对于腰椎或胸腰段经椎弓根椎体截骨,内固定应至少达到上下各 3 个节段。对于多节段经关节突 V 形截骨,内固定应至少达到上下各 2 个节段。对于合并严重骨质疏松者或最上端椎弓根固定不可靠时,内固定的上方可出现交界性后凸畸形。有学者主张在最上一节段的椎弓根钉近端一个节段采用椎板钩,形成"钩-钉钳",减少交界性后凸的发生。椎板钩在生物力学上被认为可有效保护椎弓根螺钉,防止螺钉拔出和减少断钉的可能。

矫正畸形时若用力过伸,脊柱伸展过度或过快,腹主动脉或下腔静脉容易受损伤引起致命性大出血。因此,术中应尽量避免在脊柱矫形过程中的纵向牵拉。另外,由于腰椎截骨矫形可使肋缘远离骨盆,内脏随之移动,肠系膜上动脉可能对十二指肠第三段造成卡压,引起梗阻和胃扩张,出现术后呕吐。手术前应常规行全脊柱正侧位和伸屈侧位 X 线片检查,测量后凸角度,并确定截骨部位、范围和矫正角度。另外,还需行 CT 和 MRI 检查,了解椎管内神经的情况,有无压迫和畸形。手术中应轻柔操作,尽量减轻对脊髓的干扰,要注意避免损伤神经根。另外,还应注意保留椎体的节段血管,以免由于脊髓的血供障碍而造成神经功能受损。

对于严重的强直性脊柱炎后凸,往往伴有髋关

节的屈曲畸形,表现为髋关节强直于屈曲位,不能伸直,在站立位时加重患者的身体前倾和躯干部的后凸。患者除了需要进行脊柱的矫形,还常常需要行髋关节置换手术,以恢复髋部的运动功能。以往认为,对于合并髋关节屈曲畸形的脊柱后凸患者,应先行髋关节置换手术,因为髋关节恢复较大活动度后可以部分代偿脊柱后凸畸形,可能避免再行复杂而风险较大的脊柱手术。但是,对于严重的脊柱后凸畸形,单纯靠增加髋关节的活动度并不足以改善躯干部的畸形,并且由于要尽力恢复向前方的平视而使髋关节过伸,而易于造成髋关节脱位。同时,由于患者处于严重后凸状态,而对髋关节置换手术的操作造成困难。所以,近年来有学者主张先进行脊柱的矫形,再根据术后的情况决定是否行髋关节手术。

强直性脊柱炎后凸矫形的术前准备包括:①评估患者的一般情况:心肺功能、耐受力、伴随疾病。②评估患者的腰背疼痛情况:使用 VAS 量表或 Oswestry 评分。③评估患者的下肢功能:使用 Frankel 分级或 JOA29 分评分。④患者姿态评估:拍摄大体像,观察整体姿态,测量身高,在颈椎中立位条件下测量颌眉角作为截骨角度的依据(图 69-3-4~69-3-6)。测量患者视线距离。测量双髋关节和膝关节的活动度。⑤影像学评估:立位 X 线片测量后凸或侧后凸 Cobb 角,观察矢状面和冠状面的平衡情况;双髋关节正位 X 线片观察髋关节的融合情况;全脊柱 CT 观察脊柱顺列,确定后凸节段,初步判断截骨矫形融合范围(图 69-3-6)。必要时行 MRI 观察后凸节段脊髓和神经情况,有无压迫。⑥术前常规备血 1000~2000ml,皮试,备皮,灌肠。⑦术前

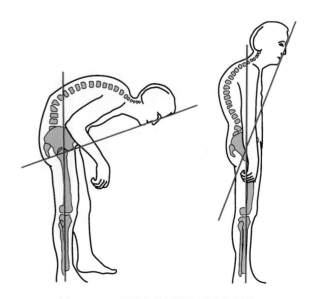

图 69-3-4 颌眉角的测量和后凸的评估

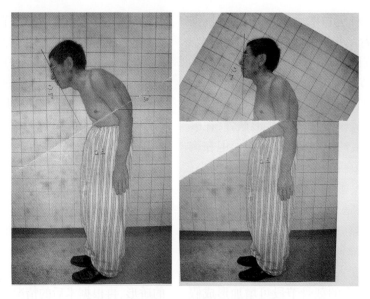

图 69-3-5   采用颌眉角来预估截骨角度

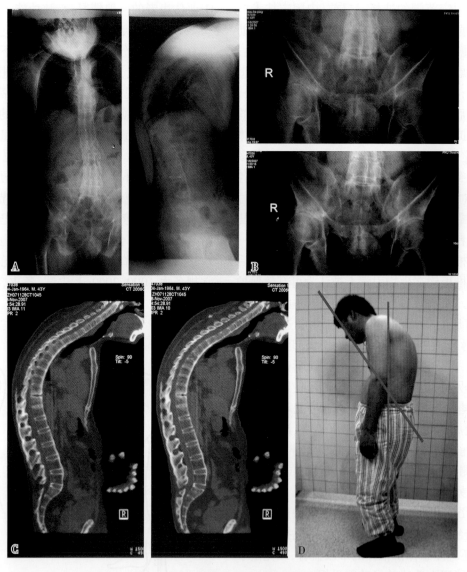

图 69-3-6   强直性脊柱炎的术前评估

A. 全脊柱 X 线片；B. 双髋关节正位片；C. 全脊柱矢状位重建；D. 大体姿态和颌眉角

谈话:交代本手术的风险性较高,使患者对手术可能产生的各种结果有充分思想准备,取得患者的充分理解。

下面分别介绍单节段经椎弓根椎体截骨矫形和多节段经关节突 V 形截骨术的手术方法。

（一）单节段经椎弓根椎体截骨矫形术

1. 麻醉与体位　全身麻醉。将手术床调成与畸形相适应的角度,患者取俯卧位,胸部及髂部垫枕,保护头颈部及眼部。

2. 经椎弓根椎体截骨　常规方法显露棘突与椎板。于拟固定节段椎体安放椎弓根螺钉。一般在截骨处的上下端至少各选择 2 对固定点(2 个椎体),必要时(如骨质疏松者)增至 3 对固定点;2 对固定点选择在与截骨区域最近的上下椎体双侧椎弓根,另外 2 对固定点可选择与上 2 对固定点相邻或相隔的椎体的椎弓根。然后行经椎弓根椎体截骨。于右侧进行临时固定,以减少手术操作时产生的震动或显著位移。咬除截骨间隙的棘突相对缘和椎板,显露出硬脊膜囊并用脑棉片加以保护。切除双侧小关节和椎弓根,显露出神经根并注意保护。沿椎体侧面钝性剥离,用 S 形拉钩将椎旁软组织拉开并予保护。对于截骨面位于胸椎者还需切断两侧肋骨与椎体的连接。自椎弓根水平逐步切除椎体骨质的后 2/3。之后将临时固定调至左侧,同样方法切除右半侧椎体骨质的后 2/3,使两侧相通。最后潜行将椎体后缘切除,此时脊髓局部得到环形减压并完全裸露。施行此步骤时特别注意要用神经剥离子或拉钩充分保护硬脊膜囊,不要牵拉脊髓。

3. 闭合截骨端矫正技术　用把持器抓住固定在脊柱截骨两端的椎弓根螺钉,防止其过度错动,拆除临时固定棒,将预弯好的固定棒与截骨近端脊柱的一侧螺钉连接固定,同时借助器械和固定棒下压截骨处,使截骨前方脊柱相连处折断,两断端后方截骨面闭合,矫正后凸畸形,再用复位钳将固定棒连接到截骨远端脊柱的螺钉上。在截骨上下至少需要固定 2 个椎体,对严重僵硬性畸形或骨质疏松者可延长固定至 3 个椎体。在进行此步骤时需要将手术床调至正常状态。

（二）多节段经关节突 V 形截骨术

1. 麻醉与体位　全身麻醉。将手术床调成与畸形相适应的角度,患者取俯卧位,胸部及髂部垫枕,保护头颈部及眼部。

2. 多节段经关节突 V 形截骨　常规方法显露棘突与椎板。一般在最两端截骨处的上下端至少各

选择 2 对固定点(2 个椎体),必要时增至 3 对固定点;2 对固定点选择在与截骨区域最近的上下椎体双侧椎弓根,另外 2 对固定点可选择与上 2 对固定点相邻或相隔的椎体的椎弓根。对于每一个截骨间隙,楔形切除该间隙的棘突上下缘与椎板相对缘,显露出硬脊膜囊并用脑棉片加以保护。再切除双侧部分关节突,使截骨的尖端位于椎间隙后缘。显露出神经根并注意保护。采用同样方法进行其他节段的 V 形截骨。

3. 闭合截骨面矫正技术　将手术床调至正常状态。在 V 形截骨的两端缓缓施以压力,使截骨面逐步闭合。也可将预弯好的固定棒与截骨近端脊柱的一侧螺钉连接固定,同时借助器械和固定棒下压截断的脊柱两端使其后方截骨面闭合以矫正后凸畸形,再用复位钳将固定棒连接到截骨远端脊柱的螺钉上,再顺次闭合下一个截骨面,连接固定棒与螺钉。之后安放对侧固定棒可获得进一步矫正。在截骨上下至少需要固定 2 个椎体,对严重僵硬性畸形或骨质疏松者可延长固定至 3 个椎体。

术中可采用脊髓体感或运动诱发电位监测观察患者的神经功能,避免在截骨矫形过程中出现神经损伤。在矫形过程中采用双下肢动脉血流监测来间接观察胸腹部大血管的情况,保证大血管安全性。

（三）术后处理

术后可采取仰卧或侧卧位。排气后逐步恢复饮食。术后 3~4 天在引流量小于 50ml 时拔除伤口引流,常规拍摄 X 线片。术后 6~7 天开始佩戴胸腰椎支具下地活动,6 个月后可撤掉支具正常活动。

（四）手术意外及处理

1. 脑脊液漏　由于术中硬膜的撕裂而引起,如破口微小,可采用肌肉泥或人工硬脊膜覆盖破口;如破口较大,则应行破口修补。

2. 脊髓或神经根损伤　神经根损伤较常见,腰椎神经根损伤后会造成下肢功能障碍,胸椎神经根损伤后可引起胸腹部麻木感。由于神经根损伤后无法修复,所以预防最为重要,应仔细操作,在分离出神经根后再进行截骨较为安全。脊髓损伤是灾难性的,术中应耐心操作,截骨时仔细保护脊髓,避免碰及和过度牵拉脊髓,否则即使硬脊膜完整,亦可能因挤压或牵张力造成脊髓损伤。在多节段截骨时,对已截骨节段可行预防性固定,这样可以防止因进行其他节段截骨时突然错动而损伤脊髓。截骨的顺序最好为环形,由外向内进行逐层截骨,保留内层骨质,待到截骨最后时向脊髓四周推断内层骨质,减少

对脊髓的干扰。矫形过程中和矫形后要避免脊髓受到挤压或发生扭曲变形。术中诱发电位监测很有意义，可以较早发现由于脊髓扭曲、挤压或血运障碍引起的神经功能异常，及时采取相应措施。

3. 大血管损伤　自我院开展本手术以来尚未遇到，但在理论上有发生的可能，因为后凸节段可以与前方大血管发生粘连，尤其是在主动脉有钙化时，在矫形过程中可能造成血管断裂，出现灾难性的后果。所以，术前应清楚了解大血管情况，术中轻柔操作，在推开椎旁和椎前软组织后再行截骨，有效避开椎前大血管。同时，应避免在矫形时对脊柱进行过度的纵向牵拉。在矫形时进行血流监测是保障血管安全的较好方法。

4. 对矫形角度的限制　由于通过直接闭合截骨面进行矫形，所以矫正角度不应超过40°，否则可能引起脊髓过度短缩堆积而造成血运障碍，产生神经症状。

在以往，由于截骨后采用单纯闭合截骨面的方式进行矫形，后方的神经结构容易产生短缩堆积，易于出现神经功能受损。另外，椎前大血管在脊柱截骨缩短后也会出现皱褶等结构改变。所以，矫正角度一般不超过45°。对于畸形角度过大者，则需要多节段V形截骨或加行前路截骨面撑开植骨，手术创伤大大增加，发生并发症的风险随之增大。北京大学第三医院骨科通过近年来的临床观察，结合多年的实践经验，创造性地提出了后路畸形部位截骨或节段切除、前方撑开后方闭合、双轴旋转矫形的手术方法。该方法通过对畸形顶椎进行截骨，甚至后凸节段的切除，得到足够的矫形空间，在此基础上进行截骨面前缘的撑开，同时闭合后方，即截骨两断端各自为轴的旋转过程，获得畸形的矫正。该方法的优点：①在撑开状态下矫形时，截骨两断端各自为旋转轴即双轴旋转技术，显著减小了断端闭合及肋骨进一步重叠时对矫正带来的阻碍，后凸矫正率大大提高，平均矫正率达到70%；②在撑开状态下矫正畸形，随着后凸的矫正，脊髓有所松弛，但不会发生显著短缩堆积，从而避免了相应的并发症；③在撑开状态下矫正畸形，脊柱截骨断端间的缺损由人工椎体或钛网替代，脊柱的连接自然且更符合生理曲线，消除了断端错开现象，对于胸椎的畸形矫正也能保留更多的胸腔容积；④该技术可以较方便地经后路一次解决脊柱畸形矫正、后方固定、重建脊柱前柱。经后路将人工椎体或钛网植入截骨断端间，同时进行螺钉间的加压使其固定牢固，并可进行充分的碎骨植骨。由于固定牢靠，患者可以早期下地活动。通过近几年的随访，结果表明植骨融合良好，无矫正丢失。实践证明改良后的截骨矫正技术较传统的闭合截骨矫正技术更加有效、安全、可靠，适合于60°以上的脊柱严重僵硬性后凸畸形的矫正。

图69-3-7、图69-3-8和图69-3-9为采用各种截骨矫形方式进行强直性脊柱炎后凸治疗的病例。

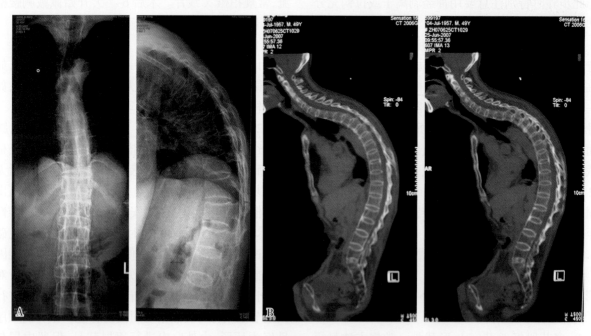

图 69-3-7　经 L₂ 椎弓根截骨矫形

A. 术前全脊柱 X 线片；B. 术前全脊柱矢状位重建

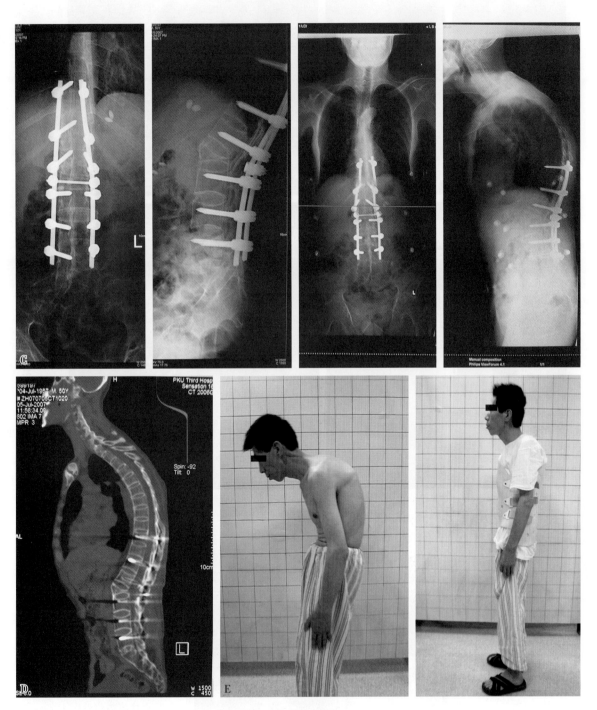

图 69-3-7(续)

C. 术后 X 线片;D. 术后全脊柱矢状位重建;E. 手术前后大体姿势的对比

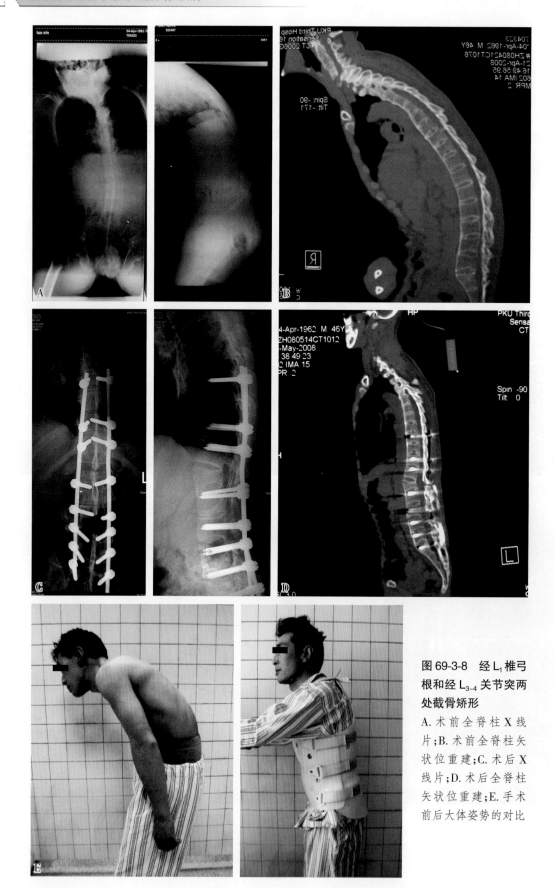

图 69-3-8 经 L_1 椎弓根和经 $L_{3~4}$ 关节突两处截骨矫形
A. 术前全脊柱 X 线片;B. 术前全脊柱矢状位重建;C. 术后 X 线片;D. 术后全脊柱矢状位重建;E. 手术前后大体姿势的对比

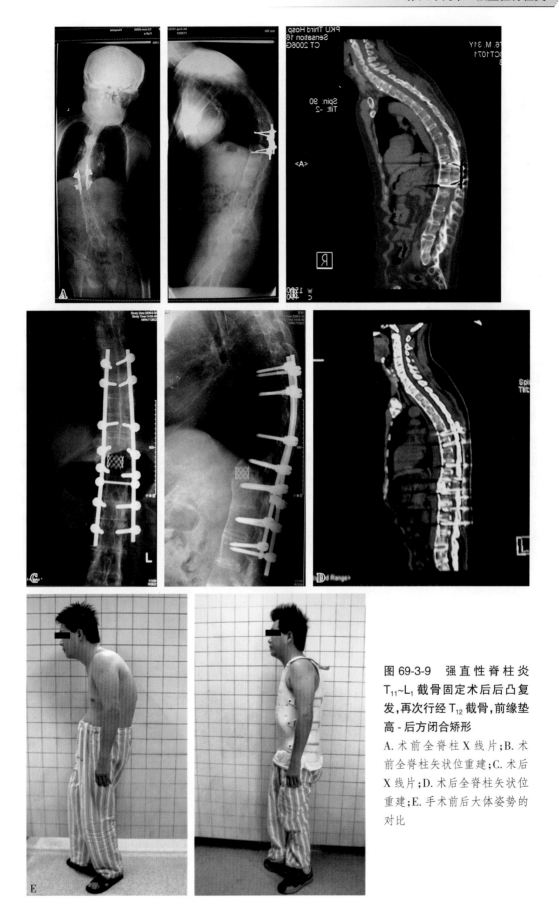

图 69-3-9　强直性脊柱炎 T₁₁~L₁ 截骨固定术后后凸复发,再次行经 T₁₂ 截骨,前缘垫高 - 后方闭合矫形

A. 术前全脊柱 X 线片;B. 术前全脊柱矢状位重建;C. 术后 X 线片;D. 术后全脊柱矢状位重建;E. 手术前后大体姿势的对比

(郭昭庆)

参 考 文 献

1. 郭昭庆,党耕町,陈仲强,等.强直性脊柱炎脊柱骨折的特点及诊断.中华骨科杂志,2003,23(10):577-580

2. Taggard DA,Traynelis VC. Management of cervical spinal fractures in ankylosing spondylitis with posterior fixation. Spine,2000,25:2035-2039

3. Tico N,Ramon S,Garcia-Ortun F,et al. Traumatic spinal cord injury complicating ankylosing spondylitis. Spinal Cord,1998,36:349-352

4. Chan FL,Ho EK,Fang D,et al. Spinal pseudarthrosis in ankylosing spondylitis. Acta Radiol,1987,28:383-388

5. Wu PC,Fang D,Ho EKW,et al. The pathogenesis of extensive disco-vertebral destruction in ankylosing spondylitis. Clin Orthop,1987,230:154-161

6. Trent G,Armstrong GW,O'Neil J. Thoracolumbar fractures in ankylosing spondylitis. High-risk injuries. Clin Orthop,1988,227:61-66

7. 郭昭庆,党耕町,陈仲强,等.强直性脊柱炎脊柱骨折的治疗.中华外科杂志,2004,42(6):334-339

8. Metz-Stavenhagen P,Krebs S,Meier O. Cervical fractures in ankylosing spondylitis. Orthopade.,2001,30(12):925-931

9. Detwiler KN,Loftus CM,Godersky JC,et al. Management of cervical spine injuries in patients with ankylosing spondylitis. J Neurosurg,1990,72:210-215

10. 杨克勤.脊柱疾患的临床与研究.北京:北京出版社,1993:409-419

11. Harry N Herkowitz,Jiri Dvorak,Gordon Bell,et al. The Lumbar Spine. 3rd ed. Philadelphia,Lippincott Williams & Wilkins,2004:712-738

12. Harry N Herkowitz,Steven R Garfin,Frank J Eismont,et al. Rothman-Simeone The Spine. 5th ed. Philadelphia,Saunders Elsevier,2006:763-783

13. 胡有谷,党耕町,唐天驷,主译.脊柱外科学.第2版.北京:人民卫生出版社,2000:1051-1107

14. 刘忠军.脊柱外科手术操作与技巧.北京:人民卫生出版社,2009:150-157

15. Van Royen BJ,De Gast A. Lumbar osteotomy for correction of thoracolumbar kyphotic deformity in ankylosing spondylitis: A structured review of three methods of treatment. Ann Rheum Dis,1999,58(7):399-406

16. Chen IH,Chien JT,Yu TC. Transpedicular wedge osteotomy for correction of thoracolumbar kyphosis in ankylosing spondylitis,Experience with 78 patients. Spine,2001,26:354-360

17. Berven SH,Deviren V,Smith JA,et al. Management of fixed sagittal plane deformity: results of the transpedicular wedge resection osteotomy. Spine,2001,26(18):2036-2043

18. Kim KT,Suk KS,Cho YJ,et al. Clinical outcome results of pedicle subtraction osteotomy in ankylosing spondylitis with kyphotic deformity. Spine,2001,27(6):612-618

19. 曾岩,陈仲强,郭昭庆,等.强直性脊柱炎后凸畸形的后路截骨矫形术及疗效分析.中华外科杂志,2010,48(16):1234-1237

第七十章

儿童颈椎椎间盘钙化

第一节　概述

椎间盘钙化是一种少见性疾病,最早由 Luschka 在 1858 年报道。2009 年,G Beluffij 综述全世界报告的 20 岁以内例数不超过 400 例。成人多发生于胸椎,但发生于颈椎的多见于儿童。对于累及颈椎的患者,文献报告所采用的疾病名称也不尽相同,如儿童颈椎间盘钙化、颈椎钙化性椎间盘病、颈椎钙化性椎间盘炎。医生对该病的认识非常不普及,容易引起误诊误治。一般为自限性。可以没有临床表现,也可以表现为颈部症状,极少数由于脊髓和神经根受压表现出神经功能障碍。

病因不明,有如下假说:

1. 炎症　手术治疗的患者病理检查发现有明显炎症表现:成纤维细胞增生、多核异物巨细胞、多形组织细胞。部分患者可表现为发热、血沉增快、白细胞增多、C 反应蛋白增高。有的患者起病较急,颈痛和斜颈发生率较高,椎间盘钙化在病程中逐渐消失,表现为自限性特点。这些都支持炎症病因。但也有病理检查未见炎症表现者。

2. 外伤　少数患者发病之前有外伤史,创伤后出现颈痛、斜颈等症状,提示外伤因素是病因或者诱因之一。但多数报告显示,创伤后出现症状立即行 X 线检查就发现椎间盘钙化,分析认为外伤病因可能性较小。由于小儿颈部轻度外伤是常见现象,与颈椎间盘钙化和症状出现可能是巧合。

3. 代谢　推理钙磷代谢异常与椎间盘内钙盐沉积有关,但缺乏病理、生化和临床证据支持。

第二节　临床表现及辅助检查

1996 年至今,共查到 7 篇关于钙化性椎间盘炎的中文文献报告,病例共 73 例,共 88 个椎间盘钙化,其中 68 例颈椎间盘钙化,20 例胸椎间盘钙化。男 55 例,女 33 例。年龄 4~16 岁。临床表现中,发热 11 例,外伤史 7 例,颈痛 57 例,斜颈 26 例,神经症状 5 例,无症状 4 例。白细胞增高 7 例,血沉增快 4 例,诊治过程中共有 12 例误诊。症状消失时间 5 天~6 年,2~3 周消失者居多,3 周时 75% 的患者颈痛消失。钙化块消失时间 5 个月~6 年。有 1 例胸椎间盘钙化的患者观察 3 年 4 个月钙化块依然存在。

回顾性分析这些病例,可见如下规律:

1. 儿童多见,英文文献报告的最小年龄为 5 个月。报告的病例男性多于女性。急性、亚急性或者慢性起病均有。可能有前驱的全身炎症表现。下颈椎多见。

2. 颈部症状　颈痛为该病主要症状。部分患儿有斜颈,颈部活动受限。

3. 神经症状　少数情况下,由于椎管内钙化组织累及脊髓或神经根,可表现为压迫性颈脊髓病或神经根病,包括四肢感觉和运动功能障碍,如四肢无力、笨拙,四肢及躯干麻木、束带感、上肢痛。严重的患者可表现为上肢的肌肉萎缩。

4. 体格检查可能的阳性体征　不同程度的颈部活动受限是比较常见的体征。如果累及脊髓,可表现为受压节段以下的上运动神经元损害,包括肌力减退、肌张力增高、腱反射亢进。受压水平支配的肌肉表现为下运动神经元损害,包括肌力减退、肌张力减低、腱反射减弱。可出现受累水平以下的躯干和下肢平面性感觉减退,也可表现为受累水平的节段性感觉减退(早期可以是感觉过敏)。可以检查出上肢的神经根刺激体征,包括:椎间孔挤压试验(spurling test)阳性,臂丛神经牵拉试验(eaton test)阳性。

平片最重要的阳性发现是椎间隙内和椎间隙后方椎管内的高密度影,不是所有的患者都可以在平片上发现,但多数可以发现(图70-2-1)。多数为单发,少数为多发。颈椎前凸可能不同程度丢失,动力位片可能看到局部活动度下降。

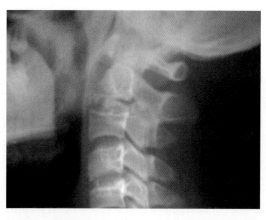

图 70-2-1　X 线侧位平片显示 C_{2-3} 椎间隙内及同水平椎管内明显的高密度影像,二者相连

CT 是诊断该疾病的影像学金标准,不是所有的椎间盘钙化都可以在平片上被发现,但 CT 一般不会漏诊,典型的表现是在椎间隙和椎间隙后方见到高密度的钙化组织,并且可以清楚地显示钙化间盘的形态、椎管的侵占率、累及的节段数。二维和三维重建也是必要的。

MRI 影像上,钙化的椎间盘 T_1 或 T_2 均为低信号,而未钙化的椎间盘组织在 T_2 像上显示高信号。可以清楚显示神经受压的情况,可以清楚显示钙化的间盘组织对脊髓和神经根的压迫程度。此外,也有助于与其他颈脊髓的压迫性疾病进行鉴别。增强的 MRI 可能显示受累间盘组织的强化。

血常规可以出现炎症的阳性表现,如白细胞增加、中性粒细胞增加、血沉增快。CRP 可能超过正常范围。应该观察碱性磷酸酶、血钙、血磷的水平。脑脊液细胞数和蛋白含量可能轻度增高。

第三节　诊断及鉴别诊断

典型的患者如果出现上述临床表现,一般可以确诊。但有时需要和以下疾病进行鉴别。

1. 颈椎病　如果只注意患者的临床表现和 MRI 影像,颈椎病和颈椎间盘钙化是无法鉴别的。但该病好发于青少年,X 线如果能看到钙化影像,有助于鉴别,最准确的鉴别手段是 CT,典型的表现如前述。颈椎病是退变性疾病,可以观察到椎间隙变窄、骨质增生等一般的退变性特征,最常见于 50 岁以上的人群。

2. 颈椎间盘突出症　相对于颈椎病,颈椎间盘突出症发病年龄可以较小,起病可能较急,颈部症状可能较重。这些特征使得其与小儿钙化性椎间盘炎的鉴别不如颈椎病来的容易。但通过 CT 还是比较容易鉴别的。另外,颈椎间盘突出症一般有外伤史。

3. 颈椎 OPLL　如果 OPLL 位于椎间隙后方,两者容易混淆,但 OPLL 未见有小儿发生的报告,骨化组织不会在椎间隙。

4. 颈椎肿瘤　MRI 上显示的压迫脊髓的钙化组织有时被误认为肿瘤,应予区别。椎间隙内的组织钙化是鉴别的重要手段。脊膜瘤钙化一般为沙粒状,分布范围不局限于椎间隙后方。

5. 颈椎间盘感染　可能被误诊为颈椎结核或者椎间隙化脓性感染,两者均可能累及骨组织,会形成脓肿,周围软组织受累明显,而小儿椎间盘炎不影响椎间隙的高度,不累及周围组织。全身检查无感染特征。

6. 褐黄病　常染色体隐形遗传病,软骨内尿黑酸沉积可致椎间盘钙化,但一般为全间隙的钙化,且常伴有椎间隙狭窄。未见儿童病例报告。

7. 痛风或者假性痛风　分别由尿酸盐和焦磷酸钙的沉积引起,但常破坏椎体终板。

8. 维生素 D 中毒症　长期服用维生素 D 病史,纤维环钙化。

第四节　治疗及预后

一般采用保守治疗,即使观察到严重侵犯椎管的钙化组织,经常也不会出现神经症状,因为儿童脊髓对慢性致压有很好的耐受和适应性。

保守治疗包括:保护颈椎,颈痛明显时可以考虑制动(包括颈围保护或者牵引);休息;非甾体类消炎止痛药;物理治疗;改善血液循环的药物。

如果钙化组织导致脊髓压迫而出现神经损害,可以考虑手术治疗。

儿童钙化性椎间盘炎是一种自限性疾病,保守治疗预后良好。多数钙化灶可以被吸收,据分析可能与小儿椎间盘血供丰富有关。

第五节　典型病例

病例 1:女,11 岁,颈肩痛 6 个月,右肩痛重,按摩、针灸治疗无效。体格检查:颈椎活动受限明显,神经系统检查正常。在当地医院摄颈椎 X 线片,未见异常。摄颈椎 MRI,诊断:颈椎 OPLL。在网上咨询笔者,笔者根据患者年龄,除外了 OPLL,依据颈椎 MRI,初步诊断颈椎钙化性椎间盘炎,建议行 CT 检查,最终确诊(图 70-5-1)。

病例 2:女,9 岁,四肢酸痛 6 个月,颈部疼痛 1 个月。检查:颈部后凸畸形,四肢神经系统检查正常。影像检查见图 70-5-2。诊断:儿童钙化性椎间盘炎。给予颈部制动、非甾体类消炎镇痛药治疗 1 个月后症状缓解。

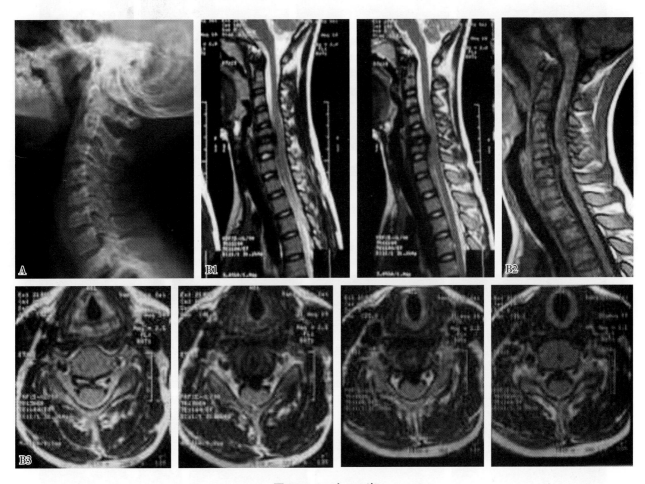

图 70-5-1　女,11 岁

A. 颈椎侧位片改变不明显,看不到钙化组织,但仔细读片可见 C_6 椎体上终板有侵蚀破坏;B. MRI:矢状面 T_2 相(B1)显示 C_{5-6} 椎间隙内和椎间隙后方、椎管内混杂信号影,对脊髓腹侧造成压迫。矢状面 T_1 相(B2)除显示 C_{5-6} 椎间隙内和椎间隙后方、椎管内混杂信号影,对脊髓腹侧造成压迫外,还可见后纵韧带肥厚水肿。横断面 T_2 相(B3)显示椎间盘及椎间盘后方椎管内硬脊膜前方混杂信号影,在中线上压迫脊髓

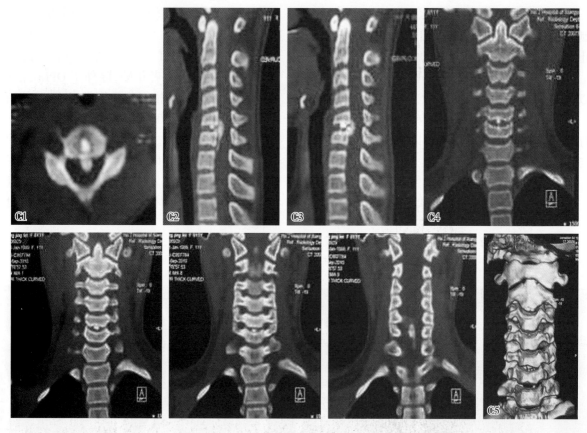

图 70-5-1(续)

C. CT: 经过 C_{5-6} 椎间隙水平的横断面(C1)显示椎间隙内和椎间隙后方椎管内高密度影。矢状面重建(C2)显示椎间隙和椎间隙后方的高密度组织，椎管内的高密度影自 C_{5-6} 椎间隙一直延伸到整个 C_6 椎体后方。矢状面重建(C3)显示高密度影(钙化组织)为不连续性。冠状面 CT 重建(C4)显示 C_{5-6} 椎间隙内和点状钙化和椎管内条状钙化，位于椎间隙和椎管中部。三维 CT 重建可自椎体前部看到位于 C_{5-6} 椎间隙内的点状钙化组织

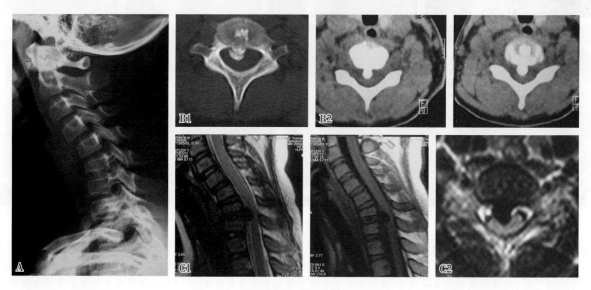

图 70-5-2　女,9 岁

A~C 为治疗前影像

A. 颈椎侧位平片显示 C_{6-7} 椎间隙内高密度影,C_6 椎体楔形变。颈椎后凸畸形严重;B. CT:骨窗(B1)显示 C_{6-7} 椎间隙和相应水平椎管内高密度影,密度与骨组织相近,椎间隙内影像为颗粒状高密度影。软组织窗(B2)显示上述部位与骨组织相同密度的影像和椎管内高密度影组织对椎管的侵占和对脊髓的压迫;C. MRI 显示 C_{6-7} 椎间隙水平脊髓受压的情况。T_1 相还显示椎间隙内椎间盘混杂信号,T_2 相为低信号,椎管内的致压物在 T_1 和 T_2 相上均为低信号。脊髓受压明显,但患儿无明显脊髓损害表现

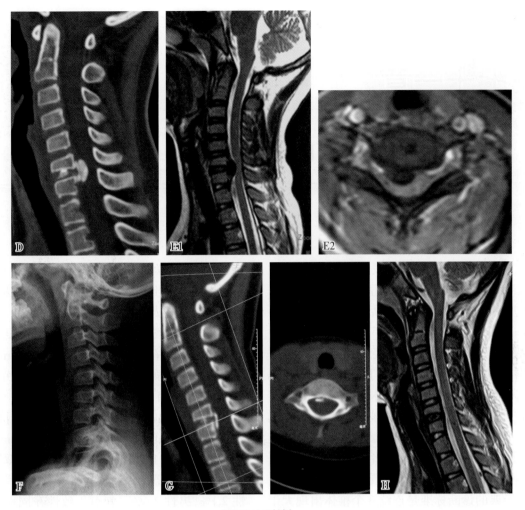

图 70-5-2(续)

D~E 为非手术治疗 1 个月后的影像

D. 颈椎 CT 矢状位重建显示 C_6 椎体楔形变，$C_{6~7}$ 椎间隙内位于椎间盘中部不同程度的高密度影像。相应水平椎管内分层的高密度影，侵占椎管矢状径接近一半；E. 椎间盘内的信号较治疗前均匀，椎管内仍为低信号硬性致压物，但较治疗前减小

F~H 为治疗 3 个月后影像

F. 侧位 X 线片显示：C_6 椎体楔形变，$C_{6~7}$ 椎间隙内高密度影仍隐约可见。颈椎后凸畸形明显减轻；G. CT 矢状面重建和横断面片显示椎间隙内和椎管内高密度影明显减小，残余少量。密度明显减低。椎管侵占率明显减小。C_6 椎体楔形变没有改变；H. MRI 显示 T_2 相椎间隙内混杂信号影，但椎管内看不到治疗前显示的低信号影像，硬膜囊充盈良好

(张凤山)

参 考 文 献

1. 张克,党耕町,娄思权. 压迫脊髓的儿童颈椎椎间盘炎(附 5 例报告). 骨与关节损伤杂志,2001,16(1):37-38

2. 张克,党耕町,娄思权,等. 儿童颈椎椎间盘钙化 10 例报告. 中华外科杂志,1996,34:197-198

3. Leonard E Swischuk, Michael Jubang, Siddharth P Jadhav. Calcific discitis in children: vertebral body involvement. Emerg Radiol,2008,15:427-430

4. 戴力扬,叶华,钱齐荣,等. 小儿颈椎椎间盘钙化. 中华骨科杂志,1998,18(1):6-9

5. Shruti Gupta Kapoor, Jeremy Huff, Steven P Cohen. Systematic review of the incidence of discitis after cervical discography. The Spine Journal,2010,10:739-745

6. 徐宏光,王以朋,丑克. 儿童颈椎间盘钙化的诊断和治疗. 中华外科杂志,2002,40(2):124-127

7. 邱勇,孙强,朱锋,等. 儿童颈椎间盘钙化症误诊原因分析. 中华骨科杂志,2006,26(12):855-856

8. 蔡迎,蔡春泉,宋君. 儿童椎间盘钙化症(附 8 例报告). 中国矫形外科杂志,2008,16(13):1032-1033

9. 黄茂勇,陈结,易文中. 儿童椎间盘钙化症的影像诊断. 湖南师范大学学报(医学版).2006,3(3):63-64

第七十一章

休 门 病

休门病是一种胸椎或胸腰段的结构性后凸,往往在青春期发病,是青少年脊柱后凸最常见的病因。1920 年,在 X 线用于医学诊断后不久,医生休门(Scheuermann)报道了一组青少年脊柱后凸的病例,这种后凸不是少年儿童常见的姿势性后凸,而是与胸椎椎体前缘楔形改变有关,休门病(Scheuermann's Disease)因此得名。文献报道休门病的患病率在 1%~8%,男女比例相近,10~11 岁之前几乎不会被发现,但 12~13 岁之间即可出现影像学改变。除非出现严重的畸形,多数休门病患者没有明显的症状。休门病的诊断主要通过查体发现并最终经 X 线检查确诊,经典的诊断标准是连续 3 个椎体出现大于 5° 的楔变,X 线检查不仅可以除外姿势性后凸,还可以鉴别其他导致脊柱畸形的病理改变。

近百年来,人们对休门病的认识不断深入,但仍有不少尚待明确的问题。本节对休门病的病因、临床表现、诊断标准、自然史和治疗做一概述。

一、病因

休门病的病因目前尚不清楚,有多种学说并存。Scheuermann 猜测椎体骺环缺血坏死导致的椎体生长停滞是引发后凸的原因。作为专家意见,这种理论较为流行,但却从未被证实。反而在 1950 年,Bick 等发现骺环并不与生长终板相连,因此不参与椎体的纵向生长。还有其他一些针对手术标本的组织学研究,也没有发现有关"缺血坏死"的证据。

另一个学说由 Schmorl 于 1930 年提出,即突入终板的椎间盘组织(Schmorl 结节)导致了后凸。Schmorl 认为,终板的某些地方薄弱,易被椎间盘突入,进而出现椎间隙高度降低、椎体生长停滞并导致后凸。1981 年,Ippolito 等的组织学研究显示休门病患者的软骨和生长终板组织存在异常,这一结果支持 Schmorl 的学说。然而,我们也知道 Schmorl 结节在腰椎间盘突出症患者或是因为其他原因接受脊柱影像学检查的人群中也时有发现。

机械应力学说认为青少年时期反复的重体力劳动可导致骨结构改变和后凸。Scheuermann 首先发现多数休门病患者都是从事繁重农业劳动的青年人。这一现象后来也被其他作者所发现。

值得重视的是,不同学者发现休门病存在家族聚集患病的现象,即具有遗传性。Damborg 等回顾了从 1931—1982 年 3 万 5 千名丹麦双胞胎中休门病的患病情况,结果显示总的患病率为 2.8%,女性 2.1%,男性 3.6%。配对一致性在同卵双生双胞胎中为 0.19,在异卵双生双胞胎中为 0.07;先证者一致性在同卵双生双胞胎中为 0.31,在异卵双生双胞胎中为 0.07。遗传性为 74%。这显示在休门病的发病中,遗传因素起主要作用而环境因素是次要的。最近,Karppinen 证实休门病与 COL9A3 基因突变有关。

二、临床表现

首先要强调,对大多数患者而言,休门病表现为良性病程,没有明显的临床症状。临床上关注的休门病主要是发生明显脊柱后凸的病例。休门后凸通常发生在青春期前后,主要累及胸椎或胸腰段。值得警惕的是,家长甚至医生常把这种畸形归咎于姿势不良,造成就诊、诊断和治疗的延误。疼痛是最主要的症状,在坐、站或重体力劳动时会加重。一般来说,疼痛在成年后可缓解。然而,如果遗留有严重后凸畸形,还是会遗留背痛。疼痛主要位于畸形的部位,偶尔也可以出现在下腰部。约 1/3 的病例可以出现轻至中度的侧弯(10°~20°)。休门后凸是僵硬性的,即使在脊柱过伸位也可以观察到,颈椎和腰椎常出现代偿性的前凸。除了疼痛以外，合并严重角状后凸或在后凸顶点有椎间盘突出的病例可出现神经损害，如截瘫。

三、影像学诊断

休门病经典的影像学诊断标准由 Sorensen 于 1964 年提出，即 X 线片上连续 3 个椎体大于 5°的楔变。楔变角度是测量同一椎体上下终板延长线的夹角，正常应该是 0°。对脊柱后凸的测量应用 Cobb 法，测量后凸节段顶椎和底椎的 Cobb 角。与休门后凸相比，姿势性后凸不仅后凸角度较小，而且没有椎体楔变，同时在过伸位侧位片上可看到后凸矫正。CT 和 MR 乃至核素检查的应用可协助除外其他病理因素引起的后凸。

除了椎体楔变外，休门病影像学上常存在许莫结节、终板不规则、椎间隙狭窄等改变，CT、MR 等检查手段问世后，又进一步发现了椎体前缘或后缘的骨骺离断、椎间盘失水退变等特征性表现。所有这些伴随表现，与椎体楔变一样，都被认为是"休门样改变"。随之而来的问题就是，如果椎体楔变数目仅有 1~2 个，后凸不明显，却具有上述"休门样改变"，那这样的患者该如何界定？针对此类患者，有学者提出"非典型休门病"（图 71-0-1）的概念，指出其与"典型"休门病（图 71-0-2）在本质上是同一的。关于非典型休门病的诊断标准，Blumenthal 提出的比较完善，认为 CT 显示椎间隙狭窄、许莫结节和终板不规则 3 项中的 2 项或 MR 显示椎间隙狭窄、许莫

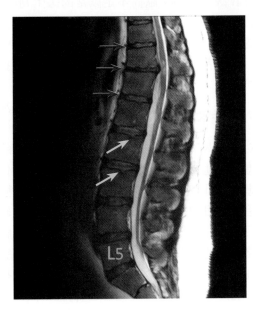

图 71-0-1 非典型休门病：可见多发许莫结节、终板不规则以及不足 3 个椎体楔形变

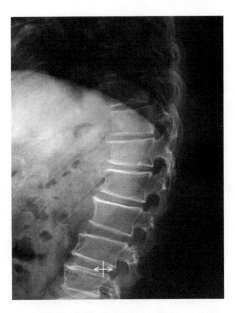

图 71-0-2 典型休门病：可见胸腰段 3 个以上椎体楔形变

结节、终板不规则、椎体楔形变和椎间盘信号减低 5 项中的 3 项，即可诊断。按照这样的标准，人们注意到休门病不仅可以累及胸椎或胸腰段，低位腰椎也可以受累，这就是所谓的"腰椎休门病"。

在休门病诊断标准中减少对楔变椎体数目的要求有利于早期诊断，因为随着疾病进展，椎体楔变数目通常会增加。同时，诊断标准的变迁显示出对休门病的认识更加全面：不仅包括脊柱后凸，还包括脊柱退变。已有一些规模不等的影像学研究发现休门病与脊柱退变（尤其是椎间盘退变）密切相关：Stoddard 等复习 1778 例患者的 X 线片，发现休门病患者腰椎退变的比例是对照组的 2 倍；Heithoff 等复习 1419 例腰椎 MR，发现 120 例（9%）患者同时存在胸腰段休门病和腰椎间盘退变，而其中近 1/2 患者还不到 30 岁；Paajanen 等观察了 21 例腰痛患者的 MR（$T_{10/11}$~$L_{2/3}$），对可见的 146 个节段做观察统计后，发现影像学上存在休门样改变的节段其椎间盘退变比例是无休门样改变节段的 2 倍多。最近，北京大学第三医院对一组胸腰段椎间盘突出症患者的影像学观察显示，45 例患者中竟然有 44 例合并典型或非典型休门病，提示休门病与胸腰段椎间盘突出症的发病密切相关。当然，相对于休门病与脊柱退变关系的临床研究，针对休门后凸的研究更多。这也许是为什么经典的休门病诊断标准比"非典型休门病"的概念更广为人知，也更容易接受的原因。

四、自然病史

Murray 对 67 例未经治疗的胸椎休门后凸的患

者进行了长期随访,随访项目包括体格检查、躯体力量测定、影像学检查、问卷调查和肺功能评价。这是迄今为止唯一的针对未经治疗的休门后凸患者的长期随访,也是唯一的试图客观评价疼痛程度的研究。病例组平均后凸71°,平均随访时间32年。与对照组相比,病例组患者从事劳动量更小的工作,背痛更严重,更关心外观,38%的休门后凸患者日常生活因疼痛而受限(对照组为21%),但并未出现因疼痛而致残的情况。但这项研究没有涉及后凸角度进展的情况,而这可能是绝大多数来就诊的青少年患者最关心的问题。

一般认为休门后凸的神经损害较罕见,可继发于严重后凸、硬膜囊肿或是椎间盘突出,此方面国外文献多数为个案报道。前述北京大学第三医院的研究发现绝大多数(44/45)胸腰段椎间盘突出症患者合并典型或非典型的休门病,该组病例平均年龄43.5岁,胸腰段平均后凸角15°,虽高于正常人群胸腰段后凸角度(0°~5°),却并不严重。这一结果提示休门病在成年人中,除以严重脊柱后凸的形式引发症状以外,还可以胸腰段椎间盘突出症的形式出现症状。换句话说,胸腰段椎间盘突出症可能就是休门病在成年人中的一种表现形式,其临床特点不是脊柱后凸和腰背痛,而是椎间盘病和神经损害。

对休门病自然史研究的缺乏,直接影响到治疗指南的推出。针对不同后凸角度,尤其是70°~90°的休门后凸应该如何治疗?是手术还是采用支具固定?还需要更多的循证医学证据。

五、非手术治疗

休门后凸治疗方式的选择取决于畸形的严重程度、患者年龄和症状。对青少年来说,如果后凸小于50°且稳定,一般认为可以观察随访至其骨骼发育成熟。如果后凸大于50°或出现进展征象,则应开始积极治疗。

休门后凸的非手术治疗包括康复训练和支具固定。Weiss等对351例有症状休门后凸患者(年龄17~21岁)采用理疗、手法治疗、体育锻炼和心理咨询等治疗,报道了长期随访的结果。疼痛程度采用视觉评分系统VAS法、疼痛分级和疼痛频率分级来评价。后凸程度没有报道,治疗前女性的平均VAS评分为2.9分,男性为2.0;在治疗结束时,VAS评分和疼痛分级都显示疼痛有16%~32%的减轻。

关于支具固定治疗休门后凸的研究多数是回顾性的,在入选标准上不统一,缺乏对照组。可能是

由于不同作者对休门病自然史的认识不同,各项研究中支具治疗的指征也不尽相同。然而,支具固定被广泛认为是治疗骨骼发育未成熟的休门后凸患者的有效手段。Montgomery等采用改良Milwaukee支具治疗了39例休门后凸患者,平均随访时间为18个月。治疗前平均后凸角度为62°,去除支具时平均后凸角度为41°,随访18个月以上发现矫正角度平均丢失15°,等于平均矫正了6°。通过支具固定,椎体楔变角度从7.9°变为6.8°。作者发现,在某些后凸角度大于75°的病例中,支具固定有效。

Sachs等报道了120例病例,采用Milkwaukee支具固定,所有患者固定结束后至少随访5年。开始固定的平均年龄是12岁零5个月,固定完成时的平均年龄是16岁零1个月,末次随访的平均年龄是24岁。在经常佩戴支具的患者中,76人随访时后凸改善,24人加重,10人无变化。加重的24人中有7人随后做了手术。支具固定前的后凸角度从45°到大于75°。本研究中的患者早期随访时曾有平均达50%的角度改善,随后矫正角度逐渐丢失。根据开始治疗时后凸角度的不同来划分,后凸角在55°~64°的患者在末次随访时平均改善7°;后凸角度在65°~74°的患者平均改善13°;后凸角度大于74°的患者平均改善19°。作者将后凸角度改善大于3%定义为治疗有效,以此计算治疗有效率为70%。在14例后凸角度大于74°的患者中,有4人最终接受了脊柱融合术。

从循证医学的角度讲,上述治疗性研究的证据等级是Ⅳ级。目前文献尚不足以帮助医生判断,对某个特定病例而言,支具能否起到改善后凸或防止进展的作用。临床上尤其需要针对中度(70°~90°)休门后凸患者自然病程和支具治疗效果的高证据等级的研究。

六、手术治疗

对骨骼发育未成熟且无法接受支具治疗的未成年患者或遗留畸形严重伴或不伴疼痛的成年休门后凸患者,可以考虑手术治疗。在骨骼发育成熟前,手术治疗的目的是阻止后凸进展、矫正畸形、减轻疼痛。目前,对大于70°的休门后凸推荐前路松解联合后路固定的手术方式。至于是一期还是分期完成仍存在争议。在骨骼发育成熟后,手术指征包括无法缓解的疼痛、进行性神经损害、进行性后凸加重及心理或美观原因,手术入路仍然推荐前后联合入路。

单纯后路椎弓根钉或椎板构固定无法提供足

够的强度来维持矫形效果。Sturm 等采用单纯后路
固定治疗的 30 例患者中有 3 例因发生断棒而翻修，
还有 1 例矫正角度丢失并出现慢性疼痛。Lowe 等
采用前路松解联合后路固定的方法治疗 32 例休门
后凸病例，术前平均后凸角为 85°（75°~105°），末次
随访时矫正了 43°（30°~65°），末次随访时平均丢失
4°。28 例患者填写了匿名的手术前后疼痛调查表
与满意度，其中 27 例术前因胸背痛无法正常生活，
术后仅 18 例诉背部有轻度疼痛和僵硬。全部病例
没有严重术后并发症。不过，也有文献显示单纯后
路手术可以提供可靠的矫形效果并降低手术风险。
Lee 等比较了单纯后路与前后联合入路治疗休门氏
后凸的效果，18 例行单纯后路手术，21 例患者接受
前后联合入路手术，所有患者随访 2 年以上。两组
患者手术指征均为后凸 Cobb 角≥70°。术前平均
Cobb 角单纯后路组为 84°（70°~115°），前后联合入
路组为 89°（70°~104°）。单纯后路组术后平均后凸
角为 38°（30°~49°），末次复查时丢失 2°；前后联合
入路组术后平均后凸角为 52°（33°~71°），末次复查
时丢失 3°。单纯后路组没有出现严重并发症，前后
联合入路组中，2 例出现近端交界性后凸，1 例出现
远端交界性后凸，1 例出现永久性截瘫，3 例出现伤
口感染。

前后路联合手术的疗效确切，但风险也高，除
上述并发症外，文献报道的还有气胸、血胸。前路手
术对肺功能的影响甚至可以持续至术后 2 年。

目前，关于休门后凸外科治疗的文献主要是回
顾性研究，手术指征不统一，缺乏对照组。临床上手
术决策的制定常是个体化的，取决于包括患者症状
和心理感受在内的多种因素。

（刘宁 齐强）

参 考 文 献

1. Scheuermann H. Kyphosis dorsalis juvenilis. Ugeskr Laeger, 1920,82:385-393
2. Lee SS,Lenke LG,Kuklo TR,et al. Comparison of Scheuermann kyphosis correction by posterior-only thoracic pedicle screw fixation versus combined anterior/posterior fusion. Spine,2006, 31:2316-2321
3. Lowe TG. Current concepts review: Scheuermann's disease. J Bone Joint Surg Am,1990,72:940-945
4. Bick EM,Copel JW. The ring apophyses of the human vertebra. J Bone Joint Surg Am,1951,33:783
5. Lings S,Mikkelsen L. Scheuermann's disease with low localization: a problem of under diagnoses. Scand J Rehabil Med,1982,14:77-79
6. Karppinen J,Pääkköö E,Paasilta P,etc. Radiologic phenotypes in lumbar MR imaging for a gene defect in the COL9A3 gene of type IX collagen. Radiology,2003,227:143-148
7. Damborg F,Engell V,Andersen M,et al. Prevalence, concordance,and heritability of Scheuermann kyphosis based on a study of twins. J Bone Joint Surg Am,2006,88:2133-2136
8. Murray PM,Weinstein SL,Spratt KF. The natural history and long-term follow-up of Scheuermann's kyphosis. J Bone Joint Surg Am,1993,75:236-248
9. Ippolito E,Bellocci M,Montanavo A. Juvenile kyphosis: an ultrastructure study. J Pediatr Orthop,1985,5:315-322
10. Blumenthal SL,Roach J,Herring JA. Lumbar Scheuermann's. A clinical series and classification. Spine,1987,12:929-932
11. Stoddard A,Osborn JF. Scheuermann's disease or spinal osteochondrosis. J Bone Joint Surg,1979,61:56-58
12. Paajaaen H,Alanen A,Erkintalo M,et al. Disc degeneration in Scheuermann's disease. Skeletal Radiol,1989,18:523-526
13. Montgomery SP,Erwin WE. Long-term results of Milwaukee brace treatment. Spine,1981,6:5-8
14. Sachs B,Bradford D,Winter R,et al. Scheuermann's kyphosis: follow-up of Milwaukee brace treatment. J Bone Joint Surg Am,1987,69:50-57
15. Heithoff KB,Gundry CR,Burton CV,et al. Juvenile discogenic disease. Spine,1994,19(3):335-340
16. Bradford DS,Garcia A. Neurological complications in Scheuermann's disease: a case report and review of the literature. J Bone Joint Surg Am,1969,51:567-572
17. Lowe TG,Kasten M. An analysis of sagittal curves and balance after Cotrel-Dubousset instrumentation for kyphosis secondary to Scheuermann's disease. Spine,1994,19:1680-1685
18. Sturm PF,Dobson JC,Armstrong GW. The surgical management of Scheuermann's Disease. Spine,1993,18:685-691
19. Weiss HR,Dieckmann J,Gerner HJ. Effect of intensive rehabilitation on painin patients with Scheuermann's disease. Stud Health Technol Inform,2002,88:254-257
20. Montgomery SP,Erwin WE. Scheuermann's kyphosis: long-term results of Milwaukee brace treatment. Spine,1981,6:5-8
21. 石泽锋,陈仲强,刘宁. 胸腰段椎间盘突出症与休门病. 中华骨科杂志,2011,5:436-441

第七十二章

弥漫性特发性骨肥厚症与氟骨症

第一节　弥漫性特发性骨肥厚症

一、概述

弥漫性特发性骨肥厚症（diffuse idiopathic skeletal hyperostosis，DISH）是一种中老年人常见的病因未明的全身性疾病，病变可累及脊柱、骨盆及四肢的骨骼、韧带和肌腱组织，以下胸椎多节段前纵韧带骨化为特征性表现。1950 年，法国医生 J. Forestier 和 J. Rotes-Querol 首次详细描述了本病患者脊柱的影像学特征和病理学改变，比较了该病与强直性脊柱炎的异同，并根据发病者的年龄和临床特征将其命名为"老年强直性脊柱骨肥厚症"（senile ankylosing hyperostosis of the spine），此后有大量文献亦将此病称为"Forestier 病（Forestier's disease）"。1975 年，美国的 Donald Resnick 首次报道了 Forestier 病的脊柱部位以外的表现，发现本病患者的跟骨、髌骨、尺骨鹰嘴、骨盆等部位的肌腱和韧带可发生弥漫性钙化或骨化，并将该病重新命名为"DISH"。DISH 这一称谓得到业内学者的广泛认可并沿用至今，同时部分学者仍在沿用"Forestier 病"这一名称。

DISH 的病程可能始于 20 岁前后，但病程早期无任何症状，需要数十年才会发展到能够确诊 DISH 的程度。临床确诊的患者多为 50 岁以上的男性。全球各地均可见 DISH 相关的报告，北美地区 50 岁以上男性人群中 DISH 的患病率为 3%~30%；DISH 在我国并非罕见，但至今尚无相关流行病学调查报告。

二、病因

截至目前，DISH 的确切病因尚不清楚。很多学者曾试图探求 DISH 与其他导致脊柱异位骨化的疾病之间的关联，其研究结果均显示 DISH 与强直性脊柱炎、类风湿性关节炎等没有明显关联。我们已知 HLA-B27 与血清学检查阴性的强直性脊柱炎密切相关，但有关研究证实 HLA-B27 与 DISH 没有任何相关性。有学者发现 2 型糖尿病、肥胖、痛风等可能是罹患 DISH 的危险因素。

三、病理

DISH 的病理改变的本质是弥漫性异位骨化。最早发生骨化的部位是椎体侧前方的软组织，包括前纵韧带、纤维环等，镜下可见前纵韧带内局灶性骨化现象。病变初期，骨化邻近节段椎间盘表现正常，随着病变的进一步发展，椎间盘纤维环开始退变，外层纤维撕裂，并伴有前侧方纤维组织的膨胀，可见血管过度增生和慢性炎性细胞围绕邻近退变的纤维环和前纵韧带，在其附着骨的附着处有新骨形成，并可形成巨大骨赘。除脊柱病变外，DISH 患者还可发生特征性的脊柱部位以外表现，包括髂骨翼和坐骨结节的韧带附着处骨赘形成、骶结节和髂腰韧带的钙化、跟骨骨赘、肩关节关节盂和锁骨远端周围的肥厚、尺骨鹰嘴骨赘形成、手部管状骨皮质增厚、关节旁的骨质增生（尤其是髋关节）等。

DISH 患者脊柱的特征性病理改变为连续多个节段的前纵韧带骨化（ossification of anterior longitudinal ligament，OALL），最常见于下胸椎，可同时并存多节段的后纵韧带骨化（ossification of posterior longitudinal ligament，OPLL）和黄韧带骨化（ossification of ligamentum flavum，OLF）。

四、临床表现

DISH 患者可无任何临床症状，临床确诊的

DISH 多为有症状的患者,部分患者在行 X 线检查时偶然确诊。在有症状的 DISH 患者中,脊柱僵硬为最常见的主诉,其严重程度在中午前后较轻,清晨和傍晚较重。另有部分患者可出现腰背痛,程度常较轻。四肢症状主要是类似"肌腱炎"的症状,包括足跟、膝关节、肩关节、肘关节局部的疼痛和活动受限,尤其以足跟和肘关节更常见。当 DISH 伴有 OPLL、OLF、椎体后缘骨赘形成等情况时,可以累及脊髓、马尾神经或神经根而出现相应的临床症状。DISH 继发颈椎或胸椎 OPLL、OLF 而致脊髓病的临床表现与原发性 OPLL 或 OLF 导致的颈椎病、胸椎管狭窄症无本质差异,但 DISH 继发的 OPLL 和 OLF 常为多节段并且合并存在,导致椎管狭窄的节段多、程度重,所以其临床表现更复杂且严重,给临床诊治带来挑战。另外,欧美地区有多篇文献报道 DISH 患者颈椎椎体前缘的骨赘压迫食管而引起吞咽困难。

五、影像学表现

DISH 患者脊柱侧位 X 线片的主要表现为:3 个节段以上前纵韧带的连续性骨化,呈波浪形,跨越椎间隙,韧带骨化与椎体前缘之间可见线状或半环状透亮带,终止于椎体的上下缘;椎体上下缘骨赘形成,呈爪形或鹰嘴样;椎间隙高度相对正常,无明显椎间盘退行性变的表现;可伴有颈椎、胸椎或腰椎的 OPLL 和 OLF 以及小关节的增生。椎间小关节不发生强直,脊柱活动虽然受限,但仍保持一定的活动度,骶髂关节无侵蚀、硬化或融合性表现。DISH 的特征性表现最多见于胸椎,尤其是下胸椎和胸腰段(图 72-1-1)。

六、诊断

DISH 的确诊主要靠影像学检查,典型的 DISH 只需借助脊柱侧位 X 线片即可确诊。1976 年,Donald Resnick 在 J. Forestier 的研究结果基础上进一步进行了完善,提出了 3 条诊断标准,同时满足此 3 条标准者即可确诊 DISH:①至少连续 3 个节段(或 4 个椎体)前外侧有波浪形骨化,可伴有椎体和椎间盘连接部位的骨赘形成;②病变节段椎间隙的高度基本正常,无明显椎间盘退变的表现,如"空气征"、椎体边缘骨质硬化等;③关节突关节无骨性强直,骶髂关节无侵蚀、硬化或骨性融合。此诊断标准已被业内广泛接受并沿用至今。

七、治疗

由于 DISH 病因尚未明确,所以目前尚无针对

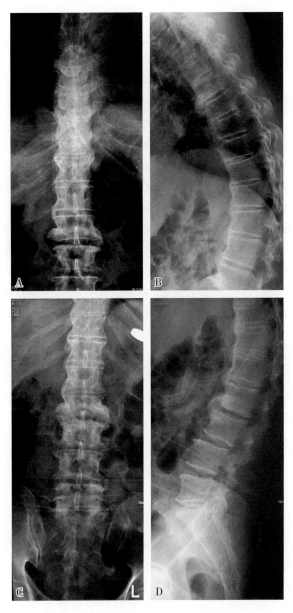

图 72-1-1　DISH 患者的胸椎、腰椎 X 线片

患者为 73 岁男性,慢性腰痛 15 年。A. 胸椎正位 X 线片可见下胸椎多节段椎体骨赘形成伴纤维环骨化;B. 胸椎侧位 X 线片可见中下胸椎多节段前纵韧带骨化;C. 腰椎正位 X 线片可见双侧骶髂关节无明显异常;D. 腰椎侧位 X 线片可见 T_{10}~L_3 波浪形前纵韧带骨化

弥漫性骨化这一原发性病理改变的药物或疗法,临床可采取的治疗措施都是针对患者的临床症状。无临床症状的 DISH 患者无需任何治疗,但有文献报道无症状的 DISH 患者在受到轻微外伤后导致颈椎应力性骨折,所以应嘱此类患者避免外伤、禁忌粗暴的推拿或按摩等。

针对 DISH 患者的脊柱、四肢关节疼痛或活动功能受限等症状,其治疗原则与退行性骨关节炎的治疗原则类似,首选非手术治疗,包括休息、保

暖、理疗、封闭等,必要时可口服非甾体解热镇痛药物,旨在减轻疼痛症状、改善关节功能和延缓病情进展。

针对 DISH 患者因 OPLL 或 OLF 压迫神经根而致的上肢或下肢的根性疼痛、麻木、无力或间歇性跛行等症状,其治疗原则与神经根型颈椎病、腰椎间盘突出症或腰椎管狭窄症的治疗原则一致:首选保守治疗,保守治疗无效或症状严重时行手术治疗。针对 DISH 患者因 OPLL 或 OLF 压迫脊髓而致肢体的痉挛性不全瘫,其治疗原则与脊髓型颈椎病、胸椎管狭窄症的治疗原则一致:一旦确诊,尽快手术。由于 DISH 常累及整个脊柱,颈、胸、腰均受累的复杂病例并不鲜见,此时详细地询问病史、全面的体格检查、仔细的分析影像学表现,力求达到准确的定位诊断极为重要。对于不能明确责任病变者,原则上先行颈脊髓减压,后行胸脊髓减压,最后行腰椎管减压,但对于颈椎管狭窄合并上胸椎 OLF 者,可以一期行颈后路 $C_{3\sim7}$"单开门"椎板成形术 + 上胸椎椎管后壁切除术。DISH 患者因颈椎椎体前缘巨大骨赘压迫食管致吞咽困难者可手术切除其骨赘。

第二节　氟骨症

一、概述

地方性氟骨症(endemic skeletal fluorosis)简称为氟骨症,是地方性氟中毒病区的居民因过量摄入氟化物而引起以颈、腰和四肢大关节疼痛,肢体运动功能障碍以及骨和关节 X 线征象异常为主要表现的慢性代谢性骨病。1932 年,丹麦医生 Moller PF 和 Gudjonsson SV 首次报道了工业氟中毒患者骨骼和韧带部位的 X 线表现。印度医生 Shortt HE 于 1937 年首先报道了地方性氟骨症。根据氟化物来源的不同,可将地方性氟中毒病区分为饮水型和燃煤型病区。截至目前,世界范围内有 25 个国家有氟骨症病例的报告,其中中国目前大约有氟骨症患者 330 万人。中国政府从 1990 年开始进行全国地方性氟中毒重点监测工作,监测地区覆盖 23 个省、市、自治区,其中饮水型病区有新疆阿克苏市、天津静海县、安徽砀山县、甘肃泰安县、河南鲁山县、吉林乾安县、山东梁山县、辽宁凌海市、黑龙江安达市和林甸县、河北永清县、内蒙古土左旗、山西运城市盐湖区、广东丰顺县、宁夏盐池县、江苏东海县和铜山县;燃煤型病区有重庆黔江县、云南昭通市、湖北建始县、

河南栾川县、陕西紫阳县、湖南安化县、四川古蔺县、贵州织金县。

二、临床表现

氟骨症患者的全身骨骼皆可受累,主要表现为脊柱及四肢大关节疼痛、功能障碍等。当脊柱继发 OPLL 或 OLF 致椎管狭窄、脊髓受压时,可出现相应的脊髓功能障碍,严重者瘫痪。氟骨症的本质是全身性慢性氟中毒在骨骼系统的表现,所以除骨骼病变的表现之外,患者还伴有牙齿黄斑、胃肠溃疡等。

(一)骨和关节疼痛症状

颈、腰和四肢大关节(肩、肘、腕、髋、膝、踝关节)持续性休息痛(在非劳动、持重或运动状态下,关节仍感疼痛),不受季节、气候变化影响,可伴有肢体抽搐、麻木和关节晨僵。

(二)肢体变形和运动功能障碍体征

1. 颈部活动受限　前屈、后伸、左右旋转受限。
2. 上肢活动受限　肘关节屈曲时,屈肘中指不能触及同侧肩峰,经枕后中指不能触及对侧耳廓,经后背中指不能触及对侧肩胛下角,臂上举不到 180°。
3. 腰部活动受限　前屈、后伸、左右旋转受限,脊柱变形。
4. 下肢活动受限　腿伸不直,下蹲困难,膝内翻或膝外翻畸形,行走缓慢,甚至瘫痪。

(三)影像学表现

X 线片检查可为骨质硬化、骨质疏松、骨质软化、骨转换、骨周软组织骨化和关节退行性改变(图 72-2-1)。对于继发 OPLL 或 OLF 者应行 MRI 和 CT 检查,可明确病变节段、椎管侵占情况和脊髓内部信号。

三、诊断

(一)诊断依据

1. 流行病学史　出生并居住在地方性氟中毒病区或出生后迁居病区 1 年以上。
2. 临床表现　存在上述骨和关节疼痛症状、肢体变形和运动功能障碍体征。
3. 骨和关节 X 线表现　可为骨质硬化、骨质疏松、骨质软化、骨转换、骨周软组织骨化和关节退行性改变。

(二)诊断原则

根据流行病学史、临床症状及体征和(或)骨、

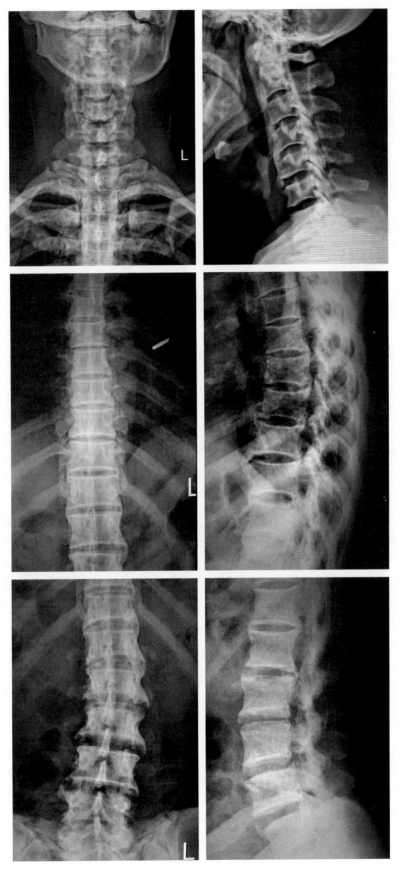

图 72-2-1　重度氟骨症患者的颈、胸、腰椎 X 线片

可见颈、胸、腰椎各节段椎体及附件骨质硬化,颈椎多节段前纵韧带和后纵
韧带骨化,胸椎多节段后纵韧带和黄韧带骨化,腰椎多节段椎体骨赘形成

关节 X 线改变进行诊断。当临床诊断与 X 线诊断不一致时,以 X 线检查结果为准。

(三)诊断及分度标准(WS 192—2008)

1. 临床诊断及分度

(1)轻度:仅有颈、腰和四肢大关节持续性休息痛症状(3 个以上部位),不受季节、气候变化影响,可伴有肢体抽搐、麻木,关节晨僵,腰部僵硬。

(2)中度:除上述骨和关节疼痛症状外,伴有颈、腰、上肢、下肢关节运动功能障碍体征,生活、劳动能力降低。

(3)重度:有骨和关节疼痛症状,并有严重的颈、腰、上肢及下肢关节运动障碍,肢体变形,生活和劳动能力显著降低或丧失,瘫痪。

2. X 线诊断及分度

(1)轻度:凡有下列征象之一者,可诊断为轻度:①骨小梁结构异常,表现为砂砾样或颗粒样骨结构、骨斑;②骨小梁变细、稀疏、结构紊乱、模糊,或单纯长骨干骺端硬化带并有前臂、小腿骨周软组织轻微骨化;③桡骨嵴增大、边缘硬化、表面粗糙;④前臂或小腿骨间膜钙化呈"幼芽破土"征。

(2)中度:凡有下列征象之一者,可诊断为中度:①骨小梁结构明显异常,表现为粗密、细密、粗布状骨小梁或骨小梁部分融合;②普遍性骨质疏松并有前臂或小腿骨间膜骨化;③四肢骨干骺端骨小梁结构明显紊乱、模糊,在旋前圆肌附着处骨皮质松化;④前臂、小腿骨间膜或骨盆等肌腱、韧带附着处明显骨化。

(3)重度:凡有下列征象之一者,可诊断为重度:①多数骨小梁融合呈象牙质样骨质硬化;②明显的骨质疏松或骨质软化并有前臂或小腿骨间膜骨化;③破毡样骨小梁或棉絮样骨结构、皮质骨松化、密度增高伴骨变形;④多个大关节严重退行性改变、畸形并骨周软组织明显骨化。

四、鉴别诊断

骨性关节炎、风湿性关节炎、强直性脊柱炎和类风湿性关节炎的一些临床和 X 线表现与地方性氟骨症相似,应注意鉴别。

(一)骨性关节炎

又称骨关节病,为关节软骨的退行性病变,好发年龄在 50 岁以上。病变主要累及远端指间关节和负重关节(膝、髋)。主要症状为关节局部疼痛,活动和负重时加剧,休息后缓解。常见体征为关节肿胀、触痛、活动时弹响或摩擦音。X 线检查仅见关节间隙狭窄、关节面硬化变形、关节边缘骨赘形成、关节腔内游离体等。

地方性氟骨症有病区居住史,全身多个大关节持续性休息痛,伴有肢体抽搐、麻木和晨僵。可出现颈、肩、肘、腰、髋、膝等多个关节运动功能障碍。X 线检查可见骨质、骨周氟骨症征象。

(二)风湿性关节炎

多发于青少年,发病前有上呼吸道感染史。病变侵犯多个大关节,表现为对称性、游走性、多发性关节红、肿、灼热、疼痛或压痛,活动受限。与气候变化有明显关系,急性期过后关节不留畸形。常伴发心肌炎,抗链球菌溶血素"O"升高。X 线检查骨质和关节无异常所见。

地方性氟骨症发病缓慢,无急性过程,骨和关节疼痛不伴红、肿、灼热和压痛,疼痛部位固定,与气候变化无明显关系,骨和关节 X 线检查可有氟骨症征象。

(三)强直性脊柱炎

强直性脊柱炎是一种原因不明的以进行性脊柱强直为主的慢性非特异性炎性疾病。发病年龄在 15~30 岁,40 岁以后少见。病变主要侵犯骶髂关节,可上行至脊柱,易导致关节骨性强直。早期腰部难以定位的钝痛,剧烈难忍,伴有下腰部僵硬。疼痛晨起尤甚,湿冷环境加重。晚期出现髋关节屈曲挛缩,特征性固定步态。X 线检查骶髂关节为最先发病部位,初期软骨下骨缘模糊,虫噬样破坏,局限性侵蚀硬化,继续发展关节间隙狭窄,骶髂关节融合(骨性强直)。病变累及脊柱时,表现为椎骨普遍性骨质疏松,椎小关节间隙模糊变窄,椎体呈方形,晚期椎间盘和椎旁韧带钙化(骨化),竹节状脊柱。

地方性氟骨症多发于 30 岁以上者,无上述典型发病过程。临床表现以多个大关节疼痛和运动障碍、关节纤维性强直为其特点。X 线检查可见骨纹、骨密度异常和前臂、小腿骨间膜等骨周软组织骨化。

(四)类风湿性关节炎

类风湿性关节炎是多系统自身免疫性疾病。主要累及指、掌小关节,多呈对称性。临床表现为关节疼痛、僵硬,周围皮肤发热,逐渐红肿、关节增大,功能受限。晨僵明显,多持续 1 小时以上。关节梭形肿胀、遗留关节畸形以及晨僵为突出的特征性表现。X 线检查早期关节周围软组织肿胀,关节端骨疏松,可出现关节软骨下囊样改变或关节边缘骨侵蚀,继续发展出现明显的软骨下囊性破坏,关节间隙狭窄,骨性关节面侵蚀破坏,肌肉萎缩,关节半脱位等畸形。晚期可出现纤维性或骨性强直。

地方性氟骨症以全身多个大关节疼痛和肢体功能障碍为主要表现,关节无红肿和发热,偶有短时晨僵,常伴有肢体抽搐、麻木、X线检查见骨盆等部位骨质硬化、骨质疏松、骨质软化;四肢骨周软组织骨化。

五、治疗原则

(一) 对因治疗

通过改水、改灶,避免或减少氟化物的摄入,再应用有效的药物促进体内氟化物的排出,犹如"釜底抽薪",是最根本、最有效的治疗策略。可用的药物包括:

1. 钙制剂 骨转换增高时氟骨症的重要特征之一,患者的血钙浓度不恒定,可能与其继发甲状旁腺功能亢进有关,而补钙可以抑制甲旁亢,稳定血钙,降低骨转换。试验证实,口服钙片加维生素D疗效相对较好。

2. 镁制剂 镁可降低氟在人体内的吸收,并调整和修复氟所致的酶系统功能紊乱、骨和胶原代谢异常,减轻氟的毒性作用。印度学者于1975年报道用蛇纹石(硅酸镁)治疗氟骨症。我国学者于1979年筛选出一种医用蛇纹石并将其制成氟宁片(镁、钙、维生素C复方制剂),可缓解患者脊柱及四肢关节疼痛等症状。

3. 硼制剂 硼可以与氟离子结合,形成难溶性络合物并随粪便排出,或以BF4⁻的形式从肾脏排出。另有试验证实硼对氟中毒所致的自由基代谢异常、软骨基质中蛋白多糖和Ⅱ型胶原的异常表达有改善作用。临床应用硼砂片治疗氟骨症,疗效显著且副作用轻,基于此,河北省地方病防治所采取食盐加硼防治氟中毒,结果氟骨症患者连续食用硼盐400天后尿氟增加、发氟含量降低、主观不适症状得到改善。

(二) 对症治疗

与对因治疗相比,对症治疗更为直接且见效较快,两者有机结合方可取得最佳疗效。具体而言,对症治疗包括药物治疗和手术治疗。

1. 非甾体解热镇痛消炎药 有多种此类药物已经广泛应用于骨性关节炎、类风湿性关节炎等症的对症治疗,而文献可考的临床用于治疗氟骨症的有布洛芬和对乙酰氨基酚,疗效确切,可以缓解氟骨症引起的疼痛症状并改善关节功能。

2. 手术治疗 对于继发于氟骨症的颈椎或胸

椎的OPLL和OLF压迫脊髓导致的脊髓病,手术是唯一的治疗措施。其手术适应证、手术入路并无特殊性,但氟骨症继发的OPLL和OLF常涉及多个节段,且OPLL和OLF常合并存在,椎管狭窄程度重,加上整个椎板全层骨质坚硬致密,韧性降低而脆性增高,有学者形象地称之为"象牙骨",手术过程中使用磨钻时易打滑、易折断,手术技术难度较一般胸椎管狭窄症更高,脊髓损伤的风险较高,必须给予充分重视。

六、预防策略

氟骨症作为一种地方性疾病,其根本解决之道在于预防。再有效的治疗药物也难以抵消源源不断进入体内的过量氟化物对机体产生的连续的影响,并且已有研究证实改水后氟骨症患者的临床症状可以减轻甚至消失,已有的骨关节影像学改变能够逆转,所以改水、改灶应该是氟骨症防治的首要任务,是药物治疗取得满意疗效的前提条件。近年来,全国各氟中毒病区通过改水、改灶,已经取得了一定进步。此外,针对氟中毒病区的居民开展健康教育也至关重要。通过健康教育,可以增强居民的防病意识,提高居民对氟骨症本身及其防治措施的认知程度,使居民能够自觉主动地改水、改灶并积极配合治疗,使防治工作收到最佳的成效。

(孙垂国 齐 强)

参 考 文 献

1. 杨克勤. 脊柱疾患的临床与研究. 北京:北京出版社,1993:745-746

2. J Forestier,J Rotes-Querol. Senile ankylosing hyperostosis of the spine. Ann Rheum Dis,1950,9:321-330

3. Resnick D.Diffuse idiopathic skeletal hyperostosis(DISH)-Forestier's disease with extraspinal manifestations. Radiology,1975,115:513-524

4. Reuven Mader. Clinical manfestations of diffuse idiopathic skeletal hyperostosis of the cervical spine. Semin Arthritis Rheum,2002,32:130-135

5. Sonia Mata,Rethy K Chhem,Paul R Fortin,et al. Comprehensive radiographic evaluation of diffuse idiopathic skeletal hyperostosis: development and interrater reliability of a scoring system. Semin Arthritis Rheum,1998,28:88-96

6. 王少波,蔡钦林,党耕町,等. 弥漫性特发性骨肥厚症(DISH)的手术治疗. 颈椎外科讲义,1992:135-138

7. David Hannallah,Andrew P White,Grigory Goldberg,et al.

Diffuse idiopathic skeletal hyperostosis. Oper Tech Orthop, 2007,17:174-177

8. R Mader, I Lavi. Diabetes mellitus and hypertension as risk factors for early diffuse idiopathic skeletal hyperostosis (DISH). Osteoarthritis and cartilage, 2009, (17):825-828

9. Alan M Spagnola, Peter H Bennett, Paul I Terasaki. Vertebral ankylosing hyperostosis (forestier's disease) and hla antigens in pima indians. Arthritis and Rheumatism, 1978,21:467-472

10. 徐顺清,包克光,李明建.氟骨症患者的骨质结构 X 片的定量分析及诊断.中国地方病学杂志,1994,13:340-342

11. A K Susheela. Epidemiological studies of health risks from drinking water naturally contaminated with fluoride. JAHS Publ,1995,233:123-134

12. Moller PF, Gudjonsson SV. Massive Fluorosis of Bones and Ligaments. Acta Radiol, 1932,13:269-294

13. 全国地方性氟中毒检测组.2002 年全国地方性氟中毒监测.中国地方病学杂志,2004,23:448-453

14. 黄长青.地方性氟骨症的临床诊断.中国地方病学杂志,2010,29:231-136

15. 张海涛,倪娜.地方性氟骨症的治疗及其影响因素.中国地方病防治杂志,2010,25:341-344

索　引

06